Edition 5

原书第5版

TOTAL BURN CARE

烧伤治疗学

原著 [美] David N. Herndon
主审 夏照帆 姚咏明
主译 陈旭林 肖仕初 罗高兴

中国科学技术出版社
·北京·

图书在版编目（CIP）数据

烧伤治疗学：原书第 5 版 /（美）大卫 ·N. 赫顿（David N. Herndon）原著；陈旭林，肖仕初，罗高兴主译 . — 北京：中国科学技术出版社，2020.10

书名原文：Total Burn Care，5th ed.

ISBN 978-7-5046-8749-4

Ⅰ . ①烧… Ⅱ . ①大… ②陈… ③肖… ④罗… Ⅲ . ①烧伤—治疗学 Ⅳ . ① R644.05

中国版本图书馆 CIP 数据核字（2020）第 144227 号

著作权合同登记号：01-2019-6655

策划编辑　焦健姿　丁亚红
责任编辑　丁亚红
装帧设计　佳木水轩
责任印制　李晓霖

出　　版　中国科学技术出版社
发　　行　中国科学技术出版社有限公司发行部
地　　址　北京市海淀区中关村南大街 16 号
邮　　编　100081
发行电话　010-62173865
传　　真　010-62179148
网　　址　http://www.cspbooks.com.cn

开　　本　889mm × 1194mm　1/16
字　　数　1419 千字
印　　张　52
版　　次　2020 年 10 月第 1 版
印　　次　2020 年 10 月第 1 次印刷
印　　刷　天津翔远印刷有限公司
书　　号　ISBN 978-7-5046-8749-4 / R · 2593
定　　价　498.00 元

ELSEVIER

Elsevier(Singapore) Pte Ltd.
3 Killiney Road, #08-01 Winsland House I, Singapore 239519
Tel: (65) 6349-0200; Fax: (65) 6733-1817

Total Burn Care, 5/E

First edition 1996
Second edition 2002
Third edition 2007
Fourth edition 2012
Fifth edition 2018
Dr. Leopold Cancio is the US Federal employee. His work in the Chapters 3, 5 and 9 is in public domain
Chapter 45 – Molecular and Cellular Basis of Hypertrophic Scarring
Figure 45.3 – (From Desmoulière A, who retains copyright of the image).
Figure 45.4a–f – (From Coulomb B, Inserm U970, Université Paris Descartes, France and Desmoulière A who retains copyright of the Images (unpublished data)).
Figure 45.6a–d – (From Desmoulière A, who retains copyright of the images.) (c, d) (From Casoli P, Plastic Surgery and Burns Unit, University Hospital of Bordeaux, France, who retains copyright of the images).
Figure 45.7 – (From Desmoulière A, who retains copyright of the image.)
ISBN-13: 9780323476614

This Translation of Total Burn Care, 5/E by David N. Herndon was undertaken by China Science and Technology Press and is published by arrangement with Elsevier (Singapore) Pte Ltd.
Total Burn Care, 5/E by David N. Herndon 由中国科学技术出版社进行翻译，并根据中国科学技术出版社与爱思唯尔(新加坡)私人有限公司的协议约定出版。

烧伤治疗学（原书第 5 版）(陈旭林，肖仕初，罗高兴，译)
ISBN: 978-7-5046-8749-4

注　意

本译本由中国科学技术出版社完成。相关从业及研究人员必须凭借其自身经验和知识对文中描述的信息数据、方法策略、搭配组合、实验操作进行评估和使用。由于医学科学发展迅速，临床诊断和给药剂量尤其需要经过独立验证。在法律允许的最大范围内，爱思唯尔、译文的原文作者、原文编辑及原文内容提供者均不对译文或因产品责任、疏忽或其他操作造成的人身及（或）财产伤害及（或）损失承担责任，亦不对由于使用文中提到的方法、产品、说明或思想而导致的人身及（或）财产伤害及（或）损失承担责任。

主要译者简介

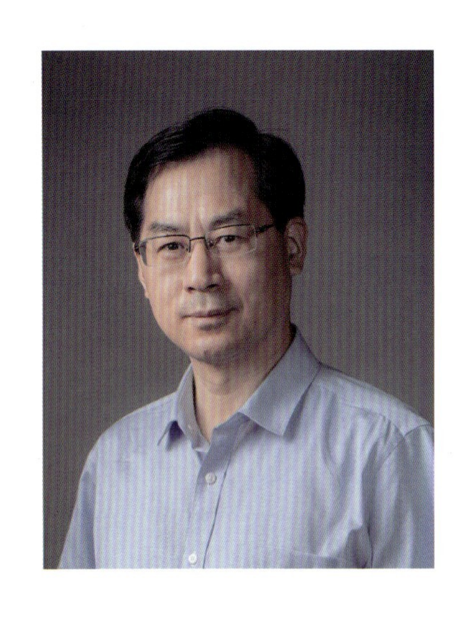

陈旭林　男，医学博士，教授、主任医师，博士研究生导师，安徽省学术和技术带头人，安徽省卫生系统青年领军人才，安徽医科大学第一附属医院高新院区副院长。中国医师协会烧伤科医师分会常委，中国研究型医院学会休克与脓毒症专业委员会副主任委员，中国医药教育协会烧伤专业委员会常委，中国医疗保健国际交流促进会烧伤医学分会常委，海峡两岸医药卫生交流协会烧创伤暨组织修复专业委员会常委，安徽省医师协会烧伤整形学医师分会主任委员，《World Journal of Critical Care Medicine》《中华烧伤杂志》《中华损伤与修复杂志》《感染炎症修复》等烧伤与创面修复领域权威期刊编委。主持国家自然科学基金项目 3 项，主持安徽省精品课程《外科学总论》。获国家科技进步二等奖 2 项、省部级科技进步二等奖 1 项、省部级科技进步三等奖 3 项。发表论文 90 余篇，其中 SCI 收录论文 30 余篇。

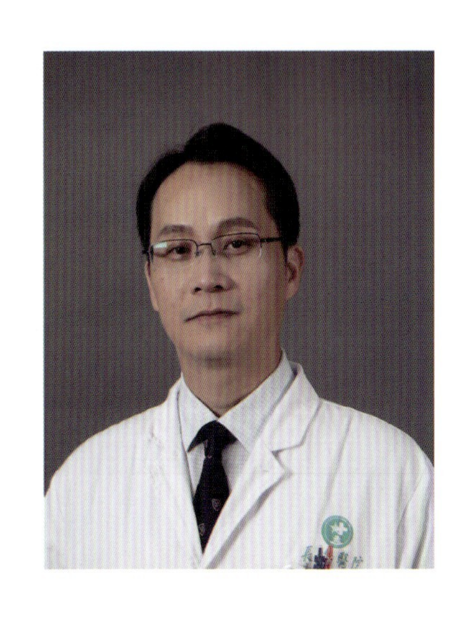

肖仕初　男，教授、主任医师，博士研究生导师，海军军医大学第一附属医院烧伤外科执行主任。中国医师协会烧伤分会常务委员，上海市医师协会烧伤分会副会长，中华医学会烧伤外科分会重症学组副组长，《中华烧伤杂志》常务编委。获上海市优秀学科带头人、原总后勤部"科技新星"，获上海市高校青年教师培养资助计划、军队优秀专业技术人才岗位津贴。以第一负责人主持各类基金项目 14 项，包括国家自然科学基金项目 5 项、国家科技部重大项目分课题 1 项、军队后勤重大项目 2 项。获各类成果奖 12 项，包括国家科技进步二等奖 1 项、上海市科技进步一等奖 1 项及二等奖 3 项、上海市医学科技一等奖 3 项、国家教育部科技进步二等奖 1 项、上海市医学科技推广应用奖 1 项等。申请专利 24 项，已授权 13 项。

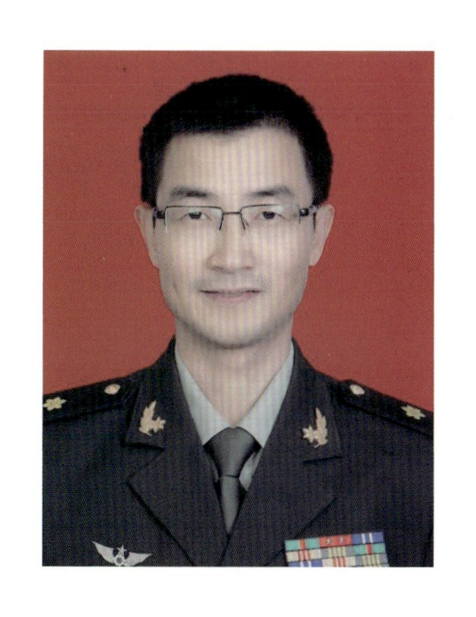

罗高兴 男，教授、主任医师，博士研究生导师，陆军军医大学西南医院全军烧伤研究所所长、科主任。中华医学会烧伤外科分会副主任委员，中国国际医疗交流促进会烧伤医学分会主任委员，西南五省一市烧伤整形学会主任委员，国际烧伤学会 Burn Care Committee 委员，国家自然基金一审、二审及中华医学奖、华夏医学奖及多个省市科技等评审专家，国家“万人计划”科技创新领军人才，陆军教学科研标兵，国家科技部创新团队、陆军科技创新团队首席科学家。《Burns&Trauma》《中华烧伤杂志》《中华损伤与修复杂志》等期刊副主编，国际烧伤学会官方期刊《Burns》、美国烧伤学会官方期刊《J Burn Care Research》编委。主持国家自然基金项目 6 项（包括重点项目 1 项、重点国际合作项目 1 项、面上项目 4 项），国家科技重大专项课题等 20 余项。以第一或通讯作者发表论文 120 余篇，其中 SCI 收录论文 70 余篇。

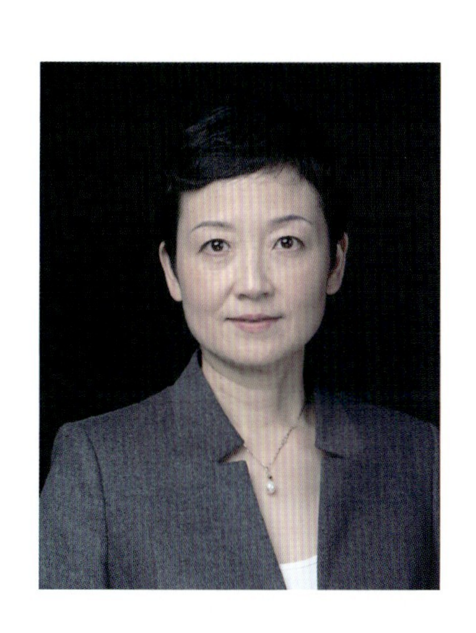

刘　琰 女，医学博士，美国加州大学河滨分校博士后、高级访问学者，主任医师，博士研究生导师，上海交通大学附属瑞金医院灼伤整形科主任，上海烧伤研究所副所长。中国医师协会烧伤科分会副会长，中华医学会烧伤外科分会委员，上海医学会烧伤外科专业委员会候任主委，中国整形美容协会瘢痕医学分会副会长，中国康复医学会烧伤治疗与康复学分会常务委员，中国研究型医院学会创面防治与损伤组织修复专业委员会副主任委员，中国医疗保健国际交流促进会烧伤医学分会副主任委员，中国非公立医疗机构协会损伤与修复专业委员会副主任委员，中国女医师协会烧创伤专业委员会副主任委员，国家卫生应急处置指导专家烧伤专业组专家，中华医学会医疗鉴定专家库成员，上海市医学会医疗鉴定专家，上海市司法鉴定专家委员会专家，《中华损伤与修复杂志》《中华烧伤杂志》编委，《Burns》《Journal of Neuropsychiatry & Clinic Neurosciences》《PLoS One》《Journal of International Medical Research》《上海交通大学医学报（医学版）》《中国组织工程研究》《中国医药导报》期刊审稿专家。主编《烧伤创面修复（第 2 版）》《烧伤感染》等著作。

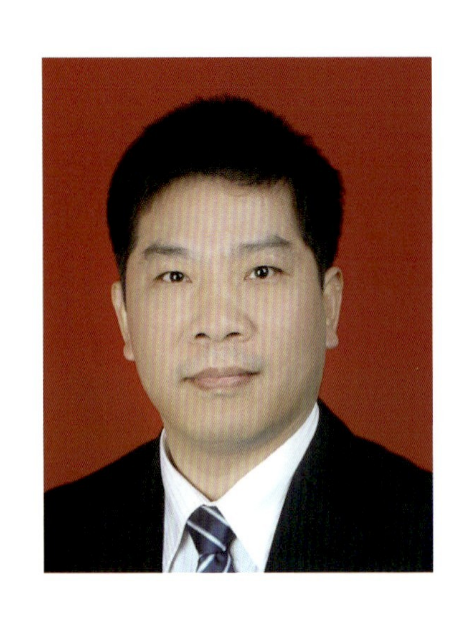

张丕红 男，主任医师，博士研究生导师，中南大学湘雅医院烧伤整形外科主任、烧伤重建亚专科主任。中华医学会烧伤外科学分会常委，中国医师协会烧伤医师分会常委，中国医疗保健及交流促进会烧伤分会副主委、创面修复与再生医学分会常委，中国研究型医院学会烧创伤修复重建与康复专委会常委、美容专委会常委、创面防治与损伤组织修复专委会常委，中国老年医学会烧创伤分会常委，中国医药教育协会烧伤专委会常委，中国人体修复技术与材料创新联盟常务理事，中国整形美容协会瘢痕专委会委员，湖南省医学会理事、烧伤与修复重建专委会主任委员，湖南省病理生理学会常务理事，《中华烧伤杂志》《中华损伤与修复杂志（电子版）》常务编委。获第三届"国之名医·优秀风范"称号。主持国家自然科学基金项目 3 项。

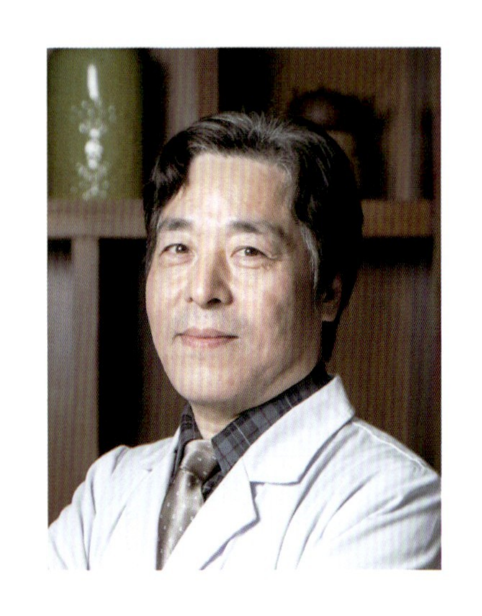

孙炳伟 男，博士，加拿大 University of Western Ontario 博士后，教授、主任医师（技术二级），博士研究生导师，苏州市立医院副院长，苏州市烧创伤中心主任，江苏大学创伤医学研究所所长。美国生理学会会员，中国医师协会整形美容分会常委，中国微生物学会微生物毒素分会副主任委员，中华医学会创伤分会创伤感染学组委员，江苏省医学组织工程与移植专业委员会主任委员，江苏省中青年科技领军人才，江苏省临床医学领军人才，苏州市姑苏人才计划 A 类特聘专家，国家自然科学基金面上项目、重点项目通讯评委，国家优青二审专家，教育部学位论文评审专家，《中华危重病与急救医学杂志》《中华烧伤杂志》编委，《江苏大学学报医学版》常务编委，多种 SCI 收录期刊的编委及审稿专家。获江苏省科技进步二等奖 1 项，江苏医学科技奖二等奖 1 项。主持国家自然科学基金面上项目 5 项，授权发明专利 3 项、实用新型专利 8 项。共发表论文 100 余篇，其中 SCI 收录论文 38 篇。培养硕士、博士研究生 52 名。

译者名单

主　审　夏照帆　姚咏明

主　译　陈旭林　肖仕初　罗高兴

副主译　刘　琰　张丕红　孙炳伟

译　者（以姓氏笔画为序）

丁　盛　苏州市立医院北区
于洵洲　陆军军医大学西南医院
卫牧娟　海军军医大学长海医院
马　兵　海军军医大学长海医院
王　飞　安徽医科大学第一附属医院
王　淞　陆军军医大学西南医院
王　岣　上海交通大学医学院附属第六人民医院
王广庆　海军军医大学长海医院
王光毅　海军军医大学长海医院
王杨平　陆军军医大学西南医院
王雪欣　海军军医大学长海医院
牛轶雯　上海交通大学医学院附属瑞金医院
孔　易　陆军军医大学西南医院
帅超群　海军军医大学长海医院
吕开阳　上海交通大学医学院附属新华医院
朱　峰　海军军医大学长海医院
朱世辉　海军军医大学长海医院
乔　亮　上海交通大学医学院附属瑞金医院
伍国胜　海军军医大学长海医院
向　飞　陆军军医大学西南医院
刘　晟　安徽医科大学第一附属医院
刘　琰　上海交通大学医学院附属瑞金医院
刘　蕾　苏州市立医院北区
刘小俊　苏州市立医院北区
刘云峰　苏州市立医院北区
刘晓彬　海军军医大学长海医院
刘腾飞　陆军军医大学西南医院

汤陈琪　海军军医大学长海医院
孙　瑜　海军军医大学长海医院
孙业祥　安徽医科大学第一附属医院
孙炳伟　苏州市立医院北区
纪世召　海军军医大学长海医院
杜恬静　海军军医大学长海医院
李　娜　空军军医大学西京医院
李世吉　安徽医科大学第一附属医院
李海胜　陆军军医大学西南医院
李骏强　海军军医大学长海医院
肖仕初　海军军医大学长海医院
何　放　苏州市立医院北区
何志友　中南大学湘雅医院
沈　拓　海军军医大学长海医院
宋华培　陆军军医大学西南医院
宋明明　苏州市立医院北区
宋艳玲　海军军医大学长海医院
张　勇　苏州市立医院北区
张　勤　上海交通大学医学院附属瑞金医院
张　路　陆军军医大学西南医院
张丕红　中南大学湘雅医院
陈旭林　安徽医科大学第一附属医院
陈郑礼　海军军医大学长海医院
陈甜胜　海军军医大学长海医院
罗高兴　陆军军医大学西南医院
罗鹏飞　海军军医大学长海医院
金新源　苏州市立医院北区
周　华　江西赣州市立医院
周　萍　安徽医科大学第一附属医院
周代君　陆军军医大学西南医院
周俊峄　陆军军医大学西南医院

郑兴锋　海军军医大学长海医院
郑勇军　海军军医大学长海医院
房　贺　海军军医大学长海医院
孟银秋　安徽医科大学第一附属医院
赵　瑞　苏州市立医院北区
贲道锋　海军军医大学长海医院
胡建红　陆军军医大学西南医院
胡晓燕　海军军医大学长海医院
侯文佳　海军军医大学长海医院
贺伟峰　陆军军医大学西南医院
袁志强　陆军军医大学西南医院
袁春雨　安徽医科大学第一附属医院
原　博　上海交通大学医学院附属瑞金医院
钱　卫　陆军军医大学西南医院
徐　龙　海军军医大学长海医院
徐达圆　海军军医大学长海医院
徐海艇　温州医科大学附属第二医院
郭　乐　中南大学湘雅医院
郭在文　苏州市立医院北区
唐洪泰　海军军医大学长海医院
章　杰　苏州市立医院北区
董志伟　陆军军医大学西南医院
程大胜　海军军医大学长海医院
鲁显福　安徽医科大学第一附属医院
雷　强　陆军军医大学西南医院
詹日兴　陆军军医大学西南医院
谭江琳　陆军军医大学西南医院
熊俊林　江西赣州市立医院
潘博涵　海军军医大学长海医院
薛冬冬　陆军军医大学西南医院

内容提要

本书引进自世界知名的 Elsevier 出版集团，由国际烧伤学会（ISBI）前主席、*Journal of Burn Care and Research* 期刊主编 David N. Herndon 教授主持编写，是一部经历了 20 余年学术辉煌的国际经典权威烧伤医学著作。

全新第 5 版共 66 章，内容极为丰富，涵盖了烧伤总论、烧伤休克、创面处理、吸入性损伤、烧伤营养、烧伤并发症、特殊原因和特殊部位烧伤、烧伤瘢痕和康复等方面的内容。与前一版相比，新增了一大批当前活跃的国际知名专家，修订和调整了许多章节，提升了烧伤瘢痕防治和康复等领域的重要性，收录了相关的最新诊疗规范和颇具潜力的各种新技术，充分体现了烧伤外科及相关学科近 5 年来的理念更新、材料及器械发展和手术技术进步。

本书为 *Total Burn Care*（《烧伤治疗学》）自问世以来的首部中文翻译版，翻译团队更是集结了国内烧伤学界众多知名专家学者，在忠于展示原著者想要表达内容的前提下，力求贴近国内语言表述习惯和实际诊疗情境，旨在服务广大涉足烧伤学科的医务工作者，为烧伤外科和相关专业临床医师、护理人员及研究人员了解本学科最新发展、解决疑难诊治问题提供参考。

补充说明

本书收录图片众多，其中部分图片存在第三方版权限制的情况，为保留原文内容完整性计，存在第三方版权限制的图片均以原文形式直接排录，不另做中文翻译，特此说明。

书中参考文献条目众多，为方便读者查阅，已将本书参考文献更新至网络，读者可扫描右侧二维码，关注出版社“焦点医学”官方公众号，后台回复“烧伤治疗学”，即可获取。

原书编著者名单

Rajeev B Ahuja MS MCh DNB FICS FACS FAMS
Senior Consultant in Plastic Surgery
Department of Plastic Surgery
Sir Ganga Ram Hospital Marg;
Ex-Head, Department of Burns and Plastic Surgery
Lok Nayak Hospital and Associated Maulana Azad
Medical College
New Delhi, India

J F Aili Low MD PhD
Specialist in Plastic Surgery and Surgery
Associate Professor in Plastic Surgery
Art Clinic Uppsala
Uppsala, Sweden

Brett D. Arnoldo MD, FACS
Professor of Surgery
Medical Director Parkland Burn Center
UT Southwestern Medical Center
Dallas, TX, USA

Amina El Ayadi PhD
Department of Surgery
University of Texas Medical Branch
Shriners Hospitals for Children
Galveston, TX, USA

Sarah E Bache MBChB PhD MRCS Ed
Speciality Registrar in Burns and Plastic Surgery
St Andrew's Centre for Burns and Plastic Surgery
Broomfield Hospital Chelmsford
Essex, UK

Juan P Barret MD PhD
Head of Department
Professor of Surgery
Department of Plastic Surgery and Burns
University Hospital Vall d'Hebron
Universitat Autònoma de Barcelona
Barcelona, Spain

Robert E Barrow PhD
Retired Professor of Surgery, Coordinator of Research
University of Texas Medical Branch
Shriners Hospitals for Children-Galveston
Galveston, TX, USA

Debra A Benjamin RN MSN
Nursing Program Manager
University of Texas Medical Branch
Galveston, TX, USA

Mette M Berger MD PhD
Associate Professor, Burn Center Director, Intensive Care Service
University Hospital of Lausanne
Lausanne, Switzerland

Eileen Bernal MD
Resident
University of Texas Southwestern
Dallas, TX, USA

Genevieve H Bitz
Adjunct Researcher
JMS Burn and Reconstructive Center
Jackson, MS, USA

Fredrick J Bohanon MD
General Surgery Resident
Department of Surgery
University of Texas Medical Branch
Galveston, TX, USA

Branko Bojovic MD FACS
Chief of Plastic Surgery
Shriners Hospitals for Children-Boston
Member of the Faculty of Surgery
Harvard Medical School
Assistant Surgeon
Massachusetts General Hospital
Boston, MA, USA

Ludwik Branski MD
Assistant Professor
Department of Surgery, Division of Plastic Surgery
University of Texas Medical Branch
Staff Surgeon
Shriners Hospital for Children
Galveston, TX, USA

Elisha G Brownson MD
Burn Critical Care Fellow
Department of Surgery
Harborview Medical Center
Seattle, WA, USA

Michael C Buffalo DNP RN CCRN (A/P) CEN CPN CPEN ACNP ACPNP
Nurse Practitioner
Department of Surgery
University of Texas Medical Branch Blocker Burn Unit
Shriners Hospitals for Children-Galveston
Galveston, TX, USA

Janos Cambiaso-Daniel MD
Resident
Division of Plastic, Aesthetic and Reconstructive Surgery
Department of Surgery
Medical University of Graz
Graz, Austria

Stephanie A Campbell BSN RN CCRN
Burn Program Manager
Parkland Regional Burn Center
Parkland Health & Hospital System
Dallas, TX, USA

Leopoldo C Cancio MD FACS FCCM
Colonel, MC, US Army
Brooke Army Medical Center
Fort Sam Houston, TX, USA

Karel D Capek MD
Clinical and Research Fellow,
Surgical Critical Care, Burns, and Reconstruction Shriners Hospitals for Children
University of Texas Medical Branch
Galveston, TX, USA

Kelly D Carmichael MD
Associate Professor
Department of Orthopaedic Surgery and Rehabilitation
University of Texas Medical Branch
Galveston, TX, USA

Joshua S Carson MD
Assistant Professor
Division of Burns, Trauma & Acute CARE Surgery
Department of Surgery
University of Florida
Gainesville, FL, USA

Michele Carter PhD
Professor, Institute for the Medical Humanities
Frances C. and Courtney M. Townsend, Sr., MD Professor in Medical Ethics
University of Texas Medical Branch
Galveston, TX USA

Mario M Celis MS PA-C
Department of Surgery, University of Texas Medical Branch
Shriners Hospitals for Children
Galveston, TX, USA

Jiake Chai MD PhD
Professor of Burn Surgery
Department of Burn and Plastic Surgery, Burns Institute of PLA
The First Affiliated Hospital of PLA General Hospital
Beijing, China

Gp Capt Pallab Chatterjee MS DNB (Gen Surg) DNB (Plastic Surgery)
Sr Advisor (Surgery) & Plastic Surgeon
Associate Professor (Surgery)
Command Hospital Air Force
Bangalore, India

Linda Chilton
Registered Nurse, Surgical Nurse Practitioner
Senior SCP (Plastics)
St Andrew's Centre for Plastic Surgery and Burns
Broomfield Hospital
Chelmsford
Essex, UK

Dai H Chung MD FACS FAAP
Professor of Surgery
Chairman, Department of Pediatric Surgery
Vanderbilt University Medical Center
Nashville, TN, USA

Kevin K Chung MD FCCM FACP
Medical Director, Burn ICU
US Army Institute of Surgical Research
Fort Sam Houston
San Antonio, TX, USA

Audra T Clark MD
Clinical Research Fellow
Department of Surgery
University of Texas Southwestern Medical Ceneter
Dallas, TX, USA

Amalia Cochran MD
Associate Professor
Vice Chair of Education and Professionalism
Department of Surgery
University of Utah School of Medicine
Salt Lake City, UT, USA

April Cowan OTR OTD CHT
Assistant Professor
School of Health Professions
University of Texas Medical Branch
Galveston, TX, USA

Robert A Cox PhD
Professor
Department of Pathology
University of Texas Medical Branch
Galveston, TX, USA

Beretta Craft-Coffman PA-C
Vice President of Non-Physician Providers
Burn and Reconstructive Centers of America
Augusta, GA, USA

Derek M Culnan MD
Burn, Plastic, and Critical Care Surgeon
JMS Burn and Reconstruction Center
Merit Health Central Hospital
Jackson, MS, USA

Moayad Dannoun MD
Burn Reconstruction Fellow
University of Texas Medical Branch
Shriners Hospitals for Children-Galveston
Galveston, TX, USA

Alexis Desmoulière PhD
Professor of Physiology, Faculty of Pharmacy
University of Limoges
Limoges, France

Matthias B Donelan MD
Chief of Staff
Shriners Hospitals for Children-Boston
Associate Clinical Professor of Surgery
Harvard Medical School
Visiting Surgeon
Massachusetts General Hospital
Boston, MA, USA

Peter Dziewulski FFICM FRCS (Plast)
Clinical Director, Burn Service, Consultant Plastic and Reconstructive Surgeon
St Andrews Centre for Plastic Surgery and Burns
Chelmsford, Essex, UK

Naguib El-Muttardi FRCS
Consultant Plastic and Burns Surgeon
Department of Plastic Surgery
St. Andrew's Centre for Burns and Plastic Surgery
Chelmsford, UK

Perenlei Enkhbaatar MD PhD
Professor, Department of Anesthesiology and Charles Robert Allen Professor in Anesthesiology
The University of Texas Medical Branch
Galveston, TX, USA

Shawn P Fagan MD
Chief Medical Officer
Burn & Reconstructive Centers of America
Augusta, GA, USA

James A Fauerbach PhD
Associate Professor
Department of Psychiatry and Behavioral Sciences
Johns Hopkins University School of Medicine
Baltimore, MD, USA

Celeste C Finnerty PhD
Associate Professor
Department of Surgery
University of Texas Medical Branch
Shriners Burns Hospital for Children
Galveston, TX, USA

Christian Gabriel MD
The Ludwig Boltzmann Institute for Experimental and Clinical Traumatology
Austrian Cluster for Tissue Regeneration
Altenberg, Austria

James J Gallagher MD
Associate Professor
Department of Surgery
Weill Cornell Medical College
New York, NY, USA

Nicole S Gibran
Director, UW Medicine Regional Burn Center
Professor, Department of Surgery
Harborview Medical Center
Seattle, WA, USA

Cleon W Goodwin MD
Director, Burn Services
Western States Burn Center
North Colorado Medical Center
Greeley, CO, USA

Jeremy Goverman MD FACS
Assistant Professor of Surgery
Division of Burns
Massachusetts General Hospital
Shriners Hospitals for Children
Boston, MA, USA

Ashley N Guillory PhD
Assistant Professor
Physician Assistant Studies
University of Texas Medical Branch
Galveston, TX, USA

Herbert L Haller MD
Senior Surgeon
UKH Linz der AUVA
Trauma and Burns
Linz, Austria

Houman K Hassanpour BA
Medical Student
School of Medicine
University of Texas Medical Branch
Galveston, TX, USA

Hal K Hawkins PhD MD
Professor, Department of Pathology
University of Texas Medical Branch
Galveston, TX, USA

David N Herndon MD FACS
Chief of Staff and Director of Research, Shriners Hospitals for Children-Galveston
Director of Burn Services, University of Texas Medical Branch
Jesse H. Jones Distinguished Chair in Surgery
Professor, Department of Surgery and Pediatrics
University of Texas Medical Branch;
Professor
Department of Surgery
University of Texas Medical Branch
Shriners Hospitals for Children
Galveston, TX, USA

Maureen Hollyoak MBBS MMedSc FRACS
General Surgeon
Brisbane, Australia

Ted T Huang MD FACS (deceased)
Professor

University of Texas Medical Branch
Shriners Hospitals for Children;
Clinical Professor of Surgery
Shriners Burns Hospital
University of Texas Medical Branch
Galveston, TX, USA

Byron D Hughes MD
Resident, General Surgery
University of Texas Medical Branch
Galveston, TX, USA

Gabriel Hundeshagen MD
Research Fellow, Department of Surgery
University of Texas Medical Branch
Galveston, TX, USA;
Resident, Department of Hand, Plastic and Reconstructive Surgery
BG Trauma and Burn Center Ludwigshafen
University of Heidelberg, Germany

Mohamed E. Ismail Aly MSc MRCS(Ed) MD FRCSEd (Plast)
Consultant Plastic and Burns Surgeon
Royal Manchester Children's Hospital and Wythenshawe Hospital
Manchester, UK

Mary Jaco RN MSN
Hospital Administrator
Shriners Hospitals for Children
Galveston, TX, USA

Marc G Jeschke MD PhD FACS FRCSC
Professor
Department of Surgery, Division of Plastic Surgery and Department of Immunology
University of Toronto
Sunnybrook Health Sciences Centre
Toronto, ON, Canada

Carlos Jimenez MD
Associate Professor
Department General Surgery
Shriners Burn Institute
Galveston, TX, USA

Andreas Jokuszies MD
Consultant Surgeon for Plastic, Hand and Reconstructive Surgery
Department of Plastic, Hand and Reconstructive Surgery
Burn Center
Hanover Medical School
Hanover, Germany

Lars-Peter Kamolz MD MSc
Professor and Head: Division of Plastic, Aesthetic and Reconstructive Surgery,
Department of Surgery
Medical University of Graz
Head of the Research Unit for Safety in Health
Medical University of Graz;
Deputy Chief Medical Officer
LKH- University Hospital Graz
Graz, Austria

Jennifer Kemp-Offenberg OTR
Rehabilitation Services Manager
Shriners Hospitals for Children
Galveston, TX, USA

Michael P Kinsky MD
Professor
Department of Anesthesiology
University of Texas Medical Branch
Galveston, TX, USA

Gordon L. Klein MD
Professor, Department of Orthopedics
University of Texas Medical Branch
Galveston, TX, USA

Makiko Kobayashi PhD
Professor
Department of Internal Medicine/Infectious Diseases
University of Texas Medical Branch
Galveston, TX, USA

George C Kramer PhD
Director
Department of Anesthesiology
University of Texas Medical Branch
Galveston, TX, USA

Maggie J Kuhlmann-Capek MD
Fellow, Division of Maternal Fetal Medicine
Department of Obstetrics and Gynecology
University of Texas Medical Branch
Galveston, TX, USA

Peter Kwan MD PhD
Assistant Professor, Department of Surgery
University of Alberta
Edmonton, Alberta, Canada

Jong O Lee MD FACS
Professor
Department of Surgery
University of Texas Medical Branch
Shriners Hospital for Children
Galveston, TX, USA

Kwang Chear Lee MD MSc
Clinical Research Fellow,
University of Birmingham
Birmingham, UK

Jorge Leon-Villapalos MD FRCS (Plast)
Consultant Plastic and Reconstructive Surgeon, Paediatric Clinical Lead
Department of Plastic Surgery and Burns, Chelsea and Westminster Hospital
London, UK

Benjamin Levi MD
Director, Burn/Wound and Regenerative Medicine Laboratory
Associate Burn Director
Assistant professor in Surgery
University of Michigan
Ann Arbor, MI, USA

William C Lineaweaver MD FACS
Medical Director
JMS Burn and Reconstructive Center
Chief of Surgery
Merit Health Central Hospital
Jackson, MS, USA

Kimberly M Linticum ACNP-BC
Acute Care Nurse Practitioner
Burn and Reconstructive Centers of America
Augusta, GA, USA

Jeffrey Lisiecki MD
Resident, Plastic Surgery
University of Michigan
Ann Arbor, MI, USA

Omar Nunez Lopez MD
General Surgery Resident
Department of Surgery
University of Texas Medical Branch
Galveston, TX, USA

Caroline Martinello MD
Assistant Professor
Department of Anesthesiology
University of Arkansas for Medical Sciences
Little Rock, AR, USA

J A Jeevendra Martyn MD FCCM
Professor of Anesthesia, Harvard Medical School
Anesthesiologist, Massachusetts General Hospital
Chief of Anesthesiology, Shriners Hospitals for Children
Boston, MA, USA

Arthur D Mason Jr MD (Deceased)
Emeritus Chief
Laboratory Division
US Army Institute of Surgical Research
Brooke Army Medical Center
San Antonio, TX, USA

Jillian M McLaughlin MD
Clinical Research Fellow
Division of Plastic Surgery, Department of Surgery
University of Texas Medical Branch
Staff Surgeon, Shriners Hospital for Children
Galveston, TX, USA

Kevin H Merkley MD MBA
Interim Chair, Department of Ophthalmology
University of Texas Medical Branch
Galveston, TX, USA

Walter J Meyer III MD
Gladys Kempner and R. Lee Kempner Professor in Child Psychiatry, Department of Psychiatry and Behavioral Sciences
Professor, Departments of Pediatrics and Human Biological Chemistry and Genetics
The University of Texas Medical Branch, Galveston, TX, USA
Head, Department of Psychological & Psychiatric Services for Children & Families, Shriners Hospitals for Children, Shriners Burns Hospital, Galveston, TX, USA

Esther Middelkoop PhD
Professor Skin Regeneration and Wound Healing
Director Association of Dutch Burn Centers
Plastic, Reconstructive and Hand Surgery

Department, Red Cross Hospital, Beverwijk, the Netherlands
Amsterdam Movement Sciences, VU University Medical Center
Amsterdam, the Netherlands

Stephen M Milner MBBS MD
Professor of Plastic and Reconstructive Surgery
Director of the Johns Hopkins Burn Center
Director of the Michael D. Hendrix Burn Research Center
Johns Hopkins Bayview Medical Center
Baltimore, MD, USA

Ronald P Mlcak MBA PhD RRT FAARC
Administrative Director, Shriners Hospitals for Children-Galveston
Associate Professor, School of Health Professions, Department of Respiratory Care
University of Texas Medical Branch
Galveston, TX, USA

Naiem S. Moiemen MSc, FRCS (Plast)
Director, the Scar Free Burns Research Centre.
Honorary Professor, University of Birmingham;
Consultant, Burns and Plastic Surgeon, University Hospital Birmingham
Birmingham Children Hospital
Birmingham, UK

Stephen E Morris
Professor
Medical Director, Burn Center
Department of Surgery
University of Utah School of Medicine
Salt Lake City, UT, USA

David W Mozingo MD FACS
Professor
Department of Surgery
University of Florida College of Medicine
Gainesville, FL, USA

Michael Muller MBBS MMedSci FRACS
Associate Professor in Surgery, University of Queensland
Professor in Surgery, Bond University
Pre-Eminent Staff Specialist: General, Trauma and Burns Surgeon
Royal Brisbane and Women's Hospital
Division of Surgery
Brisbane, Queensland, Australia

Robert F Mullins MD
President and Medical Director
Burn and Reconstructive Centers of America
Augusta, GA, USA

Kuzhali Muthumalaiappan PhD
Assistant Professor, Department of Surgery,
Burn and Shock Trauma Research Institute
Loyola University Chicago, Stritch School of Medicine
Maywood, IL, USA

Andreas D Niederbichler MD
Assistant Professor of Plastic Surgery, Burn Center
Hanover Medical School
Hanover, Germany

William B Norbury MD
Assistant Professor
Division of Plastic Surgery, Department of Surgery
University of Texas Medical Branch
Staff Surgeon, Shriners Hospital for Children
Galveston, TX, USA

Sheila Ott OTR
Occupational Therapist
Department of Occupational Therapy
University of Texas Medical Branch
Galveston, TX, USA

Christian Peterlik MD
Anesthesiologist
UKH Linz der AUVA
Department of Anesthesiology and Intensive Care
Linz, Austria

Bruce Philp MA (Cantab) BMBCh (Oxon) FRCS(I) FRCS(Plast)
Consultant
Burns, Laser and Reconstructive Plastic Surgeon
St.Andrew's Centre
Broomfield Hospital
Chelmsford, UK

Craig Porter PhD
Assistant Professor
Department of Surgery, University of Texas Medical Branch
Shriners Hospitals for Children-Galveston
Galveston, TX, USA

Basil A Pruitt Jr MD FACS FCCM MCCM
Clinical Professor
Dr. Ferdinand P. Herff Chair in Surgery
UT Health San Antonio
San Antonio, TX, USA

Ravi S Radhakrishnan MD MBA FACS
Associate Professor
Chief, Division of Pediatric Surgery
Departments of Surgery and Pediatrics
University of Texas Medical Branch
Galveston, TX, USA

Ruth B Rimmer PhD
Chief Executive Officer
Care Plans for Life, LLC
Phoenix, AZ, USA

Laura Rosenberg PhD
Chief Clinical Psychologist
Shriners Hospitals for Children
Clinical Assistant Professor
Department of Psychiatry & Behavioral Sciences
University of Texas Medical Branch
Galveston, TX, USA

Marta Rosenberg PhD
Clinical Psychologist
Shriners Hospitals for Children
Clinical Assistant Professor
Department of Psychiatry & Behavioral Sciences
University of Texas Medical Branch
Galveston, TX, USA

Arthur P Sanford MD FACS
Associate Professor of Surgery
Department of Surgery
Loyola University Medical Center
Maywood, IL, USA

Kwabena O Sarpong MD MPH
Child Abuse and General Pediatrics
Associate Professor Of Pediatrics
Department of Pediatrics
University of Texas Medical Branch
Consultant Physician
Shriners Children's Hospital
Galveston, TX, USA

Michael A Serghiou OTR MBA
Clinical Care Specialist
Bio Med Sciences Inc.
Allentown, PA, USA

Robert L Sheridan MD
Medical Director of the Burn Service
Shriners Hospitals for Children
Boston, MA, USA

William C Sherman MD
Burn Fellow
Shriner's Hospital for Children
Galveston, TX, USA

Edward R. Sherwood MD PhD
Cornelius Vanderbilt Professor
Vice Chair for Research
Department of Anesthesiology
Department of Pathology, Microbiology and Immunology
Vanderbilt University Medical Center
Nashville, TN, USA

Lisa W Smith RPH BCPS
Lead Burn Clinical Pharmacist
Doctors Hospital of Augusta
Augusta, GA, USA

Linda E. Sousse, PhD MBA
Assistant Professor
Department of Surgery, University of Texas Medical Branch
Shriners Hospitals for Children-Galveston
Galveston, TX, USA

Marcus Spies MD PhD
Head
Department of Plastic, Hand, and Reconstructive Surgery
Hand Trauma Center (FESSH)
Pediatric Trauma Center
Breast Cancer Center
Krankenhaus Barmherzige Brueder
Regensburg, Germany

Oscar E Suman PhD MS
Professor, Associate Director of Research
Department of Surgery, University of Texas Medical Branch
Shriners Hospitals for Children-Galveston; Professor
Associate Director of Research, Director of the Children's Wellness and Exercise Center
Shriners Hospitals for Children
University of Texas Medical Branch
Galveston, TX, USA

Fujio Suzuki PhD
Professor
Department of Internal Medicine/Infectious Diseases
University of Texas Medical Branch
Galveston, TX, USA

Mark Talon, CRNA, MSN, DNP
Chief Nurse Anesthetist
Shriners Hospital for Children
Galveston, TX, USA

Christopher R. Thomas MD
Robert L. Stubblefield Professor of Child Psychiatry
University of Texas Medical Branch
Galveston, TX, USA

Tracy Toliver-Kinsky PhD
Professor
Department of Anesthesiology
University of Texas Medical Branch
Scientific Staff
Shriners Hospitals for Children
Galveston, TX, USA

Edward E Tredget MD MSc FRCS(C)
Professor of Surgery
Director of Surgical Research
University of Alberta
Edmonton, Alberta, Canada

Stefan D Trocmé MD
Cornea Consultant, Professor of Ophthalmology (Ret.)
Shriners Hospitals for Children
MD Anderson Cancer Center
Case Western Reserve University
Galveston and Houston, TX, USA

Lisa L Tropez-Arceneaux PsyD MSCP
Pediatric Psychologist
New Orleans, LA, USA
APROQUEN Pediatric Burn Center
Department of Administration
International Consultant
Managua, Nicaragua

Peter M Vogt MD PhD
Professor and Head
Department of Plastic, Hand and Reconstructive Surgery
Burn Center
Hanover Medical School
Hanover, Germany

Charles D Voigt MD
Burn Research Fellow,
University of Texas Medical Branch
Shriners Hospitals for Children-Galveston
Galveston, TX, USA

David W Voigt MD
Co-Medical Director Saint Elizabeth's Regional Burn and Wound Care Center
Chief of Surgery, CHI Saint Elizabeth's Regional Medical Center
Lincoln, NE, USA

Glen Warden MD MBA FACS
Emeritus Chief of Staff
Shriners Hospitals for Children-Cincinnati
Cincinatti, OH, USA

Shelley Wiechman PhD ABPP
Associate Professor, Harborview Medical Center
University of Washington
Seattle, WA, USA

Mimmie Willebrand MD
Associate Professor
Licensed Psychologist
Department of Neuroscience, Psychiatry
Uppsala University
Uppsala, Sweden

Felicia N Williams MD
Assistant Professor
Department of Surgery
North Carolina Jaycee Burn Center
University of North Carolina, Chapel Hill
Chapel Hill, NC, USA

Stephen Williamson MBA CTBS
Tissue Bank Manager
Shriners Hospitals for Children
Galveston, TX, USA

Steven E Wolf MD FACS
Golden Charity Guild Charles R. Baxter, MD Chair
Professor and Vice-Chairman for Research
Chief, Burn Section, Department of Surgery
University of Texas Southwestern Medical Center
Editor-in Chief, Burns
Dallas, TX, USA

Lee C. Woodson MD PhD
Professor of Anesthesiology, University of Texas Medical Branch
Chief of Anesthesia, Shriners Hospitals for Children
Galveston, TX, USA

Sue M. Woodson PHD MLIS
Associate Director for User Services and Collections
William H Welch Medical Library
Johns Hopkins University
Baltimore, MD, USA

Paul Wurzer MD
Resident
Division of Plastic, Aesthetic and Reconstructive Surgery
Department of Surgery
Medical University of Graz
Graz, Austria

David Yngve MD
Professor Orthopaedic Surgery
Department General Surgery
Shriners Burn Institute
Galveston, TX, USA

Ramón L. Zapata-Sirvent MD FACS
Burn Reconstruction Clinical and Research Fellow
Department of Surgery
University of Texas Medical Branch
Shriners Hospital for Children
Galveston, TX, USA

原著者寄语

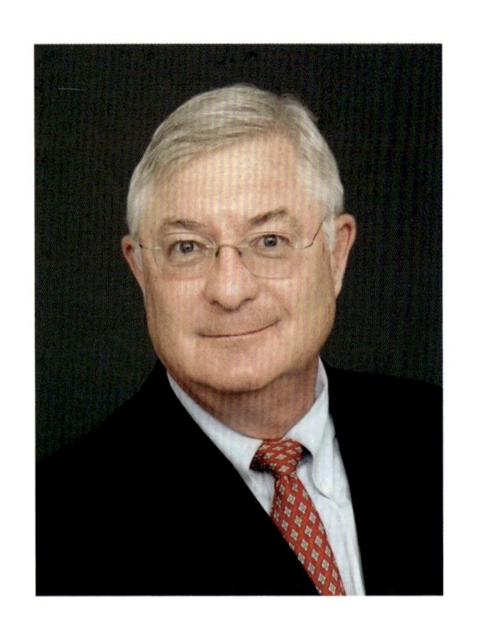

Total Burn Care, 5e 的中文翻译版终于与大家见面了，对此我感到非常荣幸。60 多年前，中国的烧伤科医生、护士和相关专科医务人员探索出大面积烧伤切痂、同种异体皮肤移植等技术，开创了现代烧伤治疗学的新领域，为烧伤医学的发展做出了重要贡献。在过去的 60 多年里，中国科学家坚持不懈的努力，有力地推动了液体复苏、吸入性损伤、营养代谢、创面覆盖物、烧伤感染控制及新兴的康复治疗和心理社会康复等烧伤治疗多领域的发展和进步。

本书内容同样反映了中国在烧伤治疗学上取得的进展，包括强调烧伤的多学科诊疗及对科学理论进展的重视。谨以此书献给为中国烧伤治疗和研究事业做出贡献并让我们受益的各位！

David N Herndon, MD

FACS, FRCS (ED. Hon), MCCM

For the first Chinese edition translation for the fifth edition of *Total Burn Care*.

It is with great honor and pleasure that we greet the first Chinese translation of the fifth edition of *Total Burn Care*. Over 60 years ago contributions made by great Chinese burn surgeons, nurses and allied health specialist launched modern burn care with the advent of total burn wound excision and coverage of wounds with cadaver skin. Chinese scientist over the last 60 years have continued to publish on advances in burn care in areas of resuscitation, inhalation injury, metabolism, wound coverage, infection control and most recently rehabilitation and psychosocial rehabilitation of the burn patient.

The techniques described in this book mirror advances that have occurred in China with a major emphasis on multidisciplinary care for burn patients and the scientific basis for advancement. I dedicate this volume to the leaders of Chinese Burn Treatment and Science who have taught us so much that is herein.

David N. Herndon, MD

FACS, FRCS (ED. Hon) , MCCM

译者前言

烧伤是全世界发生率排名第四位的伤害，位列交通事故伤、坠落伤与故意伤害伤之后。20 世纪 50 年代末以来，中国烧伤医学从无到有，曾经“甘当小学生”筚路蓝缕，而如今已是大家辈出，星光璀璨。历经一甲子的艰苦奋斗，我国烧伤医学取得了举世瞩目的成就，为世界烧伤医学做出了重要贡献，并得到世界同行的广泛认可与肯定。专家学者们总结沉淀，笔耕不辍，撰写了不少优秀的著作，成为培养新生人才、造福人民群众的宝贵财富。

《诗经 · 小雅》有云：“他山之石，可以攻玉。”我国医学的发展与突破，离不开对国外高水平文献和著作的深入学习。*Total Burn Care* 问世至今已有 20 余年，是临床医师解决烧伤相关疑难问题诊疗的指导教材，更是从事烧伤专业和相关学科工作者进一步了解前沿发展的重要参考资料。全新第 5 版的编撰由 David N. Herndon 教授主持，由大批当前活跃的国际知名专家撰稿、修订完成，内容极其丰富，从基础到临床，从宏观概念到具体操作细节，均做了详细介绍，全面反映了烧伤学科的最新研究进展及相关信息，是一本经典烧伤专著。

感谢原著作者及中国科学技术出版社的信任，我们有幸受邀承担全新第 5 版《烧伤治疗学》的翻译工作，这也是其问世以来首次引进国内，必将填补我国烧伤学界经典译著的空白。海军军医大学长海医院夏照帆院士和解放军总医院第四医学中心姚咏明教授审阅本书并提出宝贵建议，在此深致谢忱！本书中文翻译版的付梓是来自安徽医科大学第一附属医院、海军军医大学长海医院、陆军军医大学西南医院、上海交通大学瑞金医院、中南大学湘雅医院、苏州市立医院等单位全体译校人员通力合作的成果，凝聚了各方的集体智慧和一年多时间的辛勤劳动。在此向所有为本书的翻译和出版做出贡献的领导和同仁们致以诚挚的谢意！

由于翻译者众多，译文风格可能各具特色，加之原著立足于美国背景，相关国情、法规及医疗政策等与国内存在一定差异，请读者阅读参考时注意甄别。尽管翻译过程中我们反复斟酌，希望能够准确表述原著者的本意，但由于中外语言表达习惯有所差别，中文翻译版中可能存在一些表述不妥或失当，殷切期望读者批评指正，共同完善进步！

原书前言

在过去的30余年，人们对烧伤复杂损伤病程的认知逐渐深入，严重烧伤患者的生存率得到了极大提高。基础科学、转化医学和临床研究硕果累累，为学科全方位发展创造了新的机遇。烧伤休克、吸入性损伤、脓毒症、高代谢状态到瘢痕重建及烧伤康复等诸多方面出现了新的治疗策略，这些重要问题的治疗和护理正是本书内容的重点内容。在全新第5版中，我们修订了急性烧伤患者生理、心理及情感等方面的内容，并贯穿治疗、康复、重返社会及回归日常生活的整个过程，以促进烧伤患者获得更为全面的康复，帮助患者全身心地回归社会。

此次再版，仍然延续了前几版的编写风格，旨在为涉足烧伤的广大医务工作者提供一本详尽实用的参考书。*Total Burn Care* 的读者人群包括外科医师、麻醉医师和住院医师，以及护理专业和相关的卫生健康从业人员。本版沿用了前一版的基本概念和技术方法，并在此基础上结合大量全新数据和参考文献对内容进行了更新，重新编写了部分章节，以充分反映近5年烧伤临床诊疗和理论知识的前沿进展。此外，全新第5版中还新增了有关特殊人群烧伤的章节，以及外科重建和瘢痕相关专题等内容。书中配有大量彩色图片，图文互参，以帮助读者增强对复杂科学概念和医疗技术的理解。

全新第5版的面世完全得益于众多同仁、朋友们孜孜不倦的辛劳付出。与此同时，衷心感谢 Elsevier 出版集团优秀的工作人员，他们在本书的出版工作中一如既往地坚持着“高标准、高要求、高质量”的原则。特别感谢 Derek Culnan 博士，感谢他无私协助全书素材的审阅和更新，同时还要感谢 Genevieve Bitz 博士和 Kasie Cole 博士的协助整理。最后感谢我妻子 Rose 的大力支持！

纪念Ted Huang, MD

去年，Dr. Ted Huang 和他的妻子随医疗代表团到访中国台湾。回到美国不久，便不幸逝世。他的逝世，令我们痛失了一位好同事、好朋友，一位技术精湛、充满热情、知识渊博的外科医生，更痛失了一位乐于助人、不吝赐教的好老师。Dr. Huang 退休前已是性别重建和美容外科领域的领军人物，在之后的 20 多年里，他一直致力于小儿烧伤外科修复与重建的改革和创新。他发表过大量科研和手术相关的论文，指导过许多外科医生，其学术造诣已达到常人不能望其项背的高度，更留下了许多宝贵的科学财富。他是本书前四版修订部分的主要编者之一。他从事着自己热爱的事业，每次步入手术室，都满怀喜悦之情。有一次，一名外科同事问他是否可以参与到手术中协助他，Dr. Huang 幽默地回答道："在你出生之前，我就一直在做烧伤瘢痕的手术。如果我需要你的帮助，那我和我的患者岂不是会有麻烦？但是，如果你愿意参与其中的话，欢迎你的加入！"我们很荣幸认识他，他对家人、朋友、患者及同事一贯慷慨大方，总是与人分享"食粮"。然而，我们最大的遗憾就是一直没有弄清他传奇"食粮"的配方，如果他知道这种情况，肯定会说，"没办法了，事已至此，就只能这样了！"本书代表了那些与 Dr. Huang 合作过及接受过他指导的人，对 Dr. Huang 善待他人的品质和卓越不凡的医技的充分肯定。谢谢您，Dr. Huang，谢谢您所做的一切！

我们谨以这本书献给您，致以最崇高的敬意和最诚挚的感谢！

Derek Culnan
Genevieve Bitz
Karel D. Capek
David Herndon

目录

第 1 章　烧伤的救治简史 ······ 001
一、早期切痂 ······ 002
二、皮肤移植 ······ 003
三、局部感染的控制 ······ 004
四、营养支持 ······ 005
五、液体复苏 ······ 005
六、吸入性损伤 ······ 007
七、烧创伤后高代谢反应 ······ 007
八、结论 ······ 008

第 2 章　烧伤治疗的团队协作：烧伤治疗中心和 MTD 团队 ······ 009
一、概述 ······ 009
二、烧伤治疗团队成员 ······ 010
三、烧伤治疗团队的动力和运行 ······ 013
四、总结 ······ 014

第 3 章　烧伤的流行病学、人口学和转归特点 ······ 016
一、概述 ······ 016
二、人口统计学 ······ 022
三、高危人群 ······ 022
四、烧伤原因 ······ 024
五、烧伤患者的转运和转移 ······ 027
六、大规模伤亡 ······ 028
七、烧伤预后分析 ······ 028
八、结论 ······ 031

第 4 章　烧伤的预防 ······ 032
一、概述 ······ 032
二、伤害预防模型 ······ 032
三、烧伤干预策略 ······ 032
四、流行病学 ······ 033
五、工程与执法 ······ 035
六、教育 ······ 038
七、评估 ······ 039
八、全球烧伤预防 ······ 039
九、展望 ······ 040

第 5 章　灾难和人道主义危机中的烧伤救治 041
一、概述 041
二、定义 041
三、历史记录 043
四、大规模伤亡事件的阶段 048
五、急救：灾难中的特殊考虑 051
六、通信 054
七、患者和资源分配策略 055
八、人道主义危机 056
九、结论 057

第 6 章　烧伤患者的门诊治疗 058
一、概述 058
二、门诊患者的确定 058
三、小面积烧伤的处理 061
四、中重度烧伤的门诊治疗 066
五、结论 066

第 7 章　院前处理、转运和急救 067
一、概述 067
二、院前处理 067
三、烧伤患者的现场评估 067
四、急诊科前运输 068
五、烧伤患者的转运 069
六、隐私和安全性问题 070
七、转运指南 071
八、稳定病情 074
九、转诊前的病情评估 074
十、总结 075

第 8 章　烧伤休克和烧伤水肿的病理生理机制 076
一、概述及研究历史 076
二、低血容量及水肿快速形成 077
三、正常微循环的体液交换 077
四、烧伤水肿形成机制 077
五、未烧伤组织 081
六、细胞膜改变与细胞水肿 081
七、烧伤炎症介质 081
八、血流动力学影响 085
九、结论 087

第 9 章　烧伤液体复苏 089
一、概述 089
二、液体复苏的早期方法 089
三、小儿烧伤 092

四、复苏液体选择……092
五、给药途径……094
六、高风险患者的复苏……094
七、烧伤休克复苏监测……095
八、液体蠕变和水肿管理……096
九、辅助药物和体外辅助治疗……097
十、复苏规程和计算机化复苏……098
十一、结论……100

第10章 烧伤创面评估：治疗决策……101
一、概述……101
二、烧伤创面的病理生理学……101
三、热损伤的病理生理变化……102
四、烧伤深度评估……102
五、热损伤机制……104

第11章 烧伤感染的治疗……108
一、概述……108
二、感染预防……108
三、烧伤创面感染诊断……109
四、烧伤创面感染治疗……113
五、烧伤创面中的特殊病原体……120
六、烧伤患者非创面来源的感染……127
七、结论……131

第12章 创面手术管理……132
一、概述……132
二、创面手术管理的优点……132
三、烧伤创面切 / 削痂技术……133
四、创面修复进展……137
五、特殊类型烧伤的治疗……141
六、特殊部位烧伤的手术治疗……143
七、结论……149

第13章 烧伤患者的麻醉……150
一、概述……150
二、术前评估……151
三、药理学考虑……163
四、气道管理……166
五、监测……168
六、血管通道……169
七、患者转运……171
八、麻醉药的选择……172
九、液体管理……173
十、术后护理……178

十一、结论 179

第 14 章　皮肤组织库 180
一、历史 180
二、皮肤组织库的发展 181
三、美国组织库协会的作用 181
四、同种异体皮的临床应用 182
五、同种异体移植物的潜在问题 184
六、皮肤组织库相关技术 185
七、运输 188
八、复温 188
九、FDA 对人体皮肤组织库的监管 188
十、皮肤组织库的未来 188

第 15 章　皮肤替代物及未来 190
一、概述 190
二、临时皮肤替代物和敷料 190
三、永久性皮肤替代物 192
四、全层皮肤替代物 196
五、监管问题 196
六、结论 197

第 16 章　吸入性损伤的病理生理 198
一、概述与流行病学 198
二、生理病理学 199
三、火灾环境和有毒烟雾化合物 205

第 17 章　吸入性损伤的诊断和治疗 210
一、概述 210
二、诊断 211
三、吸入性损伤肺功能不全的病理生理学 213
四、治疗 215
五、未来可能的治疗策略 220
六、肺功能的长期变化 220

第 18 章　呼吸护理 222
一、概述 222
二、气道管理与治疗 222
三、机械通气 225
四、呼吸设备感染控制 229
五、吸入性损伤晚期并发症 230
六、总结 231

第 19 章　全身炎症反应综合征 232
一、概述 232
二、SIRS 的定义 232

三、发生 SIRS 的始动因素 …… 234
四、全身炎症反应综合征与免疫紊乱 …… 236
五、二次打击假说 …… 237
六、全身炎症反应综合征细胞因子和非细胞因子介质 …… 238
七、循环中细胞因子既是 SIRS 的标志物，也预警了患者预后 …… 241
八、应对 SIRS 的抗炎症反应治疗 …… 243
九、血管内皮通透性变化 …… 246
十、循环高动力状态 …… 248
十一、结论 …… 249

第 20 章　严重烧伤后机体抗菌效应细胞 …… 251
一、概述 …… 251
二、中性粒细胞 …… 252
三、巨噬细胞 …… 255
四、固有淋巴细胞 …… 258
五、树突状细胞 …… 261
六、总结 …… 262

第 21 章　烧伤生物标志物 …… 263
一、概述 …… 263
二、脓毒症和感染的预测 …… 263
三、存活率的预测 …… 265
四、吸入性损伤与机械通气 …… 265
五、复苏与肾功能 …… 266
六、创面愈合 …… 266
七、结论 …… 267

第 22 章　烧伤患者的血液系统变化、止血、血栓预防和输血 …… 268
一、概述 …… 268
二、烧伤患者的贫血病因 …… 268
三、烧伤患者的止血 …… 269
四、烧伤患者的凝血障碍 …… 269
五、血细胞输注 …… 271
六、静脉血栓栓塞的预防 …… 275
七、造血 …… 276
八、结论 …… 282

第 23 章　激素、肾上腺在应对烧伤损害全身反应中的意义 …… 283
一、概述 …… 283
二、正常下丘脑 - 垂体 - 肾上腺轴反应 …… 283
三、烧伤强烈刺激交感神经 …… 283
四、甲状腺功能 …… 287

第 24 章　烧伤后肝脏反应 …… 295
一、概述 …… 295

二、肝脏的解剖和生理……295
三、严重烧伤后的肝脏反应……296
四、肝脏对于烧伤预后的重要性……302
五、结论……303

第25章 烧伤后矿物质和骨骼代谢……305
一、钙、磷酸盐和镁的代谢作用……305
二、钙、磷酸盐和镁的稳态……305
三、烧伤对钙、磷酸盐和镁稳态的影响……306
四、基本治疗原则……308
五、维护矿物质稳态的治疗……308
六、高钙血症和烧伤后肾功能受损……309
七、骨骼……309
八、烧伤后骨分解代谢的治疗……311
九、烧伤后异位骨化……312

第26章 微量营养素……315
一、维生素和微量元素的重要性……315
二、维生素……315
三、微量元素……316
四、结论……319

第27章 低磷血症……320
一、烧伤后低磷血症的病因……320
二、低磷血症的后果……323
三、低磷血症的预防和治疗……324

第28章 烧伤患者的营养需求和支持……327
一、概述……327
二、烧伤后相关的代谢病理学……327
三、烧伤患者的营养需求及物质代谢……328
四、营养支持……330
五、营养评估和监测……336
六、结论……341

第29章 烧伤后超高代谢反应的调节……343
一、概述……343
二、心血管功能障碍……343
三、骨骼肌分解代谢与再生……343
四、胰岛素抵抗与高血糖……344
五、脂肪代谢和脂肪组成的变化……345
六、高代谢反应的非药理学调节……345
七、超高代谢反应的药理学调节……346
八、替代治疗方案……348
九、结论……348

第 30 章 多器官功能衰竭的病因和预防 …… 350
一、概述 …… 350
二、病因与细胞反应 …… 352
三、器官特异性衰竭与预防 …… 356
四、预防脓毒血症 …… 360
五、确保氧供 …… 360
六、营养和特异性免疫调节剂的潜在作用 …… 361

第 31 章 烧伤后急性肾衰竭 …… 363
一、概述 …… 363
二、定义 …… 363
三、病因 …… 363
四、诊断 …… 367
五、治疗 …… 368
六、结论 …… 371

第 32 章 严重烧伤中的重症监护：器官支持和并发症处理 …… 373
一、概述 …… 373
二、烧伤重症监护病房的管理 …… 374
三、烧伤重症监护病房的血流动力学监测 …… 375
四、多器官功能衰竭（MOF） …… 378
五、重症监护干预 …… 379
六、器官衰竭的预防 …… 402
七、结论 …… 402

第 33 章 烧伤护理 …… 403
一、概述 …… 403
二、急救处理：心肺优先复苏 …… 403
三、烧伤创面的急性护理 …… 404
四、手术护理 …… 406
五、营养和代谢变化 …… 406
六、疼痛和焦虑的评估及管理 …… 407
七、对患者和家属的宣教 …… 408
八、烧伤患者的康复 …… 408
九、修复护理 …… 410
十、康复和重返社会 …… 411
十一、结论 …… 411

第 34 章 孕妇烧伤的治疗 …… 413
一、概述 …… 413
二、死亡率因素 …… 413
三、胎儿生存率 …… 414
四、治疗 …… 415
五、其他注意事项 …… 417
六、结论 …… 420

第35章　年龄相关特殊考虑：小儿烧伤患者……422
一、概述……422
二、初始评估……422
三、复苏……423
四、复苏的评估……425
五、气道评估和管理……427
六、吸入性损伤……427
七、高代谢……428
八、生长发育的延迟……429
九、创面管理……429
十、疼痛管理……430
十一、康复……431
十二、预防……431

第36章　老年患者的护理……432
一、概述……432
二、流行病学……432
三、预后……432
四、危险因素……433
五、治疗……434
六、疼痛、镇静和舒适护理……435
七、围术期最优化管理……435
八、康复……436
九、老年故意烧伤患者……436
十、结论……436

第37章　烧伤并发症的外科处置……437
一、概述……437
二、烧伤和创伤……437
三、胃肠道并发症……439
四、血管并发症……444
五、胸部并发症……445
六、泌尿系统并发症……446
七、结论……446

第38章　电烧伤……447
一、概述……447
二、病理生理学……447
三、紧急救护……449
四、心电监护……449
五、肌红蛋白尿……450
六、筋膜室综合征和早期手术干预……450
七、进一步的手术和创面处理……451
八、损伤部位问题……451

九、雷击伤……452
十、低压电损伤……453
十一、并发症……453

第 39 章　冻伤……455
一、冻伤历史……455
二、冻伤的病理生理与分类……455
三、临床研究和冻伤的分类……456
四、冻伤的初步处理……456
五、复温后评估和处理……457
六、结论……459

第 40 章　化学烧伤……460
一、概述……460
二、病理生理学……460
三、处理的一般原则……461
四、特定物质……461
五、结论……465

第 41 章　放射性损伤和糜烂性毒剂烧伤……466
一、放射性损伤概述……466
二、相关术语……466
三、发病率……467
四、病理生理学……469
五、治疗……470
六、糜烂性毒剂烧伤……473

第 42 章　表皮剥脱性疾病及软组织坏死感染……476
一、概述……476
二、严重剥脱性疾病……476
三、中毒性表皮坏死松解症……476
四、软组织感染和其他急性皮肤疾病……485
五、结论……489

第 43 章　眼烧伤……491
一、概述……491
二、解剖……491
三、检查……492
四、病理学……494
五、干预……497

第 44 章　烧伤问题：病理学观点……502
一、概述……502
二、烧伤全身反应……502
三、烧伤对器官系统的影响……505
四、烧伤尸检……511

第45章　增生性瘢痕的分子和细胞基础……512
一、概述……512
二、细胞外基质……512
三、细胞对增生性瘢痕的作用……514
四、细胞因子在增生性瘢痕中的作用……521
五、免疫系统调节伤口愈合……523
六、结论……523

第46章　烧伤瘢痕的病理生理学……525
一、概述……525
二、伤口愈合的生理……526
三、影响伤口愈合的因素……529
四、增生性的伤口愈合……530
五、结论……534

第47章　烧伤康复治疗……535
一、概述……535
二、烧伤患者的评估……535
三、烧伤患者的体位摆放和支具应用……535
四、假肢干预……547
五、烧伤瘢痕管理……549
六、运动生理学在烧伤康复中的作用……559
七、什么时候执行锻炼计划……561
八、运动方案……562
九、训练计划举例……566
十、患者和护理人员教育……568
十一、结论……569

第48章　烧伤后肌肉骨骼变化……570
一、概述……570
二、骨骼变化……570
三、关节囊周结构变化……575
四、关节变化……580
五、生长变化……583

第49章　烧伤后畸形修复的概况……585
一、烧伤后畸形整复……585
二、异体面部移植……592
三、评论……592

第50章　烧伤后头颈畸形整复……594
一、概述……594
二、急性期管理……595
三、发病机制……598
四、面部烧伤畸形的评估……598

五、基本原理和技术 …… 602
六、重建手术的时机 …… 605
七、头颈部重建 …… 609
八、颈部烧伤挛缩 …… 615

第 51 章 烧伤后秃发治疗 …… 617
一、概述 …… 617
二、烧伤后秃发疾病谱 …… 617
三、秃发的手术矫正 …… 617

第 52 章 躯干畸形的修复 …… 624
一、概述 …… 624
二、躯干软组织层的重建 …… 625
三、躯干边界区的修复重建 …… 628
四、乳房的修复重建 …… 630
五、结论 …… 634

第 53 章 烧伤后肩肘髋膝关节挛缩畸形的处理 …… 635
一、概述 …… 635
二、烧伤后肩肘髋膝关节挛缩畸形 …… 635
三、康复早期的处理 …… 636
四、康复中期的处理 …… 638
五、挛缩畸形的处理 …… 639
六、结论 …… 647

第 54 章 手烧伤的急救和康复治疗 …… 650
一、概述 …… 650
二、早期评估与急救 …… 650
三、手烧伤的早期救治 …… 650
四、手烧伤的职业疗法 …… 654
五、烧伤手畸形的矫正 …… 656
六、指骨畸形矫正 …… 657
七、上肢电击伤 …… 668
八、结论 …… 670

第 55 章 会阴烧伤的处理 …… 671
一、概述 …… 671
二、烧伤早期处理 …… 671
三、会阴部畸形整复 …… 673
四、结论 …… 678

第 56 章 下肢烧伤畸形的修复 …… 680
一、保肢评估 …… 680
二、截肢 …… 680
三、早期重建 …… 681
四、后期重建 …… 683

五、皮片移植和皮瓣移植……686
六、结论……687

第57章 电烧伤的重建……688
一、概述……688
二、组织损伤的生理基础……688
三、诊断和紧急治疗……689
四、组织损伤的评估……689
五、横纹肌溶解症和肌红蛋白尿……690
六、肾衰竭……690
七、心脏监测……690
八、外科清创术……690
九、筋膜室综合征……691
十、头部：头皮、颅骨和口……691
十一、胸部和腹部……693
十二、四肢……693
十三、截肢……694
十四、周围神经损伤……694
十五、并发症……695
十六、骨骼损伤……695
十七、结论……696

第58章 皮肤替代物在严重烧伤治疗和瘢痕整形中的作用……697
一、概述……697
二、皮肤替代物的分类……697
三、皮肤替代物在大面积烧伤创面修复中的临床应用……697
四、皮肤替代物在烧伤瘢痕整复中的临床应用……700
五、未来发展方向……702

第59章 烧伤后美学重建……704
一、概述……704
二、重建的时机……704
三、医患关系……705
四、烧伤重建围术期护理……706
五、烧伤重建手术方案：阶梯式重建……708
六、烧伤患者的美学重建……708

第60章 用于烧伤瘢痕治疗的激光……712
一、激光和强脉冲光的历史……712
二、激光物理学……712
三、激光治疗烧伤后增生性瘢痕……713
四、烧伤后瘢痕的治疗……716
五、激光并发症和安全性……717
六、经济方面因素……719
七、未来发展……720

八、总结 …… 720

第 61 章 烧伤护理的伦理学 …… 721
一、概述 …… 721
二、什么是伦理学问题 …… 721
三、如何处理临床伦理问题 …… 722
四、没有决策能力、委托人和预先指示的患者 …… 725
五、如何管理组织伦理问题 …… 725
六、结论 …… 726

第 62 章 故意烧伤伤害 …… 727
一、概述 …… 727
二、故意烧伤的发生率 …… 728
三、肇事者和家庭的独特特征 …… 730
四、故意伤害迹象 …… 733
五、自残烧伤 …… 735
六、小儿病人和家属可疑伤的临床评价 …… 735
七、烧伤的类型 …… 736
八、心理社会评估 …… 737
九、报告疑似故意烧伤伤害 …… 739
十、对其他弱势群体的临床评估 …… 740
十一、与患者和家人保持专业关系 …… 740
十二、烧伤预防和儿童安全的未来 …… 740

第 63 章 烧伤后功能障碍和畸形的评估 …… 742
一、概述 …… 742
二、基于人体各系统的烧伤残疾评估 …… 742

第 64 章 烧伤患者的疼痛和其他不适的管理 …… 749
一、概述 …… 749
二、烧伤疼痛的病理和疼痛产生的机制 …… 749
三、疼痛产生的其他因素 …… 749
四、疼痛是愈合过程的一种功能 …… 750
五、阿片类药物耐受和阿片类药物引起的痛觉过敏 …… 750
六、烧伤患者疼痛的评估 …… 751
七、焦虑的评估 …… 754
八、瘙痒的评估 …… 754
九、治疗注意事项 …… 755
十、早期损伤 …… 760
十一、背景性疼痛和爆发性疼痛 …… 761
十二、手术镇痛 …… 762
十三、治疗瘙痒的药物 …… 764
十四、安抚流程的发展 …… 766
十五、经典条件反射 …… 766
十六、操作性条件反射 …… 768

十七、认知干预 ········· 769
十八、增强现实 ········· 770
十九、催眠术 ········· 770
二十、结论 ········· 772

第65章 烧伤相关的精神疾病 ········· 774
一、概述 ········· 774
二、既往因素 ········· 774
三、儿童和青少年的疾病 ········· 775
四、儿童烧伤的社会因素 ········· 775
五、自焚和自杀企图 ········· 776
六、院内因素和疾病 ········· 776
七、急性应激障碍和创伤后应激障碍 ········· 777
八、长期烧伤后症候群 ········· 778
九、广泛性焦虑障碍 ········· 778
十、重度抑郁症 ········· 778
十一、持续的抑郁症 ········· 779
十二、药物相关和成瘾障碍 ········· 779
十三、共病和精神疾病以外的问题 ········· 779
十四、儿童烧伤后的调整 ········· 779
十五、诊断（筛查仪器） ········· 780
十六、治疗 ········· 780
十七、顺应力和创伤后成长 ········· 782
十八、结论 ········· 783

第66章 烧伤患者的心理恢复和重返社会 ········· 784
一、概述 ········· 784
二、心理治疗与物理治疗 ········· 784
三、创伤后悲痛安抚 ········· 789
四、文化敏感性 ········· 790
五、烧伤后心理痛苦和长期转归 ········· 790
六、烧伤后长期心理疾病：从住院期到长期随访 ········· 791
七、理论指导下的研究是加强心理和社会适应的下一步 ········· 792
八、烧伤后心理压力的形成：以创伤后痛苦为例 ········· 792
九、总结 ········· 797

第1章

烧伤的救治简史

A Brief History of Acute Burn Care Management

Ludwik K. Branski　David N. Herndon　Robert E. Barrow　著
贺伟峰　董志伟　罗高兴　译

人类对烧伤的认识与治疗的记载，可追溯到3500年前的古壁画，公元前1500年埃及的史密斯莎草纸记载了应用树脂与蜂蜜制成的药膏可用于治疗烧伤创面。有记载表明，早在公元前600年中国人就应用烧酒及茶叶提取物治疗烧伤，近200年后，希波克拉底描述了用熬制的猪油浸渍的树脂与温热醋浸渍的橡树皮汁交替使用，可用于烧伤创面治疗。公元1世纪，Celsus提出应用酒与没药树胶所制成的乳液可以抑制细菌感染，从而治疗烧伤创面[1]。Galen（130—210）提出应用醋后，将创面暴露于空气中的治疗方法，同时阿拉伯医生Rhases推荐冷水冲洗以减轻烧伤创面疼痛。Ambrose Paré（1510—1590）发明了应用洋葱有效治疗烧伤创面的方法，同时他可能是第一个提出烧伤创面切痂的医生。德国外科医生Guilhelmus Fabricius Hildanus在1607年出版了专著*De Combustionibus*（《烧伤学》），书中详细论述了烧伤的病理生理学进程，并对烧伤后瘢痕挛缩的治疗做了突出贡献。1797年，Edward Kentish发表了应用压力治疗可减轻烧伤瘢痕疼痛与水疱形成的论文。差不多在同一时期，Marjolin证实了，烧伤后慢性开放性创面可发展成为皮肤鳞状细胞癌。在19世纪早期，Guillaume Dupuytren（图1–1）报道了应用包扎疗法治疗50例烧伤患者情况，并提出了烧伤创面深度的概念，这些概念直到现在仍在使用[2]。并且，他可能还是第一个认识到严重烧伤后会并发胃十二指肠溃疡的学者，这一问题在1842年由伦敦的Curling医生做了更详细的阐述[3]。1843年爱丁堡皇家医院（Edingburgh Royal Infirmary）首次通过专用小房屋隔离治疗大面积烧伤。

1947年4月16日在得克萨斯城码头，两艘装载硝酸铵肥料的货轮发生爆炸，致560人死亡，受伤超过3000人。在抢救这些烧伤伤员员过程中，Truman G. Blocker Jr.（图1–2）是第一个证实了多学科团队在烧伤治疗中的重要作用的人。当时，整卡车的伤员被送到得克萨斯大学医学院，大量医务人员被调到加尔维斯顿参加救治工作。得克萨斯城爆炸灾难现在仍被记载为美国历史上最为严重的工业事故。Truman与Virginia Blocker随访了其中的800多名烧伤伤员，由此发表了许多论文，并给政府提交了诸多报告[4–6]。由于对烧伤治疗的突出贡献，他们获得了美国烧伤学会（American Burn Association，ABA）颁发的Harvey Allen特别贡献奖。Blocker开创性地提出在烧伤治疗中清洗创面、保持创面干燥、尽可能的营养支持等，被学界广泛认可[7]。在1962年，因他在成功治疗小儿烧伤患儿方面的贡献，使北美的Shriners在得州Galveston建成了第一个小儿烧伤研究所。

在1942—1952年的10年间，休克、脓毒症与多器官功能衰竭导致烧伤儿童的死亡率为50%，烧伤面积占体表总面积（total body surface area，TBSA）的50%[8]。近年来，儿童烧伤救治成功率明显提高，95% TBSA以上烧伤小儿的存活率已超过50%[9]。在20世纪70年代，Andrew M. Munster（图1–3）对观测切痂手术对患者愈合后

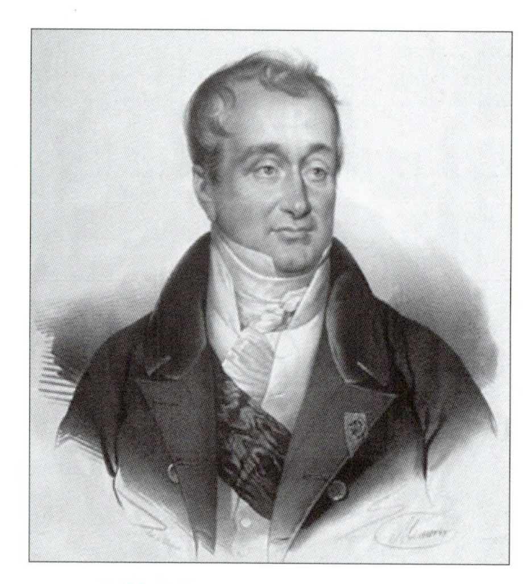

▲ 图 1-1　Guillaume Dupuytren

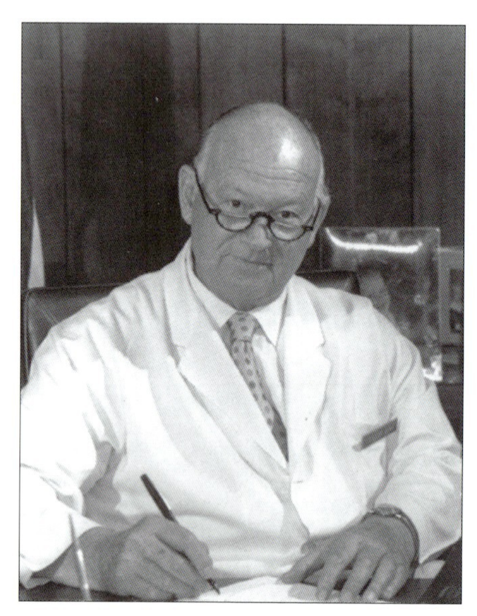

▲ 图 1-2　Truman G. Blocker Jr.

生命质量产生兴趣，并通过改进治疗措施显著降低患者死亡率。他在 1982 年出版了《烧伤患者特殊健康状况》[10]，这为许多现代研究烧伤患者结局的研究奠定了基础，后来的研究将其不断更新并扩展到小儿患者[11]。

本章综述了在烧伤救治方面的许多进步，包括切痂并覆盖烧伤创面、控制感染、液体复苏、营养治疗、严重吸入性损伤的治疗及降低高代谢反应等。

一、早期切痂

在 20 世纪 40 年代早期，人们就认识到大

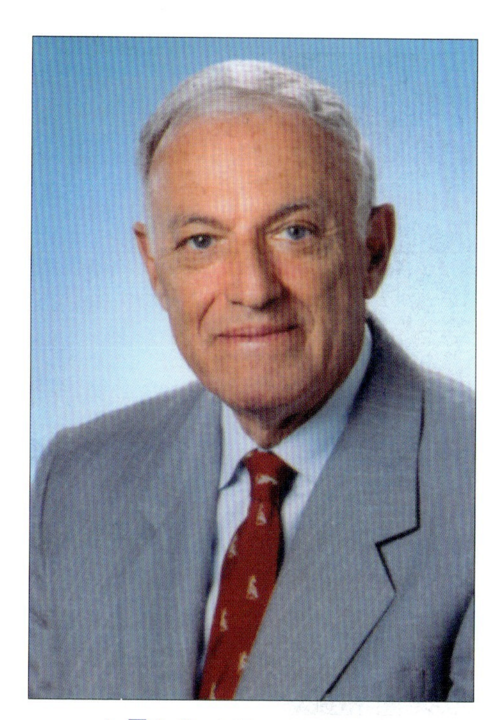

▲ 图 1-3　Andrew M. Munster

面积烧伤患者早期切痂后立即覆盖封闭创面，是降低死亡率最有效的治疗手段[12]。一段时期内因为感染率高及血液的大量丢失，这种方法未能在大面积烧伤患者中广泛开展。1954—1959 年，Birmingham Accident 医院的 Douglas Jackson 及其同事在一系列对照研究中，开始在小面积烧伤患者伤后立即切痂并植皮，过渡到应用自体及异体皮肤移植治愈烧伤面积达 65%TBSA 的患者[13]。Jackson 在这项突破性的工作中指出，在足够安全的前提下，在伤后当天切除坏死组织并通过皮肤移植封闭 20% ～ 30% TBSA 一点都不会增加患者的风险。但这项工作并不被大多数的烧伤工作者所接受，当时大面积烧伤患者延迟切痂仍是主流。独自工作在 Yugoslavia 的 Zora Janzekovic（图 1-4），在 20 世纪 60 年代发明了应用简易手术刀削痂去除深二度烧伤的坏死变性组织的方法，她用这种方法对 2615 例患者在伤后第 3 至第 5 天去除了深二度烧伤痂皮，并进行自体皮肤移植。正是这种方法的应用，使烧伤患者可在 2 周内重返工作岗位[14]。她因为这些成绩而获得了 1974 年 ABA 颁发的 Evans 纪念奖章，并获得 2011 年的 ABA 终身成就奖。

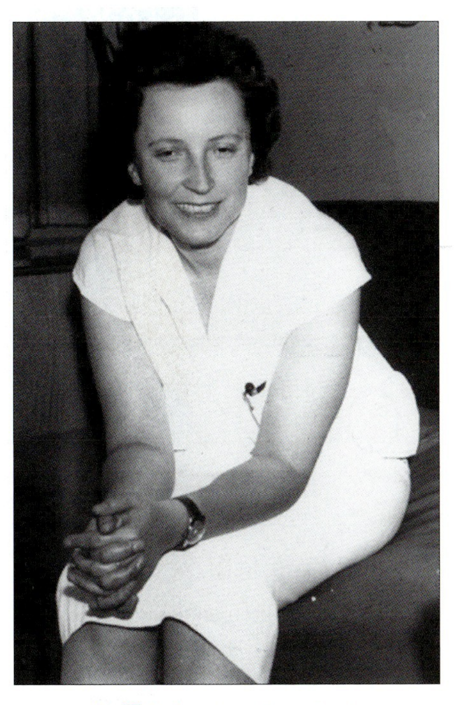

▲ 图 1-4 Zora Janzekovic

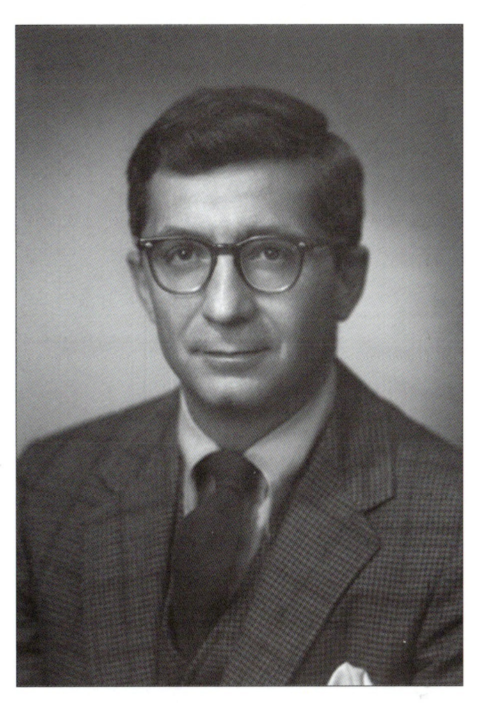

▲ 图 1-5 William Monafo

在 20 世纪 70 年代早期，William Monafo（图 1-5）是第一位应用削痂后皮肤移植治疗大面积烧伤的美国人[15]。同时，在波士顿 MGH 的 John Burke（图 1-6）报道应用这种方法可以治愈以前认为不可能存活的烧伤面积达 80%TBSA 小儿患者[16]，他将小面积烧伤采取削痂（Janzekovic 技术）与大面积患者采用削痂到筋膜相结合的方法使烧伤患者住院时间与死亡率均得到明显下降[17]。Lauren Engrav 等在一项前瞻随机性研究中比较了削痂与非手术治疗效果，他发现与非手术治疗相比较，深二度烧伤早期切痂皮肤移植降低了住院时间及增生性瘢痕的发生[18]。在 1988 年，Ron G. Tompkins 等统计分析了波士顿 Shriners 医院在 1968—1986 年所救治的烧伤患者，发现严重烧伤小儿死亡率大幅度下降，并认为是自 20 世纪 70 年代以来在大面积烧伤患者中开展了早期烧伤切痂与皮肤移植的缘故。Herndon 等在一项 85 例三度烧伤面积≥ 30% TBSA 的随机前瞻性研究中发现[19]，与保守治疗相比较，早期全部创面一次性大切痂明显降低了死亡率。其他研究表明，即刻切痂能有效改善烧伤患者的远期疗效与容貌，因而减少了必要的重建手术次数。

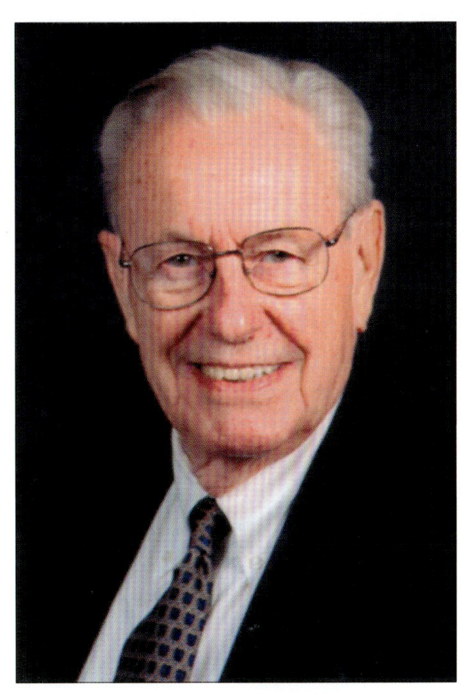

▲ 图 1-6 John Burke

二、皮肤移植

随着皮肤移植技术与烧伤创面切痂的发展，1869 年一位叫 J. P. Reverdin 的瑞士医学生反复试验成功实现了皮肤移植[20]。在 19 世纪 70 年代，George David Pollock 将皮肤移植技术在苏格兰推广[21]，这种方法在欧洲引起了人们极大的关注，但很快就被人们所唾弃。直到1914年，J. S. Davis报道一种后来被称为“点状移植”的小厚皮片移植才再次引起人们的关注[22]。到20世纪30年代，部分原因是更可靠工具的应用，刃厚皮移植越来越受到大家的欢迎。1936年发明的第一个呈圆柱状叫“Humby knife”的可靠取皮刀，E. C. Padgett将它外形改进后可连续切取刃厚皮[23, 24]。Padgett还将皮肤移植根据皮肤厚度分为四类[25]。在1964年，J. C. Tanner Jr. 与他的同事发明了创面的网状移植法[26]，但仍需其他方法封闭早期一次性切除烧伤面积大于50%TBSA的烧伤创面。为满足这一需要，通过一系列研究，得出冷冻与长时间储存使异体皮肤能延长至几个月后使用的结论[27]。虽然冻存异体皮中究竟有多少活性细胞一直存在争议，但自体皮肤移植和从尸体上切取异体皮的方法在临床上的应用有更好的灵活性。J. Wesley Alexander（图1–7）发明了一种简单大幅度扩张自体皮肤用于创面移植[28]，并再使用异体皮覆盖的方法，这被称为“三明治技术”，广泛应用于成批大面积烧伤患者的治疗。

在1981年，John Burke与Ioannis Yannas发明了一种用硅胶作为表层，多孔网状胶原与硫酸软骨素作为下层的，称为“Integra”的人工皮肤。Burke首次将它应用于覆盖超过80%TBSA的大面积烧伤创面的治疗[29]。David Heimbach领衔完成了第一个应用Integra治疗烧伤创面的多中心随机对照临床试验[30]。虽它用于覆盖特大面积烧伤仍有一些不足，如花费十分昂贵，需两步法完成，但它仍为小面积立即切痂后烧伤创面的覆盖与重建提供了可靠的工具。1989年，J. F. Hansbrough与S. T. Boyce首次报道，将由胶原支架及其上培养的自体角朊细胞与成纤维细胞组成复合皮肤（composite skin graft，CSS）移植于切痂后的烧伤创面[31]。Boyce进行了更大规模的临床试验[32]，发现与传统治疗相比较，在大面积烧伤治疗中应用CSS移植能显著减少对供皮区的需要，而且在术后1年这两种方法修复创面的质量无明显差异。现在，仍在探索完全能代替完整人体皮肤功能的组织工程皮肤、复合培养皮肤类似物，含有间充质干细胞的复合培养皮肤类似物可能会为烧伤患者带来更好的治疗效果[33, 34]。

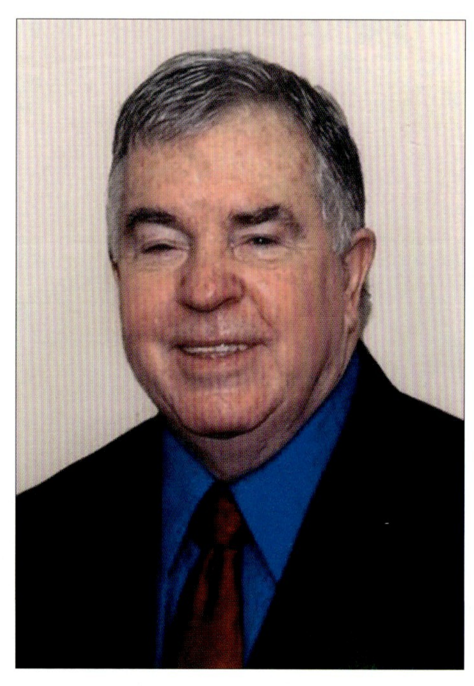

▲ 图1–7　J. Wesley Alexander

三、局部感染的控制

烧伤治疗的巨大进步之一是感染控制，其有效降低了烧伤患者死亡率。最早的局部抗菌药物之一是发明于18世纪的次氯酸钠（NaClO），其在19世纪被广泛用作消毒剂，但近来发现它有局部刺激作用[35]。Henry D. Dakin在1915年标准化了次氯酸溶液的制备方法，并发现0.5%次氯酸钠液的效果最好[36]。正是这种消毒液的应用，大幅度减少了第一次世界大战大量伤员因创面感染引起的死亡。在Rockefeller基金的资助下，Dakin团队与当时荣获诺贝尔奖的法国十分著名的外科医生Alexis Carrel合作，制订了一整套应用次氯酸溶液进行外科器械清洁、创面清创与局部消毒的方法[37]。后来，通过一系列体内外抗菌活性与组织细胞毒性研究发现，次氯酸钠溶液消毒的最佳浓度为0.025%，其具有最佳的抗菌活性，同时最低限度影响创面的修复[38]。

乙酸磺胺甲噻嗪即磺胺脒隆是德国人在第二次世界大战用于治疗战伤开放性创面的药物，后被得克萨斯州San Antonio外科研究所的微生物学家 Robert Lindberg 与外科医生 John Moncrief 引入烧伤创面的治疗 [39]。这种抗菌药物能穿透三度烧伤焦痂，并有广谱抗菌活性。同时期，纽约的 Charles Fox 发明了与磺胺脒隆效能相近的磺胺嘧啶银霜剂 [40]，虽然磺胺脒隆能快速地穿透焦痂，但它有较强的抑制碳酸酐酶活性的作用，从而会引起代谢性酸中毒与代偿性高通气，并可引起肺水肿。由于磺胺嘧啶银能较好地控制烧伤创面感染，且毒副作用较小，被广泛应用于烧伤创面局部抗感染治疗。

Carl Moyer 与 William Monafo 将浸有具有抗感染能力的 0.5% 硝酸银绷带应用于烧伤创面治疗，这种治疗方式记录在他们标志性书籍中 [41]，并仍在现今的许多烧伤中心使用。局部抗感染含银制剂的应用，使烧伤创面脓毒症急剧减少。早期切痂与覆盖封闭进一步降低了烧伤脓毒症的发生率及死亡率。在得克萨斯州 Galveston 的小儿 Shriners 烧伤医院将制霉菌素与磺胺嘧啶银联合应用于治疗创面念珠菌感染 [42]，而乙酸磺胺甲噻嗪仍广泛应用于烧伤侵袭性感染创面的治疗 [43]。

四、营养支持

P. A. Shaffer 与 W. Coleman 早在 1909 年就倡议烧伤患者的高热量喂养 [44]，D. W. Wilmore 对烧伤患者给予高达 8000kcal/d 的热量 [45]。P. William Curreri（图 1–8）通过回顾性研究发现，众多烧伤患者为维持体重而需要特定的能量。他在一项有 9 名烧伤面积大于 40%TBSA 成人患者的研究中发现，每天给予患者 25kcal/kg 的基础需要量，再加上 40kcal/1%TBSA 烧伤面积的能量，才能使伤员在住院期间较好维持体重 [46]。A. B. Sutherland 建议每天应给予严重小儿烧伤患者 60kcal/kg 的基础需要量，再加上 35kcal/1%TBSA 烧伤面积的能量 [47]。D. N. Herndon 后来研究发现，额外的肠外营养支持会提高免疫缺陷发生率与死亡率，因而提倡，只要患者能耐受，宜进行持续肠道喂养，目前这已成为严重烧伤的一种营养支持标准治疗模式 [48]。

用于烧伤患者治疗的营养支持成分一直存在争议。在 1959 年 F. D. Moore 提出，由于烧伤及创伤患者的负氮平衡与体重减轻 [49]，所以应补充足够量的氮源与热量，其他如 T. Blocker Jr.[50]、C. Artz[51] 及后来的 Sutherland 等 [47] 许多学者都支持这一观点。

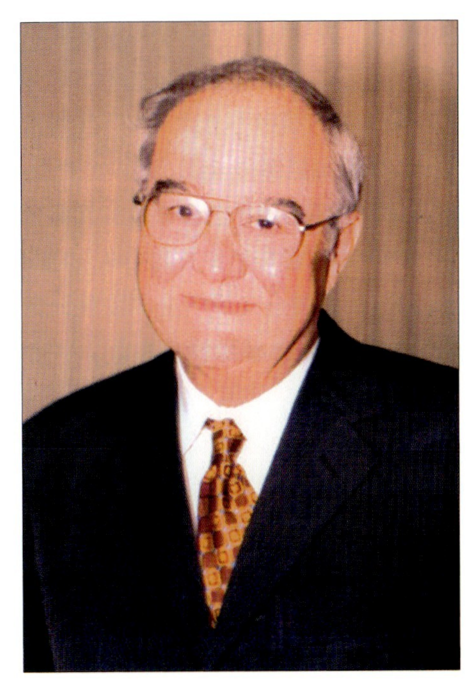

▲ 图 1–8 P. William Curreri

五、液体复苏

烧伤患者早期的液体复苏最早由耶鲁大学药学与毒理学教授 Frank P. Underhill 提出，1921 年他在对 Rialto 剧院火灾 20 名烧伤伤员的研究中发现，烧伤创面水疱液的成分几乎与血浆相同，均是由含蛋白的盐溶液组成，所以他认为烧伤患者早期死亡是由于体液的丢失，而不是以前认为的烧伤毒素所引起 [52]。在 1944 年，C. C. Lund 与 N. C. Browder 估计了烧伤面积，并绘制了图表以利于临床医生计算出烧伤面积占整个体表面积的百分比，这为根据烧伤面积进行液体复苏打下了基础 [53]。G. A. Knaysi 等提出了一个简易的“九分法”，计算烧伤面积占全身体表面积的百分比 [54]。在 20 世纪 40 年代末，O. Cope 与 F. D. Moore（图 1–9 和图 1–10）在总结 1942 年波士顿 Coconut Grove 夜总会的年轻烧伤患者救治经验时，提出根据烧伤面积量化充足的液体复苏量 [55]。他们推测，烧伤后血管内液体渗到烧伤及

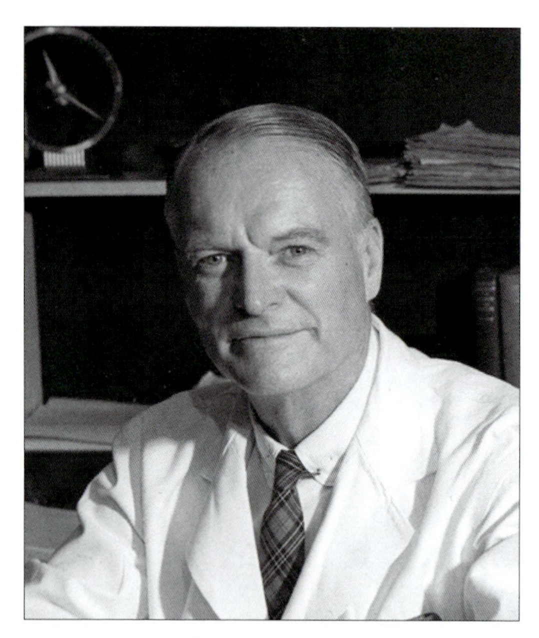

▲ 图 1-9　Oliver Cope

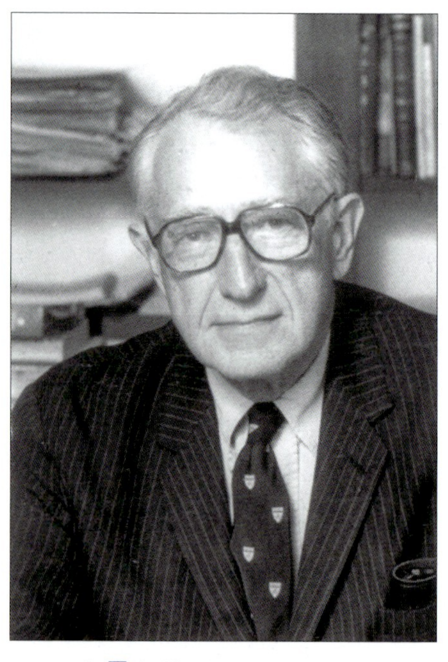

▲ 图 1-10　Francis D. Moore

非烧伤部位组织细胞间，并引起水肿。Moore 认为，烧伤后最初 8h 除应补充渗到床单及蒸发掉的液体外，在还应补充渗出到第三间隙的液体。于是他提出了基于烧伤面积百分数的液体复苏公式[56]。M. G. Kyle 与 A. B. Wallace 发现，与成人相比，小儿头部占全身体表面积更大，而双下肢占比较小，于是他们完善了小儿烧伤液体复苏公式[57]。I. E. Evans 与他的同事提出了根据患者体重与烧伤面积计算的烧伤液体复苏公式[58]，他们在公式中要求在伤后第一个 24h，每 1% 烧伤面积按照 1ml/kg 的剂量静脉输注生理盐水与血浆，并另加 2000ml 5% 右旋糖酐以补偿水分的不显性丢失。1 年后，E. Reiss 提出了 Brooke 公式，他应用乳酸林格液代替 Evans 公式中的生理盐水，并减少胶体的输入[59]。Charles R. Baxter（图 1-11）与 G. Tom Shires（图 1-12）提出了不应用血浆的公式，现称为"Parkland 公式"[60]，这个公式可能是世界上应用最广泛的烧伤液体复苏公式，它要求在伤后第一个 24h，每 1% 烧伤面积按照 4ml/kg 的剂量补充乳酸林格液。所有这些公式都要求在伤后第一个 8h 补充第一个 24h 计算液体所需补入量的 1/2，剩余 1/2 在随后的 16h 补入。Baxter 与 Shires 发现皮肤烧伤后，不仅发生细胞间水肿，还由于大量的细胞钠 - 钾泵失调而不能将细胞内液体排出，进而发生细胞内水肿[61]。他们还指出，在伤后第一个 24h 补充蛋白是不必要的，并且认为如果补了充蛋白，则很容易漏到血管外而加重水肿，这在后来毒物吸入性损伤研究中得到进一步的证实。严重烧伤后，由于体液的大量丢失，除非早期及时补充足够量的液体，否则极易发生低血容量性休克，还可延长全身炎症反应时间而引起多脏器功能不全、脓毒症，甚至

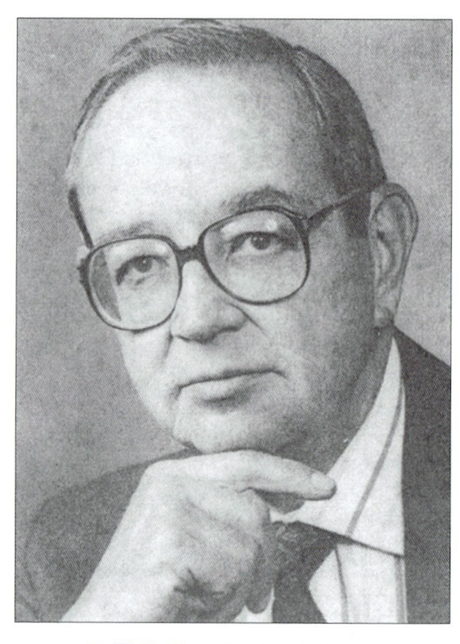

▲ 图 1-11　Charles R. Baxter

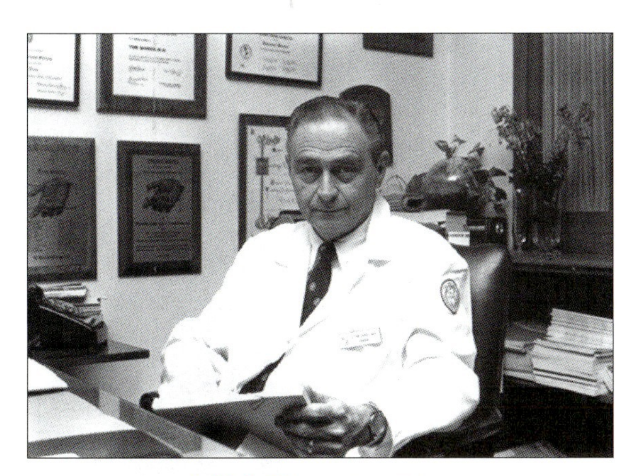

▲ 图 1-12　G. Tom Shires

死亡。为得到最佳效果，建议最好能在伤后 2h 即开始进行液体复苏 [9, 62]。合并吸入性损伤、延迟复苏与特大面积小儿烧伤患者需要输注更多的液体。

六、吸入性损伤

在 20 世纪 50—60 年代，烧伤医务工作者主要关注烧伤创面脓毒症、营养支持、肾功能不全、创面覆盖与休克，在过去的 50 年里，在这些问题的治疗上取得了极大的进展，进而人们更加关注产生的吸入性损伤。吸入性损伤简单的分类方法是看其在伤后第一个 24h 是否出现因为水肿而引发上呼吸道梗阻，24h 后是否出现肺水肿与气管支气管炎并发展为肺炎、黏膜水肿、坏死黏膜脱落引起的气道阻塞等 [63, 64]。吸入性损伤程度取决于从喉到气管支气管树与毒性或热物质接触时间。差不多 45% 的吸入性损伤局限于声带以上的上呼吸道，50% 的损伤累及大气道，仅有不到 5% 的吸入性损伤会发生肺的实质性损伤而造成因急性呼吸困难导致死亡 [64]。

随着吸入性损伤的客观诊断方法的应用，吸入性损伤及其并发症容易被确诊。1972 年首次将 ^{133}Xe 扫描用于吸入性损伤的诊断，这种放射同位素结合病史的诊断方法是诊断吸入性损伤可靠方法 [65, 66]。在局麻下的纤维支气管镜检查可用于早期吸入性损伤的诊断 [67]，它还可通过灌洗去除气道分泌物与颗粒样物质。

K. Z. Shirani、Basil A. Pruitt（图 1-13）与 A. D. Mason 发现烟雾吸入性损伤与肺炎可极大增加烧伤患者死亡率 [68]。P. D. Navar 等 [69] 与 D. N. Herndon 等 [70] 特别强调，对合并吸入性损伤的烧伤患者一定需要充分的液体复苏，严重的吸入性损伤烧伤患者液体复苏时，每 1% 烧伤面积需按照 2ml/kg 的剂量额外补充液体，以保证足量的尿量与脏器灌注。多中心研究发现，应用低压呼吸支持能减少呼吸窘迫综合征（acute respiratory distress syndrome，ARDS）患者气压伤的发生。C. J. Fitzpatrick[71] 与 J. Cortiella 等 [72] 提出高频振荡通气支持，外加低潮气量的压力支持与快速吸气分钟容积通气，有利于将气道分泌物由底部向上移动而排出。肝素、N- 乙酰半胱氨酸、吸入一氧化氮、支气管扩张喷雾剂等也对吸入性损伤有明显的治疗作用，至少对少儿患者作用明显 [73]。吸入性损伤目前仍是烧伤患者最主要的死亡原因之一。在小儿患者中，没有合并吸入性损伤时致 10% 死亡的烧伤面积为 73%TBSA，而合并吸入性损伤时，致 10% 死亡的烧伤面积仅为 50%[74]。

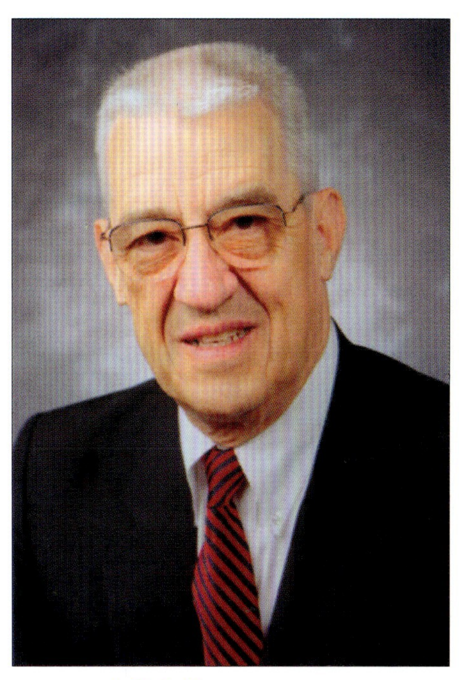

▲ 图 1-13　Basil A. Pruitt

七、烧创伤后高代谢反应

由于深入理解了如何对严重烧伤后高代谢反应的支持治疗，严重烧伤死亡率大幅度下降。这种高代谢主要表现在基础代谢率与外周分解代谢的显著增加，H. Sneve 将此分解代谢描述为耗竭与消瘦，为此他推荐宜进行营养饮食与运动[75]。O. Cope 等[76]测量了中等面积烧伤患者的代谢率，Francis D. Moore 提倡烧创伤进行持续喂养以防止过度的分解代谢而维持细胞的重量[77]。在过去超过 30 年里，烧伤后的高代谢反应表现为增高的代谢率、负氮平衡、葡萄糖不耐受与胰岛素抵抗等。Douglas Wilmore 与他的同事在 1974 年研究认为，儿茶酚胺是烧伤后引起高代谢反应最主要介质，并发现正是由于大面积烧伤后儿茶酚胺高达正常的 5 ～ 6 倍，而引起外周脂肪与蛋白分解增加[78]。在 1984 年，P. Q. Bessey 研究发现，烧伤后的应激反应不仅需要儿茶酚胺，还依赖皮质激素与胰高血糖素[79]。Wilmore 等检查了室温对烧伤患者高代谢反应的影响，发现有利于烧伤患者的最佳环境温度是 33℃，以保持体内 38.5℃的核心温度[80]。将环境温度由 28℃提高至 33℃明显降低了高代谢反应，但并不能完全消除它。并且他发现，创面本身是高代谢反应的增压器，它能消耗与身体其余所有部位相当的葡萄糖与其他营养物质[81]。Wilmore 认为，烧伤后低生化效率产生不足的热量，这后来被 Robert Wolfe 称为“无效底物循环”[82]。Wolfe 等发现，烧伤患者除葡萄糖不耐受与胰岛素抵抗外，同时还使外周葡萄糖转运增加、细胞摄取葡萄糖减少[83]。D. W. Hart 等进一步发现，代谢反应增高与烧伤面积增加成正比，但当烧伤面积达到 40%TBSA 后代谢升高就达到最高值平台[84]。

在过去的 30 年里，药物调控剂如 β 受体阻断药普萘洛尔、重组人生长激素、合成代谢睾酮类似物、胰岛素、葡萄糖摄取调节药二甲双胍等均显示有利于降低烧伤后的高代谢反应。

八、结论

在过去的 50 年里，烧伤治疗取得了极大的进步，早期液体复苏、感染控制、营养支持、降低高代谢反应、更完善的外科技术等，使严重烧伤死亡率明显下降。当今，一个烧伤面积 98%TBSA 小儿有高达 50% 的存活机会[74]。在今后数年内，有希望将 E. Bell 描述的组织细胞培养技术与 J. F. Burke[29] 提出的人工皮肤相结合，以应用于烧伤创面的治疗[85]。但是，吸入性损伤仍将可能作为引起严重烧伤死亡最主要原因之一。有赖于动静脉二氧化碳清除与体外膜肺氧合装置，吸入性损伤治疗得到进一步的提高[86]。仍需继续深入研究以明确瘢痕增生与挛缩的病理生理与相关机制[87]。虽然可以预见烧伤死亡率将进一步下降，但在烧伤救治中，十分有必要持续加强烧伤患者的康复治疗，使他们能在愈后更好地回归社会。

拓展阅读

Baxter CR, Shires T. Physiological response to crystalloid resuscitation of severe burns. *Ann N Y Acad Sci*. 1968;150(3):874-894.

Burke JF, Yannas IV, Quinby WC Jr, et al. Successful use of a physiologically acceptable artificial skin in the treatment of extensive burn injury. *Ann Surg*. 1981;194(4):413-428.

Hansbrough JF, Boyce ST, Cooper ML, et al. Burn wound closure with cultured autologous keratinocytes and fibroblasts attached to a collagen-glycosaminoglycan substrate. *JAMA*. 1989;262(15):2125-2130.

Janzekovic Z. A new concept in the early excision and immediate grafting of burns. *J Trauma*. 1970;10(12):1103-1108.

Tompkins RG, Remensnyder JP, Burke JF, et al. Significant reductions in mortality for children with burn injuries through the use of prompt eschar excision. *Ann Surg*. 1988;208(5):577-585.

Wilmore DW, Long JM, Mason AD Jr, et al. Catecholamines: mediator of the hypermetabolic response to thermal injury. *Ann Surg*. 1974; 180(4):653-669.

第2章 烧伤治疗的团队协作：烧伤治疗中心和MTD团队

Teamwork for Total Burn Care: Burn Centers and Multidisciplinary Burn Teams

Janos Cambiaso-Daniel　Oscar E. Suman　Mary Jaco　Debra A. Benjamin
David N. Herndon　著
张　路　李海胜　薛冬冬　译

一、概述

包括专业卫生人员在内的绝大多数人在面对严重烧伤带来的疼痛、畸形及死亡风险时都会产生强烈的情感反应。剧烈疼痛和反复发作的败血症，以及后续的死亡或者带着明显外形损毁和畸形幸存都是人类历史上严重烧伤可预期的后遗症[1]。不过这些可怕的后果已经明显改善，因此尽管烧伤仍然会造成剧烈疼痛和痛苦，但死亡率已经显著降低。在1951年前的10年间，烧伤面积45%及以上的青壮年（15—43岁）患者死亡率达到49%（表2-1）[2]，而在40年后得克萨斯州的加尔维斯顿的儿童和成人烧伤治疗中心的数据表明，烧伤面积在70%及以上的同年龄段患者的死亡率为49%。在过去的10年中，死亡率已经得到非常明显的改善，因此几乎所有的婴幼儿一旦经过快速充分复苏都可以存活[3]。尽管存活率已经成为烧伤治疗进步的首要关注点，但是随着多年来存活率的明显提高，如今的主要目标是最大限度地提高烧伤幸存者的生活质量和降低发病率。

死亡率的不断降低是烧伤治疗科学日趋成熟的直接结果。科学合理地分析患者的数据可以更好地改良液体复苏[4-6]和营养支持[7, 8]的公式。临床研究表明局部应用抗生素可通过延迟败血症的发生，减少烧伤患者的死亡率。前瞻性随机临床试验表明早期手术治疗可以减少血容量的流失和降低败血症的发生率，从而有效地提高烧伤患者的生存率[9-14]。基础科学和临床研究通过描述吸入性损伤相关的生理改变，提出可以减少肺水肿和肺炎发生率的治疗方法[15-18]，有助于降低烧伤死亡率。对于烧伤患者高代谢反应的科学调查有益于改善这一危及生命的现象，进而提高患者生存率和生活质量[19-32]。

严重烧伤患者的最优化治疗需要有意义的医疗保健资源，高度专业化的烧伤治疗中心在过去的几十年间因此得到快速发展。区域化烧伤中心的集中治疗使多学科急重症治疗和长期康复成为可能，同时增加了过去几十年的学习研究机会，我们的知识和临床产出有了巨大的提高，期待更进一步的发展。

在过去的半个世纪中，一些医疗创新发明的广泛应用使严重烧伤患者的预后得以改善。最近几十年主要进步的关键领域包括液体复苏流程，烧伤创面的早期清创以及皮片、皮瓣或皮肤替代物封闭创面，营养支持配方，局部抗菌药物的应用，败血症的治疗，适当升高环境温度，高代谢状态和分解代谢反应的药物调整。这些因素有效促进了创面的愈合，减少了感染的发生、能量的丢失、高代谢反应以及肌肉的分解代谢，从而有效地降低了严重烧伤的发病率和死亡率。

表 2-1 分别在 1953 年、1993 年、2006 年烧伤患者死亡率达 50% 的体表烧伤总面积（TBSA）

年龄（岁）	1953†（% TBSA）	1993*（% TBSA）	2006°（% TBSA）
0—14	49	98	99
15—44	46	72	88
45—65	27	51	75
65 以上	10	25	33

†. Bull，JP，Fisher，AJ. *Annals of Surgery* 1954；139.

*. Shriners Hospital for Children and University of Texas Medical Branch，Galveston，Texas.

°. Pereira CT et al. *J Am Coll Surg* 2006；202（3）：536–548 and unpublished data. PP. 1138–1140（PC65）.

在最近的烧伤治疗史上，烧伤患者到烧伤专科治疗中心就诊极大促进了临床治疗和科学研究的融合。第一个烧伤专科治疗中心为方便护理在英国成立，美国的第一个烧伤治疗中心在 1946 年成立于弗吉尼亚医学院。同年美军外科研究组（后更名为美军外科研究协会）成立。这两个中心的主管以及后来得克萨斯大学医学部和加尔维斯顿儿童医院的烧伤治疗中心创立者分别于 1947 年和 1963 年强调了临床治疗和基础科研融合对于改善患者愈后的重要性。

这些中心的组织设计建立了一个临床研究和基础科学研究的可以永久存在的内部反馈环路。在这个系统中，科学家们收到临床问题的第一手资料，然后临床医生收到其他科室专家对患者创伤反应的相关意见。烧伤治疗中心的进展证明了由基础科学家、临床研究者及临床护理人员组成的专科化烧伤治疗中心的价值。他们相互质疑，共享临床观察信息，一起寻找改善患者预后的方法。

军队外科研究协会的小组发现在以烧伤为主患者的治疗中多学科协作的重要性，并强调团队概念的实用性[1]。因此，国际烧伤协会和它的出版物 *Burns*，以及美国烧伤协会和它的出版物 *Journal of Burn Care and Research* 刊登了烧伤团队成功的多学科协作的观点，使更多的读者有所了解。

二、烧伤治疗团队成员

严重烧伤患者的管理主要靠健康服务和专业人员的高度整合，以多学科治疗途径显著改善预后。复杂的烧伤创面需要不同范畴的技能和最佳治疗方法。一个专家不可能拥有综合治疗严重烧伤所有的技能、知识和精力。因此，要依靠一组专家们通过创新型的机构和合作来提供综合化的治疗。

烧伤团队除了包括烧伤专科医生，还有流行病学家、分子生物学家、微生物学家、生理学家、生物化学家、药剂师、病理学家、内分泌学家以及很多其他多学科的医学专家。因为烧伤是一种复杂的系统性损伤，对改进治疗方法的不断探索会产生多方面的问题，每一个科学发现后又会提出许多其他的问题，进而与其他的专家产生潜在的联系。

烧伤治疗团队有时还包含有负责清理的环境卫生人员、通过多种方式为患者和家属帮助提供便利的志愿者、医院管理者，还有许多维持烧伤中心日常运作和影响员工及患者福利的人们。而传统的烧伤团队包括直接治疗患者的多学科治疗团队，除了烧伤外科医生、整形外科医生、护士、营养师以及骨科专业的物理治疗师，大多数烧伤治疗中心还包括麻醉师、呼吸治疗专家、药剂师、心理治疗师及音乐治疗师。随着幸存者数目的增多又加入了心理学家、精神病学家，最近运动生理学家也加入了烧伤治疗团队。在儿童烧伤中心，儿童生活专家和学校老师同样也是治疗组的重要成员。

患者满意度可以通过问卷调查来衡量，来为治疗组提供正反馈意见，并寻找可以改进的潜在问题。让患者感到他们是治疗方案的参与者，聆听并予以关注、提供鼓励、表示同情都对于使患者和家属保持满意度很重要。这些方法还可以减少恐惧、忧虑和误解。

康复依赖于很多复杂的因素。其中个人因素有积极性、之前的身体健康情况、肥胖、营养不良、合并疾病、家庭支持和社会支持等。还有很多社会因素比如重返社会、自我认知和处理策略，还有像是创伤、丧亲、悲痛和损失等创伤过程中独有的一些因素。

患者和家属们虽然不会被经常提及是团队中的成员，但是他们对于治疗效果的影响确实很重要。烧伤患者对于自身的康复有着积极的影响，每个患者的需求和对于医院的建议会影响专业治疗团队对他们治疗方案的决策[33]。患者家属经常成为积极的参与者，这对于儿童患者尤其重要，对于成人患者也同样如此。家属们成为专业人员和患者之间的联络渠道。有时他们扮演了患者的发言人，而有的时候他们又成为专业人员的拥护者，去鼓励患者参与一些令人恐惧的治疗方法。

正是因为有这么多不同的潜在个人和专家们的参与，烧伤治疗团队的组成很难说清楚。虽然烧伤团队的成员很多，但是对于具有丰富治疗严重烧伤患者专业知识的专科医生和治疗提供者们的能力是毋庸置疑的（图 2–1）。

（一）烧伤外科医生

烧伤外科医生是烧伤治疗团队的核心，他是最终的责任人和患者治疗方案的总体把控者。烧伤外科医生是具有急救治疗相关专业知识，并且可以操作皮肤移植和截肢的外科医生或整形医生。烧伤医生管理团队其他外科医生并指导治疗。烧伤医生的领导作用在烧伤患者早期治疗阶段显得尤为重要，这一阶段中需要凭借外科医生的创伤生理学、最新的科学依据以及最适合的药物或手术治疗方案等相关知识做出即时性的决定。他们不仅要具有医学相关知识和技能，还应该很好地与其他学科的不同专家们进行明确的信息交流沟通，并领导他们。烧伤外科医生不能提供全面的治疗，但是必须了解寻求建议的时间和方法，以及如何明确地指导患者治疗方案的实施。治疗团队中高年资医生对组中其他成员有着最高的决定权和控制权，因此承担责任也享受团队成功的赞誉[33]。

（二）整形外科医生

烧伤外科医生主要在外科治疗的即时和急性期发挥重要作用，而整形外科医生则在外科治疗的长期过程中都占有重要地位。整形医生为烧伤幸存者提供具有最优的功能和最美观效果的治疗。烧伤医生应该与整形医生有着密切的合作关系。大多数烧伤医生同时也是整形医生，但如果不是，那么治疗团队中整形医生的存在是很必要的。最好在外科治疗的初始阶段就要开始进行密切配合。整形医生的职责是通过外科手术减少患者的瘢痕并减少瘢痕引起的功能受限，以达到

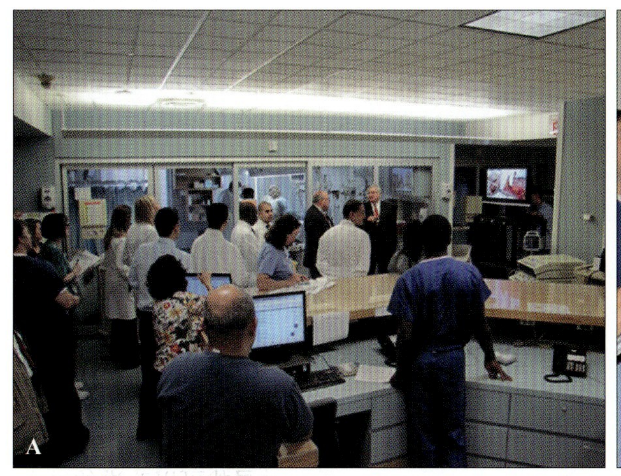

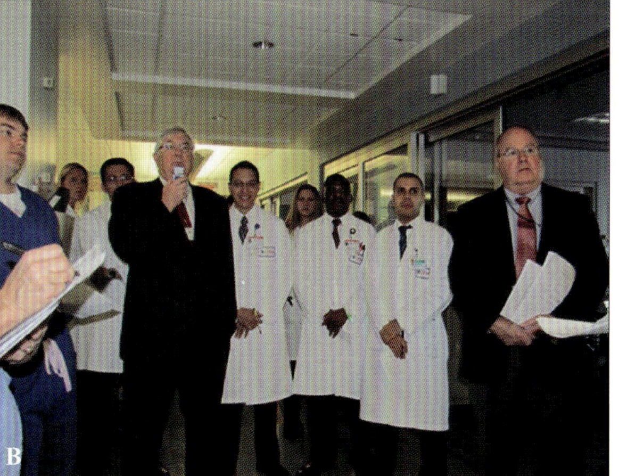

▲ 图 2–1　来自不同学科的专家们聚集在一起组成烧伤治疗团队，他们有着共同的目标和任务，即救治烧伤患者

功能的改善。这些手术治疗经常会在烧伤后持续数年。

（三）麻醉师

麻醉师对于烧伤患者的救治很重要，因为烧伤患者经常因为要经历很多紧急的外科操作，而导致生理参数发生一系列改变，麻醉师则是这方面的专家。烧伤治疗团队中的麻醉师必须要非常熟悉烧伤患者康复的各个阶段和烧伤创面愈合的相关生理改变[1]。麻醉师改善烧伤患者的疼痛不适，不仅是在手术室，还有在患者因换衣服、取钉和体格检查造成疼痛时。

（四）护士

护士是烧伤治疗团队中数量最多的学科组成部分，为患者提供持续的协同护理。护士负责患者 24h 物理治疗的技术管理，控制患者康复的治疗环境，也为患者和家属提供心理支持[34]。护士经常是第一个识别患者状况的改变，并予以治疗加以干预的人。烧伤患者的康复是一个相当长的过程，烧伤科护士必须同时具有复杂的重症监护和精神科护理方面的素质。护理情况的管理对于烧伤治疗非常重要，不仅在住院治疗期间，也包括更长时期的门诊患者的康复阶段。

（五）理疗师

如果患者有恢复最大限度功能的意愿，理疗师应计划理疗干预的方案。烧伤患者需要特殊的体位、固定方法、早期活动、力量训练、耐力活动以及应用压力套促进愈合并控制瘢痕形成。理疗师们必须具有设计和应用合适材料的创造性，并且还需要有安排应用时间的相关知识。此外，康复理疗师们还必须是熟练的行为管理者，因为患者经常会因为疼痛，用很多方法反抗他们一些必要的治疗。当患者极度生气，大声抗议或者恳求同情时，康复理疗师必须将治疗坚持下去，以对抗快速形成的高强度的瘢痕挛缩。最终理疗师们会得到烧伤康复患者们的崇拜和感谢。

（六）呼吸治疗师

烧伤患者通常都会有吸入性损伤、长时间卧床、液体移位以及肺炎的风险，因此呼吸治疗师对于烧伤患者的康复非常重要。治疗师评估患者呼吸系统情况，实施治疗措施来促进患者呼吸，并密切关注患者呼吸功能在康复期间的改善情况。

（七）运动生理学家

运动生理学家是最近才被认识到是综合烧伤康复团队中的关键成员。传统观点认为，运动生理学家研究各种不同运动情况的急慢性身体适应反应。在我们机构，运动生理学家履行临床职责还要领导临床研究。

临床职责包括监测和评估心血管、呼吸运动和肌肉功能，此外还包括开具心肺和肌肉骨骼康复的相关运动处方。运动生理学家进行的临床研究主要关注运动对于烧伤后遗症的效果，以及哪种运动可以减少或者逆转烧伤引起的高代谢和高分解情况，以改善患者的生活质量。

运动生理学家们没有相关实践专业的许可机构和职业要求。但是许多机构比如美国运动医学会和临床运动生理学会授予国家认证。认证包括运动检测技师、运动专家、健康主管和临床运动专家。我们建议如果运动生理学家主要担负临床治疗职责，那他至少需要硕士学位，并需要一个知名机构的国家认证。如果是负责临床或者基础研究，那么需要博士学位和国家认证。

（八）营养师

营养师监测患者每天的热量摄入和体重维持情况。他们还要提供饮食干预方案来提供最佳营养支持以对抗烧伤患者的高代谢和高分解反应。要为烧伤患者提供适当的热量和维生素、矿物质和微量元素来促进创面愈合和康复。营养师和运动生理学家一起制订方案，来增加每天的身体活动（热量消耗），以对抗久坐生活方式引起的后遗症。

（九）社会心理学专家

精神病医师、心理学家和以人类行为学和精神治疗干预为专长的社会工作者，为照顾患者和家属的情绪和心理，必须保持长期的敏感性。专家们必须对于烧伤患者的康复过程和人类行为学有充足的了解，以提供最佳干预方案。他们为患者、患者家属及其他烧伤团队成员扮演好友和支持者的角色[35]。他们还经常协助其他科的同事对患者进行行为干预，使同事和患者获得治疗的成功[36]。在首次住院治疗期间，社会心理学专家们管理患者的精神状态、疼痛耐受和焦虑水平，使患者觉得舒适，促进患者们的康复。在患者康复的过程中，精神健康小组更重要的任务则是为患者提高最佳的心理、社会和身体康复支持。

（十）精神治疗师

并不是所有的烧伤患者和家属们都是有宗教信仰的，但是对于其中有宗教信仰的人来说，精神治疗师的存在非常重要，治疗师可以帮助烧伤患者克服和处理一些他们艰难时期的困难和问题。疾病康复过程中的祈祷、宗教精神干预的力量和功效经常引起讨论，已证实对许多患者很重要[37]。因此，医院特别是烧伤治疗中心应该有一个精神治疗师在团队中，来帮助烧伤患者和他们的家属们[38]。

（十一）音乐治疗师

音乐治疗师和患者之间构成治疗关系，他们主要应用音乐干预的方式达到个性化的目标。主要目标和干预方式可以是促进康复、控制压力、缓解疼痛、表达感受、增强记忆、促进交流和身体康复[39]。有报道说音乐治疗师可以扩大患者的活动范围并且在住院治疗和康复阶段都有帮助[40]。音乐治疗师是烧伤治疗团队中很重要的成员。

（十二）学生、住院医师和研究员

医学生、研究生、博士后研究员和住院医师是烧伤治疗团队中很重要的成员。烧伤治疗专家通常没有时间和精力在工作时间外实施治疗和担负责任。但是，年轻学生、研究员和住院医师经常有承担额外工作的时间、经历和意愿，包括临床工作和科研工作。这些人员和烧伤治疗团队的其他成员间的共同工作很有意义，比如新的临床和相关问题的提出，一旦得以解答，则可以直接提高患者的治疗水平。

三、烧伤治疗团队的动力和运行

从不同科室集中的一群专家并不能形成一个团队[41]。事实上，科室的不同以及成员间性别、种族、价值观、工作经验和职业身份的不同，导致这样的团队必然会有一个充满意见不合、猜忌和混乱情况的过程[42]。为了达到主要目标（使烧伤幸存者返回正常的有功能的生活）的共同合作过程，会因为必须需要患者和家属的合作而进一步复杂化。经常出现患者为了减少其即时性的不适而造成团队成员间的对立或者“分裂”治疗团队，就像小孩子通过先找一个家长而后又去找另一个的方法来控制父母，患者们会向一个工作人员抱怨另一个的不是，或者向一个工作成员坚持说另一个成员许诺要求较低的康复锻炼或者一些特权[43]。这一建立组员间相互信任的过程必须要投入一定的时间，还需要团队间经常进行开放式的沟通交流，否则这个团队将丧失功能。

团队成员间交流讨论每天、每周和长期的管理计划可以进行早期计划的阐明和组织，并对进一步的手术、康复锻炼、出院计划、营养目标、患者理解力和依从性等一些问题进行早期评估。这些问题同时都是着眼全盘处理。

只有当这群人有着共同的目标和任务[2]或者他们有着共同的完成目标的观点时才能成为一个团队[44, 45]。团队要通过建立不同的合作机制以成为一个高效的工作组，通过这些合作机制更好地专注于明确的任务而不是分心于个人需要或者人际冲突[44, 46]。使每个成员感觉到他对整个团队是有价值的，这种认同感才可以使工作组发展的最好[47]。

多学科烧伤治疗包括当治疗方案制订时要考虑到患者治疗的各个方面，还要考虑到后续的治疗效果和方案决定的后果。只有在所有团队成员的良好沟通协同下，治疗团队对患者治疗的各个方面才能获得最好的效果（图 2–1）。

对多学科治疗团队领域的研究强调了此类团队在卫生保健环境中的广泛应用，也提到了影响其有效性的一些缺陷[41]。明确定义这些团队的不同组成可以进一步改进分析研究。框2-1中列出了一些有助于评估团队运行情况的因素。

框2-1　分析多学科团队效率和功能的因素

- 团队规模
- 构成（职业代表）
- 具体职责
- 领导模式（个人或共同/自愿或委派/固定或轮换/专制或非专制）
- 工作范围（协商或干预或两者/方案产生/决策制订）
- 组织支持
- 团队中交流和相互影响的模式（如频次/强度/方法）
- 与患者、家属或者治疗系统的联系（如频次/强度/方法）
- 治疗过程中团队参与时间问题的指出（如有进有出式、单向式，还是只有情况没有进展时）

引自Al-Mousawi et al., *Burn Teams and Burn Centers*[52]，改编自*Schofield & Amodeo*[41]

烧伤治疗团队有具有明确任务和清晰的共同目标。对于一组烧伤专家来说，要想成为一个高效的团队，有技巧的领导力是必要的，它可以促进团队成员之间共享价值的发展，并确保团队成员在完成任务时得到肯定。烧伤治疗组由许多具有不同专业背景的专家组成，每一个专业都有自己的文化、语言和解决问题的方法[48]。为了使团队充分受益于所有成员的专业知识，必须倾听和认可每个专家的意见。团队成员必须愿意互相学习，最终发展成所有人都能理解的自己的文化和语言。优越感和带有偏见的态度对团队的表现最具破坏性。

总是会出现分歧和冲突，但这些都可以通过有礼貌的方式表达和解决。研究表明，情绪的智能管理与团队在解决问题和解决冲突方面的成功表现有关[49]。如果处理得当，冲突和分歧可以增进理解并提供新的视角，进而增进工作关系并改善患者治疗[50]。

团队公认的正式领导者是高级外科医生，他们可能会发现，医疗和社会领导的艰巨工作是困难和令人困惑的（图2-1）。具有显著一致性的实证研究表明，成功领导的作用可以总结为两个相矛盾的方面：①指导团队完成任务和目标；②促进团队成员之间的互动，增强他们的价值感[44, 47, 50]。

有时领导以任务为导向的行为可能与组员情感支持的需求发生冲突。在这种时候，组员可能会通过寻找建立自我价值感的方法，无意中妨碍领导者和团队的成功表现。当群体的社会/情感需求得不到满足时，组员会花费更多的时间满足个体需求，而用较少的时间在与任务相关的活动上。

对团队行为的研究表明，高效团队的特点是任务完成与个体需求满足之间的协同作用[44, 51]。因为一个正式领导不可能总是关注任务和人际关系的细微差别，所以团队非正式或正式地将领导活动分配给多个人[44, 46, 47]。根据组织行为学的相关文献指出，最高效的领导者能够调动他人的才能，并使他们可以利用自己能力来推进团队的工作[44, 46]。未能赋予非正式领导人权力，限制了他们做出充分贡献的能力。

已确定的烧伤治疗组组长（比如高级外科医师）为了创建一个成功、高效的治疗组，他必须准备好与一个或多个“非正式”领导者分享领导权，以充分实现领导职能[44, 46, 47]。任何一位非正式领导人的地位和身份都将随着情况而改变。成功的正式领导会鼓励和支持团队中其他成员的领导角色，形成一种团队成员更可能为超越个体成就而合作和协作的氛围。

对于许多医生来说，分享领导权的概念最初看起来具有威胁性，因为毕竟，最终必须由医生撰写指令并对患者的医疗需求负责。然而，分享权力并不意味着放弃控制权。医生通过向其他团队成员寻求信息和建议来分享领导权，并通过验证他们的专业知识在决策过程中的重要性来赋予他们权力。然而，无论如何医生对患者的治疗始终需保持控制权和责任感。

四、总结

在指定的烧伤单位提供集中治疗，促进了科学调查和临床治疗的团队合作，明显增加了烧伤患者的获益。多学科共同努力对持续改善和了解烧伤患者的康复和情绪、心理和生理康复很有必要。巨大的科学技术进步使烧伤患者的存活率大大提高。

这一领域领导考虑得更广泛的问题包括烧伤预防、农村地区和发展中国家的医疗水平，以及增加对烧伤治疗的投资和资助。在烧伤中心的集中加强治疗为研究和教育提供了巨大的机会。

我们希望在未来，科学家和临床医生将遵循同样的合作模式，以寻求解决烧伤幸存者必须面对的复杂问题的方法。像是瘙痒等身体不适仍然影响患者的康复；控制增生性瘢痕和外科重建的新技术可大大减少毁容[52]；使用治疗来减轻高代谢；使用合成代谢药物[19, 27]；在监督下进行力量和耐力训练[22, 23]，这些项目前都在研究用以提高大面积烧伤幸存者的福祉。在烧伤治疗中心专业知识的进一步发展和公众对烧伤幸存者能力的认识增多，可能有助于幸存者从一名丧失能力的患者过渡到社会中一名有用的成员。我们希望在未来，在拯救生命和优化幸存者生活质量方面已经取得了巨大进展的烧伤治疗将继续投入同样的能力和资源。

第3章 烧伤的流行病学、人口学和转归特点

Epidemiological, Demographic and Outcome Characteristics of Burns

Steven E. Wolf　Leopoldo C. Cancio　Basil A. Pruitt　著
张　路　罗高兴　译

一、概述

2014年，约有20万人死于各种外伤，3100万人遭受非致命外伤。这表示人均外伤死亡率为0.063%（每10 000人中约有6人），非致命外伤率为9.73%（约为每10人中有1人）。可见外伤虽然常见，但其相关的死亡却很罕见。特别是火灾和烧伤造成的外伤，有3194人死亡（占人口的1/100 000），占所有外伤死亡的1.6%，但只占外伤总数的1.3%。2014年，美国总共发生了408 945起非致命烧伤，遭受烧伤的比例为0.129%，约为1‰。

我们在前面的数据基础上构建了自2005年以来的伤亡报告趋势线。这些数据是在美国疾病控制和预防中心（the U.S. Centers for Disease Control and Prevention，CDC）的WISQAR数据库中发现的[1]。我们发现2005—2009年这段时间总的受伤人数相对没有变化，2010—2012年出现了一个大的高峰（增加了10%）（图3-1）。此后，这一峰值有所回落。按人均计算，2010—2012年上报的受伤发生率增加7.5%，因此，受伤人数的激增并不是由于人口的增加，这是一个有趣的社会趋势。更有趣的是同时开始的受伤死亡人数的增加，这主要与受伤死亡率的增加有关（从0.57%增加到0.64%，增加了12.3%）。这一数字继续上升，尽管总受伤人数和人均受伤人数随后下降。这些数据不能说明受伤人数的增多是由于损伤严重程度的增加还是年龄分布的增加。有人认为一个潜在的原因是姑息性戒断治疗的使用有所增加，这表明那些可能接受治疗而存活的人在不必要地增加死亡率。

2010—2012年，烧伤总发生率也出现了类似的峰值，但人均数据没有反映出来，这可能是由于较低的烧伤发生率造成了钝化（图3-2）。有趣的是，2013—2014年，烧伤死亡人数持续下降，总体趋势趋于平缓。人均数据也显示下降，已稳定在0.001%。没有被发现的是烧伤死亡率的上升，这在所有外伤死亡率中很明显。

WISQAR的数据显示，烧伤在各个年龄组中发生的比例并不均衡，2005—2014年的变化很有趣。0—45岁的烧伤总人数普遍减少，而45岁以上的烧伤总人数急剧增加，2005—2014年，46—65岁的烧伤总人数占31%，65岁以上的烧伤总人数占12%（表3-1）。

2010—2012年，总外伤人数的激增与0—4岁年龄段的烧伤人数持平，但这一年龄段的人数较2005年下降了6%。对于5—18岁年龄段的人，我们看到烧伤人数在稳步下降，19—45岁的人也是如此。然而，在46—65岁和65岁以上的人群中，烧伤人数有了稳定而显著的增长。当以人口为指标时，这几乎完全可以用这些年龄组的人口增长来解释。因此，人均比率没有增加，而增加的数字是来自45岁以上人口。

在考虑利用卫生保健来应对烧伤发生率的变化时，应针对可能发生的烧伤总数制定策略。针对不同年龄段的计划，应在特定年龄范围增长和

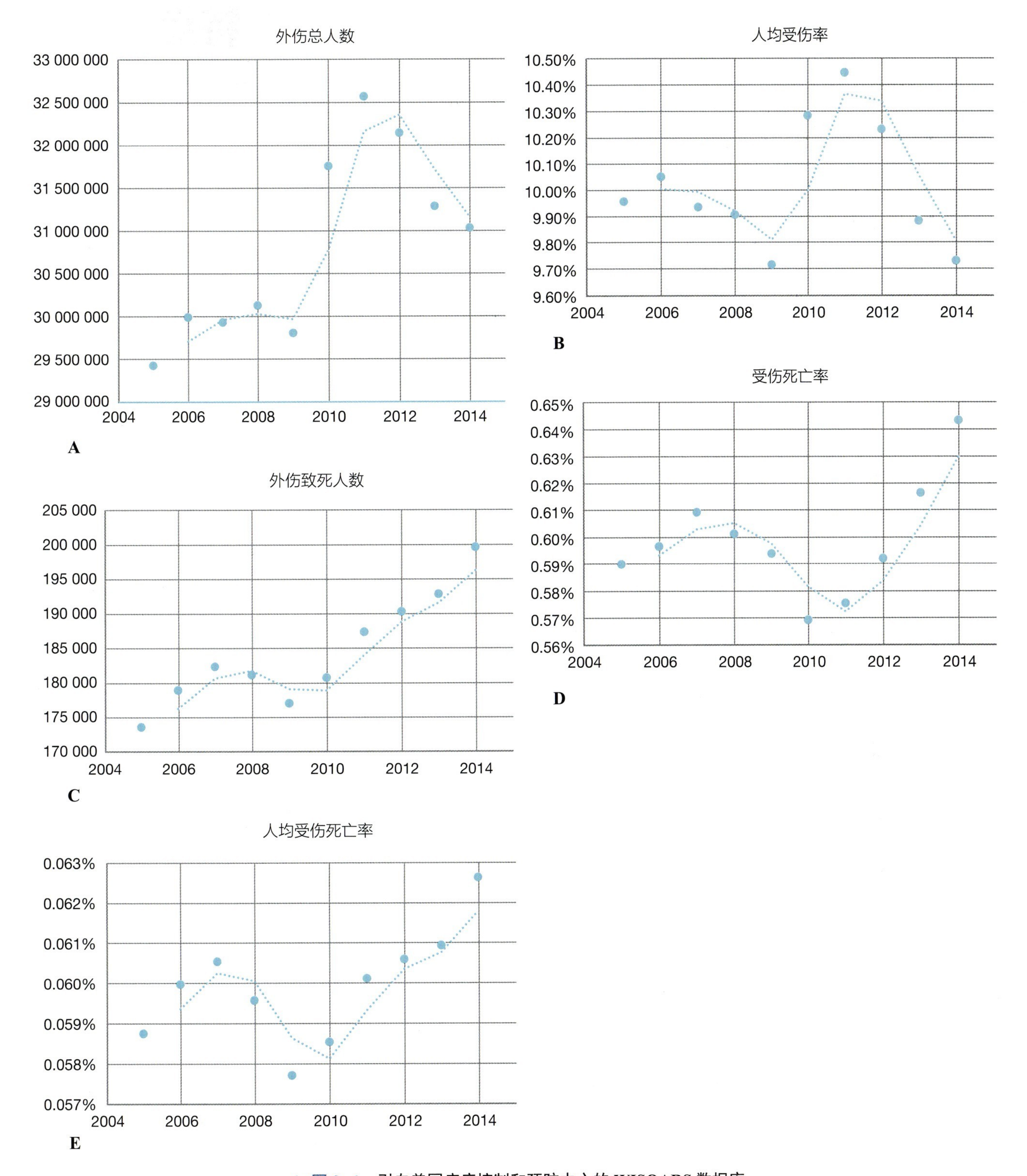

▲ **图 3-1　引自美国疾病控制和预防中心的 WISQARS 数据库**

A. 表示 2005—2014 年所报道的外伤总人数（由 Y 轴表示），趋势线由相邻两数值的平均值连线而成；B. 表示所报道的外伤的人均受伤率，其数值由受伤人数除以当年人口数而获得；C. 表示 2005—2014 年因外伤而致死的总人数；D. 表示受伤死亡率，其数值由因外伤致死人数除以受伤总人数而获得；E. 表示人均受伤死亡率，其数值由外伤死亡人数除以当年人口数而获得

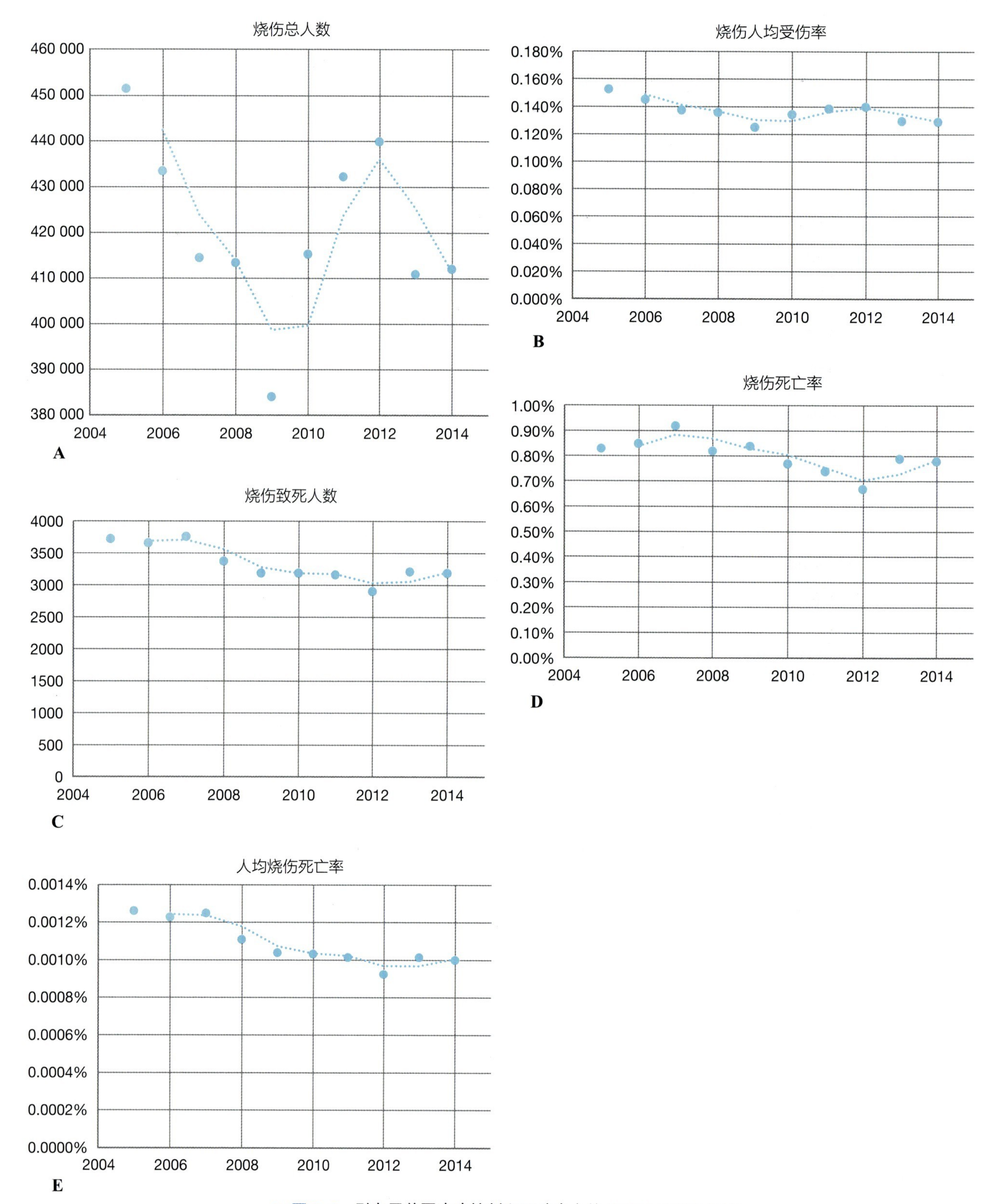

▲ **图 3-2　引自于美国疾病控制和预防中心的 WISQARS 数据库**

A. 表示 2005—2014 年烧伤总人数（由 Y 轴表示），趋势线由相邻两数值的平均值连线而成；B. 表示烧伤的人均受伤率；C. 表示因烧伤而致死的总人数；D. 表示相应的烧伤死亡率，其数值由因外伤致死的人数除以受伤总人数而获得；E. 表示人均烧伤死亡率

表 3-1　2005—2014 年烧伤死亡率

烧　伤							人均烧伤率（%）	人均烧伤死亡率（%）
年龄（岁）	年份（年）	未死亡人数	死亡人数	总人数	死亡率（%）	人口数		
0—4	2005	71 935	279	72 214	0.4	19 917 400	0.36	0.0014
	2006	64 821	250	65 071	0.4	19 938 883	0.33	0.0013
	2007	63 207	266	63 473	0.4	20 125 962	0.32	0.0013
	2008	60 571	219	60 790	0.4	20 271 127	0.30	0.0011
	2009	58 400	208	58 608	0.4	20 244 518	0.29	0.0010
	5 年均值	63 787	244	64 031	0.4	20 099 578	0.32	0.0012
	2010	61 091	212	61 303	0.3	20 201 362	0.30	0.0010
	2011	67 225	172	67 397	0.3	20 125 958	0.33	0.0009
	2012	68 130	141	68 271	0.2	19 980 310	0.34	0.0007
	2013	63 297	165	63 462	0.3	19 867 849	0.32	0.0008
	2014	57 117	151	57 268	0.3	19 876 883	0.29	0.0008
	5 年均值	63 372	168	63 540	0.3	20 010 472	0.32	0.0008
	10 年均值	63 579	206	63 786	0.3	20 055 025	0.32	0.0010
5—18	2005	74 159	312	74 471	0.4	57 831 395	0.13	0.0005
	2006	66 652	279	66 931	0.4	58 119 881	0.12	0.0005
	2007	61 400	300	61 700	0.5	58 288 081	0.11	0.0005
	2008	63 831	229	64 060	0.4	58 421 598	0.11	0.0004
	2009	52 910	208	53 118	0.4	58 424 283	0.09	0.0004
	5 年均值	63 790	266	64 056	0.4	58 217 048	0.11	0.0005
	2010	60 711	198	60 909	0.3	58 480 960	0.10	0.0003
	2011	61 699	187	61 886	0.3	58 193 935	0.11	0.0003
	2012	62 847	154	63 001	0.2	58 091 861	0.11	0.0003
	2013	58 077	197	58 274	0.3	58 038 492	0.10	0.0003
	2014	55 991	170	56 161	0.3	57 932 325	0.10	0.0003
	5 年均值	59 865	181	60 046	0.3	58 147 515	0.10	0.0003
	10 年均值	61 828	223	62 051	0.4	58 182 281	0.11	0.0004
19—45	2005	208 907	929	209 836	0.4	112 647 339	0.19	0.0008
	2006	203 442	878	204 320	0.4	112 524 315	0.18	0.0008
	2007	191 442	874	192 316	0.5	112 442 872	0.17	0.0008
	2008	182 288	694	182 982	0.4	112 505 361	0.16	0.0006
	2009	173 432	717	741 491	0.4	112 716 130	0.15	0.0006
	5 年均值	191 902	818	192 721	0.4	112 565 203	0.17	0.0007

（续表）

年龄（岁）	年份（年）	烧伤					人均烧伤率（%）	人均烧伤死亡率（%）
		未死亡人数	死亡人数	总人数	死亡率（%）	人口数		
19—45	2010	190 820	632	191 452	0.3	112 814 655	0.17	0.0006
	2011	194 082	627	194 709	0.3	113 358 991	0.17	0.0006
	2012	197 541	549	198 090	0.3	114 032 337	0.17	0.0005
	2013	181 735	620	182 355	0.3	114 758 868	0.16	0.0005
	2014	178 110	628	178 738	0.4	115 429 655	0.15	0.0005
	5年均值	188 458	611	189 069	0.3	114 078 901	0.17	0.0005
	10年均值	190 180	715	190 895	0.4	113 322 052	0.17	0.0006
46—65	2005	70 827	1028	71 855	1.4	707 115 25	0.10	0.0015
	2006	72 704	1124	73 828	1.5	72 928 734	0.10	0.0015
	2007	74 386	1132	75 518	1.5	74 994 337	0.10	0.0015
	2008	79 990	11101	81 100	1.4	76 870 172	0.11	0.0014
	2009	74 215	1035	75 250	1.4	78 416 768	0.10	0.0013
	5年均值	74 424	1086	75 510	1.4	74 784 307	0.10	0.0015
	2010	79 685	1068	80 753	1.3	79 661 338	0.10	0.0013
	2011	84 717	10951	85 812	1.3	81 352 090	0.11	0.0013
	2012	82 370	044	83 414	1.3	82 417 467	0.10	0.0013
	2013	79 213	1120	80 333	1.3	82 497 447	0.10	0.0014
	2014	92 813	1081	93 894	1.2	82 759 431	0.11	0.0013
	5年均值	83 760	1082	84 841	1.3	81 737 555	0.10	0.0013
	10年均值	79 092	1084	80 176	1.4	78 260 931	0.10	0.0014
＞65	2005	22 054	1183	23 237	5.1	34 408 940	0.07	0.0034
	2006	22 277	1136	23 413	4.9	34 878 099	0.07	0.0033
	2007	20 393	1196	21 589	5.5	35 379 955	0.06	0.0034
	2008	23 449	1127	24 576	4.6	36 025 708	0.07	0.0031
	2009	22 034	1026	23 060	4.4	36 969 803	0.06	0.0028
	5年均值	22 041	1134	23 175	4.9	35 532 506	0.07	0.0032
	2010	19 872	1083	20 955	5.2	37 587 223	0.06	0.0029
	2011	21 465	1087	22 552	4.8	38 690 958	0.06	0.0028
	2012	26 219	1021	27 240	3.7	39 590 103	0.07	0.0026
	2013	25 449	1114	26 563	4.2	41 334 875	0.06	0.0027
	2014	24 914	1164	26 078	4.5	42 858 762	0.06	0.0027
	5年均值	23 584	1094	24 678	4.5	40 012 324	0.06	0.0027
	10年均值	22 813	1114	23 926	4.7	37 772 415	0.06	0.0030

缩小时使用人均估计数。有鉴于此，过去 10 年，45 岁及以下人群的烧伤总数大幅减少。在过去 10 年里，美国这些年龄组的人口总体上是稳定的，因此烧伤总数的下降要归因于文化的变化以及立法和教育方面的预防工作。除非人口数目发生变化，否则美国未来这一年龄段烧伤治疗资源的利用可能会继续减少。但是，在许多地区，年龄超过 45 岁的人持续增加，因此可以考虑为老年人烧伤的进一步增加制订计划。

我们分析了来自美国烧伤协会国家烧伤资源库（National Burn Repository，NBR）2006—2015 年的流行病学数据[2]。在此我们研究了美国烧伤发生率和相关特征的近期趋势。NBR 包含了来自美国 128 个自设烧伤中心中的 96 个数据，还包括加拿大、瑞典和瑞士的 7 个烧伤中心。在这 96 个中心中，按照美国烧伤协会的标准 65 个可被确认为烧伤治疗中心。我们这里包含的数据仅来自美国报告中心。

NBR 数据中不同年龄组烧伤的分布比 WISQAR 数据具有更高的区间长度。烧伤分布以 10 岁以下人群为主，11—20 岁的人群发病率较低，21—60 岁人群发病率上升，此后，总数下降，如果以这种方式分组则呈现双峰分布（图 3-3）。其中 67% 是男性，这与之前的烧伤性别报告相似。就种族而言，58% 发生在美国的烧伤是欧洲裔美国人，21% 是非洲裔美国人，13% 是拉美裔美国人，5% 是其他族裔，3% 是亚裔美国人。

包括 78% 的烧伤患者在内的大多数烧伤都在 10%TBSA 以下。11% ～ 20% TBSA 以下占 14%，其余 8% 大于 20% TBSA。这些数字都来自烧伤专科中心，很可能还有许多小于 10% TBSA 的烧伤患者是在非烧伤专科中心治疗的。考虑到这一点，几乎所有超过 10%TBSA 的烧伤都是在烧伤中心治疗的，因此 NBR 的数据分布可能比美国真实烧伤发生率偏高。

41% 的烧伤是由火灾和火焰造成的，烫伤占 33%，接触热物体占 9%，化学和电子烧伤分别占 3%。在此期间，烧伤患者的总死亡率为 3.1%，比 2006 年的 4.0% 下降了近 25%。除 2015 年外，女性的死亡率普遍较高。死亡率随着烧伤面积的增大而显著升高，几乎与燃烧面积的增加呈线性关系（回归方程 $y=x-13.7$，$r^2=0.97$）（图 3-4）。这不同于以前死亡率，以前的死亡率主要是第一种分布。根据这个公式，烧伤的死亡率（不考虑年龄）可以估计为 TBSA%-14。

我们对所有年龄组的总死亡率数据进行了 probit 分析，结果显示 LD_{50} 为全年龄段 55% TBSA。因此，55%TBSA 的预期死亡率为 50%，这比以前的报道有所改善[3]。当使用 Baux 评分（年龄 +TBSA）统计死亡率时，50% 的死亡率在 105 分左右，而 90% 的死亡率在 130 分左右。

二、人口统计学

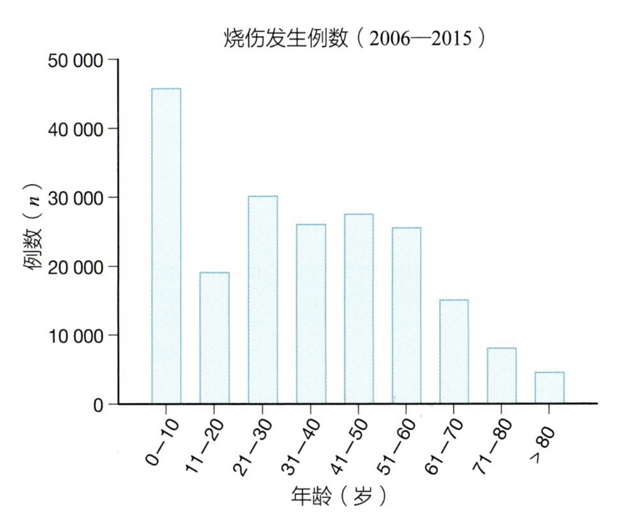

▲ **图 3-3　引自 WISQARS 数据库的烧伤相关数据，图中记录的是每个年龄段的患者数**

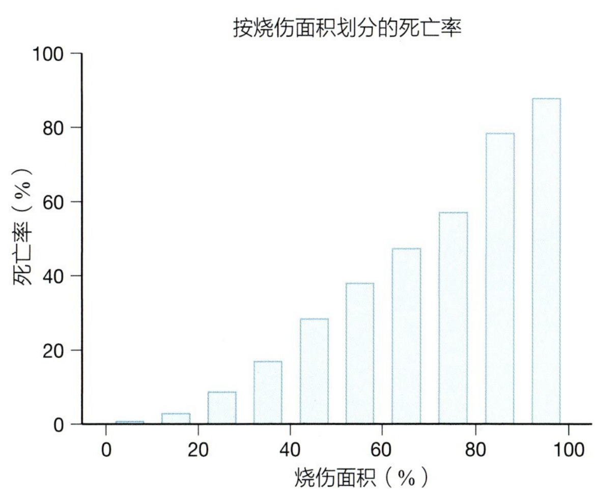

▲ **图 3-4　不同体表面积的烧伤所对应的死亡率**

地理环境和住宅小区位置显著影响房屋火灾的发生率和随后的相关烧伤死亡率。房屋的年龄、经济状况、空置房屋数量和移民状况影响房屋的失火率[4, 5]。美国东部，特别是东南部，与西部相比房屋火灾死亡率更高[6]。在美国，做饭是引发房屋火灾的主要原因：46%的房屋火灾和44%与火灾有关的受伤都是由做饭引起的[7]。房屋火灾的另一个主要原因是供暖设备，占16%。其他原因包括电力系统火灾（9%）、故意纵火（8%）和吸烟引起火灾（5%）。有趣的是，吸烟引起的火灾死亡率最高，导致高达22%的住宅火灾死亡人数（表3-2）。吸烟的死亡率与其他原因相比也高得多，为4.4。

令人欣慰的是自2004年以来，住宅火灾的数量急剧下降，下降了22%，相关的火灾死亡率也下降了同样的幅度。然而，受伤人数只下降了7%，这表明在那些明确发生的火灾中，受伤人数在增加[8]。而使用火警警报器后，火灾死亡率降低了50%[9]。如果按州来计算火灾死亡率，我们发现亚拉巴马州、阿拉斯加州、阿肯色州、哥伦比亚特区、密西西比州、俄克拉荷马州、田纳西州和西弗吉尼亚州的火灾死亡率最高。最低的是亚利桑那州、加利福尼亚州、科罗拉多州、佛罗里达州、马萨诸塞州、内华达州、纽约州、新泽西州、得克萨斯州和犹他州。

住宅火灾的经济损失后果也很严重。近年来，与火灾相关的最大损失发生在2008年，共造成167亿美元的财产损失和其他直接损失。自那以来，这一比例大幅下降，2013年损失115亿美元[8]。烧伤的医疗费用也是惊人的。每年在美国有4万～6万人因烧伤住院治疗。烧伤患者住院治疗的平均费用为47 557～1 203 410美元（平均92 377美元），而大面积烧伤患者的费用要高得多。住院时间从一天到数百天不等（平均9.7天），80岁以上患者的住院时间是5岁以下儿童的两倍多[2]。

三、高危人群

（一）儿童

儿童烧伤住院人数受文化差异、可获得的资源和医疗行为的影响。因此收入院接受治疗的儿童烧伤患者比例在北美为1.4/100 000，而在非洲则高达10.8/100 000[1, 10]。据估计，2014年美国有113 108个年龄在18岁及以下的患者因烧伤接受治疗。其中5岁以下儿童大约60%是烫伤烧伤；接触烧伤占20%；火或火焰烧伤占15%；5%为其他原因[2]。对于5—18岁的年轻人，烫伤约占受伤总数的33%；火或火焰烧伤占45%；接触烧伤占10%；还有12%为其他原因。这证明随着年龄的增长，主导原因由烫伤变成了火和火焰烧伤。2013年，334名儿童死于火灾或烧伤，其中44%为4岁及以下儿童[9]。

烫伤是年轻人烧伤最常见的原因。自来水烫伤的发生是可预防的，可以调整热水器的温度设置，或安装特殊的水龙头阀门，以保证水的温度在高于120℉（48.8℃）时不会离开水龙头[9, 11]，已在所有国家和地区层面建立了新的或重建住房标准，要求防烫伤技术和最高120℉的水温。

家庭运动跑步机是最近已明确的小儿烧伤的一个来源。这些损伤是与跑步机接触的结果，几

表3-2 烧伤的致伤原因

	失火率（%）	烧伤率（%）	死亡率（%）	死亡率比
厨房设备	46	44	19	0.4
供暖装置	16	12	19	1.2
电气设备	9	9	16	1.8
故意纵火	8	7	14	1.8
吸烟	5	10	22	4.4

乎都涉及上肢（97%），通常是手的掌侧表面[12]。大约 50% 的患者接受了皮肤移植的外科治疗，其中一些患者出现了增生性瘢痕[13]。

（二）老年人

正如前文所述，老年人代表着一个不断增长的人口群体，他们在烧伤人群中越来越普遍，这是由于烧伤人数的增加以及烧伤风险的增加。此外，烧伤死亡率随年龄增长而增加。WISQAR 的数据显示，大约 6% 的烧伤发生在 65 岁以上，来自独立中心其他报告的数字为烧伤入院病例的 16%[14]，这个年龄组的死亡率明显高于其他所有年龄组，65 岁以上烧伤患者的死亡率为 4.7%，而其他年龄组为 0.4% ～ 1.4%。

有趣的是按性别划分烧伤比例，男性占 51%，女性占 49%，甚至在老年人中也几乎如此。在一篇较早的论文中指出，67% 的老年人受伤是由火焰或爆炸引起的；20% 由烫伤引起；6% 由电力引起；2% 由化学物质引起；6% 由其他原因引起。41% 在卧室和（或）客厅受伤；28% 发生在室外或工作场所；18% 发生在厨房；8% 发生在浴室；以及 5% 在车库或地下室。77% 的患者有一种或多种基础病[15]。预示死亡通常的信号如年龄增加、燃烧面积和吸入损伤仍然适用于这个年龄段，但这些对死亡率的影响比其他年龄组更明显，有着更高的死亡率[14]。几位作者报道说，从标准预测模型（如 Bull、ASBI 和 Ryan 的模型[16]）来看，老年人的死亡率低于预期表明我们对这个年龄段的治疗效果也在提高。

最近发现痴呆症也许是老年人烧伤的一个可能因素。Harvey 和其他研究人员发现，有痴呆的老年人是没有痴呆的老年人烧伤发生率的 1.6 倍，并且烧伤面积更大，更可能与衣服着火或烫伤有关，住院时间则是无痴呆老人的 2 倍[17]。

（三）残疾人

残疾人比较容易发生烧伤，并且在家中经常发生烫伤。根据 1993 年的一份报道，这些患者的残疾和基础病会明显影响住院时间（平均 27.6d），以及与中度烧伤（10% TBSA）[18] 相关的死亡率（22.2%）。另一份关于老年痴呆患者烧伤的报告（也是残疾人）强调在这些患者进行日常生活活动时采取预防措施以减少烧伤的发生率[19]。

（四）军人

在战时，军人遭受烧伤的危险性很高，无论是战斗相关因素还是非战斗因素。烧伤的发生率与所使用的武器和战斗单位的类型有关，在过去 80 年的一些冲突中，烫伤发生率为 2.3% ～ 85%。1945 年广岛原子弹爆炸，瞬间产生 57 700 名烧伤患者，同时摧毁了许多治疗设施，严重影响了患者们的治疗[20]。在越南战役中，由于美国空军获得了完全的空中优势，并缺少装甲战斗车辆的活动，1963—1975 年入住军队医疗机构的患者中烧伤患者只占 4.6%[21]，13 047 名烧伤患者中大约 60% 为非战斗损伤。此外，在 1989 年后期的巴拿马警察行动中，烧伤的发生率很低（259 名伤亡中只有 6 名或 2.3% 是烧伤），这是由于行动只涉及使用小型武器的步兵和空降兵。

战争期间的烧伤并不总是这么少，1973 年和 1982 年的以色列冲突以及第二次世界大战期间莱茵河英军的经历就是一个例子。这两场战役都很激烈，装甲战斗车辆上的人员烧伤的发生率相对较高[22, 23]。烧伤在海上战争中也很常见，例如在 1982 年的马尔维纳斯群岛战役中，34% 的英国海军舰艇伤亡是因为烧伤[24, 25]。1973 年和 1982 年以色列冲突中烧伤的发生率分别为 10.5% 和 8.6%，高于 1967 年以色列冲突中 4.6% 的发生率，反映了坦克和反坦克武器的“战场饱和”[22, 26]。装甲车辆战斗中烧伤事件的减少归因于强制使用阻燃服装和坦克内自动灭火系统的有效性[26]。这些因素也被认为是减少烧伤发生程度的原因。例如 1973 年的以色列战役 29% 的烧伤患者烧伤面积在 40% 以上，只有 21% 的烧伤患者烧伤面积低于 10%。在制定了服装和灭火器政策后，在 1982 年的以色列战役中以上烧伤面积的比例分别占 18% 和 51%。

现代武器可能消除了装甲战斗车辆人员和其他战斗人员烧伤的发生率。在 1982 年的福克兰群岛冲突中，每七名伤亡者中就有一名是在英军和阿根廷部队中被烧伤的，在这场冲突中几乎没有装甲战斗车辆的参与[24, 25]。相反，在 1990—1991 年的沙漠盾牌 / 沙漠风暴行动中，装甲战斗车辆广泛参与，而美军受伤的 458 人中，只有 36 人（7.8%）烧伤。

最近，在有关“伊拉克自由和持久自由行动”的武装冲突中，位于旧金山得克萨斯州安东尼奥的美国陆军烧伤中心（美国陆军外科研究所，U. S. Army Institute of Surgical Research，ISR）为所有烧伤的军人患者提供治疗。受过 ISR 培训的烧伤外科医生在多处提供治疗，有圣安东尼奥的烧伤中心、德国兰施图尔的一所综合医院、从战区运往美国大陆的途中，还包括在战区内的第三级医院（伊拉克巴拉德）。在这场冲突中，约有 900 名战斗人员被送入烧伤中心，其中 34 人死亡（3.9%）[27]。有趣的是，10 年内还有 11 人死于药物过量（5）、战斗伤害（3）或车祸（3）[28]。而对 10% 的死亡是由自发的服药过量引起的，应进一步调查并改善这种情况。平均而言，明确的治疗是伤后 96h 内在美国境内进行的，这是通过积极使用全球患者转运调节中心和烧伤飞行小组完成的。这个小组由陆军人员组成，他们与现有的空军人员一起工作，支持并迅速将严重烧伤的患者从战区运送出去。在这场冲突中，250 多名危重患者成功地转运，只有 1 例死亡[29]。

美国陆军烧伤治疗中心还治疗得克萨斯州南部的平民，保持着随时待命的状态，这种活动在战争期间仍在继续。通过调查，这两类由相同的人员和相同的设备治疗人群的预后与同年龄组相比时，结果没有差异。但是两组的烧伤大小分布相同，并且与本章开始时从通用数据库中报道的烧伤大小分布相似[30]。

四、烧伤原因

（一）火焰

在进入烧伤中心的患者中，火焰是烧伤的主要原因（43%），尤其是在成人年龄组[2]。误用燃料和易燃液体是烧伤的常见原因，占火灾伤害的 66%[31]。主要受影响人群为年轻男性，烧伤面积分布与所有其他烧伤相似[32]。然而，死亡率高于一般烧伤人群（增加 50%），住院时间是其他烧伤原因住院时间的两倍。这可能与全层烧伤的发生率较高有关，因为汽油的温度较高，导致更多的清创和移植手术、ICU 护理等[33]。鉴于以上研究，不应将汽油用于汽车燃料以外的用途，也不应在室内使用挥发性石油产品。

火焰燃烧的另一个常见原因与汽车碰撞有关。德国进行的一项综合研究表明，约 1% 的车祸与烧伤有关，这些损伤在正面碰撞和高能碰撞中更为常见[34]。在一项对 178 名车祸中烧伤患者进行研究的综述中指出，略多于 1/3 的患者有其他损伤，最常见的是肌肉骨骼系统，大约 1/6 的患者有吸入性损伤（死亡人数的 1/3）[35]。一篇关于转诊烧伤中心患者的综述表明，操作车辆时持续烧伤存在会导致平均高于 30% 的烧伤面积，并且机械损伤（主要是骨折）发生比车辆维修期间烧伤发生更频繁，而这种烧伤的平均烧伤面积一般低于 30%[36]。

与汽车有关的火焰燃烧也可能是由应用液体汽油“化油器启动”引起的火灾和爆炸造成的，现在几乎所有的汽车发动机都装有喷油器，这种情况已经不那么常见了。在划船事故中所遭受的灼伤通常是由汽油或丁烷爆炸引起的闪光灼伤，通常会伤及面部和手部[37]。

在大多数年龄段，衣服着火是烧伤入院的第二大原因。衣服着火烧伤患者的致死率仅次于房屋火灾烧伤患者[9]。64 岁以上烧伤患者超过 3/4 的死亡是由于衣服点燃[6]。以前服装着火死亡是年轻女孩死亡的一个常见原因，随着服装款式的改变，这一死亡人数有所减少，现在在儿童中也很少见，目前几乎没有性别差异。

（二）烫伤

在任何年龄组中，热液烧伤约占所有烧伤的 33%，但这一发病率在儿童中要高得多，尤其是 4 岁以下的儿童可高达 60%[38-40]。这种烧伤通常是非全层的，但是也可发生全层损伤。尤其热油烧伤全层损害的发生率要高得多。幼儿最常见的受伤原因是将一容器热液泼到自己身上[40]，而年龄较大的儿童和成人最常见的原因是对盛有热油的器具处理不当[41-43]。

每年约有100人因烫伤和接触热液而死亡[6]。烫伤的病死率很低（可能是由于烫伤的范围通常不大，深度有限），但烫伤是发病率升高和相关医疗费用增多的主要原因，特别是5岁以下的儿童和老年人。

（三）接触

接触性烧伤是第三大受伤原因，在儿童和年轻人中最为常见。儿童由于缺乏安全意识，经常抓握热物，导致接触烧伤的发生率较高。最近发现的另一个原因是由玻璃壁炉造成的接触性烧伤[44]。有研究指出，美国402名儿童在5年的时间里遭受过这种损伤。这个发生率比美国消费者产品安全委员会估计的数字高出20倍。

对于年轻人来说，摩托车排气管是另一个与使用车辆有关的常见烧伤原因。据报道，在希腊，摩托车排气管烧伤的年发生率为17/100 000人或208/100 000摩托车，发病率最高的是儿童。在成年人中，女性的发病率比男性高60%。正如预想，这种烧伤最常见的部位是膝盖以下的右腿，也就是与排气管接触的地方。作者的结论是穿长裤和使用外部排气管屏蔽可以显著降低发生率[45]。

（四）工作相关烧伤

与工作相关的烧伤占所有严重烧伤的20%～25%，约占所有工伤的2%[46]。在密歇根州最近的一项研究中，住宿和食品服务以及医疗和社会援助行业占了受伤人数的50%以上[47]。与餐馆有关的烧伤，特别是由油炸食品引起的烧伤，是职业烧伤发病率的一个主要和可预防的来源，在餐馆的烧伤占工伤的12%[6]。其他重要的工伤原因与电损伤、化学损伤和接触性烧伤有关。正如预期的那样，由热沥青引起烧伤的风险对屋顶工人和铺路工人来说是最大的。在所有涉及屋顶工人和钣金工人的事故中，16%是由热沥青引起的烧伤，其中17%的伤情严重到足以在一段时间内停止工作。

（五）化学烧伤

化学物质是引起烧伤的一个众所周知的原因，这些烧伤通常是由酸性或碱性化学物质引起的，尽管化学烧伤也可以发生在有机溶剂中。在最近对化学烧伤文献的回顾中，与化学制剂有关烧伤报道占所有烧伤的2%～10%。受影响的大多是在工作场所或家庭环境中受伤的男性。酸性化学物质造成约25%的伤害，碱性化学物质造成约55%的伤害[48]。报道的化学烧伤数量有限，可能是因为许多患者仅在门诊治疗。

强酸烧伤发生在电镀和肥料加工厂工人身上的风险性很高，而碱性物质烧伤则与肥皂制造和家庭使用烤箱清洁剂密切相关，有机溶剂烧伤在染料、化肥、塑料和炸药的制造业有极高的风险，而氢氟酸烧伤与蚀刻工艺、石油精炼和空调清洗有关，无水氨烧伤在农业工人中最为常见，水泥烧伤（碱损伤伴热损伤）在建筑工人中最为常见。

（六）电烧伤

电流是烧伤治疗中心部分患者受伤的另一个原因。大约1/3的电流烧伤发生在家中，约1/4发生在农场或工业场所，其余的发生在职业工作场所[6]。曾有一种常见的由家庭电流引起的电烧伤发生在儿童身上，他们将未绝缘的物体插入电插座或钻头，或吸入插座内的电线，导致口腔连合烧伤[49]，随着家用交流电的普遍采用，这种情况已大大减少。低压直流烧伤可由与汽车电池端子接触引起，也可由电气外科、外部起搏装置[50]或者除颤仪[51]等医疗设备故障或使用不当引起。虽然这种损伤可能涉及皮肤的全层，但其特点是范围有限。

公共事业公司的雇员、电工、建筑工人（特别是起重机工人）、移动灌溉管道的农场工人、油田工人、卡车司机和安装天线的个人都有发生与工作有关的高压电烧伤的高风险[52]。电烧伤发生率最高的季节是夏季，主要由于农田灌溉活动、建筑工作以及室外电力系统和设备工作较为集中[53]。

1994—2008年，26名高压烧伤患者和30名低压烧伤患者在区域烧伤治疗中心接受治疗，死亡率仅为 3.6%，这可能有失偏颇，因为受伤现场死亡的人没有包括在内 [54]。在另一项研究中，大约有一半的高压烧伤患者接受了切开减张术，即便如此，几乎所有患者都需要截肢。值得注意的是，大约 15% 的儿童患者出现了长期的神经功能缺损，3% 的儿童患者出现了白内障 [55]。另一项研究报道了 195 名高压电烧伤患者在烧伤治疗中心为期 19 年的治疗结果。195 名患者中，有 187 名（95.9%）存活出院，56 例患者在受伤后 24h 内进行切开减张术，80 例患者因大面积组织坏死而截肢，尿中含血色素原预测截肢的总体准确性为 73.3%[56]。

（七）闪电烧伤

雷击造成的死亡已降至第三大常见的风暴死亡原因 [57]，目前美国每年死亡人数已经降至 30 例。大部分闪电（70%）发生在云层之间，大约 30% 的飞机坠毁在地面或其他地点。雷击在美国最常见的是在佛罗里达州和东南海岸，并且多发生在温暖的月份。只有 3% ～ 5% 的伤亡是直接雷击造成的，而大部分能量是由其他物体调停的，比如地面或树木 [58]。幸存者身上的大多数伤口都很浅，深度伤很少见。

闪电烧伤和死亡最常发生在户外工作或参加户外娱乐活动的人。因此，男人被闪电击中的可能性是女人的 5 倍 [59]。在一些较早的研究中，闪电造成的年死亡率在 15—19 岁人群中最高（每 1000 万人中有 6 人死亡；粗率：每 1000 万人中有 3 人），男性死亡率是女性的 7 倍。大约 30% 的被闪电击中的人会死亡，死亡风险最大的是那些头部或腿部烧伤的患者。在死于雷击伤的患者中，有 52% 的人从事户外娱乐活动，如打高尔夫球或钓鱼，25% 的人在遭受雷击时从事工作相关活动 [60]。

（八）烟花

烟花是另一种季节性的烧伤原因。约有 8% 的烟花爆竹烧伤的患者需要住院治疗，其中大约 60% 的烧伤是由于特定部位的烧伤，主要是手、头和眼睛的烧伤 [61]。其他数据估计，每 10 万人中有 1.86 ～ 5.82 人在 7 月 4 日节日期间因燃放烟花而烧伤 [62]。火花、鞭炮和火箭筒造成的烧伤最多 [63]。值得注意的是，在过去 25 年中，受伤的发生率下降了 30%。男孩因燃放烟花而受伤的风险最高，尤其是 10—14 岁的男孩。4 岁及以下的儿童发生火花相关伤害的风险最高 [9]。拟议的预防措施包括减少每包炸药的单位、包装警告和限制向儿童销售这些装置 [64]。

（九）故意烧伤

烧伤可以是故意的，可以是自己造成的，也可以是别人故意造成的。据估计，4% 的烧伤（公布范围 0.37% ～ 10%）是由自己造成的。世界区域内确定故意烧伤率方面具有重大意义，印度的年轻妇女和欧洲的中年男子的故意烧伤率特别高。故意烧伤的平均烧伤面积大于其他原因的烧伤，约为 20% TBSA。故意烧伤特别是被攻击的原因是包括配偶在内的个人冲突、虐待老人和经济交易。至于自残，则与家庭不和、家庭成员之间的困难和失业造成的社会痛苦有关。世界范围内故意烧伤的死亡率报道为 65%[65]。欧洲和美国的死亡率也很高，与非故意伤害相比，死亡率增加了两倍 [66]。NBR2007 年的数据年表明 3% 的烧伤是故意的，其中 50% 是自己造成的，另外 50% 是受到攻击造成的。与之前的报道相似，平均烧伤面积是 22% TBSA，而非故意烧伤是 11%，死亡率高了 4 倍 [67]。

在其他一些研究中，也有一些有趣的发现。在自残者中，43% 发生在家中，33% 发生在精神病院。重要的是 73% 有精神病史，主要是自杀未遂中的情感障碍或精神分裂症以及自残中的人格障碍。此外，55% 的自杀未遂者曾试图自杀，66% 的自残者至少有过一次自残的尝试。作者的结论是，自焚的事实本身就值得进行精神病学评估 [68]。

燃烧攻击最常见的原因是向预定受害者的脸上投掷液体化学品，或点燃受害者已被浇过的易燃液体。这类伤害在发达国家通常很少见，但在中低收入国家相当常见 [65]。发生在美国的患者中，大多数是非裔美国妇女被解雇，并且与疾病前滥用药物有关[69]。有时会因为配偶向面部或生殖器浇易燃物而导致烧伤[70]。在印度，一种常见的虐待配偶的方式是故意点燃衣服，当然这种烧伤是致命的，被称为“嫁妆死亡”，因为用这种方式点燃一个新娘和她的嫁妆，而确定鳏夫的资格。

虐待儿童是一种特殊形式的烧伤，由父母、兄弟姐妹、看护者或儿童护理人员实施。尽管虐待儿童可能发生在所有经济群体中，儿童虐待与青少年父母、儿童或施虐者的精神缺陷、私生子、单亲家庭和社会经济地位低下有关，虐待通常发生在2岁以下的儿童身上，他们除了烧伤外，还可能表现出卫生不良、心理剥夺和营养不良的症状[71]。涉及烧伤的最常见的虐待儿童的形式是洗澡时用热水。在最近的一份报道中指出，大约5%的儿童烧伤住院病例与虐待有关，其中大多数是由烫伤引起的（90%），死亡率是非故意伤害的两倍（5.4% vs. 2.3%）[72]。

典型的虐待儿童的烫伤分布（如双脚、小腿后面、臀部及双手）提示应对虐待儿童高度怀疑。这种烧伤的存在要求对受伤情况和家庭情况进行全面评估。查明虐待儿童的重要性在于，如果这种虐待未被发现，而儿童又回到受虐待的环境中，由于患儿反复遭受虐待，死亡的风险很高。

虐待老人也可以表现为严重烧伤。1991年发表的一份国会报告显示，每年有200万美国老年人受到虐待，还有报道估计有4%～10%的老年人受到忽视或虐待[73]。最近的一项回顾性研究对28名60岁及以上的患者进行了调查，这些患者在一年内入住一家烧伤治疗中心，其中7人存在自我忽视，3人存在他人忽视，1人存在他人虐待[74]，有2人需要成人保护服务。该研究的作者们得出结论，由于对风险因素的了解不足，以及医疗保健人员的怀疑警惕性不高，虐待很有可能报道不足。

（十）医院烧伤

患者在医院诊断和治疗其他疾病时也可能遭受烧伤。约2%的手术麻醉不当索赔涉及火灾事件，其中85%发生在头颈外科，这些通常与氧源周围的电路有关[75, 76]。过度使用热浸浴、毛巾或不适当使用热灯、加热毯是烧伤患者的其他原因[77]。局部高能超声也可引起凝固性坏死，如子宫肌瘤患者行聚焦束高强度超声治疗后，出现全层皮肤损伤和局部腹壁皮下脂肪坏死[78]。烧伤的一个常见原因，特别是无判断力的医院或养老院患者，用点燃的香烟使床上用品和衣服燃烧导致。应禁止或至少限制在充分监测的情况下在医疗机构吸烟。

五、烧伤患者的转运和转移

如前所述，可选择的烧伤中心与多变的人口密度之间的距离意味着许多烧伤患者需要从其他地方转移运到烧伤治疗中心。在短距离和拥挤的城市地区，地面交通往往是最迅速的。如果距离较远，地面运输的时间超过2h，重度烧伤通常需要进行航空医学转移[79]。在美国，直升机最常用于200mile（1mile≈1.61km）以下的距离。振动、雷击差、空间受限、噪声大等因素使飞行中的监测和治疗干预相对困难，所以在转移前对患者进行仔细评估和调整治疗很重要。如果飞行距离大于200mile，固定翼飞机通常是更好的选择。这种飞机的患者舱应照明良好，允许医护人员移动，并有一定的温度控制措施。一般来说，烧伤患者受伤后只要血流动力学和肺稳定性达到最佳，最好立即转移。吸入性损伤患者尤其如此，需要16h以上才能得到治疗的患者的死亡率有所上升[80]。

医师之间通过病例回顾评估患者对于航空医学转移的需要和耐受能力后，应立即开始航空医学转移任务，在进行航空医学转移之前，由接收医院的烧伤外科医生在原医院检查患者并纠正器官功能障碍，在运输过程中由机上烧伤专业人员持续监测确保治疗质量。在伊拉克与阿富汗冲突（2003—2007年）的前半阶段，美国陆军ISR烧伤治疗飞行队使用这种方案完成了380名患者从战场到圣安东尼奥烧伤中心的转移，专业烧伤运输团队包括医生、护士、呼吸治疗师和支持人员。1/3（33.6%）的患者在运输过程中接受了通气支持，并没有发生机上死亡[81]。这表明如果病情需要，烧伤患者可以安全运送到世界各地。

六、大规模伤亡

大规模伤亡事件可由自然力量、意外或者故意爆炸和火灾造成。最近的恐怖主义活动和未来事件的威胁使人们更加关注人为造成的大规模伤亡。在大规模伤亡事故中，严重烧伤的发生率随事故原因、助燃剂的量级和发生地点的不同（室内和室外）而不同。2001年9月11日，载有航空燃料的飞机撞向五角大楼和世界贸易中心的恐怖袭击事件分别造成10名和39名患者烧伤，后就诊于多家烧伤治疗中心[82, 83]。自那以后，世界各地发生了许多事件，最近一次发生于2015年台湾的一个节日，当时年龄在12—38岁的人群中，有449名被烧伤，281例烧伤面积超过40% TBSA。这些患者分布在许多医院，最终的死亡率为3%，与烧伤中心的正常死亡率相近。包括数以千计的供应商在内的聚集效应规模是巨大的，联邦一级予以有效的协调[84]。2002年，巴厘岛发生了另一起著名的烧伤事件，起因是一起爆炸和火灾，造成200多人死亡，60名烧伤患者在经过分诊和急救后，被飞机送往澳大利亚，并在多家医院接受治疗[85]。恐怖主义袭击造成的伤亡除烧伤外，往往还伴有爆炸伤害和机械创伤。

就烧伤伤亡人数而言，最近的非恐怖主义大规模伤亡事件的人数更多。2003年2月罗得岛沃里克市夜总会失火，有96人当场死亡，215人受伤。64名烧伤患者中有47人在一家烧伤中心接受了评估，并入院接受了专业的治疗[86]。此外，2003年1月北卡罗来纳州一家制药厂发生爆炸，造成3人死亡，30多人受伤并急需入院治疗，其中10名伤者都有吸入性损伤，6名合并机械损伤，需要前往区域烧伤中心进一步治疗[87]。

为了可以有效地处理大规模伤亡状况，烧伤治疗机构必须有一个可操作并经过测试的大规模伤亡灾难计划，准备为在自然灾害或人为灾害中不同数量受伤的患者们提供烧伤治疗[88]。在现实中，大规模伤亡事件很可能涉及某种形式的烧伤，尤其是发生爆炸的烧伤。所有地区应对此类活动做好准备、制订计划，并定期审核和演练。

七、烧伤预后分析

1860年，Holmes认识到烧伤程度对烧伤愈后的重要性，并在19世纪后期和20世纪早期提出了进一步的证据，证明测量烧伤面积或身体特定部位烧伤与烧伤预后有关[89, 90]。然而，Berkow在1924年的相关工作建立了烧伤面积占全身表面积的百分比的正式表达[91]。虽然还不为人所知，但这一精确评估损伤严重程度的发现使烧伤成为第一种能够测量损伤程度并易于交流的创伤形式。因此，这项测量是首个“创伤评分”，它将评估烧伤面积作为准确预测死亡率，比较烧伤患者群体及评估治疗对愈后影响的基础。

最早用于此类评估的综合统计技术是单变量probit分析[92, 93]。在台式机时代之前，这种方法相当费力，所以不常用。Schwartz在早期进行了多变量评估，他使用probit平面分析来估计部分和全层烧伤对死亡率的影响[94]。相配功率计算机的出现和统计技术的进一步发展降低了烧伤死亡率分析的困难，消除了任意划分的必要性，使这些技术更加容易获得。

美国陆军ISR对1950年1月1日至1991年12月31日的8448名接受烧伤治疗的患者进行了首次综合分析。为了确保研究的有效性，重要的第一步是实现待分析人群之间的一致性。变量包括受伤时间、烧伤面积和年龄。这些患者是在受伤当天到烧伤后531d之间就诊的（平均5.86d，中位数1d），平均烧伤31%（范围1%～100%，中位数26%）TBSA；年龄呈双相性，1岁时达到一个高峰，20岁时达到另一个高峰；全国人口平均年龄为26.5岁（范围为0—97岁，中位数23岁）。7893人有火焰烧伤或烫伤（93.4%），不包括有电气或化学损伤的患者。其中一些来自越南战争的患者，他们首先被转移到日本然后有选择地转移到研究所，较晚到研究所的患者死亡率更低，为了解释这一现象，分析集中在4870名被火焰烧伤或烫伤后第二天或之前到达研究所的患者。这些患者的烧伤面积平均为34% TBSA（范围1%～100%，中位数29%），年龄再次呈双相性，峰值分别在1岁和 21 岁，平均 27.1 岁（范围 0—93 岁，中位数 24 岁）。

1950—1965 年间，大部分入院患者都是年轻士兵，平均年龄约 22.5 岁，比较稳定。在随后的十年中，这一值上升到一个以 30 岁为中位数的不规则分布，其变化反映了平民入学人数的增多和军人年龄的增加。

图 3-5A 显示研究期间平均烧伤面积的变化；图 3-5B 显示了对应的大概死亡率。平均烧伤面积在 1969—1974 年的两个时间段达到峰值，之后稳步下降，死亡率最高可达 46%。图 3-5C 是前两个图的集合，显示了人群烧伤疗效的粗略指标。当比较从数据中得到的多项式线时，似乎在 1970 年左右出现了有利于提高生存率的分离，这大概是在有效的局部抗菌药物治疗开发的时候。

原始死亡率百分比即使与烧伤面积相结合，也永远不能作为治疗有效性的充分指标，因为烧伤后的死亡率也取决于患者的基础身体状况、年龄、吸入性损伤以及肺炎和烧伤败血症的发生，这些因素中除了基础状况，其他每一个都可以在分析中得到处理，但是在入院时，只有烧伤的大小、年龄和是否存在吸入性损伤是已知的。此外，显著并发症的定义和并发症的发展也在不断被修订，这使得在预测公式中增加这些项目非常困难，读者必须牢记这一点。

对于特定年龄的统一人群，烧伤面积和死亡率之间的关系图呈 S 形：较小的烧伤面积造成的死亡数相对较少，但通常情况下，随着烧伤面积的增加，死亡率急剧上升，然后在接近 100% 的最大值时趋于稳定。值得注意的是，在本章前面的分析中（图 3-4），如果不考虑年龄因素，随着烧伤面积的增加，这似乎更加趋于线性。当年龄增加时，儿童和年轻人会更精确地趋于线性，老年人则会有更多的一级分布。当添加这些参数时，曲线变平，如图 3-5 所示。虽然这一趋势符合美国大多数烧伤中心的经验，但值得注意的是，世界上仍有许多地区烧伤患者 TBSA 超过 40% 存活是非常罕见的。

美国陆军烧伤中心（位于得克萨斯州萨姆·休斯敦堡的美国陆军 ISR）是美国第二历史悠久的持续运营的烧伤治疗中心。因此，该烧伤中心的数据对了解患者治疗的长期变化及其对预后的影响很有意义。为了进一步明确 1991 年之前的变化，我们分析了 1950—2013 年期间死亡率的变化。在这个分析中，只包括烧伤当天或烧伤后 1 ～ 2d 入院的患者。此外，只有火灾、火焰和烫伤的患者被包括在内，那些有电、化学或其他热过程和表皮剥脱性皮炎患者被排除在外。所有年龄和烧伤大小的患者都包括在内。在烧伤中心的治疗过程中，无论什么原因的死亡都计入死亡率的估算。

数据分析采用二项 logistic 回归（倒向概率比法）。在分析中，年龄用年龄立方函数表示，由方程给出年龄函数 =（-5× 年龄 +14× 年龄 ^{2}/100-7× 年龄 ^{3}/10 000）/100。这就允许使用一个术语来描述观察结果，即年龄和结果之间的关系不是线性的，而是“浴缸形状的”，最低点在 20 岁左右，在老年时趋于稳定 [95]。入院年份作为分类变量进入分析，允许计算 1950—2013 年每一年的死亡率优势比。

共 9755 例患者符合纳入标准并进行分析。死亡率为 18.1%。平均年龄 31.6 岁［标准差（standard deviation，SD）为 19.8 岁］。平均总烧伤面积为 24.4%（SD 为 23.5%）。死亡率的优势比与入院年份的函数如图 3-6 所示。该图有两个标记为“A”和“B”的死亡率峰值。峰值 A 出现在 20 世纪 50 年代末和 60 年代初，代表了与侵袭性革兰阴性烧伤伤口感染相关的死亡率上升。1964 年，随着局部醋酸磺胺米隆乳膏进行抗菌治疗的应用，死亡率显著降低。峰值 B，在 1969—1972 年，反映了其他毒性革兰阴性菌的出现，对醋酸磺胺米隆不敏感（如克雷伯菌）。随着磺胺嘧啶银乳膏的引入，首先单一应用，然后与醋酸磺胺米隆交替使用，死亡率随之下降。随着 20 世纪 70 年代末烧伤创面切除的广泛标准化使用、80 年代初感染控制的加强以及 90 年代初机械通气的改善，死亡率进一步降低。死亡率的降低在过去 20 年中一直保持不变。

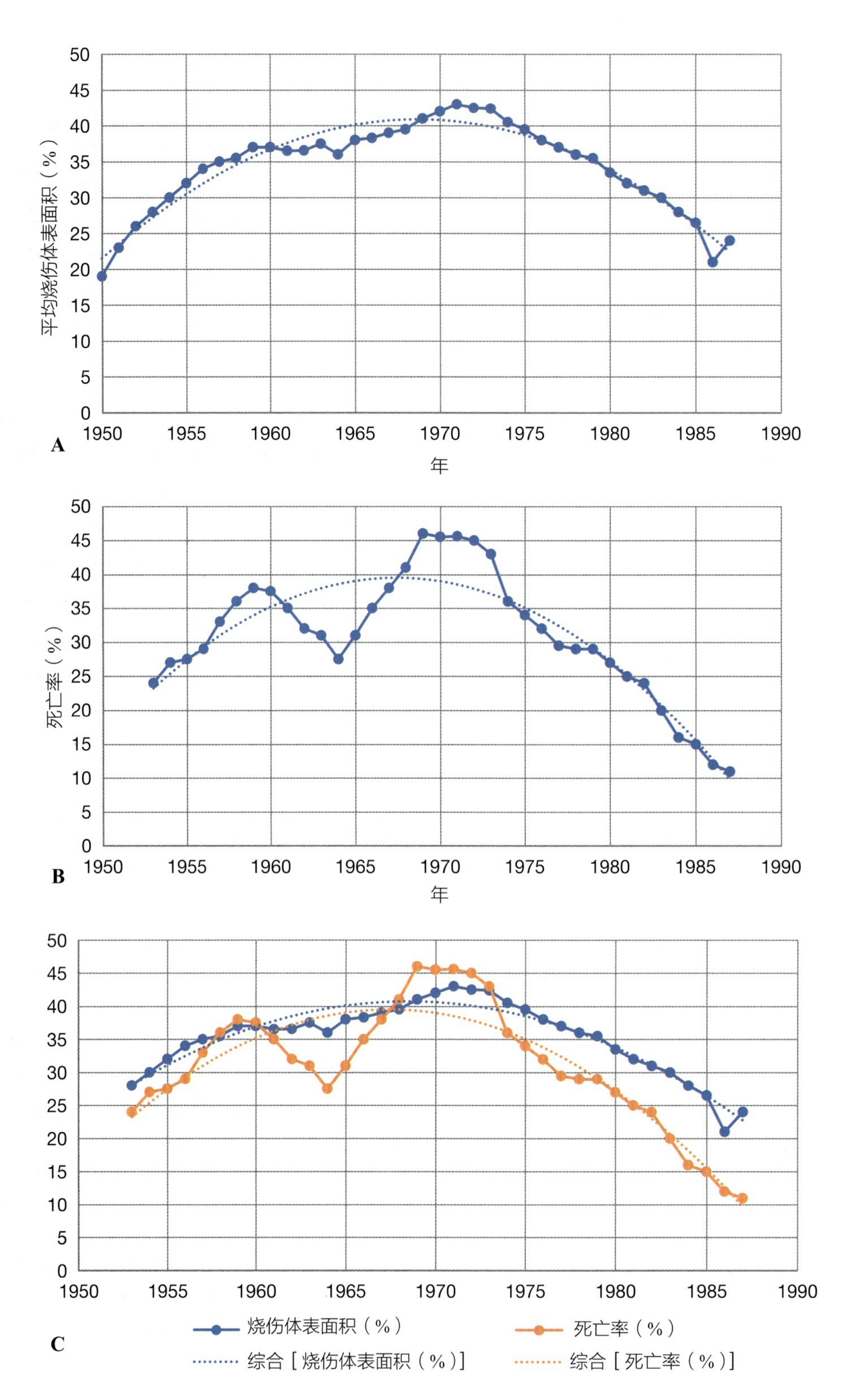

▲ 图 3-5 烧伤发病率和愈后数据引自美国陆军外科研究所

A. 表示患者入院期间平均烧伤体表面积，图中包括多项式趋势线；B. 表示烧伤患者死亡率，也包括了多项式趋势线；C. 是 A 和 B 的综合展示

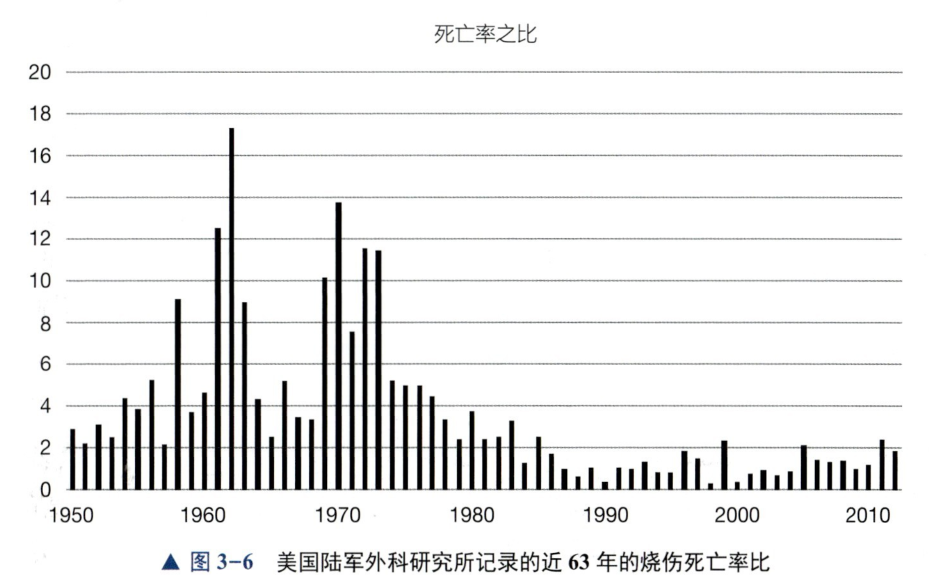

▲ **图 3-6 美国陆军外科研究所记录的近 63 年的烧伤死亡率比**

该数据现实了在 20 世纪 60 年代和 70 年代各有一峰值，但随后即降至当前比值水平

八、结论

在过去的半个世纪里，紧急烧伤治疗已经取得了很大的成就，随着吸入性损伤和肺炎得到更好的控制和新的伤口覆盖技术的发展，可能会进一步改善预后，但这种改善将更难获得，而且进展较慢。功能的保留、重建和康复，这些在过去较少受到注意的领域，似乎是未来烧伤研究的主要目标，并可能极大地提高烧伤幸存者的生活质量。

第4章 烧伤的预防

Prevention of Burn Injuries

Audra T. Clark　Stephanie Campbell　Brett D. Arnoldo　著
周俊峰　刘腾飞　孔　易　译

一、概述

预防是有效减少损伤性疾病的发生，治疗流行性疾病的方法[1]。烧伤是所有伤害中最具破坏性之一，也是全球公共卫生的重大问题。烧伤治疗在历史上比烧伤预防更受关注，但这种观点正在开始转变。烧伤中心和其他合作伙伴在烧伤预防工作中面临着许多挑战，包括资源稀缺、立法延迟以及需要高质量的方法学研究，以找到理想的教育方法，提高安全防护。尽管存在这些挑战，但现在正在更大范围地认识和研究烧伤预防工作的潜在作用与效果。

二、伤害预防模型

伤害预防科学出现在20世纪中叶。由于不利的环境条件、设备、行为和个人风险因素，伤害被认为是可以避免的事件，而不是不可预测与防范的事故[2]。William Haddon 开发了一个系统，称为“哈登矩阵”，将公共卫生原则应用于道路交通安全问题[3]。自推出以来，它一直被用作开发理想的预防措施，以预防各种类型的伤害。该矩阵能够分析与损伤事件相关的影响因素。研究的影响因素包括：①主角或受伤人员；②损伤因素或车辆；③物理环境；④社会环境。

伤害事故的阶段包括：①事件前，防止致病因素到可能的事故主体。②事件发生，包括将能量转移给受害者。该阶段的预防措施旨在减少或完全防止伤害。③事件后，明确伤害发生状况。这包括限制持续损坏或修复损坏。这个阶段决定了最终的结果[4]。

由此产生的矩阵提供了一种工具，用于确定伤害预防的策略和优先事项，所需的研究领域以及如何最佳地分配资源（表4–1）。Haddon 进一步描述了十种伤害预防和控制的一般策略（框4–1）。这两种模式都可以而且应该应用于预防烧伤，因为它们强调社会能够减少伤害，并且可以在伤害事件的多个阶段发挥作用。

公共卫生是社会尽力统筹去保护、促进和恢复人类健康。伤害预防和控制的公共卫生模式分为：①监督；②跨学科教育和预防计划；③环境改造；④监管行动；⑤临床干预的支持[2]。

预防策略通常被描述为被动或主动。

被动或环境干预是一种提供免受伤害保护的策略，并且几乎不需要风险个人的合作或行动[2]。被动预防策略的示例包括需要烟雾报警器的建筑规范、喷水器安装和工厂调整的热水器温度。积极的预防措施是自愿的，它们强调教育以鼓励人们改变不安全的行为。例如家庭消防演习方案以及处理有毒化学品时佩戴护目镜和手套。被动预防更有效，因为主动预防可能是一种非常难以维持的策略，特别是在很长一段时间内[5]（图4–1）。

确定的预防策略也可以分为一级、二级和三级，这些与 Haddon 矩阵的损伤阶段相似。一级预防可以防止事件发生；二级预防包括通过急性护理来减轻损伤的严重程度；三级预防集中于预防或减少残疾[6]。

表 4-1　用于烧伤控制的 Haddon 矩阵

事件或矢量	人	环境	物理	社会
事件前	防火香烟	控制癫痫发作	防滑浴缸表面	立法 – 工厂预设热水器恒温器
事件	洒水器，烟雾探测器	阻燃布	火灾逃生	消防演习教育
事件后	水	急救抗生素	EMS	紧急和康复服务

改编自 Haddon W. Advances in the epidemiology of injuries as a basis for public policy. *Public Health Rep.* 1980；95：411–421.

框 4-1　烧伤控制的一般策略

- 防止产生危险（停止生产鞭炮）
- 减少危害（减少商业产品中的化学浓度）
- 防止危险释放（儿童防火打火机）
- 改变危险的速率或空间分布（耐蒸汽点火的热水器）
- 在时间或空间上单独释放危险（热水龙头的小喷口）
- 在危险区域和主机之间放置屏障（在电力变压器周围安装围栏，防火屏）
- 修改危险的性质（使用低导热）
- 增加宿主对危害的抵抗力（治疗癫痫症）
- 开始对抗由危险造成的损害（急救、快速运输和复苏）
- 宿主的稳定、修复 / 康复（提供紧急护理；烧伤中心和康复）

引自 Haddon W. Advances in the epidemiology of injuries as a basis for public policy. *Public Health Rep.* 1980；95：411–421.

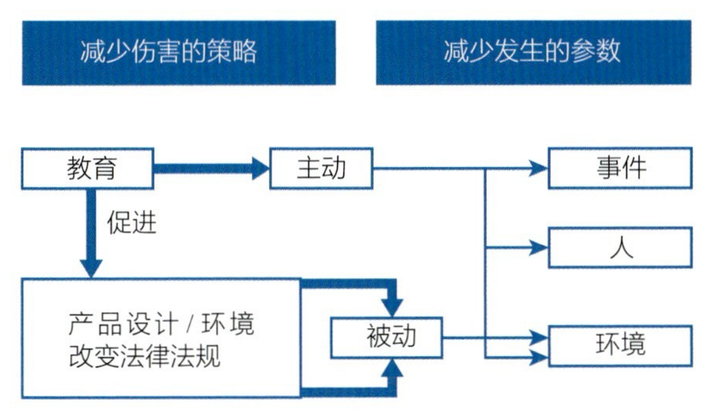

▲ 图 4–1　减少损的策略

引自 Atiyeh BS，Costagliola M，Hayek SN. Burn prevention mechanisms and outcomes：pitfalls，failures and successes. *Burns* 2009；35(2)：181–193.

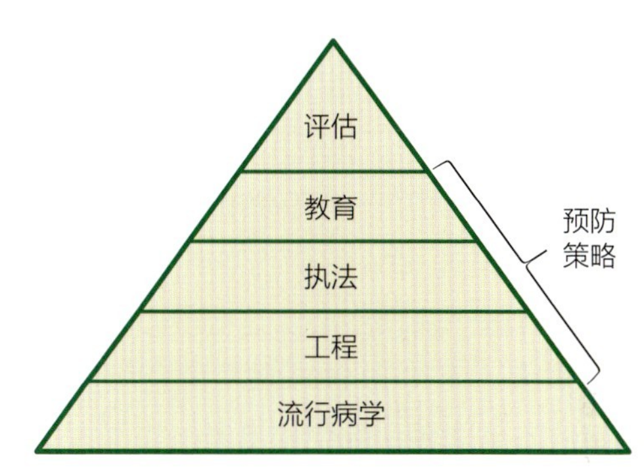

▲ 图 4–2　预防伤害的五个“E”

引自 Judkins DG. Fifteen tips for success in injury prevention. *J Trauma Nurs.* 2009；16（4）：184–193.

三、烧伤干预策略

预防科学已经将注意力从个人责任和伤害随机“意外”的观点转移到了社会政治参与是必要的这个观点上[7]。所有烧伤都应可以预防。预防计划应针对高风险群体，并以耐心、持久和精确的方式实施[5]。目前的烧伤预防方法将在五个预防损伤方面进行讨论：流行病学、工程、执法、教育和评估[8]（图 4–2）。

■ 流行病学：确定与烧伤有关的人口统计和情况。

■ 工程：专注于改造物理环境。室内装潢和床上用品、儿童防护多用途打火机和绝缘电线。

■ 执法：通过法律、建筑规范和法规影响行为。例如在汽车旅馆，旅馆和家中要求安装防火梯和喷水器 / 烟雾警报器。

■ 教育：通过知识和道理影响行为。例如消防安全教育计划、公共电视节目。

■ 评估：评估预防策略的影响以及成功的方面或失败的原因。

四、流行病学

预防计划的制订始于评估问题的范围，伤害机制和风险人群。有了这些信息，战略设计和实施可以降低伤害或死亡的风险。可通过多种来源获取烧伤特有的流行病学数据，包括国家烧伤储存库、州和地方卫生部门，以及国家消防协会（the National Fire Protection Association，NFPA）的报告[9]。

（一）美国烧伤概述

2014年的美国，造成伤害死亡的主要原因是机动车碰撞、摔倒、溺水和火灾/烧伤[10]。同年，消防部门估计发生了1 298 000起火灾，比上一年增加了4.7%[11]。美国烧伤协会估算，2016年，有48.6万人因烧伤接受医疗治疗，3275人因吸入火灾或烟雾而死亡。这表示每161min就有一个人因火灾而死亡[12]。由于烧伤，约有40 000人住院治疗。超过60%的烧伤急性住院患者被收治到美国128个烧伤中心。这些中心平均每年接收200多人，而其他4500家美国急救医院平均每年接收不到3名住院烧伤患者。除了人力成本之外，2014年美国的火灾造成了116亿美元的财产损失[11]。

（二）常见的损伤机制

2015年烧伤中心最常见的烧伤机制是火灾/火焰（43%），烫伤（34%），接触（9%），电（4%）和化学（3%）。这些伤害最常见的地方是家庭（73%），工作场所（8%），街道/高速公路（5%）和休闲区（5%）[12]。消防员遇到的最常见火灾是室外火灾，其次是建筑物火灾和车辆火灾[12]。

房屋火灾是导致火灾死亡的主要原因。2014年，住宅火灾占死亡人数的83%。2007—2011年家庭火灾的主要原因是烹饪设备，而家庭火灾死亡中最大的一部分是由吸烟造成的[13]。加热设备是家庭火灾、死亡和受伤的第二大原因。在家庭火灾中，64%的死亡者和51%的伤者与明火引燃有关，比如让烹饪无人看管，或让空间加热器或蜡烛靠近易燃物。大约1/3（36%）的家庭火灾死亡发生在受害者试图逃跑时，另外1/3（34%）发生在受害者睡觉时。只有3%的火灾死亡发生时，人们正在试图灭火，但35%的非致命伤害发生在试图控制火灾过程中。吸入烟雾导致死亡和受伤的比例大于烧伤。2007—2011年，48%的火灾死亡是由于仅吸入烟雾，24%是由于烧伤和吸入烟雾，28%仅由于烧伤[13]。

（三）高风险人群

确定易感人群和重大风险因素对于规划预防策略至关重要[14]。在工业化国家和发展中国家进行的研究发现了类似的危险因素，包括低年龄、低收入、缺乏教育、失业、大家庭、单亲、文盲、母亲受教育程度低、生活条件不合格、没有家、没有电话和过度拥挤[15–17]。预防的目的应该是改变这些风险因素并针对这些弱势群体[5, 15, 16, 18, 19]。

就年龄作为一个危险因素而言，4岁以下的婴儿和幼儿遭受的烧伤不成比例地高[18, 20–22]。2015年全国烧伤资料库年度报告显示，5岁以下儿童烧伤最常见的原因是烫伤[23]。在美国，火灾和烧伤是导致1—9岁儿童无意伤害死亡的第三大原因[6]。烧伤的发生率在4岁时开始降低，15岁后又开始增加，这一现象被认为是由于更多地暴露在危险中、冒险和实验以及青春期开始就业造成的[24]。儿童也有遭受故意烧伤的风险，约占所有案件的10%[25]。这些受害者通常不到2岁，并且最常见的非偶然性烧伤机制是因浸入热水而烫伤。

60岁以上的人群因烧伤而住院的比例也非常高[26, 27]。这归因于行为反应减慢、身心残疾、孤立以及难以获得帮助。2007—2011年，65岁以上的老年人死于火灾的可能性是普通人群的2.4倍以上。对于85岁以上的老年人，这种可能性增加到3.6倍[13]。美国烧伤中心在1990—1994年间进行的一项调查发现，烧伤老年妇女死亡的最常见原因是与烹饪导致衣服着火有关[28]。

美国家庭火灾死亡或受伤的风险也因种族和社会经济状况而异。非洲裔美国人在家庭火灾中死亡或受伤的可能性大约是总人口平均水平的两倍。15岁以下非裔美国儿童的家庭火灾死亡率是同龄白人儿童死亡率的4倍。这种令人不安的模式也发生在年龄超过65岁的非洲裔美国人，他们的家庭火灾死亡率是白人死亡率的3倍[13]。

在美国，也可以在区域内看到火灾发生率的差异。东北部和中西部地区的火灾事故发生率最高，分别为每千人4.6‰和4.4‰。中西部地区的居民死亡率最高，为 12.5/100 万。较小的社区有较多的火灾事故和人均死亡人数，可能是因为消防部门到达和伤员送至烧伤救治中心受制约。少于 2500 人的社区火灾率为每千人口 10.3 次事件，每百万人口死亡人数为 19.8 人，而拥有 10 000 人或以上的社区每千人口约有 3 次火灾，每百万人口约有 8 人死亡[11]。

在国家层面，继续对烧伤进行流行病学评估对于规划联邦立法工作、公众火灾警觉程度的数据统计以及使接受烧伤预防教育者明白烧伤的严重性等目的至关重要。全国范围内对烧伤状况的了解也为地方一级的流行病学评估提供了依据。预防中心和其他对烧伤预防充满热情的安全倡导者经常用有限的时间、人员和资金启动当地的项目。为了最大限度地利用资源，仔细规划首先要明确当地烧伤、人口和受伤机制等情况，这是当地预防策略的重点。可以通过烧伤中心的病案收集获得当地流行病学数据。一些地方统计数据也可以通过州或市消防局的办公室获得。

在过去二十年中，计算机化的绘图系统或地理信息系统（geographic information systems，GIS）已经成为一种潜在强大的流行病学评估工具，用于预防伤害。使用 GIS，可以按位置对数据进行地理编码，并分析社会经济状况，种族和伤害率等因素之间的空间关系[29]。2003 年，Williams 等在圣路易斯确定了儿科烧伤发生频率最高地的邮政编码，然后使用 GIS 确定具有最高风险的特定区域[30]。最近，Louisville 大学护理学院和地理与地球科学系的研究人员合作创建了一个使用 GIS 的火灾风险模型。使用重叠技术组合七个已识别风险因素的主要数据图以创建求和图（图 4-3）。还创建了火灾发生率图（图 4-4）。分析显示，风险因素和火灾发生率图上的高风险区域与确定的人口普查区域之间存在强烈的正相关，这些区域可能具有最高的火灾风险（图 4-5）[31]。然后可以设计预防策略，以针对这些领域特有的病因和人口特征或行为。地理信息系统的使用是一个激动人心的例子，说明流行病学评估能够集中使用有限的资源，并有可能产生最大的影响[29]。

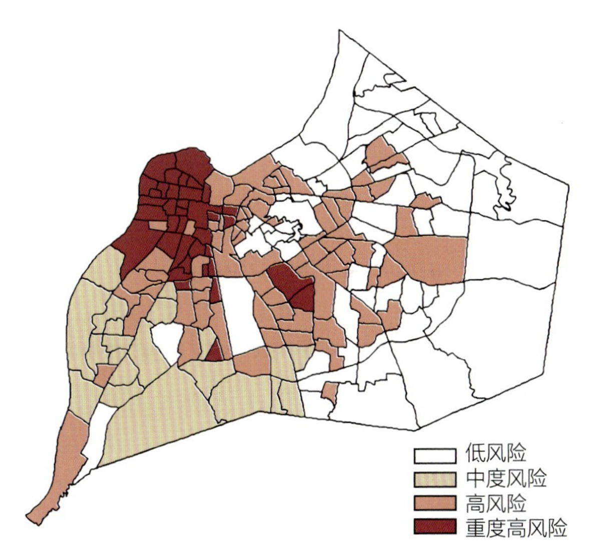

▲ 图 4-3　将总风险评分分为从低到严重的风险类别。该地图根据颜色渐变显示每个人口普查区的风险类别，其中较暗的阴影表示较高的风险

引自 Lehna C，Speller A，Hanchette C，Fahey E，Coty M-B. Development of a fire risk model to identify areas of increased potential for fire occurrences. *J Burn Care Res*. 2016；37（1）：12–19.

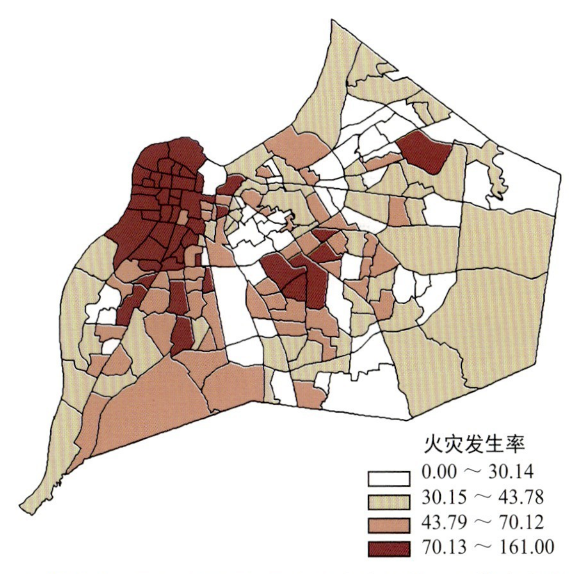

▲ 图 4-4　每个人口普查区域的火灾发生率用较暗的阴影表示，代表较高的火灾发生率

引自 Lehna C，Speller A，Hanchette C，Fahey E，Coty M-B. Development of a fire risk model to identify areas of increased potential for fire occurrences. *J Burn Care Res*. 2016；37（1）：12–19.

五、工程与执法

在烧伤预防工作的几个方面，规范产品或物理环境（工程）与立法工作（执法）密切相关。

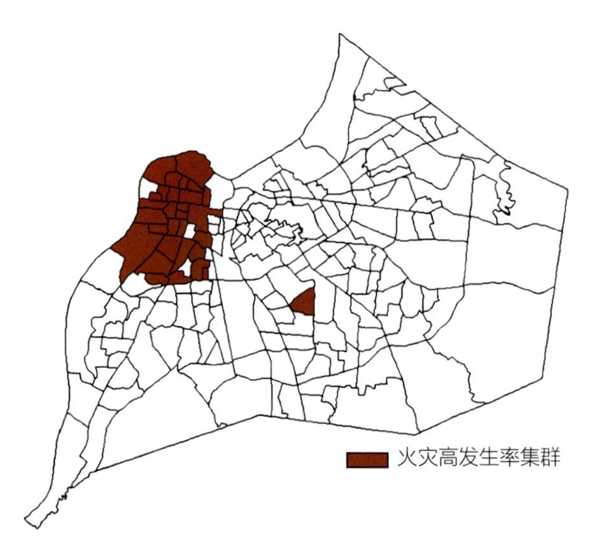

▲ 图 4-5　阴影中显示了明显高的火灾发生率的集群

引自 Lehna C，Speller A，Hanchette C，Fahey E，Coty M-B. Development of a fire risk model to identify areas of increased potential for fire occurrences. *J Burn Care Res*. 2016；37（1）：12–19.

规范工程和执法策略通常需要更多的资源和政府参与，但它们被认为比其他被动措施更有效[5]。烟雾报警器、消防喷头、织物可燃性标准、防火香烟和水温控制都是历史性的例子，在将来社区烧伤安全检查与资源分配中，这些例子可以提供借鉴。

（一）烟雾报警

烟雾警报器作为火灾的早期警告，提醒居民需要离开房屋或建筑物。在 20 世纪 80 年代和 90 年代烟雾探测器普及后，房屋火灾造成的死亡人数减少了近一半。家庭火灾死亡的下降主要归因于烟雾报警器的广泛采用，尽管在此期间其他值得注意的变化包括儿童防火打火机和阻燃室内装潢[32]。据报道，96%～97% 的家庭现在至少安装了一个烟雾警报器，估计仍有 500 万个家庭没有受到保护。没有烟雾警报器家庭遇到家庭火灾死亡的可能性是那些有烟雾警报器的家庭的两倍[33]。大多数州都有法律要求在特定条件下安装烟雾报警器，例如新建筑物，租户建筑物和多户住宅[32]。基于社区的提供和安装烟雾报警器的努力已经成功地降低了与火灾有关的死亡和受伤的风险。操作安装（operation installation，OI）是一个基于达拉斯的社区烟雾报警计划，是社区组织之间合作如何降低火灾造成的伤害和死亡风险的一个很好的例子。该计划的设计，实施和评估是通过达拉斯伤病预防中心，达拉斯消防救援部门和美国红十字会达拉斯分会的合作进行的。2001—2011 年，OI 在位于高风险地区的 8134 个家庭中安装了锂动力烟雾报警器。然后将项目房屋内与火灾相关的死亡和伤害的发生率与同一人口普查区域内 24 346 所非项目房屋进行比较，平均随访时间为 5.2 年。调整后的分析显示，OI 房屋内与房屋火灾有关的死亡和受伤的发生率降低了 68%[34]。OI 房屋中与火灾相关的伤害或死亡的风险在安装后大约 5 年后开始再次增加。[34] 安装十年后，OI 对 198 个烟雾报警器进行了评估，结果发现虽然仍有 108 个，但只有 44 个仍在运行。大多数无功能的烟雾报警器已将电池拆下或断开，显示出有针对性的教育潜在方向，并显示防篡改烟雾报警器可能很有用[35]。

（二）消防洒水装置

消防洒水装置在减少财产损失和火灾方面非常有效。2007—2011 年，只有 10% 建筑物火灾报告说有灭火喷头存在。虽然大多数火灾死亡和烧伤都发生在家中，但只有 6% 的建筑物火灾是带有洒水装置的房屋。在家中安装了消防喷淋头，可以将每次火灾的死亡率降低 82%[36]。尽管伤害显著减少，但只有加利福尼亚州和马里兰州通过了全州法规，要求在所有新建的单户和双户住宅中安装住宅消防喷淋头。使用经济激励预防火灾与烧伤策略的一个例子是减少房屋所有者的保险，这些保险提供给在家中安装消防喷淋头的一些保单持有人。一项审查得出结论，美国对此安全功能的平均折扣为 7%[37]。虽然存在要求在新的非住宅建筑物中安装自动消防喷淋器的法律，但改造旧的高层建筑物成本高昂且目前不是强制性的。2015 年 9 月，《消防水喷淋奖励法案》被引入国会。这项立法将加强对建筑物业主的税收优惠，允许 100% 支付自动消防水喷淋系统的费用和 15 年的折旧抵扣[38]。

（三）织物易燃性

受到一系列与人造丝织物有关的伤亡事件的

启发，美国政府于 1953 年通过《易燃性织物法》正式承认易燃衣服的风险 [39]。这是一种被动预防策略的开始，以防止烧伤和火灾引起的死亡。尽管制定和标准化了可燃性标准，但这些标准在过去几年中几乎没有发展。1997—2006 年，每年平均有 4300 次烧伤与服装点着有关，几乎所有火灾涉及的服装都在其可燃性最低标准之内。尽管最初的立法已经从服装扩展到其他纺织品（例如，地毯，床垫、软垫家具、帐篷、窗帘、睡袋），但据估计，美国 50% 的火灾死亡与《易燃性织物法》所包含的材料着火有关 [40]。这些早期努力中唯一值得注意的是儿童睡衣的发展。20 世纪 70 年代，有关规定要求 0—14 岁的儿童衣服能够自我熄灭。在 20 世纪 70 年代和 80 年代，阻燃睡衣的使用证明了与儿童睡衣相关的烧伤和死亡的发生率显著降低。据信，由于对有限的阻燃睡衣选择以及对未经处理棉织物的需求，父母开始用其他衣服替代睡衣。1996 年，放宽了限制，对 9 个月及以下儿童的任何尺寸的紧身睡衣免税。据认为，紧身衣服会降低衣服与点火源接触的风险，并且由于衣服和皮肤之间的氧气较少，也可能减缓材料的燃烧 [39]。没有其他主要的立法或行业驱动的努力来改善向消费者提供织物的安全性，放置额外的警告标签，或教育公众关于织物的可燃性。这是令人担忧的，因为与服装有关的伤亡人数几十年来一直保持稳定。由服装点燃引起 74% 的烧伤患者与日常穿着有关，65 岁及以上的人死亡率为 75%，因此该地区被动和主动预防策略领域有明显的增长潜力 [40]。公众对易燃服装风险的理解和对现行法规的了解很少 [41]。

（四）防火香烟

由吸烟材料引起的家庭火灾仅占美国每年报道的火灾的 5%，但却是家庭火灾死亡的主要原因 [42, 43]。估计有 2/3 与吸烟有关的死亡涉及点燃家具装饰或床垫以及床上用品 [43]。“火灾安全”或降低着火倾向（reduced ignition propensity，RIP）卷烟的想法最初是在 20 世纪 20 年代提出的，它作为减少森林火灾数量的一种方式，后来被认为是减少与吸烟材料有关的烧伤伤害和死亡人数的一种潜在方法 [44]。设计因素，例如香烟的周长、所用纸张的类型以及过滤器或助燃剂的存在，都会影响燃烧速度。在立法的努力协助下，20 世纪 80 年代和 90 年代的生产和测试问题结果表明，生产缓慢燃烧或自熄的卷烟，不会对制造商产生巨大的经济影响或改变消费者的口味 [44]。多年试图要求烟草公司生产更安全的卷烟的法案失败，经过十年来为 RIP 卷烟标准化测试而停滞不前的努力，立法终于在 2003 年开始受到关注。到 2011 年，50 个州都通过了法令，强制要求使用 RIP 卷烟（如果没有使用，卷烟必须在 75% 的时间内燃尽）。2013 年，国家消防局发布了一份报告，记录了这项立法工作，2003—2011 年，吸烟材料火灾死亡人数惊人的减少了 30%[43]。虽然过去几十年吸烟相关火灾的长期减少可能与吸烟人数减少有关，但 2003—2011 年期间吸烟率仅下降仅了 4%，使研究人员相信是防火卷烟导致这种发病率的下降 [43]。尽管多年前确定了生产更安全卷烟的要求，但在立法执法发生之前并未得以实施。

（五）水温调节

根据 2015 年全国烧伤资料库年度报告，2005—2014 年 34% 的烧伤入院报告是烫伤 [23]。大多数烫伤都与厨房烹饪或热液体有关，这些受伤机制通常与行为有关，并且可能难以通过工程或执法策略来预防。与水龙头热水相关的烧伤伤害的估计值为 12% ～ 25%[45]。通过被动工程和执法策略，有机会防止与自来水相关的烫伤。一项动物实验用于确定在不同温度下暴露在水下多长时间会导致局部烧伤。如果水的温度为 140℉（60℃），则仅需 3s 就会导致烧伤。当水降至 120℉（49℃）时，需要 10min 才能对皮肤造成严重的热损伤 [46]。历史上为降低设施和家庭的水温，包括调节热水器的温度设定并要求在水龙头处安置防御装置 [47]。华盛顿州在 20 世纪 80 年代证明，新安装的家用热水器应设置在 120℉，这大大降低了家庭平均水温并降低了自来水伤害的发生率 [48]。尽管有证据表明该战略有效，但目前还没有国家认可和执行的标准。几乎所有美国的州都有与水温有关的立法，但许多州并没有规定家庭的水温。经常受国家规定约束的设施类型通常包括学校、托儿设施和护理设施。虽然城市或州的管道规范也涉及水温，但这些在来源、监管和执法方面也有很大差异[47]。

（六）烟花法规

在一些国家，烟花受伤是一个问题，因为烟花，通常在国家法定假日和传统节日期间燃放[49]。在美国，7月4日的火灾报告比一年中任何一天都多[50]。烟花通常会导致手部烫伤，但是当衣服着火时也会发生火焰灼伤。为了减少与烟花有关的伤害，美国禁止出售某些类型的烟花，包括可装弹壳、樱桃炸弹、M-80礼炮、含有2g以上粉末的鞭炮及烟花制造工具包[45]。立法减少了与烟花有关的伤害。在英国，烟花伤害事故的数量从2001年的707起下降到2005年的494起，可能是由于在此期间制定了烟花立法[51]。2002年明尼苏达州废除了一项禁止私人燃放烟花的法律后，每年与烟花有关的伤害人数增加了100%[52]。

六、教育

教育是一个积极的预防过程，需要目标人群的行为改变。旨在降低美国烧伤发生率和严重程度的公共教育计划可在地方、州、地区或国家层面实施。在国家层面，美国烧伤协会（American Burn Association，ABA）每年赞助一次“烧伤意识周”，这是一次宣传安全做法和防止烧伤伤害的公共活动。ABA烧伤预防委员会最近还与世界儿童安全活动、国际消防员慈善基金会烧伤基金协会、烧伤基金会联合会以及国际消防队长协会合作，共同开展国家防烫伤运动。网站flashsplash.org为烧伤中心、公众和媒体提供烫伤预防资源。许多烧伤中心在2016年“烧伤意识周”期间将这些资源用于当地预防活动[53]。国家消防协会还赞助了一个“防火周”，每年特别强调一个预防领域。社交媒体也是一个快速发展和广泛使用的平台，可以为烧伤预防教育提供新方法。2013年，YouTube上有21个视频，提供有关儿科灼伤预防和急救的技术准确信息[54]。尽管合格的提供者对材料的验证将是一项挑战，但使用互联网和社交媒体是一种潜在有效且易于传播信息和提高公众对烧伤预防和治疗认识的方法。

许多烧伤中心通过健康博览会、公共集会和社区课程向社区提供一般的烧伤预防教育。一些中心评估了他们的社区，确定了具体的教育差距，并选择向目标人群提供重点教育。

在纽约市，研究人员指出，烧伤是65岁及以上老年人死亡的第三大原因。在接受调查时发现，在过去5年内，只有不到20%的当地老年人接受过消防安全教育。一项以社区为基础的倡议旨在向该地区娱乐中心的老年人提供服务。在回顾了该年龄组的常见病因后，设计了一个专注于消防安全和预防烫伤的报告。几个月的时间里，在64个老年人中心向2196名老年人提供了讲解。几乎3/4参与和评估该计划的老年人说他们已经学到了关于火灾和烧伤安全的新知识。85%的受访者也表示很有可能将新知识融入他们的日常生活中[55]。

消防员最近也成为积极预防策略的目标。成千上万的消防员遭受吸入烟雾或烧伤的痛苦，每年平均有100人死亡[56]。一个由烧伤专业人员和消防员组成的多学科团队即刻制定了一个国家计划，以提供更好的态势感知、指导正确使用个人防护装备以及工作时预防烧伤的其他策略。该计划首先向代表美国不同地区的一组核心培训师讲授。因此，截至2015年，已有超过9000名消防员参加了该课程。该计划对当地和全国消防员烧伤和死亡率的影响将会被监测[56]。

烧伤预防目标教育的另一个例子中，烧伤中心发现Amish儿童的烫伤与服装或高度易燃材料点燃有关的伤害风险特别高。Amish学校缺乏火灾和烧伤教育也被注意到。一种旨在改善Amish儿童防烧伤知识的工具，一个带磁铁的故事板，是与Amish社区合作创建并进行试点测试的。随后对8个州的15所Amish学校进行了多中心前后测试，证明该工具在增加1～8年级Amish儿童的烧伤预防知识方面非常成功[57]。

另一项不容忽视的教育策略是使用烧伤中

心员工，不仅要向患者及其家人进行烧伤预防教育，还要在参与外展活动或参与社交媒体时向整个社区进行教育。烧伤中心工作人员在照顾患者时将预防教学纳入日常实践是合理的，尽管许多一线工作人员可能从未接受过正规的伤害预防培训[1]。最近对多学科烧伤团队成员的消防安全和烧伤预防知识进行了多中心评估并进行了分析。虽然许多受访者表示对他们的预防知识水平有信心，但评估的平均得分仅为61.5%，表明需要为中心员工提供更准确的信息[1]。建议烧伤中心团队应支持烧伤预防计划，而不仅仅是指定教育者的责任。医院应考虑对烧伤中心工作人员进行预防教育，使他们能够在各种情况下提供有关主要防火安全和烧伤预防主题的最新信息。ABA烧伤预防委员会提供了几种增加消防安全和防止烧伤知识的方法，包括ABA网站上的新闻通讯、预防示意表和其他资源，以及ABA年会上的预防重点会议[1]。

七、评估

预防方案的评估对于从奇闻轶事实践转向循证战略至关重要。评估应被视为任何预防计划的连续组成部分，而不是仅在计划实施后使用的僵化程序。流行病学数据的评估为预防计划提供了重点。一旦确定了目标病因和人群，就必须检查降低伤害发生率的潜在策略。如前所述，Haddon矩阵可用于按伤害因素将策略组织到事件前、事件和事件后。然后，每个区域成为预防干预的潜在目标，应考虑影响每个区域的实际策略。然后可以评估每种策略的可行性和可持续性。在设计程序时，必须创建可衡量的目标，以便在实施后进行评估[58]。尽管历史上对烧伤预防工作的科学评估在文献中并不普遍，但最近的综述表明这种情况已经开始发生变化。确定预防策略是否能减少烧伤的发生率可能具有挑战性，尤其是在地方层面。重要的是要记住，降低发生率并不是可用于分析的唯一指标。还可以评估中间结果，例如知识增加或行为改变[8]。虽然分析预防烫伤运动对社区烫伤发生率的影响可能需要数年时间，但可以更快速、更容易地评估防止烫伤行为的增加，如在有孩子在场的情况下，使用炉子的后点燃器，锅柄转向后方。可以通过演示教育前和演示教育后评估关于烫伤预防的知识是否增加。应该注意的是，烧伤预防知识的增加并不总是与烧伤发生率的行为改变或降低相关[5]。

八、全球烧伤预防

虽然本章的重点主要是美国，但相比之下，全球火灾和烧伤的发生率值得注意。据估计，2004年全世界约有1100万人寻求烧伤治疗，这超过了艾滋病和结核病的综合发病率。大约90%的烧伤和烧伤死亡发生在低收入和中等收入国家，西太平洋、东地中海和东南亚地区的患病率最高[18]。这些贫困地区经常不合标准的生活条件、过度拥挤和文盲，这些已被证明是烧伤的危险因素。他们还经常缺乏必要的基础设施来降低发病率并最大限度地减少烧伤的损害。得到的烧伤救治通常也非常有限[15, 16, 59]。在发达国家，每名患者每天花费大约1000美元用于提供足够的烧伤救治，这对大多数发展中国家来说显然是不可能的[60, 61]。

烧伤的发生机制在发达国家和发展中国家之间也常常不同。在发展中国家，煤油灯和炉灶的使用更加普遍，并且可能会在未来几年继续使用。向低收入国家的家庭提供电力进展缓慢，但仍有数百万人依靠煤油来供热，照明和烹饪[62]。2002年对印度新德里[11]196例烧伤的回顾发现，超过80%的烧伤是由于火焰造成的，其中35%归因于煤油炉故障。[59]斯里兰卡的一项类似研究发现，41%需要医疗照顾的意外烧伤是由于煤油瓶灯的火焰造成的[63]。讨论了三种预防煤油灯和炉子烧伤的方法，包括教人们如何安全使用；使用更安全的油；以及向家庭提供廉价和更安全的灯。南非低收入国家的煤油教育项目使人们的安全知识显著提高，并能安全使用煤油，但没有数据显示这是否会影响煤油烧伤发生率[62]。一些更安全的油，如椰子油和芝麻油，因为它们太重，难以上升到灯芯的顶部并提供足够多的热量和光。斯里兰卡正在实施一项计划，为贫困家庭提供安全廉价的煤油灯。该灯由该地区的一个外科医生于1992年设计。他把它设计得紧凑而沉重，以避免翻倒，有两个平面，以防止翻倒时滚动。它还有一个螺旋盖，以防止燃油溢出，还有更坚固的玻璃。截至2010年，在斯里兰卡分发了超过775 000个“安全瓶灯”，虽然没有正式的数据收集，但媒体上认为已经大大减少了烧伤和火灾[60]。

发展中国家烧伤的比例高，突出了这些地区初级烧伤预防工作的重要性[64]。世界卫生组织制订了一项烧伤预防项目，该预防项目分为七个主要组成部分，对应于全球烧伤预防和救治的挑战（宣传、政策、数据和测量、研究、预防、服务、能力建设）。许多发展中国家缺乏关于烧伤发生率和原因的准确数据，烧伤事件报告的不完整导致低估了这一公共卫生问题的严重程度。这可以理解为使得有效的烧伤预防策略开发和制定非常困难，但非常重要。

九、展望

烧伤社区的规模相对较小，相邻烧伤中心之间的地理距离有时也较大，这使得烧伤中心工作人员很难共享预防策略和资源。伤害预防文献中的一个新兴主题是强调社区内的伙伴关系。人们认识到防火和预防烧伤工作往往是紧密联系在一起的。参与预防策略的烧伤中心可以与当地消防部门合作开展联合项目，并相互协助，努力实现共同目标：减少火灾和火焰造成的伤害和死亡。烧伤中心预防计划的其他潜在合作伙伴包括地方和国家安全协会以及儿童倡导组织。虽然难以评估，但已明确预防计划领导者的包容性、热情和文化能力等特征可以提高计划的成功率[65]。

烧伤和死亡是一个世界性的健康问题，是一个重大的全球挑战。在国家和国际两级协调预防战略是必要的。被动预防计划是最有效的，但实施速度慢，资源消耗大。积极预防可能是乏味的，需要大量组织支持。这两种措施都应该被采用，并且不是相互排斥。评估预防工作的成效也是极其重要的，尽管这可能非常困难。尽管有许多挑战，烧伤应被视为可预防的，并应继续努力降低其发病率和严重程度。预防是一个重点领域，有创造力和热情的领导者有机会通过实施创新战略、设计深思熟虑的评估和分享结果来推动烧伤预防科学向前发展。

第5章 灾难和人道主义危机中的烧伤救治

Burn Management in Disasters and Humanitarian Crises

Herbert L. Haller　Paul Wurzer　Christian Peterlik　Christian Gabriel　Leopoldo C. Cancio　著
宋华培　周俊峰　雷　强　译

免责声明：此章包含的观点或主张是著者的个人观点，不可视为官方观点或反映军队或国防部的观点。

一、概述

大规模伤亡事件和灾难的特点是供需之间存在一段不匹配（不成比例）。救援管理必须努力减少这段不匹配的持续时间。在急性期，行动遵循“灾害医学”的原则：尽可能多地挽救生命，即使这意味着推迟对个别患者的救护。在解决了供需不匹配问题之后，可以恢复“个性化医学”的原则。大规模伤员救护的一个目标是最大限度地缩短将救护恢复到个性化医学范例所需的时间。这一时期的长短取决于是否有灾害救援计划和有效性、健康计划中的灾害能力以及医疗服务的教育水平等方面。在灾害救援规划中，规划应考虑政治与实际救援能力等多个方面，这些事实往往被忽视。

理想情况下，救援应基于医学科学的最新技术水平。在灾难期间，使用“最佳可用手段”进行治疗可能会削弱个人的救治质量。因此，在大规模伤亡和灾难中，一个国家或地区的基础设施可能无法在应对特殊创伤类型的更多受害者的同时保持最先进的技术水平。如果由于资源日益减少而无法在管辖区内维持现有技术水平，那么必须规划和协调其他司法管辖区的帮助——国际合作的时机已到来！这种情况包括烧伤等大规模伤亡。可用于专业治疗的资源有限，但最先进治疗的需求很高，这意味着即使是一次事故的少数受害者也可以将一个地区或国家的烧伤治疗系统推向极限。

本章的目的是介绍应用于烧伤患者的灾害医学概念，提供灾害医学术语表；讲述了主要烧伤灾害的例子和可吸取的教训。总结了典型应对灾难的阶段；讨论了灾难期间紧急救护的特殊方面；详细介绍了通信在灾害响应中的作用；提出了匹配燃烧资源和患者的战略方法。最后，讨论了人道主义危机应对的特殊情况。我们研究过的每一场灾难都有些不同。然而，所有这些都有一个共同的主题：事先规划和现实的培训对成功至关重要。

二、定义

共享语言对于规划和响应灾难的过程至关重要。以下提供了烧伤伤员和灾难响应的基本词汇。

◆ **大规模伤亡事件：**紧急情况下，受害者人数超过救援人员及其抢救场所容纳的人数[1]。如受影响地区的基础设施完好无损。可以通过动员部队，掌控危机，以缩短供求不匹配的时期。其目标是尽快根据个别伤员的原则重新建立治疗方案，而不会把供求矛盾从现场转移到医院。即使无视个人的医疗需求，拯救尽可能多的生命所面临的挑战，与任何个人生命都要求最大医疗努力的个体医学范式形成鲜明对比。该挑战是根据医疗程序的紧急程度，成功的可能性以及可用的合格治疗中心之间的分布来进行患者分类选择（参见后面的讨论）。

◆ **灾难：**基础设施至少部分被破坏或退化的事件，仅依靠区域救援手段无法处理。第一个目标是重建提供基本医疗服务所需的最低基础设施。（这与资源贫乏国家的大规模烧伤治疗不同，因为基础设施从未存在过。）在灾难中成功治疗烧伤的一种方法是将基础设施、工作人员和材料带到该地区以治疗烧伤；另一个是将受害者迁移到拥有现有基础设施的地方。当地空难救援的效果取决于灾区的基础设施和资源的程度。

虽然大规模伤亡事件仍属于当地救援组织的职权范围，但灾害救援属于地区或国家当局的工作。这意味着可能存在救援的不同方式和不同的资金来源。

◆ **大规模烧伤伤亡灾难：**由美国烧伤协会（ABA）定义为"任何灾难性事件中，烧伤受害者的数量超过了当地烧伤中心提供最佳烧伤救护的容纳能力"[2]。容纳能力包括烧伤病床、烧伤外科医生、烧伤护士、其他支持人员、手术室、设备、用品和相关资源。这个定义不是广泛适用的，因为在德国，中央烧伤局总是管理烧伤受害者的分布，该定义在这些国家的准备程度差异很大。

◆ **伤员鉴别分类：**根据治疗优先级别将个体患者分类的过程。分类类别是延迟、即时、最小和期望（delayed，immediate，minimal，expectant，DIME）。有几个因素会影响分流决策，这些包括可用资源、患者数量、每位患者的受伤严重程度以及必须解决伤害的时间范围。分类不是一次性工作，但应该在整个大规模伤亡事件中重复应用（见后文）。

◆ **基本容量：**根据烧伤病床、烧伤外科医生、烧伤护士、其他支持人员、手术室、设备、用品和相关资源的可用性，可以治疗的正常患者人数。

◆ **产能利用率：**一定时间内单位烧伤床的使用程度。这应该表示为使用重症监护烧伤床和其他床。一年内的平均值概述了烧伤中心的灾难容量。

◆ **实际容量：**烧伤中心可以在一天实际接纳的烧伤患者数量。它每天都可能有变化，可能取决于季节，并且可能随季节性或意外存在或不存在严重患者而波动。

◆ **扩展能力：**大规模伤亡和灾难的可用能力增加。在烧伤中，ABA将其定义为在灾难中处理的能力比正常最大烧伤患者数多50%[3]。必须开发和维持喘振能力，需要卫生系统采取行动。喘振能力必须包括对所有其他患者的持续医疗护理。择期医疗和外科治疗可以暂时推迟，以保持激增的能力。当容量被破坏时，患者必须安全转移到其他治疗设施。

◆ **持续产能：**烧后中心可以在不降低处理质量的情况下长时间维持的最大容量。

◆ **烧伤卫生系统的能力：**可以在国家卫生系统中治疗的烧伤总容量。应该知道这种能力；应该考虑到烧伤治疗的各种要求，例如需要重症监护的受害者人数。全年的平均容量利用率是卫生系统资源规划的一部分。

◆ **建立扩展能力的时间：**烧伤中心需要多长时间才能达到最大扩展能力。一个很好的参数是在不同时间内可用的烧伤队伍的数量。这个数字在医院的救护管理中非常重要。

◆ **国家灾害医疗系统（National Disaster Medical system，NDMS）：**管理一个国家的灾害救援医疗系统。在美国，NDMS是国土安全部下属的联邦紧急事务管理局（Federal Emergency Management Agency，FEMA）的职能部门。它是美国卫生和人力服务部（U.S. Department of Health and Human Service，HHS）、国防部（Department of Defense，DoD）和退伍军人事务部（Department of Veterans Affairs，VA）的合作伙伴[3]。其他国家的相应机构具有可比性。美国NDMS有三个功能：①灾害现场的医疗响应；②患者到未受影响区域的运输；③未受影响区域的最终医疗救护。

◆ **烧伤专业团队（Burn Specialty Team，BST）或烧伤评估团队（Burn Assessment Team，BAT）：**一种特殊形式的灾难医疗团队，提供烧伤专业知识。在美国，BST由15名经验丰富的医疗和非医疗人员组成。这些团队在许多国家都不存在。只有当烧伤专家足够多且尚未参与灾难响应等其他方面时，才能形成这样的团队。

◆ **技术救济**：支持灾害应对所需的一般“民防”功能。在德国，这些功能由德国联邦科学院提供，包括照明、碎片清除、搜索和救援、防洪、电力、供水、污水处理、餐饮、指挥中心支持、通信、物流、设备维修和运输耗材。在美国，这些职能由 FEMA 或州和地方的同等机构提供。

三、历史记录

即使有最好的准备，灾难仍然会持续一段时间，救援目标之一是尽量减少这段时间。虽然回顾性地纠正问题是不可能的，但过去的教训应该适用于未来。以下案例研究中出现的重复主题包括以下几个方面。

- 沟通问题。
- 需要将主要烧伤患者送到烧伤中心。
- 需要中央事件指挥所。
- 私人车辆将患者送往医院。
- 控制离开灾区的交通的重要性。
- 缺乏患者从现场撤离的协调。
- 将烧伤伤员重新分类后由灾区转到其他烧伤中心的意义。
- 感染控制问题；多重耐药的微生物。
- 非烧伤专业支持人员缺乏烧伤救治经验。
- 需要对参与救援人员提供的心理支持。
- 国际团队合作的意义。

（一）恐怖袭击事件

1. 美国纽约市，2001 年 9 月 11 日

在纽约，两架被劫持的飞机直接飞入世界贸易中心的双子塔。虽然许多人受伤或死亡，但有少数幸存者严重烧伤[4]。受害者主要被送到两个烧伤中心，尽管可以轻松送达更多的中心[5]。在纽约长老会医院有 19 个受害者，他们的平均年龄为 44 岁，烧伤面积平均为 52.7%[6]。9 家医院共报告 39 起烧伤；入院 27 例。尽管在 1h 的运输过程中有足够的烧伤床，但只有 26% 的烧伤患者首先被分到烧伤中心。2/3 的烧伤最终在烧伤中心进行治疗。一年中纽约市烧伤中心烧伤受害者比例通常为 75.2%。[6] 来自波士顿马萨诸塞州的 BST-1 在几小时内回应了这一事件（图 5-1）。

2. 印度尼西亚巴厘岛库塔，2002 年 10 月 12 日

一名自杀式炸弹袭击者在一家夜总会引爆了背包炸弹。人们逃到外面，汽车炸弹在那里爆炸了。共有 202 人死亡，另有 209 人受伤。澳大利亚国防军（Australian Defence Force，ADF）发起了巴厘救援行动，这是自越南战争以来澳大利亚最大的航空医疗撤离行动[7]。在巴厘岛机场机库准备了一个航空医学疏散设施（aeromedical staging facility，ASF），其中有 5 架 C-130 飞机将 61 名澳大利亚患者送往皇家达尔文医院（Royal Darwin Hospital，RDH）。在 61 名患者中，28 名患者受重伤（伤害严重程度评分 > 16）。在 RDH，进行了 55 次切痂术，以及 43 次其他外科手术。3 名患者在巴厘岛进行气管插管；另外 12 名在 RDH 插管。在首次入院后 36h 内和爆炸后 62h 内，48 名患者被疏散到烧伤中心。没有外出走动人员。烧伤评估分类团队提供了最大支援。

11 名患者被转移到康科德遣返总医院[5]，烧伤的总体表面积（TBSA）为 15% ～ 85%，大多为三度烧伤。所有患者均显示受到二次爆炸伤。伤员多合并鲍曼不动杆菌和铜绿假单胞菌感染以

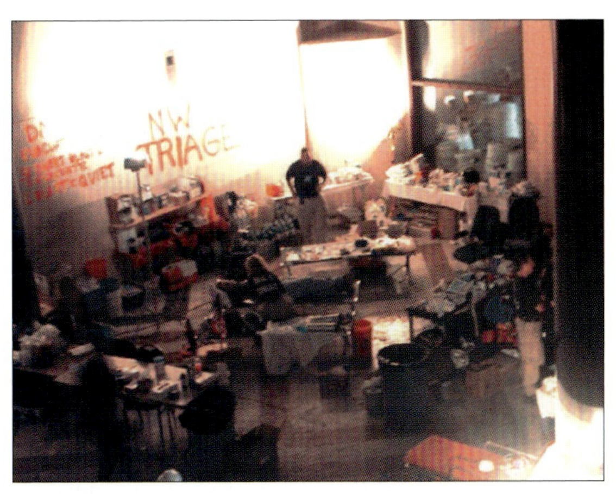

▲ **图 5-1　2001 年纽约，由波士顿马萨诸塞州的烧伤专业 1 队设立的分流站**

由 Robert L. Sheridan 博士提供，经作者同意后引自 Sheridan R，Barillo D，Herndon D，et al. Burn specialty teams. *J Burn Care Rehabil* 2005；26：170-173.

及碎片损伤引起并发症。发生了许多眼科损伤，有些仅在稍后才被发现。

皇家达尔文医院收到了有关该事件的第一个信息，该患者曾在巴厘岛接受过治疗，然后逃往澳大利亚。在第一波患者到来之前，医院没有了解患者数量或受伤严重程度[9]。Palmer 等[9]提出了主要在军民通信方面需要改进。医院的沟通也存在问题：移动电话没有接收，没有时间阅读电子文本，并且仅有固定电话不是移动电话。ADF 向医务人员提供卫星电话，以便在巴厘岛医院和 ADF 之间进行通信。

3. 西班牙马德里，2004 年 3 月 11 日

四辆通勤列车的炸弹袭击造成 191 人死亡，2051 人受伤。13 个炸弹袋，每个包含 10 千克炸药加碎片，3 枚炸弹未爆炸。在 191 名死者中，175 人立即死亡，16 人随后死亡。当救护人员工作时，不知道火车上还有未爆炸的炸弹。救护工作没有协调，也没有注意到整体医疗优先事项，仅运送轻伤的患者，救护车内所有医疗用品用尽了，没有设立联合野战医疗指挥所。

患者被送往马德里的 15 家医院和两家野战医院，每家医院有 5 ～ 312 名患者[10]。医院[11]和管理者间的沟通出现了问题。只有 33% 的患者在医疗控制下被救护车运送；67% 的人在没有分类和医疗或组织控制的情况下找到了去医院的路。大多数人去了最近的医院，医院收治了严重和轻伤的患者[12]。在被送往格雷戈里奥马拉大学总医院的 312 名患者中，有 45 人被烧伤。最常见的损伤是鼓膜穿孔（41%），胸部损伤（40%），碎片损伤（36%），四肢骨折（18%），眼外伤（16%），头部损伤（12%），腹部损伤（5%）和断肢（5%）。

4. 英格兰伦敦，2005 年 7 月 7 日

运输系统中的四枚炸弹造成 56 人死亡（现场 53 人），775 人受伤[13]。火车炸弹在三个地点爆炸；第四枚炸弹在双层巴士上爆炸。爆炸地点的数量最初不清楚，因为乘客在各个出口离开地铁。现场对所有伤员进行了分类；55 名患者被认为是严重受伤（P1 和 P2），沟通很困难：除一个有移动电话网络外，其他所有都连线失败了，场景之间的无线电通信和救护车控制非常困难。消防队建立了内部警戒线，并确定没有化学物质威胁救援人员的迹象，但在救援工作开始之前，没有确认是否存在更多的炸弹。主要分组 1 和 2 的患者在经过最少的分类和治疗后被送往 6 所大学医院[14]。

（二）室内火灾

1. 瑞典哥德堡，1998 年 10 月 30 日

万圣节派对中一个人满为患的迪斯科舞厅发生火灾，造成 61 名青少年死亡；2 人随后死亡；235 人受伤。初始信息很差，导致警报不正确，现场没有分流员，在某些情况下，医院灾难计划未启动或未实施。预先存在的灾难计划让同一人员同时执行相互冲突的角色。在 2 小时内，150 名患者被送往瑞典的四家医院。31 名患者有严重烧伤；11 名患者被转移到瑞典境内外的其他烧伤中心[15]。

尽管现场一开始出现了混乱，但在转移到烧伤中心之前，医院还是及时进行了切开术和分类。158 例被确诊有吸入性损伤，其中 54 例仅用吸痰和祛痰药进行治疗。在 61 例死亡病例中，有 51 例死于一氧化碳（carbon monoxide，CO）中毒。11 例患者被转移到其他四个城市的烧伤中心，其中一个在挪威[16]。所有 11 例的二度或三度烧伤超过 20%TBSA。

2. 荷兰福伦丹，2001 年 1 月 1 日

新年前夜的一场大火导致 350 人中 8 人死亡，203 人受伤[17]。早期指挥紧急交通的错误导致交通混乱。紧急服务帐篷人员配备不足，帐篷安置也存在问题。总共有 241 名患者去了医院：110 名乘坐救护车，18 名乘坐公共汽车，113 名患者自行转诊到最近的医院[18]。182 人入院，112 人去了重症监护病房（intensive care units，ICU）。19 家医院提供初步护理。最近的医院，接收了 73 名患者，应接不暇。

在医院进行初级治疗后，烧伤专家进行了三级分类，将患者分发到荷兰境内外的医院和烧伤中心。根据烧伤程度和吸入性损伤调整烧伤中心收治标准：烧伤中心治疗仅收治＞30%TBSA 烧伤伴吸入性损伤。

3. 罗德岛沃里克，2003年2月20日

一家名为车站的夜总会失火，造成439人中100人死亡，215人受伤。该建筑在30min内完全倒塌。罗德岛医院（Rhode Island Hospital，RIH）首先从电视上的突发新闻中了解到这一事件[19]不久后，RIH得到正式通知，预计将接收200～300例烧伤受害者。首先建立了一个分诊站点，16家地区医院评估了这215例患者。入住RIH的患者共47例。TBSA平均为18.8%，TBSA少于20%的有33人，21%～40%TBSA的有12例，超过40%TBSA的有2例。在32例吸入性损伤患者中，28例患者需要插管；12例需要切开术；仅伤后6周，便进行了184次支气管镜检查[20]。回顾性分析提示改善与灾害现场的沟通以及患者运输的具体指导[20]。

4. 阿根廷布宜诺斯艾利斯，2004年12月30日

在人满为患的República Cromañón夜总会发生的火灾，造成3000人中194人死亡，714人受伤。一氧化碳和氰化氢中毒是导致死亡的主要原因。在现场，46辆救护车和8名救火人员将受害者送往最近的8家医院，这些医院在2h内就挤满了危重患者。在布宜诺斯艾利斯市有38家医院，另外5家医院在布宜诺斯艾利斯省。Ramos等提出了阿格里奇医院的经验[21]，其中74名患者被送往该医院。患者都有吸入性伤害，没有严重的烧伤。18名患者（24%）在抵达时被宣布死亡。25名患者出现呼吸功能不全、意识水平下降、并插了管。最初，22名患者被送往ICU，送往机械通气手术室的14人在48h内被转移到布宜诺斯艾利斯省的其他医院。

5. 巴西南里奥格兰德圣玛丽亚基斯夜总会火灾，2013年1月27日

在这场大火中，有242人遇难，另有630多人因烟花而受伤。消防员不得不在外墙上开一个洞来帮助人们逃跑。据估计，在舞厅有1200～1300名人员，其中169人因吸入性伤害和烧伤而住院治疗[22]。灾难的信息没有传达给救灾人员。拥挤的旁观者和受害者阻碍了分类。军警不得不阻止亲属进入充满烟雾和有毒气体的现场。其中许多人处于危急情况，5家医院的急诊室（emergency departments，ED）和6家医院的ICU，所有应急单位都很拥挤。54名患者需通过直升机和地面运输工具运送到阿雷格里港和南加州卡西亚斯和南加州卡西拉的医院。运输由巴西空军官员和负责运营主要商业机场的巴西政府公司监督和协调。主要不足是事故现场的指挥和管理不当，且没有灾害救援计划[23]。

6. 罗马尼亚布加勒斯特科勒伊夫夜总会火灾，2015年10月30日[24]

在表演中由烟花引起的夜总会火灾造成26人当场死亡，38人在医院死亡，184人受伤。当他们意识到火灾时，俱乐部里有200～400人被踩踏。火灾发生在22:30，第一个紧急呼叫发送到112。第一辆救护车在12min后抵达，并就地建立了一家野战医院，尝试了对无意识伤员进行复苏；效果没有描述[19]。23时30分，警察在夜总会周围隔离了几条街道。紧急情况监察局的75辆特种车和57辆SMURD卡车和救护车已经到位。共调动了500名急救人员。受害者被旁观者、出租车和救护车进入医院。12家医院分别收到15～57名受害者，其中一些医院由于负担过重而不得不把患者重新分配到其他医院。呼吸机必须要从其他医院转送到需要的地方。一周后，受害者被分送到以色列、荷兰、比利时、奥地利、英国、挪威、德国和法国的烧伤中心。由于伤势严重，患者在运输过程中或到达后立即死亡[24]。在布加勒斯特，酶促清创术用于减少创面烦锁换药的挑战。由于烧伤严重，在146名住院受害者中29名确定存在问题。2016年3月14日，在罗马尼亚医院接受治疗的最后1名受害者死亡。

（三）交通崩溃

1. 西班牙阿尔卡纳尔，1978年7月11日

一辆载有液化易燃气体的油罐车在洛斯阿尔法克斯露营地旁爆炸，造成102人死亡，288人受伤，最终，死者总数为215[25, 26]。燃烧的油轮将现场分为两部分。向北运往巴塞罗那的58名患者在转院前接受了充分的救治。向南部运送到瓦伦西亚的82名患者在运输前和运输期间接受

了极少的治疗。瓦伦西亚和巴塞罗那都拥有最先进的烧伤中心。这两组之间的年龄或烧伤程度和深度没有显著差异。前 4 天后，巴塞罗那的存活率为 93%，瓦伦西亚的存活率为 45%。最终，死亡率没有差异。

2. 土耳其迪亚巴克尔，2014 年 7 月 21 日 [27]

一辆液态石油气运输车的司机失去了对该车的控制，造成了车辆翻滚，15min 后沸腾的液体石油膨胀蒸汽爆炸。69 名患者收入迪克尔大学医学院和迪亚巴克尔培训研究医院救治，其中男性 62 例，女性 7 例。平均 TBSA 为 51% ± 32%，其中 4 例轻度烧伤（＜ 2%），9 例中度烧伤（2% ～ 10%），56 例重度烧伤（＞ 10%）。75% 的患者必须行筋膜切开减压术。27 例（48%）需要气管插管，13 例（23%）需要气管切开插管。76% 的严重烧伤患者必须转移到烧伤 ICU。47 例患者（68%）分布在 14 个不同的病区。总死亡率为 49%。幸存者住院时间为 19.4 ± 19.8d，死亡者住院时间为 6.4 ± 4.2d。

3. 西德拉姆施泰因，1988 年 8 月 28 日

在一次飞行表演中，飞机碰撞和坠毁造成 70 人死亡，超过 1000 人受伤。3 名飞行员和 67 名观众死亡，另有 346 人重伤。彼此不适应的医疗系统阻碍了合作。第一天，12 家医院接收受伤者；第二天，28 家；第三天，74 家 [28]。

门诊患者有 213 名；146 名患者入院；其他 84 人被转移到 ICU。仅机械创伤就有 112 例；单纯烧伤 263 例；机械和复合伤 68 例 [28]。烧伤面积小于 20% 的患者有 209 例（263 例的 79.5%）；TBSA 为 20% ～ 49% 的患者占 37 例，其中 3 例死亡；50% ～ 70%TBSA 的 9 例患者中，有 6 例死亡；另有 8 例 TBSA ＞ 70% 的患者死亡。在 68 例合并损伤患者中，55 例的 TBSA ＜ 20%；TBSA 为 20% ～ 40% 的 9 例患者中，有 3 例死亡。没有一例复合伤或 TBSA 面积大于 40% 的烧伤患者存活。

路德维希港的烧伤中心收治了 28 例遇难者。启动了现有的应急计划；第一天发生了人浮于事的情况。烧伤单元的初始救治是以正常方式进行的，而不是根据应急计划。经验丰富的烧伤小组对患者进行评估，灾难计划发挥了作用，但不完整的初始档案大大增加了接下来几天的工作量。在治疗期间，扩大抢救人员的队伍是没有问题的，连续几周轮班工作使有资质的医生都已筋疲力尽。烧伤床的大量使用导致交叉感染问题。一个第一天当值的高级外科医生得出结论：患者应该被转移到其他烧伤病房，那里有空余的床位 [28]。

煤油导致呼吸困难，患者肾脏、肝脏和中枢神经系统功能紊乱。事件发生后不久，评估血液中的循环碳水化合物可能对预后很重要 [29]。

4. 北卡罗来纳州教皇空军基地，1994 年 3 月 23 日

试图降落在同一条跑道上的两架飞机在空中相撞。C-130E 能够降落；F-16D 的机组人员被弹跳出去，滑入停放的充满燃料的 C-141 货机上（图 5-2）。500 名伞兵在离飞机 50 ～ 70ft 的地方等候，他们被喷上燃烧的航空燃料的火球、飞行的碎片和 F-16 的 20mm 弹药，这些弹药在高温下开始燃烧 [30]。事故发生后 15 ～ 30min，伤亡人员被送达了沃马克陆军医疗中心（Womack Army Medical Center，WAMC），这是一家有 5min 车程，拥有 155 张床位的医院。51 名患者接受了治疗并出院；55 名患者中，25 名进入了重症监护室；6 名需要紧急手术的患者被送往附近的医院。7 名患者被送往最近的平民烧伤中心，北卡罗来纳大学教堂山的杰西烧伤中心 [31]。

一支美军烧伤飞行队在事故发生 4h 后抵达，

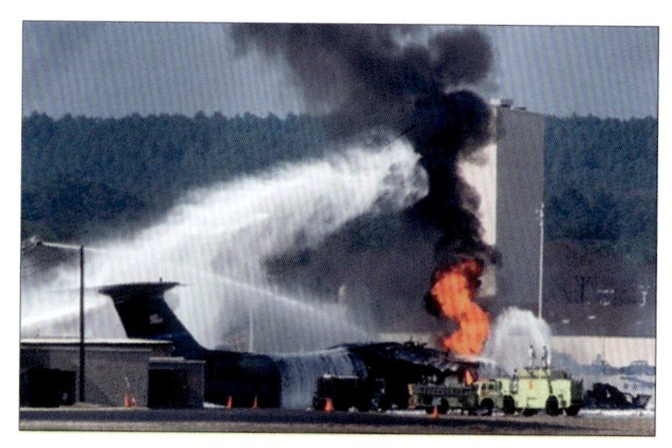

▲ **图 5-2 1994 年，北卡罗来纳州教皇空军基地，机场消防车在坠机现场熄灭一架燃烧的飞机，准备参加降落伞作战的战斗医生协助救援工作**

经作者同意后转载自 *Fayetteville Observer Times.*

另一支在 9h 后抵达。焦痂切开术被重新评估，有些必须再次评估。液体复苏以尿液为引导，但最初没有记录液体量。使用 Parkland 补液公式［4ml/（kg・TBSA）］，而不是修改后的 Brooke 补液公式［2ml/（kg・TBSA）］，以及未经培训的人员对 TBSA 的过高估计，都导致过度补液。41 名患者被转移到美国陆军外科研究所（the U.S. Army Institute of Surgical Research，USAISR）烧伤治疗中心，其中 13 个需要机械通气。被评估为“无生存可能”的患者留在了 WAMC。

Mozingo 等[31]的评论要点包括以下几个方面。

- 最初，烧伤面积最大的患者被转移到附近的民用烧伤中心。他们中的大多数后来死了。这对烧伤中心的资源几乎没有影响。
- 使用不同的复苏方法造成困难。
- 有明显致命伤的患者没有被运送，这不符合转诊医院（WAMC）的预期。
- 几个烧伤受害者仍然留在 WAMC，没有烧伤专家，因为所有烧伤专家都需要在 USAISR。
- WAMC 缺乏烧伤经验和培训。在技术上有知识缺陷（例如，切痂术）。
- 由于手术人员忙于进行紧急手术，非手术人员需要接受先进创伤生命支持（advanced trauma life support，ATLS）和先进烧伤生命支持（advanced burn life support，ABLS）的培训。

（四）爆炸

1. 墨西哥圣胡安尼科，1984 年 11 月 19 日[32]

圣胡安市（人口 40 000）发生 1.1 万 m^3 丙烷和丁烷混合物爆炸，是历史上最严重的爆炸灾害之一，里氏 5 级。在占地 25 英亩（10 公顷；10 万 m^2）的地区，有 7000 人需要医疗帮助，2000 人需要住院，有 625 人严重烧伤。伤员由 363 辆救护车和直升机运送至 33 家医院，6 万人被疏散。大约 2.3 万人受了轻伤，在住宿和食物方面需要帮助。

这一事件的严重性在于，在第一个小时内完全混乱，救援工作没有得到指导；二次爆炸、火灾产生的热量和碎片迫使救援人员暂时撤退，以避免更多的生命危险；逃离灾区的私人车辆阻碍了救援和疏散交通。经过分类和初步护理，受害者被分送到 33 家医院，其中大部分在墨西哥市。在三天内，烧伤患者被分配到 12 家拥有良好烧伤设施的医院。五天后，625 名烧伤患者中只有 300 人仍在烧伤病房，因其中 140 人死亡，另外 185 人被送往其他医院。“相当少”的深度烧伤患者，故很少有人需要呼吸器护理。

Centro Médico 收治了因三天前的筒仓爆炸导致 37 名严重烧伤患者，这次又从圣胡安尼科接收了 88 名烧伤患者。该医院调动了更多的工作人员，并在烧伤科附近准备了额外的床位。88 名患者中只有 2 名有气道损伤，需要气管切开和机械通气。这个烧伤科的常规容量是 48 张床，同时治疗的最大患者数是 136。烧伤面积超过 60% 的 15 名患者在 4 天内死亡。

2. 英国北海阿尔法，1988 年 7 月 6 日[33]

石油钻塔发生油气爆炸，导致 167 人死亡，189 人受伤。苏格兰的阿伯丁皇家医院从电视上了解到这一事件的信息。63 人获救；其中的 22 人自行去了医院，15 人被送往医院，11 人被送往烧伤科。受害者熔化的头盔对头部造成严重的热损伤。所有患者均有一定程度的吸入性损伤。

所有患者均在 72h 内接受手术。两个小组同时在两个地区开展手术。死亡人数之多给医疗队和非医疗队的心理造成了严重影响。精神病医生、心理学家和社会工作者都参与了进来。回顾性研究是将患者分配到其他科室。新闻媒体是一个问题，政府也没有意识到在较长时期内需要大量的烧伤专科医务人员。这些人员具备一定的烧伤知识如切开术、普通烧伤治疗方法等是很重要的。

3. 巴什基尔自治苏维埃社会主义共和国，1989 年 6 月 4 日

两列火车经过一条甲烷 – 丙烷管道时爆炸，造成 575 人死亡，623 人受伤[34]。大多数患者开始接受静脉输液复苏。伤势严重但能存活下来的人随后被疏散到车里雅宾斯克、斯维尔德洛夫斯克和乌法。后来，军方和俄罗斯航空公司把他们中的大部分带到了戈尔基、彼得格勒和莫斯科。30% ～ 40%TBSA 的患者大部分都有头部损伤。几个国际小组参加了烧伤的救治[35]。在乌法，来自得克萨斯州加尔维斯顿市的一个小组在 David Herndon 博士的带领下救治了烧伤面积为 30% ～ 68% 的 4 名儿童和 12 名烧伤面积适中（15% ～ 30%）的儿童。该小组与俄罗斯人员合作开始治疗；早期，把保守治疗改为手术治疗，使用加尔维斯顿公司生产的取皮刀和网状植皮。一支美国军队治疗团队被安排来治疗乌法的成年烧伤伤员，他们选择了 28 名患者进行烧伤创面切除和覆盖。该团队报道了许多创面感染（图 5-3）并建立了微生物计划。烧伤患者之间的交叉感染很常见，主要是多重耐药的假单胞菌和葡萄球菌属。用醋酸磺胺嘧啶和磺胺嘧啶银（silver sulfadiazine，SSD）进行局部治疗（图 5-4）[35]。这项工作是燃烧灾难中非常成功的国际联合行动之一[36]。

四、大规模伤亡事件的阶段

（一）混乱和警报

最初，有关事件的信息是不可用的；即使涉及这些信息，也往往无法验证事件的规模，有时甚至无法描述事件的位置。错误的信息会导致不准确的警报，对所有必须应对意外情况的人来说都是灾难性的[15, 18]。需要回答的问题包括事故的确切时间、地点和类型；估计的伤亡人数和预期的伤害模式；危险（如污染、有毒烟雾）以及潜在涉及人员的数量。

事故发生后，受害者往往会立即逃到最近的医院，在任何官方警报发出之前，医院里人满为患。这会影响应急计划的执行，因为每个人都在忙于治疗抵达的受害者，而且可能没有足够资源来执行这些计划。受污染的受害者会给医院带来严重的风险；这会导致部分医疗资源的浪费。

（二）组织机构

一旦事故被确认，必须要建立事故指挥系统和现场指挥所，以协调救援、安全、医疗和专业救援队的工作，使其能够在受损区域开展工作，保护队伍及其工作免受危险、暴力以及受害者及其亲友的分散注意力的要求。

应尽快在现场和响应医院开展救护工作。首先，必须清除现场的进一步危险，否则必须配备救援人员以应对风险。应建立封锁线，防止伤者自行前往医院，并防止旁观者和新闻媒体干预救援工作。

必须尽快开始实施交通管制，所有团队必须明白，以确保救护车、消防车和警车的进出，直升机的着陆和起飞；净化区域后设置分流区、治疗区和轻伤区；以及临时停尸房。将现场划分为不同的救援区域，并为技术支持小组制订救援时间表。

在这一阶段，医疗队、消防队、警察和技术救援队之间的合作至关重要。必须建立本地指挥、控制和通信（command，control，and communication，C3）结构，它们是临床前治疗的

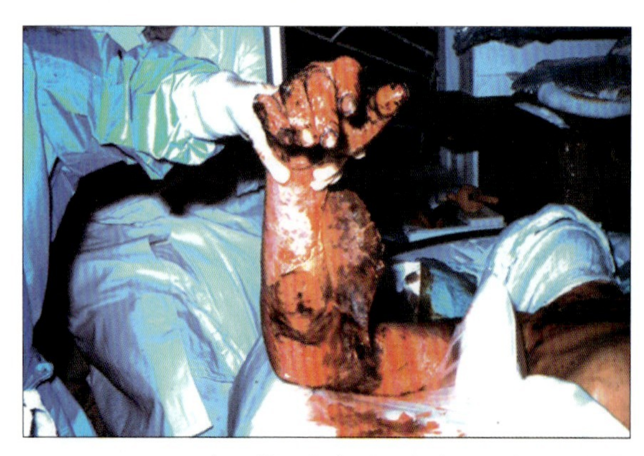

▲ 图 5-3 1989 年，俄罗斯乌法，在灾难发生后，侵袭性革兰阴性烧伤创面可能特别常见
照片由美国陆军提供

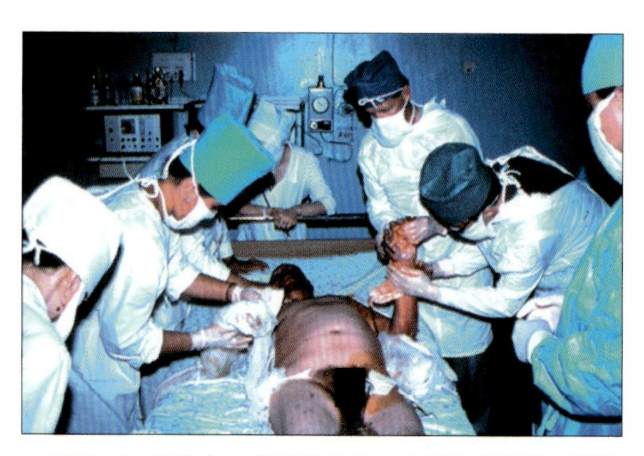

▲ 图 5-4 1989 年，俄罗斯乌法，美国和俄罗斯的团队进行烧伤护理
照片由美国陆军提供

协调中心。中心的 C3 结构协调临床前和临床治疗及运输，并及时发布最新信息。在医院，实施灾难应急计划，并召集工作人员来院。

（三）搜救

搜救（search and rescue，SAR）的第一个目标是把受害者带到一个安全的伤亡收集点（casualty collection point，CCP），以避免迫在眉睫的危险（敌对行动或环境危害）。必须在 CCP 处进行现场分类和标记。对每位患者的初步评估时间应少于 30s，并且应仅限于危及生命状况的评估。

（四）伤员鉴别分类和急救

伤员鉴别分类是一个根据治疗优先级对患者进行分类的过程，其目的是为最大数量的患者做最应该做的事。有多种不同的检伤分类方法。“高级灾害医疗响应课程”[37] 以现场为导向，概述如下。

- 一级分类发生在受伤点。
- 由经验最丰富的医务工作者在现场（或附近）进行二级分类。
- 执行三级分类以确定疏散优先级。

“基础灾害管理课程”[37] 是面向 ICU 的，描述了以下级别的分类。

- 在现场进行初始分类。
- 到达医院后进行二级分类。
- 在 ICU 进行三级分类。

最后，ABA 方案是基于烧伤中心的，具体内容如下。

- 一级分类是指发生在灾难现场或第一接收医院急诊室的分类。
- 二级分类是选择在达到最大收容量时将烧伤患者从一个烧伤中心转移到另一个烧伤中心。

很明显，分类不是一次性操作，而是必须在每个步骤中重复进行。分类有几种不同的方式与层级：急救人员可以在急救医学和大规模伤亡中使用简单分类和快速治疗（simple triage and rapid treatment，START），START 灵敏度为 62%[39] ～ 82%[38]。另一种方法是在现场进行医疗分流。这是由医护人员在其他人员协助下在已建立的分类区内完成。它包括简短的病史（事故发生时间、受伤机制、病情、患者如何被发现、采取的主要措施、实际不适、既往病情、药物治疗和过敏史）以及从头到脚的快速检查。

- 体检：外出血；穿透伤；热灼伤；化学灼伤；神经系统状态；并检查头部、脊柱、胸部、腹部、骨盆和四肢。
- 生命体征，包括呼吸率，脉搏血氧饱和度和温度。
- 根据九分法则估计烧伤面积，并对疑似吸入性损伤和插管需求进行评估。

根据表 5–1 所示对患者进行分类。一个简单易记的单词缩写是 DIME，它代表延迟（delayed）、立即（immediate）、最小（minimal）和期望（expectant）。烧伤患者分类中应考虑的主要因素是烧伤总面积和年龄。

表 5–1 分类颜色代码和紧急程度

组别	开始	军医分类
1	立即	立即
2	紧急的	紧急的（2a 和 2b）
3	延迟	延迟
4		预期
4	预期或死亡	
没有数字，没有颜色		死亡

现场紧急治疗由经过适当培训的医务人员在治疗区域进行。需要抗休克或气管插管治疗的烧伤应归类为紧急治疗。由于需要尽快复苏，复苏应该从现场开始！

在大规模伤亡中，不进行心肺复苏（cardiopulmonary resuscitation，CPR），因为它最初被归类为死亡（气道开放后无通气，无脉搏）的受害者，大部分努力是徒劳的。尤其是在从室内火灾（因为可以假设是致命的一氧化碳中毒）以及在大规模创伤救援中[40]。

第四级类组（在奥地利、德国、瑞士和其他

一些国家）包括不可救治的患者，他们仅需进行“期待”治疗。这可能是有争议的，因为供求差距的持续时间应该很短，而且当这段时间结束时，这个群体的优先权可能会变为1或2。第四组至少需要工作人员进行舒适的护理。死亡的受害者在紧急阶段既不需要工作人员也不需要运输工具。

如果有的话，每个患者身上会贴上标签。标签不仅用于指示分类类别，还用于为每个患者提供唯一的编号。这些标签有助于识别和登记受害者；记录患者的病史、医疗、受伤情况、治疗紧急程度和受伤分类及指定治疗医院。在以下所有情况发生之前，不得移除标签：到达医院、识别患者、登记标签编号和治疗数据。

（五）早期运输

对于烧伤患者从现场到医院的运输，救护车应加热尽量避免患者降温。应准备好保温垫和额外的毯子，并预热静脉输液。救护车门应保持关闭，以保持热量！运送的先后取决于分类中的紧急程度。

运送死者会从减少对伤者的运送能力。死者和他们被发现的地方（对于身份识别很重要[41]）应该登记；当他们必须被移走时，应该被带到临时停尸房。

从大规模伤亡事件中分配患者的一种策略是基于与现场的比邻程度，并将医院划分为一线、二线或三线。应尽可能避免使用一线医院（最接近现场的医院）。他们将会人满为患，能行走的伤者或私人车辆既不会被分类也不会被登记[3, 16]。二线医院是需要紧急送治的主要目的地。远离事件的三线医院非常适合分类中的第3类伤员（“延迟治疗”，只有轻微烧伤的“行走的伤者”）。这类伤员可以使用大众传输工具（如公共汽车）运输。

（六）烧伤中心收治标准

中央事件指挥部应该知道可用的烧伤床数以及受害者的数量和位置。必须评估烧伤程度和严重程度、呼吸机支持需求、休克治疗质量、CO中毒和切痂术的质量，以获得可靠的数据。最佳可行技术可能在这一阶段发挥作用，通过从边远的医院收集信息，协助急救。通过集中收集和分发数据，可以为患者选择可用资源允许的最佳治疗方案。这可以得到信息技术（information technology，IT）解决方案的支持，这些解决方案支持对烧伤病例进行集中登记

根据资源情况，烧伤患者要么被分配到拥有充分资源的烧伤中心，在烧伤中心资源有限的情况下，必须建立烧伤中心收治标准。这些标准应包括烧伤面积、年龄和呼吸机支持的需要。因此，建议用ABA出版的生存网格[2]。符合这些标准的患者将被运送到烧伤科；其余的要么留在基层医院，要么转移到非烧伤中心。

是否将无法救治的患者转运至烧伤中心需要提前确定。在工作量、心理影响和法律方面为基层医院带来沉重负担[31]。在烧伤中心，他们占用了那些可能存活下来的患者所需的医疗资源。在美国，两项同样的建议可能会产生冲突，即将任何三度烧伤的患者送至烧伤中心，而不是将任何有生命垂危且救治无望的患者送至烧伤中心。无论如何，这些患者、他们的亲属和照顾他们的工作人员都需要社会心理支持和经验丰富的烧伤工作人员的支持。

（七）撤离到其他烧伤中心

根据伤亡人数和可用的烧伤床，可能需要将患者从当地烧伤中心转移出去。有三种情况：

1. 如果患者数量在当地烧伤中心的扩展能力范围内，那么当地烧伤中心可以进行初步稳定和治疗，然后决定是否将部分患者转运到其他烧伤中心。

2. 如果患者数量超过了当地烧伤中心的扩展能力，但可以由国家烧伤中心系统进行统筹，那么必须早期在当地的创伤中心或烧伤中心进行初步治疗，晚些时候再将患者转移到国家烧伤中心。

3. 如果受害者人数超过国家资源，必须评估国际资源，以确定哪些患者将在全国烧伤中心接受治疗，哪些患者可以在国际疏散。这种情况可以通过现有的公约和条约来促进。

（八）后续转运

在运输过程中，必须保护患者免受细菌污染

和降温。这需要特殊的敷料和防止冷却的装置。Klein 及其同事报道，在空运过程中最常见的并发症是静脉通路中断和无法保证气道安全。体温低于 35℃的患者约占 10%，其中大部分为烧伤面积较大的烧伤患者[43]。

（九）转运回家

对于远离家庭的患者，若条件许可，可安排运送至家乡医院。中央灾害管理部门必须对治疗中心进行全面调查，以确定幸存者转运回家乡的可能性。如果患者病情稳定，且适合在家乡医院治疗，则应将其转移。他们必须获得运输资金。

（十）长期随访和康复

在烧伤中心治疗后，必须计划进一步的救护。必须开展定期随访、外科干预、康复和心理社会支持等。这些应该持久进行，为患者提供她或他信任的护理点。

必须协调所有患者的康复。烧伤病床的前期短缺之后将是康复中心床位不足。必须规划后续治疗；应建立目标并提供资金。不仅受害者，他们的亲属都应该得到自治（包括身体、心理和社交）。

（十一）压力释放

压力释放是应急响应中心理社会预防保健的一部分。大规模伤亡事件中的工作人员患病的风险高于普通人群。影响因素包括需要做出分类决策、不良信息、缺乏常规、缺乏资源、无法提供帮助及与新闻媒体影响[44, 45]。压力释放可以让参与事件的人从心理上克服事件并反思其影响。最理想的情况是，在活动现场附近进行，并在最初的 24 ～ 72h 开始。首选的方法是一对一的访谈和小组会议，之后心理社会专家决定是否应该提供事后压力释放。建议 4 ～ 6 周后再次联系人员重新评估[40]。

关键事件压力释放（Critical Incident Stress Debriefing，CISD）系统由三部分组成：准备、出勤和售后服务。CISD 由许多机构和组织提供。虽然最低标准相当明确，但有时缺乏质量控制[40]。

五、急救：灾难中的特殊考虑

（一）急救

旁观者、受伤和未受伤者，根据他们的经验和培训给予急救。可由受过培训的非专业人员执行的基本措施包括：①止血；②打开呼吸道；③灭火；冷却伤口同时防止体温过低；④防止伤口污染。

在大规模伤亡事件中，建议使用干净的聚乙烯薄膜（如 Saran 包装，用于食品的塑料包装）来保护脸部以外的区域。这种封闭敷料可防止伤口脱水和热量丢失。必须注意不要停止循环或阻碍通风。

（二）液体复苏

表 5-2 和表 5-3 提供了 ED 中烧伤患者的初步救护方案。为了简化非烧伤救护专业人员的液体复苏，他们可能需要同时对许多患者进行液体复苏，Chung 等[46]实施了一种新的公式，称

表 5-2　医院烧伤的初步评估

- A- 气道（airway）
  - 插管?
  - 气管切开术
  - 吸入
- B- 呼吸（breathing）
  - 气胸
  - 切开胸腔
  - 从胸腔移除坏死的板块
- C- 循环（circulation）
  - 复苏液
  - BSA 重新计算
  - 尿液输出
  - 核心温度
  - 出血
  - 切除术
- D- 无法活动（disability）
  - CO- 碳氧血红蛋白
  - 氰化氢
  - 震惊
  - 创伤
- E- 环境条件（environment）
  - 额外伤害
  - （创伤 CT 扫描）

CO. 一氧化碳；CT. 计算机断层扫描；BSA. 烧伤面积

表 5-3 基层医院评估烧伤的重要项目

通风 • 如果通气受影响：检查是否需要插管，气管切开术或开颅术 • 如果患者插管并且通气受到干扰：检查管状位置；排除气胸；考虑胸部切开术和筋膜切开术 • 检查吸入性损伤和误吸：可能需要进行支气管镜检查 • 如果碳氧血红蛋白很高：需要使用氧气设备
循环 • 如果肢体灌注受到影响或压力很高：检查是否需要进行切开术和筋膜切开术 • 重新计算 BSA • 重新计算输液量需求：显示已校正的输液量 • 如果血压受到影响：正确给予液体。其他药物？额外受伤？
器官灌注 • 检查尿量 • 核心温度：保温
其他伤害 • 是否需要其他治疗（烧伤治疗除外）？完成诊断并根据紧急情况给予治疗
局部治疗 • 清洁；使用消毒剂；初次拭子
营养 • 使用鼻胃管或鼻肠管

BSA. 烧伤面积

为10分法则（适用于体重在40～80kg的成人患者）。

- 估计烧伤面积，精确到10。
- TBSA%×10=初始流量，单位为ml/h。
- 80kg以上每10kg，每小时增加100ml。

在接下来的几个小时内，应根据生理反应调整输液量。目标是30～50ml/h的尿量。晶体液输注速率（如乳酸林格溶液，lactated Ringer's solution，LRS）每小时或每2小时调整25%左右，以实现此目标。该配方不适用于烧伤儿童（体重＜40kg）的复苏；对于儿童，应使用基于体重的配方以及维护液。

大量的伤亡事件和灾难使得在正确的时间，提供足够数量的液体复苏变得困难。例如，一个70kg重的40%TBSA烧伤患者在最初的8h内需要约6000ml的LRS。由于供应是灾难中的瓶颈，如何使用非LRS液体复苏患者的设施可能很重要。

（三）口服复苏

自从20世纪50年代早期开发IV复苏配方以来，大面积烧伤（BSA＞15%）的口服复苏一直未被充分利用。这主要反映了人们对烧伤后胃排空障碍和蠕动受损的担忧，并因类阿片镇痛药的副作用而加剧。在20世纪70年代早期，Monafo使用600mOsm/L高渗口服液对一小群BSA为22%～95%的成人和儿童进行了复苏[47]。20世纪90年代，早期肠内喂养的经验[48]表明，如果在烧伤后不超过2h开始喂养，则胃肠道效应是有利的，甚至可以通过肠内而非肠胃外喂养来救治大面积烧伤。

今天，我们主要关注的是世界卫生组织的口服复苏解决方案（oral resuscitation solution，ORS）。它是一种含有葡萄糖、钠、钾、氯化物和缓冲液的小包装，当溶解在水中时具有331mmol/L的轻微高渗渗透压。它最初是为了治疗霍乱、痢疾等容量和电解质的大量损失而开发的。将饲管导管置于40%TBSA烧伤麻醉猪的肠内，Thomas等根据Parkland公式证明了WHO ORS复苏的有效性[49]。Michell等报道了类似的结果[50]。El-Sonbaty报道了使用WHO ORS对烧伤10%～20%TBSA的儿童进行口服复苏的结果良好[51]。需要对理想的肠内补液的种类与量进行更多的研究。但是在IV液体短缺的灾难中进行早期烧伤复苏时，口服补液溶液可能会起作用，例如WHO ORS或以下之一[52, 53]：① 5.5g盐作为未溶解的片剂，用1L水吞服；② 1L水和1tsp盐（或1/2tsp盐和1/2小苏打）和8tsp糖；③ 1L LR含8tsp糖。

必须强调尽早开始液体复苏（口服、肠内或静脉注射）的重要性。

（四）气道管理

在烧伤中，氧气和呼吸机通常很少，增加了正确评估哪些患者需要氧气或插管的重要性。

（五）氧气

在灾难中，氧气（O_2）需求迅速增加。递送

小瓶液体 O_2 在逻辑上是困难的；可用容量因重量、空间和重新装瓶的需要而变得紧张。甚至医院的大型液氧系统也可能被损坏或无法使用。在这种情况下，必须尽快实施替代方案。便携式散装系统（1000～5000L 液氧）或移动氧气钢瓶很有帮助，但在灾难中通常无法使用。

另外两种选择是便携式氧气发生器（portable oxygen generators，POG）和非便携式氧气发生器，通常用于军事野战医院。如果有电，氧气发生器可以输送浓度为 93% 或更高的氧气。它们可以直接给患者使用或连接到呼吸机。使用增压系统提供足够的压力，氧气发生器可用于重新填充氧气罐。

对于资源不足的安全工作有几个要求：组织足够的供应；确保系统之间的正确连接；在练习中反复检查不同的系统；以及评估实际的氧气需求以最大限度地减少废气的产生[54]。

（六）麻醉

在灾难几乎没有设备齐全的麻醉工作站，可以安全地使用氯胺酮、氯胺酮和咪达唑仑，或氯胺酮和低剂量异丙酚，治疗没有受到气道威胁或吸入性损伤并且没有胸部或腹部大手术的相对稳定的患者[55]。氯胺酮可保持自然通气，气道反射大部分完好无损。该药物诱导解离麻醉，是一种有效的镇痛药。增加中枢交感神经张力有助于稳定血流动力学。它是支气管扩张药，但增加了黏液的产生。因此，可能需要同时给予格隆溴铵或阿托品。为避免烦躁不安和幻觉，可与咪达唑仑（0.03～0.15mg/kg）或低剂量异丙酚（0.25～0.5mg/kg）联合使用。作为外消旋体，氯胺酮的负荷剂量为 0.25～1mg/kg 静脉注射或 0.5～2mg/kg 肌内注射用于镇痛；麻醉剂量为 0.75～3mg/kg 静脉注射。具有较少拟精神病作用的 S（+）氯胺酮可以以外消旋体的一半剂量施用。效果持续 5～15min。

上下肢创伤的急性手术和开放性骨折的复位，如果必须进行阻滞麻醉的区域清洁且没有烧伤，可以在周围单次局部麻醉技术下进行。同样的方法也适用于四肢较小的烧伤。

呼吸机和麻醉机的可用性取决于灾难的规模。如果需要野战医院，供应商必须知晓可用的设备。一线现场麻醉机是可移动系统。它们被用于军队的前线医疗部队，也被用于像德国红十字会“Ziviles Feldlazarett”这样的民间部队。它们的主要优点是重量极低（5lb 或 2.3kg）。但是，对于受控模式下的通气，它们必须连接到呼吸机上。另一个缺点是它们没有达到美国麻醉师协会（American Society of Anesthesiologists，ASA）的安全标准。因此，设备作用培训很困难，需要连接到标准麻醉机的安全和监控系统。

最近，标准麻醉机的现场可部署版本被开发和引进。它们的设计坚固轻便，能够在极端温度下工作，具有扩展的电池容量，几乎不需要维护，并且具有现代不同的通气模式。这同样适用于一些现代化的呼吸机，这些呼吸机易于运输，并能够取代重型 ICU 呼吸机。

（七）血液

很少有出版物描述输血服务在灾害和灾难中的反应性和有效性。在灾害响应的最初和长期阶段，血液供应被认为是稀缺的[12]。但“9·11 恐怖事件”的经历表明，不协调的献血激增可能会在数周后导致供应量的异常下降[56]。因此，在灾害和灾难中血液管理是一个棘手的问题[57]。

医院血库拥有一定的库存，通常不超过正常 2～3d 所需的血液制品数量，包括重大创伤的额外用血。烧伤灾害立即耗尽可用库存，并需要向当地血液中心提出紧急请求。大规模的伤亡，尤其是在烧伤灾害中，会导致患者分布到不同的创伤中心，从而涉及多个医院血库。高容量和高优先级的请求集中在一个血液中心的螺旋序列中，这对于协调其医院血库的分布是非常紧张的。

供应通常足以满足紧急的首次需求，但许多血液中心平均持有的血液制品，只能满足一周或更短的正常需求。烧伤的特点是早期急需血小板制品和红细胞浓缩物。血液中心的储备可能在数小时内耗尽，首先是血小板，其次是红细胞浓缩物。即使在更大的灾难中，血浆产品也通常是可用的。

其他血液中心的输送和国家协调可能有助于缓解某中心自身的不足。更常见的情况是，血液中心没有关于灾难和血液制品估计需求信息而自行采取行动。急救服务和血液中心之间的沟通很少。

（八）创面治疗与切痂术

虽然ABLS等课程强调早期将单个患者转移到烧伤中心，烧伤专家在那里进行伤口清创和焦痂切除术（如果需要），但这在大规模伤亡事件中是不可能的。最初的伤口清创应彻底、积极，并应使用外科消毒剂，如葡萄糖酸氯己定溶液。清创后，应给患者使用局部抗菌药。SSD（磺胺嘧啶银，磺胺嘧啶银软膏）具有广泛的可用性并为大家所熟知。醋酸磺胺米隆（磺胺酰亚胺，由伊利诺伊州洛克福学院生产）具有深入焦痂的优势。银离子浸渍敷料（Silverlon；阿根廷医药，日内瓦，伊利诺伊州；其他）是比冷霜更省力的选择。对于大规模伤亡情况，会有硝酸铈的SSD是一种极好的选择，其使得后期切除焦痂成为可能，而同时并不带来其他不良影响[58]。一种酶促清创剂NexoBrid（以色列亚夫纳医疗伤口有限公司）正在作为外科伤口清创的局部替代品进行评估，这将在大规模伤亡事件中发挥作用。

六、通信

通信是成功应对灾难的重要组成部分，也是危机期间经常发生故障的部分。医院和烧伤中心通常首先通过媒体或其他非官方渠道了解事件[19]。自行到达的患者有时会提供首要信息[9]。新闻媒体也可以比固有的信息结构更快，有时视频是比文字更好的信息来源。当分类标记的患者到达或讲述某些故事时，它表示大规模伤亡事件。医院应按预案进行充分准备，包括检查物品供应和当地情况，不允许工作人员在轮班后回家，直到情况得到解决。

危机沟通是指在危机之前、期间和之后，公共机构、组织、新闻媒体以及受影响的个人和群体之间的信息交流[59]。

（一）沟通方式

在灾害和大规模伤亡中，许多因素增加了对通信的需求，而且通信资源有限。在许多灾难中描述了各种通信方法的连续失败，如恩斯赫德[60, 61]、伦敦和马德里[10, 11]。几乎所有大规模伤亡和灾难都报道了通信问题。

1. 移动电话

移动网络通常不堪重负，因为受害者、新闻媒体、亲戚、朋友和其他人都快速开始拨打手机。这导致在几分钟内信号崩溃。不应在爆炸装置附近使用手机，建议在50ft（15.2m）以外使用。试图使用手机的人可能会受到安全部队的警告，他们知道手机可以用来触发炸弹。如果怀疑是炸弹，安全部队可能会干扰手机[63]。通常在手机上拍摄的业余视频对于还原事故和大规模伤亡情报非常重要。

2. 常规电话

在大多数医院，进出的固定电话数量有限。与自动切换相反，手动拨盘可能非常快速地过载。对于提醒员工，具有呼叫中心功能的警报服务器更有意义。

3. 互联网协议语音

互联网协议语音（voice over internet protocol，VoIP）允许电话会议。出于安全原因，公共VoIP系统通常在医院IT系统中被禁用。

4. 对讲机

接收和传输在室内和地下可能很差或无法使用（如，2001年纽约“9·11”事件、2005年伦敦炸弹事件）。在医院中，一个高频通道可以限制在同一地点和时间通话的人数，当一个区域的多人交换信息时会引起问题。

5. 集群无线电系统

这样的系统使用计算机控制，允许几乎不受限制的通话组且只使用几个频道。救援部队使用集群无线电系统（trunked radio systems，TRS）进行组织内和组织间通信。在欧洲，正在为应急组织建立TRS。

6. 卫星电话

卫星电话独立于当地的基础设施，在基础设

施不确定或超载的情况下非常有用。但是，如果接收端的电话系统无法工作，即使是通过卫星电话进行的呼叫也建立不起来。

7. 互联网

只有在连接完好的情况下，互联网通信才是一个选项。[64] 互联网有助于为受害者亲属建立信息结构，并向广大观众提供信息。

8. 电子新闻媒体

在灾难中，尤其是在必须疏散当地人员和需要工作人员的时候，这一点非常重要。在官方警报到来之前，新闻报道有时会成为烧伤中心关于事件的第一个信息来源。

（二）与新闻媒体的沟通

新闻媒体塑造了灾难的公众形象。信息应来源尽可能正确和完整[59]。应对危机沟通进行培训，中心事故指挥部应任命发言人，定期举行新闻发布会和公告。新闻界应远离受害者及其亲属。医院内的消息也可能成为头条新闻。

发言人开始工作时，首先要表达对形势的关心以及向失去亲人的人表达关切和哀悼，并保证尽一切可能提供帮助。

向媒体提供信息的方法包括网站、新闻稿、新闻发布会和广播电视采访。

媒体希望人们接受采访和拍照。这应该牢记并做好准备，预先考虑哪些方面可以讨论而不会引起问题。以下是与媒体互动时应避免的事项列表[59]。

- 猜测；提出自己的观点；说假话。
- 显得沮丧或生气。
- 使用行话。
- 讨论机密信息。
- 说“没有评论”。
- 谈论您的专业领域之外的问题。

与媒体的沟通应该在一个配备有媒体传输设备和远离患者治疗区域的环境中完成。

（三）与相关者和朋友的沟通

应在医院建立中心，供亲朋好友私下聚集。应该在这里提供危机顾问和通信工具（如电话）。访问该区域应仅限于确定的亲属和朋友。这里的信息应该准确、诚实，而且从不投机。应指定一名亲属和朋友的联系人。探望受重伤亲人的亲属应得到社会心理援助，并应提供客房和持续的、基于事实的信息。患者和亲属应受到新闻媒体的保护，新闻媒体往往是这一阶段的一个大问题。

七、患者和资源分配策略

灾害规划和应对的基础是接纳烧伤患者，将烧伤患者重新分配到远离灾区以及将更多资源带入灾区的策略，策略因国家而异，这取决于可用资源。任何成功的灾难救援策略的基本原则是分层响应。这意味着随着事件的规模增加，越来越多的支持层面发挥作用。大多数大规模伤亡事件都在当地处理；根据需要对区域、国家和国际资源进行统筹。

（一）烧伤中心的作用

对于进入烧伤中心的个人救治标准差异较大。如德国的烧伤治疗协会（German-Speaking Association for Burn Treatment，DGV）和欧洲烧伤协会（European Burns Association，EBA）的指南规定，涉及功能或美学上重要部位的烧伤应在烧伤中心进行治疗，无论其程度如何。根据 ABA 指南，所有三度烧伤都应在烧伤中心进行治疗。在大规模伤亡和灾难中可能无法遵循这些准则，至少在最初阶段是这样，所有的烧伤床应安排患者，他们将从烧伤中心治疗中获得最大的生存优势。

理论上，在资源丰富的行政管辖区，允许所有烧伤患者进入烧伤中心是合理的，烧伤中心多、烧伤床多、工作人员多。事实上，各国的烧伤床的供应情况各不相同。通常可以假设烧伤床供不应求。即使在美国[65]，许多烧伤中心的床位也不到 15 张，重症监护室的床位甚至更少。

当受害人数如此之多以至于无法维持质量时，允许所有烧伤患者进入烧伤中心的优势就丧失了。然后烧伤中心的工作人员会对许多非致命性烧伤患者进行集中治疗。同样，只有最严重烧伤的患者才能进入烧伤中心。教皇空军基地的案例中也证明了这一点。在那里，大量致命伤患者占据了杰西烧伤中心的所有资源。烧伤床是稀缺的，因此必须为那些生存机会最好的受害者保留。ABA 发布了一个效益资源比表来优化这个过程。

即使对于烧伤中心，转移患者到其他地方也是合理的，因为不能无限期地维持扩展能力。“医疗不切实际的自负”永远不应该成为避免将患者转移到其他地方的理由。工作负荷超过正常容量会导致并发症，如感染控制问题[28]。

（二）创伤中心的作用

创伤中心将始终是灾难反应的一部分。创伤中心比烧伤中心多得多，能够更容易地应对不明伤亡人数的初步治疗[66]。在特殊情况下，合并损伤（如机械损伤）的患者可从转移到创伤单元中获益。

虽然烧伤的最初治疗是 ATL 的一部分，但许多急救医生、创伤外科医生和其他医务人员对烧伤没有经验[31]。因此，没有烧伤单元的创伤中心需要专家的支援，似乎是 BAT 最有效的地方。BAT 专家可以指导其他外科医生。因为他们不忙于细节，而是忙于指导他人治疗，所以他们有能力提高治疗效果。他们还可以帮助确定烧伤的程度和严重程度，以便收集整体数据，并将患者重新分配到烧伤中心或其他医院。这假设 BAT 可以在短时间内迅速展开[3, 8]。

（三）烧伤床数据库的作用

烧伤床数据库是快速知道谁应该去哪里的必要条件。这些数据库应包括不同的烧伤床类型（成人或儿童；ICU 或普通病房）。在一次事件中，单独询问每个中心有多少床是不提倡的，因此，最好使用在线系统。

目前，关于灾难时烧伤床的实际可用性数据很少。德国烧伤床占人口比例最高。在恩斯赫德烟花爆竹爆炸事件中，德国可以提供 19 张 ICU 烧伤病床，成人 127 张，儿童 15 张。德国和英国设有国家烧伤床位管理局，并设有合作网络设施（如地中海烧伤俱乐部）。

（四）国际合作的作用

在一些大规模伤亡事件中，尤其是在欧洲，跨越国际边界的烧伤患者转移工作取得了良好的效果。欧盟有一个“共同体民防机制”，该机制监管欧盟内外国家之间的灾害支助。这一过程包括向发生灾害的国家派遣救灾人员，但不涉及将受害者转移到其他国家。一些国家之间有交流条约，有实际的跨境医院合作，但没有特别的规定。

八、人道主义危机

人道主义危机是一种对健康、安全或人类福祉造成严重威胁的事件，通常发生在各个领域。对于烧伤、武装冲突和自然灾害是最有可能的形式。自然灾害不仅与火灾直接相关（如野火），而且还通过非常规的能源使用导致烧伤：当人们不习惯点火，但他们需要它，因为他们的电力资源丧失，烧伤发生率上升。同样的情况也发生在人们试图通过在电线上投掷电线来获取电力的时候。在一场严重风暴之后，越来越多地使用内燃应急发电机会导致烧伤发生率升高[67]。

在灾难和人道主义危机中，医疗通常只能在重建了最低限度的基础设施和秩序之后才能开始。在发生抢劫、政治或宗教冲突的地方，医疗工作可能是危险的[68]。因此，至少在早期阶段，与安全部队合作是必要的[69]。工作的最低要求是住房、安全用水、食物和电力[70]。灾害和低资源国家医疗救助工作的基本问题之一是贫瘠：通常肝炎和艾滋病毒感染率很高，不能被传播[71]。将人道主义危机期间的烧伤救援标准化可能会有所帮助，具体如下。

- 可以用最小的努力治疗的那些患者（例如，通过清洁敷料和可用的镇痛药）。
- 没有专门救护就无法生存的人。必须首先建立这种专门的救护。
- 在此环境中无法成功救治的那些患者。必须将患者运送到可以进行成功治疗并获得资源的地方，或者为患者提供“舒适救护”。

为了在人道主义危机期间提供有效的烧伤

治疗，历史数据提供了一些成本最低改善效果最佳的干预措施。在第二次世界大战结束时，只有50% 烧伤面积超过 40%TBSA 的年轻成年患者在烧伤后幸存下来[72]。以下技术或措施使存活率逐步提高[73]：①液体复苏技术；②安全的血液供应；③使用醋酸磺胺嘧啶或含银产品进行局部抗菌处理；④早期切除和移植；尸体皮肤作为临时皮肤替代品；⑤肠内营养；⑥机械通气和一般重症监护的改进。

换句话说，相对低成本的干预措施（例如，通过使用局部抗菌烧伤膏和基本卫生预防侵入性革兰阴性菌自烧伤伤口感染）可能比一些高成本、高科技的干预措施产生更大的效果[74]。

九、结论

最近的事件提高了全世界对烧伤灾害的认识。正在进行的战争和恐怖袭击，以及一些室内火灾，都表明有必要为此类事件做好准备[75, 76]。没有人能避免这种风险。问题不在于这些灾难是否会发生，而在于何时发生，以及我们如何应对。

需要应急预案，它需要人员、物资与组织结构（staff，stuff，structure，3S）。预案包括国际灾难预案、国家灾难预案、国家一级协调灾难预案以及地方和机构的地方灾难预案。组织结构是国家或国际卫生系统。物资是备灾应急物资。工作人员包括医疗、护理、救援和技术救援组织。在这些预案的基础上，必须建立法律先决条件，并且预设资源的来源与资助。规划和执行都需要资金，这是对社会未来和安全的投资。

烧伤协会可以帮助这一过程，因为他们是这些领域的专家。没有烧伤治疗专家参与的预案是徒劳的，但是就他们自己工作，烧伤专家缺乏计划大规模伤亡的条件。

医院和救援组织的灾难演习必须实事求是。烧伤治疗教育［如高级烧伤生命支持（advanced burn life support，ABLS）、严重烧伤应急管理（emergency management of severe burns，EMSB）］是有效应对大量伤员的必要条件，不仅对医务人员，而且对医院管理部门也是如此。烧伤外科医生在烧伤灾难中是稀缺的，而且外科医生不是唯一接受培训的人员。我们鼓励读者从本章所述的经验中学习，希望这些经验能激励他们认真计划，努力训练。

第6章 烧伤患者的门诊治疗

Care of Outpatient Burns

Charles D. Voigt　Mario Celis　David W. Voigt　著
李世吉　刘　晟　陈旭林　译

一、概述

在排除了患者存在合并损伤等医疗情况，以及遭受施虐等社会问题后，很多小面积烧伤可在门诊进行治疗。与住院治疗相同，门诊治疗的目标为完全修复创面，尽量减轻瘢痕和畸形，同时减轻疼痛，降低感染风险，避免功能损伤。为达到这些目标，门诊治疗包括创面管理、康复和社会心理学支持。

烧伤患者的门诊治疗，也是较大面积烧伤住院患者出院后，作为长期随访治疗的延伸。烧伤患者的门诊治疗内容基本一致：准确评估创面愈合情况；关注可能需要手术修复的部位；持续的物理康复和社会心理学支持；以及瘢痕的控制管理等。

二、门诊患者的确定

门诊治疗前，应充分评估门诊条件是否能满足患者的治疗需求。经过仔细询问病史和体格检查后，方能决定是否收住入院或门诊治疗。需要注意的要点有：烧伤创面的面积与深度、烧伤原因、合并创伤和既往疾病。对于需要静脉补液复苏治疗，以及疼痛管理等在门诊无法处理的患者，应予以收住院。而在补液完成及口服药物控制疼痛后，可根据烧伤的严重程度，选择是否在社区环境中进行相应后续治疗。美国烧伤协会给予了相关指导意见，以帮助确定患者是否应在烧伤中心接受治疗，后文将详细讨论（表6-1）。

（一）烧伤面积

美国烧伤协会建议，烧伤超过10%体表总面积的患者应转诊至专业烧伤中心[1]。烧伤面积可使用Wallace九分法或手掌法进行估计。伤员五指伸展并拢时，单手掌面及手指大小，约为体表面积的1%。手掌法在小儿烧伤中极为实用，因九分法并不适用于儿童身体面积比例。Lund-Browder图表法可更为准确地评估烧伤面积大小[1]。需重点注意的是，手掌法可能会高估烧伤面积的大小[2]，而九分法和Lund-Browder图表法在评估肥胖患者的烧伤面积时，则可能出现明显误差[3, 4]。重要的是，应当充分了解面积评估方法不完全精确，同时评估自身是否有可满足其治疗需求的医疗条件和专业团队。

（二）烧伤深度

烧伤深度的评估十分重要，建议患者一旦达到三度烧伤，需转至烧伤中心接受专业医护治疗。一度烧伤和三度全层烧伤相对容易识别。晒伤等一度烧伤，仅累及表皮，局部干燥、疼痛，但无水疱形成。三度烧伤累及表皮、真皮和皮下组织。创面可表现为炭化、蜡白，触之硬如皮革，按压不变色，局部感觉丧失，无痛感（图6-1）。处理全层烧伤创面时，可能因刺激到存在炎症及痛感的创面边缘组织而引起患者疼痛不适。二度烧伤可分为浅二度烧伤和深二度烧伤。二者在伤后初次评估创面时，差别细微难以区分。二度烧伤创面均表现疼痛、潮湿和水疱形成（图6-2）。但浅二度烧伤创面水疱液较清，

表 6-1 美国烧伤协会烧伤中心转诊指征

须转运至烧伤中心进行治疗的烧伤包括：
1. 超过体表总面积 10% 的二度烧伤
2. 累及面部、手、足、生殖器和会阴部，以及跨大关节的皮肤烧伤
3. 全年龄段的三度烧伤
4. 电烧伤，包括雷电伤
5. 化学烧伤
6. 吸入性损伤
7. 烧伤患者合并既往疾患可能使治疗复杂化、延长康复期及影响死亡率
8. 当烧伤伴随有其他创伤（如骨折等），且烧伤伤势更具威胁或可能导致死亡。当其他创伤可能造成更大危险时，可在创伤中心稳定病情后，转运至烧伤中心。此类情况下临床医师的判断尤为重要，且应遵循当地医疗管控和分诊规程。
9. 小儿烧伤在当地医院难以获得足够专业人员及医疗设备进行治疗时
10. 烧伤患者需要专业的社会心理及康复治疗干预时

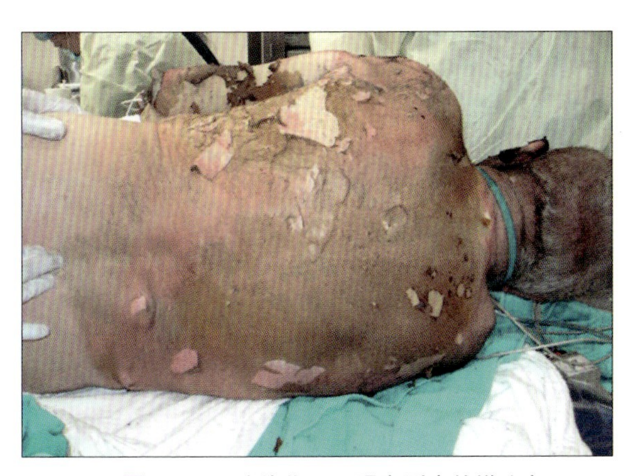

▲ 图 6-1 三度烧伤，可观察到皮革样改变

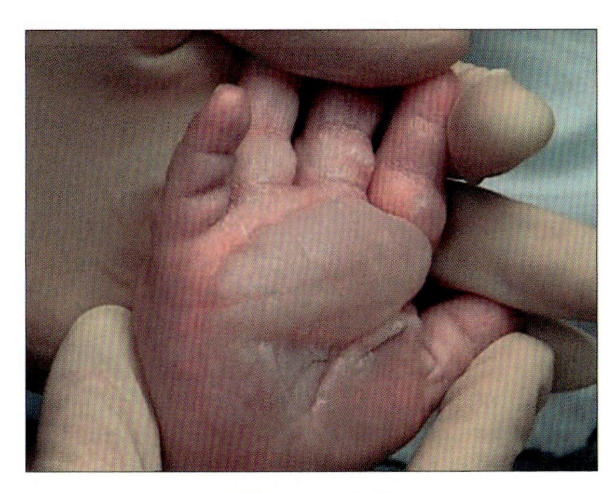

▲ 图 6-2 二度烧伤

深二度创面水疱则可能在后期出现血性液体。与深二度烧伤不同，浅二度烧伤创面按压时颜色变白。有时创面散在破裂水疱，最初呈浅二度烧伤，但随着创面小血管栓塞，创面逐渐加深[5, 6]。浅二度烧伤创面一般于 3 周内愈合，而深二度烧伤创面修复可能需要更长时间，或需切除坏死组织和植皮手术后方能愈合。

烧伤局部可分为三大区带（图 6-3）。凝固坏死带为最严重的不可逆性组织损伤区带。凝固区周围是瘀滞带，瘀滞带组织若治疗不当则发生坏死，若灌注改善则可能恢复正常。如果患者复苏不良，烧伤创面瘀滞带可能发展为凝固带。充血带在烧伤创面边缘，若保持灌注且未发生感染，则很可能经治疗愈合[7]。

（三）创面分布

根据美国烧伤协会指南，累及手、足、面部、生殖器和会阴部，以及跨主要关节的皮肤烧伤，均应在烧伤中心接受治疗[8]。这些区域的持续损害将对患者预后产生严重影响。手部损害将影响抓握功能，因此会对生产工作和日常生活造成不便。足部及跨关节皮肤的烧伤会严重限制行动能力，面部烧伤则会损害视力和影响进食，并且由于外貌改变而产生情绪影响。生殖器和会阴烧伤对患者的自理能力造成限制，阻碍泌尿、排便及性功能活动。即使这些部位的烧伤不会危及生命，但这些患者仍需在烧伤中心进行治疗，从而可以获取专业医疗资源来满足组织重建和功能康复需求。

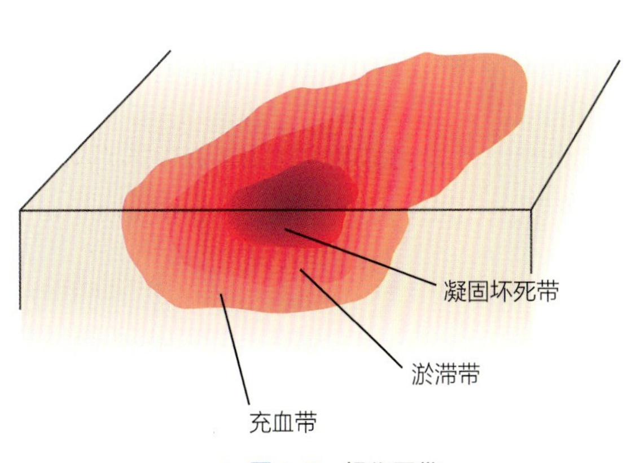

▲ 图 6-3 损伤区带

应特别关注肢体或躯干等身体部位的环形烧伤。创面下方组织水肿，压力增高，可导致骨筋膜室综合征，进而局部组织缺血坏死[9]。典型症状体征表现为“5P”征，包括持续性疼痛（pain）、苍白（pallor）、感觉异常（paresthesia）、无脉（pulselessness）和运动障碍（paralysis）。临床医师须高度警惕骨筋膜室综合征，一旦发现应立即收治入院。

（四）烧伤原因

1. 电流

致死性心律失常是电损伤主要的危险因素，因此所有电损伤患者都应进行心电图（electrocardiogram，ECG）检查，且符合烧伤中心转诊指征。低压电所致组织损伤较小，若无晕厥史，心电图检查结果正常，且无其他入院指征者，可继续门诊治疗[10]。存在心律失常表现、心电图结果异常及晕厥史的患者，需入院监护处理。低电压电损伤的常见病例，是儿童吮咬缺损暴露的电线，导致唇、舌、牙龈或牙齿受损。因口服药物和进食受阻，此类患者可能需住院治疗。口部电损伤易导致上唇或下唇动脉破裂，尤其好发于伤后第 4 ～ 7 天（图 6–4）。若在门诊治疗，需要对患者的陪护做好相关风险和急救知识宣教，如出血时可用示指和拇指夹住口角持续按压。

所有高压电损伤的患者，必须立即转诊至烧伤中心接受治疗。与同等面积热力烧伤相比，一般情况下电损伤可造成更为严重的组织损伤，截肢、脏器衰竭和死亡的概率均大幅增加[10]。

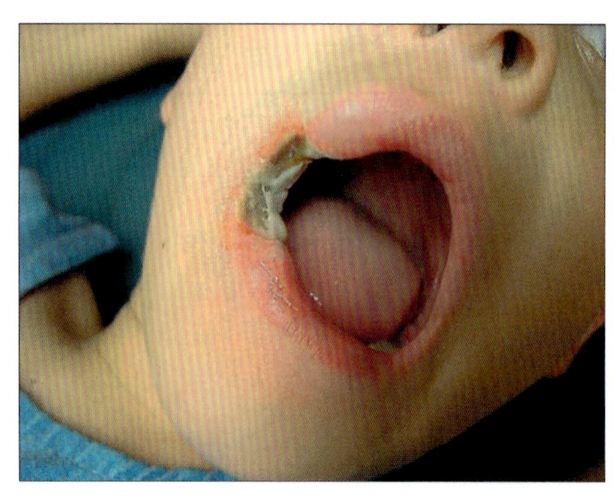

▲ 图 6–4　口唇烧伤

2. 化学物质

化学性烧伤并非热力损伤引起，但应由烧伤外科医生治疗，化学烧伤是将患者转诊至烧伤中心的指征之一。化学烧伤的一般处理原则，包括立即拭去干燥固体化学物质，以及液体化学物质接触区域持续大量流水冲洗[11, 12]。作者建议，疼痛完全缓解后方可停止冲洗，碱性化学物质暴露时则需至少冲洗至皮肤 pH 为 7（与流水 pH 相同）。皮肤正常 pH 约为 5，但创面冲洗至 pH 为 7，可杜绝进行性损害。热力和化学烧伤后，及时冲洗创面均可减轻皮肤全层损伤，缩短住院时间[13]。化学烧伤时，创面冲洗时间可能需 1h 以上[14]。而根据作者的经验，碱烧伤时创面冲洗至皮肤 pH 为 7，一般所需耗时更久。

治疗时应根据致伤物质性质，具体考虑处理策略。苯酚烧伤时，直接用水冲洗效果不佳，因此可先使用聚乙二醇或植物油擦拭，然后大量流水冲洗。如果创面疑有金属钠或金属钾，遇水可发生化学反应，释放大量热量加重组织损伤，则应避免用水清洗。接触氢氟酸后，应大量清水冲洗后配合使用钙剂处理，可使用含钙离子凝胶覆盖创面。部分研究者建议，应局部组织注射葡萄糖酸钙，以减轻疼痛，并防止组织坏死[15]。作者通常选择供给创面血流的动脉，使用葡萄糖酸钙缓慢注射，直至疼痛缓解，必要时数小时内重复进行。皮肤接触氢氟酸后，游离的氟离子被吸收，随后与体内钙离子和镁离子结合，形成不溶性盐。严重时可造成患者发生低钙血症和低镁血症，伴细胞钾外流引起的高钾血症。氢氟酸中毒的主要死因，是低钙血症引起的致死性心律失常。50% 氢氟酸造成体表达 1% 烧伤，或是任何浓度氢氟酸造成体表达 5% 烧伤，即足以引发致命的低钙血症[16]。必须对致伤化学品进行鉴别，如果有需要可以联系当地毒物控制中心。用合适的方法去除致伤化学物质后，后续的皮肤治疗与其他创面治疗方法相同。

（五）呼吸系统并发症

吸入性损伤是转诊烧伤中心的指征之一。吸

入性损伤患者可能外部表现轻微，甚至无任何烧伤创面，临床医师需根据烧伤现场环境判断，高度警惕患者是否存在吸入性损伤和一氧化碳中毒[17, 18]。这两种并发症可能最初并无任何表现，但会随着时间的推移而发展造成严重后果。值得注意的是，呼吸道阻塞可能发生在口咽、面部或颈部烧伤后，上呼吸道组织发生水肿时[19]。因此如果疑有吸入性损伤，应给予必要观察。

（六）复合伤

鉴于烧伤的意外属性，事件发生时常合并外伤。首先应评估烧伤与复合伤，比较二者对患者造成损害和致命程度，由临床医师判断决定，是立即入院治疗，还是稳定病情后转诊至烧伤中心[8]。

（七）并发症

全面了解烧伤患者的病史，确定可能造成不良影响的既往疾病。既往疾病可能使社区环境下烧伤患者的治疗护理复杂化，或对愈合、疾病发病率和患者死亡率产生影响。

烧伤刺激可能会加剧原有疾病，如糖尿病、哮喘或冠状动脉疾病等。

（八）社区条件

完备的烧伤门诊治疗，要求有充足的医疗条件进行创面处理，并实施合适的随访计划。这些条件包括能够协助换药的人员；例如家庭成员或上门护士，以及能够方便获得医护救助、康复治疗和心理社会服务的能力。若社区环境难以达到以上条件，需考虑转诊至烧伤中心接受治疗。

在考虑患者身处的社会环境时，烧伤事件可能并非偶然，应予严正关切。若疑有故意伤害情节，则需收治入院，并通知相关部门，保护患者安全（图 6-5 和图 6-6）。

（九）院内资源

决策过程中应充分考虑现有资源。小儿烧伤患者应在医院接受治疗，并配备符合资质的医护人员和医疗设备。

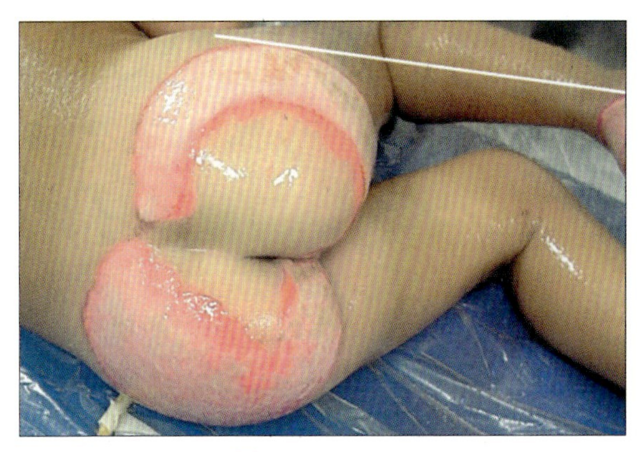

▲ 图 6-5　非意外烫伤
注意观察小儿未烧伤部位，患儿被置于热水盆中，臀部中央与盆底接触，故未被热水烫伤

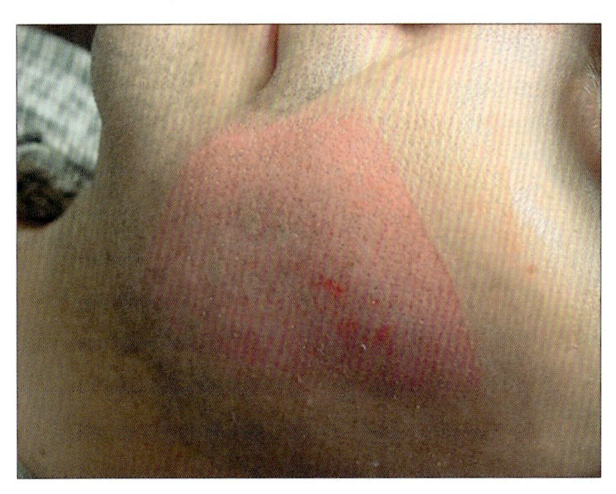

▲ 图 6-6　非意外接触性烧伤
此例烧伤由熨斗造成，可观察到三角形外观

三、小面积烧伤的处理

（一）创面降温

烧伤创面急救首先应脱去燃烧衣物，而后立即使用清凉自来水或盐水进行冲洗降温[20–22]。当组织温度超过 44℃时，热力仍将持续造成损害，故烧伤创面的降温处理应在伤后尽快进行[23]。Rajan 等的研究表明，即使在伤后 60min 才开始冷疗，仍将有益于预后[24]。动物模型显示，直接使用冰块等过度冷疗，较不进行任何冷疗，可能会造成更为严重的创面损害[25]。

冷疗在热力烧伤急救中十分重要，降温可以稳定皮肤中的肥大细胞，从而减少组胺释放，减轻创面水肿。使用清凉湿润的纱布等冷敷，可有效缓解二度烧伤引起的疼痛[26–29]。大面积烧伤过度冷疗可能会造成患者低体温，而适宜门诊治疗的小面积烧伤患者，一般没有引起体温骤降的风险。在积极冷疗的同时要监测患者的核心温度。

对于超过多大面积的烧伤不宜冷疗，目前尚无明确规定，但实际应用中一般以体表面积10%为限。最近的一项研究表明，烧伤冷疗的最佳时长为20min[30]。

（二）疼痛管理

麻醉药是急诊烧伤疼痛管理的一线用药。吗啡静脉给药剂量应逐渐递增，以达到理想的镇痛效果。其他镇痛选择包括对乙酰氨基酚加可待因、羟考酮或类似镇痛药，可以单独或联合应用。出于对阿片类药物的过量使用风险及成瘾性的担忧，临床医师在医疗工作中，特别是适宜门诊处理的小面积烧伤时，常考虑使用对乙酰氨基酚或非甾体类抗炎药（nonsteroidal anti-inflammatories，NSAID）等药物。二度烧伤创面因失去表皮保护，故表现最为疼痛。起初疼痛剧烈，但在后续数小时内会部分缓解。而在进行创面换药或身体活动时，疼痛会再次加剧。焦痂覆盖的创面一般无明显痛感，除非痂壳被清除或剥离，暴露出痂壳下有活力的组织[31]。因此在身体活动和换药时，往往需要额外的镇痛处理。若口服药物不能控制疼痛，患者应入院进行适当的疼痛治疗。有关烧伤患者疼痛管理的更多信息，请参阅第63章。

（三）水疱处理

水疱处理尚无明确共识，因此治疗方式取决于烧伤团队的临床经验。水疱处理方式一般有以下选择：保留水疱完整[32]；将水疱皮在初次处理创面时即予去除[33]；在后续治疗中去除水疱[34]；或吸去水疱液[32]。实验室研究表明，水疱液可能通过抑制免疫反应和抑制纤维蛋白溶解，从而产生不利影响[33]。一部分人主张保留水疱，以作为创面生物敷料，任水疱液在一周内逐渐自行吸收。破裂后的水疱皮亦可原位保留，当作创面敷料。作者一般会将可能自行破裂的水疱去除，其余水疱予以保留，表面使用抗菌敷料覆盖包扎。

（四）创面清洁

热力损伤创面的清洁，可使用室温至温热（37.7℃）的无菌水或含有温和肥皂的生理盐水进行。当涉及焦油或沥青烧伤时，应首先进行冷却，再使用相应溶剂除去凝固的焦油或沥青。选用的清洁溶剂须对目标物质具有较强的亲和力。美国食品药品监督管理局（Food and Drug Administration，FDA）批准了一款名为Medi-Sol的去粘剂，归为Ⅰ类医疗器械，该产品无毒、无刺激性，是一种基于柑橘类的溶剂，已被证明可有效去除焦油和沥青[35]。其他选择包括使用聚山梨醇酯（一类乳化剂），可单独应用或与局部抗生素配合凡士林使用。但是，这些可选方式可能需要重复多次方能生效[36, 37]。作者更倾向于使用矿物油清洗，其价格低廉，疗效明确，且不会增加对皮肤的刺激[38]。

（五）局部用药

抗生素常用于预防烧伤创面感染[39]。相比油性纱布等其他物质浸渍敷料，预防性局部外用药并未明显表现出预防感染或败血症的作用[40, 41]，作者则认为当疑有感染存在时方应积极使用。外用抗菌药物有多种选择。1%磺胺嘧啶银是治疗烧伤创面的常用药物，银盐具有抗菌作用，但同时也会导致创面延迟愈合[42, 43]。在动物模型研究中发现，可以通过联合使用制霉菌素或芦荟胶来减轻银盐所致的创面延迟愈合[44]。一旦发现创面已上皮化，应停止使用磺胺嘧啶银，因为该药会损害上皮组织形成。焦痂覆盖的创面则宜用磺胺嘧啶银，其副作用极小。须特别注意的是，以下人群应避免使用磺胺嘧啶银：对磺胺类药物过敏者、孕妇、哺乳期妇女，以及小于两月龄的婴儿（存在核黄疸风险）。

多联抗生素软膏一般不影响创面愈合，因而逐渐引起广泛关注。如某种三联抗生素软膏（含新霉素、杆菌肽锌和硫酸多粘菌素b）和Polysporin软膏（含硫酸多粘菌素b和杆菌肽锌），其抗菌谱覆盖革兰阳性球菌和部分需氧革兰阴性杆菌。当使用这些复合物时，由于酵母的作用，未受伤或已愈合的皮肤上，可能会形成小的浅表脓点，停止使用后脓疱将消失。与单独使用凡士林纱布相比，添加外用抗生素软膏可减少异味。面部二度烧伤后，创面每日多次涂抹抗菌肽，可不必包扎，避免吸引路人不必要的注意。

（六）创面包扎

关于创面敷料选择的比较研究较少，因此个人偏好和舒适度是选择创面敷料的决定因素。创面包扎的主要作用有：保护创面免受外部环境影响；减轻疼痛；吸收引流；以及提供湿润环境以促进创面愈合。无论使用何种敷料，只要满足这些功能，创面都可正常修复。正如 Ambroise Paré 所说，"Je le pansai，Dieu le guérit"（"医生负责治疗，上帝负责治愈"）[45]。

处理一度烧伤创面，必要时可使用润肤剂或轻敷料。随访观察创面愈合情况。

管理二度烧伤创面，可每日清洗创面后，涂抹湿润药物并且更换敷料。覆盖创面可选用聚氨酯泡沫敷料、生物敷料（见后文讨论）、银离子敷料、藻酸盐敷料或 3% 三溴酚铋和美国药典标准凡士林纱布覆盖。这些敷料可适当延长换药和再次就诊的时间间隔，有利于门诊就诊不便的偏远地区患者。与一度烧伤相同，二度烧伤也应随访观察创面愈合情况。面积极小的三度烧伤创面可通过自身上皮生长和创面收缩愈合，然而绝大部分三度烧伤创面治疗需手术干预。

为检查创面愈合情况，应在伤后数天内随访患者。随访有助于识别患者对医嘱的依从性，确保患者获得足够的医疗资源，为创面的正常愈合提供适宜的环境。若发现问题，可及时更改治疗方案，包括改变包扎敷料种类或复查频率等，以期最优化疗效。另外，每周随访复查的时间间隔，需足以观察到一定的创面变化。

（七）合成创面敷料

在一度和二度烧伤的创面治疗中，合成创面敷料颇受欢迎。合成创面敷料较之皮肤生物替代物，具有可减轻疼痛、缩短愈合时间及费用偏低等优点。此类产品数量繁多，下面将选取部分代表性产品进行讨论。各种敷料可根据个人偏好和临床经验进行取舍。

1. 美皮贴

美皮贴是一种接触性创面敷料，可以贴在周边干燥皮肤上，不需直接接触创面床。使用后可保持原位长达 2 周。美皮贴上方可用外层敷料覆盖固定。需要更换外层敷料时，可将美皮贴原位保留，不干扰创面床[46]。与磺胺嘧啶银相比，美皮贴已被证明可缩短小儿烧伤患者的创面愈合时间[47]。

2. 美皮康银

美皮康银是二度烧伤常用合成创面敷料。美皮康银敷料由三层组成：软聚硅酮伤口接触层；吸收性聚氨基甲酸乙酯泡沫层；以及可保持创面湿润的防水透气保护膜层[48]。该敷料泡沫层含硫酸银，具有抗菌作用。清洁创面后，取合适大小敷料，覆盖烧伤创面，外层用纱布和弹力绷带包扎固定。复查换药可每 3 ～ 7d 进行一次。最近一项随机对照研究中，将美皮康银与磺胺嘧啶银进行了比较，结果显示，尽管总体愈合率相似，但使用美皮康银治疗者，在烧伤后一周时其愈合面积明显较大[48]。此研究还提出，据美皮康银使用患者报告，其换药引起的疼痛更轻。

3. 爱银康

爱银康敷料一般为三层结构，中间层为人造纤维 / 聚酯层，上层和下层为聚乙烯材料，表面有银涂层。当敷料潮湿后，离子化的银可以产生杀菌效果。此类敷料可放置创面较久，根据所选产品种类，可平均 3 ～ 7d 更换一次敷料。爱银康敷料须维持湿润以保证活性。研究表明，与磺胺嘧啶银相比，使用爱银康敷料可缩短愈合时间[49, 50]。

4. TheraBond 3D

TheraBond 3D 是一种编织性敷料，由浸银织物制成带网孔伤口接触面。敷料设计可使渗液从创面引流到吸收性外层敷料。此敷料可放置 14d[51]。

5. Silverlon

Silverlon 是一种银离子尼龙敷料，常作为烧伤创面敷料广泛应用于军事领域[52]。与其他列出的伤口敷料类似，Silverlon 敷料可以保留 3 ～ 7d 再更换。

6. Suprathel

Suprathel是一种新型合成烧伤创面敷料，由单层聚乳酸多孔膜构成。其网孔可防止创面过量渗出堆积。当应用于伤口表面后，Suprathel呈半透明状，方便在不去除敷料的情况下，检视创面的愈合和感染情况。清创后将敷料施用于烧伤创面，保持原位不需更换，创面上皮化后可自行脱离。将油性纱布置于Suprathel上方，再通过纱布和弹力绷带包扎固定。在随访换药检视创面时，可不必去除Suprathel和油性纱布。作者所在机构进行的一项尚未发表的对Suprathel和美皮康银比较研究显示，Suprathel是安全的伤口敷料选择，其愈合时长与美皮康银基本相同，但具有更多显著优点，如减轻换药疼痛，以及可原位保留，从而减少对创面床的侵扰。其余结果与其他伤口敷料报告相似[53-56]。

7. 水胶体敷料

水胶体敷料由交联的基质明胶、果胶和羧甲基纤维素组成，可制成晶片、糊剂或粉末等剂型。附着于烧伤创面后，通过基质所吸附的水分提供局部湿润环境，从而促进创面愈合。与1%磺胺嘧啶银相比，此类敷料在促进愈合、减轻疼痛，以及减少换药次数方面，均有所改进[57, 58]。水胶体敷料宜应用于小面积二度烧伤，附着后保留数天。

（八）人工合成组织工程创面敷料

Biobrane人工皮肤

Biobrane人工皮肤外层为硅胶膜，内层由猪真皮胶原结合尼龙纤维网组成。其结构透气，但液体及细菌无法穿过[59]，有助于保持烧伤创面湿润，促进愈合，但不得用于感染创面或痂壳覆盖处。应用创面必须存在感觉及毛细血管血供，故常用于二度烧伤创面。与1%磺胺嘧啶银相比，使用Biobrane人工皮肤后可减轻创面疼痛，减少镇痛药物需求，缩短愈合时间[42, 60]。Biobrane目前尚未在美国上市，但该制造商表示，其商品名为PermeaDerm的新一代产品将于近期面市。

清创后，将Biobrane人工皮肤覆盖创面不留空隙，用无菌胶带或氰基丙烯酸酯粘剂将其固定于创面周边正常皮肤。之后进行包扎，若创面位于跨关节位置，可利用夹板固定关节，防止剪切力作用。Biobrane人工皮肤在使用后当天，即可紧密附着于伤口表面，若有黏附不佳处，可进行相应修剪，或加用新的Biobrane人工皮肤。复查换药时，可揭开Biobrane人工皮肤，吸去其下积聚的无菌液体，并引流出脓性液体。待创面上皮化后，可将Biobrane人工皮肤轻柔去除。

（九）创面生物敷料

1. 同种异体羊膜

1910年首次出现报道，将同种异体羊膜作为生物伤口敷料应用，其成分主要为胎儿羊膜内层[61, 62]。1952年则首次描述了其作为烧伤创面临时覆盖物的用途[63]。对供体人群进行筛查后，在剖腹产期间获取羊膜，再对供体组织进行传染性筛查[62, 64]。欲了解有关羊膜采集的更多信息，请参阅第14章。羊膜可用于二度烧伤的治疗，已被证明可以促进伤口愈合，减轻疼痛，减少瘢痕形成，以及降低烧伤创面感染风险[62, 63, 65-70]。羊膜也可以用作植皮手术前的临时敷料，以保护已切除坏死组织的清洁创面基底[71]。

2. 异种皮移植

治疗二度烧伤时，猪皮移植可减轻疼痛，减少肥厚性瘢痕形成[72, 73]。证据显示，其与同种异体人皮移植物，或人成纤维细胞源性临时皮肤替代物同样有效，且更具成本优势[74]。其应用可参考Biobrane人工皮肤一节中的讨论内容。

3. 异体皮移植

由于成本极高且供量有限，作者不建议在小面积烧伤（如可在门诊治疗的创面）中使用同种异体皮。其应用与上文异种皮移植相同。

（十）烧伤创面肿胀

水肿是烧伤后疼痛的主要来源之一，因此减轻水肿可有效控制疼痛。患者通常保持患肢完全拒动以避免不适，但这往往导致水肿及疼痛加剧。可将伤处置于略高于心脏的位置以减轻水肿，同时适当运动和物理治疗也是减轻水肿的重要手段。如果小面积烧伤患者水肿持续超过3d仍不消退，原因可能是制动过度和依赖性被动体位。

（十一）感染及系统使用抗生素

目前尚无证据表明，预防性局部或全身使用抗生素，可降低烧伤患者创面感染、败血症或死亡率[40, 75]，故应仅在临床疑有感染发生时使用。尽管门诊患者发生败血症的风险较低，但应宣教患者疑似感染的征象表现。如果患者出现体温高于 38℃，全身不适，创面出现进行性疼痛、红斑、异味，或食欲不佳，应建议及时就诊。

随访期间，换药时应由临床医师检查创面情况。伤后数天内发生的早期创面颜色改变，可能是由于受损血管栓塞，组织灌注较少造成。其他情况如创面颜色改变，包括发黑或出现灰斑，则疑似感染，此时应将患者收住入院，进行创面组织活检或微生物检查，并进行相应抗感染治疗[76]。

（十二）预防接种

任何烧伤创面均易受破伤风感染[77]。若患者在过去 5 年内未曾注射破伤风类毒素，则应进行破伤风主动免疫接种。对于接种少于三针或免疫状况不明的患者，可同时给予破伤风类毒素和破伤风免疫球蛋白[78]。

（十三）随访指导

在急诊出院前，应指导患者进行正确的创面护理、体位摆放和物理治疗。说明可能出现的感染征象，并告知发现感染迹象后，寻求就诊时可用的联系方式。最后，医生应该确保患者备有足够的疼痛管理药物和创面敷料。

（十四）创面封闭

封闭创面的目标是使所有烧伤创面在 1 个月内愈合，这在烧伤面积较小的门诊患者中较容易达到。3 周内自愈的烧伤创面预后较好，其皮肤弹性相对良好，肥厚瘢痕或色素沉着风险偏低。修复不良的创面，愈合时间延长，瘢痕增生[79]和色素沉着风险增高。此外，经较长时间自行愈合的创面，其上皮细胞并不稳固。在随访期间应密切关注创面愈合速度，愈合过缓的创面，及时清除坏死组织和老化肉芽，经植皮治疗可改善预后[80–82]。伤后 10d 左右，无坏死组织残留的二度烧伤创面可显现上皮再生迹象，此后一般可于 1 个月内愈合。烧伤创面的再上皮化，可通过创面散在的乳白色小皮岛识别。若未见此类特征，创面往往较深，宜采取手术治疗。作者通常告知患者，“如果你在两周内痊愈，一般不必手术。但如果 3 周还未愈合，建议最好手术治疗。”

（十五）皮肤瘙痒

皮肤瘙痒是烧伤治疗常见后遗症，在创面愈合后仍可持续。皮肤瘙痒给烧伤患者带来极大痛苦，抓挠则会导致创面再次破溃。瘙痒在儿童中更为常见，下肢较上肢更常发生，但很少累及面部[83]。环境因素可诱发或加剧瘙痒，包括温度、身体活动或压力等。对大多数患者来说，瘙痒在创面愈合时最为严重，而在完全封闭后减轻，有时甚至将持续 18 个月。对于长期瘙痒的患者，应考虑是否由某种持续的社会心理学因素引发。

瘙痒主要是一种感觉形态，存在多种引发因素，如烧伤创面组胺、缓激肽和内肽的合成增加[84–86]。必要时瘙痒的处理方法包括抗组胺治疗、冷敷或涂抹乳液。最常见的初步治疗是使用盐酸苯海拉明[83]，可同时提供有益的温和镇静效果。其他抗组胺药物如赛庚啶或盐酸羟嗪，评估后也可作为适合选择。镇痛药物可改变对瘙痒的感知状态，故可考虑上述两种药物联合应用。环境处理措施包括使用空调、冷敷和选择宽松柔软的棉质着装。还可以选用芦荟胶抗炎抑菌[87]，或涂抹不含酒精成分的皮肤保湿霜。青霉素甚至也可用于治疗瘙痒症。Phillips 和 Robson[88] 在烧伤后肥厚性瘢痕的相关研究中指出，这些瘢痕更易存在 β– 溶血性链球菌、金黄色葡萄球菌和表皮葡萄球菌的定植。由于炎症是瘙痒的重要来源，口服青霉素 250mg 每日两次，辅以芦荟胶局部外用，可减轻瘙痒。关于治疗烧伤瘙痒症的更多信息，请参阅第 63 章。

（十六）再上皮化创面的创伤性水疱

再上皮化期间，新生菲薄上皮常在瘙痒或外伤后被破坏，运动时轻微外伤即可导致创伤性水疱形成，且极易破溃。随着愈合的进行，新生上皮细胞逐渐强化，创伤性水疱将不再发生。破裂水疱可予以暴露使其形成痂壳，或者覆盖轻柔敷料。

（十七）康复治疗

作为烧伤治疗不可或缺的一大环节，出院前需确保提供患者可行的康复治疗计划。尽管在社区治疗的烧伤其面积一般较小，但仍应制定康复计划，以保护和恢复烧伤部位的力量和功能[89]。指导患者进行运动时适宜的幅度范围和力量大小，以便患者自行锻炼。

随访期间应对活动强度、运动范围和功能进行连续性评估，若发现存在依从性问题或功能恶化，则可能需要转诊接受专业的物理治疗。根据不同的烧伤部位，康复治疗初期须给予相应指导，如跨关节，或涉及手足的烧伤。面部烧伤患者康复过程中，如有需要可转诊接受语言病理学家治疗。同住院患者一样，需监测门诊患者创面是否存在增生性瘢痕和挛缩，必要时应采取手术干预[89]。

四、中重度烧伤的门诊治疗

部分烧伤面积较大的患者，可能会在门诊接受治疗[90]。基于降低患者医疗成本、提高患者身心舒适度，以及避免接触耐药菌等考虑，医生可能会选择在门诊进行治疗。当静脉补液复苏已完成，患者能够接受足够的肠内营养，疼痛得已控制，且无创面或全身感染时，门诊治疗方才适宜。若满足以上条件，医生可以选择在门诊完成创面修复和专业的物理治疗。

五、结论

本章讨论了烧伤患者门诊治疗的选择问题。根据治疗医师的专业知识和医疗机构的资源，可以选择部分或全部方案。如果患者不符合烧伤中心转诊指征，且无其他入院因素，则合适门诊治疗，可按以下意见立即进行以下操作。

- 使用肥皂液或水清洗创面。
- 选用合适敷料覆盖。
- 创面三溴酚铋纱布覆盖后外层纱布包扎固定；应在 24 ～ 48h 内随访复查。
- 若三溴酚铋纱布黏附紧密，可保留原位并适当修剪；若黏附不佳需考虑更换敷料。
- 另外可选用银离子浸渍类敷料。
- 根据选择的敷料种类，安排 3 ～ 7d 内随访。
- 条件允许时，可在伤后 1 ～ 3d 内随访期间，每日 1 次或每 2 日 1 次进行创面清洁和换药。
- 烧伤后 2 周创面仍不愈合的患者，应转诊至指定烧伤中心进行评估。

第7章 院前处理、转运和急救

Prehospital Management, Transportation, and Emergency Care

Ronald P. Mlcak　Michael C. Buffalo　Carlos J. Jimenez　著
李世吉　刘　晟　陈旭林　译

一、概述

过去30年间，创伤和烧伤治疗管理的长足进步，极大降低了严重烧伤患者的损伤程度和死亡率。然而，严重烧伤患者的治疗护理属劳动密集型作业，成本极高，故受医疗资源限制，烧伤重症监护病房数量非常有限。区域性烧伤医疗中心则因此得到发展。烧伤中心区域化对有效的院前处理、转运和急救提出了一定要求。随着社会发展进步，快捷高效的运输系统，使得烧伤患者的生存和治疗质量得到了显著提高。

烧伤患者的转运，通常分为两个阶段。第一阶段是转运至急诊医疗系统，即现场救治后向首诊医疗机构转运。第二阶段则是经首诊医院评估处理，病情相对稳定后转运至烧伤重症监护室[1]。基于此大致框架，本章将分析现今院前处理、转运和急救的最优原则。

二、院前处理

急救人员的现场处理十分重要，可极大影响烧伤的治疗结果。及时有效的现场处理，可显著限制烧伤的深度和进展。院前护理的目标应为减轻烧伤损伤，以及预防烧伤并发症和继发性休克的损害。正确识别需要立即转运的患者是减轻损伤程度和降低死亡率的重要环节[2]。在进行任何专业治疗前，需立即脱离致伤源，停止烧伤进程。救助伤者脱离致伤源时，须注意避免施救者受伤[3]。施救者均应谨记，接触伤者身体或衣物，可能导致自身受到伤害。当可能接触到血液或体液时，应采取通用的预防措施，包括佩戴手套、隔离衣、口罩和防护眼镜。应尽快脱去燃着或热液浸渍的衣物，以防止进一步损伤[4]。证据表明，烫伤后迅速脱去衣物可明显减轻烧伤损伤程度[5]。所有戒指、手表、珠宝和腰带等佩戴物都应予以去除，因其可以保留热量，且在手指血管缺血时产生止血带样作用[5]。如果冷水较易获得，可直接倾倒于烧伤部位。早期降温可以减轻烧伤深度及疼痛，但降温措施必须谨慎使用，体温显著迅速下降可能导致低体温性心室颤动或停搏[6]。体表大面积冷水治疗，已被证明可造成医源性低体温症[6]。绝不应直接使用冰块或冰袋，否则将造成皮肤进一步伤害和体温过低。

化学烧伤的初始处理包括除去化学物质浸渍的衣物，若为粉末状物质，则先刷去皮肤上物质，并用大量流水冲洗，冲洗时注意不要将化学物质扩散到邻近未烧伤区域。流水冲洗应从意外发生后立即开始，直至急诊入院完成评估。禁止尝试用中和化学物质的方法进行治疗，因为中和反应可额外释放热量，造成组织进一步损伤。急救人员须确保自身不接触致伤化学品（如应佩戴手套、防护眼镜等）。

施救触电伤员的最佳方法是关闭电源，并使用非导体使受害者脱离电源[7]。

三、烧伤患者的现场评估

烧伤患者的评估分为初步评估和高级评估。初步评估时，应迅速识别并处理威胁生命的病情。初步评估是一种快速、系统地确定危及生命状况的方法。高级评估则是对患者全身进行更为彻底的评估。烧伤患者的初始治疗与其他外伤患者相同，应注意气道、呼吸、循环和颈椎固定的情况。

（一）初步评估

暴露于高温气体或各种材料的燃烧烟雾，可导致呼吸道的损害。上呼吸道的直接热损伤可导致水肿形成，从而阻塞气道。尽管尚未出现明显的呼吸窘迫症状，仍应首先给予100%的湿化氧气吸入。伤后上呼吸道阻塞可能迅速发展，必须持续监测呼吸状态，评估是否需要气道管理和呼吸机支持。进行性声音嘶哑是气道阻塞的先兆。必要时应尽早行气管内插管，以免水肿导致该区域解剖结构不清难以进行。插管应当由有经验的上级医生主导[4, 8]。

充分暴露患者胸部，评估通气情况。胸部环形烧伤可限制呼吸和胸廓运动，单独开放气道并不能保证足够的通气。气道建立后，必须评估呼吸情况，确保胸廓充分扩张。通气及氧合不足，表明可能存在烟雾吸入或一氧化碳中毒。对于昏迷、急性呼吸窘迫，以及面、颈部烧伤且继发水肿可能阻塞气道的患者，气管插管是必要的[4, 8]。推荐进行经鼻气管插管，且所有插管患者均需吸入100%湿化氧气辅助通气。

由于大面积烧伤患者的病理生理不断变化，血压并非最佳的监测参数。肢体水肿时，血压难以准确测定。在某种程度上，此时脉搏率可能更有助于监测复苏情况[9]。

如果是爆炸或减速事故中的烧伤患者，则可能发生脊髓损伤。必须尽力采取必要措施合理固定颈椎，如戴颈围制动头部直至病情得到充分评估。

（二）高级评估

初步评估完成后需对患者全身进行更为彻底、系统的高级评估[10]。除了明显的烧伤外，还应仔细检查确定有无外伤情况。只要没有即刻危及患者生命的损伤存在，在转运患者前应当进行高级评估；必要时注意使用颈围、背板和夹板等预防措施[11]。高级评估应包括患者既往病史、用药史、过敏史和本次病情的损伤机制。若发现患儿遭受非意外伤害，均应立即将患儿收治入院，不论烧伤多么轻微，也应积极通知社会服务部门[12]。

即使现初诊医疗机构静脉通道建立困难，烧伤患者的转运也绝不能因此延误。如果当地急诊医疗体系（emergency medical system，EMS）协议规定必须启动静脉输液，则应予以遵循。美国烧伤协会建议，如果患者离专业治疗中心路程耗时低于60min，则静脉通路可不必立即建立，可以适当推迟至患者入院后建立。如果静脉通路已经建立，则应按以下速率输注乳酸林格液（LR）：①14周岁以上，500ml/h；②6—13周岁，250ml/h；③5周岁以下，125ml/h。

简单的基本院前处理，要求使用干净的敷料或布巾等遮盖创面，防止环境污染伤口。覆盖创面是减轻疼痛的第一步。若有当地紧急医疗服务机构批准，麻醉药品可用于镇痛，但只能小剂量静脉注射，且仅足够控制疼痛即可[13]。事实表明，尽管实际工作中医护人员受过培训，但对烧伤儿童的镇痛处理知识仍缺乏，相关规定条款，有待进一步阐述和明确[14]。液体复苏时，绝不应通过肌内或皮下注射方式补液，因其液体摄入模式难以预测及控制[5]。现场不应立即局部使用抗菌药物[5, 15]。处理后可用干净的床单或毯子将患者包裹，以减少热量损失，在转运过程中注意体温调控。

四、急诊科前运输

如果没有合并存在其他危及生命的病情，对烧伤患者进行不可控的快速转运并非最优选择。在大多数涉及严重烧伤的事故中，通过地面运输将伤者转运到医院是适宜可行的。当事故与医院之间的距离达到30～150mi，或者患者病情紧急要求时，直升机运输可发挥最大作用[15]。无论是何种运输方式，都应达到相应规模，配备合适的应急设备，以及训练有素的工作人员，如医师、护士、急救人员或呼吸治疗师等。

烧伤面积大小和深度的估计，有助于确定伤者的严重程度、预后和处理方案。烧伤面积大小直接影响液体复苏、营养支持和手术干预策略。九分法是最常用的烧伤面积估算方法（图 7–1）。美国烧伤协会明确规定了多种特定损伤，作为转诊至烧伤中心的指征。患者在急诊科接受初步的评估和治疗后，应在专业的烧伤病房进行后续治疗。若处理烧伤患者时存在疑问，需咨询烧伤中心医师解决（框 7–1）[4, 16]。

（一）保持患者温暖干燥

体温过低无益于创伤后的患者，应使用床单和毯子尽力避免低体温的出现。避免使用湿性敷料。

（二）疼痛控制

在伤后初期，患者所感受到的疼痛程度与烧伤严重程度成反比[11]。不应经肌内或皮下注射任何镇痛药物。对于轻度疼痛，可每 4 ～ 6h 给予对乙酰氨基酚 650mg 口服。对于严重疼痛，可选择每 2 ～ 4h 静脉给予 1 ～ 4mg 吗啡，有时也可以选择每 2 ～ 4h 静脉推注哌替啶（杜冷丁）10 ～ 40mg[5]。应根据患者的免疫接种史做好破伤风的预防，所有烧伤患者均应接受 0.5ml 破伤风类毒素。若无预防接种史或不详，以及最后一次强化免疫超过十年，还应给予破伤风免疫球蛋白 250U[5]。

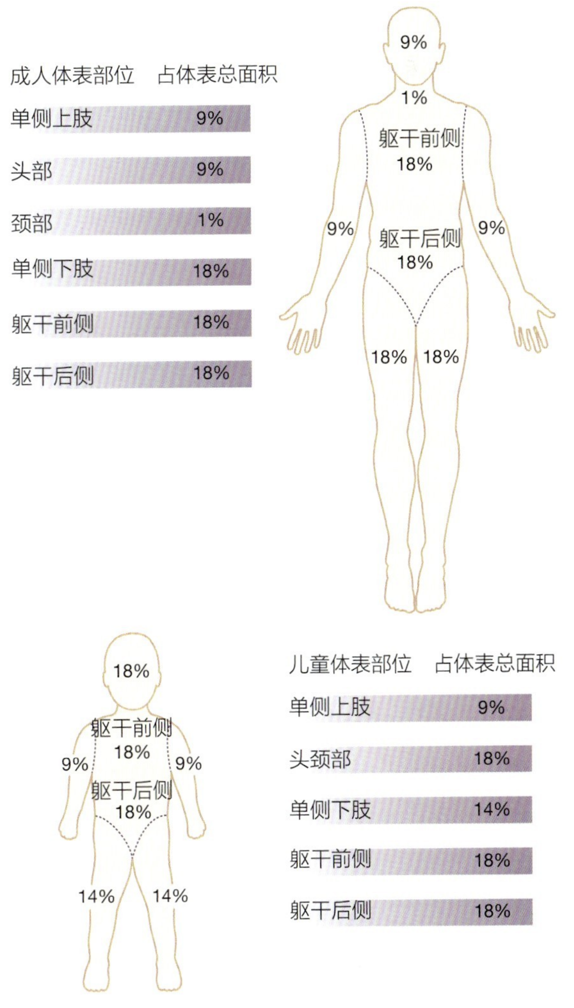

▲ 图 7–1 九分法估计烧伤面积

引自美国烧伤协会高级烧伤生命支持手册 2011 版

五、烧伤患者的转运

皮肤烧伤的外观表现十分明显，同时也极易掩藏患者的潜在损伤。烧伤患者本质上是烧伤致伤的创伤患者，必须及时有效地评估所有可能损伤。在病患转运小组和接收中心之间建立高效联络非常重要。美国烧伤协会推荐的转诊指南，可用于确定是否需要将患者转运至烧伤中心[7, 16]。

一旦确定待转诊患者，即可开展转运程序。医生 – 医生的转诊过程，由首诊医疗机构发起，向烧伤中心提供可用的电话号码和转诊医生信息后，烧伤中心可及时致电询问所需信息。

转诊医生应提供简要现病史，包括受伤时间和转诊前的复苏手段，复苏方案及当前的生命体征和体格检查结果等应予讨论并呈现。患者接收机构应填写一份接收表格，详细说明所有信息。

框 7–1 转诊烧伤中心指征

- 二度烧伤面积＞ 10%TBSA
- 三度烧伤
- 累及面部、手、足、生殖器和会阴部，以及跨大关节的皮肤烧伤
- 化学烧伤
- 电烧伤，包括雷电伤
- 伴随有其他创伤（如骨折等）的烧伤，且烧伤伤情更具威胁
- 吸入性损伤
- 烧伤患者既往疾患可能使治疗复杂化、延长康复期及影响死亡率
- 小儿烧伤在当地医院难以获得足够专业人员及医疗设备进行治疗时

引自 *American Burn Association*. Advanced Burn Life Supporters Manual. *Chicago, IL: American Burn Association*；2011.

了解患者当前病情，对转诊平稳顺利的进行至关重要。主管医生必须参与病患接收过程，以收集其他人员所提供的已知信息。

转诊患者时缺乏必要信息可能会导致不良后果和（或）产生多余的费用。例如合并缺氧性脑损伤的烧伤患者，本可以在初诊医疗机构抢救后宣布脑死亡诊断，却因为合并了部分烧伤而被转运到了烧伤中心。

医生可通过多种手段获取病患信息。医生间直接电话沟通是很多人的首选，而现如今科技已可直接传输患者各种数据，包括照片、实验室检查结果，以及深入评估患者病情需求的所有其他临床信息[17]。虽然部分医生仍偏好即时性较强的电话通话，但安全的电子通信工具可作为电话的补充，促进医生之间的交流沟通[7, 18]。

六、隐私和安全性问题

如何管理和保护隐私的安全性，可能是医生间或医患间选择电子通信工具交流信息时，所需考虑的最基本问题。

健康保险流通与责任法案（Health Insurance Portability and Accountability Act，HIPAA）秉承技术中立原则，不需要任何特定形式的信息加密或保护。其规模可控，因而可允许小型机构根据自身需求承担相应费用，而不必购买昂贵的通信安全系统[17, 19]。

使用电子产品进行交流时，应拟定该通信形式的知情同意书并让患方签署，如电子邮件形式的知情同意书等。签署表格应：核实患方邮箱地址；商议所涉及的安全风险（例如，在患者端可能存在第三方有权访问其电子邮件账户，且标准“未加密，非安全性”电子邮件可能在不知情下被截获）；沟通允许讨论的内容；包含保密协议被违反后对医方的保护条款。

根据健康保险流通与责任法案，个人没有相关诉讼权（即患者不能个人起诉医方违反了该法案隐私安全条例），因此负责监督该法案的联邦机构，最近宣布了审查强化计划，一旦患者提出投诉，可着手进行质询调查。虽然联邦调查可能更针对医院层面，而非科室医生个人，但疏忽过错仍可能造成不良法律后果。例如，在发送邮件前之前未验证邮箱地址字段，可能会将信息发送给错误的收件人。医方使用标准电子邮件时，应尽可能多采用实用的安全防范措施，以减少责任风险。包括在每封电子邮件上标注隐私安全免责声明页脚；在通过电子邮件回复某些问题前征求患者许可；限制邮件中详细医疗信息含量；以及在科室和家庭工作站设置电子邮件访问密码等。掌上电脑和手机等便携式设备，也应设置密码限制邮件访问，以防丢失后信息泄露。

另一种威胁隐私安全、易违反健康保险流通与责任法案的情况，是在标准电子邮件中透露受保护的健康信息（protected health information，PHI），如患者身份、个人诊断或病情资料等数据。由雅虎、Gmail、康卡斯特等网络服务商免费提供的标准电子邮件服务，虽可以使用，但常迅速被网络安全供应商发现各种漏洞（框 7-2）。

框 7-2　电子邮件服务在传递医疗信息方面的不足

- 缺乏加密或认证
- 医师的电子邮件地址一旦泄露，任何人均可借此发送信息
- 无任何“服务条款”或免责声明保护医方
- 患方的电子邮件地址和身份信息极易意外暴露给第三方
- 若使用雇主的电子邮件网络，病患隐私易暴露于工作单位
- 医疗资料可被免费抓取
- 没有医疗记录模板等功能
- 不符合健康保险流通与责任法案或医疗责任保险公司理赔标准

无论电子邮件是否安全加密，医生都不应被电子邮件的方便简易的特性所迷惑，不同于谈话、电话录音等删除后可完全从计算机硬盘中消失，诉讼审理时电子邮件可从服务器中被恢复发现。

展望未来，远程医疗技术将更加方便医护人员获取及时准确的关键信息，辅助伤后治疗黄金时间的处理。在缺乏经验丰富的烧伤专家的情况下，可选用远程医疗服务指导加速医疗进程，帮助制定处理策略。远程医疗已经得到许多公共资

助项目的认可支持。远程医疗用户友好性出色，具有极为广泛的适应性和极高的成本效益[20]。

七、转运指南

转运团队的首要目的并不是尽快将患者送往重症监护病房，而是尽快为患者提供重症监护病房级别的治疗处理。因此转运方案中的关键耗时，在于专业团队抵达患者处所用的时间。因而将患者运回烧伤中心的耗时相对次要。良好的沟通和团队协作，是高效转运系统的关键点。

向专业烧伤中心进行转运前，患者病情可能尚为平稳。转诊前应首先告知目标医疗机构，医生间先进行讨论沟通，告知包括患者的人口统计特征资料、受伤日期和时间、烧伤原因和程度、身高、体重、基本生命体征、精神状态、实验室检查数据、呼吸状态、既往史、手术史以及过敏史等所有信息。

转诊前还应告知当前处理患者的具体治疗方案。为确保患者病情平稳，在此提供以下建议。

- 建立两条静脉通道，最好是在未烧伤的上肢，并用缝线固定静脉管道。
- 放置导尿管，监测尿量，调控尿量至可接受范围［至少达到成人 30ml/h，儿童 1ml/（kg・h）］。
- 放置鼻胃管，确保禁食。
- 体温保持在 38 ～ 39.0℃（肛温）。
- 停止使用麻醉药物。
- 烧伤后 24h 内，仅使用乳酸林格液。医务人员根据烧伤面积计算并及时调整补液速度。

双方医生取得联系并交流患者信息后，提出适当的运输方式建议。根据所处单位到转诊单位的距离、病情复杂性和所需医疗团队的规模选择不同的转运方式，包括以下这些转运方式。

- 由烧伤中心重症监护病房配备的完整团队，包含医师、护士和呼吸治疗师各一位。
- 由转诊机构提供固定翼飞机或直升机重症监护转运，并配备相应团队。
- 有医护人员陪同的私人飞机。
- 商业航空公司。
- 私营地面救护车。
- 配备合适人手的运输车辆。

（一）转运团队构成

稳定烧伤患者病情所需的治疗极为专业化，因而选取合适的转运团队至关重要。一般情况下，紧急医疗技术人员将患者安置在救护车迅速转运，转运前很少采取大量措施稳定患者。随着治疗技术水平的发展，对专业转运人员的需求增加。如今，大多数转运团队由一名或多名医护人员组成，包括注册护士、呼吸治疗师、专科医师或住院医生。由于大量烧伤患者可能合并吸入性损伤或一氧化碳中毒，故需要多种类型的呼吸支持，事实证明呼吸治疗师和护理人员的组合，可形成高效的救助团队。护士和呼吸治疗师的知识背景和专业训练等方面侧重不同，二者合作可拓展救助知识与经验。理想情况下，团队成员应该接受交叉培训，使得每位成员在情急所需时，能够在对方的专业领域上发挥作用。

（二）培训及筛选

急救转运团队长期在攸关生死的高压环境中工作，故须精挑细选从业人员。选拔面试应由护理部管理人员、呼吸治疗主任，以及转运部门主任共同主持。

入选转运团队成员的基本要求如下。

1. 转运护士资质要求

- 注册护士。
- 至少为期 6 个月的烧伤科护理经验。
- 持有心肺复苏技能认证。
- 高级心脏生命支持（advanced cardiac life support，ACLS）或儿科高级生命支持（pediatric advanced life support，PALS）认证。
- 可胜任临床工作的技能表现。
- 至少两次转运见习。
- 跨国作业时持有有效护照。

2. 转运呼吸治疗师资质要求

- 注册呼吸治疗师，至少 6 个月烧伤科经验。
- 监管部门批准的呼吸治疗从业人员。
- 掌握基本生命支持技术。

- 高级心脏生命支持或儿科高级生命支持认证。
- 可胜任临床工作的技能表现。
- 至少两次转运见习。
- 具备运输设备方面的工作知识。
- 跨国作业时持有有效护照。

作为转出或接收机构医疗服务的延伸，转运团队需要在院外环境提供治疗，因此必须采取具体措施，以保护医生等工作人员减少承担相应医疗责任，同时能够为所有病患提供连贯的医疗服务。患者的治疗应有严谨的规程保障，转运团队成员应与主治医师就患者病情处理和必要干预措施保持沟通。团队成员必须精通运输程序，能够在转运前或运输中稳定患者病情。为了紧跟当前医疗技术的更新变化，团队成员应参与转运和管理技术的病例讨论学习，不断接受继续教育，并参与转运质量审核。

（三）运输方式

一旦确定烧伤患者需要转运，需立即选定交通工具（表 7–1）。常用运输模式有两种：地面运输（救护车 / 运输车辆）和空中运输（直升机、固定翼飞机）或二者组合。运输方式的选择主要考虑包括患者病情和运输距离等因素。烧伤的严重程度对转运团队的工作速率提出了要求，救援转运人员需及时抵达目标地点，处理稳定患者病情后进行运输。

表 7–1　转运条件：方式及团队构成（烧伤后 6 天内）

体重（kg）	烧伤面积（%）	转运距离（mi）	团队*	转运方式
≤ 3	任意面积	≤ 75	C	箱型车、直升机
		76 ～ 250	C	涡轮螺旋桨飞机
		≥ 251	C	里尔喷射机
3.1 ～ 20	≤ 10	≤ 75	N–RT	箱型车、直升机
		76 ～ 500	N–RT	商用飞机或涡轮螺旋桨飞机
		≥ 501	N–RT	商用飞机或里尔喷射机
	＞ 10	≤ 75	C	箱型车、直升机
		76 ～ 250	C	涡轮螺旋桨飞机
		≥ 251	C	里尔喷射机
≥ 20	≤ 20	≤ 75	N	商用飞机或涡轮螺旋桨飞机
		76 ～ 500	N–RT	
		≥ 501	N–RT	商用飞机或里尔喷射机
	＞ 20	≤ 75	N	箱型车、直升机
		76 ～ 500	C	涡轮螺旋桨飞机
		≥ 501	C	喷气式飞机

如有下列任何一项条件存在，则应改为速度最快的运输方式，并配备完整的团队：①精神状态较差；②药物抑郁；③呼吸支持；④心血管系统不稳定；⑤合并相关疾病；⑥尿量减少 / 对正确的液体治疗无反应；⑦静脉通路未建立或不可靠；⑧体温过低，对纠正措施无反应

*C. 完整团队（医生、护士、呼吸治疗师）；N. 护士；RT. 呼吸治疗师

1. 地面运输

转运距离在 70mi 及以下时，一般考虑地面运输；而病情尤为紧急时，即使转运距离在 70mi 范围内，也可以选择空运，特别是直升机运输。地面运输车辆应进行相应改装，配备重症监护转运所需专科设备，并且必须有足够的空间使团队成员舒适乘坐和携带装备。

2. 空中运输

若需长途运输或灾害现场严峻的自然环境阻碍救援团队时，空中运输成为首选。然而空中运输本身存在一些特有的问题。航空生理学本身就是一门专业，空中转运中气体定律造成的影响，必须加以考虑。

道尔顿分压定律指出，气体混合物的总压强等于其中各气体分压之和 [21]。当患者海拔高度有较大的改变时须考虑此定律，随着海拔的升高，气压将会降低。即使氮、氧和二氧化碳的百分比保持不变，其分压也将发生变化 [22]。

海拔高度是影响转运患者氧合的重要因素，此时转运团队应进行持续监测。波义耳定律指出，在恒定温度下，理想气体的体积与气体压强成反比。腹腔存在游离气体等情况的患者，其病情受波义耳气体定律影响较大，因为随着海拔的升高，闭合体腔内的空气体积将增大 [23]。因此，起飞前应尽可能排去体内异常气体。

胸腔和胃内积气必须通过功能性胸管或鼻胃管排出，并在运输过程中定时检查。航空运输过程中还需要考虑的其他因素包括低舱室压力、湍流、噪声、振动、气压变化以及加 / 减速力。影响患者和运输团队成员的生理变化包括中耳功能障碍、鼻窦压力相关问题、胃肠道气体膨胀和晕车。使用配有增压舱的运载车辆可以减少或消除这些问题 [21–23]。

直升机和固定翼飞机：直升机和固定翼飞机在处理患者上均有各自优缺点。直升机广泛应用于短途医疗航空运输。由于医疗直升机基地通常位于医院内部，使用时不需要借助机场设施或救护车服务，因而可缩短转运团队的响应时间。且直升机能够靠近转诊医院降落。此外，直升机还可以方便地装卸患者和医疗设备 [24]。直升机运输的缺点包括运程有限（通常不足 150mi）[24] 和不能配置增压舱（限制了可保证患者安全的飞行高度）。飞行器的低空运载能力极易受制于天气变化（如大雾、雨天及其他低能见度天气）影响，因此直升机飞行受天气干扰极大。直升机的其他缺点有噪声、振动、飞行速度相对较低、工作空间小、运载重量低，以及维护要求高 [24]。

当运输距离过长（超过 150mi）或所需飞行高度增加时，固定翼飞机运输则更为可靠。固定翼飞机的优势包括远程运载能力；飞行速度较快；大多数天气条件下仍可飞行；机舱压力和温度可控；更大的机舱空间；以及更宽松的重量限制。固定翼飞机的缺点则包括：需要具备足够长度跑道的机场；装卸患者和医疗设备相对困难，空气湍流压力较大；以及噪声影响。

（四）设备配置

在过去的十年间，重症监护病房配备的各种医疗设备已有极大进步，没有理由不对转运设备同样做出改进。转运团队必须能够在需要时提供 ICU 级别的治疗护理。大多数医院资源储备充足，能够为患者提供初步的稳定病情和休克复苏治疗；然而，与烧伤专业性相关的特定内容，却可能存在缺位，或不足以满足伤者需求的情况。必须要有足够的设备来处理运输过程中可能出现的任何情况（图 7–2）。不可预见的天气或后勤因素，可能会导致运输时长增加或延误，因此建议在固定翼飞机上增加备用电池组和电流转换器。

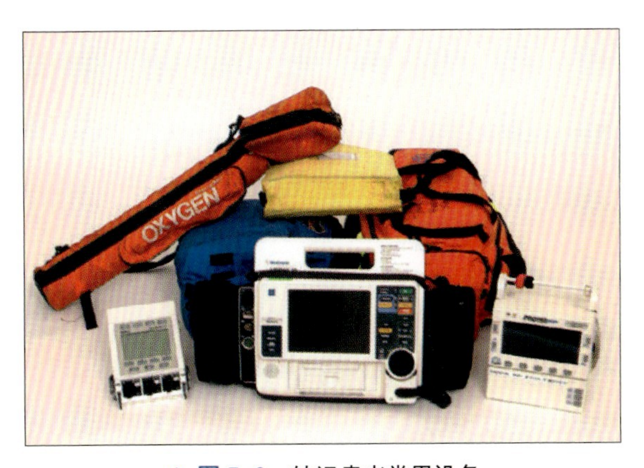

▲ 图 7–2　转运患者常用设备

1. 便携式监护仪

所有患者在进行转运时，都应配备一台双压力传感器便携式心电图监护仪，其可连续监测心率、心脏节律和动脉血压。第二压力传感通道可用于置有肺动脉导管或需要监测颅内压的患者。便携式监护仪应小巧轻便，且显示器明亮，足以使几米外可见。便携式监护仪应内置可充电电源，接入交流电（alternating current，AC）电源时，可以连续充电和使用。Protocol Systems Propaq 106 型便携式监护仪便是一款合适的设备。此监护仪拥有两个压力传感器，可连续显示心电图波形、心率、收缩压和舒张压，以及平均血压；同时可显示患者体温和氧饱和度；此外还可操控一个非侵入性的血压袖带。培训合格的操作者可以设置监测参数报警的高低阈值、取消报警或关闭仪器等。

2. 输液泵

运输过程中不得中断液体和药物的持续灌注。输液泵可以方便地固定于担架上，且通常可以使用内置电池工作数个小时。输液泵应该设有报警系统，及时警告输液时发生的问题，并且体型应尽可能小巧轻便。

3. 呼吸机

选择转运呼吸机的主要考虑因素有尺寸、重量和耗氧量。转运呼吸机理想重量在 5 磅（2.2kg）以下，且尺寸大小应便于安装或放置在病床上。控制旋钮应设置于同一平面，并且误触时不会轻易转动[23]。呼吸机呼吸回路和呼气阀结构应保持简单，使其不可能被错误组装。当前较为常用的转运呼吸机有 TXP 转运呼吸机。TXP 转运呼吸机（Percussionaire 公司生产）是一种压力限制型周期性便携式呼吸机，已被批注用于美国空军飞行任务。该转运呼吸机重 1.5 磅（0.68kg），可设置呼吸频率范围为每分钟 6 ～ 250 次，可提供潮气量 5 ～ 1500ml。该呼吸机完全靠氧气运转，无须供电。循环气体将全时段传输给患者，因此使用呼吸机时不需消耗额外的氧气。出厂设置参数范围：吸呼比（inhale to exhale，I : E）从每分钟 25 个循环的 1 : 1 到每分钟 6 个循环的 1 : 5。从而可避免由于空气潴留引起的呼吸堆叠或过度通气[23–25]。

八、稳定病情

选择专业转运团队的主要原因之一是为求尽可能平稳地运送患者。目前临床上较倾向于一个概念，即烧伤后最初几个小时内的抢救措施，可能会影响患者的最终预后，在液体管理和吸入性损伤方面尤其如此。转运团队稳定患者病情所用的诊疗技术，已不仅限于护理或呼吸治疗人员开展。其他手段包括影像学和实验室检查；与转运团队和转诊医生等讨论协商；达成诊断和稳定病情的治疗计划。转运团队可能需要执行多种医疗程序，包括静脉插管、气管内插管、动脉血气分析和机械通气管理等。转运团队可再摄片以评估导管或气管插管的放置，以及呼吸系统的情况。转运团队可以通过摄片的帮助诊断出气胸，并在其指示下通过细针穿刺排出胸膜腔积气。这些措施紧急时可挽救患者生命。建议所有转运团队成员进行交叉培训，以便转运过程中某成员无法完成时，其他成员可以胜任其工作以保护患者。应通过烧伤重症监护室的工作经验、正式的培训研讨课程，以及全面的入职培训计划，教育队员学习掌握这些专业技能。成熟的判断、出色的临床技能以及在压力下发挥作用的能力，是遴选转运部门候选人所需具备的特征。

九、转诊前的病情评估

航空转运小组抵达时，初步评估应包括确认烧伤患者当前病情的标准化程序清单。首先，必须彻底检查伤者事故相关病史和既往史。这一程序将为转运计划的制订奠定良好的基础。虽然要求在转诊医院内完成患者的诊断，然而转运团队却经常可以发现初诊中被忽视的问题。由于烧伤治疗是非常专业化的细分领域，烧伤中心院外的社区治疗水平差异较大。一般情况下，要求转诊的医疗机构并不精通于烧伤的治疗，故不应期望其发挥熟练的烧伤科专业技能。因此应由转运团队对患者进行体检评估，并稳定其病情。该流程必须标准化且实用。以“ABC”为首要评估项目依次进行，包括气道、呼吸、循环、颈椎固定和简要神经学基准检查。所有患者在转运前都应辅助供氧，以尽可能减少海拔变化对氧合的影响。外周放置两根静脉导管，应选择 16 号或更粗的导管。理想情况下，静脉导管应该放置在非烧伤部位，除非仅有烧伤部位能被用于置管。静脉导管应缝合固定，以防全身水肿后所建立的静脉通道丢失。初始液体复苏首选乳酸林格液。

除了最初为稳定患者病情的紧急处理措施，若尚未进行初步的实验室检查，应及时抽血化验。初步检查包括血细胞比容、电解质、尿常规、胸片、动脉血气以及碳氧血红蛋白水平等。转运前须尽量纠正实验室检查异常值并复查。所有患者都应予以心电监护。皮肤上烧伤后黏合剂难以发挥作用，故电极贴片的放置可能存在问题。如果找不到替代放置点，监护时可插入皮肤钉作为皮肤电极，再用鳄鱼夹连接导线，以此稳固监护系统，尤其适用于换用针头电极后躁动不安的患者。放置的尿管应带有可计量尿袋，以准确监测尿量。成人尿量超过 30ml/h[5ml/(kg·h)]，儿童尿量超过 1ml/（kg · h），表明补液灌注尚可接受。

除必须行焦痂切开手术之外的地方，如有胸部开放性伤口和活动性出血，转运过程中还应对创口进行简单的包扎覆盖，可局部使用抗生素或生物敷料。直接湿敷为此时禁忌，因为大面积烧伤患者体温调节能力下降，湿敷存在诱发体温过低的可能。为避免胃肠梗阻，所有烧伤患者都应插入鼻胃管进行胃肠减压，这在高海拔转运患者时尤为重要。使用加热毯和（或）镀铝聚酯薄膜太空毯可减少散热，避免发生低体温。患者的直肠温度须保持在 37.5 ～ 39.0℃。

救援现场和运送前往医院途中，应按时间顺序清晰简明地进行记录，包括损伤机制及气道、呼吸和循环状态的评估。这些信息对帮助转诊机构更好地了解和预估患者病情至关重要。其他资料包括有创操作记录以及医疗干预后患者的反应等。

十、总结

烧伤仍是医疗团队目前面临的一项重大挑战，但有序的系统化治疗，可以简化患者病情的稳定和管理工作。无论是在院前环境，还是病患接收医疗机构，抑或是请求转运的初诊医院，清晰地认知烧伤的病理生理过程对向患者提供高质量的医疗服务至关重要。将患者从致伤因素中救出后，初步评估以启动病情评估。必须首先处理危及生命的损伤，再进行高级评估，记录并治疗其他损伤问题。静脉通路的建立应合理合规，并开始正确的液体复苏。烧伤创面应覆上清洁干燥的被单，烧伤患者则应包裹保暖毯，以防止低体温的发生。注意选用最合适的转运模式将患者安全运送至急诊室。

初诊医院根据美国烧伤协会指南，决策烧伤患者是否需转诊至当地烧伤中心治疗。准备组织烧伤患者的转运时，必须全面考虑运送过程中对患者的持续监测和治疗管理。院前急救处理时的优先考虑因素同样适于转运途中。在初步评估、治疗和转诊全程中，转运团队必须确保患者气道 / 呼吸、循环、液体复苏、尿量和疼痛控制处理得当。理想的转运计划应组织有序、流程合规、运输妥当、人员专业。无论是在院前阶段还是院间转诊过程中，烧伤患者的成功转运都要求密切关注治疗重点、考量转运方案和推敲处理细节。

拓展阅读

American Burn Association. *Advanced Burn Life Support Providers Manual*. Chicago, IL: American Burn Association; 2010.

American Burn Association. Radiation injury. In: *Advanced Burn Life Support Manual* (Appendix 1). Chicago, IL: American Burn Association; 2010.

Brooks RG, Menachemi N. Physician's use of email with patients: factors influencing electronic communication and adherences to best practices. *J Med Internet Res*. 2006;8(1):e2.

Herndon DN, Rutan RL, Rutan TC. Management of the pediatric patient with burns. *J Burn Care Rehabil*. 1993;14(1):3-8.

Mandl KD, Kohane IS, Brandt AM. Electronic patient–physician communication: problems and promise. *Ann Intern Med*. 1998;129(6):495-500.

第8章 烧伤休克和烧伤水肿的病理生理机制

Pathophysiology of Burn Shock and Burn Edema

Paul Wurzer Derek Culnan Leopoldo C. Cancio George C. Kramer 著
李世吉 刘 晟 陈旭林 译

一、概述及研究历史

烧伤休克是指大面积皮肤烧伤所导致的心血管功能及终末器官灌注的严重紊乱的状态。在休克的异常生理状态下，因组织灌注不足所致机体氧气及营养供给短缺，细胞代谢废物清除障碍。早在19世纪以前，学者们已经证实烧伤后体液丢失主要发生于血液，因而使血液变得更为黏稠；至1897年，输注盐水救治烧伤患者的治疗方法首次被倡导[1, 2]。Frank Underhill则对烧伤病理生理学有了更全面的理解[3]，他论证了未行液体复苏的烧伤休克与血细胞比容升高的相关性，烧伤后体液和电解质丢失将造成红细胞压积继发性升高。因此，严重烧伤后血细胞比容值增加是血浆容量不足的结果。Cope和Moore[4]则进一步证实，烧伤后体液及蛋白外渗至创面及正常组织间隙，机体循环血容量锐减。

动物实验和临床研究均明确了液体复苏对烧伤休克治疗的重要性。研究着重于纠正烧伤后创面快速大量渗出造成的体液丢失，以及由此导致的血容量不足。相关文献包含了大量的实验和临床数据库，内容涵盖了烧伤创面和正常组织中与烧伤休克和水肿形成相关的循环和微循环改变。目前大量研究的重点集中于明确烧伤后产生和释放的众多炎症介质的机制和作用[4]。

烧伤休克的发生有三大主因：①循环血容量降低，大量体液从血管内渗透至组织间隙形成烧伤水肿；②心功能抑制，因体液因素导致心脏前负荷过低；③血管阻力增加。之后的补液复苏过程中，血管阻力增加可转变为血管痉挛麻痹。烧伤休克体现了机体循环和微循环功能障碍的复杂进程，单纯的液体复苏治疗难以完全纠正。严重烧伤导致显著的分布性休克和实质性组织损伤，将造成局部及全身介质的生成与释放[5–7]。烧伤休克是由组织直接损伤、血容量降低和多种炎症介质释放等因素相互作用的结果，最终造成微循环功能障碍，引发心肺并发症。

因此，即使有效循环血容量不足得到纠正，烧伤休克的病理生理状态仍可能存在。尽管有充足的前负荷及容量支持，仍将发生肺循环阻力（pulmonary vascular resistance，PVR）及体循环血管阻力（systemic vascular resistance，SVR）的增加以及心肌功能的抑制[7–11]。心血管功能的紊乱将进一步加剧机体全身炎症反应，加速进入机体脏器损伤的恶性循环[6, 7, 12]。

本章将探讨我们现阶段对烧伤休克早期病理生理的认知，重点关注由烧伤直接损害作用及体内炎性介质作用共同对微循环、脏器及全身等方面的影响。细胞内通路的作用在此不做介绍。

局部及全身的休克炎性介质与烧伤休克的发病机理密切相关，包括组胺、血清素、缓激肽、一氧化氮、氧自由基、肿瘤坏死因子（tumor necrosis factor，TNF）、白细胞介素以及花生酸级联产物，如前列腺素和血栓烷等。此外，部分激素和调节因子水平在烧伤后可升高数倍，包括肾上腺素、去甲肾上腺素、血管加压素、血管紧张素Ⅱ和神经肽Y。其他未知调节因子仍待探明。

二、低血容量及水肿快速形成

烧伤后血管内血浆样体液大量外渗至创面。大面积烧伤时血流动力学改变的本质特征与出血相似，包括血浆容量、心输出量和尿量的减少，以及体循环血管阻力增加、外周血流量不足[5, 7, 13–15]。然而，出血时组织液向血管内转移进行代偿，红细胞比容下降，在烧伤休克中血细胞比容则可能因血浆外渗而升高，这在液体复苏不足时尤为常见。

其他类型低血容量性休克的治疗，其最初的首要目标即迅速恢复循环容量，保持组织灌注，从而使缺血性损伤最小化。而烧伤创面的严重水肿以及周围组织淤滞的外渗体液和蛋白，使得烧伤的液体复苏治疗更为复杂。大面积烧伤后数小时内，急需大量补液以维持循环容量。

而当体液从毛细血管中渗出的速率超过淋巴回流的速率时，水肿开始进行性发生。水肿形成通常遵循双相模式。烧伤后 1h 内即可见烧伤组织含水量迅速增加[15, 18]，伤后 12 ～ 24h 逐渐进展，烧伤皮肤及周围未烧伤组织积液增加[6, 16]。组织水肿形成量，取决于与烧伤的类型和严重程度[14, 16]、补液与否以及液体总量和种类选择[17]。液体复苏可提高血流量和毛细血管内压力，从而进一步导致体液外渗。若无持续静脉补液，随着组织血流量减少和毛细血管内压力的降低，水肿形成呈一定程度的自限性。

烧伤所致皮肤组织水肿形成的特点是发生迅速，烧伤后 1h 内，组织含水量即可翻倍[14, 18]。Leape 发现皮肤全层烧伤后 30min，组织含水量增加了 70% ～ 80%，而该变化过程的 90% 发生于伤后最初的 5min 内[15, 19, 20]。在未进行液体复苏的动物模型中，伤后第一个小时结束后烧伤创面含水量仅略有增加。在进行了液体复苏治疗或烧伤创面较小的动物中，足够的组织灌注将持续“滋养”水肿数小时。Demling 等[16]制作羊单侧后肢二度烧伤模型，采用双色吸光光度法监测伤后一周内水肿进展过程。实验发现，尽管水肿形成迅速，且大部分发生于伤后第一个小时，但含水量高峰直至烧伤后 12 ～ 24h 方才出现。烧伤创面组织质量占机体比例较小，而循环中炎症介质可引起内皮细胞活化，血管内皮多糖蛋白复合物结构损伤，大量渗出可因此进入未烧伤的正常组织。

三、正常微循环的体液交换

充分理解微循环体液交换的动态平衡有助于认知烧伤水肿快速形成的生理机制。在稳定的生理状态下，毛细血管血压促使液体滤出进入组织间隙，大部分滤出液体则经淋巴系统回流[21–23]。经典的 Starling 方程描述了生理病理情况下微血管壁的液体交换，该方程不包括糖萼：

$$J_v = K_f[(P_c - P_{if}) - \sigma(\pi_p - \pi_{if})]$$

Starling 方程致力于解释跨微血管壁液体交换的物理作用力。J_v 为单位时间内通过毛细血管壁滤过的液体量；K_f 为毛细血管过滤系数，取决于毛细血管壁对液体的滤过面积和通透性；P_c 为毛细血管血压；P_{if} 为组织液静水压；π_p 代表血浆胶体渗透压；π_{if} 代表组织液胶体渗透压；σ 是渗透反射系数。当淋巴回流速率（J_L）低于毛细血管壁滤过液体通量（J_v）时，水肿形成（图 8–1）。如图 8–1 所示为经典的 Starling 方程所涉及的主要结构及作用力。

现有证据表明，血浆胶体渗透压影响液体交换的主要作用方式并非通过形成跨细胞壁胶体浓度梯度差，而是因血管内皮糖萼限制了血浆蛋白的通透性[24–26]，在糖萼内外构成胶体浓度梯度，形成有效的内向胶体渗透力。烧伤中内皮糖萼的作用，在很大程度上尚有待研究。而在对经典 Starling 方程进行可能更为准确的相关修正之前，在此回顾经典 Starling 方程各概念术语，以及探讨其在烧伤水肿形成中的应用仍有所帮助。

四、烧伤水肿形成机制

当毛细血管过滤系数 K_f、毛细血管血压 P_c 及组织液胶体渗透压 π_{if} 增高，或组织液静水压 P_{if} 和渗透反射系数 σ 降低时，均可导致毛细血管内液体和蛋白向组织间隙渗出增加。这些参数在烧伤水肿形成时，均朝着增加液体渗出的方向显著变化，故较之其他形式的水肿，烧伤水肿有

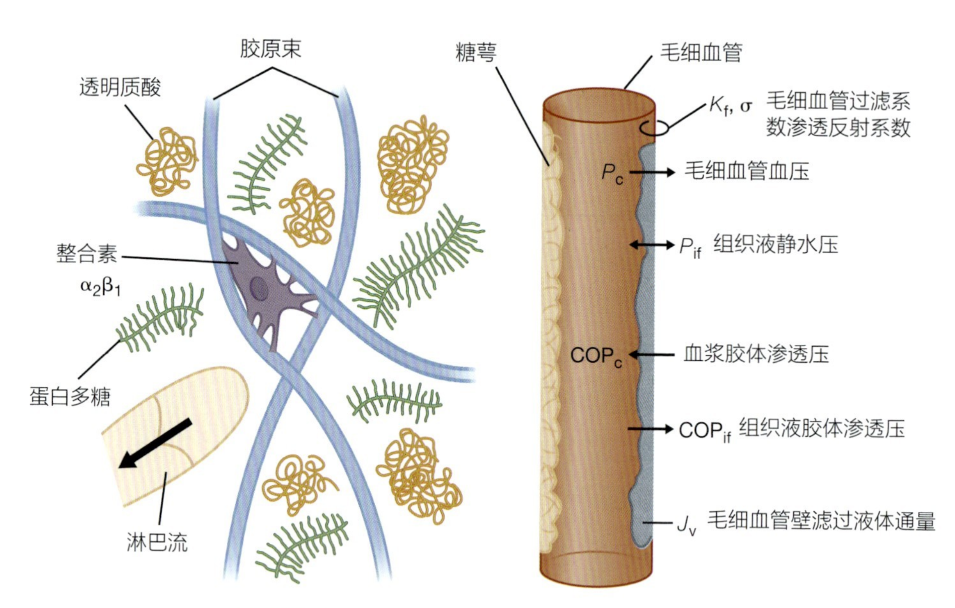

▲ 图 8-1 经典的 Starling 方程及微血管作用力

着极为迅速的特点。下文将逐一探讨 Starling 方程中各参数。

（一）毛细血管过滤系数（K_f）

烧伤后产生的各种介质可直接或间接造成毛细血管及微静脉与周围组织间屏障通透性的改变。Arturson 和 Mellander[27] 的研究表明，犬后肢烫伤后毛细血管过滤系数（K_f）立即升高 2～3 倍，说明毛细血管通透性明显增高。K_f 是关于毛细血管壁对液体通透性和滤过面积的函数。因此，局部毛细血管扩张充血增加了液体的通透性，导致 K_f 升高。通过测量计算 K_f 和单位时间内通过毛细血管壁滤过的液体量（J_v），Arturson 和 Mellander 得以确定毛细管渗出所需的跨屏障作用力的变化。测算结果表明，造成烫伤后最初 10min 内的快速水肿，需 100～250mmHg 的跨毛细血管压力梯度。仅小部分早期烧伤水肿形成可归因于 K_f 和通透性的变化。他们进一步表明，烧伤损伤细胞中释放出来的渗透活性分子，可产生足够大的渗透再吸收压力。此假设尚未得完全证实，其实验的后续研究表明，渗出增加是由于

表 8-1 烧伤对经典的 Starling 方程中参数的影响

变量	正常值或基线值	烧伤伤后	Δ	参考文献
P_c	约 25mmHg	约 50mmHg	↑约 25mmHg	28
Π_p	25～30mmHg	15～18mmHg	↓约 10mmHg	22，36，37
P_{if}	-2～0mmHg	未行复苏的未灌注皮肤～100mmHg	↓约 100mmHg	29，30
		灌注后皮肤 -5mmHg	↓ 3～5mmHg	
Π_{if}	10～15mmHg	创面 13～18mmHg	↑约 3mmHg	22，35，37
		复苏后未烧伤皮肤蛋白浓度降低		
σ	约 0.9	约 0.5	↓约 0.4	22，28，34，35
K_f	约 0.003ml/（min·mmHg·100g）（犬后肢）	↑ 2～5×		27

毛细血管血压升高和组织液静水压 P_{if} 大幅减少所致（表 8-1）。

（二）毛细血管压力（P_c）

在大多数类型的休克中，因小动脉血管收缩导致小动脉压转移到毛细血管，毛细血管和静脉压力降低。然而，运用血管闭塞技术研究狗后肢烫伤实验中，毛细血管压在烧伤后 30min 内从约 25mmHg 上升至约 50mmHg，并在 3h 内缓慢恢复到基准水平[28]。

（三）组织液静水压（P_{if}）

现已证明烧伤组织其组织液静水压显著降低。Lund 使用微管和组织测量仪监测分离的未灌注皮肤样本中，皮肤组织液静水压从正常值 –1mmHg 迅速降低至不足 –100mmHg。巨大的负静水压构成了强大的吸引力，促进微血管液体渗出，造成烧伤创面水肿持续生成。体内监测组织液静水压由 –20mmHg 减低至 –30mmHg 期间，负压绝对值有短暂降低；此时 P_{if} 负值减小是因持续的组织灌注和液体外渗减弱了组织间的吸引力。Kinsky[30] 所述的持续的组织间负压，一定程度上解释了伤后最初 4h 内的进行性水肿。

结缔组织中胶原蛋白和微纤维通过胶原相关整合素 β_1 形成束缚网络，液体渗出时细胞张力降低，束缚压力释放，可部分解释组织液静水压大幅降低的机制。细胞间隙形成并扩大，组织间吸引力随之增大。整合素是一种跨膜黏附受体，介导细胞间连接及细胞 – 基质间的黏附，整合素作用解除时间质内正常时低水合的糖胺聚糖基质物质膨胀并吸收液体[31]。McGee 等用 T_2 加权 MRI 的检测方法证实了间质物质的水合潜质，并且指出该过程在负压治疗下是可逆的[32]。以上研究均支持证明了烧伤水肿生成的主要机制，是间质组织对液体转移的作用，而非胶体渗透液的转移，且认为胶原结构改变可作为水肿治疗的靶点[33]。

（四）渗透反射系数（σ）

血浆蛋白可部分滤过微血管血液与组织间的生物屏障，故屏障两侧实际浓度梯度较全部血浆蛋白可产生的浓度梯度小，渗透反射系数则反映了实际血浆蛋白胶体渗透压占全部渗透压的比例。σ 值为 1.0 时，表示该屏障对蛋白质不通透但对水可通透；σ 值为 0 时则表示其对蛋白质和水均可完全通透。以往研究认为反射系数取决于内皮细胞连接，但实际很可能主要由糖萼决定。皮肤屏障的白蛋白渗透反射系数正常值为 0.85 ～ 0.99[22, 34]。热损伤导致毛细血管对蛋白质通透性增加，σ 值减小，微血管屏障内血浆胶体渗透压下降，故净液体渗出增加。烧伤皮肤的淋巴取样显示蛋白质浓度升高，这与毛细血管通透性持续大幅增高相一致[14, 34, 35]。而在未直接烧伤的软组织中，其微血管通透性在伤后 8 ～ 12h 也会发生短暂的小幅增加[35]。Pitt 等[28] 使用淋巴冲洗技术估算了狗后爪皮肤的 σ 值，发现其白蛋白的正常 σ 值为 0.87，而在烫伤后降至 0.45。

（五）血浆胶体渗透压（π_p）

正常情况下血浆蛋白浓度为 6 ～ 8g/dl，相应血浆胶体渗透压 π_p 值为 25 ～ 30mmHg，并产生显著的跨毛细血管吸收力，与 Starling 公式中其他促进滤出的参数处于相对平衡[13, 22]。然而糖萼阻断了血浆胶体渗透压对跨内皮液体转运的主要影响[24–26]，这一点后文将予以详述。未复苏的烧伤动物血浆胶体渗透压降低，是因富含蛋白质的液体渗出到烧伤创面中，而大量低蛋白的组织液由血管再吸收，或者经骨骼肌等未烧伤组织的淋巴进入循环[13, 36–38]。晶体液复苏后血浆再次被稀释，血浆胶体渗透压进一步降低。液体渗出增加受血浆胶体渗透压降低影响较小，而更可能与毛细血管过滤系数增加、组织液静水压减低及糖萼受损渗透反射系数降低相关。部分临床医生一直主张初始治疗即使用胶体溶液[6]，但常推迟至伤后 8 ～ 24h 进行，待受损组织微血管蛋白通透性恢复正常后，胶体治疗才能获得收益[7]。血浆蛋白，特别是白蛋白修复糖萼通透性的作用，为早期应用白蛋白进行烧伤复苏治疗提供了理论依据。使用白蛋白进行复苏的论述将在第 9 章烧伤复苏的内容中介绍[39–41]。动物研究表明，使用白蛋白进行复苏并不会减轻烧伤创面组织的水肿，但可减少所需液体总量，从而减轻未烧伤组织的水肿[42]。此外后文还将讨论到，白蛋白可通过营养作用稳定糖萼。

（六）组织液胶体渗透压（π_{if}）

皮肤中组织液渗透压正常值为10～15mmHg，约为血浆胶体渗透压的1/2[13, 22]。以淋巴液为代表的组织液的动物实验研究表明，烧伤后皮肤淋巴的胶体渗透压早期增加4～8mmHg[35]，晶体液复苏时π_p和π_{if}均减少，尽管此时微血管通透性增加，渗出液的蛋白质浓度仍然低于血浆。渗透反射系数σ值随烧伤降低，但无法降至0；因而即使在烧伤皮肤组织中，毛细血管渗出中的蛋白浓度总是低于血浆中的蛋白浓度[35]。与未烧伤皮肤相比，烧伤创面组织液胶体渗透压仍有显著更高，这支持了蛋白质通透性的持续升高导致烧伤水肿持续存在的观点[13, 22, 30]。然而与P_c和P_{if}的大幅变化相比，微血管对蛋白质通透性的增加，并非烧伤皮肤早期水肿快速生成的主要机制[43]。

（七）内皮功能障碍和糖萼结构

Demling团队认为[44, 45]，单纯烧伤和低蛋白血症引起的水肿可能部分归因于间质结构的改变，增加了整个血液－组织－淋巴屏障的液体传导和转运。血浆置换引起低蛋白血症时也会诱发类似变化。一些临床及动物研究已经证实，维持较高水平的血浆总蛋白浓度可改善整体液体净潴留和水肿[6, 46, 47]。内皮细胞活化和内皮功能障碍在烧伤水肿及由此引起的分布性休克中起着重要作用，尤其适用于解释远离直接热损伤区域的组织水肿。Turk等对一组烧伤患者的内皮功能障碍进行了前瞻性研究，证实伤后第七天体内流量介导的扩张到达最低点。这些临床数据支持了烧伤后内皮功能障碍的实验结论[48]。但尚无烧伤前后糖萼屏障下胶体渗透压（π_g）的测量数据。

晶体液复苏后血浆再次被稀释，血浆胶体渗透压进一步降低。液体渗出增加受血浆胶体渗透压降低影响较小，而更可能与毛细血管过滤系数增加、组织液静水压减低，以及糖萼受损渗透反射系数降低相关。

内皮细胞和细胞间质结构功能的部分改变可归因于糖萼。糖萼是血管内皮腔侧的多糖蛋白复合物层，形成和维持了血管屏障功能的生物学活性，通过降低渗透梯度减少渗出。不同位置的糖萼其厚度不等，在毛细血管中约20nm，而在大血管中则可达3000nm。基于糖萼研究的进展，经典Starling方程受到了挑战，相应的修正方程被提出。Levick、Michel以及其他研究者提出了修正Starling方程[25, 49–51]（如图8–2所示）：

$$J_v=K_f\left[(P_c-P_{if})-\sigma(\pi_p-\pi_g)\right]$$

在修订的Starling方程中，穿过血液－组织间屏障的流体通量主要由静水压力的差异（P_c-P_{if}）和糖萼两侧胶体渗透压梯度（$\pi_p-\pi_g$）所驱动。Kozar等进一步研究发现[52]，大鼠失血性休克行晶体液复苏导致的糖萼损失，在补充血浆进行复苏时可极大避免。图8–3展示了糖萼的显微照片。

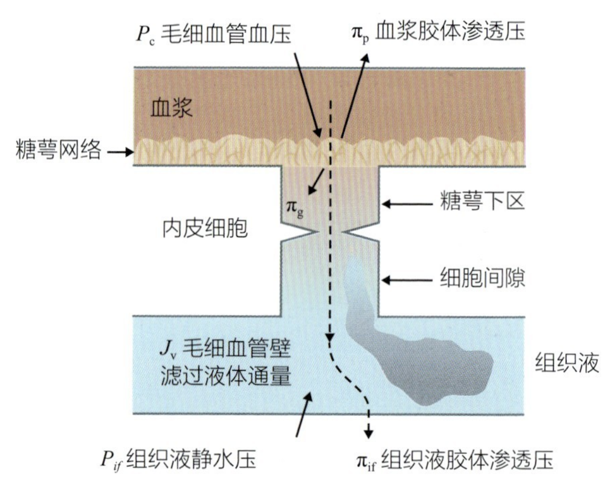

▲ **图8–2　考虑糖萼作用后，新Starling方程中的参数（π_g：糖萼屏障下胶体渗透压）**

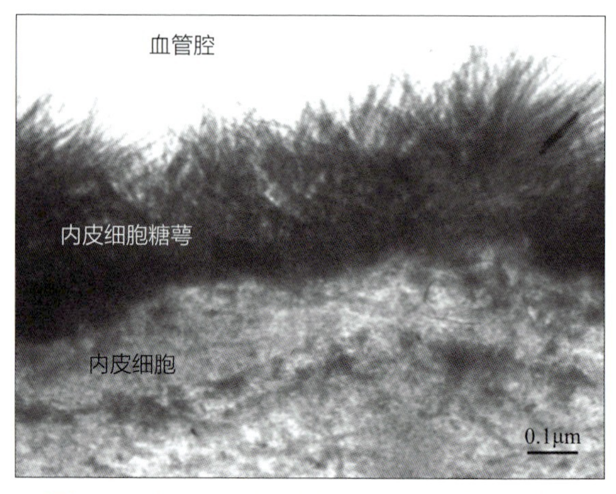

▲ **图8–3　健康的血管内皮细胞显微照片显示，糖萼的跨膜及膜结合分子呈绒毛状**

五、未烧伤组织

未直接烧伤软组织的广泛水肿是大面积烧伤的一大特征。Brouhard 等报道 [53]，即使总面积仅 10% 的烧伤，未烧伤组织含水量也会增加，并在伤后 12h 达到峰值。Arturson 通过测算血浆蛋白和作为示踪剂注入的右旋糖酐在淋巴中的浓度增加量，证实了未烧伤组织血管通透性短暂增高，跨血管液体通量（淋巴流量）上升 [14, 34]。Harms 等进一步测量了烧伤后 3d 内的未烧伤组织淋巴流量和蛋白转运的变化 [35]，他们发现直至伤后 12h，白蛋白和免疫球蛋白 G 大小的分子在皮肤和肌肉中的通透性升高（绵羊的侧腹淋巴），但在肺的微血管通透性（尾侧纵隔淋巴结淋巴）并未增加。实验中对体表总面积 40% 烧伤的绵羊进行早期复苏时，观察到淋巴流量和组织含水量的最大增加量与低蛋白血症严重程度相关 [7, 54]。

Kremer 等对烧伤引起远处微血管高通透性的机制进行了大量的研究，研究者从烧伤动物身上提取血浆，将其输注到未烧伤的个体体内 [55]。这种输血会因某种未探明的循环因子的输入，诱导内皮细胞活化、白蛋白渗出和白细胞的黏附和滚动。此法制作的模型，可用于测试各种抑制剂或治疗剂改善生理紊乱作用的效力。将大剂量维生素 C 作为抗氧化剂给予受体大鼠，可显著减少毛细血管渗出，但并不能减少白细胞与内皮细胞的相互作用 [55, 56]。输入烧伤个体的血浆后，酮色林作为一种 5- 羟色胺（5-HT_{2a}）拮抗药，可减少血浆渗出以及白细胞与内皮细胞间的相互作用 [57]。5- 羟色胺受体阻断药辛那色林和甲基麦角酰胺的作用再次印证了这些发现 [58, 59]。将血浆供体大鼠的烧伤创面浸泡在硝酸铈（一种公认的外用抗菌和消炎剂）中时，其体内血浆外输后不能再诱导受体大鼠的损伤 [60]。在后续的烧伤血浆转移研究中，Hernekamp 等证明了利用胆碱能抗炎通路，使用胞磷胆碱进行刺激或用毒扁豆碱做预处理，也可以类似地减轻白蛋白渗出和白细胞黏附 [61, 62]。

六、细胞膜改变与细胞水肿

除了造成微血管屏障完整性的丧失外，热损伤还会引起细胞膜的改变。骨骼肌细胞跨膜电位在离损伤较远的部位降低 [9]。被直接损伤的细胞的胞膜破坏，必然发生胞内外钠钾流通增多，导致细胞肿胀。然而这一过程却同样发生于未直接被热力损伤的细胞。微管穿刺技术已经证明，动物失血时骨骼肌膜电位在 –90mV 至 –80 ～ –70mV 之间部分去极化；细胞死亡发生时膜电位为 –60mV。这些休克诱导的膜电位降低与细胞内水钠增加有关 [63–65]。失血性休克时心肌细胞、肝细胞和内皮细胞 [66–68]，均有与骨骼肌细胞膜 [63, 65] 类似的功能改变和水肿表现。动作电位减弱或消失，可能延迟信号在神经、大脑、骨骼肌、心脏、隔膜和胃肠道等器官的传导。严重烧伤相关性脑病、肌无力、心脏收缩力受损和肠道功能障碍，部分原因可能是膜电位降低。

这一现象的早期研究者假设，膜去极化的机制是三磷腺苷（adenosine triphosphate，ATP）水平或 ATP 酶活性的降低。然而，最近的研究表明，主要机制可能是由于膜中钠的传导性增加，或钠 – 氢交换体逆向转运活性增强 [64, 67]。出血性休克体液复苏后去极化膜电位将迅速恢复正常，而烧伤休克复苏膜电位和细胞内钠浓度仅能部分恢复，证明烧伤休克中细胞肿胀的原因并非完全出于单纯的血容量不足 [69]。循环中的休克体液因子可能是膜去极化的原因 [70–72]。当来自烧伤的动物的血浆被灌注到离体的肌肉标本时，将发生膜去极化。且将灌注液体更换为正常血浆或生理盐水后，膜去极化可被逆转 [69]。令人惊讶的是，这种循环因子的分子特征至今仍未阐明，这表明它们可能具有复杂的，甚至是动态的结构。数据显示其分子量较大，超过 80kDa[73]。不同类型的休克可能通过不同的因素造成细胞膜的去极化。目前对于临床烧伤中膜电位变化的时间进程知之甚少。此外我们尚不明确烧伤后膜电位的改变，在多大程度上影响了复苏液体需求总量及机体的脏器功能。

七、烧伤炎症介质

烧伤后细胞产生多种炎症介质并释放进入循环。这些介质在烧伤水肿和心血管异常的发病机制中起着重要而复杂的作用。例如，介质通过调控已有内皮损伤的小动脉血管扩张，增加微血管静水压和滤过面积，从而直接或间接地改变血管通透性和跨血管渗出流量。认知介质诱导损伤的确切机制具有重要的临床意义，有助于通过药理学手段调节介质，抑制烧伤水肿和休克的进行。遗憾的是，大多数针对介质阻断的治疗策略，仅对患者或实验动物的小面积局部烧伤有效，对严重烧伤患者的治疗管理尚未见有效的临床作用。

（一）组胺

组胺是热损伤后微血管通透性增加早期的关键介质。皮肤受到热力损伤后，肥大细胞立即释放组胺，组胺含量水平及功能活性一过性增高。组胺促进静脉内皮细胞收缩，导致内皮细胞间暂时形成较大间隙[74, 75]。组胺还可通过小动脉扩张和静脉收缩引起毛细血管压力升高。组胺阻断药和肥大细胞稳定药可以减轻实验动物模型的局部水肿[74]。Friedl 等指出大鼠皮肤烧伤水肿的发病机制，可能与组胺和黄嘌呤氧化酶、氧自由基的相互作用有关[42]。组胺及其代谢衍生物增加了黄嘌呤氧化酶在大鼠血浆和肺动脉内皮细胞中的催化活性[76]。热损伤大鼠血浆中组胺和黄嘌呤氧化酶水平同时升高，且与尿酸水平的升高具有相关性。使用色甘酸稳定肥大细胞、清除消耗补体或应用西咪替丁拮抗 H_2 受体治疗大鼠，可以极大减轻烧伤水肿，但对清除中性粒细胞并无作用[76–78]。尽管在动物实验中取得了令人鼓舞的疗效，但抗组胺药物治疗烧伤患者的临床有效性尚未得到验证。

（二）前列腺素

花生四烯酸生成的前列腺素，是由烧伤组织和炎症细胞释放的强效血管活性内分泌蛋白，可促进烧伤后机体的炎症反应[79, 80]。活化的巨噬细胞和中性粒细胞浸润创面，释放前列腺素、血栓素、白三烯和白细胞介素 -1（interleukin-1，IL-1）。这些介质均可诱导局部和全身反应。前列腺素 E_2（prostaglandin E_2，PGE_2）、白三烯 LB_4 和 LD_4 都将直接和间接地增加微血管通透性[81]。烧伤后产生的前列环素（prostacyclin，PGI_2）是一种血管扩张药，也可直接导致毛细血管通透性增加。PGE_2 是一种较为强效的炎症性前列腺素，可导致烧伤后血管舒张和创面微血管表面积增加，当遇到微血管通透性增加时，可使水肿的生成倍增[82, 83]。前列环素（PGI_2）是一种血管扩张药，可引起毛细血管通透性增加。

（三）血栓素

血栓素 A_2（thromboxane A_2，TXA_2）及其代谢产物血栓素 B_2（thromboxane B_2，TXB_2）由烧伤创面局部血小板产生[74]。血管收缩药血栓素在水肿生成中可能起次要作用，然而其造成的血流量降低可促使烧伤创面缺血坏死区域不断扩大，导致较浅创面加深为全层烧伤创面。烧伤患者血清中 TXA 水平和 TXA_2/PGI_2 比值显著增加[84]。Heggers 指出烧伤创面释放的 TXB_2 与局部组织缺血有关，而血栓素抑制药可阻止相关的进行性真皮层缺血[85, 86]。TXA_2 合成抑制药山莨菪碱也显示出有益的微循环作用，促进血流动力学和流变学紊乱恢复正常。LaLonde 的研究显示[83]，尽管不能改变全身情况，局部应用布洛芬（可抑制前列腺素和血栓素的合成）可减少烧伤组织局部水肿及前列腺素的生成。此外，用布洛芬全身给药虽不能逆转早期水肿，但可确切减弱烧伤后的血管收缩，改善因血管收缩造成的实验羊烧伤组织的供氧不足的情况[87]。环氧化酶抑制药现已被用于烧伤后的治疗，但尚未进入常规临床应用。

（四）激肽类

缓激肽是一种局部炎症介质，可增加小静脉的通透性。烧伤后缓激肽的产生增加，但可能在血液或淋巴液中难以检测到缓激肽，这是因为此时激肽酶活性同时增加，导致游离激肽迅速失活。烧伤后的全身炎症反应有利于缓激肽的释放[88]。用常见蛋白酶抑制药抑肽酶预处理烧伤动物，可以减少游离激肽的释放，但对水肿无明显影响[89]。另据报道使用特定的缓激肽受体拮抗剂进行预处理，可减轻家兔烧伤创面的水肿（表 8-2）[90]。Tao 等证明，阻断神经激肽 -1 可降低烧伤大鼠创面周围及远隔脏器空肠的血管通透性，使治疗组大鼠恢复速度较对照组快[91]。

表 8-2　烧伤休克相关循环炎症介质

介质	主要心血管作用（高浓度时）	负荷组织效应	参考文献
组胺	血压降低；血容量减少	小动脉的扩张；小静脉的收缩 血流增快 通透性增高	42，74，76，77，92，160
前列腺素 E_2（PGE_2）	全身动脉压和肺动脉血压降低	血管舒张 血流增快 通透性增高	74，79，85
前列环素（PGI_2）	血压降低	通透性增高	81，83
白三烯 LB_4 LD_4	肺动脉高压		74
血栓素 A_2（TXA_2） 血栓素 B_2（TXB_2）	胃肠道缺血 肺动脉高压	血管舒张 血流增快 通透性增高	84–87
缓激肽	血压降低；血容量减少	血管舒张 通透性增高	74，160
5- 羟色胺		通透性增高	92–94
儿茶酚胺 肾上腺素 去甲肾上腺素	心率增快 血压升高 代谢增加	血管收缩（作用于受体）； 血管舒张（作用于肌肉 β_2 受体）；拮抗因组胺和缓激肽引发的通透性增加（作用于 β 受体）	74，161
活性氧簇 超氧阴离子（O_2^-） 过氧化氢（H_2O_2） 羟基离子（OH^-） 过氧硝酸盐（$ONOO^-$）	心功能障碍	组织损伤 通透性增高	42，74，76，97，99，100
血小板聚集因子	血压升高	血管收缩	89，113
血管紧张素Ⅱ	胃肠道缺血 血压升高	血管收缩	114，115，117
血管加压素	胃肠道缺血 血压升高	血管收缩	117

微血管血流增加常通过新增毛细血管作用，增加血管物质交换表面积。通透性是指微血管屏障的蛋白通透性，一般与水电的传导性相关

（五）5- 羟色胺

5 – 羟色胺是在烧伤后早期释放 [92] 的一种大血管平滑肌收缩药。已发现抗血清素药物如酮色林可降低烧伤后的外周血管阻力，但不能减轻水肿 [92]。5- 羟色胺拮抗药甲基麦角酰胺预处理后，家兔烧伤创面的充血减轻，水肿生成减少 [90]。Ferrara 等发现 [93]，在狗烧伤前给予甲基麦角酰胺预处理，烧伤水肿生成呈剂量依赖性减少，但认为这并非局部血管舒张反应减弱所致。据 Zhang 等报道，注射甲基麦角酰胺后，烧伤兔模型其皮肤血流量减少 [94]。

（六）儿茶酚胺类

烧伤后循环内儿茶酚胺、肾上腺素和去甲肾上腺素水平成倍升高 [6, 95, 96]。在微血管的小动

脉侧，这些物质通过激活 α_1 受体引起血管收缩，总体作用倾向于降低毛细血管压力，尤其是当烧伤休克期存在血容量减少和静脉压力降低的情况时[74]。毛细血管压力降低可限制水肿，促进血管重吸收利用低蛋白的组织液进行再灌注，重吸收过程可普遍发生于未烧伤组织、骨骼肌和内脏器官等，尤其是当烧伤休克复苏不良时更为明显。即使是在未复苏的烧伤动物中，也可使其血浆蛋白浓度降低。此外，儿茶酚胺通过激活 β 受体，也可以部分抑制组胺和缓激肽诱导的微血管通透性增加[74]。儿茶酚胺的这些潜在的有益作用，难以在受损组织中直接发挥效应，且在未烧伤组织中，可能被血管收缩药和缺血效应等负面作用所抵消。儿茶酚胺的血流动力学效应将在本章后文讨论。

（七）活性氧簇

活性氧簇（reactive oxygen species，ROS）也被称为氧自由基，在包括烧伤休克在内的各种休克中都起着重要的炎性作用。这些高度不稳定的氧活性代谢物寿命较短，每个基团均含有一个不成对电子，使其成为强氧化剂[97]。任何炎症反应或缺血组织再灌注后，活化的中性粒细胞都将产生并释放超氧阴离子（O_2^-）、过氧化氢（H_2O_2）和羟基离子（OH^-）等活性氧簇，其中氢氧根离子被认为最活跃且最具破坏性。在循环红细胞和活检组织中发现脂质过氧化增加，为烧伤后活性氧簇的生成和释放提供了证据[76, 97, 98]。

抗氧化剂可通过直接结合或代谢方式清除活性氧簇，部分实验研究对其作用进行了评估[99, 100]。文献指出，过氧化氢酶清除 H_2O_2，超氧化物歧化酶（superoxide dismutase，SOD）则可减少超氧阴离子 O_2^-，从而减少烧伤后的狗和大鼠的血浆丢失[76, 99]。

烧伤大鼠血浆中黄嘌呤氧化酶活性水平显著升高，于伤后15min达到峰值。伤后立即切除烧伤皮肤可明显抑制血浆黄嘌呤氧化酶活性的增加[42, 76]。血管损伤程度可通过血管通透性增加水平确定，而使用抗氧化剂（过氧化氢酶、SOD、二甲亚砜、二甲基硫脲）或铁螯合剂（去铁胺DFO），可减轻动物皮肤渗透性变化，从而证明了氧自由基在血管损伤发展中的作用[76]。黄嘌呤氧化酶抑制药别嘌醇可大幅降低烧伤组织淋巴流量和循环脂质过氧化物水平，抵御肺部脂质过氧化和炎症反应。这表明烧伤组织中氧化性介质的释放，一定程度上造成了局部烧伤水肿、全身系统性炎症反应和氧化性介质释放[98]。清除中性粒细胞不能防止血管通透性改变，同时黄嘌呤氧化酶抑制药（别嘌醇和洛度沙胺氨丁三醇）却有确切的保护作用，这表明血浆黄嘌呤氧化酶更有可能是氧自由基参与烧伤水肿形成的途径。氧自由基可以通过损伤微血管内皮细胞来增加血管通透性[42, 76]。抗氧化剂的应用已在动物实验中进行了广泛的研究，而一些临床试验也表明，抗氧化剂表现出有益的临床效果。

抗氧化剂（维生素 C 和维生素 E）是许多烧伤中心患者的常规用药。高剂量抗氧化剂抗坏血酸（维生素 C）可有效减少实验动物烧伤后的液体需求[101–104]。使用大剂量维生素 C[如 66mg/(kg·h)]，可在某一临床病例中有效减少容量需求，而在其他病例中，却可能表现无效，这说明存在超越维生素浓度的作用机制[102, 105]。尽管大剂量维生素 C 已得到广泛的临床应用，但烧伤界仍期盼掌握更为明确的试验证据。

（八）一氧化氮

一氧化氮（NO）是重要的血管平滑肌张力抑制剂，也是造成烧伤后血管痉挛和分布性休克的直接原因。据多个小型病例分析报告描述，运用亚甲蓝阻断鸟苷酸环化酶可治疗血管麻痹[106]。一氧化氮也被证明是吸入性损伤中肺功能障碍的重要驱动因素。在绵羊模型中，阻断诱导型一氧化氮合酶（inducible nitric oxide synthase，iNOS）和神经元型一氧化氮合酶（neuronal nitric oxide synthase，nNOS）可完全阻止肺分流、最大吸气压和肺淋巴流量的增加，并减缓氧合指数的下降[107]。

关于一氧化氮在烧伤急性休克期的利弊作用已有较多文献描述。与超氧阴离子同时产生的一氧化氮可导致过氧亚硝酸盐（$ONOO^-$）的形成。

烧伤后数小时可发现皮肤中存在硝基酪氨酸，过氧亚硝酸盐可能在烧伤水肿中起负面作用[108]。阻断一氧化氮合酶不能减轻烧伤水肿，而给予NO前体精氨酸治疗则可减轻烧伤水肿[109]。一氧化氮可能对维持烧伤皮肤灌注和限制瘀滞带范围起重要作用[110]。在绵羊伴烟雾吸入性损伤的烧伤模型中，应用过氧亚硝酸盐分解催化剂可显著降低肺微血管高通透性，从而改善肺功能[111]。进一步的研究表明，在绵羊烧伤伴吸入性损伤后1～24h，给予低剂量血管加压素可显著降低血浆NO水平，减轻水肿的形成[112]。已有记载的一氧化氮利弊作用均发生于烧伤急性休克期，而急性降低一氧化氮水平的举措其长期益处仍有争议。总之，烧伤后迅速降低一氧化氮水平的效用仍存较大争议。

（九）血小板聚集因子

烧伤后释放的血小板聚集（或活化）因子（platelet aggregation factor，PAF）可增加毛细血管通透性[89, 113]。Ono等发现[113]，家兔烫伤后立即输注PAF拮抗药TCV-309（日本武田制药株式会社），呈剂量依赖性阻断创面水肿生成，并显著抑制损伤组织中PAF的增加，且TCV-309治疗组的SOD含量明显高于对照组。这些发现表明，伤后立即给予大剂量的PAF拮抗药，可以通过抑制PAF和超氧化物自由基的形成，减轻烧伤创面水肿和烧伤休克程度。

（十）血管紧张素Ⅱ和血管加压素

血管紧张素Ⅱ和血管加压素/抗利尿激素（antidiuretic hormone，ADH）通过口渴感和肾脏功能控制水钠平衡和渗透压力，参与细胞外液总量的正常调节[74]。烧伤休克发生时，交感神经兴奋，同时容量感受器探测到血容量降低，循环中血管紧张素Ⅱ和血管加压素上升至超正常水平。两者均为末梢小动脉的强效血管收缩药，而对小静脉作用较小。血管紧张素Ⅱ与选择性肠黏膜缺血有关，可造成内毒素和细菌的易位，进而导致败血症甚至多器官功能衰竭[114, 115]。严重烧伤患者伤后1～5d，血管紧张素Ⅱ水平可升至正常值的2～8倍，于第三天达到峰值[116]。血管加压素入院时峰值是正常水平的50倍，且在伤后5d内趋于正常。血管加压素是除儿茶酚胺外，可能导致烧伤休克复苏时外周血管阻力和左心后负荷增加的主要原因。Sun等[117]使用血管加压素受体拮抗药改善了烧伤休克对大鼠的血流动力学的影响，延长了大鼠的存活时间，而输注血管加压素则可加重烧伤休克。

（十一）其他介质

小分子介质硫化氢（hydrogen sulfide，H_2S）在炎性休克中受到越来越多的关注。它既能介导又可抑制炎症反应。小鼠试验数据支持H_2S是一种内源性炎症介质，可以上调促炎细胞因子水平和增强NF-κB信号转导。人们一直在进行大量相关研究[57]，以确定其抗炎特性的浓度和临床效应。Hu等建立50% TBSA烧伤犬模型进行实验，发现复苏时使用烟碱受体激动药可提高生存率、改善血流动力学异常、增加血容量和尿量，并降低TNF-α、IL-1和乳酸水平[118]。Wiggins等阐明了金属蛋白酶（metalloproteinases，MMP）在烧伤后肺水肿和内皮损伤中的作用。当培养的肺组织内皮细胞暴露于烧伤动物血清时，MMP活性增加，MMP抑制剂TIMP-2降低。表现为单层内皮细胞通透性增加，细胞黏附连接蛋白破坏，肌动蛋白应力纤维形成。这些损伤表现可被TIMP-2有效抑制[119]。内皮素-1（ET-1）在肺泡内液体清除和肺水肿中起作用。ET-1通过抑制阿米洛利敏感的上皮钠通道阻碍肺泡内液体清除，并增加毛细血管压力[120]。

八、血流动力学影响

烧伤复苏阶段心输出量（cardiac output，CO）降低的原因一直是争论的焦点。在可检测到血容量减少之前，心输出量即已下降。这种快速反应可能是由于心脏信号的神经传导受损，以及血管收缩导致的后负荷增加所致。伤后短期内即发生的血容量不足和静脉回流减少无疑会导致心输出量减少。充分的液体复苏表现为动脉血压和尿量的恢复，此后若心输出量降低持续存在，则主因可能是源于烧伤创面的循环心肌抑制因子的作用[10, 11]。Demling 等[16]表示，尽管在绵羊 40% 烫伤后进行了积极补液扩容治疗，但心输出量仍有 15% 的减少。在烧伤后长达 5d，儿茶酚胺分泌将持续增加，外周血管阻力升高[95, 116]。Michie 等[121]将烧伤复苏的实验犬麻醉后测量 CO 和 SVR。他们发现 CO 在伤后短时间内即下降，随后恢复正常；然而心输出量的降低并不与血容量不足相平行。研究结论指出 CO 的降低不仅是因血容量和静脉回流减少，还由于体循环血管阻力的增加和循环心肌抑制物质的存在。烧伤休克复苏后，患者机体需要心输出量高于平日正常值。这与患者的高代谢状态和全身炎症反应综合征（systemic inflammatory response syndrome，SIRS）相关。

（一）心肌功能障碍

由于肺循环及体循环血管阻力上升，左右心室后负荷均增高。由于增加的肾上腺素能刺激使心肌收缩功能受到抑制，但通过增加心肌氧耗量尚能维持每搏输出量和心输出量。右心室在后负荷增加时代偿能力最为有限。离体心脏研究显示，烧伤可直接抑制心肌收缩性，损伤心肌功能[122, 123]，严重情况下，在心肌抑制的基础上还会发生左右心室不同步[124]。Howard 等证实烧伤患儿伤后几周内，可同时存在心脏收缩与舒张功能障碍[125]。烧伤面积＞ 45%TBSA 可产生固有收缩功能缺陷。部分研究报告称，积极进行早期、持续的液体复苏也无法纠正左心室收缩性和顺应性的损害[123, 124, 126]。这些数据表明，低血容量并非是烧伤休克引起心肌功能障碍的唯一机制。烧伤后未能维持正常心输出量的患者，其血清可使体外心脏标本显示出明显的负性肌力作用，这可能是由于前文描述的循环休克因子所致[69, 127]。其他严重烧伤而心脏指数正常的患者，其血清极少或没有检测到抑制作用。

Traber 及其同事制作了 40%TBSA 烧伤合并吸入性损伤，以及单纯吸入性损伤的绵羊模型，并进行了长期、完整的监测研究。实验发现两者均发生了心肌收缩力的降低[128, 129]。据 Horton 等描述[130]，采集豚鼠烧伤 24h 后冠状动脉灌注的离体心脏标本，发现其左心室收缩力下降。此类功能障碍在老年动物的心脏中更为明显，且不能通过等渗液复苏逆转。按照 4ml/kg 补充高渗盐水右旋糖酐（hypertonic saline dextran，HSD）治疗则可大幅逆转，但需在复苏阶段最初 4 ～ 6h 内立即使用[131, 132]。研究者们还通过注入抗氧化剂、精氨酸和钙通道阻滞药等方式，有效地改善了烧伤后心功能障碍[132–134]。Cioffi 团队则观察到伤后未补液的动物，其离体心肌标本存在持续的心肌抑制[135]。与大多数研究相悖的是，据 Cioffi 记录，及时和充足的液体复苏可完全逆转烧伤后心肌的舒缩异常。Murphy 等的研究显示[136]，烧伤面积大于 18% 的患者，即使心脏指数良好，心肌损伤血清标志物肌钙蛋白 I 仍有所升高。烧伤复苏和心功能的相关研究都强调了早期、适量的液体治疗的重要性，并显示了烧伤后功能性心肌抑制的影响，可在接受及时且适当的扩容治疗后最小化。

烧伤休克改变心肌细胞膜完整性和损害其功能的主要机制尚不清楚。氧自由基可能在细胞膜功能失调中起重要作用，而细胞膜功能失调是多种低流动状态的特征。Horton 等的研究表明，在给予足够的液体复苏的同时，联合使用自由基清除剂 SOD 和过氧化氢酶，可显著改善烧伤介导的左心室舒缩功能障碍。但抗氧化治疗未能改变烧伤复苏的液体需要量[137]。

体循环血管阻力增加和脏器缺血

烧伤患者或实验动物在给予充分补液后，心输出量仍低于正常水平。烧伤后后负荷增加是儿茶酚胺、血管加压素、血管紧张素 II 和神经肽 Y 等释放后共同作用的结果[116, 117]，这些因素引起小动脉平滑肌收缩，其全身表现为后负荷增加，体循环血管阻力增加。烧伤后体循环血管阻力增加，部分原因是血液浓缩导致的血液黏度增加。

Hilton 与其他研究者使用麻醉犬进行实验，尝试输注各种外周血管扩张药以改善其烧伤后的心输出量[121, 138]。实验证实维拉帕米治疗后体循环血管阻力减小，心输出量增加，但心肌收缩力仍然受到抑制。Pruitt 等则证明了血管扩张药肼苯达嗪可以降低体循环血管阻力和增加心输出量

（需要注意的是，低血容量应首先得到纠正）[139]。

肾脏和胃肠道等部分脏器，在烧伤复苏延迟或不足时，极易发生缺血损伤、功能障碍甚至器官衰竭。低血容量和交感神经张力增高可直接引起肾脏缺血，但血浆血红蛋白，特别是肌红蛋白的升高与肾功能衰竭加重相关[140, 141]。标准化的适量补液方案，可使肾功能衰竭的发生率显著下降，但当延迟复苏或合并低血压时，急性肾功能衰竭并不少见[140–142]。

表面上看似乎已充分复苏时，仍可能存在肠系膜血管收缩[115, 143]。肠道缺血可造成细菌和内毒素的易位，引发脓毒血症等严重后果。

大面积烧伤后脑组织损害并不罕见，且尤其易发生于儿童，具体原因尚不明确。70%TBSA 烫伤的麻醉绵羊研究表明，在烧伤后即刻，脑部仍维持着良好的自动调节功能，但在复苏后 6h，脑血管阻力增加，脑血流量减少了 50%[144]。

（二）肺循环和肺水肿

大面积烧伤后体循环血管阻力增高，与之对应的肺血管阻力亦有明显升高[7, 54]。而与体循环不同的是，肺水肿相对少见，且一般发生在补液进行后。实验发现烧伤后由于毛细血管后静脉收缩，肺楔压升高幅度大于左房压[54, 145]。通过增加毛细血管压力，静脉收缩可能导致肺水肿。不同程度的左心衰竭可能也会导致毛细血管压力增加，然而低蛋白血症可能是导致烧伤后肺水肿的最主要因素[146]。对 40%TBSA 烧伤的大型动物进行肺淋巴取样分析，并未显示有微血管通透性增加的证据。此外，肺淋巴流量会显著增加，以平衡组织液的积聚。对烧伤患者的临床研究表明，在没有吸入性损伤的情况下，肺部通常不会出现水肿[147, 148]。吸入性损伤相关性肺功能障碍将列于独立章节进行探讨。

（三）补液过多和腹腔间隙综合征

及时、充分的液体复苏无疑改善了烧伤患者的预后，第 9 章将详细描述液体复苏策略。尽管烧伤休克复苏水平不断进步，但大量补液时仍可能发生严重组织水肿等后果。

烧伤患者逐渐趋于需要接受比公式计算补液量更多的复苏液体，如今这一现象被明确定义为“液体蠕变”[149]。过度补液及其继发水肿，将引发大量并发症包括眼压升高压迫性视神经病变[150]、肺水肿[151, 152]、需长期机械通气或气管切开[153]、植皮失败，或因严重水肿需对非烧伤肢体行筋膜切开减张术[154]等。

水肿最为致命的并发症是腹腔间隙综合征（abdominal compartment syndrome，ACS），其死亡率可达 75%[155]。腹腔内压力超过 12cmH_2O 即为腹内高压（Intra-abdominal hypertension，IAH），最常见于烧伤后 48h 内的急性复苏阶段[156]。腹腔间隙综合征指持续性高于 20mmHg 的腹内高压合并继发器官衰竭表现（如积极大量补液后最大吸气压力增高或尿量减少）。腹腔间隙综合征通常导致多器官功能障碍，表现是肾功能损害、肝血流量受限、肠缺血、肺功能障碍、心输出量降低、颅内压升高甚至死亡[157, 158]。腹腔外伤或手术后可发生腹腔间隙综合征，在无腹部损伤的情况下发生则被称为继发性腹腔间隙综合征[159]。一项综述显示，严重烧伤患者腹腔间隙综合征的发病率为 4% ～ 17%[155]。在复苏过程中使用白蛋白可以降低腹腔间隙综合征的发病风险[41]。严重组织水肿仍将是烧伤休克复苏治疗时的重大问题。

九、结论

热损伤导致大量液体从循环转移至烧伤和未烧伤部位的组织间隙（烧伤面积＞ 30% 时），导致循环血容量降低和水肿。烧伤时 Starling 方程中参数的改变，趋向于促进体液从血管外渗到组织间隙。烧伤组织水肿的快速生成，主因是组织间液形成强大负压，其次是微血管压力升高及通透性增大。在未直接烧伤的软组织中，微血管通透性增加主要是由于糖萼损伤缺失和内皮细胞活化所致。复苏时的液体类型、补液量和补液时机，都将影响液体的转移量。

热损伤后，是炎症介质和应激激素释放。这些循环介质有害地增加了微血管的通透性，改变了水和钠进入细胞的细胞膜功能。循环介质也有利于肾脏保水保钠，降低心脏收缩力，导致血管收缩。这一系列复杂事件的最终结果是心输出量减少、终末器官缺血和代谢性酸中毒。如果没有早期有效的复苏，这些紊乱会导致器官功能障碍、心力衰竭，甚至死亡。

复苏是一把双刃剑，因为它增加了烧伤和未烧伤组织的水肿。水肿可能导致组织氧扩散减少，对已受损的细胞造成进一步的缺血性损伤。应研究确定改善烧伤休克和烧伤水肿的更好的治疗方法。这项研究的成功需要识别改变微血管通透性、引起血管收缩、使细胞膜去极化和抑制心肌功能的关键循环因子。需要用细胞或系统的方法来阻止特定介质的释放或阻断其活性。

拓展阅读

Cancio LC, Chavez S, Alvarado-Ortega M, et al. Predicting increased fluid requirements during the resuscitation of thermally injured patients. *J Trauma*. 2004;56(2):404-413.

Cartotto R, Zhou A. Fluid creep: the pendulum hasn't swung back yet! *J Burn Care Res*. 2010;31(4):551-558.

Lawrence A, Faraklas I, Watkins H, et al. Colloid administration normalizes resuscitation ratio and ameliorates "fluid creep". *J Burn Care Res*. 2010;31(1):40-47.

Malbrain MLNG, Keulenaer BL, Oda J, et al. Intra-abdominal hypertension and abdominal compartment syndrome in burns, obesity, pregnancy, and general medicine. *Anaesthesiol Intensive Ther*. 2015;47:228-240.

Navickis RJ, Greenhalgh DG, Wilkes MM. Albumin in burn shock resuscitation: a meta-analysis of controlled clinical studies. *J Burn Care Res*. 2016;37(3):e268-e278.

第9章 烧伤液体复苏

Burn Resuscitation

Leopoldo C. Cancio　Fredrick J. Bohanon　George C. Kramer　著
李世吉　刘　晟　陈旭林　译

一、概述

超过体表总面积20%的烧伤常造成休克，表现为循环血容量下降、心输出量降低及终末脏器灌注不足。液体复苏治疗是挽救烧伤患者生命的重要早期干预措施。液体复苏不足或延迟，将导致机体脏器衰竭甚至死亡[1]，而提供的液体过多（过度补液），则将加剧水肿形成，引发筋膜室综合征等并发症，同样会增加发病率和死亡率[2]。因此液体复苏的首要目标是达到过度补液与补液不足之间的微妙平衡，维护重要脏器功能，尽可能避免各种急慢性机体损伤[3]。

烧伤休克的主因是循环血容量的降低，通过微循环丢失的体液的成分与血浆相似，因而烧伤休克的本质是低血容量性休克。体液丢失主要发生于烧伤组织，而大面积烧伤时未直接烧伤的组织中也会出现[4]。毛细血管渗透常用于描述这一复杂的过程（详见第8章烧伤休克和烧伤水肿的病理生理机制）。烧伤后立即发生的剧烈血管收缩等反应，以及其他造成烧伤休克的因素，均可导致后负荷增大[5]和心肌收缩力下降[6, 7]。血容量不足、血管收缩和心肌收缩力下降三大因素，可引起心输出量降低。液体复苏的目标包括：①通过静脉补液补充损失的循环血容量；②严密监测患者生理反应；③根据患者生理反应调整治疗策略（例如每小时调定输液速度）；④预防和纠正水肿形成。总体可概括为烧伤休克治疗要求液体复苏和水肿管理策略齐头并进。

二、液体复苏的早期方法

各种补液公式的方案设计是烧伤休克治疗讨论的主要内容（表9–1），了解这些公式的得出过程，将有助于理解其各自优势和局限性。静脉补液治疗烧伤很大程度上归功于早期对霍乱的病理生理学和临床治疗研究。1831年，爱尔兰医生O'Shaughnessy对霍乱患者血液的化学和微观特征进行了研究。基于这些研究，他提议治疗时“向静脉注射含正常血液盐分的温水。”他使用这种新疗法进行了犬类实验，但没有将其应用于人体。一年后苏格兰医生Thomas Latta，在阅读了O'Shaughnessy的论著后，开始尝试经直肠、经口和静脉注射生理盐水治疗霍乱患者[8]。1906年，明尼苏达州圣保罗医生Haldor Sneve报道了可以使用包括灌肠剂在内的盐溶液治疗烧伤[9]。然而多年来他的建议并未形成共识，因为当时流行的观点是大面积烧伤患者的主要死因并非血容量不足，而是从烧伤的皮肤吸收有毒物质（“毒血症”）[10]。这种观念导致单宁酸[11]等鞣制剂的广泛使用，其目的在于“固定”毒素，防止其进入血液。

随后大规模伤亡的灾难和武装冲突等促进了液体复苏方法的发展。1921年11月27日，康涅狄格州纽黑文市的里亚托剧院失火，造成6人死亡，80人受伤。Frank Underhill医生对火灾后入院的21名幸存者进行了检查治疗。Underhill是第一次世界大战退役老兵，曾观察报道了化学战剂对肺部的损伤作用，而烧伤后水肿生成的过程

表 9–1 常见烧伤复苏方案

公式	烧伤后第 1 个 24h	第 2 个 24h
Evans 公式	生理盐水：1ml/（kg·%TBSA）	生理盐水：0.5ml/（kg·%TBSA）
	胶体：1ml/（kg·%TBSA）	胶体：0.5ml/（kg·%TBSA）
	5% 葡萄糖溶液：2000ml	5% 葡萄糖溶液：2000ml
Brooke 公式	生理盐水：1.5ml/（kg·%TBSA）	生理盐水：0.5ml/（kg·%TBSA）
	胶体：0.5ml/（kg·%TBSA）	胶体：0.25ml/（kg·%TBSA）
	5% 葡萄糖溶液：2000ml	5% 葡萄糖溶液：2000ml
改良的 Brooke 公式	乳酸林格液：2ml/（kg·%TBSA）	乳酸林格液：0
	胶体：0	胶体：0.3～0.5ml/(kg·%TBSA）
Parkland 公式	乳酸林格液：4ml/（kg·%TBSA）	乳酸林格液：0
	胶体：0	胶体：5% 白蛋白，每 16h 小时速度为 0.3～1ml/(kg·%TBSA）
Cincinnati 儿童公式	乳酸林格液：4ml/（kg·%TBSA）+ 1500ml/m^2，伤后前 8h 补入总量的 1/2，后 16h 补入其余的 1/2（大龄患儿）	
	前 8h 乳酸林格液 4ml/（kg·%TBSA）+ 1500ml/m^2+ 50mEq 碳酸氢钠；随后 8h 单独使用乳酸林格液；第三个 8h 使用含 5% 白蛋白的乳酸林格液（低龄患儿）	
Galveston 儿童公式	乳酸林格液 5000ml/ 烧伤面积 m^2+ 2000ml/ 体表总面积 m^2，伤后前 8h 补入总量的 1/2，后 16h 补入其余的 1/2	

引自 Hansen SL. From cholera to “fluid creep”: a historical review of fluid resuscitation of the burn trauma patient. *Wounds* 2008; 20（7）: 206–213.

更早期版本的 Cincinnati 儿童公式可参阅 Merrell SW，Saffle JR，Sullivan JJ，et al. Fluid resuscitation in thermally injured children. *Am J Surg*. 1986; 152（6）: 664–669.

更早期版本的 Galveston 儿童公式可参阅 Carvajal HF. Fluid resuscitation of pediatric burn victims: a critical appraisal. *Pediatr Nephrol*. 1994; 8（3）: 357–366.

似乎与吸入毒气后肺部液体浸润的过程相对应。Underhill 发现烧伤越严重，血液浓缩程度越高（血红蛋白增加），必须迅速补液，这对于患者生存至关重要。此外他还表明，水疱液的成分与血浆相似，可静脉注射生理盐水替代丢失液体，以及经直肠、口服和皮下补充 [12]。经口和直肠的补液方式直至最近才被再次强调，其在严峻的战争场景下应用于伤员护理的效用被重新审视 [13]。

1931 年，Alfred Blalock 在 Underhill 文献报道的基础上进行了一系列实验，对麻醉犬造成约体表总面积 1/3 的烧伤，创面定位于身体同一侧（左或右侧），且不进行补液复苏。经过一段时间（6～26h）的观察后，安乐死实验动物，并将尸体进行解剖称重。采用此法量化了烧伤创面的液体损失，结果显示损失量平均占总体重的 3.34%。液体丢失的同时伴有平均 48% 的血红蛋白水平增高。Blalock 推断，这一过程充分解释了烧伤后的血压下降并非毒血症影响 [10]。切除烧伤创面、对烧伤犬与正常犬交叉输血等其他进一步实验，其结果均支持 Blalock 的假说 [10]。

随着第二次世界大战的降临，1940 年不列颠之战和 1941 年的珍珠港袭击等战役后，迫切需要制定有效手段处理战时烧伤伤员。此时血浆静脉注射技术业已发展，从而发展出了几种使用血浆复苏的补液公式。有人提议可通过针刺后吸出血液的难易度，判断补充的血浆是否足以维持外周循环，另有人则认为需基于血细胞比容和（或）血液中的蛋白质等的计量水平 [14]。我们今天所使用的基于烧伤面积大小设计的各种公式，都可溯源于 1942 年 1 月 7 日美国国家研究委员会（National Research Council，NRC）会议。该委员会指出，烧伤患者烧伤后第一个 24h 内，应立即接受 500ml 血浆，而后每 1%TBSA 继续灌注 100ml 血浆。其他液体（如生理盐水或葡萄糖）则通常不应超过血浆量 [15]。曾参与会议的 Harkins 在同一时间提出的急救公式则建议液体用量减半，或每 1%TBSA 灌注 50ml 血浆，此外患者还需接受 1000ml 生理盐水和“大量”葡萄糖，且经口服最佳 [14, 16]。

这些治疗预案随后经历了大量实践检验。1942 年 11 月 28 日，波士顿 Cocoanut Grove 夜总会起火，造成 492 人死亡，数百人受伤，这是美国历史上最严重的夜总会火灾。血库提供血浆复苏患者时，加入了等体积的生理盐水进行了稀释 [17]。麻省总医院的 Cope 医生在伤后第一个 24h 按每 1% TBSA 烧伤补充 50ml 血浆和 50ml 生理盐水，然后根据血液浓度进行调整 [18]。波士顿的 Lund 医生则没有采用任何公式指导补液，而是监测诸如心率、血压和血细胞比容等临床参数进行调整 [19]。

此后，Cope 和 Moore 报道阐述了第一个基于烧伤表面积进行补液治疗的烧伤公式，公式建议在伤后第一个 24h 每 1%TBSA 烧伤面积补充血浆和非胶体等渗液各 75ml，伤后 8h 输入总量的 1/2，另外 1/2 于后 16h 输入。这种要求最初 8h 内提供总液体需求量 1/2 的做法，仍是几乎所有现代烧伤补液公式的特点。此外，公式指出需每日给予 2000ml 基础水分以维持尿量，且以口服为佳 [16]。

以上公式均基于正常体型成人计算，可能不适用于极端体重情况。故而后续发展出综合体重和烧伤面积的补液公式。

Everett Evans 医生因而提出了此类公式。该公式主张伤后第一个 24h 内，每 1% 烧伤面积生理盐水和胶体各按照 1ml/kg 的剂量补充，同时补充 5% 葡萄糖溶液 2000ml。第二个 24h 生理盐水和胶体补给量，按照每 1% 烧伤面积给生理盐水和胶体各 0.5ml/kg 补充，5% 葡萄糖溶液量不变 [20]。

Brooke 公式和 Parkland 公式

1953 年的原始 Brooke 公式，标志着烧伤后第一个 24h 内胶体液使用转变的开端。该公式要求伤后第一个 24h 内，每 1% 烧伤面积补给 2ml/kg 液体：其中胶体液 0.5ml/kg，晶体液 1.5ml/kg [21]。

Moyer 则避免采取胶体进行烧伤休克复苏，并指出单纯使用晶体液，如乳酸林格液（lactated Ringer’s，LR），就足以纠正其称谓的“钠缺乏性休克” [22]。G. Tom Shires 等报道称，失血性休克不仅包括血容量丢失，还涉及功能性细胞外液（functional extracellular fluid，ECF）容量的损失。因而急诊科常使用大量乳酸钠林格溶液治疗创伤患者 [23]。进一步的研究表明，功能性细胞外液损失将伴随跨膜电位差的降低和细胞钠离子内流 [24]。

1968 年，Baxter 和 Shires 将这些发现延伸至热损伤领域。他们测算了动物和人类的功能性细胞外液，证明了使用乳酸钠林格溶液恢复功能性细胞外液的可行性，且要求较现有烧伤公式建议值更大的量［4ml/（kg・%TBSA）］进行输注，这样即使在烧伤后第一个 24h 结束时仍存在血容量不足，而心输出量和代谢性酸中毒可得到迅速纠正 [6]。在烧伤后第二个 24h，使用血浆作为扩容剂可有效纠正血容量不足。这就是广泛应用的 Parkland 公式的起源 [25]。

在 Baxter 完成此项研究后不久，美国陆军外科研究所（U.S. Army Institute of Surgical Research，USAISR）的 Pruitt 等发现，烧伤后第一天调整胶体液补充量并不能进一步恢复血容量，说明此期间胶体液并不比晶体液更为高效[5]。因此根据改良的 Brooke 公式估算时，伤后第一个 24h 内，每 1% 烧伤面积补给 2ml 液体，且不补充胶体。同在美国陆军外科研究所的 Goodwin 等进行了一项随机对照试验，比较入院复苏时有无给予白蛋白的区别。复苏开始后，胶体组在补充乳酸林格液时给予 2.5% 白蛋白，而晶体组仅给予乳酸林格液。他们发现早期接受白蛋白治疗的患者心输出量恢复更快，第一个 24h 所需补液量更少，但烧伤后第 3 ～ 7 天血管外肺水增加，住院死亡率增加[26]。这些数据结合 Pruitt 等的早先研究，支持了反对在第一个 24h 内使用白蛋白的论点。

Parkland 公式和改良的 Brooke 公式都在推荐伤后第一个 24h 内使用晶体液；将胶体液（如 5% 白蛋白）留至第二个 24h 应用。有一点需要强调：那就是这些公式并非不含胶体液，而是延迟胶体液的使用时机。改良的 Brooke 公式为伤后第二个 24h 给予白蛋白设定了阶梯用量，具体如下：烧伤面积在 30% ～ 49% 者，每 1% 面积，予白蛋白 0.3ml/kg；烧伤面积在 50% ～ 69% 者，每 1% 面积，给予 0.4ml/kg；烧伤面积在 70% ～ 100% 之间者，每 1% 面积，给予 0.5ml/kg[27]。

如今在美国，使用以乳酸林格液为主的晶体液（详见后文讨论），已是烧伤补液的主要手段。多数烧伤中心会根据医生判断或其他治疗规则使用部分胶体[28]。Parkland 公式和改良的 Brooke 公式一直是两种应用最为广泛的补液公式。2012 年美国烧伤协会关于液体复苏质量改进的共识声明总结道，现有证据不足以支持某一方法作为统一的治疗标准[29]。目前高级烧伤生命支持指南则推荐使用改良的 Brooke 公式，每 1% 烧伤面积每千克体重补给 2ml 液体[30]。两种补液公式均要求伤后 8h 内补充预计首日补液总量的 1/2，另外 1/2 则于后 16h 输入。之后根据临床状况调整补液速度（详见后文讨论），但通常在烧伤后 8h 内不得随意调整。

美国陆军外科研究所的 Chung 等最近提出了“十倍法”，以简化计算成年人的补液，即初始补液速率（ml/h）= TBSA × 10。因此 30% 烧伤的患者初始补液速度应为 300ml/h。另外，若患者体重超过 80kg，每超出 10kg，需额外补充 100ml/h。约 88% 的患者若使用此法计算补液速度，得出的预估值介于 Parkland 公式和 Brooke 公式结果之间[31]。当然这里需强调，此公式仅适用于成人（体重≥ 40kg）。

三、小儿烧伤

针对小儿烧伤，需采用专门制订的补液公式。美国陆军外科研究所的 Graves 等，对应用了儿科改良版 Brooke 公式补液且体重小于 25kg 的患儿进行了回顾性研究。该公式估算伤后第一个 24h，每 1% 烧伤面积每千克体重需补充乳酸林格液 3ml，前 8h 给予总量的 1/2[32]；此后乳酸林格液的滴速可根据尿量调整［目标尿量：0.5 ～ 1.5ml/（kg · h）］。小儿烧伤补液时另需给予 5% 的葡萄糖 + 0.45% 生理盐水补充维持量，滴速无须特殊调整。乳酸林格液实际平均输入量，约为每 1% 烧伤面积 3.91ml/kg（尿量维持在目标范围内时约为 3.78ml/kg）。额外给予每 1% 烧伤面积 2.39ml/kg 的液体用来补充维持量[33]。2011 年发布的《高级烧伤生命支持手册》建议，小儿烧伤补液时，每 1% 烧伤面积给予 3ml/kg 液体，并使用 5% 葡萄糖 + 乳酸林格液补充维持量[30]。

Cincinnati 和 Galveston 圣地兄弟会儿童医院公式，则适用于体表面积 / 体重比较大的患儿。Cincinnati 公式建议伤后第一个 24h 内，每 1% 烧伤面积按照 4ml/kg 的剂量补充乳酸林格液（前 8h 内补充总量的 1/2），加上维持量及蒸发损失量。维持量 = 1500ml × 体表面积（m^2），蒸发量 = 35ml + 烧伤面积占 TBSA 的百分比 × 体表面积（m^2）[34]。

Galveston 公式则建议伤后第一个 24h，补充液体 5000ml × 烧伤面积（m^2）+ 2000ml × 体表面积（m^2），且前 8h 内补充总量的 1/2[35, 36]。

四、复苏液体选择

乳酸林格液是最常用的烧伤休克晶体复苏液。以往通常使用生理盐水，但主要存在以下不足：①可能降低肾血流量和肾小球滤过率，从而增加急性肾损伤的风险；②大量使用时可能导致高氯性代谢性酸中毒。在对非烧伤患者进行的临床试验中，使用生理盐水和平衡液（如乳酸林格液或勃脉力复方电解质注射液）的结果相矛盾[37]，而在烧伤患者中尚无此类临床研究。因乳酸林格液略呈低张状态，可能造成脑水肿和颅内压升高[38]。这可能在一定程度上解释了部分烧伤研究中颅内压升高的相关发现（详见后文讨论）。乳酸林格液含有 *D*- 乳酸和 *L*- 乳酸的外消旋混合物。Ayuste 等发现，标准（即外消旋）乳酸林格液复苏与肺、肝细胞凋亡有关，且通过去除乳酸林格液中的 *D*- 乳酸异构体可抑制其发生[39]。勃脉力复方电解质注射液更接近血浆电解质成分和渗透压状态，且含有葡萄糖酸盐和醋酸盐，而非乳酸盐[37]。然而目前尚无比较勃脉力复方电解质注射液和乳酸钠林格溶液用于治疗烧伤患者的研究。

尽管使用晶体液是目前烧伤休克复苏的主要手段，但胶体使用的与否、时机和数量仍存在争论。胶体的使用有数种系统性方法：①立即使用（烧伤复苏全程均有使用）；②早期 / 急救使用（当补液可能将过度时使用，通常在伤后 8 ～ 12h）；③延迟使用（伤后第一个 24h 期间不使用胶体进行复苏）[28, 40]。越来越多的烧伤中心开始采用合适方法，确定可能从早期使用胶体中获益的患者。

Demling 团队建立了慢性淋巴瘘绵羊模型，以解释烧伤及未烧伤组织水肿形成的动力学特征。监测淋巴流量（Q_L）和淋巴 – 血浆蛋白比（C_L/C_P）显示，伤后 8 ～ 12h，未烧伤组织的微血管保留血浆蛋白的能力开始恢复，而烧伤组织则未恢复[41]。这一证据支持了伤后 8 ～ 12h 起，给予胶体溶液可能比晶体液更为有效。

O'Mara 等在一项前瞻性随机试验中，对使用新鲜冰冻血浆（fresh frozen plasma，FFP）复苏和晶体复苏进行了比较[42]。试验中，FFP 组接受新鲜冰冻血浆 75ml/kg（补液速度根据目标尿量每小时每千克体重 0.5 ～ 1.0ml 调节）和乳酸林格液 2000ml（83ml/h），而晶体液组按照 Parkland 公式给予乳酸林格液（补液速度根据目标尿量每小时每千克体重 0.5 ～ 1.0ml 调节）。结果显示晶体液组明显比 FFP 组需要更多的复苏液体（分别为 260ml/kg 和 140ml/kg）。FFP 复苏具有更低的腹腔内峰值压力（FFP 组和晶体液组分别为 16mmHg vs. 32mmHg）。此外，晶体液组还出现了肌酐、血尿素氮（blood urea nitrogen，BUN）和气道压力峰值的升高，而 FFP 组则仅表现气道压力峰值升高。

该试验及其他类似研究均显示，特别是对于存在腹腔间隙综合征（abdominal compartment syndrome，ACS）等并发症风险的患者（如复苏早期补液迅速加快的大面积烧伤患者），早期使用胶体是合理的。犹他大学烧伤中心秉持这一观点，其采取的举措为，当入量 – 尿量比高于预期时，进行“白蛋白急救”[40, 43]。

含 5% 白蛋白的生理盐水是目前最常用的烧伤休克胶体复苏液。过去由于白蛋白尚未广泛应用，而对献血者筛查手段相对简陋，故输注血浆存在较高的肝炎感染风险。如今在有安全的新鲜冰冻血浆可供选择的情况下，不禁使人考虑新鲜冰冻血浆是否比白蛋白或乳酸林格液更具优势。Pati 等发现，新鲜冰冻血浆或 Kcentra（一种人凝血酶原复合物制剂），在预防由血管内皮生长因子 –A（vascular endothelial growth factor–A，VEGF–A）或创伤及出血引起的内皮通透性增加方面可能更优于白蛋白[44]。Peng 等在失血性休克模型中观察到，与乳酸林格液相比，新鲜冰冻血浆可减少肺内皮细胞 syndecan–1 蛋白的脱落，降低内皮通透性和减少中性粒细胞的浸润[45]。失血性休克的相关研究结果提示，有必要对烧伤复苏过程中新鲜冰冻血浆对微血管的影响进行深入研究。

与白蛋白和新鲜冰冻血浆相比，目前应用淀粉代血浆类如 6% 羟乙基淀粉进行烧伤休克复苏的热度较低。英国的 Vlachou 等在对 26 名成年患者复苏时，分别使用乳酸林格液，以及 2/3 乳酸林格液和 1/3 羟乙基淀粉的组合。结果使用羟乙基淀粉组可接受较少的补液量（263ml/kg vs. 307ml/kg）[46]。此外，瑞士的一项研究在对伤后 72h 内的 48 名患者复苏时，分别使用了乳酸林格液和 6% 羟乙基淀粉并进行了对比，研究结果认为二者在补液容量、肾功能、急性呼吸窘迫综合征（acute respiratory distress syndrome，ARDS）、住院时间和死亡率的表现上并无明显差异[47]。一份 Cochrane 系统评价总结到，羟乙基淀粉溶液增加了患者急性肾损伤的风险和肾脏替代治疗的必要性[48]。基于众多此类研究，欧洲药品管理局在 2013 年声明，羟乙基淀粉不得用于危重症、脓毒症或烧伤患者的治疗[49]。

应用高渗盐水是减少烧伤复苏灌注量的另一大手段。Shires 和 Baxter 等团队倡导根据 Parkland 公式大量灌注乳酸林格液以纠正细胞外低钠，而 Monafo 则认为通过静注或口服高渗乳酸盐溶液，同样可以轻易纠正低钠，且可以避免过量补液。其复苏液含钠 300mEq/L、乳酸 200mEq/L 和氯 100mEq/L[50]。部分烧伤中心在复苏过程中常规使用高渗盐水。例如 Warden 所在的辛辛那提圣地兄弟会医院，在每升乳酸林格液中加入 50mEq 碳酸氢钠配制成轻度高渗溶液，应用于烧伤后 8h 内的补液复苏[51]。

利用高渗液复苏过程中，细胞外钠浓度升高及细胞内水分向细胞外间隙转移可以部分纠正容量不足[32]。使用高渗液复苏时须密切监测血钠水平，因为当血钠水平高于 160mEq/L 时可能会造成肾脏及颅脑损伤[52]。

Huang 等在研究中将患者分为三组，治疗时复苏液分别选用了乳酸林格液、高渗盐水（290mEq/L）和乳酸林格液。对比结果显示，高渗组患者肾衰竭风险增加了 4 倍，死亡率增加了两倍[53]。这一结果降低了高渗盐水的治疗使用热情。Oda 等报道的一项前瞻性研究，对烧伤患者使用高渗乳酸盐溶液和乳酸林格液进行对比，试验中降阶式使用高渗乳酸盐溶液，其钠浓度从 300mEq/L 逐渐降至 150mEq/L，每阶梯补液 1 ～ 2L。结果显示接受高渗乳酸盐溶液的患者腹腔高压的发生率较低，且所需液体摄入较少（每 1%TBSA3.1ml/kg vs. 5.2ml/kg）[54]。因而针对容量敏感型，或者有过度复苏风险的患者，高渗盐水复苏可能具有一定优势[52]。

烧伤休克高渗疗法的另一种方式是使用浓度更高的高渗钠加右旋糖酐溶液（hypertonic saline dextran，HSD），溶液由 7.5% 的生理盐水和 6% 的右旋糖酐 -70 溶液组成，其钠浓度为 1280mEq/L。Elgjo 等在绵羊模型中证明，在烧伤后 1h 内，每千克体重给予高渗钠加右旋糖酐溶液 4ml，可迅速恢复心输出量，并减少早期（而非后期）对液体的灌注需求[55]。该团队的一项后续研究还显示，当净积液量达到 20ml/kg 时再次给药，可使高渗钠加右旋糖酐溶液的保液效果持续 48h[56]。目前尚未见高渗钠加右旋糖酐溶液用于烧伤休克复苏的临床试验。

五、给药途径

Greenhalgh 对烧伤专家们进行的一项调查显示，烧伤复苏的首选给药途径为外周静脉通路（70%），中心静脉通路（48%）亦是常见选择[57]。在大面积深度烧伤和严重水肿等情况下，可能难以建立外周静脉通路。骨内通路也可作为抢救时的临时选择，但由于骨髓的流体阻力，通路流速受到限制。之后，在重症监护环境下建立中心静脉通路。

尽早开始液体复苏（烧伤后数小时内）对预防脏器衰竭至关重要[1, 58]，但在战争和大规模伤亡事件等严峻环境下难以实现。此时对于烧伤面积在 10% ～ 40% 者，肠内或口服补液则是可供选择的有效治疗手段[59, 60]。肠内补液的临床应用早有记录，如 1944 年 Fox 所述[61]。肠内补液的效用可能受到肠梗阻和胃功能下降等因素限制。其有效性和安全性值得进一步研究[13]。

目前尚无专门针对烧伤休克的口服或肠内复苏溶液。世界卫生组织（World Health Organization，WHO）开发的口服补液剂为干粉制剂，需加水配制溶液，其最初被用来治疗霍乱继发的脱水。各类溶液均包含钠和其他电解质，以及糖分。糖分组成在促进肠道黏膜对钠的吸收中十分重要。通过鼻胃管进行肠内复苏时，应密切监测（如每小时监测）胃残余液量，尤其是在烧伤后最初数小时内。

六、高风险患者的复苏

患有严重并发症（如心力衰竭、肝硬化、既

往肾功能不全和病态肥胖等[62]）的患者对补液的反应性相对异常，更加需要严密监测复苏进程[63]。极端高龄或低龄的患者对容量波动耐受性较低，在容量不足或过多时代偿能力有限，表现为"容量敏感型"。这类患者群体同样需要更为密切的监测。

Baxter 报道称，烧伤人群中吸入性损伤和大面积烧伤的患者对液体需求量最大[64]。大多数研究报告道均显示，在同等烧伤面积的情况下，存在吸入性损伤者液体需求量增加 20% ～ 30%[65]。然而此现象难以预测量化，故一般不建议因存在吸入性损伤而改变烧伤补液公式。

延迟复苏的患者通常需要比补液公式预估更多的液体，且可能因缺血再灌注损伤引发更多并发症[58]。出现延迟复苏时同样不建议修改补液公式。若患者不能对补液复苏做出正常反应，而致伤机制又存在机械损伤风险因素，需注意避免漏诊创伤及出血病灶。临床上有明显肌红蛋白尿的患者，如高压电烧伤者，通常以给予较高的补液速度，使成人目标尿量达到 75 ～ 100ml/h，以避免堵塞肾小管[66]。

七、烧伤休克复苏监测

每小时应密切监测尿量、血流动力学参数和临床体征等，从而调节补液速度，以确保最小化生理损伤，给予充足的液体灌注，优化休克复苏。最常用的评估方法是生命体征、实验室检测和尿量。尿量是判断复苏效果最常用指标，基本原理为尿量是反映肾小球滤过率、肾血流量和心输出量的替代指标。推荐的目标平均尿量为：成人 30 ～ 50ml/h，体重低于 30kg 的儿童 0.5 ～ 1.0ml/（kg·h），婴幼儿 1.0 ～ 2.0ml/（kg·h）。近来医护人员趋向于将尿量维持于目标范围内较低值。尿量通常每小时记录一次，目前尚缺乏验证此监测频率有效性的研究。尿量作为评价复苏效果指标有一定局限性，特别是在运用于肾功能衰竭、服用利尿药、酒精中毒和尿糖偏高的患者时。对于这些特定患者，推荐使用其他监测办法。

尿量仅是反映灌注状态的指标之一。心率、血压、中心静脉压和超声心动图等，均可指示患者心血管状态，尤其适用于伴有复杂并发症的大面积烧伤患者。当然确定这些变量的适宜值，需考虑烧伤休克的背景状态。例如复苏良好的大面积烧伤成人，其心率范围为每分钟 100 ～ 130 次，其原因可能是伤后大量儿茶酚胺的释放，或者谨慎补液时血容量相对偏少。对于大多数患者来说，平均动脉压（mean arterial pressure，MAP）的适宜目标值约 60mmHg，但部分患者可以耐受低至 50 ～ 55mmHg 的平均动脉压，且仍可达到足够的尿量、脑灌注，减轻乳酸性酸中毒。

实验室指标是重要的休克评估工具。尽管没有最佳检查频率的实证要求，但应密切监测全血细胞计数、电解质、葡萄糖和酸碱状态等。血乳酸监测和碱缺失是反映整体组织灌注的常用指标。大量碱缺失和血乳酸增高，与大面积烧伤、呼吸道烧伤、液体需求和死亡率的增高具有相关性[1, 67, 68]。Cartotto 等对碱缺失和烧伤患者预后的前瞻性研究显示，碱缺失的严重程度，与液体需求量、脓毒症、ARDS 和多脏器功能障碍的发生率呈正相关[69]。Kamolz 等认为，乳酸水平和乳酸清除率是判断休克和复苏状态的重要指标[70]。其研究还证实，若乳酸水平在 24h 内恢复正常，存活率可达 68%，而没有恢复正常者存活率则降至 32%。

复苏过程中使用肺动脉导管（pulmonary artery catheter，PAC）进行监测已有几十年历史，主要用于测量肺毛细血管楔压、体循环和肺循环血管阻力、心输出量和耗氧量，而现今此方法主要局限于研究目的。经肺热稀释技术（transpulmonary thermodilution，TPTD）是一种侵入性相对较低的可选手段，需要放置中心静脉导管和外周动脉导管。目前已商业化应用的经肺热稀释装置，可以提供每搏心输出量的实时估计（基于动脉脉搏轮廓分析）。此外，还能够监测全心舒张末期容积（global end-diastolic volume，GEDV）作为心脏前负荷评估指标，监测血管外肺水以反映肺水肿情况。Sánchez 等表示，在急性复苏期间（烧伤后 24h 内），相比平均动脉压和尿量，应用 TPTD 能精确检测到血容量不足[71]。Kraft 等近期对小儿烧伤的研究同样证实了这一发现[72]。

正确使用经肺热稀释装置或肺动脉导管数据指导复苏并非易事。试图在烧伤后 24h 内，将心输出量或全心舒张末期容积“正常化”并不可取，因为这可能导致过度补液，而对预后无明显改善[73]。认知了解复苏成功患者的大致动态变化，才能根据预期判断患者真实病程变化[74]。Pruitt 等的经验对理解这一点很有帮助[5]。其成功复苏的研究对象中，血容量不足甚至可持续至烧伤 48h 后，而心输出量低于基线水平至伤后 36h。

超声心动图在很大程度上已取代肺动脉导管监测，应用于烧伤患者的心脏评估[75]。经胸超声心动图（transthoracic echocardiography，TTE）可提供容量状态和心脏功能的相关信息，检查条件简易，无须预先镇静评估。然而经胸超声心动图应由训练有素的医师进行，以避免操作者的失误影响[76]。与肺动脉导管和经肺热稀释技术相比，超声心动图的另一优点是能辅助诊断心力衰竭，并确定心肌对改变肌力因素的反应。而对不同的超声心动图技术，进行深入的前瞻性随机对照研究颇有必要[75]。

休克期间血细胞比容（或血红蛋白）的增加可能预示血容量不足情况恶化。因此，关于烧伤复苏的早期文献建议参考血细胞比容作为容量状态指标[21]。诚然其可提供容量状态相关信息，但须知血细胞比容下降低于正常值，通常更主要是反映复苏进程中红细胞的损伤破坏[5]。

八、液体蠕变和水肿管理

在复苏过程中，积极维持重要器官充分灌注却未能适当控制补液，则可能导致过度复苏[40]。Pruitt 首先提出了“液体蠕变”（fluid creep）的概念用来描述当前出现的，对患者输注较烧伤公式预算补液量更多复苏液体的趋势，这易引发脏器功能障碍等致命并发症[2]。过度复苏可能导致腹腔间隙综合征[77]、气道水肿和肺水肿[78]、肢体筋膜室综合征（extremity compartment syndrome，ECS）[79]、眶室综合征[80]和脑水肿等。脑水肿风险极易被低估。Gueugniaud 等观察到，烧伤面积大于 60% 且无颅脑损伤病史的患者，伤后颅内压升高并于第二日达到峰值[81]。Shin 等建立的 70% 烧伤绵羊模型显示，烧伤 6h 后颅内压升高，脑血流量减少，尸检显示脑含水量增加[82]。Ding 所在团队通过研究大鼠模型，证明烧伤后血脑屏障通透性增加，且可通过肿瘤坏死因子 –α（tumor necrosis factor–α，TNF–α）或基质金属蛋白酶 –2 阻滞药抑制[83]。Gatson 等则证实烧伤大鼠脑组织中细胞因子水平升高，而 17β– 雌二醇具有阻断作用[84]。

烧伤早期并发症中，还需关注创面水肿对创面加深和愈合的影响[50]，这对患者生存的重要性不容小觑[85]。

烧伤休克并发症常极度凶险，防治各类并发症是现代烧伤复苏的重要目的之一。例如并发腹腔间隙综合征的烧伤患者，需进行剖腹手术治疗者其死亡率接近 100%。四肢若发生筋膜室综合征而未及时发现处理，可导致肌肉坏死、神经损伤，甚至截肢[79]。Ivy 观察到，烧伤后第一个 24h 内，补液量超过 250ml/kg 时，腹腔间隙综合征风险明显增加[77]。因此这一数值被称作“Ivy 指数”。应早期识别将要超过 Ivy 指数的复苏患者，采取措施降低灌注速度，预防处理并发症。纠正措施包括：①降低输液速度；②制定水肿处理策略。

安全降低灌注速度的可通过：①启用胶体溶液；②耐受尿量低于目标值；③连续肾脏替代治疗处理酸中毒或肾功能不全；④使用大剂量抗坏血酸；⑤诊断非容量相关性休克病因，如超声心动图检查评估心脏功能，及使用调节心肌肌力药物的必要性。

水肿管理策略包括：①烧伤肢体的侵入性检查；②监测四肢筋膜室压力及其体征，必要时行焦痂切开或筋膜切开减压术[86]；③监测膀胱压力以诊断腹腔内高压（intra–abdominal hypertension，IAH）；④采取镇静镇痛及合适体位减轻腹腔内高压症状；⑤放置诊断性腹膜灌洗（diagnostic peritoneal lavage，DPL）导管，连接静脉导管，排出腹水并降低腹腔内高压；⑥监测眼内压，眼眶室综合征时行侧眦切开术治疗[80]。

图 9–1 显示了烧伤休克复苏 24h 中的实际补液量，乳酸林格液的输注速度依每小时尿量进行调节。图中数据来自 1980—2015 年间相关研究，大多数研究中的补液量明显超出了 Parkland 公式预算值。这些数据显示了补液量不断增加的趋势，而尤为引人注意的是个案研究间平均值有巨大差异，其标准差较大。与统计数据形成鲜明对比的是 Baxter 原著推荐值为每 1% 烧伤面积补液 4ml/kg[25]，Pruitt 建议多数烧伤每 1% 烧伤面积可给予近 3ml/kg 液体[87]。

因缺乏能证明某种烧伤公式优于其他的随机对照试验，Chung 等回顾性分析了伊拉克战场的伤亡数据。战时实用临床指南推荐，每 1% 烧伤面积补液 2 ～ 4ml/kg。临床实践中此类伤者，通常以每 1% 烧伤面积给予 2ml/kg 或 4ml/kg 补液。这使改良的 Brooke 公式和 Parkland 公式可得以比较。两组患者最终均接受高于公式预算的补液量：初始 2ml 组，最终平均每 1% 烧伤面积接受 3.8ml/kg；而初始 4ml 组，则平均每 1% 烧伤面积接受 5.9ml/kg。初始 2ml 组较初始 4ml 组，最终超过 Ivy 指数的可能性小（29% vs. 57%）[88]。这表明液体蠕变的解决方案之一，是采用更为保守的改良 Brooke 公式来指导复苏。

Faraklas 等和 Cancio 等指出，临床医师在复苏开始后，采取提高输液速度的措施时，往往比决定降低补液速度更为激进[89, 90]。此外，Faraklas 等的研究结论认为，严重创伤、小儿、存在并发症和呼吸道烧伤患者更容易发生液体蠕变。补液量的上升与焦痂切开减张率、并发症发生率和住院时间的增加具有明显相关性。

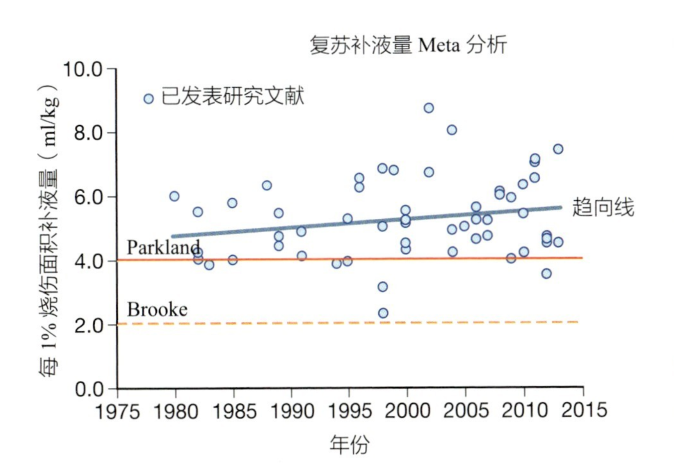

▲ **图 9–1 已发表研究文献散点图和回归分析，显示实际 24h 补液量与使用 Parkland 公式和 Brooke 公式预估量的对比。时间自 1980—2014 年，平均灌注量为 5.3 ± 1.2ml/(kg · %TBSA)**

引自 Kramer GC 等尚未发表研究数据

2004 年 Sullivan 等提出，液体蠕变可能与烧伤休克复苏过程中阿片类药物的用量增加有关，这种现象被称为“阿片药物性蠕变”[80]。他们比较了两组烧伤患者的液体需求量，一组曾接受低剂量阿片类药物治疗（1975 年医疗病案数据），另一组接受了 4 倍的大剂量阿片药物治疗（2000 年医疗病案数据）。在急诊入院复苏首日，阿片类药物剂量与复苏液体需求量之间存在显著的相关性。然而，阿片类药物仍然是严重烧伤患者疼痛管理的关键环节[91]。考虑到阿片类和苯二氮䓬类药物对心血管系统的影响，必须严格监测给药剂量。

Lawrence 等所述“胶体急救”，建议对晶体液需求过多的患者，给予 5% 的白蛋白，此法可适当降低其后晶体液输注速率[43]。特别是在烧伤后 8 ～ 12h，当患者液体需求量可能超出 Parkland 公式预算量时需考虑启用胶体[41]。

九、辅助药物和体外辅助治疗

在烧伤休克复苏过程中，血管活性药物作用有限。在传统认知中，休克期患者因烧伤和低血容量，机体反应性出现强烈儿茶酚胺释放和血管收缩，故常避免使用去甲肾上腺素或血管加压素等血管收缩剂。但对于部分个体，这些药物在容量复苏时可辅助维持动脉血压在可接受范围内[92]。对血容量不足的烧伤患者，应谨慎使用多巴酚丁胺（或减少后负荷的药物，如肼屈嗪）等改变心肌肌力药物，因为此类人群负荷后降低可能导致严重低血压[5]。然而正性肌力药物，对于容量充足而心输出量持续降低的患者十分适用。超声心动图可辅助优化血管活性药物的选择。

大剂量抗坏血酸（维生素 C）是烧伤休克复苏常见辅助用药。其作用机制是作为自由基清除剂能够减轻烧伤后脂质过氧化和微血管渗透。Tanaka等设计了前瞻性随机对照试验进行评估，使用剂量为66mg/（kg·h）（入院后立即应用）。结果显示，大剂量维生素C能显著降低伤后24h的液体需要量（从每1%烧伤面积每千克体重5.5ml降至3ml），减轻体重增加及水肿生成。此外，接受大剂量维生素C治疗的患者，其呼吸机使用天数、肺水含量、急性肺损伤发生率，以及血清丙二醛（氧化应激标志物）水平均相对降低。抗坏血酸组虽然给予的液体明显少于对照组，但血流动力学表现和每小时尿量均与之相当[93]。Dubick等的研究报告称，在绵羊烧伤模型中，使用等渗的大剂量维生素C注射液可减少48h总补液量。此外，治疗组血浆抗氧化能力明显提高，脂质过氧化程度显著降低[94]。一项小规模回顾性研究得出了类似的结论[95]。当使用维生素C治疗后，复苏液体需要量明显降低，升压药使用剂量也显著减少。这些研究表明，大剂量维生素C在复苏方面颇具前景，但多中心试验尚待进行。维生素C可能造成渗透性利尿，对观察尿量作为复苏指标有一定影响。为充分发挥其抗氧化作用，维生素C应在入院后立即使用，而非在复苏不佳时作为补救。

烧伤休克复苏的体外辅助治疗包括血浆置换（therapeutic plasma exchange，TPE）、持续肾脏替代治疗（continuous renal replacement therapy，CRRT）和体外血液净化等。小部分烧伤中心已将血浆置换用于治疗复苏不佳的患者。血浆置换治疗时，患者的血容量由新鲜冰冻血浆置换。血浆置换辅助治疗的理论基础是烧伤休克部分归因于各种循环的细胞因子，而通过血浆置换可将其清除。Neff等阐述了21例使用血浆置换辅助复苏的治疗经验，该技术主要应用在以下情况：在烧伤后第一个24h内，曾接受预算量1.2倍以上的补液量（预算补液量为每1%烧伤面积每千克体重3ml）；存在少尿、低血压等复苏不良证据。血浆置换治疗与血压、尿量的升高，以及静脉补液速率和乳酸的降低相关，与对照组的死亡率无明显差异[96]。Klein等曾将血浆置换技术运用于37例烧伤，案例中治疗对象曾接受2倍于Parkland公式预算的补液量。其研究结果与Neff等的描述相似[97]。

目前暂无持续肾脏替代治疗用于治疗烧伤休克的数据。Chung等曾报道伴有急性肾损伤（急性肾损伤网络标准分级三级，或二级伴休克）的烧伤患者接受持续肾脏替代治疗的研究。这些患者在平均住院第17±24d开始接受持续肾脏替代治疗。与历史对照组相比，其死亡率降低；休克24h内需要使用血管加压素的患者较少。研究者推断，发生改善的作用机制，可能是非特异性清除细胞因子[98]。基于此理论假说，当患者虽未达到急性肾损伤网络（AKIN）标准分级中应用持续肾脏替代治疗的指征，但合并难治性休克时，可采取持续肾脏替代治疗手段。

体外血液净化旨在通过持续肾脏替代治疗以外的方式，从循环中去除炎症介质和（或）其他微粒。Linden团队使用伴烟雾吸入性损伤的40%烧伤猪模型，对一款新型体外细胞因子吸附柱CytoSorb（位于Monmouth Junction，NJ的CytoSorbents公司产品）进行了评估。该吸附柱在体外循环中清除了白细胞介素-1b（IL-1b）、IL-6、IL-10和肌红蛋白，但相应因子的全身水平无明显降低。后续的研发工作，需要优化调节各类因素，如治疗时间、血流速度和设备容量等[99]。

十、复苏规程和计算机化复苏

制作每小时液体量表及采取护理导向型的烧伤休克复苏，可使补液治疗更加精确。护理人员依照规程实施补液治疗，无须长时间等待医嘱，可及时有效地对复苏方案做出必要调整。建立标准复苏规程，可减少对补液速度纯经验性和（或）安慰性的无效调整（缺乏经验或实习的护理人员可能不愿意进行大幅调整）。Faraklas所在团队制定了一项护理人员执行的复苏规程（图9-2），以优化休克复苏工作，此项目获得了良好的依从性和效果。然而患者烧伤面积巨大，或合并呼吸道烧伤时，超量补液仍难以避免[90]。

书面上的复苏规程，理论上可进一步研发为计算机决策支持系统（computerized decision-support，CDSS）。CDSS是一个开环系统，获得患

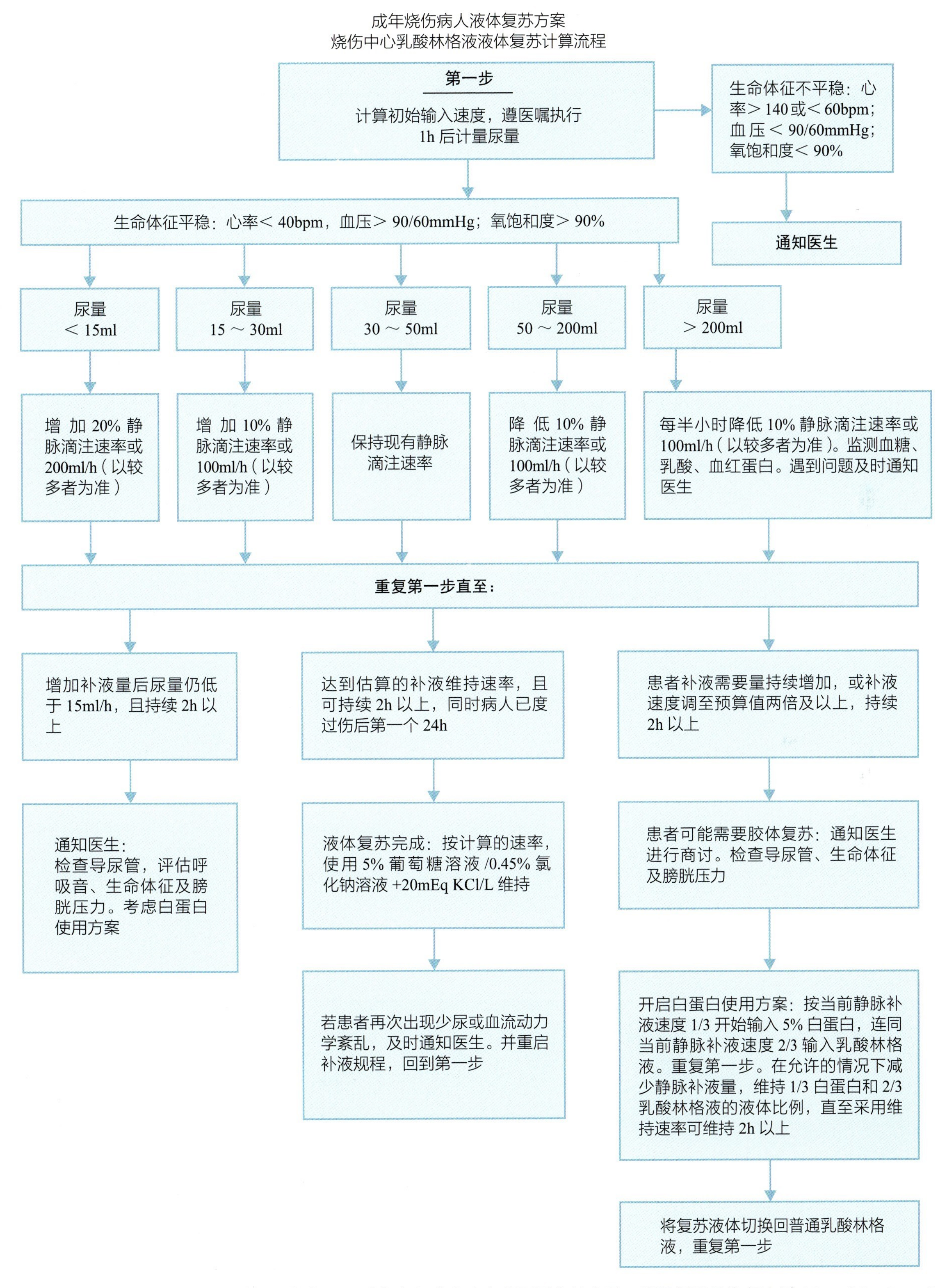

▲ 图 9-2　犹他大学成人补液复苏规程。儿科方案与成人方案的不同之处在于，其目标尿量为每小时 1.0～1.9ml/kg，2 岁以下的患儿复苏全程以 25ml/h 速度使用含 5% 葡萄糖的乳酸林格液

引自 Faraklas I，Cochran A，Saffle J. Review of a fluid resuscitation protocol：“fluid creep” is not due to nursing error. *J Burn Care Res*. 2012；33（1）：74–83.

者数据后向临床团队提供建议。Salinas 等开发了一种算法，该算法以每小时进行计算，预算当前应设定的补液速度可以使下一小时心输出量达到目标范围内。该算法所需输入的参数，包括之前三次所统计尿量的线性趋势、烧伤面积大小、伤后经历时间和当前的补液速度。算法通过软件实现后结果显示，在减少了总灌注量的同时，病程中心输出量持续达到理想范围的时间比例有所提高。呼吸机使用天数和 ICU 入住时长也相应减少[100]。研究结果令人鼓舞，但样本规模较小，有待进行大规模的试验验证。

以小时为单位对复苏过程进行监测调整，相对简便但略显粗糙随意，因为肾脏对于容量状态的反应十分快速精细。因此开发建立一种闭环系统更具价值，可持续性监测心输出量，更频繁地自动调整补液速度。在烧伤和出血的大型动物模型中，闭环液体复苏系统取得了明显效果，在减少了液体灌注总量的条件下充分完成了复苏目标[101]。闭环系统可以减轻床边护理人员的工作量，如测量和记录心输出量、手动调节输液速度等，从而为其他医疗任务节约出更多时间。闭环系统在患者尚未转运至烧伤中心、发生大规模群体事件等情境下极具价值，可弥补其烧伤医生缺乏和治疗能力不足的困境。当然，应用闭环系统并非要取代医护对患者的监护，而是要增强对患者病情的把握。因而此类系统要方便医护人员控制使用和切换手动调整[102]。

十一、结论

液体复苏是烧伤患者重症监护的关键起步。围绕获得最佳的复苏策略，研究者们设计了众多改进方案，但尚无普遍遵循的统一方法。而比任何烧伤公式或技术手段都更为重要的是认真勤勉的医护人员所构成的专业烧伤团队，准确评估整体血流动力学状态，把握终末脏器灌注情况，及时有效地对复苏策略进行必要的调整。

第10章 烧伤创面评估：治疗决策

Evaluation of the Burn Wound: Management Decisions

Elisha G. Brownson　Nicole S. Gibran　著
沈　拓　孙　瑜　王广庆　译

一、概述

由于烧伤复苏技术的进步极大地提高了患者的存活率，患者因烧伤休克导致的死亡已不再常见。进入21世纪以后，烧伤患者能否迅速恢复功能取决于是否对烧伤创面进行早期适当的治疗。迄今为止，烧伤治疗的最大进展是对烧伤创面进行早期手术切除，并根据每名患者的具体情况制定即刻或延迟封闭创面的策略[1-4]。以往，烧伤的治疗方式为每天清洗创面、去除溶解的坏死组织以及局部外用药物直至创面愈合或肉芽组织形成。浅二度烧伤（真皮浅层烧伤）2周内可愈合，若能预防感染，深二度烧伤（真皮深层烧伤）则于数周内愈合。三度烧伤（皮肤全层烧伤）在细菌产酶和每日床旁清创的作用下于2～6周内痂皮脱落，通常在伤后3～8周内行中厚皮片移植。50%的植皮成活率是可以接受的，经多次植皮可使创面最终愈合。长期强烈的炎症反应将导致瘢痕增生、挛缩以及因此造成的严重身心残疾。

3周内愈合的烧伤创面通常没有明显的瘢痕增生或功能损害，但可能会有长期色素沉着。愈合时间超过3周的烧伤创面通常会形成影响外观的瘢痕和功能障碍。当前的治疗技术包括早期切削痂（清创）和植皮。我们面临的挑战在于如何定义"早期"。要知晓哪些烧伤创面可从早期切削痂（清创）和植皮中获益，就需要了解热损伤引起的皮肤生物学和病理生理变化。尽管人们一直致力于客观评估创面深度，但目前判定烧伤深度的方法仍然沿用着由烧伤学专家对创面进行临床评估的方法。

二、烧伤创面的病理生理学

皮肤生物学

皮肤可以防止体液和电解质流失，抵御感染和辐射，并具有热调节功能。皮肤通过触摸、感知温度及疼痛与周围环境建立联系。此外，皮肤外观是一个人身份和形象的主要决定因素，影响人际交往。皮肤是人体最大的器官，由表皮和真皮两层结构。身体不同部位的表皮厚度不尽相同：眼睑处0.05mm，足底可达1mm以上[5]。大多数皮肤厚度取决于真皮层厚度，其随年龄、性别、身体部位不同而变化。

表皮起源于外胚层，主要细胞为角质形成细胞，也包括黑色素细胞、朗格汉斯细胞、默克尔细胞和炎症细胞。角质形成细胞在基底层开始分裂和分化，2～4周后逐渐向外迁移[6]，经过棘层、颗粒层、透明层和角质层，形成扁平的无核角质结构。在表皮基底层脱落的创面中，角质形成细胞从创面边缘和皮肤附属物（毛囊、汗腺和皮脂腺）处增殖和迁移，从而实现上皮化。黑色素细胞能够产生黑色素从而抵御紫外线，朗格汉斯细胞及其他炎症细胞具有吞噬和抗原递呈的能力。黑色素细胞损伤后再生较慢且难以预测其再生能力，可能会导致皮肤的永久性色素改变[7,8]。

表皮突起与真皮乳头在基底膜区交叉嵌合，通过角质细胞来源的Ⅶ型胶原蛋白锚定纤维连接表皮和真皮，是稳定表皮–真皮交界处的关键结构[9, 10]。在创面愈合过程中，锚定纤维需要几个月的时间才能成熟，因此轻微的剪切力即可导致移位、起疱和表皮脱落。

真皮包括浅部的乳头层和深部的网状层，毛细血管网将二者分隔并向真皮细胞运输必要的营养物质。丰富的细胞外基质主要由胶原蛋白和弹力蛋白纤维构成，其为真皮提供框架结构；胶原纤维的有序排列使皮肤具有抗张强度[11]，弹力纤维则赋予皮肤弹性回缩性能。黏多糖和蛋白聚糖，如透明质酸和硫酸软骨素，可以通过吸收水分起到保水的作用，还可以通过结合和释放炎症介质，调控细胞间的相互作用[12, 13]。真皮蛋白质的代谢随皮肤机械应力作用和损伤应激而增高，使皮肤具有更高的可塑性[14]。受伤后，微血管内皮细胞介导局部和全身的炎症反应，并最终在血管生成过程中增殖并迁移形成新的血管[15]。穿过表皮的感觉神经也在伤后发挥重要作用，其介导疼痛和瘙痒，调节炎症反应，并影响创面愈合的重塑阶段[16, 17]。真皮和其他中胚层起源的结构一样，并非通过再生而是通过纤维化后形成瘢痕实现愈合。

三、热损伤的病理生理变化

细胞水平的热力作用会导致蛋白质变性，使质膜完整性丧失。温度和接触时间具有协同效应。细胞在156 ℉（69℃）的环境中暴露1s，或在113 ℉（45℃）的环境中暴露1h，即可发生坏死[18]。烧伤后，受伤部位中心发生坏死，并向外周逐渐减轻。我们对烧伤创面的理解一直沿用的是Jackson在1953年提出的“损伤后三区带”这一概念（图10–1）[19]。创面中心为凝固坏死带，此区没有存活的细胞。在淤滞带周围，尚有活力的细胞与死细胞混合，毛细血管收缩，此区处于缺血状态。在灌注不足、干燥、水肿或感染的情况下，这一“危险”区域可转化为坏死。由于氧化应激、持续炎症和微血栓导致的血流量减少，处于淤滞带的细胞约有一半会发生凋亡或坏死[20]。老年、糖尿病和其他慢性病等全身因素会增加“转化”的风险。促进创面愈合的措施焦点在于预防淤滞带细胞坏死，因为治疗措施对凝

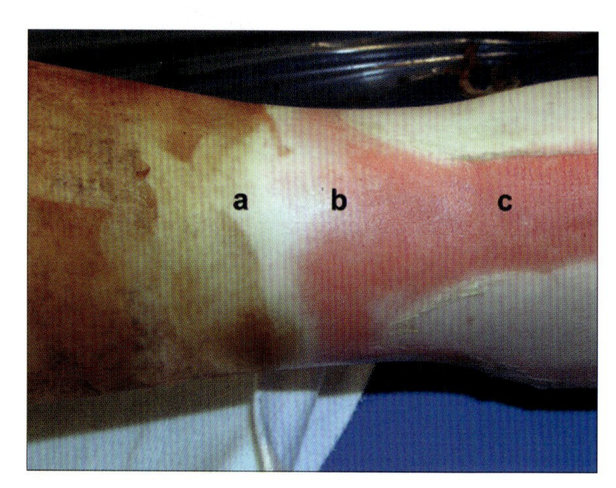

▲ **图10–1 踝部烧伤的Jackson三区带**
凝固坏死带（a）；淤滞带（b）；充血带（c）

固带的转归影响甚微。充分的液体复苏、抗血管收缩和水肿以及预防感染，可以保护这一敏感区域[21–22]。最佳的创面处理方法包括湿敷、局部抗菌剂和定期检查创面[23–25]。烧伤创面外围为充血带，此区细胞存活，在局部炎症介质的介导下，血管呈舒张状态。若未并发感染或灌注不足，这个区的组织通常可以恢复。

创面冷疗使损伤程度减轻至最低的做法由来已久[26]，但其效果至今缺乏确切证据。伤后立即冷疗不应取代评估受伤患者的其他优先事项。最佳冷疗温度和时间尚不清楚[27–29]，但过度冷疗或延长冷疗时间可能是有害的，因为这会促进血管收缩和全身低温[30–31]。美国烧伤协会的现行指南建议治疗轻度烧伤的冷疗时间限制在30min以内[32]。改善真皮灌注和阻断炎症介质释放引起损伤的方法也引起广泛关注。虽然许多药物如肝素、甾体和非甾体抗炎药、血栓素抑制药和表皮生长因子等的有益作用已被报道[20, 33]，但仍都处于研究阶段，没有一种药物显示出临床有效性。

四、烧伤深度评估

（一）临床观察

烧伤可累及皮肤的一层或两层，并可扩展至皮下脂肪、肌肉，甚至骨质[34]。仅累及表皮外层的烧伤（一度烧伤）表现为红斑、痛觉明显，但不形成水疱。大多数晒伤都属于这种浅表的表皮损伤。在3～4d内，坏死的表皮脱落，由再生

的角质细胞取代。在估计烧伤严重程度和液体复苏量计算烧伤面积时，此类烧伤不包括在内。

真皮浅层烧伤（浅二度烧伤）延伸至真皮乳头层，形成特征性水疱。伤后可能不会立即出现水疱，而最初认为是浅表的烧伤随后可能诊断为真皮烧伤。浅二度烧伤水疱下的创基呈粉红色、潮湿，触觉高度敏感。去除水疱后，由于气流经过创面，所以会十分疼痛。与正常皮肤相比，这些创面因为血管扩张和真皮血流增加，受压后会发白。在适当的创面护理下，浅二度烧伤通常可在两周内愈合，无瘢痕形成风险，因此不需要手术。

真皮深层烧伤（深二度烧伤）延伸至真皮网状层，一般需要 3 周或更长的时间愈合。此类烧伤也会起水疱，但创基在伤后立即呈现粉红色和白色相间的颜色（图 10–2a）。外力作用下毛细血管再充盈缓慢或完全不充盈。与周围的正常皮肤相比，创面对针刺反应不太敏感。烧伤后第二天，创面变白、干燥（图 10–2b）。一般来说，大部分 3 周内未愈合的深二度烧伤均应行切（削）痂植皮手术。

深二度烧伤创面的治疗最困难，决定此类烧伤能否 3 周内痊愈的因素很难一下子明确。需要在受伤后的几天时间里进行连续性评估，其愈合潜力才能逐渐显现，所以此类烧伤可以称为“不确定性烧伤”。组织学研究表明，烧伤是一个动态过程，在伤后 3d 左右达到高峰[35–37]。经验丰富的外科医生初步评估不确定性真皮烧伤能否在

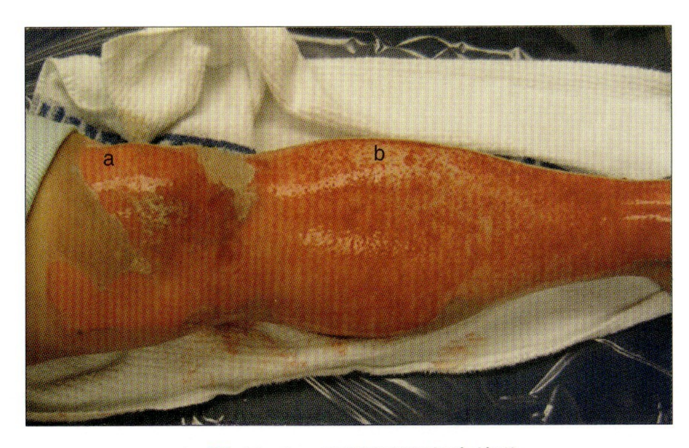

▲ 图 10–2　下肢深层真皮烧伤

受伤当天，创面外观湿润，呈粉红色（a）；伤后第 3 天，创面外观呈潮湿的粉红色与干燥的白色区域相间（b）

3 周内痊愈的准确率只有 50% ～ 70%[38–40]。

除非明确是全层烧伤，二度烫伤通常应非手术治疗 10 ～ 14d。然而，一旦确定这些烧伤在 3 周内无法愈合，就应该对其进行切（削）痂植皮手术[41]。损伤后 2 周内对二度烧伤创面进行连续的临床观察可明显缩小手术区域或完全避免手术。

皮肤全层烧伤（三度烧伤）累及皮肤全层，并可延伸至皮下组织。与相邻的正常皮肤相比，其外观焦黑、皮革样、干燥、坚硬、凹陷。未烧焦的三度烧伤具有欺骗性，外观可如深二度烧伤呈红白相间。其创面干燥、苍白，在外力作用下几乎不会变白。某些创面呈半透明状，可见栓塞的血管。此类创面对触摸和针刺无感觉。有些三度烧伤，特别是完全浸没在热液里的烫伤或“烘烤”伤（由对流热引起），创面可呈红色，经验不足的观察者可能将其与浅二度烧伤混淆，但这类创面在外力下不会变白。大多数三度烧伤应及早切痂植皮，以减少感染和瘢痕增生，加快病人康复。涉及脂肪组织（四度烧伤）、肌肉（五度烧伤）和骨（六度烧伤）的深部烧伤也需要手术治疗[42]。

（二）临床辅助评估

早期手术的益处得到认可后，使用相关技术以获得更精确方法诊断烧伤深度的研究明显增多。很多种方法已进行了临床试验，包括热成像法、光度测定法、核成像、回波脉冲超声，以及比上述方法更具侵入性的方法：系列组织活检[43–45]。这些技术可以用于检测死亡细胞或变性胶原蛋白（活检、超声、活性染料）[19, 46–49]，还可以观察创面颜色（光反射系数）[50]，局部变化水肿（磁共振成像）[51]，以及血流改变情况（荧光素、激光多普勒成像和热成像）[52–54]。遗憾的是，所有这些技术都没有被证实优于经验丰富的烧伤科医生进行的一系列临床评估。有几个小组最近报道了使用非接触式激光多普勒成像诊断不确定烧伤深度的优势[37, 43, 55]。这项技术使用烧伤的彩色灌注图，可以在不直接接触皮肤表面的情况下进行评估，使该试验耐受性良好。此外，一

系列连续检查可以追踪创面灌注的动态变化。尽管非接触式激光多普勒成像已被认定为一种精确的测量工具，但它仍然是临床评估的辅助手段，而不能替代临床评估[56]。

五、热损伤机制

（一）火花和火焰烧伤

在美国地区烧伤中心的住院病人中，火花和火焰烧伤患者约占40%[57]。天然气、丙烷、汽油和其他易燃液体的爆炸会在很短的时间内引起剧烈高温，导致火花烧伤。在露营时、垃圾堆内和灌木丛引发的火灾中，不恰当地使用易燃液体作为助燃剂，常常会导致火花烧伤。在大多数情况下，火花烧伤会随着所含燃料数量和种类的增加而逐渐深入真皮诸层。特别是汽油，其可燃蒸汽密度是空气的3～4倍。在室温下，汽油蒸汽在地面上扩散并积聚在密闭空间内。衣服若无着火，在火花烧伤中具有保护作用。因此，火花烧伤的受伤部位通常是暴露的皮肤，烧伤最深的区域是朝向火源处。如果火花烧伤引起衣服或头发着火，则伤情会更像火焰烧伤。虽然这种火花烧伤一般不经广泛的皮肤移植即可愈合，但其累及面积可能较大，并且可能涉及上呼吸道热损伤。

由于长时间暴露在高温下，火焰烧伤通常涉及深层真皮或全层皮肤。尽管随着烟雾探测器的出现，房屋火灾导致的烧伤发生率有所下降，但是随意的吸烟、不当使用易燃液体、汽车事故以及炉灶或空间加热器点燃的衣物仍然会造成伤害。床上用品或衣服着火的患者通常会出现全层皮肤烧伤。由于行动不便、醉酒低氧血症或一氧化碳中毒引起的意识障碍而长时间暴露于火焰或高温下的房屋火灾受害者，烧伤程度往往更深。在一项多个烧伤中心参与的研究中，28%的火焰烧伤发生在血液酒精含量较高的患者身上，51%的受害者在试图逃离火灾现场时方法不当[58]。在着火的房间内，意识丧失的受害者暴露于对流热中。对于没有经验的观察者来说，这种类型的“烘烤”伤虽表皮完整，可能看起来很表浅，但实际上是全层皮肤烧伤。

（二）烫伤

在美国，热水烫伤是烧伤的第二常见原因，约占1/3[57]。尽管对人们已进行宣教，但世界范围内烫伤的流行病学和发病率变化甚微。烫伤的深度取决于水温、皮肤厚度和接触时间。140℉（60℃）的水可在3s内导致深二度烧伤，但156℉（69℃）的水造成相同程度的损伤只需1s。自动渗滤器中新煮的咖啡温度通常为180℉（82℃）左右，倒入壶中的温度接近160℉（70℃）。除非接触时间很短，否则沸水往往导致皮肤深层烧伤。由于蛋白质和油脂的作用，汤和酱汁较其他液体的黏稠度更高，与皮肤的接触时间更长，总是会导致皮肤深层烧伤。由于衣物（如尿布和袜子）能保持热量，使液体与皮肤的接触时间较长，所以身体的暴露部位往往发生浅度烧伤。因此，烫伤通常包括表浅的和不确定深度的真皮烧伤。举个常见的例子，如一个刚学会走路的孩子伸手高过头顶碰洒了热水，其面部呈浅表烧伤，躯干烧伤的深度不确定，而尿布下呈深层皮肤烧伤。

完全浸没在热液里的烫伤，其水温可能没有热液溅出来造成烫伤的水温那么高，但创面往往会很深[59, 60]，因为皮肤暴露在热水中的时间很长。此类烫伤的病人要么没有感觉到长时间浸泡带来的不适（例如糖尿病或脊髓损伤后患有周围神经病变的患者），要么无法逃离热液（如幼儿、老年人或行动和认知障碍人士）。后一组病人容易发生非意外烫伤[61, 62]，在我们烧伤中心接收的所有儿童中约占2%。四肢环形烧伤、儿童臀部和会阴对称烧伤具有的某些受伤特征，应该引起我们对非意外损伤的怀疑（图10-3）。若要指控虐待行为，应由熟悉烧伤分布和病因的经验丰富的烧伤外科医生对烧伤创面进行专业评估。

油脂和热油类会造成皮肤深层（深二度）或全层（三度）损伤。烹饪时，油脂和热油通常加热到低于其烟点的水平，以避免分解过程中产生难闻的气味。黄油的烟点为350℉（177℃），猪油的烟点为400℉（204℃），玉米油的烟点为450℉（232℃），食用油的燃点为600℉（316℃）。

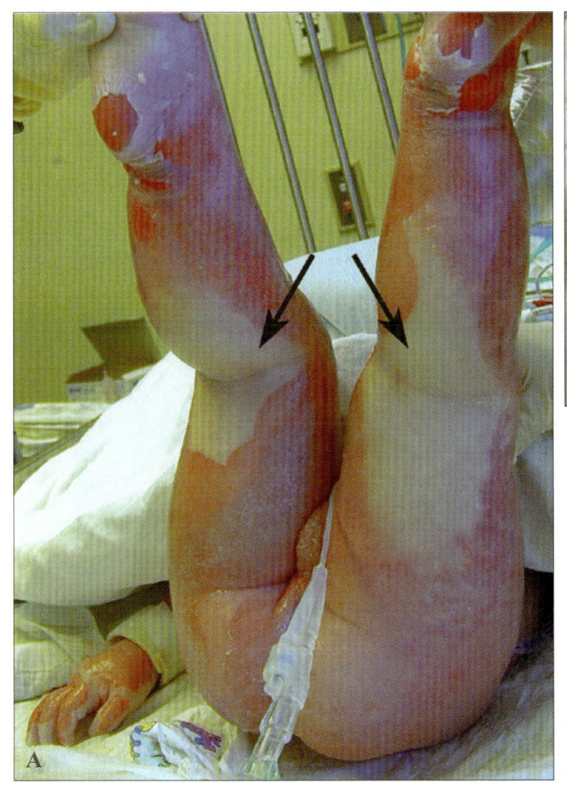

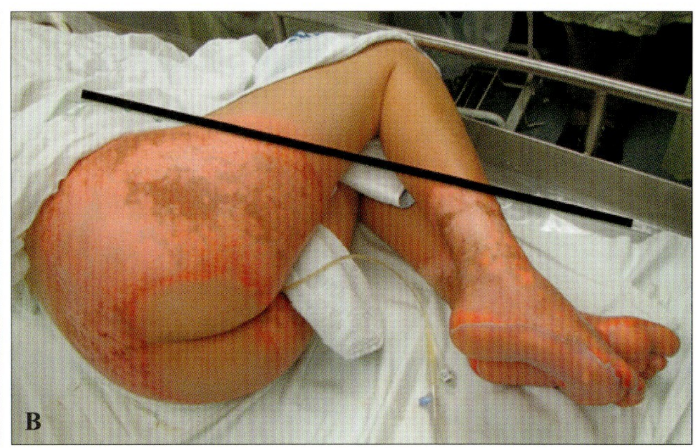

▲ 图 10-3　完全浸泡在热液里的烫伤

A. 儿童，箭头表示双侧腘窝未受伤；儿童反射性弯曲双膝以避免接触热水；B. 非意外损伤模式，线表示水位，注意足底和臀部，因为压在浴缸底部，所以未受伤

家庭油脂烧伤的发生模式是可预测的，归因于着火时患者试图将燃烧的油锅带至室外，而不是将盖子扣到锅上灭火。大多数患者会出现孤立性上肢烧伤，但损伤也可能涉及面部、下肢或躯干。30% ～ 40% 的油脂烧伤需要切（削）痂和植皮手术 [63, 64]。

焦油和沥青烧伤代表一种特殊的烫伤。带顶卡车后部的“母锅”使焦油保持在 400 ～ 500℉（204 ～ 260℃）的温度下。直接由“母锅”焦油引起的烧伤无疑伤及皮肤全层。当焦油散布在车顶上时，其温度降低，大多引起深层真皮烧伤。初步评估和损伤深度判断需要使用一种石油基软膏去除焦油，每 2 ～ 4h 重新涂一次，直到焦油溶解。Medi-Sol 黏合去除剂喷雾（Orange-Sol，Gilbert，AZ，USA）可成功去除焦油而不会对烧伤创面造成伤害。

（三）接触性烧伤

由热金属、塑料、玻璃或热煤引起的接触性烧伤通常面积较小，但其治疗难度较大，因为损伤往往很深（图 10-4）。材料的温度和接触时间决定了烧伤深度。工业事故中的熔融物质会瞬间引起真皮以下的烧伤。长时间接触热表面的无意识受害者通常会持续烧伤，并扩展到脂肪、有时甚至是肌肉。涉及压力机或其他热的重物的工业事故可能会造成接触烧伤和挤压伤同时发生。在这种情况下，尽管创面相对较小，临床医生必须预见广泛肌肉坏死和肌红蛋白尿的可能性。热消声器或发动机缸体引起的接触烧伤通常累及皮肤全层，且需要多次手术创面才能愈合 [65]。

初学走路的孩子会把手放在木柴炉、壁炉插口、衣服熨斗或烤箱门上，因此接触性烧伤通常累及手掌和手指 [66]。通过积极的创面处理和手部拉伸锻炼，大多数中等深度的手掌烧伤可在 3 ～ 4 周内愈合。超过这个时间，就必须仔细考虑如何处理未愈合的手掌深度烧伤创面。手掌深度烧伤后可从创面边缘开始上皮化，肉芽组织增生会导致手掌瘢痕挛缩和永久性残疾。然而，使用中厚或全厚皮片进行烧伤切（削）痂植皮 [67, 68] 会导致无毛皮肤特有的感觉神经末梢（Pacinian 和 Meissner 小体）缺失。因此，在精心的创面护理和积极功能锻炼下进行 3 ～ 4 周的观察是一个

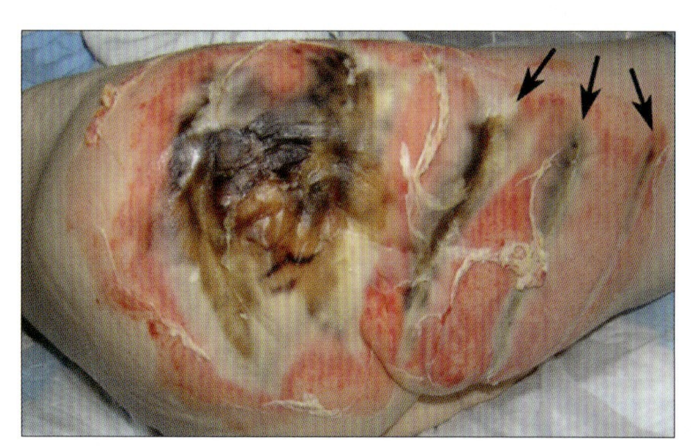

▲ 图 10-4 深度接触性烧伤

在空间加热器旁边意识丧失的老年患者。箭头表示他大腿外侧空间加热器烤架的印记

谨慎的折中办法。

（四）化学烧伤

强酸或强碱引起的化学烧伤通常是由工业事故、下水道清洁剂、袭击以及不当使用刺激性溶剂引起的。化学烧伤会导致组织进行性损伤，直到化学物质与组织发生反应或被大量水稀释而失活。尽管情况各不相同，但酸烧伤通常比碱烧伤更具自限性。酸会使皮肤“变黑”，形成一层不透水的屏障，限制酸的进一步渗透。相反，碱与皮肤脂质结合产生皂化反应，从而继续“溶解”组织，直到试剂被中和为止。皮肤全层的化学烧伤可能看起来像表面损伤，临床表现为皮肤变为轻微的褐色（图 10-5）。在烧伤后的最初几天，皮肤可能看起来完好无损，随后会自然脱落。

初始处理包括用大量水稀释药剂至少 15 ～ 20min，最好是在事故现场就进行。为此，许多工业工作场所现在都设有淋浴和洗眼站。有种情况不能立即冲洗，即接触化学粉末，如干混凝土、水泥和氢氧化钠。在这种情况下，关键是冲洗之前将药剂清除，因为水分会激活化学物质。在烧伤创面表面进行纸制 pH 测试可以验证该试剂是否已被中和。禁止尝试用酸中和碱（反之亦然），因为随后的放热反应会导致化学烧伤叠加热损伤。

氢氟酸是一种独特的、极具破坏性的化学物质，广泛应用于电路板蚀刻工艺、清洁溶剂和油漆去除剂中。氟离子穿透皮肤，与细胞钙和镁结合，随着细胞相继坏死造成进行性的深层组织破坏[69, 70]。氟化物也是一种代谢毒物，它能抑制细胞代谢的关键酶。10% 体表面积的氢氟酸烧伤可能因全身性低钙血症危及生命[71]，也可提示伤口急需手术清创。在接触氢氟酸后的数小时内，患者可能不会出现症状，直到受伤手指出现严重疼痛；不幸的是，延迟或不充分的治疗可能会导致截肢。早期建议的含钙外用凝胶和直接向相关组织内注射葡萄糖酸钙[72, 73]的做法已经在很大程度上被动脉内输注葡萄糖酸钙所取代[74–77]，这种输注可立即终止疼痛，使组织损伤最小，并可在急性症状消失时停止。

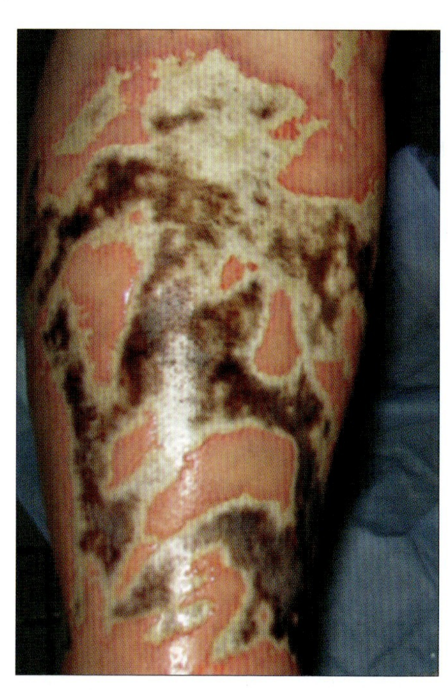

▲ 图 10-5 水泥造成的下肢化学烧伤。皮肤变色是全层化学烧伤的特征

（五）电烧伤

电烧伤是由于病人的身体意外成为电阻而产生极高强度的热量引起的热烧伤。许多电烧伤都与工作有关（如建筑工人、野外工作人员、线路工人、公用事业及电力工人）。在这些情况下对受伤患者的评估必须考虑相关的创伤，因为其受伤也可能涉及肌阵挛收缩或跌倒。

低压电损伤（＜ 440V）很少会造成接触点深度热烧伤以外的严重损害，但咀嚼通电装置的孩子是个例外[78]。孩子的唾液使正电极和中性电极之间的电路闭合，导致口腔和嘴唇内严重烧伤。伤后 7 ～ 10d 口角焦痂分离，可能致唇动脉活动出血，需要通过手指压迫口角止血[79]。涉及口角的烧伤发生晚期挛缩的风险较高，需要积极的直具固定和康复方案[80, 81]。

高压电损伤（＞ 1000V）更容易造成深层组织破坏。在这种情况下，一个相对较小、外观无害的伤口下面可能发生广泛的深层组织破坏（图 10-6）。皮肤接触点处的高电阻具有部分保护性，因为干燥的长满老茧的手可以提供的阻抗力是正常皮肤的两倍，是潮湿皮肤的五倍。由于电能与电流、电阻成比例地转换为热能，所以体内的高电阻会造成更大的伤害。因此，即使表层肌肉没有受伤，深层肌肉也可能在具有高阻抗力的骨骼附近发生坏死[82, 83]。较小的身体部位，包括手指、手、前臂和脚也会比躯干产生更强的热量，而散热更少，因此承受的伤害也更大。躯干可分流足够多的电流，以防止内脏大面积损伤（除非接触电源的伤口在腹部或胸部）[84-86]。因为电流走行采取最直接通路，故电弧烧伤常发生在受伤时紧邻关节的位置，例如膝盖弯曲时的腘窝，肘关节屈曲时的肘窝，以及肩部内收时的腋窝。

电烧伤患者早期手术有两种适应证：发生酸中毒或肌红蛋白尿，且二者用标准复苏技术不能纠正或筋膜间隙综合征进行性加重。在这种情况下，可能需要紧急筋膜切开、大清创和截肢。如果不需要立即减压或清创，则可在损伤后 3 ～ 5d、细菌污染发生前和组织坏死界限明确后进行手术[87, 88]。有时可能需要采取非常规措施，如对血栓栓塞的动脉进行血管移植或对创面采用游离组织移植[89, 90]，但在血管吻合之前，应先确定损伤区域。用广泛的手术治疗试图保肢以代替适合的假体移植可能会增加并发症发生率并延长患者的康复时间。

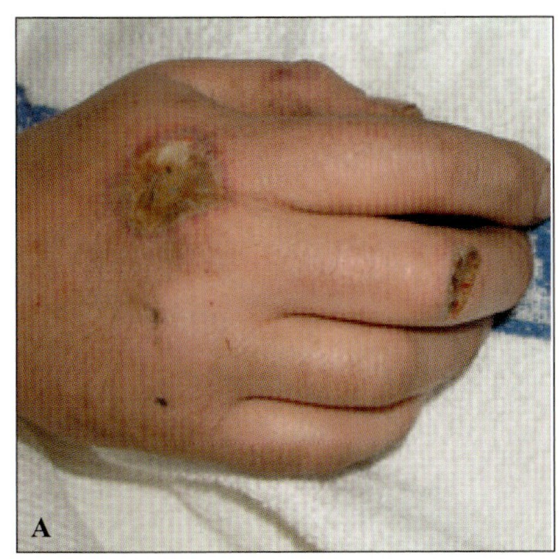

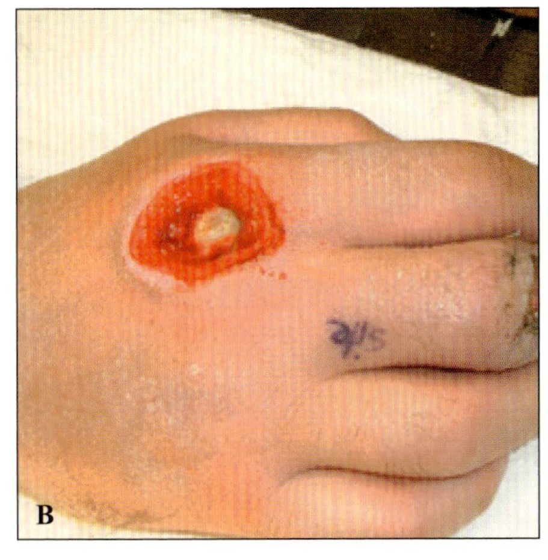

▲ **图 10-6　手部高电压接触点**
A. 清创前；B. 清创后，显露出损伤深达肌腱和骨

拓展阅读

Burke JF, Bondoc CC, Quinby WC. Primary burn excision and immediate grafting: a method shortening illness. *J Trauma*. 1974;14(5):389-395.

Gray DT, Pine RW, Harnar TJ, et al. Early surgical excision versus conventional therapy in patients with 20 to 40 percent burns. A comparative study. *Am J Surg*. 1982;144(1):76-80.

Jackson DM. The diagnosis of the depth of burning. *Br J Surg*. 1953;40(164):588-596.

Riordan CL, McDonough M, Davidson JM, et al. Noncontact laser Doppler imaging in burn depth analysis of the extremities. *J Burn Care Rehabil*. 2003;24(4):177-186.

Shupp JW, Nasabzadeh TJ, Rosenthal DS, et al. A review of the local pathophysiologic bases of burn wound progression. *J Burn Care Res*. 2010;31(6):1-25.

Yannas IV, Burke JF. Design of an artificial skin. I. Basic design principles. *J Biomed Mater Res*. 1980;14(1):65-81.

第11章 烧伤感染的治疗

Treatment of Infection in Burn Patients

Janos Cambiaso-Daniel James J. Gallagher William B. Norbury
Celeste C. Finnerty David N. Herndon Derek M. Culnan 著
徐 龙 徐达圆 汤陈琪 朱 峰 肖仕初 译

一、概述

皮肤是人体防御微生物入侵的第一道免疫屏障。一旦开放性伤口损害了这一屏障，人体就会面临感染的问题。美国国家烧伤资料库显示，威胁烧伤病人的四大感染是：①肺炎；②蜂窝织炎；③尿路感染；④烧伤创面感染。如第30章和第32章所述，感染是造成烧伤死亡的主要原因，51%的烧伤患者因感染导致多器官功能衰竭而死亡[1-3]。

刚刚烧伤的皮肤是无菌的，烧伤的热力同样会杀死皮肤共生的微生物。不幸的是，由于烧伤后创面血供减少但又存在含有丰富营养物质的局部环境，导致微生物在烧伤创面快速定植。2007年美国烧伤协会共识会议将创面细菌等微生物定植定义如下：①创面表面细菌浓度低；②无侵袭性感染；③微生物计数＜10^5/g组织[3]。在浅度烧伤中，皮肤菌群可以像角质形成细胞一样在毛囊和皮脂腺中存活，重新形成生理微生物群[4-6]。烧伤后定植的病原体通常来自于外界环境、患者肠道或口－鼻－咽部。

患者和病原体之间不断竞争着烧伤创面的支配权。细菌数量以指数方式生长每小时可扩增2～3倍，单个细菌可在一天内扩增成1000万个细菌，远远快于任何人类细胞的增殖速度[7]。因此，定植可迅速发展成感染，并通过引起间生态组织血管内血栓形成和坏死，使局部烧伤加深为全层烧伤。首先出现的是革兰阳性菌在烧伤区域定植，随后革兰阴性菌定植。烧伤创面延迟处理可导致超广谱病原体定植、血流感染扩散甚至脓毒症，增加了病人死亡的可能性[2]。

下文中提到的烧伤治疗方式提醒我们成功地处理烧伤创面才能真正赢得烧伤治疗的成功。早期切除坏死组织可以清除病原体赖以生存并攫取营养物质的失活组织。尽快自体皮移植可以重建皮肤屏障功能以阻止病原体侵入机体。外用抗菌剂可抑制细菌生长、克隆，同时促进宿主成纤维细胞和角质形成细胞增殖、覆盖创面。辅助洗涤技术可以以指数级速度减少菌落，分解进而去除生物膜，清除病原体赖以生存的腐败组织[8]。全身应用抗菌药物可以杀死或抑制病原体进入组织灌注区。创面细菌培养能有效判断感染微生物并指导应用毒性最低、最有效的抗菌药物。统筹规划并有序地安排重症监护、制定治疗策略、加强营养支持以确保创面获得足够的营养供应和富含免疫细胞的血供以清除病原体，从而使移植的皮片扩增、创面再上皮化。

二、感染预防

预防是减少感染的最佳方式[9]。病原体可由医护人员、探视人员或机器设备携带、传播到病房。烧伤患者应该尽可能在独立病房里接受治疗，通过病房门与其他病房隔离。维持病房内正压有助于进一步减少细菌感染的可能性。病房例行日常清洁外，出院时还应深度清洁，这种终端清洁包括清洗墙壁和天花板，并要在收治另一名患者 72h 前进行，以免引起毒力更高的微生物感染 [10]。另一项重要的预防措施是对所有患者使用接触隔离措施，包括穿隔离衣和戴手套。无论患者的细菌感染状况如何，隔离衣和手套应该在进入病房之前穿戴上，并在离开病房之前脱除。在与患者接触之前和之后常规手消毒也是预防感染必不可少的措施。患者之间不得共用敷料、日常用品、器械和设备，而且每次使用前，应对洗浴、淋浴、浴盆、移动诊断设备和手术器械进行消毒。此外，应禁止医护人员使用诸如领带、戒指、手表和手机等污染物，这些物品是携带病原体的载体 [11, 12]。病房使用的水和空气过滤装置的筛选直径应达到 0.2μm 和 0.3μm 级别，并且每月更换一次，作为常规监控。通过保持上述严格的预防措施，可以有效控制患者之间微生物的交叉感染 [13]。

三、烧伤创面感染诊断

烧伤创面感染的诊断很复杂，典型的细胞因子和免疫级联反应往往是通过烧伤患者创面的损伤相关分子模式（damage-associated molecular patterns，DAMP）和病原相关分子模式（pathogen-associated molecular patterns，PAMP）启动的，它们产生了医生们所熟知的典型感染症状。这使得烧伤患者的感染和脓毒症的诊断更加复杂化，例如体温升高或心动过速等现象本是烧伤病理生理的正常表现，这点将会在第 29 章关于高代谢部分讲述。

创面微生物培养是辅助判断烧伤创面定植细菌进而指导治疗的重要方法。在严重烧伤患者中，创面通常在烧伤后 5 ～ 7d 被细菌定植、克隆 [6]。由于烧伤患者的初始感染大多数源自内源性菌群，因此在患者入院时进行初步的创面微生物培养是一种良好的临床习惯。入院筛查应包括腹股沟、腋窝两侧以及鼻和喉部的拭子检测 [14]。此外，在每次切除烧伤坏死组织时，只要怀疑有侵袭性感染，进行切除组织的微生物定量培养对病情判断大有裨益。

创面外观和气味的改变可以帮助判断是创面定植还是创面感染（图 11-1）。Kwei 等描述了三种常用的创面培养方法：定性（存在或不存在细菌生长）、半定量（细菌存在的数量分级为稀少、少量、中等或大量）和定量（确定细菌绝对量）[15, 16]。拭子虽然有用但有其局限性，它不能区分是感染还是定植，且仅能判断采样区域菌落状态。通过多次组织活检可以减少这些问题的发生，并可以证实在不同区域取材有着显著的数量差异 [17]。虽然微生物定量培养费用更加昂贵，但在大约 80% 的病例中，表面抗菌药物消毒后取活检所得细菌计数与创面感染的组织学证据密切相关 [6, 18]。当每克组织的细菌计数超过 10^5 个时，组织学检查可用于确认侵袭性细菌感染。如果存在侵袭性感染的组织学证据，应立即给予全身性抗菌药物并尽快切除创面坏死组织 [6, 19, 20]。

Robson 的研究表明，如果组织活检或烧伤创面清洁后的细菌计数大于 10^5/g 组织，则皮片移植的存活率仅为 19%，而当菌落计数小于 10^5/g 组织时，皮片移植的存活率可高达 94%[21]。不管是全身还是局部，都应采用敏感抗菌药物抗感染治疗。针对耐药的微生物，建议进行抗菌药物协同试验。因此，烧伤创面感染的最终诊断和抗菌治疗都依赖于微生物培养结果。

体格检查在了解烧伤创面的感染性质方面非常重要。“烧伤创面周围红斑”是一种生理现象，它是烧伤区域周围组织释放炎症介质产生的正常现

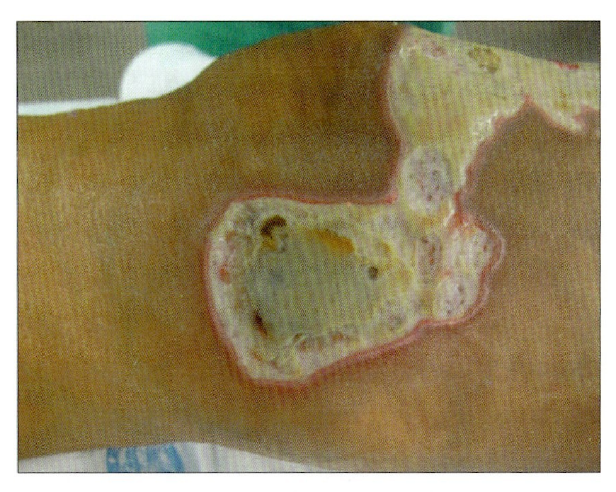

▲ 图 11-1　烧伤创面细菌定植

左臂内侧火焰烧伤后第 7 天，焦痂已经开始溶解脱落，但烧伤中心区域仍然有焦痂存在，创面周围组织未发生蜂窝织炎

象，不能与蜂窝织炎相混淆，通常这种红斑在烧伤后 2 ～ 3d 出现，并在烧伤后 1 周左右消退（图 11–2）。触诊是临床最好的鉴别诊断方式：与蜂窝织炎相比，红斑缺乏明显的硬结或压痛等感染表现[8]。

蜂窝织炎是烧伤创面周围组织的一种非侵袭性感染[3]。蜂窝织炎可由多种病原体引起[6]，这种感染的特征是水肿、感觉过敏、红斑、硬结，并且在体检时有触痛（图 11–3）。创面的颜色和气味也能辅助诊断蜂窝织炎。此外，它可以具有淋巴管炎的表现。我们还应特别注意老年患者和糖尿病患者，因为在这些人群中感染发生得更容易且迅速。有蜂窝织炎表现的烧伤创面除了应用传统烧伤治疗方式（如外用抗菌剂、外科切除和植皮）外，还可全身使用广谱抗菌药物覆盖可能的致病原。尽管使用了抗菌药物，蜂窝织炎一旦发生仍必须高度怀疑耐药菌的存在，例如耐甲氧西林的金黄色葡萄球菌（methicillin–resistant staphylococcus aureus，MRSA），这些微生物应根据经验进行治疗[6]。

脓疱疮是一种伤口感染，可导致移植皮片后期坏死、丢失（图 11–4）。这种现象可以发生在二度烧伤创面自行愈合之后、之前已黏附存活的皮片以及供皮区。脓疱疮以多处小脓肿为特征，可导致已愈合的创面被完全破坏[6]。通常造成这种情况的罪魁祸首是金黄色葡萄球菌，尤其是 MRSA。诊断主要通过临床观察以及微生物培养来确认，治疗主要采取定期换药、清除小脓疱、局部消毒的方式，同时局部外用抗菌剂，如莫匹罗星。

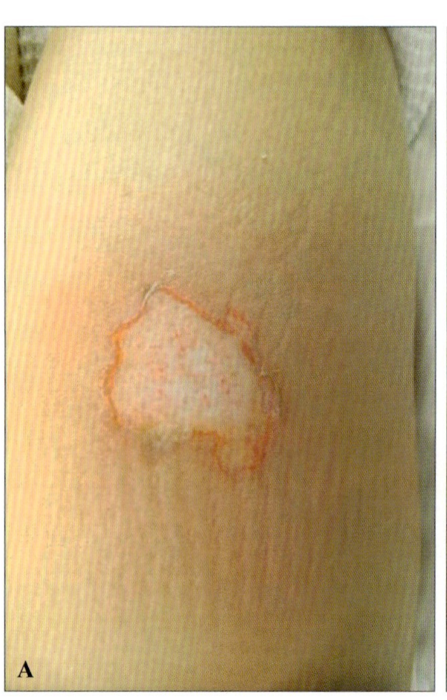

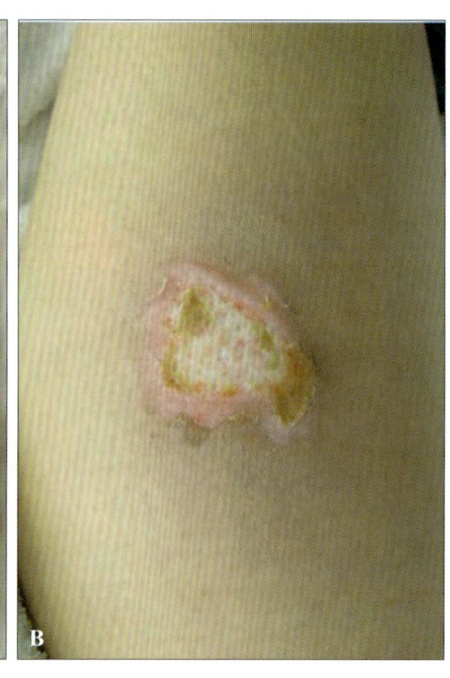

◀ **图 11–2　烧伤创面红斑**
A. 热油烫伤大腿外侧 2d 后创面周围出现红斑；B. 烫伤 12d 后红斑逐渐消退、创面愈合

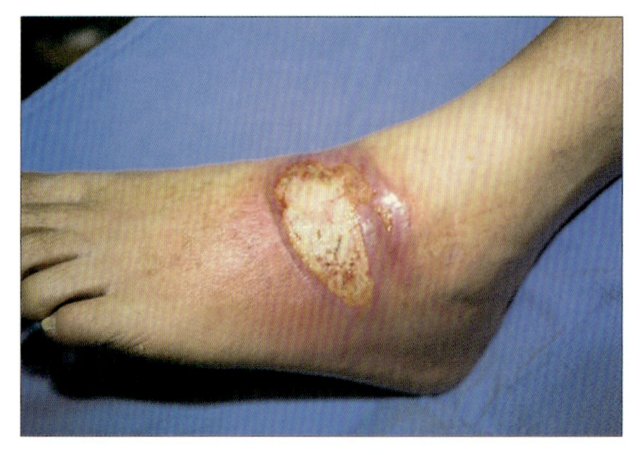

▲ **图 11–3　烧伤创面蜂窝织炎**
微生物培养显示金黄色葡萄球菌感染，临床表现为疼痛加重、局部炎症反应和发热，治疗包括全身和局部应用抗菌药物，切除坏死组织和自体皮移植

中毒性休克综合征（toxic shock syndrome，TSS）是严重软组织感染（severe soft tissue infections，SSTI）的并发症，主要发生在小儿烧伤中。该综合征是由产生 TSS 毒素 1 的金黄色葡萄球菌感染

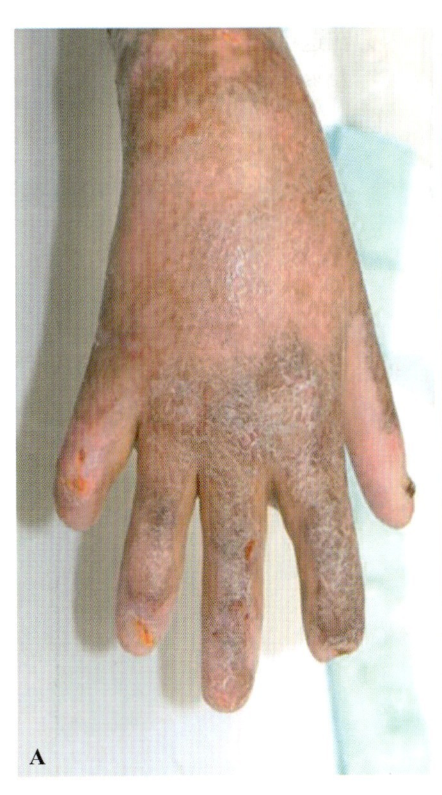

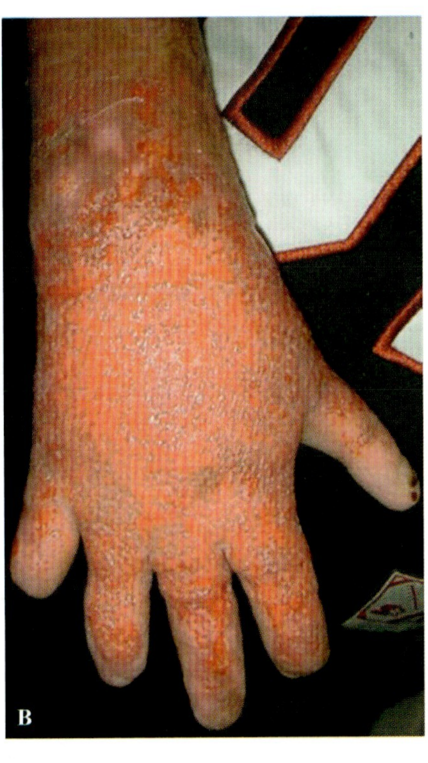

◀ **图 11-4　烧伤创面脓疱疮**

A. 一名 85%TBSA 烧伤的 13 岁男童右手愈合后创面愈合良好；B. 在烧伤 4 个月左右出院时右手却表现为三度创面；3 周后，患者再次接受手部皮片移植治疗脓疱疮，创面微生物培养提示 MRSA 感染，根据药敏予以万古霉素、莫匹罗星和浸泡冲洗治疗

引起的，主要见于烧伤面积小于 10% 体表总面积的儿童，如果没有 TSS，这些烧伤毫无疑问可以痊愈。TSS 发病率约为 2.6%，平均发病年龄 2 岁。TSS 的临床特征为持续 1 ～ 2d 的前驱期症状，包括发热、腹泻、呕吐和乏力等，虽然在这一阶段创面经常会出现皮疹，但烧伤创面看起来却很干净（图 11-5），TSS 未得到及时有效治疗时会发生休克，但确定休克的原因在 TSS 发病早期是很困难的，因为存在一系列潜在的和更为常见的休克原因。而一旦发生休克，死亡率可高达 50%，保持警惕和积极预防是防止 TSS 发生、发展的主要方式。当烧伤儿童发生意料之外的休克表现，应考虑到 TSS 的可能性。由于 MRSA 已成为 SSTI 最常见的病因，因此在所有疑似 TSS 的病例中，都有必要经验性应用抗 MRSA 的抗菌药物 [19, 22]。

侵袭性创面感染临床表现为创面颜色改变、渗出增多、伴有异味。在短时间内，非全层烧伤迅速进展为全层皮肤坏死，并开始向周围未烧伤组织发展。2007 年美国烧伤协会共识会议将侵袭性感染定义如下："发生感染的烧伤创面中存在足够数量的病原体，其浓度与病人的烧伤深度、烧伤面积及年龄有关，该病原体足以引起烧伤痂皮或焦痂发生化脓性溶痂、新移植的皮片失活、周围未烧伤的正常组织被炎症波及或引起全身脓毒症反应" [3]。组织学检查是感染诊断的金标准，然而临床查体和定量微生物培养一般足以判断创面是否发生感染（图 11-6）。值得注意的是，脓毒症并不总是发生在侵袭性感染患者中（图 11-7）。发生侵袭性感染时必须立即进行包括积极的外科干预、全身和局部应用抗菌药物等综合治疗措施。如果治疗初始没有微生物培养结果作为用药依据，应选择覆盖真菌、耐药革兰阳性菌和革兰阴性菌的广谱抗菌药物，直到获得微生物培养结果后再作调整。手术治疗应持积极态度，切除包括筋膜和肌肉在内的所有坏死和感染组织。在这种根治性手术治疗方式中，创面的切除范围有时并不十分明确，因此可能需要频繁换药更换外敷料以及应用烧伤沐浴疗法来进一步减少创面细菌菌量。在一些病例中，如果发生感染前烧伤组织已经被切除，或存在危及生命的感染，可以选择截肢的方式来挽救生命。当有效去除细菌后可结合外用抗菌剂和反复清洗创面的方法来抑制微生物生长。当然，治疗感染的最佳方法还是预防，

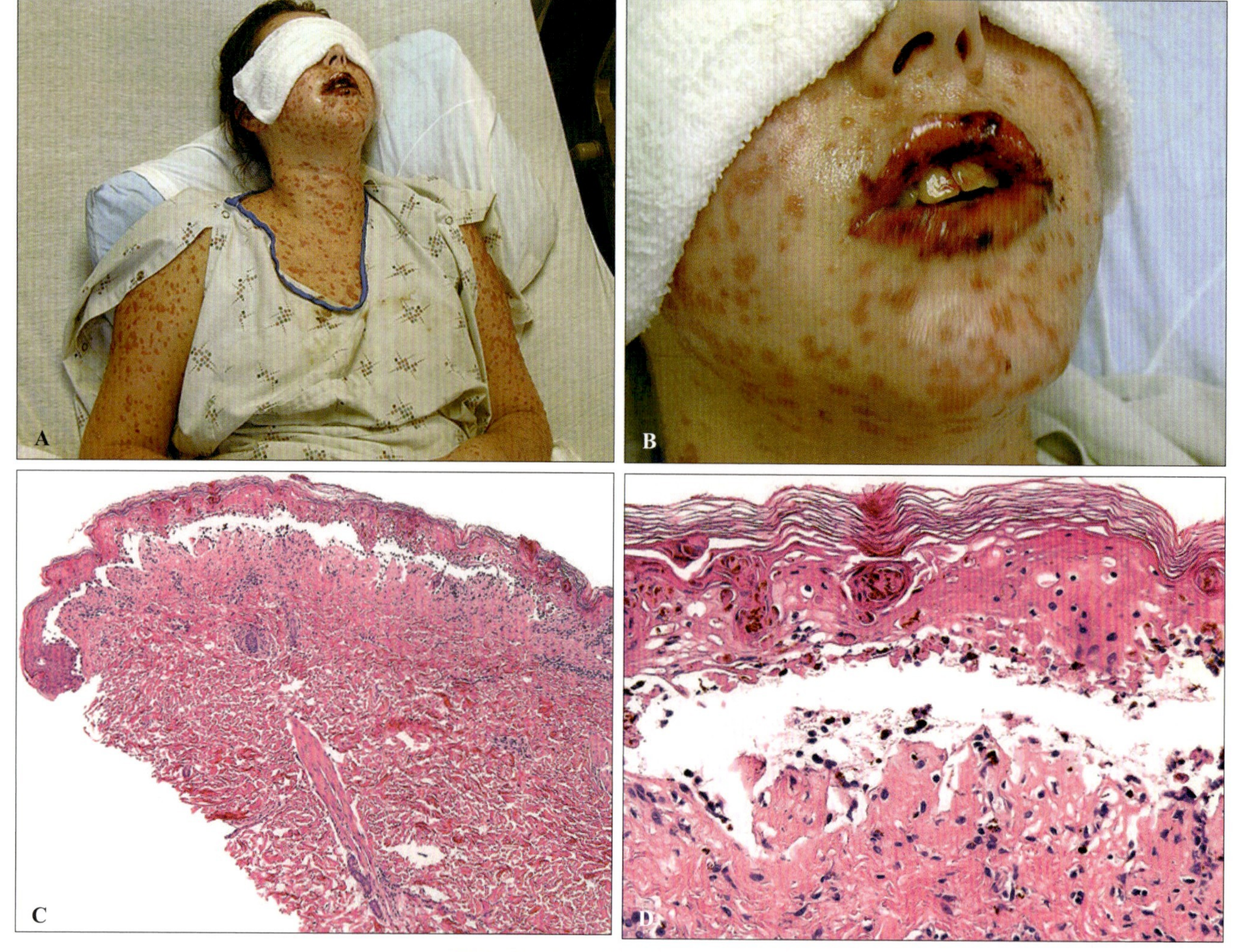

▲ 图 11-5　中毒性休克综合征（TSS）皮疹

皮疹是 TSS 的常见临床表现，但并非每一例 TSS 病人都会出现这种皮疹。对于小面积烧伤并发休克的患者，应采用切除坏死组织、移植自体皮和全身应用万古霉素来治疗 TSS。A. 一名烧伤面积仅 10%TBSA 的 13 岁女童在烧伤后出现 TSS 皮疹；B. 典型的黄斑性红皮病变；C. 一个 TSS 皮疹的表皮水疱经苏木精和伊红染色并放大 4 倍后显示的图像；D. 进一步经苏木精和伊红染色并放大 40 倍后显示为轻度炎症反应（由北卡罗来纳州威克森林大学医学院皮肤病理学教授兼主任，医学博士 Omar P. Sangüeza 提供。）

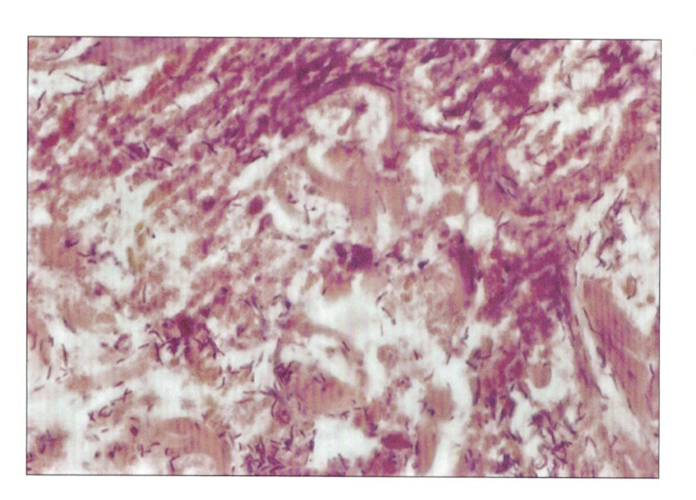

◀ 图 11-6　革兰阴性杆菌侵袭性感染的深部活体组织

组织病理学检测是诊断烧伤创面细菌感染的金标准，图片所示为典型的感染组织经苏木精和伊红染色后局部放大 1000 倍

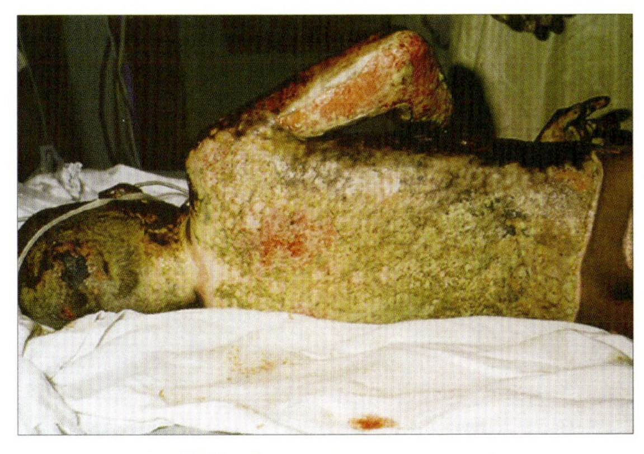

▲ 图 11–7　侵袭性烧伤创面感染

图片所示为 75%TBSA 三度烧伤伴粪肠球菌和阴沟肠杆菌所致创面脓毒症。该患者经迅速切除感染坏死组织、异体皮移植覆盖创面、稳定血流动力学和全身抗菌药物抗感染治疗，进而行自体皮移植修复创面

一旦发生感染，治疗必须及时、果断且有效[23]。

如第 8 章“烧伤休克和烧伤水肿的病理生理机制”所述，由于大面积烧伤患者普遍会产生全身炎症反应综合征（systemic inflammatory response syndrome，SIRS）和全身高代谢状态，所以脓毒症和脓毒性休克在烧伤患者中的诊断是相当复杂的。这种高代谢状态是机体对烧伤的正常代偿反应，在烧伤后可持续至少一年的时间，这使得危重病医学学会（Society of Critical Care Medicine）无法将烧伤患者休克纳入脓毒症和脓毒性休克的范畴[24-26]。如果烧伤创面中存在大量细菌的患者延迟进入烧伤中心进行救治或延迟切除烧伤组织，则有很大的概率会发生脓毒症[8]。预防脓毒症最好的方式就是快速彻底处理深度烧伤创面。影响脓毒症发生发展和增加同等烧伤面积患者住院期间死亡率的另一个因素是体重降低，所以确定与烧伤患者脓毒症相关的临床表现显得极其重要，且需要医疗工作者持续关注。2007 年美国烧伤协会共识会议提供了烧伤脓毒症诊断标准（框 11–1）[3]，该标准是诊断脓毒症的可靠指导，但并非真理，一个经验丰富的临床医生需要综合考虑感染指标的变化趋势，结合患者临床症状和体征的变化，从而做出脓毒症的初步诊断，并采取积极的治疗措施，再根据确定诊断和病人对治疗的反应调整或者精简治疗方案。

框 11–1　2007 年美国烧伤协会脓毒症诊断指南[3]

烧伤患者脓毒症诊断标准的改变引起了业内对感染的广泛关注。下文列出的是烧伤脓毒症的推定诊断标准，即当开始使用抗生素时，我们就应该开始寻找感染的原因。虽然最终离不开临床判断，但脓毒症的诊断应与感染的确定密切相关（定义如下）。该诊断标准还与年龄有关，需要对儿童患者进行必要的调整。

当至少出现三种以下脓毒症表现即可诊断为脓毒症：

Ⅰ. 体温 ＞ 39℃或＜ 36.5℃

Ⅱ. 心搏加速
- A. 成人＞ 110 次 / 分
- B. 儿童＞年龄正常值的两个标准差（85% 年龄调整最大心率）

Ⅲ. 呼吸急促
- A. 成人＞ 25 次 / 分（无呼吸机支持）
  分钟通气量＞ 12L/min（有呼吸机支持）
- B. 儿童＞年龄正常值的两个标准差（85% 年龄调整最大呼吸频率）

Ⅳ. 血小板计数减少（烧伤休克期结束 3 天后）
- A. 成人＜ 100×10^9/L
- B. 儿童＜年龄正常值的两个标准差

Ⅴ. 无糖尿病史者出现高糖血症
- A. 未经干预时血糖＞ 11.1mmol/L
- B. 胰岛素耐受：
  - ⅰ. 胰岛素静脉用量＞ 7U/h（成人）
  - ⅱ. 胰岛素抵抗（24 小时内胰岛素需求增长 25%）

Ⅵ. 无法进行肠内营养＞ 24 小时
- A. 腹胀
- B. 不能耐受肠内营养（成人胃残余量＞ 150ml/h；儿童＞年龄正常值的两个标准差）
- C. 顽固性腹泻（成人＞ 2500ml/d；儿童＞ 400ml/d）

此外，还需符合以下 3 条客观感染诊断依据中任何一项：
- A. 微生物培养阳性
- B. 病理组织镜检证实感染存在
- C. 对抗菌药物治疗有反应

四、烧伤创面感染治疗

烧伤创面感染的治疗是多样的：手术清创和创面冲洗可以有效减少创面菌量和营养消耗；皮片移植可以降低病原体在烧伤创面定植和感染的概率；外用抗菌剂可以有效减少创面和创周组织的病菌数量，同时促进移植的皮片扩增以修复创面；全身应用抗菌药物主要用于治疗侵袭性病原菌感染，并预防或减少感染在全身的播散。

（一）外用抗菌药

外用抗菌药可显著降低烧伤死亡率[7, 27]，但是，现实中没有一种抗菌剂对微生物完全有效，每种抗菌药都有自己的抗菌谱优势和缺点，有些会延缓创面愈合，而另一些则会影响患者全身代谢。最近有研究表明，过去常用的一些抗菌药目前对抑制细菌生长无效[28, 29]。当创面细菌培养计数维持在 10^2/g 组织以下时，我们可以使用任何一种外用消毒液及敷料处理创面；而当创面细菌培养计数超过该数值时，就应当以培养结果为指导来选择外用抗菌药。外用抗菌药一般分为五大类，每一类都具有不同的抗菌谱、作用时间、组织穿透性和毒性（框 11–2）。

肥皂是一种常见的外用抗菌药，经常在洗涤过程中使用，它能有效破坏生物膜并清除患者体表的病原体。生物膜是一种嵌在生物聚合物基质中的细菌细胞凝集簇，与浮游细菌相比，它能抵抗宿主的防御，并对局部和全身使用的抗菌药或抗菌药物表现出更强的耐药性，从而为细菌的生长创造完美的环境[30]。细菌生物膜非常难以清除，需要用外科手术或用尖锐的器械进行伤口

框 11–2 外用抗菌药

种类	品名	抗菌谱	移植物毒性	系统毒性
肥皂	强生婴儿香皂	广谱 + 生物膜	低	无
氧化卤化物	Dakin 溶液（0.5% NaOCl）	广谱 + 生物膜	高	低钠血症
	1/20 次氯酸钠溶液（0.025% NaOCl）	广谱 + 生物膜	低	无
	氧氯苯磺酸	广谱 + 生物膜	低	无
	次氯酸	广谱 + 生物膜	未知	未知
	碘伏	广谱	高	高
酸类	0.5% 乙酸	抑菌	低	无
	2% 乙酸	抑菌	中	中
	3% 乙酸	抑菌	高	高
重金属	0.5% 硝酸银溶液	广谱	无	电解质紊乱
	磺胺嘧啶银	广谱	无	低
	含银敷料	广谱	无	低
	Xeroform– 三溴苯酸铋	部分抑菌	低	无
	BIPPS– 碱式硝酸铋和碘仿	抑菌	高	高（> 1% TBSA 时）
抗生素	醋酸磺胺米隆	广谱	低	代谢性酸中毒
	硫酸庆大霉素	广谱	低	低
	多粘菌素	广谱	无	低
	呋喃西林	广谱，不覆盖假单胞菌	低	低
	莫匹罗星	广谱，不覆盖假单胞菌	中	中
	制霉菌素 100 000U/g	弱抗真菌	低	低
	制霉菌素 6 000 000U/g	强抗真菌	低	低

清创，并用肥皂水清洗。最新的建议是，与临床症状或感染症状无关但怀疑有生物膜存在的烧伤创面应采用抗菌药物浸泡、抗菌敷料、抗菌药等产品进行彻底清创治疗，以抑制细菌生长[31]。Kennedy 及其同事的研究结果验证了生物膜在烧伤创面脓毒症中的危害作用，强调了早期切除和封闭创面的重要性[32]。Herndon 等证明，使用肥皂水结合频繁冲洗技术清洗烧伤创面可以在 48h 内减少 2 个指数级的细菌菌量，从而有效改善感染创面的自体皮片移植存活率[8]。

许多氧化卤化物被用作外用抗菌药，如经典的次氯酸钠（又称为 Dakin 溶液），由于其杀菌范围广并能有效破坏生物膜而被广泛应用[33-36]。市面上可买到的漂白剂是 5.25%NaOCl，第一次世界大战中使用的次氯酸钠原液用水稀释至 0.5% 的浓度后被称为未稀释次氯酸钠溶液，研究表明，未稀释的次氯酸钠溶液具有组织毒性，而药店可购得的 1/2 稀释和 1/4 稀释的次氯酸钠溶液尽管是有效的抗菌药，也具有组织毒性[23, 37, 38]。Heggers 和他的同事的研究证实了浓度为 0.025% 的次氯酸钠溶液(即浓度为 1/20 的次氯酸钠溶液）的有效性，稀释至 1/20 浓度的次氯酸钠溶液不仅符合人类正常生理参数，而且具有额外优势，它既是一种广谱抗菌药，又对成纤维细胞无毒，不会抑制创面愈合，它对铜绿假单胞菌、金黄色葡萄球菌、耐甲氧西林的金黄色葡萄球菌、肠球菌等革兰阴性和革兰阳性菌均具有杀菌作用，它可单独使用亦可与其他抗菌药联合使用[23]。随后，Carrel 和 Dakins 又发现了氧氯苯磺酸（Clorpactin）具有组织半衰期长、中和 pH、组织毒性低的特点。氧氯苯磺酸曾被用于控制膀胱和肾脏内泌尿生殖系统肿瘤患者的出血，最近它又作为一种外用抗菌药重新亮相[39]。氧氯苯磺酸已被证实用于皮肤移植物冲洗消毒时对组织没有毒性[40]。目前，在 pH 中性等渗配方中，次氯酸作为一种活性氧化剂进入消毒剂市场[41, 42]。虽然很有可能被用作烧伤创面的外用抗菌药，但次氯酸溶液近一个世纪并没有太多的临床使用经验，因此需要进一步研究来验证其安全性。

碘伏（聚维酮碘）是另一种用作外用抗菌药的卤化物，它常被制成不同浓度的液体或乳膏以方便使用。碘伏的广谱抗菌活性涵盖了包括革兰阳性和革兰阴性细菌、酵母和真菌在内的众多微生物，微生物培养表明碘伏每 6h 使用一次效果最佳，但外用这种抗菌剂消毒时患者痛感强烈，相较于完整皮肤，碘成分在烧伤创面中可能被更广泛地吸收，从而导致碘中毒、肾功能衰竭、酸中毒和皮炎等一系列并发症，此外，碘伏还对成纤维细胞和角质形成细胞有细胞毒性。尽管如此，碘伏仍然是一种被广泛认可的用于完整皮肤的高效消毒剂[43, 44]。

乙酸，又被称为醋酸或醋，是一种无色的可用于皮肤和软组织感染的外用消毒剂，其临床抗菌最低有效浓度为 0.5%，对革兰阴性菌，特别是铜绿假单胞菌有较好的杀灭作用[45]。Philips 等报道了使用醋酸作为外用消毒剂治疗假单胞菌属感染的浅表创面[46]；后来 Sloss 等又研究了浓度在 0.5% 和 5% 之间的醋酸的消毒效果[47]，Sloss 的研究显示，2% 的醋酸浓度是所有菌株的假单胞菌在体外的最低有效抑菌浓度（minimum inhibitory concentration，MIC），而其他研究明确 3% 的醋酸浓度才对耐多种抗菌药物的假单胞菌属具有抑菌活性[45, 48]。体外研究结果表明，醋酸对成纤维细胞有细胞毒性，可显著降低细胞活力，毒性随浓度增加而增强，尽管这些结论对烧伤创面的治疗并不是决定性的，但外科医生在使用醋酸时，应始终警惕细胞毒性的可能性，尤其是新鲜皮肤移植患者[49]。

银离子是一种常见的外用重金属抗菌药，可以制成溶液、霜剂或与敷料结合的形式应用于临床。银离子与蛋白质和酶相结合，破坏其结构；与 DNA 结合，通过重金属氧化途径产生抗菌作用[50]。在创面消毒时，0.5% 硝酸银（$AgNO_3$）溶液是一种有效的消毒剂，它既不损伤创面新生上皮，又对金黄色葡萄球菌、大肠埃希菌和铜绿假单胞菌均有抑菌作用，$AgNO_3$ 还可以通过快速附着在蛋白表面来限制创面的渗透性[27]，但其低渗性会引起渗透性稀释，导致低钠血症和低氯血症，因此必须定期监测电解质变化。$AgNO_3$ 暴露在阳光下、接触组织或接触含氯化合物时会变黑，但反应产物是无毒的。另外，硝酸银还可与咪康唑混合配制成0.5%硝酸银和2%咪康唑的水溶液，该配方能更有效地预防烧伤创面细菌和真菌的生长[51]。临床上克雷伯菌属、普罗威登斯菌属以及其他肠杆菌属细菌比其他细菌表现出对0.5%硝酸银更强的耐药性。虽然少见，但值得注意的是0.5%的硝酸银溶液与阴沟肠杆菌或其他硝酸盐阳性的微生物结合后有一定概率在体内将硝酸盐转化为亚硝酸盐而引起高铁血红蛋白血症[52]。

磺胺嘧啶银（Silvadene，Thermazine，Flamazine，SSD），是一种1%磺胺嘧啶和银组合的水溶性乳膏，具有长达24h的抗菌活性。磺胺嘧啶银对铜绿假单胞菌和肠道细菌均有很好的抑菌效果，对某些酵母菌如白念珠菌也有较强的抑制作用。然而，最近出现了耐磺胺嘧啶银的铜绿假单胞菌和某些克雷伯菌的相关报道，如果临床外用磺胺嘧啶银时出现乳状渗出物，需要加强换药频率。虽然磺胺嘧啶银不仅临床使用方便，还减少疼痛，但它抑制伤口愈合[53]。与醋酸磺胺米隆不同的是，磺胺嘧啶银的组织穿透能力仅限于表皮层，且与酸碱紊乱和肺水增多无明显相关性。磺胺嘧啶银可以单独使用亦可与其他抗菌药物联合使用，但它的银离子毒性可以引起可逆性粒细胞减少，尽管这种药物不良反应持续时间较短，关于磺胺嘧啶银的使用依然存在争议[7, 27]。在临床应用中可见磺胺嘧啶银霜在创面上形成“假膜”的现象，这种“假膜”与烧伤焦痂非常相似，增加了临床动态评估烧伤深度的难度，磺胺嘧啶银的这个特点限制了它在作者所在烧伤中心的使用率。

在过去的几十年里，含银敷料的应用越来越广泛，这些敷料的配方相对稳定。对于浅层烧伤，这些敷料被用作功能性皮肤替代品，既抑制细菌生长又为创面重新上皮化提供了良好的湿润环境，它们还更容易管理，抗菌能力稳定且看起来相对清洁、干净，使得许多烧伤中心选择使用含银敷料而不是使用硝酸银等外用抗菌剂溶液。这些敷料的抗菌活性来源于银离子，这同样也决定了其抗菌谱。每种产品的敷料基质和特殊的银离子配方决定了敷料的不同特性。然而，应用于创面时，银的释放及其抗菌功效尚未被大量研究或报道。此外，迄今为止还没有大规模的研究能证明某种产品的绝对优势，因此使用哪种敷料，目前都是基于医务工作者的偏好和成本的考量。有一点很重要，没有任何敷料（无论销售情况如何）能取代烧伤手术的基本原则：彻底清除坏死组织，移植皮肤覆盖创面，认真清洁创面以去除病原体和污染物，以及观察创面情况。

铋是另一种常用的作为局部抗菌剂的重金属。它对肠道细菌有抑菌作用，但对真皮成纤维细胞无细胞毒性，不会抑制创面愈合[54]。通常用于市售的Xeroform是一种浸有三溴苯酸铋的凡士林纱布。铋还与碘复合糊剂一起使用，即BIPP（1份亚硝酸铋，1份液状石蜡和2份碘仿）。已经在我们医院使用超过50年，有效治疗了数千名患者。涂抹于棉纱上，用于存在骨骼和肌腱暴露的较小的创面清创区[55, 56]。BIPP不应用于大于1%TBSA的创面，并且疗程应尽量短，以减少铋毒性的风险[57, 58]。根据我们的经验，这种化合物可以防止感染的发展并促进肉芽组织生长，从而能够使断层皮片成功移植到通常认为无条件进行皮片移植的创面上。

基于外用抗菌药的抗菌特性，可以分为四大类，其作用机制由每种药剂特定的生物化学特征决定。醋酸磺胺米隆，可以8.5%水溶性乳膏和5%水溶液形式使用，是最常用的局部用药。抗菌谱很广，尤其对假单胞菌和梭菌属菌株有效[59]。霜剂每天使用两次，其优点是不需要敷料黏附创面。研究表明，在严重烧伤患者中使用5%的醋酸磺胺米隆溶液可使死亡率降低33%[6]。溶液状态下使用时，敷料应每8小时用新鲜溶液再饱和，以保持浓度高于最小抑菌浓度（MIC）。磺胺米隆具有优异的组织穿透性，包括穿透焦痂。这种穿透性能使其成为耳部深度烧伤的首选外用药物，因为它可有效预防侵袭性软骨炎。它会引起涂抹处疼痛，并像其他磺胺类药物一样，可能会导致过敏反应。由于磺胺米隆可以抑制碳酸酐酶，所以可引起代谢性酸中毒。此外，长期使用可能导致白色念珠菌生长。当它与其他抗菌药物一起使用时，可延缓创面愈合，且创面愈合后易破溃[27]。

硫酸庆大霉素（庆大霉素）是一种氨基糖苷类抗菌药物，可以以 0.1% 水溶性乳膏或溶液的形式使用。它对需氧菌具有广谱杀菌作用，常用于抗铜绿假单胞菌。但是，可能导致耐药，需监测药敏[60]。

杆菌肽 / 多黏菌素（Polysporin）软膏通常用于防止并抑制新移植组织的细菌生长。两种药物都是细胞壁溶解剂，多黏菌素是黏菌素的类似物，在全身抗菌药物部分进行了讨论。软膏中可用的药物浓度对感染无治疗作用。然而，许多外科医生使用这种局部用药覆盖皮肤移植物，因为无毒副作用，并且能保持上皮生长所需的湿润环境。与其他药剂（如硝酸银或磺胺嘧啶）联合使用，可以增强对污染或感染烧伤创面的抗菌效果。长期使用与超敏反应发展有关。

呋喃西林（Furacin），有软膏剂、溶液或乳膏剂，已被证明可有效治疗耐甲氧西林的葡萄球菌。此外，呋喃妥因，对除铜绿假单胞菌以外的革兰阴性细菌分离株有效率为 75%，而杆菌肽 / 多粘菌素的有效率仅为 21%[3]。

莫匹罗星（百多邦，Bactroban，假单胞菌酸 A，pseudomonic acid A）是一种来自荧光假单胞菌荚膜的抗菌药物，可抑制异亮氨酸 t-RNA 合成酶，从而抑制细菌蛋白质的合成[61]。它主要用于 MRSA 感染、革兰阳性菌和鼻腔感染的局部治疗[62]。与对照组相比莫匹罗星半衰期为 2d，可抑制创面愈合，但创面的抗损强度、耐磨性能显著增强[63]。由于耐药性迅速发展，莫匹罗星的使用时间不应超过 10d。

制霉菌素（Mycostatin，Nilstat）是由链霉菌属产生的抗真菌药物。制霉菌素是高效外用药物，与两性霉素 B 效果相当；两者都通过与麦角甾醇结合裂解真菌细胞膜而发挥抗真菌活性。低剂量（100 000U/g）的霜剂，乳液或软膏剂应用于预防真菌生长。对于烧伤创面，浓度为 6 000 000U/g 的纯制霉菌素粉末剂已被证明可有效根除侵袭性真菌感染。经病理检查证实，这种新颖的应用方式不仅对创面表面的真菌有效，而且还能根除深部创面组织中的侵袭性真菌[64]。粉剂使用方便，不会产生疼痛、不适或妨碍创面愈合。所有行自体皮片移植的创面均能顺利愈合[64]。在患者全身性联合抗感染治疗中可预防性使用液体制霉菌素，以抑制口腔或会阴部真菌过度生长[64]。

（二）烧伤患者的全身性抗菌药物

通常对选择的烧伤病人才进行长疗程、常规预防性使用抗菌药物治疗。虽然预防性抗菌药物可能适用于来自疫区、穿透性创伤、开放性骨折或高度污染的患者，但通常在入院时或常规围术期不会进行预防性抗菌药物治疗。这主要是为了避免产生抗菌药物耐药，给随后的治疗带来更大难度。另外，由于烧伤本身对创面表面有消毒作用，烧伤创面通常在损伤后的第一个小时内是无菌的[65, 66]。

在临床上疑似侵袭性创面感染、脓毒症或脓毒性休克的情况下，应进行经验性抗感染治疗。这些抗菌药物应广泛涵盖所有可能的感染菌，并作为烧伤患者多模式重症治疗和外科处理的一部分。在观察临床反应，确保疗效的情况下，尽快根据细菌培养结果进行抗菌药物降阶梯治疗。经过细菌培养结果确诊感染后，应继续使用敏感抗菌药物进行治疗，直到细菌培养阴性或伤口创面愈合[67]。

烧伤患者药代动力学和药效学变化大，需要由熟练的临床药理专家进行定期评估以确保安全和有效的给药剂量[68]。在烧伤最初 48h 内的复苏阶段，休克会减少器官和组织的血流灌注量[68]。这个阶段，药物的分布减慢，肾脏和肝脏对药物的清除减慢，肠内、皮下、肌肉内的药物吸收延迟。24 ～ 48h 后，患者进入代谢亢进阶段，在第 29 章和第 32 章中进行了广泛讨论，内容涵盖了高代谢反应、内分泌功能和重症监护。在此期间，烧伤患者的器官和组织血流量增加，核心温度升高，低蛋白血症和水肿形成[68]。由于肾小球滤过率增加和肾脏清除的药物增加，静脉注射药物的半衰期变短。这些患者必须以更高的剂量和（或）频率给予抗菌药物治疗。须严格监测时间依赖性的、经肾脏排泄的抗菌药物，如万古霉素，以确保浓度超过细菌的最低抑菌浓度（MIC）。口服药物经胃肠道吸收更大、起效更快[68]。高代谢期引起低蛋白血症及急性期蛋白水平的升高[68]。白蛋白与酸性和中性药物相结合，如氨基糖苷类、万古霉素、氨曲南、头孢替坦，因此，在低蛋白血症中，循环中会有更多的游离型药物，所以治疗过程中需要减少剂量。相反，急性期蛋白与碱性药物（如青霉素和头孢菌素）紧密结合，导致游离型药物较少，这需要较高的药物剂量才能达到治疗效果。在高代谢阶段，肝脏反应表现为药物1相代谢的减弱，例如细胞色素 P_{450} 系统对药物的氧化、还原或羟基化减少，影响了多种抗菌药物包括喹诺酮和大环内酯类等的代谢。这些肝脏药物代谢酶活性的降低，以及药物肝清除率降低和半衰期延长，可能导致全身毒性。然而，肝脏中药物2相代谢，例如药物与内源性底物之间的结合反应，将不会受到影响[68]。鉴于多种多样的变化，熟悉烧伤患者全身药物水平监测的药剂师的积极参与极大地提高了现代烧伤救治单位的治疗水平。

全身性抗菌药物的选择基于可能的病原体、抗菌谱和全身毒性。对于烧伤创面蜂窝织炎门诊患者，应经验性使用覆盖MRSA的革兰阳性菌抗菌药物。我们通常用利福平治疗这些门诊患者，利福平是一种杀菌药，通过与DNA依赖性RNA聚合酶的β-亚基结合并阻断RNA转录来抑制RNA合成[69]。由于单独使用时易致耐药性，利福平必须与其他抗感染药物联合使用，如磺胺甲噁唑-甲氧苄啶（Bactrim）或左氧氟沙星，用于治疗MRSA。利奈唑胺是一类新型合成抑菌剂，用于MRSA、耐甲氧西林表皮葡萄球菌、肠球菌和其他葡萄球菌属等。利奈唑胺通过与50S核糖体亚基结合来抑制细菌蛋白质合成以阻止翻译[69]。利奈唑胺的副作用包括骨髓抑制和艰难梭菌结肠炎，其中骨髓抑制（如贫血、白细胞减少、全血细胞减少症和血小板减少），通常在停药后可逆。利奈唑胺是弱单胺氧化酶非选择性和可逆性拮抗药，利奈唑胺可能引起使用各种5-羟色胺再摄取拮抗药（如氟西汀和舍曲林）患者血清素水平升高和加重血清素综合征。长期使用也存在多发性神经性疾病的风险。

疑似革兰阳性细菌的侵袭性创面感染、移植物坏死丢失、脓毒症和感染性休克应给予静脉注射万古霉素进行经验性治疗，直至有培养结果出现并降阶梯治疗。万古霉素具有杀菌作用，可防止革兰阳性菌细胞壁糖肽聚合，迅速抑制细胞壁合成并裂解细胞质膜[69]。作为一种时间依赖性抗菌药物，该药物的血清水平必须持续超过MIC，以提供足够的杀菌活性。由于烧伤患者中万古霉素清除变化大，剂量必须个体化，通过连续监测药物谷浓度水平来优化血清中的浓度（大多数患者常用标准10～15μg/ml）。由于穿透性差，某些有腔室的器官，如肺和中枢神经系统，需要更高的谷浓度才能达到相应治疗效果；对于肺炎或脑膜炎，推荐谷浓度为15～20μg/ml[70]。

令人震惊的是，出现了对万古霉素具有抗性的革兰阳性菌株，例如耐万古霉素肠球菌（vancomycin-resistant enterococcus，VRE）和万古霉素中度耐药性金黄色葡萄球菌（vancomycin-intermediate S. aureus，VISA）。如前所述，这些细菌通常易对利奈唑胺敏感，以及对替加环素、达托霉素、奎奴普丁/达福普丁和达巴万星敏感。至关重要的是，与临床药剂师密切合作，他们可以帮助选择一种抗菌药物及剂量方案，以最好地适合于具有特定耐药性的感染患者。

革兰阴性菌感染患者更常需要住院和静脉应用抗菌药物。虽然应根据本单位的耐药情况来指导经验性治疗，但在与经验性抗革兰阳性菌药物联合使用时，还必须考虑其毒性。在我们医院，我们经验性使用亚胺培南/西司他丁，因为它们与万古霉素一起使用时肾毒性较低[71]。一旦药敏结果明确、创面情况和生理状况好转，应立即做好降阶梯和停用抗菌药物的准备。由于革兰阴性菌常具有多重耐药性，因此建议测试不同类别抗菌药物之间的协同作用。

第三代和第四代头孢菌素和超广谱青霉素是许多烧伤中心的首选抗菌药物，因其抗菌谱广且毒性低，可用于革兰阴性感染的经验性治疗。第四代头孢菌素（如头孢吡肟）、超广谱β-内酰胺酶拮抗药青霉素（如哌拉西林 – 他唑巴坦和替卡西林钠克拉维酸钾），以及最重要的碳青霉烯类（如亚胺培南 / 西司他丁、美罗培南和厄他培南）是治疗革兰阴性感染的关键药物。新开发的第五代头孢菌素已用于治疗耐药性的假单胞菌，不幸的是，已经出现新的耐药模式[72]。这些抗菌药物呈时间依赖性，当给药间隔之间的血清浓度维持在 1 ～ 2 倍 MIC 时最有效。因此，为了维持浓度在 MIC 以上，特别是当病原体接近抗菌药物抵抗阈值时，可能需要延长输注达 3 ～ 4h 以上或连续输注[72]。在穿透细胞壁时，青霉素常可与细胞内抗生素（如氨基糖苷类）协同作用，因此在高度耐药或泛耐药菌的环境中使用必须进行试验[73, 74]。

氨基糖苷类药物对敏感的革兰阴性菌感染仍然有效。大多数重症监护已转为每日一次给予这些浓度依赖性抗菌药物，因为它与常规剂量间隔输注一样有效且毒性低。成人随机对照研究的汇总数据显示，每日一次氨基糖苷类药物应用与每日多次应用相比，具有相似或更高的疗效［如细菌学和（或）临床治愈］，且肾毒性较小，耳毒性风险也不高于每日多次给药方式[69]。一些临床医生仍然认为传统的给药间隔可能对严重感染或药代动力学不可预测的患者（如烧伤患者）更有效[75]。因此建议对存在致命感染的烧伤患者，应监测氨基糖苷类血清浓度和（或）MIC 的血清峰浓度及疑似毒性或无效的治疗反应，随着肾功能情况的改变适当减少用量，以增加药物肾脏清除。

多重耐药（multidrug-resistant，MDRO）和泛耐药（pan-drug-resistant，PDRO）革兰阴性菌越来越普遍。许多菌种对多粘菌素具有敏感性，多黏菌素是一类细胞壁嵌入性抗菌药物，包括适于局部应用的药物多黏菌素 B 及其静脉内应用的类似物多粘菌素 E 甲磺酸钠（黏杆菌素，多黏菌素 –E）[71]。Kunin 和 Bugg 的研究显示多黏菌素在肾脏和大脑组织中积蓄最高，其次是肝脏、肌肉和肺，考虑到其毒性，这些抗菌药物在 20 世纪 70 年代基本上被放弃了。另有报道，黏杆菌素在使用期间似乎增加了艰难梭菌结肠炎、肾功能障碍和神经病变的发生率[76, 77]。然而，由于缺乏其他适于全身性应用的敏感药物，黏杆菌素在对抗 MDRO 时仍大量使用。Branski 等报道，在 118 名患有危及生命的 MDRO 革兰阴性感染患者中黏杆菌素为烧伤患者提供了一种重要的抢救性治疗选择。进一步发现，在使用或者不使用黏杆菌素治疗的匹配患者中，肝脏，神经和肾毒性没有差异，这表明 40 年前的担忧可能对现代重症治疗没有依据[71]。

由于有限数量的药物及其相对毒性，抗真菌治疗尤为困难。最常用的抗真菌药物氟康唑具有优异的抗白色念珠菌活性和低毒性。但是，非白色念珠菌的念珠菌属正成为侵袭性念珠菌病的主要病原，并且对氟康唑具有耐药性[78]。美国传染病学会提倡将棘白菌素作为酵母菌感染的最佳经验治疗方案，因为大多数酵母菌都对它们敏感[79]。但是，只有在培养结果明确可用后才推荐使用。由于耐药性迅速发展，应经常进行药敏试验[80, 81]。与白色念珠菌相比，其他念珠菌属感染的发病率有所增加，并且具有更强的抗耐性和更高的死亡率，如热带念珠菌和克鲁斯念珠菌[82, 83]。泊沙康唑和伏立康唑两种唑类抗真菌药物是治疗侵袭性曲霉菌和镰刀菌感染的首选药物。它们还有效对抗念珠菌属引起的感染，包括耐氟康唑念珠菌的感染。然而，唑类抗真菌药物具有不可预测的非线性药代动力学，且患者间和患者个体内存在广泛的血清浓度异质性，正是由于这些影响因素及众多药物 – 药物间的相互作用，治疗期间药物的监测就更为至关重要[84, 85]。

几十年来，两性霉素 B（AmBd）是一种静脉注射制霉菌素的多烯类似物，已成为治疗危及生命的侵入性霉菌感染的静脉用药的标准选择。该药物具有显著毒性，包括与输注相关的不良反应和剂量限制性肾功能障碍[86]。三种新的两性霉素 B 脂质体制剂［AmB 脂质复合物（AmB lipid complex，ABLC）、AmB 胶体分散体和脂质体 AmB（liposomal AmB，AmB-L）］提供了优于两性霉素 B 的一些优点，包括在增加药物的每日使用剂量（高达 10 ～ 15 倍）的情况下，网状内皮器官中的组织浓度升高，输注相关不良事件

（特别是ABLC和AmB–L）减少，肾毒性显著降低[86]。这些脂类药物比较贵，但其更强的安全特性使其成为治疗侵袭性霉菌感染，特别是治疗毛霉菌感染的新标准。对于真菌感染最成功的方法还是通过快速去除所有烧伤坏死组织和应用自体皮片移植封闭创面，以有效预防感染。在活动性霉菌感染的情况下，伏立康唑是一线治疗，其次是ABLC，可以考虑联合应用棘白菌素（例如卡泊芬净）用于曲霉菌和镰刀菌感染的治疗[71]。镰刀菌属已经表现出对两性霉素的天然耐药性[87]。

与研究人员开发新型抗菌药物的速度相比，病原体将继续更快地产生新的耐药机制。在感染病原体对抗菌药物耐药的严峻情况下，要清除感染组织、移植物覆盖创面和局部护理，仍然是重要且有效的治疗措施。Barret和Herndon指出，积极的早期手术治疗使创面细菌培养计数从＞10^5/g减少到＜10^4/g，从而取得良好的皮肤移植效果。相比之下，细菌初始计数＞10^6/g的患者皮肤移植效果较差，经后期手术去除坏死组织后才使细菌计数降低至10^4/g，这表明严重烧伤患者早期和积极的创面处理与更好的预后相关[8, 15]。虽然感染可能变得势不可当，但外科医生的手术刀不会发生细菌耐药情况。

五、烧伤创面中的特殊病原体

金黄色葡萄球菌（Staphylococcus aureus）为革兰阳性球菌，其仍然是引起烧伤创面感染的主要病原体，并且是人类已知的认识较充分的机会性病原体[18, 88]。在未受伤人体中存在这些细菌定植通常是无症状的，但它们是机会性感染的来源，可导致严重的疾病甚至死亡，尤其是烧伤患者[89]。葡萄球菌产生毒力因子，如蛋白酶、凝固酶和透明质酸酶，使其能够侵入局部组织并且可经血行播散，引起全身性感染和脓毒症[90]。金黄色葡萄球菌是脓毒症、蜂窝织炎、脓疱病、烫伤皮肤综合征和术后创面感染最常见的病原体。然而，发生脓毒症、肺炎、骨髓炎、心内膜炎和烧伤感染是最严重的 。葡萄球菌致病菌株产生的外毒素包括致热原毒素、皮肤毒素和白细胞介素。除了外毒素TSST–1，这些病原体还可以产生肠毒素A、B和C等易导致患者TSS的危险因素[91]。葡萄球菌属细菌通常会产生青霉素酶，使天然青霉素失效，因此需要用耐青霉素酶的青霉素（如苯唑西林）进行治疗。MRSA现在是主要的分离菌株，在烧伤科感染率＞50%。如前所述[92, 93]，基于当地的细菌谱和药敏结果，可经验性覆盖该菌群，如静脉用万古霉素治疗或口服复方新诺明和利福平。

链球菌曾经是烧伤创面感染的主要原因，但现在已不那么普遍。这些革兰阳性球菌以链条形式排列，在感染烧伤创面时特别具有毒性，菌落＞10^5cfu/g就可影响创面愈合。少数β–溶血性链球菌可引起创面感染、创面无法自愈及皮肤移植失败[9]。导致这些不良后果的主要病原体是化脓性链球菌（也称为A组链球菌，是最棘手的）和无乳链球菌（B组链球菌）[94]。天然青霉素，如青霉素G和青霉素V，以及第一代头孢菌素对这些细菌具有杀灭作用。虽然尚未出现对这些青霉素或头孢菌素的耐药性，但应遵循培养和药敏结果使用相应的药物。

肠球菌是烧伤创面感染的重要革兰阳性菌。令人鼓舞的是，最近的一项综述比较了连续几十年（1989—1999年和1999—2009年）的脓毒症死亡率，发现肠球菌感染率急剧下降（分别为25%至2%），这可能是因为近几年来万古霉素的广泛使用[2]。然而，随着耐万古霉素肠球菌的流行率增加，VRE导致的死亡率现已高于MRSA（分别为58%和33%）[95]。大多数肠球菌属对万古霉素敏感，治疗VRE可采用利奈唑胺，氨苄西林和氨基糖苷类或奎奴普丁/达福普丁（Synercid）联合使用。细菌培养及药敏明确后建议尽快降级调整抗菌药物。

假单胞菌不仅是烧伤患者最普遍感染的革兰阴性菌，也是最可能导致脓毒症并致死的原因[2, 18]。当地环境和胃肠道（通过内源性胃肠道菌群易位）被认为是该细菌的主要来源。该菌喜潮湿环境，并且受人类烧伤创面渗出物影响，刺激铜绿假单胞菌毒力因子的表达，是院内呼吸道感染的主要病原体[96]。此外，它还会导致烧伤患者侵袭性和严重的创面感染。由铜绿假单胞菌引起的浅表创面感染通常呈黄绿色且可闻到有毒的水果气味[97]。这可能导致侵袭性感染，坏死性脓疮可使皮肤出现青紫色改变，如果局部血栓形成，需要立即清除坏死组织（图 11-8）。对铜绿假单胞菌感染的经验性治疗已经从氨基糖苷类药物发展为抗假单胞菌 β- 内酰胺类，例如哌拉西林 / 他唑巴坦、头孢吡肟和碳青霉烯类[98]。MDRO 铜绿假单胞菌感染的发生率越来越高，需根据培养及药敏结果扩大抗菌药物使用范围，如全身性抗感染治疗部分所述，使用第五代头孢菌素以及黏杆菌素。通过快速修复创面以阻止细菌进入任何易感创面，可最好地根除这种进展迅速、高致毒性的病原体。

不动杆菌属是主要用于商业用途的革兰阴性杆菌，将葡萄酒转化为醋。也是呼吸道、皮肤、胃肠道和泌尿生殖道的原生菌群。该菌群可能导致许多机会性感染，包括肺部、手术部位和泌尿道感染[99]。其流行致病率仅次于铜绿假单胞菌，这种病原体能够在干燥和潮湿条件下，并且同时可在有生命和无生命的物体（无论是金属还是生

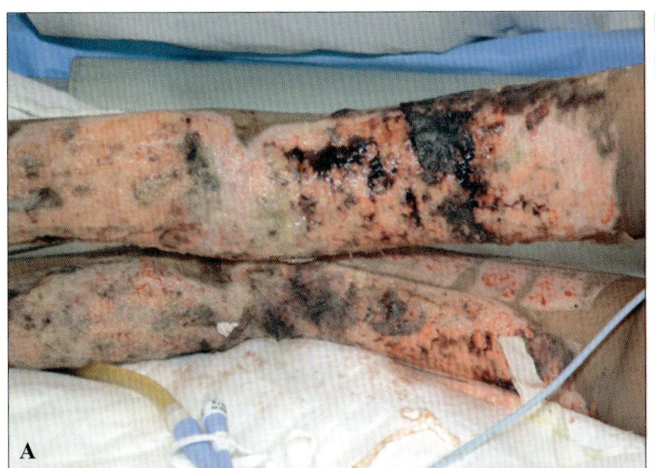

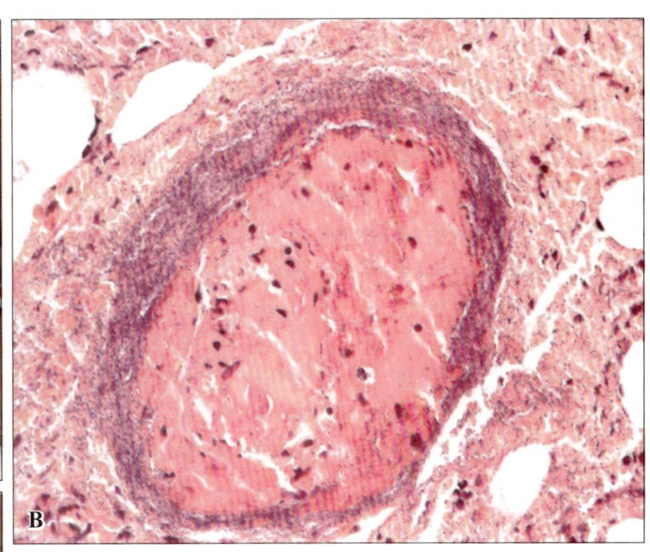

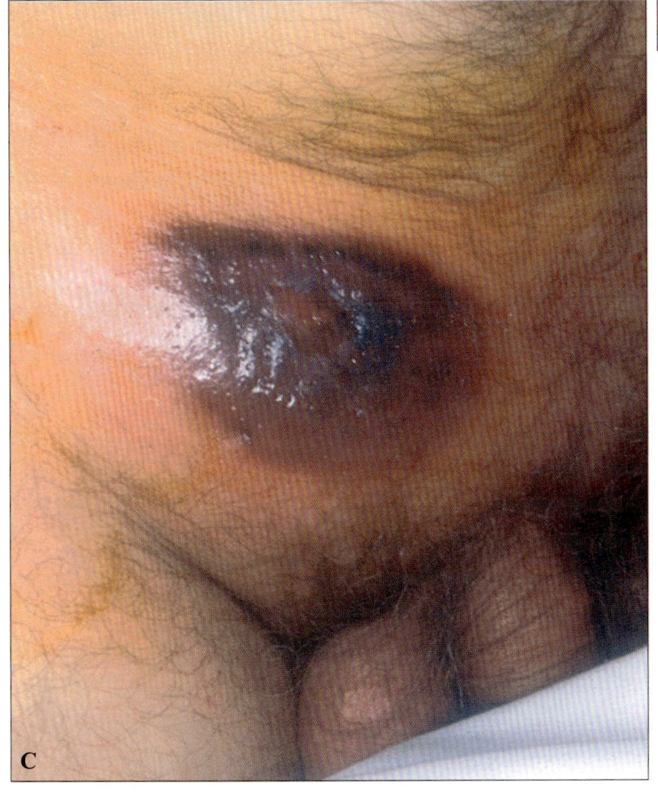

▲ **图 11-8 坏疽性脓疮斑**

一名 7 岁女孩在另一家医院接受为期 6 周的治疗后，因侵袭性烧伤创面感染转到我院。A. 沾满略带绿色黏性分泌物的创面，其表现与侵袭性创面感染相一致。患者随后因严重的血源性肺炎而死亡；B. 40 倍放大的血管壁显微照片显示明显的细菌浸润；C. 一名 35 岁男性典型的紫红色坏疽病变（C 由北卡罗来纳州维克森林大学医学院皮肤病理学教授兼主任 Omar P. Sangüeza 医学博士提供）

物）上生存，增强了病人间的交叉感染能力，使其可以在医院内传播，这点需关注[100, 101]。不动杆菌属从各种临床标本中分离出来，包括上呼吸道和下呼吸道、泌尿道、手术部位和烧伤创面，以及导致继发性静脉导管置入术菌血症。该病菌毒力较低，感染好发于防御功能障碍的病人。不动杆菌传统上对头孢他啶和环丙沙星敏感，但已产生了耐药性，以至于现在只能依靠碳青霉烯类抗菌药物（如亚胺培南和美罗培南）治疗这些感染。不动杆菌感染和假单胞菌感染一样，黏菌素已成为拯救性治疗方法[71, 102]。

嗜麦芽寡养单胞菌（也称为 P. maltophilia 或 Xanthomonas maltophilia）是一种需氧革兰阴性杆菌，主要引起免疫功能低下患者的感染[103]。在烧伤患者中越来越多的报道称，由于嗜麦芽寡养单胞菌产生了特别封闭的生物膜，这种病原体可引起难以清除、危及生命的感染[104]。此外，嗜麦芽寡养单胞菌对多种抗微生物制剂（如氨基糖苷类、β 内酰胺类和碳青霉烯类）具有天然耐药性。其引起的最常见的感染类型是创面感染和菌血症，肺炎及与其相关的全身感染并不常见[105, 106]。对单独使用甲氧嘧啶 – 磺胺甲噁唑或与左氧氟沙星联合使用具有敏感性，应密切监测其敏感性。积极的外科手术和多次肥皂水或清水冲洗创面至关重要，以对抗其产生的细菌生物膜。

肠杆菌科，如大肠埃希菌、克雷伯菌属、肠杆菌属、黏质沙雷菌和变形杆菌属，通常被认为是烧伤创面感染和其他院内感染的原因[107]。虽然这些病原体对抗菌药物的敏感性高于其他革兰阴性菌，但对碳青霉烯类和第四代头孢菌素的耐药性正在出现，导致 MDRO 和 PDRO 广泛发生[108]。耐碳青霉烯类肠杆菌科（carbapenem-resistant enterobacteriaceae，CRE）感染的发生率增加，从而在许多情况下需要使用多粘菌素治疗。

厌氧菌，如拟杆菌属和梭杆菌属，很少是侵袭性烧伤感染的原因。这些细菌是从口咽腔到胃肠道的正常菌群。厌氧菌群占口咽区手术伤口感染的 2% ～ 5%[109, 110]，占胃肠道和泌尿生殖道伤口感染的 10% ～ 15%[111]。在烧伤患者中，厌氧菌感染通常继发于电损伤中无血供的坏死肌肉，以及冻伤或火焰烧伤伴随的挤压伤[112]。随着早期手术切除坏死组织和皮片移植封闭创面，厌氧菌感染的发生率在烧伤中明显降低。如果怀疑有厌氧菌感染，收集的标本放入没有氧气的容器中送检至关重要。一旦发生感染，应使用覆盖厌氧菌的广谱抗菌药物治疗，直至获得细菌药敏结果，确保应用适当药物进行针对性治疗[113, 114]。

在局部应用抗菌剂和全身应用广谱抗菌药物后，创面真菌感染和定植越来越普遍[115]。侵袭性真菌感染激增与更高的死亡率密切相关，而与烧伤程度、吸入性损伤或患者年龄无关[116]。在最近对 15 个烧伤机构进行的分析调查中，真菌分离阳性率为 6.3%（435/6918）[117]，真菌培养阳性最常见于创面。随后按发生率递减的顺序分别为呼吸道、尿液、血液样本[118]。酵母主要根据特定的生化测试确定，但宏观和微观形态也用于最终鉴定（图 11–9）。霉菌鉴定依据主要包括菌落生长速率、菌落结构、显微 / 微观外观、不同孵育温度下的分化以及放线菌生长抑制和各种生化测试等（图 11–10）[119]。

真菌感染早期诊断很困难，因为临床症状常常与轻度的细菌感染相似。常规真菌培养可能需要 7 ～ 14d 才能明确，延迟了起始治疗时机[118]。与细菌性脓毒症相反，静脉血培养可能无法反映致病性真菌。[120] 因此，动脉血培养和念珠菌特征性视网膜病变检查可能有所帮助。假丝酵母菌

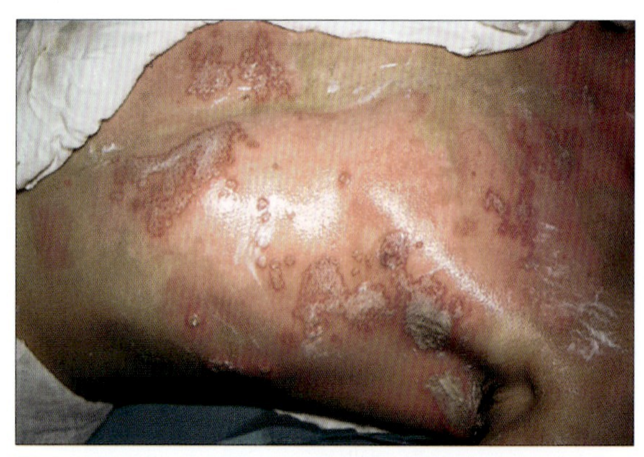

▲ **图 11–9　愈合中二度烧伤创面念珠菌感染**
通常伴有疼痛和瘙痒。磺胺嘧啶银结合制霉菌素治疗可有效控制念珠菌感染

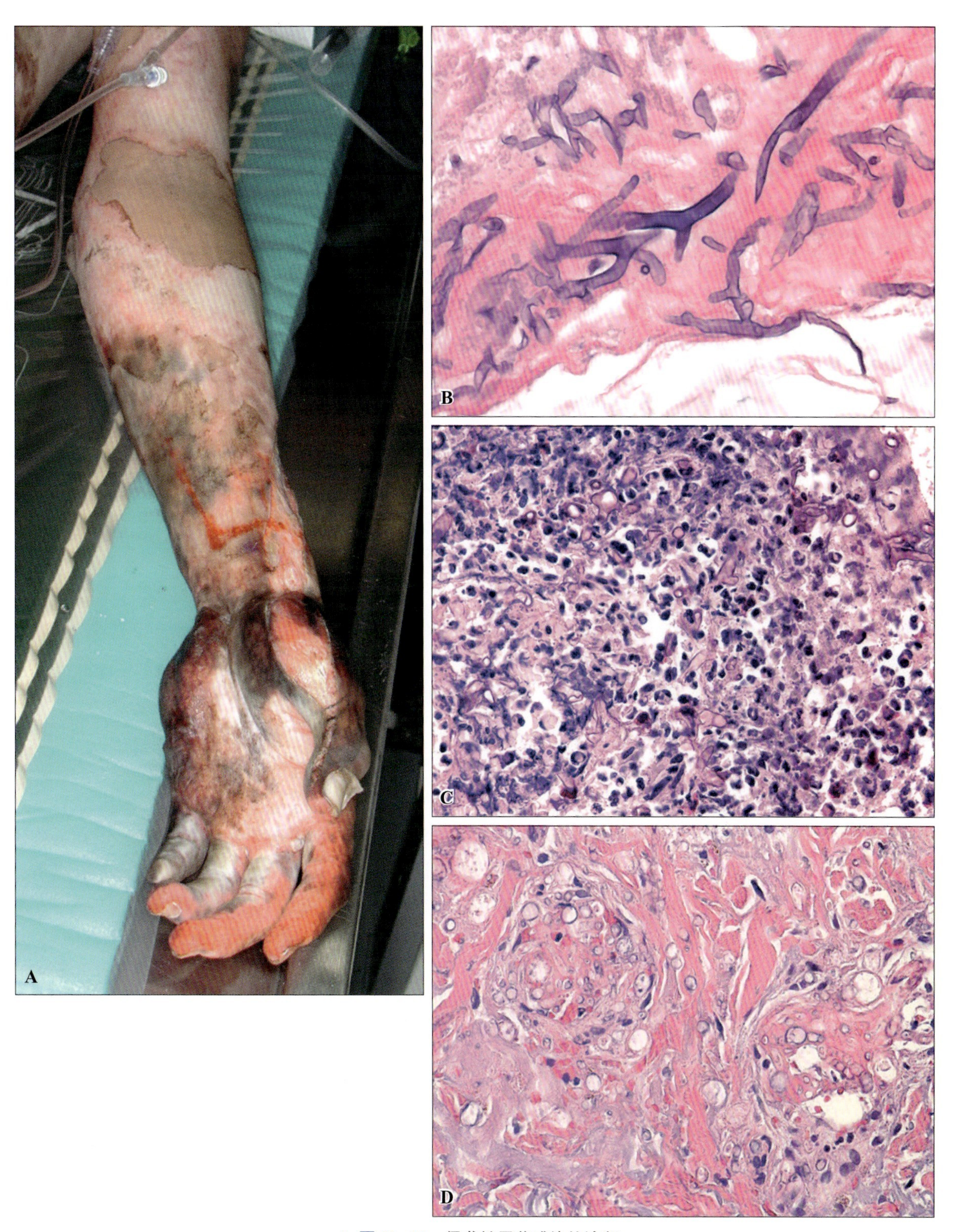

▲ 图 11–10　侵袭性霉菌感染的诊断

侵袭性霉菌感染发生率和病死率均显著增加。体格检查显示：左前臂和手部创面肉眼可见真菌生长（白色、蓬松外观）和坏死边界。组织学检测对指导手术治疗以及抗真菌治疗至关重要（A）；曲霉属（B）、毛霉菌（C）和镰刀菌属（D）放大 40 倍的显微照片（B，C，D 由 Omar P. Sangüeza 医学博士提供；北卡罗来纳州维克森林大学医学院皮肤病理学教授、主任。）

属是烧伤创面中最常见的定植真菌，尽管其他真菌如曲霉属、青霉属、根霉属、毛霉属、镰刀菌属、弯孢菌属、曲靖单胞菌属也可以存在，并且它们具有比酵母菌更强的侵袭潜力[110, 115]。白色念珠菌是ICU患者血培养中第四大最常见的病原体；然而，曲霉菌的侵袭性感染与死亡的关系更密切[121]。念珠菌菌血症需要进行视网膜斑块检查，将在第43章关于眼烧伤中进一步讨论（图11-11）。

大多数感染霉菌的患者在受伤时暴露于污染的环境中，在地面上滚动或使用受污染的地表水扑灭火焰。其他环境因素也被认为是医院霉菌感染的来源，包括暴露于空气的绷带、供暖和空调管道以及地漏[110, 115]。一旦定植，菌丝延伸到皮下组织，刺激炎症反应。常导致血管侵犯和全身性播散，并且通常往往伴有血栓形成和缺血性坏死，这种现象可以用于诊断霉菌感染。临床上可观察到创面边缘出现快速进展的黑色斑块或可清晰描述的病变[120]（图11-10）。酵母菌和霉菌的致病性不同，治疗差异也较大。在烧伤中发现的酵母菌通常与定植相关，并不代表感染。当在多个部位鉴定出相同的酵母菌时，通常考虑给予治疗，包括进行彻底的局部治疗。如果被认为是全身性侵袭性感染，则给予抗真菌药物治疗。相比之下，烧伤创面中鉴定出霉菌则应引起高度重视，霉菌感染常常具有侵袭性，需要进行根治性清创术，包括截肢术、高剂量的局部和全身应用抗真菌药物，如6 000 000U/g制霉菌素粉末[64]。菌丝侵入活体组织和血管应被视为外科急症并积极治疗。与病理学家密切合作，对侵袭性霉菌进行快速诊断，确保边缘手术切除完整，就如完整切除恶性肿瘤一样至关重要。

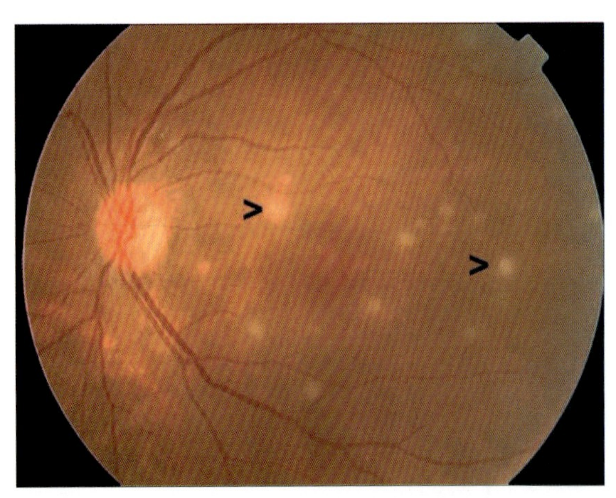

▲ **图11-11　念珠菌性视网膜病变**

在烧伤患者中，酵母菌成为越来越常见的感染菌。眼底检查对于诊断念珠菌性视网膜病变至关重要，决定了抗真菌治疗的疗程以及治疗是否成功。该图显示典型的视网膜内多发乳白色病变伴出血

病毒特别是疱疹科病毒感染，已成为越来越重要的致病原因。前瞻性和回顾性血清检测证实亚临床病毒感染发生率高。在20世纪80年代进行的首次大型回顾性研究中，Linnemann等发现，22%的患者抗巨细胞病毒（cytomegalovirus，CMV）抗体增加4倍；单纯疱疹病毒（herpes simplex virus，HSV）增加8%；水痘-带状疱疹（varicella-zoster，VZV）滴度增加5%[122]。进一步前瞻性分析表明，33%的儿童发生CMV感染；25%发生疱疹感染；17%发生腺病毒感染[122]。病毒感染最常见原因是遭受实质性损伤后患者更为衰弱、免疫抑制，从而激活潜伏的感染病毒。疱疹病毒特别是HSV和VZV，迄今为止发病率最高，但CMV也并不罕见。

CMV感染经常与细菌和真菌感染同时发生，但很少改变患者的临床进程。Kealey及其同事发现，除了输血外，移植的尸体皮肤是烧伤患者CMV感染的主要来源[123]。烧伤患者的总体血清阳性率介于37%～73%[124, 125]。Gong和同事观察到180名患者中有108名在入院时呈CMV阳性[126]。Linnemann及其同事发现CMV的原发感染或再激活感染，总体发生率为33%[122]。在这项研究中，前瞻性分析了CMV感染与更严重的烧伤、更多的皮肤移植物，以及随后更多的输血直接相关。与此相反，2007年Rennekapff及其同事发现，烧伤前CMV血清阴性的患者阳性转换率为18%～22%[127]。CMV包涵体可以在多个器官细胞中被鉴定出来，但在烧伤中还未见报道[128]。免疫功能低下的患者CMV感染概率较高，导致从发热到器官受损的全身性感染等多种不良反应发生[129]。CMV感染也与不明原因的发热和淋巴细胞增多有关，特异性抗体随之增加[122, 128]。全身性CMV疾病罕见发生，大多数

患者表现出 CMV 特异性抗体增加，其 CMV 感染的可能更小。缺乏关于 CMV 特异性抗体增加的严重烧伤患者的报道，表明这些感染大多数不易察觉，并被过去的研究所忽视。不过，每毫升血液中更高的 CMV 复制数量与较高的感染率、较多的呼吸机支持天数及更长的住院时间直接相关 [130, 131]。

一般地，不愈合的烧伤创面与 CMV 导致的内皮细胞及内皮周围细胞的病理改变有关 [124]。在一名严重烧伤的成年男性体内，通过对同种异体移植皮肤进行免疫组织化学染色，检测到与 CMV 感染一致的包涵体及 CMV 抗原（来自 CMV 阳性供体）。然而，在感染皮肤中，CMV 感染与坏死、炎症和血管增多之间的关系尚不清楚 [132]。严重烧伤已被证明易使实验动物罹患 CMV 感染，这与脓毒症的易感性增加有关 [133, 134]。

Tennenhaus 及其同事调查和评估了美国和德国烧伤中心有关 CMV 感染的诊断和治疗情况 [135]。德国和美国烧伤中心有关 CMV 感染的发生率分别为 1：280 和 1：870。70% 的德国和 19% 的美国烧伤中心使用血清学检测，52% 的德国和 25% 的美国烧伤中心使用体液病毒分离，43% 的德国和 6% 的美国烧伤中心使用白细胞 CMV-DNA 分析。2/3 的德国和 1/2 的美国烧伤中心将感染从疾病中区分出来。共有 43% 的德国和 19% 的美国烧伤中心随后针对已确定的感染进行了治疗。然而，两者间的死亡率并没有差异 [136]。CMV 感染可导致不良后果，当发生不明原因发热和肝炎时，应考虑 CMV 感染的可能性，特别是在烧伤儿童中不应忽视 [122]。

CMV 感染的治疗通常可采用静脉注射阿昔洛韦或口服长效伐昔洛韦，尽管两者都仅具有较温和的抗 CMV 活性；但由于价格便宜，在大多数医院都可以买到。而较难获得的静脉注射更昔洛韦是一种专为 CMV 设计的药物，是治疗有明显 CMV 感染症状患者的首选药物 [137]。更昔洛韦的长效口服前体药缬更昔洛韦与静脉注射更昔洛韦疗效相似，但不需要由药房提供化疗防护罩，因此，在口服治疗中缬更昔洛韦成为首选药物 [138-140]。烧伤患者不推荐使用抗 CMV 的预防性治疗。

愈合中的烧伤创面出现病毒感染通常多见于 HSV，特别是在面部和生殖器上。这些感染最常表现为愈合中的二度烧伤创面或断层皮片供皮区形成囊泡（图 11-12）。感染疱疹病毒的二度烧伤创面和供皮区可能转变为全层损伤，甚至需要皮肤移植以修复创面 [8]。在免疫功能低下的烧伤患者中，HSV 感染通常首先在创面边缘形成囊泡，然后这些囊泡聚结、融合。已新生的表皮几乎完全坏死、丢失（图 11-13）。其他上皮的表面，例如口腔或肠黏膜同样可遭受损伤，并可能导致侵蚀和穿孔。在明显病变发生之前，可能已出现不明原因的发热，且对常规抗菌药物治疗无反应 [141]。

Tzanck 涂片、病毒培养和聚合酶链反应（polymerase chain reaction，PCR）是诊断疱疹病毒感染的首选方法。在 20 世纪，Tzanck 涂片是一种快速、廉价的检查，是通过细胞学检测病毒感染的微创工具（图 11-14）。然而，Tzanck 涂片无法区分不同类型的疱疹病毒，甚至无法区分原发性与复发性感染，但可以检测活动性感染以判断是否需要治疗 [142]。病毒培养是有效的诊断方法，但需要数天且价格昂贵。PCR 比涂片更敏感，比病毒培养更快，因此成为我们烧伤中心的标准方法。

近年来，死亡率增加、广泛的脏器损伤，以及坏死性气管支气管炎与烧伤后的疱疹病毒感染相关。Fidler 及其同事们的一项回顾性研究表明，

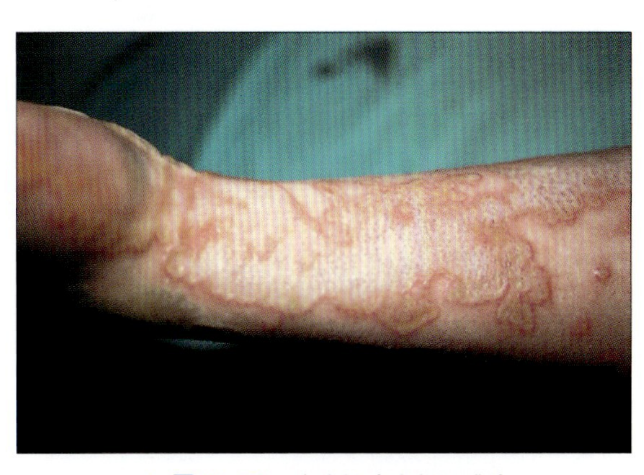

▲ 图 11-12　疱疹性病毒创面感染

35% 体表面积二度和三度烧伤的一名患者发生 I 型单纯疱疹病毒感染。极度疼痛和瘙痒是这种感染的典型特征

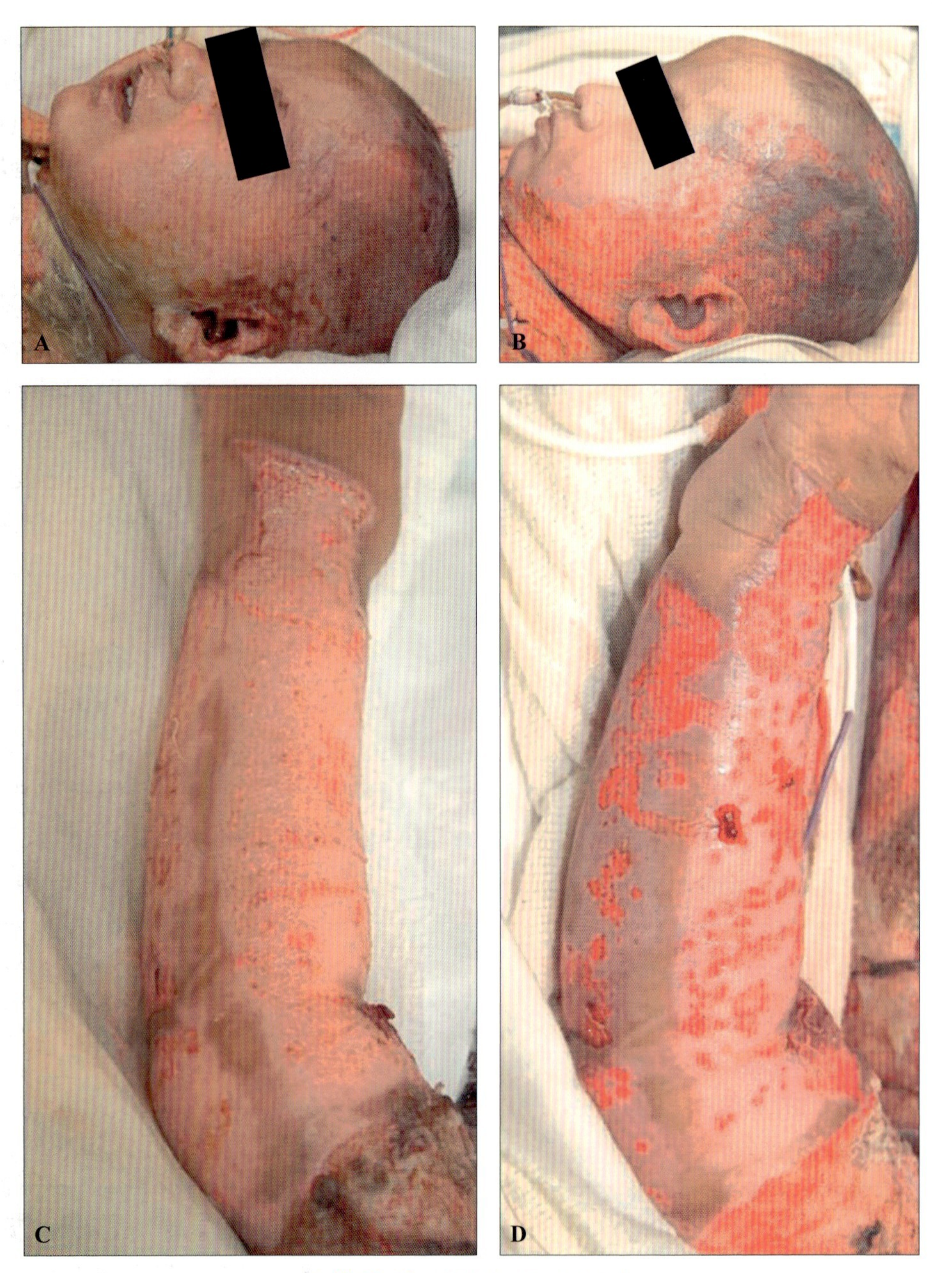

▲ 图 11-13　暴发性疱疹病毒感染

一名 13 个月大的女孩，80%TBSA 烫伤，入院后 2 周发生暴发性Ⅱ 型单纯疱疹病毒感染。A. 烧伤后 10 天，在病毒感染出现临床症状之前；B. 烧伤后第 18 天。疱疹病毒感染影响整个体表区域，已愈合的烧伤部位重新出现创面；C. 左上肢，在疱疹病毒感染之前两次作为中厚皮片移植的供皮区（第 4 天和第 11 天）。图片为第 17 天，最初表现为红色的疱疹感染病灶；D. 烧伤后第 18 天：30h 后，缺损融合成片，表皮几乎完全丧失

95 例严重烧伤气管插管的成人患者中 14 例（占 15%）伴有由疱疹病毒感染引起的面部皮疹，但在检测或者没有检测到疱疹病毒感染的患者中，死亡率和住院时间没有差异[143]。肝脏和肾上腺坏死性病变可能导致多器官衰竭，在年龄和烧伤面积相似的情况下，播散性感染患者的死亡率约为其他患者的 2 倍。

中厚皮片移植足以覆盖疱疹病毒感染的创面[144]，但是经常会出现继发的皮片坏死，需要再次手术进行修补。此外，供皮区可能因活跃的疱疹病毒感染加深为全层损伤。所以在感染控制后 10 ～ 14d 内不宜从供皮区取皮[145]。对于有活动性疱疹病毒感染的烧伤患者，应静脉注射 10d 以上的阿昔洛韦或者伐昔洛韦[146]。最近的研究

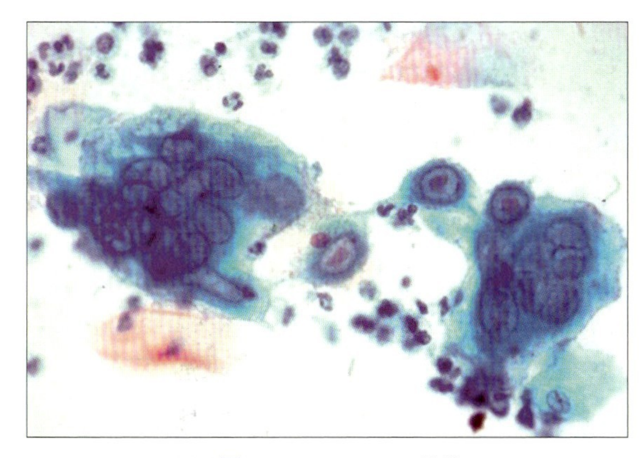

▲ 图 11-14　Tzanck 涂片

可以通过制作可疑皮损处的印片或刮片快速进行这项细胞学检查。Tzanck 涂片应取材于新鲜水疱。一旦找到水疱：①用手术刀轻轻去掉表皮；②搔刮病灶的基底部；③将搔刮到的组织涂在干净的显微镜载片上；④在空气中晾干；⑤用防腐剂固定标本；⑥染色并在显微镜下分析。如果观察到特征性的多核巨细胞，即可诊断为疱疹病毒感染。这种方法虽然不能确定单纯疱疹病毒的类型，但检测可以在几分钟内进行，费用低廉，阳性结果可作为治疗指征

显示，伐昔洛韦较阿昔洛韦有更好的生物利用度以及更稳定的血药浓度。尽管两种药物的优劣还存在争议，但是两者都可以用于治疗疱疹病毒感染[147]。

VZV 感染（水痘 - 带状疱疹病毒感染）常见于学龄儿童，可以通过呼吸道得以迅速传播。虽然 VZV 感染在烧伤患者中很少见，但在免疫功能低下的宿主中可能危及生命，而且在小儿烧伤救治机构中也发生过小规模流行[144]。在未接种疫苗的儿童人群中，急性 VZV 感染与发病率和死亡率直接相关[148]。已愈合或正在愈合的二度烧伤创面，以及未损伤的上皮和黏膜，均可出现典型的水疱。由于新愈合的皮肤比较脆弱，水疱对烧伤皮肤的破坏性更强，可表现为出血性、渗出性的痘痕，容易出现继发感染和瘢痕。新生血管化的移植皮片可能坏死，所以在皮损得到控制前应该推迟皮片移植手术。如 Sheridan 和他的同事所建议的，感染时应使用阿昔洛韦进行抗病毒治疗，对未接种疫苗的儿童患者应给予预防性治疗[148]。当然，最近 Wurzer 和 Lee 也提出，烧伤后使用抗病毒药物的治疗效果仍有待进一步阐明[149]。

六、烧伤患者非创面来源的感染

肺炎是烧伤患者发病和死亡的主要原因[1]。致病微生物可通过直接污染呼吸道或经血液进入肺部。机械通气增加了肺炎的风险；如第 32 章有关危重护理的阐述，为了预防呼吸机相关肺炎（ventilator-assisted pneumonia，VAP）的发生，应视患者的病情尽早拔除气管插管。吸入性损伤会进一步增加 VAP 的风险。血源性肺炎一般出现在病程的晚期，而且通常累及双肺，它的预后也比普通呼吸道来源的肺炎更差。病原微生物通常与烧伤创面的定植或感染的微生物一致。美国疾病控制中心的肺炎临床诊断标准如下：①胸部 X 线显示新发的持续性浸润、实变或斑点状阴影[3, 95]（图 11-15）；②脓毒症（烧伤患者中的定义）；③患者咳出或气管内吸出脓痰。如果满足其中两项标准，则可临床诊断为肺炎，并且在开始抗菌治疗之前，应采集痰液标本进行微生物分析。

气管内吸痰、支气管肺泡灌洗（bronchoalveolar lavage，BAL）或保护性支气管刷（protected bronchial brush，PBB）都可以用于获取标本。在烧伤患者中，有可能使用创面定量培养（quantitative wound cultures，QWC）来预测 VAP 中发现的病原体。Ramzy 等研究了烧伤创面菌群和气管中致病菌之间的关系，发现 48% 相匹配。

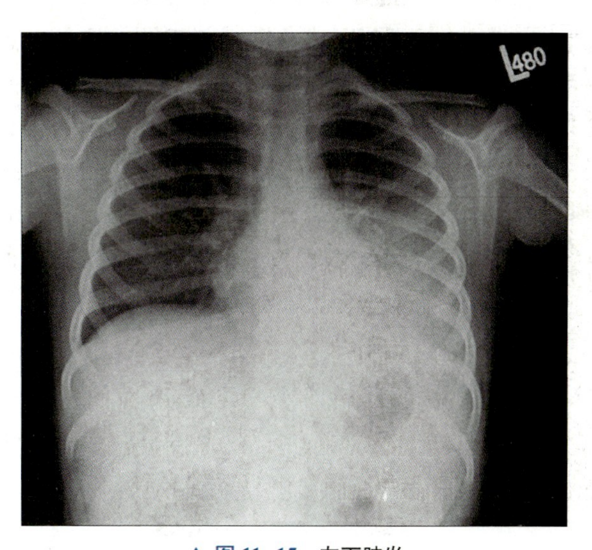

▲ 图 11-15　左下肺炎

烧伤病人的大叶性肺炎的典型胸片表现。肺炎在吸入性损伤和呼吸窘迫综合征患者中的诊断仍比较困难

然而，当应用严格的定量标准时，匹配率下降到14%。烧伤面积和吸入性损伤对匹配率无显著影响[150]。定性和定量标准下匹配率的差异表明烧伤创面与呼吸道之间存在交叉定植，但很少存在交叉感染。因此，在确定烧伤患者的抗菌特异性治疗时，必须同时进行创面定量培养（QWC）和支气管灌洗液（BLF）培养。然而，在BAL或PBB样本培养结果回报前，创面培养结果可以帮助指导VAP的经验性治疗。

推荐使用BAL和PBB而不是气管内吸痰来协助确诊和治疗VAP[151]。阳性微生物结果包括：气管内痰液培养显示≥ 10^5 个菌落形成单位（colony-forming units，cfu）；肺泡灌洗液培养≥ 10^4cfu；或者保护性支气管刷标本培养≥ 10^3cfu。这些培养结果可以通过以下三种方式修正临床诊断：①如果分离到足够数量的一种病原体，可以确立临床诊断；②如果临床高度怀疑肺炎，但是微生物培养未能证实，那么诊断还是很可能成立的；③如果临床低度或中度怀疑肺炎，但是有阳性的微生物培养结果，那么肺炎诊断是可能成立的。

在很多质控项目中，临床诊断不能因为缺少微生物学报道的确认而空白，这常常导致VAP的诊治不当[3]。在2005年的一项研究中，Wahl及其同事报道称，阴性的BAL结果（< 10^4cfu）能够使临床VAP诊断率降低21%。BAL的结果为阴性，可以停止使用因怀疑VAP而应用的抗生素。在这项研究中，停用抗生素后的患者均未因临床原因重新使用抗生素[152]。

无论如何，肺炎治疗的原则应始终与重症救治的标准理念保持一致。广谱抗生素用于经验性覆盖所有可能的致病微生物。呼吸机辅助通气用于协助患者进行氧合和通气。根据呼吸道标本培养的结果明确临床诊断。确定病原微生物后及时调整抗生素，并且在疗程完成后或者培养阴性且临床症状缓解时停止使用[67]。

烧伤患者的血流感染有多种来源：烧伤创面、泌尿系感染、肺炎、肠道菌群易位以及对治疗十分重要的动静脉置管。血流感染的治疗和其他类型感染是类似的：通过消除可能的致病微生物控制感染来源，早期使用广谱抗菌药物覆盖可能的病原菌，进行血培养及其他潜在来源标本培养以做出明确的诊断，根据培养结果及时调整抗菌药物，以及在疗程完成后及时停用抗生素[67]。在大多数烧伤患者中，动静脉置管是治疗所必需的。许多中心静脉导管（central venous catheters，CVCs）必须通过烧伤创面放置，或者由于皮肤质量差、创面治疗而不能进行标准消毒护理。这些限制无疑会增加中心导管相关血流感染(central line–associated bloodstream infection，CLABSI）的风险。如果烧伤患者出现SIRS或脓毒症的症状，应立即拔除或更换导管，同时进行血培养及导管培养，以评估脓毒症潜在的病因。当考虑有脓毒症时，对拔除的导管和血液进行规范的细菌培养是危重烧伤救治中至关重要的一环。烧伤患者导管相关性感染和感染性血栓性静脉炎的发生率高达57%[153-155]。诊断血流感染必须满足以下两个条件之一：①至少两次血培养结果为致病菌阳性，或一次血培养阳性同时伴有脓毒症；②至少两次独立血培养结果为常见皮肤污染细菌同时伴有脓毒症[3]。如果在其他部位没有培养到相同的微生物，那么可以认为血流感染是原发性的。反之，如果在其他部位培养到相同的微生物，那么认为血流感染是继发性的。如果患者有脓毒症且没有其他感染源，而且在拔除导管24h内脓毒症症状消失，则可以诊断为导管相关血流感染。遗憾的是，这些定义往往不符合患者的临床病程，而且CLABSI一般会被过度诊断。无论怎样，相较于无法改善病人病情的不准确定义，合理的救治和诊断更应该得到临床医师的关注，例如控制可能的感染来源、早期经验性使用抗菌药物以及积极留取标本进行微生物培养等。

Franchesi等[156]报道称，在放置导管2d内，从导管尖端和导管接头处培养得到的微生物有50%是一致的。此外，他们发现导管感染的频率与导管插入点与烧伤创面的距离呈负相关。这些证据支持了导管感染主要由烧伤创面污染转移到导管尖端的假设。严格的无菌技术可以避免严重的并发症。预防导管相关感染的一般原则包括[157]：培训医务人员进行正确的置管操作和置管后维护，包括掌握适应证和感染控制方法；在放置中心静脉导管时使用口罩、帽子、无菌服、无菌手套和手术洞巾；使用 2% 的氯己定消毒预防感染；避免常规更换中心静脉导管。如果遵循指南后感染仍然继续，那么可以短期使用有抗菌药物或杀菌剂涂层的导管。

在没有局部感染迹象的持续性血培养阳性的患者中，应怀疑存在化脓性血栓性静脉炎。通常情况下，化脓发生在拔除导管之后，因此拔除导管当时的培养结果可能是感染的不可靠预测因素。化脓性血栓性静脉炎的临床表现通常不明显[158]。一旦确诊，立即手术切除是防止发展为脓毒症的关键。由于静脉炎往往会转移至静脉瓣，在感染灶之间留下明显正常的静脉，因此可能有必要将静脉全部切除直至汇入中心循环的入口。移除化脓的静脉后，该处皮下组织和皮肤应敞开引流，待新鲜肉芽生长后，再予二期封闭创面（图 11–16）。

胃肠道感染会限制临床检查，从而使烧伤救治复杂化。如所有患者一样，烧伤患者也会出现阑尾炎、肠套叠、肠梗阻等疾病。腹水或腹膜透析液也可能受到感染。大面积烧伤常出现器官灌注不足，可导致肠黏膜脱落。隐血阳性的黏液便、水样便、腹胀和肠鸣音减弱常为该病的特征。腹泻是一个常见的问题，应通过尝试减少喂养食物中的某些物质来排除渗透性的原因。艰难梭菌是危重患者中常见的病原菌，特别常见于有抗生素使用史和免疫缺陷的患者。目前艰难梭菌感染的首发治疗方案包括：口服或静脉注射甲硝唑；口服或经直肠给予万古霉素；以及使用非达霉素[159]。艰难梭菌感染可能引起假性膜性结肠炎的并发症，并可能发展为暴发性中毒性结肠炎和肠穿孔。如果出现上述情况，可能需要经腹行结肠全切或次全切除术及回肠造口术[160]。回肠造口术联合术后万古霉素结肠灌洗是一种可能降低发病率和死亡率的替代手术方法[161]。

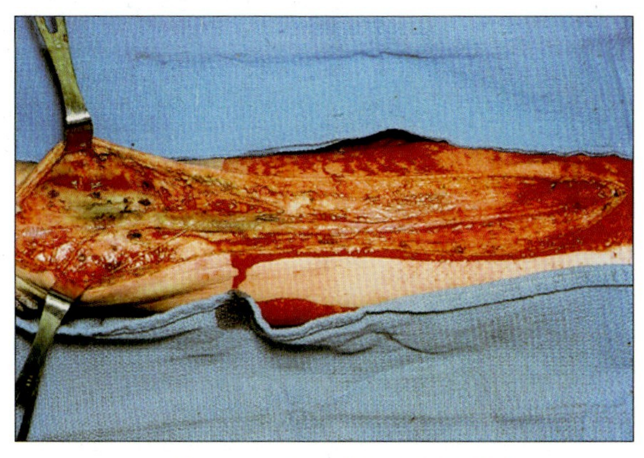

▲ **图 11–16　化脓性血栓性静脉炎**
静脉全长均可见感染。妥善的治疗是完全切除从感染部位到汇入中心循环的静脉

任何原因（包括烧伤）引起的严重粒细胞减少症的患者可出现坏死性小肠结肠炎。患者常出现脾肿大、压痛并且伴随高热。胸部 X 线可显示左侧膈肌抬高，肺基底浸润，肺不张，或左侧胸腔积液，而腹部 X 线可显示结肠和胃向右下移位，肠道外或肠壁间积气，或者左上象限的气液平面。超声和计算机断层扫描（computed tomography，CT）是确诊脾脓肿和坏死性小肠结肠炎的首选检查。与所有感染的治疗一样，初始的抗菌药物治疗应该达到广谱覆盖。联合使用抗需氧和厌氧革兰阴性杆菌的抗菌药物最为合适。外科手术的适应证是出现腹腔游离气体或者由于乳酸酸中毒引起可疑的肠坏死[162]。

泌尿生殖系统感染可由留置的导尿管或血源性细菌播散引起。真菌可导致烧伤患者的尿道感染。这些致病微生物通常是通过长时间或不必要留置的导尿管而侵入机体。这再次强调了感染预防的重要性，具体的措施已在相关指南中反复提及（如无菌术、导管护理、常规尿液检测和尽早拔除）。不过对于一些烧伤患者，尤其是生殖器烧伤或长期休克的患者，在权衡感染风险和治疗获益后，延长导尿管留置可能是更好的选择。如果发生感染，应及时拔除或更换导尿管，进行尿液培养，并给予合适的经验性抗菌药物治疗，然后根据培养结果调整用药。如果培养得到多重耐药致病菌，可能需要停用导尿管，仅给予间断导尿[163]。

耳全层烧伤后导致的耳软骨感染是典型的软骨炎。耳郭的血供相对较少，所以软骨炎常伴有组织缺血。软骨炎通常出现在烧伤后 3 ～ 5 周，但也可能出现在早期，可能继发于二度烧伤。醋酸磺胺米隆软膏已成为烧伤后软骨炎的首选外用制剂，因为它能很好地覆盖和附着在不规则表面，并能深入创面，渗透至软骨预防感染。使用这种软膏，可以显著降低化脓性软骨炎的发生率[164]（图11–17）。软骨炎表现为耳朵钝痛、皮温升高、压痛、红肿。一旦出现上述症状，应立即给予适当的抗菌药物，如果可以确定感染部位，应立即切除脓肿并引流，并进行细菌培养和药敏试验。如果硬结和压痛持续存在，必须进行更大范围的清创。一般需要在耳轮后缘将其切开，并清除所有坏死的软骨。在区分活性组织和坏死组织时可能会出现困难，因此为了确保彻底清创，经常要牺牲正常的软骨。然而，感染的软骨通常是柔软的，而正常的软骨在刮除时会感到颗粒状。如果无法恰当并充分地去除坏死组织，那么耳郭会坏死挛缩，化脓性软骨炎甚至可侵及乳突，引起颅内脓肿[165]。

眼部感染一般是由最初的创伤所造成的，水肿或面部烧伤导致的眼睑功能下降所引起的角膜暴露、疱疹病毒复发、血源性的感染播散，均可引起眼部感染。角膜损伤可导致细菌感染，以及继发的角膜穿孔和失明。治疗的关键是预防，通过局部外用抗菌药物、早期松解眼睑以及警惕暴露性创伤的风险等措施[166]。对于昏迷或深度镇静的患者，救治小组必须保持警惕，密切监测眼睛的损伤和感染情况。这个话题在关于眼部烧伤的第43章中会有深入的讨论。

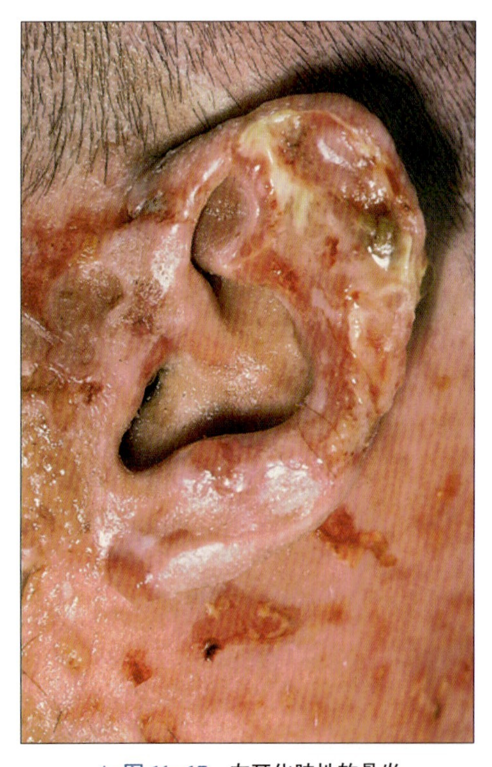

▲ 图 11–17　左耳化脓性软骨炎

左耳火焰烧伤3周后可见软骨炎。注意红斑和耳轮边缘流出的脓液

化脓性鼻窦炎是一种少见的感染，但可导致ICU患者出现脓毒症。对于没有明确脓毒症感染来源的患者，可以通过X线或CT扫描进行诊断。如怀疑有相关感染，应尽早开始广谱抗菌药物治疗并促进引流。如果抗菌药物治疗无效，可能需要手术引流感染的鼻窦。在ICU中，经鼻插管以及肠内喂养使用鼻胃管或鼻十二指肠管被认为是此类感染的危险因素。然而在我们烧伤中心，25年间常规开展经鼻插管和常规放置鼻空肠管和鼻胃管，却从未遇到过一例化脓性鼻窦炎。经口插管和鼻饲喂养可作为临时措施，但如果鼻窦炎病情变得复杂且需要长期住院治疗，那么气管切开和（或）经口喂养是更好的选择。

毛囊炎是一种常见于头皮、男性面部和头皮供皮区的感染。与脓疱病一样，细菌培养结果通常为金黄色葡萄球菌，尤其是MRSA（图11–18）。治疗包括每天两次用肥皂水清洗，去除脓肿，并且每天两次外用莫匹罗星。剃除头发有助于预防和治疗。一旦细菌数量得到控制，毛囊中有活性

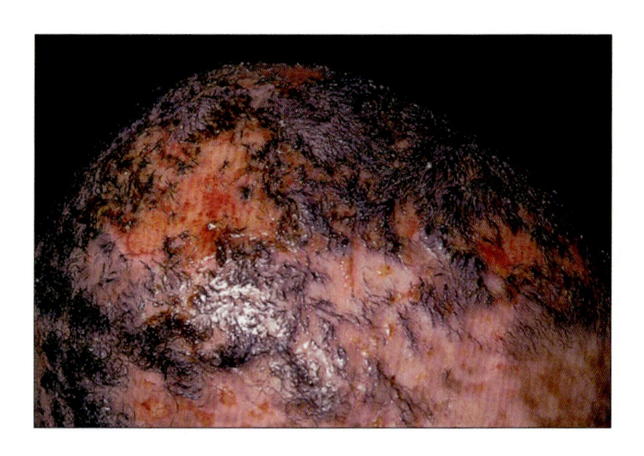

▲ 图 11–18　头皮慢性毛囊炎

生发区域的头发被埋入到了源于二度烧伤创面的肉芽组织和供皮区中，微生物在此滋生，延长了愈合过程。剔除患处的毛发，局部使用莫匹罗星治疗，用肥皂和水清洗，通常可以在几天到一周内解决这个问题

的角朊细胞能够快速地再上皮化。因此，很少需要手术切除和皮片移植。

在发达国家，破伤风感染是烧伤创面罕见的并发症。如果患者过去 3 年内未接受过破伤风类毒素，那么在入院时可以给予 0.5ml 破伤风类毒素进行常规预防 [167, 168]。另外，如果患者最后一次注射破伤风抗毒素是在 10 年前，也可注射 250U 破伤风抗毒素。如果破伤风梭菌（这种反刍动物的厌氧肠道菌）在未接种疫苗的个体身上定植或感染烧伤创面，由此产生的毒素可导致死亡，而这原本可以避免。

艾滋病病毒（HIV）感染在撒哈拉以南非洲等地区流行；一些国家成年人口的感染率达 35% ～ 39%。在美国，艾滋病的发病率要低得多，但由于艾滋病患者也会被烧伤，因此在烧伤病房如何救治这种疾病也值得考虑。HIV 感染可能会加重烧伤患者的免疫抑制状态，这会反映在 CD4/CD8 细胞计数上。在 2003 年津巴布韦的一项前瞻性研究中，Mzezewa 及其同事发现，艾滋病患者的烧伤创面中厚皮片移植后，皮片存活率不高，住院时间延长，促炎和抗炎细胞因子的水平也会发生显著变化 [169]。作者的结论是，HIV 感染会导致免疫失调，这可能会造成皮片移植的存活率下降。最近的研究数据显示，在接受高效抗反转录病毒治疗的感染人群中，脓毒症负担很重，而且与未感染人群相比，该人群的预后差得多。虽然缺乏相关文献论证抗反转录病毒药物对烧伤患者的意义，以及它对创面愈合和皮片移植成活的影响，但还是应考虑采用抗反转录病毒治疗来减少脓毒症的发生 [170]。

七、结论

烧伤感染的治疗应遵循所有重症患者感染治疗的相同原则：①尽早控制感染来源；②通过标本培养确定致病微生物；③早期经验性使用抗菌药物，并根据药敏结果及时调整用药；④足够的疗程后或创面封闭后及时停用抗菌药物。烧伤救治还需要特别注意的是：①清除创面坏死组织并进行皮片移植以修复创面是控制感染来源的关键；②积极使用创面定量培养指导抗菌药物的选择；③怀疑感染时，应反复谨慎地斟酌脓毒症的诊断和经验性抗菌药物治疗。

必须尽快切除所有的焦痂，最好是在烧伤后 48h 内，因为焦痂提供了理想的微生物培养基。烧伤创面应尽快用自体皮移植封闭。“每一处供皮区，每一次手术”的原则应该应用于所有的大面积烧伤救治：每一处供皮区都可用于获取自体皮，每一次手术都应使用自体皮移植。当自体皮不足以覆盖创面时，可以使用同种异体皮暂时覆盖。自体皮大比例扩展后以异体皮覆盖（Alexander 的方法）可以有效减少暴露于病原体的创面面积，并最大限度地利用有限的供皮区，详见第 12 章创面的手术处理。只要烧伤创面没有封闭，创面感染和耐药微生物出现的风险就会持续累积。水疗时彻底清洗创面、去除坏死组织也可以控制感染来源，这已被证明是现代烧伤救治中不可缺少的部分。高浓度的抗菌剂可以也应该外用于烧伤创面防治病原菌的定植和感染。

在现代烧伤创面管理中，积极开展创面定量培养是标准救治的一部分，根据这些培养药敏结果，可以直接有效地调整为针对性的抗菌药物，从而避免不必要的抗菌药物带来的毒副作用。烧伤患者拔除的所有动静脉置管都应进行培养，以确保鉴定出所有定植或感染菌，做出正确的诊断，并监测抗菌药物的敏感性。

由于烧伤患者的高代谢状态，确定患者何时出现脓毒症十分棘手。当初步诊断为脓毒症时，应使用广谱抗菌药物覆盖所有可能的病原体。初始抗菌药物的选择应以当地的耐药监测结果为依据，在很多烧伤中心，碳青霉烯类药物和万古霉素是合适的选择。一旦药敏结果回报，经验性抗菌药物应及时降阶梯。

烧伤救治中感染控制的终极方法是皮片移植封闭创面。在泛耐药致病菌的环境中，这是唯一的治疗方法。每次患者有皮肤可供取皮移植时，必须利用这一机会减少暴露于病原体的创面，有效预防和治疗烧伤创面感染。

第12章 创面手术管理

Operative Wound Management

Mohamed E. Ismail Aly　Moayad Dannoun　Carlos J. Jimenez
Robert L. Sheridan　Jong O. Lee　著
潘博涵　宋艳玲　程大胜　朱世辉　译

一、概述

烧伤手术是烧伤患者多学科治疗的关键组成部分。它通常包含早期的焦痂及筋膜切开减张术和后续的烧伤切削痂手术。早期进行烧伤创面植皮等干预治疗极大地改变了烧伤患者的预后和生存率[1]。

烧伤后受影响的组织（包括皮肤）在焦痂和痂下有活力的组织之间发生炎症反应，焦痂内微生物的存在引起多核白细胞释放大量蛋白水解酶和炎症介质。随后的酶促作用导致焦痂与痂下的肉芽组织分离。大面积烧伤炎症反应可从损伤部位发展为全身反应。

从烧伤部位产生释放出前列腺素、血栓素、组胺、细胞因子和肿瘤坏死因子等炎症介质，其血清中水平随体表烧伤面积成比例地增加。高代谢反应伴随蛋白质分解代谢增加、能量消耗增加、体重减轻、伤口愈合不良和免疫抑制，将一直持续到炎性介质产生减少为止[2, 3]。

二、创面手术管理的优点

烧伤早期切痂植皮以尽早封闭创面已被证实可降低感染率、缩短住院时间并改善烧伤患者的存活率。小儿烧伤患者尤其受益于及时的外科手术干预[4, 5]。近几十年来，半数致死烧伤面积（TBSA）显著提高。现在，儿童烧伤患者，甚至合并吸入性损伤的儿童烧伤患者死于任何程度的烧伤都很少见（表12-1和表12-2）。早期及时的液体复苏、恰当的重症监护、营养支持和抗感染治疗在这一过程中发挥了重要作用。

然而，早期手术干预仍然是烧伤治疗取得重大进展的主要因素。1974年，Burke及其同事报道了三度烧伤患者在一次性切痂后创面用同种异体皮移植覆盖，采用免疫抑制药控制同种异体移植排斥反应[6]。

回顾性研究表明，与晚期切痂相比，早期切痂可降低患者死亡率，缩短住院时间，减少代谢并发症的发生[7]。在另一项研究中，对32例平均年龄为7岁，平均烧伤面积为65%（TBSA）的儿童分别进行了一次性切痂和多次扩创。死亡率、总失血量和累计手术时间两组无差异[8]。早期切痂组的住院时间几乎比多次扩创组缩短了一半（97 ± 8d与57 ± 5d）。此后，对数百名烧伤面积超过30%儿童患者进行早期切痂，证实每1%TBSA住院时间可减少1d[9]。

Tompkins等一项研究结果显示，即刻切痂并立即封闭创面后，麻省总医院成人烧伤患者的死亡率由1974年的24%降至1979—1984年的7%[10]。这项研究后来扩展到包括85名年龄在17—55岁的患者[11]。17—30岁无吸入性损伤的患者早期切痂治疗，其死亡率显著，降至9%，而保守治疗死亡率为45%。然而，同时伴随吸入性损伤或年龄超过30岁的患者，早期切痂却未改善生存率。

Wu Xiao等对小儿烧伤的一项研究结果表明，大面积烧伤延迟切痂与住院时间延长、创面封闭延迟、创面侵袭性感染发生率增加和脓毒症发生率增加有关[12]。

Munster等的一项研究结果显示，在14年中，住院时间从统计学上显著缩短，证实与手术干预间隔时间的缩短相关[13]。同一时期其他变量如烧伤面积、吸入性损伤和年龄保持不变，而死亡率显著下降。

研究证明早期切痂对老年烧伤患者的治疗也大有益处。Deitch 等的一项研究表明，平均年龄 68 岁的患者在接受早期切痂手术后其平均住院时间比全国平均水平缩短 40%，其死亡率也有所降低[14]。许多研究表明，早期切痂手术对老年烧伤是安全的，并且可以明显减少住院时间和脓毒症的发生[15-19]。

表 12-1　不同年龄组烧伤后的死亡率，显示为 50% 死亡率的烧伤面积

	LA50（% TBSA）		
年龄（岁）	1942—1952	1980—1991	1992—2004
0—14	49	98	99
15—44	46	70	88
45—64	27	46	75
＞65	10	19	33

TBSA. 烧伤的总体表面积百分比；LA50. 50% 死亡率的烧伤面积

引自 Branski LK，Barrow RE，Herndon DN，unpublished data，1992-2004

烧伤后增生性瘢痕形成较为常见，肤色深的患者更容易出现增生性瘢痕。然而，烧伤增生性瘢痕形成的最重要因素就是创面的延迟愈合。Deitch 等的研究表明，创面愈合在 10d 以上的，增生性瘢痕形成的风险显著；如果创面愈合时间超过 21d，这种风险会上升到 80%[20]。手术治疗也可减少了烧伤创面引起疼痛的持续时间。

总之，早期烧伤创面切痂术是提高患者生存率的重要手段，并且可有效改善外观和功能。

三、烧伤创面切 / 削痂技术

（一）小面积烧伤切痂

一旦确定烧伤创面为“深度”烧伤，应立即给予手术干预。深度烧伤通常是由火焰或接触性烧伤所致的三度烧伤或深二度烧伤，一般在 3 周内不可能愈合。Heimbach 等注意到局部使用抗生素控制感染时，深二度烧伤创面不会进一步加深转化为三度烧伤[21]。虽然这些创面最终在几周后愈合，但仍会出现持续性水疱、瘙痒、增生性瘢痕形成和功能不良的表现。这些观察结果促成了一项前瞻性试验[22]，对面积小于 20%、不确定创面深度的烧伤患者，观察比较早期手术切痂植皮与非手术治疗的效果，早期切痂治疗组住院时间较短，费用较低，缩短了重返工作的时间，但使用血液制品更多。这些非手术治疗组则需要更多的晚期植皮手术以封闭创面，并形成更严重的增生性瘢痕。

表 12-2　一段时间的儿童特异性死亡率；早期扩创是这些良好结果的基础

	按烧伤面积分类的死亡率（TBSA %）							
年份	＜20%	*n*	21%～40%	*n*	41%～60%	*n*	61%～100%	*n*
1980—1985	＜0.1%	889	1%	230	8%	105	33%	95
1986—1990	＜0.1%	571	1%	224	4%	117	19%	88
1991—1995	＜0.1%	522	2%	192	8%	94	20%	78
1996—2000	＜0.1%	635	1%	222	3%	133	19%	114
2001—2004			2%	83	2%	121	26%	91

n. 在给定的时间段内，按烧伤面积大小入院的患者总数。得克萨斯加尔维斯顿 Shriners 烧伤研究所儿童烧伤患者总数及死亡率

（二）削痂术

削痂作为一种手术技术，在小心去除烧伤皮肤坏死组织的同时尽量保留真皮深层下的存活组织。削痂术与筋膜水平的切痂术相比能保留皮下脂肪，更好地保留肢体的轮廓。因此，它是标准的烧伤清创技术。

削痂术最初由 Janzekovic 提出，她观察到取皮较深的供皮区可以用取自其他部位的较薄的中厚皮片移植覆盖 [23]。后来，她将这一概念推广到二度烧伤创面的治疗中，通过反复切除烧伤创面的薄层组织，直到有活力的创基，然后立即给予较薄的中厚皮片移植修复创面（图 12–1）。

二度烧伤后削痂自体皮移植术是当时烧伤治疗的一个重大进步。此前，只有三度烧伤才会手术切除焦痂及皮下脂肪和伴随淋巴管直至深筋膜底层（图 12–2）。Janzekovic 分析了超过 2000 名患者削痂术的临床疗效，发现与切痂术相比，患者的住院时间、疼痛和功能重建过程均减少 [24]。

烧伤创面削痂术可以使用多种器械。Goulian 刀，Watson 刀和清创水刀系统（商品名：爱微捷，Versajet Hydrosurgery）都可用于削痂术（图 12–3）[25]。深二度烧伤创面进行削痂时需至瓷白色伴点状出血的活力真皮层。在三度烧伤削痂时，需逐层进行削痂直到可见有活力的，表面黄色有光泽的皮下组织。暗黄色、紫色斑或栓塞的小血管均表明组织无活力，不适合植皮，需要更深层次的削除（图 12–4）。当用充气止血带进行四肢削痂时，这些特点尤其重要。

有一些无创性的成像工具可以用来预测成人烧伤创面深度和愈合时间，包括激光多普勒成像（laser doppler imaging，LDI），这是目前的金标准；还包括红外热成像（infrared thermography，IRT）和皮内分光光度分析法（spectrophotometric intracutaneous analysis，SIA）。LDI 使用低强度激光束扫描组织表面，激光被组织基质和血管内的血流吸收、散射，然后通过处理吸收光和散射光产生的光电流来确定通量，在设备上呈现与受伤程度相关的创面彩色谱图。在不确定烧伤深度的

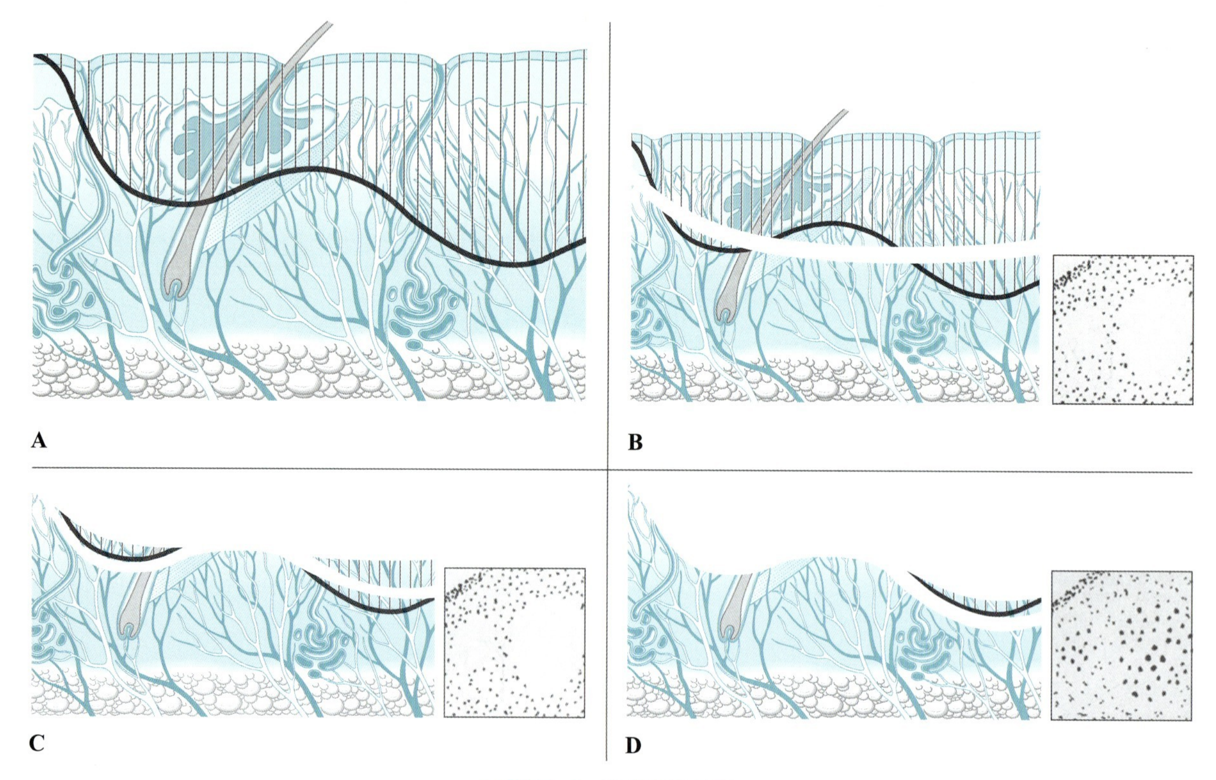

▲ 图 12–1 削痂切线示意

A–D 按图示顺序削痂直到出现明显的点状出血［引自 Janzekovic Z.A new concept in the early excision and immediate grafting of burns. *J Trauma*. 1970 Dec；10（12）：1103–1108.］

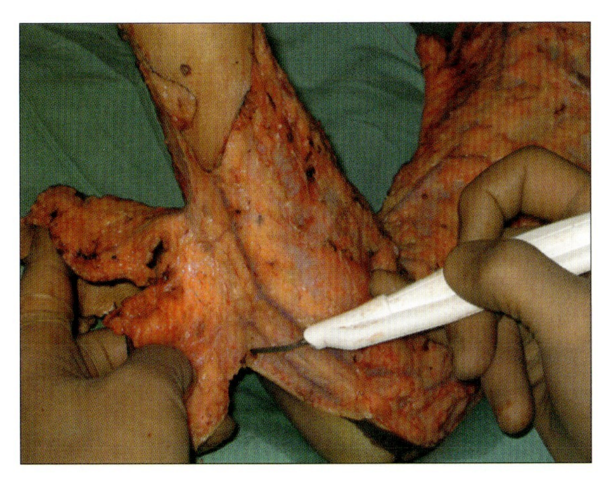

▲ **图 12-2 使用电刀和一个封闭的排烟装置进行筋膜层面的切除术**

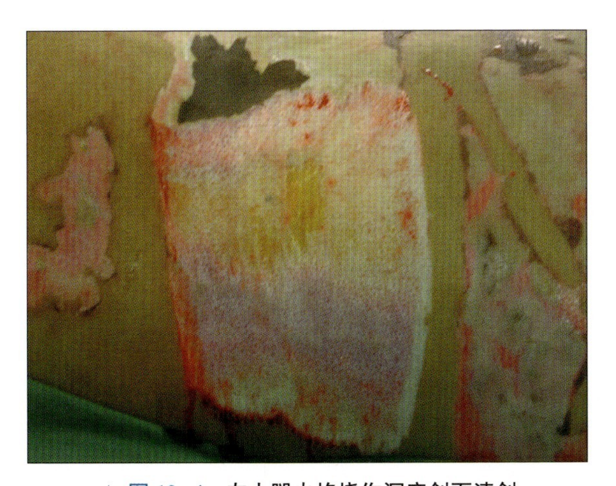

▲ **图 12-4 左大腿火焰烧伤深度创面清创**

在创面下注射了肾上腺素与生理盐水比例为 1∶1 000 000 的肿胀液后，创面出血量极少。创面下部可见残留的坏死真皮组织，色泽暗淡，细胞溶解后的染色。上部所示的亮黄色区域为有活力的脂肪组织，另一片（大多数）亮白色的区域则是创面残留有活力的真皮组织

手术决策中 LDI 是一个有效的检测工具[26]。

IRT 利用组织灌注产生的热信号来预测烧伤的深度。与周围正常组织相比，浅度烧伤创面由于灌注增加而保持较亮的颜色，而深度烧伤创面由于灌注减少或缺乏而呈现较暗的颜色[27, 28]。SIA 用于诊断皮肤损伤后的色素沉着，如黑色素瘤。光谱滤波图像利用偏振光成像，偏振光的使用范围为 400 ～ 1000nm。一组复杂的数学算法测定了表皮和真皮乳头层的黑色素和血红蛋白含量，然后在高分辨率图像中呈现。利用 SIA 可对色素情况进行分析，与单纯灌注相比可更准确地

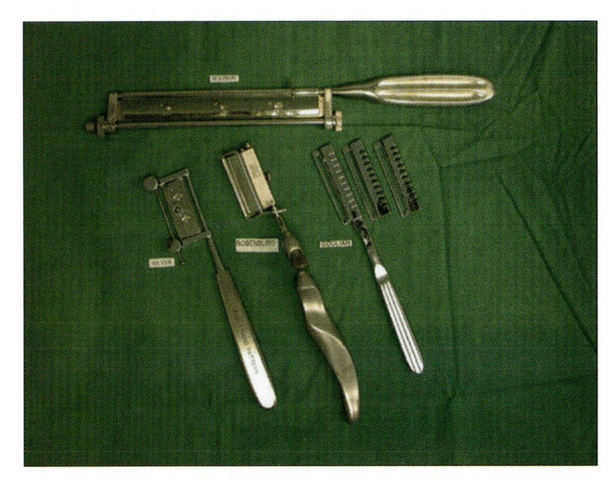

▲ **图 12-3 用于削痂扩创的一系列徒手削痂刀**

大多数削痂器械都有可调节所需深度缝隙，而 Goulian 器械则有大量的可更换的锋利刀片

提示烧伤深度[29]。

利用频率高于 20MHz 的超声波对动物模型烧伤深度进行定量评估显示了良好的结果[30]。目前只有 LDI 经验证可用于烧伤深度评估[29]。它已经被证明可以减少患者手术的创面愈合时间，每个患者可以节省大约 1200 美元的潜在成本[31]。但除了年度服务费用外，LDI 还要花费超过 70 000 美元。

（三）筋膜切痂术

在筋膜切痂术中使用电刀可整块切除皮肤和皮下组织。这包括切除全层皮肤、所有皮下组织直至深筋膜。筋膜切痂术通常可以有效控制大面积烧伤患者的血液丢失，在严重感染病例中有效的控制感染源。

筋膜切痂术可以有效限制失血量，因为在切痂过程中可以绕过皮肤及皮下组织中广泛的毛细血管网，只需控制深层穿支血管出血。烧伤深至皮下组织的部位也需要进行筋膜切痂。这项技术可以提高筋膜上移植物存活率，并减少失血量。

对于危及生命的侵袭性创面感染或脓毒症，尤其是曲霉菌和毛霉菌等真菌感染，以及危重大面积烧伤患者植皮存活的创面，也建议使用筋膜切除术。脓毒症可导致皮下脂肪缺血性坏死，原因是末梢灌注不良和微血管淤积。这对于大面积烧伤患者而言是个严重的问题，可导致晚期植皮存活率低下，缺血创面区域可成为侵袭性感染的

入口。筋膜切痂术的缺点包括皮下淋巴管回流中断引起的淋巴水肿和皮下脂肪缺失引起的轮廓畸形。

（四）烧伤切痂术失血量的控制

大面积烧伤患者在行切痂手术时，会造成大量失血。大面积烧伤患者行削痂术时失血量更多，必须采取必要的措施来限制失血量。最简单的措施是对大面积烧伤病人伤后24h内进行手术。具有血管活性的代谢产物，特别是强效血管收缩剂血栓素等在这段时间内大量使用，可减少失血量[32]。Desai 等在一项对烧伤面积超过 30%TBSA 的 318 名儿童患者的前瞻性试验中证实，早期烧伤切痂与失血量减少相关。对烧伤后不同的时间点切痂手术的单位面积平均失血量进行比较（ml/cm^2）：在烧伤后第一个 24h 内切痂手术的总失血量为 $0.4ml/cm^2$，在烧伤后第 2 ～ 16 天切痂手术的则为 $0.75ml/cm^2$，伤后第 16 天后进行手术则血液丢失量又降至 $0.49ml/cm^2$。平均烧伤面积为 60%TBSA 的患者总体死亡率为 5%，早期切痂对死亡率无不良影响，而极早期的切痂手术则可使大面积和小面积烧伤患者的失血都量减半[32, 33]（图 12–5）。

烧伤切痂术与失血量增加相关的其他因素包括：高龄、男性、体表面积大、大面积三度烧伤、创面细菌计数高、切痂总面积和手术时间等[33]。

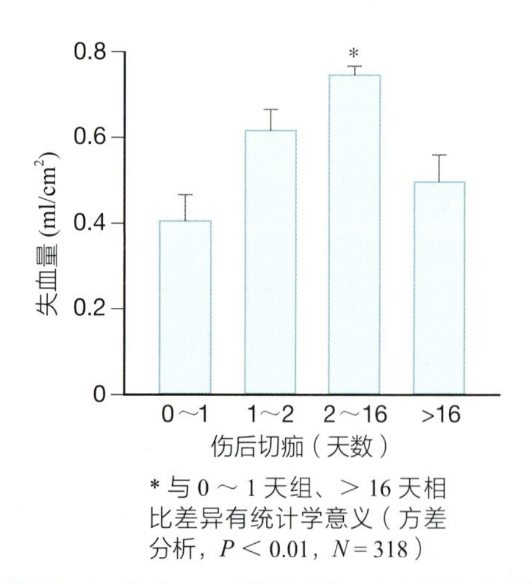

*与 0 ～ 1 天组、＞ 16 天相比差异有统计学意义（方差分析，$P < 0.01$，$N = 318$）

▲ **图 12–5 伤后 24h 内进行手术，失血量几乎减半**

引自 Desai MH, Herndon DN, Broemeling L, Barrow RE, Nichols RJ Jr, Rutan RL. Early burn wound excision significantly reduces blood loss. *Ann Surg*. 1990 Jun; 211（6）: 753–759; discussion 759–762.

在手术室进行烧伤创面手术切除时可以采用多种技术减少失血量。在手术中限制失血量的辅助措施包括四肢上止血带、清创前浸润性注射肾上腺素肿胀液、局部应用 1 : 10 000 ～ 1 : 20 000 肾上腺素湿敷、应用纤维蛋白黏合剂、自体血小板凝胶、高钙藻酸盐敷料、切痂后创面立即绷带加压包扎止血稍后再植皮等。

四肢上止血带是一种非常有效的减少失血的方法，尤其对于涉及手和手指的切痂手术。与局部注射肿胀液一样，没有明显出血点则难以对切痂深度做出正确评估。为了避免这种情况，术中可以暂时松开止血带，检查削痂是否充分，然后再给予止血带充气。较大的血管出血可以电凝或结扎止血，创面出血可以覆盖藻酸钙敷料或浸透肾上腺素的海绵。在松开止血带后，植皮前应先将该肢体抬高约 10min。

烧伤创面切痂前可局部注射含有肾上腺素盐水制成的肿胀溶液。这项技术特别适用于躯干、头皮和面部等部位的烧伤切削痂；肿胀液配制方法为 1.6ml（儿童患者 0.8ml）1 : 1000 肾上腺素添加到 500ml 0.45% 的生理盐水中。由此产生的局部血管收缩将最大限度地减少失血量，而单向注射器可以使注射过程更容易，如 Multi–Ad 液体分配系统或气动注射器（图 12–6）。

监测患者的血流动力学是必要的，因为肾上腺素可能导致心动过速和血压升高，这可能会加

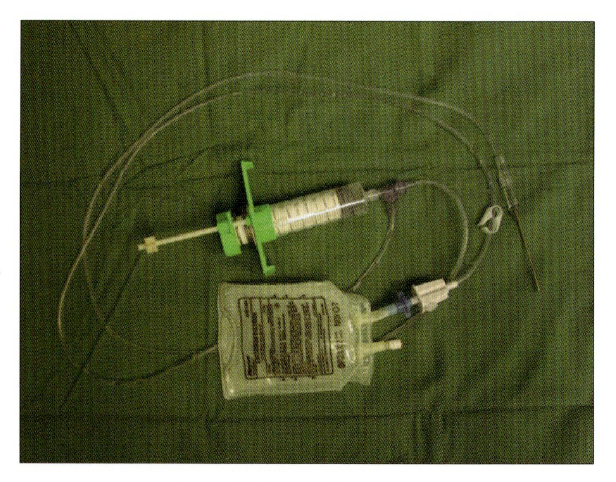

▲ **图 12–6 一种注射装置**

重出血。这种技术的另一个缺点是创面基底没有明显出血，可能难以评估切痂是否充分。

在处理大面积毛细血管破裂出血时，一种安全有效的限制失血量的方法是快速切痂，然后用浸透肾上腺素的海绵或纱布覆盖绷带加压包扎。

在一些中心使用扩创后延期植皮的方法来限制失血量。在扩创后选择延期植皮的情况下，在植皮前，待植皮创面需要保持湿润和清洁。创面可以覆盖大块棉质敷料，管子穿过敷料到达创面表面，用抗菌药物溶液连续或间歇冲洗。患者在24h内返回手术室并进行第二次取植皮手术。在大面积切痂术后，由于机体大量失血或低体温可引起凝血功能障碍，延迟植皮是一个实用的方法。本章的作者坚持认为需要输血的血红蛋白（Hgb）阈值为 7。一项研究表明，与更宽松的输血指征相比，这可显著降低感染率[34]。

（五）创面修复闭合技术

自体皮片可依据需要植皮的烧伤体表面积的大小选择不同的方式移植。

根据切取皮片时所包含的真皮层厚度，自体游离皮片可分为全层或中厚皮片。与中厚皮相比，由于包括的真皮层具有柔韧性和弹性，全层自体皮具有更好的美容效果并可减少瘢痕的形成。但需要注意的是，全厚皮片中真皮成分的增加，会影响其移植存活过程中吸液、粘连和血管化的能力。完全切取了真皮层的供皮区必须首先封闭或植皮，因此，大面积烧伤患者的治疗主要采用中厚皮片移植。

如果烧伤面积很小，植皮皮片可以选用没有网眼的大张皮片。大张皮片的优点是有良好的美容外观，缺点是引流差，皮片下可能存在的积液或血肿可影响其存活。可使用 25 或 27 号针头抽取大张皮下的液体以去除积液或积血。皮片移植覆盖创面后可以使用锁针缝线或枕形敷料打包的方法将其固定于创基，以减少对皮片的剪切力和错位。这些移植皮片最好垂直于肢体的长轴放置，尤其是跨关节弯曲皱褶的部位，这符合以下总体原则，即将潜在的瘢痕垂直于该区域主要肌肉收缩方向，即使发生挛缩也可降低挛缩程度。但手和前臂的背侧是可能例外的部位，有些人认为纵向植皮的效果在外观美容方面更具优越性。

对于供皮区有限的大面积烧伤患者，自体皮片移植通常可使用拉网的方法，以扩大自体皮覆盖面积，最常用的扩展比例是 2∶1 和 4∶1，也可以使用其他的扩展比。2∶1 拉网植皮的主要优点是易于操作和应用，其广泛的网眼可有效的引流血清或血肿；主要的缺点是创面愈合后会留下网状图案。当拉网植皮的比例为 4∶1 或更大的扩展比例时，则可以覆盖更大区域的创面。这种大比例拉网自体皮片的表面，需以三明治模式覆盖同种异体皮，以减少自体皮片失败的风险（图 12–7）[35]。由于 4∶1 拉网植皮存在网眼孔隙大、上皮化愈合时间长、需要同种异体皮覆盖、愈后美容效果不理想等缺点，限制了其在大量烧伤患者中的使用。即使在大面积烧伤患者中，面部、颈部和手部仍然要选择不拉网的中厚大张皮移植，这些部位拉网植皮可造成难以接受的后果。

Meek 植皮技术是覆盖大面积烧伤创面的另一种方法，后来由 Kreis 等进行了改进[36, 37]。它使用轧皮刀和软木板将自体皮切成小方块，然后将这些方块状皮片压在预先折叠的褶皱纱布上，纱布可向四个方向扩展，形成均匀分布的岛状自体皮，然后将其覆盖于创面基底。可选择的扩张比例为 3∶1 ～ 9∶1，Meek 技术与 4∶1 网状植皮具有相似的缺点。

四、创面修复进展

（一）真皮替代物

正常皮肤的柔韧性、弹性和强度主要由真皮提供。三度烧伤切痂术将真皮层完全切除，由于缺乏真皮层，愈合后的皮肤无法拥有正常皮肤的特性。在烧伤治疗中使用真皮替代物可以几乎接近正常真皮的特性。Integra 是一种真皮替代物，由交联牛胶原蛋白和葡萄糖胺聚糖组成的多孔基质构成，为细胞长入和毛细血管生长提供了支架。烧伤切痂后将真皮替代物用于创面，2 ～ 3 周内基质完全融入创基后，可移植薄中厚自体皮片以修复创面。除了可能增加感染风险外，使用 Integra 是安全有效的[38]。皮肤移植后通常可辅助

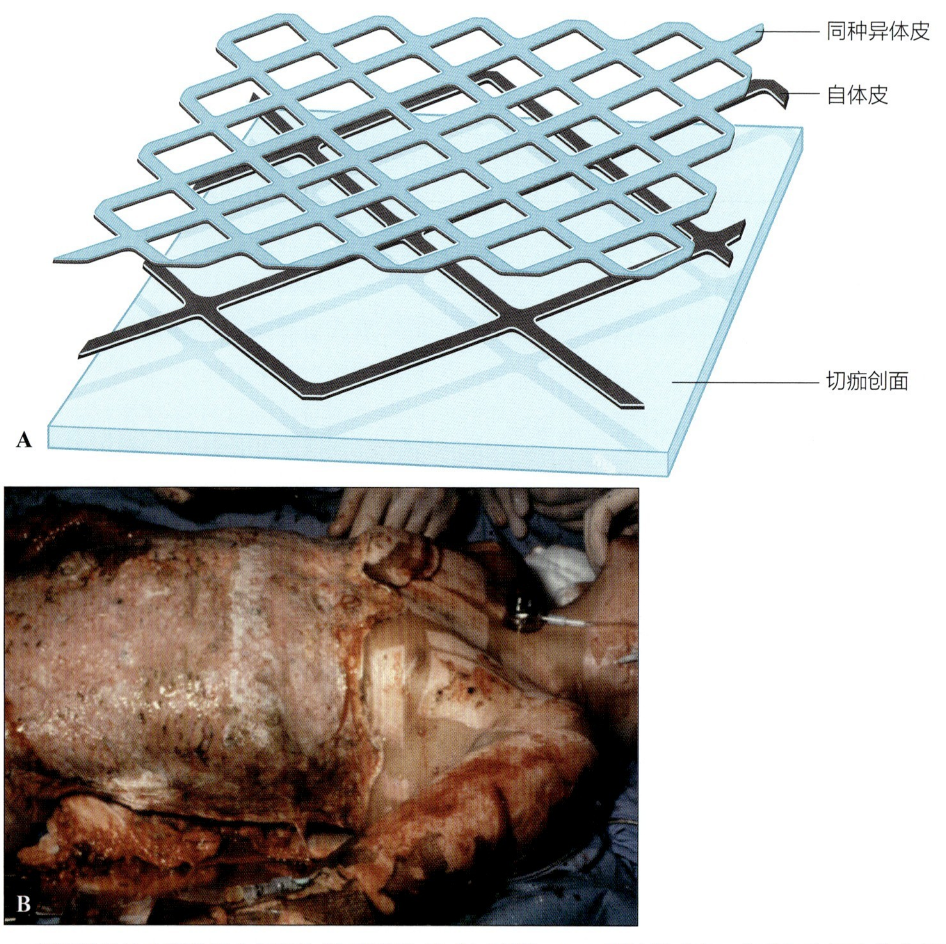

▲ 图 12-7 **A. 以同种异体皮覆盖植皮创面的"三明治"技术示意图；B. 三明治技术在一名大面积深度烧伤男孩的胸部创面使用，该男孩在接受"三明治"式移植手术后一周再次接受手术治疗。大部分新鲜的同种异体皮已血管化，其中一块明显比其他部分白。下面网状皮片的网眼清晰可见**

引自 Alexander JW, MacMillan BG, Law E, Kittur DS. Treatment of severe burns with widely meshed skin autograft and meshed skin allograft overlay. *J Trauma.* 1981 Jun; 21（6）: 433–438.

使用创面负压治疗，如 VAC 治疗（图 12–8）[39]。

另一种可用于治疗三度烧伤的真皮替代物是 Alloderm，为脱除细胞和上皮成分的尸体真皮。其应用与其他真皮替代物相似，并取得了良好的效果[40]。

（二）体外培养自体表皮移植物

体外培养自体表皮移植物（cultured epidermal autografts，CEA）仍然是治疗大面积烧伤的重要工具。在烧伤面积超过 90%TBSA 的三度烧伤患者治疗中，它可能是唯一可用的治疗方法，因为可作为供皮区的正常皮肤远不足以覆盖患者的创面。

Munster 已经证明，在大量烧伤患者中使用 CEA 可降低死亡率[41]。CEA 需要两个 2cm × 6cm 大小的正常全厚皮标本。体外对小块皮肤加工，培养在小鼠成纤维细胞基层上以促进生长。培养物在 3 周的时间内扩增为 2 ～ 8 个细胞厚度的角质细胞薄片，便可用于移植。破溃和起疱是应用 CEA 后几个月内的常见问题。据文献报道，CEA 应用在大面积烧伤患者中的长期存活率为 5% ～ 50%，应用于背部、臀部、下肢后侧等部位的 CEA 易发生剪切移植等而丧失。Barret 等在一组体表面积大于 90%TBSA 的儿童烧伤患者，比较了异体皮叠盖的大比例自体拉网植皮（三明治法）和 CEA 的使用效果[42]。研究提示 CEA 具有比 4 : 1 拉网植皮更好的美容效果，但住院时间延长，手术次数增加。尽管存在这些限制，以

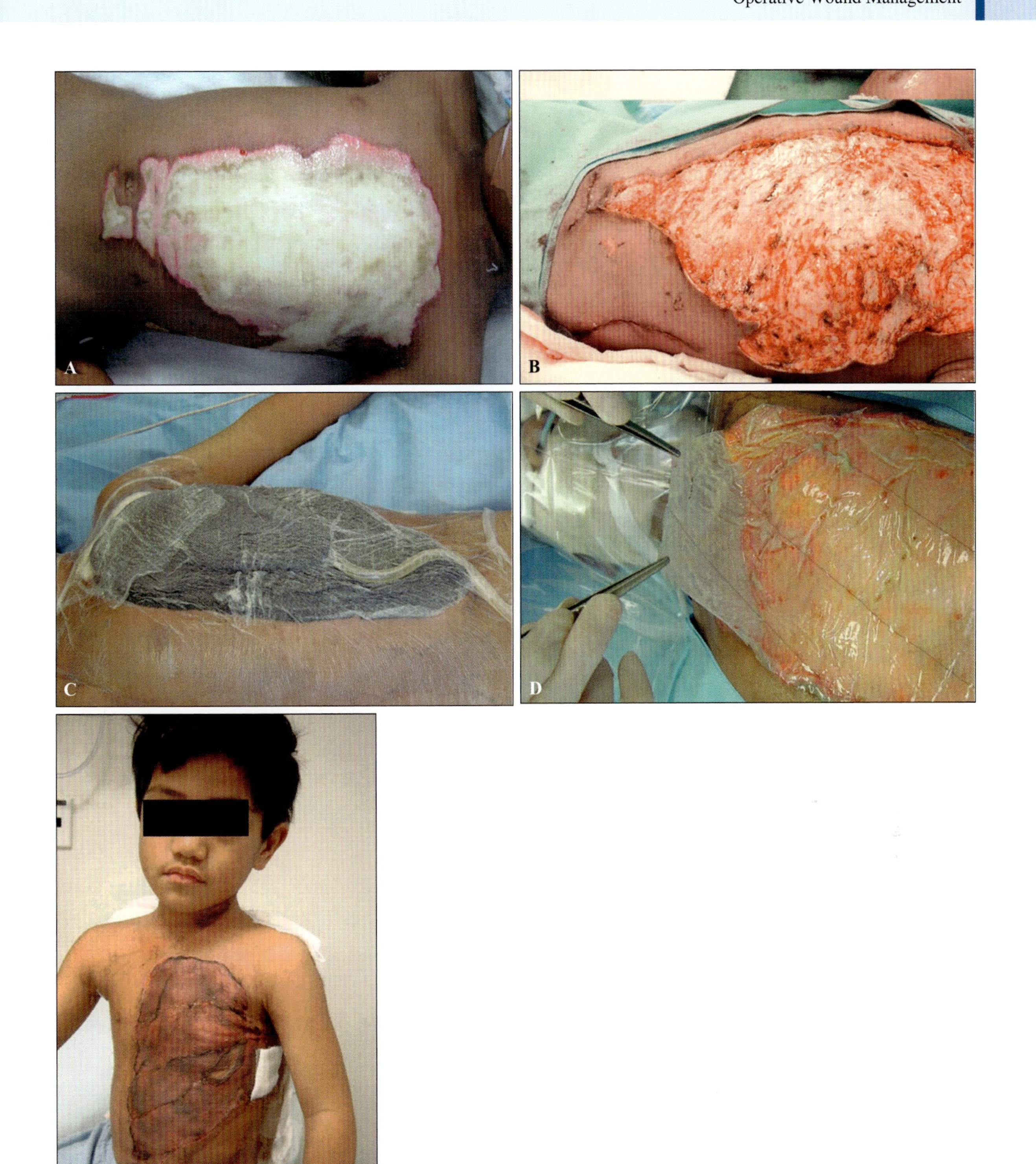

▲ 图 12-8 A-C. 男童胸部的深度火焰烧伤创面早期切痂后结合应用 Integra 及 VAC 辅助治疗；D. 在第 12 天去除硅胶膜层后可见血管化良好的真皮模板，适于刃厚皮移植；E. 令人满意的结果

及成本高昂，CEA 与同种异体真皮联合应用已在不同烧伤中心的系列研究中显示出良好的前景，Sood 等报道移植成功率＞ 72%[43]。

组织工程技术是一个快速发展的领域，目前已成功利用基因重编程技术体外构建[44]并再生了胚胎皮肤结构[45]。Bilaminar 培养的皮肤替代物取得了很有前景的结果[46]，最近自体的工程化皮肤替代物用于 50%TBSA 以上的三度烧伤，降低了死亡率和对供皮区的需求[47]。

（三）供皮区的选择

在选择移植皮片的最佳供皮部位时，要考虑许多因素。供皮区部位代表新形成的创面，会加重病人的病情，患者通常抱怨供区比烧伤或植皮区疼痛更显著。只要有可能，应选择与植皮区皮肤颜色相匹配的部位作为供皮区。面颈部植皮则应该选择来自乳头线以上区域的皮肤作为供皮区，以获得最佳的颜色匹配。大腿、臀部和背部通常被用作供皮区部位，其主要原因是皮肤平整，便于操作，而且瘢痕易于遮盖。头皮是一个理想的供皮区，因为它血供丰富，愈合速度较快且疼痛感不明显，且继发瘢痕可以隐藏于再生毛发中。

使用电动或气动取皮刀可获得厚度一致的优质皮片。电动或气动取皮刀可精确调整取皮厚度，其厚度一般在0.006～0.018in。

大面积烧伤患者几乎没有可用的供皮部位。通常未烧伤且可选择作为皮肤移植的解剖区域是腋窝、阴阜和阴囊。鉴于不规则的结构形状，可以注射肿胀液使表面平整便于取皮。

大面积烧伤患者由于供皮区有限，需要多次手术以完全修复创面。反复植皮手术的间隔时间受限于供皮区的愈合速度。供皮区的愈合是真皮内毛囊、汗腺和皮脂腺上皮细胞迁移和增殖的结果。由于在1周后即可再次上皮化，供区可以再次提供切取较薄的刃厚皮片。

（四）供皮区的管理

术后需对供皮区进行仔细的管理才能使创面愈合。较小的供皮区可以用Opsite或Biobrane进行黏附封闭治疗；还可以使用藻酸盐敷料或水胶体敷料进行覆盖，可以产生一个湿润的环境，促进创面愈合，减少疼痛。另外，供皮区创面也可以用浸有油性药膏的纱布覆盖，最常见的例子是Xeroform（塞洛纺）或局部含有橄榄油、凡士林、羊毛脂和趋化剂“苏丹红”的敷料。Acticoat，Mepilex Ag，Aquacel Ag等含银敷料可以抑制细菌过度生长，可直接使用在供皮区。供皮区创面的愈合时间与取皮的深度、基底的血供情况、创面的处理和患者的一般情况等因素有关。

（五）敷料

烧伤切痂植皮后，移植皮片表面需覆盖非黏附敷料。我们研究所使用浸渍凡士林软膏、抗菌药（多黏菌素/杆菌肽）和抗真菌药（制霉菌素）混合物的纱布。然后放置一层干纱布，再由弹性绷带固定。对于容易出现剪切力、不容易包扎的身体部位，如背部和腋窝，一种有效的方法是使用枕形敷料打包来保护移植皮片。负压伤口治疗技术也可以用来保护植皮皮片，并可以起到夹板一样的外固定作用。通常在术后第3天打开敷料，该时间范围足以使植皮皮片附着于创面基底。

（六）临时皮肤替代物

使用临时皮肤替代物暂时覆盖创面，也具有许多优点。创面的临时覆盖可以防止水分和电解质丢失及组织干燥，因此可以保持湿润的环境，使上皮细胞能够更快地迁移和增殖。还可以减少疼痛，形成屏障防止细菌污染，防止蛋白质流失。可用的临时皮肤替代物可以是生物制品，如同种异体皮、异种皮、羊膜，也可以是人工制备的覆盖物，如Biobrane。

在自体皮不可用时，同种异体皮始终是切痂后创面有效的临时覆盖物[48]。同种异体皮可以长期冻存，复温后用于覆盖有活力的创基后可黏附和血管化。异体皮应用3～4周后出现免疫排斥反应，此过程也可用于切痂后创基活力的测试。当同种异体皮作为面部和手部的临时覆盖物时，应以大张皮的方式移植使用。这样可以防止异体皮间隙肉芽组织增生，导致自体皮移植后瘢痕形成和美容效果不良。

异种皮是临时覆盖创面的另一种选择。目前可供临床使用的只有猪皮[49]。在二度烧伤创面浅层清创后临时覆盖创面，也可用于供皮区。与同种异体皮一样，异种皮也可以黏附于创面基底，具有如控制疼痛、促进被覆盖创面再上皮化等多种益处，但不会血管化。

羊膜也可以作为覆盖浅度烧伤创面的临时皮肤替代物。鉴于其弹性和柔韧性，羊膜可用于不规则的浅表创面，如面部。尽管没有缩短创面愈合时间或减少瘢痕形成，但减少了在创面愈合之前所需的换药次数，也为创面修复提供了一些帮助[50]。

五、特殊类型烧伤的治疗

（一）烫伤

中小面积烫伤可不遵从常规早期手术治疗。烧伤 20% TBSA 以下的幼儿，在烧伤后第 2 周或第 3 周进行手术，切除面积更小，失血也更少[51]。

随后进行的一项前瞻性试验，将 24 名临床烧伤深度尚不明确的烫伤儿童随机分为早期手术组和晚期手术组[52]。没有明显的证据表明晚期行切除手术治疗会造成创面感染或脓毒症。晚期手术组只有一半的患者最终需要外科手术干预，而且坏死组织切除的面积要比原来小得多。

根据以往经验，小于 20%TBSA 的烫伤儿童可适当使用磺胺嘧啶银等外用抗菌药物治疗 2 周左右。这种方法需要与下述知识相平衡：创面愈合所需的时间越长，炎症反应和随后形成的瘢痕就越大。有许多技术可用于覆盖二度烧伤创面，如果成功，就可以减少频繁换药所带来的疼痛。临时皮肤代用物（Biobrane）是一种适用于面积较小和创面较浅的外用敷料[53]。

在第一次使用创面敷料时，应去除创面所有松解的表皮和水疱，使其表面保持清洁、湿润。Biobrane 是一种尼龙、硅胶膜双层复合皮肤代用品，它能黏附在暴露的真皮上，从而起到表皮的作用。Lal 等的报道指出使用 Biobrane 并没有增加感染率[54]。因为 Biobrane 与创面不粘且较少发生积液，感染发生极少。其他替代方案包括使用含银敷料例如 Acticoat、同种异体皮及异种皮。

（二）大面积烧伤

烧伤面积超过 40%TBSA 的患者，由于供皮区有限，对供皮区需求的增加提出了独特的挑战。理想情况下，应在伤后几天内，不超过一周，尽可能地全部切痂。背部、臀部和大腿后侧可提供厚度在 0.008 ～ 0.010in 的自体皮，并可以 4 : 1 拉网扩增。同种异体皮通常被作为最佳选择的覆盖物，常用于保护自体大比例网状皮。

有时我们需要考虑使用真皮替代物（如 Integra）。真皮替代物费用较高，但在抗瘢痕方面具有良好的效果。Integra 是一种双层复合材料，底层由牛胶原蛋白组成，基质为鲨鱼软骨软骨素 –6– 硫酸盐。密封的硅酮胶作为顶层。腹部、大腿前侧、前臂、腿部和男性胸部等部位都可方便地应用 Integra（图 12–9）。

从下层创面基底血管化的整个过程需要 2 ～ 3 周。由于血管化过程中基质着色，新生真皮常呈现粉红色或紫红色。如果出现血肿或血清肿，可以用 27 号针头吸出，或切开覆盖的 Integra，清除血肿，并缝合切缘。

当新生真皮呈麦秆色时，说明它已“准备好”或已充分血管化。放大后仔细检查可发现广泛的毛细血管形成。第二次手术包括轻柔地去除硅胶层，采用厚度为 0.006in 的自体皮片移植，自体皮可制成 3 : 1 的网状皮。培养的自体表皮细胞膜片 CEA 可作为 Integra 血管化后形成的新生真皮的表皮覆盖物[55]。

关于 Integra 在 70% TBSA 以上烧伤患者创面中应用效果的争论仍未停止。当烧伤面积接近 75% TBSA 时，因感染所造成的手术失败率显著上升。手术的首要任务仍然是切除所有烧伤创面坏死组织，移植自体皮，并用同种异体皮覆盖其余创面，一旦供皮区愈合，再次行自体皮移植术。

1. 手术室

烧伤手术室通常是烧伤特护病房的延伸。理想的手术室应宽敞、温暖、湿度适宜、光线充足。手术时间很长、很紧张，需要对不同类型的设备和仪器进行单独的设置。

对于接受大面积手术的烧伤患者而言，体温的维持是一个非常重要的围术期安全问题。患者通常暴露于环境中，完整的皮肤很少，尤其是在供区切取皮片以后，热量迅速丢失。很多策略可以拮抗热量丢失并维持正常体温。由于水分蒸发的潜热（latent heat）是 31.5℃，所以手术室温度应该保持在 32℃。超过这个温度，蒸发的能量将来自环境而非患者。辐射加热器常用于围术期的

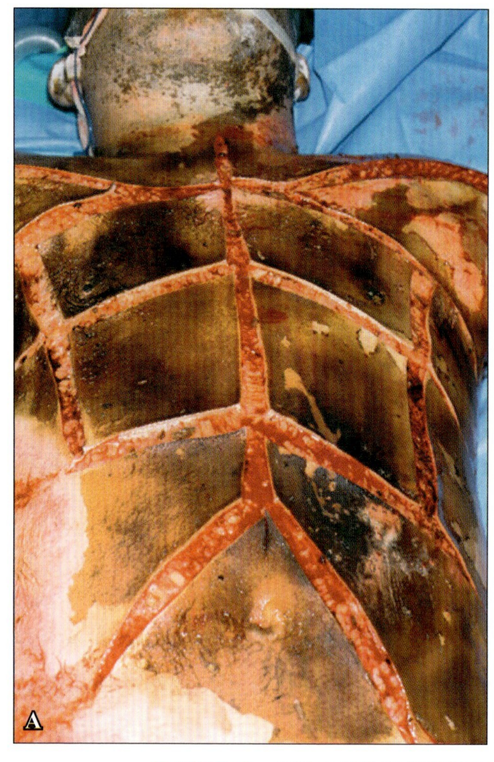
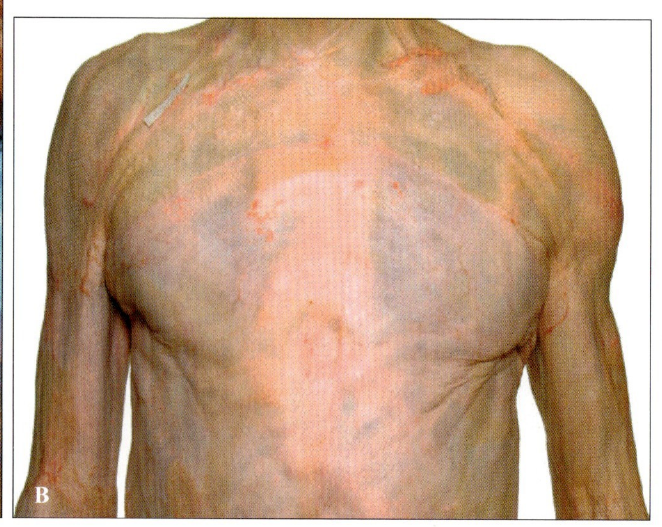

▲ 图 12-9　高压电烧伤行筋膜切痂术和 Integra 移植。平坦的表面特别适合使用 Integra

温度调节。其他辅助措施包括使用太空毯、铝箔覆盖物、头面部的塑料单，以及静脉输注液体加热至 38℃。还可使用无菌加热毯、强制空气加热系统、热冲洗液和通过红外或陶瓷加热器进行主动加热。

理想的手术室环境能够使患者的蒸发损失最小。患者需要可靠的血管通路，中心静脉应缝合牢固，防止脱位。

2. 手术

在我们研究所，手术开始时病人取俯卧位，先行患者肩部、背部、臀部和大腿上部切痂。移植大比例网状自体皮，其上再用同种异体皮重叠覆盖。如果自体皮不足，可用同种异体皮直接覆盖切痂创面。其他替代方法包括皮肤代用品如 Integra 或异种皮。真皮替代材料因大面积烧伤感染风险增高容易导致失败，尤其是在背部，但可选择性地应用于腹部。沿着腋后线连续缝合，并将缝合线绑在厚重的纱布敷料上形成枕垫样，以防止背部和臀部皮肤移植物的剪切力造成皮片移位。然后将患者置于仰卧位继续相同步骤。

一旦供皮区愈合，患者就会再次进入手术室，进行后续自体皮移植，更换未黏附的同种异体皮或感染的皮肤替代物。在相当大面积的烧伤患儿中，使用重组人生长激素（growth hormone，GH）经证实可使供皮区愈合速度加快 25%。在维持正常的血清蛋白水平条件下，接受 GH 治疗的患者需要输注的白蛋白更少，这是净蛋白质正平衡的一个关键指标[56]。对于体重为 30kg 烧伤面积 60%TBSA 的患者，能使住院时间由通常的 42d 缩短到 32d，住院总费用节省 15%，死亡率从 45% 降低到 8%[57]。虽然欧洲针对混合病因的重症成人患者的两项研究显示，GH 治疗组死亡率增加，但在北美大面积烧伤儿童的研究中并没有重复出相同结果[58]。其他合成代谢药物亦在严重烧伤高分解代谢的患者中显示出促进创面愈合的作用[59]。在临床试验中，20mg/d 的雄激素苯丙酸诺龙（Oxandrolone）对蛋白动力学和创面愈合有积极作用[60, 61]。在使用 Oxandrolone 治疗的严重烧伤成人与未使用的患者相比，供皮区愈合速度加快了 20%[59]。虽然这些药物制剂对大面积烧伤患者提供了很大的支持，但其只是早期尽可能全部切痂并及时覆盖创面的辅助治疗手段。

六、特殊部位烧伤的手术治疗

（一）手

在过去 30 年中，严重烧伤患者的存活率有了显著提高。然而，尽管总体上对长期生活质量满意，但许多患者仍有严重的身体残疾。许多残疾是由于严重烧伤后手功能受损。大面积烧伤后如果要恢复手的最佳功能，必须对受伤的手进行适当的关注。这些早期努力应趋向提高健康组织的保留、正常手部解剖的维持和创面修复策略。

1. 焦痂切开术和筋膜切开术

手部烧伤早期治疗的一个关键是在烧伤的急性期维持软组织灌注。皮肤烧伤和组织水肿会导致手部张力增高，早期切开减张会对手的最终功能产生显著影响。手部环形烧伤、极深度烧伤和任何涉及中高电压的电损伤都会存在缺血风险。重要的是，引起缺血的临床症状比在手腕上触不到脉搏更微妙。中心血管的平均动脉压是毛细血管压力的 3 倍，尽管远端软组织血运受损，但仍可维持血流。如果手部温暖、柔软，并且在掌侧和手指血管经多普勒检测到搏动血流，脉搏血氧饱和度信号正常，则血流充足。随着血流逐渐减弱，手会变得僵硬和寒冷，多普勒血流减少，脉搏血氧饱和度信号丢失。此时应尽早行减张手术，以防止缺血性损伤引起的室间隔综合征。如果连续检查显示组织灌注减少，通常不需要再进行压力测量来确认。

焦痂切开应使用电刀。通过手臂、前臂焦痂行纵向内、外侧切开，止于第一、五指掌指关节处（图 12–10A）。

然而，在进行手部焦痂切开术前，需再次检查手部灌注。如果在上臂和前臂减压后血流量得到充分恢复，则手部可能不需要额外切开。

焦痂切开术的有效性和安全性尚存争议。一项研究表明，如果对环形烧伤的手指进行焦痂切开术，截肢的发生率会降低[62]。但是，不适当的切开可能会造成严重的伤害，特别是对于幼儿，因此必须谨慎手术。当上臂、前臂和手部减张后手指血液灌注仍不足时，应进行手指三度烧伤的切痂术。在神经血管束和背侧伸肌腱之间用针状电刀小心行纵向切开，避免损伤这些组织。在拇指和小指的桡侧和其余手指的尺侧各做一个纵向切口。一般将切口位置放在手指功能最不重要的一侧。手指正中切口可近端延伸至掌骨之间的手背上以增强减压效果（图 12–10B）。

将手指置于最大屈曲位，标记关节横纹终点并连接延伸，并将其标记成一条连续的直线（图 12–10C），即可找到手指的切口线[63]。在整个手术过程中需仔细止血，术后可采用多普勒超声证实减张效果。

焦痂切开术一般在床边或急诊室进行，在适度镇静的情况下，辅以局部麻醉药痂下注射。有

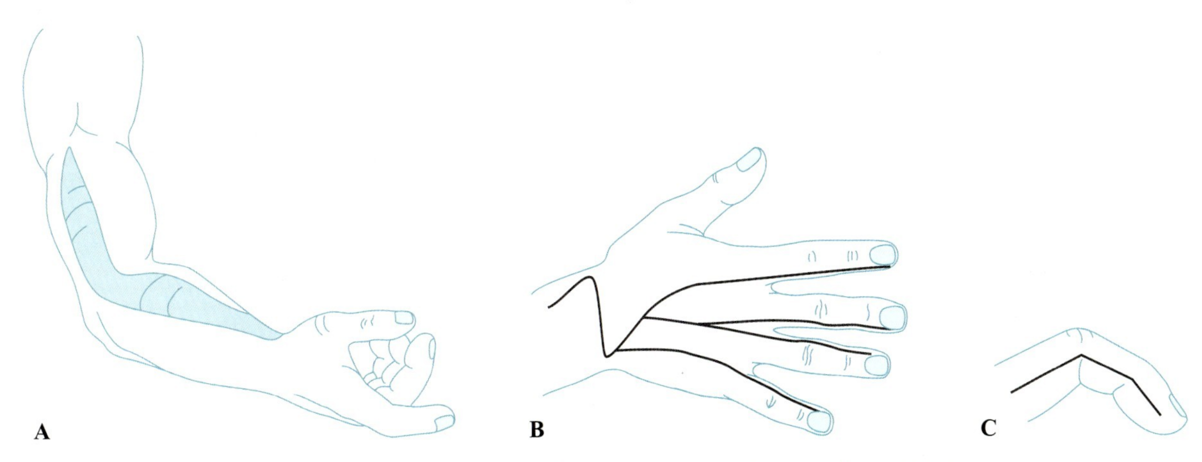

▲ 图 12–10　A. 手臂焦痂切开术；B. 手部焦痂切开术；C. 手指焦痂切开术

引自 fig. 61.6ABC in Green DP, Pederson WC, Hotchkiss RN, et al. ed *Green's operative hand surgery*, Philadelphia：Elsevier/Churchill Livingstone；2005：2164.

些病人需要在手术室里进行全身麻醉，才能使手术顺利进行。

前臂和手部筋膜室内发生水肿可能需要筋膜切开术。临床上常见于高压电损伤或特别深的热损伤。上肢筋膜切开术包括掌侧和背部减压、腕管松解术和手背筋膜切开术。曲线形切口是掌侧暴露前臂间室的理想选择。这种方法可达到前臂掌侧的所有单个肌束。它还可以通过向手掌延伸切口对腕管减压，并在筋膜切开术后形成血供良好的皮瓣覆盖腕部正中神经。当需要时，直线切口足以对前臂背侧减压，掌骨间切口可以对手部固有肌肉减压。

2. 切痂和移植技术

越来越明显的是，若手部烧伤在数周后通过不积极的治疗才愈合，会导致后期的美学和功能上的不良后果[64]。对于任何深二度或三度手部烧伤，若 3 周内不能愈合，一般建议手术治疗。在受伤后 5d 内，有经验的医生可以明显看出是否需要手术（图 12–11）。

手背的皮肤比手掌皮肤薄得多。普遍认为，早期外科手术可获得更好的功能，且可减少后期重建手术次数。

创面覆盖可选择包括中厚自体皮移植、全厚皮移植、腹股沟或腹部皮瓣移植。对于大多数手部烧伤患者来说，自体大张皮移植是最佳选择。全厚皮移植是手掌烧伤特别是深度创面，或重建手术的理想选择。腹股沟和腹部皮瓣在处理局限性深度损伤时非常有用，这些损伤包括暴露在外的没有腱膜的肌腱、没有骨膜的骨头，或暴露在外的神经血管束。

深二度烧伤和三度手部烧伤通常需要切削痂和自体皮移植。这些手术最好在充气止血带下进行，以减少失血，削痂层次需达到有活力的组织层。可通过以下特点来识别组织活力：真皮外观呈珍珠白色且湿润、有点状出血、皮下脂肪呈亮黄色且无小血管栓塞和被血管外血液染色。可通过学习掌握在止血带下识别肢体活力组织的技能，切削痂时能极大地减少失血量。

在充气止血带放气之前，将手用浸透肾上腺素的纱布包裹起来。在 5 ～ 10min 自发性止血后，

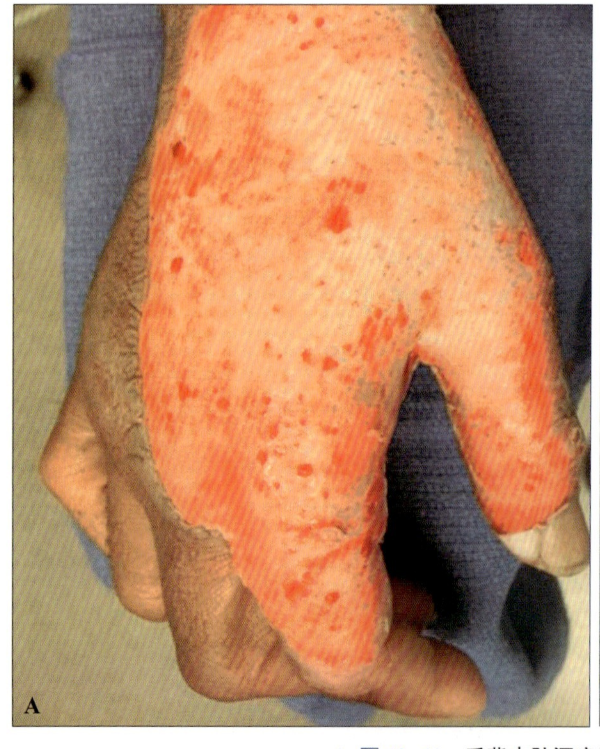

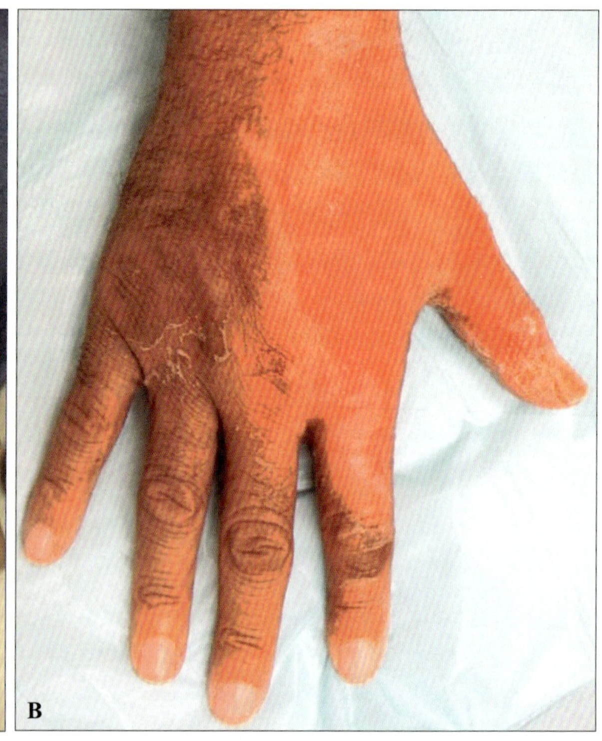

▲ 图 12–11　手背皮肤深度烧伤经切痂和皮片移植治疗

A. 烧伤后第 7 天；B. 伤后 6 周

安全谨慎地使用精确定位的电凝器彻底止血。用大张自体皮覆盖手部创面。最后将植皮后的手用柔软的可压缩纱布覆盖，以功能位放置在热塑夹板中。需将手部抬高并制动 3 ～ 4d 后，再恢复手的被动和主动康复治疗。

只有 15% 的手掌烧伤需要植皮。因为手掌皮肤比手背部皮肤厚得多，所以在决定植皮前等待 2 ～ 3 周并不罕见。手掌烧伤通常需要较厚的皮肤移植，如果缺损大通常采用中厚片移植，如果缺损小则采用全厚皮移植。在手掌深度烧伤并失去运动功能的情况下，无论是在烧伤的局部治疗过程中还是在手术后，都要用夹板将掌指关节固定在伸直延展位。从美学角度来说，提倡供区来自脚背区域的皮肤移植，从功能上考虑通常可以接受全厚或中厚皮移植的结果。

手按功能位置夹板固定：掌指关节屈曲 70° ～ 90°，指间关节伸直位，腕关节背伸 20°，拇指外展外旋。应特别注意第 5 指的位置，因为它特别容易发生屈曲挛缩，导致指间关节屈曲固定。对手烧伤而言，创面未能早期封闭可能会损害患者参与早期物理治疗的能力，并可能造成长期预后不良结果。

如果伸肌相关结构受到直接损伤或随后发生干燥和断裂等损害，背侧侧副韧带会向掌侧移位，指间关节就会发生屈曲挛缩，可能无法恢复。在某些情况下，可以通过确保及时覆盖指间关节来防止这种不幸的发生。如果深度烧伤损害了伸肌结构，则用夹板固定关节于伸直位，并在关节上轴向打入克氏针（K 针）固定 2 ～ 3 周，可以促进愈合，提高稳定性。如果指间关节开放，其上覆盖的伸肌结构受损，可通过克氏针固定 2 ～ 3 周从而可使肉芽组织桥接开放关节，来挽救关节部分功能，随后可进行皮肤移植。

3. 手四度烧伤挽救肢体长度的技术

手四度烧伤伤及底层的伸肌结构、关节囊和骨骼，其处理可能更为复杂，但效果却不太令人满意。面积较小的烧伤患者适合早期切痂、腹股沟或腹部皮瓣移植（图 12–12）[65]。

一种常见的类型是手背部深度烧伤，指间关节外露，背侧指骨的掌侧组织有活性。如果这些创面保持湿润和清洁，并保持功能位，通常无血管的组织会形成肉芽组织，并可行皮肤移植，效果可以接受。

当伸肌结构暴露时，肉芽组织形成过程中维持手的功能位对最终结果至关重要。可以通过仔细清除烧伤残余的骨皮质促进肉芽组织的形成。当只使用夹板时，定位可能不可靠，因此插入克氏针有助于保持指间关节的位置，同时使用夹板保持掌指关节屈曲。克氏针从指尖沿长轴向近端打入，至指间关节固定时停止。尽可能进行自体皮移植，暴露的关节和骨质先形成肉芽组织，然后用自体皮移植覆盖（图 12–13）。植皮后仍不稳定的关节在后期通过开放性关节融合术固定。

（二）头皮

头皮和颅骨烧伤是一个重大挑战，因为这些损伤的位置代表复杂性创面，有可能损伤深面的结构。这些损伤可分为两类：局限于软组织的损伤和累及颅骨的损伤。头皮烧伤的外科治疗可以从简单的软组织清创和皮肤移植到复杂的颅骨损伤的处理。

没有颅骨受累的头皮烧伤的处理类似于任何其他部位烧伤，可通过清创和皮肤移植或皮瓣转移覆盖[66]。根据头皮烧伤的深度和程度可分为以下几种类型：未损伤内板的颅骨烧伤，可以通过细致的颅骨钻孔和后期皮肤移植来治疗。使用一种精细的金刚石钻头可以控制逐层清除无活力的死骨，而不会有穿透进入颅内的危险；全层颅骨缺损硬脑膜外露的复杂损伤需要使用局部、邻近或游离皮瓣进行重建。

植骨或组织扩张器的使用宜延迟到烧伤急性期后。首要的是创面清创和充分的覆盖而不损害下面的组织。手术清创包括去除坏死的软组织和骨质，避免损伤硬脑膜。手术切痂应达到有活力的组织层，以便于皮肤移植。

中枢神经系统感染是一种可能的并发症，在手术前应考虑采用抗菌药物预防。

（三）面部

面部烧伤可能对患者造成潜在的破坏性后果，并对患者恢复至伤前水平产生不利影响。注

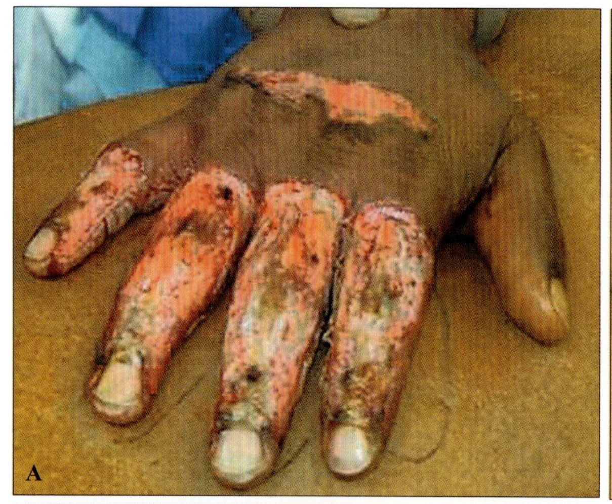
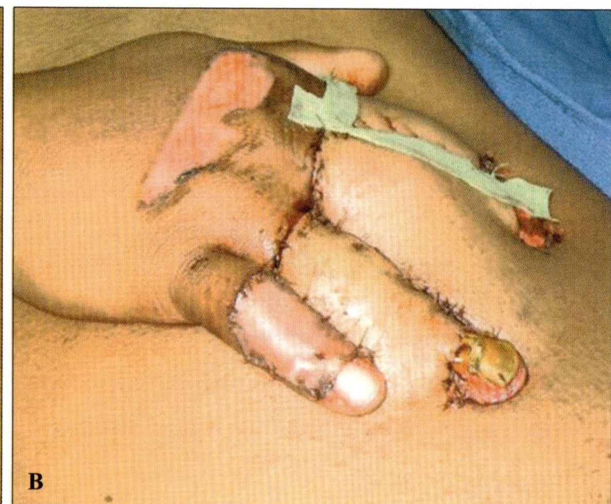
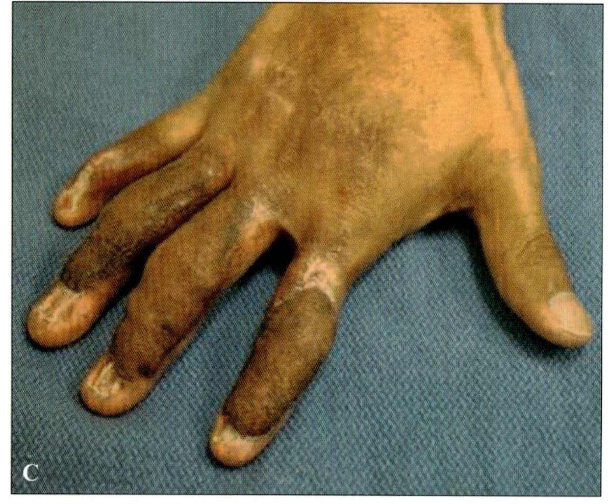

▲ 图 12-12 腹部皮瓣覆盖四度指背烧伤

A. 手背部深度烧伤和术中手放在腹部的位置；B. 皮瓣转移到位；C. 最终结果

意细节，充分切除，覆盖创面和术后管理等都对于维持生命和美容至关重要[67]。面部烧伤可累及重要结构，如上呼吸道和感觉器官（眼睛和耳朵）。

目前还没有大型随机试验比较面部早期切痂植皮与焦痂分离形成肉芽组织后植皮间疗效的差异。大多数作者采用早期切痂植皮以预防瘢痕挛缩并争取最佳美容效果，建议手术前最长等待不超过 18d[68]。

一旦决定进行手术切痂和移植，需要仔细考虑供区部位及其皮肤厚度。如果可能，供移植的皮肤应该从乳头连线以上的部位获取，以达到最佳的肤色匹配。头皮皮肤移植颜色匹配极好，但如果切取太深，会存在将头发毛囊移植到受区的风险，导致受区头发生长和供区秃发。另一个可选的供皮区是上背部。

面部烧伤的切痂可采用多种方法，目前主要使用的是 Goulian/Weck 刀。如果对烧伤的深度有疑问，使用 Goulian 刀进行削痂更适合于保存有活力的真皮，这对获得最佳手术效果至关重要（图 12-14）。

前面描述的“水解剖刀”，如爱微捷 Versajet 清创水刀系统，也可以用于面部轮廓的区域，以实现更加可控和精确的坏死组织切除，从而避免对更深层次组织的潜在损伤。

由于面部毛细血管网丰富，切除时可能会大量失血。肾上腺素冲洗是减少面部切削痂出血的一种有效的预防措施[69, 70]。肾上腺素浸湿的海绵外用有助于止血，电凝可用于准确止血。

面部植皮皮片的放置应考虑到美学单元，即整个美学单元尽量用单独的大张自体皮移植重建。出于美学目的，面部被分为多个美容分区

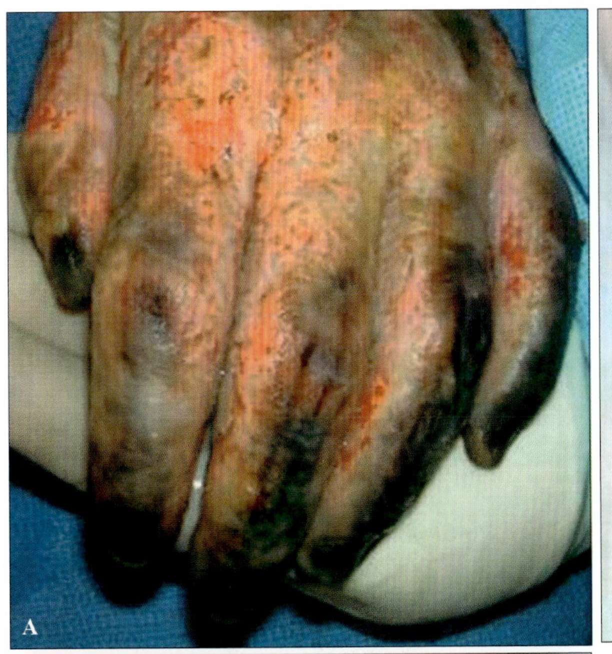

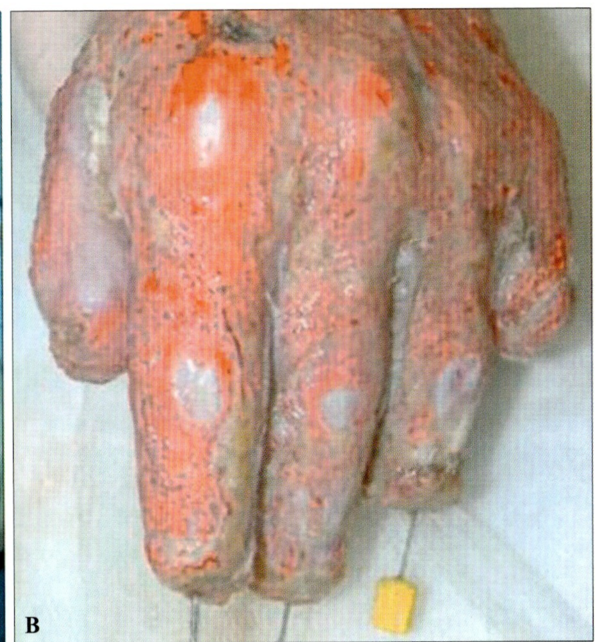

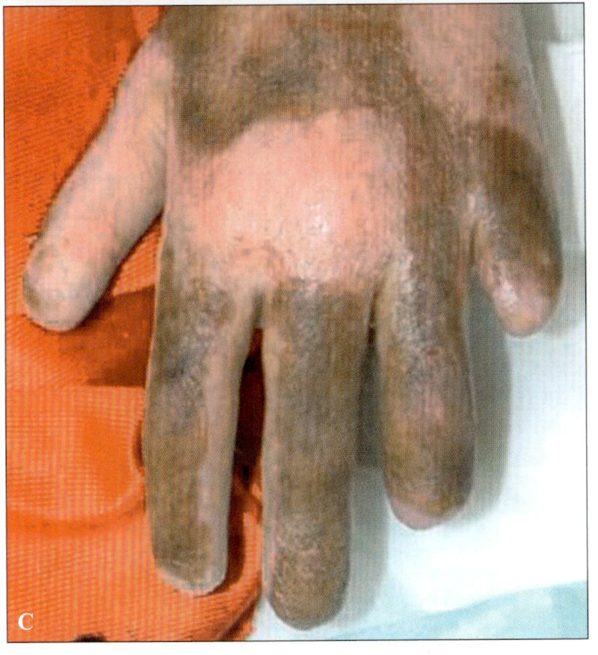

▲ 图 12-13　9 岁男孩 85%TBSA 烧伤，其中手背四度烧伤，保留手指长度

A. 烧伤后第 7 天；B. 烧伤后第 12 天；C. 烧伤后第 61 天

（图 12-15）[71]，眶周、鼻和上睑颊区域作为单独的美容分区进行植皮[71]。皮片切取时应尽可能宽，以减少皮片间接缝的数量，然后用缝合线、胶水或纤维蛋白胶固定。

纤维蛋白胶是一种止血辅助剂和黏合剂，有研究表明，使用时可以减少血清肿和血肿的形成，将对订皮机针或缝合的需求减至最低，但能达到同等或更好的效果[72]。医用级胶水，如 2- 氰基丙烯酸丁酯（组织丙烯酸）可用于固定植皮边缘。

一旦皮片固定到位，应将各种管道和线置于合适的位置固定，以避免破坏植皮。为避免气管内插管固定在面部破坏所植皮片，可使用鼻中隔系统固定。

面部皮片移植后应经常检查是否有积液或血肿，如有可用小针头引流。一些中心采用自体皮延迟植皮以减少血肿形成造成的植皮损失。采用同种异体皮暂时覆盖创面仍是一个不错的选择，

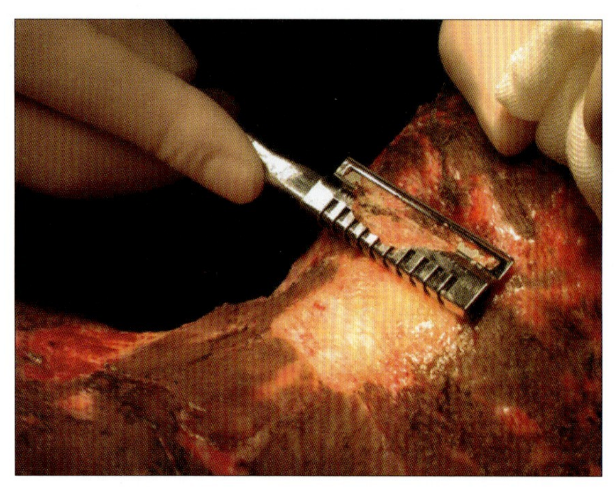

▲ 图 12-14 用 Goulian 刀对下巴进行削痂
之前的移植手术很成功。这种仪器适用于小而复杂的区域

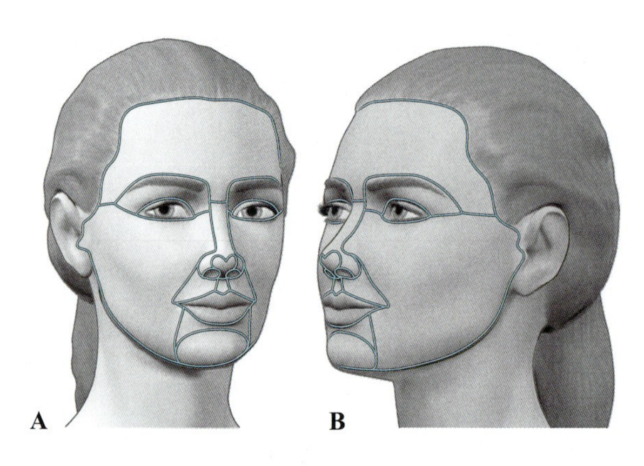

▲ 图 12-15 面部美学单位
A. 正面视图；B. 横向视图（引自 McCauley RL，Obeng MK. Reconstruction of cheek deformities. In：McCauley RL，ed.，*Functional and aesthetic reconstruction of burned patients.* Boca Raton，FL：Taylor and Francis Group；2005：270.）

可使用至创面用自体皮完整覆盖为止[73]。

在广泛的软组织损伤不伴有深层骨质损伤的区域，如颊区，可考虑局部或游离组织（瓣）转移进行急诊重建。如果上颌窦暴露在外，可用血管化的游离大网膜移植来填充无效腔，如面部创伤病例所述[74]。

（四）眼睑

对眼睑的深度烧伤应尽早切痂和移植，否则可导致瘢痕性睑外翻，导致斜视、暴露性角膜炎、角膜溃疡，最终穿孔导致失明[75]。烧伤后瘢痕性睑外翻是一种严重的并发症，无意识状态机械通气的患者尤其危险。一旦确诊，应立即进行瘢痕松解，下眼睑全厚皮片移植，上眼睑中厚皮片移植[76]。

应经常使用眼科润滑的滴眼液和眼膏，以保持眼睛湿润，避免引起暴露性角膜炎，特别是昏迷的病人。如果烧伤后出现睑外翻，可能需要早期睑缘缝合或挛缩眼睑松解。

可在床边局麻下进行睑缘缝合术。在睑缘灰线前，使用一种精细的不可吸收双头针，做横褥式缝合，以避免角膜刺激，上眼睑和下眼睑进出针在外中侧大致相同位置。外侧睑缘缝合术更为常用。缝线应通过橡胶垫等材料固定，以防止缝线撕裂皮肤。缝合时应包括睑板嵴，但不能贯穿睑板嵴，足够的睑缘缝合可使眼睑被动闭合以保护角膜。

上眼睑和下眼睑的松解可以使用局部皮瓣、全厚皮肤移植或中厚皮片移植。全层眼睑缺损需要以硬腭黏膜或脱细胞真皮为内层，以皮片或局部皮瓣为外层进行分层重建[77]。

（五）生殖器烧伤

生殖器烧伤导致运动、排尿和性功能障碍并带来长期影响。由于富含毛囊和皮肤附件，该区域的烫伤可能自行上皮化愈合。

急诊处理可选择导尿以收集尿液，环形限制性烧伤行尿道支架术。

大多数二度烧伤的阴囊将自行愈合，因为阴囊皮肤较的厚，包含较多的毛囊。如果怀疑睾丸损伤，应通过测量睾酮刺激水平来评估睾丸功能[78]。

阴囊小面积三度烧伤以切除缝合为主，大面积的三度烧伤需要植皮。阴茎三度烧伤可沿阴茎干用 Goulian 刀或 Versajet 水刀切削痂，用不拉网的中厚皮片移植。因为包茎常见，包皮三度烧伤可以通过包皮环切术来治疗。

生殖器烫伤最好保守治疗，因为其通常为二度，愈后结果可接受。阴茎龟头的深度烧伤待焦痂分离，随后在肉芽组织上植皮。对于大阴唇的全层烧伤，应行延迟性手术切除、植皮，以避免长期瘢痕挛缩。

肛周烧伤与成人和儿童的大面积烧伤有关。

建议早期切除和植皮，以防止细菌定植和粪便污染。一些中心建议肠道造瘘以帮助愈合和植皮[79]。如果植皮失败，尝试再次移植很重要，因为愈合时间延长会导致肛周环形挛缩。

（六）乳房

与乳房烧伤相关的瘢痕和毁容可能是发育的少女和年轻妇女心理应激的一个重要来源[80]。应尽一切努力保护青春期前女孩的乳房芽和青春期后妇女的乳房丘。小面积烧伤，尤其是线状烧伤，可以切除后一期修复，也可以待瘢痕形成后再切除。

女性的乳头乳晕复合体需要特别注意，最好不切除，因为往往可通过存留的深部腺体结构移行而愈合。

七、结论

现代烧伤治疗最重要的组成部分之一是创面的早期手术管理。现有的证据表明，对于大面积烧伤患者，及时切除坏死组织和封闭烧伤创面可以挽救生命。皮肤替代物和真皮替代物使创面临时覆盖更加可行，这为三度创面的局部抗菌治疗和保守治疗提供了另一种选择方法。

拓展阅读

Desai MH, Herndon DN, Broemeling L, et al. Early burn wound excision significantly reduces blood loss. *Ann Surg.* 1990;211(6):753-759, discussion 759–762. (Paper on early burn excision and decreased blood loss.)

Heimback DM, Warden GD, Luterman A, et al. Multicenter postapproval clinical trial of Integra dermal regeneration template for burn treatment. *J Burn Care Rehabil.* 2003;24(1):42-48. (Paper on dermal regeneration template.)

Herndon DN, Barrow RE, Rutan RL, et al. A comparison of conservative versus early excision. Therapies in severely burned patients. *Ann Surg*. 1989;209(5):547-553, discussion 552–553.

Janzekovic Z. The burn wound from the surgical point of view. *J Trauma*. 1975;15(1):42-62. (Classic paper on early excision and immediate grafting.)

Sood R, Roggy D, Zieger M, et al. Cultured epithelial autografts for coverage of large burn wounds in eighty-eight patients: the Indiana University experience. *J Burn Care Res*. 2010;31(4):559-568. (Paper on cultured epithelia autografts.)

Supp DM, Boyce ST. Engineered skin substitutes: practices and potentials. *Clin Dermatol*. 2005;23(4):403-412.

第13章 烧伤患者的麻醉

Anesthesia for Burned Patients

Lee C. Woodson　Edward R. Sherwood　Michael P. Kinsky　Mark Talon
Caroline Martinello　Sue M. Woodson　著
鲁显福　译

一、概述

自第二次世界大战以来，随着护理质量不断提高，大面积烧伤患者的生存率也稳步上升[1]。这归功于积极的液体复苏，早期切痂植皮，有效地使用抗生素，营养支持的进步和烧伤中心的发展。当前，在现代化的烧伤病房中，拥有充足的救治资源，如果救治及时，大多数体表烧伤面积超过80%的患者也都能够存活。Ryan等对影响烧伤致死的危险因素进行了研究，并提出了三个可用于评估死亡风险的重要因素：年龄超过60岁，烧伤面积超过40%TBSA，以及合并吸入性损伤[2]。存在的危险因素越多，患者的死亡率便随之增加：存在0、1、2或3个危险因素时，死亡率随之变成0.3%、3%、33%或约90%。此外，重大的并发症或复苏延迟也会影响死亡率。O'Keefe等发现在有相同或类似烧伤的情况下，30—59岁女性的死亡风险比该年龄段的男性高约2倍[3]。虽然人们一直认为烧伤的儿童面临着更高的死亡风险，但Sheridan等发现，遭受了大面积烧伤的48个月龄以下的患儿死亡率却极低[4]。烧伤护理在老年群体中并未取得显著的进展。在过去的30年里，严重烧伤的老年患者的发病率和死亡率（以烧伤致死剂量50表示）并没有得到改善[5]。其中一些患者在烧伤后不久就会发生难治性烧伤休克，而且无法复苏[6]。

严重烧伤可导致几乎所有的人体器官发生病理生理改变。框13–1、图13–1和图13–2列出了急性烧伤患者在围术期面临的一些挑战。除了与气道管理、生命体征监测和血管通路开放等可预见的挑战外，患者体位的安置还需要和团队密切的沟通与合作。涉及躯体后侧的烧伤可能需要将患者转为俯卧位，才能获得最佳的治疗（图13–1）。在改变患者体位期间，血管内导管和气管内导管必须进行可靠的固定，并对这些生命线给予足够的重视。在过去的10年中，已经发表了数篇关于烧伤手术麻醉管理的综述，每一篇都有其独特的见解[7–10]。

框13–1　急性烧伤患者围术期的挑战

- 呼吸道损伤
- 肺功能不全
- 精神状态改变
- 相关伤害
- 血管通路受限
- 快速失血
- 组织灌注受损原因如下：
- 血容量减少
- 心肌收缩力降低
- 贫血
- 胶体渗透压降低
- 水肿
- 心律失常
- 温度调节受损
- 药物反应改变
- 肾功能不全
- 免疫抑制
- 感染/脓毒症

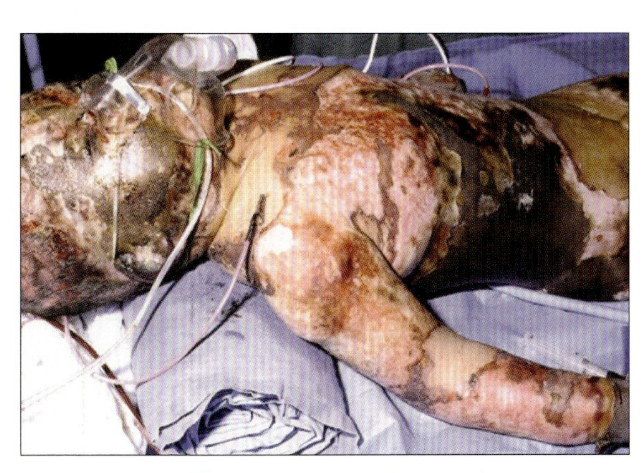

▲ 图 13-1 众多技术上的挑战
包括气道管理、静脉通路的开放、监测仪的应用、温度的调节以及对严重烧伤患者大量出血的预测

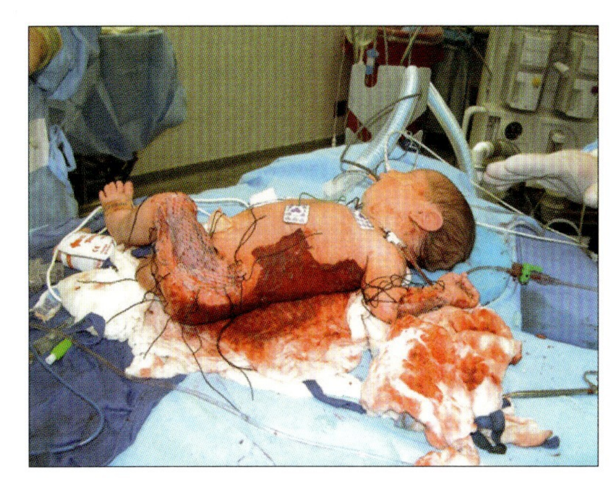

▲ 图 13-2 偶尔有烧伤患者行切痂手术有特殊要求
就像这位 3 天大的患儿，心血管、肝脏和肾脏的生理功能是不成熟的，为了应对大量失血的风险建立血管通路，在技术上较难实现

烧伤患者在伤后通常需要接受数年的手术治疗，以进行功能矫正和后期美化处理。烧伤整形手术的麻醉管理存在许多特殊问题 [11]，但本章将重点讨论急性烧伤患者的护理问题。烧伤的急性期为从损伤到伤口被切除、移植和愈合的这段时期。

现代烧伤护理需要多学科团队的协作，包括外科医师、重症监护医师、护士、营养师、康复理疗师、肺部护理治疗师和麻醉医师。对急性烧伤患者进行合理有效的麻醉管理需要了解这种多学科合作模式，使围术期护理与患者的整体治疗目标相一致。目前的外科治疗标准是要对完全损伤的烧伤创面进行早期切除和移植，这些伤口可能含有病原体并产生具有全身效应的炎症介质，导致心肺功能损害。大面积烧伤后，炎症介质的全身效应对机体代谢和心肺功能的影响降低了机体的生理储备，患者对手术应激的耐受性也会随着时间的推移而变化。因此，在烧伤早期如果进行了充分的复苏，机体被调整至最佳状态，即使患者接受大面积手术，也会有很好的耐受性。然而，必须意识到，大面积烧伤患者的早期复苏会导致大量液体转移，这可能与血流动力学不稳定和呼吸功能不全有关。Reynolds 等报道称烧伤患者的死亡原因超过一半是复苏失败 [6]。对烧伤患者进行有效的麻醉管理需要了解大面积烧伤的病理生理变化，并进行仔细的术前评估，以确保复苏得到优化，并制定适当的麻醉方案。

二、术前评估

对烧伤患者的术前评估需要了解这些患者从受伤初期到所有伤口愈合期间的病理生理变化过程。烧伤后所有器官系统发生的剧烈变化将会直接影响麻醉管理。此次将讨论急性烧伤患者。除了需要进行一些常规的术前评估外，急性烧伤患者的评估还需要特别注意气道管理和肺部支持，血管通路，复苏的充分性及相关损伤。严重急性烧伤的患者存在许多术前问题，如框 13-2 所示。我们需要根据这些患者烧伤创面的位置、范围和深度、创伤后的时间、感染的可能性，以及是否

框 13-2 急性烧伤患者术前主要关注点

- 患者的年龄
- 烧伤程度（体表总面积）
- 烧伤深度和分布（浅度或全厚度）
- 损伤机制（火焰、电气、烫伤或化学）
- 气道通畅
- 是否存在吸入性损伤
- 受伤时间
- 复苏充分性
- 相关伤害
- 并存疾病
- 手术计划

存在适合的自体移植供体部位来合理安排手术，并进行术前评估。

（一）烧伤的初步评估

烧伤破坏了人体最大器官——皮肤的重要功能。皮肤为人体提供了几种基本的保护和平衡功能（框13–3）。对烧伤患者的治疗必须补偿这些功能的丧失直到伤口恢复和愈合。作为水分蒸发的屏障，皮肤有助于维持液体电解质平衡。皮肤烧伤会导致热量损失和血管运动调节功能损害，降低了人体的温度调节功能。皮肤的屏障功能也能保护机体免受入侵微生物的感染。当体表大面积损伤时，富含蛋白质的伤口渗出液会消耗血浆蛋白质。

除了丧失皮肤重要功能外，大面积烧伤还会引起全身炎症反应，导致几乎所有器官系统的功能改变。烧伤患者的术前评估很大程度上取决于对这些病理生理变化的认识。

与烧伤有关的发病率和死亡率很大程度上与创面的大小有关。烧伤程度可以用总体表面积烧伤（TBSA）来表示。TBSA的评估用于指导液体和电解质治疗，以及估计手术出血量。这些估值可以用从特定年龄的列线图开发出来的Lund Browder表来进行计算。（图13–3）。急诊科备有简化“九分法”表，用来快速评估TBSA。了解烧伤深度对于预测生理损伤及外科治疗也至关重要。一度或浅二度烧伤可愈合而不会形成瘢痕或畸形，不需要手术切除。较深的二度和三度烧伤需要手术清创和移植并伴有手术失血。

框13–3　皮肤的功能

- 免受环境因素（例如辐射、机械刺激或创伤）的影响
- 免疫学：抗原提呈，抗菌产物（皮脂），致病微生物进入障碍
- 水和电解质平衡：通过限制蒸发来帮助维持蛋白质和电解质的浓度
- 热调节：通过出汗和血管运动调节体表浅血流量，帮助控制热量流失
- 感觉：皮肤中广泛多样的感觉器官提供有关环境的信息
- 代谢：维生素D的合成和某些物质的排泄
- 社会：皮肤的外观对形象和社会互动有强烈影响

准确估计失血量对制订烧伤患者术前治疗计划至关重要。随着大面积的伤口切除和清创，大量的血液会迅速流失。在此过程中，监视器、血管通路和血制品的充分准备至关重要。手术出血量取决于切痂面积（cm^2）、受伤时间、手术计划（削痂与筋膜切除；图13–4）和感染情况[12]。皮肤移植供体部位的失血量也会因是首次取皮还是重复取皮而有所不同。这些变量是预测手术出血量的有效因素，也是麻醉管理计划中的关键因素（表13–1）。

表13–1　预计失血量的计算

手术过程	预计失血量
自烧伤以来＜24h	0.45ml/cm^2 烧伤面积
烧伤后1～3天	0.65ml/cm^2 烧伤面积
烧伤后2～16天	0.75ml/cm^2 烧伤面积
自烧伤后＞16天	0.5～0.75ml/cm^2 烧伤面积
感染伤口	1～1.25ml/cm^2 烧伤面积

（二）呼吸道和肺功能

术前评估时应特别关注气道和肺功能。面部和颈部烧伤会扭曲解剖结构，减少活动范围，造成直接喉镜检查困难或失败。具体的改变包括舌、口咽和喉部的张口受损和水肿，以及颈部活动范围的受限。严重面部烧伤后出现的组织损伤和塌陷可能会使面罩通气困难。吸入性损伤可能损害肺气体交换功能，导致呼吸功能不全或衰竭。呼吸支持水平也必须进行评估。所需的支持水平范围从气管插管补充吹气或面罩氧气到高呼气末正压（positive end–expiratory pressure，PEEP）或FiO_2的通气。

急性肺损伤可能发生于吸入化学刺激物、烧伤或复苏过程中引发的全身炎症或呼吸机引起的损伤。常见的病理包括上呼吸道热损伤、化学刺激物或炎症引起的肺实质损伤、黏液栓塞和上皮铸型引起的下气道阻塞，以及急性肺损伤或容量超负荷所致的肺水肿。在高水平的PEEP或吸气压力峰值下，必须确定麻醉呼吸机是否能够维持，或是否需要将ICU呼吸机带到手术室。如

烧伤体表简图　Shriners 烧伤研究所

年龄：＿＿＿＿＿＿

性别：＿＿＿＿＿＿

入院日期：＿＿＿＿＿＿

烧伤类型：

电击伤 □

火焰烧伤 □

烫伤 □

化学烧伤 □

吸入性损伤 □

烧伤时间 ＿＿＿＿＿＿

记录日期 ＿＿＿＿＿＿

记录者 ＿＿＿＿＿＿

复核日期 ＿＿＿＿＿＿

复核者 ＿＿＿＿＿＿

审核者 ＿＿＿＿＿＿

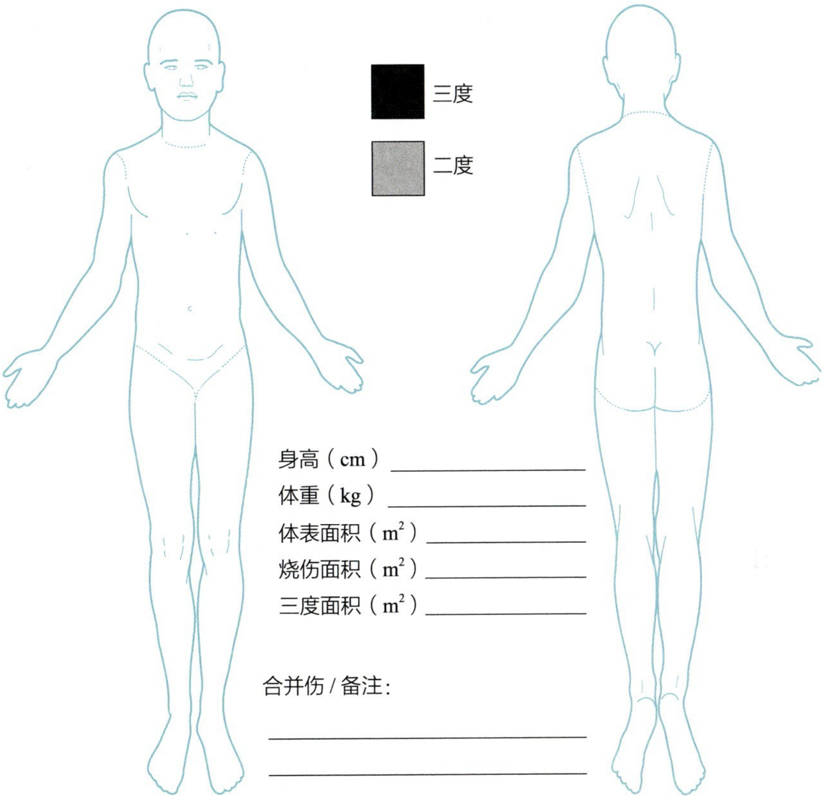

三度

二度

身高（cm）＿＿＿＿＿＿

体重（kg）＿＿＿＿＿＿

体表面积（m^2）＿＿＿＿＿＿

烧伤面积（m^2）＿＿＿＿＿＿

三度面积（m^2）＿＿＿＿＿＿

合并伤 / 备注：

＿＿＿＿＿＿

＿＿＿＿＿＿

体表面积估计方法

	0－1 岁	1－4 岁	5－9 岁	10－14 岁	15 岁	成人	2°	3°	TBSA%
头	19	17	13	11	9	7			
颈	2	2	2	2	2	2			
躯干前侧	13	13	13	13	13	13			
躯干后侧	13	13	13	13	13	13			
右臀部	2.5	2.5	2.5	2.5	2.5	2.5			
左臀部	2.5	2.5	2.5	2.5	2.5	2.5			
生殖器	1	1	1	1	1	1			
右上臂	4	4	4	4	4	4			
左上臂	4	4	4	4	4	4			
右前臂	3	3	3	3	3	3			
左前臂	3	3	3	3	3	3			
右手	2.5	2.5	2.5	2.5	2.5	2.5			
左手	2.5	2.5	2.5	2.5	2.5	2.5			
右大腿	5.5	6.5	8	8.5	9	9.5			
左大腿	5.5	6.5	8	8.5	9	9.5			
右小腿	5	5	5.5	6	6.5	7			
左小腿	5	5	5.5	6	6.5	7			
右足	3.5	3.5	3.5	3.5	3.5	3.5			
左足	3.5	3.5	3.5	3.5	3.5	3.5			
					合计				

▲ **图 13-3　改进的 Lund and Browder 表在加尔维斯顿 Shriners 医院使用**

使用该图表可以相对精确地估计受烧伤影响的体表总面积的百分比，该图表可使不同表面结构的面积正常化，并随年龄的变化而发生变化。更快速的估计可以用“九分法”图表，它只区分婴儿和成年人

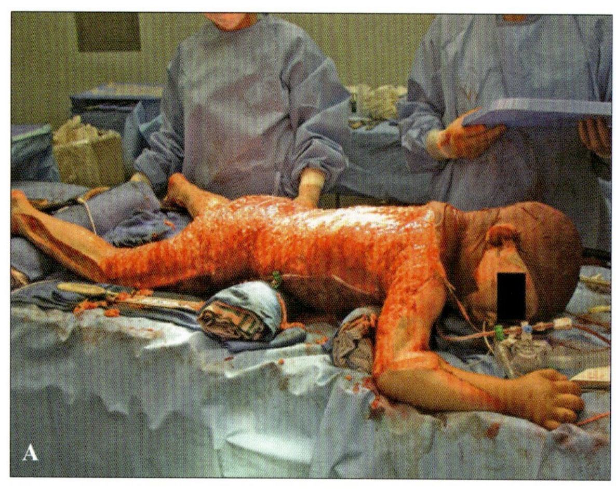

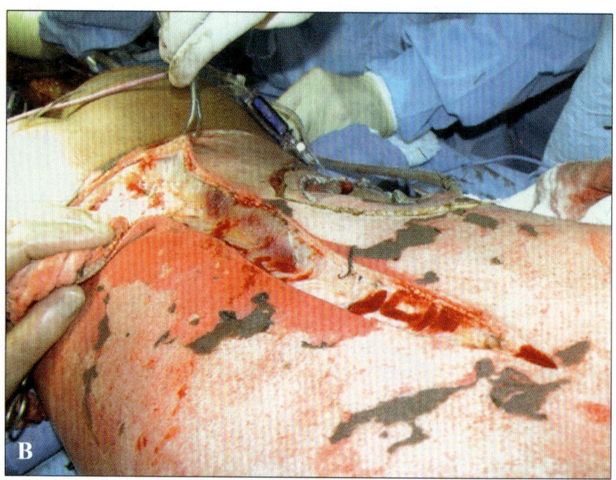

▲ 图 13–4 A. 出血的一个重要决定因素在于外科技术，此处烧伤的伤口用切痂刀可直接见到出血的有活力的组织；B. 切取伤口至筋膜层时，烧伤伤口切除时的出血较少，如本图所示。还请注意，与图像左边的未烧伤组织相比，烧伤创面下有厚厚的水肿组织凝胶层

果患者在术前评估时插管，必须知道插管的适应证，以便制定适当的术后支持计划[13]。吸入性损伤与皮肤烧伤相结合，使复苏所需的液体量增加了 44%[14]。许多研究还表明，与单纯烧伤相比，烧伤合并吸入性损伤患者肺部并发症（肺炎、呼吸衰竭或急性呼吸窘迫综合征）的发病率增加[15]。吸入性损伤的后遗症包括上呼吸道变形和直接热损伤引起的阻塞，以及刺激性气体对下呼吸道和肺实质的影响导致的肺气体交换障碍。吸入性损伤的这两个组成部分有不同的时间进程和病理生理学后果。

Foley 描述了 335 例死于大面积烧伤患者的尸检结果[16]。在吸入性损伤患者中，口腔内、腭和喉烧伤并不少见。喉损伤最常见的部位是边缘暴露的会厌和声带。相反，在这些患者中没有见到声门和上呼吸道以下的热坏死。由于口咽和鼻咽的热交换作用，下呼吸道几乎总是受到保护，不受直接热损伤，除非损伤涉及蒸汽或爆炸冲击。这已经在实验模型中得到证实[17]。因此，下呼吸道和肺实质的吸入性损伤几乎总是由于有毒或刺激性气体的影响。

临床怀疑吸入性损伤是由于存在某些危险因素，如在封闭的空间内有火灾和烟雾接触史，或在事故现场有一段时间意识不清，烧伤包括面部和颈部、面部或鼻毛被烧焦，声音改变，吞咽困难，口腔和（或）鼻部烟灰沉积，或炭质痰。除了窒息或全身性中毒外，吸入性损伤的最早威胁是由水肿引起的上呼吸道梗阻。当出现这种并发症时，建议进行早期或预防性插管。然而，暴露在烟雾中并不总是导致严重损害，而且在没有明显的呼吸窘迫或呼吸衰竭证据的情况下，很难确定哪些患者将经历进行性炎症反应，并最终需要气管插管。Clark 等在一项回顾性研究中指出，51% 暴露于烟雾的患者不需要插管[18]。在喉部黏膜发炎的情况下进行不必要的插管可能会进一步损害喉部和声门下区[19, 20]。

对于有吸入性损伤的危险因素的患者，传统的气道阻塞的临床预测指标不能很好地预测气道受损[21, 22]。通常需要更客观的标准来评估气道梗阻的风险。Hunt 等发现纤维支气管镜是诊断急性吸入性损伤的一种安全、准确的方法[23]。他们指出声门上的严重损伤会伴有黏膜水肿、梨状窦闭塞和引起会厌和杓状隆起的肿大。Haponic 等通过鼻咽镜对有吸入损伤危险的患者进行了连续观察，发现上呼吸道扭曲，描述为鼻会厌皱襞柔软水肿的黏膜，以及在吸气时可阻塞气道的杓状隆起[24]。上呼吸道进行性水肿与体表面积烧伤、复苏量、复苏液输注率有关。对于有吸入损伤危险但缺乏明确的插管指征的患者，纤维鼻咽镜能有效地识别即将发生的气道损伤。连续检查可以避免不必要的插管，同时识别进行性炎症改变，并允许在严重气道阻塞和紧急情况下插管[20]。

下呼吸道和肺实质性损伤比上呼吸道梗阻发展得更慢。在复苏前，与呼吸功能相关临床体征、胸部 X 线片和血气分析可能在正常范围内，但最终可能会发展为需要插管和机械通气的呼吸衰竭[25]。

Linares 等在实验用绵羊模型中研究了吸入烟雾后细胞形态变化的顺序[26]。他们观察到四个分离但部分重叠的损伤阶段，分别描述为渗出期、退变期、增殖期和修复期。在第一个 48h 内，渗出期的特征为多形核（polymorphonuclear，PMN）浸润、间质水肿、Ⅰ型肺细胞丢失、气管支气管上皮以局灶性坏死、出血、黏膜下水肿等形式。退变期为 12 ～ 72h，主要表现为上皮进行性损伤、坏死组织脱落、假膜和铸型形成。透明膜在肺泡表面形成。巨噬细胞开始积聚吸附坏死碎片。在第 2 天和第 7 天之间称为增殖期，在此期间Ⅱ型肺细胞和巨噬细胞增殖。4 天后，腺体开口的上皮细胞再生出现修复性改变。

一些报道提供了关于烟雾吸入引起的病理生理变化的清晰描述[27-29]。动态顺应性降低，会增加呼吸工作。闭合容积增加，功能残气量减少，导致肺不张，分流导致缺氧。气道会被脱落的上皮、铸型和黏液堵塞。受损的纤毛功能通过减少气道碎片的清除而加剧了气道阻塞。这些变化导致进一步分流并导致定植和肺炎。吸入性损伤的治疗是经验性的，并且支持气管插管和机械通气。侵袭性的肺灌洗，高频喷射通气和旨在消除阻塞性碎屑的呼吸疗法也是非常有益的。与治疗 ARDS 一样，减少潮气量和降低气道压力可减少烟雾吸入伤患者因使用呼吸机引起的肺损伤[30, 31]。然而，最近，Sousse 等分析了潮气量对吸入性损伤机械通气患者的临床疗效。历史对照组为潮气量为 15ml/kg 的患者。将这些患者的预后与目前接受 9ml/kg 治疗的患者进行比较。潮气量低的患者需要较少的呼吸机天数，肺不张和 ARDS 的发病率较低[32]。ARDS 的病理生理学主要与富含蛋白质的液体充斥肺泡有关，烟雾吸入性损伤涉及更多的小气道阻塞（铸型和坏死碎片），导致气道阻力增加，顺应性降低，V/Q 失调。这两种疾病可能需要不同的治疗方法。

一氧化碳（carbon monoxide，CO）和氰化物是烟雾的两个主要有毒成分。对于有烟雾吸入损伤迹象的烧伤患者，应评估这些化合物产生的毒性。CO 结合血红蛋白的能力比氧气强 200 倍[33]。因此，CO 明显削弱氧与血红蛋白的结合，降低携氧能力。CO 还将氧血红蛋白解离曲线向左移动，从而减少了组织中氧的释放。这些因素导致氧气向组织的输送减少，并在严重情况下导致无氧代谢和代谢性酸中毒。CO 中毒的体征和症状包括头痛、精神状态改变、呼吸困难、恶心、虚弱和心动过速。常规脉搏血氧饱和度测定 CO 中毒患者 PaO_2 和血氧饱和度正常。没有发绀，碳氧血红蛋白必须用血氧饱和度测定法测定。15% 以上的碳氧血红蛋白是有毒的，50% 以上的通常是致命的。主要的治疗方法是给予 100% 的氧气，在严重的情况下，则给予高压氧治疗，以增加血液中的氧分压[34]。

氰化物也是烟的一种成分，它是由于燃烧某些塑料制品而产生的[35]。氰化物直接损害线粒体中的氧化组分，降低细胞在代谢中利用氧的能力。这些改变的结果是转化为无氧代谢和发展为代谢性酸中毒。症状和体征包括头痛、精神状态变化、恶心、昏睡和虚弱。氰化氢含量在 100ppm 以上通常是致命的[36, 37]。

氰化物毒性的治疗需要高浓度的氧，这可能会增加细胞内的氧张力，从而引起还原性细胞色素的非酶氧化或取代细胞色素氧化酶，并增强施用解毒剂的效果。药物干预包括高铁血红蛋白生成因子，如硝酸盐（亚硝酸戊酯吸入 0.2ml，或亚硝酸钠，成人静脉注射 10ml 3% 溶液和儿童 0.13 ～ 0.33ml/kg 3% 溶液）和二甲氨基苯酚（3.25mg/kg）可提高高铁血红蛋白水平。高铁血红蛋白与细胞色素氧化酶竞争氰化物。然而，高铁血红蛋白水平过高会导致携氧能力下降，而且可能是有毒的。直接结合剂对氰化物有很高的亲和力。乙二酸二钴（成人 15% 溶液 20ml，儿童 15% 溶液 0.3 ～ 0.5ml/kg）作用极快，但有显著毒性，而羟钴胺（成人 5 ～ 10g 或儿茶素 70mg/kg）是维生素 B_{12} 的前体，已被证明是安全的，几乎没有全身副作用，可以很快被肝脏代谢，并避免肾吸收。硫代硫酸钠等硫供体（成人50%溶液25ml或儿童25%溶液1.65ml/kg）在线粒体酶的催化下，会加速机体氰化物转化为硫氰酸盐的酶促反应，从而降低其毒性，增强机体的消除作用[36, 37]。

（三）烧伤对血液循环的影响

热损伤对全身循环有着深远的影响，血流动力学管理是围术期护理的重要组成部分。麻醉医师的技能和临床经验对严重烧伤患者来说非常重要，麻醉医师经常被要求参与最初的复苏。在受伤后第1个24h，也就是在最初的液体复苏过程中，患者也可能需要手术干预，如焦痂切开术，筋膜切开术，或伤口切除。因此，麻醉医师了解烧伤复苏的基本原理是很重要的。对于麻醉医师来说，在初次急性复苏后能够评估复苏质量并评估患者的血流动力学状态和生理储备也是至关重要的。这些要求麻醉师熟悉严重烧伤后心血管功能的阶段性变化。

在大面积烧伤后的最初几天，心血管功能发生了双相变化。随着流体从血管腔流失，如果没有积极的替代，低血容量会迅速发展。这与心输出量减少和全身血管阻力增加有关。在接下来的2～3d里，如果复苏成功，这种模式就会逆转。出现高动力型，心输出量明显增加，全身血管阻力降低。评估生理状态和围术期护理计划需要了解这些变化。

大面积烧伤后，由于血管内低血容量和在某些情况下的心肌抑制，导致烧伤休克的发展。烧伤休克的特点是心输出量减少，全身血管阻力增加，组织灌流不足[38, 39]。血管内低血容量是烧伤组织和未烧伤组织微循环改变所致，导致血管内液体向间质大量流失。皮肤淋巴回流量在烧伤后急剧增加，并持续约48h[40]。造成这种大规模流体移动涉及Starling平衡方程的所有组成部分[41]，

$$J_v=K_f[(P_c-P_{if})-\sigma(\pi_c-\pi_i)]$$

K_f是毛细血管过滤系数，P_c是毛细血管压力，P_{if}是间质静水压力，σ是蛋白质的反射系数，π_c是血浆胶体渗透压，π_i是间质胶体渗透压。具体变更内容包括：①微血管通透性增加（K_f和σ）的原因主要是局部和全身性炎症介质的释放；②微血管扩张引起的血管内静水压（P_c）增加；③组织液静水压（P_i）降低；④由于蛋白质从血管内间隙泄漏导致血管内渗透压（π_c）降低；⑤由于组织液胶体渗透压（π_i）比血管内胶体渗透压（π_c）下降更少，所以组织液胶体渗透压相对升高。

蛋白质和液体渗出到组织间隙通常导致组织液中胶体流走和淋巴回流量的显著增加。这些变化的净效应是在热损伤后的最初24～48h发生大量水肿，同时伴随血管内容量的损失。与烧伤相关的低血压部分也是由于心肌抑制所致。自Baxter及其同事首次提出烧伤引起的心脏功能障碍至今已有50年[42]。他们假设血浆中存在循环抑制因子，导致心肌收缩力降低。从那以后，许多研究小组都证实了类似的研究结果[43, 44]。虽然这个“因子”尚未被特异性分离，但细胞因子包括肿瘤坏死因子-α（tumor necrosis factor-α，TNF-α）、白细胞介素1β（interleukin 1-β，IL-1β）、来自血浆和肠系膜淋巴管的肠源性因子以及其他神经体液介质已被证明可降低心脏的收缩性和松弛性[45-49]。全身激活和局部组织水平的细胞因子表达是早期烧伤诱导的心肌抑制（最初2～6小时）的原因，损伤后数天内开始缓解[47]。烧伤、脓毒症和其他形式的休克对心肌的抑制有明显的协同作用，这表明心功能不全存在共同途径。

临床上严重烧伤后心肌功能障碍的发生率及其相关后遗症仍存在争议。这些研究规模往往较小，使用了不同的方法，并且在不同阶段收集的数据，说服力不足。同时在急性复苏期使用右心导管间接评估心室功能，发现在循环中儿茶酚胺水平较高，左心收缩功能不足[6,50]。另一方面，也有报道在烧伤复苏早期阶段心功能在正常范围。Goodwin等用M型超声心动图报告了烧伤后内部纤维缩短增加[51]。其他人在受伤后的相同时间报告了类似的结果[52]。最近发现，复苏期间的舒张功能障碍与细胞因子水平增加和死亡有关[53]。心肌损伤，表现为血浆肌钙蛋白升高，也被描述为与卒中功减少和舒张功能障碍相

关[54]。烧伤的尸检数据显示出心肌缺血的证据（30% ～ 60% 的病例，适用于所有年龄组），表明无冠状动脉导致的缺血[55]。由于儿茶酚胺激增和交感神经激活，心肌缺血可能是由于供应减少（心动过速）和需求增加（心动过速 + 收缩性）。因此，早期（ICU）阶段的心功能不全可能是由于心肌顿抑，因为纤维化需要更长时间（如几个月）[56]。

如果患者在最初的烧伤休克中存活下来并且得到充分复苏，则在随后的 2 ～ 3d 会发生由多种炎症介质导致的高动力循环状态。这种全身性炎症状态被称为全身性炎症反应综合征（systemic inflammatory response syndrome，SIRS），在于烧伤患者中表现为心动过速，全身性血管阻力显著降低和心输出量增加。SIRS 表现为不同程度的症状，从心动过速、呼吸急促、发热和白细胞增多到顽固性低血压，最严重的表现为休克和多器官系统功能障碍。在烧伤患者中，SIRS 最常见的原因是烧伤本身；然而，脓毒症（伴有感染或菌血症的 SIRS）也是一种常见疾病。

由于这些病理生理机制，烧伤超过 20%TBSA 的患者会产生烧伤休克状态。在生理储备不足的患者中，这种现象甚至会在较少烧伤的患者身上发生（如 10%TBSA 烧伤）。发生这种损伤的患者在早期需要进行血管内液体的置换。与此同时，过度复苏会导致严重的并发症，在极端情况下，可能是致命的。利用晶体、胶体或高渗液体组合的几种复苏方案已经被开发出来，可以作为急性烧伤患者的液体输注管理指南（表 13–2）。Alvarado 和他的同事提供了这些方案的演变[57]。正如这些作者指出的那样，自从 20 世纪 70 年代引入目前的烧伤复苏方案以来，我们对烧伤复苏的理解在理论上几乎没有取得什么进展。因此，关于使用何种液体或使用何种生理变量来测量补充液体量等基本决策，仍存在较大争议。过去，胶体溶液在烧伤后最初的 24h 内通常是被避免使用的，而现在，白蛋白或血浆这类胶体正重新受到青睐。

等渗晶体仍然是美国烧伤中心最常用的复苏液体。最流行的液体复苏方案，Parkland 公式，

表 13–2 成人烧伤患者复苏液需要量估算公式

胶体公式	电解质	胶体	5% 葡萄糖水溶液
Evans	生理盐水 1.0ml/（kg · %TBSA）	1.0ml/（kg · %TBSA）	2000ml/24h
Brooke	乳酸林格液 1.5ml/（kg · %TBSA）	0.5ml/kg	2000ml/24h
Slater	乳酸林格液 2L/24h	新鲜冰冻血浆	75ml/（kg · 24h）
晶体公式			
Parkland	乳酸林格液	4ml/（kg · %TBSA）	
修订 Brooke	乳酸林格液	2ml/（kg · %TBSA）	
高渗盐水配方			
高渗盐水（Monafo）	将排尿量维持在 30ml/h 体积中含有 250mEq Na/L		
改良高渗盐水（Warden）	乳酸林格液 +50mEq $NaHCO_3$（180mEq Na/L），持续 8h 保持尿量在 30 ～ 50ml/h 乳酸林格液可使尿量保持在 30 ～ 50ml/h 从烧伤后 8h 开始		
右旋糖酐（Demling）	右旋糖酐 40– 生理盐水 2ml/（kg · h）应用 8h 乳酸林格液，维持尿量在 30ml/h 新鲜冷冻血浆 0.5ml/（kg · h），伤后 8h 后开始持续 18h		

使用等渗晶体溶液，并估计在最初的 24h 内液体需求为 4ml/（kg・%TBSA）。另一个受欢迎的方案是改良的 Brooke 公式，推荐 2m/（kg・%TBSA）。使用这两种方案，在前 8h 内给出 1/2，在接下来的 16h 内给出 1/2。美国烧伤协会"共识公式"建议用 2 ～ 4ml/（kg・%TBSA）进行烧伤复苏[58]。

这些公式仅是估计值，并且由于各种原因，具有相似百分比的 TBSA 患者的液体需求会有很大差异；确定速率和体积必须根据患者的反应进行。液体管理通常滴定至平均血压高于 70mmHg，成人尿量为 30 ～ 50ml/h，儿科患者为 0.5 ～ 1.0ml/（kg・h）。使用有创血流动力学监测器可以确定氧气输送的决定因素，这将达到更加直观和精确的生理复苏效果。然而，这些努力并没有改善临床结果，并且通常导致更积极的液体管理和随后的过度复苏[59, 60]。

在评估复苏质量时，根据这些方案估计的液体量可能与预测的需要量有很大出入。检查患者的生理状态可提供过度或不足的证据。晶体溶液通常提供足够的容量复苏；然而，所需的大量液体导致显著的组织水肿和低蛋白血症。此外，比 Parkland 公式所预测的更多液体管理趋势被称为"液体蠕变"[61]。如前所述，过度复苏可能与严重的并发症甚至死亡率有关。这导致对于干预措施的研究可以减少复苏所需的液体量。

虽然胶体包含在早期复苏方案中，但它在 20 世纪 70 年代被放弃了。胶体溶液总体临床益处难以证明，特别是在受伤后的最初 12h 内。Pruitt 及其同事报道说，在最初的 24h 向复苏液中添加胶体并不比单独的晶体液体更多地增加血管内容量[62]。还有人认为胶体的使用可能在复苏后导致肺水肿[51]。由于增加了成本并且几乎没有确定的益处，直到最近，胶体溶液还没有常规用于美国烧伤患者的初始容量复苏。1998 年，一项广为宣传的 Cochrane 荟萃分析得出结论，给予白蛋白会增加危重患者的死亡率，包括严重烧伤患者[63]。由于特别针对烧伤患者，这种分析存在严重的方法学缺陷。大多数临床医师不相信 Cochrane 的结论，即白蛋白给药会增加烧伤患者的死亡率[64, 65]。在最近的一篇综述中，Saffle 报道称，在几乎所有的烧伤复苏研究中，使用胶体溶液减少了这些患者所需的体积以及过度复苏的并发症[60]。当为了限制复苏所需容量这一治疗目标而专门给药时，胶体溶液的使用是许多临床医师的理性选择。

在一项前瞻性随机研究中，发现使用血浆进行容量复苏可减少输注量和体重增加以及腹腔内压力和腹腔间隔室综合征的发生率（见后面的讨论）[66]。这些结果变量在过去未用于比较晶体和胶体复苏。随着初始复苏量和相关发病率的增加，胶体的使用可能有利于大面积烧伤患者。在复苏期间使用血浆可能不仅会导致容量和胶体渗透压的增加。Kozar 及其同事在实验动物模型中证明，血浆而非晶体复苏可部分逆转出血诱导的内皮损伤[67]。内皮糖萼的恢复可能有助于恢复毛细血管功能并减少液体外渗。

在大量烧伤患者中，单独的使用晶体溶液进行复苏，即可为血管提供充足的张力，而在这些患者中并不会发生不可接受的并发症。然而，并非所有患者都对晶体复苏有良好的反应。框 13-4 列出了可以显著增加复苏所需液体量的若干因素。对于具有这些特征的患者，以及其他原因不明的患者，需要大量的晶体来支持血压并维持尿液输出。在这些病例中，过量的液体会导致危险的疾病，如腹腔室间隔综合征（图 13-5）。例如，在最初的 24h 内接受超过 250ml/kg 的患者存在腹腔室间隔综合征的风险[68]。重要的是要认识到什么时候复苏，是困难的，以便采取措施来限制相关并发症的发病率。

框 13-4　可能增加急性烧伤患者复苏液体需求的因素

- 吸入性损伤
- 复苏延迟
- 挤压伤
- 电击伤
- 大面积全层烧伤
- 甲基苯丙胺实验室事故
- 合并伤

最近由于军事冲突导致产生了大量烧伤患者，麻醉师总结了一些治疗方案，其中包括给

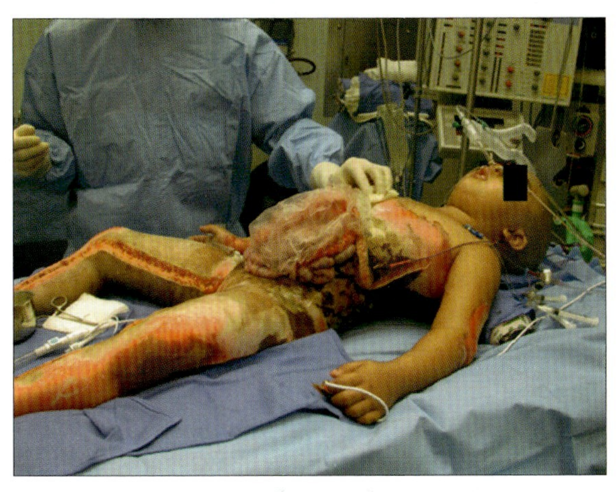

▲ 图 13-5 急性烧伤患者复苏所需的大量晶体溶液可导致不同组织间隙或室间隔的循环受损

四肢可能需要切痂或筋膜切开术；当其他措施不能充分减轻腹部压力时，腹腔室间隔综合征可能需要剖腹手术

予白蛋白，以管理对适当体积的晶体液没有足够反应的患者[69]。同样，许多民用烧伤中心已对患者采用"胶体抢救"来应对复苏的反应不足。Lawrence 及其同事[70]以输注液量［每小时 ml/（kg·%TBSA）］与尿量［ml/（kg·h）］的每小时比例（I/O）评估烧伤患者的反应。对输液输注反应良好的患者比例保持在 0.4 以下，但反应较差的患者比例逐渐提高至最大值 1.97。当确定患者为不良反应者时，将 5% 白蛋白加入其复苏液方案中。在添加白蛋白后，每个患者在其余的复苏中 I/O 比例迅速降低。在该研究中，"白蛋白拯救"在受伤后超过 12h 开始。作者指出，这些患者仍然接受大量液体，如果先前给予胶体，这个量可能会减少。将来，在复苏早期识别不良反应者以允许早期干预可能是可行的。该研究还强调了烧伤患者群体对治疗反应的异质性。这种异质性也可以解释为什么部分群体难以从胶体给药中获益。如果对一组既有良好反应又无反应的患者进行干预，则很难显示干预的益处。

一些人在烧伤患者的初始复苏中也提倡使用高渗盐水，可以单独使用或与胶体结合使用。与等渗液相比，潜在的益处是在达到相同水平的血管内复苏和组织灌注的溶液需求量减少[71]。理论上，液体需求量的减少可降低肺和外周水肿的发生率，从而减少肺部并发症的发生率和切开术的需求。已有证据显示高渗盐水右旋糖酐溶液通过从细胞内和间质中移动液体来扩增血管内容量。虽然高渗盐水右旋糖酐溶液会暂时降低液体需求，但仍有可能导致液体复苏需求反弹[72]。因此，大多数烧伤中心继续使用等渗晶体液而不是高渗溶液进行烧伤休克患者的初始复苏。

不幸的是，没有一个完全确定的生理指标用以指导急性烧伤患者复苏的终点。框 13-5 列出了用于评估烧伤患者体积复苏的充分性的几个变量。总体目标是早期容量复苏和组织灌注的建立。传统上，尿量［0.5 ～ 1ml/（kg·h）］和血压正常化（平均动脉血压大于 70mmHg）被当作终点。然而，一些研究表明，这些参数可能不足以预测组织灌注的终点。Jeng 及其同事表明，尿量＞ 30ml/h 且平均血压＞ 70mmHg 与组织灌注的其他总体指标（如碱缺乏症和血乳酸水平）相关性很低[73]。为了维持心脏和大脑等重要器官的灌注，血流通常会从内脏器官重新分布。这些器官的持续低灌注最终会导致组织损伤，并且可能是多器官功能障碍的一个促成因素。一些研究表明，血压、心率和尿量的正常化本身并不能改善预后[74, 75]。因此，在烧伤患者的术前评估中，麻醉师不应该把心血管评估建立在一个变量的基础上，而应使用更全面的方法来评估患者的生理状态和储备。

框 13-5 充分的液体复苏的标准

- 血压正常化
- 尿量［1 ～ 2ml/（kg·h）］
- 血乳酸（＜ 2mmol/L）
- BE（＜ –5）
- 胃黏膜内 pH（＞ 7.32）
- 中心静脉压
- 心指数（cardiac index，CI）［4.5L/（min·m^2）］
- 氧释放系数（oxygen delivery index，DO_2L）［600ml/（min·m^2）］

当生命体征和尿量在正常范围内时，代谢功能的测量可以提供更精细的灌注受损证据。在烧伤患者中，组织灌注不均匀，可以牺牲内脏的灌注以维持心脏、脑和肾的灌注。血乳酸和碱缺乏提供组织灌注的间接代谢总体指标。乳酸是无氧代谢的副产物，是氧气输送不足或氧气利用受损的指标。在没有氰化物中毒或脓毒症等改变细胞水平的氧利用率的情况下，乳酸水平可能是氧气利用率的有用标志[76]。Wo 及其同事发现血清乳酸盐是预测组织灌注的最佳指标。烧伤后最初 24 ～ 72h 内乳酸水平低于 2mmol/ 可能会提高患者的生存率[75]。BE 是全身组织灌注的另一个间接指标。使用 Astrup 和 Siggard–Anderson 列线图从动脉血气计算 BE。虽然是一个计算的而不是直接测量的变量，但 BE 提供了一个容易获得且广泛可用的组织酸血症和休克指标。已显示 BE 与血乳酸密切相关，并提供氧输送不足的有用指标。Kaups 等的回顾性研究结果表明 BE 是预测液体需求量、烧伤程度和死亡率的一个准确指标[77]。

过度复苏也可能是急性烧伤患者液体治疗的一个严重的并发症。据报道，由缺血性视神经病变导致的失明是烧伤复苏的并发症[78]。Greenhalgh 和 Warden 首先描述了腹部压力增加和室间隔综合征与烧伤复苏的关系[79]。此后的几项研究描述了腹部压力与大容量烧伤复苏的常见情况。当腹腔高压与呼吸，循环和尿量减少相关时，称为腹腔室间隔综合征。隔膜上的压力会损害机械通气，由于腔静脉压缩导致静脉回流受阻，导致循环受损，肾血管受压会导致尿量减少。当出现这种模式时，应检查患者的腹腔内压力。这可以通过测量膀胱压力来实现：通过 Foley 导管将 50ml 盐水滴注到膀胱中，测量耻骨联合上方盐水柱的高度（$1.36cmH_2O=1mmHg$）[80]。保守治疗腹内压升高包括试图限制再次使用所需的静脉液体量。已经发现，用复苏液包含血浆可以减少所需的体积，并且与腹腔内压力显著降低有关[66]。当发生腹腔内高压时，可以通过优化镇静和镇痛来达到一定程度的缓解。呋塞米的利尿作用和肌肉松弛药的肌肉松弛作用已被用于降低腹内高压。更多的有创性措施包括切开术[81]经皮腹膜透析导管引流[82]和剖腹手术[79]。

接触腐蚀性物质或腐蚀性化学物质也可能导致严重烧伤。例如，在非法生产甲基苯丙胺过程中，操作不慎引起的烧伤[83–85]。在非法实验室中生产甲基苯丙胺所引起的爆炸和烧伤严重增加。这些事故的受害者出于各种原因在治疗方面面临着严峻的挑战。甲基苯丙胺生产中使用的物质包括具有腐蚀性和毒性的化学品（如无水氨、盐酸、红磷和麻黄碱）。其他成分是易燃的（丙酮、乙醇和汽油），爆炸可以使受害者身上沾满所有这些化学物质。因此，除了受害者暴露在这些有毒物质中，接触这些患者的急救人员和医院工作人员也会受到损伤[86, 87]。

除了刚刚描述的暴露之外，这些患者通常会对甲基苯丙胺中毒，正如尿检阳性所证实，并且可能吸入有毒烟雾，如磷化氢气体。Santos 等发现，甲基苯丙胺相关烧伤的患者吸入性损伤发生率是相同年龄阶段和类似烧伤程度患者的 2 倍[85]。在这些需要气管插管的吸入性损伤患者中，甲基苯丙胺相关烧伤的患者使用呼吸机的天数也大约是其他患者的2倍。临床研究一致表明，甲基苯丙胺相关烧伤的患者需要更多的复苏液体量[85, 86]。例如 Santos 等研究发现，甲基苯丙胺相关烧伤的患者需要的复苏液体总量是对照组的 1.8 倍[85]。此外，甲基苯丙胺相关烧伤的患者将经历更多的行为问题。这些患者更容易被激怒，而需要被束缚。Santos 等报道，甲基苯丙胺相关烧伤的患者需要超过常规剂量的镇静药物，并会表现出“戒断综合征”[85]。这些表现可能是因为甲基苯丙胺对这些患者的毒性慢慢减弱所致。

（四）烧伤对肾功能的影响

急性肾损伤（acute kidney injury，AKI）是严重烧伤的一种非常常见且具有破坏性的并发症。发病率估计在 30% 或更高，并且死亡率可达到 80% 以上[88]。与不良预后相关的所有特征会增加烧伤 AKI 风险。尽管重症监护有所改善。但 AKI 仍然使烧伤护理复杂化并增加死亡率。但是有一些改善的迹象，Jeschke 及其同事表明，自 1984 年以来，患有 ARF 的儿童烧伤患者的死亡率降低至 56%[89]。此外，Chung 及其同事还发现，在满足更严格的标准后，与血液透析等常规治疗相比，在有 AKI 特征尤其是还存在吸入性损伤的患者中早期应用连续静脉血液滤过，可以提高生存率[90]。

烧伤患者中 AKI 的发病机制复杂并且可能涉及许多相互关联的机制。损伤后早期发生的 AKI 与晚期发生的损伤机制不同[91]。早期 AKI 与急性烧伤休克引起的肾血流减少有关，而晚期发生的 AKI 与败血症和接触肾毒性药物相关。早期 AKI 的预后较晚期差[88]。持续评估患者对液体复苏的反应对于早期识别和纠正低血压或过度复苏以预防早期 AKI 是必要的。

早期AKI的另一种机制是由于隔室综合征或电击伤引起的横纹肌溶解导致的肌红蛋白血症[92, 93]。这种形式的 AKI 治疗很困难。Brown 及其同事发现，用碳酸氢盐和甘露醇治疗横纹肌溶解症并未改变肾功能衰竭，透析或死亡率[94]。因此，早期诊断和治疗因电击伤引起的隔室综合征或肌肉损伤对于防止其发展至关重要。

肾衰竭的存在使术中管理复杂化。它严重缩小了根据失血量补充液体量之间差值的误差范围。用于监测中心静脉压的中心静脉导管（central venous catheter，CVC）在这些患者中可能更有用。应密切关注电解质平衡，尤其是钾，并且需要特别注意肾毒性药物（如抗生素）的剂量和给药速度。

（五）与烧伤相关的代谢变化

代谢率的增加是烧伤后代谢改变的标志。高代谢的程度受烧伤创面的大小、烧伤患者的治疗方式以及患者的环境温度的影响[95, 96]。在 30% ～ 70%TBSA 烧伤的范围内，代谢亢进往往与烧伤创面的大小成比例。烧伤超出此范围时，代谢亢进似乎达到稳定状态，并且仅以较小的增量增加[97]。脓毒症是可以增加代谢反应的重要因素，疼痛的生理应激也是如此。据观察，现代治疗烧伤通过早期切除和闭合性创面疗法可改善这种代谢亢进[98]。烧伤患者根据烧伤面积大小影响身体温度的新阈值设定点来提高代谢率以产生热量（参见“烧伤患者的体温调节”）。对这一事实的认识导致人们越来越意识到环境温度在调节烧伤患者的代谢亢进方面的重要性。通过间接量热法，根据现行标准治疗的严重烧伤患者的静息能量消耗比未烧伤受试者记录的值高出 110% ～ 150%[99]。

由于这种代谢亢进反应，急性烧伤患者的 O_2 消耗量增加，CO_2 产量增加，需要更高的呼吸功。急性烧伤患者的麻醉护理必须适应这些变化，并且通常需要对由于烧伤导致肺功能受损的患者进行。

代谢亢进模式也增加了热量需求。大量研究表明，优化的营养护理不仅可以改善烧伤相关的分解代谢和免疫抑制状态，还可以促进伤口愈合[96]。口服或肠内喂养被认为是烧伤患者的最佳进食途径。急性烧伤患者经常在长时间内连续进食。如果实施围术期禁食的标准指南，反复的术前准备可能会显著影响患者的营养需求，并最终导致热量缺乏。理论上每项需要全身麻醉的外科手术必须中断 10h 的肠内营养支持（术前禁食 8h 和术后 2h 禁食）。为了避免这种营养支持的中断，已经使用了通过幽门后进食管继续进食。一项研究表明，这种做法提供了有利的肠道氧平衡[100]。Varon 等回顾了 17 例术中通过幽门后进食管进食的患者和 16 例因手术禁食患者记录。这些患者平均每人接受 7 次手术[101]。术中进食对临床无不良影响，且这些患者比手术禁食的患者更快地达到了营养目标。为确定术中进食的安全性，需要进行更大规模的研究，但许多从业者认为在带套囊的气管导管的情况下这样做是安全的。

高血糖和高胰岛素血症严重的胰岛素抵抗是烧伤的代谢改变的重要特征[95]。烧伤患者的重症监护通常涉及肠外营养支持，并且还可能包括胰岛素输注。重要的是在 ICU 对烧伤患者术前评估时必须识别这些干预措施。当采用全身麻醉、肌肉松弛和机械通气时，氧气消耗和葡萄糖平衡会发生改变。由手术创伤的压力引起的交感神经张力增加也可以改变葡萄糖产生和胰岛素抵抗。这些变化经常导致血糖水平异常升高，往往需要接受治疗。

（六）烧伤患者的体温调节

保持适当的体温是严重烧伤患者护理的重要因素。体温调节系统由三个主要部分控制。这些包括：①传感系统，感知核心体温的变化，并将这些信息传递给大脑；②位于下丘脑的中央调节机制，处理传入神经并启动应答；③传出神经支配特定生物和行为反应变化，调节机体核心温度（图 13–6）。通过存在于外周组织（如皮肤和肌肉）中的 Aδ 和 C 纤维以及诸如脑、腹部深层组织和胸内脏器等核心组织中感测温度。绝大多数传入输入来自核心组织。由于皮肤与环境直接接触，它会感知环境温度的即时变化。然而，皮肤和其他外周组织的总传入输入仅为总传入体温调节输入的 5% ～ 20%，因此烧伤后皮肤的损失不可能显著改变总体传入输入 [102]。Wallace 及其同事已经证明，烧伤患者能够像正常对照组一样有效地感知环境温度的变化 [103]。这可能是由于烧伤患者保留了感知核心温度变化并将此信息传递给中枢神经系统的能力。温度的中央控制是一个复杂的系统，人们对比还不是很了解。下丘脑在温度调节中起着重要作用，但温度控制的完整机制可能是多方面的，并且是一个仍需深入研究的领域。无论最终控制机制如何，温度控制可分为三个主要功能，即阈值、增益和最大响应强度。

阈值包含一个设定点，在该点上启动对温度变化的响应。在正常个体中，阈值范围通常接近 36.5 ～ 37.5 ℃。在烧伤患者中，阈值设定点较高，并且其增加与烧伤的大小成正比。Caldwell 及其同事的工作预测温度设定点将增加 0.03 ℃/%TBSA [104]。温度阈值的这种升高似乎是由于热损伤后代谢过度状态和热原性炎症介质（如 TNF、IL–1 和 IL–6）引起的。通过给予吲哚美辛可降低升高的温度设定点，这表明前列腺素可作为该反应的最终共同介质 [105, 106]。

增益描述了对温度变化的响应强度。在大多数情况下，体温调节反应的增益非常高，响应强度从 10% 增加到 90%，核心温度仅有零点几摄氏度的变化。这种反应在大多数烧伤患者中得以维持，导致代谢率进一步增加 [103]。烧伤患者通过快速增加产热和基础代谢率以应对核心体温的改变 [103]。然而，Shiozaki 及其同事的工作表明烧伤患者对术后低温反应缓慢，死亡风险增加 [107]。反应性降低可能部分是由于组织分解代谢、营养不良或败血症。此外，对相对低温的反应的表现为儿茶酚胺释放增加，组织分解代谢和代谢亢进。这些反应进一步加重了患者的应激，降低了他们对原发性损伤的反应能力 [108]。

对体温过低最重要的传出反应是行为反应，例如获得遮蔽、掩盖和寻求更理想的环境温度。在急性烧伤后，大多数这些行为受到固定、镇静和无法寻求更有利环境的阻碍。因此，护理人员必须注意患者的体温和对寒冷的感觉，以便采取措施优化患者的体温。皮肤血管收缩是保持热量和核心体温的另一个重要机制。在未烧伤的人中，皮肤和核心组织之间存在 2 ～ 4℃的温度梯度，通过皮肤血管收缩维持该梯度。在没有皮肤血管收缩的情况下，热量从核心腔室重新分布到

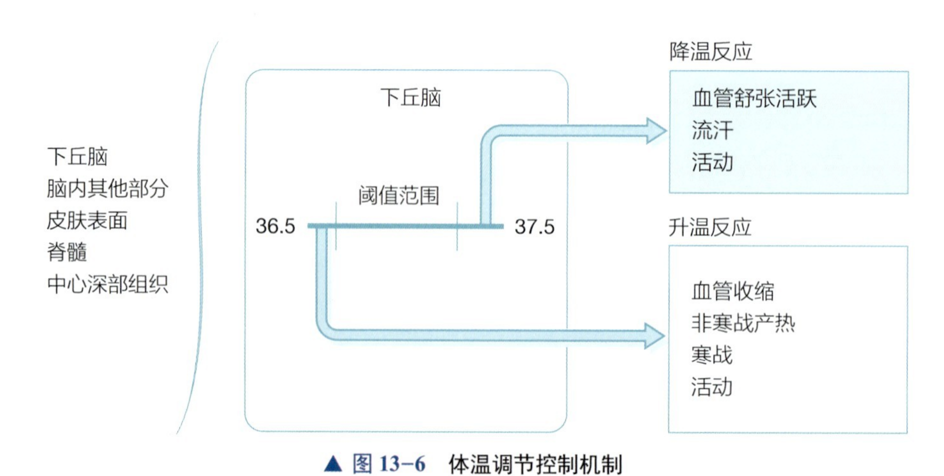

▲ 图 13–6 体温调节控制机制

来自各种部位的传入输入，特别是皮肤、中央组织和大脑，在中枢神经系统中被处理。基于输入，启动各种传出的体温调节反应（引自 Sessler DI. Temperature monitoring. In: Miller R，ed. *Anesthesia*，3rd edn. New York：Churchill Livingstone；1990.）

外周。这种热量最终会流失到环境中。外周血管收缩可最大限度地减少温度再分布并起到维持核心体温的作用。这种保温机制随着大面积皮肤的损失而丧失，特别是如果将皮肤组织切除至筋膜水平。皮肤的损失有利于核心体内热量散入环境，并使烧伤患者面临核心温度降低的风险。烧伤患者的另一种热量损失机制是蒸发。通过蒸发损失，烧伤患者每天可能损失多达 4000ml/m^2 的液体 [109]。烧伤患者中非寒战产热和寒战产热的机制保持不变。然而，寒战会增加新陈代谢的需求并且可能是有害的。

麻醉的诱导可抑制体温调节机制增大了烧伤患者发生低体温的风险。全身麻醉下的患者对低温反应的阈值显著降低（图 13–7）。对于烧伤患者其较高的温度设定点和进一步的应激反应及代谢亢进的有害影响都十分重要。大多数麻醉药减少对低温的非行为反应，如血管收缩，非寒战产热和寒战。当然，在全身麻醉期间行为反应会消除。因此，术中护理人员有责任监测和维持患者体温。

诸如保持较高的环境空气温度；覆盖四肢和头部；使用温暖的毯子；利用辐射加热器和强制空气加热装置；加热液体和血液以及加温气体等措施通常可有效地保持核心温度（如果积极地施加）。理想的是体温过低应该在运送到手术室之前得到纠正 [110]。术前评估中显示的体温过低可能是由于复苏不充分或代谢不稳定所致。这两种

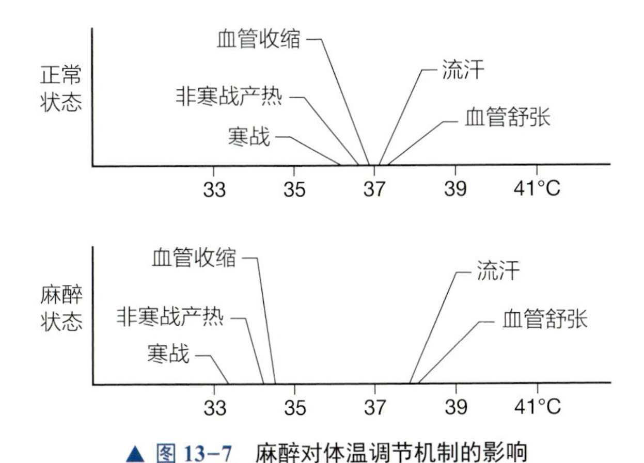

▲ 图 13–7　麻醉对体温调节机制的影响

引自 Sessler DI. Temperature monitoring. In: Miller R，ed. *Anesthesia*，3rd edn. New York：Churchill Livingstone；1990.

情况都可能使烧伤患者易受麻醉药物或手术压力的影响。

三、药理学考虑

烧伤及其治疗导致生理变化，可能会严重改变对药物的反应。这些变化改变了药物反应的药代动力学和药效学决定因素。烧伤患者的药物反应的改变可能需要偏离常规剂量以避免毒性或降低疗效 [111]。不同烧伤的性质和程度的病理生理变化和患者间变异的复杂性，以及愈合和恢复过程中这些变化的动态性质，使得为烧伤患者制定精确的剂量指南变得困难。然而，对大面积烧伤的全身反应的理解可以帮助预测预期改变的药物反应的时间及如何补偿。

心血管对热损伤的反应的两个不同阶段可以以不同方式影响药代动力学参数。在急性或复苏期，由于水肿形成，液体从血管腔迅速流失导致心输出量和组织灌注的减少。在该阶段期间的液体复苏稀释血浆蛋白并且扩展到细胞外液空间，特别是（但不限于）烧伤本身。在复苏期间肾和肝血流减少，减少了这些器官的药物消除。此外，心输出量减少将加速吸入剂在肺泡的积聚速度，这可能导致在全身麻醉诱导期间过度的低血压反应。

大约 48h 后，代谢亢进和高动力循环期被建立，心输出量、氧气消耗和核心温度增加。在这个阶段，增加肾脏和肝脏的血流量可能会增加某些药物的清除率，直至需要增加剂量 [112]。

许多药物都是与蛋白质高度结合的。药物作用和消除通常与药物的非结合部分有关，该部分可用于受体相互作用，肾小球滤过或酶促代谢。两种主要的药物结合蛋白对烧伤有不同的反应。白蛋白主要结合酸性和中性药物（地西泮或硫喷妥钠），并在烧伤患者中减少。碱性药物（pKa > 8，普萘洛尔，利多卡因或丙咪嗪）与 α– 酸性糖蛋白（α–acid glycoprotein，AAG）结合。AAG 被认为是一种急性期蛋白，烧伤后其浓度可能会翻倍。由于这些药物结合蛋白以相反的方式对热损伤做出反应，因此可以预期药物结合和功能的变化将取决于这些蛋白质中哪种与该药物具有最

高亲和力。Martyn 等观察到烧伤患者血浆白蛋白浓度降低和血浆 AAG 浓度升高[113]。这些观察结果与地西泮（由白蛋白结合）的未结合部分增加和丙咪嗪(由AAG结合)的未结合部分减少有关。

通过改变细胞外液体积或蛋白质结合来改变分布容积（volume of distribution，V_d）。热损伤会导致这两个变量发生较大变化。具有高蛋白质结合和（或）细胞外液体积范围内的 V_d 的药物可能与烧伤患者中 V_d 的临床显著改变相关。V_d 是快速负荷剂量后药物反应的最重要决定因素。然而，只有当药物的 V_d 很小（＜30L）时才需要调整剂量以补偿改变的 V_d，因为当 V_d 较大时，血浆中只有一小部分药物存在[111]。

清除率是决定药物维持剂量的最重要因素，并且可以影响在麻醉期间输注或重复推注对药物的反应。药物清除受四个因素的影响：代谢、蛋白质结合、肾脏排泄和新型排泄途径。特定药物肝脏提取的特征性会影响热损伤后的清除率变化。药物在肝脏提取的过程中变化很大。肝脏提取的药物的肝脏清除率主要取决于肝脏血流，并且对蛋白质结合的改变不敏感。在高动力期，当肝血流量增加时，这些药物的清除率可能增加。相反，具有低肝提取系数的药物的清除率不受肝血流变化的影响，但对血浆蛋白水平的改变敏感[111]。对于这些药物，正是它们的未结合部分被代谢。如上所述，未结合部分的变化取决于药物是否被白蛋白或 AAG 结合。蛋白质水平的变化仅对高度结合的药物（＞80%）产生临床上显著的药代动力学变化[114]。

在复苏期间，肾血流量可能减少，药物的肾排泄可能受到损害。之后，在高代谢期，由于心输出量增加，肾血流量增加。在此期间，某些药物的排泄量可以增加到可能需要增加剂量的程度。Loirat 等报道，烧伤患者的肾小球滤过率增加，妥布霉素的半衰期缩短[115]。然而，这是与年龄相关的，30 岁以上的患者未出现这种情况。

由于新的排泄途径，烧伤患者也可能经历药物清除的改变。Glew 等发现庆大霉素每日剂量的 20% 在伤口敷料流失的渗出液中被消除[116]。此外，当失血量和输血量相当时，手术过程中的快速失血可以加速药物清除。

具有低提取系数的药物的肝脏清除率也对肝脏容量（酶活性）的改变敏感。有证据表明烧伤患者的肝酶活性受损[111]。烧伤患者的一期反应（细胞色素 P_{450} 系统的氧化、还原或羟基化）受损，而二期反应(结合)似乎仍然存在[112]。然而，这些概括并不总是在药代动力学参数中产生可预测的变化。例如，已经报道了烧伤患者中吗啡清除率的观察结果互相矛盾。吗啡代谢是通过葡萄糖醛酸化进行的。这是二期反应，通常保留在热损伤患者体内。据报道，烧伤患者的吗啡清除率不变或降低[117, 118]。由于涉及诸多变量，如肝脏血流量、V_d、血浆蛋白质、多种药物暴露以及烧伤的变异等，这种不一致性并不意外。在烧伤患者中有效药物治疗的关键是监测药物效应并仔细地将剂量滴定至所需效果。

在麻醉管理方面，烧伤对药物反应的最深远和临床最显著影响与肌肉松弛药有关。超过 25%TBSA 的烧伤患者对琥珀酰胆碱系和非去极化肌肉松弛药的反应均有影响。在烧伤患者中，对琥珀胆碱的肌肉松弛作用的敏感会产生严重的高钾血症反应，其严重程度足以诱发心脏骤停[119-121]。相比之下，烧伤的患者对非去极化肌肉松弛药的作用具有抵抗力[122-124]。这些变化可以通过上调骨骼肌乙酰胆碱受体来解释[125-127]。

Martyn 和 Richtsfeld 最近回顾了对琥珀胆碱的过度高钾血症反应的机制[127]。有几种疾病状态，包括烧伤、去神经支配和固定，与琥珀胆碱的潜在致命性高钾血症反应相关。分子机制似乎是骨骼肌突触后烟碱型乙酰胆碱受体的定量和定性发生变化。动物和人体研究一致表明，骨骼肌乙酰胆碱受体数量的增加与对非去极化肌肉松弛药的抗性及对琥珀胆碱的敏感性增加有关。此外，新受体的分布也发生了变化。

烟碱受体通常局限于神经肌肉突触间隙，但在这些疾病状态下，新的受体分布在骨骼肌膜的表面。新受体也是一种明显不同的亚型（α7AChR），被称为未成熟的受体、连接外受体或胎儿受体。未成熟的受体更容易被琥珀胆碱去极化，并且它们的离子通道保持开放时间更长。

未成熟的受体也被乙酰胆碱和琥珀胆碱，以及胆碱的代谢物强烈且持久地去极化。已经提出，当钾从整个肌细胞膜上的受体相关离子通道释放而不仅仅是连接受体时，会导致烧伤成神经支配损伤后对琥珀酰胆碱的高钾血症反应。去极化持续存在，是因为通道保持更长时间开放，并且琥珀胆碱的分解产物胆碱也是未成熟受体的强烈激动剂。

1958 年首次报道琥珀胆碱给药后烧伤患者的心脏骤停[119]，然而，直到 1967 年，才发现严重的高钾血症效应是造成这种现象的原因[120, 121]。然而，这种现象存在相当大的个体差异，这些患者中只有少数患者产生了危险的高钾水平。烧伤后 3 ～ 4 周，增加的幅度最大。所描述的最早过度的高钾反应发生在损伤后 9d，并且在该系列的其余患者中观察到正常反应长达 14 ～ 20d[128]。琥珀胆碱与心脏骤停相关的最短烧伤时间间隔是 21d，一名 4 岁的患者在第四次麻醉诱导和琥珀胆碱插管期间经历了致命的心脏骤停。关于烧伤后安全使用琥珀胆碱的建议一直存在争议。不同学者建议在烧伤后 24h 至 21d 的时间内避免使用琥珀胆碱[291, 130]。该领域专家给《麻醉学》编辑的一系列信件说明了这一争议[131, 132]。Martyn 指出，在研究琥珀胆碱后心搏骤停机制时，烧伤的手术治疗被推迟了大约 2 周，直到焦痂自发分离[132]。因此，关于这一早期阶段钾的变化的临床数据很少。根据实验数据的间接证据，Martyn 建议在伤后 48h 开始避免服用琥珀胆碱[132]。这似乎是理性和谨慎的。Brown 和 Bell 描述了烧伤儿科患者对琥珀酰胆碱系松弛作用的超敏感性[133]。他们观察到 0.2mg/kg 琥珀胆碱对肌肉活动的抑制率超过 90% 而没有高钾血症危险。尽管有这些观察结果，Brown 和 Bell 表示，通常不建议在烧伤面积大的患者中使用琥珀酰胆碱。问题仍然存在：在烧伤患者出现危及生命的喉痉挛时，给予小剂量的琥珀酰胆碱（如 0.1mg/kg）以缓解喉痉挛而不致完全瘫痪，并且接受理论上可治疗的高血钾症风险，以便治疗真正和直接的窒息风险，这是可以接受的吗？与琥珀酰胆碱相比，大剂量的非去极化松弛剂的给药需要更多的时间来发作，并且会导致完全瘫痪。没有足够的临床证据来对这个问题做一个明确的回答，目前，它仍然是一个临床判断问题。

自 2015 年 12 月美国食品药物管理局（Food and Drug Administration，FDA）批准舒更葡糖以来，现在在某些情况下还可以获得另一种临床选择。舒更葡糖是一种具有新颖独特作用机制的逆转剂。它是一种环糊精，通过与松弛药分子形成 1∶1 紧密复合物（包封），不可逆地螯合氨基甾类肌肉松弛药，从而将血浆中游离药物浓度降低到肌肉松弛所需的最低浓度。Cochrane 综述发现，与新斯的明相比，舒更葡糖是一种有效的逆转剂，没有证据表明不良反应的发生率增加[134]。事实上，已发现与琥珀胆碱自发恢复或用新斯的明逆转自发恢复相比，舒更葡糖都能更快速恢复超过 90% 的抽搐强度[134]。舒更葡糖对泮库溴铵的亲和力较低，与罗库溴铵或维库溴铵相比，这种药物需要的剂量高。尽管由舒更葡糖引起的不良反应的发生率非常低，但是其给药存在一些严重的并发症，包括过敏反应和需要胸部按压的严重心动过缓。另一个更普遍的问题涉及舒更葡糖使激素避孕药失效。应建议接受避孕药治疗的女性患者在接受舒更葡糖治疗后使用另一种避孕方法。

截至撰写本文时（2017 年 1 月），舒更葡糖尚未获得 FDA 对儿科患者的批准，并且大多数报道的儿科数据均采用病例报告和小型研究的形式。Tobias 回顾了儿童使用舒更葡糖的临床经验[135]。在儿科患者无法插管或通气的情况下，舒更葡糖被发现是一种有效的救援剂。它也被证明对患有神经肌肉疾病如假肥大型肌营养不良症和肌强直性营养不良的儿科患者有用[135]。在某些情况下，当存在插管风险或通气障碍时，罗库溴铵可能是缓解急性烧伤患者喉痉挛的另一种选择。如果舒更葡糖可用，它可以比从琥珀胆碱回复自主呼吸更快地逆转松弛罗库溴铵。尽管，罗库溴铵的起效比琥珀胆碱慢。

烧伤也会改变对于非去极化松弛剂的反应。需要 3 ～ 5 倍的剂量才能达到足够的松弛[122]。伤后 7 天出现抗性，约 40d 达到峰值。大约 70d

后灵敏度恢复正常。两份报道描述了非去极化松弛药的轻微但可测量的抵抗在完全愈合伤口后持续超过一年。响应改变的机制似乎涉及药效动力学而非药代动力学变化。上调的未成熟受体对非去极化松弛药的敏感性较低。大于25%TBSA的烧伤需要更高的总剂量和更高的非去极化阻滞药血浆浓度才能达到给定的抽搐抑制水平[124]。

乙酰胆碱受体在肌肉膜上的增殖已被用于解释对非去极化肌肉松弛药的抗性和对琥珀胆碱的严重高钾血症反应[127]。在烧伤后长达463d观察患者对甲筒箭毒的耐药性表明对琥珀胆碱的高钾血症反应也可持续超过1年[123]。然而，烧伤患者烧伤后66d内没有报告对琥珀胆碱的病理性高钾血症反应[129]。

与其他非去极化神经肌肉阻滞药相比，儿童患者的美维库铵剂量要求似乎没有因烧伤而改变。药物作用开始的时间，通过特定剂量实现的麻痹程度，以及维持给定放松水平所需的输注速度在烧伤患者中与未烧伤对照患者报告的值相同[136]。烧伤患者血浆胆碱酯酶活性降低[137]。在Martyn的一项研究中，观察到血浆胆碱酯酶活性与25%～75%抽搐张力的恢复时间之间呈反比关系，这表明减少美维库铵的代谢降解可以弥补导致对肌松药产生抗药性的其他因素[136]。这一观察结果表明，可以给予烧伤患者正常剂量的美维库铵，避免与烧伤患者需要更大剂量的其他松弛要相关的心血管干扰。它还说明了烧伤患者中药物反应改变的复杂性。

四、气道管理

如果烧伤并不妨碍常规的气道管理（即面罩贴合，下颌抬起和张口），则应采用标准的诱导和插管程序。Hu等报道，严重烧伤患者的胃排空没有延迟，因此不需要快速诱导[138]。但是，应注意肠道喂养期间的胃残留。脓毒症的发展可以减缓胃排空，这可能导致胃液滞留和吸入的风险。

当烧伤包括面部和颈部时，肿胀和扭曲可能使直接喉镜检查变得困难或不可能。此外，下颌骨活动功能的丧失可能会损害气道操作并使面罩通气变得困难。在这种情况下，维持自主通气的纤维支气管镜插管是一种安全可靠的技术。纤维支气管镜插管可以在清醒的成人中进行，但儿科患者不能配合，必须服用镇静药。由于大多数麻醉药导致咽喉组织萎陷和气道阻塞，因此对于难以用面罩管理气道的患者而言，他们不适合进行纤维支气管镜插管[139]。然而，氯胺酮在麻醉药物中是独一无二的，因为它能维持自主通气和呼吸道通畅[140]。

已发现氯胺酮麻醉对先天性气道异常引起的气道困难婴儿的气道管理是安全有效的。有报道称，在纤支镜鼻咽镜引导下经鼻气管插管和在纤维鼻咽镜上安装气管导管的常规经鼻气管插管技术均取得了成功。在后一种情况下需要使用超薄支气管镜（2.7mm），因为较大的纤支镜无法通过特定大小的气管导管。为了便于在氯胺酮麻醉下进行插管，建议在喉部器械使用之前用利多卡因对喉部进行局部麻醉。由于超薄支气管镜缺乏局部利多卡因注射的工作通道，因此在用2.7mm支气管镜进行光纤插管之前先使用3.5mm纤维镜进行鼻咽镜检查以局部注射利多卡因。在SBH Galveston，我们也发现了这项技术，使用两个纤维内窥镜，对烧伤婴儿有效。Wrigley等评估了ASA1或2级6个月—7岁儿童的氟烷麻醉期间使用2.2mm插管纤维镜[143]。在这40例患者中，经历了许多并发症，包括喉痉挛和用纤维镜无法插管。这种经验与许多关于氯胺酮安全有效的气道管理的报道形成鲜明对比。

在患有面部烧伤的患者中固定气管插管存在各种问题，并且已经描述了许多技术[144]。胶带不会黏附在烧伤的皮肤上，并且越过烧伤区域的绑带会刺激伤口或使移植物移位。此外，如果头部被烧伤，特别是如果患者还需要大量的液体复苏，那么在受伤后的最初几天，由于水肿形成或水肿消退后，头部会肿胀。在这些条件下，头部周围的胶带会在数小时内松动或过紧。使用带有1/8英寸胶带，经鼻中隔固定气管导管是避免这些问题的方法之一（图13-8）。使用两根8号或10号法国红色橡胶导管将胶带放置在鼻中隔周围，并穿过两侧鼻孔，通过直接喉镜和McGill

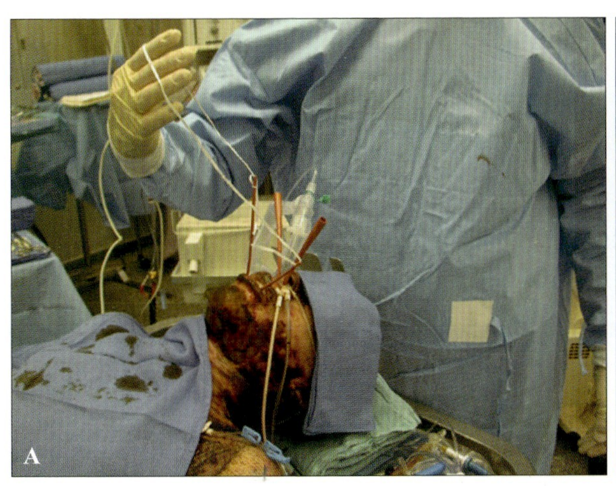
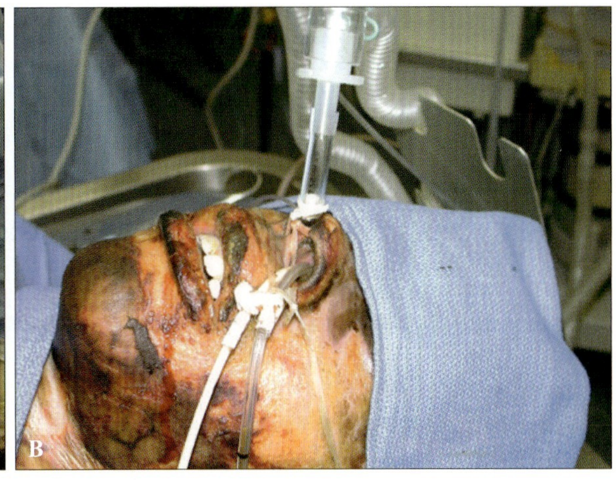

▲ 图 13-8　可以放心地固定鼻气管导管，在鼻中隔周围有一圈胶带

A. 红色橡胶导管已穿过每个鼻孔并使用 McGill 镊子从口咽取出。然后将一段绷带绑在每个导管上。当从鼻子拉出导管时，可将绷带围绕鼻中隔打圈；B. 气管导管，鼻胃管和十二指肠导管固定在以鼻中隔形成的闭合环路上。当以这种方式固定时，气管内管非常牢固，并且胶带或绷带不会刺激面部和颈部的烧伤

镊子从咽部取出导管。将一段绷带系在每个导管上，并且当导管通过鼻子拉回时，绷带的每个末端被拉出其各自的鼻孔，在鼻中隔周围产生环。在打结之前，应注意确保悬吊环中没有套住悬雍垂。经鼻中隔打结，要确保结的松紧程度适应，不应过松防止气管导管活动度过大，也不能过紧防止压迫下面组织引起缺血性坏死。由于考虑到患者可能合并鼻窦炎，在 ICU 中通常避免使用鼻气管导管。然而，鼻胃管或鼻饲管具有相似的风险。在过去的 25 年中，我们医院有两名疑似鼻窦炎患者。来自这些患者的鼻窦培养物对细菌生长是阴性的（未发表的观察结果）。鼻腔气管导管比口腔导管更安全，患者耐受性更好，并且患者不能通过咬住鼻管堵塞鼻管。

红色橡胶导管也可用于固定口腔气管导管（图 13-9）。将红色橡胶导管置于鼻孔中，并通过直接喉镜和 MacGill 镊子将其从口腔取出，形成闭合环路，再用绷带将气管导管固定在这个环路上。这是非常安全的，避免了颈部周围的束缚，这可能会刺激伤口和移植物，以及由于水肿的形成和消退而改变头围的问题。

使用喉罩气道的气道管理也已成功用于儿童烧伤手术。Mc Call 等报道了他们对 88 名儿童烧伤患者使用 141 种全身麻醉药的经验 [145]。其中有 19 名患儿（14.5%）在麻醉过程中发生了需要干预的气道相关事件，例如气管导管脱位，血氧饱和度下降和部分喉痉挛：有 2 名患儿在术中更换了气管内导管，但并未发生后遗症，剩下的不良事件都可以通过治疗得到纠正。有趣的是，术前呼吸困难或面部 / 颈部烧伤并不能预测术中呼吸问题。这些作者提出，对于上呼吸道黏膜损伤患者，喉罩气道管理可能有助于避免气管插管时造成的喉部进一步损伤。

Hagberg 等发表了一份病例报告，描述了食管气管联合导管成功用于接受选择性手术治疗烧伤瘢痕的患者 [146]。根据 Samsoon 和 Young 对

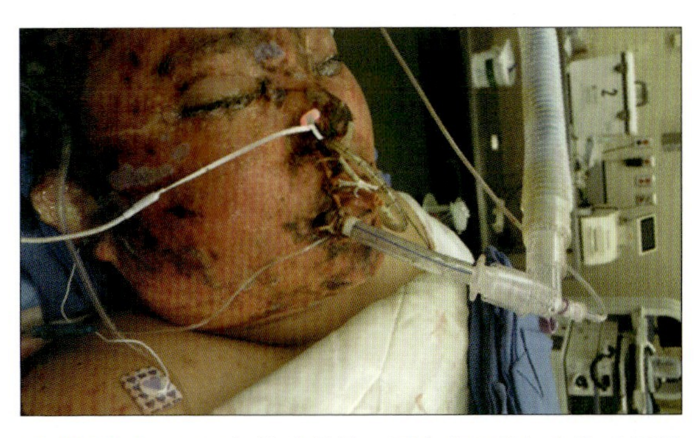

▲ 图 13-9　经口气管内导管可固定在经鼻红色橡胶导管形成的闭合环路上，避免了头颈部周围固定所带来的二次伤害，比如加重原发伤和破坏移植物。另请注意鼻脉冲血氧计探头，最近经历了重大改进。其他用于脉搏血氧测定的部位，例如耳朵和手指，经常在大面积烧伤患者中无法使用

Mallampati 的气道分类的修正，患者经口气道被评为Ⅳ级和张口受限。由于气管切开导致的声门下气道狭窄，气管内插管可能会加重气道梗阻，因此经喉气管内插管是不可取的。用芬太尼和异丙酚诱导后，放置食管气管联合导管，并用罗库溴铵和机械通气维持60min。

五、监测

与患有多器官系统疾病的危重患者一样，烧伤患者中监护仪的选择将取决于患者受伤程度、生理状态和计划外科手术。除了与热损伤相关的术前病理生理学外，围术期监测还必须评估血压和组织灌注的快速变化，这些变化与烧伤伤口切除术相关的大量失血有关。美国麻醉医师协会的最低标准要求监测循环、通气和氧合。标准监测仪包括心电图（electrocardiography，EKG）、全身血压测量、脉搏血氧仪、二氧化碳图和吸入氧浓度。应该可以随时获得测量体温的能力，强烈建议烧伤患者使用。

标准的EKG凝胶电极通常不会黏附在烧伤患者身上，因为皮肤受伤或涂抹了抗生素软膏。对于急性烧伤手术，手术缝合器和鳄鱼夹是有用的。可以通过EKG信号或二氧化碳图的生物阻抗来定量呼吸速率。当传输脉搏血氧测定部位被烧伤或在手术区域内时，烧伤患者的脉搏血氧测定可能是困难的。反射脉搏血氧探头现已上市，并且鼻夹探头得到了很大的改进（图13-10用口服红色橡胶）。

如果不需要进行直接动脉压监测，即使将血压袖套放在应用于肢体的厚重敷料上，血压袖带也能提供准确的测量结果[147]。脉搏血氧饱和度信号在袖带放气期间返回的压力所获得的收缩压也是准确的[148]。

当需要输注血管活性药物或预期失血迅速且广泛时，血压的变化可能比无创血压测量的周期间隔更快。在这种情况下，动脉导管可以提供直接和连续的血压测量。该监测器不仅可以提供收缩压和舒张压，还可以提供有关患者循环状况的更多信息。动脉压波形受预负荷、收缩性和血管张力的影响。围术期动脉压升高的速度，压力波

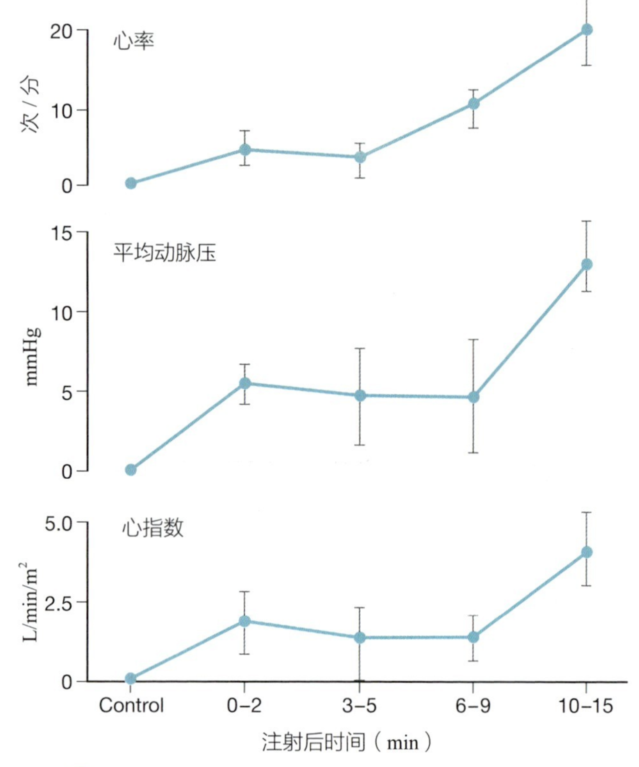

▲ **图13-10 对重症患者给予氯胺酮15min的心率、平均动脉压和心脏指数的变化**

引　自 Nolan JP. Intravenous agents. In，Grande CM. et al；eds. *Textbook of trauma anesthesia and critical care*. St. Louis：Mosby Yearbook；1993.

下的面积，重搏切迹的位置及与呼吸相关的收缩压逐搏的改变，都反映了临床上显著的血流动力学变化[149]。依据经验，这些变量的趋势可以帮助指导容量和血管活性治疗。逐搏动脉压的显示可以测量收缩压变化（systolic pressure variation，SPV）和其他对每搏输出量变化敏感的测量值。这些前负荷和心搏量之间相互作用的动态测量已被用于预测对液体容量管理的响应。SPV是单次正压机械通气期间最大收缩压和最小收缩压之差。一些研究已将SPV与容量输注的心输出量反应相关联。Tavernier等报道，在对脓毒症患者进行机械通气时，SPV可以更好地预测左心室射血量对体积负荷的反应，而不是肺动脉楔压或超声心动图测量左心室舒张末期区域[150]。当出迅速时，决定给药量并不难。在烧伤创面操作期间的其他情况下，如果明显没有出血，可能会发生低血压和其他灌注不良的迹象。不适当的液体给药可能导致血液稀释、心脏充盈压增加和液体过

载。中心静脉压（central venous pressure，CVP）的测量可以指示血管内是否存在用于容量给药的空间，并且流体反应性的动态测量可以识别对液体负荷有反应，心输出量和组织灌注增加的患者。近年来，一些研究学者已经对这些动态流体反应性测量及其局限性的使用进行了总结[151]。但是，在烧伤创面清创术中，没有任何单一的生理学变量可以用来纠正灌注中的所有缺陷。伤口操作可以释放炎症介质和细菌产物，改变心肌顺应性和收缩性以及血管张力。在有大量出血的挑战性病例中，单独更换出血容量可能无法纠正血流动力学缺陷。有必要监测血气、电解质变化和尿量，以及动脉和中心静脉压。尽管有足够的动脉和中心静脉血压，但组织灌注不足可能表现为代谢性酸中毒。

用于血气分析的动脉血液采样还可以提供关于肺功能和通气支持、酸碱平衡和电解质异常等有价值信息。来自中央静脉的血液样本不是真正混合的静脉，但中心静脉氧张力的趋势可以帮助识别组织灌注不足。缝合到位的中心静脉导管还提供非常安全的静脉内通路，是管理血管活性输注的理想途径。烧伤手术通常不需要肺动脉导管。然而，存在既往疾病或需要大剂量正肌力药或高 PEEP 时，更密切监测心室功能和供氧供血关系的能力可能会有所帮助。

尿量是最有用的围术期肾功能监测。通常建议每小时排泄量为 0.5 ～ 1.0ml/（kg・h），作为急性烧伤患者液体管理的终点。足够的尿量是肾脏和全身灌注的一种衡量标准。当计划进行术中输血时，尿液检查可能是输血反应的唯一可靠指标，因为除了血尿以外的体征和症状被全身麻醉或与烧伤手术相关的血流动力学变化所掩盖。烧伤后也可能发生肌红蛋白尿，在这种情况下，需要使用 Foley 导管来监测对治疗的反应。用于肌红蛋白尿或任何其他适应证的利尿药治疗将不再使用尿量作为全身灌注的有用性指标。

六、血管通道

对严重烧伤患者的护理需要建立安全的血管通路进行复苏、采血、血流动力学监测和静脉用药。在大面积烧伤患者中，中心静脉导管（CVC）可以起到多种功能。深度烧伤可能妨碍外周静脉插管。缝合在适当位置的 CVC 可以提供比维持外周导管更长的安全通路。多端口导管可以在输注血液或其他液体的同时提供 CVP 监测，并且可以允许同时输注不相容的药物。

急性烧伤患者的血管置管可能是烧伤护理团队面临的技术挑战之一。麻醉医师经常参与烧伤患者的血管通路管理。在儿科年龄组中，这项任务可能更加困难。经皮插入血管导管的部位可能与烧伤有关，而非烧伤部位常常因烧伤创面、水肿或创伤而变形。烧伤后早期烧伤休克与血容量不足和血管收缩有关，这增加了难度。后来在医院，清创和瘢痕形成进一步扭曲了解剖结构。

由于烧伤患者伤口感染和 SIRS 的全身表现与导管相关的血流感染相似，血管导管更换到新部位的频率高于非烧伤患者。此外，适用于 ICU 护理的 CVC 并不总是适合在手术期间快速输注液体和血液制品，通常需要在手术室中放置新的导管。对于持续数周和数月的严重烧伤患者可能需要长时间多次穿刺置管。由于长期存在多种技术上困难的血管插管，传染性和机械并发症的风险很大。除了穿刺引起的直接机械性损伤外，反复进行血管穿刺术可能会导致血栓形成，最终导致血栓栓塞，并且穿刺可能会导致血管损伤，而引起静脉淤滞，影响以后血管通路开放。这些考虑使得有必要尽可能地减少穿刺的次数，特别是对于预计长期住院的患者。烧伤病人的感染并发症与机械并发症同样重要。靠近或位于插入部位的开放性伤口及在伤口护理期间可能发生的菌血症，都会增加感染的风险。虽然通常认为动脉导管不易受感染，但研究表明动脉和中心静脉导管的感染率相似[152]。但是，由于股动脉穿刺的机械并发症风险较大（见后面的讨论），当选择穿刺部位权衡风险与效益时，对于动脉置管而言不如静脉。目前，各大烧伤中心之间存在很大的差异，这些差异涉及将这些风险降至最低的政策和操作尚未达成共识。

静脉导管放置的早期并发症包括创伤、血肿、出血、空气栓塞、胸腔积液、气胸或心包填塞。晚期并发症包括静脉血栓形成、感染和浸润。动脉导管的并发症包括对邻近结构的损伤，对远端组织的缺血和感染。

现在广泛推荐超声引导下进行血管导管放置[153, 154]。已经发现这种技术比具有解剖学标志的插管更快并且具有更少的并发症。然而，很少有研究将应用在烧伤患者的超声引导插管与其他技术相比较。大量水肿、血容量不足、血管收缩和瘢痕组织回声的组合都会降低超声图像的质量。从业者不应仅仅依靠一种技术，而应该能够利用多种技术，包括超声、解剖标志、可触知的脉搏和多普勒信号来放置血管导管。

如果经皮穿刺部位涉及烧伤伤口，最好在穿刺前进行外科清创。这有利于放置和感染控制。导管选择必须考虑到多种临床需求：血液采样、血流动力学监测、大量液体和血液制品的快速输注，以及可能彼此不相容的药物输注。必须有足够大的管腔，以允许快速输注适合患者的容量。当预计失血量很大时，监测 CVP 是有帮助的。尽管 CVP 与患者群体中的血流动力学功能相关性较差，但当发生低血压或贫血时，CVP 是高还是低的知识可以帮助确定是否适合使用正性肌力药或者血管是否有空间来快速增加血细胞比容。另外，ICU 管理可能需要不同的导管。可能需要在转运到 ICU 之前对导管进行一些更换或改变。

近年来，外周插入的中心导管（peripherally inserted central catheters，PICC）已用于烧伤患者。与传统 CVC 相比，这些装置的优点是易于插入，降低了 CVC 的一些并发症的风险，并降低了成本。在撰写本文时，Austin 及其同事对 PICC 相关并发症进行了最大规模的研究，他们介绍了对 53 名患者的临床经验并总结了相关文献[155]。虽然 PICC 的使用避免了 CVC 的某些风险，如气胸或血胸，PICC 有其特殊的风险。对于 PICC 和 CVC，导管相关感染的发生率可能相似。尽管使用抗血栓性预防措施，但 PICC 置入与上肢深静脉血栓形成（upper extremity deep vein thrombosis，UEDVT）相关，可导致致命性栓塞事件。烧伤患者通常是高凝状态的，因此有发生闭塞和栓塞事件的风险。Austin 等发现症状性 UEDVT 在 PICC 患者中为 5.5%[155]。与 PICC 导管相关的 UEDVT 似乎随着持续时间超过 7d 而增加，并且随着导管直径的增加而增加。Austin 及其同事将 PICC 描述为烧伤患者的公认护理标准，但并非没有风险。是否使用 PICC 或常规 CVC 的决定必须平衡这些装置对每位患者的风险和益处。

在烧伤患者中保留动脉导管是一项额外的挑战。桡动脉导管的放置常会遇到麻烦，因为手经常被烧伤，并且在烧伤患者中长时间维持它们是困难的。因此，当需要动脉插管时，大多数烧伤中心依赖于股动脉导管。由于股动脉是末端动脉，机械损伤可导致下肢组织损失的破坏性并发症。因此，必须明确指示动脉插管的指征（表 13-3）。在许多情况下，可以通过分析静脉血样而不是动脉血来做出临床决策。

表 13-3　全血储存柠檬酸 – 磷酸 – 葡萄糖中的变化

	存储于 4℃天数			
	1	7	14	21
pH	7.1	7.0	7.0	6.9
PCO_2（mmHg）	48	80	110	140
钾（mEq/L）	3.9	12	17	21
2，3- 二磷酸甘油酸酯（μmol/ml）	4.8	1.2	1	1
血小板活力（%）	10	0	0	0
Ⅴ因子和Ⅷ因子（%）	70	50	40	20

对未烧伤患者的研究比较了不同置入部位的感染率。对于非烧伤的患者，建议不要在导线上更换导管以避免感染[156]。还建议不要仅仅根据发热改变导管，并且采取了普遍的预防措施时，导管可以长时间留在原位。然而，对于需要长期住院治疗的烧伤患者，通常需要利用所有可用的部位，因为导管要旋转到新的部位。此外，烧伤患者的感染风险增加，并且由于烧伤创面（类似于导管相关的血流感染）引起的全身性炎症的混杂征兆和症状，使得难以遵循针对未烧伤患者制订的指南。Lozano 及其同事发现，根据美国疾病控制和预防中心（CDC）的指南，仅在有感染迹象的情况下更换血管导管位置时，年 1000 导管日发生导管相关感染的概率为 9.36，而每 5 天更换一次导管位置时，每 1000 导管日发生导管相关感染的概率仅为 3.23。因此，在大多数烧伤中心，血管插入部位的改变比 ICU 护理非烧伤患者更频繁。许多中心还将在导线上更换导管并在一段时间后培养导管尖端。如果尖端被定植，则可以置入新的部位。由于存在异质性，因此难以形成用于烧伤患者的血管通路的通用方案。关于插管部位和何时更换部位的决定受多种因素的影响，包括哪些部位可用、以前的并发症、手术时间安排、ICU 管理（如需要全胃肠外营养）和感染证据（伤口或导管相关）。当置入部位处于或接近烧伤时，导管感染的发生率增加[157]。由于有限的部位可用，因此很难将导管留在未燃烧部位，而不是通过烧伤部位。决策最好以最大限度地减少感染和机械并发症为总体目标，但应根据每位患者的即时需要进行个性化设置。

尽管动脉导管通常被认为不太可能与感染相关，但这些导管的感染频率与 CVC 相似[152]。然而，动脉插管的部位较少，并且股动脉损伤发生严重机械并发症的风险比静脉导管可能更大。结果，股动脉导管通常比静脉插管留在原位的时间更长。

延迟并发症包括感染和血栓形成，许多作者已经研究过这些并发症，并且经常会出现相似的结果。许多较早的研究建议频繁更换导管以降低感染发生率，但后来的几项研究表明感染在保留 7 ～ 10 天没有增加。三项大型随机试验表明，每 7 天在新位置放置导管的组和每 7 天通过导丝更换导管的组之间相关感染的发生率没有差异[158-160]。更换导丝而不是更换新位置，机械并发症发生率较低[161]。

已经发现掺入抗生素的血管导管可有效降低烧伤患者中与导管相关的血流感染的发生率。一项前瞻性随机试验检验了两种结合抗生素的 CVC 的疗效：一种导管连续释放银离子，另一种导管浸渍两种具有不同作用机制的抗生素，利福平和米诺环素。两种导管都与导管相关的血流感染率低有关[162]。如果有效，这些导管可以提供两个显著的临床优势。减少 CVC 的定植将降低血源性感染的风险，并且减少对感染控制的血管进入部位的变化的需求将减少置入导管的机械并发症的发生率。然而，与烧伤患者的其他临床决策一样，对烧伤患者的研究数据难以形成指南。研究一致表明血流感染率下降，但烧伤中心之间的感染率高于使用抗生素浸渍导管的效果[163, 164]。此外，由于烧伤患者更换导管的频率更高，通常每 72h 更换一次，甚至在出现感染迹象时更早更换导管，因此烧伤患者的成本效益并不确定。

在规划围术期麻醉管理的血管通道时，务必要意识到并考虑患者的住院过程，这一点很重要。进入部位的选择应避免使用先前参与并发症（如血栓形成或血管损伤）的血管。必须注意何时放置了现有导管，以及定期更换感染控制部位接触的时间。选择导管时也必须考虑患者的医院病程。导管应该足够大，以便于进行充分的液体灌注，但是导管过大将会增加相关风险而失去价值。

七、患者转运

将严重患者烧伤安全运送到手术室或从手术室转运至其他科室是一项艰巨的任务。有条不紊的处理措施将会确保运送过程中患者安全和维持呼吸、血流动力学和一般支持。在患者转运之前应优化血流动力学平衡程度；可能需要药理学支持。美国麻醉医师协会的标准要求评估、治疗、监测和设备，以适合患者的任何运输的医疗条件。根据患者的情况，简单的观察是适当的。需要补充氧气的患者应通过脉搏血氧仪监测。血流动力学监测由患者的血流动力学状态指导。在运输过程中，必须有足够的电池电量来实现不间断的监控和输液泵功能。

应随时准备好气道用品，包括一个装满氧气的钢瓶、一个带面罩的自动充气 Ambu 袋和插管设备。麻醉护理团队必须持续观察患者的气道、通气及整体状况。在任何运输途中，都应随身携带用于复苏的药物。如前所述，急性烧伤患者对低温的耐受性很差。患者在运输过程中必须保持温暖，以避免增加氧气消耗量和消耗有限的代谢储备。

八、麻醉药的选择

许多麻醉药已被有效地用于烧伤患者的麻醉诱导和维 持。静脉注射剂可用于诱导和维持，所用的特定药剂主要取决于患者的血流动力学和肺部状态以及确保患者气道固定的潜在困难。氯胺酮在烧伤患者中用于麻醉诱导和维持具有许多优点。作为诱导剂，氯胺酮可以 0.5 ～ 2.0mg/kg 的剂量给药。除了儿茶酚胺耗尽的患者外，氯胺酮通常可以保持血流动力学稳定性（图 13-10）。此外，氯胺酮可以维持缺氧和高碳酸血症的通气反应并降低气道阻力 [165]。与其他静脉麻醉药相比，氯胺酮给药后气道反射仍然更加完整。不需要通气支持的患者可以自发呼吸，如果无意中发生脱管，可以提供额外的安全保障。事实上，一些临床医师报道了在未控制气道的情况下使用氯胺酮麻醉 [166, 167]。患者可以自主呼吸，气道并发症发生率与插管患者相当。肌内氯胺酮的使用可有利于确保儿科烧伤患者的气道或不具有血管通道的不合作的成人。由于氯胺酮可以保持自主通气并诱导分离麻醉，为纤维支气管镜检查提供了良好的气道安全条件。当使用这种技术时，应避免添加有效的挥发性药物，直到气道被固定，因为这些麻醉药会抑制呼吸并放松咽部肌肉，从而增加呼吸暂停、上呼吸道阻塞或喉痉挛的风险。氯胺酮也可以单独使用或与其他麻醉药组合使用，通过输注或间歇推注来维持麻醉。氯胺酮具有强效的镇痛作用，广泛用于手术室、敷料更换所致的疼痛和导管置管等程序。与氯胺酮组合使用格隆溴铵（2 ～ 5μg/kg）等干燥剂可以减少氯胺酮诱导的分泌。氯胺酮镇静期间出现的谵妄在成人中更常见。这通常需要用咪达唑仑治疗，但右美托咪定可能更有效，也可减轻使用氯胺酮期间出现的高血压和心动过速效应 [168]。右美托咪定也可降低氯胺酮的用量 [169]。

丙泊酚是烧伤患者中最常用的静脉诱导剂。在初始烧伤后丙泊酚的剂量会随时间变化。最初，血容量不足和心输出量减少，可能需要较低的剂量，但随着高动力循环模式的发展，丙泊酚的 V_d 和清除率会增加所以需要加大剂量 [170]。

挥发性麻醉药可用于烧伤患者的麻醉诱导和维持。在儿科患者中，如果患者没有可能导致气道操作困难的损伤，则通常使用七氟醚进行面罩诱导。在紧急情况下，一种用氟烷、氧化亚氮和氧气进行面罩诱导后进行鼻气管插管的麻醉技术正在使用 [171]。使用者特别强调了应注意避免与氯胺酮技术相关的潜在问题。然而，挥发性药物会产生剂量依赖性心脏抑制和血管舒张。此外，低浓度的挥发性麻醉药可以消除低氧通气驱动，并且还会发生剂量依赖性的高碳酸血症驱动抑制。然而，作为维持剂，挥发性麻醉药具有可预测的洗入和洗脱动力学，当根据血流动力学和通气参数滴定时可为其他药剂提供有用的辅助。在挥发性试剂中，一氧化二氮对心血管和呼吸功能的影响最小，并且如果患者的氧气需求量允许，它可以作为平衡的麻醉药的有用成分。

阿片类药物是在整个急性损伤阶段为烧伤患者提供镇痛和在接受重建手术的患者中提供术后镇痛的重要药剂。目前正在使用的阿片类药物谱效力强、作用时间长，并且对心肺系统的影响也很大。烧伤患者即使在没有运动或手术的情况下也会经历剧烈疼痛，而阿片类药物是在烧伤管理的急性期提供镇痛的主要方法。剂量的选择必须考虑到急性烧伤患者通常由于连续和长期给药而对阿片类药物耐受的事实。因此，应该在急性烧伤患者中滴定阿片类药物以起作用。大多数阿片类药物对心血管功能影响不大，但它们对呼吸抑制较强。因此，应密切监测接受阿片类药物治疗的患者的通气状况，特别是那些具有困难气道的患者。

局部麻醉可有效用于小面积烧伤患者或进行重建手术的患者。在患有下肢手术的儿科或成人患者中，腰椎硬膜外麻醉或骶管麻醉可以为控制术后疼痛提供有用的辅助手段。在仅限于下肢受伤的成人患者中，如果不存在禁忌证，则可以使用硬膜外麻醉或鞘内麻醉。对于上肢手术，臂丛神经阻滞可被作为主要麻醉手段或作为术后疼痛控制的辅助手段。

取头皮作为供体皮肤时，会产生剧烈疼痛。头皮的感觉神经位于浅表组织，容易被局部麻醉药阻滞，这种技术已被用于清醒开颅手术[172]。头皮组织在我们的机构已成功用于急性患者的供皮区(未发表的观察结果)和重建患者的皮肤[173]。

九、液体管理

用于烧伤创面切除的液体管理和输血可能是非常具有挑战性的。液体管理不仅应以术中事件为指导，还应以先前的住院病程和 ICU 治疗目标为指导。如果在第一个 24h 内进行切除，围术期液体管理可能涉及急性复苏，对液体的需求将超过对血液流失的补充。由于大面积开放性创面，高代谢状态和高热加速不显性水分丢失，因此机体对液体量的需求将会增加。然而，在患者病程早期大量晶体液的复苏将会导致水肿的发生。此时，围术期过量使用晶体液患者的通常难以耐受，从而发生四肢或腹腔室间隔综合征的并发症。在初始复苏期后，ICU 治疗可能包括尽可能地减少水肿，可以使用利尿药。如果 ICU 工作人员整周都在给患者服用利尿药以减少间质水肿，那么当患者在手术室内接受几升液体时，这是没有用的。围术期液体管理还必须考虑到外科医师进行皮下注射的低血糖溶液，以使用皮肤刀获取供体皮肤。在小孩中，这种液体的体积可以超过 50ml/kg。必须仔细监测水电解质稳态，以保持适当的液体平衡。尽管避免超负荷液体量是重要的，但是烧伤 ICU 中的过度使用利尿药可能导致患者在手术室表现出严重的外周水肿，但血管内容量其实不足。

在烧伤伤口切除和移植期间替换手术失血的补充是另一个挑战。与大多数一般外科手术不同，在烧伤手术期间，不可能准确地估计手术期间出血量。负压吸引器不回收丢失的血液，因此难以测量。在烧伤手术期间，血液被隐藏在患者下方的布单、海绵中，或者可以在手术台下的废液桶中冲洗。如前所述，关于初始复苏，没有一个生理学终点可以进行滴定容量的替换。尽管有明显的血容量不足，血管收缩仍可维持动脉压，CVP 不是预负荷的可靠指标，尿量变化和血细胞比容滞后于血容量的快速减少，代谢性酸中毒可能表明灌注不足但不能确定具体问题。然而，当一起评估时，所有这些变量都是有用的。虽然收缩压可能在正常范围内，但动脉波形式的改变和呼吸周期的变化可能提示血容量不足。尽管 CVP 与血流动力学功能相关性差，但该变量可用于确定患者是否可以耐受给药。如果灌注看起来不充分且 CVP 低或正常，则给予溶液是安全的。如果 CVP 升高，则给溶液可能导致肺水肿。

关于烧伤护理的输血时机概念将在下一节中讨论。然而，必须记住，在快速失血期间，血细胞比容的变化可能比失血更慢，并且通常必须在血细胞比容下降低到低于特定触发器时输血。

(一) 输血

除非存在其他共存创伤，否则在急性烧伤患者的即时复苏阶段，输血的需要通常不是主要问题。事实上，当复苏不充分时，血细胞比容会升高。然而，在急性复苏阶段，血浆血红蛋白浓度下降可能是由于血液稀释和焦痂切开减张术及其他有创性操作造成的血液流失造成的[174]。然而，在烧伤创面的切除和移植过程中，失血很常见。Desai 及其同事报道说，烧伤创面切除过程中的失血量取决于烧伤年龄，所涉及的体表面积以及是否存在感染[12](见表 13–1)。一般来说，失血会随时间延长和伤口感染而增加。报道了每平方厘米烧伤面积需输血 0.45 ～ 1.25ml 浓缩红细胞

（PRBC）。在另一项研究中，Criswell 和 Gamelli 报道了一组成人烧伤患者的平均输血率为 0.89ml PRBC/cm² 烧伤面积[175]。O' Mara 及其同事的一项研究显示，在异质性烧伤患者组中平均输血率为 0.65ml PRBC/cm²[176]。

关于输血时机和目标存在争议。一些作者主张，对于接受过有限切除的健康患者，在输血之前将血细胞比容降低至 15%～20%：对于已存在心血管疾病的患者，在血细胞比容为 25% 时进行输血[177]。同一组建议在烧伤较严重的患者中将血细胞比容保持在 25% 左右，如果患者已患有心血管疾病，则将血细胞比容保持在 30% 附近。Sittig 和 Deitch 进行的一项小型研究显示，输注血红蛋白为 6～6.5g/dl 的患者输血单位较少血流动力学或代谢影响相比于血红蛋白保持在 10g/dl 附近的患者不会增加[178]。然而总体而言，关于最佳输血的结果数据很少。最好通过评估患者的临床状态，来确定输血需求的评估；具体而言，需要评估持续的失血量，术前血红蛋白水平，生命体征和尿量。氧气输送不足（如酸血症和降低混合静脉氧张力）的代谢证据为患者体内氧平衡提供了重要信息。患有心脏病和肺病的患者通常需要更高的携氧能力。氧气需求量将由患者患有其他疾病的类型和严重程度决定。总体而言，美国麻醉医师协会的指导原则表明，血红蛋白 10g/dl 或以上很少需要输血，并且几乎总是在血红蛋白低于 6g/dl 的情况下进行输血[179]。

在切除大面积烧伤的过程中，患者可能需要一次或多次输血来补充术中的血液损失。大量输血可能导致各种并发症，血液制品的使用会产生显著的经济成本[175]。可以采用几种减少烧伤创面切除术中手术失血的方法，如在四肢使用止血带，烧伤创面切除或皮肤移植部位使用加压敷料[180]。止血带已被证明是减少烧伤创面出血时失血的有效策略[176]。止血带使用的缺点是它们的效果仅限于四肢手术并且可能会干扰手术区域。可以减少失血的药物干预包括使用肾上腺素浸泡的敷料或局部肾上腺素喷雾来诱导局部血管收缩。或者，皮下组织可以用含有肾上腺素的液体渗透。如果大量肾上腺素吸收进入体循环，则可能导致心动过速和高血压。然而，一些研究报道，在烧伤患者中局部使用或皮下注射肾上腺素不会增加副作用或并发症的发生率[181]。

然而，这种方法的有效性尚不清楚。最近的一项研究表明，使用局部肾上腺素喷雾或皮下肾上腺素浸润不会减少烧伤创面切除术中的出血量[182]。然而，这些数据变化很大，患者也接受了局部凝血酶治疗。一项更大规模的研究检查皮下肾上腺素和局部凝血酶的作用可能会澄清这个问题。在最近的一项研究中，Mzezewa 及其同事报道，用全身性特利加压素（一种加压素类似物）治疗可减少儿童和成人烧伤患者队列中的失血和输血需求[183]。作者没有报道与这一方法相关的重大并发症。

（二）血液成分

有几种血液成分可用于替代烧伤创面切除过程中发生的损失。这些成分包括全血、PRBC、新鲜冰冻浆（FFP）、血小板和冷沉淀物。

1. 全血

全血由未分离的血液组成，并含有血液中的所有成分，包括红细胞（RBC）、血浆、血小板和白细胞。然而，储存超过 24h 的全血不含功能性白细胞或血小板（框 13-6）。一单位全血含有约 200ml 红细胞和 250ml 血浆。一些医院使用全血进行大量输血（创伤、肝移植、烧伤）和低血容量性休克的治疗。然而，由于大多数社区血液制品的稀缺，全血不易获得。将全血分离成其各个组分是一种更有效和最具成本效益的方法，可最大限度地提高血液使用率。然而，如果可以的话，全血为需要大量输血的患者提供了极好的扩容和携氧能力的方法。

框 13-6　动脉穿刺置管的适应证

- 预期的血压变化比无创性测量之间的间隔更快
- 患者的脆弱性和生理储备减少（例如，缺血性或心脏瓣膜病）
- 需要血管活性输液（多巴酚丁胺除外）
- 需要测量 PaO_2 以控制呼吸支持
- 四肢不能使用血压袖带

2. 浓缩红细胞

PRBC 是在外科手术过程中替代 RBC 丢失的最常用手段。在处理过程中大部分血浆和血小板被去除，因此 PRBC 几乎不提供血浆成分，凝血因子或血小板。一个 PRBC 单位含有约 200ml 红细胞和 50ml 残余血浆。PRBC 成分与全血的比较见表 13–4。PRBC 具有携氧能力，当用晶体或血浆重建时，进行容量复苏。PRBC 提供携氧能力，当用晶体液或血浆重建时，可以进行容量复苏。

3. 新鲜冰冻血浆

在烧伤的情况下，FFP 最常用于在大量输血过程中替代凝血因子。FFP 将以每单位 2% ～ 3% 的比例取代凝血因子及蛋白质 S 和蛋白质 C，初始推荐的体积为 10 ～ 15ml/kg。FFP 的使用因不同的烧伤中心而异。血浆在收集后 6h 内冷冻，每个单位提供约 250ml 含有正常水平的所有凝血因子的血浆。在大规模输血的情况下，如果存在活动性出血并且显示凝血因子耗尽的实验室证据，则指示 FFP 适用。根据凝血病的严重程度，通常使用 2 ～ 6U 的体积（1U 体积 =200ml）。一些从业者认为，使用 FFP 而不是晶体来重建 PRBC 可以减少术后期间的间质水肿，并可以提高皮肤移植物的存活率。

过去，指南建议使用 FFP 仅用于凝血因子减少引起的凝血功能障碍。最近在民用和军用创伤方面的经验导致 FFP 的使用更加自由，因此，早期积极使用 FFP 治疗大量出血与死亡率降低有关[184, 185]。因此，大规模输血协议包括对于需要大量输血的创伤患者，使用除 PRBC 以外的血液产品来支持凝血（如 FFP、血小板和低温球蛋白）[186, 187]。大面积烧伤创面切除术中的失血通常符合大量输血诊断的标准。然而，呈现低血容量性休克，酸血症，体温过低和凝血病的创伤患者的生理状态与复苏后烧伤患者不同。除了某些紧急情况外，烧伤患者应在复苏有效或复苏后再清除伤口。在这些情况下，患者是温暖的，具有足够的前负荷和携氧能力，心输出量充足，并且没有凝血功能障碍。因此，大规模输血协议的所有特征在一开始都是不必要的。在我们的机构（加尔维斯顿 Shriners 儿童医院），流出的血液最初被胶体（2.5% 白蛋白）取代，并且允许 HCt 在给予 PRBC 之前减少到适合于患者的目标值。由于稀释，流出的血液含有较少量的 RBC。当失去的血液达到估计总血液量的 50% 时，要用混有 FFP 的 PRBC 替换。已经证明，在烧伤的儿童中输注重建的全血是安全和有效的[188]。只有当微血管出血伴有血小板减少症和（或）低纤维蛋白原血症时，才会给予其他血液制品。

4. 血小板

将血小板储存在室温下以使活力最大化。细

表 13–4　全血和浓缩红细胞的比较

数值	全血	浓缩红细胞
容量（ml）	517	300
细胞集块（ml）	200	200
血细胞比容（%）	40	70
白蛋白（g）	12.5	4
球蛋白（g）	6.25	2
总蛋白（g）	48.8	36
血浆钠（mEq）	45	15
血浆钾（mEq）	15	4
血浆酸（柠檬酸/乳酸）	80	25
捐献者 / 受援者比率	1U/1 患者	1U/4 ～ 6 患者

菌污染的发生率在 4d 后呈指数增长。然而，冷藏的血小板仅存活 24 ～ 48h。血小板可以从全血单位或单一供血者的单采血液成分中获得。应尽可能使用 ABO 相容的血小板，特别是来自单一供体的血小板，因为输血后的生存能力得到改善。1U 的全血血小板在 50ml 血浆中含有约 5×10^{10} 个血小板。最常见的是，将 6U 的血小板组合成单个袋并输注。1U 单供体血小板单位含有约 30×10^{10} 个血小板悬浮在 200 ～ 400ml 血浆中。因此，1U 的单供体血小板等于约 6U 的全血血小板。1U 的全血血小板可使血小板计数增加 5000 ～ 10 000/μl。

5. 冷沉淀

通过在 4℃下解冻 FFP 并收集沉淀物来制备冷沉淀物。冷沉淀物富含因子Ⅷ和ⅩⅢ，纤维蛋白原和 Willebrand 因子。在大规模输血的情况下，它主要用于治疗低纤维蛋白原血症。通常，当血浆纤维蛋白原水平降至 100mg/dl 以下时，使用冷沉淀物。1U 的冷沉淀物将使血浆纤维蛋白原水平增加 5 ～ 7mg/dl。

（三）大量输血的并发症

1. 凝血功能障碍

与大量输血相关的凝血功能障碍是由于血小板减少或凝血因子的耗竭所致。PRBC 基本上没有血小板，并且存储超过 24h 的全血不具有大量的活血小板[189]。除了挥发性因子Ⅴ和Ⅷ之外，全血中凝血因子基本上正常。因为大多数血浆从 PRBC 中除去，它们提供的凝血因子来源很少。大量失血和输血导致血小板和因子Ⅴ和Ⅷ的稀释损失，特别是当仅使用 PRBC 时。

血小板减少症是大量输血后非手术出血的最常见原因[190]。一般情况下，由于血小板减少症的发生，必须输注 15 ～ 20U 或 2 ～ 4 倍血容量的血液或 PRBC（图 13-11）。由于从隔离位点释放血小板，观察到的血小板计数通常保持高于计算值。血小板减少症引起的出血通常在血小板计数降至 50 000 ～ 100 000/μl 时发生。更换血小板通常需要输入 6U 全血血小板或 1U 单供体血小板，如本章前面所述。

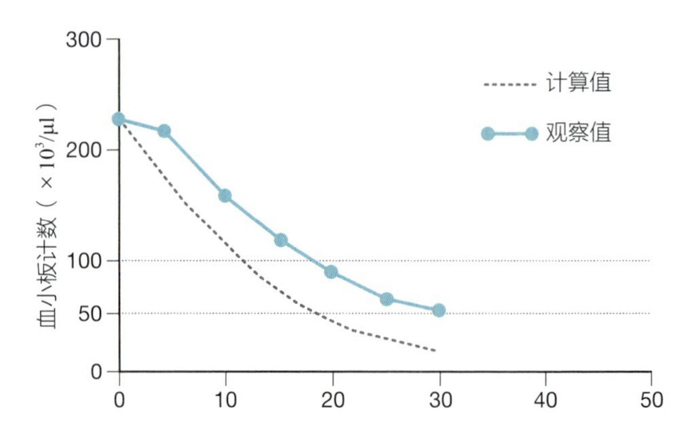

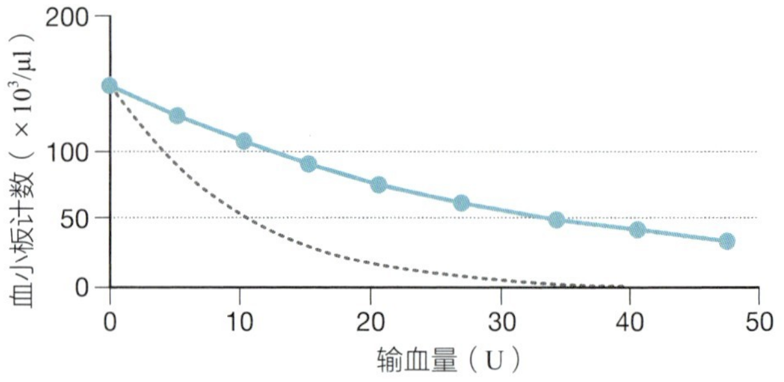

▲ 图 13-11 两项大量输血的研究中血小板计算值和平均观察值的比较

引自 Reed RL, et al. Prophylactic platelet administration during massive transfusion. *Ann Surg*. 1986; 203: 46.

在大量输血期间，由于凝血因子耗尽导致的凝血病的发展也是可能的。在成人中输入 10 ～ 12U 的 PRBC 后，可以导致凝血酶原（PT）和部分促凝血酶原激酶时间（PTT）的显著延长。如果 PT 和 PTT 超过正常水平的 1.5 倍，则建议 FFP 用于纠正稀释性凝血病[191]。了解大量输血患者的纤维蛋白原水平也很重要，因为低纤维蛋白原血症也可导致 PT 和 PTT 的延长。此时可以使用冷沉淀替换纤维蛋白原。

2. 枸橼酸毒性

枸橼酸盐通常用作血液储存中的抗凝血药，因为它能够结合激活凝血级联所需的钙。枸橼酸盐通过肝脏代谢并通过肾脏排泄。具有正常肝和肾功能的患者能够比肝或肾功能不全的患者对枸橼酸盐负荷的反应好得多。在大量输血过程中，枸橼酸盐会在循环中积聚，导致离子钙下降[192]。低钙血症可导致低血压、心功能下降和心律失常。严重的低钙血症也可导致凝血异常。然而，充分凝固所需的钙水平远低于维持心血管稳定性所需的水平。因此，在看到凝血异常之前很早就发生低血压和心肌收缩力降低。在大量输血期间，通常谨慎监测离子钙，特别是在低血钙患者存在血流动力学不稳定性的情况下。

3. 钾异常

在储存全血或浓缩红细胞期间，钾从红细胞泄漏到细胞外液中并且可累计至 40 ～ 80mEq/L 的浓度。一旦红细胞输送到体内，钾盐很快就会重新进入红细胞。然而，在快速输血过程中，可能会导致短暂的高钾血症，尤其是肾功能不全患者[193]。短暂的高钾血症，特别是在低钙血症的情况下，可导致心功能不全和心律失常。在肾功能不全的患者中，通过使用新鲜获得的血液或洗涤的包装的 RBC 可以使钾负荷最小化。低钾血症也可能是由于大量输血导致的，因为在应激、碱中毒或大量失血引起的大量儿茶酚胺释放过程中，钾重新进入红细胞和其他细胞。因此，在大量输血期间应该对血钾水平进行常规监测。

4. 酸碱异常

在全血储存期间，由于乳酸盐和枸橼酸盐的积累，pH 为 6.5 ～ 6.7 时，会形成酸性环境。这种酸性液体的快速输注可导致大量输血过程中观察到的代谢性酸中毒。然而，在这种情况下代谢性酸中毒更常见的原因是由于氧消耗和输送不平衡导致的相对组织缺氧和无氧代谢。在血容量不足和组织灌注不良的状态下发生的无氧代谢导致乳酸性酸中毒[186]。通常，不建议使用碳酸氢钠给药。组织灌注和体内平衡的重建是重建酸碱平衡的重要因素。相反，许多接受大量输血的患者在输血后会发生代谢性碱中毒。这是由于肝脏将枸橼酸盐转化为碳酸氢钠，这也是在大量输血期间避免碳酸氢钠给药的另一个原因，除非是严重的代谢性酸中毒（碱缺陷＞ 12）。

5. 改变氧输送

在血液储存期间，红细胞 2，3- 二磷酸 - 甘油酸（DPG）水平下降。这导致氧合血红蛋白解离曲线向左移动。在这些条件下，氧对血红蛋白具有更高的亲和力，并且理论上减少了组织水平的氧释放。在临床实践中，这种氧亲和力的改变尚未显示出功能上的重大意义。

6. 低体温

快速输注大量冷（4℃）血液可导致严重的体温过低[194]。如果再加上烧伤患者已经受损的体温调节机制，可能导致临床上显著的体温低温。体温过低的潜在并发症包括枸橼酸盐代谢改变，凝血功能障碍和心脏功能障碍。在烧伤患者大量输血期间，应使用加热设备对液体进行主动加温，以有效地加热快速输入的大量血液。此外，应升高室温，并将患者的四肢和头部覆盖，以尽量减少热量损失。烧伤患者的体温应保持在 37℃或以上。

7. 肺部并发症

肺水肿是大量输血的潜在并发症。这可能是由于输血中存在的炎症和微团聚体引起的容量过载和（或）肺毛细血管渗漏所致。一些研究表明，肺水肿的发生率与患者的潜在损伤相关，而非与输血本身有关。但是，在大量输血期间应密切监测容量状态，以避免容量过载。输血相关的急性肺损伤（TRALI）是一种相对罕见的并发症，其特征是在输血后 6h 内发生急性低氧血症和非心源性肺水肿[195]。虽然相对不常见，但 TRALI 是输血相关死亡的最常见原因之一[196]。发病机制尚不清楚，但被认为与输血相关的炎症反应有关。虽然危重患者的发病率较高，但难以确定具体的危险因素，治疗也是支持性的。在输血相关的肺损伤的情况下，重要的是排除 ARDS 的其他原因和输血相关的容量超负荷（TACO）的存在。

8. 输血反应

溶血性输血反应是一种相对罕见但具有毁灭性的输血并发症。输血反应的发生率约为 1∶5000U 输血，致命输血反应以 1∶100 000U 输血的速度发生。最严重的反应是由 ABO 不相容引起的。输入 ABO 血液不相容的，最常见原因是文书错误。因此，大多数医院制定的政策要求在输血前多次检查血液。表 13-5 列出了血型和相关的循环抗体。大量溶血性输血反应是由于通过循环抗体和补体破坏输注的红细胞而引起的。在全身麻醉下，患者无法检测到输血反应的许多常见体征和症状，如寒战、胸痛和恶心。麻醉患者最常见的输血反应迹象是发热、低血压、

表 13-5　血型交叉匹配

			发生率	
血型	红细胞抗原	血浆抗体	白种人	非裔美国人
A	A	抗 B	0.40	27
B	B	抗 A	11	20
AB	AB	无	4	4
O	无	抗 A	45	49
抗 B				
Rh	Rh	42	17	

血红蛋白尿和凝血功能障碍。治疗的措施是停止输血，保护肾脏积极的水合作用和碱化尿液，并治疗现有的凝血病[197]。

迟发性溶血性输血反应可发生在先前接受过输血并且由产生血抗原抗体的二次免疫应答引起的患者中。该反应可在输血后 2 ～ 21d 发生，如果患者术后出现了不明原因的细胞比容下降，应怀疑发生了这种反应。肾损伤比急性溶血反应少见，但通常需要充分的尿液水化和碱化。在输血后，发热反应很常见，并且通常是由于污染了血液中存在的白细胞和白细胞抗原。纯粹的发热反应通常不需要终止输血，但应密切监测患者，以确保不会发生更严重的输血反应。

9. 感染

由于皮肤屏障和免疫抑制的破坏，感染是烧伤患者面临的最主要问题。输血会增加感染风险。Graves 及其同事表明，烧伤患者的输血次数与感染性并发症之间存在显著相关性[198]。血液制品主要感染的最常见原因是肝炎。丙型肝炎是最常见的原因，其次是乙型肝炎。丙型肝炎的发病率约为 3/10 000 输血单位。严格筛查机制的发展显著降低了艾滋病毒感染的发生率，达到每 200 000 ～ 500 000U 输血者中有 1 人感染。已经在血液制品中鉴定出巨细胞病毒（CMV），并且可能在免疫受损的烧伤患者中引起严重的问题。然而，临床上重要的 CMV 感染在烧伤患者中发生率较低。

十、术后护理

关于术后气道管理和通气的决定取决于几个因素。一旦有指征，拔管是可取的，但在烧伤患者中，由于多种原因，如果没有拔管指征，可能更重要的是不要拔管。如果已经有了拔管的初始指示，则拔管决定取决于围术期事件。一些患有颈部和面部烧伤的患者需要插管以保护气道免受水肿阻塞。必须检查气道以确保在移除气管导管时水肿性咽部组织不会引起气道阻塞。在正压通气期间，在放气的气管导管袖口周围漏气是一个令人鼓舞的迹象，表明气道在拔管后仍可保持通畅。也可以通过直接喉镜检查或内镜检查上呼吸道。在边缘性病例中，可以拔除气管导管，同时将交换器留在气管中。另一种技术是在支气管镜直视下拔管，其中气管插管已经装在支气管镜上。特别是在小型儿科患者中，造影后喘息和拔管失败的常见原因是杓状隆起的水肿和多余黏膜阻塞了门声（图 13-12A，视频）。气管导管过大、镇静和镇痛不充分导致的患者运动过度，酸性胃内容物的反流及气管导管和胃管之间的后喉结构的受压引起的机械刺激可以加重这种情况。这些刺激物也可导致儿科患者发生喉软化（图 13-12B）。如果注意所有这些细节仍然存在喉头梗阻，只要关于烧伤创面感染的问题不排除类固醇的使用（未发表的观察结果），短期类固醇通常是有效的。氦氧混合气也已成功用于此种情况[199]。

是否拔管的决定还必须考虑患者的代谢状态和与烧伤相关的体力下降。增加二氧化碳生成的同时，还必须增加每分钟的通气量和呼吸强度。由于肝大导致肺部顺应性差和膈肌抬高，呼吸功能也常常增加[200]。同时，骨骼肌萎缩和力量下降也是分解代谢状态的产物[98]。如果患者的生理储备在术前是比较差的，最好继续进行机械通气，直到可以在 ICU 中客观评估拔管标准。

在 ICU 转移监护仪和给予通气支持后，需要给出术中麻醉过程的完整报告，以及有关患者当前状况和治疗的信息。如果患者术后需要通气，可能需要胸部 X 线片来检查气管内导管的位置。患者到达 ICU 后不久将收到实验室检查结果报

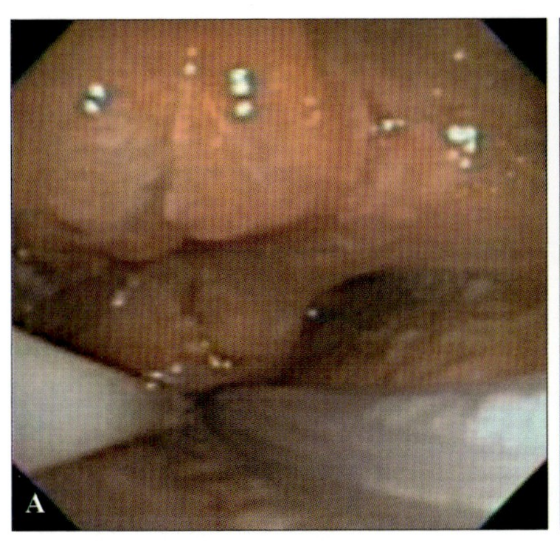

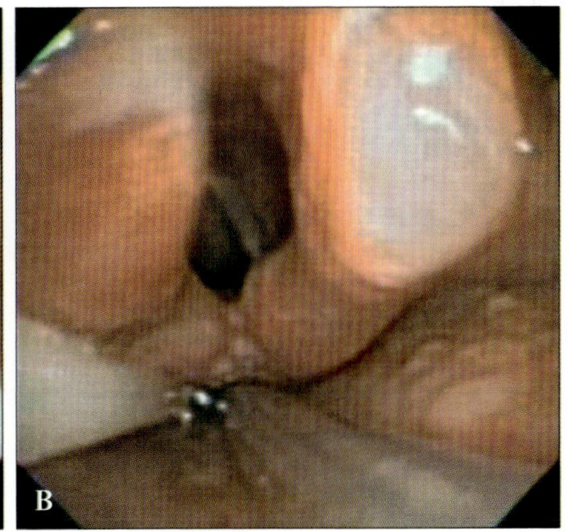

▲ **图 13-12　小儿喉烧伤患者上呼吸道的动态阻塞**
吸入时水肿组织塌陷和阻塞（A）但扩张并允许呼气（B）

告，包括动脉血气、血液化学、肾功能测试、血细胞比容，血小板计数和凝血研究。如果在手术室需要大量输血，这些研究尤为重要。

烧伤患者术后最重要问题之一是足够的镇痛和镇静，特别是需要插管和机械通气的患者。清创烧伤组织和收集皮肤移植物是痛苦的过程，需要足够的镇痛剂量，以确保患者的舒适感。烧伤患者对麻醉镇痛药具有耐受的情况并不罕见，特别是在他们进行了多次手术后，在这种情况下，需要比正常剂量更大的剂量。

不幸的是，即使在手术人员严格注意术中止血的情况下，切除和移植大量烧伤伤口后仍会出现持续失血是一个的常见问题。在应用皮肤移植物之前，必须将烧伤创伤切除至出血组织。大量的术中输血增加了稀释性血小板减少症和凝血功能障碍的问题。临床过程和实验室研究表明输血时，需要积极的术后护理，以评估持续的失血，并输入额外的血液制品。大件烧伤敷料可以掩盖术后出血。即使在从手术室到 ICU 的短暂运送过程中，这种出血也可能表现为低血容量和低血压。监测 CVP 和尿量也有助于指导术后血液和液体治疗。

充分的通气对于减少低氧血症和高碳酸血症是至关重要的。血气和血氧饱和度可作为呼吸机管理的指导。吸入性损伤患者不仅受益于合理的呼吸机管理，还受益于吸入性支气管扩张药和黏液溶解剂以及明智的气道吸痰程序。为了维持足够的氧饱和度，拔管患者至少在术后最初几个小时内需要补充氧气。这些患者在最初节段需要气道支持，直到他们更加警觉和敏感。

最后，烧伤患者必须在温暖的环境中恢复。术后低温可导致血管收缩、灌注不足和代谢性酸中毒，以及对损伤的高动力和分解代谢反应。辐射加热器、血液和液体加热器、温暖的毯子，用于气体输送的加热加湿器和高室温在术后期间都是有用的，以为恢复的患者提供温暖。

十一、结论

烧伤患者的麻醉管理面临许多挑战。解剖变形使气道管理和血管通路变得困难。心血管功能的病理生理学变化范围从最初的低血容量和灌注受损到复苏后发展为高动力和高代谢状态。这些和其他变化深刻地改变了对麻醉药物的反应。有效的麻醉管理将依赖于对病理生理变化，技术技能，适当规划和适当资源可用性的连续性的了解。团队合作是必要的，记住围术期管理应与 ICU 管理和目标兼容。这需要与烧伤护理团队的其他成员密切沟通，这是对这些有挑战性的患者有效麻醉管理的最重要原则之一。

第14章 皮肤组织库

The Skin Bank

Charles D. Voigt Steve Williamson Richard J. Kagan Ludwik K. Branski 著
帅超群 纪世召 王光毅 译

一、历史

Reverdin 在 1871 年报道了第一例自体皮肤移植[1]，很快同种异体皮便用于临床创面覆盖[2]。1874 年，Thiersch 发表了一篇断层皮片移植治疗小量患者的报道，随后大量报道了采用超薄皮片移植修复创面，同时又使供皮区能自行愈合[3]。然而，使用这些小而薄的被称为“Thiersch 移植物”“颗粒状移植物”“表皮移植物”或“剃刀移植物”的皮片对大面积创面修复的结果通常不尽如人意，因此它们一般仅限于治疗小的溃疡创面。Girdner 于 1881 年报道了首次成功使用同种异体皮覆盖烧伤创面[4]。5 年后，Thiersch 描述了皮肤移植物的组织解剖，从而推广了中厚皮肤移植的临床应用[3]。

人体皮肤的储存直到 20 世纪初期才开始进行，当时 Wentscher 报道了采用冷藏 3 ～ 14d 的人体皮肤进行移植的经验[5]；然而直到 20 世纪 30 年代，血液和组织库才在临床医学实践中占据一席之地。1938 年，Bettman 报道治疗大面积三度烧伤儿童取得成功[6]，这是同种异体皮在临床烧伤创面应用的首次报道。不久，Webster[7] 和 Matthews[8] 报道了在 4 ～ 7℃下储存 3 周的自体皮移植取得成功。直到 1949 年，在美国海军组织库成立之后，现代皮肤组织库才正式开始建立。

皮肤组织库的建立标志着与人体组织加工、保存和储存相关重要研究的开始。Baxter[9] 探索了冷冻对人体皮肤的组织学影响，并发现冰晶的形成会导致皮肤结构的破坏。1952 年 Billingham 和 Medawar[10] 的研究证明了使用甘油可以有效地冷冻保存皮肤。不久之后，Taylor[11] 证明了向储存液中添加甘油可以减少冷冻组织中的冰晶形成。这些进步使 Brown[12] 和 Jackson[13] 得以将同种异体皮作为烧伤和裸露组织的生物敷料进行大范围推广使用。1966 年，Zaroff[14] 报道了 10 年间在布鲁克陆军医疗中心使用同种异体皮治疗热损伤患者的经验，并阐述了同种异体皮作为生物敷料的机械和生理优势。1966 年，Cochrane[15] 通过控制 15% 甘油储存液冷冻速率和植入前快速复温的方式首次成功使用了冷冻自体皮。随后 Morris[16] 的报道证明了使用同种异体皮治疗感染性溃疡和其他感染创面的有益效果。Shuck 等[17] 根据越南战争经验，认为同种异体皮在治疗创伤性创面方面具有潜在价值。随着同种异体皮使用的增多，人们进一步研究了同种异体皮对创面愈合的有益作用，包括其与降低细菌感染发生率[18, 19] 和刺激创面床新血管形成的关联[20]。

Bondoc 和 Burke[21] 在 1971 年建立了第一个功能性皮肤组织库，他们就同种异体皮移植经验发表了一篇报道，即大面积烧伤儿童进行切痂后移植异体皮肤并短暂应用免疫抑制药[22]。现如今，同种异体皮仍然是大面积皮肤缺损或软组织创面的理想的临时覆盖物，特别是当没有足够的自体皮或需要临时覆盖创面时。

另一种在治疗烧伤患者方面有着悠久历史的生物敷料是羊膜，最初由 Davis 于 1910 年将其用于皮肤移植创面的覆盖，1912 年 Sabella 首次将其用于烧伤患者[23, 24]。在这些报道之后的一段时间内，尽管存在移植排斥，但人们仍尝试使用羊膜作为永久性皮肤替代物。1952 年，Douglas 第一个报道使用羊膜作为烧伤创面临时覆盖物。从那时起，羊膜一直是治疗非全层皮肤烧伤的有效工具之一[25–30]。羊膜已被证明可以减轻疼痛、预防感染[23, 28, 31, 32]、减少瘙痒[30]、加速创面愈合[24, 26, 31]。我们机构使用羊膜临时覆盖眼睛以治疗中毒性表皮坏死松解，在 3 个月随访中发现与既往接受最大药物治疗的患者相比，角膜通透性、结膜瘢痕和干眼症状均有所改善[33]。羊膜的制备和储存一直是世界各地许多皮肤组织库的业务之一。

二、皮肤组织库的发展

在过去的 20 年里，同种异体皮在大面积烧伤、创伤和软组织损伤患者治疗中的广泛使用对皮肤组织库的数量产生了重大影响。大多数皮肤组织库都建在靠近区域性烧伤中心或烧伤中心医院内。因此，皮肤组织库必须维持与区域性烧伤中心密切的合作关系，不仅要满足烧伤外科医生的特定需求，还要通过联合教育推广计划，帮助社区为皮肤捐赠提供支持。

1969—1988 年，皮肤组织库的数量稳步增长，其后开始下降，并在 2002 年达到最低点，接着数量稳步增加，目前美国总共有 81 家组织库协会（American Association of Tissue Banks，AATB）认可的组织库，这些组织库可以获取、处理、储存和（或）分配皮肤以用于移植。1983 年，DeClement 和 May 估计烧伤和创面护理中心可能需要多达 32 000 平方英尺的皮肤[34]。图 14-1 显示了 1995—2015 年美国和加拿大皮肤组织库的皮肤捐赠者总数以及分配的皮肤总平方英尺数。

三、美国组织库协会的作用

随着皮肤组织库数量的增加，政策和程序显然需要标准化。这在最初相当困难，因为没有足够的数据支持来达成共识。早在 1976 年，AATB 就已经开始通过组建皮肤委员会来解决这个问题。这为讨论皮肤组织库业务实践提供了一个论坛，并由美国烧伤协会皮肤组织库特别兴趣小组参与补充。标准和程序委员会成立于 1977 年，并于 1979 年制定了第一份组织库建设指南。1984 年发布了第一个组织库标准指南，1987 年制定组织专用技术手册（包括皮肤）。从那时起，基于专家共识的组织库标准得到不断修订和完善，并在可行情况下支持了科学研究，最新版本是 2016 年发布的第 14 版。此外，在制定和颁布组织库业务标准后不久，AATB 于 1982 年成立了一个检查和认证委员会，并于 1986 年开始进行检查。这一计划今天仍在继续，这对于确保组织库不仅遵守 AATB 标准，而且还遵守美国食品药品管理局（Food and Drug Administration，FDA）关于人体组织库各方面的法规非常重要。1992 年，AATB 提出了其 2000 年计划，概述了该机构支持组织和细胞库、确保组织安全和质量以及推进和加强 AATB 的目标[35]。AATB 已与许

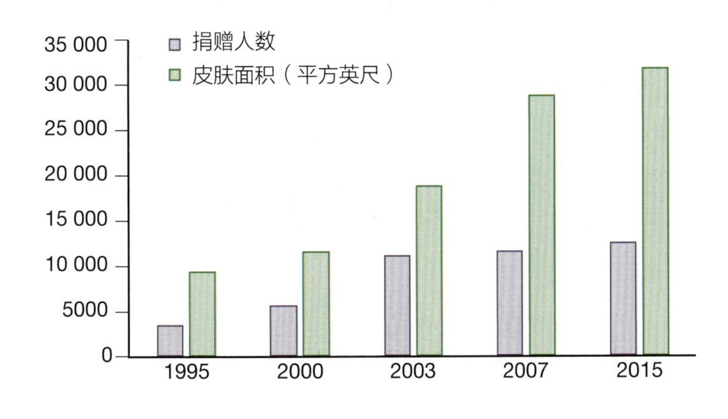

◀ **图 14-1 1995—2015 年美国和加拿大皮肤捐献和分配情况**

多组织合作，如FDA、疾病控制中心（Centers for Disease Control，CDC）和美国烧伤协会，以更新标准并在必要时快速响应，例如及时制定指标和方法，来筛选潜在的感染性疾病供体，包括西尼罗河病毒、埃博拉病毒和寨卡病毒，以减少感染风险。

四、同种异体皮的临床应用

（一）覆盖大面积全层创面

专业烧伤护理中心越来越多地使用同种异体皮，这一直是美国皮肤组织库增长和发展的驱动力之一。框14-1列出了其在创面处理中的一般适应证。同种异体皮具有许多生物敷料的理想特性，并且当自体组织可能无法立即获取时，在大面积创面的外科手术治疗中起主要作用（框14-2）。它可减少蒸发失水和富含蛋白质的液体渗出、防止创面干燥、并抑制微生物增殖；减轻创面疼痛，可使患者在作业和物理治疗时具有更好的依从性；通过修复创面表面的生理屏障，同种异体皮减少了创面热损失，减轻了烧伤高代谢反应。在专业烧伤护理中心，对同种异体皮的频繁和不可预测的需求，促进了世界各个地方皮肤组织库的增长和发展。

框14-1　创面处理中同种异体皮使用的适应证

- 自体皮片缺乏的大面积创面覆盖
- 大面积网状自体皮覆盖
- 大面积非全层烧伤
- 大面积表皮脱落
  - Stevens-Johnson综合征
  - 中毒性表皮坏死松解症
  - 金黄色葡萄球菌烫伤样皮肤综合征
- 测试创面床接受自体移植物的能力
- 角质形成细胞培养支架

框14-2　使用同种异体皮的优点

- 减少水、电解质和蛋白质丢失
- 防止组织干燥
- 抑制细菌增殖
- 减少创面疼痛
- 降低能量需求
- 促进上皮形成
- 准备创面基底床以便最终修复
- 为表皮移植提供真皮支架

新鲜的同种异体皮代表了创面外用生物敷料的金标准，相对于冷冻保存的皮肤其具有明显的优势（框14-3），这对于需要立即覆盖大面积烧伤切痂创面的外科医生来说至关重要。新鲜同种异体皮血管化良好，可刺激创面床快速新生血管，为自体皮肤的永久覆盖做好准备。此外，与冷冻保存的移植物相比，新鲜的同种异体皮更能耐受适度的创面污染，并且能更好地黏附于新鲜切痂后的皮下脂肪上。当患者的供区愈合可以重新获取或者体外培养的自体皮肤可以使用时，就可以移除异体皮肤。

框14-3　新鲜同种异体皮的优点

- 快速且牢固黏附创面
- 控制微生物生长
- 快速重建血供
- 临床结果可重复

然而，近年来由于FDA为减少疾病传播风险而制定的法规越来越多，新鲜同种异体皮的使用变得极为有限。当没有新鲜的同种异体皮时，冷冻保存的皮肤是创面临时覆盖的最佳选择。尽管冷冻保存的皮肤通常比新鲜皮肤的活力要低，但是目前很难保持充足的新鲜皮肤储存超过14d。因此，如果不能在保持活力的时间段内使用，皮肤组织库的标准操作是在获取同种异体皮后7～10d内对其进行冷冻保存。图14-2描述了自2012年以来在得克萨斯州加尔维斯顿的Shriners儿童医院接受治疗的烧伤儿童中，同种异体皮和羊膜的使用情况。

其他创面覆盖物，如Integra真皮再生支架，为大面积全层烧伤患者的切痂创面提供了同种异体皮的替代方案。与人工真皮相比，新鲜的冷冻同种异体皮的移植存活率比真皮再生支架更好[36]。2007年我们机构进行的一项研究表明，Integra可安全地用于烧伤总体表面积（TBSA）超过50%的儿童的创面覆盖，并可减轻烧伤后的高代谢反应且未增加感染风险[37]。

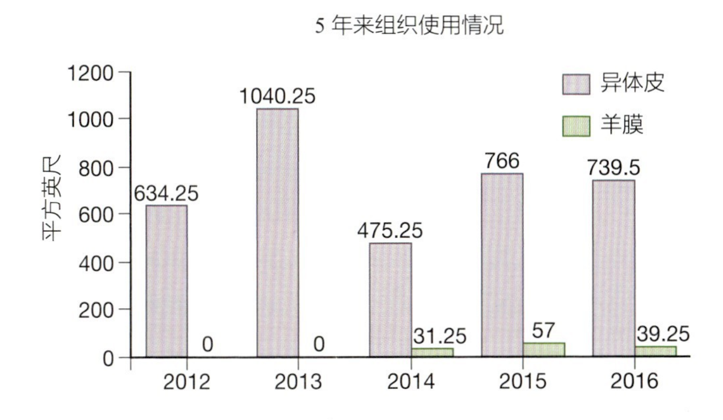

◀ **图 14–2　得克萨斯州加尔维斯顿 Shriners 儿童医院同种异体皮和羊膜使用情况**

（二）覆盖大面积网状自体皮和非全层烧伤创面

同种异体皮的另一种用途是在大面积扩张的网状自体皮上作为覆盖物（图 14–3）。该技术最初产生于异体网状皮[38]，它提供了即时的、暂时的和永久的创面修复。我们机构利用 2∶1 网状尸体皮肤覆盖大面积扩张的自体皮（比例＞2∶1）。因为冻存异体皮通常比新鲜皮肤更不容易存活，所以它的功能更多的是作为一种生物敷料，而不是作为一种临时皮肤替代品。同种异体皮黏附在创面基底床，可减轻疼痛、减少渗出和水分流失，并且减少了频繁更换敷料的需要。当创面床上皮化时，异体皮缓慢分离，而不会影响脆弱的新生上皮。冻存异体皮的这些特性也用于非全层烧伤创面的覆盖。Rose[39] 和 Naoum[40] 的研究表明，与传统的局部抗菌治疗相比，早期创面清创术结合冻存异体皮移植治疗儿童非全层烧伤愈合时间短、住院时间也缩短。由于成本较低且易于使用，加尔维斯顿 Shriners 儿童医院主要使用异种皮治疗非全层烧伤。

由于担心同种异体皮可能诱导炎症排斥反应，导致潜在的自体皮再上皮化延迟，因此，建议使用冻干组织，因为冻干过程破坏了细胞组分，可减轻移植后的免疫反应[41, 42]。2013 年对 11 名接受冻干同种异体皮治疗的患者进行的研究显示，同种异体移植物未引起任何免疫反应[42]。

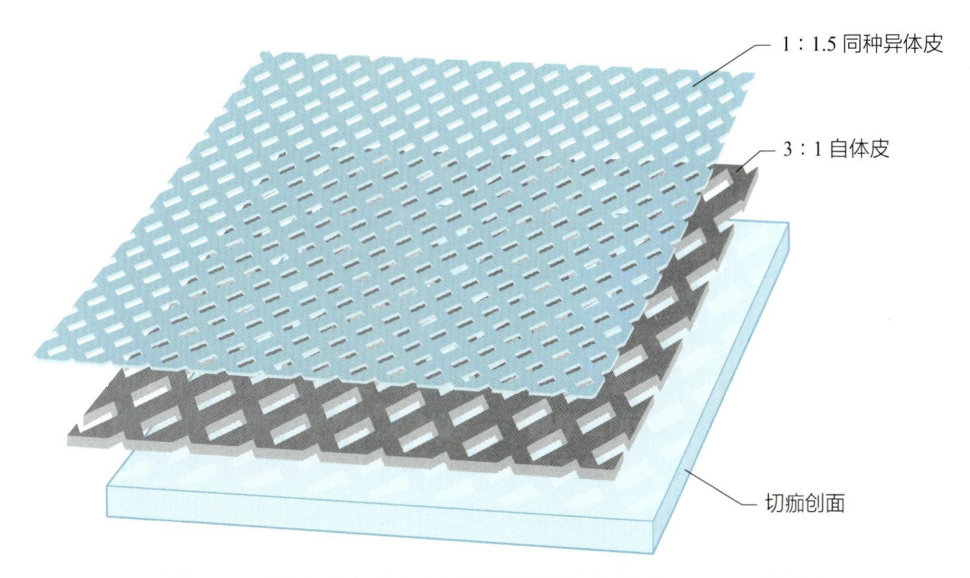

▲ **图 14–3　网状同种异体移植物覆盖技术的示意图（Alexander 等所述）**

网状同种异体移植物比例通常为 1.5∶1 或 2∶1，而下面的网状自体移植物比例可以是 3∶1 或更大（引自 Alexander JW, MacMillan BG, Law E, et al. Treatment of severe burns with widely meshed skin autograft and widely meshed skin allograft overlay. *J Trauma*. 1981；21：433–438.）

（三）延迟使用角质细胞膜片

1981 年 O'Connor 等 [43] 首次描述了培养自体表皮膜片（cultured epidermal autografts，CEA）移植治疗烧伤患者。此后，有大量报道支持将其用作大面积全层烧伤患者的永久性皮肤替代物。然而，这种方法并非毫无问题，许多作者报道表皮膜片移植存活率波动较大，并不稳定。Cuono 首先主张将同种异体皮与 CEA 结合使用，使同种异体皮血管化后通过磨削去除表皮层抗原 [44]。Hickerson 等报道了 5 例烧伤患者，结果显示超过 90%CEA 在异体真皮移植存活，并在术后 4 年依然柔软 [45]。最近的一项多中心随机试验比较了自体断层皮片移植与 CEA 移植的治疗效果，结果显示应用 CEA 可加快创面上皮化，改善瘢痕增生，并且改善随访时皮肤的色素沉着和弹性 [46]。

（四）脱细胞真皮基质

在过去 10 年左右的时间里，我们也见证了脱细胞同种异体真皮基质（AlloDerm）作为支架与自体断层皮片同时应用的发展 [47]。真皮支架的潜在优势是使用较薄的自体皮移植，从而使供皮部位愈合更快，降低畸形率。一项多中心临床试验表明，该技术与标准的自体断层网状皮移植效果相同。然而，自体皮移植的存活率略低于对照组，并且各中心之间有所不同 [48]。此外，仅应用了 36 ～ 116cm^2 大小的同种异体真皮移植物，并且仅在移植后 180d 进行了评估。AlloDerm 也被用作 CEA 的支架，只有少量关于这种潜在应用的报道。

五、同种异体移植物的潜在问题

（一）感染

据报道，同种异体皮会引起细菌感染 [49]。因此，在发放皮肤组织用于移植之前，皮肤组织库必须进行微生物培养。事实上，AATB 标准 [50] 要求，如果存在致病细菌或真菌，则应丢弃皮肤。考虑到潜在受体的免疫功能受损，以及感染后发生创面脓毒症的可能性，这一点尤为重要。

还有同种异体皮传播病毒性疾病的报道。1987 年，Clarke 报道了艾滋病病毒阳性捐献者可能向烧伤病人传播 HIV-1 的情况 [51]。然而，在使用皮肤之前，供体测试的结果是未知的。此外，具有多种 HIV 风险因素的受体在接受同种异体移植之前未进行过测试。到目前为止，还没有报道同种异体皮传播 HIV 或肝炎的病例。

Kealey 等报道了从尸体皮传播巨细胞病毒（cytomegalovirus，CMV）[52]，由于近 23% 的 CMV 阴性患者发生了血清转化，他们建议仅将 CMV 阴性的同种异体皮用于血清阴性烧伤患者。Plessinger 等回顾了 479 名皮肤供体，发现成人的供体池中 63% 为 CMV 阳性 [53]。他们推断，虽然来自血清阴性供体的组织最适合用于血清阴性患者，但这种做法会大大限制烧伤患者新鲜同种异体皮的使用。此外，虽然有充分证据支持烧伤患者通过同种异体移植传播 CMV，但几乎没有证据表明 CMV 血清转换具有临床意义或影响烧伤患者的预后 [54, 55]。另外，Herndon 和 Rose[54] 重申，使用尸体皮治疗烧伤患者的益处明显大于与 CMV 血清学转换相关的小风险。目前，大多数烧伤外科医生和皮肤组织库建议，关于是否使用 CMV 阳性供体同种异体皮的决定，应该由烧伤或移植外科医生做出。

（二）免疫排斥

在显示出理想创面覆盖物的许多特征的同时，同种异体皮表面包含表达Ⅱ类抗原的朗格汉斯细胞。这些细胞存在于皮肤的表皮中，最终由于免疫排斥反应而被排除。但这通常会造成急性炎症反应，并可导致创面感染。血管化的同种异体皮通常在烧伤患者的创面上保持 2 ～ 3 周的完整性，尽管有报道称，由于大面积烧伤固有的免疫抑制，同种异体皮可存活长达 67d[56]。然而，最近在免疫营养、重症监护管理以及对确定性创面闭合的更积极手术方法方面的改进，使得同种异体移植物的持久性变得不太可预测。

防止排斥反应的尝试包括控制同种异体皮中朗格汉斯细胞的活性来减少抗原表达。据报道，与未经处理的皮肤相比，用紫外线照射或糖皮质激素处理的皮肤，存活时间更长，但是这种方法的实用性尚未得到证实。其他研究人员研究了药物对严重烧伤患者免疫抑制的影响。初步临床试验表明，当儿童接受硫唑嘌呤和抗胸腺细胞球蛋白治疗时，同种异体移植物和患者的存活率均有所改善[57]，然而这种方案与硫唑嘌呤诱导的中性粒细胞减少症有关，临床结果未得到其他人的证实。最近，使用环孢素被证明可以延长全层烧伤患者的皮肤移植物存活率[58, 59]。在这些研究中，停止治疗后几天内普遍观察到同种异体移植排斥反应，然而有些情况下，治疗结束后移植物仍然存在。因此，有必要进一步研究这些新的免疫抑制药。

六、皮肤组织库相关技术

（一）供体筛选

为确保移植组织的安全，获得有关潜在组织供体的完整和准确的医学信息至关重要。AATB 和 FDA 要求捐赠者有全面的医疗和社会历史。在这方面，AATB 在其他组织器官获取机构及 FDA 的合作协助下开展了供体风险评估访谈（donor risk assessment interview，DRAI）。

一组传染性疾病血清筛查是必需的[50]，包括：①人类免疫缺陷病毒抗体，1 型和 2 型（抗 HIV-1 和抗 HIV-2）；② HIV-1 核酸检测（nucleic acid test，NAT）；③乙型肝炎表面抗原；④肝炎核心抗原总抗体（包括 IgG 和 IgM）；⑤丙型肝炎病毒抗体（抗 HCV）；⑥丙型肝炎病毒核酸检测（NAT）；⑦梅毒（可进行非螺旋体或螺旋体特异性测定）；⑧乙型肝炎病毒（HBV）核酸检测（NAT）。

检测试剂盒应获得 FDA 许可批准明确用于供体筛查，理想情况下，应批准用于尸体标本。Barnett 等报道了他们在两年内尸体皮因血清检查呈阳性而被丢弃的经验。在报道中他们指出，由于血清检查呈阳性，813 名捐献者中有 61 名（7.5%）的组织需要丢弃。其中乙型肝炎核心抗体检测阳性占 52.3%，而乙型肝炎表面抗原检测阳性占 18.1%，丙型肝炎、HIV-1/2、HTLV-1 和梅毒检测分别占 14.3%、4.9%、4.9% 和 5.5%[60]。这一发现得到了 Plessinger 等的证实，他们在对 5 年间 1235 名捐献者的审查中发现，93 名（7.5%）供体因血清检查呈阳性而被拒绝[61]。

尽管组织库医务主任也有必要审查尸检结果（如果进行了尸检），但对 1998 年 AATB 标准变化后 264 名捐献者进行的为期 10 个月的随访研究显示，没有捐献者仅根据尸检结果便被拒绝[61]。审查 2014 年 2 月— 2016 年 9 月我们组织库获取的 468 名皮肤捐献者和 457 名羊膜捐献者，结果表明根据尸检、血清检查、供体风险评估访谈或体检结果，有 50 名皮肤捐献者（10.7%）和 32 名羊膜捐献者（7.0%）被弃置[62]。

（二）皮肤获取

一旦完成供体筛查并获得适当授权，获取团队必须在适当的设施（即医院停尸房或手术室、验尸官办公室或组织库）中安排皮肤获取的时间和地点。死亡时间和尸体储存条件必须准确记录，这一点非常重要，因为这些都对皮肤的活力和微生物感染有着重要的影响，皮肤获取到储存的时间也是如此[62]。目前 AATB 标准要求，如果捐献者尸体被冷冻（例如，施加足够量的湿冰或冷却毯、寒冷的天气条件）或在心脏停搏后 12h 内被冷藏，皮肤获取准备工作应在心脏停搏后 24h 内开始。如果已故捐赠者的尸体没有冷却或冷藏，皮肤获取应在死亡后 15h 内开始。如果捐献者尸体被冷却一段时间，然后一段时间没有冷却，则不被冷却的时间不能累计超过 15h[50]。

简而言之，皮肤应在无菌条件下获取，但首先需要进行彻底的身体评估，以确定捐献者是否应该因其他医学原因而被拒绝，并通过评估供体大小和皮肤状况来确定皮肤的质量和皮肤获取的技术可行性。框 14-4 列出了通常需要排除的与皮肤供体相关的疾病。血液样本也可用于所需的传染病检测。获取皮肤的区域剃去毛发，并用批准用于手术程序的抗菌药（即聚维酮碘、氯己定）清洁。组织获取技术人员佩戴适当的个人防护设备（personal protective equipment，PPE；即手术帽、面罩、鞋套），进行外科洗手，穿上无菌衣和手套，同时巡回技术员完成组织获取所需文件，并准备组织和运输容器。之后通常是准备氯己定对

框 14-4　通常拒绝潜在皮肤供体相关的疾病

- 大面积皮炎
- 急性烧伤
- 皮肤恶性肿瘤
- 皮肤质量差
- 大面积文身
- 胶原血管疾病
- 有毒化学品暴露
- 皮肤感染
- 大面积皮肤病变
- 大面积皮肤或软组织创伤

组织供体进行手术擦洗，在达到手术擦洗所需的接触时间后用 70% 异丙醇冲洗，并使皮肤表面干燥。准备好所有需要的物品，外科铺巾覆盖供体。然后使用厚度为 0.012 ～ 0.018in 的取皮刀获取断层皮肤。移植物的宽度通常应在 3 ～ 4in 的范围内，但理想情况下应根据移植外科医生的偏好来确定。皮肤获取部位通常仅限于躯干、臀部、大腿和小腿上部。获得的皮肤量可能因体型、皮肤缺陷或病变和身体形态而异，对于有经验的组织获取技术人员而言，每个供体的平均产量为 4 ～ 6ft^2。在完成后面组织获取后，供体翻转至前面，并重新铺巾获取皮肤。获取的皮肤置于组织培养基中，并在运输至皮肤组织库进行加工期间保持在湿冰温度（最低至 -10℃）[63]。

（三）皮肤加工

1. 加工环境

皮肤应在控制细菌和气候的无菌条件下进行处理（图 14-4）。虽然目前的 AATB 标准要求在 100 级层流环境中处理心血管组织，但对人体皮肤储存没有这样的要求。事实上，Plessinger 等进行的一项研究显示，无论是在 100 级层流台还是 10 000 级洁净室中加工和包装皮肤，都未能证明在微生物生长方面存在任何统计学上显著的定量或定性差异 [64]。

2. 微生物检测

返回皮肤组织库后，组织获取团队应进行需氧和厌氧细菌、酵母和真菌的培养。组织培养可以通过擦拭、破坏性测试或液体洗脱来获得 [65]。在处理之前应从具有代表性的解剖区域获得培养物，并应验证培养方法，以确保所选培养方法的适用性。在获取或运输未加工的皮肤过程中加入的抑制物质（例如皮肤预处理溶液、运输介质、抗生素等）不得干扰培养结果（即产生假阴性结果）。测试应按照相关标准（如 CAP，ISO，ASTM，AAMI，USP）进行，如果含有以下任何微生物，则不应将皮肤用于移植 [50]：①金黄色葡萄球菌；② A 族 β- 溶血性链球菌；③肠球菌属；④革兰阴性杆菌；⑤梭菌属；⑥真菌（酵母或霉菌）。

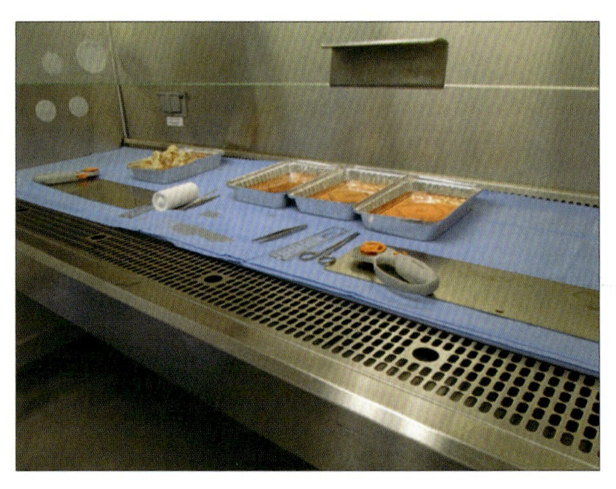

▲ 图 14-4　无菌组织加工环境

虽然 AATB 标准要求在发放移植组织之前，应获取培养 7d 后的微生物培养报告，但在组织获取后当天使用新鲜的、非冷冻保存的同种异体皮进行移植时，往往无法获得微生物培养结果。Plessinger 等回顾了来自 219 名供体的皮肤微生物培养结果，这些捐献者的组织在获得培养结果之前已被发放用于移植，尽管 14.3% 的微生物培养呈阳性，但只有 1.8% 的培养物被鉴定出需要通知移植外科医生。在上述情况下，接受皮肤移植的患者均未产生不良后果 [66]。这些发现得到了 Britton-Byrd 等 [67] 的证实，在对培养仅 3d 即开始使用其皮肤的组织供体回顾中，他们报道了 3 例由于微生物培养呈阳性而进行组织召回的病例，并得出结论，培养 3d 不会导致同种异体皮显著的微生物感染。White 等 [68] 建议每克组织含有＜ 10^3 个微生物的同种异体皮可安全地用于创面临时覆盖。尽管有上述研究结果，仍然强烈建议组织库向移植外科医生传达有关供体和组织适应性的所有可用信息，以便他或她能够充分评估受者的潜在风险和益处。

3. 维持皮肤活力

维持细胞活力和结构完整性对于同种异体皮的植入和新的血管形成至关重要，但目前还没有研究以量化确保同种异体移植所必需的活力程度。死亡时间的推移似乎对皮肤活力具有最大影响，因为 May 证明如果供体在死亡后 18h 内未冷藏，则皮肤的功能代谢活动会迅速下降[69, 70]。理想的组织培养基也尚未确定，Eagle 的 MEM 和 RPMI-1640 继续被普遍接受。Cuono 证明了威斯康辛大学（University of Wisconsin，UW）解决方案的潜在好处[71]。迄今为止，尚不清楚哪种冷冻保护剂能最大限度地保持细胞活力和结构完整性。据报道，甘油（10% ～ 20%）和二甲亚砜（10% ～ 15%）浸泡 30min ～ 2h 后可保持皮肤活力。然而，至今尚未鉴定出这些冷冻保护剂的最佳浓度，也没有对这些药剂的功效进行比较。最后，年龄和性别等因素似乎不会影响皮肤活力。

（四）冷藏

冷藏可减缓活细胞的代谢速率，组织营养培养基可支持细胞代谢活动。“新鲜”的同种异体皮通常保存在 4℃含或不含抗菌药物的组织培养基中。皮肤应在无菌容器中自由漂浮，每平方英尺皮肤约 300ml 培养基。最近的研究表明，如果营养培养基每 3 天更换一次，皮肤活力可在 4℃保持长达 2 周[72, 73]。

在组织获取后 10d 内对皮肤进行冷冻保存是一种常见做法。这是基于 May 等的工作，他们证明了在冷藏期间葡萄糖代谢每天以 10% ～ 15% 的速率下降[70]。最近证明了利用 95% 富氧全氟碳（oxygenenriched perfluorocarbon，O_2PFC） 进行双层储存方法的好处，同时每 3 天更换一次营养培养基，以努力延长冷藏皮肤的活力。该方法可使皮肤活力保持长达 41 ～ 63d，并维持正常的皮肤解剖结构[74]。

（五）冷冻保存

当皮肤被冷冻用于长期储存时，必须使用能够保持细胞活力和结构完整性的方法。AATB 标准规定冷藏皮肤不应存放超过 14d，但如果皮肤不能“新鲜”使用，如果营养培养基每 72h 更换一次，应在获取后 10d 内对其进行冷冻保存。如果不使用或更换培养基，AATB 标准规定皮肤必须在获取后 96h 内冷冻[50]。通常将皮肤在 4℃冷冻保护剂溶液中浸泡 30min。待冷冻的皮肤可以呈网状（图 14-5）或保持为片状，在放入扁平包装之前，在真皮表面覆盖细网眼纱后进行折叠（图 14-6）以确保冷却过程的均匀性[75]。然后以约 -1℃/min 的速度缓慢冷却。尽管计算机辅助控制冷冻速率被认为是最佳的，但研究表明，以低于 -2℃/min 的速度在散热器盒中冷却同样有

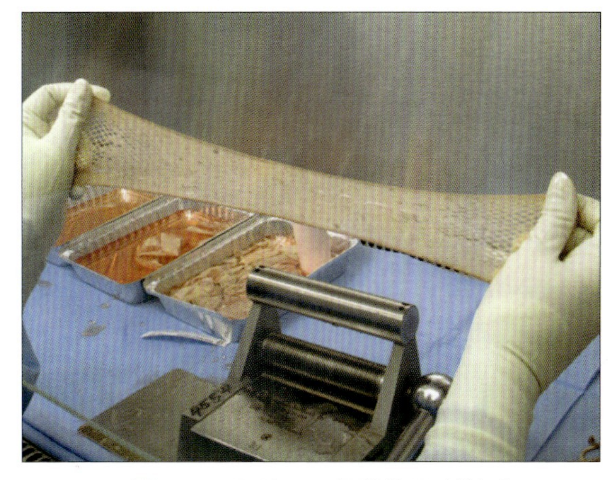

▲ 图 14-5 经过 2 : 1 网状处理后的组织

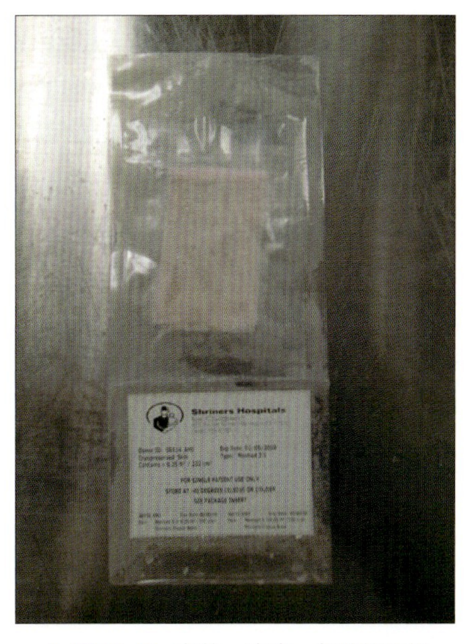

▲ 图 14-6 完整、冷冻、包装的组织

效，并且不会损害皮肤的代谢活性[76]。将皮肤冷冻至 -100 ～ -70℃的温度，然后放入冰箱或液氮中。存放在冰箱（低于 -40℃）的皮肤可以保存长达5年。虽然据报道这种方法可以保持85%的活力，但仍需进行研究以确定最佳的皮肤保存技术[77]。

（六）冻干

还可以通过冷冻干燥或在甘油中浸泡来冻存皮肤[78]。据报道，这一过程可降低生物降解和抗原性，但也会导致表皮细胞破坏，屏障功能丧失，创面基底床黏附性变差，并且对微生物生长的控制效果较差。与传统的同种异体移植物相比，其临床应用受到高生产成本的进一步限制。

（七）辐照

同种异体皮也可以用 γ 线辐射处理，以显著降低并可能消除病毒性疾病传播的风险。这种处理后产生的防腐和杀菌效果，使其可以在室温下储存长达2年。其中一种名为 GammaGraft 的产品，已成功用于治疗非全层烧伤和供皮区，但它不常用于为全层烧伤创面切痂后提供临时覆盖，其最常见的适应证是用于治疗慢性创面、溃疡和暴露的软组织[79]。

七、运输

冷藏皮肤应在湿冰温度（0 ～ 10℃）的组织培养基中用保温容器进行运输。冷冻的同种异体皮应在装有干冰的隔热容器中运输，以防止皮肤温度升高到 -40℃以上。如果冷冻皮肤在组织库解冻，则应在湿冰温度下运输。

八、复温

冷冻保存同种异体皮的复温必须使冷冻损伤最小化，并保持皮肤的结构完整性和活力。早期研究表明，50 ～ 70℃/min 的升温率导致移植物存活率为 80% ～ 95%。随后的研究表明，在 10 ～ 37℃的温度下[75]，应在 2 ～ 4min 或更短的时间内进行升温（127 ～ 470℃/min）。由于加热不均匀和细胞内温度过高，建议不要在微波炉中复温。

九、FDA 对人体皮肤组织库的监管

对组织捐献者可能传播疾病的担忧引起了国会和 FDA 的关注，这导致 FDA 于 1993 年发布了一份关于人体组织移植的临时规定[80]。临时规定要求所有捐赠者都应有准确的医疗和社会历史记录，以确保不受乙肝、丙肝和艾滋病病毒感染等风险因素的影响。此后，FDA 颁布了关于注册、授权、捐赠者资质和良好的组织器官管理规定[81]。许多指导文件也发布在其网站上（http://www.fda.gov/BiologicsBloodVaccines/TissueTissueProducts/default.htm）。烧伤中心应仅从符合这些规定的组织库获得同种异体皮，并且最好从 AATB 认可的那些单位获得。这些获取组织的烧伤中心，遵照 FDA 规定，也应由美国烧伤协会进行烧伤中心认证。

羊膜处理

处理羊膜的方法与处理尸体皮肤的方法非常相似，只有一小部分区别。首先，羊膜是从活体捐献者处收集，因此在剖腹产之前要征得捐献者本人的同意。在征得同意后，检查医疗文书是否符合排除标准，医生近期的检查可代替直接的体检。供体完成 DRAI 表格，并且如尸体皮肤处理中所述那样，收集血液用于血清检查，并增加对西尼罗河病毒的检测。在剖腹产期间，将羊膜无菌收集到样本容器中，0 ～ 10℃冷藏，并在数小时内送到皮肤组织库。从这一点来看，羊膜的处理与尸体皮肤完全相同，除了羊膜必须在处理后 5d 内冻存，而不是 10d。

十、皮肤组织库的未来

随着组织工程皮肤进入临床，用以暂时和永久覆盖非全层和全层烧伤创面，皮肤组织库必须不断发展。同种异体皮有可能在大面积烧伤后的永久性皮肤重建中发挥重要作用，然而，这需要与烧伤中心进行合作研究。

展望未来，组织库有机会在再生医学、干细胞疗法和脱细胞组织的持续研究中发挥重要作用，这些研究可能为人类组织在治疗烧伤和许多

其他疾病中提供新的用途。间充质干细胞的应用已被证明可以加快烧伤创面的愈合、减轻炎症、改善瘢痕形成，以及改善角膜创面愈合[82–84]。脱细胞组织是组织库研究的一个重要领域，因为在患者中使用这些产品的相容性已得到改善。在烧伤治疗中，人脱细胞同种异体移植物（AlloDerm）和猪异种移植物（Permacol）已在使用，尽管它们正在接受持续的研究观察。此外，组织保存方法将继续是一项重要研究内容，诸如甘油化和照射等手段产生的无活力组织可作为临时创面覆盖物，因为它们可降低排斥反应和降低传染病传播的风险[85]。对于皮肤组织库来说，开展基础科学和临床研究（与烧伤和创面修复中心一起）以证明同种异体皮产品在各种临床应用中的适应证和疗效，将变得越来越重要。

皮肤组织库还必须确定增加尸体皮肤捐献的方法，并确保接受者免于潜在的疾病传播，还应降低组织获取和处理的成本，同时提升同种异体移植物的活力。这将变得越来越困难，因为有必要执行额外的传染病测试程序以确保受者的安全。为了实现这些目标，许多皮肤组织库的操作实践需要进一步巩固，组织库甚至应当开始进行国际发展，这样才能提高组织供应来源，并增加外科医生的临床使用。

第15章 皮肤替代物及未来

Skin Substitutes and "the next level"

Esther Middelkoop Robert L. Sheridan 著
郑勇军 纪世召 王光毅 译

一、概述

（一）皮肤的结构和功能

作为人体最大的器官，皮肤极其复杂。在功能上，皮肤由两层具有高度专业性和有效黏结的结构构成。皮肤中含有大量附属器及丰富的毛细血管网，为皮肤提供营养的同时能根据环境反应性调节人体温度。表皮由基底层、棘细胞层、颗粒层和角质层组成，提供防止水分蒸发和细菌入侵的屏障。真皮为皮肤提供支撑力量、力学阻力和弹性。薄的表皮层通过基底层细胞进行持续的自我更新，新的角质形成细胞大约经过4周的时间，分化形成一个充满无核角质蛋白的细胞层，最终形成角质层，并为表皮提供大部分屏障功能。表皮的基底层通过一种复杂的结合机制与真皮紧密相连，其中包括Ⅳ型和Ⅶ型胶原蛋白。当这种结合机制受损时就会导致严重的并发症，比如中毒性表皮坏死松解症（图15-1）[1]和大疱性表皮松解[2]。

（二）屏障功能丧失的后果

表皮屏障功能的丧失会导致严重的不良生理反应，会立即出现体液蒸发和丢失。如果创面很大，很快会导致脱水和休克。蛋白质的丢失也很大，导致胶体渗透压降低和继发性水肿。微生物不受阻碍地进入微循环，从而导致全身感染。随着细胞死亡和创面深度的加深，深层组织变得干燥。

开放性创面存在液体丢失、高炎症反应、细菌定植、感染及脓毒症等高风险，导致创面愈合时间延长、瘢痕形成等不良预后。因此，及时封闭创面是现代烧伤治疗的关键目标之一。

目前存在越来越有效的临时和永久性的创面覆盖物。

本章的目的是根据材料的来源（组织、生物的或合成材料）和创面适应证（部分或全层皮肤缺损创面）来回顾目前可用的临时和（半）永久性皮肤替代物的策略。

二、临时皮肤替代物和敷料

二度皮肤缺损创面局限于皮肤真皮层损伤。通常，这些创面具有良好的愈合潜力，因为残存皮脂腺、汗腺和毛囊的上皮细胞可以再生表皮。

为了达到减轻创面疼痛及高质量的无瘢痕愈合创面，创面愈合过程需要创造不受干扰的愈合环境，其中维持创面湿润和保护创面防止细菌入侵是最重要的因素。

二度皮肤缺损创面覆盖敷料应具备以下特征：①提供创面湿润环境（如果创面有干痂会阻碍细胞的迁移）[3]；②保护创面防止液体丢失及细菌入侵；③减少换药次数（减轻疼痛）。

现代创面敷料能够满足这些要求。一般情况下，水凝胶和亲水性纤维敷料等膜敷料相比磺胺嘧啶银乳膏（SSD）等表面抗菌乳膏更能满足这些要求[4-6]。临时皮肤替代物的主要适应证是二度皮肤缺损创面。其中供皮部位属于特殊类型，但本质上属于相似的创面。

根据组织来源，我们可以将临时皮肤替代

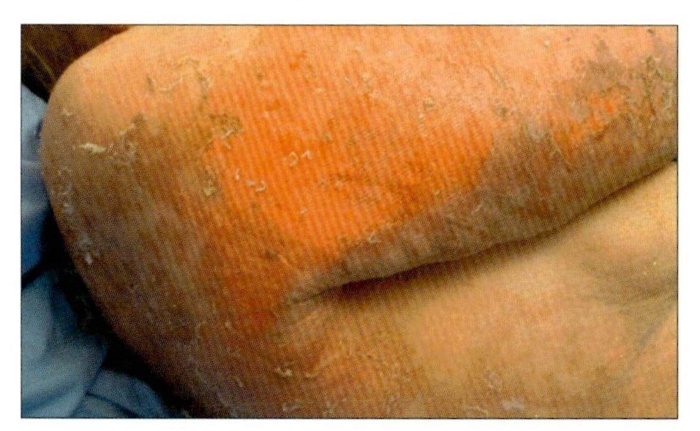

▲ 图 15-1 中毒性表皮坏死松解症患者

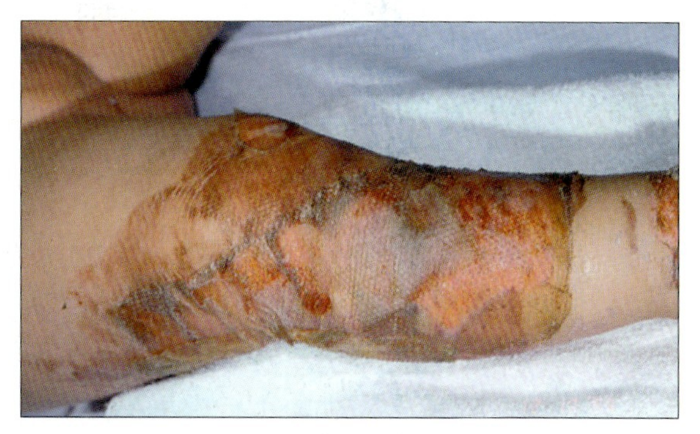

▲ 图 15-2 甘油同种异体皮移植治疗二度烫伤

物分为：①生物组织，比如异体皮、异种皮和羊膜、表皮细胞及膜片；②合成材料，比如水凝胶和亲水性纤维敷料。

（一）生物组织

1. 异体皮

第一种膜性创面覆盖材料是异体皮。异体皮经过加工后一般用作断层皮移植。当以新鲜或低温保存状态使用时，异体皮血管化并成为临时创面封闭的金标准 [7-9]。异体皮能被冷藏 7d，采用低温冻存时可以长时间保存。采用甘油保存或冻干后异体皮能以非活性状态保存。通常在 3 或 4 周内，有活性的断层异体皮提供持久的生物覆盖，直到被宿主排斥。通过使用抗排斥药物来延长异体皮的存活时间的方法一直被提倡 [10]，但由于担心抗排斥药物会增加感染的风险，因此临床并未采用 [11]。

甘油保存的异体皮是一种膜性敷料，常用于二度烧伤创面，尤其是儿童烫伤（图 15-2）[12]。现代皮库技术和规章制度保证了皮库皮肤的安全和质量 [13]。在大面积烧伤患者中异体皮联合网状自体皮移植是一种行之有效的方法。网状自体皮的间隙被不扩增的异体皮覆盖，可能减轻代谢应激和创面局部炎症。

2. 人羊膜

在世界上许多地方，人羊膜作为一种相对便宜的临时敷料治疗浅表创面 [14, 15]。羊膜通常是新鲜的，但在短暂冷藏后使用 [16, 17]。通过甘油保存后也可以以非活性状态使用。

Mostaque 等在一项随机对照试验中比较了羊膜与 SSD 对二度烧伤创面的作用，结果发现使用羊膜治疗后在上皮化时间、住院时间（length of stay，LOS）、疼痛和换药频率等方面有更好的效果 [18]。

羊膜的主要问题是除非保存方法能有效消除潜在的病毒污染，否则很难对材料进行病毒性疾病的筛查。如果不能以这种方式筛选材料，疾病传播的风险必须与临床需要和供体的已知特征相平衡。

3. 异种皮

虽然各种动物的异种皮多年来一直被用来暂时覆盖创面 [19]，但目前只有猪的异种皮被广泛使用。它主要被用作临时的创面覆盖物和真皮再生的支架 [20]。猪异种皮通常是由均质化的猪真皮组成，可制成薄片和网状 [21]。使用的断层猪皮可以是新鲜的；可以是经过短暂冷藏保存的；也可以是低温冻存的或经过甘油保存。猪皮能为浅二度烧伤创面和供皮区等清洁创面提供暂时创面覆盖 [22]，并已用于治疗中毒性表皮坏死松解症 [1, 23]。猪异种皮可与银联合使用抑制创面细菌定植 [24, 25]。猪异种皮不血管化，但它能附着于清洁的浅表创面，并能在创面愈合过程中提供良好的疼痛控制。

（二）合成材料

目前，合成的膜敷料越来越能替代生物膜敷料。除了防止细菌入侵和体液丢失、减轻疼痛和机械保护之外，它们还提供湿润的愈合环境，使创面愈合过程不受干扰。一些半透性膜敷料可在浅表创面及供皮区创面愈合过程中提供防止水分蒸发和细菌入侵的屏障，并能控制疼痛。它们通常由半渗透层组成，该层为细菌入侵提供机械屏障，并具有生理上的透气特性[26]。

与生物膜相比，合成膜的主要优点是其组成稳定、无菌、易获取。缺点是成本较高。

然而，在最近的一些研究中，合成膜敷料优于局部涂抹软膏和乳膏，特别是在愈合时间、住院天数和疼痛管理方面[4]。

以下是一些例子：

Biobrane（Smith & Nephew，Andover，MA）是一种双层膜，由尼龙网的内层和硅橡胶的外层组成，前者允许纤维血管向内生长，后者作为水分蒸发和细菌入侵的屏障[27]。它被广泛用于临时封闭浅表烧伤创面和供皮区[28]。所有的人工合成膜对创面都是封闭的，如果放置在被污染的创面上特别是在坏死组织存在的情况下会促进感染[29]，因此在使用过程中适当的监测是必不可少的。

另一类含硅酮敷料是由硅酮涂层形成的，如 Mepitel 和 Mepilex（Mölnlycke，Göteborg，Sweden）（图 15–3），据报道，这些硅酮涂层敷料在愈合时间、减轻创面疼痛和换药次数方面具有优势[30, 31]。

水胶体敷料一般设计成三层结构：多孔的、轻微黏附创面的内层；甲基纤维素能吸收渗液的中间层以及半透性的外层。在吸收渗液同时能为创面愈合营造湿润环境。以往发现湿润的创面环境有利于创面愈合[32]。由水胶体材料制成的各种贴剂和粉剂也很普遍。可用于较浅或较深的慢性创面，在吸收创面渗液的同时保持创面湿润。

水纤维敷料可以吸收创面渗出液，并被用作临时的创面覆盖膜。与银离子（Aquacel–Ag；ConvaTec，Flintshire，UK）联合使用，可有更强的抗菌活性。这种水纤维敷料膜已经成功地用于一些烧伤治疗中，作为二度烧伤创面和供皮区的辅助治疗（图 15–4）[33]。

海藻酸盐敷料（如 Kaltostat，ConvaTec；Comfeel，Coloplast，Humlebaek，Denmark）是从海藻中提取的纤维敷料。因为能形成亲水凝胶，它们具有很强的吸水能力[34]。在烧伤治疗中的作用主要是覆盖供皮区，但目前可供比较的前瞻性临床试验并不多。

其他合成的创面敷料包括 Suprathel（一种聚乳酸膜；Polymedics，Denkendorff，Germany），Urgotul（浸渍水胶体和凡士林的聚酯网；Urgo Medical，Chenove，France）和 Allevyn（聚氨酯泡沫敷料；Smith & Nephew），新材料在市场上层出不穷。

三、永久性皮肤替代物

与部分皮肤缺损创面相比，全层皮肤缺损创面缺乏足够存活的表皮细胞，无法在合适的时间

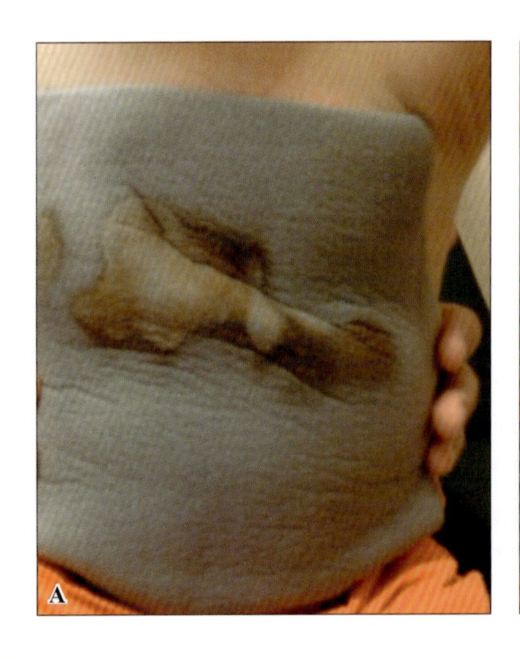

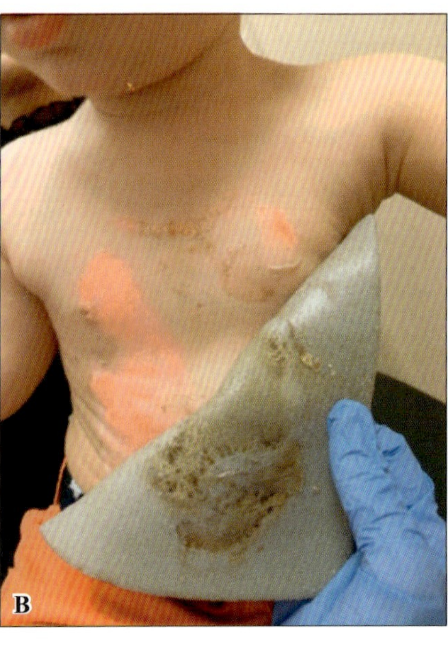

◀ **图 15–3 Mepilex 银敷料用于二度烧伤治疗 7d**

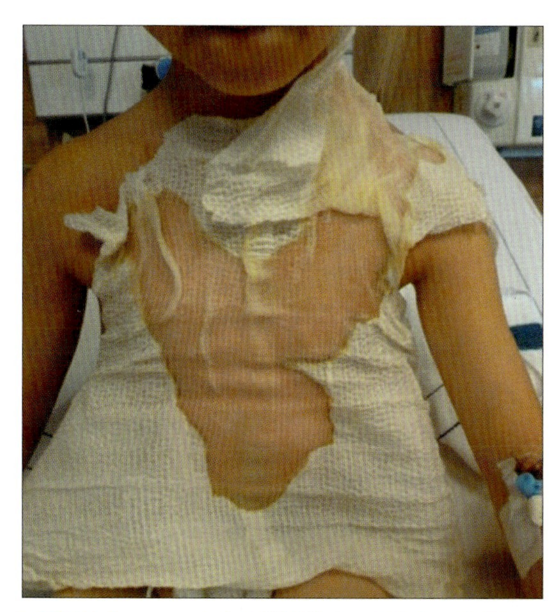

▲ 图 15-4　Aquacel 水纤维银敷料，二度烧伤使用 2d 后

内封闭创面，因此对于深度创面建议手术治疗。手术的主要目的是为创面植入新的表皮细胞来加快创面愈合。这可以通过不同的方法来实现，如断层皮移植、培养表皮细胞膜片、载体或喷雾剂、皮肤替代物[35]。此外，全厚皮移植或皮瓣也用于治疗小面积的全层皮肤缺损创面。

除了提供表皮覆盖外，真皮组织的替换也很重要。从早期对培养表皮细胞膜片修复创面的研究可知，即使过了很长时间真皮－表皮连接也没有完全再生，这使得皮肤在发生机械损伤时极易受损[36]。全层皮肤缺损创面愈合时一般伴有瘢痕形成，对于此类创面使用真皮替代物可能有助于减少瘢痕，从而使创面愈合质量更好[37, 38]。

（一）表皮细胞及构建物

40 多年来，从小块活检皮肤到培养大量的表皮细胞变得可能[39, 40]，这使得了临床广泛使用培养的表皮细胞来覆盖烧伤创面。最初，表皮细胞是从全层皮肤活检中获得的，细胞在含有胎牛血清、胰岛素、转铁蛋白、氢化可的松、表皮生长因子和霍乱毒素的培养基中培养，以非致死剂量辐射处理的小鼠成纤维细胞为滋养层，以防止它们繁殖，培养几周后用 Dispase 酶从培养皿上消化分离表皮细胞膜片。

当表皮细胞培养首次用于大面积烧伤患者时，人们希望它能对大面积烧伤的临床治疗提供明确的答案[41-43]。随着表皮细胞移植越来越频繁地使用，具体的问题变得越来越明显，包括非理想的移植率和长期耐久性[44, 45]。然而当面对供皮区不足的大面积创面时，表皮细胞移植封闭创面可作为自体断层皮移植的有效辅助手段。创面面积越大，表皮细胞移植的缺陷和费用也变得更容易接受。

消除动物源性疾病（如病毒或朊病毒）向患者传播的风险是目前一个严重的监管和安全问题。从监管的角度来看这些确定的异种材料和细胞不应用于患者的临床治疗。

很多表皮细胞移植封闭创面的结果不是很完美，可能归因于真皮成分的缺失。虽然一些早期提供这些服务的生物技术初创公司会经常遇到资金不足的问题，但表皮移植现在已经可以商业化。这些产品的商业价值有限，生产成本高，在监管问题上的需求不断增加，这些都给小型生物技术公司带来了一些挑战[35]。

目前在表皮移植方面取得了很多新的进展，包括避免使用小鼠成纤维细胞及含动物源性成分的培养基培养细胞，通过移植增殖期的亚融合表皮细胞而非移植已融合成片的表皮细胞膜片来减少培养时间（图 15-5），应用喷雾技术（图 15-6，Recell，Avita Medical，Northridge，CA；Keraheal，MCTTBio，Seoul，South Korea）将新分离的或增殖的表皮细胞喷到创面上[46-48]。

（二）真皮构建物

1. 组织

实际上，正常皮肤所有与屏障功能无关的特征都是由真皮提供的。这些特性包括柔韧性、强度、散热和保温、润滑和感觉。

一种至少在结构上最接近原始真皮的真皮类似物，是基于冻干的异体真皮。该材料在最初创面封闭时与薄层自体表皮移植联合使用，它的市场名称是 AlloDerm（LifeCell Corporation，now Acelity，San Antonio，TX）[49, 50]。经适当的传染病筛选后，通过组织库从尸体获取中厚异体皮。使用高渗盐水去除异体皮的上皮成分，剩下的真

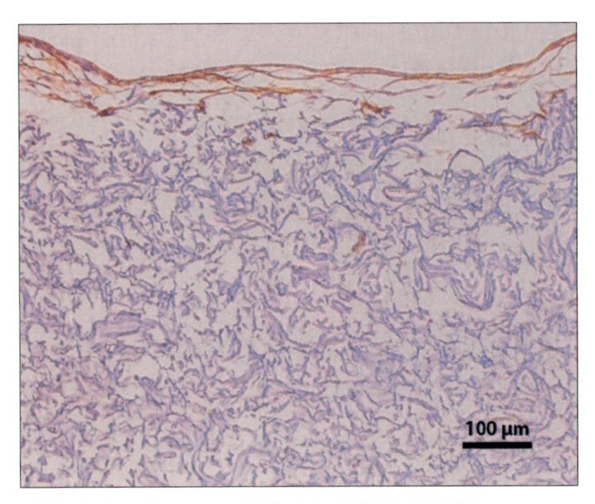

▲ 图 15-5 将表皮细胞接种到基质上

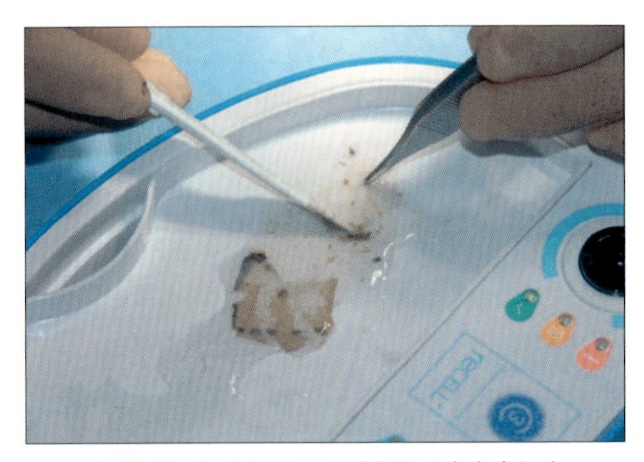
▲ 图 15-6 使用 Recell 试剂盒分离表皮细胞

皮通过清洁剂处理灭活病毒后冻干。该过程旨在提供一种无抗原真皮支架，同时使基底膜（尤其是层粘连蛋白和Ⅳ型、Ⅶ型胶原）保存完整。在联合超薄自体表皮覆盖创面之前材料要立即再水化。在烧伤手术中这种材料的临床使用经验有限[51]，但已知的早期经验支持在临床进行使用[52, 53]，然而这些产品现在似乎更多地用于乳房重建手术而不是急性烧伤[54]。另外一种类似的产品 Glyaderm（Euro Tissue Bank，Beverwijk，The Netherlands）是以甘油保存的异体真皮为基础。抗原性同样通过清洗去除细胞成分和保存原始细胞外基质等步骤而降低。在烧伤患者中进行了初步研究并得到了良好的结果[55]。

2. 真皮支架

临床上使用的第一种真皮替代物是“人造皮肤”，也称为 Integra（IntegraLife，Plainsboro，NJ），是由麻省总医院和麻省理工学院组成的一个生物材料研究小组在 20 世纪 80 年代初研发完成[56]。目前它在世界范围内有很多年使用历史，广泛用于烧伤和重建外科。研究小组由麻省总医院的外科医生 John Burke 及麻省理工学院的材料科学家 Ionnas Yannas 领导，目标在于研发一种创面覆盖物，不仅能提供暂时屏障，抑制皮肤水发蒸发和细菌入侵，同时能为后续的真皮再生提供支架。最初研发此材料应用于烧伤切痂创面。硅胶外层作为临时表皮，在真皮血管化后被移除（通常 2 ～ 3 周内）。该材料的内层由胶原纤维（牛组织中分离）及葡萄糖胺聚糖软骨素 -6- 硫酸盐组成，厚度 1 ～ 2mm。在制备时先将糖胺聚糖和胶原纤维沉淀，然后冷冻干燥并用戊二醛交联。材料的外层由 0.23mm 厚的聚硅氧烷聚合物构成，具有与正常皮肤类似的透气性。Integra 用于全层皮肤烧伤后的切痂新鲜创面，2 ～ 3 周后用薄的自体表皮移植替代外层硅膜[57]。临床报道对大面积烧伤患者的治疗一般是有利的[58-60]，但必须注意膜下感染。Integra 在选定的烧伤重建手术中也非常有用（图 15-7）[61]。

Integra 的应用分为两个阶段操作：第一步是清创和创面覆盖；第二步为 2 ～ 3 周后去除硅胶层并移植自体中厚皮片。有些皮肤替代物可以通过一步法完成，此种方式操作的第一个真皮替代物是 Matriderm（Medskin Solutions，Billerbeck，德国）。基质由牛胶原纤维和 3% 的水解弹性蛋白混合，提纯后冷冻干燥成干支架，可以直接覆

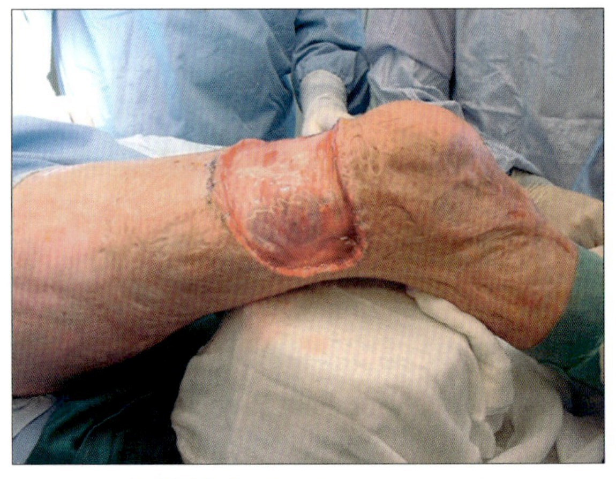
▲ 图 15-7 使用 Integra 修复瘢痕

盖在创面上使用，也可用盐水预湿。临床结果显示皮肤移植存活延迟，表现为创面床和皮肤移植物之间的无血管化支架。然而，瘢痕质量改善的优势弥补了这一缺陷，即使在观察 12 年后，仍表明瘢痕形成减轻（图 15-8）[38]。其他同类支架有 Permacol（一种猪真皮胶原植入物，主要用于疝气和腹壁修复；组织科学实验室，汉普郡，英国）；Renoskin（Symatèse，Chaponost，法国）；Pelnac（Smith & Nephew），Novomaix（含有弹性蛋白纤维的冻干胶原支架，Matricel，Herzogenrath，德国）。Renoskin 及 Pelnac 与 Integra 类似，由双层胶原蛋白层和硅胶表层组成。Hyalomatrix（Fidia Advanced Biopolymers，意大利）由硅胶膜下的双层酯化透明质酸组成，支架将透明质酸应用至创面床上，硅胶膜充当临时的表皮屏障。

（三）含细胞真皮替代物

虽然一些含细胞的真皮替代物通过接种真皮层细胞在支架上促进创面愈合（如 Dermagraft 用于慢性创面愈合，Transcyte 用于二度烧伤），但

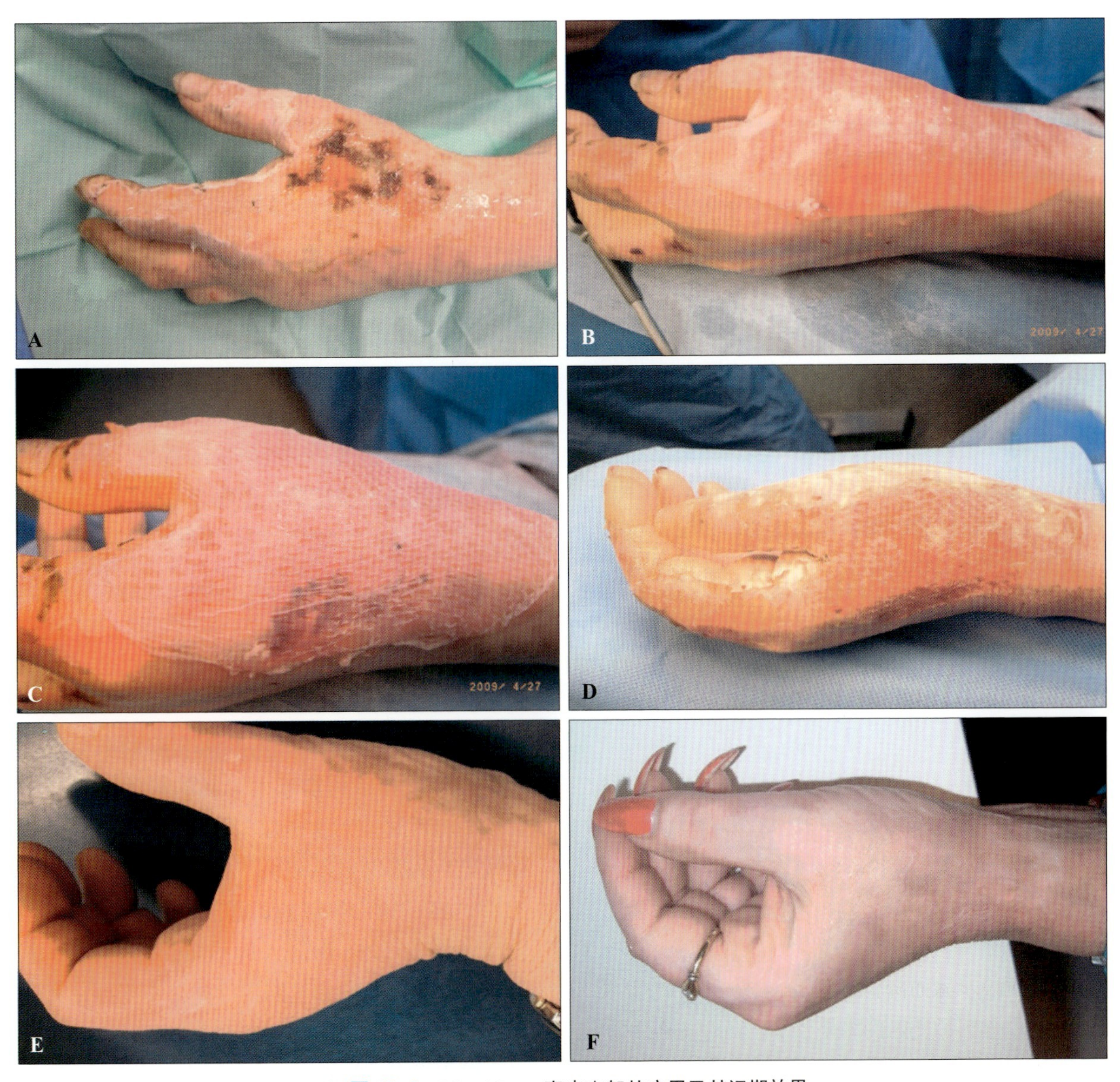

▲ 图 15-8　**Matriderm 真皮支架的应用及其远期效果**

A. 三度烧伤伤后第 3 天；B. 伤后第 15 天术中使用 Matriderm 真皮支架；C. 伤后第 15 天术中同期在 Matriderm 真皮支架表面移植网状皮；D. 植皮后第 5 天；E. 术后 5 个月；F. 术后 18 个月

大多仍处于实验阶段。多项体内实验研究通过接种脂肪来源再生细胞到 Integra 上[62]，并尝试使用纳米复合聚合物设计基于纳米技术的新一代皮肤替代品[63]。然而，这项技术的临床安全性和有效性还需要得到证实。

少数烧伤患者已经用一种天然马胶原蛋白负载来自胎儿皮肤组织库的细胞进行治疗[64]，然而目前还尚未商品化。此外，Akershoek 和他的同事在一项实验研究中发现自体真皮细胞用于真皮替代物（Novomaix）的效果优于胚胎细胞[65]。

目前含细胞皮肤替代物属于高技术药物产品（advanced technology medicinal products，ATMP）的范畴，使得这些进展难以进入临床应用。这些皮肤替代物的生产应严格控制，如使用临床级的细胞培养基成分等。这方面刺激了对复合皮的投资，而不仅仅是设计一个只用于真皮替代的 ATMP。有关复合皮的进展请参见后面的讨论。

（四）皮下脂肪

虽然大多数皮肤被定义为由真皮和表皮组成，但近年来皮下组织也被认为是皮肤功能的重要组成部分，特别是在再生医学研究领域人们越来越清楚地认识到皮下脂肪（或缺乏皮下脂肪）在皮肤的滑动功能中起着至关重要的作用。这在皮肤相对较薄的解剖部位尤为重要，比如手背和胫骨。在这些区域如果皮下脂肪缺失会导致瘢痕很容易附着在皮下肌腱或骨质上。最近的研究已经注意到通过脂肪抽吸注射自体脂肪对瘢痕质量改善的有益影响[66-68]。虽然目前还没有足够的临床证据，但到目前为止收集的数据表明脂肪移植可能成为一种烧伤后改善瘢痕质量的新技术。进一步的研究应阐明最佳的适应证、时间、技术和应用频率。

四、全层皮肤替代物

理想情况下，皮肤替代技术应同时提供真皮层和表皮层替代。在实验室研究中将表皮细胞与真皮类似物结合起来似乎是合理的。通过在真皮基质中培养人成纤维细胞，然后在其上生长表皮细胞，从而构建完全生物合成的皮肤替代物，这已经被几个研究小组研发出来[69, 70]。

市场上出现的第一个完全复合皮是 Apligraf（Organogenesis，Canton，MA）。它在牛Ⅰ型胶原基质中培养人新生儿包皮来源的成纤维细胞，然后在其上培养人新生儿包皮来源的表皮角质形成细胞并使其分层。因为细胞是异体的，最终角质形成细胞被排斥，因此为了最终的创面愈合需要有自体来源的角质形成细胞。Apligraf 主要用于慢性创面，而在全层皮肤烧伤中使用并不多[71]。

另一种双层细胞皮肤替代物是 Orcel（Fortcell Bioscience，Englewood Cliffs，NJ）[72]。它含有一层人新生儿真皮成纤维细胞和一层人新生儿表皮角质形成细胞，由Ⅰ型牛胶原海绵培养形成。同样这些异体起源的细胞在创面中存活时间不超过 2～3 周，其作用机制被认为主要通过分泌生理水平的生长因子和细胞因子促进创面愈合。

在最近的文献中使用自体（患者自己的）细胞构建复合皮也有描述[73-76]。除了监管问题（请参阅后面的讨论），应用复合皮的主要问题是较长的培养时间、高成本、有时候缺乏色素细胞。然而这些重要进展最终会研发出新的、适合临床应用的真正的全层皮肤类似物，不仅包括真皮和表皮结构，还包括血管、皮肤附件甚至神经[77, 78]。

五、监管问题

再生医学新进展表明在组织工程产品中使用活细胞可能在促进创面愈合和减少瘢痕形成方面使临床获益[79]。欧洲药物局（欧洲联盟的一个机构）致力于药物进入市场的科学评价和监管。ATMP 也属于这一监管范畴。第 1394/2007 号规定为 ATMP 在欧洲生产和使用提供了总体框架[80]。在美国，类似的工作委托给食品和药物管理局（Food and Drug Administration，FDA）监管，由细胞、组织和基因治疗办公室来评估和监督 ATMP 产品的市场准入情况。

根据欧盟第 1394/2007 号规定，ATMP 是一种"基于基因、细胞或组织工程的人类药品"。一种组织工程产品可能含有或包含以再生、修复或替换人体组织为目的的组织工程细胞或组织，也可能含有人类或动物来源的活的或失活的细胞或组织。因此，含有自体真皮、脂肪或表皮活细胞的皮肤替代物被认为是 ATMP，属于与之相关的监管机制管控。对于许多研究实验室来说，这样的条件是不可行的。此外，国际边境上的进出口程序也造成相当大的行政负担。然而，鉴于这些高科技创面治疗方法的商业研发需要在国际范围内进行，必须克服这些障碍才能使这些产品获得成功的市场地位。

六、结论

近 10 年来在真皮替代物方面收集了重要的临床证据，并在表皮类似物的培养技术和应用方面得到了改进。根据最近的临床前研究报告我们可以期待在接下来的数十年里，在整合皮肤附件、血管和神经构建复合皮方面会得到进一步的改进。

另一个进展的领域是开发临时创面敷料。更多人工合成的、控制良好的创面敷料在临床进行了试验研究。然而，之前期待的在这些敷料中加入“活性成分”并未实现。与在创面敷料中添加单一生长因子不同，基因修饰技术可能是未来几年临床新的发展方向之一。细胞（如角质形成细胞）可被设计成表达血小板来源的生长因子、人生长激素、胰岛素样生长因子 1 等 [81, 82]。另一方面，间充质干细胞治疗是另一种可能引起烧伤治疗创新的新技术 [83]。当间充质干细胞发展成为一种易于应用的表皮细胞源时，创面治疗对自体表皮细胞的依赖就会结束。

然而，临床科学还需要更多的证据，比如比较各种临时或永久支架促进创面愈合作用；使用生长因子刺激愈合过程；或者瘢痕处理过程中物理技术使用的最佳时机。在临床评价中，标准化、可验证的结果评价必将得到更多的重视和发展，患者报告的结果可以被认为是临床评估不可缺少的一部分。因此，临床治疗不仅应注重治疗本身，而且应注重对治疗结果的充分评价。

第16章 吸入性损伤的病理生理

The Pathophysiology of Inhalation Injury

Perenlei Enkhbaatar　Linda E. Sousse　Robert A. Cox　David N. Herndon　著
王　淞　钱　卫　于洵洲　译

一、概述与流行病学

自 Herndon 和他的同事第一次发表关于吸入性损伤的研究报告以来，已经过去了 30 多年 [1]。1985 年，研究人员第一次在研究报道中提出，是否发生吸入性损伤是严重烧伤患者死亡的主要决定因素之一 [2]。虽然随着时间的推移及诊治标准不断提高，但吸入损伤仍然是烧伤患者面临的主要问题之一 [3]。据报道脓毒症是烧伤儿童最常见的死亡原因 [4]；而 Shriners 儿童医院发现，在他们医院最终死亡的烧伤儿童中，大约有 2/3 均有吸入性损伤 [5]。1988—2008 年的 506 628 例烧伤病房的数据统计结果表明，有吸入损伤的烧伤患者比没有吸入损伤的患者更容易死亡（$P < 0.001$）[6]。而 2014 年对 44 家医院 791 例烧伤患者进行的回顾性分析进一步明确了这一点，吸入性损伤患者死亡率为 17.9%，无吸入性损伤患者死亡率为 0.7%（$P < 0.05$）[7]。

在美国，吸入烟雾每年造成 5000 ～ 10 000 人死亡，23 000 多人受伤，其中包括大约 5000 名消防员受伤 [8]。事实上，在工业化国家中，美国每百万人中因火灾而死亡的人数排名第十 [9]。在美国烧伤中心接受治疗的烧伤患者中，大约 15% 的烧伤患者总烧伤表面积（TBSA）超过 80%，并伴有烟雾吸入损伤 [6]。在其他几个国家中，更多的火灾受害者持续吸入烟雾 [10-13]。肺是一个重要的器官，与肺水肿相关的渐进性呼吸衰竭是死亡的决定因素 [14-16]。虽然仅吸入烟雾不致命，但也是一个严重的问题。根据世界卫生组织的估计，超过 400 万人死于使用固体燃料做饭造成的家庭空气污染（图 16-1）[17]。

吸入有毒物质多年来一直是人们关注的问题，特别是在平民大规模伤亡事件中出现使用有毒气体的情况。20 世纪 40 年代，两起特大火灾将人们的注意力集中在火灾事故中吸入的烟雾上。第一起火灾发生在马萨诸塞州波士顿的科科纳特格罗夫夜总会，很多人被困在一栋燃烧的建筑里，因此遭受了严重的吸入伤害 [18、19]。第二起发生在 1947 年，在得克萨斯州的得州市，一艘装载了硝酸铵化肥的船只在港口爆炸，并在 50 家炼油厂和化工厂中引发了一连串的爆炸和火灾，最终导致 2000 多人入院治疗 [20]。许多受害者被烧伤并同时吸入烟雾，而其他许多人仅吸入烟雾。类似于发生在波士顿和得克萨斯州的灾难让政府开始建立治疗和研究中心，去照顾烧伤患者和研究烧伤的病理生理。

2001 年 9 月 11 日发生在五角大楼的灾难，在许多方面都与这两起更早的灾难相似，因为烧伤和吸入伤害均涉及石油制品的燃烧。而“纽约世贸中心爆炸案”，在 790 名受伤的幸存者中，49% 的患者有吸入性损伤。与“五角大楼的袭击案”情况类似，在一些没有被烧伤的患者身上也看到了吸入性损伤 [21]。

吸入损伤可分为：①上呼吸道损伤；②下呼吸道损伤；③肺实质损伤；④全身毒性。吸入损伤的程度取决于火灾环境：火源、温度、产生的有毒气体的浓度和溶解度。例如，热空气和烟雾化合物通常会导致上呼吸道损伤。水

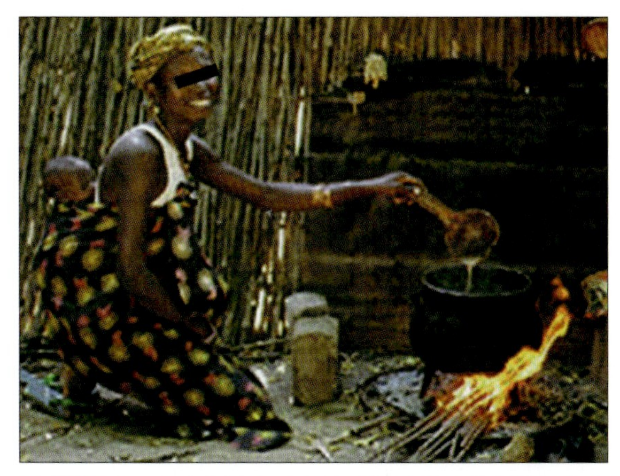

▲ 图 16-1　图为直接暴露在使用各种材料作为燃料产生的烟雾中的示例

溶性物质如丙烯醛和其他醛类等破坏近端气道，引起支气管和实质的炎症反应。而水溶性较低的物质如氯气、光气、氮氧化物更可能引起潜在的伤害[22]。

二、生理病理学

（一）口咽部损伤

吸入损伤后发生的许多病理生理变化与口咽部、支气管区域和实质水肿形成有关。这种水肿是由于这些组织中各自血管床内的跨血管液体流量增加引起的。在讨论吸入损伤后这些结构发生的变化之前，应该回顾一下影响 Starling-Landis 方程变量的因变量[23, 24]。

$$J_v = K_f[(P_c - P_{if}) - \sigma(COP_p - COP_{if})]$$

这个方程描述了控制血管和血管外腔室间流体流动的物理力量和生理机制。J_v 为跨血管流体流量，等于平衡状态下的淋巴流量。随着跨血管流体流量的增加，间质体积也会增加（水肿形成），直到出现新的淋巴流动平衡。K_f 是过滤系数，是过滤孔总数的指数。如果灌注的微循环面积更大，或者每一给定面注入的微孔更多，则微孔数量会增加。这些孔隙是水和电解质通过的孔隙，而不是与蛋白质渗透性相关的较大孔隙。P_c 和 P_{if} 分别为微循环和间质空间的静水压力。反射系数 σ 是蛋白质微血管通透性的指标。如果 σ=1，蛋白质完全不能通过膜；当 σ= 0 时，蛋白质能够完全透过这种薄膜。COP_p 和 CO_{if} 分别为血浆和间质中的胶体渗透压。

吸入损伤后口咽部的主要病理生理学表现是由微血管改变而引起的，并且与机体其他部位热损伤相似。热量使蛋白质变性，进而激活补体。补体激活引起组胺的释放[25, 26]。然后组胺引起黄嘌呤氧化酶的形成，黄嘌呤氧化酶是一种参与嘌呤分解为尿酸的酶[27]。在转化过程中释放活性氧（reactive oxygen species，ROS）[28, 29]。ROS 与 NO 结合，在内皮细胞中形成活性氮（reactive nitrogen species，RNS）[30]。RNS 通过增加微血管压力和对蛋白质的渗透性，导致烧伤部位水肿[31, 32]。类花生酸和促炎细胞因子也被释放[33-35]。这些因子连同氧自由基和白介素 -8（IL-8），引导中性粒细胞进入这个区域[36]。然后这些中性粒细胞大量释放氧自由基、蛋白酶和其他物质到烧伤区域（图 16-2）。

烧伤后口咽部软组织大量水肿涉及 Starling-Landis 方程的大部分变量。微血管静水压力显著升高[37]，组织间隙静水压力显著降低[38]，反射系数显著降低[37]，以及组织间隙胶体渗透压显著增加[38, 39]。烧伤复苏的一般治疗需要补充大量的晶体溶液，这具有降低血浆胶体渗透压的作用[40, 41] 而胶体渗透压的降低不仅影响微循环中的胶体渗透压梯度，而且据报道还能提高过滤系

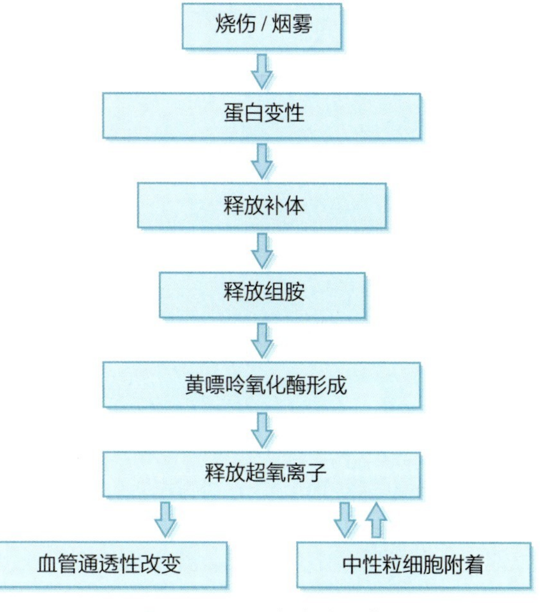

▲ 图 16-2　口咽部水肿形成机制

数[42, 43]。这将导致机体对微血管功能控制的完全丧失，并且使得补液反而有助于大量水肿的形成。这一点在面部和口咽部的软组织中最为明显。这对患者是极度危险的。水肿可能阻塞气道，不仅造成呼吸困难或无法呼吸，而且使麻醉医师难以给患者插管（图16-3A）。为避免这一问题，许多治疗中心对有上呼吸道热损伤迹象的患者进行了气管切开术。然而，气管切开术本身可能存在问题，管子可能进一步损伤受伤部位，特别是喉部[44]。是时候重新考虑一下这些做法了。也许应该考虑胶体液体复苏，这可以防止一些组织水肿和减少液体的体积需要复苏[45, 46]。

（二）气管支气管损伤

除了吸入蒸汽等少数情况外，对气道的伤害通常是烟雾中的化学物质造成的。空气的热容量低，支气管循环在加热或冷却气道气体方面非常有效，因此大多数气体在通过声门时处于体温[47]。火焰必须与呼吸道几乎直接接触才能引起热损伤[48]。烟雾中的化学物质取决于燃烧的物质。然而，大多数情况下，机体的反应是类似的。在大多数情况下，生物材料（如棉织物、木材、草）或这些材料的产品［如牛的粪便（在发展中国家通常用作燃料）］是火灾的燃料。燃烧这些物质会产生ROS、RNS、有机酸和醛类[49]，

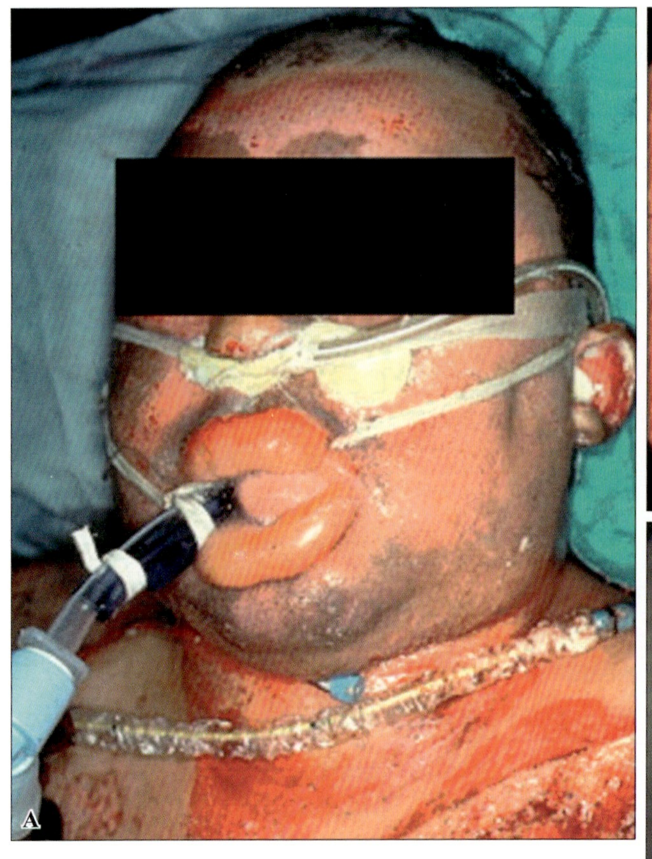

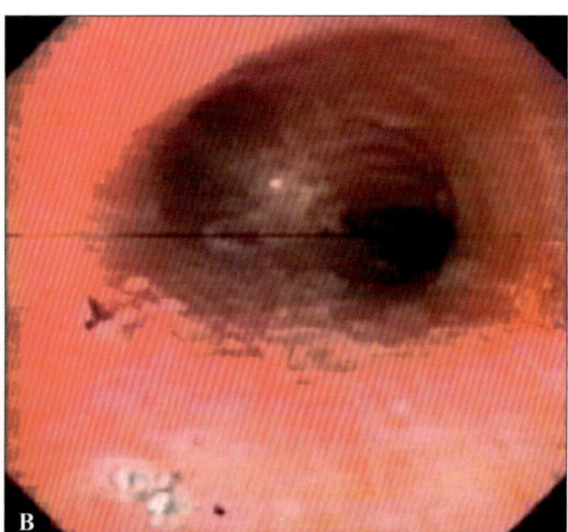

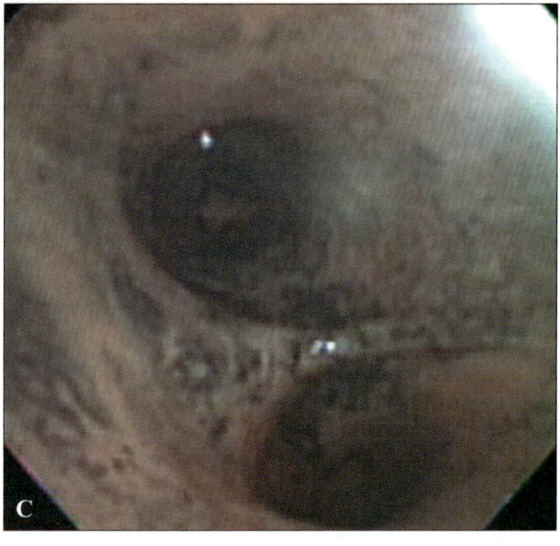

▲ 图16-3　烧伤和吸入性损伤后的面部烧伤和气道损伤

A. 面部烧伤常伴随上呼吸道的热损伤；B. 呼吸道上皮的水肿；C. 呼吸道梗阻形成［A引自Cancio LC. Airway management and smoke inhalation injury in the burn patient. *Clin Plast Surg*. 2009; 36（4）: 555–567.］

吸入后会对呼吸道上皮造成损害。吸入的化学物质与气道相互作用，引起最初的炎症反应。在那些吸入了冷却的棉花烟雾的绵羊体内，出现气管、支气管[50、51]及肺泡表皮的损害。这些细胞的损伤和丢失会导致强烈的炎症反应[35]。

许多关于烟雾吸入损伤后支气管循环的研究是用绵羊为实验对象的[52]，因为绵羊只有一个支气管动脉和一个淋巴管引流到肺，因此可以测量肺跨血管流体流量[53]。研究发现，在吸入烟雾后20min内这些动物的支气管血流量增加10倍[54]。而肺跨血管液流量增加了6倍，氧合指数下降到200或更少。但是这些改变是延迟的，发生在受伤后24h左右。在单独烟雾吸入患者、烟雾吸入复合大面积烧伤患者中均有类似的发现[55]。

吸入烟雾后，气道会出现充血，因此气道充血被用来诊断吸入烟雾损伤[56.57]。其他的诊断变量包括封闭空间中的损伤、鼻毛烧焦和痰中的烟尘。然而，后几种诊断变量出现时，机体可能仍然没有出现肺水肿的体征。气道炎症在吸入损伤的整体反应中起主要作用（图 16–3B 和 C）。

如上所述，吸入烟雾后，气道内的血流量持续增加[58]。这些血流变化与支气管微血管对蛋白质的通透性、小颗粒和压力[60]增加有关。同时支气管柱上皮细胞脱落或缺失，支气管微血管功能发生改变。[35.50, 61]这些变化导致灌注液中渗出的蛋白质含量与血浆的超滤液类似[62]。内壁和黏膜上皮的杯状细胞有大量分泌物[63]。在反应的早期，这些分泌物在气道中形成一种泡沫物质，许多人误认为是患者严重的肺水肿[64]。数小时后，渗出液/渗出物、脱落的上皮、分泌的黏液和炎症细胞在气道内形成阻塞性物质[65]。早期梗阻程度与肺功能下降密切相关。随着损伤时间的延长，这些在上呼吸道形成的阻塞性物质可能出现在下呼吸道和肺泡中[63, 66]。从几个方面看，这种阻塞性物质是有问题的。在一些罕见的严重气道损伤病例中，这些材料可引起完全梗阻并危及生命（图 16–4）[67–69]。部分支气管或细支气管在大量 NO 产生的环境下闭塞可导致低氧性肺血管收缩丧失，从而增加分流率。据报道，吸入性损伤导致低氧性肺血管收缩消失。如果患者在使用容量有限的呼吸机时，单个支气管被阻塞，可能会出现过度伸展，并可能对未阻塞部分的肺泡造成气压损伤。雾化抗凝药已被用于对抗可能在严重吸入损伤后发生的上呼吸道阻塞。尽管这些药物还未被报道用于临床治疗，但是这有利于减少铸型形成和提高肺功能[70.71]。吸入损伤后的气道黏膜水肿和管腔梗阻伴随气道平滑肌增厚。研究表明肾上腺素能[72, 73]和抗毒蕈碱支气管扩张药[74]治疗有利于降低呼吸机峰值压力和改善肺功能。在最初气道对损伤和炎症的高反应性之后，随之而来的是更加长期的病理改变，包括支气管肺炎[2]。肺炎是处于重症监护的烧伤患者主要并发症[75]，而在有吸入损伤的烧伤患者中肺炎的发病率是没吸入损伤烧伤患者的 2～4 倍[15, 76]。理论上有吸入性损伤的烧伤患者肺炎发病率高与气道上皮细胞的损害和缺失有关，这些细胞具有先天防御的基本性质。目前关于烧伤后上皮细胞修复的研究较少。观察绵羊模型中一处选定的因吸入烟雾而导致气管上皮损伤的区域，结果发现18d后损伤上皮彻底修复[77]。该研究小组进一步研究发现雾化使用头孢唑林及生长因子[78]可提高气道愈合速度。由于肺炎和吸入性损伤对烧伤患者的发病率和死亡率都有影响，因此需要进一步研究毒性暴露后气道损伤和气道上皮修复的动态变化，以改善烧伤重症监护措施。

气道分布有丰富的血管舒缩神经和感觉神经末梢[79]。这些神经纤维可以释放神经肽，进而引起炎症反应[80]。在上呼吸道的神经肽还参与黏液分泌，因此神经肽的分泌及与黏膜腺上皮的相互作用能够促进吸入性损伤后早期阻塞性病理改变的出现[81, 82]。神经炎症是导致与许多临床病症相关的病理生理变化的原因，包括化学物质引起的组织损伤[83, 84]。Lange 和他的同事报道，在烧伤复合吸入性损伤的绵羊和老鼠模型中，拮抗药 P 物质、降钙素相关基因肽能够显著影响神经炎症[51, 85]。在绵羊模型中，烧伤复合烟雾吸入性损伤导致肺经血管液流量增加10倍，氧合指数减少到200或更少。而神经肽受体阻断药能够逆转这些变化[85]。释放的神经肽可以激活一氧化氮合酶（nitric oxide synthase，NOS），具有趋化

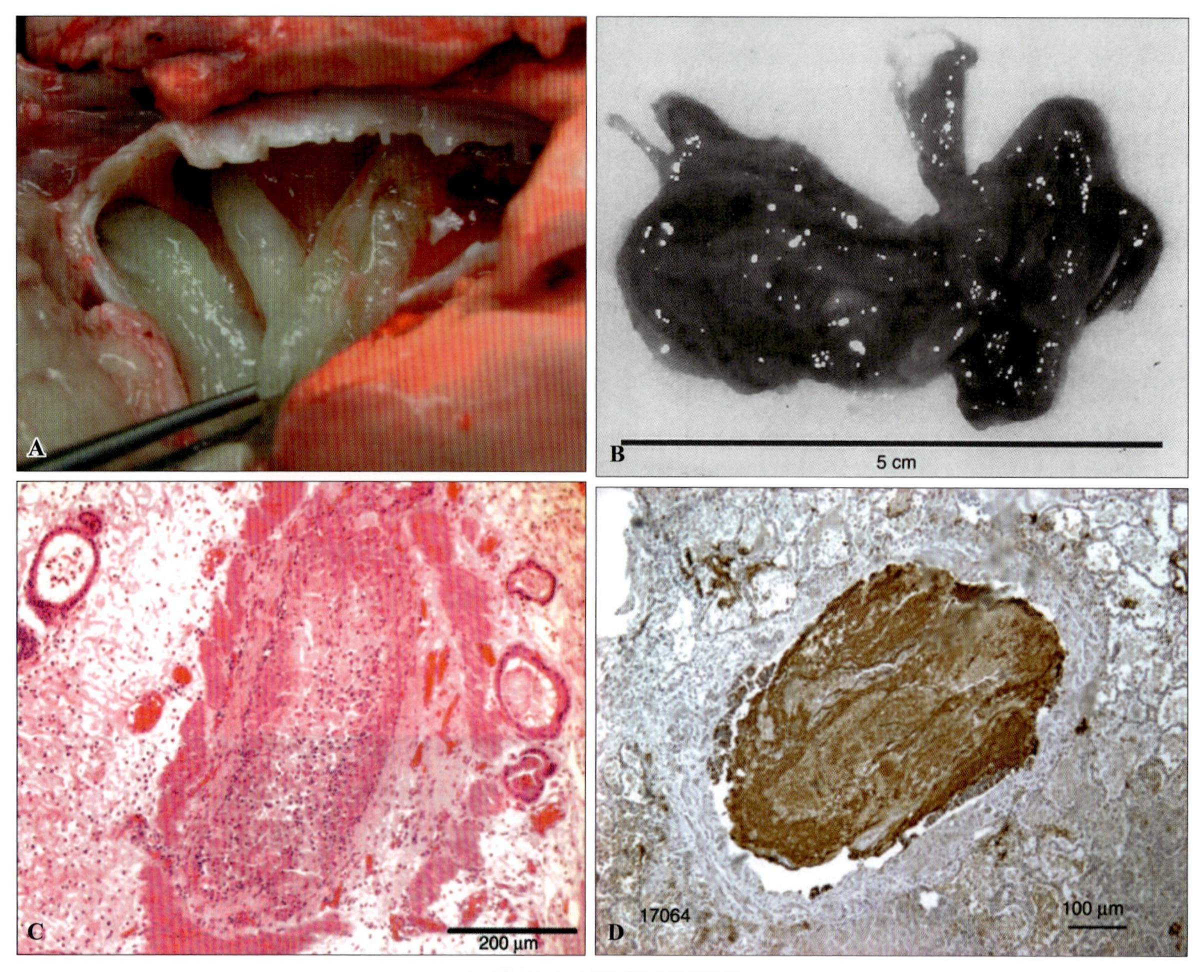

▲ 图 16-4 呼吸道梗阻形成

A. 绵羊在烧伤和继发吸入性损伤 48h 后出现的呼吸道梗阻的肉眼观表现；B. 烧伤和继发吸入性损伤的患者呼吸道梗阻物质的肉眼观表现[69]；C. 完全梗阻的绵羊支气管的镜下观表现[35]；D. 黏液完全阻塞了烧伤继发吸入性损伤患者的细支气管，该组织经上呼吸道特异性黏蛋白 5B 免疫染色[66]［B 引自 Nakae H，Tanaka H，et al. Failure to clear casts and secretions following inhalation injury can be dangerous：report of a case. *Burns* 2001；27（2）：189–191；C 引自 Cox RA，Burke AS，et al. Acute bronchial obstruction in sheep：histopathology and gland cytokine expression. *Exp Lung Res*. 2005；31（9–10）：819–837；D 引自 Cox RA，Mlcak RP，et al. Upper airway mucus deposition in lung tissue of burn trauma victims. *Shock* 2008；29（3）：356–361.］

因子活性，能够改变微血管通透性[86]。由此产生的活性导致 ROS 和 RNS 的形成[87]。后者中的有些是非常有效的氧化剂，可以破坏 DNA。[30] 对 DNA 的损伤会激活 DNA 修复酶多聚（ADP- 核糖）聚合酶（PARP）[88]。这个酶耗尽细胞的高能磷酸盐，并激活核因子 -κB（NF-κB）[89, 90]。NF-κB 激活能够上调诱导型一氧化氮合酶（inducible NOS，iNOS）和 IL-8 的表达，因此促进 ROS 和 RNS 的产生[91]。有研究报道，烟雾吸入后在气道中发现 NO、3- 硝基酪氨酸（RNS 的一个指引物）和 iNOS mRNA 和蛋白质的表达[87, 92]。催化过氧亚硝酸盐分解的化合物减少了吸入烟雾的反应。多聚（ADP- 核糖）（PAR）是组成酶 PARP 的产物，并且在吸入烟雾后的气道组织中可以检测到[87]。抑制 PARP 可以阻止 PAR 的形成，NF-κB 上调及 3- 硝基酪氨酸的形成[93]。Lange 和他的同事研究发现，能够通过催化过氧化亚硝酸盐的快速分解来抑制过氧化亚硝酸盐的化合物，同样可以防止上述这些物质的形成[94]。有趣的是，缺失 PARP 基因的小鼠或给予 PARP 抑制药的小鼠，均不会出现哮喘常见的典型炎症变化。[95] 因此，在许多方面，烟雾吸入损伤可能与其他形式的气道损伤相似。对吸入损伤的反应是由神经炎症引起的，这一事实表明对来自木头或棉花的烟雾的反应是相似的。

（三）肺实质损伤

如前所述，烧伤和烟雾吸入引起肺实质改变有延迟，主要表现为氧合指数降低、顺应性降低和水肿形成增加 [96]。

这种延迟取决于气道损伤的严重程度 [49, 97]。肺损伤与肺跨血管血流增加有关 [98]。血管流体的程度与烟雾暴露的持续时间成正比 [49]，并且不是由吸入气体中的一氧化碳引起的 [99]。然而，动脉 CO 的浓度与吸入损伤的严重程度有关 [100]。引起流体泄漏的因素被纳入 Starling–Landis 方程中 [23, 24]。该等式的变量涉及流体向压力和渗透率变化的运动。吸入烟雾后，反射系数（对蛋白的渗透性）降低，过滤系数（对小颗粒的渗透性）增加，肺微血管压力增加 [101, 102]。氧合指数在烟雾吸入损伤的动物体内降低。当烟雾吸入合并烧伤时，这些变量受到更严重的影响，并与组织学损伤评分和血管通量的变化有良好的相关性 [93]。此外，受伤动物缺氧性肺血管收缩减少，这可能有助于解释氧合损失 [104]。

与口咽部一样，肺实质的损伤与 PARP 激活和 3- 硝基酪氨酸有关。给予 iNOS 或 PARP 抑制药能够显著降低 PARP 的激活和 3- 硝基酪氨酸产生 [92]。

支气管循环的静脉流出物以毛细血管前水平流入肺微循环 [105]。鉴于气道的初始损伤似乎驱动实质的病理生理学，研究者假设支气管血液可能将细胞毒性物质或细胞输送到肺微循环。为了验证这一假设，几名研究人员将绵羊的支气管动脉阻断，然后让这些动物暴露在烟雾中 [59, 96, 106]。通过该方法肺实质改变减少，这证实了该假说。研究还表明，烟雾吸入损伤后支气管血流增加，可将炎症介质带至肺实质，加重损伤过程 [107–109]。最近的绵羊模型中研究表明，在烟雾吸入损伤后，给予雾化肾上腺素（非特异性肾上腺素能激动剂）治疗具有和阻断支气管循环相似的效果：气道血流减少；肺水肿减轻；促炎介质水平也减少到与阻断支气管循环时近似的水平 [73, 110]。而给予雾化肾上腺素治疗具有重要的临床意义，因为支气管动脉的结扎 / 消融在临床实践中是不可行的。

气道、支气管血液循环系统和肺实质损伤之间的联系是什么？在支气管循环中活化的中性粒细胞流入支气管静脉。活化的多形态核细胞（polymorphonuclear，PMN），尤其是中性粒细胞形态固定。已固定的中性粒细胞直径约 7μm[111]。这些细胞在酒精中脱水固定，未固定的细胞要大得多，约为 12μm。肺毛细血管小，平均直径 6μm[111]。正常状态下，中性粒细胞可以通过改变形状穿过肺毛细血管。然而，损伤后，支气管区域的许多中性粒细胞的 F- 肌动蛋白被激活。因此，这些细胞形态固定，不能变形。这些形态固定的细胞被带到肺微血管系统中，狭窄的肺毛细血管将其捕获。活化的中性粒细胞释放活性氧和蛋白酶破坏肺实质。以下证据支持中性粒细胞毒性的概念。吸入性损伤后，氧化应激过程已建立，损伤后脂质过氧化和蛋白水解酶释放 [112–114]。此外，当被激活的 PMN 表面失去 L- 选择素时，给予蛋白酶抑制药或活性氧清除剂的治疗会降低机体对烟雾吸入的反应 [113, 115–117]。通过使用 L- 选择素抗体防止 L- 选择素脱落 [118]，以防止跨血管流体流量的变化和实质损伤的其他方面 [119]。这一假说最终通过消耗动物体内中性粒细胞后，观察机体对吸入损伤的反应变化来加以证明的。研究发现在白细胞耗尽的绵羊机体中，很大一部分由于吸入烟雾引起反应被阻断了 [120]。

越来越多研究人员认为凝血障碍是烧伤和烟雾吸入损伤的关键并发症。在烧伤时，有一种高凝状态与缺乏内源性抗凝血酶有关 [121]。一些临床前研究结果证实，补充重组人抗凝血酶能够减轻肺水肿、降低促炎介质、改善肺气体交换 [71, 122]。临床试验研究中发现，皮肤烧伤后抗凝血酶缺乏与 TSBA、烟雾吸入情况、在 ICU 时间和住院时间、发病严重程度和死亡率有关 [123–126]。最近未发表的观察结果显示，将 6 只羊暴露于烟雾中，计算机断层扫描所能观测肺部情况，其体内均出现一定程度的肺泡内血管栓塞。继发于烧伤和烟雾吸入损伤的急性肺损伤的病理生理学见图 16–5。

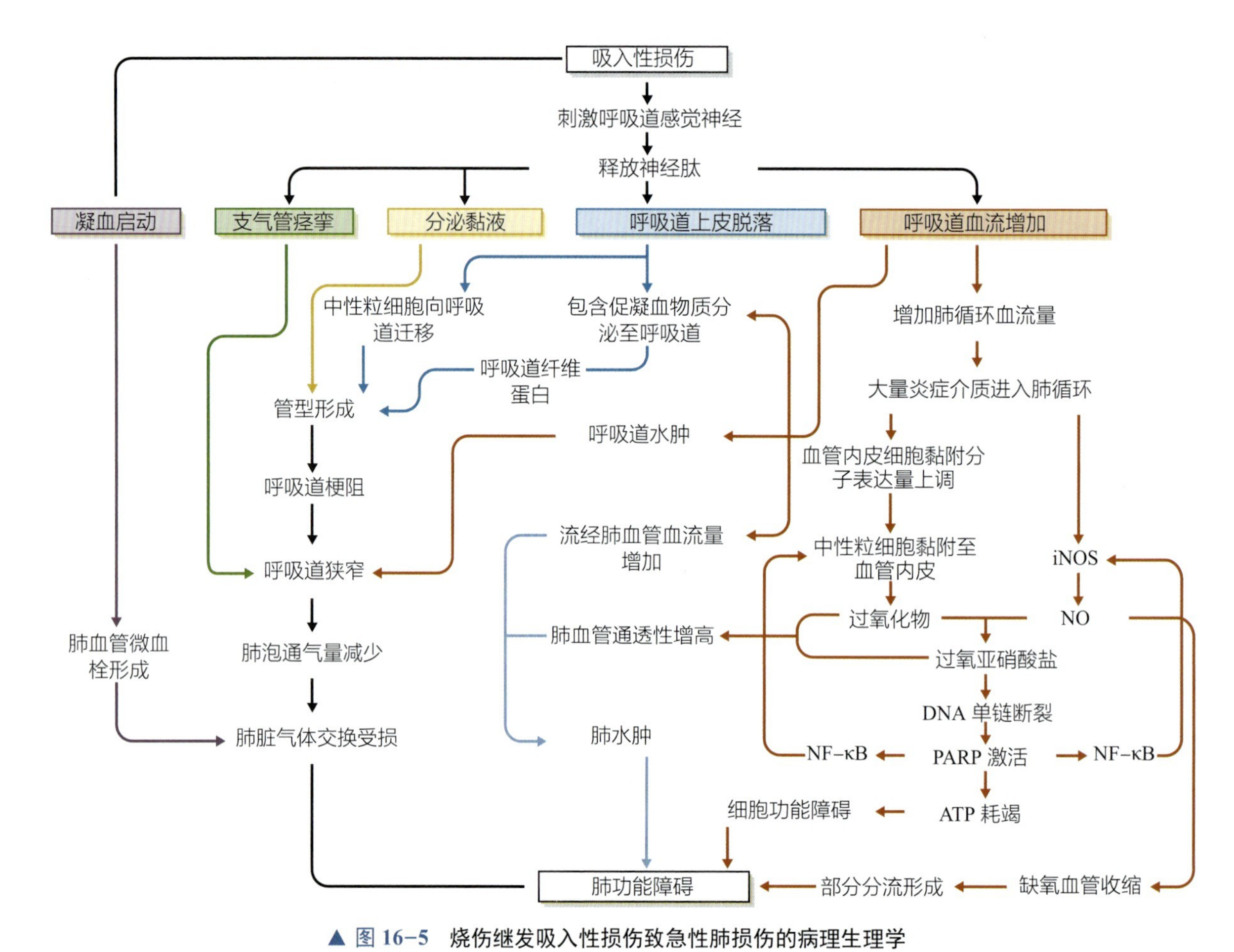

▲ 图 16-5　烧伤继发吸入性损伤致急性肺损伤的病理生理学

引自 Fishman，ed. *Pulmonary diseases and disorders*，5th edn.，vol 2.，McGraw-Hill Companies，China. ch. 94. 2015：1428-1440.

正如前面所讨论的，烧伤患者体内除了抗氧化剂会耗尽，精氨酸也会耗尽[127]。当精氨酸水平较低时，NOS 会产生超氧化物而不是 NO[128]。吸入烟雾后，精氨酸酶活性也升高[129]。这种酶还通过将精氨酸转化为鸟氨酸来消耗它[130]。服用精氨酸可帮助减少吸入损伤引起的氧化应激反应[131]。然而，由于溶解性必须使用盐酸精氨酸代替精氨酸用于治疗，而过量的盐酸精氨酸会引起酸中毒，这限制了静脉使用的剂量。

（四）吸入性损伤的长期影响

在本书早期版本出版时，吸入性损伤造成的死亡率很高，并且急性炎症性损伤被认为是引起死亡的主要原因。现在 85% 的患者在发生吸入性损伤后存活下来[5]。因此，了解这种伤害的长期影响是相当重要的。烧伤患者在数年后接受检查时，表现出限制性肺病和扩散能力下降的症状，这两种症状都是肺纤维化的迹象[132]。病理解剖发现，这些患者和动物体内都有透明膜和肺内胶原沉积，其变化类似于其他形式的急性肺损伤[61, 129]。如前所述，两种酶竞争精氨酸：NOS 和精氨酸酶[134]。NOS 合成 NO 和 RNS；精氨酸酶合成鸟氨酸，鸟氨酸会被转化为多胺和脯氨酸，从而形成胶原蛋白[135]。当 NOS 活跃时，它能合成 N-（omega）-hydroxy-nor-L-arginine（NOHA）。NOHA 分为 NO 和瓜氨酸。NOHA 是精氨酸酶的有效抑制剂[136, 137]。因此，只要 NOS 活性升高，精氨酸酶就受到抑制。最近有报道称，内源性 NOS 抑制剂非对称二甲基精氨酸（asymmetric dimethylarginine，ADMA）在烧伤和烟雾吸入损伤后开始在绵羊肺中升高[129]。随着 ADMA 的增加，NO 生成降低，组织中胶原蛋白生产升高。胶原蛋白生成增加导致肺泡间隔透明膜的形成和增厚，这影响氧气向肺部的扩散。ADMA 在肺中有规律的形成，但被二甲基精氨酸二甲胺加氢酶（dimethylarginine dimethylaminohydrolase，DDAH）快速分解代谢[138, 139]。DDAH 被氧化失活。烧伤和吸入损伤后，肺 DDAH 水平作为氧化升高的标志而下降，随着这些事件的发生，ADMA、精氨酸酶和胶原蛋白水平上升[129]。我们先前已经确定，氧化应激是一个非常重要的问题，患者生存与否取决于氧化应激的程度[115]。此外，最近有报道称，在烧伤儿童中，γ－生育酚和 α－生育酚的含量明显减少[140]。在因烧伤和烟雾暴露而耗尽 α－生育酚和 γ－生育酚的绵羊中，给予生育酚，特别是 γ－生育酚，经口或经呼吸道雾化（更有效）均不仅恢复在急性损伤期肺部生育酚水平，而且恢复氧化状态和肺功能[140–146]。Sousse 等使用长期模型进行的初步实验表明，给予雾化 γ－生育酚治疗能减少胶原沉积，阻断精氨酸酶、脯氨酸和 ADMA 水平的升高，同时恢复 DDAH 水平。

最后，最近使用绵羊进行的临床前研究表明，吸入烟雾会导致大脑结构损伤，如神经元和星形细胞死亡和微出血（未发表的数据）。此前有报道称，吸入烟雾引起的氧化性 DNA 损伤在大脑中广泛存在，而 DNA 修复的保真度受损可能是神经毒性的基础，并导致海马神经元延迟死亡[147]。此外，急性烟雾暴露会严重损害海马线粒体的呼吸能力[148]。这些结果表明，火灾受害者，特别是烟雾吸入损伤的受害者，应仔细监测是否有其他器官的损害，包括中枢神经系统的功能障碍。

三、火灾环境和有毒烟雾化合物

由于现代工业产品正从木材和天然材料向轻质建筑材料、合成材料和石化材料转变，烟雾毒性日益受到关注。这些材料燃烧时的温度是传统材料的 2 ～ 3 倍，燃烧速度也比传统材料快 2 ～ 3 倍，加热时会释放出比天然生物材料毒性更大的气体或烟雾。显然，消防员控制火灾的时间变少，受害者从火灾区域逃离的时间变少，因此更有可能因吸入有毒气体和持续吸入烟雾而丧失行动能力[8]。吸入损伤是由蒸汽或有毒的吸入物（如烟雾、气体和雾）引起的。烟雾是由小颗粒与各种黏附刺激物或细胞毒性化学物质分散在空气中。雾由雾化刺激物或具有细胞毒性的液体组成。烟是由多种烟雾、气体、雾和热空气混合而成的。高温、有毒气体和低氧是火灾中最常见的死亡原因。根据火灾环境不同，可产生多种有毒气体和化学品（表 16–1）。

这些化合物可能共同作用加快死亡，特别是一氧化碳和氰化氢（hydrogen cyanide，CN）[149, 150]。研究发现，这些化合物之间存在协同作用，可增加组织缺氧和酸中毒[150]，也可降低脑耗氧量和代谢[22, 151]。由于氰化物和硫化氢都是线粒体细胞色素氧化酶的抑制药，因此，硫化氢可能也和一氧化碳有协同作用。烟雾的致盲和刺激性作用，以及燃烧过程中氧气浓度的降低，可能会使受害者丧失行动能力。

像一氧化碳和氰化物这样的有毒气体很少会直接损坏气道，而是通过影响气体交换和引起全身性反应来发挥作用。因此，在治疗火灾受害者时，获取有关火源和经鉴定的燃烧产品的信息是很重要的（表 16–1）。同样重要的是要知道火灾受害者接触有毒物质的时间和封闭地区有毒物质的程度，因为这与收到的有毒物质剂量有关。

（一）一氧化碳

CO 是一种无色无味的气体，它是由许多燃料的不完全燃烧产生的，特别是木制品、纸张和棉花等纤维素类产品[152]。一氧化碳中毒仍然是烟雾引起的吸入损伤后最常见的直接死亡原因之一。一氧化碳的主要毒性作用是与血红蛋白（hemoglobin，Hb）结合形成羧酸血红蛋白（carboxyhemoglobin，COHb）。CO 对 Hb 的亲和力大约是氧气的 200 ～ 250 倍[153]。吸入浓度为 0.1% 的 CO 混合物，可导致 COHb 含量高达总血红蛋白的 50%。CO 与 Hb 的竞争性结合减少了向组织输送氧气，导致组织严重缺氧，特别是在最脆弱的器官，如大脑和心脏，那里的氧气需求量比大多数其他器官要高得多。氧合曲线失去了 S 形并向左移动，进一步损害了组织的供氧能力[149, 154]。此外，CO 能与细胞内细胞色素和其他

表 16–1　多种有毒物质的来源

有毒气体和化学品	物　品	来　源
一氧化碳	聚氯乙烯	室内装潢、电线或管道外包装、墙壁、地板、家具覆盖物
	纤维素	衣物、纤维
		木、纸、棉
氰化物	纸、棉、羊毛、丝绸、塑料、聚合物	衣物、毛毯、家具、纤维
	聚氨酯	绝缘材料、室内装潢材料
	聚丙烯腈	电器、电机、塑料
	聚酰胺	地毯、衣物
	三聚氰胺树脂材料	居家用品、厨房用品
氯化氢	聚丙乙烯	室内装潢、电线或管道外包装、墙壁、地板、家具覆盖物
	聚酯	衣物、纤维
光气	聚丙乙烯	室内装潢、电线或管道外包装、墙壁、地板、家具覆盖物
氨盐类	羊毛、丝绸	衣物、毛毯、家具、纤维
	聚氨酯	绝缘材料、室内装潢材料
	聚酰胺	地毯、衣物
	三聚氰胺树脂材料	居家用品、厨房用品
二氧化硫	橡胶	轮胎
硫化氢	羊毛、丝绸	衣物、毛毯、家具、纤维
丙烯醛	纤维素	木、纸、棉、黄麻
	聚丙烯	室内装潢材料、地毯
	丙烯酸酯类	飞机窗、纺织品、墙纸
甲醛	三聚氰胺树脂材料	居家用品、厨房用品
异氰酸盐类	聚氨酯	绝缘材料、室内装潢材料
丙烯	聚氨酯	绝缘材料、室内装潢材料

引自 Prien T，Traber DL. Toxic smoke compounds and inhalation injury：a review. *Burns* 1988；14：451–460.

金属蛋白结合。这种与细胞色素氧化酶系统（最显著的是细胞色素 a 和 P_{450}）的竞争性结合能够导致细胞系统不能使用氧气[154, 155]。Shimazu 和他的同事已经证明 CO 与细胞色素和其他结构的血管外结合占体内 CO 总储量的 10% ～ 15%。这种细胞内 CO 的结合解释了 CO 从循环系统中两室的消除[156]。Miro 和同事报道 CO 抑制淋巴细胞中细胞色素 –c 氧化酶活性[157]。由 CO 引起的电子链的功能可能导致电子泄漏，导致超氧化物产生和线粒体氧化应激[158]。

虽然吸入烟雾通常是影响呼吸系统，但是中枢神经系统紊乱也会发生。中枢神经系统症状可分为急性毒性或迟发毒性。兽医文献包含一些关于吸入烟雾的神经系统后果的报道。在犬类中，吸入烟雾会产生与急性 CO 中毒一致的病变。病变局限于尾状核、苍白球、黑质及小脑、大脑皮质和丘脑背侧。Kent 及其同事的病例报告描述了急性一氧化碳中毒的临床病理后遗症[159]。

一氧化碳中毒的症状和诊断

CO 中毒的症状主要表现在氧气利用率高的器官和系统。临床表现的严重程度因 CO 浓度而异。例如，当血中 COHb 水平达到 40% ～ 50% 时，会出现中枢神经系统症状如头痛、混乱和虚脱。如果 COHb 水平超过 60%，会出现无意识、间歇性抽搐和呼吸衰竭，如果持续升高，最终导致死亡。心血管系统可表现为心动过速、心输出量增加、心律失常、心肌缺血和低血压，这取决于 CO 中毒的严重程度。表 16-2 总结了 CO 中毒的严重程度和与其相对应的临床表现。

诊断应以直接测定动脉或静脉血液中的一氧化碳血红蛋白含量为基础，同时考虑到静脉血液低估了动脉中的一氧化碳血红蛋白含量[160]。使用现场便携式呼吸分析仪有助于诊断。由于不能将血红蛋白与 COHb 区分开来，限制了脉冲血

表 16-2 不同 COHb 浓度所对应的症状和体征

COHb%	症 状
1 ～ 10	无
10 ～ 20	前额紧绷、轻度头痛和皮肤血管扩张
20 ～ 30	头痛和偏头痛
30 ～ 40	严重头痛、乏力、眩晕、视力不清、恶心、呕吐、精神崩溃
40 ～ 50	包含以上不适，精神崩溃概率更大、晕厥、脉搏和呼吸频率增快
50 ～ 60	晕厥、脉搏和呼吸频率增快、昏迷、间歇性抽搐、潮式呼吸
60 ～ 70	昏迷、间歇性抽搐、心脏和呼吸功能抑制、可能死亡
70 ～ 80	脉搏虚弱、呼吸减慢、数小时内死亡
80 ～ 90	1 小时内死亡
90 ～ 100	数分钟内死亡

引自 Einhorn IN. Physiological and toxicological aspects of smoke produced during the combustion of polymeric materials. *Environ Health Perspect*. 1975；11：163–189 和 Schulte JH. Effects of mild carbon monoxide intoxication. *Arch Environ Health* 1963；7：524–530.

氧计的使用。也应该避免使用血气分析仪估计二氧化硫（sulfur dioxide，SO_2），因为它是基于溶解氧分压的来测量的。测量酸碱平衡，血浆乳酸水平和碳酸氢盐有助于处理 CO 中毒伴乳酸或代谢性酸中毒的情况。需要注意的是，在送往医院的途中，通常会给患者吸入高浓度氧气；另外，从患者停止接触 CO 到测量 CO 中间会有一些延迟，这可能会影响对患者真正接触 CO 程度的评估[161]。已经开发出一种方法，可以将患者的 COHb 水平与吸入烟雾当时可能出现的值联系起来。这可以用来估计吸入损伤的真实程度[100]。

（二）氰化氢

氰化氢（CN）是氰化物的气态形式，通过燃烧含氮和碳的物质（如羊毛、丝绸、棉花和纸张）以及合成物质（如塑料和其他聚醚）生成。这些材料的燃烧可能使受害者在火源处迅速而致命地丧失行动能力[162]。CN 是一种无色气体，有苦杏仁的气味；然而，在火灾现场很难发现。CN 的细胞毒性的主要原因是它通过与细胞色素 a_3 的铁离子相互作用[161]，其可逆性抑制细胞色素 c 氧化酶和呼吸链的热氧化酶。这会抑制细胞的氧化并导致组织缺氧。CN 也会对其他一些酶系统产生不利影响。CN 具有毒性，还因为它与必需金属离子结合，与羰基化合物形成氰基二甲醚，并以硫辛酸盐的形式固硫。

巴黎的一项住宅火灾研究反映了 CN 在烟雾吸入损伤中的重要性。法国的研究表明，幸存的（21.6mol/L）和死亡的（116.4mol/L）火灾受害者的平均血 CN 浓度均显著高于对照组（5.0mol/L），而死亡的火灾受害者 CN 水平明显高于幸存者[163]。一项针对得克萨斯州达拉斯县 144 名火灾受害者的研究显示，结果与巴黎的研究结果一致[164]。CN 浓度升高与死亡概率直接相关，提示某些火灾受害者的主要死因可能是 CN 中毒而不是 CO 中毒。1985 年英国曼彻斯特国际机场发生飞机起火事故后，CN 在死亡率方面也发挥了更大的作用。这些患者并没有严重烧伤。在 54 名死者中，绝大多数人（87%）的血液中含有可能致命的 CN，而在这些火灾受害者中，只有 21%

的人的COHb含量超过50%。这强烈表明，在某些条件下，CN可能是烟雾吸入后发病率和死亡率的一个更重要的决定因素，而CO通常被认为是主要的毒性威胁[8]。烟雾也是恐怖爆炸中CN暴露的一个经常被忽视的来源。1993年世贸中心爆炸后，爆炸地点的货车上发现了CN的痕迹。美国疾病控制与预防中心和国土安全部认为CN是最有可能被用于化学恐怖活动的试剂[165]。CN拥有理想恐怖主义武器的所有特性：由于在工业和实验室中广泛使用，它数量丰富、购买方便、容易获得。此外，CN的使用不需要任何特殊知识。它能引起大规模的人员丧失工作能力和伤亡，它能引起大规模的混乱、恐慌和社会混乱[166]。

氰化氢中的症状和诊断

在火灾现场诊断可能是困难的。中毒可导致中枢神经系统、呼吸和心血管功能障碍，其原因是氧化磷酸化受到抑制，这取决于CN吸入浓度（表16-3）。

表16-3　氰化物中毒的症状

吸入低浓度或中等浓度氰化物出现的症状	吸入中等浓度或高浓度氰化物出现的症状
衰弱	虚脱
脸红	低血压
焦虑	颤抖
兴奋	心律失常
大汗	抽搐
眩晕	木僵
头痛	瘫痪
嗜睡	昏迷
呼吸急促	呼吸抑制
呼吸困难	呼吸停止
心动过速	心血管功能障碍

类似急性心肌梗死的心电图改变，如S-T节段突出，具有提示作用[167]。阴离子间隙代谢性酸中毒和乳酸性酸中毒的实验室检查结果有助于诊断[168]。乳酸性酸中毒对氧治疗反应不迅速，可能是CN中毒的一个良好指标[100, 163]。同时，混合静脉饱和度升高提示CN中毒。CN通过颈动脉体和周围化学感受器刺激增加通气。在早期阶段增加通气量可能增加毒性。正常个体血液中CN水平较低，非吸烟者为0.02μg/ml，吸烟者为0.04μg/ml。毒性发生在0.1μg/ml水平，而在1.0μg/ml的情况下，可能出现死亡[169]。表16-3总结了血CN浓度和与其相对应的临床症状。

（三）其他有毒化学品

其他有毒化学物质也可能大大增加烧伤患者的发病率和死亡率。氢氯化物由聚氯乙烯降解产生，可引起严重的呼吸道损伤和肺水肿。氮氧化物还可能引起肺水肿和化学性肺炎，并可能导致心血管抑制和酸中毒。在木材和煤油中发现的醛类物质，如丙烯醛和乙醛，可能进一步导致肺水肿和呼吸过敏。氯气、光气、硫化氢、氨气等有毒工业化学品具有重要意义。由于这些化学品的广泛供应和高度毒性，人们担心这些化学品可能被恐怖分子用作武器[165, 170]。

光气是一种常温下无色、不燃、比空气重的气体，有刚割过草的气味。在低于8℃时，光气是一种无味的、冒烟的液体。光气的预警特性不足以及暴露后症状的延迟性使其成为一种潜在的恐怖主义武器[171, 172]。光气在水中仅能稍微溶于水，因此在肺系统中具有较深的渗透力。它一接触水就水解成二氧化碳和盐酸，造成直接的腐蚀性损害。它也会与细胞大分子中的氨基、羟基和巯基进行酰化反应，导致细胞损伤和凋亡[171, 173]。光气的作用可以根据暴露的强度呈现出20min～48h的延迟。吸入光气会引起严重的肺水肿。最初患者出现上呼吸道刺激症状（眼部刺激感，流鼻涕和咳嗽），然后出现呼吸急促、胸骨下烧灼感和胸闷等下呼吸道症状。4h内出现明显肺水肿预示预后不良（表16-4）。

氯气是一种绿黄色的气体，是一种氧化剂，与水有很强的反应性。它有一种刺鼻的气味。氯气与水接触释放出次氯酸、氢氯酸和氧自由基。它在整个呼吸系统中均引起刺激反应，但主要在

表 16-4 空气中不同氢氰酸（HCN）浓度和人体吸入后产生相应症状

HCN 浓度	症 状
0.2 ~ 5.0	可以感到异常气味
10	TLV-MAC
18 ~ 36	数小时后出现轻微症状（头痛）
45 ~ 54	可正常耐受 0.5 ~ 1h
100	1h 内死亡
110 ~ 135	0.5 ~ 1h 内死亡
181	10min 内死亡
280	立即死亡

引自 Einhorn IN. Physiological and toxicological aspects of smoke produced during the combustion of polymeric materials. *Environ Health Perspect*. 1975；11：163–189 和 Kimmerle G. Aspects and methodology for the evaluation of toxicological parameters during fire exposure. Polymer Conference Series：Flammability Characteristics of Materials. Salt Lake City：University of Utah，1973.

鼻腔黏膜和上呼吸道。它具有很强的氧化能力，因此导致细胞损伤[174]。在第一次世界大战期间，光气和氯气被广泛用作武器。

氨气是一种常温无色气体，气味刺鼻。氨很容易溶于水形成氢氧化铵，一种具有强腐蚀性的碱性溶液。它会引起皮肤、眼睛和肺部的损伤。吸入氨气可迅速造成喉部损伤和梗阻。它还会引起上气道支气管黏膜的坏死、崩解和严重的肺水肿[174]。

没有特定的解毒剂来对抗刺激性气体（光气、氯和氨）的毒性。根据暴露的严重程度，提供气道管理和通气等支持性治疗。如果有严重的上呼吸道症状比如喘鸣（表 16–5），需要进行早期插管。

表 16–5 不同损伤类型的绵羊 48h 后呼吸道梗阻的发生率

损伤类型	梗阻位置		
	支气管	细支气管	终末支气管
未损伤（n=5）	2.7% ± 2.4%	1.6% ± 0.9%	0.0% ± 0.0%
烧伤（n=6）	4.4% ± 3.5%	2.5% ± 1.5%	0.04% ± 0.1%
吸入性损伤（n=5）	18.1% ± 10.1%*†	8.1% ± 3.0%*†	0.3% ± 0.4%*†
烧伤合并吸入性损伤（n=7）	29.3% ± 15.1%*†	1.5% ± 6.7%*†	1.2% ± 1.9%*†

数据呈现方式为均数 ± 标准差（n 代表每组内动物数目）

*. 表示与未损伤组相比差异有统计学意义，Wilcoxon 秩和检验 $P < 0.05$

†. 表示与未损伤组相比差异有统计学意义，Wilcoxon 秩和检验 $P < 0.05$

引自 Cox R et al. Am J Respir Cell Mol Biol 29：295，2003.

第17章

吸入性损伤的诊断和治疗

Diagnosis and Treatment of Inhalation Injury

Lee C. Woodson　Ludwik K. Branski　Perenlei Enkhbaatar　Mark Talon　著
詹日兴　袁志强　胡建红　译

一、概述

吸入性损伤是一个非特异性术语，指呼吸过程中进入气道的热量或化学刺激物所造成的呼吸道或肺实质损伤。

烧伤体表总面积、年龄和吸入性损伤是最具相关性的热损伤死亡因素[1]。Walker 等最近回顾了吸入性损伤的诊断和管理相关的问题[2]。

吸入性损伤可能独立出现，也可能伴随皮肤烧伤。严重程度取决于吸入剂的化学组成、暴露强度和已有的并存病。吸入性损伤有三种基本类型，即直接热损伤、化学刺激物吸入造成的组织损伤、吸入毒素引起的全身反应。上呼吸道作为有效的热交换场所，能够保护下呼吸道免受过热或过冷物质的刺激。反射性喉部封闭可以保护声门下区域。因此，直接热损伤通常多发于上呼吸道，很少涉及声门下结构[3]。但吸入蒸汽是个例外，水蒸气的比热更高，突如其来的强劲气流能够迫使热气穿过声门开口。吸入刺激物一般为气体、烟气和雾气的混合物，化学组成源自各种类型的燃料。烟气由分散在气体中的各种大小的微粒组成，雾气指雾化的液体。暴露强度和这些微粒和微滴的大小以及化学组成决定了吸入物在呼吸道内的传播距离，以及组织损伤的性质[4]。大的脂溶性液体颗粒和微滴更有可能黏附于气道表面，与小颗粒和脂溶性较高的微滴相比，传播距离更小。当吸入气体含有一氧化碳或氰化物等毒性物质时，可能出现全身性毒性。

据报道，吸入性损伤的发生率因时间和地区而异。Smith 等报道在美国烧伤患者中的发生率为 19.6%[5]。Israel Haik 及其同事发现烧伤后吸入性损伤的发生率仅为 1.9%[6]，而 Luo 等发现中国地区吸入性损伤发生率为 8.01%[7]。区域差异可能源自不同地区的民俗文化、建筑材料等因素。

由于种种原因，吸入性损伤的发生具有临床显著性，如框 17-1 所示。经发现，吸入性损伤是造成死亡事件的一个独立因素[8, 9]。而且还与血流动力学不稳定性有关，当皮肤烧伤伴有吸入性损伤时，复苏所需的容积要求可能增加近 50%[10, 11]。吸入刺激物或吸入热气造成的实质损伤可能导致换气受阻、肺炎，甚至急性呼吸窘迫综合征（acute respiratory distress syndrome，ARDS）。严重时，多器官衰竭和死亡风险增加。吸入性损伤得到恢复后，肺功能障碍可能因肺纤维化或支气管扩张的出现而继续存在[12]。吸入性损伤患者的生存率得到改善，可归因于总体烧伤结局的进步、呼吸机管理和肺炎管理的改善[7]。

吸入性损伤治疗效果要比皮肤损伤修复差得多。原因是多方面的，肺实质损伤的治疗过程本质上比皮肤烧伤的更加复杂。坏死的皮肤可经切除或用代替材料或自体皮肤进行更换，愈合过程显而易见。而肺部损伤的治疗需要做预防处理，防止进一步的损伤，刺激宿主机制进行自我修复，且愈合过程需通过观察血液气体交换和射线照片才能得知。热和化学刺激物的直接作用，以及初始损伤引起的炎症反应所带来的间接影响，都可引发吸入性损伤。相关研究虽然很多，但具

框 17-1　吸入性损伤的临床显著性

- 死亡率上升
- 口咽水肿继发型气道闭合
- 复苏液需求量增大
- 肺部气体交换受损
- 肺炎
- 系统性炎症反应综合征和多器官衰竭风险
- 慢性肺功能障碍
- 喉部损伤

体的作用机制尚不完全清楚，特定的治疗方案也待定。

吸入性损伤具有广泛且重要的临床意义，因此尽早诊断是非常重要的一环。根据病史和体格检查识别风险因素，再通过诊断程序加以确认，可做出早期诊断。

二、诊断

关于吸入性损伤的诊断标准目前仍未达成一致。在临床环境下，诊断一般是根据病史和体格检查结果给出相对主观的判断，然后再通过支气管镜检等诊断程序进一步确认。早期诊断标准尚未达成一致，原因之一是吸入性损伤之后，大部分受损的肺功能都是由小气道阻塞和初始直接损伤所引起的炎症反应造成的，并在受伤之后的一段时间内不断发展。此外，根据临床经验，进行性呼吸衰竭并不总是与烟雾暴露强度成正比[13]。热烧伤患者也有可能因严重的皮肤烧伤引起的全身性炎症反应而出现急性肺损伤[14]。因此，在未吸入热气或腐蚀性气体的情况下，大面积烧伤的儿童出现急性肺损伤也并不罕见[15]。为此，确定是吸入性损伤引起的呼吸衰竭还是大面积皮肤烧伤相关的全身性炎症导致的呼吸衰竭变得更加困难。

初期，吸入性损伤患者的动脉血气分析结果可能显示正常的气体交换状态，胸片也并无异样[16]。在缺少呼吸窘迫证据的情况下，有必要通过患者的病史和体格检查识别吸入性损伤风险因素。正常气体交换功能和胸片并不能排除吸入性损伤。早期诊断对于识别潜在的气道受损风险、对液体复苏的影响和识别可能导致永久性神经缺陷（若不及时治疗）的全身性毒素是至关重要的。

与吸入性损伤的诊断有关的病史信息，包括损伤机制和暴露强度等，非常有可能引起吸入性损伤的损伤机制不仅包括火灾烟雾暴露，还包括爆炸伤，爆炸伤能够推动热气穿过喉头；蒸汽烧伤，蒸汽烧伤不仅掠及上呼吸道，还会殃及喉部以下结构；以及腐蚀性烟气暴露，如一些工业安全事故。与损伤机制相关的信息还包括燃烧源，通过燃烧源可以确定有关的化学刺激物。对于暴露强度，暴露持续时间是决定暴露强度的一个重要因素。倘若受害者的规避行为受到阻碍（如被困封闭空间、醉酒、失去意识或年龄限制），受害者暴露于有害吸入剂的强度就会更大。

尤其是对热液体摄入而引起的烫伤，损伤机制的来历不可或缺。患者最初可能并无任何症状，但口咽烫伤最终会导致致命性的气道阻塞。口腔烫伤的表现方式类似于会厌炎[17]。面临严重的口腔烫伤风险（根据病史或体格检查）的患者都应接受喉部检查以确定是否存在喉部受损。

通过体格检查可以发现更多的吸入性损伤风险因素。极力保护脸部，出现面部烧伤或眉毛或鼻毛烧伤，都暗示存在严重的热暴露。当足以引起烧伤身体组织的热量靠近气道入口时，口咽或鼻咽结构也可能遭受损伤。面部烟灰沉积和炭质痰液表明已吸入烟雾。体检过程可能会发现喘鸣、声音嘶哑、流口水、吞咽困难等症状，这些都是典型的口咽受损的表现。但这类发现并不能决定是否采取气管插管治疗[18]。而如果患者面临上呼吸道热损伤及闭塞的风险，则需要优先考虑上呼吸道评估，确定是否有闭塞的迹象，以便及早地做气管插管预防。

除了病史和体检之外，诊断工具也可用来辅助诊断吸入性损伤或者跟踪病情发展。由于在吸入性损伤之后，呼吸功能障碍的临床表现可能延迟，脉搏血氧仪和动脉血气分析用作初级阶段的肺损伤判断指标可能并不具灵敏性，但及早使用仍是有很大的价值的。早期的气体交换受损是重度损伤的预兆，需要及早地积极干预。血气分析可以促进对 CO 或氰化物毒性的诊断。设置基线值来判断病情进展也很重要。

Lee 和 O'Connel 对 45 名因在封闭空间内遭遇火灾而受伤入院的患者进行了胸片评估 [19]。其中 33 名患者的胸片显示异常情况，与吸入性损伤的判断标准相符。他们表示，最初的射线照片是预测损伤的重要因素，是判断是否需要机械性呼吸支持的一个依据。然而，Wittram 和 Kenny 在一项为期 3 年的实验中对所有需要通气支持的 25 名吸入损伤患者的入院胸片做了检查 [16]。其中 12 名患者的最初入院胸片显示正常，但最后仍需要通气支持。最初胸片用来预测早期烟尘吸入后的实质损伤并不具敏感性。虽然有必要对所有疑似患有吸入性损伤的患者做入院胸片检查，但仍不能完全排除吸入性损伤的可能 [16]。

柔性纤维光导支气管镜检查很早就被认为是协助诊断吸入性损伤的一个重要工具 [20]。纤维光导支气管镜检查可直接观察到热和化学刺激所造成的上呼吸道和支气管组织损伤，可以快速、可靠地识别上呼吸道受损的患者，帮助患者及早接受插管治疗，同时避免错误诊断 [21]。支气管镜检检测出的吸入性损伤迹象包括烟尘沉积、红斑、水肿［模糊的气管环和（或）隆突平端化］，黏膜水疱、黏膜糜烂、出血和支气管黏液溢（图 17-1）。柔性纤维光导支气管镜检查被认为是诊断吸入性损伤的黄金标准，常被用于确诊吸入性损伤 [22]。不过 Hunt 指出，某些情况下，受伤后立即进行支气管镜检可能并不能发现黏膜损伤 [20]。此外，皮肤烧伤所致全身性炎症可能引起急性肺损伤和气管支气管炎 [14, 23]，36 ～ 48h 后的内镜变化可能起因于其他机制，并非是化学刺激物吸入。例如，一小部分的大面积烫伤幼儿患者也会出现急性肺损伤症状，需要机械通气 [15]。这些患者的支气管镜检可显示烟雾吸入后的炎症性病变。此外，虽然纤维支气管镜检查能够明确吸入性损伤所致组织损伤情况，但研究认为，观察到的变化是相对近端的较大气道的情况，外周实质和细支气管损伤更为严重一些 [24]。所以，支气管镜诊断吸入性损伤并不总是能够确定患者是否会出现进行性呼吸功能障碍。

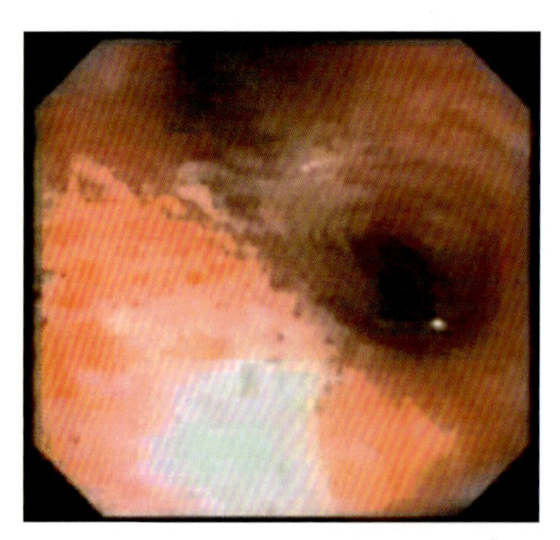

▲ 图 17-1　一名烟雾吸入损伤患者的气管支气管镜检查图片

请注意该患者的全身性炎症和红斑。水肿显示为模糊的气管环和隆突平端化。裸露的黏膜存在不完整的区域，隆突部位有形成纤维蛋白性渗出物

人们试图根据支气管镜检查结果对吸入性损伤的严重程度进行分级，以识别在初始复苏阶段可能需要加大气道管理和呼吸支持，或者需要增加复苏液的患者。Hassan 等通过回顾性研究发现，吸入性损伤患者的死亡率与支气管镜发现的严重程度相关 [25]。然而，Spano 及其同事通过一项回顾性研究来评估支气管镜检对预测吸入性损伤患者预后的有效性 [26]。他们使用了 Endorph 和 Gameli[27] 介绍的简明创伤分度（abbreviated injury score，AISD INH），将支气管镜检检出的烟雾吸入损伤相关症状的严重程度作等级划分。他们还回顾了先前专门比较 AISD INH 与临床结果的 3 项研究 [27-29]。所有相关研究都发现严重支气管损伤的患者预后都很差，不过这一趋势并不具统计学意义。Spano 等提出，在支气管镜评估给出可靠的预后信息之前，有必要进一步研究和细化严重程度的等级划分 [26]。

人们普遍认为，烟雾吸入损伤患者需要更多的皮肤烧伤复苏液 [10, 11, 30]。增幅高达 40% ～ 50%[10]。这一观察结果相当一致，但支气管镜检所预测的复苏液增加量并不相同。Endorf 和 Gamelli 发现，初始 P : F 比值小于 350，用来预测复苏液增加量，要比用来诊断支气管镜检吸入损伤更为可靠 [27]。在他们的患者群体中，初始复苏阶段的复苏液需求量与最初支气管镜检所发现的病症严重程度无关。Cancio 及其同事发现，对吸入性损伤其本身的诊断与机械通气相关，与复苏液需求

量的增加无关[30]。他们表示，机械通气可能是重度吸入性损伤的一个替代变量，这正好可以解释它与复苏液需求量之间的密切关系。这些观察结果巩固了支气管镜检变化位置相对靠近中央，可能并不总能够反映外周实质损伤的严重程度这一推论。机械通气需求和降低的 P∶F 与实质损伤更为相关，或许能够更准确地进行吸入性损伤的预测。

针对吸入性损伤加烧伤患者其复苏液需求量的增加，Mackie 及其同事提出了另一种机制[31]。他们发现，接受机械通气的烧伤（但无吸入性损伤）患者，与没有接受机械通气的同类烧伤患者相比，需要的复苏液更多。同时患有烧伤和吸入性损伤且接受了机械通气的患者，其液体平衡没有受到明显的影响。Mackie 认为正压通气可增加胸廓内压力，从而影响静脉回心血量，继而需要更多的静脉注射液来维持心脏前负荷。这些发现符合，与机械通气对液体平衡的影响比吸入性损伤的更大[32]。

尽管支气管镜检不能可靠地预测呼吸衰竭，但研究发现，上呼吸道内镜评估对于识别声门或声门上病变的患者效果显著，可帮助患者及早地接受插管治疗。同样重要的是，内镜评估可以避免不必要的插管，患者不必遭受重大风险而毫无收获[21]。

柔性支气管镜检能够检测近端的肺部损伤。放射性核素研究可以检测相对远端的肺损伤。静脉注射的 ^{133}Xe 经肺排出，并随呼气排出体外。^{133}Xe 的清除发生延迟，是判断吸入性损伤的一个敏感指标[33]。利用 ^{99}Te 雾化吸入原理，肺闪烁扫描能够识别烟尘吸入后呼吸功能障碍的患者的病变部位。因此，清除延迟和放射性元素肺部分布不均是判断损伤的两个敏感指标[34]。这些研究均是吸入性损伤的敏感指标，但先已存在的肺部疾病可能造成混淆，而对于重症烧伤患者，这些研究可能会难以开展。

烟雾吸入损伤患者的临床结果和支气管镜检结果相关性较差，一些临床医生不得不对胸部计算机断层扫描（CT）进行评估，以期获得更精确的预后信息。与胸片相比，CT 可以更有效地揭示影响肺功能的结构性病变（如肺不张、肺实变、肺部纤维化）其部位差异。Yamamura 等利用疑似患有吸入性损伤的患者的入院胸部 CT 测量他们的支气管壁厚度[35]。结果发现，支气管壁厚度的增加与总通气天数、ICU 天数以及肺炎有关。Oh 及其同事收集了面临烟尘吸入风险的患者的入院 CT 扫描，使用分级系统，根据间质标记、磨玻璃影和肺实变指标，给每一个 CT 扫描进行打分。然后，与基于肺炎、急性肺损伤 / 急性呼吸窘迫综合征（ALI/ARDS）和死亡率的复合终点临床结果进行比较。单由支气管镜检检测出的损伤，与总分增加 8.3 倍相关，支气管镜检吸入性损伤结果 +CT 高分与复合终点增加 12.7 倍相关。作者秉持审慎乐观的态度，认为通过临床经验和更先进的图像分析技术，单独使用 CT 扫描或 CT 与支气管镜检评估相结合，或许能够提供更准确的烟雾吸入损伤患者的早期预后。另外，作者也承认急症患者接受 CT 扫描是有风险的。

三、吸入性损伤肺功能不全的病理生理学

如前所述，除蒸汽吸入等特殊情况外，位于喉和肺实质下端的气道损伤几乎总是由化学性刺激而非热损伤引起。多篇文献都讨论了烟尘吸入相关的肺衰竭的病理生理学[4, 36, 37]。吸入的烟雾和化学物质，以及刺激物包裹的碳粒子，都将沉积于气道，进而被黏膜的含水分泌物溶解，呼吸道黏膜处于相对浓缩的苛性碱溶液环境。针对这种刺激的初始反应是呼吸上皮遭受直接损伤，导致出现充血、水肿、黏液分泌物增加、纤毛清除受损和支气管狭窄。动物实验研究证明，呼吸道纤毛上皮细胞与基底膜之间出现早剥，导致气道剥蚀，生成大量的富含蛋白质的渗出物。由渗出物形成的纤维蛋白管型牢固地附着在气道表面。

大部分烟尘吸入相关的疾病，都是机体面对化学刺激物的早期直接效应而产生的炎症反应，从而引起的发病。烟尘吸入炎症反应类似于吸入酸性胃内容物后引起的损伤。初始刺激对组织的直接损伤导致炎性细胞局部积聚和炎症介质的级

联启动，从而导致组织损伤继续恶化（见下文讨论）。气道被水肿体、支气管狭窄、纤维蛋白管型、坏死的碎片和炎性渗透物阻塞（图 17–2）。递降的表面活性剂导致肺泡不稳定和肺泡塌陷。这些病变进而引起缺氧性肺血管收缩、肺不张以及封堵后的实质隔离，为细菌生长提供了良好的媒介，造成肺炎发生风险增加。肺泡巨噬细胞功能受损使得机体清除这些实质的速度减慢，增大了感染风险。肺顺应性降低，呼吸频率大幅度增加，需要更大的呼吸机压力，呼吸机相关性肺损伤的发生风险也有所增加。

这些病变使肺换气受损。由气道阻塞引起的肺不张一定程度上可使无效腔和分流增多，由烟尘吸入引起的换气受损似乎主要表现为通气 – 灌注不平衡[38]。有人提出，这种肺功能障碍发生机制与其他类型的 ARDS 有根本上的不同[22]。其他 ARDS 病因，如败血症，涉及肺毛细血管膜破裂和肺泡裂崩，造成真性分流。为此，通气方案也有所不同。患者因烟雾吸入损伤而呼吸衰竭，会出现小型的气道阻塞，医疗护理应着重于肺部洁净和稳定肺泡，防止塌陷。相比之下，对于其他原因的 ARDS，方案设置需集中于规避呼吸机相关性肺损伤。这些区别在一些烧伤中心被用来判定是否使用高频冲击通气。细支气管是吸入性损伤的诊断核心，也是病理学分析的核心[39]。气道内的充血和水肿是吸入性损伤的重要诊断指标，也是支气管血流量增加近 20 倍的结果[40, 41]。

继气道损伤之后，肺实质发生变化。趋化因子白介素（IL）–8 释放，中性粒细胞流入气道和肺泡。活性氧（ROS）和氮物质（RNS）形成[42]。过氧亚硝基是氮物质之一，可以损坏 DNA。DNA 损伤引起聚腺苷二磷酸 – 核糖（ADP 核糖）聚合酶（PARP）的活化[43]。聚 ADP 核糖可保护受损的 DNA，同时激活核因子（NF）–κB[44]。然后，诱导型的一氧化氮合成酶生成，IL–8 释放量增加，吸引并激活更多的中性粒细胞，形成更多的活性氮和活性氧物质[45]。肺组织的氧化、硝化和亚硝化造成膜损伤、水肿形成和氧扩散受损[46, 47]。肺泡性缺氧可导致肺血管收缩，所以未经通气的肺泡无血液灌注。NOS 释放的 NO 引起缺氧性肺血管收缩受损，使未经通气的肺泡接受灌注，从而降低了动脉血氧饱和度[48]。

在实验动物体内，支气管血流的消融可预防大多数涉及肺实质吸入性损伤的病理生理的出现[39, 49, 50]。支气管血流的变化与热无关。在实验

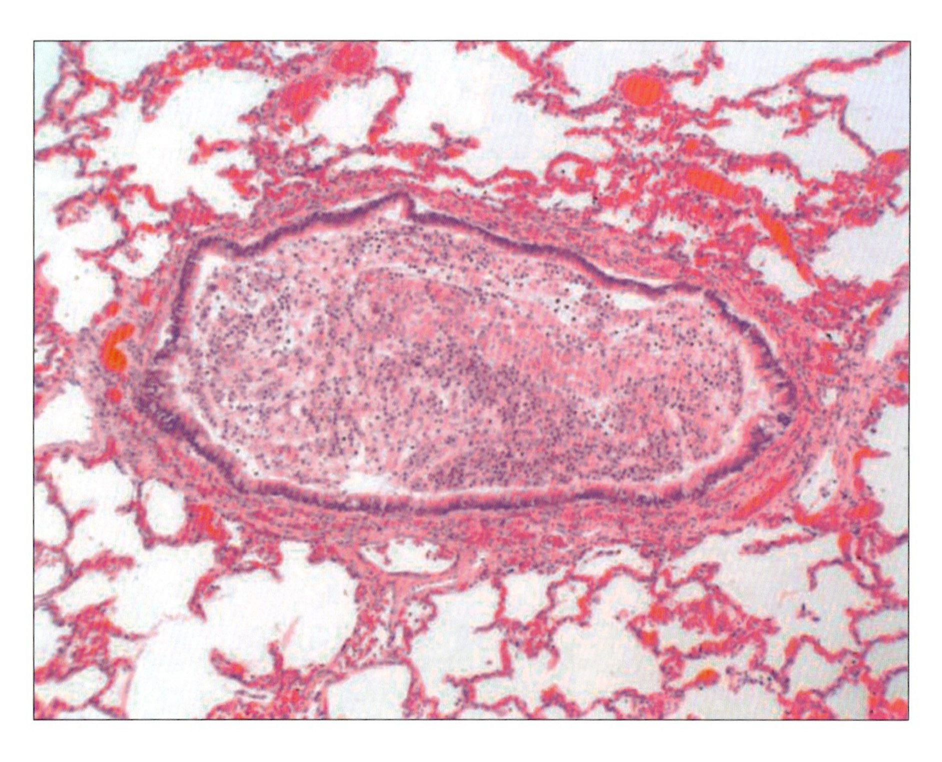

◀ **图 17–2 烟雾吸入损伤患者的小气道被炎性渗出物阻塞**

动物体内，吸入已冷却至体温的烟雾即可产生这种变化[41]。如前所述，流向气道的血液可有效地冷却或者加热吸入空气，所以，吸入干燥气体携带的热量几乎不可能到达细支气管[3, 51]。这些血流变化与烟雾的化学成分似乎也无关联，因为介导因子是神经炎症。根据我们的报道，将烟雾吹入深度麻醉的绵羊体内之后，气道血流增加了 10 倍，但在给予抑制药降钙素基因相关肽（calcitonin generelated peptide，CGRP）之后，烟雾诱导的充血量明显减少[52]。神经肽（肺组织神经释放的多肽类物质）通过激活 NOS 来诱导血管舒张，导致 NO 的生成。据报道，一种 NOS 神经同种体抑制药阻止上面提到的充血和大部分病理生理的出现，包括缺氧性肺血管收缩受损[53, 54]。我们根据这些研究发现做出了以下假设：烟雾中的化学物质激活感觉神经以释放神经肽，神经肽激活神经元 NOS1 以释放 NO 和超氧化物，进而生成过氧硝酸盐。过氧硝酸盐可损伤 DNA，同时激活 PARP，进而刺激 NF-κB，NF-κB 反过来上调 NOS（iNOS）的诱导型，导致大量的 ROS 和 RNS 生成、组织损伤、缺氧和呼吸困难。一些从肺循环和支气管循环逃出以进入体循环的活化多形核细胞，被运输至全身各个器官，恶化多器官系统的受损。

四、治疗

目前尚无应对吸入性损伤的特别治疗性干预，具体治疗包含支持性方式。但如果疑似有系统毒性（即，氰化物或 CO），建议采取特定的干预措施。若需要机械通气，则应当采取措施以尽量减少呼吸机相关性肺损伤的出现。应采取监视及其他措施，以便尽早地识别并治疗肺部感染。

应从受伤处开始治疗。在进行皮肤烧伤及其他损伤的护理时，需协调肺功能。病史和及早地体格检查可帮助识别面临吸入性损伤、呼吸功能不全和其他早期干预适应证的风险。初期治疗需着重注意气道评估。有多重潜在的适应证指标都可用于判断重度烧伤患者的早期。甚至预防性插管需要（框 17-2）。由吸入性损伤后气体交换受损引起的早期低氧血症是不祥之兆，补充供氧不起作用的呼吸窘迫患者可能需要接受插管治疗。因受伤或中毒而精神状态不佳，机体难以提供对气道的保护，这些患者应接受插管治疗以防止误吸。建议即使没有出现吸入性损伤，烧伤面积达体表总面积的 30% ～ 40% 及以上的大面积全层皮肤烧伤患者也应接受插管治疗，以预防血流动力学的不稳定[55]。热损伤导致的上呼吸道水肿阻塞也是早期预防性插管的适应证之一。面部和颈部烧伤，或吸入热气或蒸汽的患者，接受早期插管治疗甚至可以挽救生命。由美国烧伤协会提供支持的培训，也鼓励面临气道阻塞风险的患者接受早期气管插管。但是，插管并不是一种良性干预，人们对其风险的认识越来越深入。来自帕克兰烧伤中心的 Eastman 及其同事发表了一项关于烧伤患者进入烧伤中心前气管插管的回顾性研究[56]。目的是研究住院治疗前接受插管的烧伤患者的可预防性死亡。共计 879 例烧伤患者在入院前接受了插管，其中 11.9% 在入院当天拔管，41.1% 在受伤后 48h 内拔管。但是，严重到需要插管治疗的病理变化不大可能在这么短的时间内得到恢复。所以，这些发现暗示多数患者面临无实际益处的插管可能带来的风险。框 17-3 列出了一些与不必要的气管插管相关的风险。院外转运期间，气管插管尤其危险。患者需要深度镇静以避免非计划性拔管。在转运期间拔管，由于镇静作用而引起的呼吸驱动受损可能导致患者肺换气不足，面临生命危险。如果转运期间使用肌肉松弛药，这一风险可能还会更大。

框 17-2　吸入损伤之后，早期气管插管的适应证

- 面部和颈部大面积烧伤
- 明显的气道水肿阻塞迹象和症状
- 机体无法提供对气道的保护，存在误吸风险
- 显著的一氧化碳或氰化物毒性
- 呼吸衰竭
- 血流动力学不稳定

巴尔的摩地区创伤中心的耳鼻喉科专家利用呼吸量测定法（流量容积环）和柔性纤维光导支气管镜检，对面临吸入性损伤风险的患者做插管适应证前瞻性评估[21]。在 11 名因吸入性损伤而

框 17-3 烧伤患者接受不必要的气管插管所面临的风险

- 影响同患者的沟通（影响获知病史和患者的同意）
- 紧急情况下的尝试出现失败或造成伤害的可能性更大
- 面部烧伤增大固定气管内导管的难度，常见非计划性拔管
- 重度烧伤患者在插管时往往需要大量镇静药，使非计划性拔管相关性发病的风险增加
- 经喉气管内导管可加重咽喉损伤

入住急诊科的患者中，有6名符合插管治疗标准。但经纤维光导支气管镜检查发现，这些患者的体内并没有明显的气道损伤，在没有插管的情况下，管理结果也安全有效。他们还观察到，针对吸入性损伤患者的气道受损，正常流量容积环的阴性预测值很高，这一结果先前 Haponik 等也有过报道[57]。

Madnani 及其同事证明，出现经典的吸入性损伤体征和症状，并不一定代表患者需要气管插管[18]。还需要做进一步评估，避免因不必要的气管插管而引起其他疾病。烧伤患者首次就诊时，病史和体检结果可帮助医师识别严重的呼吸窘迫，或者患有其他适应证需要立即进行气管插管的患者。面临其他吸入性损伤风险因素且有轻度窘迫的患者，呼吸量测定法（流量容积环）和（或）内镜评估可帮助识别即将发生气道损伤，并且通过早期预防性插管即可得到恢复的患者。对于不需要早期插管的患者，如果临床状况发生变化，则需要做重复评估。图 17-3 所示气道管理策略。

另一种需要尽早注意的吸入性损伤并发症是 CO 或氰化物引起的全身毒性。对于疑似严重暴露于烟雾的患者，应考虑中毒事件。CO 的主要毒性作用是通过形成碳氧血红蛋白（carboxy hemoglobin，COHb），防止氧与血红蛋白的结合。CO 与血红蛋白的亲和力是氧与血红蛋白的近 200 倍。CO 还可以与线粒体细胞色素结合，组织机体细胞使用氧气。早期症状包括头痛、恶心、头晕和精神状态不佳。诊断过程需要测量 COHb。传统的脉搏血氧仪无法区分氧合血红蛋白和 COHb，COHb 可通过动脉或静脉 CO 血氧测定或脉冲 CO 血氧测定加以测量[58]。

氧分压增加可以加速 CO 消除过程。通常，呼吸罩补氧即可满足所需，但对于重症病例（COHb ＞ 15%），可能需要通过气管内导管补充 100% 的氧气。高压氧也可用于治疗 CO 中毒，但就适应证、治疗参数或治疗结果，目前尚无一致定论[59]。另外，高压设备的应用并不是很广泛[59]。

氰化物是烟雾中的另一种毒性成分，在燃料含有某种塑料制品时，其毒性更为明显。氰化物通过与线粒体细胞色素结合并阻止胞内氧气利用，引起细胞缺氧。氰化物不会使动脉氧分压降低。尽管有足够的动脉氧气压力或者明显充足的氧气输送，缺氧的临床症状或代谢性酸中毒依然暗示存在氰化物毒性。越早开始治疗，治愈的可能性越大。补充供氧可引起还原性细胞色素的无酶氧化，取代细胞色素氧化酶，增强解毒剂的疗效。药物介入包括高铁血红蛋白生成剂，如硝酸盐（成人吸入亚硝酸戊酯 0.2ml，或静脉注射 10ml 的 3% 亚硝酸钠溶液，儿童静脉注射 0.13 ～ 0.33ml/kg 的 3% 溶液）和二甲氨苯酚（3.25mg/kg），可增加高铁血红蛋白水平。高铁血红蛋白可与细胞色素氧化酶竞争氰化物，但需注意，高铁血红蛋白水平过高会降低血红蛋白的携氧能力，甚至引发毒副作用。部分试剂可直接结合氰化物。依地酸二钴（成人患者 20ml 的 15% 溶液；儿科患者 0.3 ～ 0.5ml/kg 的 15% 溶液）起效快，但可能引发毒性。羟钴胺素（成人 5 ～ 10g；儿童 70mg/kg）是维生素 B_{12} 的前体，临床证明可安全使用，几乎没有副作用。硫供体，如硫代硫酸钠（成人 25ml 的 50% 溶液；儿童 1.65ml/kg 的 25% 溶液）重在利用线粒体酶－硫氰酸酶，将氰化物转化为硫氰酸盐，降低其毒性，并加速解毒过程[60]。

如前所述，吸入性损伤显著增加了皮肤烧伤患者的复苏液用量[10]。一旦发现存在吸入性损伤，就需考虑限制复苏液的使用量，避免过量使用引起的肺水肿。实际上，研究发现液量限制可加剧患有持续性皮肤烧伤和烟雾吸入损伤的绵羊体内的肺毛细血管渗漏，并增加肺淋巴液形

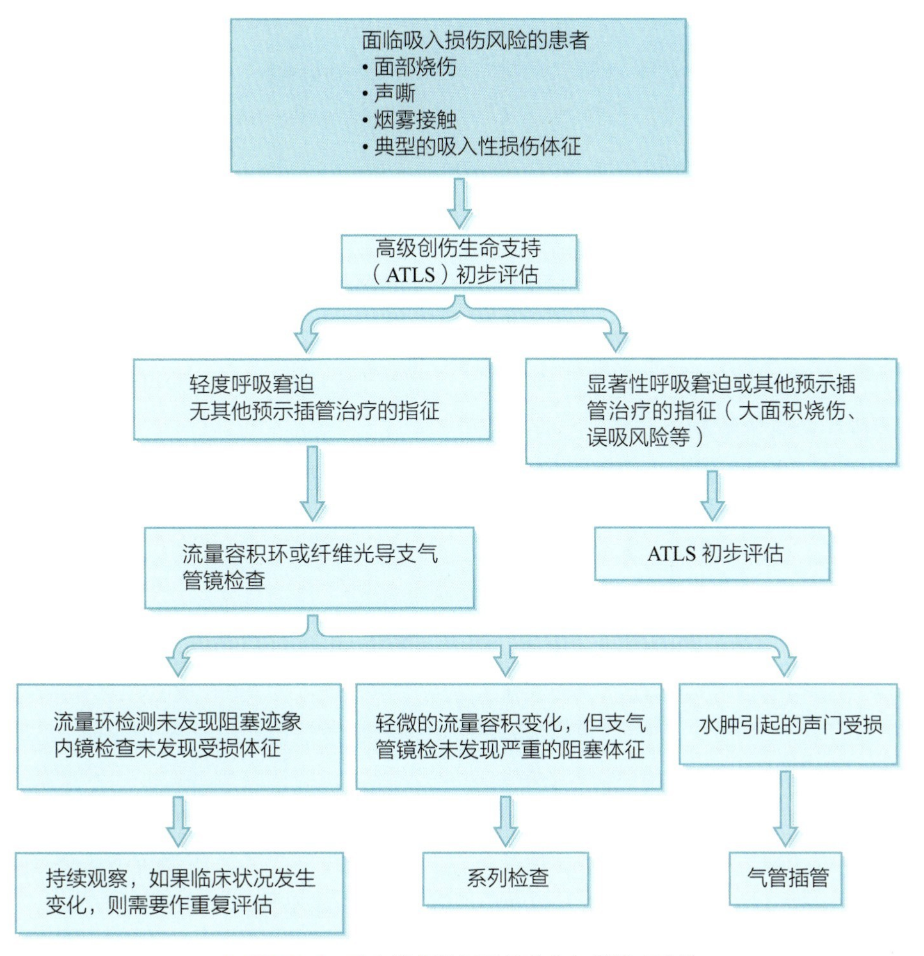

▲ 图 17-3　吸入性损伤风险性患者气道管理决策

成[61]。虽然重点是规避输液过量（针对所有患者，包括吸入性损伤患者），但液体复苏不足也会导致吸入性损伤患者的肺部受到进一步伤害[62]。如果同时出现皮肤烧伤和吸入性损伤，体液复苏管理的误差范围会有所缩减。要达到平衡状态会更加困难，即给予足够的复苏液，但仍不足以升高填充压力，不会加剧渗透性已有所升高的肺毛细血管的渗漏。

疑似患有吸入性损伤的患者，应补充加湿氧气。增湿有助于防止气道分泌物的浓缩。床头位置应成 30° ～ 45°，以减少上呼吸道水肿的出现，限制腹部内容物对隔膜的施压。一丝不苟的肺部卫生护理是吸入性损伤之管理的一个重要组成部分。频繁的气道吸气、胸部理疗（包括冲击技术和咳嗽技术）以及早期活动，都可帮助清除杂物，防止分泌物积聚。分泌物积聚可导致气道阻塞和肺不张，容易引发肺炎[63, 64]。抽吸时应注意避免缺氧和心动过缓。预吸氧和 10 ～ 15s 的短时间吸气可以降低这些病症的发生率。体位引流或许也可派上用场，只是有时皮肤移植位置和脆弱性会妨碍这种技术的使用[65]。高频胸壁振荡等冲击振动技术有助于清除黏液状分泌物[65, 66]。患者保持良好的营养状态当然也是必需条件之一。

吸入烟雾会对气道造成损害，导致上皮细胞脱落，微血管通透性增加，支气管血流量急剧上升[41]，导致呼吸道布满血浆渗出液和细胞碎片。这些混合物可与黏液结合形成纤维蛋白细胞管型或假膜，继而部分甚至完全阻塞气道。而强烈的炎性浸润能够加剧这一过程的发展。为打破这一恶性过程，Desai 及其同事通过雾化肝素和 N–乙酰半胱氨酸给药，试图减少烟雾吸入损伤儿科患者的纤维蛋白和稀薄黏液分泌物的形成[67]。结果显示，患者的肺不张、再插管频次和死亡率均有所降低。雾化肝素治疗在多家烧伤中心都有广泛应用，得益于它的直观性和对于凝血系统无影响的特性。Miller 等评估了抗凝药吸入法治疗烟雾吸入的临床前和临床有效性[68]。在撰写本文时，有报道称，在实验动物以及患者体内，包含各种的治疗方案，雾化肝素或其他抗凝药改善了烟雾吸入损伤病患的生存率、氧合作用、呼吸和肺损伤标志物的衰减，但针对烧伤患者的大型前瞻性研究仍很欠缺。最近，在一项包含 214 例机械通气非烧伤 ICU 患者的前瞻性随机试验中，Bandeshe 等[69]研究了常规盐水雾化吸入与普通肝素（每 2ml 5000U，每日 4 次）之间的关系，发现二者在改善呼吸机相关性肺炎（ventilator-associated pneumonia，VAP）或分泌物含量方面并无区别。他们在结论中表示，不建议用雾化肝素来预防 VAP 或加速机械通气患者的肺炎恢复。

在胸部理疗和药物制剂无法促进分泌物的排出或无法改善管型形成的时候，纤维光导支气管镜检查可有效清除分泌物，通过支气管肺泡灌洗获取疑似肺炎患者的微生物标本。关于表面活性剂的取代，目前仍处于研究阶段，还没有实现广泛的临床应用。抗生素适用于疑似或确诊的肺部感染患者[64, 70]。

已经或即将出现呼吸衰竭迹象时，表明需要借助机械通气。适应证包括肺实质损伤引起的换气受损、肺顺应性降低或疲劳导致的精力接近崩溃。头部和颈部的烧伤，可能涉及技术性的插管难度。这些情况下，避免使用肌肉松弛药，利用插管技术来保持自发通气是最安全的。柔性纤维支气管镜就是非常合适的方案。经鼻气管插管则是舒适性、口腔卫生和稳定性方面的首选。经鼻气管插管可通过经鼻隔膜系带加以固定，经鼻隔膜系带比烧伤部位上方的胶带或绷带更为安全，并且能够防止刺激伤口和移植破裂。

目前针对烧伤患者的理想机械通气模式，尚无一致定论。先前文献对烧伤患者机械通气的复杂性做了具体综述[22, 71-73]。美国胸腔协会（American Thoracic Society，ATS）和美国胸内科医师学会[74]所给出的建议普遍适用于接受机械通气的烧伤患者：尽可能缩短患者的呼吸机使用时间；采用吸气压力扩增（5 ～ 8cmH_2O）而非使用 T 形或持续气道正压（continuous positive airway pressure，CPAP）以开展自主呼吸实验；针对已经机械通气超过 24h 的急诊患者，就早期活动制定康复计划。对于成人烧伤患者，特别是已接受机械通气超过 24h，且已通过自主呼吸试验的吸入性损伤合并高拔管失败风险的患者，建议拔管，换预防性无创通气。

我们的目标是充分换气以维持气道通畅和肺泡开放，避免恶化过度扩张或气压伤引起的肺损伤。当前，低潮气量（＜ 7ml/kg）通气是急性肺损伤患者的常规治疗方案，大多数烧伤中心采用这种方法来减小呼吸机相关性损伤。吸入性损伤患者体内，小气道可能因水肿和支气管痉挛而变得狭窄，造成气道阻力和机械通气时的气道压力增加。因此，往往难以为吸入性损伤患者提供潮气量小于 7ml/kg 的通气。该如何将这一方案应用到吸入性损伤患者身上目前仍不确定[75]。研究发现，允许性高碳酸血症技术可安全地协助限制烧伤患者的气道压[76, 77]。从而在给患者通气时，可采用较低的气道压和较小的潮气量，且耐受性良好，pH 维持在高于 7.2。

常见的通气策略是通过压力 – 容积曲线确定呼气末正压（positive end-expiratory pressure，PEEP）水平。这有助于维持肺泡通畅，减少肺泡塌陷过程由剪切力（伴随每次呼吸而再扩张）引起的创伤。机械呼吸压力 – 容积曲线的下拐点即下部曲线的斜率开始增大的地方，也指肺泡塌陷的临界气道压（低于该压力，肺泡可塌陷）。可将 PEEP 设置为大于该压力值。FiO_2 应当降至耐受范围，降低氧气相关性并发症的发生风险。PaO_2 可维持在 80 ～ 100mmHg，65 ～ 70mmHg 的 PaO_2 可为充足的组织氧结合提供支持。

传统的机械通气为容积控或压控。容积控通气可向肺部输送始终一致的潮气量和每分通气量，但缺点是可能导致气道压增加，具体取决于肺顺应性。压控通气则限制所用的充气压力，潮气量随顺应性和吸气时间而变化[77]。高频叩击通气（high-frequency percussive ventilation，HFPV）模式可在输送高频潮气下呼吸的同时，输送低频潮气呼吸[78]。HFPV 现已成为部分烧伤中心的首选通气模式[22]。支持者认为，HFPV 支持低峰值和平均压力条件下的气体交换，还可加速清除气道内的分泌物和碎片。而且，似乎与呼吸功下降、氧合作用改善（PaO_2/FiO_2 比值升高）和峰值压力降低有关[79, 80]。我院（SBH-Galveston）接受 HFPV 治疗的小儿患者，其肺炎发病率较接受传统通气治疗的对照组相比有显著降低[80]。

高频振荡通气（high-frequency oscillatory ventilation，HFOV）采用往复式隔膜，通过标准气管内导管提供 3 ～ 15Hz（最高呼吸 900 次 /min）的呼吸率。这一速率使得气道压数值仅能够在恒定的平均气道压上下波动。一项关于重度烧伤小儿患者的回顾性调查发现，HFOV 治疗快速、显著、持续地改善了患者的氧合作用[81]。

气道压力释放通气（airway pressure release ventilation，APRV）是一种压控时间循环通气模式，支持通气循环过程中的自主呼吸，无须更改预设的压力值[82]。高压条件下产生肺泡聚集和氧合作用，将压力控制到较低水平即可进行通气。机械吸气阶段可以有所延长以抬高平均气道压，同时不影响气道峰压。目前，APRV 对于创伤患者和轻至中度肺病的小儿患者疗效积极。在较低的气道峰压条件下，可实现具有可比性的或更为优越的氧合值[83]。这一模式或许可用于烧伤患者的通气治疗，帮助减少气压伤。

在对急性肺损伤或 ARDS 患者进行通气以避免进一步的肺损伤之时，标准程序是使用≤ 7ml/kg 的潮气量，但有时会出现 7ml/kg 无法保证充分的气体交换的情况。处于重症烧伤相关的代谢亢进状态，CO_2 产生量更大，需要更大的每分通气量来维持排泄。一定量的允许性高碳酸血症是允许的[76]，某种程度上可以促进低潮气量的利用，但吸入性损伤病理生理学的另一个特征是水肿、支气管痉挛、炎性浸润、纤维蛋白性渗出物和上皮脱落导致的小气道狭窄，需要更高的压力值来维持通气。Sousse 及其同事对高潮气量（15ml/kg）患者和低潮气量（9ml/kg）患者的临床结果进行了回顾性比较。通过与历史性对照的比对，高潮气量与呼吸机使用天数、肺不张和 ARDS 的减少有关。高的潮气量导致气胸的发生率增加[84]。在确定高潮气量的普遍可用性之前，还需要进一步的实际研究。

随着病情的好转，可适时撤离机械通气，确定不再需要后，当立即停用。撤机过程中，FiO_2、PEEP 和速率须尽可能地降至可接受范围，直到患者能够自行完成呼吸过程。拔管试验的标准包括保护气道的能力（清醒和相对警觉）、咳嗽和深呼吸（负吸气压＞ 25cmH_2O）、足够的每分通气量（潮气量 6ml/kg，充分的呼吸率，无高碳酸血或呼吸急促）、充分的氧合作用（PaO_2 ＞ 60mmHg，FiO_2 ＜ 0.4），以及血流动力稳定（除较低剂量的多巴酚丁胺外，无血管输注）。酸血症是拔管试验的一个相对禁忌证，拔管时应当虑及患者的生理储备和代谢紊乱等病因，还应考虑代谢状况和与烧伤相关的力量锐减。CO_2 生成量的增多，需通过升高每分通气量和呼吸运动来维持平衡。肝大引起的膈膜抬高和肺顺应性差，往往导致呼吸功增加[85]。同时，代谢亢进和分解代谢作用导致骨骼肌萎缩和力量锐减[86]。如果患者的生理储备消耗殆尽，则需要权衡拔管的利弊，确定是否应该继续机械通气。一旦拔管，就需立即为患者补充加湿氧，仔细观察患者的呼吸功能，以防患者需要重新插管。

体外膜氧合（extracorporeal membrane oxygenation，ECMO）技术可用于治疗重症呼吸衰竭患者。其工作原理是，患者血液经体外心肺转流回路不断循环，其中的半渗透膜用来促进患者的换气[87]。此时，更低的通气压和较低的 FiO_2 即可满足患者的肺部愈合，不会产生其他机械通气相关的并发症。治疗期间需要辅以抗凝治疗，从而加大了烧伤创面外科治疗的难度。Asmussen 等发表了一篇荟萃分析，研究了用 ECMO 治疗与烧伤和烟雾吸入性损伤相关的低氧性呼吸衰竭的实验及临床效果[88]。但由于研究数量和患者人数都较少，他们对这些数据的解释以及对 ECMO 治疗烧伤患者的疗效的评估都相对受到了限制。此外，Asmussen 及其同事指出，可用于比较性分析的现有研究，时间跨度很大，在此期间，ECMO 技术和设备的不断发展也是一大考虑因素。加上缺乏对照组，结果的比对分析变得更加复杂。为此，现有的文献不足以提供指导，需要使用更先进的技术和设备开展进一步研究。

关于采用气管造口术治疗烧伤患者，整体意见不一。最常见的指征是需要延长机械通气时间。这样可以移除经喉气管内导管，降低了咽喉损伤风险，一定程度上改善了对气道的保护。在预测可能需采用多重手术疗法时，气管切开插管拥有一大优势，即无须每次手术重复插管。如果需要延长机械通气时间，气管造口可帮助改善患者的舒适度，也有助于肺部洁净。在过去，并不提倡气管造口的应用，原因是肺部污染、烧伤创面细菌群污染和死亡率都较高[89]。最近，随着烧伤护理的不断发展，多项研究发现，气管造口术不会增加烧伤患者的肺炎发生风险[90, 91]。自此，许多烧伤中心开始使用气管造口术，包括需要长时间通气的患者，以及需要多次麻醉以完成外科手术的大面积烧伤患者。一些包含小型患者群组的研究发现，气管造口术的应用并未产生并发症[91]。气管造口术属于侵入性治疗，在涉及大型患者群组时，往往面临显著的发病风险。Saffle 等发现，接受常规通气的烧伤患者，拔管时间要比接受早期气管造口术的患者更早[92]。考虑到各组的临床结果并无差异，更多的侵入性气管造口术似乎也并无显著效益。在缺乏有效性证据的情况下，临床上对烧伤患者应用气管造口术时还需详加判断，并考虑潜在的并发症风险。

五、未来可能的治疗策略

所介绍的病理生理过程为未来开发药物介入提供了依据。最具显著性的药物治疗是使用抗氧化剂。烧伤患者体内极度缺乏抗氧化剂，尤其是维生素 E[93, 94]。临床上，除病理生理学因素外，ROS 和 RNS 也在器官受损过程中发挥一定作用[47]。雾化 γ-生育酚是维生素 E 的一种形式，可有效清除 ROS 和 RNS[95, 96]。另一方面，NOS1[54, 97]、NOS2[98] 和 PARP[99] 以及催化过氧硝酸盐降解的复合物，也可有效地逆转急剧的病理生理变化[42, 45, 98, 99]。

最近，有报道称硫化氢可用以治疗肺损伤[100]。我们利用小鼠和绵羊烧伤模型对硫化氢进行了测试，结果发现确实有治疗作用[101, 102]。在我们深入了解吸入性损伤的病理生理学和治疗方法后，幸存者数目有所增多。在受伤多年后对这些个体进行复检，发现其中多数存在肺部胶原过度沉积[103]。或许患者的初始治疗对长期病理生理存有重大影响。未来需要对此进行深入调查。一氧化氮合酶（NOS）在损伤的急性症状方面作用显著。NOS 以精氨酸为底物，而作为胶原沉积的基础的精氨酸酶也以精氨酸为底物[104]。因此，抑制 NOS 可使更多的精氨酸为精氨酸酶所用，从而增加胶原蛋白的沉积。在一次共识会议上，来自 Shriners 医院的与会者就吸入性损伤讨论了潜在疗法[105-108]。未来需要更多的临床试验来验证这些新型干预措施的有效性。

六、肺功能的长期变化

无论是临床还是实验模型，有关吸入性损伤急性期的病理生理学研究相当广泛，但对于在烧伤和吸入性损伤后数月甚至数年内出现的肺功能长期变化，关注度并不高。Palmieri 就为什么难以实现对烧伤相关吸入性损伤的长期临床效果进行评估，给出了一些理论依据[109]。任何针对吸入性损伤后肺功能的长期变化的研究，都必须区分由吸入刺激物造成的肺功能变化、呼吸机相关性肺损伤以及由全身炎症反应综合征（SIRS）或败血症引起的急性肺损伤。此外，临床管理的变更也会造成结局的变化。大面积烧伤甚至会损及肌肉质量和肌肉强度，以及胸壁顺应性，即使没有出现吸入性损伤，呼吸运动也会因此受到影响。Palmieri 曾指出，先前关于吸入性损伤后肺功能的长期变化的研究，均未将急性肺损伤的严重程度与肺功能的长期变化联系起来[109]。而且，先前的研究也没有考虑先已存在的肺部疾病。多数包含小型患者群组的研究，采用的时间和方法都不尽相同，因此难以进行比对分析。最近一篇由加拿大人所做的文献综述，探讨了 162 例机械通气烧伤患者的 ARDS 发病率，其中 Cartotto 等[110] 发现 ARDS 的发生与烧伤面积、全厚损伤面积和气管插管时间显著相关，与吸入性损伤的发生率无关。作者得出结论，ARDS 出现在烧伤后早期阶段，全厚烧伤预示着可能出现中至重度的 ARDS。根据柏林定义，ARDS 的加重与机械通气持续时间明显加长和死亡率升高相关。

气道活动过度或支气管痉挛是显著的损伤后肺功能变化之一。一项研究显示，这种状态可持续至少 6 个月，同时伴支气管黏膜炎性变化和炎性细胞因子肿瘤坏死因子 -α（TNF-α）、干扰素（IFN-γ）和白细胞介素（IL）-2 水平抬高。不过，大多数受试者的肺功能检查正常 [111]。

长期研究显示，某些情况下，肺功能检测可检出阻塞性和限制性模式，表明吸入性损伤得到恢复后，肺功能可能无法再恢复正常 [103, 112, 113]。在一个儿科烧伤患者队列中，吸入性损伤患者与无吸入性损伤的儿童，他们的运动耐量并无差异。但是，吸入性损伤患者达成目标所需的呼吸率更高，肺功能异常的发生率也更高 [113]。相反地，一项成人研究发现，受试者在吸入性损伤之后，呼吸功能并无变化，也没有出现明显的运动不耐受 [114]。

由吸入毒素、热损伤，以及吸入性损伤或上呼吸道水肿插管治疗引起的喉部损伤，属常见现象，可能导致持续性的声嘶、发声困难甚至由劳力性呼吸困难引起的运动不耐受。喉黏膜损伤可留疤，继而影响声带的柔韧性、振动性以及开闭能力。喉部发病可能较为严重，如图 17-4 所示。发声活动难免受到影响，如不加治疗，可能一直持续下去。部分发声问题可通过音声治疗得到缓解，一些喉部瘢痕可通过手术或激光技术切除 [115]。但重要的是，应当尽早地识别喉部损伤，这样借助经喉气管造口术可以最大限度地遏制病情的恶化，还应及时咨询喉科医生，获取干预方案，以免耽误病情。

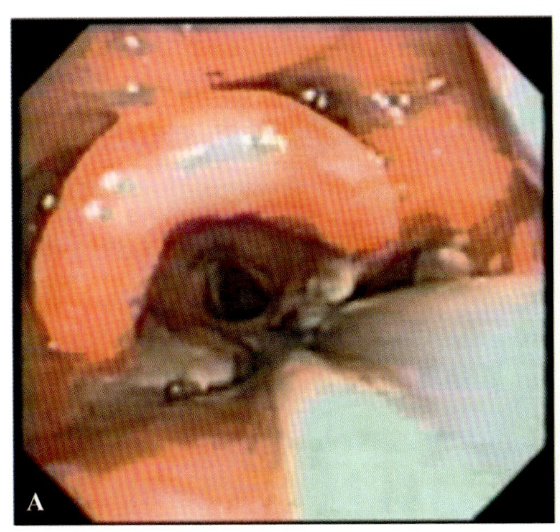

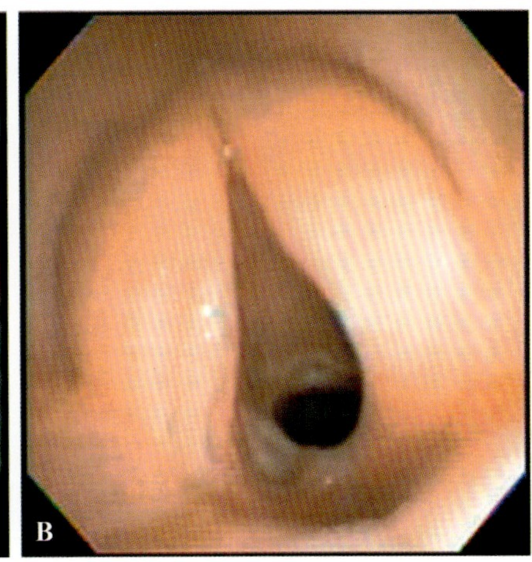

▲ 图 17-4　**A.** 如图所示，喉部结构热坏死，需行气管造口术以最小化喉损伤。该患者入院后不久即接受气管造口术，待烧伤得到恢复并气管拔管后，声音恢复正常；**B.** 如内镜图像所示，喉部热损伤和喉部机械损伤可导致后声门出现瘢痕和网状结构。早期诊断可促进损伤的护理，最大限度地减少长期影响

第18章 呼吸护理

Respiratory Care

Ronald P. Mlcak　Oscar E. Suman　Linda E. Sousse　David N. Herndon　著
詹日兴　王杨平　罗高兴　译

一、概述

烟尘吸入、火焰烧伤及其治疗引起的多种呼吸系统并发症是医护人员正面临的一大临床挑战。为完成临床烟雾吸入性损伤及其后遗症的管理，发挥核心作用的从业者需要具备多重资格，包括在急诊室对患者做插管和复苏治疗、协助支气管镜检诊断、肺功能研究、动脉血气监测、维持气道通畅、胸部理疗以及机械通气管理[1]。在康复期，从业者还需能够根据肺功能研究和心肺压力测试判断不利条件和局限性。确保使用组织良好、方案恰当的烧伤患者呼吸护理办法是至关重要的一点，以便能够快速有效地改善患者的病情，降低吸入性损伤相关的发病率和死亡率（框18-1）。本章将概述常用的吸入性损伤治疗方案，着重介绍黏液纤毛清除技术、药理辅助、机械通气、感染控制和吸入性损伤相关性晚期并发症。

二、气道管理与治疗

气道清除是烟尘吸入患者呼吸管理的一个重要组成部分。支气管卫生疗法代表多种可实现这一目标的治疗方式。治疗性咳嗽、胸部理疗、支气管引流和定位、叩拍和振动、早期下床活动、气道吸气引液和治疗性支气管镜检都可有效地清除残留分泌物。

（一）治疗性咳嗽

治疗性咳嗽旨在促进清除气道内过多的黏液和气管支气管树内的纤维蛋白管型。咳嗽机制受损可导致分泌物残留、支气管阻塞、肺不张或肺炎。咳嗽可以是反射行为，也可是自主行为。咳嗽的机制包括：①深吸气；②声门关闭；③收缩胸壁、腹部和骨盆底肌肉收缩；④声门打开；⑤快速排出的呼吸相。

在一次咳嗽过程中，肺泡、胸膜和声门下压力可升至200cmH_2O。上述任何一步受损都可导致咳嗽机制失败。此时，需要借助技术手段加以改善。

1. 连续三次咳嗽

一开始，患者做浅呼吸和浅咳嗽，然后做较深呼吸和较深咳嗽，最后做深呼吸和剧烈咳嗽。这一技术对术后患者尤其有效[2]。

2. 气管

呼吸治疗师将示指和中指平放在患者的上横骨处，沿气管呈圆形轻轻向内按摩。这一技术对迟钝型患者和麻醉恢复患者最为有效[2]。

3. 咳嗽刺激

携带人工气道的患者，其声带之间（气管内导管）或下方（气管造口）放置有导管，患者无法正常咳嗽。声带若不能极为贴近，就无法给予足够的压力。但通过对导管上的袖带进行充气，用人工呼吸气囊提供大量且快速的吸气，呼吸持续1～2s，然后快速地停止提供吸气，完成呼气，即完成一次咳嗽。这一过程通常需双人操作，如果有一名医师负责振动和胸部按压，同时保持呼吸通畅，效果会更好[2]。鼓励每2h完成一次咳嗽和深呼吸，这可以帮助清除残留的分泌物。

框 18-1 吸入性损伤治疗方案

- 滴定加湿氧，维持 $SaO_2 > 90\%$
- 每 2h 完成一次咳嗽和深呼吸
- 每 2h 为患者翻身一次
- 每 4h 做一次胸部理疗
- 用支气管扩张药，每 4h 雾化 3ml 的 20% N－乙酰半胱氨酸
- 每 4h 交替性地雾化 5000U 的肝素和 3ml 的生理盐水
- 根据需要做经鼻气管吸痰
- 术后第 5 天进行早期下床活动
- 针对插管患者，每 M-W-F 做痰培养
- 出院前和就诊时的肺功能研究
- 患者 / 家属的吸入性损伤知识普及
- 方案持续 7 天

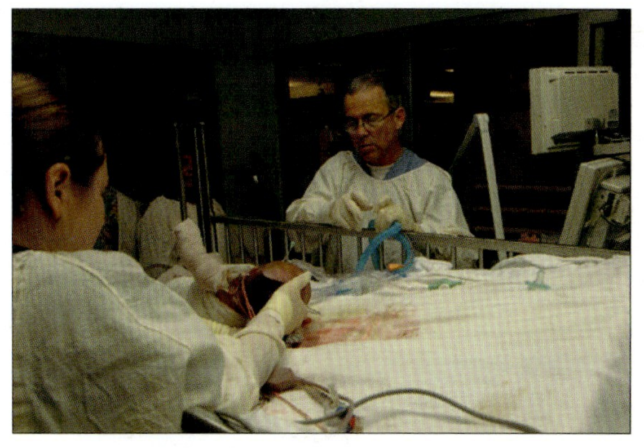

▲ 图 18-1 患者摆位以移动分泌物

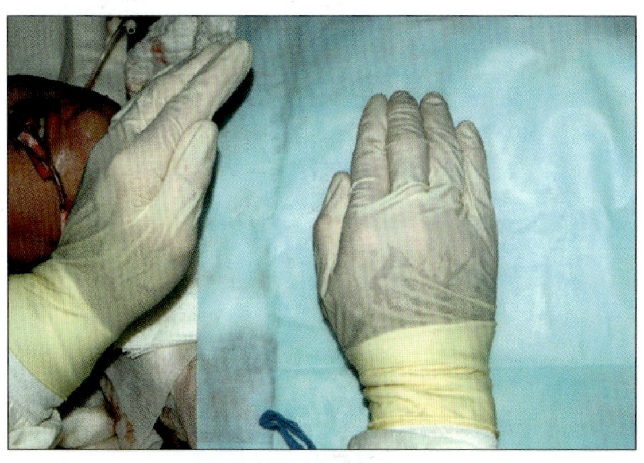

▲ 图 18-2 胸部理疗技术

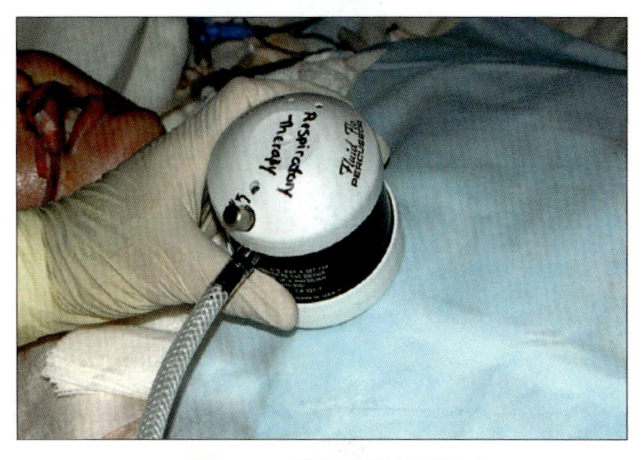

▲ 图 18-3 胸部轻微机械振动

（二）胸部理疗

胸部理疗指重力辅助支气管引流，伴胸部叩击和振动。研究表明，这些结合技术可有效地清除分泌物[3-6]。

1. 支气管引流 / 定位

支气管引流 / 定位治疗方法利用重力辅助定位，旨在改善吸入性损伤患者或存有残留分泌物的患者的肺部卫生。研究表明，在支气管引流 / 定位过程中，患者的动脉氧合可能下降[7]。因此，特护病房通常每 2h 为患者翻身一次，帮助移动分泌物（图 18-1）。

2. 叩拍

叩拍有助于清除气管支气管树内的分泌物。操作方式是手成杯状，将空气垫放在治疗师的手和患者身体之间。如果操作得当，叩拍过程中会听到砰砰声。治疗师的手和患者身体之间应放有毛巾，目的是防止皮肤刺激[8]。叩拍引流支气管段的体表标志。双手有节奏地交替性敲击胸壁。同时避开切口、植皮和骨突（图 18-2）。

3. 振动 / 震动

振动 / 震动指将较为松散的分泌物移至更大空间的气道内，通过抽吸将其咳出或清出。振动涉及在呼气时快速晃动胸壁。将双手放在叩拍区域，叩诊器振动胸廓，等距地收缩或拉紧手臂和肩膀的肌肉。据报道，机械振动具有临床疗效。不能忍受手动叩拍的患者可接受轻微机械振动（图 18-3）。对于存有残留分泌物的患者，应每 2 ～ 4h 做一次胸部理疗。

（三）早期下床活动

早期下床活动也是一种有效的呼吸系统并发症预防办法。通常，术后 3 ～ 5d 即可协助患者下床，鼓励患者自己行走或坐在椅子上。通过适当使用镇痛药，即使是接受连续机械通气的患者也可以完成下床并转移至座椅上（图 18-4）。摇椅（图 18-5）具有多重临床效益：①患者可利用

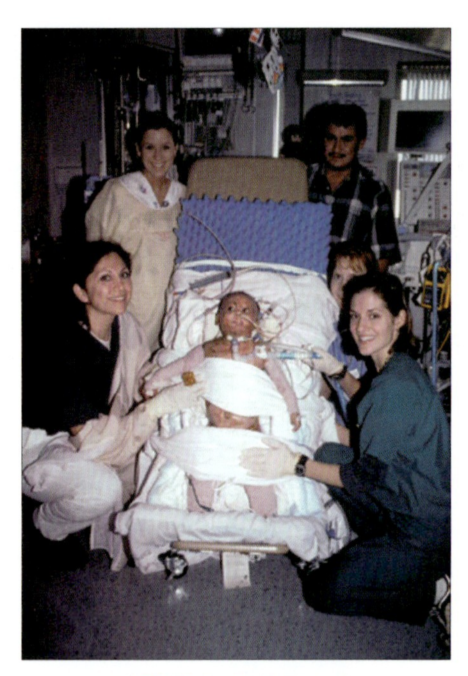

▲ 图 18-4 早期下床活动

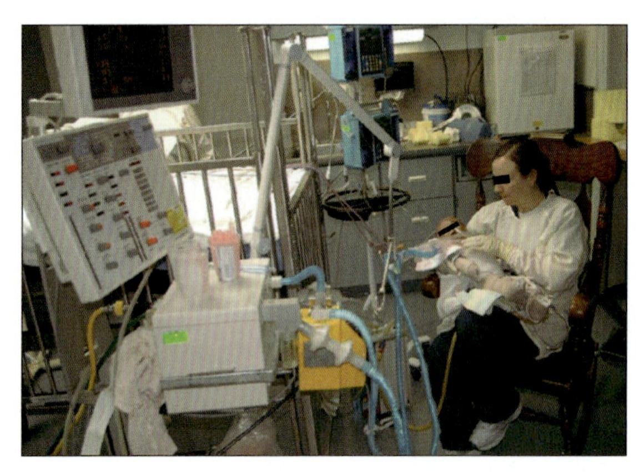

▲ 图 18-5 患者离床；通过摇动和胸部理疗技术“动员”分泌物

过度换气的肺部区域进行呼吸；②保存肌肉力量和肌张力；③防止肌肉收缩，维持运动耐量[9]。

（四）气道吸气引液

另一种气道清扫办法是气道吸气引液。常规的支气管卫生通过黏膜纤毛自动清扫完成。在这一过程无法有效地保障气道通畅的时候，建议采用气管支气管吸痰[10-13]。倘若通过患者自发咳嗽或通过侵入性治疗无法清除气管中累积的分泌物和其他异物，则可考虑使用经鼻气管吸痰。经鼻气管吸痰是将抽吸导管插入鼻腔通道和咽部直至气管，从而吸出分泌物或异物。

先用100%氧气做过度氧合。患者处Fowler位置，导管缓慢地穿过鼻孔到达喉头上方指定地点。操作者监听导管近端的空气声。气流达到最强且呼吸音最响时，将导管的尖端置于会厌正上方。患者吸气时，将导管深入气管。待穿过声带后，可做几次深呼吸，并对患者做复氧。在将导管缓慢地从气管中抽出时，抽吸过程开始。未经复氧，抽吸过程不得超过15s。

抽吸具有潜在危害[14, 15]。并发症包括鼻气管黏膜出血刺激、PO_2突降、迷走神经刺激和心动过缓。通过预氧合和限定抽吸时间，可放缓甚至消除PO_2突降[12-14]。发现临床指征后，应当做痰培养以完成微生物鉴定。

（五）治疗性支气管镜检

倘若其他技术均无法清除分泌物，可考虑使用纤维支气管镜检。除诊断功能外，支气管镜检还具有重要的治疗效果。纤维光导支气管镜直径小、柔韧性好，尖端可操作，可移动至第4阶、第5阶细支气管进行检查和取样。针对吸入性损伤患者体内残留大量的分泌物，如果保守治疗方法不起作用，则可能需要反复进行支气管镜手术。

（六）药理辅助

某些情况下，支气管扩张药可发挥疗效。下呼吸道吸入损伤可引起化学性气管支气管炎，导致哮喘和支气管痉挛。支气管痉挛管理所用的大部分药物都能够控制支气管肌张力。雾化的拟交感神经药有两方面的显著效果：引起支气管肌肉松弛；刺激黏膜纤毛清除。新型化合物奥西那林可用作药筒吸入剂、雾化液体、口服药物或糖浆。推荐口服剂量为每6～8h 10～20mg，或作为吸入性支气管扩张药，每3～4h 1～2喷，持续作用时间1～5h[16]。

沙丁胺醇也可经雾化、口服或肠道外给药。沙丁胺醇是一种计量吸入剂，标准剂量为每天3～4次，每次1～2喷。雾化沙丁胺醇的作用时间为4～6h[17]。

消旋肾上腺素用作雾化的局部血管收缩药、支气管扩张药和分泌物防黏剂，其血管收缩作用可帮助减少肺气道壁内的黏膜和黏膜下水肿。支气管扩张作用进而帮助减少末端细支气管平滑肌痉挛的出现。水作为消旋肾上腺素稀释剂，可以降低支气管残留分泌物的黏附力和黏合力，防止分泌物黏合。消旋肾上腺素也可用于治疗拔管后喘鸣[18]。其作用方式被认为与血管收缩活动有关，可减少黏膜水肿。在心率不加快的情况下，可每 2h 给予一次雾化治疗。

理论上，高渗生理盐水的黏膜动力学治疗效果更好。高渗液滴沉积于呼吸道黏膜，引起流体从黏膜血管和组织渗透至气道。从而诱发“支气管黏液溢”。水溶液有助于稀释呼吸道分泌物并增加其体积，从而促进咳痰。此外，有证据表明，高渗生理盐水对黏蛋白 DNA 复合物有直接的影响；而且，通过降低有结合力的分子内力，盐可协助减小类黏液体的黏性[19]。但是，不推荐过量使用高渗生理盐水，以防烧伤患者出现钠负荷不耐受，甚至出现水肿。

氧雄龙是一种合成的睾酮类似物，可显著缓解儿童烧伤患者的代谢亢进，改善身高百分位数、骨矿物质含量、瘦体重和力量[20]。近来有研究表明，与未接受氧雄龙治疗的儿科患者相比，接受 1 年氧雄龙治疗的儿科患者，其最大通气量明显增加[21]。此外，在极限运动过程中，接受氧雄龙治疗的患者拥有明显更高的最大通气量（maximal ventilation，V_{EMax}）[21]。未来，氧雄龙或许可用以改善烧伤患者的肺功能。

雾化的乙酰半胱氨酸是一种强效溶黏蛋白剂，可用以呼吸护理。乙酰半胱氨酸含有一个硫醇基，其中的游离硫氢基具有强大的还原作用，能够破坏二硫键，稳固黏蛋白网络。而能够分解这些二硫键的药物，溶解黏液的效果最好[22]。但需指出，乙酰半胱氨酸也是一种呼吸道刺激因素，可引起黏膜改变，诱导发生支气管痉挛。为此，应当评估患者的支气管痉挛体征，必要时使用支气管扩张药。研究证明，乙酰半胱氨酸可与雾化肝素有效结合以治疗动物吸入性损伤[23]。

最后，当烟雾中的化学物质或者花生四烯酸氧化级联中的一种或多种化合物直接激活了肺泡巨噬细胞时，可使用肝素和乙酰半胱氨酸组合物来清除游离的氧自由基[24]。动物研究显示，肝素和乙酰半胱氨酸组合治疗使 P/F 比率增加、吸气峰压降低、纤维蛋白管型的形成减少[25]。在一项回顾研究中，Desai 等发现肝素和 N– 乙酰半胱氨酸结合使用可有效治疗儿科吸入性损伤患者[26]。结果显示，联合治疗组患者的再插管率、肺不张发生率和死亡率均显著下降。因此，标准的吸入性损伤治疗可纳入每 4 小时给予 5000 ～ 10 000U 的雾化肝素和 3ml 的雾化生理盐水，并交替注入 3 ～ 5ml 的 20% 乙酰半胱氨酸，持续 7d。这样可以确保患者每 2h 即接受一次雾化治疗。建议在整个雾化治疗期间，开展基线凝血分析和每日凝血分析。

三、机械通气

过去 30 年间，特别是过去的 10 年里，新型通气技术的出现为烟尘吸入患者的治疗提供了多种替代方案。但是，临床医生的选择不断增多，用来确定各种通气方式的具体作用，以及不同通气模式之间的区别的随机对照和安慰剂，对照临床试验依然非常欠缺。“美国胸内科医师学会机械通气共识会议”所给出的建议一直被用作通用指导[27]。该会议最终得到以下结论有：①临床医师应选择经证明能够支持氧合作用和通气，且自己曾使用过的通气模式；②设定可接受的氧饱和度目标；③大体根据动物数据，平台压＞ 35cmH$_2$O 时需引起注意。但是，临床条件与胸壁顺应性降低有关，平台压＞ 35cmH$_2$O 有时也可接受；④为限制平台压，应允许 PCO_2 值升高（允许性高碳酸血症），除非存在其他禁忌证，需要更为标准的 PCO_2 或 pH；⑤呼气末正压（PEEP）可有效支持氧合作用。适当的 PEEP 水平有助于防止肺损伤。实际所需的 PEEP 水平，应通过实证试验加以确定，并定期做重新评估；⑥如果保护性通气策略无效，可以考虑使用 PEEP 和较大的潮气量（10 ～ 12ml/kg）来改善氧合作用。应当根据需要调整最高流速，满足患者的吸气需求[57]。如果需要较高的潮气量，需注意规避高呼吸机压力可能带来的不利后果。

动物研究显示，通过增加 PEEP 并降低潮气量，将平台压降至35cmH_2O之后，呼吸机相关性损伤有所减少[28]。多项临床试验对此进行了检测[29-31]。2007年，Cochrane麻醉评审组对这些试验进行了荟萃分析[32]发现，平台压低于30cmH_2O，潮气量低于7ml/kg体重，可降低死亡率并缩短机械通气时间。据此，启动机械通气时的潮气量应为6～8ml/kg预测体重。如果患者出现纤维蛋白管型阻塞，且PCO_2急增、PaO_2降低，临床医生应首先提供积极的肺部洁净，然后考虑换用容积通气，使用更高的潮气量。若通气持续恶化，可能需要10～12ml/kg的潮气量来提供充足的机械通气[57]。

（一）通气模式

1. 控制模式

对于控制模式通气，操作员设置循环速率，呼吸机以该速率自动循环，不受患者的呼吸需要限制，但呼吸机可以保证为镇静或瘫痪患者提供最低水平的每分通气量。这一模式通常用于急性呼吸窘迫综合征（ARDS）患者，较高的峰值压力能够实现充分的胸部扩张。该模式的主要缺点是患者不能操作循环呼吸机，所以，必须设定适当的每分通气量。

2. 协助控制模式

协助控制通气模式，呼吸机协助完成每一次呼吸，操作员需设置后备控制速率，以及潮气量、吸气流速、流量波形、灵敏度和控制速率[33-35]。该模式的优点包括：协助控制通气具有控制通气的安全性；可能实现患者和呼吸机的呼吸模式同步；还能够确保为每次呼吸提供通气支持。

其缺点包括：①峰值流量或灵敏度设置不当，将增加患者的自行操作工作量，尤其是在患者的呼吸机驱动有所增加时[33-35]；②对处于清醒状态、未接受镇静药的患者来说，它的耐受性极差，需要镇静作用来确保患者和呼吸机之间的同步；③可能引起呼吸性碱中毒；④对于慢性阻塞性肺疾病（chronic obstructed lung disease，COPD）患者，可能加重空气滞留[26]。

3. 同步间歇指令通气

同步间歇指令通气（synchronized intermittent mandatory ventilation，SIMV）将现有潮气量的呼吸机指令呼吸的预设值与间歇性患者自主呼吸所用设施相结合[36, 37]。优点如下：①患者能够执行可变呼吸功，预设的指令通气水平其安全性得到维持；②从近乎完整的通气支持到患者的自主呼吸，SIMV允许局部通气支持水平发生变化；③可用作撤机工具。

其缺点包括：①换气过度，引起呼吸性碱中毒；②需求阀响应性差、通气回路不理想，或流量输送不当，可能导致呼吸功过多；③每一种情况下，患者在自主呼吸时都需要做额外的工作。

4. 压力控制模式

压力控制通气，所有呼吸都由时间或患者所触发，压力受限且有一定的时间周期。操作员需设定吸气时长、压力水平和后备速率。潮气量根据患者肺部的顺应性和耐受性、呼吸机系统及预设压力而定。

5. 压力支持通气

压力支持通气（pressure support ventilation，PSV）采用压力定向、流量循环通气模式，每一次呼吸都必须由患者自主触发。PSV既可在稳定的通气支持阶段充当通气设备，也可作为一种撤机办法[37-41]。PSV的主要用于协助自主呼吸；因此，患者必须具有完整的呼吸动力。

其优点包括：①舒适度适合大多数患者；②提供压力支持，可减少呼吸功；③可用以克服气管内导管所引起的气道阻力；④对于难以实现撤机的患者，压力支持可起到一定的帮助作用。

其缺点包括：①潮气量不受控，依赖呼吸机械、循环频率和患者与呼吸机之间的同步；②预设初始流速较高引起气道阻力较高，这类患者对压力支持的耐受性可能较差。

（二）交替通气模式

过去10年间，一种新的通气概念成型，可用于治疗ARDS患者。对于重症ARDS患者，其肺实质只有一小部分仍可通过机械通气输送气体[42, 43]。因此，大于10ml/kg的潮气量可能会过度扩张和损伤正常充气的肺实质。气道压力较高可能导致顺应性较好的肺部组织出现过度膨胀和局部换气过度。动物实验证明，肺部过度膨胀可引起弥漫性肺泡损伤[44-46]。这也是通气模式多种多样的原因，这些通气模式均立足于降低吸气末气道压力或潮气量，得到了众多临床医生的认可，普遍被用于护理患有严重急性或慢性呼吸衰竭的患者。接下来我们着重介绍四种通气模式：高频通气、高频冲击通气、气道压力释放通气和容积扩散通气。

1. 高频通气

高频通气（high-frequency ventilation，HFV）是采用 100 ～ 3000cpm 的高频率，以 1 ～ 3ml/kg 的小潮气量进行通气[47]。该模式显著下降潮气量和气道压力，可最大限度地减少肺气压伤的出现。高频通气技术类型诸多，最常见的两种是高频射流通气（high-frequency jet ventilation，HFJV）和高频冲击通气（high-frequency percussive ventilation，HFPV）。

HFJV 是唯一一种用于 ARDS 患者的常规通气模式，常见于欧洲[27]，在高频下喷射维持时间很短的气体流。关于 HFJV 与传统通气的优势比较，目前数据有限，不过也没有一致定论认为在 ARDS 患者的治疗过程中，前者优于后者[48]。

HFPV 在为吸入性损伤患者提供通气方面，前景积极[49-51]。HFPV 指利用容积扩散呼吸（volume diffusive respiration，VDR）呼吸机的通气设备，能够于吸气和呼气气道压力之间振动。临床研究表明，这种通气方式可能有助于减少肺气压伤的出现[49, 50]。在一项回顾性研究中，Cortiella 等发现：与对照组相比，接受 HFPV 的儿童其肺炎发生率、吸气峰压和 P/F 比值均有所下降[52]。在首个关于 HFPV 的前瞻性随机研究中，Mlcak 等发现，儿科吸入性肺损伤患者的通气所需吸气峰压显著下降[53]。但肺炎发生率、P/F 比率和死亡率并无显著区别。

下面给出的是一些根据临床经验而得出的操作指南（表 18-1），建议在对儿童患者设定初始 HFPV 时加以考虑：脉动流（pulsatile flow，PIP）应设置为 20cmH$_2$O，脉冲频率（高速率）应设置为 500 ～ 600，低呼吸率应为 15 ～ 20 之间。振荡 PEEP 水平的初始设置近似 3cmH$_2$O，PEEP 需设为 2cmH$_2$O。呼吸机设置需根据患者的临床表现和血气值不时调整。可将呼吸机切换到更具扩散性的模式（增加脉冲频率）以改善氧合作用；将呼吸机切换到更具对流性的模式（降低脉冲频率）以消除二氧化碳；使用 HFPV 时，渐进输送潮下量，直到达到预设的振荡平衡，调被动式呼气。

表 18-1　高频冲击通气设置指南

变量	设置
脉动流量（PIP）	20 cmH$_2$O
脉率（高速率）	500 ～ 600
低呼吸率	15 ～ 20
I/E 比率	1 : 1 或 2 : 1
振荡呼吸末正压通气（PEEP）	3 cmH$_2$O
需求 PEEP	2 cmH$_2$O

临床医生必须熟知每种技术的操作和局限性。呼吸气体必须作充分加湿，以防严重的坏死性气管支气管炎。HFV 期间，需要采用特定的输送装置以作充分加湿。目前尚不清楚该何时、如何使用通气设备以治疗吸入性损伤患者[54]。预计随着 HFPV 技术的不断发展，HFPV 将在机械通气依赖性患者的治疗中发挥更大的作用[55]。

2. 气道压力释放通气

气道压力释放通气（airway pressure release ventilation，APRV）采用的是压力调节模式，可遵循时间周期以降低压力，促进消除 CO$_2$。该模式支持自主呼吸，同时限制气道压力，因此，可能会限制所需的镇静药或神经肌肉阻滞药的剂量。APRV 是一种保护性呼吸策略，在两个 PEEP 水平上利用反比通气。有限的研究表明，APRV 可能有助于治疗 ARDS 烧伤患者。未来还需要更多的结果研究以提供循证建议。

（三）容积扩散通气

容积扩散通气（VDR）是一种气动、定压型呼吸机，通过称为调频管的滑动文丘里管，将振荡呼吸堆叠至选定的气道峰压。吸气后的呼气为被动式，并在到达选定的振荡CPAP水平时结束[56]。关于VDR与高容积策略的比较研究显示，VDR改善了气体交换，减小了峰值压力，并降低了患者死亡率。但是，仍有必要将VDR与最新的低潮气量通气模式进行比对。使用VDR之前需要接受特殊培训；另外，该模式还具有其他缺点：无法监测潮气量和分时通气量，需要加湿空气和雾化的生理盐水以预防气道干燥。

（四）呼吸机设置

急性呼吸窘迫综合征网络开展的一项大型多中心研究评估了低潮气量和高潮气量容积通气的使用效果。结果显示，接受低潮气量通气的ARDS患者，死亡率降低[29]。根据这项研究，2000年，设置机械通气初始值时采用低潮气量已成为临床公认的标准（表18–2）。

1. 潮气量

对于容积循环通气，机器输送潮气量的设置应立足于充分的气体交换和患者的舒适度。烧伤患者的潮气量设置通常为6～8ml/kg预测体重。选择容积时，还应考虑其他多种因素，如肺/胸顺应性、系统阻力、可压缩容积损失、氧合、通气和气压伤[53]。Sousse等最近表示，对儿科烧伤吸入性损伤患者应用高潮气量，(与低潮气量相比）可降低ARDS和肺不张的发生率，以及呼吸机使用天数[57]。至关重要的一点是要避免出现过度膨胀，为此，一般应确保气道峰压和肺泡内压不超过最大目标。多数人可能认同，成人肺泡峰压高于35cmH_2O会造成气压伤，并加大呼吸机相关性肺损伤的发生率[58, 59]。应测量呼出潮气量，确保患者Y形气道与人工气道之间连接的精确性。

表18–2　儿童定向机械通气指南

变量	设置
潮气量	6～8ml/kg
呼吸率	12～45/min
平台压	＜30cmH_2O
I/E比率	1∶1～1∶3
流速	40～100L/min
PEEP	7.5cmH_2O

潮气量设置范围随疾病进程而变化，有些疾病需要大潮气量，有些则需要小潮气量。严重的间质性疾病，如肺炎和急性呼吸窘迫综合征（ARDS），可能需要8ml/kg以上的潮气量，从而在保护性通气策略工作不足的情况下，确保肺部充分充气并改善气体交换。

2. 呼吸率

指令呼吸率的设置取决于所选通气模式、输送潮气量、无效腔–潮气量比值、代谢速率、目标PCO_2水平和自发通气水平。对于成人，设定的指令速率通常为4～20/min，大多数临床状况稳定的患者需要8～12/min的指令速率[60]。重要的一点是，设定目标动脉血气值，协助临床团队完成患者管理（表18–3）。除PCO_2、酸碱度和患者的舒适度外，控制呼吸速率的选择的另一主要变量是空气滞留和自动PEEP[61]。

儿童和婴儿的呼吸频率需要比成人的更高。儿科患者的呼吸频率可设置为12～45/min，具体根据患者的病情和目标PCO_2水平。气道阻塞患者的呼吸频率越小越好，留出充足的呼气时间并帮助排出过度充气。待患者接用呼吸机后约20min，检查患者的动脉血气，并适当调整呼吸频率。

3. 流速

容积通气期间的吸气峰值流量主要取决于自主吸气水平。需要大量呼吸的患者，吸气峰值流量决定了患者的努力、呼吸功和患者–呼吸机的同步[34]。吸气峰值流量应与患者的吸气需求峰值相匹配。为此，通常需将峰值流量设置为40～100L/min，具体要看呼气容量和吸气需求[27]。

表18–3　动脉血气目标

变量	目标
pH	7.25～7.45
PO_2	55～80mmHg或SaO_2 88%～95%
PCO_2	35～55mmHg（在pH＞7.25的情况下，可以采用允许性高碳酸血症）

4. 吸气 / 呼气（I/E）比

允许的机械通气吸气相和呼气相持续时间称为吸气 / 呼气（I/E）比。其中吸气部分包括在呼气阀打开以及呼气开始前，递送潮气量所需的时间；呼气部分包括在下一次吸气开始前，将潮气量通过呼气阀排出所需要的时间。吸气时间应足以确保低流速下的潮气量输送，避免导致湍流和高气道峰压。I/E 比通常为 1∶1 ～ 1∶3[62]。

对于重症肺病患者，可适当延长吸气时间，以促进更好的气体分布和氧扩散。如果需要延长吸气时间，则需注意呼气的充分性，避免呼吸堆积和静脉回流受阻。吸气时间延长即产生层流，这有助于维持较低的峰值压力。气道严重阻塞的患者可耐受较短的吸气时间。吸气时间较短代表呼气相延长，有助于减少过度充气。

5. 吸氧浓度

作为起始点，患者在呼吸机上应获得 100% 的氧浓度。氧浓度可根据患者的动脉血气值系统性地降低。一般来说，考虑到高氧浓度对肺损伤的影响，应尽可能地选择最低可接受氧浓度。对于难以实现氧合作用的患者，可通过优化 PEEP 和平均气道压，并选择最低可接受氧饱和，来降低氧浓度[63]。

6. 呼气末正压

PEEP 可用于增加肺容量、升高平均气道压和改善氧合[64]。PEEP 水平的设置随疾病过程而变化。开始时，PEEP 水平应为 8 ～ 10cmH_2O，随后以 2.5cmH_2O 的增量逐步增加。呼气末正压的增加和吸气时间的延长，有助于改善氧合作用，支持使用安全的氧含量。建议用压力 – 容积曲线确定最佳 PEEP 水平，帮助拉伸肺泡。不过，临床环境下很难应用压力 – 容积曲线。但幸运的是，PEEP 试验可在不降低心输出量的情况下确定最佳的 PEEP。

最佳 PEEP 指能够减少肺内分流、显著改善动脉氧合，并且只极小地改变心输出量、动静脉氧含量差异或混合静脉氧张力的呼气末压水平。为确定 ARDS 患者的最佳 PEEP，ARDS 网络开展了一项多中心、随机、前瞻性临床试验[64]。研究中，ARDS 患者接受 6ml/kg 的预测体重潮气量，并随机接受低（5 ～ 24cmH_2O）或高（12 ～ 24cmH_2O）的 PEEP 水平。结果显示，较高的 PEEP 水平对患者的机械通气持续时间、非肺器官衰竭持续时间和住院期间的死亡率并无影响。

（五）拔管准则

标准拔管准则包括各种各样的生理指标。这些指标可用以指导停止通气支持。常规指标包括：① $PaO_2/FiO_2 > 250$；②最大吸气压 > 60cmH_2O；③肺活量最低 15 ～ 20ml/kg；④自主潮气量最低 5 ～ 7ml/kg；⑤最大自发通气量为分时通气量的至少 2 倍[66-69]；⑥气管内导管周围必须有可闻渗漏。

总体来说，这些指标可评估患者维持自发通气的能力，不涉及患者保护上呼吸道的能力。因此，常规指标往往无法反映吸入性损伤患者的真实临床状况。为在拔管前进行全面的评估，可采用支气管镜检确定气道水肿病情是否已有所改善，是否可进行拔管。在计划拔管之前，建议先设置重插管设备，拔管操作人员应具有丰富的紧急插管经验。如果患者出现吸气性喘鸣，可使用消旋肾上腺素气雾剂，能够有效减少黏膜水肿，防止患者的再次插管需要[18]。

四、呼吸设备感染控制

现如今，肺炎已是最常见的、危及生命的感染病症之一，也是导致烧伤患者死亡的一大决定因素[68]。大多数肺炎为院内感染，常发于烧伤患者入院后 72h，且通常与吸入性损伤或呼吸护理设备气管内插管或两者均有相关[70-75]。气管内插管是引起烧伤患者患肺炎的一个最重要的因素[76, 77]。与未插管的患者相比，预计插管患者患肺炎的概率可升高 5 倍，气管造口术所导致的甚至更高[78]。此外，由呼吸护理设备的使用引起的肺炎风险，远超气管内插管所对应的风险[79, 80]。在雾化吸入设备得到普及之后，有关医院获得性肺炎的报道相继出现[81]。机械呼吸机所致肺炎发生风险较高，但随着对呼吸设备的净化的进一步理解，这一风险逐渐有所下降[82, 83]。呼吸护理设备若没有得到恰当地护理，可能会成为潜在的污染源，危及患者的呼吸道。

呼吸护理设备污染而危及患者肺部健康的机制现已确立。这一问题，特别是有关储雾设备和药物的污染，多年来已得到广泛地承认，相应的控制措施也已出台。多数医院都建有细菌监测系统，由该系统负责监测的不大可能出现污染[84]。雾化吸入设备负责输送细粒气溶胶，一旦受到污染，气溶胶微滴便有可能受到细菌侵袭。

研究证明，面罩装置为污染源提供了持续的生存场所，如果其他患者随后也使用该装置，其中的污染源便有可能继续侵袭该患者，造成患者间传染[85]。此外，在呼气和咳嗽过程中，患者的呼吸道菌群难免染及呼吸机回路，造成收集在管中的流体也被污染。然而，美国呼吸治疗协会的循证临床实践指南表示，为实现有效地感染控制，不应当时常更换呼吸机回路[86]。

（一）洗手

一直以来，洗手被认为是预防院内感染的最重要程序。建议的洗手程序依洗手目的而定。大多数情况下，使用肥皂和水，简短有力地清洗手部即可去除暂居菌群。但在开始侵入性操作之前，护理严格的呼吸或肠隔离患者时，或进入特护病房之前，需使用抗菌剂洗手。最常用的洗涤剂有70%异丙醇、碘伏和氯己定。聚维酮碘擦洗液等擦洗方案也可适用[87]。

（二）化学消毒/灭菌剂

消毒剂杀灭微生物的方式有多种：①氧化微生物细胞；②水解；③与微生物蛋白结合形成盐类；④凝固微生物细胞蛋白；⑤使酶变性失活；⑥修改细胞壁渗透性[88]。

1. 醛

醛类物质含有呼吸护理实践过程中最常用的一些抗菌剂，原理是通过酶的烷基化来发挥抗菌作用。

戊二醛的杀菌作用是通过破坏细菌繁殖体的细胞膜及细胞质中的脂蛋白。戊二醛和细胞蛋白之间的反应取决于时间和接触方式。需要消毒的物品不得含有不可接触物质，化学反应的完成需要充分的接触时间。经0.3%的碳酸氢盐制剂缓冲的碱性戊二醛用作2%的杀菌液，可在10min内发挥杀菌、杀病毒和杀结核性菌的作用，并在10～20h后会实现灭菌。用戊二醛消毒和杀菌过的设备，在使用前需彻底漂洗干净并干燥，任何残留物都有可能刺激黏膜。

戊二醛溶液常用于呼吸护理设备的冷消毒或灭菌，安全性很高。这类溶液还可用于支气管镜以及呼吸供应系统的消毒。

2. 醇

醇，特别是乙烯和异丙醇，或许是最常用的消毒剂。醇家族的许多特性都符合消毒剂的特征。醇通常具有杀菌作用，通过破坏细胞壁膜来实现杀菌。醇还可以使蛋白质变性，尤其是脱氢酶。醇的微生物蛋白凝结功能必须有水的参与。因此，70%是醇的稀释临界值，浓度＜50%可造成杀菌活性丧失。乙醇和异丙醇可快速有效地抑制细菌繁殖体和结核杆菌，但不具备杀菌功能。

为确保感染控制措施的有效执行，凡出现疑似的污染问题，各机构都应当进行随机微生物培养，或检测消毒或灭菌技术的可靠性。

五、吸入性损伤晚期并发症

（一）气管狭窄

气管并发症属常见病症，包括气管炎、气管溃疡和肉芽肿形成。狭窄部位几乎无一例外地位于声门下，出现在气管内导管和气管造口管的袖带部位[89]。多种拔管后病症都属于潜伏期喉部或气管损伤的后遗症。虽然气管狭窄或气管软化通常症状轻微或无症状，但对于部分患者来说，二者中的任何一个都可能表现为严重的固定或动态上气道阻塞，此时就可能需要进行手术矫正。在护理气管插管患者时，应特别注意气管内导管和气管造口管的袖带部位，以防出现这类并发症。袖带充气应达到最低压力水平，防止吸气结束时的呼吸机泄漏。

（二）阻塞性/限制性疾病

慢性气道疾病是一种相对罕见的吸入性损

伤及其支持性治疗的后遗症。呼吸量测定法可有效地筛选气道阻塞体征。据文献报道，成人患者的吸入性损伤得到恢复之后，肺功能也恢复正常[90, 91]。但 Mlcak 等则报道称，一组严重烧伤的儿童患者在经历损伤后长达 10 年，出现了吸入损伤后肺功能病变[92]。实际上，在绝大多数情况下，症状和生理异常都会最终消退。在消退阶段，应当连续测定气流阻塞[93]。Desai 等证明，热损伤导致的生理损伤可能限制儿童的运动耐量[94]。运动负荷测试数据显示，呼吸受限影响运动成效，受试者的最大心率降低，最大耗氧量减少，呼吸率增加。如果持续出现严重的呼吸症状，则应当记录损伤的严重程度，并对患者进行肺功能康复计划评估。

六、总结

大面积烧伤合并吸入性损伤护理是医护人员所面临的一项重大挑战。要解决这背后复杂的技术及生理问题，医护人员需要对潜在的院内感染来源有实际的了解。吸入性损伤患者需要频繁使用呼吸护理设备，如不能恰当护理，将造成传播性感染。降低感染风险的重点措施包括积极的支气管卫生治疗计划、遵守既定的感染控制实践、手术过程中采用综合预防、仔细地清洁呼吸护理设备，并对每个机构的感染控制实践做定期流行病学监测。必要的一点是，应当建立组织良好、遵循方案指导的烧伤患者呼吸护理方法，促进患者的病情改善，降低吸入性损伤相关的发病率和死亡率。

拓展阅读

Acute Respiratory Distress Syndrome Network. Ventilation with lower tidal volumes as compared with traditional tidal volumes for acute lung injury and the acute respiratory distress syndrome. *N Engl J Med*. 2000;342(18):1301-1308.

Cartotto R. Use of high frequency oscillatory ventilation in inhalation injury. *J Burn Care Res*. 2009;30(1):178-181.

Mlcak R, Desai MH, Herndon DN. A prospective randomized study of high frequency percussive ventilation compared to conventional mechanical ventilation in pediatric patients with inhalatiron injury. *J Burn Care Rehabil*. 2000;21(1):S158.

Mlcak R, Desai MH, Robinson E, et al. Inhalation injury and lung function in children – a decade later. *J Burn Care Rehabil*. 2000;21(1):S156.

Peck MD, Koppelman T. Low-tidal-volume ventilation as a strategy to reduce ventilator-associated injury in ALI and ARDS. *J Burn Care Res*. 2009;30(1):172-175.

第19章 全身炎症反应综合征

The Systemic Inflammatory Response Syndrome

Tracy Toliver-Kinsky　Makiko Kobayashi　Fujio Suzuki　Edward R. Sherwood 著
张　勤 译

一、概述

烧伤患者无论是否合并吸入性损伤，其临床表现大多呈现全身性炎症相关表现。全身炎症反应综合征（systemic inflammatory response syndrome，SIRS）一词正反映了全身炎症导致特定症状与体征时的临床状况。SIRS 严重程度演进反映了全身病理生理学变化，病情从心动过速、呼吸急促、发热和白细胞增多发展到难治性低血压，病情进一步恶化导致发生休克和多器官功能障碍。烧伤患者发生 SIRS 的最常见原因是由热力导致组织损伤。烧伤患者因感染原因发生 SIRS 引发脓毒症发病率增高，是救治失败的主要原因。脓毒症可以因烧伤创面局部感染导致，也可以因导管或肺部感染引发微生物及其毒素进一步播散导致全身性炎症。由于免疫系统过激反应，导致机体代谢、心血管、呼吸、肾、胃肠和凝血系统发生病理学改变发生。本章讨论目前对 SIRS 概念的理解以及创伤和热损伤后发导致免疫、心血管和肺功能障碍。

二、SIRS 的定义

SIRS 的定义源于 1992 年由美国胸外科医师协会和美国重症医学会就如何阐述“不同病因导致全身炎症反应”这一过程而达成共识的会议上的推荐意见[1]。这一共识基于：不同的感染及非感染临床病因（如烧伤、缺血与再灌注损伤、复合伤、胰腺炎），机体却出现非常类似的全身反应，从而在深入临床及基础研究的基础上，对如何描述这种全身反应提出共识。共识提出只要下列各项出现两种或两种情况以上可以诊断为 SIRS：①体温超过 38℃或低于 36℃；②心率超过 90/min；③呼吸频率超过 20/min，或血气分析动脉二氧化碳分压低于 32mmHg；④血液白细胞计数超过 12 000/μl 或低于 4000/μl 或未成熟粒细胞超过 10%。

该定义强调：所有这些病理生理学变化是基于没有其他已知病因引起上述急性病情变化表现，而非慢性病表现。定义对判定发生 SIRS 具有非常高敏感性但没有特异性，且纳入本定义 SIRS 诊断标准的一些指标已经被其他病情变化量化评估方式中采用，例如：重症患者急性生理学及慢性健康状况评分（acute physiology and chronic health evaluation，APACHE）、患者死亡概率分析模型（mortality probability model，MPM）、简化急性生理生理学严重程度评分（simplified acute physiology severity，SAPS）等评估体系中已经采用这些参数；这时一些学者对 1992 年 SIRS 共识提出了批评意见，认为对 SIRS 诊断标准过于敏感，大多数重症医学科病房患者和烧伤患者都有诊断标准所列的临床表现[2, 3]。最初的 SIRS 定义也未阐明如何判断脓毒症病情演变的严重程度。严重脓毒症诊断标准还包括脏器功能障碍指标、低血压和低灌注指标。血流低灌注依据包括乳酸性酸中毒、少尿和神志变化，且诊断标准不限于上述这些表现。脓毒症休克表现在已经进行充分容量复苏情况下，患者出现低血压和低灌注或额外需要血管活性药物来维持心血管功能。Muckart 和 Bhagwangee 致力于对 SIRS 病情持续恶化时的定义演变研究[2]，接着提出了严重 SIRS 和 SIRS 导致休克的定义范畴。定义中的一些严重脓毒症和脓毒症休克临床表现，在没有感染时也会有脓毒症同样的临床表现。在全身炎症反应综合征最严重时会引起脏器功能损害甚至多器官功能障碍（MODS）。受限于全身炎症反应综合征和脓毒症的定义，更多临床医师和研究者倾向于多器官功能障碍源自全身炎症反应综合征。而最初并未意识到全身炎症反应综合征定义和诊断标准需要优化，而这些问题在 2001 年第 2 次会议时就已被提出过需要讨论[4]。在当时会议上，对全身炎症反应综合征诊断标准和是否更新脓毒症诊断标准进行了讨论。那次会议上专家们认为无论全身炎症反应综合征还是脓毒症的定义对于临床和基础研究都是有用的，只是诊断标准太宽泛导致指标过于敏感而缺乏特异性。与会者在诊断标准中又加了与全身炎症反应综合征及脓毒症相关的代谢指标、生化指标和器官功能变化指标，这些指标包括高血糖、水肿、C 反应蛋白水平增高和高胆红素血症。专家们进一步提出：全身炎症反应综合征和脓毒症严重程度分级对预测患者治疗结果更有意义。脓毒症分级系统被称作 PIRO 分级系统，涵盖影响患者治疗结果的主要易感因素和伤前情况及基因遗传学因素。其他因素诸如损伤的类型和严重程度、机体对损伤的反应和是否已经出现器官功能损害也被列入诊断标准，与会者提出采用添加一些特异性指标模式让全身炎症反应综合征定义更加具有特异性。虽然至今如何诊断全身炎症反应综合征尚无定论，但 Rubulotta 指出 PIRO 标准对预测脓毒症患者预后具有很高价值[5]。最新研究表明 PIRO 模式对脓毒症预后判定依然有很高价值。Macdonald 和他的同事们提出：就脓毒症急救时患者预后判断准确性，PIRO 模式比 SOFA 和 MEDS 评分系统更好[6]。虽然许多医护人员重视 PIRO 系统的临床价值，但该系统并未在临床广泛推广[7]。

虽然炎症反应在烧伤、脓毒症和其他严重损伤中肯定存在，但其对病程发展的作用依然不完全清楚，最新脓毒症诊断标准中已经去除 SIRS 作为诊断依据[8]，与会者将脓毒症定义为："因机体对感染反应失控导致出现危及生命的器官功能损害"，并指出：全身炎症反应综合征诊断标准对患者出现感染时的病程变化缺少有效预判。

SIRS 概念另一个缺陷是如何将其诊断标准如何用于儿童患者，用于诊断 SIRS 的重要指标如心率和呼吸频率指标在成人是异常的，在小儿却是正常表现。2002 年会议上，对儿童脓毒症和 SIRS 诊断标准做了定义[9]。专家们针对 6 个不同生理特点和临床基础的年龄组提出了儿童 SIRS 和脓毒症定义（表 19–1）。SIRS 定义为只要出现下列各项出现两种或两种情况以上就可以诊断：①体温超过 38℃或低于 36℃；②心动过速，心率超过该年龄组正常平均心率两个标准差或超过 1 岁以内小儿平均心率；③心动过缓，心率低于该年龄组正常平均心率 10%；④呼吸频率超过该年龄组正常平均心率两个标准差，或需要机械通气支持；⑤血液白细胞计数超过或低于年龄组正常值范围。

表 19–1　儿童 SIRS 定义的年龄分组

新生儿 0 天—1 周
新生婴儿 1 周—1 月
婴儿 1 月—1 岁
幼儿 或学前 2—5 岁
学龄 6—12 岁
青少年 13—18 岁

严重脓毒症定义为脓毒症并发心功能障碍、急性呼吸功能障碍或两个或两个以上器官（呼吸、肾脏、神经系统、血液系统和肝脏）发生功能障碍。

由于儿童直到病情非常严重时才会有血压下降，儿童脓毒症休克定义是个难点，因此，低血压不能作为儿童休克实用的诊断标准。专家们提出儿童脓毒症休克的诊断可以依据心率加快结合外周灌注减少指标如毛细血管再充盈不良、脉搏减弱、尿量减少和神志及肢端变凉等表现[9]。

一些研究致力于探讨 SIRS 临床表现程度对判定预后的价值，因为 SIRS 是急性疾病的表现模式，与大多数创伤患者机体反应和创伤严重程度有直接关系[3, 10]。伤后第一个 24h SIRS 临床表现并不能预测创伤或严重烧伤患者预后[3, 10]。但如果存在休克表现特别是发生多器官功能障碍时的 SIRS 严重程度与救治失败密切相关[2]。另外，当严重创伤患者出现超过两项 SIRS 诊断标准临床表现时，脓毒症发生率和死亡率都大大增加[11, 12]。Rangel-Frausto 等报道[12]，患者没有出现 SIRS 表现的死亡率为 3%，出现两项及以上 SIRS 临床表现死亡率增加为 6%。当患者出现 3 项甚至 4 项 SIRS 临床表现时死亡率可达 10% ～ 17%，较无 SIRS 临床表现者增加 46%[13]。Haga 等研究指出：外科手术患者 SIRS 时间持续超过 3d 预示着存在并发症可能性大大增加。Talmor 等报道[10]，外科手术高风险患者术后第 2 天存在持续 SIRS 提示多器官功能障碍风险。另外一些研究也显示：创伤和烧伤患者存在 SIRS 诊断标准表现超过 3d 往往预后较差[13-16]。因此，对于 SIRS 在机体应对创伤反应的重要性从三个方面体现：首先，最初炎症反应临床表现的严重程度、临床表现与反应和创伤严重程度固然有关，但伤后 24h 内伴有休克和多器官功能障碍时往往预后很差；其次是伤后最初几天内 SIRS 表现的持续性，严重创伤和烧伤后第 2 天 SIRS 临床持续而不减退往往提示发生并发症概率在增加，目前已经证明，一些做法如伤后第一个 24h 内充分液体复苏、积极去除坏死组织对降低炎症持续状态似乎是有利的[14-16]；第三方面是机体适应能力，一些研究表明，年龄特别大或低龄儿童，存在伤前疾病会降低患者应对创伤的适应能力，也预示着这些严重创伤时预后较差[17, 18]。但就像本篇前面提到，SIRS 对脓毒症发生发展及全身损害的确切作用存在不明确的地方，需要进一步深入研究[8]。

三、发生 SIRS 的始动因素

导致烧伤出现全身炎症反应的关键原因是存在组织损害，组织损害可以因机械或热力学原因直接导致胞损害，也可以是伤后缺血与再灌注损伤造成组织细胞损害。创伤导致促炎因子如肿瘤坏死因子（TNF-α）、白介素 1（IL-1）、白介素 6（IL-6）快速释放，而机体出现全身炎症反应时的应对能力则依赖于机体反应程度和反应持续时间，两者都是机体应对创伤时适应能力的体现。当损伤和机体应对损伤的反应超过机体能接受的界限，或者没有立刻进行复苏治疗，在伤后最初时间内就会发生器官功能损害。导致 SIRS 持续或全身状态恶化的因素往往是烧伤后最初阶段复苏不足、存在持续或间断的感染因素、组织进行性坏死、肠道细菌或内毒素易位[18, 19]。

越来越多研究从细胞分子学水平揭示了创伤导致急性炎症反应的机制。发生 SIRS 的两个基本信号通路已被确认，Toll 样受体（Toll-like receptors，TLR）是机体应对组织损害合成内源性细胞因子的主要受体，TLR 主要表达于白细胞和部分实质细胞，这类受体让机体能够通过病原相关分子模式（pathogen-associated molecular patterns，PAMP）识别微生物并引发机体固有免疫体系（图 19-1）。TLR 还具有应对烧伤后细胞损害而逸出内皮细胞的配体，这类分子作为损伤相关分子模式存在，是细胞内维持正常细胞功能的主要分子结构（图 19-2）。细胞受到烧伤时 PAMP 释放到细胞外间质，由于细胞间结构完整性在烧伤时尚未完全被破坏，微生物产物激活 Toll 样受体识别并结合 PAMP 抵抗微生物入侵。在这些内源性配体中，被 Toll 样受体 4 和 Toll 样受体 2 识别的热休克蛋白、被 Toll 样受体 4 和 Toll 样受体 2 识别的高迁移率族蛋白 1、和被 Toll 样受体 4 识别的组蛋白及被 Toll 样受体 9 识别的线粒体 DNA[20-22]。激活的 Toll 样受体信号通路引起与炎症反应相关的基因转录表达。第二条传导系统是细胞质核苷酸结合寡聚域样受体（NOD-like receptors，NLR），该系统包括细胞成分碎片或细胞膜成分构成的内源性和外源性配体结合并激活多蛋白结合的炎症体（图 19-3）[23]。病原体相关分子模式（damage-associated molecular patterns，DAMP）激活细胞质 NOD 样受体（NLR）既可直接也可以通过分子适配体如尿酸、内源性 DNA 和 ATP 结合[22]，炎症体集聚导致炎症性半胱天冬酶如半胱天冬酶 1 激活，激活的半

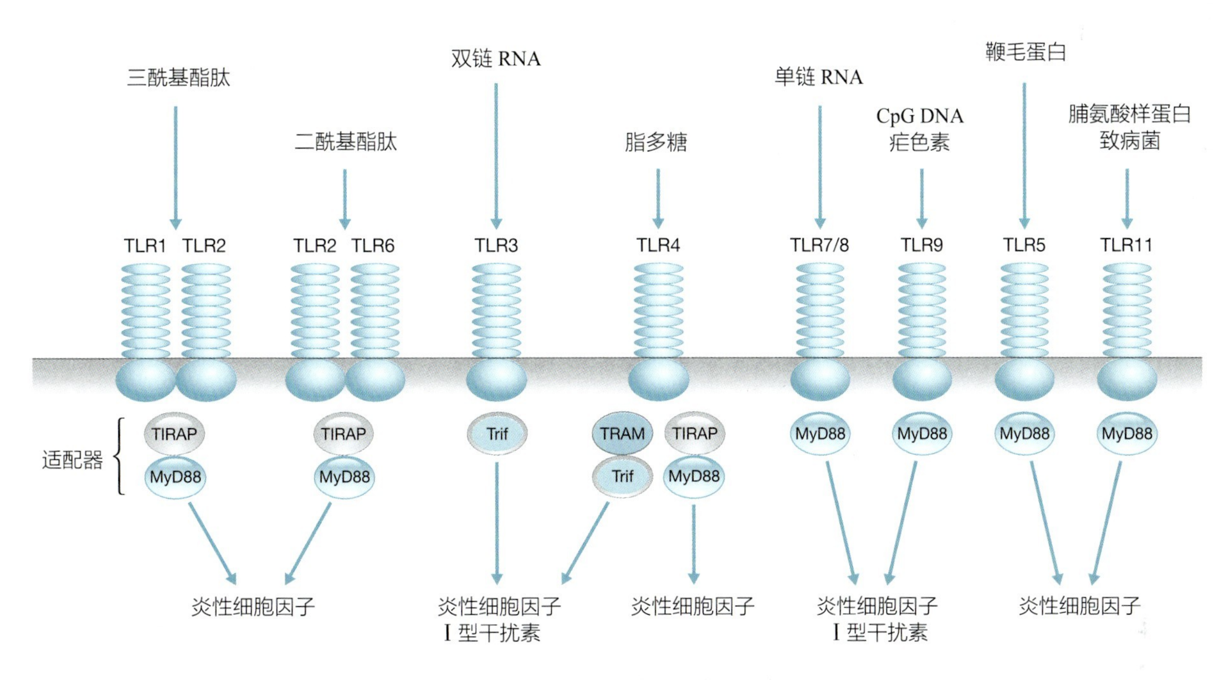

▲ 图 19-1　**Toll 样受体信号通路**

Toll 样受体（TLR）是一种膜相关受体，在组织损伤过程中可以识别微生物产物和内源性产物，从而可以及时让机体发现微生物或组织损伤的存在。TLR 的活化可以激活细胞内信号通路，继而激活促炎信号通路产生促炎物质（引自 Kawai T，Akira S. TLR Signaling. Cell Death Differ. 2006；13：816–825.）

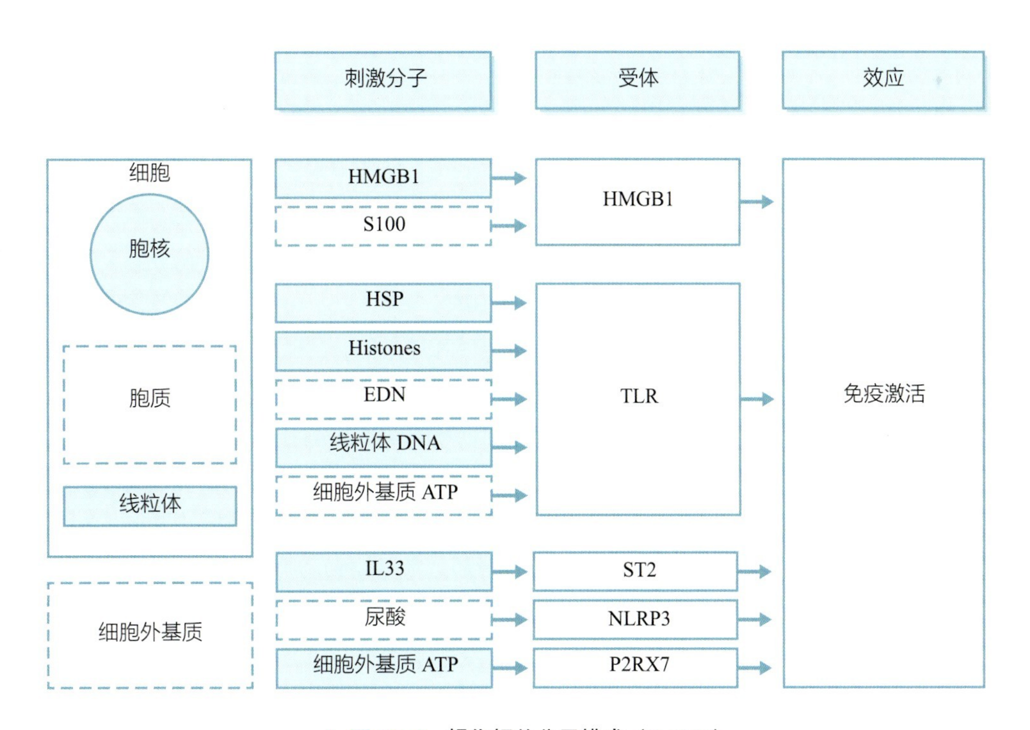

▲ 图 19-2　**损伤相关分子模式（DAMP）**

DAMP 是一类具有正常细胞功能的细胞内信号分子，当细胞受损时其可以分泌至细胞外基质中作为刺激信号分子。DAMP 可以结合白细胞上多种 TLR 和其他种类的病原相关分子模式（PAMP）受体来激活炎症级联反应（引自 Fontaine M，Lepape A，Piriou V，Venet F，Friggeri A. Innate danger signals in acute injury：From bench to bedside. *Anaesth Crit Care Pain Med.* 2016；35：283–292.）

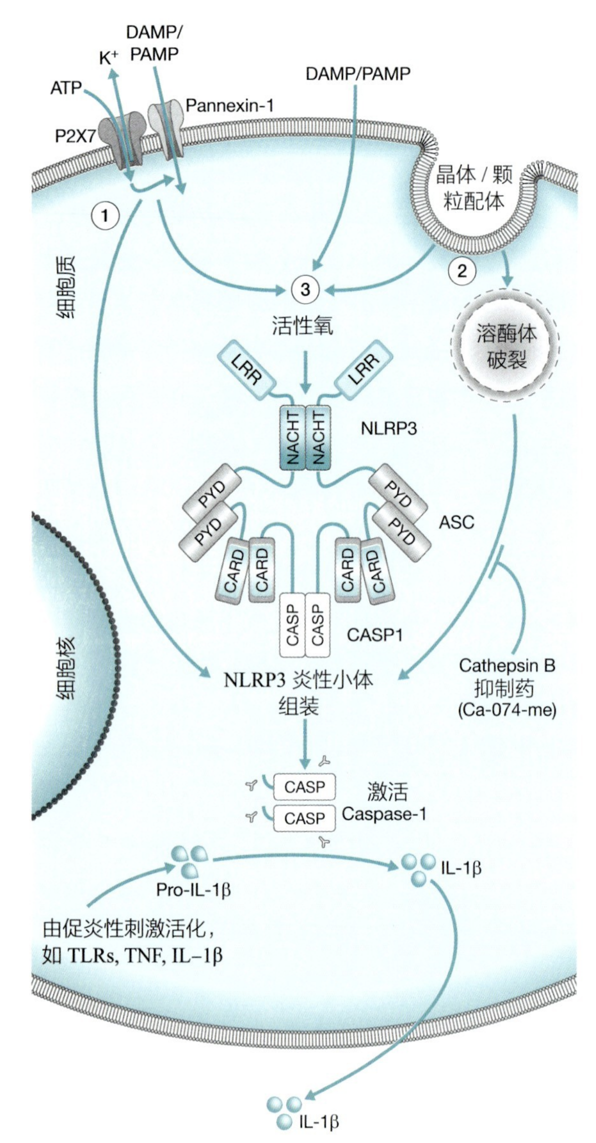

▲ **图 19–3　炎性小体是由多种内源性和微生物产物活化的细胞内信号复合体，可以激活 caspase–1，在炎症反应期间可以释放 IL–1 和 IL–18**

引自 Schroder K，Tschopp J. The inflammasomes.*Cell* 2010；140：821–832.

胱天冬酶作为白介素 1 转化酶引起促白介素 1 和促白介素 18 裂解成活性成熟蛋白，白介素 1（IL–1）和白介素 18（IL–18）被激活并从细胞释放，产生促炎症反应。

四、全身炎症反应综合征与免疫紊乱

炎症反应对早期启动组织修复、激活应对局部感染的免疫反应至关重要。类似白介素 6、白介素 1 和肿瘤坏死因子等细胞因子在感染部位招募和激活巨噬细胞及中性粒细胞，发生炎症反应。为防止持续和过度的炎症反应对组织损害，炎症反应初期局部抗炎反应也会启动，以应对炎症反应，当大面积烧伤发生时，这种反应的天平往往倾向于促炎症反应，就发生剧烈而全身性炎症反应过程。

采用抗炎症反应即所谓代偿性抗炎反应综合征方式只是机体应对 SIRS 带来的血流动力学变化并试图控制 SIRS 程度的一种反应方式，代偿性全身炎症反应综合征主要表现为抗炎症细胞因子如白介素 10 和转化生长因子产生增多及白细胞凋亡[24, 25]。创伤导致免疫抑制将在本书其他章节讨论，而持续且过度抗炎症反应削弱患者抗感染能力，其实机体应对创伤与应对感染的全身反应无论是程度还是方式都不是同质性反应。Davenport 等学者最近提出，在脓毒症情况下，机体在外周血基因转录表达方面表现很大个体差异性，如果存在免疫抑制、内毒素耐受和 T 细胞耗竭等情况时预后往往很差[26]。他们进一步指出：脓毒症早期就可以出现免疫抑制表现，这也提示机体并不能发动一个足以根本清除感染的反应。

就我们角度理解：代偿性免疫抑制综合征概念既可用于烧伤也可以用于严重非烧伤创伤患者。近几十年来，研究者对机体应对创伤后全身炎症反应主要从 SIRS/CARS 矛盾体转换机制进行描述，最初大家认为，在成熟调控介质效应下 SIRS 与 CARS 会在 SIRS 发生过程中通过 SIRS/CARS 转换相互抵消。然而特别需要注意，通过创伤患者研究发现，SIRS 和 CARS 同时存在白细胞转录，创伤后与促炎和抗炎途径相关基因会同时表现增高，同时，适应性免疫反应的基因却表现下调，免疫功能受损，这就是所谓“基因风暴”[27]。这种反应的幅度和持续时间与创伤后是否发生并发症有关。早期循环白介素 6、白介素 10 等促炎因子监测也印证存在这种现象[28]。急性脓毒症的烧伤患者第一天都可以监测到循环中高水平的白介素 6 和白介素 10 水平，而最后发展到危重脓毒症如脓毒症休克患者的循环中促炎因子水平往往持续增高。最近学者们提出新的严重创伤后治疗结果与患者自身反应的模式

（图 19-4）。通过该模式发现：没有严重并发症创伤患者的 SIRS 和 CARS 可在伤后迅速减退以维持免疫稳态。然而，如果 SIRS 和 CARS 状态不能迅速消除，患者出现炎症反应持续存在、免疫抑制与高分解代谢几重打击共舞，其结果往往是炎症反应加剧而免疫抑制持续，并伴随严重肌肉蛋白质高分解状态（在其他章节专门讨论）[29]。继发院感是患者多脏器功能障碍和死亡的重要原因，其主要原因就是炎症反应持续高涨。

五、二次打击假说

一些研究者描述了创伤后遭遇引发炎症的打击后表现出过度炎症反应的现象，即所谓"二次打击"现象。虽然"二次打击"假说的病理生理学机制尚未完全阐明，但目前认为单核 - 巨噬细胞在此过程中发挥主要作用。例如创伤最初阶段产生淋巴因子 α- 干扰素作为最初信号并介导巨噬细胞作用，在遭遇再次刺激后其导致炎症反应更加剧烈。巨噬细胞功能变化如 mRNA 对肿瘤坏死因子转录表达增加可以引起干扰素 -α 表达增高。但炎症反应最初节段，肿瘤坏死因子和蛋白质并没有大量产生。只是遭遇再次打击例如巨噬细胞受到哪怕很少量内毒素刺激，巨噬细胞马上完全被激活分泌大量 TNF-α。Paterson 等[30]的研究表明，烧伤后巨噬细胞 Toll 样受体 2 和 Toll 样受体 4 配体与结合的反应性大大增高，在 Toll 样受体 2 和 Toll 样受体 4 不同微生物产物如肽聚糖，脂蛋白和脂多糖 6 与损伤相关分子模式（DAMP）相嵌合，Toll 样受体 2 和 Toll 样受体 4 反应性增高可能是创伤后二次打击现象的重要机制之一。

严重受伤的患者遭受二次打击时产生的过度反应可能对患者弊大于利，一些研究聚焦于全身炎症反应过程导致的器官功能受损即发生在严重创伤患者的细胞损害[31]。Dehring 等发现在烧伤一周后血流感染的羊的菌血症模型中，存在肺动脉高压和高动力血流等表现[32]。研究也发现，在两次相继创伤打击时肠缺血 - 再灌注损伤和内毒素血症大鼠模型中，动物肺部白蛋白渗漏和大鼠死亡率增高[33]，用低剂量内毒素和肿瘤坏死因子 TNF-α 混合注射大鼠，常常引发类似给予高剂量或内毒素或肿瘤坏死因子导致的低血压和代谢紊乱

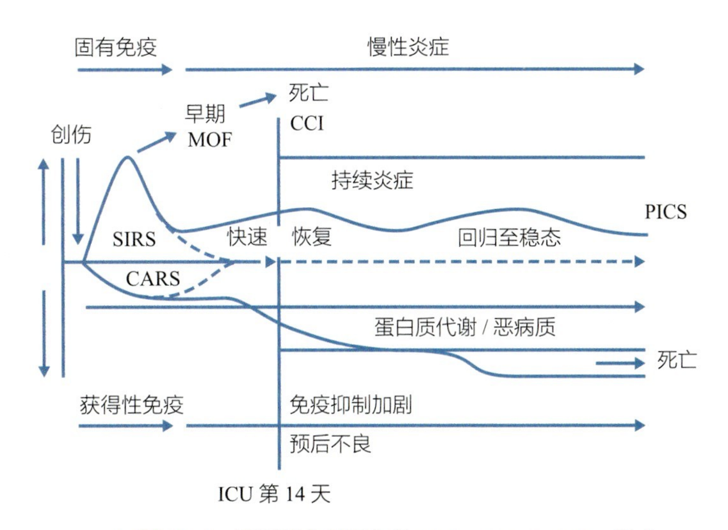

▲ **图 19-4 严重损伤时机体的 SIRS-CARS-PICS 模式**

组织损伤诱导促炎介质的产生而引起全身性炎性反应综合征（SIRS）。同时机体可能出现代偿性抗炎反应来控制炎症而导致代偿性抗炎反应性综合征（counter anti-inflammatory response syndrome，CARS）的发生。能够有效控制 SIRS 和 CARS 平衡的患者机体可以回归至稳态而痊愈，然而持续性炎症平衡紊乱的患者则可能导致持续性炎症、免疫抑制和分解代谢综合征（persistent inflammation，immunosuppression，and catabolism syndrome，PICS）的发生。在这种状态下患者容易感染，并且有致命的全身性炎症反应和严重的蛋白质分解代谢的风险，从而导致恶病质，如果无法改善这种状态则最终会死亡。MOF. 多器官功能衰竭；CCI. 心功能不全（引自 Vanzant EL，Lopez CM，Ozrazgat-Baslanti T，et al. Persistent inflammation，immunosuppression，and catabolism syndrome after severe blunt trauma. *J Trauma Acute Care Surg.* 2014；76：21–30.）

出现的反应[34]。这些发现都指向这样的事实：多器官功能受损常常因为有致病原持续存在。这时就必须强调，在已经出现全身炎症反应情况下保护器官功能，降低组织缺血和感染损害以降低过度炎症反应危害对防治脓毒症发生发展至关重要。

六、全身炎症反应综合征细胞因子和非细胞因子介质

在 SIRS 发病过程中，促炎因子、趋化因子、非细胞因子类介质作为病原学而起重要作用，细胞因子是免疫反应中起不同作用的多肽结构。细胞因子包括一大类在免疫反应中具有多种功能的多肽（表 19-2）。经典的全身炎症反应介质是肿瘤坏死因子（TNF-α），该因子在局部和全身损伤后几分钟就由巨噬细胞释放，并在免疫及代谢中起重要作用[35]。在局部感染或炎症反应部位，TNF-α 启动激活抗微生物防御系统的免疫反应，当感染清除后，介导组织修复，TNF-α 不但是中性粒细胞和单核吞噬细胞强有力激活物质，还是成纤维细胞的生长因子和重要血管生成因子。但全身性 TNF-α 释放却会导致组织损害和器官功能障碍，在出现导致患者死亡的瀑布样链式放大炎症反应时主要起破坏性作用的介质。TNF-α 产生的全身性效应有发热、刺激肝脏释放急性时相蛋白、启动凝血途径、引起心肌抑制和导致全身血管张力降低从而出现低血压等作用[35, 36]。许多研究发现，实验动物体内注射 TNF-α 会模拟出在严重创伤患者发生脓毒症时的全身炎症反

表 19-2　全身炎症反应中的细胞因子和趋化因子

细胞因子	分子量	来源细胞	靶细胞	效应
TNF-α	17 kDa	单核细胞、巨噬细胞、T 淋巴细胞	中性粒细胞 内皮细胞 下丘脑 肝脏 肌肉、脂肪 心脏 巨噬细胞 T 淋巴细胞 多数组织	激活炎症反应 激活炎症 / 凝血反应 释放血管扩张药（NO） 发热 急性期反应 代谢作用 心肌抑制 细胞因子释放 炎症反应 凋亡?
IL-1	17 kDa	单核细胞、巨噬细胞	T 细胞 内皮细胞 肝脏 下丘脑 肌肉、脂肪	激活炎症反应 激活炎症 / 凝血反应 释放血管扩张药（NO） 急性期反应 发热 代谢作用
IL-6	26 kDa	单核细胞、巨噬细胞、T 细胞、内皮细胞	肝脏 B 细胞	急性期反应 激活
IL-8	10 kDa	单核细胞、巨噬细胞、内皮细胞	中性粒细胞	趋化作用 激活
IFN-γ	21 ～ 24 kDa	T 细胞、NK 细胞	巨噬细胞	激活炎症反应
IL-12	70 kDa	巨噬细胞	T、B 细胞、NK 细胞	激活炎症反应、分化
IL-18		巨噬细胞	T 细胞、NK 细胞	激活炎症反应、分化
IL-10		巨噬细胞 /Th2 淋巴细胞、调节性 T 细胞	巨噬细胞 /Th1 淋巴细胞、NK 细胞	抑制反应、调节反应

应。TNF-α 另外一个重要作用是介导各种细胞凋亡[37]。全身高浓度 TNF-α 介导细胞凋亡可能是造成组织损害的重要原因。

TNF-α 也是促进其他致炎因子如 IL-1 和 IL-6 释放和作用的强有力的物质。其中 IL-1 主要由单核吞噬细胞释放，其基本作用和 TNF-α 类似[38]，但两者功能上不尽相同，IL-1 本身并不引起组织损伤和细胞凋亡，但可以增强 TNF-α 的损害效应。IL-1 家族中 IL-18 是迄今所知唯一检测到的天然炎症反应拮抗药，IL-1 拮抗药受体可以和 IL-1 受体结合引发受体激活[38]。正如前面提到，全身释放 IL-1 依靠炎症小体和胱氨酸蛋白酶 1[23]，这类蛋白正是在这些位点起作用而成为 IL-1 的竞争拮抗药。

IL-6 由巨噬细胞、内皮细胞和成纤维细胞分泌，是全身炎症反应综合征时循环显著增高的另外一种蛋白质[38]，IL-6 本身并不导致组织损害，但其循环中量的多少却与创伤患者预后密切相关，更是炎症反应持续不消退的一种表现。IL-6 主要介导肝脏分泌急性时相蛋白促进淋巴细胞 B 的生长和分化。

干扰素 γ（interferon-γ，IFN-γ）是呼吸爆发、巨噬细胞激活等急性炎症反应时表达增加的一种蛋白质，IFN-γ 主要由 T 淋巴细胞和自然杀伤细胞在应对抗原递呈和巨噬细胞在 IL-12 和 IL-18 作用下分化而产生，其主要作用是增强巨噬细胞的免疫反应，吞噬细胞和呼吸爆发时巨噬细胞分泌的炎症介质如 TNF-α 和 IL-1、抗原递呈增加引起组织相容复合物水平上调促进该类物质水平提升，一般认为，干扰素 γ 是炎症反应重要增效剂，阻断 IFN-γ 作用产生会引起由细菌内毒素[39]介导的炎症反应降低。

趋化因子是趋化白细胞一系列蛋白质，异常分泌或产生过多也会导致组织损伤（表 19-3）。IL-8 是在脓毒症和全身炎症反应综合征时研究最多的趋化因子，其作用是引导中性粒细胞到炎症反应部位。一些研究表明，在创伤和烧伤时 IL8 对在介导组织损伤中起重要作用[40, 41]。

许多可溶性炎症介质产物在转录层面起调控，NF-κB、AP-1 和 IRF-3 是一些促炎反应因

表 19-3　趋化因子分类

趋化因子类型	靶细胞
CXC 类趋化因子	
CXCL8（IL-8，小鼠 MIP-2）	中性粒细胞
CXCL1（GROα，小鼠 KC）	中性粒细胞
CXCL2（GROβ，小鼠 KC）	中性粒细胞
CXCL3（GROγ，小鼠 KC）	中性粒细胞
CXCL5（ENA-78）	中性粒细胞
CXCL6（GCP-2）	中性粒细胞
CXCL4（PF4）	成纤维细胞，干细胞
CXCL9（Mig）	T 细胞和 NK 细胞
CXCL10（IP-10）	T 细胞和 NK 细胞
CXCL11（I-TAC）	T 细胞和 NK 细胞
CXCL12（SDF-1α/β）	T 淋巴细胞
CC 类趋化因子	
CCL3（MIP-1α）	单核巨噬细胞、T 细胞和 B 细胞、NK 细胞、嗜碱性粒细胞
CCL4（MIP-1β）	同上
CCL22（MDC）	单核细胞、T 淋巴细胞
CCL25（TECK）	巨噬细胞、T 淋巴细胞
CCL17（TARC）	T 淋巴细胞
CCL5（RANTES）	单核巨噬细胞、T/NK 细胞、嗜碱性粒细胞
CCL14（HCC-1）	单核细胞
CCL16（HCC-4）	单核细胞、淋巴细胞
CCL18（DC-CK-1）	T 淋巴细胞
CCL20（MIP-3α）	T 淋巴细胞
CCL19（MIP-3β）	T 淋巴细胞
CCL2（MCP-1）	T 淋巴细胞、巨噬细胞
CCL8（MCP-2）	同上
CCL7（MCP-3）	同上
CCL13（MCP-4）	同上
CCL11（嗜酸性粒细胞活化趋化因子）	嗜酸性粒细胞
其他类趋化因子	
XCL1（淋巴细胞趋化因子）	T 淋巴细胞、NK 细胞
CX3CL1（趋化因子）	T 淋巴细胞、单核细胞

表中所示趋化因子当前常规使用名称，括弧中为原始名称以供参考

子基因表达的关键点位（图 19–5）。NF–κB 是含有一系列蛋白质的家族，包含 p50（NF–κB1）、p65（RelA）、C–Rel 和 p52（NF–κB2），这些蛋白质通过同源或异源二聚体形式结合，介导全身炎症反应综合征相关细胞因子、趋化因子、黏附分子和酶的基因表达[42]。一些研究表明，NF–κB 移位与患者救治失败密切相关，外周血单核细胞 NF–κB 的激活与脓毒症患者死亡率增加相关，在脓毒症患者并发成人 ARDS 患者毛细血管内皮单核吞噬细胞 NF–κB 水平较没有 ARDS 患者显著增高[43, 44]。通过丝裂原活化蛋白激酶激活蛋白 1 复合体（AP–1 complex）产生的反应与 NF–κB 移位产生的临床表现与结果类似，IRF–3 通过激活 Trif 相关信号转导途径并引起 IFN–α 基因转录。Ⅰ型干扰素和Ⅱ型干扰素受体激活引发 STAT1 途径，而这些因子也介导了炎症反应及组织修复过程（图 19–6）。

一些非细胞因子成分也对全身炎症反应综合征发生发展的病理生理学起重要作用，血小板活化因子（platelet–activating factor，PAF）是由内皮细胞释放的磷脂化自体活化产物，可调节细胞因子释放、调控促炎反应。PAF 对中性粒细胞与内皮细胞黏附起重要作用，其在全身炎症反应综合征患者血浆内存在时间延长与患者预后差密切相关[45]。类花生酸是花生四烯酸代谢产物白三烯（leukotrienes，LTC4–LTE4）介导内皮细胞收缩和

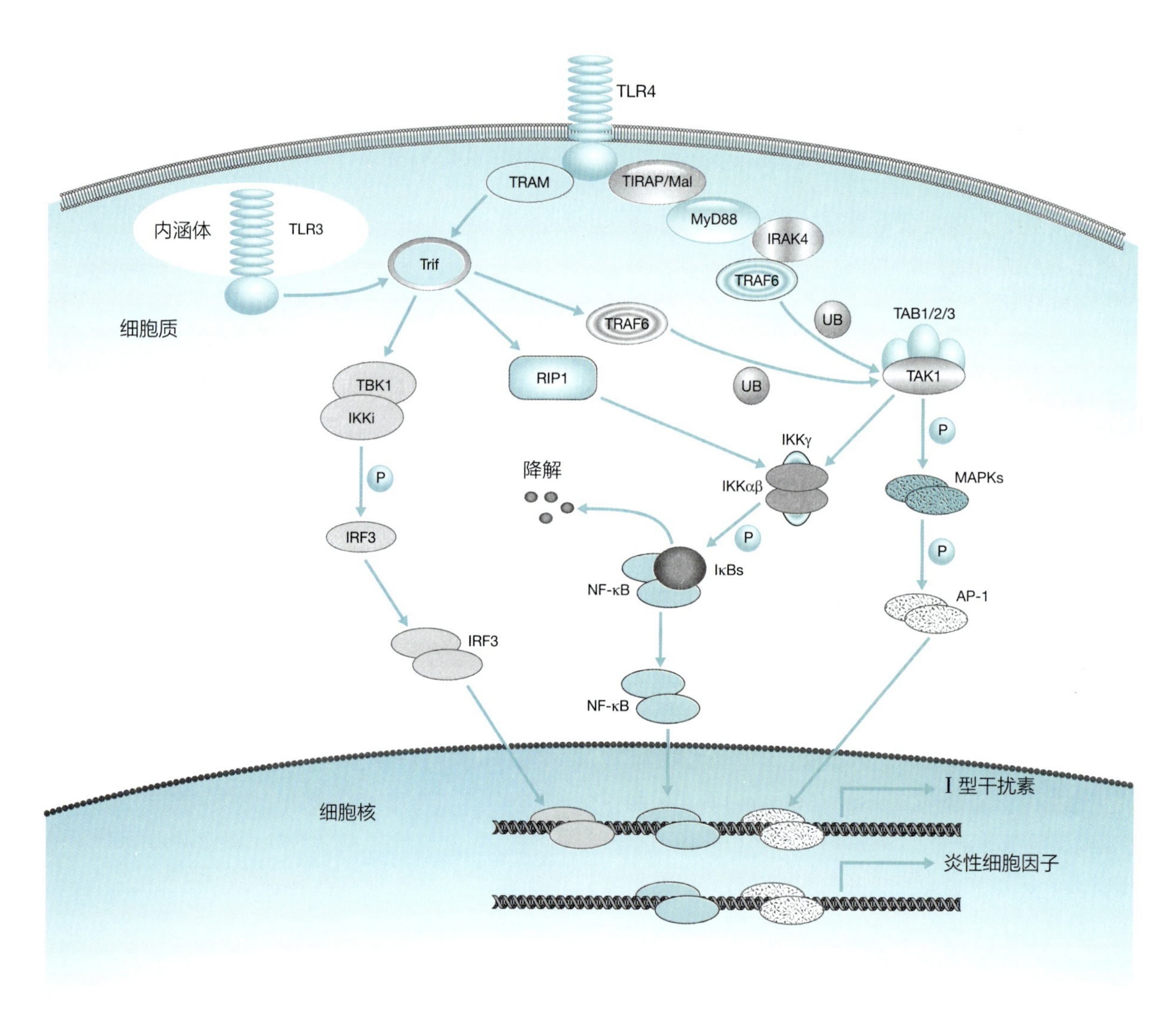

▲ **图 19–5　主要与炎症相关的转录因子**

包括 NF–κB、AP–1 和 IRF–3，这些信号通路的激活是配体与 TLR 结合后通过 MyD88 和 Trif 依赖的信号所介导的（引自 Kawai T, Akira S. TLR Signaling. Cell Death Differ. 2006；13：816–825.）

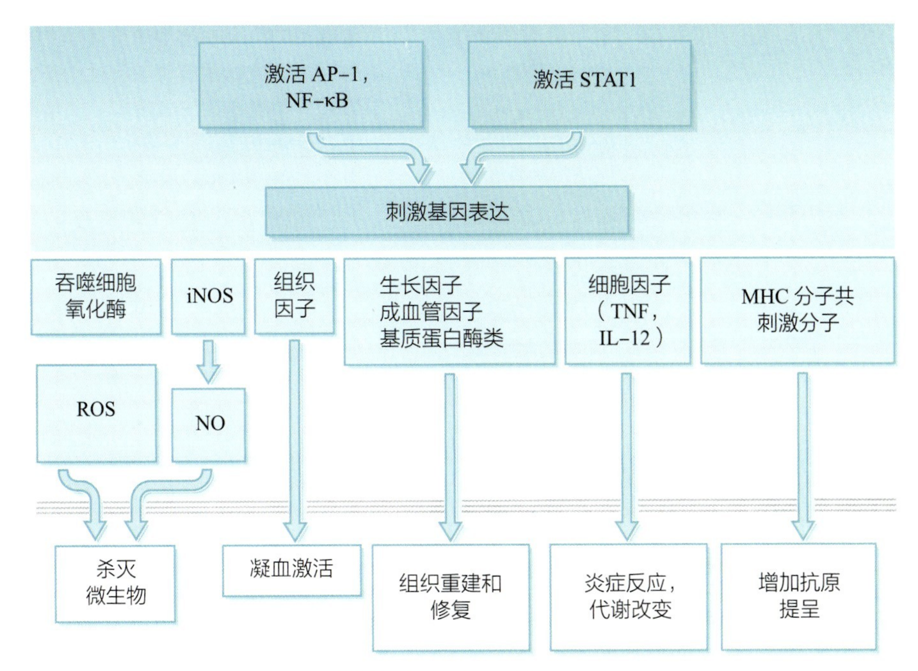

▲ 图 19-6　促炎基因表达的调节

炎症刺激诱导 NF-κB、AP-1 和 STAT1 等转录因子的活化，从而导致促炎介质的产生（引自 Cotran R，Kumar V，Collins T，eds.，*Robbins pathologic basis of disease*，6th edn. Philadelphia：WB Saunders；1999：75.）

增加毛细血管渗漏[46]，血栓素 A2 是单核巨噬细胞和血细胞分化因子，促进血小板集聚和血管收缩，具有潜在促组织血栓形成作用[47]。

补体系统由 30 多个蛋白质组成一系列相互作用的介质组成，主要作用是介导炎症反应和直接导致微生物及细胞裂解（图 19-7）。补体反应产物，特别是 C3a 和 C5a，都是增强炎症反应和趋化白细胞的物质，在全身炎症反应综合征时，补体系统过度激活，导致机体组织细胞损害[48]，C3a 和 C5a 直接活化中性粒细胞并促进氧自由基及蛋白酶释放，上述物质过度释放都导致严重组织损害。由补体反应产物构成的膜攻击复合体是补体反应的终末产物，补体 5 ～ 9 降解形成膜攻击复合体附着于细胞膜上导致严重组织细胞损害，Suber 等报道[49]，补体介导烧伤后自身抗原对组织的损害反应。

七、循环中细胞因子既是 SIRS 的标志物，也预警了患者预后

大量研究都将血浆中细胞因子水平作为 SIRS 或脓毒症患者的诊断及预后标志物。基于创伤、脓毒症和烧伤的临床研究中观察到循环细胞因子表现，这种设想似乎合乎逻辑。TNF-α 是激活和调节促炎反应的核心物质，大量研究都将其作为 SIRS 的血浆标志物。事实上，后来的研究发现，这种推测与事实并不一致。Martin 等[50]研究发现脓毒性休克患者 TNF-α 水平显著升高，并与死亡率密切相关，他们的研究还发现创伤患者在循环 TNF-α 中没有表现出与脓毒症类似的增高，循环 TNF-α 浓度也与创伤患者的死亡率无直接相关。在一些已发表的研究发现，烧伤患者中循环 TNF-α 水平并不能为患者治疗结果提供有效导向[51, 52]。因此，总体而言，烧伤患者血浆 TNF-α 水平变化与死亡率或 MODS 的病情发展无关。然而，Zhang 等研究者[53]对 25 例体表总面积（TBSA）烧伤患者的研究结果发现，大面积烧伤患者血浆 TNF-α 水平显著升高，TNF-α 增高程度与休克、MODS 和死亡之间存在显著相关性。这一结果也支持 Marano 等以前的研究结论[54]，Marano 等认为患者死亡率与 TNF-α 水平密切相关。综上所述，即便存在争议，TNF-α 是作为炎症持续状态的标志物，也可作为烧伤并发症发生与死亡率预警标志物。

TNF-α 能与两种已知的细胞表面肿瘤坏死

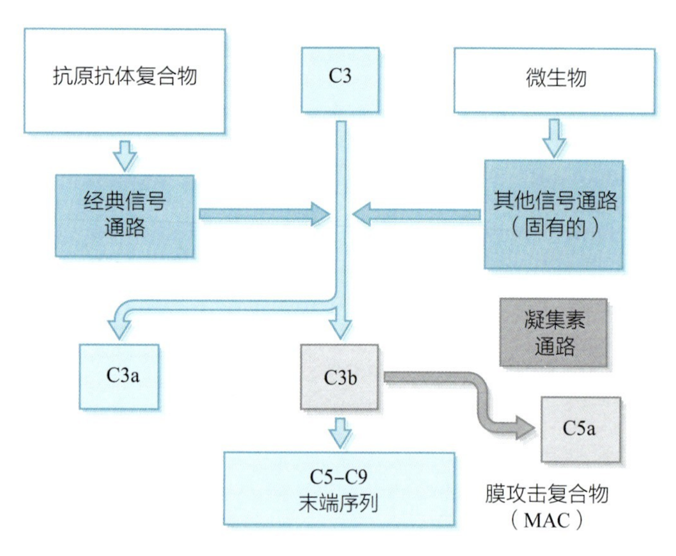

C3a 和 C5a（过敏性毒素）：增加血管通透性、趋化因子和调节素类。

◀ 图 19-7 补体系统可以通过 3 种初始途径激活，并且放大机体固有和获得性免疫反应，同时可以直接介导病原微生物溶解。补体的初始功能是调节、白细胞趋化和直接杀伤病原微生物

引自 Abbas AK and Lichtman AH，*Cellular and molecular immunology*，5th edn.，Saunders.

因子受体Ⅰ（tumor necrosis factor receptor-Ⅰ，TNFR-Ⅰ）和肿瘤坏死因子受体（TNFR-Ⅱ）结合，TNFR-Ⅰ也被称作 TNF-R55 或 p55，可在多种细胞表达，该受体活化介导 TNF-α 的大部分活性作用包括诱导细胞凋亡。TNFR-Ⅱ（TNF-R75 或 p75）活化导致 TNF 受体从细胞中释放，这类受体激活导致 TNF-α 作用被拮抗。一些研究者已经在脓毒症和创伤模型中找到 TNF-α 与可溶性 TNF 受体（soluble TNFR，sTNFR）结合标志物 [53, 55, 56]。Hubl 等 [55] 发现，SIRS 患者细胞表面 TNFR-Ⅰ上调时 TNFR-Ⅱ却表现下调，TNFR-Ⅰ增高与体温升高相关，但与生存率无关。SIRS 患者细胞表面 TNFR-Ⅱ降低时死亡率有增高趋势。Zhang 等 [53] 的一项研究发现，血浆 sTNFR-Ⅰ和 sTNFR-Ⅱ水平升高的烧伤患者发生休克、MODS 概率高，死亡率相关性更高。Presterl 等研究者 [56] 提出 sTNFR 和 APACHE Ⅲ评分之间的相关性，以此评估休克与脓毒症患者死亡风险；Sikora 等报道烧伤儿童血浆中 sTNFR-Ⅰ和 sTNFR-Ⅱ浓度增加，发现 TNFR 浓度与烧伤表面积正相关，并且经恰当治疗的患者其浓度会降低，发生低血容量性休克患儿的血浆 sTNFR 浓度较高，总体而言，在迄今发表的研究大多认为，高水平循环 sTNFR 的存在与炎症反应持续进行相关，并可以作为预后不良的指标。

另一个被用作 SIRS 标记物的蛋白质家族是 IL-1 和 IL-1 受体拮抗药（IL-1ra），在获得的两项烧伤患者临床独立研究中发现：低 IL-1 受体拮抗药水平与死亡率增高有关 [58, 59]，结果显示，成人和儿童血浆 IL-1ra 水平烧伤总面积、三度烧伤面积及是否合并吸入性损伤相关 [52, 57, 58]。

最近研究发现 IL-8 也是烧伤患者预后的预测指标 [60]，烧伤患者 IL-8 水平较低（＜234pg/ml）时，IL-8 水平与烧伤严重程度有关，并对多器官功能障碍发生有预测作用；烧伤患者中 IL-8 水平高（＞234pg/ml）对脓毒症发生和死亡率有预测作用。

迄今为止，有关所有细胞因子标志物研究显示，IL-6 水平升高是烧伤、创伤和脓毒症患者预后不良更为准确标志物之一，IL-6 可通过诱导肝脏产生急性时相蛋白质如 C 反应蛋白。一些研究中，C 反应蛋白已被证实与 IL-6 一同作为可增加死亡率的标记物 [59]。尽管 IL-6 本身似乎没有任何已知的直接损伤作用，但研究却显示它是炎症反应持续的重要标志物，许多基础研究与和临床研究结果表明，血浆 IL-6 水平升高与烧伤、脓毒症、创伤和失血性休克时死亡率增加有关 [51, 61]。Taniguchi 等的一项研究发现，IL-6 与抗炎细胞因子 IL-10 的比例增加是 SIRS 患者预后不良的重要预测标志物 [61]。

创伤和烧伤患者一般很难区分 SIRS 发生是由于损伤本身还是由于叠加感染所致，大多数全身感染的临床症状，如发热和白细胞增多，也被 SIRS 定义列入，因此，大家开始注意找出一些全身感染的生物标志物，这些标志物可用于区分 SIRS 是由感染引起还是由创伤引发。在临床上，如果确定患有全身性感染则需及时开始抗生素治疗。另外，血培养阳性是判定感染是否存在及感染原性质信息的金标准，通常需要多重指标方能获得可靠结果，且阴性结果并不能确保没有发生感染，因此需要尽力找到全身感染的其他标志物。感染患者的两种重要标志物是降钙素原和 CRP，研究表明，血浆降钙素原或 CRP 水平升高是全身感染的敏感指标 [62]，在高危手术和创伤患者中，这两种标记物已被证明比临床症状表现更可靠，最近的研究表明，降钙素原和 CRP 可用于区分全身炎症反应表现是因感染引起还是非感染原因导致 [63-65]。

目前，已在烧伤和创伤患者中找到几种炎症和感染标志物，其中一些标记物被证明是可以指向严重程度，然而这些提示炎症的细胞因子和非细胞因子标志物并未在烧伤患者常规实验室检查中应用，通过进一步研究已经证明这些标记物的可靠性，未来它们可能成为临床常规工作的一部分，而且技术的迅猛发展让更加经济有效标记物检测手段成为现实，让血液细胞因子标记物成为重症患者管理的重要组成部分。

八、应对 SIRS 的抗炎症反应治疗

尽管我们对炎症介质在 SIRS 和脓毒症的发病机制中的作用已经比较明了，但目前采用大多数抗炎症药物治疗方案应对 SIRS 方面却收效甚微。已经开展的所谓“中和”炎症介质方法的临床研究结果发现，所谓“中和”炎症因子的方法对脓毒症发病率和死亡率收效甚微，迄今没有一种直接中和炎症反应的策略被证明能够减轻烧伤引起的炎症反应。

目前将 TNF-α 的单克隆抗体用于治疗 SIRS 是应用最多的研究的方法之一，多中心前瞻性临床试验使用几种不同的 TNF-α 抗体治疗脓毒症患者 [66, 67]，但与安慰剂治疗结果相比，这些研究未显示 TNF-α 抗体治疗的临床结果得到明显改善，一项研究评估应用嵌合 TNF 抗体治疗严重脓毒症患者的疗效 [67]，该研究聚焦循环中 TNF-α 以及各种其他炎症介质的水平，尽管 TNF-α 的循环水平一过性降低，但抗 TNF-α 治疗并未引起其他炎症介质如 IL-1β，IL-1ra，sTNFR 或 IL-6 的循环水平的降低。此外，在抗 TNF-α 治疗的患者全身炎症的指标也没得到改善，总体死亡率也未降低，同时，使用 sTNFR 作为拮抗 TNF-α 全身作用以降低脓毒症相关发病率和死亡率的研究也没有获得成功 [68]。还有一些被证实基本无效的抗炎症治疗方法如使用 IL-1ra[69, 70]、抗缓激肽 [71]、PAFra[72, 73] 和布洛芬 [74, 75] 等也被论证是无效的。

由于针对单一炎症介质的拮抗炎症反应疗法被证明无效，一些同时拮抗、去除或抑制许多炎症介质更广泛层面的治疗策略应运而生。其中血滤的方法备受关注，一些研究表明，血液滤过可以去除脓毒症患者血液中增高的炎症介质，尤其增加 IL-6 的清除率 [76, 77]。但迄今为止，并无研究证实使用这些方法后 IL-6 水平切实降低了。Kellum 等的研究发现，连续静脉血液滤过（continuous venovenous hemofiltration，CVVH）使血浆 TNF-α 浓度降低 13%，但使用连续静脉血液透析（continuous venovenous hemodialysis，CVVHD）却导致循环 TNF-α 水平增加 32%[77]。总体而言，血液滤过的使用在从脓毒症患者的血液中去除大量炎症介质方面并未被证明有效，也没有证据表明这种方法能降低脓毒症发病率和死亡率。

糖皮质激素用于脓毒症治疗已经有三十多年历史，1995 年 Zeni 等发表了使用高剂量糖皮质激素治疗脓毒症的荟萃分析 [78, 79]，研究表明，高剂量糖皮质激素治疗脓毒症和脓毒症休克并无优势，更有许多研究提出使用糖皮质激素会增加脓毒症患者死亡率，在烧伤治疗中，没有证据证明应用糖皮质激素可以为全身性炎症反应提供有效治疗。最近的研究表明，替代治疗剂量的类固醇可改善肾上腺功能不全的脓毒症患者的生存率 [80]。在最新版《拯救脓毒症运动指南》中提倡对难治性脓毒症患者使用替代剂量糖皮质激素 [81]。

导致在严重脓毒症或脓毒症性休克治疗时使用对抗炎症反应方法失败的原因是多方面的：首先，创伤和脓毒症导致的炎症反应是由一系列作用复杂的介质引起的，这些介质在很大程度上是相互关联和依存，因此，阻断或拮抗单个介质并不能对机体整体反应产生显著影响；其次，能够导致组织损害的一些重要介质也在抗感染免疫中发挥重要作用，阻断这些介质可能增加宿主感染风险；此外，许多炎症介质特别是TNF-α和IL-1β，伤后几分钟就释放并立刻启动炎症级联反应。因此，当出现SIRS或脓毒症临床表现时，炎症反应的许多损害已经开始，这样使得所谓的抗炎症治疗研究看来无效。最近研究都聚焦于对引起炎症反应器官损害较晚出现的一些介质，SIRS和脓毒症相关的死亡发生在炎症细胞因子的峰值效应后的几天。最近发现的一种潜在的晚期炎症反应介质是高迁移率族蛋白B1（HMGB-1）[82]，HMGB-1由在脂多糖（lipopolysaccharide，LPS）攻击人体8h左右由巨噬细胞后释放，并可在循环中持续数天。研究显示将抗HMGB-1治疗脓毒性小鼠可改善存活率，相反对小鼠应用HMGB-1的结果却是致命的，HMGB-1在人类炎症反应有害作用有待证实，然而提出创伤晚期炎症介质的概念可以提升我们对SIRS的病理生理学的理解。

如前所述，如要控制SIRS状态则涉及许多方面：恰当液体复苏、血流动力学支持、抗生素与感染治疗、去除坏死组织、足够营养支持以减少休克和MODS发生率[83]。怎样的容量进行液体复苏依然存在争议，最近有研究发现高渗盐水对调控SIRS相关免疫级联反应以及恢复血流动力学参数和微循环血流方面具有有益作用。高渗盐水对免疫功能的影响主要集中在减轻损伤后免疫抑制，更有研究表明，在创伤和出血的实验模型中，高渗盐水的复苏将改善巨噬细胞和T细胞功能并增加抗感染能力[84, 85]。然而，因存在高钠血症及相关并发症风险，高渗液体并未在烧伤液体复苏时获得广泛支持。恰当营养支持也是影响严重创伤患者救治的重要因素，已经证实，肠道补充谷氨酰胺、精氨酸、ω-3脂肪酸和核苷酸的肠内喂养配方可改善创伤患者预后[86]。总体而言，接受免疫增强饮食配方的创伤患者感染并发症风险较少，一般来说，肠内营养已被证明可以通过维持肠道完整性并改善烧伤患者的预后。

Tracey等提出一种胆碱能抗炎在调控炎症反应中可能的重要作用及临床收益[87, 88]，即通过局部炎症刺激迷走神经的传入纤维，让大脑通过传出迷走神经纤维信号引发抗炎反应（图19-8）。迷走神经释放的乙酰胆碱与巨噬细胞上α7烟碱型乙酰胆碱受体（α7nAChR）相互作用抑制促炎症介质的产生，研究已经证明，迷走神经的电刺激会减弱盲肠结扎、肠穿刺或内毒素注射引发的高炎症反应。乙酰胆碱还抑制受内毒素攻击后培养的巨噬细胞所释放的促炎细胞因子[87, 88]。科学家们正在研究更具特异性作用的α7nAChR激动药用于治疗炎症反应过度状态，但利用胆碱能抗炎途径是否能让治疗获益仍有待确定。

（一）炎症反应激活凝血系统级联反应

炎症和凝血紧密相连，组织损伤和感染时内源性、外源性凝血途径凝血级联反应被激活，最终引起凝血酶的激活，纤维蛋白原裂解成纤维蛋白（图19-9）。内源性凝血途径由Hageman因子（因子Ⅻ）激活的一系列血浆蛋白，Hageman因子是一种在肝脏中合成的蛋白质，通过与胶原蛋白、基底膜或活化的血小板结合而被激活。活化的Hageman因子激活一系列蛋白质，最终形成凝血酶。

内源性凝血途径最常见激活途径是直接被损伤的组织激活，与之相反，外源性凝血途径却由组织因子触发。最近研究表明，外源性凝血途径是感染和全身炎症期间，特别是发生脓毒症和SIRS时被激活的主要凝血途径[89]，组织因子通常存在于组织表面，正常情况下不会暴露在血管表面，而存在于皮下组织和血管外膜层。另外，内皮细胞和被激活的单核细胞在炎症反应时在TNF-α、IL-1、IL-6和CRP刺激下产生组织因子[90]，组织因子激活凝血因子Ⅶ，活化凝血因子Ⅶ与组织因子形成复合物，并最终通过激活一系列凝血因子后形成凝血酶（图19-9）。凝血

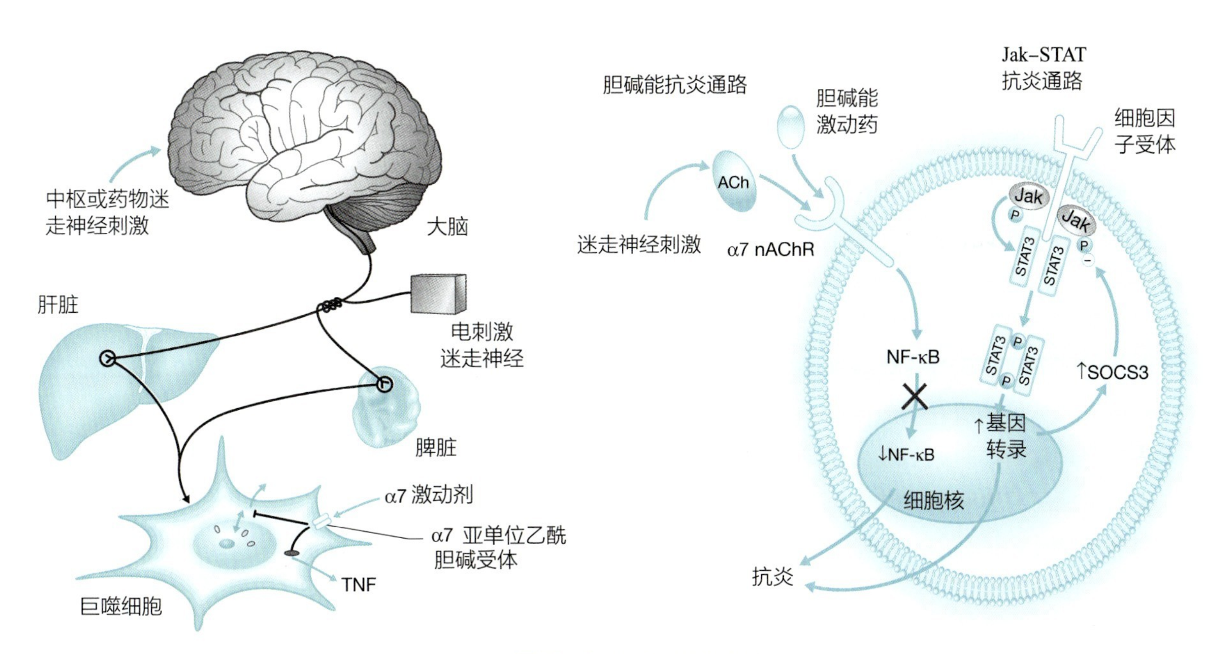

▲ **图 19-8　胆碱能抗炎通路**

组织发生炎症后向中枢神经系统发送传入信号，导致胆碱能抗炎通路的激活。刺激迷走神经释放乙酰胆碱，和白细胞表面的胆碱能受体结合而发生抗炎效应（引自 Czura CJ and Tracey KJ. Automatic neural regulation of immunity. *J Int Med.* 2005；257：156–166；Metz CN，Tracey KJ. It takes nerve to dampen inflammation. *Nat Immunol*. 2005；6（8）：756–757 和 Pavlov et al. *Crit Care Med.* 2007；35：1139.）

级联反应的激活不仅在纤维蛋白凝块形成中起重要，而且对促炎反应也具有重要作用。结果显示活化因子Ⅹ、凝血酶和组织因子Ⅶa 复合物导致促炎反应增强。深入探讨发现，凝血酶和组织因子Ⅶa 复合物可诱导单核细胞和内皮细胞产生促炎细胞因子如 TNF-α[89]，这种

单核巨噬细胞
TNFα
IL-1
血管内皮细胞
活化蛋白质 C
组织因子
内源性途径
Ⅴa 和Ⅷa 降解
Ⅶa
组织因子途径抑制物
Ⅷa
Ⅸa
Ⅹa
结合 TF-Ⅶa 复合物
+
Ⅴa
纤维蛋白凝块
抗凝血酶Ⅲ
凝血酶
单核巨噬细胞活化
结合凝血酶

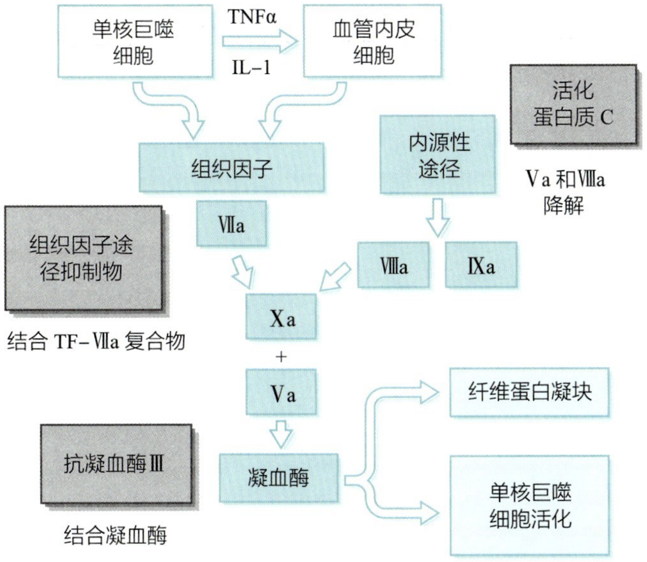

▲ **图 19-9　炎症反应过程中凝血反应的调节**

炎症反应主要引起外源性凝血途径的活化

效应可能由这些凝血因子与靶细胞表面上的蛋白酶激活受体结合而介导；急性炎症反应导致凝血级联反应被激活，而激活的凝血级联反应又反过来增强炎症反应。

炎症反应时激活的凝血级联过程会受一些因素限制，这对促凝血过程的不受控制发展下去很重要，其中比较明确的是抗凝血酶、蛋白 C 系统和组织因子途径抑制剂，抗凝血酶在肝脏中产生并直接与凝血酶结合使之失活[91]。肝素和内皮细胞表面存在的糖胺聚糖结合会极大增强抗凝血酶与凝血酶的结合。在啮齿动物实验发现，抗凝血酶与内皮细胞表面的相互作用促进 PGI2 的释放，PGI2 通过抑制转录因子 NF-κB 活化抑制单核细胞产生 TNF-α[92]。因此，除了其调节凝血功能外，抗凝血酶还可具抗炎反应特性。

蛋白 C 是一种存在于血流循环中的蛋白质，能被内皮细胞表面上的凝血酶 -

血栓调节蛋白复合物激活（图19-10），蛋白C的活化通过灭活活化Ⅴ因子和活化Ⅷ因子使凝血级联速度减慢。活化蛋白C（activated protein C，APC）通过抑制转录因子NF-κB和AP-1的激活，从而抑制凝血酶诱导单核细胞产生TNF-α[93]。因此，活化蛋白C具有抗凝血和抗炎特性双重特性，发生脓毒症时，由于消耗及炎症诱导的血栓调节蛋白水平下调，导致活化蛋白C被耗尽，导致凝血酶形成失控，引起凝血增强并增加促炎症反应活性，是脓毒症时调节凝血酶形成的重要物质，且活化蛋白C水平低的脓毒症患者死亡率显著增加[94]，这些结果引发了活化蛋白C用于治疗脓毒症的临床研究。早期研究表明，活化蛋白C治疗可有效改善严重脓毒症患者生存率[95]，然而进一步研究发现，结果并非如此乐观[96, 97]。

调节凝血酶形成的第三个重要物质是组织因子途径抑制剂（tissue factor pathway inhibitor，TFPI），TFPI存在于内皮细胞的表面并与血浆中的脂蛋白结合，TFPI与组织因子和因子Ⅶa形成四元复合物去除了组织因子活性[98]。活化因子X是该复合物的第四个组成部分。组织因子功能的抑制，抑制炎症期间外源性凝血途径的激活。研究发现，静脉输注TFPI可以减少对狒狒注射内毒素时产生促炎细胞因子，但不会降低人体内的细胞因子水平。

（二）血流动力学改变

烧伤后全身性炎症的完整临床呈现为两个主要阶段：遭受打击的最早时刻，炎症反应导致血管通透性增加，富含蛋白质的液体从血管腔渗出到组织间隙，这种创伤后早期液体渗漏形成间质水肿并导致血管内血容量不足；如果及时进行充分液体复苏，患者会进入高动力阶段，表现为全身血管阻力低，心输出量增加，没有经过良好的液体复苏或心功能受损的患者可能无法将心输出量增加到足以在广泛血管扩张状态下维持动脉血压所需量，这时患者就表现出组织灌注不足和休克。血管对缩血管药物反应性降低会抑制有效药物干预，并进一步发展为不可逆的休克。对健康志愿者静脉输注4ng/kg内毒素可模拟出脓毒症患者和充分复苏时烧伤患者的血流动力学反应的一些表现[99, 100]，通过持续输注低剂量内毒素[101]或细菌[102, 103]，也可在动物模型中诱导出全身血管阻力降低和心输出量升高表现。

九、血管内皮通透性变化

烧伤、创伤和脓毒症体循环和肺循环中微血管通透性显著增高[104, 105]，血管通透性增加和皮肤水肿是烧伤休克特有表现，全身血管通透性增加导致富含蛋白质的血管内溶液渗漏到组织间

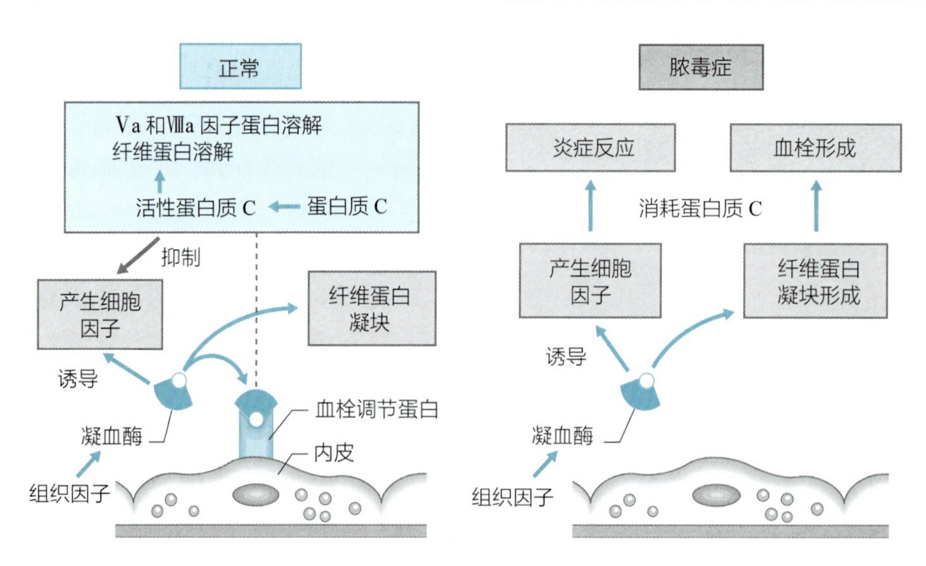

▲ **图19-10 蛋白质C是一种循环蛋白，内皮细胞表面的凝血酶－血栓调节蛋白复合物激活**

活化的蛋白质C通过使Ⅴa和Ⅷa因子失活而减慢凝血级联反应，其也可以通过抑制单核细胞内NF-κB和AP-1等转录因子的激活来抑制凝血酶诱导产物TNF-α的产生

隙，导致血容量减少和组织间隙水肿增加，如果不进行及时、充分液体复苏，血管内容量丢失将导致血容量不足、血压降低和组织灌注下降；严重组织间隙水肿还会导致发生室间隔综合征，损害神经血管；肺部也可因微血管通透性增加引起的水肿形成急性肺损伤，血管内外血液流变学变化可以用 Starling-Landis 方程表达[106, 107]：

$$J_v=K_f[(P_{mv}-P_i)-\alpha(\pi_{mv}-\pi_i)]$$

其中 J_v 是流经血管液体量，K_f 是滤过系数(可推测内皮对小溶质和水的渗透性以及渗透性表面积)，P_{mv} 是微血管静水压，P_i 是间质静水压力，α 是蛋白质渗透系数，π_{mv} 是微血管渗透压，π_i 是组织间隙渗透压。

一些研究人员通过注射细菌后或给绵羊短时输注 1 ～ 2μg/kg 内毒素后测定淋巴流量和淋巴蛋白含量，在这些模型可以发现渗透率变化呈现两个不同表现[108]，最初阶段微血管静水压增高符合 Gaar 方程[109]，这种变化与肺淋巴流量增加有关，此时淋巴蛋白浓度偏低，据此得到结论是，微血管静水压增高是早期导致经血管流体容量增加的主要原因。进一步研究发现血栓素 A_2（thromboxane A_2，TXA_2）引起血管收缩是导致静水压局部增加的主要原因，因此，在该阶段使用血栓素合成酶抑制药 OKY046 以防止淋巴流量上升[110]，应用布洛芬阻断环氧化酶后也能看到类似效应[111]。但烧伤部位早期水肿形成机制与之不完全相同，研究表明受损组织中可能出现组织间隙静水压显著降低，这可以解释为什么烧伤后即刻会形成水肿[112, 113]。这些变化可能是成纤维细胞 β1- 整联蛋白与胶原蛋白结合受抑制的结果。

经过最初阶段后患者会进入第二阶段，此时淋巴流量继续增高，淋巴液中蛋白浓度也相应显著上升，而肺动脉压力仅轻微升高[108]，此时，微血管与组织间隙间渗透压梯度降低[114]，综合起来看，在第二阶段肺内皮细胞对蛋白质渗透性增加。事实上，我们发现在绵羊注射大肠埃希菌脓毒症模型 4h 后，总蛋白从 0.73 降至 0.58，白蛋白从 0.66 降至至 0.5，IgG 从 0.76 降至 0.64 和 IgM 从 0.91 降至 0.83[115]。在内毒素血症动物模型中，上述假设尚未得到确认，但普遍认为，第 2 阶段肺血管容量变化体现微血管通透性变化。微血管通透性增加的机制依然在深入研究中。

内皮细胞结构与功能变化在血管通透性的中起重要作用。假设内皮细胞遇刺激时会收缩[116]，这时细胞间隙数量和（或）大小可能增加，从而出现所谓的“毛细血管渗漏综合征”。通过应用提高环腺苷或鸟苷一磷酸内皮细胞含量的方法，可以改善富含蛋白质高渗透性水肿的发生与发展[117, 118]。然而，内皮细胞不仅仅是全身炎症目标细胞，而且还积极参与炎症反应过程，内毒素、TNF-α 或 IL-1 刺激内皮细胞产生黏附分子 E- 选择素[119]。内皮细胞表面的 E- 选择素与中性粒细胞（polymorphonuclear neutrophils，PMNs）上 L- 选择素复合物相互作用，中性粒细胞沿着内皮细胞滚动[120]。反过来，内皮细胞分泌促炎细胞因子如 TNF-α 和 IL-1，进而激活中性粒细胞。研究表明，中性粒细胞在 SIRS 中的作用解读也是矛盾重重，中性粒细胞通常在趋化刺激的浓度梯度到达组织损伤部位。受趋化因子作用的中性粒细胞沿着内皮细胞滚动，通过中性粒细胞 CD18/CD11b 与内皮 ICAM-1 相互作用中，从血管内移动到组织间隙。针对 CD18β 链的抗体在脓毒症诱导的肺损伤的动物模型研究发现，整合素介导的中性粒细胞迁移是急性肺损伤发展的重要环节[121]。另一方面，在缺乏 CD18 的患者肺泡腔内会出现大量中性粒细胞浸润，单克隆抗体 60.3 也不能完全阻断中性粒细胞向肺部迁移[122]。进一步发现，在慢性内毒素血症患者的肺内，中性粒细胞较少而巨噬细胞增多，中性粒细胞和巨噬细胞在炎症部位都释放氧自由基和蛋白酶，正因为氧自由基清除剂和抗蛋白酶的使用被证明可用于减少内毒素刺激后水肿积聚，说明上述这些过程血管通透性增加发展中有重要作用[123]。然而，蛋白酶和氧自由基也由组织中巨噬细胞和迁移到炎症部位的单核细胞释放，通过抗 PMN 抗血清或用氮芥处理减少中性粒细胞并不能防止注射内毒素后微血管通透性变化[124, 125]。此外，粒细胞缺陷患者仍会出现与脓毒症相关的急性呼吸窘迫综合征（ARDS）[126, 127]，羟基脲是另外一种能减少粒细胞数量的化合物，用羟基脲处理注射内毒素的绵羊或山羊能有效减少肺内液体积聚[128]。尿素清除自由基可能是这种产生这种效果的原因[129]。在炎症反应第2阶段，多重炎症介质被释放，这时可能导致毛细血管渗漏的机制就不止一种。

目前花生四烯酸代谢物在增加血管通透性中的作用研究受到重视，应用血栓素合成酶抑制药OKY046不仅可以降低炎症反应最初阶段血管通透导致的渗漏，而且在注射内毒素后模拟炎症反应第2阶段毛细血管通透性变化也有效[110]，该发现印证了血栓素参与全身性炎症期间的血管通透性改变。氧自由基还可以通过导致内皮细胞收缩和破坏内皮细胞膜增加微血管通透性，OKY046已被证明可以逆转氧自由基引起的肺损伤[130, 131]。另外，虽然血栓素A2是环氧合酶代谢物，但抑制环加氧酶并影响炎症反应第2阶段毛细血管渗漏状况[111]。为什么会存在这种差异我们并不清楚；但注射内毒素后会引起前列环素升高，该物质具有较强抗血栓素作用，应用环氧合酶抑制药会阻止该该类花生酸释放。

TNF-α则是全身炎症的早期介质之一，在失血性休克或烧伤脓毒症及内毒素血症时也会升高，由于它能刺激或增强炎症反应的大部分步骤，因此是级联反应中最重要的介质之一。此外，在绵羊动物模型中注射人类重组TNF-α时可以再现内毒素血症的大部分表现，包括肺微血管通透性的改变[132, 133]。TNF-α也诱导PAF分泌，PAF是早期全身炎症的进一步发展的重要介质。将PAF注入清醒的绵羊时，会导致绵羊发生肺淋巴流量和蛋白质渗透性增加[134]，应用PAF拮抗药可以消除炎症反应最初阶段的心肺炎症反应表现，但只能减弱炎症反应第2阶段循环及呼吸系统变化。研究发现，PAF对内皮细胞并无直接作用，提示其可能通过其他机制如通过启动PMN反应增加微血管通透性[135, 136]。

经过烧伤早期充分液体复苏后，烧伤患者常进入以高动力为特征的心血管变化阶段。循环高动力反应阶段，心血管反应与内毒素血症持续状态绵羊模型中肺血管通透性增大时的变化类似[104, 137]，内毒素血症24h后。患者进入炎症反应第2阶段后，淋巴液中蛋白浓度逐渐降低，蛋白质渗漏恢复到基线水平，但淋巴内蛋白量依然很高。采用Holloway评估方法发现微血管静水压与基线没有显著差异[138]，血管渗漏量增高源于过滤系数增高，灌注表观面积和毛细血管渗漏孔增加可能是滤过系数变化的原因。反复注射内毒素减少因内毒素反应导致肺淋巴液增加[132]，肺淋巴流的这些变化与内皮素及心房利钠肽的升高有关[138, 139]。未来进一步的研究需要确定这些因素是否会影响脓毒症晚期及多器官衰竭阶段肺微血管变化。

上皮细胞通透性增加

动物实验研究时，注射内毒素3h后，肺和肠道都可看到上皮屏障功能缺失的表现；对健康人志愿者应用2～4ng/kg内毒素采用吸入的492Da分子（^{99m}Tc）二亚乙基三胺五乙酸酯（diethylenetriamine pentaacetate，DTPA）的方法检测肺泡上皮通透性，都可以发现全身性炎症期间的渗透性变化不局限于血管内皮细胞[100]。在人类志愿身上研究发现，此时肠上皮细胞对甘露醇/乳果糖的渗透性增高[140]。内毒素血症[141]、烧伤[142]和多发伤伴失血性休克时容易发生细菌易位[143]，也是肠屏障功能丧失的表现。然而，肠道对乳果糖/甘露醇与细菌易位在上皮细胞渗透性增高机制不尽相同，两者也未必有关联。上皮细胞也可能因缺血再灌注而受损[144]，除了血管通透性的改变外，烧伤还会引起血管张力和心肌功能具时相特征的变化。

十、循环高动力状态

将内毒素持续输注到绵羊和猪动物模型中可以导致高动力循环状态[145, 146]。除了表现为全身血管阻力低和心输出量平均动脉压略有降低外，还表现为局部血管对血管收缩药物反应性降低及在肺缺氧血管收缩减少的情况下，肺分流增加[145, 147-149]。心输出量增高由全身血管阻力降低和心率增加所致[150, 151]，脓毒症和严重烧伤患者心肌功能损害[152, 153]，但心肌功能受损的根本原因尚不完全明了。然而，有文献提出，促炎介质（如 TNF-α、IL-1、IL-6 和 NO）会导致这种损害表现[153, 154]，因此脓毒症和烧伤后如何改善心肌功能的治疗成为血流动力学整体管理重要组成部分。心肌功能障碍和肺血管阻力增加两者叠加可能是儿科烧伤患者右心衰竭的原因，可选择应用多巴酚丁胺和磷酸二酯酶拮抗药进行治疗。“拯救脓毒症运动”建议应用多巴酚丁胺作为治疗小儿脓毒症患者特别是当存在心肌功能障碍时低血压和低灌注的一线药物[81]。

脓毒症和严重烧伤时一氧化氮被认为是全身血管舒张和心肌抑制重要介质，从 L- 精氨酸到一氧化氮形成一般经过三种不同的酶（图 19-11），在生理情况下钙依赖型一氧化氮合酶有内皮型一氧化氮合成酶和神经性一氧化氮合成酶释放一氧化氮，起调节血管张力作用，体外实验结果发现在注射内毒素后早期这些酶可能就失活了，这也解释了第 1 阶段和第 2 阶段炎症反应时可见一些血管收缩现象[155]。这时的一氧化氮合成酶是诱导型一氧化氮合成酶 NOS 是急性炎症反应阶段主要一氧化氮合成酶。因物种而异，受内毒素、TNF-α、IL-1 或 IFN-α 刺激后产生诱导型一氧化氮合成酶的细胞有巨噬细胞、血管平滑肌细胞和血管内皮细胞[156]。NO 是一种易于进入血管的亲脂性气体成分，在可刺激平滑肌细胞启动可溶性鸟苷酸环化酶合成环鸟苷酸（cyclic guanosine monophosphate，cGMP）[157, 158]。cGMP 水平增高导致细胞内 Ca^{2+} 浓度降低，引起血管扩张并对缩血管药物反应性降低，对脓毒症患者和内毒素血症绵羊模型应用 NOS 抑制药可增加其血管阻力，并恢复其对血管收缩药的反应性[159–161]。总体而言，虽然一氧化氮是 SIRS 引起血管变化的重要介质，但当发生脓毒症或 SIRS 时，应用一氧化氮合成酶抑制药并不能改善治疗结果，这时需要我们对 NO 在人类 SIRS 期间导致血管变化功能的机制做深入研究。

过氧亚硝酸盐是另一种 NO 相关因子，似乎有助于解开 SIRS 诱导血管变化的病理生理学。过氧亚硝酸盐是一种自由基，在严重炎症期间通过一氧化氮与氧自由基相互作用而产生，在烧伤研究模型中发现可以引发细胞损伤和器官功能障碍[162, 163]，目前已经证实，将过氧亚硝酸盐降解催化剂用于烧伤绵羊模型可以减轻烧伤合并吸入性损伤的肺损伤[164]。因此，过氧亚硝酸盐应该是全身性炎症期间器官损伤的重要介质，但需要进一步研究促进临床环境中过氧亚硝酸盐降解的治疗方法是否有效。

十一、结论

烧伤本身、烧伤引起的缺血与再灌注损伤、存在广泛坏死组织和脓毒症都是严重烧伤后出现 SIRS 的重要因素，SIRS 表现为微血管通透性

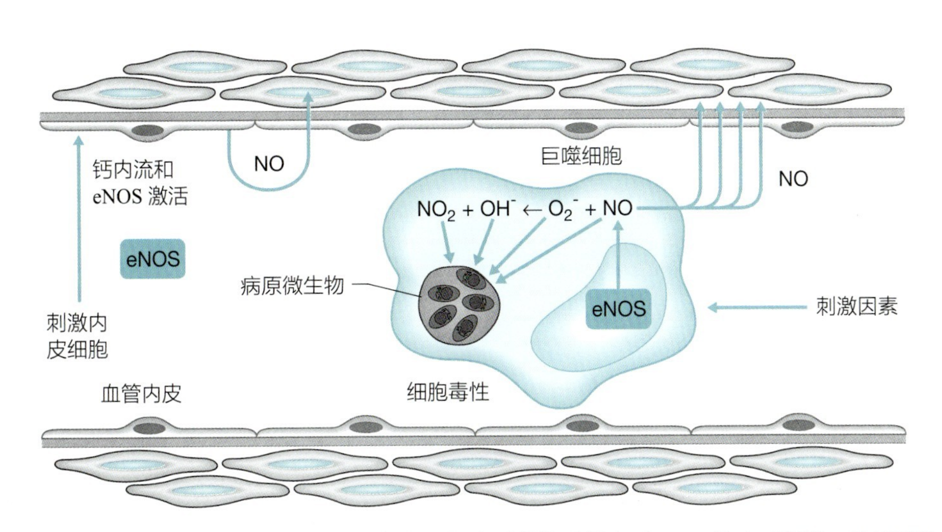

▲ **图 19-11 NO 是炎症介导的血管扩张、心肌抑制和器官受损的重要介质。NO 的合成需要 3 种重要的一氧化氮合酶（NOS）亚型**

增高导致血管内血容量不足和组织间隙水肿，导致组织氧弥散障碍。由于血管调节功能障碍及形成广泛微血栓，组织血流分布不均，加重氧利用受损，由此产生细胞缺氧损伤导致器官功能障碍。氧自由基，过氧亚硝酸盐和细胞因子都是加重组织损伤和器官功能障碍的重要因子。尽管对 SIRS 潜在的细胞和分子机制已经逐渐明了，但尚未找到烧伤导致的全身炎症有效的治疗方法，目前 SIRS 的治疗还主要是支持治疗，包括充分液体复苏、适当使用血管活性药物、脏器功能支持、清除坏死组织和抗生素抗感染治疗手段。

拓展阅读

dos Santos CC, Gattas DJ, Tsoporis JN, et al. Sepsis-induced myocardial depression is associated with transcriptional changes in energy metabolism and contractile related genes: a physiological and gene expressionbased approach. *Crit Care Med*. 2010;38:894-902.

Goldstein B, Giroir B, Randolph A. International pediatric sepsis consensus conference: definitions for sepsis and organ dysfunction in pediatrics. *Pediatr Crit Care Med*. 2005;6(1):2-8.

Muckart DJ, Bhagwanjee S. American College of Chest Physicians/Society of Crit Care Med Consensus Conference definitions of the systemic inflammatory response syndrome and allied disorders in relation to critically injured patients. *Crit Care Med*. 1997;25(11):1789-1795.

Szabó C, Módis K. Pathophysiological roles of peroxynitrite in circulatory shock. *Shock*. 2010;34(suppl 1):4-14.

Westphal M, Enkhbaatar P, Schmalstieg FC, et al. Neuronal nitric oxide synthase inhibition attenuates cardiopulmonary dysfunctions after combined burn and smoke inhalation injury in sheep. *Crit Care Med*. 2008;36:1196-1204.

严重烧伤后机体抗菌效应细胞

Host Defense Antibacterial Effector Cells Influenced by Massive Burns

第20章

Makiko Kobayashi　Tracy Toliver-Kinsky　Fujio Suzuki　著

原　博　刘　琰　译

一、概述

烧伤感染是严重烧伤患者主要的死亡原因之一[1-5]。烧伤感染的发生率与烧伤面积和深度正相关[6]。烧伤患者通常接受液体复苏、切削痂、植皮和创面覆盖、感染控制和营养支持等治疗。每一种治疗水平的提高均对减少严重烧伤患者死亡率发挥重要作用。然而，感染的死亡率仍居高不下，其中细菌感染是最主要的原因之一[7-9]。

严重烧伤感染通常为机会性感染。在这些患者中，大多数致病菌来自于自身皮肤、呼吸道和肠道的定植菌[5]。例如，40% 创面培养可见葡萄球菌，一旦它们开始定植，14% ～ 17% 的烧伤患者会发生感染[10-12]。尽管抗生素对控制这类感染有效，但抗生素过度使用与耐甲氧西林金黄色葡萄球菌（MRSA）的形成直接相关[13]。临床上常用万古霉素来控制 MRSA，但如果万古霉素中介金葡菌 / 耐糖肽菌株广泛传播的话，侵袭性 MRSA 的治疗将变得非常棘手[14-16]。目前，较新型的抗生素如利奈唑胺、喹奴普汀 / 达福普汀可用来治疗 MRSA 感染[17]。一般而言，由于容易产生耐药菌株，这些药物的使用受到限制[13]。这些事实提示我们：除抗生素治疗外，需要一种新的治疗策略来治疗感染[18, 19]。

创面脓毒症常见于严重烧伤患者。磺胺嘧啶银、硝酸银、磺胺米隆等创面局部抗生素可有效控制烧伤创面微生物的定植和增殖。然而，由于患者抗菌防御功能的破坏，即使少量从局部抗生素治疗中逃逸的铜绿假单胞菌也足以造成全身性播散[20]。事实上，创面只给予 50 菌落形成单位（colony-forming units，CFU）的铜绿假单胞菌足以杀死一只严重烧伤的小鼠，而健康小鼠皮内注射超过 1×10^8CFU 的铜绿假单胞菌才可致死。同样的，严重烧伤小鼠针对肠道细菌的防御功能亦存在缺陷（图 20-1）。严重烧伤患者常发生多重细菌感染导致的脓毒症。由于这种感染通常不会发生于健康个体，因此严重烧伤诱导的患者机体免疫功能障碍是其发生的主要原因。

固有免疫系统是宿主对抗微生物入侵的首道防线[21]。固有免疫系统的细胞及分子可被微生物或损伤组织产生的信号快速激活[22-25]。固有免疫系统包括：①可溶性识别分子；②物理屏障；③细胞成分（如髓样细胞和淋巴样细胞）。可溶性识别分子包括天然抗体（如 IgM 和 IgA）、急性相反应蛋白和补体系统。健康人中，天然 IgM 是结构性产物。然而，严重烧伤患者中这类抗体明显减少[26]。烧伤引起的超高代谢刺激肝脏和肠黏膜的急性期蛋白合成增加[27-29]。烧伤引起组织损伤可致补体系统激活，以及随之而来的以 C3、C4 和 C5 为主的补体成分消耗增多[30-32]。作为物理屏障，上皮细胞可产生具广谱抗菌活性的小分子蛋白——抗菌肽（β 防御素和 LL-37/hCAP-18）[33, 34]。损伤或感染后，上皮细胞产生诸如胸腺基质淋巴细胞生成素（thymic stormal lymphopoietin，TSLP）、IL-25、IL-33 等警报素，这些可启动 2 型免疫反应[35-37]。尽管 β- 防御素通常由表皮角

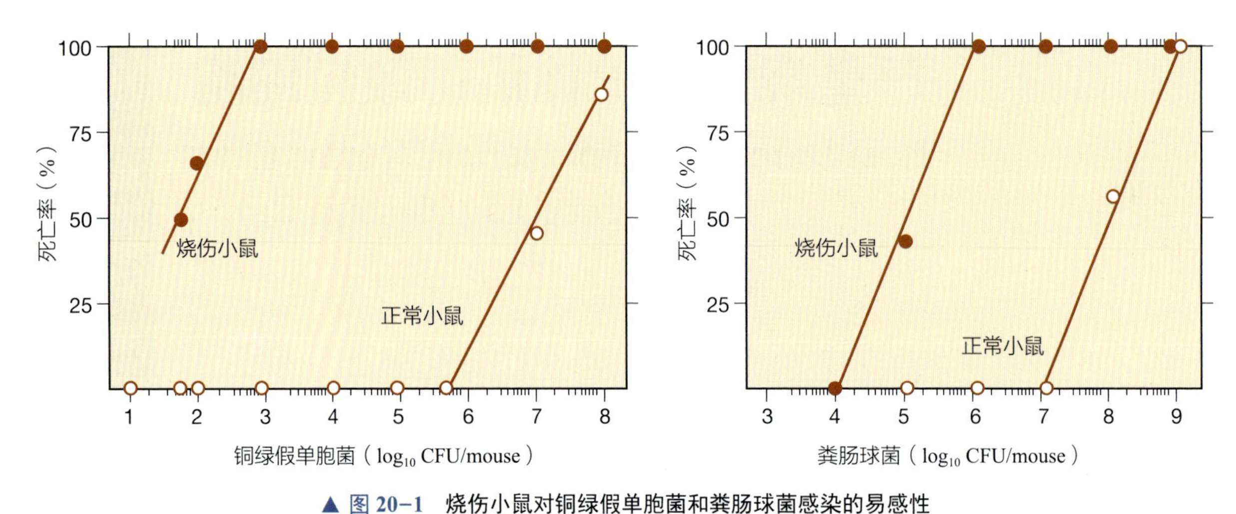

▲ **图 20-1 烧伤小鼠对铜绿假单胞菌和粪肠球菌感染的易感性**

严重烧伤小鼠对铜绿假单胞菌（A）和粪肠球菌（B）感染的易感性是正常小鼠的 10^4 倍以上

质形成细胞产生，但在烧伤患者中，其创面周缘组织中 β- 防御素 mRNA 表达量较正常皮肤组织中的明显降低[38, 39]。创缘局部抗菌肽的减少使得局部细菌增殖，进而使患者因创面而导致的全身性感染的几率增加。在烧伤动物模型中的研究显示：创缘表皮角质形成细胞抗菌肽生成减少，是由烧伤诱导的局部抑制性的髓样及淋巴细胞样细胞浸润而导致的。

众所周知，烧伤首先启动早期的促炎固有免疫反应，随后是获得性的抗炎反应[40–42]。固有免疫系统或由病原体相关、或由损伤相关分子模式激活，这些分子模式均被固有免疫细胞上相应的模式识别受体识别[22–25]。基于被识别的分子模式，这些免疫细胞会快速释放促炎或抗炎的可溶性因子。因而烧伤相关的免疫抑制在烧伤早期即发生。抗炎反应有利于创面愈合[43–45]以及肝脏和肠道炎症的消退[21, 46, 47]。然而，失控的免疫抑制及持续存在的炎症可造成免疫麻痹[48]，免疫麻痹的患者对感染高度易感[49]。本章将讨论受严重烧伤影响的固有免疫系统中的细胞及其功能。

二、中性粒细胞

中性粒细胞是固有免疫系统中含量最为丰富的白细胞。它们可以迅速募集至损伤或感染部位，发挥吞噬和杀灭入侵病原微生物的作用[50]。中性粒细胞的成熟由转录因子 PU.1 和 C/EBP 控制[51]。中性粒细胞的成熟过程经历几个阶段：原始粒细胞、早幼粒细胞、中幼粒细胞、晚幼粒细胞、杆状细胞及最终的多形核（分叶状）细胞[52]。若无感染或炎症，成熟的中性粒细胞可在 15h 内因 Caspase3 介导的自发凋亡而死亡[53, 54]。炎性信号使中性粒细胞的生存期延长数天[53]。然而即使在炎症期，成熟粒细胞在行使它们抗菌能力的同时，也会经凋亡或 NETosis 途径［通过形成胞外诱捕网（neutrophil extracellular traps，NET）杀灭细菌的一种死亡方式］死亡[55, 56]。死亡的中性粒细胞可被巨噬细胞吞噬[57]。

（一）中性粒细胞招募障碍

成熟中性粒细胞离开骨髓进入循环系统[58]。使中性粒细胞募集至感染部位至关重要，中性粒细胞与内皮细胞之间一系列精细复杂的黏附事件可确保中性粒细胞仅在炎症部位离开血流[59]。具体地说，包括聚集、滚动、黏附、缓慢移行及穿膜迁移。活化的中性粒细胞产生的 IL-8 在向感染部位招募更多的中性粒细胞中发挥关键作用[60]。严重烧伤患者血浆 IL-8 表达较正常对照组升高近 60 倍[61]。烧伤后 2 ～ 5d，外周血中性粒细胞的数量明显增多。严重烧伤患者，由于 CXCR2（IL-8 受体）表达减少，中性粒细胞的趋化和迁移功能受损[62]。中性粒细胞向趋化因子迁移的速度也受到影响[63]。上述改变可开始于烧伤后 24h 内，伤后 3 ～ 5d 达到高峰，并与烧伤面积相关。

（二）中性粒细胞杀菌功能障碍

中性粒细胞可有效吞噬微生物至吞噬小体中。富含颗粒的吞噬小体可产生吞噬溶酶体，从而将微生物暴露于多种破坏性酶、抗菌肽及活性氧簇之下[55]，它们协同高效杀灭微生物。高度活化的中性粒细胞可通过释放 NET，一种由活化释出的 DNA、染色质、抗菌蛋白和酶组成的纤维样结构，杀死细胞外微生物[64]。NET 中黏稠的 DNA 纤维可固定病原物，限制其进一步扩散。NET 可通过抗菌的组蛋白和蛋白酶直接杀死病原物。已知 IL-8 可增加中性粒细胞 NET 的形成[56, 64]。如前所述，严重烧伤患者循环 IL-8 表达增加[61]。小鼠烧伤后 2 ～ 8h 血清和肺组织中 KC 和 MIP-2 也明显升高[65, 66]。而小鼠中的 KC 和 MIP-2 与人 IL-8 功能上具有同源性。然而，和健康人中性粒细胞相比，严重烧伤患者中性粒细胞的吞噬功能、氧化代谢及颗粒酶含量、胞内杀菌能力均明显下降[67]。细胞表面 CXCR2 表达下调，可能是中性粒细胞功能障碍的机制之一。

（三）中性粒细胞的促炎和抗炎功能

啮齿类动物实验证实：烧伤小鼠中不同中性粒细胞亚型可影响小鼠对 MRSA 感染的抵御能力（图 20-2）[68]。分离自轻度烧伤小鼠（5%TBSA，宿主可抵抗 MRSA）和重度烧伤小鼠（25%TBSA，宿主易感 MRSA）的中性粒细胞，与健康幼鼠中性粒细胞在功能和组织结构上完全不同。这三类中性粒细胞产生的细胞因子 / 趋化因子模式亦完全不同。此外，这三类中性粒细胞表面表达的 Toll 样受体（TLRs）和 CD49d/CD11b 整合素亦有差异。MRSA 抵抗小鼠中分离的中性粒细胞为促炎的 $IL-12^+$ $CCL3^+$ 细胞（PMN 1 或 N1），MRSA 易感小鼠中分离的中性粒细胞则为抗炎的 $IL-10^+$ $CCL2^+$ 细胞（PMN 2 或 N2），而健康幼鼠中分离的中性粒细胞则为 $IL-12^-$ 及 $IL-10^-$ 细胞。这三种中性粒细胞促进巨噬细胞分化能力迥异。健康小鼠固有层分离的静止巨噬细胞，与经 TLR3/TLR9 激动药处理的多形核白细胞 PMN 1 在双室 Transwell 中共培养，可转化为 M1 型巨噬细胞，与 PMN 2 共培养则转化为 M2 型巨噬细胞，而与健康幼鼠来源 PMN 共培养则未见其向 M1 或 M2 型巨噬细胞转化。此外，在 TLR3/TLR9 激动药刺激下，PMN 2 可抑制巨噬细胞向 M1 亚型转化。而 PMN 2 产生的 IL-10 和 CCL 2 被发现是 TLR3/TLR9 诱导巨噬细胞向 M1 亚型转化的抑制药。除了功能，它们外形也存在明显差异。如 $IL-12^-$ 及 $IL-10^-$ 巨噬细胞为圆形核，PMN 1 为多分叶核（为成熟细胞所特有），PMN 2 的核为戒环形。PMN 2 多见于严重烧伤小鼠中[68]。

此外，在 γ 射线照射的 NSG 小鼠（缺乏功能性免疫活性细胞）中重组正常小鼠巨噬细胞，即 MΦ- 重组的 γNSG 小鼠，观察 PMN 1 和 PMN 2 在宿主抗 MRSA 感染中的作用[68]。结果显示：接种 PMN 1 后，MΦ- 重组 γNSG 小鼠抗感染能力增强；而同样的小鼠接种 PMN 2 后，则变得对感染易感；此外，γNSG 小鼠接种与 PMN 1 共同培养的正常小鼠巨噬细胞后，可抗 MRSA 感染，而接种与 PMN 2 共同培养的巨噬细胞的 MΦ- 重组 γNSG 小鼠，则不能保护动物死于致死剂量 MRSA 的感染。在口服致死剂量的粪肠球菌而感染的 MΦ- 重组 γNSG 小鼠中获得的实验结果与此类似[69]。这些结果均提示：以 PMN 2 为优势细胞的宿主，MRSA 感染和粪肠球菌的肠道易位不易被控制。PMN 2 释放的 IL-10 和 CCL2 被认为是促进静止巨噬细胞向 M2 亚型转变的活性细胞因子[68, 70, 71]，因此这两种细胞因子是 PMN2 影响巨噬细胞极化的靶点。在严重烧伤小鼠中，应用 IL-10 或 CCL2 的反义寡聚脱氧核苷酸（oligodeoxynucleotide，ODN）阻断它们的作用，可成功控制由 MRSA 感染和肠道细菌易位导致的感染性并发症[72, 73]。因此可见，严重烧伤后出现的抗炎中性粒细胞可抑制有效的免疫反应、增加机体对感染的易感性。

（四）损伤相关分子模式在诱导烧伤后抗炎中性粒细胞中的作用

在微生物感染中，多种有机体含有病原体相关分子模式（pathogen-associated molecular patterns，PAMP），而不存在于宿主中，因此，当感染发生后，PAMP 提供外源性信号，使机体

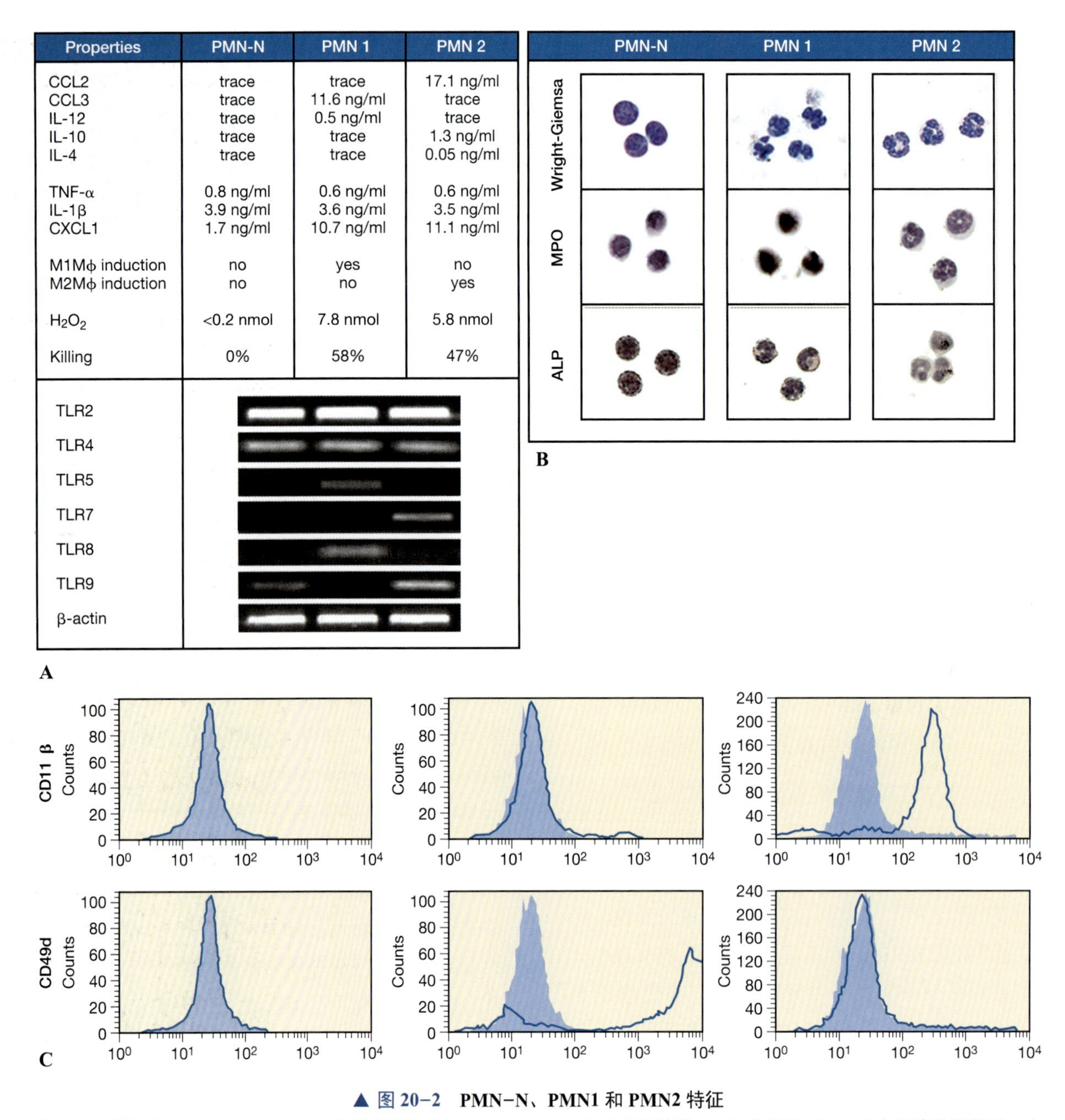

Properties	PMN-N	PMN 1	PMN 2
CCL2	trace	trace	17.1 ng/ml
CCL3	trace	11.6 ng/ml	trace
IL-12	trace	0.5 ng/ml	trace
IL-10	trace	trace	1.3 ng/ml
IL-4	trace	trace	0.05 ng/ml
TNF-α	0.8 ng/ml	0.6 ng/ml	0.6 ng/ml
IL-1β	3.9 ng/ml	3.6 ng/ml	3.5 ng/ml
CXCL1	1.7 ng/ml	10.7 ng/ml	11.1 ng/ml
M1Mϕ induction	no	yes	no
M2Mϕ induction	no	no	yes
H_2O_2	<0.2 nmol	7.8 nmol	5.8 nmol
Killing	0%	58%	47%

▲ 图 20–2 PMN–N、PMN1 和 PMN2 特征

分离自轻度烧伤（5%TBSA，PMN1）和重度烧伤（25%TBSA，PMN2）小鼠的外周血中性粒细胞（PMN）与健康幼鼠外周血中性粒细胞（PMN）具生物学和组织结构上的差异（引自 Tsuda Y, Takahashi H, Kobayashi M, et al. Three different neutrophil subsets exhibited in mice with different susceptibilities to infection by methicillin-resistant *Staphylococcus aureus*. *Immunity*. 2004; 21: 215–226.）

免疫系统对外来病原体产生反应，由此促进免疫[74]。例如，细菌脂多糖就是一种 PAMP，可被免疫细胞表面 TLR4 识别。细菌 DNA 因包含未甲基化 CpG 基团，因而也是一种 PAMP，可被位于中性粒细胞的内体膜上的 TLR9 识别。而 TLR4 和 TLR9 均为 PRRs。与之相反，大量的应激、损伤及濒死细胞（包括烧伤后的上皮细胞）释放损伤相关分子模式（damage-associated molecular patterns，DAMP），作为内源性的危险信号，可预警固有免疫系统对非程序性死亡的细胞、微生物入侵及应激等事件做出反应（图 20–3）[22–25]。HMGB1、透明质酸、甲酰基肽、热休克蛋白 70、S100A8、S100A9 以及血清淀粉样蛋白 A 都属于 DAMP。这些 DAMP 可以被特定的受体所识别（表 20–1）[75]。这些配体的特异性结合可分别诱导促炎或抗炎效应。在严重烧伤患者中，循环线粒体 DAMP 水平在伤后 72h 内显著升高（> 10 倍）。这些线粒体 DAMP 诱导全身性炎症反应，通常表现为发热、白细胞增多、促肾上腺皮质激素和糖皮质激素分泌增多、血浆蛋白浓度改变[76-78]。与此同时，这些 DAMP 也引起中性粒细胞上趋化因子受体和甲酰基肽受体脱敏。受 DAMP 影响的中性粒细胞失去杀菌功能。另外，Clec1 2a（可结合尿酸结晶）可介导受 DAMP 影响的中性粒细胞的抗炎反应[79]。抗炎中性粒细胞分泌大量 IL-10 和 CCL2[68, 69]，两者作为强有力的抗炎性细胞因子，可损伤严重烧伤患者的抗菌免疫[80]。

（五）抑制获得性免疫

中性粒细胞一直被认为是职业"杀手"细胞，可参与获得性免疫。PMN1 可刺激 IFN-γ 和 IL-12 产生、刺激幼稚 T 细胞分化为 Th1 细胞，而 PMN2 刺激 CCL2 和 IL-10 产生、促进 Th2 反应[68]。因为严重烧伤患者中出现 PMN2 而不是 PMN1[80]，并存在 Th2 反应[81-83]，阻断 PMN2 可能是控制严重烧伤患者中 Th2 反应的有效策略。

三、巨噬细胞

巨噬细胞在识别和消除众多微生物中扮演重要角色。巨噬细胞和树突状细胞（dendritic cells，DC）一起发挥抗原呈递细胞功能。和自然杀伤细胞（natural killer，NK）、淋巴细胞一样，巨噬细胞可消除微生物。巨噬细胞具可塑性和适应性特性[84-86]。依所处环境不同，巨噬细胞可具有多种功能，尤其表现在可通过释放多种因子调控固有免疫反应。巨噬细胞主要分为 M1 和 M2 两类亚型[87-89]。

（一）组织巨噬细胞和浸润的单核细胞来源巨噬细胞

在大多数组织中都有长期居留的不同的巨噬细胞（如腹腔内的腹膜巨噬细胞、肝脏中 Kupffer 细胞、肺组织中的肺泡巨噬细胞、脑组

表 20-1　PAMP 和 DAMP 受体

受　体	PAMP	DAMP
TLR1/TLR2	脂肽	血清淀粉样蛋白 A
TLR4	LPS	脂肪酸
		透明质酸
		S100A8/A9
NLRP3	尿酸	尿酸
		ATP
RIG-1，MDA5、TLR7/8	病毒 RNA	snRNPs 免疫复合物
TLR9	细菌 DNA	自身 DNA 免疫复合物
		组蛋白
RAGE		HMGB1
DAI、IFI16、AIM2、H2B、RNA 聚合酶Ⅲ	细菌 DNA、病毒 RNA	自身 DNA

AIM2. 黑色素瘤缺乏因子；ATP. 三磷酸腺苷；DAI.DNA 依赖的干扰素调节因子激活物；DAMP. 损伤相关分子模式；HMGB1. 高迁移率族蛋白 B1；H2B. 组蛋白 H2B；IFI16. 人干扰素诱导蛋白 16；LPS. 脂多糖；NLRP3. Nod 样受体家族含 pyrin 结构域蛋白 3；PAMPs. 病原体相关分子模式；RAGE. 晚期糖基化终末产物受体；RIG-I. 视黄酸诱导基因 I；TLR. Toll- 样受体（引自 Jounai N，Kobiyama K，Takeshita F，et al. Recognition of damage-associated molecular patterns related to nucleic acids during inflammation and vaccination. *Front Cell Infect Microbiol*. 2013；2：168.）

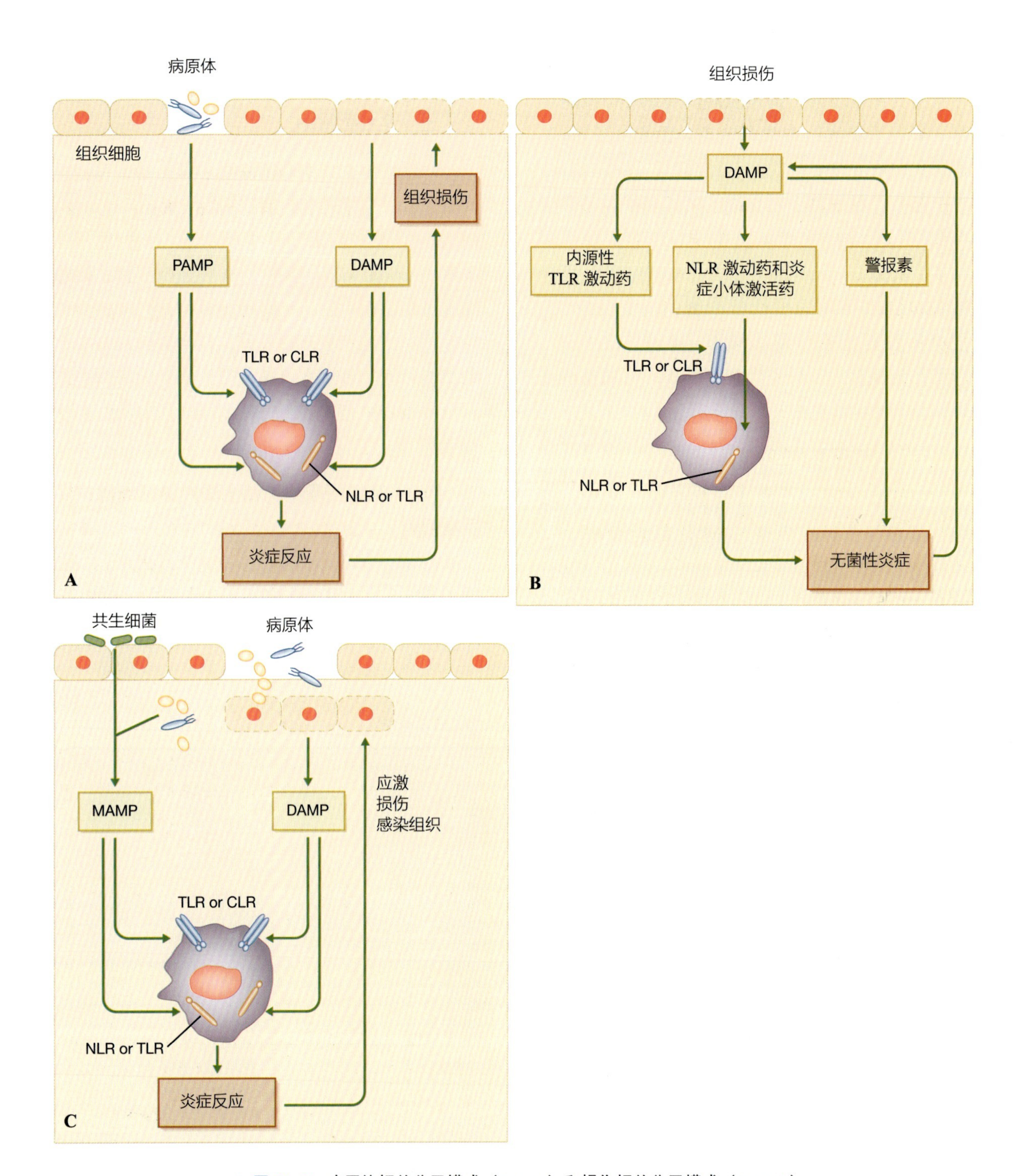

▲ 图 20-3 病原体相关分子模式（PAMP）和损伤相关分子模式（DAMP）

A. PAMP 包括 TLR、NLR 和 CLR 配体，介导感染之后的促炎细胞因子产生；B. DAMP 或警报素由死亡或濒死细胞释放，介导由损伤或应激诱导的组织反应后的促炎因子产生；C. 由病原体感染或破坏的宿主细胞释放的 DAMP、微生物相关分子模式 MAMP 共同诱导针对病原体的促炎细胞因子释放

CLR.C- 型凝集素受体；NLR. NOD- 样受体；TLR.Toll- 样受体（引自 Mills KH. TLR-dependent T cell activation in autoimmunity. *Nat Rev Immunol*. 2011；11：807–822.）

织中的小神经胶质细胞等）。Kupffer 细胞、小神经胶质细胞和心肌组织巨噬细胞主要来自卵黄囊细胞[90]。越来越多的新证据显示：源自卵黄囊的组织巨噬细胞可在整个成年期维持其自我更新[91-93]。组织巨噬细胞的发育和维持需要特定的生长因子，并受组织选择性的转录因子调控[94]。例如，巨噬细胞集落刺激因子（macrophage colony stimulating factor，M-CSF）为 Kupffer 细胞所必需[95]；小神经胶质细胞和朗格汉斯细胞则需要转化生长因子 TGF-β1 和 IL-34[96, 97]；粒细胞巨噬细胞集落刺激因子（granulocyte macrophage colony stimulating factor，GM-CSF）是肺泡巨噬细胞所必需[98]。转录因子 GATA6 是腹膜巨噬细胞转录谱以及自身稳态和炎症反应时细胞增殖所必需[99, 100]。外周血单核细胞主要分为三类，在人体内分别对应 $CD14^{++}CD16^{-}$（经典型单核细胞）、$CD14^{+}CD16^{+}$（中间型单核细胞）、$CD14^{+}CD16^{++}$（非经典型单核细胞）；在小鼠中，相对应的为 $Ly6C^{+}CD62L^{+}CD43^{-}CCR2^{+}$（经典型单核细胞）、$Ly6C^{int}CD62L^{-}CD43^{+}CCR2^{-}$（中间型单核细胞）、$Ly6C^{-}CD62L^{-}CD43^{+}CCR2^{-}$（非经典型单核细胞）[101]。经典型单核细胞可将抗原转运至淋巴结，期间尽管部分可转化为非经典型单核细胞，但和血中单核细胞相比几乎不发生分化。但炎症状态下，招募的单核细胞可分化为巨噬细胞。这些单核细胞源性巨噬细胞不同于组织居留型巨噬细胞[102]。烧伤诱导的高代谢效应，可致严重烧伤后肝脏、肠道和肺等众多器官炎症反应的发生[103]。在这些组织中，来源于卵黄囊的组织巨噬细胞和单核细胞源性巨噬细胞是共存的。研究这些巨噬细胞亚型在严重烧伤患者器官中的功能差异，可为调控炎症消退提供治疗手段。

（二）M1 巨噬细胞 - 抗菌效应细胞

稳定状态下，巨噬细胞是免疫静止的。感染发生时，静止巨噬细胞可通过 TLRs 或 IFN 受体的活化而被激活[104]。IFN-γ 可诱导信号转导与转录激活因子 STAT1 的下游发生磷酸化。尤其是 LPS 可激活 TLR4，并进而影响丝裂原激活蛋白激酶（mitogen-activator protein kinases，MAPK）、干扰素调控因子（interferon regulatory factors，IRF）、核因子 κB（nuclear factor kappa B，NF-κB）途径。因此，激活转录因子 NF-κB、活化蛋白 1（activator protein-1，AP-1）、CCAAT/增强结合蛋白 α（CCAAT/enhancer-binding protein α，C/EBPα）、Krüppel 样因子 6（Krüppel-like factor 6，KLF6）、IRF5 和 STAT1 可以促进巨噬细胞向 M1 表型分化[85, 104, 105]。M1 型巨噬细胞具有以下特征：①高耗氧；②杀死已感染病原微生物的细胞的能力；③表达诱导性一氧化氮合酶（iNOS）；④分泌一氧化氮、某些促炎细胞因子、Th 1 反应相关的细胞因子和多种趋化因子的能力[87-89]。因此 M1 型巨噬细胞可抑制局部感染后细菌的播散。已发现，在有细菌易位的组织中，如固有层（lamina propria，LP）和肠系膜淋巴结（mesenteric lymph nodes，MLN）中存在 M1 巨噬细胞[106, 107]，且 M1 型巨噬细胞是宿主抗菌如抵抗肠球菌易位的主要效应细胞。

（三）M2 巨噬细胞 - 巨噬细胞从静止期向 M1 型分化的抑制药

尽管 M1 巨噬细胞在宿主抗感染反应中发挥重要的作用，但持续的炎症反应对机体危害甚多。为控制炎症相关损伤，产生大量 M_2 型巨噬细胞[108]。M2 型巨噬细胞可以抑制针对病原菌的保护性的 Ⅰ 型免疫反应[84]，因而可导致失控的或持续存在的感染。众多细胞，如 PMN_2、Ⅱ 型固有淋巴细胞、NKT 细胞、Th2 细胞等均可产生 IL-4 和 IL-13[68, 109]，是诱导产生 M2 型巨噬细胞的典型细胞因子。由 PMN2 产生的 CCL2，同样可促进 M2 型巨噬细胞的产生[70-72]。STAT3/6、KLF4、IRF4、PPARγ、C/EBPβ 等转录因子的活化可介导巨噬细胞向 M2 型分化[85, 104]。尽管活化 NF-κB、STAT1 和 MAPK 信号途径为巨噬细胞向 M1 型分化所必需，但 IL-10 可抑制上述转录因子、并促进 STAT3 活化[110, 111]。因而，当 M2 型巨噬细胞存在时，静止巨噬细胞是不会产生 M1 型巨噬细胞的。

M2 巨噬细胞有三类亚型：M2a（表达 CD163、CD206、FIZZ1/Retna、Ym1/Chu 313、ARG1，

产生IL-10和CCL17)；M2b（表达CD163和LIGHT，产生IL-10、CCL1、TNF-α、IL-1和IL-6)；M2c（表达CD163、CD206、ARG1、FIZZ1，产生IL-10、TGF-β和CXCL13）[112]。IL-4和IL-13是M2a型巨噬细胞诱导剂。IL-10、TGF-β联合皮质醇（严重烧伤后24h内血浆中浓度可升高10～50倍）是M2c型巨噬细胞诱导剂[113]。尽管通常认为，M2b型巨噬细胞可被免疫复合物和TLR或IL-1受体激动药所诱导[112]，但烧伤后M2b型巨噬细胞产生机制尚不清楚。尽管三种亚型的M2型巨噬细胞在严重烧伤后均可出现，但其出现的时相点存在差异。比如在LP和MLNs上，M2a型和M2c型巨噬细胞在小鼠烧伤后1～4d出现，而M2b型巨噬细胞则在烧伤后1～4周才出现（图20-4 A）[71, 114]。人体中，M2b型巨噬细胞主要分布在伤后7～10d患者的循环血液中，可持续1～2个月。M2a型和M2c型巨噬细胞在烧伤患者循环中含量极微[80]。实验研究发现，去除严重烧伤小鼠的M2b型巨噬细胞，可提高小鼠抵抗机会性感染的能力[114-116]。因此M2b型巨噬细胞或是控制严重烧伤患者机会性感染的治疗靶点。

（四）巨噬细胞的可塑性

随微环境信号的改变，巨噬细胞可由一种表型向另一种表型转换[84-86]。严重烧伤后不久，在入侵的病原微生物的刺激下，静止的巨噬细胞可转化为M1型巨噬细胞。随后，在此刺激下的M1型巨噬细胞可产生特定的miRNA，或巨噬细胞在胞葬作用，即吞噬凋亡的吞噬细胞后，向M2型分化[117-119]。miRNA是由21～23个核苷酸组成的、短链非编码RNA，可发挥RNA静默和对基因的转录后调节作用[120]。在IL-4作用下，M2a型巨噬细胞可转化为静止性巨噬细胞[121]，或在TLR激动药作用下，被重编程为M1型巨噬细胞。因此，M2a型巨噬细胞是暂时的或生存期相对较短。在体外，在IL-4剥夺培养基内培育2天，M2a型巨噬细胞可失去其细胞特征（图20-4B）。相比较而言，M2b型巨噬细胞可产生能维持M2b细胞特性的CCL1，不需要IL-4这类外源性生长因子，因此一旦出现则存在较久[114]。这些结果提示我们，M2b型巨噬细胞可塑性较差，这或许可以解释为什么M2b型巨噬细胞可在严重烧伤机体中持续存在。

四、固有淋巴细胞

固有淋巴细胞（innate lymphoid cells，ILC）是一群具有淋巴细胞外形，但无谱系标记物，即缺乏T细胞、B细胞、NK细胞和单核/巨噬细胞系细胞表面标记物的淋巴细胞。这些细胞存在于多种上皮组织内，在固有免疫反应中具有重要效应功能[122, 123]。固有淋巴细胞可从表达IL-7Rα（CD127）的共同淋巴祖系细胞发育而来。成熟固有淋巴细胞可对上皮细胞或骨髓细胞来源的警报素产生快速反应，也是众多促炎或免疫调控细胞因子的主要的细胞来源。目前，根据产生细胞因子和分别表达与Th1-、Th2-、Th17-型免疫

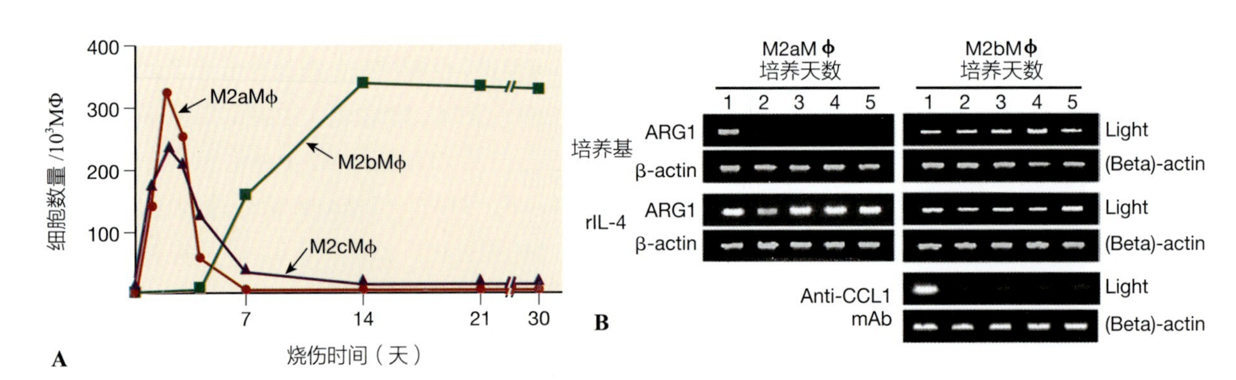

▲ **图20-4 A.严重烧伤小鼠中的M2a型、M2b型和M2型巨噬细胞；B.烧伤后1～3周小鼠的肠系膜淋巴结（MLN）中检测到M2b型巨噬细胞。在无IL-4培养基中培养2天，M2a型巨噬细胞丧失其细胞特性，而M2b型巨噬细胞一旦出现则可存活更长时间**

反应相关转录因子的能力，固有淋巴细胞可分为三类，即 1 型（ILC1）、2 型（ILC2）、3 型（ILC3）（图 20–5）[124]。ILC1 和 ILC3 在促进 I 型免疫反应中发挥关键作用，抵抗多种微生物。而 ILC2 可促进 Ⅱ 型免疫反应 [125]。细胞转导实验和体内发育轨迹解析可推测出固有淋巴细胞各亚型细胞的半衰期为 2 ～ 3 周 [126]。

（一）烧伤后 IL–12 产生不良导致 ILC1 产生障碍

固有淋巴细胞可对 IL–12 产生反应 [123]。是感染后 IFN–γ 和 TNF–α 的主要来源，可招募炎症细胞以控制感染。ILC1 组成性表达 T–bet，可被划分为至少三种亚型：经典 NK 细胞（conventional NK，cNK）、CD103^{+}CD127^{low} 上皮内 ILC1 和 CD127^{+}ILC1[123]。经典 NK 细胞是 CD56^{+}NKp44^{+}CD161^{+}CD127^{-} 细胞，其从 NK 细胞的祖细胞发育而来的过程需要脱中胚蛋白和 IL–15[127]。经典 NK 细胞具细胞毒性，可使颗粒酶和穿孔素脱颗粒，从而诱导靶细胞，如感染的上皮细胞凋亡。CD103^{+}CD127^{low} 上皮内 ILC1s 与经典 NK 细胞相似，因为它们是 CD56^{+}NKp44^{+}CD161^{+} 细胞，可表达穿孔素或颗粒酶，而 CD127^{+}ILC1 是非细胞毒性细胞。后两种 ILC1 亚型缺乏脱中胚蛋白。CD127^{+}ILC1s 可表达 TNF–α 和肿瘤坏死因子相关的凋亡诱导配体（TNF–related apoptosis–inducing ligand，TRAIL），TRAIL 可诱导与病毒感染细胞上的 TRAIL–R1（DR4）和（或）TRAIL–R2（DR5）结合后的细胞凋亡 [126]。

多项研究显示：严重烧伤后经典 NK 细胞的数量和活力下降 [128–130]。严重烧伤患者中，外周血经典 NK 细胞上 NKG2D（一种自然细胞毒性受体）表达量明显下降 [131]。NKG2D 可组成性

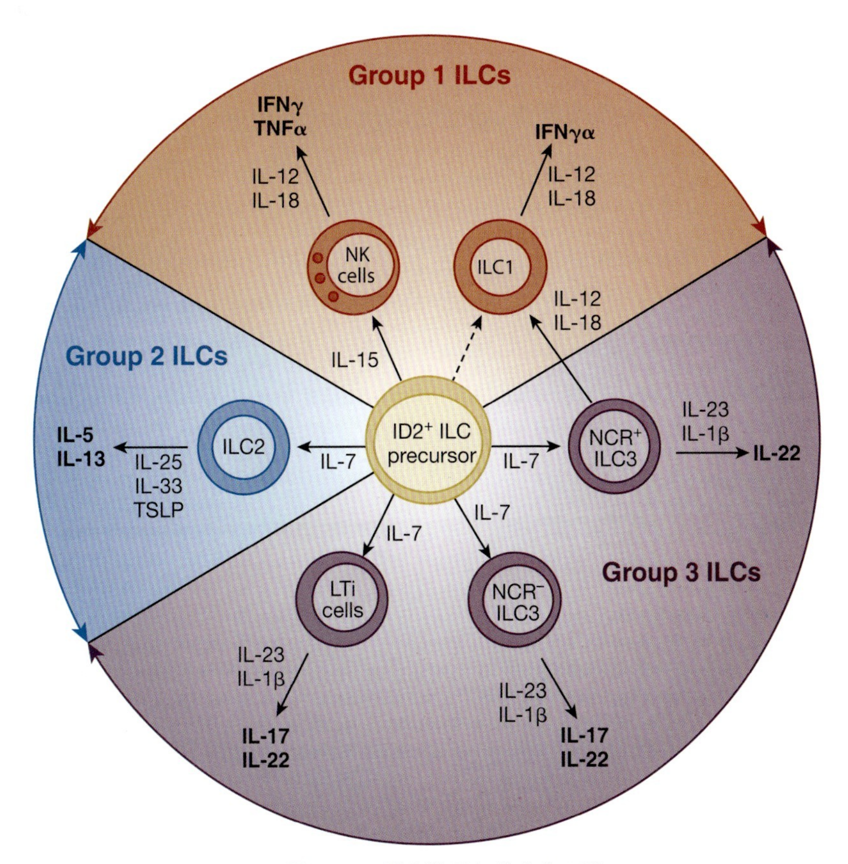

▲ 图 20–5　固有淋巴细胞分为三类

固有淋巴细胞属于淋巴细胞但不表达抗原特异性受体。LTi. 淋巴组织诱导细胞；NCR. 自然细胞毒性受体；TSLP. 胸腺基质淋巴细胞生成素（引自 Spits H，Artis D，Colonna M，et al. Innate lymphoid cells–a proposal for uniform nomenclature. *Nat Rev Immunol.* 2013；13：145–149.）

表达于循环和组织固有的经典NK细胞上。在体内和体外，活化的NKG2D可通过与感染、转化或应激的目标细胞表面表达的NKG2D配体（如MICB和ULBP1）结合，发挥cNK细胞的细胞毒性效应。严重烧伤后24h，血浆中NKG2D配体浓度（来自损伤组织或应激刺激后的组织）可升高3～20倍，并可维持数周[131]。作为一种主动免疫逃逸机制，高浓度的可溶性NKG2D配体可能参与了严重烧伤患者中经典NK细胞活性的抑制。严重烧伤对$CD103^+CD127^{low}$ ILC1或$CD127^+$ILC1的数量和活力的影响，目前知之甚少。由于严重烧伤患者和小鼠多种抗原呈递细胞产生IL-12障碍[80, 81]，因此，烧伤导致的IL-12产生缺陷可致$CD103^+CD127^{low}$ ILC1或产IFN-γ的$CD127^+$ILC1的细胞活性不足。

（二）ILC2活化诱导的Ⅱ型免疫反应

ILC2可对炎症或感染时上皮细胞和巨噬细胞产生的IL-25、IL-33、胸腺基质淋巴细胞生成素（TSLP）做出快速反应[123]。ILC2通过产生IL-4、IL-5、IL-9和IL-13在加速Ⅱ型免疫反应中起着关键性作用[125]。尽管Ⅱ型免疫反应是机体重要的保护性机制，可维持黏膜稳态，但过度Ⅱ型免疫反应可抑制针对病原菌的保护性Ⅰ型免疫反应，从而造成失控或持续的感染。ILC2组成性表达高水平的、为固有淋巴细胞前体细胞发育成ILC2所必需GATA3。GATA3也是成熟ILC2维持和发挥功能所必需，而RAR相关孤儿受体（RAR-related orphan receptor，ROR）-α是ILC2成熟的必要转录因子[123, 126]。事实上，在RORα基因敲除小鼠的组织中不能检测出ILC2[132]。小鼠中可分离出两类ILC2：天然ILC2（$ST2^+$，nILC2）和炎症ILC2（$ST2^-$，iILC2）[133]。nILC2在稳定状态下存在，可维持肠道B细胞分泌IgA，而iILC2可在炎症环境下诱导产生。

严重烧伤患者外周血ILC2数量明显增加（图20-6A），严重烧伤小鼠外周血和固有层也发现ILC2数量增加（图20-6B）。在严重烧伤小鼠中，给予RORα依赖转录因子特异性抑制药（SR3335，RORα的一种合成性配体[133]）（图20-6C）以去除ILC2，肠道细菌感染导致的脓毒症可得到控制（图20-6D）。因而，ILC2在严重烧伤后机体抗菌防御机制的损害中起着重要作用。

（三）肠壁ILC3

和ILC1类似，ILC3在促进Ⅰ型免疫反应中发挥关键性作用[123]。ILC3主要存在于肠道相关淋巴组织上。ILC3可对树突状细胞或髓细胞产生的IL-1β、IL-6和IL-23产生反应。它们可产生IL-22和IL-17，可组成性表达RORγt。ILC3可被分为三类亚型：淋巴组织诱导（lymphoid tissue-inducer，LTi）细胞和两种$ROR\gamma t^+$亚型，后者根据其表达NK细胞受体与否分为NCR^+ILC3和NCR^-ILC3[123, 126]。LTi细胞可产生淋巴毒素和TNF-α，刺激间充质细胞产生淋巴器官发生所必需的趋化因子和黏附分子。NCR^+ILC3表达NK特异分子（小鼠中的NKp46和人类中的NKp44）。这些细胞无细胞毒性，不产生IFN-γ。相反，NCR^-ILC3可产生IFN-γ。通过产生IL-17，NCR^-ILC3可刺激中性粒细胞迁移和上皮细胞分泌抗菌肽[134]。肠道中，ILC3在调控组织修复方面具有重要作用[123, 135]。ILC3可对细胞外细菌或真菌感染产生快速反应，产生IL-22，以维持上皮屏障、生产抗菌肽并通过递呈共生菌来源的肽而抑制共生菌特异性T细胞的反应性。ILC3可与巨噬细胞和树突状细胞产生“交互对话”，通过上调调节T细胞水平达到促进肠道稳态的作用[136]。LTi细胞和NCR^+ILC3可在被细胞外细菌刺激后由巨噬细胞产生的IL-1β作用下，产生GM-CSF来促进口服耐受。ILC3在IL-2和IL-12的刺激下可分化为ILC1[137]。

严重烧伤患者中，由细菌诱导的巨噬细胞和中性粒细胞产生IL-12障碍[80, 81]。这些患者的T细胞在丝裂原刺激下产生IL-2水平也降低[83, 138]。IL-2和IL-12产生缺乏导致仅有极少量ILC3可分化为ILC1。严重烧伤患者ILC1的减少可导致抗菌效应细胞产生减少及随之的获得性免疫反应障碍。由于ILC3可使肠道炎症反应消退，以及通过刺激上皮细胞产生抗菌肽来加强

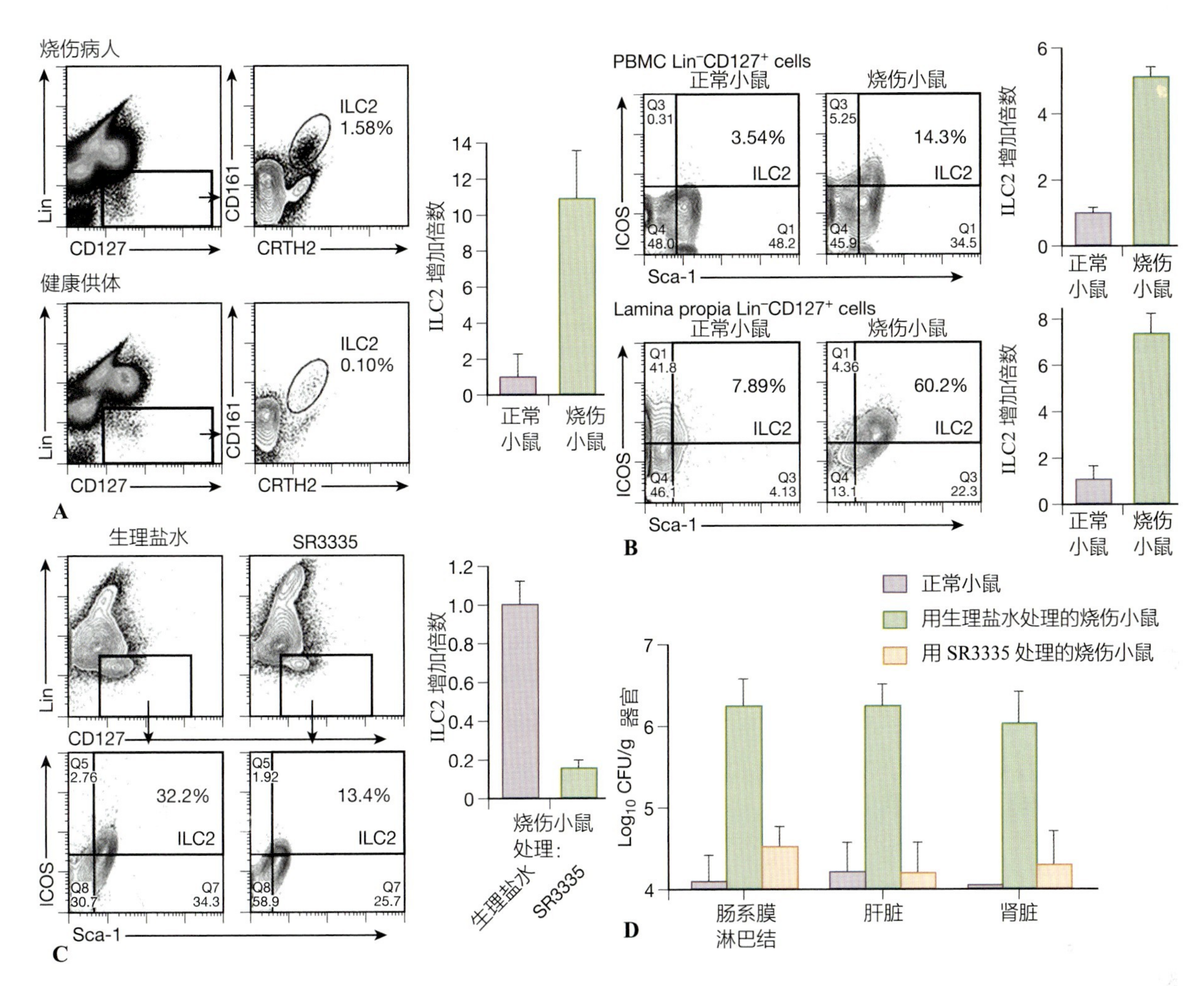

▲ **图 20-6　严重烧伤患者和严重受伤小鼠中出现的 2 型固有淋巴细胞（ILC2）增加肠道细菌相关脓毒症的易感性**

A. 严重烧伤患者外周血单个核细胞中 ILC2 增加；B. 烧伤后 1 天小鼠患者外周血单个核细胞和固有层（LP）中 ILC2 增加；C. SR3335 处理后的烧伤小鼠 LP 中 ILC2 减少；D.SR3335 增加严重烧伤小鼠对肠道细菌相关性脓毒症的抵抗能力

肠道屏障功能 [123]，故 ILC3 在减轻严重烧伤后肠道细菌易位中起着重要作用。

五、树突状细胞

树突状细胞（dendritic cells，DC）属于吞噬细胞，对于启动感染后的固有免疫反应和获得性免疫反应均发挥重要作用。树突状细胞存在于高抗原暴露区，如皮肤、呼吸道和肠道。作为吞噬细胞，树突状细胞可以感知入侵的微生物并产生细胞因子和抗菌肽，以利于吸引和活化其他固有免疫细胞限制微生物的生长和扩散；作为抗原递呈细胞，DC 可以将抗原递呈给 T 细胞启动获得性免疫反应。树突状细胞的上述两种功能对控制和消除感染均非常重要。烧伤患者循环树突状细胞明显减少。早在伤后 1d，患者常规树突状细胞和浆细胞样树突状细胞均明显减少。在未发生脓毒症的烧伤患者中，循环树突状细胞可在伤后 1 周内恢复。然而，在烧伤后急性期（伤后 20d 内）发生脓毒症的烧伤患者，树突状细胞数量不能恢复至正常水平，明显低于未发生脓毒症的烧伤患者 [139]。这说明烧伤引起的树突状细胞缺乏可明显降低烧伤患者的抗感染能力。烧伤后树突状细胞恢复障碍与其髓样前体细胞分化减少相关。体外实验显示烧伤患者单核细胞向树突状细胞分化的潜能降低，而这与单核细胞高表达转录因子 MafB 相关，MafB 可促进髓样前体细胞向单核细胞而不是树突状细胞分化。在体外沉默烧伤患者单核细胞 MafB 基因，可以恢复它们向树突状细胞分化的潜能[140]。在小鼠烫伤模型中也观察到类似的结果，髓样前体细胞倾向于向单核细胞而不是树突状细胞分化。严重烧伤小鼠伤后 2 周其树突状细胞数量均显著降低，这与 MafB 表达升高及树突状细胞的分化转录因子 GATA-1 低表达相关[141, 142]。

除树突状细胞数量减少，烧伤还影响树突状细胞某些关键的抗感染功能。局部地，烧伤创面创缘皮肤中的树突状细胞不仅数量下降，而且其表达淋巴细胞人类白细胞抗原（HLA-DR，一种 MHC- Ⅱ抗原呈递分子）和 TLR4（对树突状细胞活化有重要作用）及刺激 T 淋巴细胞的能力在烧伤后均有损害。烧伤后，树突状细胞表达 TLR4 和产生 Th1 相关细胞因子，如 IL-12 的水平下降，但产生 Th2 相关生长因子，如 IL-10 水平升高。烧伤后树突状细胞活化 T 细胞的能力同样受损[145, 146]。此外，烧伤后树突状细胞产生的抗菌的 β- 防御素的能力下降，与其在体外杀菌能力下降相关[147]。总之，烧伤对树突状细胞数量和功能的抑制可使机体对抗感染的固有免疫和获得性免疫反应能力均降低。

一些实验研究尝试在烧伤小鼠伤后应用药物刺激树突状细胞产生，以恢复树突状细胞的数量和功能。给予严重烧伤小鼠树突状细胞生长因子，即 fms 样酪氨酸激酶 3 配体（fms-like tyrosine kinase-3 ligand，Flt3L）可恢复和增加树突状细胞数量，增加树突状细胞产生的 Th1 相关生长因子及树突状细胞刺激中性粒细胞和淋巴细胞活化的能力[148, 149]。这些结果有助于增加烧伤后细菌清除、减轻全身性炎症反应、提高烧伤感染的生存率。以上结果提示：树突状细胞功能损害对烧伤后感染的易感性发挥关键性作用，在烧伤患者中针对树突状细胞的靶向治疗可能有助于恢复严重烧伤患者的免疫功能。

六、总结

烧伤对免疫的影响多样，个体间亦存在差异。因而，针对单一细胞类型或实施单一因素的治疗可能不足以明显降低严重烧伤患者的并发症、发生率和死亡率。明确患者特异性的免疫缺陷，针对这些缺陷使用“鸡尾酒”样的混合免疫治疗、同时又不引发过度的炎症反应，将会是提高免疫能力、降低严重烧伤感染相关死亡率的最好方法。因此，必须寻找具有预测性的生物标记物，以在将来对于严重烧伤患者实施个体化免疫治疗。

第21章

烧伤生物标志物

Biomarkers in Burn Patient Care

Amina El Ayadi　David N. Herndon　Celeste C. Finnerty　著
牛轶雯　译

一、概述

每年烧伤患者达800多万人。约100万人遭受烧伤总面积超过30%TBSA的严重烧伤。烧伤可致相当高的发病率和死亡率，通常会因吸入性损伤、感染和脓毒症而变得复杂，而引起全身炎症反应、急性呼吸窘迫综合征（acute respiratory distress syndrome，ARDS）、多器官功能障碍综合征（multiple organ dysfunction syndrome，MODS）和死亡[1]。尽管在重症监护和复苏方面有所进展，仍有40%～60%的烧伤患者会因感染而导致脓毒症[2-6]。对严重烧伤患者的器官功能、感染、临床变化或预后能进行前瞻性识别或监测将有助于早期干预治疗，减少并发症和死亡率，并显著降低临床监护费用。近年来，从单一蛋白质（如降钙素原、IL-8）到变量组合（如蛋白质、尿标记物、临床参数）的生物标记物已经被用于预测或识别严重烧伤感染、脓毒症、器官衰竭风险或存活率。伤后最初的72h对于预防并发症至关重要，因此，在此期间如果能用生物标记物来指导监护，可提高我们的诊治水平。已经确定的备选生物标记物可用来识别感染或脓毒症，预测存活率，显示损伤程度，或者监测器官功能或伤口愈合进程。生物标记物可采用单分子、基因或蛋白质家族、损伤特征或临床参数的表现形式。好的生物标记物可用于诊断或判断预后，具有敏感性、特异性、易于检测和可重复性的特征[7]。临床应用时，通过药物干预来改变目标标记物，然后监测该表达变化以确定其对患者预后的影响。

烧伤致机体多系统受损，并可能产生后遗症，对于人体健康和生活质量具有长远影响。如果能够判断预后或确定疗效，就可以通过靶向治疗来改善患者预后。由此，我们综述了烧伤患者中用于评估感染和脓毒症、存活率、吸入性损伤、器官功能和伤口愈合的备选生物标记物。

二、脓毒症和感染的预测

烧伤后，促炎和抗炎细胞因子表达显著改变[8]，这些细胞因子的浓度或相对值形成的表达谱可用于预测患者预后[9]。烧伤后细胞因子的应答特征显示，如IL-6和IL-8的炎症介质呈现一个快速的峰值表达，然后在后续几周到几个月内，这些细胞因子逐渐恢复到非烧伤患者中检测的水平[8-10]。入院时和住院期间的细胞因子表达可以预测脓毒症或多器官衰竭（multiple organ failure，MOF）[11-13]。与患者预后相关的促炎和抗炎细胞因子包括肿瘤坏死因子-α（TNF-α）、干扰素-γ（IFN-γ）、IL-1β、IL-I7、IL-4、IL-6和IL-8。炎症细胞因子表达的增加与烧伤后高代谢反应、感染和脓毒症的发生密切相关。尽管早期研究主要聚焦于单一细胞因子与患者预后的相关性[14-18]，多种蛋白质同时检测的技术方法使得分析物的表达谱与临床变化或预后的相关分析成为可能[11, 13]。由于与烧伤病理生理反应重叠，烧伤患者没有使用危重患者的脓毒症诊断标准。因烧伤患者具有独特的脓毒症临床症状，而建立了烧伤脓毒症这一特异性定义[19]。鉴于烧伤引起的强烈炎症反应、急性时相反应和凝血反应，以及感染时这些应答干扰[10、20、21]，许多备选生物标记物可用于脓毒症和感染的识别和（或）预测。

（一）TNF-α

TNF-α主要由烧伤后立即活化的巨噬细胞分泌。创伤和感染后，宿主免疫应答被TNF-α激活，随后释放细胞因子。TNF-α在血管生成和伤口愈合中发挥作用[22]。研究证实TNF-α可预测烧伤患者感染性并发症的发生[11, 23]。事实上，烧伤后TNF-α表达立即增加，启动炎症反应，然后下降[8, 9, 24]。TNF-α表达的再次升高似乎表明感染或脓毒症的发生[23, 25]。

（二）IL-8

IL-8（或CXCL8）是一种趋化因子，主要由巨噬细胞在损伤后早期释放。IL-8与炎症相关，在中性粒细胞和其他免疫细胞向感染部位趋化募集中起了关键作用[26]。除了巨噬细胞，表皮细胞、气道平滑肌细胞和内皮细胞亦释放IL-8，参与了细胞增殖、组织重塑和血管生成等多种细胞生物过程[27]。

IL-8被认为是烧伤后的存活生物标志物。一直以来，IL-8的表达在未存活烧伤患者中显示了更高的水平[11、13、14、24]。烧伤存活者的IL-8表达在伤后8～10d恢复到基线水平，而未存活者的IL-8浓度持续高水平，直至死亡[24]。未存活者IL-8表达在伤后8～10d增加，这可能提示感染或脓毒症的开始。最近一项研究表明，在468名儿童烧伤患者中，IL-8浓度达到或超过临界值234pg/ml，与MOF、脓毒症和死亡的高风险有关[28]。

（三）IL-6

损伤或创伤后的急性时相反应中，T细胞和活化巨噬细胞释放IL-6，可能导致炎症或感染。IL-6具有促炎性和抗炎性[29]。与非烧伤志愿者的IL-6水平相比，烧伤患者IL-6浓度显著增加[24]。虽然IL-6升高的初始峰值反映了早期的抗炎反应，但烧伤后血清IL-6浓度的慢性和过度增加与感染、脓毒症和死亡的高风险有关[11、16、24]。在入院和死亡或出院之间的所有时间点，未存活烧伤患者血清IL-6浓度水平均显著高于存活烧伤患者[11, 24]。

（四）C-反应蛋白

C-反应蛋白（CRP）是属于钙依赖配体结合五聚体蛋白家族的血清淀粉样蛋白P组分，它是炎症的标志。组织损伤或感染刺激下释放的IL-6促使肝脏合成CRP。IL-6升高后数小时CRP表达增加[30]。CRP检测的价格低且易操作。高浓度CRP伴随炎症发生，但这种反应缺乏特异性。烧伤患者血清CRP的升高已有详细报道[31-33]。CRP被认为是烧伤儿童脓毒症的早期预测因子[34]。对918名烧伤患儿的研究发现CRP水平与烧伤面积和死亡率显著相关，但是CRP表达变化与重度烧伤患儿的严重感染或脓毒症发生率无关[35]。亦有研究显示，尽管CRP可能与烧伤面积或死亡率相关，但与感染或脓毒症的关系缺乏足够证据[36]。

（五）降钙素原

降钙素原（procalcitonin，PCT）是降钙素激素的前肽物质，由甲状腺滤泡旁细胞合成，参与钙稳态调节。降钙素的主要功能是减少破骨细胞对钙的吸收，从而提高血液循环中的钙水平。PCT的半衰期为25～30h。在感染性应激、真菌感染、创伤和手术时血清PCT浓度显著增加。烧伤患者在伤后约4hPCT浓度开始升高[37]。烧伤后，与非脓毒症者相比较，脓毒症患者PCT浓度显著升高[1, 37-39]。此外，有学者建议将PCT浓度纳入烧伤特异的脓毒症定义[37]。目前，由于缺乏快速、经济而有效的检测方式，PCT应用受到一定限制。

（六）瘦素蛋白

瘦素蛋白主要由脂肪组织分泌，进入血液循环后通过中枢神经系统参与摄食和能量平衡的调节[40]。瘦素也在血管生成中发挥作用[41]，并刺激T细胞和单核细胞释放细胞因子[42]。近期研究表明烧伤后血清瘦素蛋白水平显著升高，提示瘦素可能在烧伤中起到生物标志物的作用[25, 41]。与非脓毒症患者比较，烧伤脓毒症患者的瘦素水平增高，烧伤存活者的瘦素浓度也高于非存活者[25]。脓毒症患者瘦素表达增加可能与瘦素在应激调控中的作用有关[27]。烧伤脓毒症存活者体内的高瘦素浓度可能代表其抵御细菌感染的宿主防御能力，在急性脓毒症生存获益中起关键作用[41]。

（七）多参数组合分析

多种蛋白质组合分析可提供更强大的预后判断能力。随着同步检测多蛋白分子技术的普及，例如基于微珠的多参数测定或质谱，少量样品即可进行多种蛋白质的检测。因此，目前可以通过收集一组蛋白质表达数据来确定其与患者预后的相关性。由此，通过这些技术的运用，可以建立蛋白质表达与烧伤损伤程度或预后之间的关联度。目前研究表明，随着 IL-6 和 IL-12p70 表达增加及 TNF-α 表达的降低，小儿烧伤患者脓毒症的死亡风险增加[11]。

三、存活率的预测

准确预测筛选出存活率降低的患者将有助于临床医生制定出更为积极的治疗策略，从而最大限度地提高患者存活率。传统意义上来讲，年龄和烧伤总面积可用于对烧伤预后进行初始评估[44]。此外，兼顾吸入性损伤或肺炎的附加影响可以更好地预测死亡率[45]。随着临床监护的完善，如复苏流程改善、感染和脓毒症的控制，以及新移植技术的发展，严重烧伤后的死亡率显著性降低。与死亡率增加相关的 3 个风险因素包括年龄超过 60 岁，烧伤总面积超过 40%TBSA 及合并吸入性损伤[46]。

已知炎症反应和代谢反应与烧伤面积呈正相关[47]，大面积烧伤患者易合并脓毒症、吸入性损伤和心肌梗死，往往需要机械通气，死亡的发生率更高[48]。为了评估临床并发症对患者预后的影响，对 952 名严重烧伤患儿进行研究，确定了 62%TBSA 的烧伤总面积临界值，超过该临界值的患儿发生脓毒症、MOF 和死亡的风险增加[48]。

多蛋白质参数组合评估可以用来预测患者的存活率[13, 24]。虽然临床特征常被用于评判患者疾病的严重程度，但是我们发现，来自临床实验室的蛋白质组学数据和检测结果可以提高对复杂临床过程的识别[49]。在对 322 名严重烧伤患儿的研究中，鉴定了一组生物标志物，包括烧伤面积大小、是否合并吸入性损伤、年龄、血尿素氮、α_2- 巨球蛋白、IL-4 和天冬氨酸氨基转移酶。对这一模型的测试结果表明，以烧伤面积、年龄和是否合并吸入性损伤进行组合预测死亡率，其准确率仅为 52%，附加临床化学检验和蛋白质组数据后的分析，准确率可以提高到 81%。

四、吸入性损伤与机械通气

烧伤的严重程度有时会因吸入性损伤而复杂化，甚至导致死亡。吸入性损伤患者死亡率较非吸入性损伤者高出近 3 倍[48]。吸入的毒素和烟尘进一步加重病情，使患者易并发呼吸道感染和（或）ARDS。机械通气可缓解病情。在各种通气策略，如低潮气量与高潮气量模式下，对烧伤患者进行了生物标志物的研究。Shelhamer 等报道，机械通气患者早期血清 IL-8 浓度增加，IL-1β、IL-6、IL-8、GM-CSF 和 TNF-α 等细胞因子的数倍增加与呼吸机相关性肺炎或死亡发生相关[50]。然而，最近的一项研究比较了轻度烧伤合并吸入性损伤的患者应用机械通气前后血清炎性细胞因子 IL-6、IL-8 和 TNF-α 浓度，以确定这些生物标志物的血浆水平是否受到通气策略的影响[51]。出乎意料的是，这项研究显示高频冲击通气可提高血液氧合状况，但没有进一步增加血清炎性细胞因子水平[51]，该结果与 Shelhamer 等的研究假设一致[50]。

支气管肺泡灌洗液中的蛋白质表达也可用于了解烧伤患者吸入性损伤的病情变化。对烧伤存活者和未存活者支气管肺泡灌洗液中细胞因子表达谱进行比较，结果显示未存活者中许多炎症标记物表达受抑制，如 IL-1RA、IL-1β、IL-2、IL-4、IL-8、IL-10、IFN-γ、MIP-1β 和 TNF-α。另有研究表明，未存活者的肺免疫反应性低下而导致细胞因子产生减少。血清中这些细胞因子的表达水平与吸入性损伤临床严重程度的相关性研究显示，IL-1RA、IL-6、IL-8、粒细胞集落刺激因子和单细胞趋化蛋白 1 可作为肺损伤严重程度的生物标记物[53]。在支气管肺泡灌洗液中，IL-10 浓度升高伴随 IL-12p70 表达抑制与烧伤后急性肺损伤显著相关[54]。此外，气道中 IL-10、双链 DNA 和透明质酸的早期增加与随后肺部细菌感染的发展有关[54]。

五、复苏与肾功能

液体复苏是由应用液体的类型、流速、体积和应用频率来导向的。液体管理目标是纠正因皮肤屏障功能丧失而致的低血容量休克，但液体又不能过量负荷。Parkland 公式或 Galveston 公式等用于指导烧伤患者的液体复苏。虽然常有容量过度负荷的报道[5]，但目前尚没有一个方案能被所有烧伤中心运用。近期，Cancio 等将计算机化工具辅助应用于烧伤患者的液体复苏治疗[55]。

复苏的液体容量需求可以通过患者体重和烧伤总面积来估计[56]。吸入性损伤、烧伤深度和伤后时间也要纳入考量中[57]。实际输注速度是根据尿量变化来滴定的[5]。虽然一些研究建议使用胸腔内血容量来指导复苏速率，但与尿量指导复苏的患者相比，这些患者血清促炎细胞因子与抗炎细胞因子的比值更高[58]。该研究还显示了与胸腔内血容量指导复苏组比较，尿液指导复苏组中粒细胞、淋巴细胞和单核细胞 CD 标记物更高，提示该组转向抗炎状态。

重症监护中，有关血容量和肾脏灌注的生物标记物研究表明，中性粒细胞明胶酶相关脂质运载蛋白（neutrophil gelatinase-associated lipocalin，NGAL）和 B 型利钠肽（B-type natriuretic peptide，BNP）是决定复苏策略的可靠标记物。测量 NGAL 来识别急性肾损伤较肌酐要早 12h；过度复苏患者 BNP 水平显著增高[59, 60]。烧伤后复苏时，定期测量肌酐、NGAL 和 BNP 有助于确定血容量和评估肾功能[59, 61]。进一步的研究来优化 BNP 和 NGAL 的临界值，可用于指导复苏。

六、创面愈合

创面封闭是基于损伤位置、创面灌注及创面床和肉芽组织整体外观来预测的[62]。在缺乏可信的计算方法或生物标记物的情况下，这些因素的定量都是主观的。生物标记物可用于监测创面愈合进程，以实现最佳创面愈合而避免增生性瘢痕，因此，确定生物标志物在这一领域中至关重要。创面愈合是通过一系列相互关联的细胞和生物化学事件的精准协调而实现的，经炎症、迁移、增殖和重塑过程完成组织修复。各个阶段受到精确调控、相互重叠并以特定标记为特征。创面愈合的初始炎症阶段通过早期免疫反应避免伤口感染，其特征是血管扩张、液体外渗、水肿形成，由中性粒细胞、单核细胞和巨噬细胞参与；第二阶段是增殖阶段，其特征是成纤维细胞和角质形成细胞的活化致伤口闭合和血供重建；最后是重塑阶段，胶原蛋白和弹性蛋白沉积，成纤维细胞分化为肌成纤维细胞，促进伤口收缩和最终闭合。后续角质形成细胞、肌成纤维细胞和免疫细胞的凋亡将会终结创面愈合过程，以避免细胞外成分过度蓄积而导致不必要的增生性瘢痕。

急性创面历经一系列由促炎或抗炎细胞因子介导的相互依赖事件而愈合。确定这些细胞因子的水平可以反映创面愈合状态。生物标记物研究旨在确定驱动创面愈合每个阶段的特定标记物，从而制订治疗策略而达到功能恢复最优化。通过分析血清、伤口渗出液、水疱液和创伤组织中的细胞因子水平，来确定可能的生物标记物。研究表明，血清 IL-3、IL-12p70 和 PCT 水平的升高可预示创面愈合延迟[63]。Hawksworth 等分析了血清、创面渗出物和在每次清创过程中收集的创面床活检组织中的促炎细胞因子水平[64]。结果显示，血清 IL-6、IL-8、MIP-1α 和渗出物中诱导蛋白（IP）-10 蛋白可预测伤口裂开[64]。此外，MCP-1、IL-1α、TNF-α、IL-8、MIP-1α、GM-CSF、IL-1β 和 IL-6 mRNA 转录因子的表达也可提示伤口裂开[64]。老年患者创面愈合延迟与 CD44 和角蛋白 -6 水平升高有关[65]。调节这些患者的基质金属蛋白酶 -9 可促进创面愈合[65]。IL-1β 细胞因子家族成员 IL-33 能加速创面愈合，可促进细胞外基质生成，利于巨噬细胞活化，并且通过激活中性粒细胞和增加细胞外基质相关基因的表达来抑制耐甲氧西林金黄色葡萄球菌定植[66]。作为创面愈合自分泌或旁分泌调节的一部分，瘦素也可通过刺激局部缺血创面组织的血管生成和新血管形成来促进创面愈合[40, 67]。活化巨噬细胞分泌的 TNF-α 在早期免疫应答中发挥作用，是创面愈合中的一个重要因素。TNF-α 也可直接作用于角质形成细胞和内皮细胞而影响上皮化和血管化过程，继而影响创面愈合[68]。因此，TNF-α 可作为一个良好的治疗靶点来促进烧伤创面愈合。

七、结论

利用蛋白质组学、基因组学和临床检测来预测严重烧伤患者预后，监测损伤严重程度或器官恢复状态，或者检测创面愈合状况是众多研究的主题。目前致力于对患者群体或损伤严重程度（包括脓毒症）进行精准定义，并探索能识别患者预后的生物标记物，以期获得更具特异性和实用性的生物标记物来指导临床决策或监测治疗效果。

拓展阅读

Davis CS, Albright JM, Carter SR, et al. Early pulmonary immune hyporesponsiveness is associated with mortality after burn and smoke inhalation injury. *J Burn Care Res*. 2012;33(1):26-35.

Finnerty CC, Jeschke MG, Qian WJ, et al. Determination of burn patient outcome by large-scale quantitative discovery proteomics. *Crit Care Med*. 2013;41(6):1421-1434.

Finnerty CC, Ju H, Spratt H, et al. Proteomics improves the prediction of burns mortality: results from regression spline modeling. *Clin Translat Sci*. 2012;5(3):243-249.

Jeschke MG, Gauglitz GG, Kulp GA, et al. Long-term persistence of the pathophysiologic response to severe burn injury. *PLoS ONE*. 2011;6(7):e21245.

Kraft R, Herndon DN, Al-Mousawi AM, et al. Burn size and survival probability in paediatric patients in modern burn care: a prospective observational cohort study. *Lancet*. 2012;379(9820):1013-1021.

Ruiz-Castilla M, Roca O, Masclans JR, Barret JP. Recent advances in biomarkers in severe burns. *Shock*. 2016;45(2):117-125.

第22章 烧伤患者的血液系统变化、止血、血栓预防和输血

Hematology, Hemostasis, Thromboprophylaxis, and Transfusion Medicine in Burn Patients

Derek Culnan　Karel D. Capek　Charles Voigt　Kuzhali Muthumalaiappan　著

原　博　刘　琰　译

一、概述

严重烧伤可导致血液系统发生诸多变化。烧伤切、削痂手术，以及住院期间的抽血化验等可造成严重的失血性贫血，甚至引起出血性休克，需要大量输血。大量的液体复苏和休克可造成明显的凝血障碍。外科清创手术同样可引起明显的稀释性凝血障碍，也需要输血支持。此时，受过度炎症反应细胞因子级联作用的影响，产生新血细胞的造血过程由生成红细胞向生成髓细胞转变。烧伤的过度炎症反应可致机体高凝状态，通常需要积极的抗凝或预防血栓治疗。因此对于烧伤患者的血液系统、止血、血栓预防和输血知识的掌握，有助于解决临床上烧伤患者所遇到的相关问题。

二、烧伤患者的贫血病因

贫血是指红细胞的浓度或血红蛋白浓度低于正常成年人的实验室正常值的状态。这些正常值和充足的氧供并无相关性。Weiskopf 和 Feiner 曾描述过一个经典的例子，即在正常血容量患者中，虽然存在严重的急性贫血，血红蛋白浓度为 5g/dl，但氧供是正常的[1]。贫血常存在于烧伤尤其是严重烧伤患者中，这主要由急性手术失血和严重的病情所致，甚至在烧伤面积仅为 10% TBSA 的患者中也可以出现贫血[2]。轻度的红细胞减少对机体的影响极小[3]，但当红细胞浓度明显减少，或总血容量丢失超过 30% 时，就会影响机体，损害终末器官的灌注和氧合[4]。烧伤后最初的 2 周内，贫血由烧伤创面的出血、液体复苏导致的血液稀释，以及为准备血供良好的创基反复进行的切削痂手术中出血而导致[5]。之后的贫血主要由严重疾病、营养不足[6, 7]、红细胞生成障碍[8]或抽血、换药引起[8]。在尸检和小鼠烧伤模型研究中发现骨髓功能障碍导致的红细胞生成抑制[8]。一项对死于心肌梗死、脓毒症或烧伤患者的尸检研究发现：与其他患者相比，烧伤患者骨髓中有核红细胞的数量明显减少[9]。

每 1% 体表面积的削痂手术可造成至少 2% 血容量的急性失血，因此在大面积烧伤患者削痂手术时，常伴有大量失血，需要大量输血[10]。大量输血指 24h 内输注 10U 或更多的浓集红细胞[11]。治疗过程中，急性外科手术的失血临床表现明显，而烧伤患者在恢复期，要经历更长时间的因重症所致的贫血，其临床表现较为隐匿。所谓因重症所致的贫血，是指红细胞的产生能力不能满足危重的病情对红细胞的需求[12, 13]。超过 50% 的烧伤患者在住院期间需要输血治疗，以纠正因病情危重所致的贫血[14]。这相当于慢性疾病所致贫血的急性形式[15-17]，或炎症反应合并营养不良时引起的贫血[12]。急性失血所致的贫血可通过手术控制，危重病情所致的贫血也可通过减

少抽血和换药次数以减少失血、增加营养，以及植皮覆盖创面以促进病情恢复。总之，可通过对病因、急性失血和危重病情的控制等手段预防贫血，但目前针对这两种贫血的主流治疗方法仍是输注浓集红细胞。

三、烧伤患者的止血

控制烧伤后的出血对于预防失血性休克及限制总输血量是至关重要的。Barbosa 和 Rowel 曾指出，6h 红细胞输注的需求量是预测大量输血的创伤患者死亡率的一项指标，但是不清楚这一结果是否适用于失血已得到控制的烧伤清创手术[18]。在这种情况下，经验丰富的麻醉医生可根据烧伤医师手术时去除烧伤或坏死的组织和（或）植皮手术时的失血速度调整输血速度和输血成分，来预防发生失血性休克，维持正常血容量，防止凝血障碍发生。

由于烧伤患者易发生感染，预防贫血的发生，较治疗贫血及后遗症更有效。包括手术区域含肾上腺素液体预注射、含凝血酶的敷料及止血带的使用等一系列措施均被用来控制急性手术出血[19]。此外，治疗大面积全层皮肤烧伤的患者时，运用电刀在筋膜或皮下层面进行切除可明显减少手术出血量[20]。众多研究发现：无论采取何种切除方式，往皮下组织间隙中注射稀释后的肾上腺素，可在外科处理创面时促进血管收缩、减少失血量[21-24]。在一项儿童研究中，肾上腺素肿胀液的单独使用可使每 1% 体表面积的手术（切削痂面积 + 供皮区面积）失血量从 3.5% ～ 5% 减少至 0.98%（总血容量）[24]。需要注意的是，肾上腺素一般需要 25min 的时间起效[25]。肾上腺素肿胀液对血流动力学无明显影响，对创面愈合的影响也甚小[26-30]。近期研究表明：和生理盐水对照组相比，皮下注射肾上腺素肿胀液对组织灌注、疼痛及瘢痕质量，均无明显的副作用[26]。利多卡因和肾上腺素混合液进行浸润近来引起了人们的兴趣。Gumus 研究发现这项技术可减少出血，利于削痂手术进行[31]，以及减少术中输血量[32]。实验研究了在使用肾上腺素肿胀液的基础上使用含凝血酶棉垫对于术后止血的作用，其可通过减少敷料区域不必要的渗出提供辅助止血作用[19, 33-35]。新型的硅胶敷料也可以明显减少削痂手术的出血量及输血量[36, 37]。我们在手术中使用含肾上腺素的非黏附性敷料，这有助于止血，移除棉垫时，不会引起再出血，出血情况常发生于开腹手术移除含肾上腺素的棉垫致伤口表面的血凝块撕脱。最后，我们来谈谈肢体止血带，它的使用可减少削痂和清创手术的急性手术失血量，且不影响移植物的黏附[19, 38-41]。Kragh 等学者发现止血带对成人[42]和儿童[43]均适用。总之，肾上腺素肿胀液、凝血酶敷料以及止血带这三项技术可使每次手术的平均输血量由 3.3U 减少至 0.1U，植皮成功率达 96%，每个患者的平均输血量由 15.7U 减少至 7.9U[34]。近期的分析提示：使用肾上腺素肿胀液可减少止血带的使用需求[44]。需要注意的是，曾使用牛凝血酶的患者禁止再次使用，因为这可导致凝血功能紊乱以及由获得性Ⅴ因子缺乏导致的严重出血。Mullins 等发现重组人类凝血酶喷洒是一种安全有效的止血措施[46]。由于输血需求常被高估，以及因血型鉴定和交叉配血所产生的费用[47]，每 $1000cm^2$ 烧伤创面的削痂手术术前预估需要输注 1.78U 浓集红细胞，可最好地使用血库资源[48]。

四、烧伤患者的凝血障碍

除了贫血，烧伤还可引起全身凝血功能障碍，严重烧伤患者止凝血改变与其他严重创伤患者相似。烧伤的严重程度与止凝血改变的程度相关[49, 50]，通常只有严重烧伤患者（≥ 30%TBSA）会出现重度凝血障碍[51-53]。然而，目前对烧伤患者凝血功能障碍的定义尚无共识[54]。尽管早在 20 世纪 70 年代就有记录，但关于烧伤凝血障碍的病理生理机制尚未完全阐明[49]。并且，烧伤与脓毒症引起的凝血障碍的特点并不相同，即抗凝血酶和其他天然的抗凝血药水平的下降，活化Ⅶ因子、纤维蛋白原降解产物、纤维蛋白溶酶原激活剂抑制因子 -1、凝血酶 - 抗凝血酶复合物的水平升高[53]。烧伤和创伤相关的文献中经常谈论到创伤性凝血病（trauma-induced coagulopathy，TIC）、弥散性血管内凝血（disseminated intravascular coagulation，DIC）、急性创伤性凝血功能障碍（acute traumatic coagulopathy，ATC）[54]。ATC 现基本上已被纳入 TIC[55]。由创伤引起的 TIC 特征是凝血活化、纤溶亢进和凝血因子耗竭[56]。TIC 的主要病理生理基础是 DIC[55, 57, 58]。具体地说，DIC 早晚期的表现不同，烧创伤急性期的早期，主要表现为纤维蛋白溶解表型[54, 56, 58, 59]，临床上烧伤后期的病理改变主要是脓毒症诱导的 DIC 以及与其相关的血栓溶解表型[56]。由国际血管栓塞和止凝血科学和标准化协会定义，DIC 是一种获得性综合征，特点是丧失局限性的血管内凝血物质的活化，起源于微血管系统，并可对微血管系统造成损害，进而引起多器官功能障碍[55, 60]。DIC 不仅表现为出血明显，需要输血，和 TIC 相关的死亡率可提高 4 倍之多[54, 61]；而且体现在过度血栓形成，过度炎症和多器官功能障碍，抗凝血机制不足，以及纤维蛋白溶解增加[58]。事实上，早期凝血障碍与烧伤患者中呼吸机相关事件发生率增加有关[62]。DIC 患者需要频繁多次地大量输血[63]。ATC 与纤维蛋白原的损耗、血小板的功能障碍及 C 蛋白激活有关[64]。这种凝血障碍并不继发于其他状况，如低体温；且 ATC 的标志物可在引起体温事件发生 30min 内被检测到[65, 66]。在儿童中，ATC 的国际标准化比值（international normalized ratio，INR）被定为≥ 1.3，那些纤维溶解过程停止的儿童患者，更易发展为深静脉血栓，特别是鉴于儿童静脉栓塞的发生率比较低，一般不主张预防性运用抗凝药[67]，三种因素可介导烧伤后凝血障碍：患者先前基础状态，如年龄和并发症；环境因素，如环境温度；治疗因素，如院前的液体输注[68]。

正如许多研究中谈及的，凝血障碍的启动和进程与烧伤的严重程度相关[49, 52, 69, 70]，TIC 发生前可能并无初始的高凝状态[71]。少数烧伤患者入院时即存在凝血障碍，而大多数在伤后 1d 内逐渐出现[49]。事实上，在存活和死亡的患者中，其入院时初始凝血和纤维溶解指标之间并无明显的统计学差异[72]。烧伤患者中导致凝血障碍的因素有：液体复苏导致的组织低灌注、全身炎症反应综合征、外科切痂手术的失血、低体温、内皮细胞损伤、凝血因子的稀释和（或）消耗、酸中毒[53]。Tejiram 等回顾了烧伤患者凝血动力学中的诸多变化，提到了除部分凝血时间、INR（这两者在他的研究队列中是正常的）外，许多更为潜在的因素变化，这些或许是预测死亡率的指标[73]。低体温、酸中毒、凝血障碍，这三者被称为经典的“死亡三角”，[71, 74, 75]这些和烧创伤患者中的大量输血及死亡率相关。

正如牛排的温度由厨师和烤箱决定一样，手术时低体温的发生完全由手术团队和手术室环境决定。依据热力动力学第一法则，手术患者的体温不可能低于手术室的温度。大多数的烧伤中心依据临床实践指南，将 ICU 和手术室的环境温度设定在 30 ～ 40℃（86 ～ 104℉），并把这作为烧伤患者治疗中标准护理的一部分[76, 77]。手术室维持一定温度以防止低体温发生是必需的。手术患者中，因忽视所致的低体温的发生率介于 50% ～ 90%[78]。Singer 等发现，尽管低体温更多见于大面积烧伤患者中[76, 77]，其仍与高死亡率相关。事实上，低体温，即核心温度低于 36℃（96.8℉）[79]，与烧伤发生时的外部因素并无关联，而是与烧伤的严重程度及患者的生理状况有关[80]。由于术中热量丧失[81]、水分蒸发[82]，以及大量的液体治疗[53, 77, 83]，切削痂时烧伤患者是最脆弱的。

酸中毒是烧伤患者恢复阶段始终存在的威胁。休克状态下的乳酸酸中毒，像高碳酸血症一样，可短暂地发生于复苏、手术及出血加重期。尿毒症可造成阴离子间隙酸中毒，并减少血小板的聚集，上述现象可被去氨加压素逆转[84]。使用生理盐水导致的高氯血症是由血液稀释或肾脏分泌 H^+ 减少引起的[85]。注射生理盐水与高氯血症导致的代谢性酸中毒有关[86]，乳酸林格液，以及其他常用的晶体液则与代谢性碱中毒有关[87]。

凝血障碍的诊断取决于检测手段。入院时测量的 INR 是诊断急性创伤性凝血障碍的基础[49, 64]。初始血红蛋白的水平可能会掩盖出血，用血红蛋白水平衡量出血需要反复多次的测量。需要注意的是，初始低血红蛋白可作为出血相关凝血障碍的标志[68]。然而，评估特异的凝血指标已被证实既耗时又昂贵，而典型的实验室检验，如 PTT（凝血激活酶时间），诊断价值又十分有限[52, 53, 88]。就凝血障碍标记物而言，烧伤患者和脓毒血症及严重创伤患者是相似的[53, 89, 90]。这些凝血障碍的变化表现为：凝血酶活化的标记物，如活化凝血因子Ⅶ（FⅦa）、凝血酶 – 抗凝血酶复合物水平的升高及纤维蛋白溶解的抑制，表现为 PAI–1 水平的升高，以及蛋白 C、蛋白 S、纤维蛋白原和抗凝血酶的下降[53, 90–93]。严重烧伤患者在伤后第 1 天就可表现为明显的纤维蛋白溶解[51, 53, 72]和血小板活性降低[94]。Lavrentieva 等发现在烧伤后早期（伤后 3 ～ 7d）而非入院时，存活患者与死亡患者在以下方面存在明显差异：天然凝血抑制药（如蛋白 C、蛋白 S 和抗凝血酶）的水平；纤维蛋白溶解因子（如纤维蛋白溶酶原激活药抑制因子 –1 和组织纤维蛋白溶酶原激活药）的水平，以及凝血酶 – 抗凝血酶复合物（一种凝血酶产生标记物）水平。但是两组间（后期幸存者和死亡者）在入院时以上变化无明显差异[72]。Van Haren 等也发现严重烧伤患者入院后尽管有预防血栓的药物应用，仍表现为高凝状态；并且认为血栓弹力图（thromboelastography，TEG）是较凝血标记物更可靠的预测凝血障碍的指标[89]；对 TEG 数据的解读详见图 22–1。此外，TEG 还可比标准实验室检验提供更快的诊断参考，从而可以提供更快的目标导向治疗[91, 95]。国际上大多数的烧伤中心采用标准凝血检验[96]，但运用 TEG 势在必行。随着便携式纤维蛋白原分析仪的面世，纤维蛋白原水平可在数分钟内检测出[97]。低纤维蛋白原水平是大量输血的预测指标[98]。Hayakawa 等指出纤维蛋白原可快速达到 150mg/dl 这一具有诊断意义的关键水平，较其他凝血参数更灵敏[63]，这使纤维蛋白原不仅成为输注血制品的关键因子，也成为预测凝血功能的关键指标。最近，另有研究显示高水平的纤维蛋白原（211mg/dl 和 190mg/dl）可作为大量输血的有效预测指标[98, 99]。

目前针对烧伤相关凝血类型的诊断共识尚不足，对于相应凝血障碍的治疗措施也存在分歧[96]。但基本认为在严重烧伤患者烧伤后早期，纤维蛋白溶解的激活不足以抵消过多的纤维蛋白原生成[72]。止血依赖于纤维蛋白原形成凝血块和血小板的聚集，纤维蛋白原的耗竭和预后不良有关[100]。当纤维蛋白原是血浆中浓度最高的凝血蛋白时，除非大量输血，否则输注血浆不能纠正 TIC 和 ATC 中所见的纤维蛋白原的耗竭[101]。目前欧洲创伤指南建议当创伤患者出现严重出血，以及血栓弹力图显示功能性纤维蛋白原缺失征象，或纤维蛋白原浓度低于 1.5 ～ 2g/L[68] 时，需输注浓缩纤维蛋白原或冷沉淀。像凝血酶喷雾剂这种局部止血剂依靠血浆纤维蛋白原浓度在手术创面产生止血效应。

限制纤维蛋白溶解是烧伤切削痂手术时控制出血的另一重要的方法。氨甲环酸（tranexamic acid，TXA），一种赖氨酸的合成衍生物，在救治烧伤患者中十分有用。在一项具有里程碑意义的随机对照试验 CRASH2 中，Roberts 等发现创伤患者中运用 TXA 可减少出血量及降低死亡率[102]。治疗早期注射 TXA 不仅可以安全显著地降低大出血或有大出血风险的创伤患者的死亡率[103]，而且 TXA 副作用少、价格低廉、使用方便使它成为国际上复苏流程中必不可少的一部分[104]。然而，TXA 的优点仅在损伤后 3h 内注射才有获益，超出这个时间窗运用反而会增加死亡率[65, 105]。因此它对急性创伤性凝血障碍是最有效的。纤维蛋白溶解在患者接受 TXA 不久，很少能被完全激活。一旦激活纤维蛋白溶解过程则会持续，只有恢复内源性抗纤维蛋白溶解物才能使这一活化过程终止[106]。一些医师认为在不是致命性失血的患者中运用 TXA 风险太大[107]。尽管有报道强调每种抗纤维蛋白溶解药的促血栓形成作用[65]，我们仍然推荐在大面积烧伤患者切削痂围术期使用 TXA。

五、血细胞输注

烧伤患者输血指征千差万别。对于术中急性出血，快速输注 pRBC、血浆及其他成分可有效预防出血性休克。对于术后患者，输血是治疗失血性贫血、凝血障碍、消耗性血小板减少的必

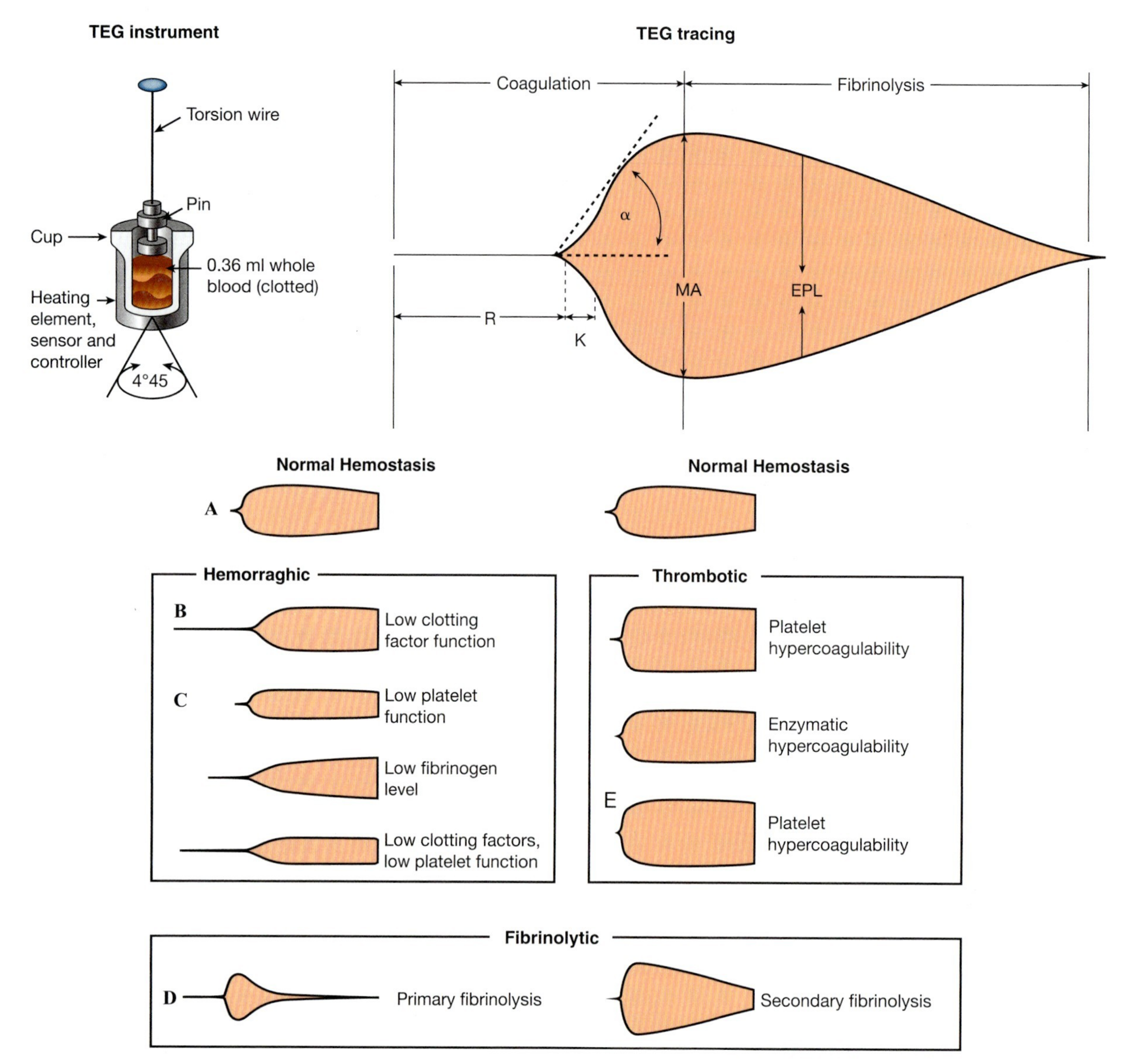

▲ 图 22-1　Panel 1 depicts the thromboelastography (TEG) device, in which a cuvette of whole sample blood is incubated with a pin and torsion wire rotates within the sample. The tracing depicted in Panel 2 reflects the force required to spin the pin over time as the fibrin strands form a clot which resists pin movement. R (reaction time) in minutes reflects the latency time to initial fibrin formation. Elevations are typically treated with frozen fresh plasma (FFP) or reversal of anticoagulants, which delay initiation of clot formation. K (kinetics) is the time taken to achieve a clot strength of 20 mm. α is the angle between R and K and measures the speed of fibrin build up and cross-linking, which reflects the availability of fibrinogen; defects are typically treated with cryoprecipitate. TMA (time to maximum amplitude) is another measure of speed to fibrin build up. MA (maximum amplitude) represents the ultimate strength of the fibrin clot and overall stability and is a measure of platelet action and stabilization of the clot. Deficits in MA are typically treated with platelets or ddAVP to augment platelet aggregation. FPL, A30, or LY30 reflects the amplitude of the clot strength at 30 minutes as a measurement of fibrinolysis. Fibrinolytic patterns are treated with TXA typically. (A) Normal TEG tracing. (B) Low clotting factor availability causing a decreased α-angle. (C) various pathological hemorrhagic TEG tracings. (D) Fibrinolytic TEG tracings. (E) Various thrombotic TEG tracings.

From Mauffrey C, Cuellar DO, 3rd, Pieracci F, et al. Strategies for the management of haemorrhage following pelvic fractures and associated trauma-induced coagulopathy. *Bone Joint J*. 2014; 96-B(9): 1143-1154.[299]

要措施。作为复苏的组成部分，输注血浆常用来治疗消耗性或凝血因子生成不足所导致的凝血障碍，也可用于扩容，关于这点在“第8章烧伤休克和烧伤水肿的病理生理机制”及“第9章烧伤液体复苏”中均讨论过。理解了烧伤患者输血的各个差异显著的指征，有助于理解对于病情变化迅速的烧伤患者进行输血治疗的紧迫性和积极作用。

输血第一个主要的适应证是烧伤创面切、削痂手术时的术中失血。麻醉团队必须监测机体前负荷，以用来评估失血量，预防低容量和失血性休克。外科手术止血非常关键，但是大量失血多不可避免，尤其对于大面积烧伤患者而言。外科手术失血可以通过多种途径进行评估和测量[33, 108–112]，但基于外科和麻醉团队的评估报告简单而可信[113]。依据连续的血细胞比容值以及血流动力学标记物是监测失血和评估输血成功与否的标准方法。已有多种公式可用来计算失血量。总血容量可通过患者体重、术前及术后血红蛋白和成人正常血红蛋白（约为 70ml/kg）来估计。通常而言，成年男性血红蛋白为 75ml/kg，成年女性为 65ml/kg，儿童 80ml/kg，足月婴幼儿 85ml/kg，早产儿 95ml/kg。最初粗略的计算公式见于 1983 年[114]，我们得出一个用于评估术中允许失血量的方程式，用它可对所有的手术的失血量进行评估[115]。我们的计算公式见图 22–2，尽管患者一些情况，如静脉容量和血管张力的改变，可显著影响血流分布，但在我们的经验中，该公式仍被证实可很好地评估失血量。

鉴于血型鉴定和交叉配血的花费，以及通常对术中输血量的过高评估[47]，我们预估的每 1000cm^2 烧伤切削痂手术创面约需输注 1.78U 的 pRBC，这样有利于合理使用血库资源[48]。然而，本书上一版出版后，研究显示 25% 的患者的实际输血量超过全国指南建议，这其中外科医生的过量评估应负主要责任[116]。有趣的是，血细胞比容（而不是血红蛋白的变化），被认为是评估持续性失血的最可靠指标[117]，入院时的血细胞比容也是评估 24h 输血需求的最佳指标[118]，而且同为评估成人[119]和儿童[120]创伤患者失血和休克征象的一个参考指标。此外，众多的研究显示：创伤、手术及重症患者的大量输血是全身炎症反应综合征、多器官功能衰竭、感染和死亡率增加的评估指标[74]，尽管不清楚这和病情严重程度还是和输血本身有关。

活动性术中出血，输血速度需要与失血速度相匹配。对当下失血速度的评估并相应地调整输血速度需要麻醉和手术团队的紧密配合。大量输血流程在这些病例中是可挽救生命的[121]。在术中失血情况下，标准输血比例是指浓集红细胞 pRBC 和冷冻血浆（flash frozen plasma，FFP）比为 1 : 1[121]。输血过程中需要监测电解质，以防止血制品中的抗凝药枸橼酸盐引起的低钙血症。在一项名为 PROPPR 的研究中，大的创伤中心尚不能为大量输血提供足量的融化血浆，因此若烧伤团队预计术中出血较多，最好在手术前预定足够量的血制品[122]。借助于现代快速输血器，如 Belmont，它可以 500ml/min 的速度输注温热的混合血制品，因此现在在烧伤切削痂手术中一般不存在输血速度跟不上的情况。

在 ICU，通常无须输血以治疗或预防失血性休克。然而，在不那么紧急的情况下，如失血性贫血、凝血障碍或扩容时，反而需要输血。在指导是否需输血时存在“10 ～ 30”原则，即 Hb 低于 10g/dl 或血细胞比容低于 30%[123]。这一原则在国际上多个中心通用[123]。然而，大量的重症医学研究[124]，以及相对较少量的对成人[125]和儿童[126]烧伤患者的回顾性研究得出：较低的或是

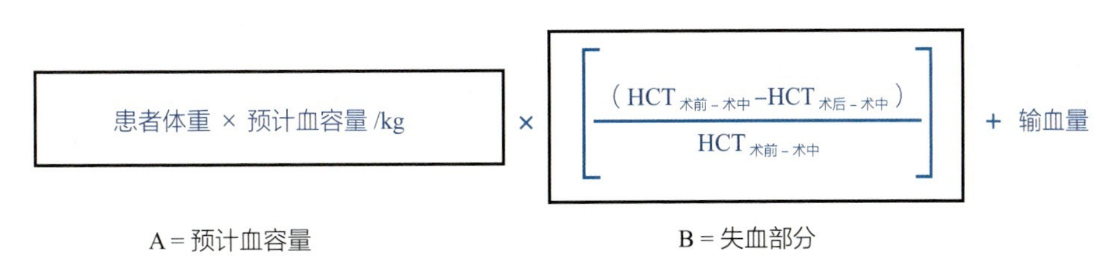

▲ **图 22–2 外科手术失血量估计公式**

公式的第一部分标记为 A，即患者的预计血容量为患者体重乘以不同年龄段血容量估算值：成年男性 75ml/kg，成年女性 65mlkg，婴儿 80ml/kg，足月婴儿 85ml/kg，早产新生儿 95ml/kg；公式的第二部分利用术前和术后的红细胞压积（hemocrit，HCT）得出损失的血液比例，以解释观察到的 HCT 变化；最后，添加输血量以说明术中输血效果

较严格的输血指征更有益，提示一些患者输血后并无获益[123]。重症医学协会解决了危重情况下的输血问题。对于危重患者，较严格的输血策略和通常的输血指征具有一样的效果。因此，在失血性休克或失血所致的血流动力学不稳定以及急性出血情况下，血红蛋白低于7g/dl是输血指征，此时在没有急性失血的情况下可输注1U的血制品[127, 128]。近来的研究也支持这一理论，即不依赖标准的输血指征进行pRBC输注，而更倾向于根据烧伤患者的血容量状态、失血的急性程度及灌注需求而予以调节[2]。

输血需求随着烧伤面积增大及并发症的出现而增加[5, 47, 129, 130]。烧伤面积每增加1% TBSA，死亡风险就相对应地增加6%[131]。一项对烧伤患者输血需求的研究得出：大于20%TBSA的烧伤患者需要13.7±1.1UpRBC，而大于50% TBSA的烧伤患者则需要30U以上的pRBC[129]。烧伤患者通常需要多次输血。有研究发现一半以上的输血是因为病情危重所致的贫血，而非手术相关[5]。尽管输注pRBC可以快速有效地纠正贫血，但也有可能导致输血相关的疾病，如乙肝、丙肝、艾滋病等。尽管随着筛查技术的提高，因输血导致传染疾病的传播率已经明显降低[132, 133]，但低中等收入国家该比例明显高于美国等发达国家（分别为0.1%，0.003%[134]）。更为重要的是，输注pRBC和免疫调节有关，包括增加感染死亡率[135]，每输注1U的血制品，感染风险约增加13%[129]。Muszynski等非常详细地分析了输血所导致的过度炎症反应，以及严重的免疫抑制效应，且这些和危重患者的预后相关[136]。

输血的其他不良后果还包括在烧伤患者中难以诊断的输血相关急性肺损伤（transfusion related acute lung injury，TRALI），因为烧伤患者常同时合并因复苏或吸入性损伤而导致的肺损伤，可影响TRALI的诊断标准[137]。此外，输血后ABO血型不相容导致的结果往往迅速且致命[138]。实施更严格的输血策略，即仅在血流动力学不稳定或血红蛋白浓度更低时输注pRBC，可以从整体上减少输血量，并降低感染率，这有助于减少费用及提高生存率[68, 125, 126]。烧伤患者输注FFP也可导致TRALI[139]，早期输注FFP与烧伤后其他的不良影响的发生率增高有关[140]。对于有妊娠史的妇女不输注血浆可明显降低因输注FFP发生TRALI的风险[141]。使用灭活病原体血浆可降低输血感染疾病发生的风险[68]。对于大面积烧伤患者及使用阿加曲班抗凝药的患者可建议输注FFP及pRBC[142]。

除了需要大量输血的情况，与pRBC相比，较高比例FFP和血小板输注与ICU住院时间延长和高死亡率相关[143]。当不能输注高比例的FFP或pRBC时，每输注1U pRBC需用至少1L晶体液对患者进行复苏，可以降低死亡率[144]。然而，最近一项研究显示：烧伤面积和患者年龄是和死亡率相关的独立因素，而非输注红细胞或血浆[142]。用血制品进行复苏并不具有止血作用，凝血障碍合并血小板减少可引起术中出血，这时输注血制品纠正出血是不恰当的[145]。Brakenridge和他的同事发现，尽管之前有报道FFP和大量晶体液输注与多器官功能不全有关，实际上多器官功能不全与大量输血的pRBC容量有关，和血制品无关[146]。血制品的比例并不能像受伤严重程度、性别、pRBC的总容量一样，可以预测炎症相关的并发症[147]。额外输注库存的pRBC和并发症发生率增加有关，这是因为红细胞可释放微粒，引起细胞功能障碍[148]。库存红细胞的质量问题可在动态显微镜下观察到[149]。目前的数据支持对于手术时的急性失血及床边危重患者等不同情况，需要不同的输血方案[150]。一系列在儿童烧伤患者中对FFP和pRBC的不同输血比例的研究工作中，尚未发现在输血量方面各组有何不同[10, 151]。最后还需要注意的是，成年患者输血方案并不适合儿童[152]，需要摸索适合儿童烧伤患者的新的输血方案。

最近，富含血小板的血浆（platelet-rich plasma，PRP），其血小板的浓度高于血浆中的基础值，因在动物研究中发现PRP具有止血抗感染能力，在创面愈合中前景可期，故已经考虑被运用在烧伤患者中[153]。其中血小板的数量和生长因子的浓度决定了PRP的临床有效性[154]。近来发现危重患者医源性感染并不与输注pRBC有关，而更可能与输注血小板有关[155]。输注血小板引发并发症可能因为常温中储存的血小板较之其他血制品更容易发生细菌感染，其感染率大概是 1∶1000 ～ 1∶3000[156]，其中有 1/6 可能发生脓毒症[157]。在一项针对烧伤中心的血库利用研究中发现，15% 的住院患者接受了血小板联合 pRBC 或 FFP 输注[47, 156]。鉴于冷藏贮存的血小板较液体血小板有更强的止血活性，研究低温下储藏血小板对于烧伤中心的用处很有必要[158, 159]。最后，在烧伤患者入院后立即输注 pRBC、血浆和血小板被证实对烧伤患者的预后有利[121]。

烧伤患者血小板减少症很少需要输注血小板，这一点一般与脓毒症患者是一致的[160]。除非存在感染或并发脓毒血症，烧伤患者的血小板的数量和功能是相当稳定的。凝血障碍的患者其伤口及供区渗出增多，此时输注血小板和重组凝血因子Ⅶa 可促进止血[161, 162]。有趣的是，重组凝血因子Ⅶa 在低温环境下活性最强[163]。促凝血酶复合浓缩物（prothrombin complex concentrate，PCC）对于药物导致的凝血异常有效，如使用华法林或阿加曲班导致的凝血异常，目前其在治疗创伤和围术期凝血障碍方面也发挥着越来越大的作用[164]。PCC 还被用作 FFP 的辅助或替代物，因其可逆转因子缺乏而导致的凝血障碍，并加快手术干预进程[165, 166]。

六、静脉血栓栓塞的预防

一旦烧伤患者从创伤诱导凝血障碍中恢复过来，他们出现静脉血栓形成和血栓栓塞的风险就会增大。最近的一项研究表明，血小板衍生膜微粒是造成烧伤后立即出现的高凝状态，尤其是血小板减少的原因，而 ADP 诱导的血小板活化对烧伤后一周的凝血增强至关重要[94]。此外，Levin 等发现，烧伤促进红细胞衍生的微泡数量的增加，这又增加了红细胞的促凝血活性，同时降低了其抗凝血酶和纤溶活性，从而形成了烧伤后高凝状态[167]。此外，所有大面积烧伤患者都存在 Virchow 三联征所描述的关于高凝状态的典型标准：由卧床等活动减少所致的静脉淤滞、由休克状态和炎症所致的内皮系统激活或损伤，以及急性相反应物质所致的高凝状态[168, 169]。Meizoso 最近对烧伤患者高凝状态的病理生理学机制进行了详细的概括，认为需要有更大规模的研究来制定安全有效的血栓预防方案[170]。根据美国胸科医师协会制定的指南和 Caprini 评分，烧伤 ICU 患者发生血栓的风险还是相当高的，需要机械和药物预防[168]。一项 2005 年对 84 家美国烧伤中心的调查中，约 76.1% 的烧伤中心常规提供 VTE 预防，31 家为皮下注射普通肝素（unfractionated heparin，UFH），16 家注射低分子量肝素（low molecular-weight heparin，LMWH），1 家使用静脉注射肝素[171]。2013 年 Mullins 等对其所在烧伤中心中一年内的患者进行回顾研究，发现在 86 名患者中发生 113 例 DVT，发生率为 5.92%[172]。

VTE 预防的模式包括机械预防和药物预防。机械治疗，如间歇性气压压缩，目的是防止静脉淤血及促进四肢的血液循环，这些装置也能刺激纤溶通路，从而进一步降低静脉血栓形成的风险[173, 174]；药物预防，如肝素，旨在通过干扰凝血级联反应减少血栓形成。在烧伤患者中，这些预防往往是复杂的。比如，由于供区或腿部的伤口，机械预防往往难以甚至不可能进行。药物预防可能由于药代动力学和药效学的改变而导致静脉血栓形成或出血。

抗凝药物主要分为四类：①抗凝血酶 - Ⅲ（antithrombin-Ⅲ，AT-Ⅲ）激动药，如 UFH；②凝血因子 X 拮抗药，如 LMWH；③直接凝血酶拮抗药（direct thrombin inhibitors，DTI），如阿加曲班；④维生素 K 拮抗药，如华法林。烧伤患者理想的血栓预防药物应具备以下特点：半衰期短以利于剂量滴定和手术治疗；能以实验室检查监测治疗效果；有拮抗药和有限的护理工作量少。华法林不能用于住院烧伤患者的血栓预防，因其半衰期长，需要几天的时间才能生效以及恢复正常的凝血功能，以上这些都使手术管理复杂化[175]。DTI 具有很高的出血风险，而且这一过程是不可逆的，因此通常仅被用于一些罕见的情况，如在烧伤患者中使用肝素后，发生由抗体检测确认的肝素诱导的血小板减少症（heparin-induced thrombocytopenia，HIT）[176]。大多数烧伤患者的VTE预防和治疗是使用UFH或LMWH。

普通肝素通过结合并激活血浆中最丰富的抗凝物质AT-Ⅲ发挥其主要作用。AT-Ⅲ反过来破坏已活化的凝血酶，终止凝血的级联反应。AT-Ⅲ还有小部分作用是使凝血因子X失活，而凝血因子X是连接内源性和外源性凝血级联的关键因子。可通过凝血酶原时间（prothrombin time，PTT）监测抗凝血活性，如预防的PTT目标为30～41s，治疗性抗凝的目标为60～80s[53]。普通肝素可以皮下注射，也可以通过持续静脉输注。每8h皮下注射5000U普通肝素被认为是一种有效的预防剂量；然而在烧伤患者中，由于皮下吸收量的不确定性和高代谢导致的肌酐清除率差异，皮下注射这条途径预测其实是很困难的。在我们的危重患者中，我们更推荐使用低剂量的普通肝素进行静脉输注，PTT控制在30～41s。尽管需要较大的护理工作量，该方案不必考虑患者的生理状态，提供一个可验证的预防效果。普通肝素还具有半衰期短的优点，且在出血的情况下，可用鱼精蛋白中和逆转。但是使用普通肝素会有发生HIT的风险，因此必须对血小板水平进行监测。如果烧伤患者出现血小板减少症，应停止所有肝素的治疗，直到抗体效价恢复为止。由于导致烧伤患者血小板减少的原因很多，因此，若改用第二梯度药物，如DTI，由于这些药物可致出血的风险增加且缺乏逆转剂，故应结合实际病例仔细斟酌[177]。

LMWH通过使凝血因子X失活而发挥主要作用。抗凝血活性的监测指标为抗凝血因子Xa水平，其中预防性抗凝作用为0.2～0.5U/ml，治疗性抗凝作用为0.5～1.2U/ml。一大型学术医疗中心的回顾性研究发现，在体重小于45kg或超过150kg或肾功能受损的患者中，抗凝血因子Xa水平往往不能被充分监测，且经常超出预期的范围[178]。这些药物是通过皮下注射给予的，吸收差异可使其药效学受到关注。凝血因子Xa抑制药也存在口服剂型，然而目前还没有足够的数据和经验支持其在烧伤患者预防VTE中应用。这些药物的半衰期比普通肝素长，因此它们只需要每12～24h使用一次，这可减少护理工作量，但如果发生出血，则会增加出血的持续时间。尤其是磺达肝癸钠有17～21h的半衰期，在临床上治疗烧伤患者时特别容易导致出血，因此不推荐使用磺达肝癸钠。尽管这些药理学问题因和抗生素剂量有关而常被研究[179]，当这些药物被用于烧伤患者时，由于高代谢及肾功能损伤导致的皮下吸收率的不确定及，肌酐清除率的巨大变化，仍应监测凝血因子Xa水平。尽管有少量数据表明促凝血酶复合浓缩物PCC可能减少出血[180]，但目前还没有这类抗凝剂的拮抗剂。

在出血等情况下，对大面积烧伤患者进行VTE预防可能需要停止。此时，应考虑应用下腔静脉（inferior vena cava，IVC）过滤器，以减少致命性肺栓塞的风险。此外，许多烧伤中心会进行每周1次的多普勒检查，以对患者DVT形成进行常规监测。

七、造血

考虑到因输血带来很大的风险，对血液的补充患者最好能自给自足。造血是指产生10种以上不同类型的成熟外周血细胞的过程[181]。良好的造血分化对产生可抵御侵入性病原体、参与气体交换及创面愈合所必需的[182]血细胞至关重要。造血过程始于卵黄囊，随后在胎盘和主动脉–性腺–中肾区继续进行，接着转至胎儿肝脏中，出生后则始终在骨髓中进行[183, 184]。关于在诱导造血中起作用的各生长因子和细胞因子见表22-1。不幸的是，由于大面积切削痂和植皮手术，自身造血往往不能满足患者对红细胞的需求。烧伤手术中大量失血，以及热损伤导致造血从生成红细胞转变为生成免疫细胞是这一问题的原因。

造血有两种途径：髓系和淋巴系。髓系造血最终产生红细胞和构成固有免疫系统的细胞，如血小板[185]、巨噬细胞、中性粒细胞、嗜酸性粒细胞和嗜碱性粒细胞；淋巴系通过产生B和T细胞形成适应性免疫系统的基石。树突状细胞（dendritic cells，DC）和自然杀伤细胞（natural killer，NK）可从上述两系中发育而来。虽然只

表 22-1　造血系统中生长因子和细胞因子的作用

生长因子或细胞因子	造血中的作用
干细胞因子	造血干细胞增殖和分化必需； 激活 c-kit 受体
Flt-3 配体	促进多能前体细胞、早期淋巴细胞、粒细胞、自然杀伤细胞、树突状细胞增殖； 激活 Flt-3/flk-2/CD135 受体
IL-3	在造血干细胞、粒细胞及红细胞等细胞系扩增中发挥作用
IL-6	在烧伤及感染后生成增多； 是造血干细胞和前体细胞扩增所必需
G-CSF	促进骨髓中粒细胞增殖和增加外周血中细胞的免疫活性； 在烧伤或感染后立即增加； RhG-CSF 不建议运用烧伤患者
CSF-1 或 M-CSF	单核细胞和巨噬细胞分化所必需； 提高单核细胞和巨噬细胞的生存率
GM-CSF	调控造血前体细胞的增殖和分化； 促进树突状细胞和巨噬细胞的抗原呈递； 预防性地运用可加速细菌清除和杀死
IL-7	参与淋巴细胞系、是淋巴细胞维持和扩增所必需
促红细胞生成素	促进红细胞增殖，阻止其凋亡，可提高红细胞产生； 通过相关受体或发挥保护组织的功能； rhEPO 尚未证明对烧伤患者有利
促血小板生成素	促进巨核细胞增殖、减少其凋亡以增加血小板产生； 在烧伤后增加、可致血小板增多； 在干细胞和前体细胞增殖中发挥作用

G-CSF. 粒细胞集落刺激因子；GM-CSF. 粒单核细胞集落刺激因子；IL. 白细胞介素

有一半的骨髓具有造血活性[186]，但健康成人每天仍能产生约 2000 亿红细胞（占红细胞总数的 0.5% ～ 2%）[187, 188]、1000 亿白细胞和 1000 亿血小板（约占血小板总数的 7%）。

健康成人骨髓中每 10^5 个有核细胞中有一个造血干细胞（hematopoietic stem cells，HSC），它是造血层级结构的源头。值得注意的是，它们是这个系统中唯一同时具有自我更新和多向分化潜能（分化为各种类型的血细胞）的细胞[181, 189–192]。造血干细胞有两类，长期的（LT-）和短期的（ST-），它们的区别不仅仅在于不同的自我更新和分化能力[193–195]。恰如其名，LT-HSC 是永久性的自我更新细胞，对生理应激的反应最小，完全缺乏细胞系特异的表面标记物[182]。ST-HSC 来源于 LT-HSC，并根据其所处生态位的当下病理状态来影响细胞的产生和分化。ST-HSC 产生多能前体细胞（multipotent progenitor cells，MPP）[196]，它们缺乏自我更新潜能，但保留了多向分化能力[183, 197, 198]。造血是从干细胞分化为前体细胞，再到终末分化细胞的过程（图 22-3），可通过上游干细胞的增殖实现细胞的快速扩增[199]。造血的层级结构毋庸置疑；但对于造血过程中的某些节点存在争议[200, 201]，有研究者认为，一些前体细胞在这些节点可失去谱系分化潜能[202]，另一些研究者认为在这些节点，某些特定的细胞群具有分化潜能，以及进入一个不同的谱系的能力[203]。存在于骨髓中的 miRNA，生长因子和细胞因子可影响这些前体细胞的定型模式，从而为血液补充成熟的、完全分化的骨髓细胞。

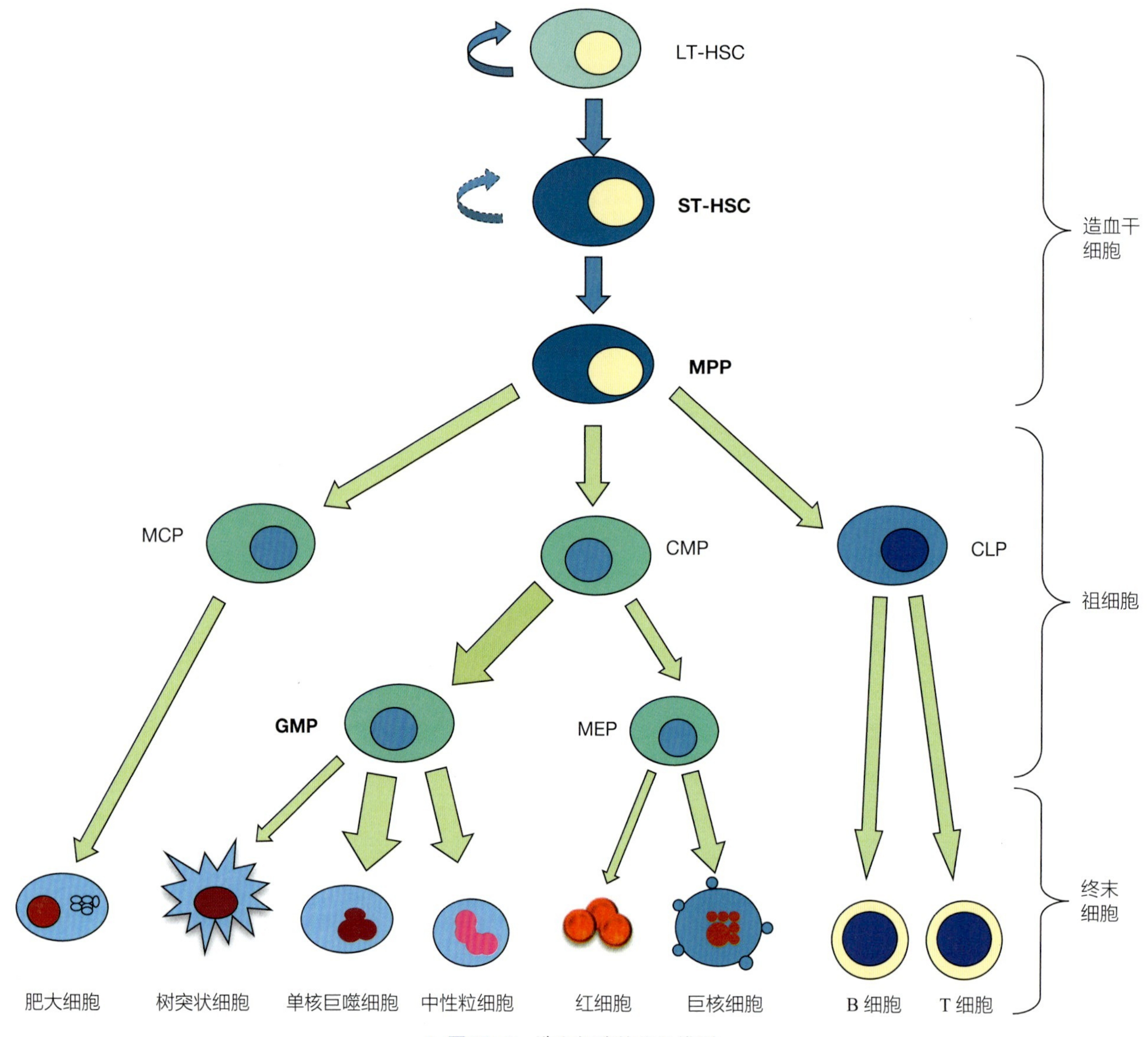

▲ 图 22-3 造血细胞的分级模型

该模型显示了三部分：造血干细胞、前体细胞、终末分化细胞。分化方向的第一步发生在从多能前体细胞（multipotent progenitors，MPP）到髓样细胞系（common myeloid progenitor，CMP，普通髓样前体细胞）或淋巴细胞系（common lymphoid progenitor，CLP，普通淋巴前体细胞）或肥大细胞（mast cell progenitors，MCP，肥大细胞前体细胞）的分支点。CLP 分化成 T 细胞和 B 细胞。CMP 群细胞可以分化成粒细胞 – 单核细胞前体细胞（granulocyte-monocyte progenitors，GMP）和巨核细胞 – 红细胞前体细胞（megakaryocyte-erythroid progenitors，MEP），然后分别分化成终末分化细胞

胎儿肝脏激酶（胎肝激酶）-2（fetal liver kinase-2，Flk2）的上调是 HSC 分化各系的共同特征[203]，miRNA 对造血各阶段的表观基因调节也有此特征[204]。有限的转录因子的表达受骨髓环境中生长因子、细胞因子和 miRNA 的调节，可调控谱系定型模式及细胞命运[205-207]，并最终控制血液中细胞的组成。随着患者年龄的增长，HSC 逐渐倾向髓系分化[208]。

骨髓造血显示，早在烧伤后 48h，HSC 数量（在小鼠中为 LSK，即 $Lineage^{negative}$，$Sca\text{-}1^{+}cKit^{+}$）出现总体上的增加[209]，并且 LSK 在烧伤后至少 21d 内持续扩增[210]。尽管它们存在多系分化潜能（图 22-3），LSK 在分化为各系时并没有表现出均一性。如只有 ST-HSC 和 MPP 增加，而 LT-HSC 并没有显著变化[211]。在前体层级中，粒细胞 – 单核细胞前体细胞（granulocyte-monocyte progenitors，GMP）显著增加，同时巨核细胞 – 红细胞前体细胞（megakaryocyte-erythroid progenitors，MEP）数量减少。鉴于造血的层级特性，ST-HSC 和 MPP 生成的变化，以及 GMP 生成增多和 MEP 生成减少的谱系转变，可能预示了烧伤后出现的整体问题：即红细胞生成减少（贫血）和髓细胞功能改变（免疫功能障碍）[209, 210]。在最近的一项研究发现，热损伤后的髓系红细胞生成经 MafB 介导，被 β- 肾上腺素能调控，提示烧伤干扰造血过程[212]。更多详情可参阅第 23 章关于烧伤后激素、肾上腺和交感神经反应及意义。进一步研究 HSC 和前体细胞的反应可为早期的治疗干预提供更多手段，从而减轻烧伤对造血的负面影响。

HSC在治疗血液疾病方面有很大的潜力[213-215]。目前还未运用这些细胞治疗严重烧伤患者贫血或免疫功能障碍。Rea 和他的同事分析了创面愈合过程中出现的细胞，发现造血干细胞仅仅是短暂存在的，且主要出现于急性炎症期[216]，仅有少量细胞持续存在于愈合中的皮肤组织内。确定不同程度烧伤后的长期造血反应将是发展 HSC 为基础的烧伤治疗的关键所在。

由于烧伤所致的贫血，促红细胞生成素（erythropoietin，EPO）的水平在烧伤后的治疗和康复过程中应增加。然而，与 EPO 对贫血的预期反应相反，烧伤后 EPO 的增加是有限的。早期的研究样本量较少，使用不可靠的尿液分析方法，无法得出令人信服的确切的 EPO 反应，导致结果矛盾[217, 218]。之后，对血清检测和放射免疫分析的比较表明，这两种方法之间没有相关性。相应的结果表明这些试验的敏感性之间存在显著差异[219, 220]。最近用血清放射免疫分析法进行的更大样本的研究表明，随着血红蛋白浓度降低，EPO 表达增加，但未引起相应的红细胞生成增多[130, 221]。

虽然骨髓中只有红细胞前体细胞才有 EPO 受体，但已经发现了一种相关的 EPO 受体，可对 EPO 起反应，存在于非造血组织中，这些组织包括神经元、胶质细胞、视网膜、心脏、骨骼肌、肾脏、卵巢、子宫、睾丸和内皮细胞[222-225]。因此，人们对 EPO 在这些组织中减少凋亡和防止损伤的能力进行了研究。重组人促红细胞生成素（recombinant human erythropoietin，rhEPO）能减少脑缺血后的细胞凋亡[226]；此外，还有保护心肌、促进心肌缺血后的重构、使心功能得以恢复的作用[227, 228]；以及减轻缺血性肾损伤，改善肾功能[229]。尽管有这些发现和对 rhEPO 作用下的促红细胞生成的预期反应，但其在烧伤患者中的应用并没有得到证实。

rhEPO 有助于增加慢性贫血患者（如患有终末期肾病和使用抗反转录病毒疗法治疗 HIV）的红细胞生成量，降低输血率，提高生活质量。为了降低输血率和纠正危重疾病所致的贫血，多项试验探索了 rhEPO 在包括烧伤在内的危重疾病中的作用。但对危重患者、外科手术和创伤患者的大型临床试验和 Meta 分析均表明，使用 rhEPO 后输血率并没有显著降低[230, 231]。JM 和其他研究者对烧伤患者运用 rhEPO 进行了研究，结果显示既没有显著增加血细胞比容也没有降低输血率[232-234]。危重患者可能对 EPO 具有抵抗作用[235]，也可能是抗促红细胞生成素抗体的作用[236]，或由于烧伤引起的造血层级改变，使红细胞前体细胞对 EPO 反应降低，引起的红细胞生成相对减少[237]。基于此，rhEPO 不适用于烧伤患者。然而，最近的一项研究表明，rhEPO 显著降低了多系统器官衰竭的标记物表达量，并特异性地减轻了二度烫伤小鼠肺部组织损伤后的细胞凋亡和组织学表现[238]。尽管在创伤部位直接注射 rhEPO 可促进烫伤后再上皮化率，及缩短创面愈合时间[239]；但我们仍不能推荐在烧伤患者运用 rhEPO 以降低输血率。这些新的数据突出了 rhEPO 对其他烧伤并发症的治疗前景，但这些超出了本章的讨论范围。

（一）髓系生长因子

1. 粒细胞集落刺激因子

粒细胞集落刺激因子（granulocyte colony-stimulating factor，G-CSF）是调节骨髓粒细胞前体细胞向成熟粒细胞增殖和分化的主要生长因子[240, 241]。G-CSF 由单核细胞、成纤维细胞和内皮细胞刺激产生的，这些细胞在炎症细胞因子（如 TNF-α、IL-6、IL-1）等刺激下产生

G-CSF[222]。虽然G-CSF能刺激骨髓中性粒细胞的产生，但在外周，G-CSF通过启动氧化应激增强中性粒细胞的杀菌活性，通过防止凋亡延长中性粒细胞的半衰期，并通过减少单核细胞和巨噬细胞生产细胞因子下调全身炎症反应[242]。在多种烧伤和烧伤脓毒症动物模型证实G-CSF发挥杀灭易位的细菌[243]、调节损伤后促炎反应[244]、增强中性粒细胞趋化效应[245]和联合抗感染治疗提高生存率[246, 247]的作用。

血液中G-CSF的基础水平很低。然而在炎症或感染过程中,G-CSF水平急剧上升。烧伤后，最初血中的G-CSF水平升高，随后于伤后3～4周逐渐下降到基础水平[248–250]。初始增加的G-CSF可能为将来细菌入侵时免疫反应中中性粒细胞成分奠定基础。烧伤或烧伤脓毒症后出现的免疫功能障碍可能与骨髓前体细胞和外周中性粒细胞对G-CSF的低反应性有关[251]。最近的研究表明，烧伤后血浆中G-CSF的增加与抗感染能力增强、固有免疫反应激活和骨髓反应优先化相一致，提示G-CSF对烧伤患者，尤其是感染情况下的存活起着关键性的作用[252]。

对烧伤脓毒症动物模型行脓毒性刺激前给予重组人G-CSF（recombinant human G-CSF，rhG-CSF），可提高烧伤脓毒症小鼠的存活率[245, 246, 253]。然而脓毒性刺激启动24h后给予rhG-CSF，对小鼠的存活率影响不大[254, 255]。尽管注射外源性G-CSF对烧伤后的炎症和感染性反应有潜在的益处，但尚不建议将rhG-CSF（Filgrastim）[256]用于烧伤患者的治疗。

2. 集落刺激因子-1

集落刺激因子-1（colony-stimulating factor-1，CSF-1）是单核细胞和巨噬细胞分化、增殖和生存的重要生长因子[257]。CSF-1也可促进巨噬细胞的趋化效应及细胞因子和过氧化物的生成[258, 259]。Hume等首次证明给小鼠注射CSF-1可导致单核细胞增多，腹膜和组织巨噬细胞增多[260]。烧伤后，骨髓中对CSF-1应答的GM-CFU（granulocyte-macrophage colony-forming unit）增加，导致单核细胞增多[261]。烧伤后单核细胞发生的基础是ERMP-20⁺骨髓室中（主要由单核细胞和原核细胞组成）CSF-1受体表达增加[261]，这将使GMP（granulocyte-monocyte progenitors）[209]和CMP（common myeloid progenitors）[210]在前体细胞水平启动更早。此外，烧伤和脓毒症也改变了CFU-GM来源的巨噬细胞的炎症细胞因子表型，产生低反应性的巨噬细胞[262, 263]。在创伤患者中，单核细胞也有类似的低反应性[264]。这些发现为烧伤后单核/巨噬细胞生物学中CSF-1及其同源受体的相互作用提供了可能的机制和作用。

3. 粒细胞单核细胞集落刺激因子

粒细胞单核细胞集落刺激因子（granulocyte-monocyte colony-stimulating factor，GM-CSF）可调节造血前体细胞的增殖和分化，并调控成熟白细胞功能[265]。GM-CSF增强巨噬细胞和树突状细胞的抗原递呈能力，增强补体介导的吞噬功能，扩大固有免疫细胞[266, 267]和白细胞趋化[268, 269]的杀菌作用。包括巨噬细胞、B淋巴细胞、肺上皮细胞、中性粒细胞和基质细胞在内的多种细胞均可产生GM-CSF[270, 271]。在烧伤后，骨髓GM前体细胞产生更多的GM-CFU集落[261]。烧伤和大肠埃希菌致脓毒症前给予GM-CSF，可提高实验动物的细菌清除率和存活率[272]。同样，在金黄色葡萄球菌致感染前预防性运用GM-CSF可提高新生大鼠的生存率[273]。在感染启动后再注射GM-CSF，则不能改善生存情况[274]。虽然GM-CSF或GM-CSF受体基因的失活并不改变小鼠粒细胞和单核细胞的数量，但这些动物还是表现出明显的肺泡巨噬细胞功能障碍。此外，GM-CSF缺乏的小鼠容易感染肺B群链球菌[271]。Cioffi等研究了GM-CSF对成人烧伤的影响。他们发现，在烧伤后第1周，接受治疗的患者平均白细胞数目增加了50%。GM-CSF确实提高了烧伤后1周的髓过氧化物酶活性（细胞氧化功能），但在治疗的第2周和第3周，它们又恢复到未烧伤的对照组水平，而在未治疗的患者中则继续呈升高态势。用超氧化物产物测定细胞外氧化功能与非烧伤对照组相比，两个烧伤组起初均受到抑制，GM-CSF治疗的患者在1周后可恢复到非烧伤对照组水平，而未接受GM-CSF治疗的患者的水平始终低于非烧伤对照组水平[275]。一项多中心的临床试验发现，在水凝胶中加入 rhGM-CSF，并运用于深二度烧伤创面，是安全且可以加速创面愈合[276, 277]。随后的一项研究也发现二度创面局部应用 GM-CSF 组比标准治疗组创面愈合加快了 5.1d，且无明显的副作用。这项研究还测试了另外两种生长因子：成纤维细胞生长因子和表皮生长因子，发现应用后愈合时间分别减少了 5.02d 和 3.12d，此外，它们还可改善瘢痕颜色、凸起程度、柔韧性和血管形成等[278]。进一步研究发现在深二度烧伤创面局部应用 rhGM-CSF，同样具有促进创面愈合的作用，且无明显副作用[279]。这些数据也印证了在成人[280]和儿童[281]烧伤患者中应用 rhGM-CSF 可加速创面愈合，且无副作用的研究结果。结合这些有前景的研究数据，逐步在创面局部应用 rhGM-CSF 促进创面愈合势在必行，进一步研究 rhGM-CSF 及成纤维细胞生长因子和表皮生长因子的应用价值也值得推荐。

（二）淋巴生长因子

有几种生长因子（细胞因子）参与了淋巴细胞的形成，其中最主要且被充分研究的是 IL-7。IL-7 受体是淋巴细胞所特有的。IL-7 也是影响淋巴细胞增殖的细胞因子（生长因子）。与 IL-7 受体结合不仅对淋巴细胞的增殖和存活至关重要，而且在 HSC 向淋巴系的分化中也是必不可少的。IL-7 受体通过维持 Bcl-2 来增强淋巴细胞的存活率[282]。IL-7 主要产生于骨髓基质细胞和胸腺。T 细胞的独特之处在于它们的成熟发生在胸腺而不是骨髓，它们经历了一个正向和负向的选择，这一过程依赖于 IL-7 的激活和转录因子 Notch1 的表达[283]。除了其他几种生长因子，IL-7 生成的改变可对吸入性损伤后的生存率产生负面影响[284]。其他促进淋巴细胞生成的生长因子（细胞因子）包括 IL-2、IL-15 和 IL-23。

（三）巨核细胞生长因子

巨核细胞和血小板的生成受促血小板生成素的调控。与促红细胞生成素 EPO 类似，促血小板生成素通过扩增细胞周期调节因子和抑制凋亡来促进巨核细胞前体细胞增殖[222]。促血小板生成素是巨核细胞及其前体细胞增殖唯一必需的生长因子[285]。与促红细胞生成素不同，促血小板生成素与其他生长因子和细胞因子在维持 HSC 和促进其增殖方面具有协同作用[286]，对于其扩增也发挥作用[287]。促血小板生成素促进骨髓和外周血释放血小板，从而提高血小板的功能和聚集[288]。促血小板生成素可产生于肝脏、肾脏、骨骼肌和骨髓基质细胞[222, 289]，其生成可因 IL-6 的增加而增加[290]。鉴于烧伤后 IL-6 水平升高，IL-6 诱导的促血小板生成素释放可能是引起烧伤后立即出现血小板增多的原因[291]。烧伤后存在促血小板生成素水平升高，及随后血小板的活化[292]。最近一项研究的证据支持阻断促血小板生成素有助于防止烧伤脓毒症患者的器官损伤[293]的观点。

（四）转录因子

生长因子控制造血细胞的命运，而终末分化细胞的发育是在特定的转录因子的控制和协调下进行的。造血细胞的定型最终由特定的时序基因表达模式决定。这些基因演变过程是通过调节基因转录速率来控制的，而这些调节是通过 DNA 结合蛋白或转录因子与基因上特定区域结合而完成的[294]。转录因子是种核蛋白，是基因向功能蛋白转化的控制蛋白[294]。由于许多关键蛋白可被迅速地转变以满足组织变化的需要，因此必须存在一个具有基因转录共同通路的复杂细胞信号传导系统，以根据需求生产具有生物活性的蛋白。由于细胞可同时对多个信号起反应，且许多配体 - 细胞的相互作用刺激相似的邻近信号，因此必须严格控制转录启动才能恰当地协调细胞各种反应。

转录因子在造血细胞命运中的作用是一个不断发展的研究课题。造血系统中谱系划分严格的增殖和分化程序，是通过在应答细胞信号过程中开启和关闭特定的基因来实现的。由于热损伤和脓毒症时伴随着决定了烧伤患者的整体病理生理反应的血液和造血的改变，因此有理由相信造血发育基因的转录调控在其中起着重要的作用。已知GATA-1、sct/tal 1和Klf 1构成了红细胞系的转录核心，且均由最早的造血前体细胞表达[295]。转录因子之间的关系复杂，因为它们不是相互独立的，并且具有相互拮抗的作用。事实上，一种转录因子抑制其他转录因子能力的丧失与血液恶性肿瘤疾病的发生有关。然而，虽然它们可能控制着严重创伤和烧伤后造血功能的急剧变化，但目前对病理损伤后造血转录因子的变化知之甚少。鉴于这些转录因子对细胞命运和在各细胞系定型变化中的重要性，了解这些转录因子及其在造血中的作用可为将来的研究提供参考。此外，最近的研究表明，动物模型与人类在烧伤/创伤/内毒素血症后转录反应方面的相关性很差，这再次证明医学研究需要从依赖动物模型[296]，尤其是小鼠模型[297]中转变，但其临床转化能力尚有争议[298]。

八、结论

血液学在烧伤治疗中起着重要作用。患者深受手术中红细胞丢失和危重疾病而致贫血的危害。术中止血对于减少红细胞丢失和预防休克都非常重要。发生凝血障碍是由于凝血因子消耗和生成不足以及低体温所致。在患者的治疗管理中，输注各种血制品至关重要。造血从生成红细胞转向产生免疫细胞，这一转变是抵御微生物入侵和促进创面愈合的关键。静脉血栓形成是烧伤危重患者的主要风险，可增加死亡风险。血液学管理是烧伤危重治疗的重要组成部分，需要慎重考量。

第23章

激素、肾上腺在应对烧伤损害全身反应中的意义

Significance of the Hormonal, Adrenal, and Sympathetic Responses to Burn Injury

Derek Culnan Charles Voigt Karel D. Capek Kuzhali Muthumalaiappan
David Herndon 著
张 勤 译

一、概述

烧伤后内分泌系统对机体全身反应至关重要（表23-1）。创伤后可以发现下丘脑－垂体－肾上腺轴、甲状腺、胰腺和性腺激素在内分泌系统病理或代偿性变化。内分泌系统与细胞因子及免疫介质在“第8章烧伤休克和烧伤水肿的病理生理机制”和“第30章多器官功能衰竭的病因和预防”等章中讨论到的循环变化相互作用形成共鸣，即调控创伤后患者自身先天适应性反应，在患者尚未得到医疗救治时对挽救其生命至关重要。然而，进入治疗阶段后，我们发现，这些激素并不足以完全应对创伤打击后的全身反应，因此了解这些激素在烧伤和创伤患者身上的基本反应对恰当治疗至关重要。

二、正常下丘脑－垂体－肾上腺轴反应

下丘脑－垂体－肾上腺轴生理反应始于下丘脑释放促肾上腺皮质激素释放激素进入垂体门静脉系统，在此介导垂体前叶释放促肾上腺皮质激素，促肾上腺皮质激素刺激了肾上腺皮质中皮质醇的合成与释放。但下丘脑的传入和传出的生理效应是复杂多样的。下丘脑是自主神经系统的起始部位，是下丘脑－垂体－肾上腺轴最主要的组成部分之一，下丘脑核起源于中央漏斗区，主要通过背侧纵束到许多尾侧中央自主神经（主司疼痛调控、心率、呼吸、血压、流涎和迷走神经背侧运动核）及中间外侧细胞柱和胸髓，通过交感神经系统传到肾上腺。因此，下丘脑受刺激时突触后神经元刺激肾上腺髓质嗜铬细胞，释放肾上腺素和去甲肾上腺素。传统认为这种作用是机体为适应不断变化环境而出现的激素和神经递质双重反应，但作为机体应激反应终末信号传感器，肾上腺有两个不同的功能部位：产生皮质类固醇的皮质和分泌儿茶酚胺的髓质。这两者都是机体应对突发严重创伤打击时的必要反应，其中儿茶酚胺通过含量高低水平变化影响细胞行为及其生物化学途径是一个需要深入研究的领域。这里我们将讨论创伤后神经内分泌系统的病理改变以及它们与现代重症监护和内分泌反应间相互关系。

三、烧伤强烈刺激交感神经

1957年有标志性论文描述了烧伤后儿茶酚胺激增，去甲肾上腺素和肾上腺素在24h尿液中明显升高，且与烧伤面积成正比，伤后3d达到高峰并可维持数周[1, 2]。Herdon等重复该实验发现小儿烧伤患者体内去甲肾上腺素和肾上腺素持续增高35周[3, 4]。Jeschke等随后发现严重烧伤3年内皮质醇、儿茶酚胺增高和机体代谢亢进可持续存在[5]。根据数十年来对烧伤后交感神经刺

表 23-1　烧伤后儿茶酚胺对心血管、代谢和免疫反应的影响

生理改变	烧伤后交感神经介导的改变
静息代谢率	增加[238] 增加[29] 增加[25] 增加（体外）[171]
蛋白质代谢	无改变（尿液产生）[30] 无改变（蛋白质氧化）[238] 降低[39]
葡萄糖产生和代谢	降低（继发于脂质代谢增加）[29, 239] 无改变[238]
肝糖原分解	增加（间接通过 cAMP）[240]
糖异生	增加（间接通过 cAMP）[240]
脂质代谢	增加[30] 增加[238] 增加[29] 增加[32]
心输出量	增加[29] 增加[30]
周围血管阻力	未知
心率	增加[39] 增加[30]
T 细胞数目和功能	未知
B 细胞数目和功能	未知
中性粒细胞数目和功能	增加[71]
单核细胞数目和功能	增加（间接，克隆潜能）[241] 增加（间接，克隆潜能）[242] 增加[71, 243]

从当前引用的文献中可以看出上表中烧伤后生理的改变和交感神经激活有关

激的研究，了解其生理效应至关重要。

（一）心血管系统反应

本章节将讨论多系统器官障碍和休克中分布性休克和心肌抑制在“抑制期”的病理生理学，该阶段心脏功能受抑制，烧伤 48h 后，心肌功能在 β 肾上腺素能介导下进入“高涨期”，呈现“高动力”状态[4, 6]。即便烧伤面积很小，也会造成心脏功能变化并存在长期病理生理改变[7]。烧伤后血压降低刺激压力感受器（颈动脉窦和主动脉弓）传入神经元时，启动交感神经反射弧，交感神经传出信号增强，刺激去甲肾上腺素释放，引起外周血管收缩、外周血管阻力增加。血管紧张素 Ⅱ 和精氨酸加压素也可增加血管张力[8, 9]。这时，血管紧张素 Ⅱ 和儿茶酚胺的协同作用进一步调整血管张力[10]。精氨酸加压素被证明能够抑制离体心脏的心肌功能，但这种作用是可逆的。因此，原本作为“抑制期”机体循环障碍的补偿作用，如果精氨酸加压素和儿茶酚胺过度刺激反而导致烧伤后心肌抑制[11, 12]。

伤后 48h 后机体全身反应进入“高涨期”，交感神经活动增强可能是烧伤在循环恢复期间依然维持超常心脏功能的重要驱动力。在一组烧伤患者接受内脏血流和代谢测量的研究中发现，患者平均心指数达 8.2 ± 0.5 L/（m^2·min）[13]；该研究还发现，这些患者肝脏及肾脏代谢及血流量都显著增高，提示严重烧伤后机体为康复而出现超生理循环状态。Guillory 和 Finnerty 等从动物研究结果发现，β 受体功能障碍是烧伤后心脏病理生理学改变的中心问题，并提出现代烧伤治疗应用 β 受体阻滞药的基本机制[6]。

当机体循环容量恢复时，压力感受器信号刺激减弱，而交感神经兴奋却持续很长时间。这时，循环去甲肾上腺素和肾上腺素水平增高，出现从高动力方面表现为所谓“高涨期”但外周血管阻力却在降低的矛盾现象，表现为心脏后负荷降低而同时心脏前负荷增加，心输出量也会增加。有大量研究发现：神经、体液和代谢的介质参与了烧伤后血管阻力的降低表现。使用敲除 $β_2$ 肾上腺素能受体小鼠证实了 $β_2$ 肾上腺素能受体在血管舒张表现时的重要性[14]，也论证了肾上腺素的重要性，同时说明烧伤后血管收缩导致外周阻力增高是去甲肾上腺素能的作用，而烧伤患者病情也因交感神经过度刺激而变得愈加复杂，有研究表明，调节血管舒张或收缩的肾上腺素能受体的分布将决定循环中肾上腺素与由神经刺激释放的去甲肾上腺素对外周血管阻力影响的比重[15]。例如一个 85% 烧伤患者的下肢，即便烧伤肢体的血流调节机制没有发生变化，受伤体表温度增

高也导致该肢体血流量增加[16]。此外，我们已经认识到，组织代谢增加时，通过降低局部血管阻力来增加组织血流量[17]。随着大面积烧伤患者代谢增高，代谢产物、儿茶酚胺、一氧化氮[18]和脑钠肽[9]等一起协同介导降低血管阻力[19]。

因此，当外周血管阻力进一步降低到影响组织灌注时，往往导致终末器官损害（如肾小管坏死），需要在维持充足容量状态下应用血管加压药物以维持足够的组织灌注，这时肾上腺素作为首选的最佳正性肌力药物和血管收缩药可有效改善血管收缩力。在烧伤休克得到良好液体复苏时，除肾上腺素外应用其他正性肌力作用药物需要考虑既可维持组织灌注又不至于过度收缩皮肤血管而影响创面愈合。例如，应用多巴酚丁胺，一种 β 肾上腺素能阻断药，在增强心肌收缩力时降低外周阻力，是烧伤患者重要联合用药，左西孟旦作为新型非肾上腺素能抑制药可用于治疗烧伤患者的心功能障碍[20]。

（二）儿茶酚胺抵抗

酸中毒是造成儿茶酚胺抵抗最常见原因，Macarthur 等[21]在大鼠脓毒性休克模型中观察发现，超氧阴离子造成儿茶酚胺失活是低血压的重要因素。他们发现用超氧化物歧化酶治疗不仅可以消除麻醉大鼠因内毒素引起的低血压，还可提高儿茶酚胺的循环浓度。这些发现表明，在脓毒症的情况下，机体交感神经代偿性兴奋以抵抗低血压的作用会因细胞外环境中存在超氧化物造成儿茶酚胺失活而减弱。在非麻醉状态脓毒症大鼠模型中发现，超氧化物抑制药可以增强儿茶酚胺的血浆水平，提高脓毒症血压，改善其存活率[22]。他们还发现，一氧化氮会在不改变神经刺激释放作用的情况下，降低去甲肾上腺素的生物活性[23]。Case 等研究发现，刺激去甲肾上腺素可增加 T 细胞释放超氧化物[24]，这些发现有助于解释临床应用去甲肾上腺素纠正低血压效果不佳的原因。

（三）儿茶酚胺和超高代谢

尽管许多研究致力找出促进或抑制烧伤后高代谢状态的方法，许多研究也已证实交感儿茶酚胺（去甲肾上腺素作用比肾上腺素更明显）是超高代谢发生和维持重要因素[25]，例如 Herndon 等用 50% 体表面积的深度烧伤大鼠研究时，采用甲状腺切除术预处理、肾上腺切除术（+/– 地塞米松替代）和利血平消耗儿茶酚胺做模型[26]，发现在肾上腺切除术或使用利血平都可让超高代谢降低超过一半。Wilmore 等也发现，儿茶酚胺是人类烧伤发生超高代谢的主要介质[25]，该研究还有几个关键发现：阻断 β 肾上腺素能（但不是 α 肾上腺素能）作用能降低代谢率、脉搏、血压和游离脂肪酸水平。此外，研究人员通过了烧伤后所谓“降低血温度”——低温的效应，该组研究发现，当烧伤患者的病房温度较低（21℃）时，除了 4 名尿儿茶酚胺含量很少的死亡患者体温不升且代谢率没有增高外，其余患者代谢率都有显著增高，尿液儿茶酚胺排出量也同步增加，该实验也让我们理解如果没有足够的代谢增高反应，严重烧伤患者是不可能存活的。尽管两组烧伤患者都表现出超高代谢，但与病室温度 25℃以下治疗相比，处于 32℃较温暖治疗环境中的烧伤患者代谢率降低显然比较明显，由于患者皮肤温度较核心体温高 1.7～2℃[27]，且烧伤后下丘脑温度调停点与心脏指数升高同时，处于代谢高涨期患者的能量及底物需求都有质和量的变化[28]。因此通过调节环境温度可以部分适应能量需求，因此建议将烧伤放在室温较高的病室（30℃左右）。

Wolfe 和 Durkot[29]的实验研究通过使用稳定同位素研究以及肾上腺素能拮抗药证实了肾上腺素能烧伤时脂肪代谢的重要性[30-32]，研究发现烧伤后的肾上腺素能兴奋，促进脂肪分解、脂肪酸氧化。该研究发现，该组烧伤患者的血浆脂质构成也发生显著变化[33]，β_2 肾上腺素能受体不仅介导烧伤后脂肪分解代谢，同时也增加细胞内外三酰甘油 – 脂肪酸代谢循环，增加产热。Elijah 等则进一步阐明过氧化物酶增殖物激活受体对严重烧伤的脂肪分解和高血糖的影响[34]。

Wilmore 开展了儿茶酚胺在调节烧伤超高代谢中的具体作用的实验[25]，研究发现，烧伤后血浆儿茶酚胺变化与全身氧耗量增加呈正相关[25]，肾上腺素能阻滞药通过控制代谢率、心输出量以降低烧伤引起超高代谢[25, 29]。

大鼠动物实验结果表明，肾上腺髓质虽然是应对烧伤后高热量需求必需的，但其并不是高代谢反应的主要驱动因素[35, 36]，采用下丘脑损害的动物模型发现，烧伤后代谢率并没有增高且动物会长期处于低体温状态[37]，这种结果与烧伤前去除肾上腺髓质的动物实验结果不尽相同[35]，后者与我们在烧伤患者治疗时的临床观察结果吻合，烧伤患者上述表现可以通过应用封闭式敷料覆盖创面使热量丢失减少，而提高环境温度可降低患者代谢率也促进部分减少儿茶酚胺分泌[38]。

（四）β受体阻断药

Herndon等在儿茶酚胺导致的烧伤超高代谢研究结果基础上[39, 40]，将β肾上腺素能阻断药普萘洛尔用于治疗儿童烧伤患者，该治疗既能降低代谢率也不会影响心血管功能。他们在最近的一项研究中发现，严重儿童烧伤恢复期[41]应用β肾上腺素能阻断药能降低静息能耗增高，并使肌肉蛋白质分解造成的负氮平衡减少82%，这种方法还能防止脂肪肝及非脂肪耗能，促进儿童烧伤康复[42, 43]。后续研究证实，烧伤后持续用该药1年能更有效调控烧伤患儿的代谢[44]。最新动物研究进一步发现，应用普萘洛尔减轻环氧合酶-2在肝脏炎症反应增高时对代谢的影响[45]，在动物肌肉组织中观察到实验动物果糖-1，6-二磷酸酶-2 mRNA水平下调，尽管这种组织特异性的转录改变对代谢意义有待进一步证实，果糖-1，6-二磷酸酶是糖异生时的主要作用酶，在该代谢途径作用是确定的[46]。普萘洛尔并不抑制α肾上腺素能受体从而导致外周血管收缩和血管阻力增加，但可观察到该药能减少手术失血量，应用普萘洛尔的患者术后血细胞比容增加了5%～7%[47]，患者肌肉质量、力量和VO_2峰值增强也不会受普萘洛尔作用影响；相反烧伤儿童对运动的有氧反应却得到改善[48]。在非烧伤的脓毒症患者治疗领域已经证实β受体阻断药的正面作用，尽管对某些患者有临床价值，但总体而言其适应证和机制都尚未完全阐明[49, 50]。

（五）交感神经系统对免疫功能的影响

Pedro等最新综述已经充分讨论了免疫与交感神经系统之间的关系[51]，明确其相互作用对我们理解β肾上腺素能拮抗药和激动药等药物治疗对免疫功能的影响非常重要。

免疫组化染色显示，所有原发性（胸腺和骨髓）和继发性（脾和淋巴结）免疫器官的淋巴器官都受交感神经支配[52-55]。研究也已经发现神经末梢可以到达脾脏（白髓）、脾动脉周围淋巴鞘、边缘区和边缘窦区域以及脾囊和小梁的免疫细胞部位[56-59]，交感神经末梢可以直接接近T细胞、树突细胞和B细胞[60]。

Sanders最近综述描述了肾上腺素能信号传导对免疫的调节作用[61]。淋巴细胞，包括活化和静息B细胞、幼稚$CD4^+$T细胞、T辅助细胞（T_H1）细胞株和新生成的T_H1细胞，都能表达β肾上腺素受体，但后者并不在新生的T_H2细胞中表达[62-64]。更多证据支持去甲肾上腺素通过对$CD4^+$T细胞功能的调节作用，调节B细胞产生抗体[65]。交感神经元还能抑制$CD8^+$T细胞受体的反应[66]。另外，去甲肾上腺素可以直接影响B细胞抗体的产生，其作用大小则取决于激活延续的时间[67]。这些体外生理学研究重要结果得到了一系列涉及严重联合免疫缺陷的体内实验，即T_H2和B细胞生发前小鼠（scid）去除去甲肾上腺素研究的支持，该研究表明去甲肾上腺素是维持体内正常抗体水平所必需的[62]。此外，其他涉及scid小鼠的动物实验也证实，免疫反应本身可刺激骨髓和脾脏肾上腺素能神经末梢释放去甲肾上腺素，反过来影响B细胞产生抗体[68]。儿童烧伤患者应用β受体阻滞药后可显著降低血清TNF-α和IL-1β[69]。这些研究提示，副交感神经系统、交感神经系统的免疫作用具有广泛调理作用，迷走神经突触能触发记忆T细胞释放乙酰胆碱，从而通过α-7-烟碱乙酰胆碱受体减少产生TNF-α[70]，也证实交感神经/副交感神经激活在调节免疫反应中的潜力。

在动物研究中，创伤后立刻阻断β-肾上腺素受体，会部分恢复脂多糖刺激烧伤脓毒症体外分离的单核细胞分泌TNF-α能力[71]。已经证实，除了肾上腺素能抑制脂多糖刺激的TNF-α分泌，体外分离的巨噬细胞抑制LPS刺激的TNF-α产生释放作用[72-75]。在人类肥大细胞[76]、小胶质细胞[77]、星形胶质细胞[78]和细胞毒性 T 淋巴细胞也会有类似表现[79]，与肾上腺素能刺激 TNF-α 相比较，实验证实在分离的心房细胞[80, 81]、肌间神经丛[82]和脑组织[83]TNF-α 表现出抑制去甲肾上腺素释放的反应。

尽管儿茶酚胺下调促炎细胞因子水平的的确切机制尚不清楚，但动物实验中通过测定 IL-10 的循环水平发现，儿茶酚胺会诱导抗炎细胞因子如 IL-10[84-87]分泌，应用肾上腺素能激动药同时用 LPS 刺激的人体血液和单核细胞的研究也支持这一论点[84, 86, 88]。Takenaka 等通过树突状细胞介导炎症反应途径证明，不用 LPS 刺激的神经损伤会导致内源性肾上腺素能刺激后 IL-10 增加，及其对 T 细胞向 $CD4^+$ 分化的影响，进一步阐明儿茶酚胺的免疫调节作用[89 90]。

（六）交感神经系统在脓毒症时的变化

烧伤常合并一过性菌血症、感染和脓毒症（参见“第 11 章烧伤感染的治疗”和“第 30 章多器官功能衰竭的病因和预防”），感染会引起强烈交感神经反应并导致相应损害[91]，此时往往存在增高炎症反应及免疫抑制两种力量博弈。脓毒症时儿茶酚胺分泌激增，引起心输出量、免疫调节作用和分解代谢变化[92]，普萘洛尔已被证实可以减轻上述反应，使用肾上腺素能阻滞药作为免疫调节药已经在治疗其他创伤性损害时被广泛应用[93]。腹膜感染的脓毒症的动物模型发现交感神经系统很早就被激活，随着血浆儿茶酚胺水平升高，更多的去甲肾上腺素分泌[94, 95]。

这些研究支持交感神经系统与免疫系统之间的复杂相互关联。烧伤和脓毒症诱导的交感神经反应对骨髓细胞功能也产生明显影响，烧伤脓毒症模型研究发现去甲肾上腺素可调节骨髓细胞生成（详见“第 22 章　烧伤患者的血液系统变化、止血、血栓预防和输血”）[212]。

四、甲状腺功能

一项早期大鼠研究显示，尽管肾上腺切除术或通过利血平耗竭儿茶酚胺确实能降低烧伤后代谢率，但进行甲状腺切除术并不能降低烧伤后代谢水平增加[26]；人体研究也证明，无并发症烧伤患者的三碘甲状腺原氨酸（triiodothyronine，T_3）和甲状腺素（thyroxine，T_4）、游离 T_3 和 T_4、促甲状腺激素（thyroid stimulating hormone，TSH）水平是正常的。但在感染或脓毒症患者中观察到，其游离 T_4 和 T_3 水平降低[96]，采用 T_3 替代治疗并不能改善烧伤后的代谢率或降低死亡率[97]，但可以降低循环去甲肾上腺素和肾上腺素的水平。这些和其他研究表明，对烧伤后超高代谢与甲状腺激素直接相关性[98]，更重要的是，上述研究结合 Senel 等研究结果提示烧伤后代谢控制的转变与甲状腺信号途径关系较远，而是通过其他途径调控[99]。

（一）烧伤后性激素变化

1. 雄激素

在正常的生理状态下，硫酸脱氢表雄酮（dehydroepiandrosterone sulfate，DHEAS）是一种作用较弱的雄激素，主要由肾上腺皮质分泌。烧伤患者中皮质醇分泌增加，但由于合成减少，血清 DHEAS 水平出现显著降低[100, 101]。烧伤患者的睾酮和雄烯二酮水平显著降低，睾酮血浆水平降低可持续 3 ～ 18 个月，但烧伤后早期皮质醇水平正常[101]，睾酮分泌的减少却可能是过量皮质醇水平对睾丸的直接影响所致[102, 103]。Wilmore、Long、Mason 和 Pruitt1976 年一起发表的文章清晰梳理了下丘脑对损伤反应：“外科患者的应激是神经生理学反射反应”[104]。

烧伤后男性出现性腺功能减退和睾丸 Leydig 细胞功能衰竭，导致睾丸激素水平下降，Plymate 等测定伤后几周内性激素水平［如性激素结合球蛋白（sex hormone-binding globulin，SHBG）和黄体生成素（luteinizing hormone，LH）］和甲状腺激素的水平发现：虽然患者雌二醇水平增加，但活化黄体生成素分泌却减少，且 SHBG 也显示相应变化，呈现先降低并随后浓度升高表现，提示下丘脑控制的性腺轴变化抑制了睾酮释放，SHBG 的增高导致未结合的激素量减少，睾酮则进一步受到抑制。而 SHBG 的水平与 T_3 和游离

表 23-2 烧伤后糖皮质激素对心血管、代谢和免疫反应的影响

生理改变	烧伤后糖皮质激素介导的改变
静息能量消耗	增加 [152, 176, 179]
耗氧量	增加 [244, 245]
主要能量来源	脂肪、葡萄糖 [190]
蛋白质代谢	骨骼肌中增加 [160, 161, 163, 164, 246]
急性期蛋白合成	增加 [133, 247, 248]
氮排泄	增加 [244]
肝糖原分解	增加（通过胰高血糖素的作用）[157, 158]
糖异生	增加 [153, 154, 247]
脂质代谢	增加 [191]
酮体形成	正常 [193]
三酰甘油	增加 [193, 247]
胸腺改变	对合 [218]
－T 细胞数目	减少 [217, 249]
－T 细胞增殖	抑制 [219, 220, 248]
－B 细胞数目	当前数据不明
中性粒细胞数目	增加 [223, 249, 250]
－趋化作用	抑制 [223]
－分化	增加 [223, 226]
－杀菌活力	抑制 [228]
单核细胞数目	皮质醇刺激后短暂性增加，但烧伤患者降低 [250–252]
－趋化作用	抑制 [224]
－杀菌活力	抑制 [224, 227]
骨形成	降低 [200]

从当前引用的文献中可以看出糖皮质激素的释放与上表中烧伤后生理的改变有关

T_3 的水平强烈相关。该研究有助于阐明烧伤后男性下丘脑、丘脑与性腺调节间复杂关系 [105]。上述研究部分揭示了正常下丘脑功能在烧伤后“动员”能力发生的变化。

由于二十一碳类固醇（如皮质醇）的产生增加，肾上腺和睾丸合成十九碳类固醇能力受到损害。尽管烧伤患者血浆肾素活性升高，其醛固酮水平却低于正常。这表明孕烯醇酮代谢从盐皮质激素和肾上腺雄激素途径转向糖皮质激素途径 [100]，这种表现对免疫系统影响深远，目前 DHEAS 所具有的免疫反应调节药物的作用也已得证实 [106–109]。用 DHEAS 体外培养的人 T 细胞 IL–2 产生和 IL–2 mRNA 合成（克隆扩增所必需的）增加 [109]，鉴于严重疾病时 T_H1 细胞的免疫活性较低 [100]，我们认为，DHEAS 缺乏可能是引起烧伤患者免疫抑制的重要因素之一。有意思的是，这种现象仅见于 $CD4^+CD8^-$ 而不是 $CD4^-CD8^+$ 细胞，DHEAS 处理的细胞也比未处理过的细胞更能引起强烈的细胞毒作用。

在机体存在严重应激及慢性疾病时，多巴胺水平会显著升高 [110, 111]，说明多巴胺在烧伤患者的免疫状态与肾上腺类固醇分泌方面相互作用架构中也起重要作用。外源性多巴胺作为血管加压药物常被用于治疗重症患者，并被认为兼有肾血管扩张和增强心肌收缩作用。Povoa 等综述了血管加压药在感染性休克中的应用，提出需要对该药物作用模式的多样性做出评估 [112]，然而，更多研究表明，多巴胺治疗可能对已经被破坏的免疫系统造成新的损害，这种损害效应是多巴胺通过抑制垂体前叶释放催乳素而引发。多巴胺抑制血清催乳素和 DHEAS 释放，但不降低皮质醇水平 [113, 114]。体外研究证实催乳素对人肾上腺细胞分泌 ACTH 诱导 DHEAS 具有协同作用 [115]，由此推论，多巴胺抑制催乳素分泌可能是降低 DHEAS 水平并抑制 T 细胞增殖反应的重要原因。应用多巴胺治疗患者 T 细胞的体外增殖反应减弱，用 DHEAS 处理的细胞则介导潜在的 T 细胞细胞毒作用 [109, 113]。

在过去 10 年中，将氧甲氢龙常作为雄激素补充药用于临床治疗并开展了广泛临床研究。Reeves 和 Finnerty 报道严重烧伤儿童服用 24 个月氧甲氢龙治疗 5 年后的研究结果，研究发现患儿体内骨矿物质含量显著增加、身高生长迅速、心脏做功减少、肌肉力量更强 [116]，于代谢亢进将在后面章节（第 30 章）做更详细的描述。总的来说，烧伤后存在肾上腺功能降低，并且补充合成代谢类固醇激素氧甲氢龙等可有效改善超高代谢，让患者代谢转为合成代谢方向。

2. 雌激素

一些研究早就聚焦于雌激素对烧伤患者死亡

率的影响。早在 20 世纪 50—70 年代通过对杀虫剂研究时就发现，雌激素作为雌二醇受体激动药或拮抗药在脂肪储存及代谢中起作用，烧伤后超高代谢时雌激素释放增多以利脂肪动员供能，老年烧伤患者身体含有较高浓度七氯环氧化物和氧氯丹，研究发现死亡患者两种雌激素水平都有显著增高。研究发现，这些化合物可能通过诱导类固醇羟化酶诱导雌二醇、黄体酮、睾酮、糖皮质激素，导致拮抗雌二醇受体失活，降低炎症反应和减少细胞因子释放 [117]。

（二）烧伤后肾上腺糖皮质激素变化

肾上腺皮质反应对烧伤后机体调控全身反应至关重要，烧伤后血清和尿液糖皮质激素标志物测定都会有长时间显著增高。糖皮质激素分泌的调节过程较为复杂，肾上腺皮质分泌皮质醇受多环节调控，如垂体 ACTH 调控系统，在传入神经控制增强和体温过高时，肾上腺对 ACTH 的反应减弱。此外，烧伤后皮质醇分泌的常规昼夜节律会受到抑制。1982 年，Vaughn 等发现循环和尿液中的皮质醇升高与 ACTH 水平的相关性较弱，而与烧伤总面积、代谢率和患者平均体温之间存在较好相关性。从烧伤患者观察到这些现象表明肾上腺皮质醇分泌过多与温度和循环变化引起代谢介质水平、肾上腺神经支配以及肾上腺皮质对 ACTH 的反应性亢进直接相关。作者的结论是，皮质醇在烧伤后超高代谢发生中可能起次要作用 [118]。在此基础上，他们将伤后代谢和能量代谢改变主要归因于交感神经活动和循环儿茶酚胺（去甲肾上腺素和肾上腺素）的变化结果。

Danner 及其同事在尝试定义“危重疾病相关皮质类固醇功能不全”的过程中，研究了 HPA 轴在致死性犬肺炎严重脓毒症模型损伤性反应。他们发现，虽然此时总血清皮质醇、结合与游离的血清皮质醇和 ACTH 都显著增加，但 ACTH 并未同步增加，此时应用地塞米松也不会抑制皮质醇，其原因可能是此时肾上腺已经受到最大限度的刺激。脓毒症存活的动物，其 HPA 轴往往恢复到正常水平，而 ACTH 和地塞米松的反应性与非幸存者相比可提前 10h。相反，具有醛固酮增多症表现患者的盐皮质激素反应持续超过 72h，并且地塞米松抑制反应难以恢复。因此，盐皮质激素在脓毒症的情况下是独立于 ACTH 轴的，这些研究均支持“肾上腺功能衰竭”假说 [119]。

对 ICU 死亡患者肾上腺研究发现，严重疾病后肾上腺皮质结构被破坏。肾上腺重量低于对照组，肾上腺蛋白质含量也显著降低，液体含量却增高明显，调节 ACTH 的基因表达也大幅下调 [120]。

在重症患者存在全身炎症反应综合征时，其血浆皮质醇水平增高。然而，这些患者白天皮质醇产生虽然有升高，但增高不会超过 1 倍，同时这些患者 ACTH 则受到抑制，这意味着存在非 ACTH 驱动途径。究其原因发现，重症患者血浆皮质醇的清除率显著降低是危重病应激反应的皮质醇增多症重要原因 [120]。其他脓毒性休克研究中也发现，只有采用连续激素测量和激发试验才对 HPA 轴功能评估有用，于是研究进一步转入探索脓毒症治疗结果不佳人群中的醛固酮水平 [119]。

Norbury 等通过测定 212 名严重烧伤儿童的尿皮质醇水平发现，烧伤后 100d 内皮质醇排泄增加至正常的 3 ～ 5 倍，尿中去甲肾上腺素水平显著增加延续至伤后 20d[4]，如图 23-1 所示，高皮质醇血症是严重烧伤后全身分解代谢的驱动因素，Jeschke 等通过 55 名严重烧伤儿童用酮康唑阻断皮质醇生成研究去验证这种假说，他们发现治疗组尿皮质醇水平高于正常组 8 倍。与我们直觉恰恰相反的是，这些患者炎症反应水平、急性期蛋白质、身体成分结构、肌肉蛋白质分解或合成以及器官功能却未见改变。这就表明，烧伤后的高皮质醇血症在分解代谢反应发展中作用并不明显 [121]。

Jeschke 和 Herndon 研究了 977 名小儿烧伤患者长期炎症和急性期反应状况发现，患者烧伤总面积超过 30% 时，24h 尿皮质醇排出、儿茶酚胺细胞因子和急性期蛋白质显著升高可长达 3 年，如图 23-2 所示，他们还观察到这些患者同时可存在胰岛素抵抗、骨折风险、肝大、心输出量增加和心功能不全 [4, 5]。

游离皮质醇与总皮质醇水平

糖皮质激素在体内与皮质醇结合球蛋白（如

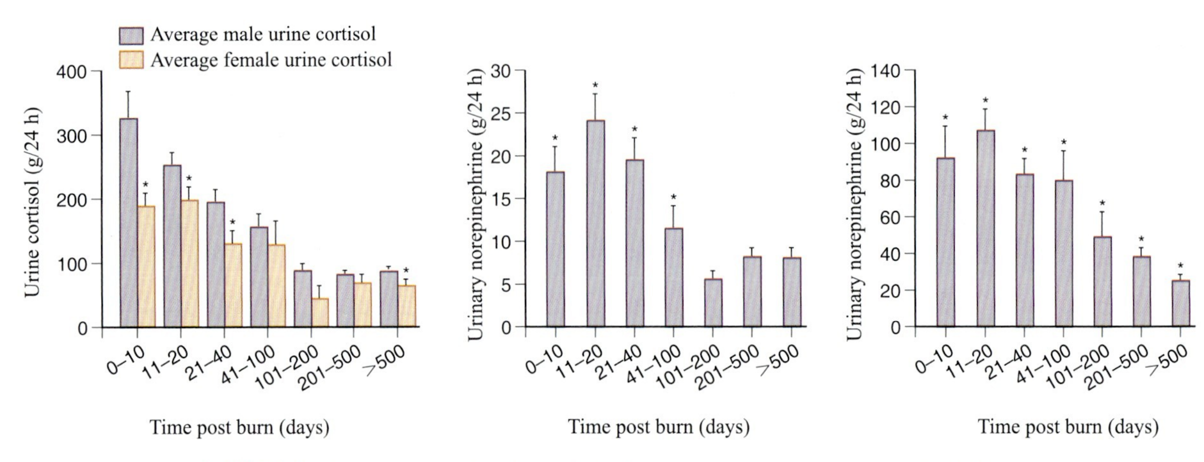

▲ **图 23-1 Urinary cortisol and catecholamine excretion after burn injury in children**

From Norbury WB, Herndon DN, Branski LK, Chinkes DL, Jeschke MG. Urinary cortisol and catecholamine excretion after burn injury in children. *J Clin Endocrinol Metab*. Apr 2008; 93(4): 1270–1275.

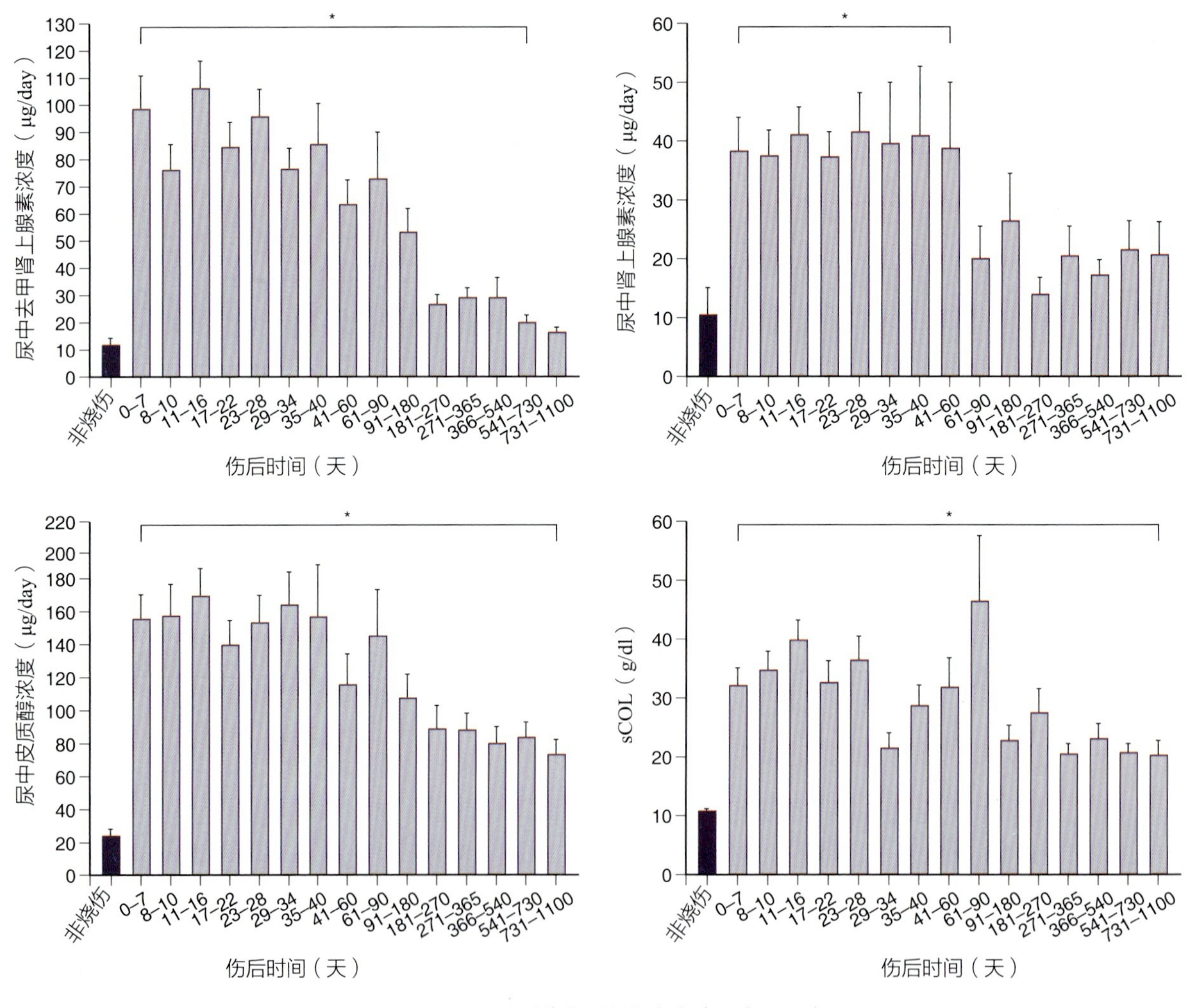

▲ **图 23-2 严重烧伤后长期存在病理生理反应**

引自 Jeschke MG, Gauglitz GG, Kulp GA, et al. Long-term persistence of the pathophysiologic response to severe burn injury. *PLoS One* 2011; 6（7）: e21245.

转运球蛋白）结合，形成无活性复合物，只有总血浆皮质醇含量的 1% ～ 10% 皮质醇在循环中以非结合状态存在，而这种形式恰是糖皮质激素起生物活性的状态。测定游离血浆皮质醇水平可作为难以测量到的组织皮质醇替代方法[122, 123]。烧伤、严重感染和感染性休克时皮质醇与皮质醇结合蛋白结合能力降低[124–126]，烧伤时游离皮质醇和总皮质醇之间的平衡转向游离状态，导致游离皮质醇水平增高[124]，在烧伤患者中皮质醇结合蛋白水平也显著降低，伤后 48h 出现最低值[127]，即使轻微烧伤，例如 3%TBSA 也会导致血清皮质醇结合蛋白水平降低 30%[128]，且到伤后 1 ～ 2 周后才恢复到正常水平。烧伤后皮质醇结合蛋白水平降低效应不仅可导致游离皮质醇水平增加，而且还导致皮质醇排出量增加，出现尿皮质激素增高。研究发现，尿皮质醇水平与烧伤面积呈正相关，在烧伤面积 60% ～ 99%TBSA 组中最高[129]；皮质类固醇对皮质醇结合蛋白合成造成直接抑制作用，是对烧伤患者皮质类固醇水平升高另一种解释[130–132]。此外，烧伤后白介素 –6 水平增高也与皮质醇结合蛋白合成降低有关[133]。

有证据表明皮质醇升高与 ACTH 相应降低可能由内皮素或心房利钠肽 / 激素（atrial natriuretic peptide/hormone，ANP/H）引起，Vermes 等[134]证实，脓毒症或严重创伤患者住院 8d 时，血浆内皮素和 ANP 水平均显著升高。目前已知，适当的内皮素是交感神经反应的调节剂[135]；另外，人体输注 ANP 可阻断 CRH 刺激导致的 ACTH 和皮质醇分泌[136]。肾上腺皮质的类固醇激素的分泌科引起内皮素 –1 和内皮素 –3 水平增高[137]。然而，文献报道内皮素 –3 提高大鼠的 ACTH 和皮质酮水平[138]，而内皮素 –1 则仅引起人体 ACTH 升高[139]。基于此 Vermes 等[134]提出，内皮素可能负责刺激类固醇分泌，而 ANP 则通过 HPA 轴抑制 ACTH 分泌，这也解释了严重应激的患者伴随 ACTH 水平降低而皮质醇却反常增加。

Cohen 等通过精确手段测定皮质醇发现，血浆总皮质醇、游离血浆和组织微透析皮质醇水平之间并无显著相关性。与健康对照研究发现，烧伤患者的微透析组织液中皮质醇水平显著增加。此外，通过对严重烧伤患者的烧伤和未烧伤组织中的皮质醇水平进行皮下微透析发现，患者局部皮质醇浓度也无显著差异。这些都表明烧伤组织局部微环境变化，如：中性粒细胞弹性蛋白酶导致皮质醇结合蛋白 G 解离出更多皮质醇，但未显著影响局部皮质醇水平。他们认为，相对总皮质醇水平，游离皮质醇与烧伤总面积相关性更高[140]。鉴于皮质醇对疼痛和压力以及昼夜变化的敏感性，Brown 等提出，利用唾液 α– 淀粉酶作为临床研究的替代品[141]。

（三）三羧酸循环

1. 对代谢途径的影响

能量消耗增加和高血糖是烧伤的代谢标志，对能量需求大幅增高源于机体功能活动增加，如合成伤口愈合需要蛋白质、合成急性相蛋白质和合成炎症介质。烧伤患者静息能耗增高是底物动员增加的原因之一，催化途径相同而作用相反的反应酶，同时活化时发生类似情况。例如，在将葡萄糖转化为葡萄糖 –6– 磷酸并转化回葡萄糖时，对能量的需求会增高，以供再合成反应及类似反应中需要的三磷腺苷（adenosine triphosphate，ATP）。烧伤患者葡萄糖生成和糖酵解的速率、三酰甘油的脂肪分解和再酯化作用都显著增高[31]。而这种底物循环通过 ATP 高能磷酸键分解产生热量、肌肉线粒体去耦联和脂肪适应性褐变增加产热能力有助于产热应对患者能量需求的增加[142]。

2. 激素在机体葡萄糖利用中的作用

1986 年应用稳定同位素示踪剂在成人烧伤患者研究葡萄糖和丙氨酸、生长抑素输注（抑制胰岛素和胰高血糖素）和胰岛素 + 葡萄糖替代（分离的胰高血糖素抑制）对照研究发现，患者胰岛素和胰高血糖素水平均显著高于未烧伤患者，应用生长抑素可以降低胰岛素和胰高血糖素水平，并在 30min 时稳步降低葡萄糖合成，到 30 ～ 180min 时葡萄糖摄取能力也逐渐降低。而单独输注生长抑素时葡萄糖产生被显著抑制，并且葡萄糖清除也会恢复到输注前水平。通过胰岛素输注可选择性地减少胰高血糖素造成的高血糖水平，让血糖恢复到正常基础水平。该研究证实，烧伤后胰高血糖素导致肝源性葡萄糖产生增加，同时基础水平的胰岛素就可抑制肝源性葡萄糖产生增加，也增加（外周）葡萄糖摄取。（通过生长抑素＋胰岛素输注）可降低胰高血糖素水平但不会改变丙氨酸转换率；然而应用胰岛素和胰高血糖素的抑制（来自单独的生长抑素输注）却可增加丙氨酸转换率，这与胰岛素减少时外周蛋白分解代谢增加的表现相一致。已有研究证实，胰高血糖素可加速肝脏糖异生。然而，在高皮质醇血症的情况下（在这些患者中观察到），胰高血糖素相关信号传导将使患者长期出现肝源性葡萄糖增加的表现[143]。

对未烧伤成人通过使用生长抑素抑制内源性胰岛素和胰高血糖素＋胰岛素替代的同步研究发现，可以通过葡萄糖输注期间的基础血糖水平来区分上述制剂在内源性胰岛素变化时的反应，该研究发现输注[1mg/(kg·min)和4mg/(kg·min)]葡萄糖，在不依赖于内源性胰岛素作用情况下，会导致内源性葡萄糖产生受抑制，并可刺激丙氨酸产生增加、尿素产生减少[144]。T_3替代途径试验结果进一步分析发现，代谢率与血浆胰高血糖素增高呈正相关，而血浆胰高血糖素独立预测其增高水平[145]。

在氮摄入量充足、恒定情况下，增加碳水化合物摄取可以减轻蛋白质分解代谢增高引起的负氮平衡，而静脉内输注脂肪乳剂并不会独立地影响氮平衡[146, 147]。这些研究也表明决定氮排出量的主要因素是碳水化合物摄入量和代谢率。当碳水化合物摄入量接近代谢率时，氮排出最小化。当患者获得恒定和足够的蛋白质摄入量时，胰岛素对碳水化合物摄入的合成代谢增加进一步减少氮排出[148]。

（四）烧伤后的糖皮质激素

愈合的烧伤患者其血浆糖皮质激素水平适度升高超过正常范围，可持续超过1个月[124, 149]，并随着愈合进展而恢复正常[150]。相反，严重烧伤（如90%烧伤总面积）的患者糖皮质激素水平显著降低，这表明机体无法进行足够的反应应对严重创伤[124]。

1. 糖皮质激素和碳水化合物代谢

糖皮质激素通过增强肝脏中内源性葡萄糖产生而导致出现高血糖[151–154]，烧伤后，通过糖异生和葡萄糖利用受损对血糖水平推波助澜。Wolfe等[155]研究发现，烧伤后外周组织血浆乳酸产生增加是肝脏糖异生的底物。烧伤导致肝脏功能改变，导致丙酮酸转化为草酰乙酸增加，以非三羟酸循环为代价[156]，从糖原和骨骼肌氨基酸转化的糖异生葡萄糖，需要由糖皮质激素刺激[145, 157, 158]胰高血糖素分泌[145, 147]。此时糖皮质激素起维持胰高血糖素的作用，并防止高水平胰高血糖素快速发生耐受。除糖异生外，葡萄糖利用受损和胰岛素抵抗也在维持烧伤患者高血糖起重要作用[152]。

2. 糖皮质激素和蛋白质代谢

蛋白质高分解代谢增加导致负氮平衡是烧伤超高代谢的主要结果，Cuthbertson首次提出了负氮平衡是烧伤后全身反应重要组成部分[159]，烧伤所见的蛋白分解代谢增加部分由糖皮质激素介导。在人类[160]和动物模型[161]中，应用糖皮质激素可增强肌肉蛋白分解；另外，应用糖皮质激素受体拮抗药可以抑制烧伤导致的肌肉蛋白分解[162]。皮质醇动员运输外周组织游离氨基酸到肝脏，介导蛋白质合成增加。而应对烧伤后糖异生酶和急性期蛋白合成需要，皮质醇介导肝蛋白合成代谢增加。

关于烧伤引起蛋白质代谢变化机制尚不完全清楚，然而，许多机制都可以从其他原因引发超高代谢变化来演绎，如代谢性酸中毒时，肾上腺切除术会引起肌肉蛋白分解代谢停顿并且不增加泛素（小分子蛋白质）－蛋白酶体途径损害[163, 164]，这一作用可以通过应用地塞米松逆转。体外研究对这种解释提供了进一步支持，研究表明，糖皮质激素抑制药RU486可以消除地塞米松诱导的肌细胞蛋白分解代谢增加[165]。Ding等研究者[166]提出，泛素－蛋白酶体途径的部分抑制可能对蛋白分解代谢起推波助澜作用，这些研究表明糖皮质激素与需要ATP的泛素－蛋白酶系统相互作用可能在烧伤导致蛋白分解代谢中起重要作用[167–171]。

烧伤后蛋白质分解代谢还表现为产生糖异生氨基酸，烧伤后血浆丙氨酸水平升高[172]，丙氨酸随后转化为糖异生中间体丙酮酸后转化为谷氨酰胺，最后产生尿素由肝脏排出。在肌肉组织中，丙氨酸氨基转移酶（alanine aminotransferase，ALT/SGPT）将氨基从谷氨酰胺转移至丙酮酸，形成丙氨酸和 α- 酮戊二酸，然后将丙氨酸经血液进入肝脏，并通过葡萄糖 - 丙氨酸循环以葡萄糖返回肌肉，这也就是烧伤后血浆丙氨酸增加的原因。肝脏中谷氨酰胺进入线粒体，并且最终进入尿素循环[173]。谷氨酰胺是从外周组织到肝脏的氨基酸转移的主要参与者之一，最后以氮的形式排出。烧伤后，在肺部和肌肉中谷氨酰胺合成酶 mRNA 表达增加，谷氨酰胺合酶水平增高主要为代偿外周组织中的谷氨酰胺消耗增加[174]，切除肾上腺会导致部分降低烧伤引起的谷氨酰胺合酶 mRNA 表达增加[174]，而这种表现具有组织特异性，在肾脏或肝脏并不呈现类似效应。研究证实，糖皮质激素可能增加肺和肌肉组织中的谷氨酰胺合成[175]。来自外周组织的蛋白质的动员，造成烧伤患者血液中苯丙氨酸水平增加[172]。苯丙氨酸是唯一不能在外周组织降解的氨基酸，是烧伤后分解代谢的标志，当肝脏摄取受损时，它会在循环中集聚而导致循环中苯丙氨酸水平增高。

当烧伤完全愈合后，超高代谢及代谢亢进状态依然可维持较长时间[152, 176–179]，在伤后 9 ～ 12 个月依然可以观察到蛋白质分解代谢增加及患者肌肉含量减少[177]。因此，对小儿来说，在创面完全愈合后很长时间生长都会受抑制。

Diaz 综述了一些如何调控烧伤后生长迟缓和代谢亢进的治疗方法[180]，文章提出，胰岛素样生长因子 -1 是生长激素（growth hormone，GH）作用的重要介质[181, 182]，烧伤时糖皮质激素对葡萄糖代谢通过胰岛素样生长因子 -1（growth factor-1，IGF-1）的调节，烧伤后可见 IGF-1 复合物的所有成分被显著抑制[183–187]，烧伤患者皮质激素水平升高可能有助于抑制 IGF-1 复合物的酸不稳定亚基（acid labile subunit，ALS），用地塞米松治疗大鼠导致血清 ALS 以及肝 ALS mRNA 水平降低[188, 189]。

除了外周组织氨基酸水平增高[190]，皮质醇介导脂肪组织释放游离脂肪酸[191]，烧伤的儿童和成人患者脂肪分解增加反映在血浆游离脂肪酸水平升高[32, 192, 193]，甚至出现肝脏脂肪代谢障碍。

3. 糖皮质激素对骨代谢的影响

糖皮质激素除调控烧伤后能量需求外，还影响骨骼的发育。在动物和人类试验中已经证实了烧伤后骨代谢异常[194, 195]。在儿童严重烧伤（＞ 40%TBSA）后骨密度降低持续至少 5 年，并可导致长骨生长的永久性延迟[196, 197]。导致骨矿物质密度丧失的原因有内源性糖皮质激素水平增加、炎症反应、铝负荷和促进骨吸收的细胞因子（如 IL-1 和 IL-6）水平增高[198]。在一项动物研究中，Hoscheit 等在烧伤后的前 2 周发现骨吸收标记物特别是 RANKL 增加，表明烧伤后骨量减少是由于吸收增加和成骨减少[199]。

由于糖皮质激素对成骨和骨吸收影响，烧伤后会出现骨量减少。Weinstein 及其同事研究了动物模型中糖皮质激素对骨代谢的长期（3 ～ 4 年）效应，发现破骨细胞增加和成骨细胞减少，导致成骨效应降低。在长期糖皮质激素给药的小鼠以及糖皮质激素诱导的骨质疏松症患者中观察到增强的破骨细胞和成骨细胞凋亡[200]。此外，糖皮质激素直接下调 I 型胶原的表达，上调了软骨细胞中胶原酶 -3 的表达[201]。另一方面，IGF-1 增强 I 型胶原的表达并抑制胶原酶 -3 的表达[202]，因此，烧伤糖皮质激素的大量增加和 IGF-1 的相应减少形成对成骨、骨和软骨的抑制力。

糖皮质激素介导骨吸收的机制尚不清楚。糖皮质激素可能通过最初抑制破骨细胞合成，随后刺激破骨细胞合成的同时增加骨吸收双重机制介导骨吸收[203]，皮质醇可能影响骨吸收的另一种机制是通过抑制 IGF-1 或 GH 诱导的软骨细胞增殖[204]。糖皮质激素的抗增殖作用可能通过下调 GH 受体和结合力以及抑制这些细胞对 IGF-1 的局部反应介导。

Herndon 等研究提出，补充外源性重组人生长激素对肌肉和皮肤有增强合成代谢作用[180, 205, 206]。Breederveld 等通过烧伤患者应用外源性生长激素研究发现，烧伤创面和供皮区愈合更快速，可减少住院时间也不会增加死亡率或瘢痕形成[205]。该研究发现补充IGF-1具有甚至更大促合成代谢作用，且不会导致低血糖症或高血糖并发症[206]。然而Takala等[207]发现，应用生长激素后创伤患者并发症及死亡率增加，因此使用这些激素需要更多研究得出明确结论[208]。在随后的一项研究中，Herndon和Voigt采用了睾酮和普萘洛尔的联合治疗，可显著改善小儿烧伤患者的生长停滞，且不会出现IGF-1治疗相关的风险[209]。Rojas等则对烧伤患者代谢亢进的药物治疗做了详细综述[210]。

4. 糖皮质激素对免疫抑制作用

严重烧伤的患者感染易感性增加，而脓毒症又是烧伤主要死亡原因。烧伤患者发生皮肤、胃肠道、呼吸道和泌尿道感染易感性增高[211]，烧伤后糖皮质激素水平增高可能导致免疫功能障碍，并损害特异性和非特异性免疫体系。皮质醇可减少淋巴细胞、嗜酸性粒细胞和嗜碱性粒细胞数量、改变淋巴细胞亚群构成、抑制B细胞产生的免疫球蛋白并抑制中性粒细胞和单核细胞/巨噬细胞活性。

烧伤后会发生急性胸腺退化[212, 213]和总T细胞数量减少，在胸腺退化动物模型中，$CD4^+/CD8^+$淋巴细胞显著下降[212-215]。而胸腺退化常见于各种类型的创伤的反应[216]，人类$CD4^+$和$CD8^+$细胞数量减少反映了T淋巴细胞受抑制[214]，在动物模型中发现[212]，烧伤后$CD4^+CD8^-$细胞比$CD4^-CD8^+$细胞更敏感，烧伤后最初的2周内$CD4^+CD8^-$细胞数量一直受抑制。

外源性补充糖皮质激素后可以发现与烧伤类似的胸腺变化[217, 218]，摄入外源性皮质醇和烧伤出现胸腺细胞$CD4^+CD8^+$降低和$CD4^+CD8^-$增加有关[213]。烧伤后最初24h内$CD4^+CD8^+$细胞数量的减少是由于糖皮质激素介导的细胞凋亡引起，通过肾上腺切除术或给予糖皮质激素拮抗药可以抑制烧伤诱导的胸腺细胞凋亡[213]。皮质类固醇水平升高导致淋巴细胞功能障碍和免疫抑制，还直接抑制T细胞增殖、IL-2产生[219, 220]增加及加速细胞凋亡[221]和淋巴细胞膜流动性改变[222]。

糖皮质激素除了对淋巴细胞的这些作用外，还改变单核细胞和中性粒细胞功能导，致患者感染易感性增加，通过糖皮质激素引起细胞趋化作用减弱[223-225]，中性粒细胞黏附[226]和诱导从边缘细胞向循环细胞的转变抑制[223]，从而降低循环中炎性细胞向感染部位的运动能力。糖皮质激素还可能通过损伤溶酶体功能来抑制单核细胞[227]和中性粒细胞[228]的杀菌活性[229]。

就细胞功能变化而言，文献中报道结果有很大不一致[230-235]。例如与对照组相比，烧伤面积30%的大鼠模型的脾淋巴细胞对LPS的反应差、免疫球蛋白合成减少[236]。而也有其他研究者发现烧伤后早期循环B细胞增加[232]。正常志愿者应用甲泼尼龙2～4周后血清免疫球蛋白水平也会降低[237]。

本章节描述的烧伤后儿茶酚胺和激素心血管、代谢和免疫学变化仅是一瞥，尽管肾上腺素能机制对其影响细胞内信号传导途径的能力很重要，但它们作为基因表达调节剂的作用仍在探索中；尽管糖皮质激素对基因表达的改变已得到充分描述，但对于严重烧伤或其他形式的创伤所见的复杂的损伤后信号环境中糖皮质激素的相互作用我们却知之甚少。

拓展阅读

Atiyeh BS, Gunn SW, Dibo SA. Metabolic implications of severe burn injuries and their management: a systematic review of the literature. *World J Surg*. 2008;32(8):1857-1869.

Cuthbertson D. Post-shock metabolic response. *Lancet*. 1942;1:433-436.

Goodall M, Stone C, Haynes BW. Urinary output of adrenaline and noradrenaline in severe thermal burns. *Ann Surg*. 1957;145(4):479-487.

Norbury WB, Herndon DN, Branski LK, et al. Urinary cortisol and catecholamine excretion after burn injury in children. *J Clin Endocrinol Metab*. 2008;93(4):1270-1275.

Seyle H. A syndrome produced by diverse nocuous agents. *Nature*. 1936;138:32-33.

Wilmore DW, Aulick LH, Mason AD, et al. Influence of the burn wound on local and systemic responses to injury. *Ann Surg*. 1977;186(4):444-458.

第24章 烧伤后肝脏反应

The Hepatic Response to Thermal Injury

Marc G. Jeschke Omar Nunez Lopez Celeste C. Finnerty 著
王 頔 刘 琰 译

一、概述

严重烧伤引起的极度代谢亢进和高分解代谢反应具有蛋白质水解、脂质分解增加、肝糖原分解和糖异生产生内源性葡萄糖增多的特点。肝脏是调控这些过程的关键器官。因其在代谢、炎症、免疫和急性期反应中的重要作用，肝脏得以协调机体各项与严重烧伤患者存活和康复有关的基础功能。对严重烧伤后肝脏功能的研究显示，肝脏功能的维持与烧伤患者的生存率密切相关。烧伤后生存率和肝脏生成的细胞因子及急性相蛋白之间极强的相关性也证实了这一论点。

世界卫生组织（World Health Organization，WHO）称，在世界范围内烧伤及其并发症每年导致约 26.5 万人死亡，其中大部分发生在中、低收入国家[1]。仅在美国，每年每 10 000 人中有 280 人烧伤，这些人中约 4000 例死亡、2.45 万例住院和超过 7.45 万例非住院治疗病例[2, 3]。烧伤的损害作用不仅局限于烧伤局部。严重烧伤几乎对所有器官系统均产生影响，并对患者产生严重损害，导致较高的并发症发病率和死亡率[4]。大量葡萄糖生成使蛋白质代谢和脂质分解增加，启动烧伤后高代谢反应[4–6]。全身炎症反应，包括细胞因子、激素和急性相蛋白的病理生理性调节，驱使高代谢反应的发生[7–9]。持续增强的高代谢或炎症反应可导致对抗调节激素（儿茶酚胺、皮质醇、胰高血糖素）的调控紊乱，从而加重烧伤后高分解代谢，导致多器官功能衰竭甚至死亡[10, 11]。

20 多年来，聚焦于改善烧伤后液体复苏、高分解代谢、感染控制、机械通气和创面愈合等方面的研究已使烧伤的发病率和死亡率明显降低[5]。但临床治疗上仍需更多进展以进一步降低烧伤的发病率和死亡率。通过大量的研究我们证实肝脏在烧伤后的全身反应中发挥主要作用[12–16]。通过调节免疫、炎症、代谢和急性期反应信号传导通路，肝脏对于严重烧伤后患者的生存和康复发挥重要的作用[11]。本章将讨论正常情况下和严重创伤，如烧伤后的肝脏功能。

二、肝脏的解剖和生理

（一）解剖

正常体型的成人，肝脏重约 1500g，大约是总体重的 2%。严重烧伤后，肝脏体积可明显增大以满足额外的功能需求。不同于传统的根据外形进行形态学描述，首选的（肝脏）解剖分类系统—Couinaud 分段法，将肝脏分为八个独立的功能单位（称为段）。以罗马数字Ⅰ～Ⅷ命名血管输注、胆汁引流和淋巴引流等不同的各段[17]。

（二）生理

肝脏协调众多生物学功能。肝脏相互联系的各生理－解剖单位调控下列过程。

- 能量平衡和营养代谢：氨基酸、糖类和脂质的合成、降解和互相转换与肝脏能量代谢密切相关。
- 蛋白质合成和氨基酸代谢：肝脏直接利用氨基酸作为蛋白质合成的原料以及合成非必

需氨基酸的有机氮来源。血浆氨基酸水平反映氨基酸合成、降解、饮食供给和体内分布的总体平衡。

■ 糖代谢：肝脏主要通过葡萄糖的分解代谢、生成和贮存，在维持糖稳态中发挥重要作用。利用、储存、合成和释放葡萄糖的能力使得肝脏在维持稳定的血糖水平中发挥关键作用。肝脏这一功能的减退可导致低血糖或高血糖[18]。

■ 脂质代谢：肝脏主要通过游离脂肪酸（free fatty acids，FFA）的 β 氧化满足其代谢能量需求。脂肪酸在肝脏中合成或由外周脂肪产生并与肝脏内的甘油结合形成甘油三酯（triglycerides，TG）。通过产生极低密度脂蛋白（very-low-density lipoproteins，VLDL），肝脏为外周组织提供其合成甘油三酯所需的胆固醇。由肝脏合成后，血浆中的循环高密度脂蛋白（high-density lipoproteins，HDL）可清除衰老细胞膜释放的游离胆固醇。肝脏也生成脂蛋白脂酶和胆固醇外周激活所需的载脂蛋白 CⅡ[19, 20]。

■ 生物转化：许多外源性化合物（包括药物）和内源性代谢产物都是脂溶性且非挥发性的，不易通过尿液和粪便排泄。通过生物转化作用，肝脏将这些物质转化为水溶性更强的同型物质，增加其从尿液或胆汁中排出[21]。

■ 排泄：胆道系统是很多内、外源性物质主要的排泄途径。表面积约为 $10m^2$ 的胆小管每天分泌 600 ～ 800ml 胆汁。无机离子形成胆汁主要的渗透活性，保持其与血浆大致等张。胆汁中的有机溶质包括结合胆汁酸、磷脂（卵磷脂）、胆固醇、胆色素、激素以及少量蛋白质[22, 23]。

■ 免疫功能：大部分单核吞噬细胞系统集中于肝窦状隙中。库普弗细胞通过吞噬和胞饮作用清除窦状隙血中细菌、颗粒物质和老化的红细胞。库普弗细胞也是去除脂多糖（内毒素）毒性的重要场所。肝脏也通过摄取和分泌 IgA 发挥体液免疫防御作用[24]。

■ 维生素代谢：维生素的摄取、贮存和动员是肝脏的另一项重要功能。脂溶性维生素（A、D、E 和 K）的吸收有赖于胆汁盐。由于维生素 A 只在肝脏中储存，过多的摄入可导致肝脏损伤。肝星状细胞也在维生素 A 的贮存中发挥作用。维生素 D 活化的第一步，维生素 D_3 转化为 25- 羟基维生素 D_2，是在肝脏中进行的。维生素 K 对凝血因子Ⅱ、Ⅶ、Ⅸ、Ⅹ的 γ 羟基化和活化起主要作用。近来维生素 E 由于其强力的抗氧化特性吸引了很多注意力。维生素 E 可减轻严重烧伤或创伤后引起的氧化应激及后续损伤[25-27]。

■ 激素系统：肝脏是激素合成、分泌或相互作用的重要场所。对于生长和发育很重要的生长因子，例如胰岛素样生长因子 -Ⅰ（IGF-Ⅰ）和 IGF 结合蛋白，都是由肝脏产生和分泌的。血管紧张素原可在肝脏中产生并分泌入血。肝细胞生长因子是主要的肝脏再生生长因子，它也在肝脏中合成[28]。

三、严重烧伤后的肝脏反应

（一）肝脏损伤和形态学变化

烧伤可引起不同程度的肝脏损伤，通常和烧伤的严重程度一致。烧伤后常可有肝大或脂肪肝（图 24-1）。这些变化是可逆的，但它们的严重程度与脂肪堆积的范围和形成原因有关[29]。对儿童烧伤死亡病例的尸体解剖发现，肝脏的脂肪浸润与肝功能衰竭和内毒素血症相关[30]。通常在烧伤后 12h 内可观察到的肝水肿增加与肝脏损伤相关。与未烧伤的肝脏 / 体重相比，烧伤后 2 ～ 7d 的肝脏和体重都有明显增加[13]。在烧伤大鼠模型中，肝脏总蛋白浓度明显下降，提示肝脏重量的增加是由于水肿而不是蛋白水平升高或肝细胞数量增加。由于细胞损伤或胞膜渗透性改变，肝脏水肿可导致肝酶释放入血。正常情况下血浆中可检测到低水平天冬氨酸转氨酶（aspartate aminotransferase，AST）和丙氨酸转氨酶（alanine aminotransferase，ALT）。因此，循环中两种转氨酶水平升高提示可能存在肝细胞损伤。血清谷氨酸脱氢酶或碱性磷酸酶（alkaline phosphatase，ALKP）水平的升高提示肝脏损伤严重。ALKP

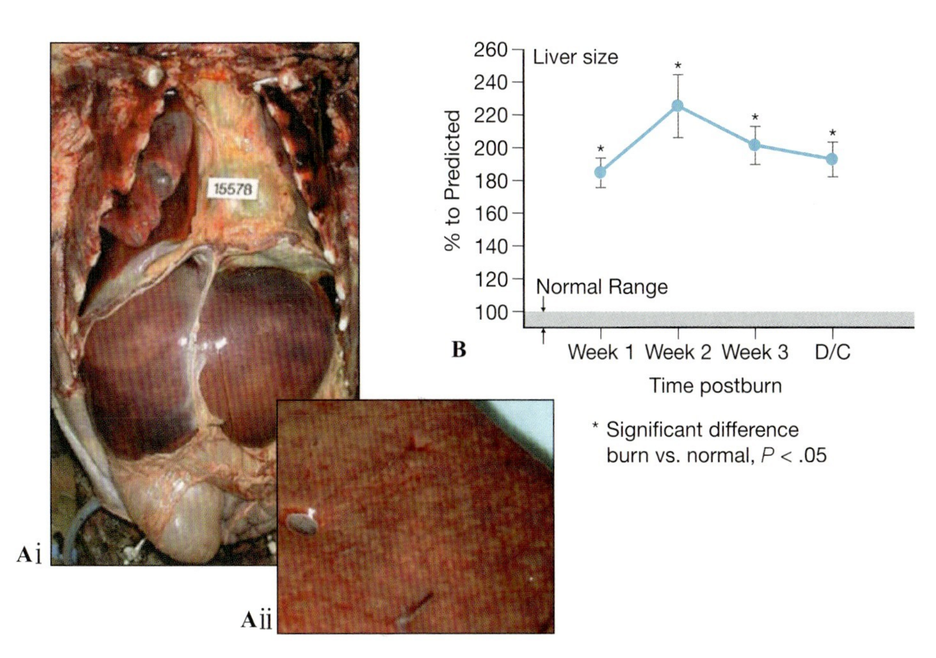

▲ 图 24-1　A（ⅰ，ⅱ）. 烧伤死亡病例尸体解剖所见巨型肝大及肝脏脂肪浸润；B. 在急性期，242 名烧伤幸存患者肝脏体积增大超过 200%

引自 Jeschke MG. The hepatic response to thermal injury：is the liver important for postburn outcomes? *Mol Med*. 2009；15：337–351.

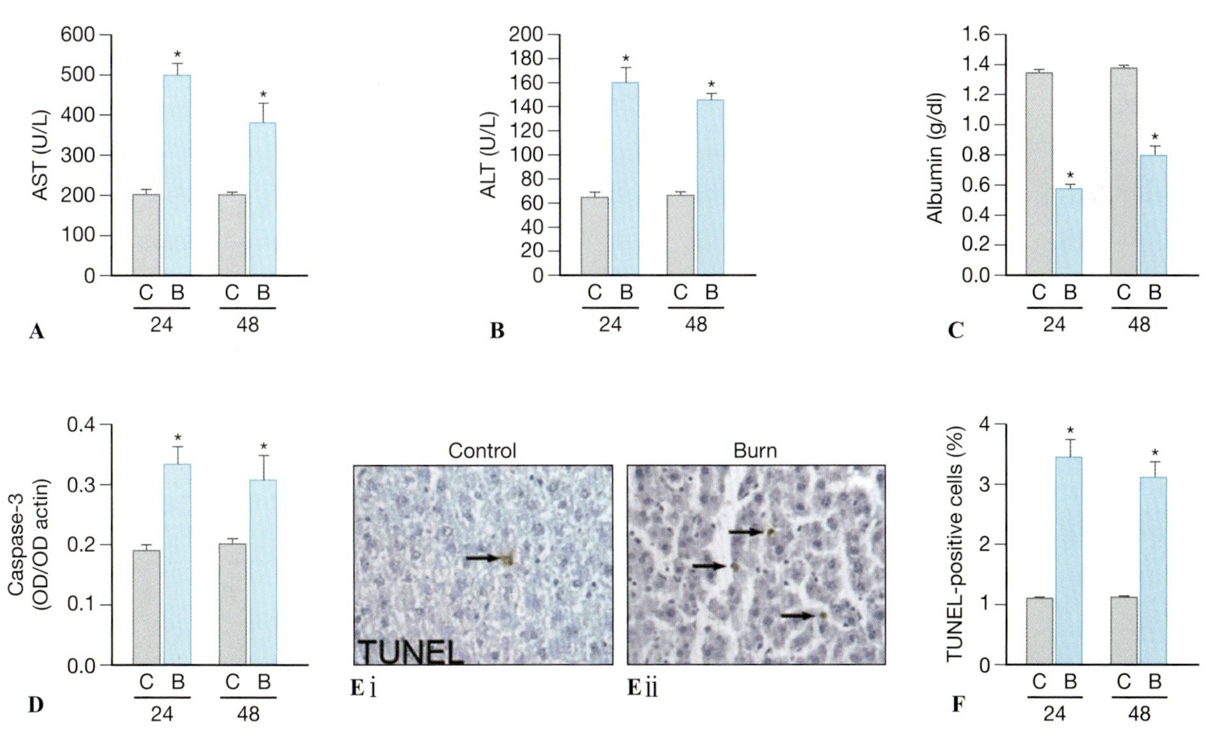

▲ 图 24-2　模拟烧伤后人体疾病状态的大鼠烧伤模型肝脏功能失调

A. 烧伤后 24h 和 48h 血清天冬氨酸转氨酶（AST）；B. 烧伤后 24h 和 48h 血清丙氨酸转氨酶（ALT）；C. 烧伤后 24h 和 48h 人血白蛋白；D. 使用活化 caspase-3 和肌动蛋白抗体，通过蛋白印迹法测定肝脏裂解物中 caspase-3 活性，数据以两条蛋白条带的密度值之比表示；E. 肝脏切片的 TUNEL 染色烧伤前（ⅰ）后（ⅱ）24h；F. 烧伤后 24h 和 48hTUNEL 阳性细胞定量，烧伤后时间如标注 C. 对照；B. 烧伤。数据以平均值标准误表示。*$P < 0.05$（每个时相点烧伤动物 n=8，对照组 n=4）。* 烧伤组和对照组间有显著差异，$P < 0.05$（引自 Jeschke MG. The hepatic response to thermal injury：is the liver important for postburn outcomes? *Mol Med*. 2009；15：337–351.）

的升高可反映肝外胆管系统的功能，在肝胆疾病中，常有 ALKP 的升高。烧伤导致的肝脏损伤主要是继发于烧伤后的肝脏水肿、灌注不足和炎症反应。严重烧伤后，可观察到 AST、ALT 和 ALKP 水平增高程度达 50% ～ 200%（图 24–2）。这些血清标志物水平在烧伤后第一个 24h 内达到峰值，提示烧伤导致的肝脏损伤是一种急性表现[14, 31]。

细胞凋亡和坏死导致的肝细胞死亡增加与肝脏损伤相关[13]。细胞程序性死亡（凋亡）和坏死是导致细胞死亡的两种完全不同的途径[32]。凋亡细胞的特点是细胞皱缩、DNA 均匀片段化以及胞膜形成小泡。而坏死的特点则是细胞肿胀、DNA 杂乱片段化、溶酶体激活以及胞膜完全破坏、细胞内容物释放入间质。此过程的最后阶段可趋化炎症细胞，释放自由基和促炎细胞因子，诱导炎症反应，导致组织损伤。两种过程独特的形态学特征被用来区分凋亡和坏死细胞。尸解时的病理学检查发现，10% ～ 15% 严重烧伤死亡病例都有肝脏坏死迹象[33]。

皮肤烧伤后也可产生肝脏凋亡（图 24–2）[13]。肝细胞凋亡增多时，肝脏通过代偿性的肝细胞增生以维持稳态。尽管肝脏尽力保持总肝细胞数量稳定，但肝脏质量和蛋白浓度无法立即获得或维持。体表烧伤后，启动和增强肝细胞凋亡的分子机制仍未明确[34–37]。烧伤后长达 4h 内，肠道血流减少约 60%[38]。肝脏血流也必然相应减少，这可能是早期介导细胞程序性死亡的原因之一。凋亡信号，包括 IL–1 和 TNF–α 也在同样的时间窗内升高[39–42]。有研究证实，促炎细胞因子的增多不仅局限在血清之中。烧伤后，肝脏局部的 IL–1α、IL–1β、IL–6 和 TNF–α 浓度也会升高[43–45]。综上所述，这些很可能是介导肝细胞凋亡信号的早期事件。

潜在分子机制

严重烧伤后肝细胞凋亡和功能失调涉及内质网（endoplasmic reticulum，ER）钙离子显著减少、胞质内钙离子增多（图 24–3）[46]。胞质内钙离子增多造成线粒体损伤，释放细胞色素 C，细胞色素 C 随后与三磷酸肌醇受体（inositol

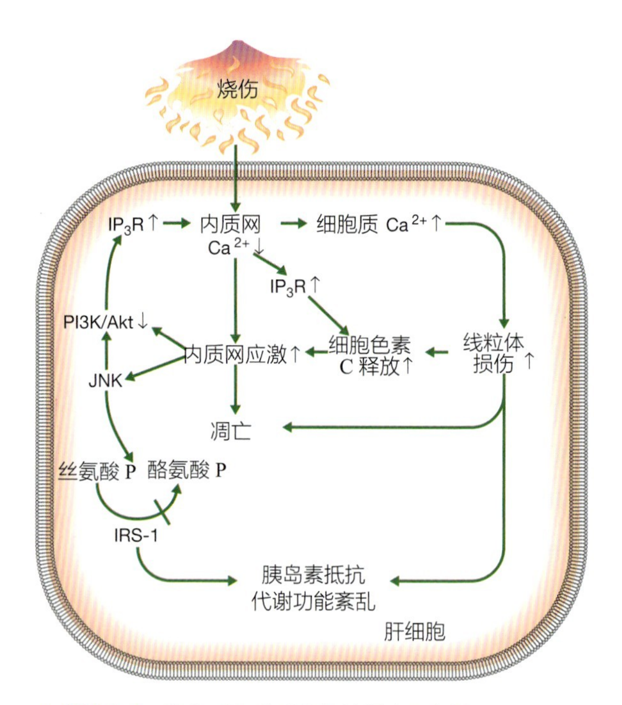

▲ **图 24–3 烧伤后肝脏反应相关通路示意图**

烧伤导致内质网（ER）钙离子显著变化并使胞质内钙离子浓度升高。胞质钙离子增多导致线粒体损伤，释放细胞色素 C。细胞色素 C 增强 ER 应激 / 未折叠蛋白反应（unfolded protein response，UPR），同时也与 IP_3R 结合，促进 ER 钙离子储存的消耗。ER 应激 /UPR 导致细胞凋亡、激活 JNK，后者导致 IRS–1 丝氨酸 612 位点的磷酸化，并抑制 IRS–1 酪氨酸的磷酸化。ER 应激 /UPR 也破坏促活的 PI3K/Akt 信号通路，导致 IP_3R 激活增多，增强 ER 应激 /UPR（引自 Jeschke MG. The hepatic response to thermal injury：is the liver important for postburn outcomes? *Mol Med*. 2009；15：337–351.）

triphosphate receptor，IP3R）结合，导致 ER 中储存的钙离子数量减少。此外，ER 应激通过激活 c–Jun 氨基末端激酶（c–Jun N–terminal–kinaases，JNK）触发凋亡。位于胰岛素受体底物 1（insulin receptor substrate 1，IRS–1）蛋白上的丝氨酸随后被磷酸化，抑制该蛋白上的酪氨酸被磷酸化而激活。同时，促成活的磷脂酰肌醇 3– 激酶（phosphoinositide 3–kinase，PI3K）/ 丝氨酸 – 苏氨酸蛋白激酶（serine–threonine protein kinase，Akt）信号通路被阻断，随后通过进一步激活三磷酸肌醇受体（inositol triphosphate receptor，IP_3R）增强 ER 应激反应。如果使用化学伴侣能成功限制过量的未折叠蛋白，那么这对于肝细胞存活将具有重要的治疗意义[47]。多种阻断促凋亡的 ER 应激信号通路的其他药物不断被开发，这些药物有望改善临床预后[48, 49]。

（二）对胆道系统的影响

创伤或脓毒症后常发生肝内胆汁淤积，且无肝外梗阻表现。药物毒性、全肠外营养和低氧也与该现象相关[50]。肝内胆汁淤积的发生与(肝脏)基底外侧膜和胆小管肝细胞内胆汁酸和有机阴离子的转运障碍有关[51, 52]。约有 26% 的烧伤患者会发生肝内胆汁淤积[33]。

（三）单核吞噬细胞系统

严重烧伤后免疫系统严重受损，导致机体对感染和脓毒症的易感性升高[51, 53, 54]。烧伤后单核巨噬细胞系统（mononuclear phagocyte system，MPS）的吞噬功能抑制[55]，尽管其机制仍未阐明。研究发现 MPS 功能障碍可能与溶血有关。肝脏通过调节急性期蛋白和促炎细胞因子的生成调控免疫反应[43, 56, 57]。

1. 葡萄糖、蛋白质和脂质代谢

超过 40% 总体表面积的大面积烧伤可诱导机体高代谢反应，此反应伴有炎症反应、高动力循环的发展、体温升高以及糖酵解、糖异生、糖原分解、蛋白水解和脂质分解的增加[58–60]。这些变化影响着创伤和严重疾病后的生理过程，而这些反应在严重烧伤患者中持续时间更长、严重性和反应程度也更为显著[5]。异常增高的儿茶酚胺、糖皮质激素、胰高血糖素和多巴胺，通过一系列极其复杂的级联反应诱导高代谢反应[4, 31, 61]。其他发现的参与这一反应的因子，包括促炎细胞因子（IL–1 和 IL–6、TNF）、血小板活化因子、内毒素、中性粒细胞黏附复合物、自由基（活性氧和一氧化氮），以及参与凝血和补体级联反应的因子[62]。一系列生物学过程激活之后，这些介质及其副产物共同参与导致烧伤后代谢率升高和糖代谢改变[63]。

根据伤后不同代谢变化发生的具体时间，将伤后分为两个时期："抑制期"和"高涨期"[64]。严重烧伤后的第一个 12 ～ 14h 被称为"抑制期"[65, 66]。这一时期特有的变化包括心输出量降低、氧耗减少、代谢率下降以及因糖耐量异常导致的高血糖。在随后 5d 内，代谢逐渐升高并达平台，进入"高涨期"[64]。这一时期，应对葡萄糖负荷所释放的胰岛素可达未烧伤志愿者的 2 倍。伴随着血糖升高，特征性的胰岛素抵抗逐渐发生[67]（图 24–4）。尽管这些代谢变化一般在创面愈合完成后会消退，但在严重烧伤后 24 ～ 36 个月，仍有近 12% 的儿童烧伤患者存在糖代谢受

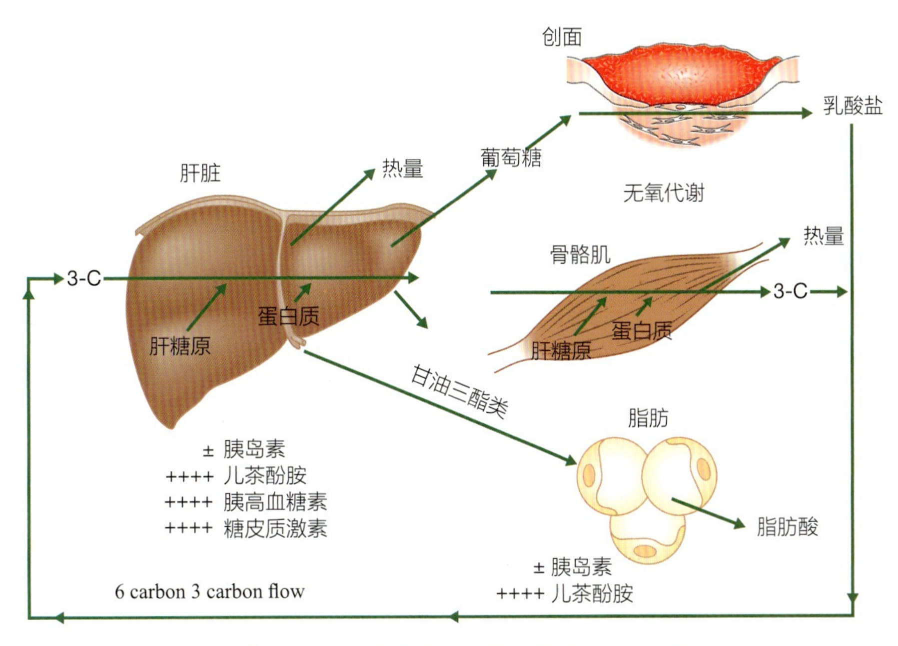

▲ **图 24–4 肝脏在烧伤后代谢变化中发挥主要作用**

引自 Jeschke MG. The hepatic response to thermal injury：is the liver important for postburn outcomes? *Mol Med*. 2009；15：337–351.

损；烧伤面积、年龄、瘦体重和肥胖都是烧伤儿童发生胰岛素抵抗的预测指标[68]。

严重疾病所带来的代谢变化会影响能量底物的利用，因此要保证充足的葡萄糖供应。应激介质的释放发挥与胰岛素合成代谢相反的作用，通过增强肝糖生成[69]、脂肪组织的脂质分解和骨骼肌的蛋白水解，增加糖异生的底物，如甘油、丙氨酸和乳酸[70-74]。肝糖的释放不受高血糖抑制，且胰岛素生理性抑制糖原分解的作用受损，导致创伤后高血糖[75, 76]。儿茶酚胺介导的肝脏内糖原分解增加及糖原分解产生的直接交感神经刺激，加剧应激后高血糖反应[72]。随着胰岛素信号通路和葡萄糖转运蛋白4（glucose transporter type-4，GLUT-4）转位发生变化，儿茶酚胺导致葡萄糖代谢障碍，肌肉和脂肪组织中发生外周胰岛素抵抗[71, 77]。伤后7d，严重烧伤儿童IRS-1的活化因酪氨酸结合位点无法磷酸化而受损，导致肌肉组织中的Akt抑制[67]。蛋白质法尼基化（一种半胱氨酸残基的翻译后脂质修饰）被认为是另一类与烧伤后代谢失调有关的病理生理学机制[78]。干扰肝脏和肌肉组织中的胰岛素信号转导通路与两者线粒体氧化作用降低和脂质分解率改变有关，这些变化使胰岛素对肝脏的葡萄糖产生和摄取所发挥的作用减弱[76, 79]。胰高血糖素和肾上腺素通过糖异生和糖原分解增加葡萄糖生成，同时在皮质醇和生长激素的共同作用下维持这一反应[69, 80]。促炎细胞因子通过启动释放上述应激激素的过程，发挥对烧伤后高血糖的间接调控作用[81-84]。同样是这些促炎细胞因子，包括IL-6、单核细胞趋化蛋白-1和TNF，可直接影响胰岛素信号转导通路，加重烧伤后肝脏和骨骼肌的胰岛素抵抗[85, 86]。在烧伤后的急性期和恢复期，超生理量表达的促炎细胞因子和代谢途径的干扰导致肌肉蛋白破坏的时间延长[8, 87, 88]。烧伤使机体利用脂肪供能的能力受损。烧伤后，胰高血糖素和肾上腺皮质酮的对抗调节激素的表达发生明显变化。烧伤后胰高血糖素水平降低，而肾上腺皮质酮水平显著升高，且持续至少3年[61, 89]。激素系统功能紊乱致烧伤后高血糖发生的可能性较低，更大可能是分子水平的胰岛素受体信号通路功能障碍[90]。

伤后不久，严重烧伤患者通过增加骨骼肌蛋白的降解以满足升高的能量需求，导致瘦体重消耗[5, 91]。稳定同位素输注研究证实，这种肌肉组织消耗与伤后长达9个月的显著负氮平衡相关[58]。由于胰岛素刺激的葡萄糖摄取大部分发生在骨骼肌中，肌肉质量的明显下降很可能与烧伤后全身性胰岛素抵抗有关[92]。使用亮氨酸监测全身蛋白通量的稳定同位素研究证实了高血糖和肌肉蛋白分解代谢之间的关系，发现高血糖可增加蛋白水解[93]。瘦体重减少10%～15%与感染率显著升高以及创面延迟愈合相关[94]。严重烧伤患儿伤后2年仍有明显的生长延迟也可能与这种长期的蛋白质分解代谢有关[58, 95-97]。

烧伤后急性反应期，脂肪代谢发生显著变化，导致血清TG和FFA水平升高，同时伴有全身脂肪含量和分布的变化[98]。脂肪组织的大量动员造成肝脏和其他器官的脂肪堆积，很可能与脂肪转运蛋白表达下降和血清TG、FFA升高有关。伴有肝脂肪变性的肝大与脓毒症发生增加有关，并提高死亡率[30]，这也进一步验证了严重烧伤患者的肝功能损伤与其存活密切相关的观点[30, 102]。危重症患者和严重烧伤患者都会发生肝脏TG蓄积[99-101]。实际上，严重烧伤患者肝脏体积增大至少4倍[30, 102]。尽管TG蓄积情况与危重症患者相似，但烧伤后肝脏TG的蓄积速率要远快于其他有肝脂肪变性后遗症的病理情况。β-肾上腺素能受体激活引起的脂质分解，释放大量脂肪酸进入循环，导致严重烧伤后的肝脏TG蓄积[103, 104]。胰岛素通常抑制脂质分解，烧伤介导的胰岛素抵抗无疑会减弱胰岛素的这一作用[100]。肝脏对循环中脂肪酸的摄取与FFA总量成正比[20, 105]，脂质分解使FFA增多，则肝脏对脂肪酸的摄取亦相应增加，并通过氧化或合成反应转化为TG。由于氧化反应是限速步骤，因此当脂质分解或饥饿使大量脂肪组织可供利用时，TG合成和蓄积速率显著增快[106]。肝脏TG合成被视作严重烧伤后的直接代谢反应。大量葡萄糖的摄入和随之发生的高血糖也是烧伤后肝脂肪变性的原因[107]。正常情况下，肝脏TG合成加快伴随着VLDL-TG

的分泌增多，这一过程可减少 TG 在肝脏内的蓄积。但严重烧伤患者的 VLDL-TG 分泌减少，不能对肝脏 TG 合成增多发生反应[104]。因此，我们预期通过减少 FFA 可减轻肝脏 TG 的蓄积。

很明显，肝脏在烧伤后的反应性代谢过程的调控和调节中占据核心地位。葡萄糖、脂肪和蛋白质代谢的变化可导致预后不良，而肝脏控制着这一系列过程。所以我们认为，肝脏是严重烧伤后反应中的重要器官，肝脏的功能可决定严重烧伤患者的预后。

2. 急性期反应

重大创伤，如严重烧伤后，肝脏蛋白合成会发生一定的转变。肝脏组成型蛋白生成减少，而急性期蛋白生成增多[11, 31, 57]。这种蛋白合成向急性期蛋白的转变表明了肝脏功能向满足代谢需要、加强免疫和炎症反应及促进凝血和创面愈合等方面倾斜[57]。急性期蛋白一般被分为两类，Ⅰ型急性期蛋白（如结合珠蛋白或 α_1- 酸性糖蛋白）由 IL-1 样细胞因子（如 IL-1 或 TNF）介导；Ⅱ型急性期蛋白（如 α_2- 巨球蛋白和纤维蛋白原）由 IL-6 样细胞因子（如 IL-6 或 IL-11）介导[11]。越来越多的证据证明两类急性期蛋白之间有密切的联系，这一人为的严格的划分方法已不再具功能和反应方面的代表性。急性期蛋白合成增加的同时，肝脏组成性蛋白，包括白蛋白、甲状腺素运载蛋白、转铁蛋白和视黄醇结合蛋白，生成减少[108-111]。相较于正常水平，严重烧伤后白蛋白和转铁蛋白的表达下调 50% ～ 70%。这些蛋白的产生下调有两个机制：肝脏由合成组成性蛋白转向生成急性期蛋白，以及因毛细血管渗漏导致的组成性蛋白大量丢失。这些蛋白渗漏到血管外空间和烧伤创面。创伤后此类蛋白的丢失可能对临床预后产生负面影响。白蛋白和转铁蛋白是重要的转运蛋白，对于调节渗透压和血浆 pH 也有重要作用。鉴于这些蛋白的独特作用，它们的合成减少被用于恢复状态的监测和死亡率预测[111-113]。

如前所述，细胞因子也介导急性期反应。促炎细胞因子表达的时序性、双向调节是高度受控且可预测的。烧伤后，IL-1、IL-6、IL-8 和 TNF 的表达立即升高，峰值可为正常水平的 2 ～ 10 倍。烧伤后约 12h，上述促炎细胞因子表达稍有下降，随后表达再次升高，最终总体水平呈下降趋势。动物和人体研究都证实了烧伤具有与其他创伤不同的特性，在其他创伤中，细胞因子在两天内达到正常水平，而烧伤后细胞因子水平升高可持续超过两周[114, 115]。调控急性期反应的信号级联中包括多个促炎和抗炎信号转录因子，如核转录因子 -κB（nuclear factor-κB，NF-κB）、c-jun、酪氨酸磷酸化和活化胞内酪氨酸激酶（tyrosine kinases，JAKs）、CCAAT/ 增强子结合蛋白（CCAAT/enhancer-binding protein，C/EBPs），信号转导与转录活化因子（signal transducer and activator of transcription，STAT）1、STAT3、STAT5、潜在的胞质转录因子、丝裂原活化蛋白[56, 108, 109, 116-119]。急性期蛋白的转录、翻译和表达因这些信号分子的活化而启动。IL-6 是一个十分重要的介导因子。糖蛋白 130 和 JAK 激酶的激活以及 STAT1 和 STAT3 向细胞核转位而产生的信号传导可放大 IL-6 信号，导致急性期蛋白在细胞核中的转录和翻译。急性期反应的快速启动只有一个目的：保护机体不受进一步的损害。当急性期反应较为平衡适度时，机体可受到保护且逐渐恢复稳态。若促炎细胞因子和急性期蛋白持续增多，则可导致高分解代谢，进而导致脓毒症、多器官功能障碍的发生率增加、并发症发病率和死亡率升高[8, 10, 112]。

3. 维生素代谢

维生素是很多生物学功能的必要元素，包括能量的生成和利用、炎症反应、创面愈合、代谢和抗氧化作用。烧伤介导的高代谢反应可导致维生素缺乏，必须进行补充以维持关键的生物学功能[120, 121]。烧伤患者维生素 A 减少，可能与其转运蛋白——视黄醇结合蛋白的水平降低有关。维生素 A 缺乏可致创面真皮修复不良，补充该维生素可促进创面愈合。维生素 E 是一种重要的抗氧化剂，对于减轻肺损伤有重要作用[27]。烧伤后，血清和组织中的维生素 E 水平也会下降，因此也需进行补充。维生素 D 是维持骨骼健康所必需的营养物质，在烧伤后也会减少，导致烧伤后骨质减少并增加骨折的危险性；在烧伤后以及度过烧伤急性阶段后均应予补充维生素 D_3 以减轻维生素 D 水平下降及与之相关的并发症所带来的影响 [122-124]。在能量生成、蛋白代谢和创面愈合中有着重要作用的核黄素（维生素 B_2）和硫胺素（维生素 B_1）同样也会在烧伤后减少。硫胺素是三羧酸循环中能量生成、葡萄糖氧化和胶原形成过程中的主要辅助因子。核黄素作为氧化还原反应中的一种辅酶，在烧伤后亦有减少；因此也应予补充 [120]。烧伤后叶酸的减少，对 DNA 和 RNA 合成有不利的影响。维生素 B_{12} 和甲硫氨酸缺乏可致叶酸的利用受损，因此，叶酸缺乏也可能是由于这两种物质的水平下降。能量生成和蛋白质代谢过程依赖辅酶维生素 B_6 和维生素 B_{12}。烧伤后应补充复合维生素，以确保这些必要成分充足的水平。这些维生素还具有其他功能，包括脂肪酸分解代谢（维生素 B_{12}）及氨基酸代谢（维生素 B_6）。维生素 C 抗氧化、清除自由基的特性在烧伤后十分重要。自由基增多是高代谢反应的一部分，包括超氧化物、过氧化物和羟基在内的自由基参与烧伤介导的血管通透性增加。使用维生素 C 可降低微血管通透性，从而减少补液，改善患者预后 [125]。

4. 凝血和凝血因子

严重烧伤改变凝血级联反应并激活血栓形成和纤溶反应。在烧伤后早期休克阶段，由于液体复苏以及血浆蛋白降解和渗漏到血管外或创面而产生的稀释作用，大部分稳态标志物水平都会下降。一旦复苏完成，凝血因子通常会恢复到正常水平。烧伤后期抗凝血酶Ⅲ、蛋白 C 和蛋白 S 水平的下降增加了形成血栓的可能，提高了血栓形成的风险。在这种高凝状态下，弥散性血管内凝血（disseminated intravascular coagulation，DIC）的风险大大增加。在进行尸检的病例中，有 30% 发现了 DIC，显示了肝脏损伤和预后不良之间的另一个联系 [126]。

5. 激素

肝脏是激素合成和功能作用的重要场所。体外和体内实验证实了 HGF 可加速肝脏再生、改善肝脏功能并调节急性期反应 [127-129]。伤后 30 ～ 60min 血浆 HGF 水平升高，信号肝细胞分裂以应对可能产生的对肝脏额外的功能需求。刺激血浆 HGF 水平上调的启动信号目前还未知，据推测可能是脾、肺、肠道或肾脏在肝外生成 HGF 增多，也可能是肝脏 HGF 分泌减少。HGF 水平的快速升高刺激肝细胞 DNA 的合成 [28]。HGF 只在特定情况下发挥这种作用；作用于未受伤的大鼠时，只有少部分的肝细胞被诱导启动 DNA 合成。这项研究证实了要使肝细胞对有丝分裂信号做出响应需要一些启动事件，如烧伤后所发生的事件 [28]。

IGF-Ⅰ也在肝内合成 [130]。体内约 99% 的 IGF-Ⅰ都需要通过与 IGFBP1-6 中的一种结合来完成转运 [131]。在生长激素刺激下，这些激素在肝脏中合成。[132] 烧伤中 IGF-Ⅰ介导的效应与其他病理状态中的类似，细胞增殖、改善细胞修复机制、增加肌肉中蛋白质表达以及恢复肠道和免疫细胞功能 [133-135]。在创伤和烧伤后不久，IGF-Ⅰ在肝脏再生和调节急性期反应以恢复肝脏的稳态和功能中发挥重要作用 [135, 136]。在试图恢复肝脏功能时，需要认真考虑激素对于肝脏修复和再生的影响。

四、肝脏对于烧伤预后的重要性

我们已经讨论了正常情况和严重应激情况下的肝脏功能。需要强调的是，肝脏的功能和结构的完整性对于严重烧伤的良好预后是否必要还未可知。Price 等在一项回顾性研究中，发现了肝脏功能和结构完整性损害与烧伤不良预后相关 [137]。我们还有其他研究团队进行了几项实验以验证肝脏功能和烧伤预后间的关系。在一篇关于严重烧伤儿童尸体解剖的综述中，Barret 等报道了肝大、脂肪肝和脓毒症的发生率。约有 80% 的患者存在肝脏脂肪浸润，100% 的患者存在肝脏肿大 [30]。此外，肝脏有严重脂肪浸润的患者发生脓毒症的概率更高。在一项纳入 102 名严重烧伤儿童的研究中发现，无论预后如何，烧伤后均见患者肝脏体积增大 [14]。烧伤后一周内，肝脏体积明显增加（+185% ± 5%），在烧伤后第二周达到峰值（+226% ± 19%），并在出院时仍显著增大

（+189% ± 10%）。肝脏结构的变化体现在烧伤后6个月、9个月甚至12个月肝脏质量的持续增加（+140% ～ 150%）。烧伤后，肝脏蛋白的合成受损至少延续12个月。这项研究总结出，严重烧伤可介导肝脏体积的明显增大，同时发生肝脏蛋白合成受损。

Mittendorfer等利用成熟的动物模型论证了严重烧伤后肝大和肝脂肪变性对于预后的影响[106]。通过营养干预，诱导一组60%TBSA烧伤的大鼠产生脂肪肝。通过高脂饮食诱导大鼠肝脏肿大和肝脂肪变性。如果肝肿大和脂肪肝同时存在，那么烧伤后死亡率会上升至40%（对照组死亡率为0%）。基于这些发现，我们得出结论，因为肝大、肝脂肪变性和肝功能失调与烧伤后死亡率升高有关，所以肝脏功能和结构的完整性对严重烧伤患者的存活十分重要。其他模型也被用于验证肝脏功能对于危重疾病后存活的重要性[138]。Deutschman等在小鼠脓毒症模型中发现，相较于IL-6表达正常的同窝小鼠，IL-6敲除小鼠更易死亡。盲肠结扎穿孔术后，IL-6敲除小鼠的肝脏变化更为明显。胆汁淤积、脂肪变性和肝细胞损伤未见于正常小鼠，而在IL-6敲除小鼠中却很明显；发生脓毒症的IL-6敲除小鼠不发生肝脏再生，而对照组却有明显的肝脏再生。研究者发现IL-6是脓毒症后肝脏病理改变的关键调节因子。最有意思的发现是，发生肝脏损伤或功能失调的动物死亡率增加3～4倍[138]。肝衰竭及伴发的肝细胞凋亡与Fas和Fas配体（Fas/FasL）相关信号通路有关[139]。通过一系列RNA干扰研究，Song等[140]验证了Fas表达下调对重型肝炎的保护意义。抑制Fas可防止死亡，从而得出肝功能失调提高死亡率、恢复肝脏功能可降低死亡率的结论。尽管对于Fas/FasL在烧伤中作用的研究还处于起步阶段，但烧伤诱发Fas/FasL[141]的证据还是提示了烧伤诱导的肝细胞凋亡和功能失调的潜在机制。

由于动物模型不能完全模拟人类的临床反应，肝脏功能和烧伤预后之间的关系仍需通过前瞻性临床研究进行验证。在“损伤的炎症和宿主反应联合研究项目”的部分研究中，我们运用发现蛋白质组学比较了严重烧伤幸存者和死亡者的血浆蛋白表达[142]。总共32个病例，按照烧伤面积和严重程度将16名幸存者和16名死亡者进行匹配。发现蛋白质组学技术被用来测定血浆蛋白表达水平。烧伤患者中，有43种蛋白质与死亡率相关。这些蛋白的主要功能涉及补体级联反应、凝血级联反应、急性期反应通路和细胞因子信号通路，提示肝脏对于烧伤后的存活至关重要[142]。

另一项包含330个儿童烧伤病例的研究论证了蛋白质组学可被用于扩展预测儿童烧伤患者死亡率的临床指标。这项研究表明联合临床和蛋白质组学指标可将预后预测的准确性由原来的52%提高到81%。这38种潜在的生物标记物包括激素、蛋白质和细胞因子，绝大部分都由肝脏产生。总之，从烧伤儿童和成人所获得的数据表明，肝脏对于烧伤后存活和预后意义重大[143]。

五、结论

总之，烧伤影响几乎所有器官系统，导致相当高的并发症发病率和死亡率[5]。本章探索了肝脏在严重烧伤反应中的核心作用。肝脏的很多功能对存活都很重要（图24-5），烧伤可改变所有的肝脏反应。现有资料有力地证实了循环中肝脏蛋白浓度可作为烧伤后并发症发生率和死亡率的生物预测指标。我们认为这些发现支持了肝脏在患者预后决定中的核心作用，减轻肝脏损伤以及恢复肝脏功能可降低烧伤后并发症发生率和死亡率。

声明

本章得到了美国外科协会基金会、圣殿儿童医院（71008和84080）、美国国立卫生研究院（P50-GM060338、T32-GM-008256、R01-GM56687、R01-GM087285和R01-GM112936）、美国国立卫生研究院的国家翻译科学促进中心“残疾、独立生活和康复研究”（KL2 TR001441）加拿大创新基金会（CFI）的领导人机会基金（25407）的资助。作者没有相关利益冲突。

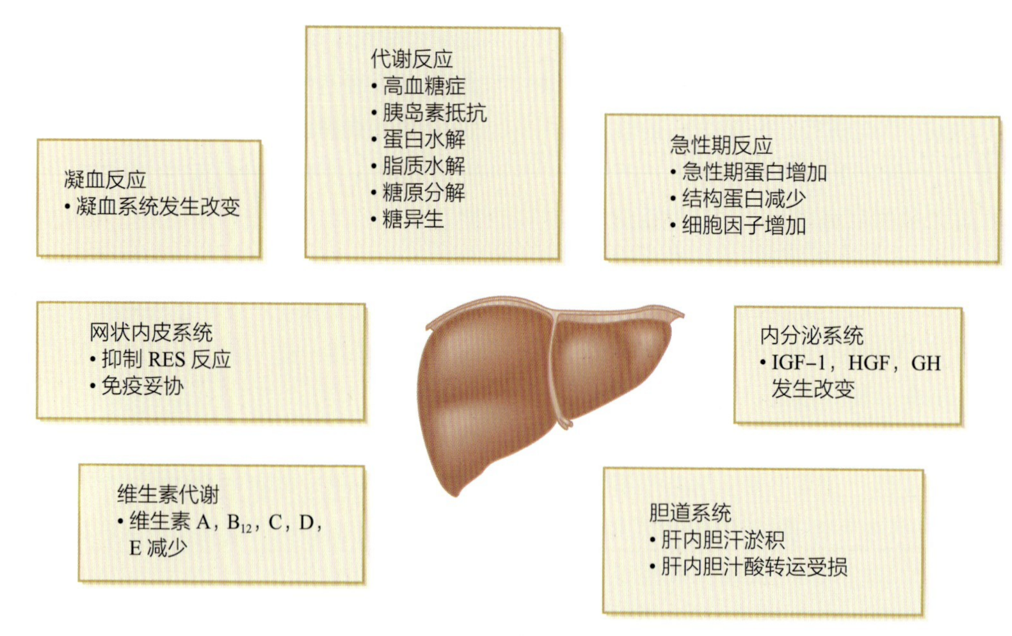

▲ 图 24-5 肝脏功能和反应概览

引自 Jeschke MG. The hepatic response to thermal injury：is the liver important for postburn outcomes? *Mol Med.* 2009；15：337–351.

拓展阅读

Chondronikola M, Meyer WJ, Sidossis LS, et al. Predictors of insulin resistance in pediatric burn injury survivors 24 to 36 months postburn. *J Burn Care Res*. 2014;35(5):409-415.

Jeschke MG, Chinkes DL, Finnerty CC, et al. Pathophysiologic response to severe burn injury. *Ann Surg*. 2008;248:387-401.

Jeschke MG, Micak RP, Finnerty CC, et al. Changes in liver function and size after a severe thermal injury. *Shock*. 2007;28:172-177.

第25章 烧伤后矿物质和骨骼代谢

Importance of Mineral and Bone Metabolism after Burn

Jeffrey Lisiecki　Benjamin Levi　Gordon L. Klein 著
王 峋 刘 琰 译

一、钙、磷酸盐和镁的代谢作用

作为不溶性物质，矿物质是骨骼的主要无机成分，赋予骨骼承重特性。可溶性钙（calcium，Ca）、磷酸盐（phosphate，PO_4）和镁（magnesium，Mg）在代谢通路中扮演了重要角色，可作为很多生化系统的辅助因子和调节因子。

（一）钙

钙有神经传递、细胞去极化、冲动传导和肌肉收缩的作用。钙在细胞内通路中被钙结合蛋白或蛋白激酶C捕获后，发挥第二信使的作用。在细胞外代谢中，钙离子激活多种凝血级联反应中的因子[1]。

（二）磷酸盐

磷酸盐在能量的储存和转移中发挥不可或缺的作用。无机磷酸盐基团在多个代谢反应中发生交换，使得人体多种耗能活动得以进行（如三磷腺苷代谢）。磷酸化反应是细胞呼吸作用的支柱。磷脂形态的正磷酸根是细胞膜的主要结构成分[1]。

（三）镁

镁是细胞和线粒体不可缺少的物质。它是正磷酸根基团转运的辅助因子，也是涉及嘌呤核苷酸代谢反应所必需的物质[1]。镁也在调控质膜兴奋性和稳定异常神经兴奋或血管痉挛等情况。

二、钙、磷酸盐和镁的稳态

（一）钙

肠道吸收钙的效率与钙的摄入成反比，差异为20%～70%不等[2]。图25-1显示了其调控机制。当钙摄入过多时，发生一过性高钙血症，随后钙的摄入便被分泌的甲状旁腺素抑制，甲状旁腺素还诱导肾脏内25-羟维生素D向骨化三醇（1，25-二羟维生素D）转换。若钙摄入过少，则发生相反的过程。

上述机制很可能是由甲状旁腺主细胞钙敏感受体进行调节。钙敏感受体是一类膜结合型G蛋白偶联蛋白，其表达水平发生上下变化[3]。钙敏感受体下调的患者需要更高水平的循环钙浓度以抑制甲状旁腺素的生成和分泌，引发原发性甲状旁腺功能亢进[4]。而钙敏感受体上调的患者则需要较低水平的循环钙浓度，从而产生甲状旁腺功能减退[5]。

正常情况下，甲状旁腺素增加骨吸收和肾小管钙离子的再吸收以增加血浆钙离子浓度。同时，它还可以刺激肾脏25-羟维生素D-1α羟化酶将25-羟维生素D转化为1，25-二羟维生素D或骨化三醇，骨化三醇随后可结合肠上皮细胞并增加钙的跨细胞吸收。

静脉补充钙可绕过肠道对钙的调控，直接抑制甲状旁腺素和骨化三醇的产生。

（二）磷酸盐

与钙不同，肠道在磷酸盐的吸收中并不发挥

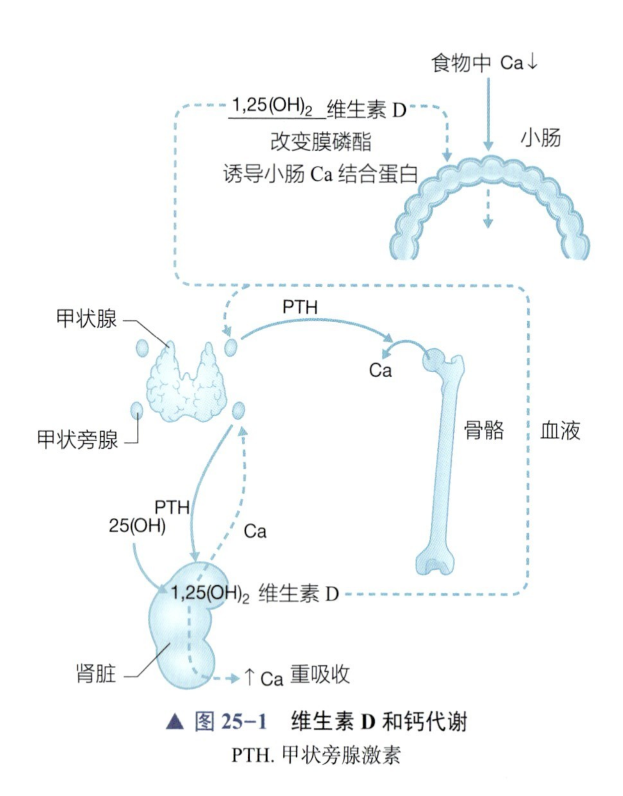

▲ 图 25-1 维生素 D 和钙代谢

PTH. 甲状旁腺激素

重要的调节作用。食物中约80%的磷酸盐会被吸收，体内约90%的磷酸盐贮存于骨骼中。磷酸盐稳态的控制主要依赖肾脏[6, 7]。肾脏对于磷酸盐的排泄率可调节血清磷酸盐浓度并使其维持于正常范围内。成纤维细胞生长因子（fibroblast growth factor，FGF）-23是人体磷酸盐和维生素D代谢的主要调节因子[8]。FGF-23基因突变可导致常染色体显性的低磷酸盐血症性佝偻病，一种磷酸盐代谢障碍。FGF-23介导的肾脏磷酸盐代谢是通过下调Ⅱ型钠磷协同转运蛋白NPT2a和NPT2c实现的[8]。

（三）镁

机体约60%的镁储存于骨骼[1]非基质钙化部位。镁的吸收因饮食摄取而异，约40%的日摄取量被吸收[1]。钙和镁的吸收之间存在反向关系，但其机制未明。肾脏排泄是镁清除的主要途径，排泄率因血清镁浓度的不同而变化。肠道吸收和分泌镁存在细胞旁通路，且取决于肠腔内的镁浓度。镁离子通道，TRPM6，位于肠刷状缘上皮细胞，可能参与肠道镁稳态的维持。体内70%的镁在血清中被超滤[1]。约70%滤过的镁经Henle环的皮质输入襻被重吸收[1]。高镁血症通过激活肾钙敏感受体增加镁在尿中的排泄[9]，同时，低镁血症提高Henle环对镁的重吸收并减少镁在尿中的排泄。襻利尿药可增加镁在尿中的排泄。由于存在远端小管对镁的重吸收，静脉补充液体可减少镁重吸收并增加镁在尿中的排泄[1]。

三、烧伤对钙、磷酸盐和镁稳态的影响

严重烧伤启动改变机体骨骼和矿物质代谢的一系列反应。虽然同时发生，但这些反应可分为两个完全不同的阶段：炎症期和随后的应激反应。烧伤后炎症反应导致包括白细胞介素（IL）-1β和IL-6在内的细胞因子水平升高，进而促进骨细胞和成骨细胞生成NF-κB受体活化因子配体（receptor activator of NF-κB，RANKL）。RANKL促进骨髓干细胞分化为破骨细胞，增加骨的吸收并释放矿化钙入血[10, 11]。同时发生的应激反应使尿游离皮质醇水平升高，这一变化与长期的矿物质代谢改变和骨质丢失有关[11]。

尽管烧伤对于矿物离子的影响还不十分明确，但得克萨斯大学医学院和加尔维斯敦圣地兄弟会儿童医院的研究还是带来了一些这一领域的进展。超过30%总体表面积的烧伤儿童，平均离子钙水平比正常值低限还要低5%[12]。此外，血清甲状旁腺激素水平对于调节离子钙水平来说也过低，提示发生甲状旁腺功能减退。使用标准剂量的PTH不能增加尿中cAMP和磷酸盐的排泄，提示甲状旁腺激素抵抗。被研究的每一名烧伤患者都发生了镁耗竭[12, 13]，导致低钙血症诱导的甲状旁腺激素分泌受损，并使患者产生甲状旁腺激素抵抗。镁耗竭的频繁发生可能与对患者进行液体复苏时静脉输注缺乏镁的液体有关[12]。积极的肠外途径补充镁可使50%的患者产生饱胀感。但这样并不能改善甲状旁腺功能减退[13]，这使甲状旁腺功能减退的原因显得更为扑朔迷离。在羊的研究中发现，烧伤后48h甲状旁腺钙敏感受体上调约50%[5]，对应于人体，则是抑制甲状旁腺素分泌所需的循环钙水平下降[3]。这一现象的一个潜在机制是如图25-2中显示的钙抑制甲状旁腺素分泌的调定点下降。全身性炎症反应发

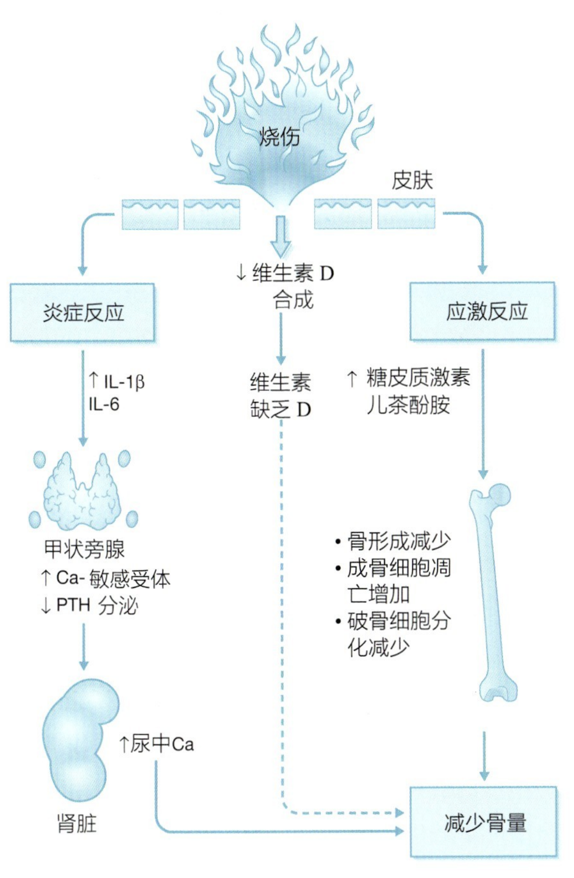

▲ 图 25-2 烧伤后骨质丢失机制

IL. 白细胞介素；PTH. 甲状旁腺激素

生时细胞因子，尤其是 IL-1β 和 IL-6 大量生成。这些细胞因子可在体外刺激甲状旁腺细胞生成钙敏感受体[14-16]。

甲状旁腺钙敏感受体上调减少甲状旁腺激素释放，降低血中离子钙浓度[10]。这一现象显示机体在尽力调节烧伤后炎症反应的持续时间和程度。有体外研究显示，外周血中的单核细胞可在培养基中的钙刺激下产生趋化因子。趋化因子随后通过产生巨噬细胞炎性蛋白 1α（macrophage inflammatory protein 1 alpha，MIP-1α）和 RANTES 趋化更多的炎性细胞。因此，烧伤后炎症反应通过 RANKL 增加骨的吸收，这又反过来增强炎症反应，钙敏感受体通路可能对这一反应起调节作用[10]。

在一项包括 11 名成人烧伤患者的研究中发现，伴随着钙稳态的异常，血清磷酸盐和镁浓度下降[17]。6 名患者血清离子钙浓度下降，其中 3 名在烧伤后的前 48h 发生低钙血症；4 名发生低磷血症，在伤后第 7 天表现尤为明显；5 名患者发生了低镁血症，一般在烧伤后第 3 天发生；1 名患者发生高钙血症；1 名发生高磷血症；没有患者发生高镁血症；离子钙或磷酸盐升高呈一过性。

关于成人骨和矿物质代谢的改变，2016 年一项纳入 32 名平均烧伤面积为 40%TBSA 的成年男性患者的研究发现骨转化标志物的显著变化[18]。烧伤后前 7 天内，骨特异性碱性磷酸酶（alkaline phosphatase，ALP）、FGF-23 和全段甲状旁腺素水平均有升高。血清磷酸盐水平也在烧伤后第 1 周内升高。与此同时，25- 羟维生素 D、白蛋白和离子钙水平下降。在随后的时间里（烧伤后 1～8 周），研究者发现钙和离子钙水平升高；在这期间，全段甲状旁腺激素、FGF-23 和磷酸盐水平降低[18]。

由于烧伤后人血白蛋白水平变化较大，低钙血症不能通过总血清钙浓度来诊断。血离子钙浓度可提供更能为精确的诊断。低钙血症的发生可能有多个机制，其中之一是细胞内、外的钙转移，烧伤患者红细胞内发生钙蓄积支持这一观点[19]；另一机制则是尿钙排出增加，这一现象见于烧伤患儿，且与记录证实的继发性甲状旁腺功能减退一致[12]。组织渗出导致的钙丢失可能也与低钙血症有关。尽管创面渗出的钙应不足以导致烧伤后低钙血症的发生[20]，但仍有几项研究测定了烧伤创面渗出液中的钙含量。

尽管烧伤患者排泄物中钙的丢失量可能很大[20]，且烧伤介导的内源性皮质类固醇增多会损害钙的肠道重吸收[21]，但没有证据证实低钙血症是由于皮质类固醇介导的肠道内钙重吸收受损而产生的。其他可能的机制还包括骨转化减少[17, 22]。炎性细胞因子上调甲状旁腺钙敏感受体，以及继之的钙抑制甲状旁腺素产生的调定点降低仍是最引人注意的假设[5, 12]。

关于 24 名大面积烧伤儿童的研究显示，烧伤后 14 个月[23] 直到烧伤后 7 年[24] 都有血清 25- 羟维生素 D 水平的下降，与低的骨密度 Z 评分有关[24]。血清 1, 25- 二羟维生素 D 水平，伤后 2 年正常，但伤后 7 年有 50% 的患者出现下降[24]。

提示这些患者发生维生素 D 的渐进性缺乏[24]。

烧伤后低磷血症的可能解释包括胞内磷酸盐蓄积、摄入不足、排出过多（较少可能是因甲状旁腺功能减退），或血管外液中丢失。Dolecek[20]发现成人在烧伤后第 3 周和第 4 周方见尿中磷酸盐排泄增多，但低磷血症早已发生。因此，晚期的尿磷酸盐排出增多更可能是由于组织损伤和滤过负担增加导致的功能性反应而非尿磷酸盐的丢失增多。关于烧伤后磷酸盐摄入不足的文献记录很少。我们通过肠内营养给予每日最少 1.6g 磷酸盐[17]。甲状旁腺激素[12]和 FGF23[25]是磷酸盐排泄的两个主要的促进激素，两者在儿童烧伤后 1 个月内都会被抑制，提示机体存在保留磷酸盐的激素调节。

尽管成人粪便、尿液[20]及烧伤创面中[26]有大量的镁丢失，但烧伤后持续低镁血症的原因还不清楚。

四、基本治疗原则

表 25–1 展示了低钙血症和低磷血症的治疗方法。低钙血症，特别是在液体复苏阶段发生的低钙血症，可加重低钾血症介导的心肌异常[27]并阻断休克复苏时对液体的反应性[27]。复苏阶段肠外途径补钙对于没有低钙血症的患者并无益处[28–30]，除非患者合并有高钾血症、低镁血症或钙通道阻滞药中毒[31]。同样的，尽管在输入大量含枸橼酸盐的血液时需特别小心，但对于血钙正常且肝肾功能轻度受损的患者，钙治疗并无必要。肝脏能清除枸橼酸盐，枸橼酸盐在每 5min 输注 1U 血液时可短暂地螯合钙[32]。只有在临床和心电图提示低钙血症时才需进行治疗。钙宜缓慢输注，因为钙输入过快可导致心律失常[27, 32]。

低磷血症会因血红蛋白氧亲和力增加、组织 ATP 减少、代谢性脑病、溶血、血小板生存时间缩短、肌肉疼痛、乏力及可能存在的心肌收缩功能障碍而导致组织缺氧[33]。低镁血症，或血清镁水平正常的镁耗竭可钝化低钙血症时分泌的甲状旁腺素对靶器官的作用，并抑制甲状旁腺素分泌[1]。镁缺乏也会导致全身抽搐、肌肉震颤和乏力[1]。

五、维护矿物质稳态的治疗

有临床表现的急性低钙血症应予静脉补钙治疗。成人应在 5 ～ 10min 内注射 90 ～ 180mg 的元素钙以逆转抽搐。婴儿和儿童应输注 20mg/kg 氯化钙或分 4 次输注 200 ～ 500mg/kg 葡萄糖酸钙[34, 35]。肠外氯化物应谨慎使用，因为它可导致静脉炎、酸中毒或两者同时发生。无临床症状、且能耐受肠内营养的低钙血症患者，牛奶或婴儿配方奶粉能提供 3g/d 可供生物利用的钙[17]。在如此大量的肠内钙供应下，仍有可能发生低钙血症，因此有时需间歇性给予肠外钙盐补充。强调个体化补充方案，不同患者间可能存在很大差异。我们给 6 位烧伤面积超过 40%TBSA 的患者在伤后前 5 周内每天补充的 10% 葡萄糖酸钙的量为 0.9 ～ 15g。在 75% 的总治疗天数内，治疗量基本是分每日两次给予。

继发于磷酸盐缺乏的佝偻病可通过每天分 4 次口服 2 ～ 25mg/kg 磷酸盐进行治疗[35]。

表 25–1　治疗选择

问题	决策点	推荐的治疗
低钙血症	有低钙血症临床表现	静脉注射钙： 成人 90 ～ 180mg 元素钙，至少维持 5 ～ 10min 婴儿或儿童：20mg/kg 氯化钙或 200 ～ 500mg/kg 葡萄糖酸钙，分 4 次注射
	无症状	口服碳酸钙或静脉注射葡萄糖酸钙
低磷血症	有低磷血症临床表现	婴儿或儿童：5 ～ 10mg/kg，输注 6h 以上，随后 15 ～ 45mg/kg，输注 24h 以上
	无症状	20 ～ 25mg/kg 元素磷，每日分 4 次口服

有临床症状的低磷血症婴儿和儿童应先给予 5 ～ 10mg/kg，输注时间维持 6h 以上，随后给予 15 ～ 45mg/kg，输注时间维持至少 24h，或直到血清磷酸盐水平超过 2.0mg/dl（0.6mmol/L）[36]。

能耐受肠内营养且每日平均消耗 1.6g 磷酸盐的成年患者应摄入足够量以治疗无症状的低磷血症 [17]。烧伤患者发生长期低磷血症还未见报道；若发生这种情况则应进行肠外补充。有镁缺乏症状或体征，且血清镁浓度低于 1.5mEq/L（1.8mg/dl 或 0.8mmol/L）的患者通常需经肠外途径进行治疗 [37]。

六、高钙血症和烧伤后肾功能受损

Burns 杂志 2010 年 5 月报道过伴有急性肾衰竭的高钙血症 [38]。血清离子钙浓度为 1.32mmol/L 或更高水平的成年患者占住院患者总数的 30%；肌酐清除率低于 50ml/min 且入院后 48h 内转入重症监护病房的患者占住院患者的 20%。在报道的 4 例高钙血症病例中，有 3 例对于标准剂量的双膦酸盐治疗有反应。高钙血症可在伤后 6 周至 6 个月发生。关于烧伤治疗中的这一并发症还有很多内容有待研究。

七、骨骼

不显著的骨质丢失可延续至烧伤后 1 年。骨骼线性生长和重塑会因烧伤受损。长骨骨骺的线性生长通常是通过伴有细胞外基质生成的软骨细胞增殖来完成的；这些软骨细胞和基质发生一系列生化改变，形成骨化中心。随着这些骨化中心的扩张，软骨组织被骨骼和可以输送营养物质、激素和生长因子的脉管系统所替代。烧伤面积超过 40%TBSA 的患儿，伤后 1 年的生长速度延缓 [39]。其机制仍未明了，虽然可能发生长期的发育不良，但生长速度还是可以恢复到正常水平 [39]。

应激和炎症反应会引起骨转化异常，并最终导致骨质丢失。烧伤后第 1 周尿脱氧吡啶啉排泄增加 [40]。脱氧吡啶啉是骨吸收的标记物，也是Ⅰ型骨胶原蛋白分解的副产物中的一种。其在尿液中第 1 周的水平升高是由于糖皮质激素水平上调 3 ～ 4 倍 [41]、全身炎症反应中促炎细胞因子水平上调 3 ～ 100 倍 [24]。烧伤面积超过 40%TBSA 的羊，烧伤后 5d 可发现其骨骼表面侵蚀及杨氏模量下降等与骨质吸收一致的表现。糖皮质激素和炎性细胞因子都是通过增加骨细胞和成骨细胞 RANKL 的产生从而促进骨吸收 [43]。正常情况下，骨吸收和骨形成相互偶联。在高转化（即再吸收和骨形成均增加）情况下，由于骨吸收后的矿化需要一定时间，会发生骨质丢失。骨吸收的速度要快于Ⅰ型胶原结晶为具有钙和磷酸盐结合位点的羟基磷灰石的速度。

成骨细胞（骨形成细胞）和骨细胞（在骨基质中发挥机械传导作用的终末分化的成骨细胞）是骨吸收和骨形成之间正常偶联的关键部分。它们对细胞因子（尤其是 IL-1β 和 IL-6）和甲状旁腺素有反应，并生成 RANKL。当受到低血清钙水平和甲状旁腺钙敏感受体下调的刺激时，甲状旁腺素通过与成骨细胞上的甲状旁腺素受体结合增加骨吸收。甲状旁腺素也可增加人体 [44] 和动物 [45] 骨表面成骨细胞数量。烧伤后第 2 周，糖皮质激素导致成骨细胞凋亡，我们甚至观察到基质细胞丧失了显示成骨细胞分化标志物的能力 [11, 46]。这一能力丧失的现象在髂骨活检中可明显看出（正常骨骼图 25-3 与烧伤后 2 周骨骼图 25-4 比较）。同样的，在髂骨活检前给予四环素，四环素摄入明显减少，证明成骨细胞数量减少且存活的成骨细胞功能减退 [47]。最终，相较于年龄和性别匹配的对照者，培养的烧伤患儿髂骨骨髓基质细胞中成骨细胞分化标志物表达更低（糖皮质激素毒性的特征性表现）[41]。

尽管因应激反应而产生的内源性糖皮质激素会减少成骨细胞数量并抑制骨髓基质细胞向成骨细胞的转化，但循环细胞因子仍可保持较高的水平。细胞因子可促进骨髓干细胞向破骨细胞转化。然而，事实并非如此。实际上，尿脱氧吡啶啉（一种骨吸收标志物）水平仍较低 [22]。因此，烧伤后第 2 周骨形成和骨吸收显著减少导致低转化性的骨质丢失。这种情况，即动力缺失性骨，是因缺乏成骨细胞以应答骨吸收刺激造成的。

IL-1β[14, 15] 和 IL-6[16] 可在体外促进甲状旁腺钙敏感受体上调。此外，炎症和应激都会造成氧

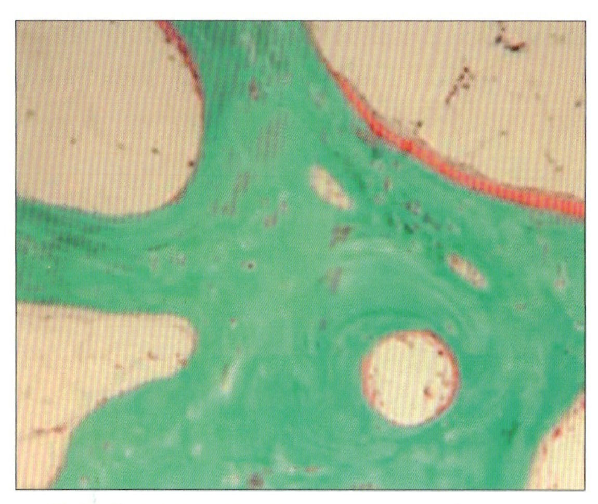

▲ 图 25-3 健康人髂骨活检 Goldner 三色染色
蓝绿色为矿化骨；红色为未矿化骨样组织；骨样组织表面的纺锤形细胞为成骨细胞

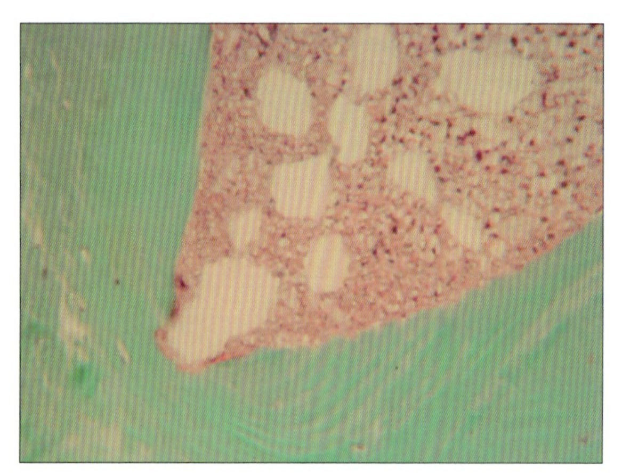

▲ 图 25-4 烧伤患者髂骨活检 Goldner 三色染色
蓝绿色为矿化骨。与图 25-3 相比，骨样组织表面成骨细胞缺失

化应激，导致成骨细胞生成和破骨细胞生成的减少[48]。应激反应可解释烧伤后急性低转化性骨质丢失，而全身炎症反应则可解释人体和羊甲状旁腺钙敏感受体的上调。甲状旁腺钙敏感受体上调造成烧伤后长期甲状旁腺功能减退，同时使钙随尿液丢失而不参与脱钙骨的修复。

总之，烧伤后 1 周，应激和炎症反应通过增加骨吸收和尿中的钙丢失促进骨质丢失。到伤后第 2 周，成骨细胞缺失，显著减少骨的形成。随着骨吸收减少[22]及近乎停滞的代偿性骨形成，这种低动力性骨变得越来越薄。

烧伤引起的隐匿事件可导致腰椎和附肢骨骼（见图 25-6 影像学图片）骨密度降低（图 25-5）。儿童烧伤面积超过 40%TBSA，其腰椎骨密度 Z 评分（标准差评分）分布处于负值（见图 25-5）；但烧伤面积小于 20%TBSA 的儿童则未见这一现象。之前已讨论过更多关于严重烧伤引起骨缺失的机制。肥胖是影响发达国家儿童的一种流行疾病，同时也可成为促进骨缺失的因素，因为与正常体重指数（body mass index，BMI）儿童相比，肥胖的烧伤儿童（BMI 超过 85%）骨矿密度（bone mineral density，BMD）下降更多[49]。这也可能与这些儿童存在更强的炎症反应有关，因为和正常 BMI 儿童相比，烧伤后数月，他们血液中 C-反应蛋白的水平更高[49]。

烧伤可使男性和女性儿童的年骨折发病率分别提高 100% 和 50%[50]。因此，烧伤诱导的骨缺失会增加日后的骨折风险。虽然烧伤后 1 年骨重塑可恢复[51]，但至少腰椎的 BMD 的 Z 评分未见改善[50, 51]。骨量在 18—30 岁达到峰值，烧伤患者骨密度不及同龄人使得他们整个成年阶段都存在骨量达不到峰值的风险，且过早发生骨质疏松的风险也会增加。成年人同样如此，我们通过长期随访在成年患者中发现了 BMD 下降的标志物。一项研究发现，与非烧伤对照参与者相比，30%TBSA 烧伤的男性，烧伤至少 1 年后股骨颈 Z 评分和股骨颈 BMD 下降，骨特异性 ALP 也有降低[52]。

渐进性维生素 D 缺乏也是阻碍骨骼康复的因素，它可对未予补充维生素 D 的出院患者产生影响，且与皮肤维生素 D 生成障碍有关[11]。因汗腺破坏不能耐受炎热以及烧伤瘢痕色素沉着限制了烧伤患者接受日晒的时间。烧伤后 14 个月活检发现，紫外线仅将正常量 25% 的 7- 脱氢胆固醇转化为原维生素 D_3，提示皮肤生化功能异常较烧伤后 1 年更为明显[23]。此外，烧伤瘢痕组织和其邻近外观正常的皮肤中 7- 脱氢胆固醇水平也显著低于正常对照皮肤[23]，表明存在胆固醇生物合成障碍。在先前讨论过的关于男性烧伤患者的研究中，研究者发现改良《温哥华瘢痕量表》和血清维生素 D 水平之间存在负相关，指出更具临床意义的瘢痕才会影响维生素 D 的生成[52]。总体上，研究中发现烧伤患者的 25- 羟维生素 D 水

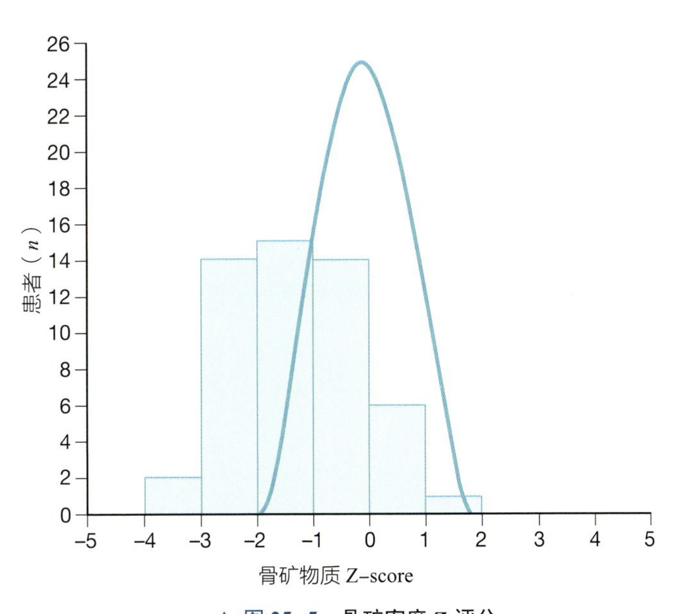

▲ **图 25-5 骨矿密度 Z 评分**

与标准分布曲线相比，严重烧伤儿童腰椎骨矿密度 Z 评分分布向负值移动

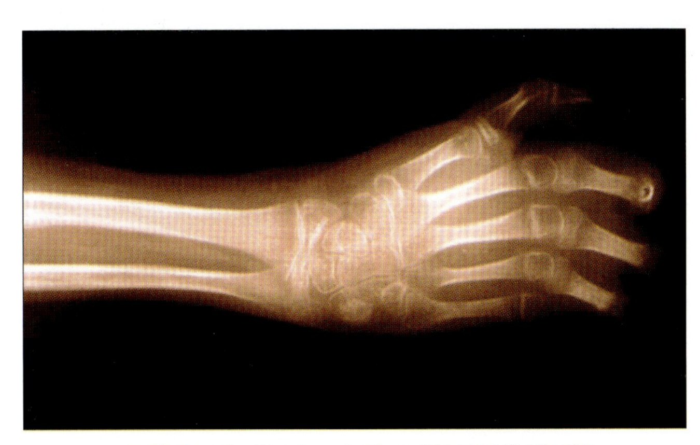

▲ **图 25-6 烧伤后 1 年骨质疏松的影像学图片**

平更低。维生素 D 缺乏在骨密度恢复障碍中的作用还未完全探明。我们发现出院后 6 个月，8 例使用包括维生素 D_2（400U）在内的多种维生素治疗的烧伤儿童，除 1 例外，其余均发生了维生素 D 缺乏 [53]。另一项研究中，烧伤儿童被随机分为安慰剂组、维生素 D_2 组或维生素 D_3 组，并监测骨折情况；结果发现补充维生素 D_3 组患儿骨折的发生更少，提示补充维生素 D_3 可减少烧伤后骨折风险 [54]。儿童烧伤过程中和烧伤后所需维生素 D 的量还未知 [53]。一项成人严重热烧伤的随机对照研究发现，2/3 的患者（烧伤后 2 ～ 5 年）存在维生素 D 缺乏，超过一半的患者发生骨质减少。口服补充骨钙化醇和钙可改善维生素 D 水平和四头肌肌力，但不能改善骨矿密度 [55]。对于成人，可防止烧伤后骨缺失的维生素 D 补充的适宜方法也还不清楚。

八、烧伤后骨分解代谢的治疗

人们研究了多种方法以防止、减轻或逆转烧伤诱导的骨缺失。从入院到整个住院期间每日皮下注射 0.2mg/kg 重组人生长激素（recombinant human growth hormone，rhGH）可迅速提高循环胰岛素样生长因子 -1 水平，但不能将骨钙素升高到正常水平 [56]，提示 rhGH 不能快速增加骨形成。但持续一年每日皮下注射 0.05mg/kg rhGH 可自烧伤后 9 个月起增加去脂体重，并在 1 年后增加腰椎骨矿含量而不是增加骨密度[57]。腰椎骨矿含量，而不是骨密度增加有3点值得注意：第一，烧伤后第1年持续升高的糖皮质激素水平可抑制糖皮质激素拮抗药rhGH的早期作用；第二，这一发现也提出了一个问题，即腰椎骨密度未升高是否反映了rhGH未能发挥其作用。骨密度是骨矿含量和骨面积的商，骨矿含量升高而骨密度无变化，提示骨面积成比例增加。1年的rhGH治疗增加了瘦体重，增加了骨质含量，也创造出了体积更大、生物力学更为稳定的骨骼；最后，有人可能会问rhGH对于骨骼的作用是否只是继发于骨质含量增加。基于目前的资料尚不能直接回答这个问题。Branski等最近发现，连续1年，每天按0.2mg/kg剂量给予（皮下注射）rhGH可降低腰椎骨矿含量，增加去脂体重，并显著降低循环甲状旁腺素水平。这些发现表明大剂量rhGH直接促进骨吸收，同时继发性地抑制血清甲状旁腺素水平。证实中等剂量rhGH具有直接作用的证据很少。

长达1年、持续每日给予rhGH治疗的不利之处包括费用过高及皮下注射降低患者依从性。另一种方法是长期使用合成类固醇氧雄龙。与rhGH相似，0.1mg/kg氧雄龙每日2次口服，1年后可增加瘦体重，随后3～6个月腰椎骨矿含量升高，骨质含量和骨骼体积增加[59]。这些效应是通过刺激IGF而产生的[11]。最近的研究显示，更长期的氧雄龙治疗可能带来更多益处[60]。一项在烧伤面积超过30%TBSA的烧伤儿童中进行的RCT研究，将参与者随机分为安慰剂组或氧雄龙治疗24个月组，发现治疗组全身和脊柱骨矿含量以及腰椎骨密度增加，生长速度也更快。较之前的氧雄龙治疗1年的研究[60]，这项研究对于骨矿化的改善更为显著。氧雄龙并不昂贵也无须皮下注射，但可导致阴蒂肥大。影像学上没有发现生长板过早融合，且阴蒂肥大在停药后会消失。

另一种被研究的药物是双膦酸盐帕米膦酸二钠。目前这一代的含氮双膦酸盐通过附着于骨基质发挥作用，在骨基质，它们被破骨细胞摄取，干扰胆固醇生物合成通路，最终改变破骨细胞膜的蛋白结合并介导凋亡[61]。双膦酸盐在骨骼内停留时间较长，引发人们关于它会干扰生长或骨质量的担忧[61]。大部分骨吸收发生在烧伤后的前2周，在这期间，成骨细胞凋亡之前促炎细胞因子就可引起明显的骨吸收。因此，早期使用双膦酸盐可避免急性骨缺失。

在一项随机、双盲实验中，烧伤面积40%TBSA或以上的儿童，伤后10d内开始并在此后的1周内静脉给予1.5mg/kg帕米膦酸二钠（最大剂量为90mg），可预防住院6个月后患儿腰椎和全身的骨矿含量降低[62]。2年后，安慰剂组的全身骨矿含量水平方达到与帕米膦酸二钠组一致，但腰椎骨矿含量仍未达到这一水平[51]。表明帕米膦酸二钠能有效地防止中轴骨的骨缺失并保护附肢骨，直到骨形成可以“跟上进度”。帕米膦酸二钠同rhGH一样具有糖皮质激素拮抗药的特性；但帕米膦酸二钠对于骨的作用是很迅速的。

应用帕米膦酸二钠与低钙血症、生长延迟或骨组织形态变化无关[51, 62]。评估此药下一步要做的是判断接受帕米膦酸二钠治疗患者的骨折发生率是否与年龄、性别相匹配的安慰剂组的正常值有差异[50]。还有一些证据提示帕米膦酸二钠可在烧伤后保存肌肉蛋白，这一现象提出一个思考，即骨骼和肌肉之间是否存在诸如旁分泌或微环境作用之类的信息交流[46]。

还有两种有效的药物值得一提。第一种是重组人甲状旁腺素（recombinant human PTH，rhPTH）。每日皮下注射rhPTH一年可使患有绝经后骨质疏松的妇女产生新骨[63]。但是，由于大鼠实验显示其可增加骨肉瘤风险[64]，美国食品及药品管理局禁止其用于儿童。若这一情况发生改变，rhPTH可成为增加烧伤儿童骨量的有效药物。

除药物治疗之外，最近的研究亦指出了锻炼和其他机械治疗方法可能在烧伤后骨丢失管理中发挥作用。一项研究发现，锻炼联合全身振动疗法相较于只进行锻炼，有助于维持烧伤后儿童的躯干骨矿含量[65]。

九、烧伤后异位骨化

烧伤后的另一类骨和矿物质代谢异常是异位骨化。异位骨化是通过软骨内骨化异位形成板状骨。通常见于创伤后和烧伤后，也见于脊髓损伤或创伤性脑损伤后以及骨科手术后。烧伤后异位骨化可能进展迅速，甚至在刚住院时就可发生。烧伤模型系统国家数据库的一项研究发现，患者至出院时发生异位骨化的平均年龄为42.6岁，平均烧伤面积为18.5%TBSA，其中几乎75%的患者为男性[66]。同一研究也发现，烧伤面积以及手臂、头部、颈部或躯干需要皮肤移植是发生异位骨化的危险因素[66]。在另一项关于大容量烧伤中心患者的研究中，研究者发现3.5%的烧伤患者发生异位骨化，而这些患者几乎全部都有手臂烧伤或接受手臂皮肤移植，后者发生异位骨化的概率升高了96.4倍[67]。烧伤面积超过30%TBSA的患者发生异位骨化的概率要高出11.5倍。更多的手术次数和更长的呼吸机使用时间也是发生异位骨化的危险因素[67]。有趣的是，老年患者发生异位骨化的概率很低。最近建立了一个网站用以进一步优化异位骨化的风险评估（www.spauldingrehab.org/HOburncalculator）。

鼠研究发现，年轻个体的间充质干细胞比老年个体更具骨形成能力[68]。此外，年轻患者会发生更剧烈的炎症反应。

异位骨化的早期检测对于职业疗法的管理十分必要。此外，早期诊断可促使更好的指向性治疗。人们进行了很多研究以寻找检测异位骨化的最佳影像学方法。尽管平片和计算机断层扫描（CT）是临床诊断异位骨化的主要手段，然而小鼠研究显示近红外成像可在烧伤后5d即检测到异位骨化，而CT直至烧伤后5周才检测到异位骨化[69]。在小鼠模型中，经皮拉曼光谱也可在烧伤后5d检测到异位骨化[70]。由于仅少于半数的髋异位骨化患者的骨碱性磷酸酶会升高，77%的髋异位骨化患者的C反应蛋白会升高[71]，所以血清标志物并不是检测异位骨化的可靠方法。最近有研究开始判断单电子发射计算机断层扫描（single-photon emission computed tomography，SPECT）成像对于检测异位骨化的可能性，它可以检测到增加的前异位骨化（pre-HO）血流。SPECT的使用还需大量的研究加以验证。此外，随着高频谱超声的效率提高，以及超声检查使用的广泛性，超声可能成为有效的检测方法[71]。

大量研究关注于异位骨化。在一项小鼠研究中，三磷腺苷水解和抑制SMAD通路可减少异位骨化形成，提示这些通路在异位骨化的发生中发挥作用[72]。类似的，创伤和烧伤介导的异位骨化以及遗传性异位骨化间存在相同的低氧诱导因子1α通路，抑制这条信号通路可抑制异位骨化形成[73]。早期缺氧创面可刺激产生作为软骨分化介质的低氧诱导因子1α，促进软骨内骨形成。炎症反应也被认为可激活祖细胞并刺激成骨信号促进异位骨化形成[74]。小鼠研究发现糖尿病小鼠（瘦素缺乏小鼠）异位骨化形成减少而异位骨化再吸收增多；这一现象与酒石酸酸性磷酸酶染色时发现的破骨细胞增多有关[75]。

异位骨化的预防和治疗也是研究的重点。对于股骨颈损伤行关节镜手术的患者，术后使用萘普生对于预防异位骨化十分有效（萘普生组异位骨化发病率4%，对照组发病率46%），差异之大以至他们不得不终止研究[76]。另一项关于塞来昔布的研究发现，它是防止术后第3、第6和第9个月异位骨化和关节活动度受限的保护性药物[77]。在1986年进行的一项针对全髋关节置换术患者的研究发现，放射治疗也是预防高危患者异位骨化的有效手段[78]。两项前瞻性随机试验研究了预防异位骨化发生的最佳时机和放射剂量。总的来说，术前和术后进行低剂量或中剂量分次放射治疗对于髋关节手术或关节置换手术后异位骨化的预防都有效[79]。单剂量放射治疗也被发现在全髋置换术后对于预防异位骨化有效[80]。对比非甾体抗炎药和放射治疗预防异位骨化效果的前瞻性试验结果比较复杂，有研究发现效果相似或放射治疗效果略好，也有研究显示放射治疗花费更高而且非甾体抗炎药会发生胃肠道副作用[81, 82]。

对于烧伤患者，双膦酸盐也被作为早期预防用药。但尚缺乏RCT研究，且非对照性研究的结果也是各不相同。将来的治疗方法还在研究当中，其中包括维A酸激动药，但由于它们对于创面愈合的不利影响，要谨慎开展这些治疗。利用针对骨形态发生蛋白受体的激酶拮抗类药物仍在研发当中，动物实验证实这些药物有效。尽管激酶抑制药有效，但可能发生脱靶效应，导致创面愈合受损及骨量减少。

声明

Benjamin Levi 由美国国立卫生研究院 / 国家普通医学科学研究所 K08GM109105–0 项目、整形外科基金会、学术外科协会 Roslyn 基金会、美国创伤外科学会研究与教育基金会、美国整形外科学会学术基金会、美国外科学院 Clowes 基金会、美国整形外科医生协会（AAPS）/ 整形外科基金会（PSF）学者奖、国际进行性肌肉骨化症（FOP）协会资助。Benjamin Levi 与 Boehringer-Ingelheim 合作开展了一个与本次审查无关的项目，并就西罗莫司在异位骨化中的应用提出了专利申请，但尚未获得许可。

拓展阅读

Klein GL, Bi LX, Sherrard DJ, et al. Evidence supporting a role of glucocorticoids in short-term bone loss in burned children. *Osteoporos Int*. 2004;15:468-474.

Klein GL, Chen TC, Holick MF, et al. Synthesis of vitamin D in skin after burns. *Lancet*. 2004;363:291-292.

Klein GL, Herndon DN, Goodman WG, et al. Histomorphometric and biochemical characterization of bone following acute severe burns in children. *Bone*. 1995;17:455-460.

Klein GL, Herndon DN, Langman CB, et al. Long-term reduction in bone mass following severe burn injury in children. *J Pediatr*. 1995;126:252-256.

Klein GL, Nicolai M, Langman CB, et al. Dysregulation of calcium homeostasis after severe burn injury in children: possible role of magnesium depletion. *J Pediatr*. 1997;131:246-251.

Przkora R, Herndon DN, Sherrard DJ, et al. Pamidronate preserves bone mass for at least 2 years following acute administration for pediatric burn injury. *Bone*. 2007;41:297-302.

第26章

微量营养素

Micronutrient Homeostasis

Mette M. Berger　Linda E. Sousse　Gordon L. Klein
Ludwik K. Branski　David N. Herndon　著
牛轶雯　译

一、维生素和微量元素的重要性

被称为“微量营养素”的必需维生素和微量元素是新陈代谢的基础，充当酶的结构成分或辅基。它们的需求受到代谢状态影响，严重烧伤后需求显著增加[1]。有关维生素需求增加的报道最早可以追溯到20世纪40年代，微量元素可见于20世纪60年代[2]。在此，总结了烧伤后的微量营养素稳态调节。

二、维生素

据报道，烧伤患者体内抗坏血酸（维生素C）、胆钙化醇（维生素D）和α-生育酚（维生素E）都被大量消耗[3,4]。

（一）维生素C

维生素C不仅是许多合成代谢途径中必不可少的营养物质，也是治愈疾病所必需的，还能清除活性氧，改善微循环障碍。低水平的血浆维生素C浓度在烧伤儿童和成人患者中均普遍存在。

动物模型的研究证实了静脉注射维生素C是有益的。在40%体表面积烧伤的绵羊模型中，Dubick等[5]研究显示输注大剂量维生素C可显著降低烧伤绵羊在伤后48h内对复苏液体量的需求。假烧伤组绵羊血浆硫代巴比妥酸反应物质增加了4倍，这是可以通过应用维生素C来预防的。在啮齿类动物烧伤模型中，Tanaka等[6]发现，与未烧伤动物相比，烧伤组动物使用大剂量维生素C后总组织含水量降低伴间隙流体静水压减小。Tanaka等研究表明，伤后24h内输注大剂量维生素C［66mg/（kg・h）］与液体复苏需求量和体重增加量的显著降低明显相关[7]，提示其在烧伤复苏中的有益作用。仍然需要随机研究证实。最后，与未烧伤大鼠相比较，维生素C的使用保护了烧伤大鼠的生精小管和生殖细胞耗损[8]，但尚无人类研究数据。

（二）维生素D

维生素D是一种脂溶性微量营养素，涉及骨骼肌、骨骼、心血管、肺和免疫系统生理功能。已证明它能减少炎性细胞因子、活性氧和氮自由基，以及缓解癌症、骨关节炎、精神分裂症和抑郁症。维生素D浓度降低的风险因素包括皮肤合成减少、防晒霜的使用、生物利用度降低、肝脏或肾脏功能障碍、吸收障碍、降胆固醇制剂应用和糖皮质激素的增加[9]。

根据血液循环中25-羟基维生素D和1，25-二羟基维生素D_3的水平，可知烧伤患儿进行性维生素D缺乏。该结果可能会被急性血浆维生素D结合蛋白[10]和白蛋白减少所混淆[11]。烧伤后14个月，血清25-羟基维生素D呈低水平[12]，并在伤后2年和7年仍然处于低水平[13]。尽管伤后2年血清1，25-二羟基维生素D_3水平是正常的，但约50%的测量值在烧伤后7年时是低的，提示进行性维生素D缺乏[13]。

在急性期，标准剂量200U/d不足以维持Belgian队列研究中所示的维生素D状态[14]。烧伤患者出院后未补充维生素D可能导致维生素D

缺乏。15名成年烧伤患者被随机分成两组，一组接受每日口服钙剂和每季度肌内注射200 000U维生素D_3，另一组接受安慰剂治疗[15]。1年后，维生素D治疗组的二醇水平显著升高。各组之间骨骼健康无差别，但是维生素D治疗组在等速肌力测试中显示股四头肌肌力明显改善[15]。

2009年，Galveston市Shriners儿童医院烧伤患儿出院后每天补充含400U维生素D_2的多种维生素，持续6个月后血液循环中的25-羟基维生素D仍然不足以维持在最低水平，腰椎骨密度没有任何改善[16]。对Cincinnati市Shriners儿童医院烧伤患儿进行的研究中显示，100U维生素D_3治疗组和未治疗组中没有显著差异[17]。因此，维持烧伤患儿25-羟基维生素D达正常水平所需的维生素D补充量尚不清楚。Chan M.M.和Chan G.M.文章中提到非烧伤健康儿童每天维生素D的需求量为200～400U[18]。但目前并没有证据支持烧伤人群的维生素D需求量，为了弥补烧伤后的维生素D不足，可能需要每天补充超过400U的维生素D。

然而，另一个主要因素是皮肤结构和功能发生了很大变化。烧伤瘢痕和邻近未损伤皮肤区域暴露在阳光下时，只有约25%的7-脱氢胆固醇前体转化为维生素D_3[12]。此外，烧伤瘢痕和邻近未损伤皮肤中7-脱氢胆固醇底物量明显减少[12]。这表明，无论阳光暴露量多少，烧伤后皮肤都无法合成正常量的维生素D。因此，如果不补充维生素D，就会导致维生素D的进行性缺乏。

（三）维生素E

现有研究表明严重烧伤成年患者以自由基活性增加和抗氧化剂水平低下为特征；如果这些患者的氧化还原状态无法恢复，则会死亡[19]。维生素E是一种脂溶性抗氧化剂，清除氧自由基，防止多不饱和脂肪酸经自由基介导产生级联反应。伤后3周，烧伤患儿体内维生素E的组织储备量减少一半[20]。烧伤患者术前维生素E水平一直很低，烧伤患儿的维生素E摄入量低于其需求量[21, 22]。此外，有报道烧伤患儿应用抗氧化剂组合（维生素C、维生素E和锌；平均900U/d、400U/d和7U/d）持续7天，可增加血液循环中的维生素E，降低氧化应激标记物丙二醛水平。

在烧伤合并烟雾吸入损伤的绵羊模型中，使用氘标记维生素E的研究表明，烧伤增加了肝脏组织中的维生素E消耗，除了肺脏和肝脏，其他组织中也有维生素E消耗[23]。考虑到烧伤患者的高代谢状态以及脂质代谢改变，脂肪组织中维生素E的耗损反映出高水平的氧化应激，这可能导致继发性器官衰竭[20]。

烧伤后，过度氧化和硝化应激引起的炎症反应进一步阻碍了愈合过程。与无补充的对照患儿相比，补充维生素E、维生素C和锌的烧伤患儿愈合时间明显缩短[24]。在烧伤合并烟雾吸入损伤的绵羊模型中，观察3周，证明雾化吸入维生素E可促进愈合[25]。此外，在多种模型的伤口治疗中，证明维生素E是有益的，包括急性手术切口的瘢痕形成[26]和糖尿病大鼠创面修复[27]。

（四）维生素K

在一项对严重烧伤患儿血清维生素K水平的研究中，Jenkins报道伤后第1个月91%患儿呈现低水平[28]。但是血清维生素K水平与凝血酶原时间没有相关性，这就产生了关于其临床意义的问题。值得注意的是，骨钙素是一种由成骨细胞产生的γ-羧基化蛋白，具维生素K依赖性。作为骨形成标记物的骨钙素能刺激胰腺胰岛素的产生和外周胰岛素敏感性[29]。据报道，烧伤后第1个月血液循环中的骨钙素水平较低[30]。因此，低水平的循环维生素K水平可能引起血清骨钙素降低，从而导致烧伤后胰岛素抵抗和骨形成减少。

三、微量元素

过去几十年来，人们对微量元素有了较完善的认识。其中，铜（copper，Cu）、铁（iron，Fe）、硒（selenium，Se）和锌（zinc，Zn）参与抗氧化以及先天免疫和适应性免疫防御，这些微量元素的缺乏可导致严重烧伤后的常见并发症，如持续性炎症状态、多器官衰竭和脓毒症。表26-1总结了这些具体变化。大面积烧伤的病情

表 26-1 烧伤（> 10%TBSA）和非烧伤患者急性期微量营养素的需求量

	维生素 A（U）	维生素 D（U）	维生素 E（U）	维生素 C（mg）	维生素 K（mcg）	叶酸（mcg）	铜（mg）	铁（mg）	硒（mcg）	锌（mg）
年龄 0—13 岁										
非烧伤	1300 ~ 2000	600	6 ~ 16	15 ~ 50	2 ~ 60	65 ~ 300	0.2 ~ 0.7	0.3 ~ 8	15 ~ 40	2 ~ 8
烧伤	2500 ~ 5000	NRE++	NRE+	250 ~ 500	NRE	1000*	0.8 ~ 2.8	NRE	60 ~ 140	12.5 ~ 25
年龄≥ 13 岁										
非烧伤	2000 ~ 3000	600	23	75 ~ 90	75 ~ 120	300 ~ 400	0.9	8 ~ 18	40 ~ 60	8 ~ 11
烧伤	10 000	NRE+	NRE+	1000	NRE	1000*	4.0	NRE	300 ~ 500	25 ~ 40

换算依据：1μg 维生素 A = 3.33U 维生素 A；1μg 钙化醇 = 40U 维生素 D；1mgα- 生育酚 = 1.5U 维生素 E
NRE. 没有推荐剂量
*. 周一、周三和周五给药
+. 有待临床试验验证
引自 Dietary reference intakes for calcium，phosphorus，magnesium，vitamin D，and fluoride (1977)；dietary reference intakes for thiamin，riboflavin，niacin，vitamin B_6，folate，vitamin B_{12}，pantothenic acid，biotin，and choline (1988)；dietary reference intakes for vitamin C，vitamin E，selenium，and carotenoids (2000)；dietary reference intakes for vitamin A，vitamin K，arsenic，boron，chromium，copper，iodine，iron，manganese，molybdenum，nickel，silicon，vanadium，and zinc (2001)；and dietary reference intakes for calcium and vitamin D (2010) . These reports may be accessed at http://www.nap.edu. Berger MM，Shenkin A. *J Trace Elem Med Biol*. 2007；21 (Suppl 1)：44–48. Braga M，Ljungqvist O，Soeters P，Fearon K，Weimann A，Bozzetti F. *Clin Nutr*. Aug 2009；28 (4)：378–386；Singer P，Berger MM，Van den Berghe G，et al. *Clin Nutr.* Aug 2009；28 (4)：387–400；Berger MM，Eggimann P，Heyland DK，et al. *Crit Care* 2006；10 (6)：R153；Berger MM，Baines M，Raffoul W，et al. *Am J Clin Nutr*. May 2007；85 (5)：1293–1300；Berger MM，Binnert C，Chiolero RL，et al. *Am J Clin Nutr*. May 2007；85 (5)：1301–1306.

变化和病理机制不同于其他创伤和危重患者。在这里，我们论述了血液分布变化对微量元素的影响；渗出和尿液中微量元素的丢失，以及微量元素在炎症和抗氧化防御中的作用，最后，还讨论了一些鲜为人知的微量元素毒性。

（一）血液浓度

自 20 世纪 70 年代以来[31-33]，烧伤患者中一些微量元素的低血液浓度（血清和血浆）已被反复报道，并建议确定和监测严重烧伤后的血液浓度，在明显缺乏的情况下定向补充微量元素。

铜：严重烧伤患者中 Cu 含量非常低，血 Cu 浓度与烧伤面积成反比[34, 35]。该观察结果与 Cu 缺乏诊断一致，因为通常在炎症反应过程中 Cu 和铜蓝蛋白（ceruloplasmin，Cp）会增加，Cp 由白细胞介素 -1 介导上调，但这种增加在严重烧伤中不会发生。另外，银制剂（银 - 磺胺嘧啶和含银的亲水纤维敷料）常用于伤口治疗，银可以渗透入体内而拮抗 Cu，导致 Cu 和 Cp 的减少[36]。值得注意的是 Cu 代谢和 Fe 代谢密切相关[37]。

硒：严重烧伤后，血液中 Se 含量的降低很早就发生了，这首先是因为炎症后的再分布，然后由于大量渗出丢失而加重。Se 在伤后几周内保持低水平。这与血浆中谷胱甘肽过氧化物酶活性立即下降有关（见后面的讨论）。

锌：血 Zn 水平在大面积烧伤后第 1 小时内即下降[38]，并连续数周维持于很低的水平，这也是炎症相关的炎症再分布[39-41]和同步大量丢失的结果。

铁：严重烧伤后，血铁水平几乎立即下降，并长期保持在低水平[37]；1 周后，手术失血和渗出性丢失等机制维持低铁血症[42]。

铬：动物研究显示[43]，烧伤大鼠肝脏中的铬（chromium，Cr）浓度下降，几天后无法测得，肌肉中的 Cr 浓度很早就下降了，并持续数天。同时，尿铬丢失增加。动物体内的 Cr 浓度变化与早期高血糖、高胰岛素血症和应激激素分泌增加有关。对于糖尿病患者和非肠道营养患者的研究显示 Cr 缺乏可导致胰岛素抵抗。Lausanne 实验室的人类研究数据初步显示，Cr 与钼和锰一起在渗出液中丢失，其临床意义有待确认[42]。

铝：铝（aluminum，Al）的影响尚有争议，少量研究表明其对骨代谢产生严重后果。多年来源自白蛋白的大量铝摄入一直是个问题[44]。据报道，成年烧伤患者铝负荷增加[10]，但没有证据显示骨骼或肝脏吸收了 Al。在严重烧伤的儿童患者中，骨活检组织的金精三羧酸染色检测显示骨表面的铝沉积呈阴性[11]。自从 1986 年美国食品药品管理局提出建议以来，注射产品的铝污染问题一直没有得到彻底解决[45]，由于铝中毒没有确切治疗，因此在神经疼痛和骨痛的情况下，尤其是在儿童人群中，应该怀疑并检查血铝水平。Lausanne 实验室的研究数据证实，成人血清铝水平高于参考文献报道，且渗出物中可检测到铝[42]。

（二）渗出和尿丢失

在健康受试者中，微量元素通过尿液（主要是 Se）或粪便（Cu、Fe、Zn）丢失，极少因出汗而流失。烧伤后，疑似丢失更多，但迄今都难以精确测量。

铜：在 20 世纪 80 年代进行的研究中显示，尽管排泄量低于输入量，烧伤患者尿液中的 Cu 丢失高于正常水平，尤其是在胃肠外营养期间[32, 46]。大面积烧伤患者创面暴露阶段，Cu 主要通过渗出液而丢失，儿童患者的 Cu 丢失途径类似[47]。

硒：1984 年的一项研究表明，尿液中硒的排泄减少了[48]，提示机体 Se 缺乏而被保留的状态。对烧伤患者硒平衡的研究表明皮肤损伤而硒大量损失可解释硒缺乏[49]。这些研究结果近期得到证实[42]。

锌：与其他严重创伤一样，初期尿液中 Zn 的排泄高于正常水平[50]，但随后减少。渗出物中的 Zn 丢失占比很大，伤后第 1 周可达到体内总含量的 10%[51]。

铁：近期一项微量元素调查研究表明，在烧伤总面积达 27%TBSA 的患者中，即使没有活动性出血，Fe 也会随着渗出液大量流失[42]。

值得注意的是，除了这 4 种元素之外，其他微量元素也有丢失，但并不意味着临床上可检测到这种改变。镁和磷大量丢失足以解释烧伤早期的高需求量[52]。

（三）微量元素在炎症和抗氧化防御中的作用

烧伤后立即出现的炎症反应对血液循环中的微量元素有重大影响。早在 20 世纪 70 年代，Van Rij 等对烧伤总面积 20%TBSA 烧伤大鼠的研究表明[39]，^{65}Zn 被肝脏、脾脏、肾脏和伤口迅速吸收，但大脑、肌肉和骨骼中的分布减少。由于 Se 和 Fe 的分布也被影响，后来这种重新分布被称为炎症介导的微量营养素再分布。这种再分布模式亦已被证实[40, 41]。

Cu、Zn 和 Se 与抵御活性氮和氧自由基的胞质防御有关联[53]，Fe 增加其复杂性，因为 Fe 对免疫来说是必不可少的。在超氧化物歧化酶（superoxide dismutase，SOD）中，Cu 和 Zn 使电子转移成为可能，在 SOD 中发挥重要作用。严重烧伤后，血浆 SOD 活性降低[41]。此外，Cp 起到了亚铁元素中和剂的作用。谷胱甘肽过氧化物酶的活性有赖于 Se 元素，因此 Se 主要通过抗氧化家族中的谷胱甘肽过氧化物酶起作用，也可通过硒蛋白大家族起作用。烧伤后血浆谷胱甘肽过氧化物酶水平首先发生改变，在几小时内下降[51]。这些微量元素的重新分布降低了其作为一线抗氧化剂的防御价值。伤前 Se 缺乏会进一步削弱其抗氧化防御能力，如烧伤大鼠实验所示，在 Se 缺乏的动物中，烧伤后立即补充 Se 是不能恢复其抗氧化防御能力的[54]。

抗氧化物质和免疫防御关系密切，Cu、Se 和 Zn 可有效调节先天免疫应答和适应性免疫应答[55]。特别是 Zn 缺乏会改变单核细胞、多核细胞、自然杀伤细胞、B 细胞和 T 细胞的活性，后者特别容易受 Zn 状态变化的影响[55]。Cu 依赖的 Cp 是一种急性期反应蛋白，它将亚铁转化为活性较低的铁化合物形式而利于其与铁蛋白的结合；铁氧化酶活性对铁代谢非常重要。正如

Dubick 等的近期研究所示[37]，低水平的 Cp 有利于氧化反应。低 Fe 水平和炎症密切相关[37]。机体已经建立了包括 Cp 在内的强大防御机制，用以对抗这种必需但潜在有毒的微量元素[56]。

（四）微量元素治疗

20 世纪 70 年代末，对于烧伤儿童，尝试通过肠内途径联合补充 Cu 和 Zn[57]，但由于 Cu 和 Zn 在肠内吸收方面存在竞争，未能达到令人满意的血液浓度。一项动物研究表明，补充多种微量元素的烧伤猪，黏膜和体重明显增加[58]。如随机研究所示，微量元素缺陷的成功治疗需要通过静脉途径。低硒血症可以通过 10 倍的 RDA 剂量来纠正[59]。从受伤当日起，静脉途径联合补充 Cu 3 ～ 4mg/d、Se 300 ～ 400μg/d 和 Zn 30 ～ 40mg/d，导致这三种元素在 5 ～ 10d 内恢复达到正常范围的下线，伴谷胱甘肽过氧化物酶活性正常化。严重烧伤所需剂量实际高于肠内途径所能提供的或肠外营养所含的剂量。近期对渗出物的研究表明，体内有 Cu、Se 和 Zn 的保留[42]。上述所示成人剂量[59、60]同样适用于儿童（按体表面积校正），也能实现血液浓度恢复到参考范围内[61]。更高剂量补充微量元素的干预实验研究显示众多临床结果：缓解氧化应激[24, 62]；可能通过调节蛋白质代谢改善伤口愈合（促进移植物存活）[63]；提高免疫力，减少感染并发症，尤其是肺部感染[64]；缩短住院天数[59]。

四、结论

烧伤后血浆中大部分维生素和微量元素浓度降低，这些维生素和微量元素主要被重新分布到肝脏和肾脏，最大限度地实现损伤后的抗氧化应答和合成代谢反应。补充抗氧化剂似乎有益于减少并发症和降低死亡率。尽管在严重烧伤急性高代谢阶段，为了满足营养和抗氧化需求，维生素和微量元素补充量超过 RDA，但烧伤后这种高需求状态的持续时间和剂量幅度仍有待确定。

拓展阅读

Berger M. Acute copper and zinc deficiency due to exudative losses: substitution versus nutritional requirements. *Burns*. 2006;32:393.

Berger MM, Baines M, Raffoui W, et al. Trace element supplementation after major burns modulates anti-oxidant status and clinical course by way of increased tissue trace element concentrations. *Am J Clin Nutr*. 2007;85:1293-1300.

Berger MM, Chiolero RL. Anti-oxidant supplementation in sepsis and systemic inflammatory response syndrome. *Crit Care Med*. 2007;35(suppl):S584-S590.

Chan MM, Chan GM. Nutritional therapy for burns in children and adults. *Nutrition*. 2009;25:261-269.

Klein GL, Chen TC, Holick MF, et al. Synthesis of vitamin D in skin after burns. *Lancet*. 2004;363:291-292.

Voruganti VS, Klein GL, Lu HX, et al. Impaired zinc and copper status in children with burn injuries: need to reassess nutritional requirements. *Burns*. 2005;31:711-716.

第27章 低磷血症

Hypophosphatemia

David W. Mozingo　Arthur D. Mason，Jr.　著
牛轶雯　译

热损伤和机械创伤引起的体液和代谢应答可维持机体稳态和防止细胞功能障碍，也会导致电解质平衡的改变。以烧伤复苏阶段的肾性钠潴留为例，在稳定血管内容量的过程中改变了钠平衡。尽管在随后的复苏阶段出现了明显增加的心输出量和肾血流量，但是持续的血容量减少可导致血浆肾素活性、抗利尿激素分泌和钠潴留的持续升高[1]。相反，严重创伤后伴随着50%～100%静息能量消耗增加，经常会出现的重度低磷酸盐血症可能导致细胞代谢所必需的高能磷酸盐化合物缺乏。热损伤导致血清磷酸盐浓度急剧下降，在伤后第2～5天达到最低点。该现象被认知已有相当长的一段时间[2]，近期在大量烧伤患者中得到证实[3]。尽管补充了大量磷，但在烧伤后第10天之前，血清磷水平很少达到正常水平（图27-1）。对550名患者的研究显示，175名患者血清磷浓度低于2.0mg/dl，其中49名低于1.0mg/dl，正常血清磷的下限为3.0mg/dl。这种低磷酸盐血症并不仅限于热损伤，在多发性创伤[4]、头部损伤[5]和选择性手术[6]后也有类似表现。热损伤或严重应激导致低磷酸盐血症的确切机制尚不清楚。但一些烧伤相关事件会影响磷代谢，从而产生低磷血症。

一、烧伤后低磷血症的病因

在烧伤后1周内发生的众多病理生理变化和治疗干预会影响血清磷浓度（框27-1）。低磷血症未必意味着磷的耗竭，大多数烧伤患者在受伤前是健康的，并且可能有正常的磷储备。磷酸盐平衡的简单计算难以解释血清水平的急剧下降，同步观察到尿磷酸盐排泄减少，提示肾外机制。然而，在烧伤后早期利尿（烧伤后第2～4天），磷酸盐排泄量增加，这可能导致血清水平下降。这里讨论的病理生理变化和治疗干预与其他疾病和实验动物模型中的低磷血症相关，但对烧伤后血磷水平的影响程度并未被严格评估，目前尚没有定论。

（一）应激反应

烧伤早期发生典型的“战或逃”应答，伴随血浆儿茶酚胺、葡萄糖、胰高血糖素和皮质醇的升高。外源性应用肾上腺素与低磷血症的发生有关联，以及热损伤后儿茶酚胺的大量释放可能促成了早期血磷水平的降低。该机制尚不确定，可能是同步高血糖导致磷从细胞外重新分布到细胞内的结果（见后文“代谢支持”部分）。在胰高血糖素过量的急性期状态，肾近曲小管和远曲小管对磷酸盐重吸收减少，可预期肾途径的磷丢失[7]。但伤后早期，尿磷酸盐排出通常会减少，高葡萄糖血症的机制仍无法确定。给予药物剂量的糖皮质激素会促进磷的排出，阻碍肠道组织对磷的吸收和肾脏对磷的重吸收。烧伤后肾上腺皮质反应是否是低磷血症的重要机制尚不清楚。

（二）复苏和局部治疗

用于烧伤早期复苏的大剂量乳酸钠可通过多种机制降低血清磷浓度[8]。乳酸盐在肝脏中转化为葡萄糖的过程需要高能磷酸盐。此外，尽管临床上不常见，但乳酸盐输注引起的代谢性碱中毒

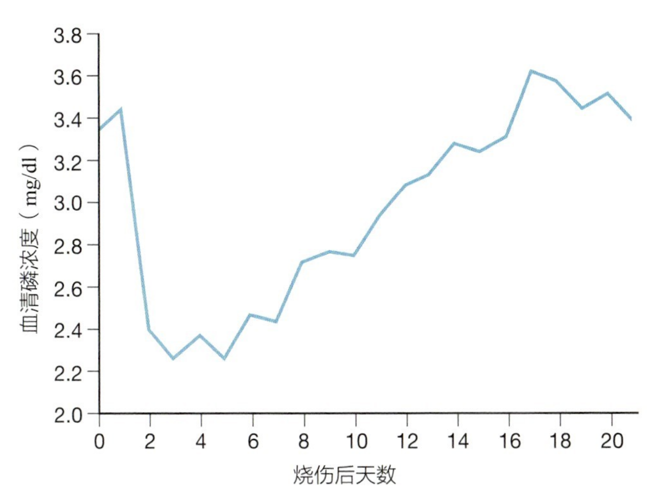

▲ **图 27-1 伤后血清磷水平突然下降，在烧伤后第 2 ～ 5 天达到最低点**

数据源自美国陆军外科研究所收治的 550 名烧伤患者

框 27-1 烧伤后低磷血症的可能原因

液体复苏
- 容量负荷
- 乳酸盐摄入

糖类摄入
- 肠内营养
- 胃肠外高营养
- 5% 葡萄糖

儿茶酚胺

磷酸盐结合抗酸药或硫糖铝

酸碱紊乱

电解质失衡
- 低钾血症
- 低镁血症
- 低钙血症

碳酸酐酶抑制（醋酸磺胺米隆）

也可导致血清磷浓度降低。碱中毒与糖酵解增加有关，糖酵解促进磷转移到细胞内空间。在复苏过程中，碱血症少见，患者更容易出现轻度代谢性酸中毒，伴代偿性过度通气，导致正常或轻度碱性血液 pH。酸中毒抑制肾磷重吸收，导致高磷尿症。该机制在烧伤后低磷血症的成因中占比很小，烧伤后早期并没有观察到肾磷酸盐丢失，可能是肾小球滤过减少所致。此外，醋酸磺胺米隆的 p- 羧基代谢物强烈抑制碳酸酐酶。这种抑制减少了肾近曲小管重吸收，可能发生在烧伤创面局部应用磺胺米隆治疗之后，但其影响力的大小尚不清楚。

细胞外液体积的增加也与肾近曲小管磷酸盐重吸收的抑制有关。钠和磷酸盐通过肾上皮细胞的转运是密切偶联的。烧伤患者通常在伤后第 2 ～ 10d，处于水肿形成和回吸收阶段。伤后最初 24h 内，当肾小球滤过明显减少时，磷酸盐排泄相对较少，与之相反，水肿回吸收时的利尿作用可能会导致磷酸盐适度丢失。事实上，水肿回吸收期的利尿阶段，血清磷酸盐浓度较低与磷酸盐排泄增加有关 [9]。烧伤早期尿钠期的磷排泄与其他利尿状态下所见两者的偶联关系相一致。

（三）预防应激性溃疡

在过去的 20 年里，应用 H_2 受体拮抗药和抗酸药有效预防烧伤应激性溃疡一直是烧伤治疗的主要内容。长期持续应用含镁、钙和铝的磷酸盐结合制剂时，会出现明显的低磷血症和磷酸盐耗竭。这些制剂不仅结合饮食中的磷酸盐，还结合分泌到肠腔中的磷酸盐，常导致磷酸盐负平衡。这种低磷血症的严重程度主要取决于磷酸盐结合剂的剂量、膳食磷摄入量和先前的磷酸盐平衡状态。为了减少食物所含和分泌的磷酸盐被消化道清除，可以使用含有磷酸铝盐（Al_2PO_4）的抗酸药，该抗酸药不结合任何额外的磷酸盐。硫糖铝也能有效预防热损伤后上消化道应激性溃疡，它不是缓冲剂，而是氢氧化铝复盐，能够结合磷酸盐。硫糖铝的应用也与危重患者低磷血症相关 [10]。

（四）过度通气

烧伤后第 1 周通常会出现呼吸性碱中毒，并因焦虑或疼痛而加重，甚至会因磺胺米隆制剂诱导的碳酸酐酶抑制而更严重。液体复苏过程中，呼吸频率和潮气量逐渐增加，导致每分通气量可能达到正常的两倍。轻度的过度通气仅引起血磷水平轻微下降，持续而强烈的过度通气可导致血清磷值低于 1.0mg/dl [11]。在呼吸性碱中毒期间，尿液中的磷几乎消失，可排除经肾磷丢失的发病机制。呼吸性碱中毒导致二氧化碳从细胞内快速移至胞外空间。细胞内 pH 增加，加快糖酵解过程而促进细胞内磷酸化糖类形成。可溶性无机磷酸盐储备提供所需磷，由此血磷浓度突然下降。该机制对烧伤后低磷血症的影响程度尚不清楚。

（五）代谢支持

糖类的摄入可能在烧伤后低磷血症的发展中起重要作用。健康个体输注葡萄糖溶液或口服糖类可产生轻度低磷血症。血清磷酸盐的减少与肌肉细胞中无机磷酸盐、三磷腺苷（ATP）和葡萄糖6-磷酸的增加有关。应用糖类导致低磷血症，这种发病机制具有一定的猜测性。缺乏磷酸盐的全胃肠外营养和后续低磷血症的发展让我们对低磷血症的发病机制有所了解[12, 13]。随着糖类被吸收，胰岛素分泌增加，磷从细胞外空间转移到胞内。如果磷酸盐储备量少，则ATP形成障碍，因为低磷血症会抑制葡萄糖3-磷酸脱氢酶。从最初新合成的ATP，到己糖激酶反应中消耗ATP最终合成磷酸丙糖，细胞内无机磷酸盐的储备进一步减少。红细胞利用葡萄糖时在己糖激酶和磷酸果糖激酶反应过程中需要ATP，但是在磷酸盐缺乏或急性低磷血症期间，由于葡萄糖3-磷酸脱氢酶反应阶段的阻滞，ATP合成不足。在磷酸盐耗尽的状态下，进入红细胞的少量磷酸盐参与合成1，3-二磷酸甘油酸，大部分转化成2，3-二磷酸甘油酸，也阻止了糖酵解的完整过程以恢复被消耗的ATP。

热损伤患者通常在伤后24h开始输注含葡萄糖的溶液，肠内营养在伤后几天内开始，以糖类的形式提供大部分热量。在时间上这些干预措施与血磷浓度的快速下降具有相关性。在其他临床状态下，肠内或肠外营养开始后的重度低磷血症通常与晚期蛋白质-热量营养不良患者的进食有关。饥饿状态耗尽全身磷时，血清磷水平通常保持正常，但糖类的摄入会使血磷浓度出现快速而明显的下降。如果不治疗，可能导致多系统器官功能障碍、呼吸和心脏衰竭或死亡。热损伤患者通常在伤前营养良好，再次进食致低磷血症的临床状况可能并不适用。然而，最近在既往营养良好的外科重症监护病房患者中也有类似表现，对这些患者进行等渗肠内喂养的早期可导致血磷浓度从正常水平降低至1mg/dl，如此低水平的血磷浓度非常危险，需要立即对症补充[14, 15]。此外，有研究表明，热损伤患者的低磷血症会因肠内营养的开始而加重，并且与喂养起始有关，但与伤后时间无关[3]。在烧伤后的第1周，已经很低的血磷水平若进一步降低则可能非常危险，提示在肠内营养开始之前和进行期间需要进行积极的磷补充。

（六）烧伤创面

对于烧伤修复的患者来说，烧伤创面本身可能就是一个重要的磷库。伴随着严重损伤和体重减轻呈现的是整体分解代谢，烧伤创面愈合和皮肤移植物存活是合成代谢，正常修复需要磷参与。此外，液体和蛋白质经烧伤创面的持续流失是未定量磷丢失的潜在来源，并可能导致低磷血症[16]。在烧伤患者和机械创伤患者之间进行比较，显示两组之间尿磷清除率、磷排泄分数和肾磷阈值没有差异；但是，热损伤患者的低磷血症呈持续状态，可能进一步提示创面导致了早期磷丢失[17]。

（七）急性期反应和脓毒症

当烧伤患者进入超高代谢阶段时，急性时相蛋白突然增加。这些反应与脓毒症中所观察到的相似。近期报道，急性期反应综合征患者可出现低磷血症症状[17]。在脓毒症和感染患者中也有类似发现，与细胞因子如TNF-α和IL-6水平的增加相关[18]。在各种感染性疾病患者中也有类似表现，并且低磷血症的程度与高水平的C反应蛋白和白细胞计数相关联[19]。虽然这些报道中不包括烧伤患者，但是可以推断在重度热损伤中，炎症级联反应的激活可能导致低磷血症的发展。

（八）其他电解质

电解质紊乱可导致低磷血症的发生。实验性镁缺乏的动物可出现磷尿和磷缺乏，而目标性镁缺乏的人体试验不会导致血清磷酸盐的变化或仅轻微升高[20, 21]。但在慢性酒精中毒者中，低镁血症和低磷血症并存。低钾血症也因镁缺乏而加重，可引起磷酸盐消耗和低磷血症。其机制尚未确定，可能与代谢性碱中毒、利尿药或潜在疾病共存有关。热损伤后，体内钙和磷酸盐稳态的改变以及降钙素和甲状旁腺激素（parathyroid hormone，PTH）调控变化已有阐述[22]。在烧伤后 14d 的研究中发现，与血磷浓度的早期降低一致，离子钙比例也出现下降，并维持于正常范围内的低水平。尿钙排出少，约 4.5mmol/d，尽管血清磷水平较低，但尿磷酸盐的排出高达 30mmol/d。血清降钙素水平在烧伤后 2 周内显著升高，但 PTH 仍在正常范围内。钙磷稳态的主要调节激素对严重损伤后所观察到的血磷浓度下降的影响程度尚不确定。已知儿茶酚胺和胰高血糖素可引起降钙素分泌增加，给予药物剂量的降钙素会导致高磷酸盐尿。降钙素对肾磷转运的直接影响已经得到证实。值得注意的是，在这些烧伤患者中，尽管降钙素水平非常高，PTH 浓度正常，但离子钙仅轻微下降，且仍在正常范围内。在烧伤后第 4 天左右观察到 PTH 略有增加，但数据有统计学意义，并且可能通过钙调节间接地与烧伤后血磷浓度降低相关。

（九）小结

显然，多种因素会影响烧伤后血清磷水平。液体复苏和随后间质水肿液体动员，儿茶酚胺过量，呼吸性碱中毒，磷酸盐结合抗酸药或硫糖铝应用，低钾血症，低镁血症和开始进行肠内营养都与各种疾病和实验模型中的低磷血症有关。在烧伤患者的早期治疗中可能遇到上述所有或大部分因素，但难以分析单个因素对低磷血症的影响程度和相对重要性。最有可能的是，糖类供给，呼吸性碱中毒和水肿回吸收时的利尿作用是烧伤早期引起低磷血症的重要病因。

二、低磷血症的后果

低磷血症的临床表现（框 27–2）主要是器官系统功能减退。这些应答是通过临床观察和实验室研究在低磷血症作为相对孤立事件发生的情况下确定的。有报道补充磷可以逆转这些异常，表明存在因果关系。与磷缺失相关的器官系统功能减退归因于高能磷化合物合成所需无机磷酸盐的缺乏；储存 ATP 的分解，以及无机磷酸盐被转移到其他细胞内途径。热损伤后器官系统功能障碍的特征是大部分器官系统早期功能减退和后期功能亢进。低磷血症是否对烧伤后早期器官功能低下有显著影响尚不清楚。显然，框 27–2 中显示的部分临床表现常见于热损伤患者，但其他表现通常与此类损伤无关。大多数合并低磷血症的患者同时患有严重疾病。重要的是要记住，在大多数情况下，低磷血症是引起器官系统功能障碍的一个原因，而先前的细胞损伤是先决条件。以下关于器官系统异常的讨论应根据观察到的具体情况进行解读。

框 27–2 低磷血症的临床表现

中枢神经系统
- 嗜睡、全身乏力、神经病变、癫痫发作、昏迷

心血管系统
- 心血管收缩能力受损
- 对升压药物的反应减弱
- 低血压
- 急性心脏失代偿

肺脏
- 呼吸急促
- 肺活量降低
- 呼吸衰竭

胃肠道
- 厌食症、吞咽困难

肾脏
- 尿糖、尿钙、尿镁、肾小管酸中毒

骨骼肌系统
- 虚弱、肌痛、关节痛、横纹肌溶解

（一）心脏功能障碍

虽然烧伤后心脏功能的早期抑制已归因于循环血容量的初始减少，但对烧伤后内源性心肌抑制和相关介质的研究仍在继续。实验研究和临床资料显示，低磷血症和心脏代偿失调之间有相关性。由热稀释法测定的心输出量在 7 名低磷血症危重患者中是减少的，通过补充磷可得到显著改善[4]。在一项实验研究中，心肌收缩力因磷缺乏而减弱，并可被磷补充逆转，这表明磷缺失在某些临床条件下可能是心力衰竭的原因[23]。28.8% 的外科重症监护患者出现低磷血症性心脏抑制[24]。尽管有这些报道，但似乎并没有证据能表明低磷

血症性心肌病是一种常见的临床疾病，大部分能用此机制解释的患者往往已经具备了众多可导致心功能障碍的其他因素[25]。

（二）神经肌肉功能障碍

据报道，不同程度的无反射麻痹、感觉异常、感觉丧失、虚弱乏力和呼吸功能不全与急性低磷血症有关，通常由进食营养不良引起[12]。维持呼吸肌收缩的可用 ATP 减少被认为是导致急性呼吸衰竭的发病机制，据报道，在机械通气的低磷血症患者中，补充磷可改善膈肌收缩力[26]。在临床资料和实验研究中均可观察到与孤立的磷缺失事件相关的全身性广泛肌无力[27, 28]。在烧伤或机械创伤患者的低磷血症和肌肉磷酸盐代谢研究中，血清磷浓度和肌肉细胞的高能磷酸盐含量之间并没有直接相关性，但所有这些患者在研究期间都接受了磷补充[29]。急性低磷血症与先前存在的细胞损伤产生的叠加效应，可使潜在可逆的肌细胞功能障碍发展到不可逆性坏死改变[30]。有报道称，烧伤和严重创伤后发生与严重低磷血症相关的严重横纹肌溶解症[31, 32]。这样的临床事件很少见，但在重症患者中可能会出现或呈现亚临床状态[30, 33]。因为肌细胞的破坏导致磷酸盐的释放和血清磷的升高，低磷血症作为潜在病因而被忽视。在没有明显血色素尿的情况下，可能并不会怀疑诊断。需要进一步的研究来确定这种“无症状”横纹肌溶解症实际上是一个重要的临床症状，或仅仅是重危疾病的特有表现。

（三）血液系统障碍

如果不治疗，严重的低磷血症可通过改变细胞形状、活力和生理功能而导致红细胞功能障碍。高能磷酸盐的缺乏会引起红细胞 2，3- 二磷酸甘油酸的减少，以及后续解离曲线的左移，从而导致组织缺氧[7]。无论之前是否存在磷酸盐缺失，临床上低磷血症都会导致 2，3- 二磷酸甘油酸、红细胞 ATP 和其他磷酸化的红细胞糖酵解中间产物的生成减少。在各种实验和临床情况下，包括烧伤和机械创伤，低磷血症时红细胞 2，3- 二磷酸甘油酸是降低的[34, 35]。在热损伤患者中，通过伤后早期的磷补充可预防烧伤后红细胞磷酸盐代谢的紊乱[35]。低磷血症还与红细胞存活率下降和红细胞变形能力降低有关，随着毛细血管循环障碍，组织氧合进一步缺乏。

由不含磷的肠外营养引起的低磷血症可导致白细胞功能障碍，并且与粒细胞的趋化、吞噬和杀菌活性降低有关[35]。同时粒细胞内 ATP 降低，这些白细胞异常的改善与磷的补充相一致。对于低磷血症患者，尤其是烧伤患者，这些观察结果与感染风险增加之间的所有关联仍是推测。

（四）小结

尽管器官系统功能障碍可能是未经治疗的严重低磷血症的临床表现，但这些特异表现与烧伤后抑制期（低动力期）或高涨期（高动力期）所观察到的异常变化之间的关系并不清晰。临床经验表明，即使避免了严重低磷血症，早期器官系统功能减退和后期功能亢进的情况依然存在。这并不意味着烧伤后观察到的明显低磷血症是疾病过程的重要组成部分，与烧伤后生理应答无关，但到目前为止，热损伤后的病理生理环境无法界定低磷血症对烧伤后整体应答的影响。在现有研究确定因果关系之前，应该在热损伤后谨慎而积极地进行磷补充。然而，补充磷确实明显改善了红细胞 2，3- 二磷酸甘油酸的消耗，这本身就支持治疗。

三、低磷血症的预防和治疗

在热损伤患者中，治疗低磷血症的明确建议应得到治疗有益的证据支持。这些证据在热损伤中尚缺乏，但在其他原因引起的低磷血症的许多类似情况中，磷补充被认为具有直接益处。

烧伤早期，应每天测量血磷水平，当血磷浓度低于 2.0mg/dl 时开始静脉补充磷酸盐（图 27–2）。大多数低磷血症的严重不良反应发生在血磷浓度低于 1.0mg/dl 的情况下，这种替代策略可以预防临床上发生严重的低磷血症。当血清磷水平低于 1.0mg/dl 时，需要静脉补充来纠正严重低磷血症，通常在 6h 内补充含 0.16mmol/kg（5mg/kg）元素磷的磷酸钠或磷酸钾溶液。对于血磷水平在 1.0 ～ 2.0mg/dl 之间的患者，剂量减半[36]。输注

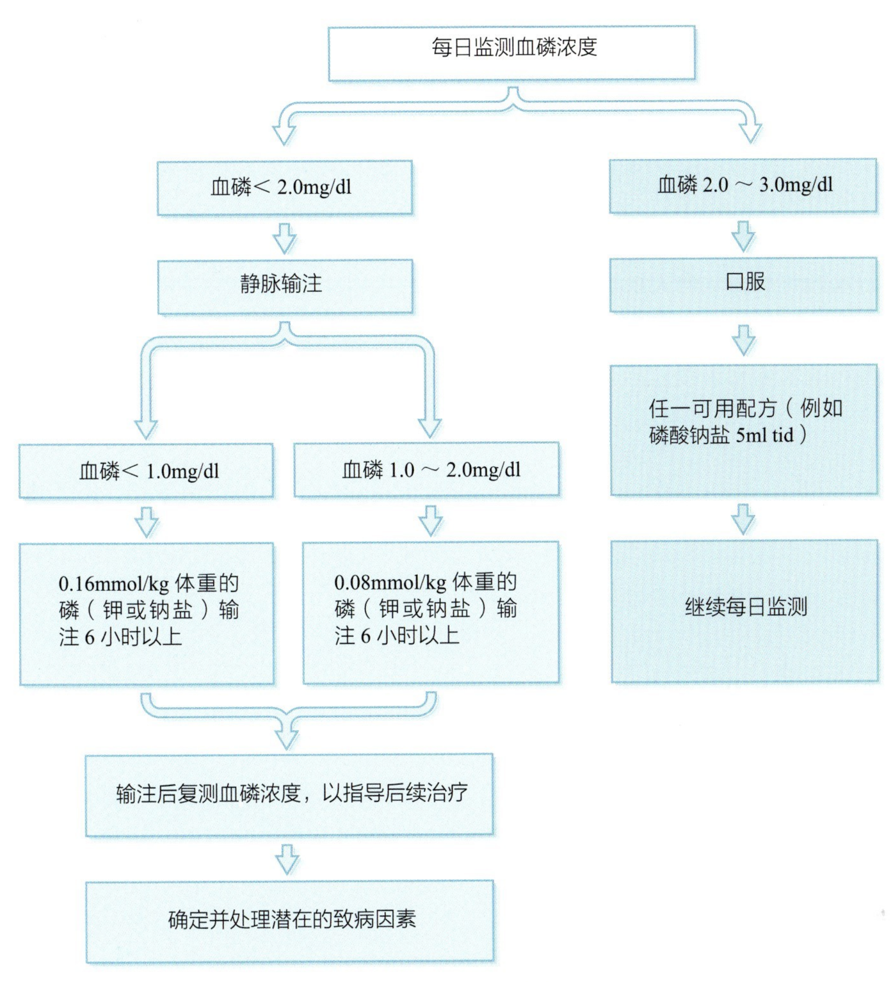

▲ **图 27-2　烧伤后低磷血症的检测和治疗**

tid. 每天 3 次

完成后，应复查血清磷水平，基于输注后的血浆磷浓度进行后续治疗。与静脉补充磷酸盐相关的潜在危害是高磷血症，这可能导致磷酸钙盐沉积和低钙血症。此外，当使用磷酸钾盐时，必须注意避免过量或过快的钾摄入。补充磷时需密切监测，对肾功能受损或可能并发软组织损伤或坏死的患者需特别谨慎。

肠内外糖类的摄入，抗酸药或硫糖铝的应用以及利尿药的使用，诸如这些干预措施进行前就开始口服补充磷可以预防低磷血症的发生。血清磷浓度的最低点通常发生在烧伤后 3 ～ 5d，即水肿回吸收阶段，在此期间应预计开始补充磷。此外，为了避免使用磷酸盐结合的抗酸药而引起的胃肠道丢失，应考虑用含磷酸铝的抗酸药进行替代或交替使用。

对于轻度无症状低磷血症，以及预期低磷血症恶化而进行预防时，建议按各种推荐配方中的任何一种进行口服补充。这种口服疗法已被证明具有高性价比[37]。5ml 磷酸钠盐中含有 4.2mmol/ml 磷元素，一天 3 次给药。纠正其他电解质异常，尤其是低镁血症、低钙血症和低钾血症，以及维持酸碱平衡，可以防止进一步的肾磷酸盐丢失而维持细胞外磷酸盐储备。Kahn 等近期报道，与对症性补充的历史对照受试者进行比较，通过持续输注和预先补充磷酸盐可预防严重烧伤后的低磷血症[38]。该方案在不增加高磷血症风险的情况下降低了低磷血症的发生。治疗组心脏和感染性并发症较少，但作者认为这些结果有待进一步研究论证。

烧伤后第 10 天起，标准肠内配方流食和医院饮食中提供的磷通常足以维持血清磷水平于3.0mg/dl以上。

小结

热损伤导致血清磷浓度快速降低，在烧伤后第2～5天达到其最低点。尽管认知这种现象已有一段时间，但人们对该问题的关注度有限。低磷血症引起的器官系统功能障碍在许多方面类似于观察到的烧伤后某些病理生理变化。低磷血症对这些表现变化的影响程度仍未确定。创面液体流失、循环儿茶酚胺增加、细胞内磷酸盐的重新分布和尿磷排泄分数的增加，以及各种治疗干预引起的医源性低磷血症，都被认为是导致烧伤后低磷血症的原因。或许还有其他磷调节途径尚未在烧伤患者群体中被探究。经常测定血磷浓度，当发现低磷血症时及时补充磷，尽量减少这种潜在电解质缺乏的后遗症。

拓展阅读

Berger MM, Rothen C, Cavadini C, et al. Exudative mineral losses after serious burns: a clue to the alteration of magnesium and phosphate metabolism. *Am J Clin Nutr*. 1997;65(5):1473-1481.

Cioffi WG, Vaughan GM, Heironimus JD, et al. Dissociation of blood volume and flow in regulation of salt and water balance in burn patients. *Ann Surg*. 1991;214(3):213-218.

Lennquist S, Lindell B, Nordstrom H, et al. Hypophosphatemia in severe burns: a prospective study. *Acta Chir Scand*. 1979;145:1-6.

Marik PE, Bedigian MK. Refeeding hypophosphatemia in critically ill patients in an intensive care unit. A prospective study. *Arch Surg*. 1996;131(10):1043-1047.

Matthews JJ, Aleen RF, Gameli RL. Cost reduction strategies in burn nutrition services: adjustment dietary treatment of patients with hyponatremia and hypophosphatemia. *J Burn Care Rehabil*. 1999;20(1 Pt 1):80-84.

Miller JS, Simpson J. Medication-nutrient interactions: hypophosphatemia associated with sucralfate in the intensive care unit. *Nutr Clin Pract*. 1991;6:199-201.

第28章 烧伤患者的营养需求和支持

Nutritional Needs and Support for the Burned Patient

Joshua S. Carson　Houman Khosrozadeh　William B. Norbury　David N. Herndon 著
乔　亮 译

一、概述

大面积烧伤不仅损害机体的组织，而且对机体代谢也产生损害作用。显然，由此产生的组织功能不全也是大面积烧伤导致的长期功能障碍的关键因素。在烧伤发生的急性期，对热损伤引起的持久的、过度的代谢反应损害了几乎每个器官系统功能的完整性。这种反应会损害创面愈合能力和身体防御机制的完整性。

大面积烧伤表现为代谢的“双重打击”，这对受伤患者的营养供需产生了挑战。烧伤创面对伤口愈合的合成代谢需求急剧增加，同时引发全身性分解代谢状态。高合成代谢产生的需求和负合成代谢供应（分解代谢）的不匹配导致功能性营养不良状态，反过来又促进快速衰弱和免疫抑制，使患者处于感染性并发症的高度风险中。因此，阐明这些营养挑战对于烧伤患者的有效治疗至关重要。

二、烧伤后相关的代谢病理学

在所有形式的严重创伤后，炎症和激素反应被激活并极大地影响代谢途径和机制。在应激反应的不同阶段，营养摄入、吸收和底物同化都受到影响。营养需求将增加但难以预测，并且通常需要肠内或肠外喂养以满足极大增加的营养需求。

对创伤的生理反应导致一系列过程的激活，其中许多过程增加了即时能量可用性，作为进化的攻击或逃避反应的一部分。它是对应激的进化反应，有助于机体克服瞬态应激。然而，对于大面积严重烧伤所见的持续应激状态没有适应性反应，因为这些损伤在现代医学发展之前是不可生存的。通过支持手段，对于原本不能生存的患者，现代医疗已经创造了一种新的生理状态——一种延长急性损伤的状态但并不包含适应性的进化反应。在这种状态下，机体对于即时应激具有强有力的适应性反应，但如果应激持续时间远远超出进化的适应反应时间，机体就会变得适应不良（图 28–1）。

在热损伤中，对应激的超高代谢反应特别高。不能过分强调对烧伤的分解代谢反应的严重程度。几十年的临床和动物研究已经证明，随着研究的深入，烧伤严重改变宿主生物的新陈代谢，通过上调分解代谢过程和抑制合成代谢过程的方式。最终结果严重影响蛋白质的存储造成严重的体重显著丢失，蛋白质储存具有明显夸大的影响。不同内分泌和代谢因子的相互作用组成了这种蛋白质消耗的病理生理学（图 28–2）[1–3]。

50 多年前证实烧伤患者的肾上腺功能亢进，烧伤数小时内血清和尿儿茶酚胺水平出现大量激增。大量烧伤后异常产生的儿茶酚胺和皮质醇伴随着代谢、心血管、肌肉骨骼和免疫系统的终末期效应[4–8]，持续数周至数月。儿茶酚胺和炎性细胞因子的持续激增，伴随着大面积创面暴露和热稳态的严重失调，造成了巨大增加静息能量消耗。

失衡的热调节在烧伤患者的静息能量消耗增加中起重要作用。主要体温调节器官（皮肤）的

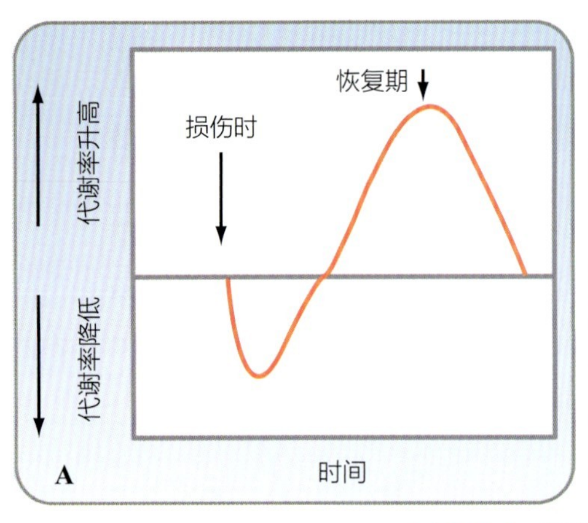

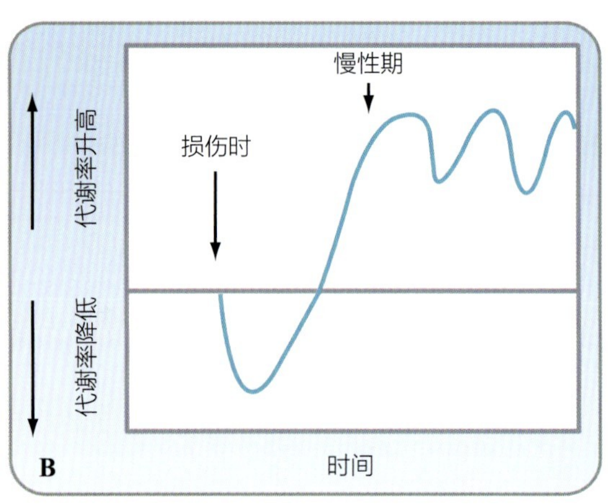

▲ 图 28-1　损伤和创伤后的代谢反应

烧伤患者从最初的超高代谢反应直接过渡到慢性超高代谢状态。A. 急性应激反应的经典退潮期和流动期，代谢率最初低于正常水平，然后上升到超正常水平，然后恢复正常；B. 重新审视了低潮期和流动期在烧伤患者中，经典的涨落和流动模式发生了变化。败血症反复发作，叠加在烧伤引起的促炎刺激基线上，导致代谢需求波动，而代谢需求仍保持慢性波动升高（引自 Ball S，Baudouin SV. Endocrine disorders in the critically ill：the endocrine response to critical illness. In Hall GM，Hunter JM，Cooper MS，editors. *Core topics in endocrinology in anesthesia and critical care*. Cambridge：Cambridge University Press；2010：126–131.）

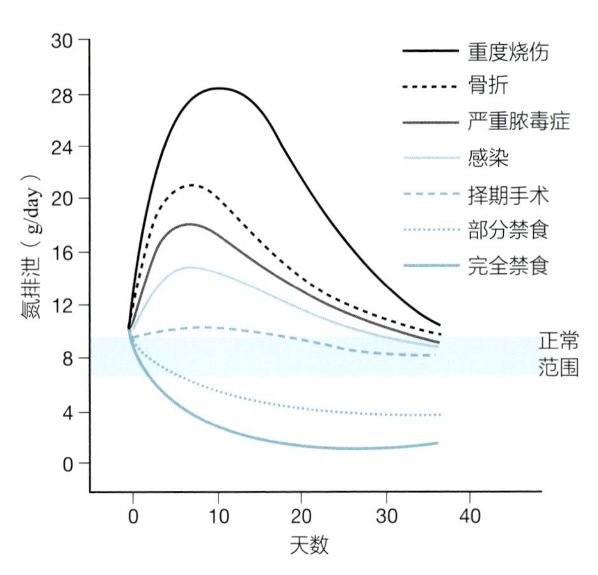

▲ 图 28-2　烧伤引起明显的新陈代谢向蛋白降解转变

引自 Long CL，Blakemore WS. Energy and protein requirements in the hospitalized patient. *JPEN J Parenter Enteral Nutr*. 1979 Mar–Apr；3（2）：69–71.

破坏通过减少绝缘和促进蒸发热损失导致身体热量的持续丢失。与烧伤反应相关的主要中枢高热状态也加剧了这种能量消耗。丘脑温度设定点，儿茶酚胺诱导的代谢亢进和改变将线粒体能量分流到产热通路都会导致烧伤 24h 内发生的体温过高。正如 1974 年 Wilmore 和 Pruitt 等描述“烧伤患者内热而不仅仅是外冷”。因此，烧伤患者的新陈代谢需要产生足够的热量来维持更高的体温和减少的热量消耗 [8]。

三、烧伤患者的营养需求及物质代谢

（一）总热量需求增加

热损伤引发总能量消耗的显著增加，其驱动因素是儿茶酚胺、皮质类固醇和炎性细胞因子 [2, 9]。在烧伤治疗的早期阶段，如在早期切痂手术前、用药物干预超高代谢前，以及现代重症监护技术前，测量大面积烧伤患者能量消耗发现是非烧伤对照中能量消耗的 1.5 ～ 2.5 倍。虽然现代烧伤监护技术在对抗这种超高代谢反应方面取得了重大进展，但其平均休息能量消耗仍然是非烧伤对照的 1.3 ～ 1.5 倍 [10–12]。

（二）特殊物质的需求

有关大面积烧创伤所涉及的代谢途径的简化概述，请参见图 28-3。

1. 糖类

烧伤的急性代谢反应显著改变了糖类的代谢和需求。葡萄糖 / 糖类代谢给烧伤医生带来了一个相当令人烦恼的难题。一方面，不能提供足够的糖类会导致额外的补偿性蛋白质分解代谢 [13, 14]；而另一方面，人体的葡萄糖氧化能力

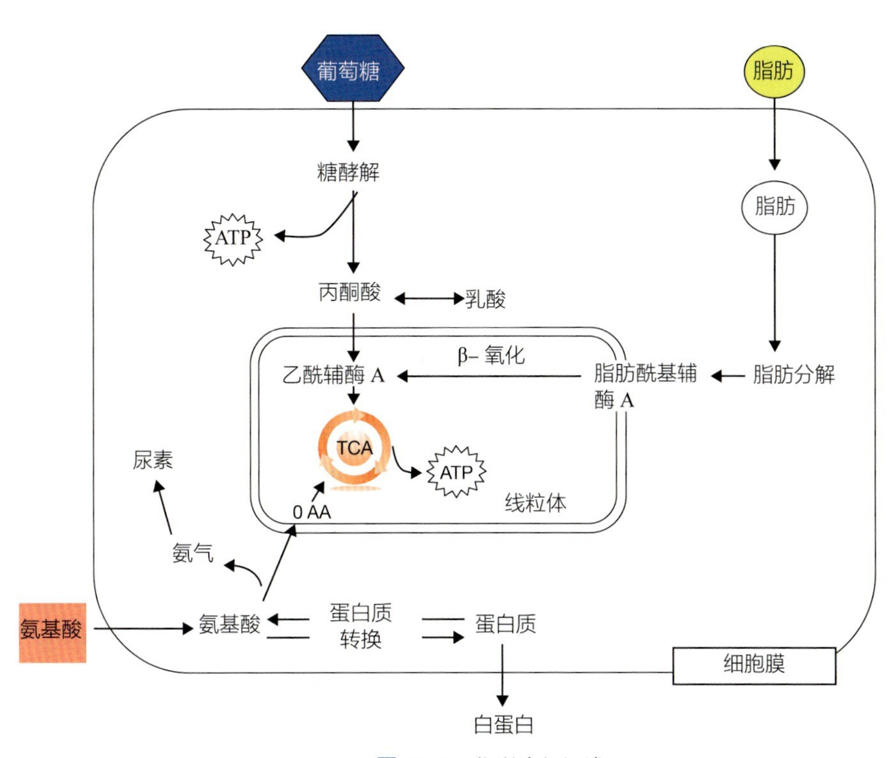

▲ 图 28-3 代谢途径概述

TCA. 三羧酸循环；ATP. 三磷腺苷

有限。多项研究表明，烧伤患者可以吸收的糖类热量有限，成人每天约 5g/kg，儿童每天约 7g/kg[15, 16]。提供超过这些限制的葡萄糖将导致高血糖增加，从而导致乳酸性酸中毒（图 28-4）。

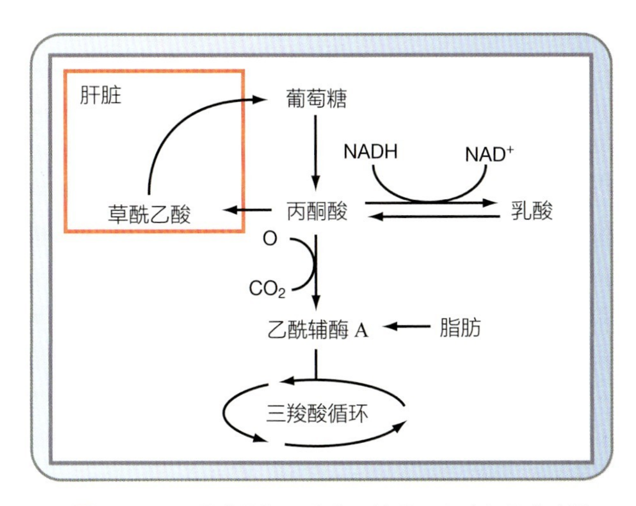

▲ 图 28-4 丙酮酸的氧化脱羧是糖类和脂肪氧化代谢的关键步骤。即使在有氧的情况下，过多的葡萄糖的存在也可能会产生乳酸

引自 Gore DC, Ferrando A, Barnett J, et al. Influence of glucose kinetics on plasma lactate concentration and energy expenditure in severely burned patients. *J Trauma* 2000; 49: 673–677.

由于大多数烧伤患者的总能量消耗巨大，即使是以合理的糖类为基础的饮食，也能产生超过这些限度的总糖类负荷热量要求。但进食超过患者葡萄糖氧化能力的糖类只会导致高血糖、葡萄糖尿和高三酰甘油血症的程度增加。在这种情况下，患者的营养需求只是达到了超过该患者代谢能力的程度。

指南通常建议在创伤或烧伤情况下，糖类提供占总热量的 50% ～ 60%[17–19]。然而，这些指南还建议，总的糖类规定每天不超过 5g/kg（儿童每天不超过 7g/kg）。不幸的是，在满足适当计算的烧伤患者总热量需求的营养疗法中，提供 50% ～ 60% 的糖类作为能量，通常会导致大量糖类的剂量远远超过这些建议的限定量[11, 12, 16, 18–20]。解决这一困境的一个合理的方法是，首先将肠内配方的滴定，以每天 5 ～ 7g/kg 的速度提供糖类，然后进一步以补充蛋白质的形式提供所有的热量。

2. 脂肪

尽管脂类无疑是内环境稳定和伤口愈合的关键要素，但在脂肪储存完好的患者中，预防必需脂肪酸缺乏所需的脂肪量非常小；另一方面，过量的脂肪给药会造成严重损伤。对热损伤的高代谢反应促进了循环脂质的脂质化。过剩循环游离脂肪酸被肝脏酯化的增加所抵消，近70%的游离脂肪酸积累在肝脏中。为了最大限度地减少肝脂肪变性，应限制和仔细监测饮食热量中脂肪的百分比。多项研究表明低脂肪营养治疗能改善烧伤患者的转归[21-23]，脂肪应占总热量的3%～15%。在短时间内（如少于10d）接受全肠外营养（total parenteral nutrition，TPN）的患者通常可以免于脂质输注。在那些需要持续TPN的患者，每周1至2次，每次0.5～1g/kg就足够了。应该注意的是，非膳食脂肪热量也需要考虑因素：例如，1%的异丙酚溶液携带的脂肪负荷比例相当于10%的内脂乳剂中的脂肪负荷。

应当指出，前面关于脂肪营养在营养疗法中作用的讨论的文献早于替代脂肪来源（如鱼油、橄榄油、硼油等）的应用相关文献。在美国，目前的肠内脂肪和肠外脂肪管理的治疗标准中的重要脂肪——ω-6脂肪酸，已被证明会促进炎症。替代脂肪来源已成为欧洲营养治疗的标准，预计不久将获得美国食品药品监督管理局的批准。虽然有足够的数据表明这些替代办法优于标准，但需进一步研究以获得足够的证据。随着我们对不同脂肪来源的优缺点的理解深入，需重新审视脂肪营养在烧伤营养中的作用[24]。

3. 蛋白质

蛋白水解是烧伤高代谢反应的代谢标志。在没有足够的营养支持的情况下，每天损失多达150g的骨骼肌[6]。持续的系统性蛋白水解会导致免疫功能障碍和伤口愈合迟缓。在临床实践中，烧伤成人每天对蛋白质的需求为1.5～2g/kg，烧伤儿童每天的蛋白质需求为2.5～4g/kg。但是有效蛋白质吸收速度也是有限的。增加超过这些值的蛋白质摄入量往往会增加尿素负荷和氮血症，对肌肉的额外消耗影响亦有限[25-27]。

氨基酸丙氨酸、精氨酸和谷氨酰胺在烧伤患者的创面愈合中起着关键作用。谷氨酰胺也在肠细胞和淋巴细胞的功能中起着重要作用，血浆谷氨酰胺浓度低与肠道通透性增加和感染率增加有关。对创伤和休克动物模型的大量研究表明，这些特定氨基酸在恢复肠内和免疫能力方面发挥了独特的作用[28]。补充谷氨酰胺和其他以这些关键氨基酸为特征的“免疫增强”配方与感染事件减少、住院时间缩短、创伤死亡率降低有关[29-31]。最近有质疑补充谷氨酰胺的适当性甚至安全性，根据一项大型国际随机对照试验的结果，接受高剂量肠外谷氨酰胺补充的患者死亡率显著升高，如何解释这些结果需要进一步研究（图28-5）（更多讨论请参阅讨论部分）。

四、营养支持

针对急性烧伤相关的高代谢反应，提供有效的营养支持对于伤口愈合、避免并发症以及最终生存至关重要。未能提供足够的热量引起过度饥饿导致机体处于分解代谢状态，导致体质量毁灭性损失和蛋白质能量池的消耗，不能满足伤口愈合、黏膜完整性以及基本免疫防御[30, 32-34]。

（一）肠内营养

1. 肠内营养的益处

肠内营养（enteral nutrition，EN）除了作为一种系统提供营养的手段，在支持消化道本身亦发挥了重要作用。肠内鼻饲提供直接的高浓度营养素（如谷氨酰胺、丙氨酸），刺激肠内血供，通过保持紧密连接完整性来维持屏障功能，并诱导黏膜免疫球蛋白和关键物质的产生以及释放内生生长因子。这些功能不会被肠外营养（parenteral nutrition，PN）所取代[35]。食物消化过程中，纤维和淀粉等多糖在结肠腔内进行细菌发酵。细菌发酵提供了对肠道健康至关重要的两种功能：①它维持肠道腔的正常菌群，从而防止细菌定植和感染（如艰难梭菌）；②它产生乙酰乙酸、丙酸和丁酸（短链脂肪酸）。丁酸酯几乎是结肠黏膜细胞的首选养料，因此对黏膜完整性至关重要。动物和人体研究都表明，与PN相比，EN的存在（除了PN之外或代替PN）与黏膜质量增加、黏膜氧合、酶合成和绒毛高度有关[35, 36]。肠内喂养能改善胃肠道功能和降低患者的发病率和死亡率。

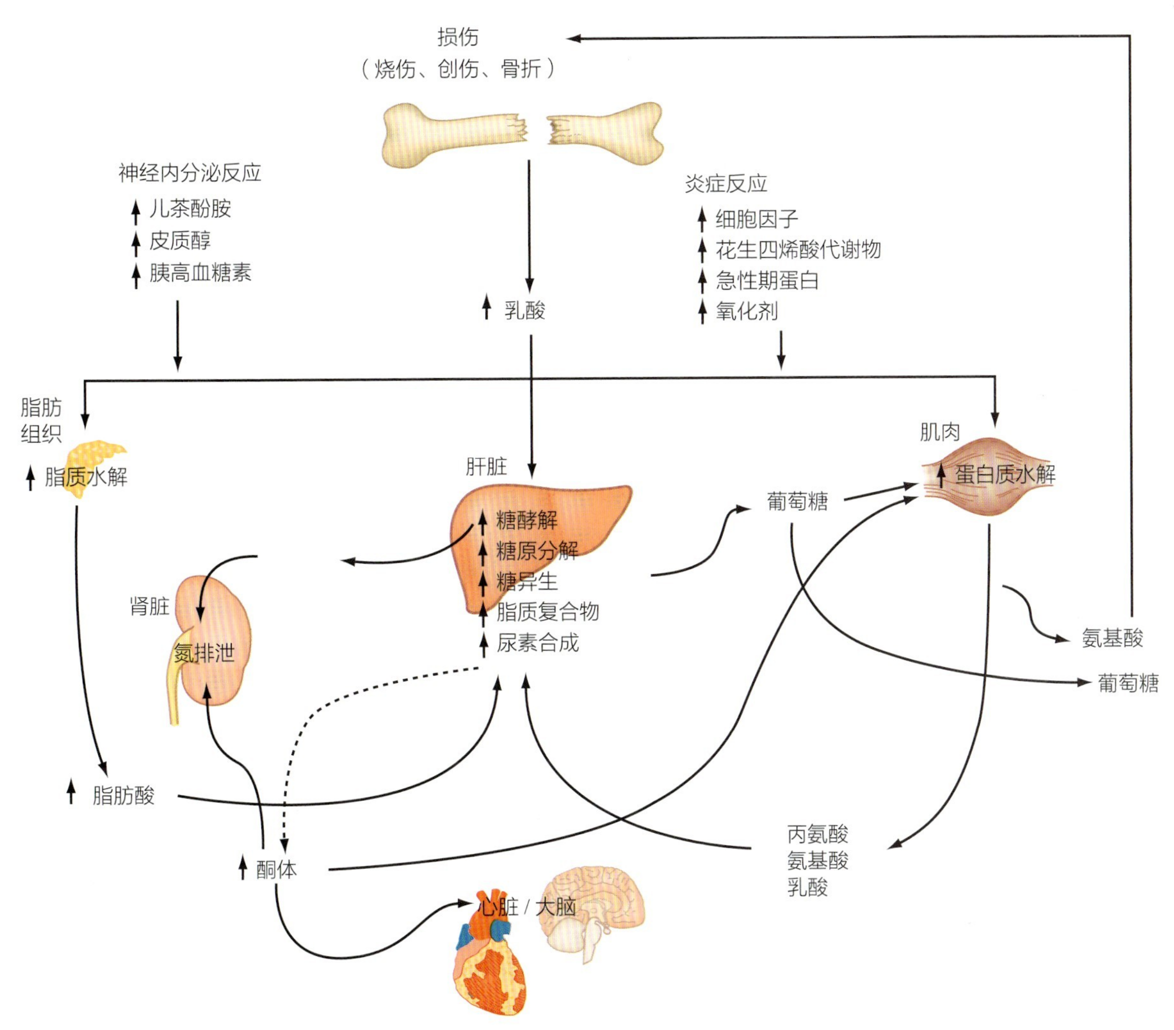

▲ 图 28-5　烧伤引起的物质代谢变化的示意图

2. 肠内喂养的启动

早期启动，大量的数据支持了在外伤和烧伤的情况下尽早启动 EN 的安全性和好处[37, 38]。在热损伤和休克的临床和动物研究中，早期 EN 一直被证明能提高存活率和改善肠道黏膜功能以及减少细菌易位。最重要的是，早期肠内喂养可能是烧伤超高代谢调节最有效的手段之一，明显减弱分解代谢[39-46]。

全肠内喂养不应在明显的血流动力学不稳定和（或）高剂量血管加压素要求的背景下开始，因为这可能会诱发或加剧非阻塞性肠系膜缺血。但是对用低至中等剂量的血管加压素或减少的血管加压素要求的患者仍可以安全地开始全肠内喂养[1, , 17, 47]。

在没有血流动力学损害的患者中，应迅速开始肠内喂养。虽然传统的方法一直是随着时间的推移逐渐将增加肠内喂养滴定到目标量，但采取更积极的做法可能会有效。临床对照研究表明，正在接受切痂和植皮的烧伤患者中，术后立即充分恢复喂养（而不是缓慢到滴定量）可以良好地耐受。逐渐增加肠内喂养的方法导致热量显著不足。但是仍在液体复苏中的患者中，放弃逐渐增加喂养量的方法可能会增加胃肠道的发病率[48, 49]。

（二）肠内营养方式

1. 口服喂养

对于食欲正常和完整吞咽功能的有意识的患者，直接口服是首选的喂养方式。当给患者开口服饮食时，医生必须持续监测是否有足够的摄入量。在急性手术环境中，由于食欲下降、精神抑郁、疼痛或任何其他实际饮食障碍，患者可能无法摄入足够的热量。如果患者通过口服饮食始终不能满足估计的热量需求，应考虑通过鼻肠管补充。

仔细地监测那些继续口服食物的患者，以确保适当的营养摄入。如果不加控制，患者可能会经常摄入不足或摄入过多的糖或脂肪。护理人员、患者和（或）家人应全天记录一份简单的营养日记，列出所有消耗的食物和液体，并可根据需要鼓励饮食调整。在试图口服满足所有需求（从而避免肠道通路的需要）的患者中，补充“蛋白质奶昔”对提高总蛋白热量输入非常有帮助。

2. 肠内喂养

烧伤患者，特别是大面积烧伤，往往证明无法摄入足够的食物来满足他们的营养需要。直接肠内喂养（“管饲”）是补充或取代口服摄入的首选途径。

无论是胃或小肠通路都可以用来提供 EN。胃喂养途径可以让食物直接与胃黏膜接触。不过，在烧伤液体复苏早期，胃动力障碍很早就会出现，并对误吸（特别是儿童）和迷走神经引起的心脏问题构成重大风险。因此，我们建议在最初复苏期间放置一根胃管。

小肠中不像胃那样迅速出现同样的运动障碍。使用过十二指肠屈氏韧带的鼻空肠管喂食可在受伤后 6h 内启动，并可帮助预防与之相关的肠梗阻的发生。这种方法还允许在手术和物理治疗期间持续喂养。需要注意的是，有些专家建议在使用推迟喂养之前尝试胃饲方法，理由是胃饲方法可以最大限度地降低严重损伤后胃肠梗阻的风险。

鼻空肠喂养可能是可行的，在某些情况下，手术前甚至不需要因为防止误吸而停用。与先前假设的幽门括约肌的保护作用相反，一项大规模随机对照试验和最新荟萃分析表明，鼻胃和鼻空肠喂养与肺炎发生率有相关性[50]。

过去人们认为，通过胃管监测残余胃量可以防止吸入性肺炎，因为：①可作为肠道喂养不能耐受的标志；②提醒临床医生胃扩张，以便将肠道喂养保持在避免即将发生的反流和（或）误吸。最近大规模多中心临床试验表明，较大的胃残留量实际上并不能预测误吸，而完全放弃胃残留监测并没有增加肺炎的发生率[51-53]。在这两项研究中，增加或消除胃残体积阈值能导致营养摄入量显著改善。

（三）饮食成分和肠道喂养配方

肠内喂养配方公式有很多，可根据其成分进行分类。标准配方是采用无菌的具有完全营养成分，适用于正常胃肠道功能但不能通过常规口服饮食摄入足够的营养和热量的患者。模块化配方由作为热量来源（如纤维、蛋白质）的宏量营养素组成，通常与标准或特殊配方混合使用（表 28-1）。

在一组明显高代谢患者中，使用高糖、高蛋白饮食，包括 3% 的脂肪、82% 的糖类和 15% 的蛋白质，能刺激蛋白质合成，增加内源性胰岛素的产生，并提高去脂体重质量[13]。

与含脂肪饮食相比，高糖类饮食的输入能显著减少肌肉蛋白的降解。内源性胰岛素浓度增加能通过减少蛋白质分解改善骨骼肌蛋白的净平衡。（有关增加各种营养成分的影响，请参阅前面关于“特殊底物需求”的讨论。）

免疫营养

如前所述，免疫功能障碍是烧伤患者营养不良最关键的并发症之一。特定的营养素，包括精氨酸、ω-3 多不饱和脂肪酸、谷氨酰胺和核苷酸，已被证明可以调节动物和临床试验中的宿主反应，并有可能改善免疫功能。临床上补充精氨酸是为了支持 T 淋巴细胞并通过提供底物，产生一氧化氮。核苷酸能非特异性增强免疫能力。长链 ω-3 脂肪酸能降低炎症性黄酮、细胞因子和黏附分子的产生，这是通过花生四烯酸被黄酮底物替代，抑制了花生四烯酸代谢，并产生抗炎作用直接发生的。非直接因素可能是通过调节炎症基因表达的转录因子实现的。ω-3 多不饱和脂肪酸是潜在的有效抗炎因子，可能对有急性和慢性炎症疾病风险的患者有益（表 28-2）[54]。

增强免疫的配方富含精氨酸、谷氨酰胺、核苷酸和 ω-3 脂肪酸的营养成分。大多数配方是

表 28-1　多种肠内营养配方表

配　方	kcal/ml	CHO, g/L (% Calories)	PRO, g/L (% Calories)	FAT, g/L (% Calories)	渗透压 (mOsm/L)	备　注
标准型						
Similac	0.67	72 (43)	15 (8)	36 (49)		婴儿营养
Enfamil	0.67	73 (44)	14 (8)	35 (48)		婴儿营养
Isomil	0.67	68 (41)	18 (10)	37 (49)		婴儿营养，低乳糖，用于牛奶过敏者
Isosource HN	1.2	160 (53)	53 (18)	39 (29)	490	含氮量高
Ensure Plus	1.5	208 (57)	54 (15)	46 (28)	680	高卡路里
Pediasure Enteral	1.0	133 (53)	30 (12)	40 (35)	335	用于 1—13 岁，纤维含量高，不易消化
Jevity 1 Cal	1.06	155 (54)	44 (17)	35 (29)	300	等渗营养，含蛋白
Boost Kid Essential	1.0	135 (54)	30 (12)	38 (34)	550～600	经口服或管饲
Boost HP	1.0	137 (55)	62 (24)	25 (21)	650	经口服或管饲，高蛋白
Promote	1.0	130 (52)	62 (25)	26 (23)	340	经口服或管饲，高蛋白
Promote w/ Fiber	1.0	138 (50)	62 (25)	28 (25)	380	经口服或管饲，超高蛋白
Nutren 1.0	1.0	127 (51)	40 (16)	38 (33)	370	含纤维，减少腹泻
免疫增强型						
Crucial	1.5	89 (36)	63 (25)	45 (39)	490	含精氨酸，水解蛋白，用于危重病、大手术、过渡期间营养
Impact	1.0	130 (53)	56 (22)	28 (25)	375	含精氨酸、谷氨酸胺和纤维
Impact GLN	1.3	150 (46)	78 (24)	43 (30)	630	免疫营养，含精氨酸、谷氨酰胺，多不饱和脂肪酸和核酸
Oxepa	1.5	105 (28)	63 (17)	94 (55)	535	浓缩型，用于 ARDS、ALI 和脓毒症
特殊型						
Glucerna	1.0	96 (34)	42 (17)	54 (49)	355	低碳水化合物，用于葡萄糖不耐受或糖尿病患者
Nepro	1.8	167 (34)	81 (18)	96 (48)	585	浓缩型，用于慢性肾脏病和透析患者
Osmolite1Cal	1.06	144 (54)	44 (17)	35 (29)	300	等渗营养，用于高渗营养不耐受患者
Vivonex RTF	1.0	175 (70)	50 (20)	12 (10)	630	低脂易消化，用于过渡期营养
Vivonex TEN	1.0	210 (82%)	38 (15%)	2.8 (3%)	630	无氨基酸，超低脂肪，用于严重创伤（例如烧伤）患者，手术和过渡期间营养
Vivonex Plus	1.0	190 (76%)	45 (18%)	6.7 (6%)	650	无氨基酸，超低脂肪，用于严重创伤（例如烧伤）患者，手术和过渡期间营养
Elecare	0.67	72 (43%)	20 (15%)	32 (42%)	350	氨基酸型营养，浓度为 9.4g/60ml

（续表）

配 方	kcal/ml	CHO, g/L (% Calories)	PRO, g/L (% Calories)	FAT, g/L (% Calories)	渗透压 (mOsm/L)	备 注
模式型						
Resource Benefiber	0.27	66 (100%)	0%	0%	—	无色无味，含可溶性纤维，浓度为4g/60ml，用于便秘患者
Resource Beneprotein	0.83	0%	200 (100%)	0%	—	含乳清蛋白，混合食物，浓度为7g/30ml，用于蛋白质－能量营养不良患者

摘自Al-Mousawi A，Branski LK，Andel HL，et al. Ernährungstherapie bei Brandverletzten. In Kamolz LP，Herndon DN，Jeschke MG，editors. Verbrennungen: diagnose，therapie und rehabilitation des thermischen traumas. German edition，New York: Springer-Verlag; 2009：183–194.

ARDS. 急性呼吸窘迫综合征；ALI. 急性肺损伤

表28-2 ω-3多不饱和脂肪酸在类花生酸合成过程中的作用

代谢物	生理功能	ω-3作用
AA类花生酸		
PGE_2	促炎、扩血管	↓
TXA_2	强效血小板聚集和血管收缩	↓
LTB_4	促炎、中性粒细胞趋化	↓
EPA类花生酸		
TXA_3	轻度血小板聚集	↑
PGI_3	轻度血小板裂解	↑
RvE1	强效抗炎	↑
DHA花生酸		
RvD1	强效抗炎	↑
NPD1	强效抗炎、神经保护活性	↑

AA. 花生四烯酸；DHA. 二十二碳六烯酸；EPA. 二十碳五烯酸；LT. 白三烯；NP. 神经保护素；PG. 前列腺素；PGI. 前列环素；TX. 血栓烷

高渗浓度，需稀释25%～50%，等渗或者低张状态，防治出现腹泻或者过量的渗透负荷，有利于吸收。

在过去5～10年中，很多免疫增强营养疗法的临床试验产生了相互矛盾的结果，从早期的很有希望到最近的令人失望。REDOX试验考察了补充谷氨酰胺对大量异质性危重患者的影响，发现接受谷氨酰胺补充的患者没有得到任何改善，而实际与那些接受标准护理治疗的对象相比反而增加了死亡率。自然，这一发现极大地抑制了对谷氨酰胺和一般免疫营养素补充的热潮。

虽然在更广泛的患者群体中的应用令人失望，但对仅限于重大创伤和烧伤患者的研究却显示有更多的益处。因此，补充谷氨酰胺和免疫营养素仍然很有可能使某些重症患者受益，包括那些有大面积烧伤患者[29, 55-59]。研究高危人群血清谷氨酰胺水平中发现并非所有的人都有缺陷。因此，在缺乏营养的较大风险人群中，免疫营养素补充剂的优势可能更大[60-65]。最后对REODX实验数据进行分析发现，与补充谷氨酰胺相关的死亡风险大多可归因于那些在开始治疗之前已经处于多器官或肾功能衰竭中的患者。因此，如果采用一套不同的排除标准，补充谷氨酰胺很有可能证明特别有益。显然，在明确补充免疫营养素的作用之前，还有大量工作要做。

（四）肠外营养

几十年来，重症监护相关文献一直强调肠外营养相关的重大发病率甚至死亡率风险。这种对PN风险的强调导致了广泛的教条主义，即只有当应用于面临长期饥饿的患者时，PN的有益影响才能超过其风险。最近对PN的重新评估表明，大幅降低了这些风险[66-69]。多项大型试验评估了PN作为EN补充而不是替代的用途，出现了变化的结果。在更广泛的危重患者群体中进行的大型多机构临床试验发现，使用PN作为EN的补充或作为 EN（即 TPN）的替代品，即使在能够耐受 EN 的患者中，也不出现更恶化结局。也许最令人信服的是，Harvey 等随机对 2400 名 ICU 患者进行了 EN 或 PN 途径，结果显示 PN 组没有发现 30d 发病率或死亡率增加的迹象[70]。虽然这些发现极具挑战性，但在烧伤患者中没有得到测试。这种研究是有充分理由的，应当加以鼓励。

补充 PN 的效用仍然是一个相当大的争论问题。根据临床医生对患者代谢需求和营养状况的评估，我们认为，选择性应用补充营养是非常有帮助的。我们的做法是在烧伤反应的急性阶段，对不能耐受肠内饲养的患者补充 PN 的量足以满足（或至少接近）蛋白质热量的要求。或者，在烧伤反应的亚急性阶段，对表现出肠内喂养不耐受的患者中，我们通常只对那些在烧伤之前有存在营养不良的患者补充 PN[71-73]。

在接受 PN 之前，患者应保持血流动力学稳定，能够耐受肠外制剂的液体容量和营养成分；对于充血性心力衰竭、肺病、糖尿病和其他代谢紊乱患者，应谨慎使用 PN，因为大量的液体和糖摄入，患者可能难以耐受（表 6-9）。虽然对于无法耐受足够 EN 的患者启动 TPN 的最佳时机存在一些争论，但最近大型随机对照试验的结果表明，早期启动 TPN 是此类患者的适当策略（表 28-3 和表 28-4）[66, 74, 75]。

（五）应达到规定的喂养目标

经常不能提供足够的营养不是因为医嘱处方不足，而是因为在执行过程中出现了意想不到的（并且往往未被发现）情况。即使在一个完善设施和训练有素的护理团队，根据明确的营养护理计划进行治疗，所提供的热量也往往会低于规定的量。例如，肠内喂养是为研究而中断的，或者由于用于给药的肠内管被夹持而中断，即使是 PN 也可能因运输延迟而中断[76, 77]。减少规定热量和给予热量之间的差距的关键是提高认识，并对执行进行仔细监控。一旦认识到这一点，就可以通过有意识的努力将所有喂养中断降至最低，并建立一些机制来弥补预期的营养不足，从而将

表 28-3　肠外营养配方的组成

卡路里含量				
营养物[a]	g/dl	kcal/g	kcal/ml	mOsm/L
二合一配方				
葡萄糖				
DW 10%	10	3.4（CHO）	0.34	505
DW 30%	30	3.4（CHO）	1.02	1510
DW 70%	70	3.4（CHO）	2.38	3530
氨基酸				
Aminosyn RF 5.2%	5.2	4（PRO）	0.2	427
Travasol 10%	10	4（PRO）	0.4	998
Prosol 20%	20	4（PRO）	0.8	1835
脂肪乳				
Intralipid 10%	10	11（FAT）[b]	1.1	300
Intralipid 20%	20	10（FAT）[b]	2	350
Intralipid 30%	30	10（FAT）[b]	3	310

CHO. 糖类；PRO. 蛋白质；FAT. 脂肪

a. 3-in-1 solutions: total nutrient admixture (TNA).

b. Estimated at 9 kcal/g for fat plus additional calories from glycerol.

表 28-4　Clinical Conditions Requiring Cautious Use of Parenteral Nutrition

Condition	Suggested Criteria
Hyperglycemia	Glucose > 300mg/dL
Azotemia	BUN > 100mg/dL
Hyperosmolality	Serum osmolality > 350mOsm/kg
Hypernatremia	Na > 150 mEq/l
Hypokalemia	K < 3mEq/l
Hyperchloremic metabolic acidosis	Cl > 115mEq/l
Hypophosphatemia	Phosphorus < 2mg/dl
Hypochloremic metabolic alkalosis	Cl < 85mEq/l

BUN, Blood urea nitrogen.

From Mirtallo JM. In Gottschlich MM, editor. *The A.S.P.E.N. nutrition support core curriculum: a case-based approach: the adult patient*. Silver Spring, MD: American Society for Parenteral and Enteral Nutrition; 2007: 268.

这种差距减至最小。如，在规定管饲速率时，我们经常将静息能量消耗乘数增加到 1.4 甚至 1.6，以弥补这一差距。

（六）营养支持并发症

鼻胃管和肠内喂养的并发症包括恶心和呕吐、鼻出血、鼻窦炎、鼻坏死、吸入性肺炎、导管定位不良、喂养相关腹泻。细孔管更舒适，但容易堵塞。胃液吸出物的听诊检查和酸碱度测试可用于确定导管位置，尤其是大口径鼻导管，尽管许多单位更喜欢放射检查。也可在内镜或荧光镜指导下插入管子（表 28–5）。详见前一节“肠内营养”，讨论如何将吸入风险降至最低。

不幸的是，烧伤患者在肠内提供充足营养的努力往往因腹泻或肠梗阻（即肠蠕动停止）表现出的喂养不耐受程度而变得复杂。胃肠道可能反映了潜在的决定因素；因此监测胃残留量可以作为一个指标，反映并发情况，如脓毒症。特别是烧伤患者，超过每小时常规食物供给量的残留物与细菌性败血症的发生有关。任何严重疾病或受伤的患者，如果胃残留量突然增加超过 200ml，应考虑进行完整脓毒症检查[78]。

回肠源于充分复苏前肠系膜灌注不足，一旦患者复苏，回肠就会逆转。相反，过度复苏会导致胃肠道水肿，也应避免。立即开始肠内喂养可以在受伤后第 3 天提供计算出的热量需求。早期肠内喂养可降低高禁忌证，降低胰高血糖素、皮质醇和儿茶酚胺水平[18, 20, 45, 60]。

腹泻可能是最常见的 EN 综合征，在严重烧伤患者的治疗中通常是一个持续的挑战。这种腹泻的原因是多因素的，因此很难处理。在休克状态下，腹泻可表现为早期肠缺血导致的黏膜功能衰竭。许多药物都会导致这个问题，最显著的是抗酸药和抗生素。感染源并不常见，但必须排除。难辨梭状芽孢杆菌因其可能严重恶化以及有感染其他患者的风险，应始终需要排除。巨细胞病毒性小肠结肠炎可继发于烧伤相关免疫抑制。应始终考虑个体患者疫区接触史，有没有接触的自然、特异性病原体。

肠内管饲喂烧伤患者最常见的腹泻原因很可能是管饲本身。这些营养液的高渗压浓度、满足烧伤患者高热量需求所需的量以及肠道对应激的反应都会导致相对溶质过载。如果不适当地快速使用高渗溶液，可能导致腹泻、脱水、电解质失衡、高血糖，以及通过腹泻丢失钾、镁和其他离子。通过调整速率的同时降低配方强度来降低渗透压是解决这一并发症的第一步。如果继续大量摄入高渗溶质，会导致肠内积气并伴有肠坏死和穿孔。肠内喂养也可出现高渗性非酮症昏迷。在某些情况下，即使转换为等渗饲料，腹泻也可能持续，反映出休克和（或）缺血性损伤导致的肠道衰竭。在这种情况下，在肠道功能恢复之前，可能有必要将营养性饲料转化为 TPN。

PN 支持会产生明显不同的副作用。必须考虑与护理人员准入要求（即中心静脉导管）相关的潜在并发症，特别是考虑到在当代重症护理中，非营养应用中心静脉导管的使用减少。当然，PN 配方本身也可能会干扰代谢和电解质的平衡。没有首次通过肝脏代谢的益处和对功能性肠黏膜吸收的响应性调节，营养元素的直接输注会导致血清学中的急剧的、通常危险的变化（表 28–6）。

再喂养综合征是一种罕见但引人注目的临床表现，在长期饥饿患者开始营养支持时偶尔会出现。难治性低钾血症、低镁血症和低磷血症的发展能预示这个临床症状的发生。电解质异常可导致心力衰竭和心律失常、呼吸衰竭、神经系统紊乱以及肾和肝功能紊乱。这不应引起对早期开始营养损伤和持续营养支持治疗的患者的特别关注。

五、营养评估和监测

目标导向的营养支持是有效烧伤治疗的基石。喂食不足会导致受伤愈合停滞、肺功能衰竭、免疫功能增强以及无数的继发性并发症。过量进食也是有害的，会导致高碳酸血症和代谢性酸中毒、高血糖、高三酰甘油血症、肝功能不全和氮质血症。因此，持续的营养评估是任何营养治疗的起点。

表 28-5 肠内营养并发症

并发症	原 因	处 理
腹泻	药物（例如抗生素、抗组胺药、泻药、高渗高张溶液） 喂养不耐受（等渗液、脂肪） 获得性乳糖酶缺乏综合征	测量大便量 排除感染（细菌、病毒、寄生虫） 摄入纤维 更改药物或配方 检查渗透压和滴速 如有需要可以补充丢失水分 使用抗胃肠动力药（例如洛哌丁胺、可待因） 注意：排除难辨梭菌性结肠炎后方可使用
恶心、呕吐	胃延迟排空 便秘 药物 营养液气味和外观	常温下喂养 使用等渗液 尽可能使用封闭性肠道营养喂养系统 减少麻醉药物应用 使用胃肠动力药物（甲氧氯普胺、红霉素） 监测胃残留物和大便
便秘、粪便嵌塞	缺水 缺乏或摄入过多纤维	监测每日液体平衡 灌肠 考虑使用导泻剂，大便软化剂，泻药或灌肠剂
吸入性肺炎	长期卧床 胃延迟排空 精神状态改变 鼻饲管位置错误 呕吐 无功能鼻胃引流管	喂养时将床头抬高 45° 胃残余空间超过 200ml 时停止肠内营养 使用鼻十二指肠管或鼻空肠管并不能降低误吸风险（与鼻胃管相比）
低钠血症（高容量性，水分过多）	液体摄入过多 再喂养综合征 器官衰竭（如心、肝、肾）	监测每日液体摄入量和患者体重 限制液体摄入 更改配方（避免低钠配方） 利尿
高钠血症	脱水 液体摄入不足	增加不含钠液体摄入
脱水	腹泻 液体摄入不足	止泻 增加液体摄入
高血糖	配方中糖类含量过高 胰岛素抵抗	评估和调整配方 应用胰岛素
低钾血症 低磷血症 低镁血症	腹泻 再喂养综合征	纠正电解质紊乱 对症处理 再喂养综合征时减少喂养频率并监测患者
高钾血症	过多钾摄入 肾脏损害	更改配方 减少钾的摄入 应用胰岛素

表 28-6　肠外营养并发症

并发症	原　因	处　理
低血糖	胰岛素应用过多 突然终止肠外营养	停止应用胰岛素 开始应用 10% 葡萄糖 开始肠外喂养时应用 50% 葡萄糖
高血糖	葡萄糖浓度过高 精神刺激相关（如脓毒症） 铬缺乏	0.1 ～ 0.2U 胰岛素 /g 葡萄糖治疗 限制葡萄糖含量 血糖控制稳定后开始肠外营养
高三酰甘油血症（浓度＜ 400mg/dl）	葡萄糖摄入过度 静脉滴注脂肪乳速度过快［＞ 110mg/（kg·h）］	输注 IVFE 应限制在小于总卡路里的 30% 或者浓度 为每天 1g/kg 降低输注速度 输注时间至少超过 8 ～ 10h 尽可能单独输注
必需脂肪酸缺乏症（如皮炎、肝大、血小板减少、贫血）	1 ～ 3 周的肠外营养缺乏亚油酸和 α 亚油酸脂肪乳	每日 2% ～ 4% 的能量需来自亚油酸 0.5% 需来自 α 亚油酸脂肪乳（10% IVFE 500ml 输注超过 8 ～ 10h，每周 2 次）
电解质紊乱	电解质监测不足 TPN 配方补充不足	每日监测电解质，配方需根据监测结果调整，直到电解质稳定 摄入离子并不会增加过敏反应风险
氮质血症	脱水 摄入过多蛋白质 糖类摄入不足	补充水分 外周静脉输注 5% 葡萄糖
代谢性骨病（41% 长期在家行肠外营养患者发生骨质疏松症）	原因不明 多种原因（例如绝经后、长期肠外营养、库欣综合征、克罗恩病、营养吸收不良、多发性骨髓瘤、成骨不全、皮质醇、肝素、肢体固定）	早期筛查危险因素 骨密度检测 积极预防 特殊 PN 内容：钙、磷、镁、铜 减少铝污染 治疗代谢性酸中毒 避免应用肝素
肝功能异常（转氨酶、胆红素、碱性磷酸酶水平升高）	通常于刚开始进行肠外营养时发生 短暂性	如果长期存在则可能是氨基酸摄入过多 减少蛋白质摄入

（一）总热量要求

确定患者的营养需求对有效治疗至关重要，因为提供的热量不足或过多会对结果产生不利影响。严重烧伤患者的热量需求尤其难以预测，因为能量消耗在不同患者之间以及在任何个别患者的治疗过程中都存在很大差异。能量需求和代谢反应随着身体成分的变化而逐渐变化，并与急性生理应激（如手术干预或败血症发作）密切相关。

已经建立了各种公式来估计烧伤患者的热量需求（表 28-7 和表 28-8）。尽管这些方法有助于快速估计热量需求，但其准确性有限[79]。因为没有一种算法能够完全适应手术应激、伤口负担、感染性并发症和热损伤患者代谢之间复杂的相互作用，因此对 REE 的原位测量在这个群体中尤其有价值。

可通过使用床边代谢推车进行间接量热法评估代谢状态，使用呼出气体体积测量静息能量消耗；直接测量耗氧量（VO_2）和二氧化碳生成量（VCO_2），如下所示：

$$REE\ (kcal/d) = 1.44 \times [3.9VO_2(ml/min) + 1.1VCO_2(ml/min)]$$

这些稳态测量结果表明，预测 24h 的能量消耗具有显著的准确性[79]。所获得的测量结果在

表 28–7　估计成年烧伤患者热量需求公式

配　方	公　式	备　注
HARRIS–BENEDICT[61]		
男性	BEE(kcal/d)=66.5+(13.75 × W)+(5.0 × H)-(6.76 × A)	BEE 乘于应激因素 1.2 ～ 2.0（大部分烧伤患者为 1.2 ～ 1.5）即为估计卡路里需求量
女性	BEE(kcal/d)=655+(9.56 × W)+(1.85 × H)-(4.68 × A)	
CURRERI		
年龄 16—59 岁	热量（kcal/d）=（25 × W）+（40 × BSAB%）	尤其是烧伤患者，可能高估了热量需求量，最多只需要 BSAB50%
年龄＞ 60 岁	热量（kcal/d）=（20 × W）+（65 × BSAB%）	

A. 年龄；BEE. 基础能量消耗量；BSAB%. 总的烧伤体表面积比例；H. 身高（cm）；W. 体重（kg）

表 28–8　估计烧伤患儿热量需求公式

配　方	性别 / 年龄（岁）	公式（每日需求量，kcal）
WHO	男性 0—3	（60.9 × W）–54
	3—10	（22.7 × W）+495
	10—18	（17.5 × W）+651
	女性 0—3	（61.0 × W）–51
	3—10	（22.5 × W）+499
	10—18	（12.2 × W）+746
RDA	0—6 个月	108 × W
	6 个月—1 岁	98 × W
	1—3	102 × W
	4—10	90 × W
	11—14	55 × W
Curreri 青少年	＜ 1	RDA+（15 × %BSAB）
	1—3	RDA+（25 × %BSAB）
	4—15	RDA+（40 × %BSAB）
Galveston 婴儿	0—1	2100kcal/m^{2}BSA+1000kcal/m^{2}BSAB
Galveston 幼儿	1—11	1800kcal/m^{2}BSA+1300kcal/m^{2}BSAB
Galveston 青年	12+	1500kcal/m^{2}BSA+1500kcal/m^{2}BSAB

改编自 Al–Mousawi A，Branski LK，Andel HL，et al. Ernährungstherapie bei Brandverletzten. In Kamolz LP，Herndon DN，Jeschke MG，editors. *Verbrennungen: diagnose, therapie und rehabilitation des thermischen traumas*，German edition. New York：Springer–Verlag；2009：183–194.

BSA. Body surface area; RDA. recommended dietary allowance.

各种分解代谢条件、代谢率和 FiO_2 值范围内通常是可靠和可重复的。考虑到在治疗过程中能量消耗的显著变化，使用床边推车进行反复测量是计算这些代谢不稳定患者的最佳营养需求的理想方法。

为了获得静息能量消耗值，对患者进行间接热量测定，使其完全处于休息状态，理想情况下应在任何急性操作（如医疗或外科手术、康复治疗等）中后几个小时开展。为了估计实际的每日能量消耗，这个结果增加 10% ～ 20%，以考虑到变化性和活动性[79, 80]。

间接量热法还可以通过呼吸商（$RQ=VCO_2/VO_2$）观察底物代谢平衡。RQ 在 0.7 ～ 1.0 的范围内出现在混合底物的正常摄取中。RQ 为 0.7 或以下与所提供（或利用）或未充分供给的脂肪卡路里的增加部分一致；另一方面，RQ 高于 1.0 表明脂肪生成是由于糖类偏倚、输入偏斜或过量。

传统上，氮平衡被用来评估创伤患者蛋白质合成代谢和分解代谢之间的平衡。当氮的排出量超过每日摄入量（即净分解代谢）时，就会出现负氮平衡；而正氮平衡则与肌肉的增加有关。不幸的是，烧伤患者伤口渗出物中的氮含量变化很大，而且常常大量流失，这使得测量这些患者的氮平衡非常困难。

（二）身体成分

身体成分及其变化代表了患者营养状况和营养治疗效果的最基本和最有意义的反映。

1. 总体重

尽管总体重是追踪整体身体成分变化的最简单方法，但其作为营养状况反映的价值是极其有限的。短期（即几天）内观察到的总体重变化对液体移动的敏感性远高于对组织质量有意义变化的反映。在长时间内（如数周至数月），总体重的严重下降当然表明营养不良和瘦体重消耗（当然，假设排除截肢或大面积组织切除对体重的影响）。然而，总体重测量在很大程度上受急性疾病过程中体脂显著变化的影响。因此，即使在这个较长的时间尺度上，总体重的变化量也不一定与瘦体重的减少量相关，总体重的保持也不意味着瘦体重的保持。

2. 肌肉和瘦体重

瘦体重是指非脂肪组织，不包括水含量急剧变化产生的任何附加质量。由于内脏和骨物质的总质量在数周至数月内不会以能够引起瘦体重显著变化的速率变化，因此在这段时间内瘦体重的变化被解释为肌肉质量变化的反映。接受并吸收足够的底物和能量来支持他或她的所有生理需求的患者将维持或建立肌肉组织。另一方面，脂肪的积累往往发生在严重营养不良和生理恶化的情况下。因此，瘦体重是急性烧伤治疗中最合适的营养健康替代指标。

严重热损伤会产生一种深层的蛋白质消耗状态。急性期肌肉的丧失对严重烧伤的反应是最令人印象深刻的营养现象之一。临床上会遇到一个肌肉发达的年轻患者在大面积烧伤后很容易两周内出现消瘦。负氮平衡不仅仅是饥饿的产物，也对蛋白质有不可改变的上调作用。肌肉分解代谢已被证明在烧伤患者持续存在，即使是在过度喂养和补充蛋白质过程中。这种代谢的净效应通过快速和严重的瘦体重的减少，这种转变是显而易见的[7, 12, 14, 81–83]。

3. 肥胖

多个研究已经确定肥胖患者的严重营养不良率很高，尽管脂肪储备丰富，但他们的瘦体重明显较低，这一现象被称为“肌萎缩性肥胖”[84, 85]。此外，尽管他们的热量储备过多，但患者通常会继续失去瘦体重。在结节病性肥胖患者中，手术发病率和死亡率与瘦体重的相关性远大于总体重或任何计算的“理想”体重。因此，肥胖不应被解释为营养过剩，而是恰恰相反。

在更广泛的危重病监护文献中，有一个令人信服的讨论，即在危重病肥胖患者中，低热量高蛋白喂养方案的潜在益处[84]。考虑到与热损伤相关的严重高代谢状态，在肥胖烧伤患者中使用“供不应求”策略会增加相当大的负担。出于安全考虑，最好保留用于研究环境。

即使在那些受伤时不肥胖的患者中，烧伤患者的身体成分也经常向肥胖状态转移。如前所强调的，即使在营养过剩的情况下，代谢向蛋白质水解的转变仍然存在。在这种消耗肌肉的环境中，任何可获得的或“免费”的卡路里都更有可能以脂肪的形式储存，而肌肉则在急性卡路里负债期间被分解。因此，Hart 等证明“增加喂养会导致脂肪而不是瘦体重的增加。”[13]

4. 理想体重

“理想”一词并不特别适用，因为对于由环境和遗传因素共同决定的营养良好的非肥胖患者，患者能够健康维持的瘦体重与瘦体重之间没有特别的限制。尽管如此，“理想体重”（ideal body weight，IBW）的计算方法对于总体重因病理过程而改变的患者还是有用的。虽然其准确性有限，但它们确实为总体重因病理过程（如慢性病态肥胖）而改变的患者，特别是烧伤患者，提供了基线体重的粗略估计。当使用基于重量的公式来确定定量治疗决策的起点时，如药物剂量、潮气量设置、终点生理指标等，推导出的理想体重可能会有所帮助。IBW 的值可在标准化表格中找到，该表格将高度与预期重量联系起来，或者 IBW 可通过以下方程式进行估算：

男性：前 152cm 为 48kg，每增加 2.54cm 增加 2.7kg。

女性：前 152cm 为 45kg，每增加 2.54cm 增加 2.3kg。

5. 临床影像学

(1) 双能 X 线吸收法

双能 X 线吸收法是一种通过测量身体组织成分变化（包括瘦体重、脂肪量和骨密度）来监测长期营养进展的技术。双能 X 线吸收法的精确性、准确性和多功能性使得它在研究环境中非常有用。但实际上，很少有烧伤中心具备对危重患者进行此类评估的设备。

(2) 计算机断层扫描和超声波

更容易获得的，高分辨率计算机断层扫描（CT）已显示出可靠的预测双能 X 线吸收法结果。然而，巨大的成本、辐射暴露和患者转运的需要都是阻碍广泛临床应用的障碍。最近，多个小组已经证明，有限的床边超声检查的测量可以作为一种准确和方便的连续评估方法。床边测量的患者股四头肌厚度可以有力地预测 CT 和双能 X 线吸收法对瘦身总质量的评估[86, 87]。由于其无处不在的可用性、低成本、易用性和微创性，床边超声具有显著的潜力。在营养评估和监测中的广泛临床应用。烧伤患者具有独特的高营养发病风险，并且经常出现各种独特的转运挑战，这种床边措施可能证明是非常有价值的。

6. 白蛋白与营养血清标志物

血清蛋白标志物，尤其是白蛋白，在评估择期手术患者的营养状况和预测预后方面具有重要价值。不幸的是，血清蛋白水平作为营养状况的指标在急性期对损伤、炎症、感染和手术应激的反应中是极其有限的。生理应激反应上调急性期反应蛋白的表达，对“标记”蛋白水平的影响不可预测。在急性烧伤护理中，出现白蛋白水平或其短期变化不应被认为是营养进展的指征[34, 88, 89]。

六、结论

烧伤体表总面积的 20% 以上表现为一种严重的代谢损伤。大面积烧伤的新陈代谢反应会对患者的营养状况造成立即、强烈和持久的压力。烧伤的全身反应实质上改变了能量 – 底物代谢的各个方面。净总能量消耗和需求明显受到大面积烧伤的影响。葡萄糖代谢的改变有利于糖异生和有限的氧化能力。脂肪代谢的改变有利于脂肪的生成和脂肪的积累和分离，使能量从关键功能中转移。最后，蛋白质水解的激增会立即产生一种长期的蛋白质消耗状态，导致严重的瘦身质量损失，最坏的情况是，会影响免疫、呼吸和创面愈合过程。

鉴于烧伤造成的巨大代谢挑战，优化营养支持对于改善患者群体的结果至关重要。提供的总热量应基于对能量消耗的持续评估，最好使用间接量热法。提供超过患者需求的热量（即过量喂养）会适得其反。虽然糖类会经常提供所给的大部分热量，但应注意不要提供超过葡萄糖氧化规定极限的负荷。提供足够的蛋白质对有效的营养支持至关重要，当糖类供给“最大化”时，补充蛋白质可能是增加热量负荷的理想方法。避免必需脂肪酸缺乏所需的外源性脂肪量相对较小，可以用相对最小的量来满足脂肪营养的量。尽管需要进行大量的研究来确定脂肪营养的风险 – 效益曲线与替代脂肪源的使用有何不同，但是过量的基于脂肪的热量的使用可能对治疗有害。

EN 是烧伤患者的第一道营养支持线，应尽快进行肠内喂养。虽然经口喂养理论上是可行的，但很少有大面积热损伤患者能够通过单独的口腔摄入来满足他们的全部营养需求。通常情况下，部分或全部将通过肠内通道提供 EN。必要时，可通过胃进入肠道系统进行喂养，尽管这可能会受到胃轻瘫的影响。幽门后喂养有助于避免潜在的胃轻瘫，从而在治疗的早期提供更可靠的持续喂养。应注意通过经常评估恶心或胃扩张来降低吸入的风险。对胃残余物的常规连续评估没有被证明是有益的。应注意尽量减少喂养中断，以确保尽可能减少规定热量和提供热量之间的差距。

对营养状况和身体成分进行准确的系列评估是确定患者需求、创伤和治疗效果的关键。不幸的是，血清蛋白标志物和总重量的变化不能准确地反映营养状况，特异性和敏感性差。瘦体重和身体组成的变化代表了累积营养状态的终极反映，成像技术的不断发展应用使瘦体重的常规系列评估成为可能。

对严重烧伤的生理反应代表着巨大的营养缺失。这种严重的急性营养不良的后果包括免疫功能、伤口愈合和活动性的损害，这些都是热损伤发病率和死亡率的主要驱动因素。因此，周到和全面的营养支持基于对营养需求的持续评估对于优化急性烧伤护理的结果至关重要。

拓展阅读

Boelens P. Reduction of postoperative ileus by early enteral nutrition in patients undergoing major rectal surgery: prospective, randomized, controlled trial. *Ann Surg.* 2014;259(4):649-655.

Casaer MP, et al. Impact of early parenteral nutrition on muscle and adipose tissue compartments during critical illness. *Crit Care Med.* 2013;41(10):2298-2309.

Garrel DI. Length of care in patients with severe burns with or without early enteral nutritional support. A retrospective study. *J Burn Care Rehabil.* 1991;12(1):85-90.

Gore D. Acute response of human muscle protein to catabolic hormones. *Ann Surg.* 1993;218(5):679-684.

Harvey S. A multicentre, randomised controlled trial comparing the clinical effectiveness and cost-effectiveness of early nutritional support via the parenteral versus the enteral route in critically ill patients (CALORIES). *Health Technol Assess.* 2016;20(28):1-144.

Heyland D. Enhanced protein-energy provision via the enteral route feeding protocol in critically ill patients: results of a cluster randomized trial. *Crit Care Med.* 2013;41(12):2743-2753.

Khalid IP. Early enteral nutrition and outcomes of critically ill patients treated with vasopressors and mechanical ventilation. *Am J Crit Care.* 2010;19(3):261-268.

Reiss EE. The metabolic response to burns. *J Clin Invest.* 1956;35(1):62-77.

Wolfe R. Caloric Requirements of the burned patient. *J Trauma.* 1981;21:712-714.

Yan H. Effects of early enteral arginine supplementation on resuscitation of severe burn patients. *Burns.* 2007;33(2):179-184.

Zhou Y. The effect of supplemental enteral glutamine on plasma levels, gut function, and outcome in severe burns: a randomized, double-blind, controlled clinical trial. *JPEN J Parenter Enteral Nutr.* 2003;37(4):241-245.

烧伤后超高代谢反应的调节

Modulation of the Hypermetabolic Response after Burn Injury

第29章

Ashley N. Guillory Craig Porter Oscar E. Suman Ramon L. Zapata-Sirvent
Celeste C. Finnerty David N. Herndon 著
乔 亮 译

一、概述

严重的烧伤会引起应激反应，最初能帮助机体代偿和适应损伤刺激。随着炎性细胞因子产生的增加，儿茶酚胺（如肾上腺素和去甲肾上腺素）的循环浓度也随之升高。这种应激反应也与代谢率的显著增加有关[1-3]。蛋白和葡萄糖代谢的改变是导致烧伤引起的超高代谢的关键因素[4]。这种超高代谢、超高炎症状态促进肌肉蛋白分解和器官衰竭，以及产生其他有害影响[5]。如果这种反应与烧伤引起的超高代谢率有关，则可能导致肌肉蛋白分解和器官衰竭。如严重烧伤患者所出现的应激状态不受控制，所产生的超高代谢状态阻碍了患者的康复和重新融入社会。因此，烧伤后应激反应发展和持久性的机制，以及改善这些反应的干预措施仍然是研究的热点。

二、心血管功能障碍

烧伤引起的超高代谢反应的最显著变化之一是心脏功能紊乱。受伤后，患者立即出现休克，伴有心率、心输出量和收缩力降低。损伤后2～3d，心血管系统反弹，心率和心脏功明显高于正常水平[6, 7]。烧伤后心率接近未烧伤健康患者的160%[5]。收缩功能障碍，心肌能量需求增加[8, 9]。这些心功能的改变与在重症监护室停留时间的延长以及发病率的增加具有相关性（通过手术干预次数进行量化[10]）。此外，在伤口愈合后，心动过速和能量消耗在长达3年的时间内仍保持升高，表现严重烧伤后的心血管反应具有长期性[11, 12]。

三、骨骼肌分解代谢与再生

烧伤后病理生理性的骨骼肌分解代谢和去脂体重（LBM）的减少，显著延长康复期。肌肉萎缩是由于蛋白质合成与分解的比例不平衡造成的[13]。LBM的分解代谢与烧伤患者发病率和死亡率的增加有关。当LBM损失10%后，伤口愈合明显延迟，感染率较高，随着LBM损失百分比的增加而相应增加[14]。肌肉萎缩导致的净LBM损失会导致机械通气时间延长、咳嗽反射抑制和活动延迟。导致这些患者死亡率增加[15]。长期来看，这些损失降低了肌肉的强度和完全康复的可能性。与其他高代谢特征相似，烧伤相关的恶病质可在烧伤后持续数年[3]。此外，持续性蛋白分解代谢被认为是儿童烧伤患者的生长延迟的原因。

据推测，LBM的消耗是由于蛋白质的重新分配以及骨骼肌作为热量来使用所致[8]。氮平衡研究（全身和交叉腿）显示，烧伤后近1年，肌肉持续分解[17]。我们的患者平均氮损失为20～25g/（d·%TBSA），如果不进行治疗，致命性恶病质在不到1个月内就会发生[8]。由于骨骼肌中出现了大量胰岛素刺激的葡萄糖摄取，因此，大量的LBM损失可能会导致烧伤后胰岛素抵抗[18]。Flakoll等研究表明，在没有亮氨酸氧化或非氧化反应的情况下，升高的血糖水平可刺激全身蛋白水解[19]。当 LBM 分解代谢升高时，再生能力下降，进一步增加胰岛素抵抗，降低了 LBM。卫星细胞、骨骼肌再生的肌肉干细胞受到烧伤的影响。在骨骼肌组织中，虽然卫星细胞增殖增加，但同时凋亡增加，导致卫星细胞净减少。随着卫星细胞数量的减少，蛋白质净分解量增加的最终结果是总 LBM 减少[20]。

除了骨骼肌蛋白质合成、分解和再生的变化外，烧伤后耗氧量也大大增加[21]。但是，这些变化背后的分子机制尚不清楚。最近，Porter 等报道了烧伤引起的骨骼肌线粒体功能紊乱，并认为这些变化是烧伤引起超高代谢机制的一个关键因素[22]。严重烧伤患者的线粒体呼吸被解偶联超过 1 年。导致产热量增加。这种热量产生占患者总能量消耗的近 1/3，可能为临床治疗提供了一种新的治疗靶点来缓解超高代谢[23, 24]。

四、胰岛素抵抗与高血糖

高血糖症是另一种常见的代谢紊乱，在儿童和成人烧伤患者中出现，并在 ICU 首次出院后持续很长时间[7, 25, 26]。胰岛素抵抗和高糖血症能导致创面愈合不良和肌肉分解[27–29]。皮质醇和儿茶酚胺水平升高会增加葡萄糖向重要器官的输送，从而抑制胰岛素的合成代谢功能[30]。儿茶酚胺会损害葡萄糖代谢，并通过抑制胰岛素释放和葡萄糖摄取导致外周胰岛素抵抗。(图 29–1)[31, 32]。脂肪组织的脂肪分解、糖原分解和烧伤后骨骼肌的蛋白分解增加了糖异生的底物（如乳酸甘油和丙氨酸）的可用性，从而增加了肝葡萄糖的产生（图 29–1）[31, 33–37]。此外，高血糖水平不能抑制肝葡萄糖释放，从而加剧烧伤患者的高血糖[38]。这种更复杂的情况与儿茶酚胺介导的糖原分解有

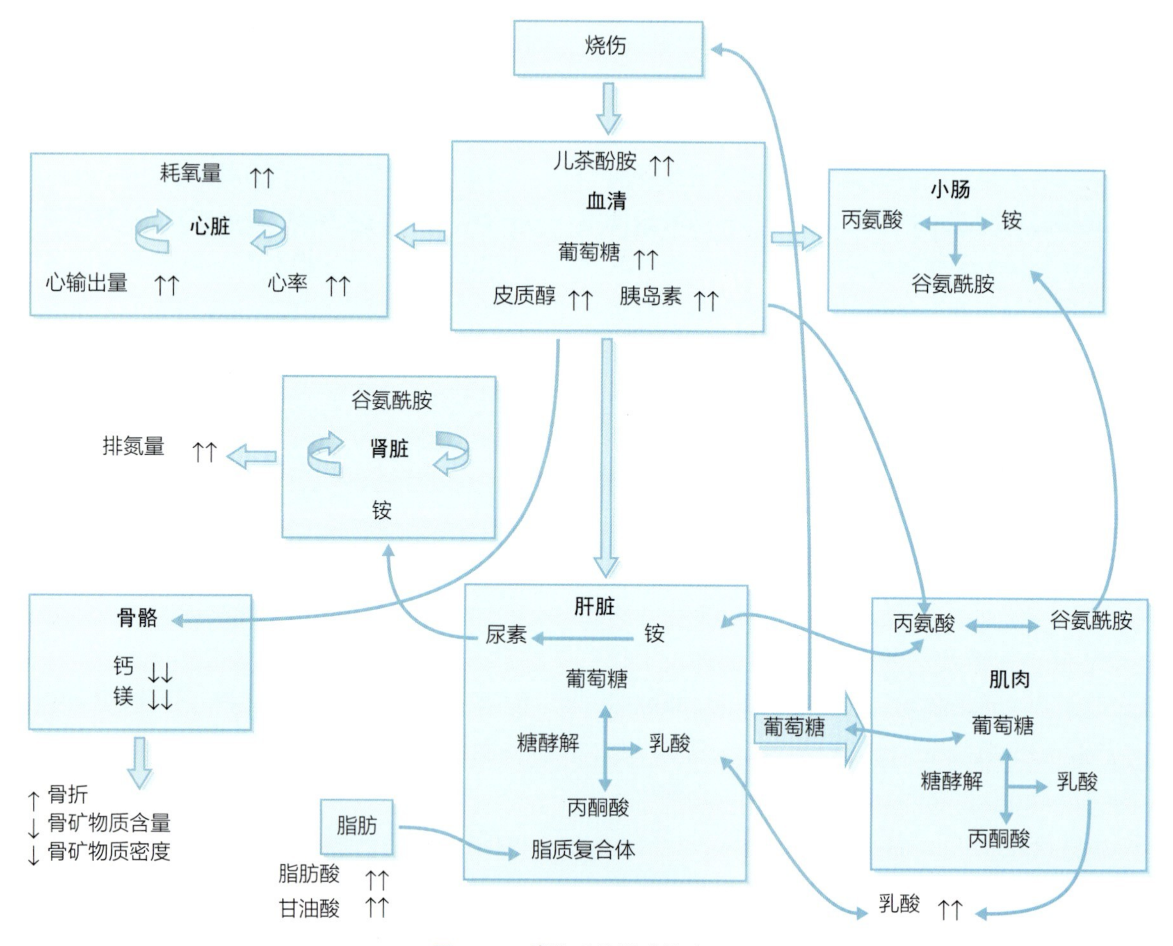

▲ 图 29–1 烧伤后代谢功能障碍

引自 Williams FN，Jeschke MG，Chinkes DL，Suman OE，Branski LK，Herndon DN. Modulation of the hypermetabolic response to trauma：temperature，nutrition，and drugs. *J Am Coll Surg*. 2009；208（4）：489–502.

关[35]。肝和骨骼肌线粒体功能受损与脂肪分解以及烧伤后的胰岛素信号通路改变有关，这是通过胰岛素对肝脏葡萄糖产生的抑制和改变骨骼肌对葡萄糖吸收来实现的。[33, 38–40] 胰高血糖素和促炎细胞因子如白细胞介素 –6 也在调节糖原分解、糖异生作用中发挥作用，以及胰岛素信号转导，导致进一步的高血糖和胰岛素抵抗[41–49]。

五、脂肪代谢和脂肪组成的变化

儿茶酚胺诱导的脂肪分解增加血浆游离脂肪酸浓度，这会导致严重烧伤患者的器官脂肪变性和胰岛素抵抗。Kraft 等指出严重烧伤儿童血浆甘油三酯水平的升高与预后差相关，包括器官功能受损，因此证实了早期的报道，即甘油三酯水平升高与疾病有关[50, 51]。外周皮下脂肪的损失也可能对严重烧伤后胰岛素抵抗的发展和持续起到作用[52]。最近深入研究了白色脂肪组织变褐色（白色脂肪细胞采用一种致热的棕色表型）及其对糖尿病和（或）代谢综合征患者的潜在影响。从严重烧伤患者身上分离出的白色脂肪组织进行了褐变，在褐变过程中，除了发现解偶联蛋白 1 的高表达外，还发现了具有更多线粒体的较小脂肪细胞的发育[53]。此后，其他人证实了这种反应，证实了烧伤后白色脂肪组织中的肾上腺素炎症应激与褐变有关[54]。提出白色脂肪组织的褐变在烧伤诱导的高代谢中起作用，在严重烧伤创伤中，脂肪组织成为一个更重要的产热组织。未来研究的重点应放在发展非药理学和药理学治疗方法，以减弱或逆转脂肪组织的这种超高代谢反应。

六、高代谢反应的非药理学调节

（一）环境支持

皮肤除了保护屏障的作用，在绝缘和热调节方面也起着关键作用。烧伤患者大量烧伤创面会损失大量的身体水分，这也伴随着热量损失[55]。尽管水分蒸发和热量损失增加，这些患者的核心和皮肤温度都会升高[56]。烧伤后静息能量消耗增加超过 2 倍（在目前的治疗方法之前，如早期切痂手术），但通过提高室内温度和使用封闭性伤口敷料大约可以降低 30%[56]。因此，环境调节是一个主要的治疗目标，却经常被忽视。

（二）早期切痂手术和闭合

早期切除坏死组织和烧伤创面闭合的做法提高了死亡率和发病率[57–59]。早期烧伤创面闭合还与过度瘢痕和关节牵拉的发生率降低有关，从而加快患者康复[57]。各种皮肤替代物覆盖伤口可以通过恢复体温调节、防止热量损失和水分蒸发所需的保护屏障来减少高代谢。值得注意的是，失血是这些手术中的一个关键问题，因为每切除 1% 的体表面积，约有 5% 的总血容量会丢失[60, 61]。失血是发病率和死亡率的主要决定因素，需要使用各种技术来控制出血。包括局部应用纤维蛋白或凝血酶喷雾剂、肾上腺素浸透垫（1∶40 000）、局部应用肾上腺素（1∶10 000 ～ 1∶20 000）或血管电灼术[62]。使用止血带与肾上腺素和生理盐水的联合应用可能有助于限制失血[63]。因此，新的皮肤替代品和疗法，以改善伤口愈合和防止失血是正在进行的研究的重点。

（三）营养支持

对于严重烧伤的患者来说，足够的营养支持是至关重要的。因为仅用口服补充治疗的患者在最初几周内仍可能减掉 1/4 的体重[64]。营养不足可加重肌肉萎缩，延长伤口愈合。然而，高脂肪营养摄入与烧伤后的肥胖和肝脂肪变性有关，对发病率和死亡率有负面影响[65, 66]。目前建议以能量消耗为导向的热量肠内摄入，以提供足够的能量，同时避免过度喂养，这可能会导致加剧超高代谢[8, 57]。在过去 40 年中，已经推导出了几种计算患者特定热量需求的公式，包括 Curreri 公式［25kcal/（kg · d）+40 kcal/（%TBSA · d）］[67–70]。最近，欧洲临床营养学会和医学会、美国肠外营养和肠内营养协会发布的指南建议，严重烧伤的成人和儿童入院后，应尽快开始肠内喂养，分别使用 1.5 ～ 2g/kg 和 3g/kg 的蛋白质[71, 72]。许多重症监护室提供相当多的热量作为脂肪摄入（> 25%），因为必需脂肪酸缺乏经常伴随长期营养补充[73]。这种方法减少了碳水化合物的需求和烧伤引起的葡萄糖不耐症，因此，30% ～ 50%

脂肪的饮食成分现在是治疗危重患者的标准护理。不幸的是，烧伤患者的脂肪摄入增加与肝脂肪变性、低氧血症、高脂血症、较高的感染率和较高的术后死亡率有关[51, 74]。肝脏甘油三酯水平较高，因此限制了外源性脂质作为烧伤后能量来源的效用。与母乳喂养的患者相比，接受 Vivonex T.E.N. 治疗的患者脂肪肝发病率降低了[33, 73, 76, 77]。Vivonex T.E.N. 带来的额外好处包括提高生存率、显著降低败血症发生率和缩短 ICU 住院时间[78]。与高脂肪、低碳水化合物的配方食品相比，高碳水化合物的肠内饮食与减少肌肉消耗有关[79]。因此，我们提倡烧伤患者的营养方案，将脂肪摄入量减少到提供的总能量的 3% 以下。

（四）锻炼

尽管进行了营养干预，但恶病质和瘢痕挛缩是严重烧伤的常见并发症[17]。在经历激素和炎症应激反应时，大面积烧伤患者长期不动，进一步延长了康复和恢复时间。运动疗法的应用减轻了肌肉质量和功能的损失，改善了心肺功能。在儿科和成人烧伤患者中，一个有组织的运动计划改善了肺和骨骼肌功能[80–83]。从 ICU 出院后立即开始的一个 12 周的运动计划也显著增加了预测的峰值心率和最大耗氧量的百分比[84]。进行性阻力运动可维持甚至增加 LBM，通过加入氨基酸促进肌肉蛋白质的形成，增强肌肉力量，并将步行距离增加 50%[82, 85]。Celis 等报道，在接受阻力运动训练后，减少了烧伤儿童的整形手术[86]。同样，Paraz 等报道，参加一项运动计划的严重烧伤成人需要较少的瘢痕挛缩松解手术[87]。

最近的研究表明，成人的运动训练除了可以改善预期的身体功能外，还可以改善心理社会结果，如生活质量[87]。Rosenberg 等在儿童烧伤患者研究中证实这一发现[88]。运动训练的结合抑制代谢过度的药物治疗，如普萘洛尔或氧甲氢龙，也正在研究中。在接受普萘洛尔和运动训练的患者中，峰值耗氧量明显更高[89]。氧甲氢龙和运动联合使用导致 LBM 显著增加[90]。Wurzer 等报道 ICU 出院后 12 周的运动计划的益处在烧伤后 2 年不再明显，表明患者应继续运动以保持上述益处[84]。

七、超高代谢反应的药理学调节

（一）重组人生长激素（rhGH）

在急性住院期间，每日肌内注射 rhGh 0.2mg/kg 可降低肝脏急性期反应，改善肌肉蛋白动力学，维持肌肉生长，减弱高代谢，降低心输出量，并缩短供皮区愈合时间约 1.5d[91–96]。接受 rhGH 治疗 1 年的儿童烧伤患者在治疗期结束时的体重和 LBM 明显高于安慰剂治疗组。此外，根据受伤后 1 年和 2 年的骨矿物质含量和身高百分比，rhGH 治疗的患者的生长有所改善[95]。报道了在烧伤成人与 rhGH 治疗类似的改善，如 LBM 和肌肉强度的增加[97]。

rhGH 通过其次级介导的胰岛素样生长因子 1（IGF–1）介导其作用[98]。在接受 rhGH、血清 IGF–1 和 IGF 结合蛋白 –3 治疗的患者中，比健康对照组中的水平增加了 100%[99]。然而，如 Takala 和他的同事的研究所表明的那样，在 532 名未烧伤的危重患者中，增加的 rhGH（0.10 ± 0.02mg/kg）与发病率和死亡率增加相关，并与高血糖和胰岛素抵抗相关[100–102]。这可能反映了年龄特异性效应，因为在严重烧伤的儿童中，短期或长期服用 rhGH 均不影响死亡率[95, 103]。然而，rhGH 治疗烧伤患者的高血糖发生率增加，血浆游离脂肪酸和甘油三酯水平增加[91]。

（二）胰岛素样生长因子 –1

由于 rhGH 对烧伤后高代谢反应的积极作用主要由二级介导因子 IGF–1 介导，因此重组人 IGF–1 注射也会有类似的结果并不令人惊讶。事实上，施用等摩尔量的重组人 IGF–1 及其结合蛋白 –3，减弱肌肉分解代谢，恢复肠道黏膜完整性，增强免疫功能，并返回血清组分蛋白的浓度至烧伤前水平[104–108]。然而给药 IGF 结合蛋白 –3 能增加该患者群的神经症状，目前不建议临床使用。

（三）氧甲氢龙

氧甲氢龙是睾酮的一种类似物，它的雄激素

生成作用仅占睾酮雄激素生成作用的 5%，通过提高严重烧伤儿童的蛋白质合成效率来增强肌肉蛋白质的合成代谢[109]。氧甲氢龙降低了体重的损失，并改善供皮区的愈合[110]。在一项大型临床试验中，每天两次服用 0.1mg/kg 的氧甲氢龙缩短了住院时间，维持了 LBM，改善了肝蛋白合成[111]。严重烧伤的儿科患者接受了氧甲氢龙治疗 1 年后，患者的生长情况有所改善，心脏功能下降，肌肉力量有所改善[112]。氧甲氢龙治疗也改善了患者休息时和运动时的肺功能[113]。治疗结束后，这些改善持续了 4 年[112]。当氧甲氢龙治疗时间从 1 年增加到 2 年时，对患者的益处进一步增加[114]。

（四）普萘洛尔

严重烧伤后产生儿茶酚胺、去甲肾上腺素和肾上腺素激活心脏 β- 肾上腺素受体，以提高心率和心脏功。普萘洛尔是一种非特异性 β- 肾上腺素能拮抗药，可阻止儿茶酚胺激活 β- 肾上腺素能受体介导的信号转导。几项研究所示，普萘洛尔（滴定后心率降低 15% ～ 20%）可减少心脏功，减少肝脂肪变性[9, 77, 115–118]。同时，如采用稳定同位素研究和身体成分分析，普萘洛尔的使用可减少骨骼肌分解代谢，增加烧伤后的 LBM[5]。在高蛋白分解和外周脂肪分解的烧伤后环境中，普萘洛尔增强了蛋白质合成，提高了烧伤后发病率[119, 120]。类似于氧甲氢龙，普萘洛尔的长期给药是与心脏功减少、静息能量消耗和其他高代谢、烧伤后高数据代谢反应的关键标志物相关[118]。此外，对小儿烧伤后使用普萘洛尔的调查表明，接受普萘洛尔治疗 12 个月的患者表现出 LBM 增加和骨量减少[118]。在成人患者中，使用普萘洛尔可以减少失血，改善伤口愈合[121]。因此，用普萘洛尔阻断 β- 肾上腺素能可能是严重烧伤最有效的抗代谢药物。

也有一些已发表的研究调查了 rhGH 在严重烧伤患者中的应用，这些患者也接受了普萘洛尔。这些研究的前提是，rhGH 和普萘洛尔的联合给药对减少烧伤后高代谢和分解代谢具有协同作用。在一项对 6 名烧伤儿童的交叉研究中，rhGH 与普萘洛尔联合使用后，心率和游离脂肪酸释放率显著降低[119]。在随后的研究中，尽管，rhGH 与普萘洛尔联合使用，但没有证据表明 rhGH 与普萘洛尔联合使用会产生协同效应。确实降低了心率和能量消耗，改善了合成代谢。这项研究也没有发现单纯 rhGH 的合成代谢作用的证据[122]。一项前瞻性随机对照试验表明，rhGH 和普萘洛尔联合给药可通过减少外周脂肪分解和炎症来降低 rhGHh 副作用[123]。这些数据表明，rhGH 和普萘洛尔联合给药可降低 rhGH 副作用。说明这些药物的有益作用机制不同，没有表现出协同或附加关系的特点。

最近，我们研究了联合使用氧甲氢龙和普萘洛尔是否会进一步改善烧伤的预后。事实上，这些药物的联合使用减少了儿童烧伤患者生长停滞的持续时间，并增加了恢复生长后的生长速度[124]。因此，无论单独使用或与普萘洛尔联合使用，氧甲氢龙都是一种有效且积极治疗烧伤后超高代谢和分解代谢的方法。

（五）胰岛素

与烧伤后应激反应的其他组成部分一样，高血糖和胰岛素抵抗在损伤后持续 3 年，并可能对烧伤后幸存的患者有进一步的长期影响[7, 17, 27]。胰岛素治疗是烧伤后高血糖最常见的治疗。胰岛素除了对糖代谢、蛋白水解和脂肪酸合成有众所周知的作用外，还促进抗炎信号通路。用胰岛素治疗的小儿烧伤患者有明显更好的疗效，伤口愈合更快，肌肉消耗减少[125–127]。尽管有这些改善，但在这类患者人群中胰岛素的使用必须谨慎。对危重患者使用强化胰岛素给药方案或持续高胰岛素、正常血糖钳夹的研究表明，高胰岛素剂量会增加严重低血糖的发作次数[128–132]。除了与高剂量胰岛素相关的风险外，在严重烧伤患者中很难为了维持持续的高胰岛素，因为他们在恢复早期依赖肠内喂养。烧伤患者也会经历频繁地停止肠内营养，如手术和更换敷料。这些停止进食的时期会增加低血糖的风险[8]。在一项对 243 名严重烧伤儿童的研究中，没有接受胰岛素的儿童的住院时间较短，没有死亡率。因此，接受胰岛素治疗的烧伤患者的静息能量消耗和死亡率明显高于未接受胰岛素治疗的患者[133]。这些结果表明，尽管减少烧伤后超高代谢反应的某些方面，但胰岛素治疗仍可能会降低患者的发病率，应谨慎使用。

（六）二甲双胍

二甲双胍是一种双胍类药物，通过刺激外周葡萄糖处理和减缓肝葡萄糖生成来纠正高血糖症。此外，与胰岛素不同，二甲双胍与低血糖事件无关[134–136]。在严重烧伤患者中，二甲双胍不仅改善了血糖水平，而且改善了肌肉蛋白合成[136, 137]。最近对烧伤成人患者的研究证实了二甲双胍治疗的益处。对血糖水平和胰岛素抵抗无影响[138]。与胰岛素相似，二甲双胍降低了烧伤后的炎症反应[138]。二甲双胍也增强了胰岛素敏感性[139]。烧伤患者服用二甲双胍的一个禁忌是乳酸性酸中毒的产生和发展[140]。有 1 例烧伤患者发生乳酸性酸中毒，该烧伤患者在受伤前接受了二甲双胍临床治疗[141]。然而，在 18 例接受二甲双胍治疗的严重烧伤成人患者队列中，没有观察到乳酸性酸中毒[138]。正在进行的研究为了评估烧伤患者乳酸性酸中毒的发生率，以及二甲双胍是否将继续作为该患者人群的有效高血糖治疗。初步数据表明，二甲双胍对严重烧伤患者是安全有效的[138]。

八、替代治疗方案

已经有多种药物被研究以减轻烧伤后高代谢性高凝反应。其中许多药物都能解决高血糖症，如胰高血糖素样肽 –1 和过氧化物酶体增殖物激活受体 –γ 激动药。一种类似的胰高血糖素样肽 –1，艾塞那肽，减少了烧伤引起的高血糖，但需要辅助胰岛素治疗才能有效[142]。非诺贝特，一种过氧化物酶体增殖物激活受体 –γ 激动药，不仅改善了血糖水平，而且改善了肌肉和肝脏的胰岛素信号，最终结果是增加了胰岛素水平[38]。非诺贝特还改善了骨骼肌线粒体酶活性和呼吸功能，以及全身和肌肉脂肪氧化[38, 143]。酮康唑是一种抗真菌药，已被证明可减少皮质醇的产生，并假设皮质醇减少会减少烧伤后的超高代谢和炎症。然而，尽管酮康唑有效地降低了尿皮质醇水平，但并未显著降低任何其他方面的超高代谢反应[144]。

九、结论

严重烧伤的生理上的代谢紊乱导致了这类患者的发病率和死亡率增加。非药理学和药理学治疗进展显著改善了这些患者的预后（表 29–1）。然而，降低超高代谢和高血糖的治疗策略仍然是一个挑战。早期烧伤创面切除和植皮覆盖创面是过去 20 年来最大的进步之一，降低了发病率和死亡率。目前最有效的治疗方法是通过普萘洛尔给药阻断 β– 肾上腺素能减少烧伤引起的超高代谢和高凝反应。rhGH、胰高血糖素样肽 –1 和氧甲氢龙（表 29–1）用于抑制超高代谢和高分解代谢反应也已成功。虽然强化胰岛素治疗可以提高死亡率和发病率，但需额外的策略，如二甲双胍，它没有与胰岛素治疗相关的低血糖事件增加的风险。然而，需进一步研究来阐明理想的血糖范围和上述疗法在这个独特的患者群体中的安全性。

表 29-1　多种药物对烧伤后高代谢反应影响的总结

药　物	心血管	骨骼肌	胰岛素抵抗	脂质代谢和脂肪合成
rhGH	心输出量↓	蛋白质动员↑ 体重↑ 骨矿物质含量↑ 身高百分位数↑	高血糖↑	未知
IGF-1	未知	肌肉代谢↓	胰岛素敏感性↑ 低血糖	未知
氧雄龙	心脏做功↓ 肺功能↓	蛋白质合成↑ 去脂体重丢失↓ 生长↑ 肌肉强度↑	无差异	游离脂肪酸↓
胰岛素	静息能量消耗↑	去脂体重↓	高血糖↓	肝脏脂肪↑ 游离脂肪酸↑ 脂肪氧化↓
二甲双胍	静息能量消耗↑	蛋白质合成↑	高血糖↓ 胰岛素敏感性↑	抗脂肪分解
非诺贝特	未知	线粒体酶活性↑	高血糖↓ 胰岛素敏感性↑	脂肪氧化↑
胰高血糖素样肽 -1	无差异	未知	高血糖↓	未知
普萘洛尔	心脏做功↓ 心动过速↓ 静息能量消耗↓	骨骼肌代谢↓ 去脂体重↑	胰岛素敏感性↑	脂肪肝↓ 游离脂肪酸↓
酮康唑	无差异	无差异	无差异	无差异
rhGH+ 普萘洛尔	静息能量消耗↓ 心脏做功↓	骨骼肌代谢↓ 去脂体重↑	胰岛素敏感性↑	游离脂肪酸↓
氧雄龙 + 普萘洛尔	未知	生长停滞持续时间↓ 生长速率↑	未知	未知

第30章 多器官功能衰竭的病因和预防

Etiology and Prevention of Multisystem Organ Failure

Derek M. Culnan Karel D. Capek Robert L. Sheridan 著
孙炳伟 章 杰 译

一、概述

烧伤是由皮肤热损伤引起的损伤，伴有或不伴吸入性损伤，我们在此讨论这些局部原发性损伤所引起的一系列病理生理变化。体液转移到热损伤的组织中，从而引起整体内皮细胞活化、损伤和全身炎症引起烧伤水肿。由此产生的体液分布性休克与体液介导的心肌抑制相结合，从而导致需要液体复苏的烧伤休克。机体的高活化免疫状态、高代谢反应和肾上腺高反应加剧了这种原发性损伤。与此同时，宿主的防御系统，如完整的皮肤[1]和胃肠道黏膜[2, 3]受到损害，导致来自共生体和病理微生物的严重损伤[1]。最终，烧伤、创伤和休克共同致命的终点是多系统器官衰竭（multisystem organ failure，MOF）。在一组821例严重小儿烧伤的研究中，当涉及3个或3个以上器官系统时，MOF的发生率为19%，死亡率为100%[4]。

目前，许多评分系统被用于量化MOF。DENVER2系统通过对肺、肾、肝和心脏功能进行0～3级的评分，在研究和临床护理中得到广泛的应用。共有12分（表30–1）。在评分达到3分之后有一个转折点，死亡率显著增加。序贯器官衰竭评估评分是根据肺、凝血、肝脏、心血管、中枢神经和肾6个系统从0到4分得出的（表30–2）[5]。这一定义系统，在脓毒症和休克领域推广，是SEPSIS 3标准的核心，以定义脓毒性休克，最近发表在《美国医学协会杂志》（*Journal Of The American Medical Association*）上[6]。

不管所用的定义如何，器官系统衰竭越多，死亡率就越高。目前烧伤死亡率的最佳预测模型是蛋白质组学与临床协变量相结合[4]。这些器官损伤出现的时间点和形式见表30–3和图30–1[4]。在烧伤患者中有两条很好的治疗MOF的途径：早期和晚期[8]。早期临床表现为复苏失败导致成人呼吸窘迫综合征、血流动力学衰竭、肾功能衰竭、肝衰竭、肠衰竭和脓毒症；在复苏后出现的晚期级联反应中，肺衰竭、血流动力学不稳定、肾功能衰竭、肠道衰竭和肝功能衰竭也会发生。血管运动障碍和心脏衰竭都是终末事件。在多于3个器官系统衰竭的生存患者中可以看到，随着器官系统衰竭的增多，死亡率增加[7]。了解综合征的进展有助于预测，并做出简化、终止无效努力的决定[8, 9]。本章讨论MOF的病因和预防；管理将在重症监护章节中介绍。

Jeschke和Herndon对573例患者进行了回顾性分析，确定与死亡率、脓毒症、感染和MOF有关的烧伤面积在儿童中占60%，在成人中占40%[10]。Kraft和Jeschke监测了821例MOF患者的病程：呼吸衰竭的发生率在前5天最高；整个住院期间都发生了心力衰竭；肝衰竭随住院时间的延长而增加，并与晚期级联死亡率高有关；肾功能衰竭的发病率出乎意料的低，但与前3周的高死亡率有关。3个或3个以上的器官衰竭在他们的队列中是普遍致命的。MOF患者的总死亡率为41%，而非MOF患者的总死亡率为2%[4]。赫尔辛基烧伤中心报道说，1999—2005年，他们的成人烧伤患者数为1379人，其中死亡人数

表 30–1　MOF 的 DENVER2 标准

器官	项目	评分			
		0	1	2	3
呼吸	PaO_2/FiO_2	≥ 250	175 ~ 249	100 ~ 174	< 100
肾脏	肌酐	≤ 1.8	> 1.8 ~ 2.5	> 2.5 ~ 5.0	> 5.0
肝脏	胆红素	≤ 2.0	> 2.0 ~ 4.0	> 4.0 ~ 8.0	> 8.0
心脏	强心药	见下表			

心脏评分：依据强心药的使用次数和剂量
S. 小剂量；M. 中等剂量；L. 大剂量
没有应用过强心剂：心脏评分 =0

应用 1 次强心药				应用 2 次强心药				
大小	S	M	L	大小	（S，S）	（S，M）	（M，M）	（L，–）
评分	1	2	3	评分	1	2	3	3

患者应用过 3 次或 3 次以上强心药：心脏评分 =3

表 30–2　序贯器官衰竭评估标准

评分项	0	1	2	3	4
				呼吸支持	
呼吸，PaO_2/FiO_2，mmHg	> 400	≤ 400	≤ 399	≤ 200	≤ 100
凝血，血小板 $\times 10^3/mm^3$	> 150	≤ 150	≤ 100	≤ 50	≤ 20
肝脏，胆红素，mg/dl（μmol/L）	< 1.2（< 20）	1.2 ~ 1.9（20 ~ 32）	2.0 ~ 5.9（33 ~ 101）	6.0 ~ 11.9（102 ~ 204）	> 12.0
心血管，高血压	无高血压	平均动脉压 < 79mmHg	多巴胺≤ 5 或多巴酚丁胺（任意剂量）[a]	多巴胺> 5 或肾上腺素≤ 0.1 或去甲肾上腺素≤ 0.1[a]	多巴胺> 15 或肾上腺素> 0.1 或去甲肾上腺素> 0.1[a]
中枢神经系统，格拉斯哥评分	15	13 ~ 14	10 ~ 12	6 ~ 9	< 6
肾脏，肌酐，mg/dl（μmol/L）	< 1.2（< 110）	1.2 ~ 1.9（110 ~ 170）	2.0 ~ 3.4（171 ~ 299）	3.5 ~ 4.9（300 ~ 400）	> 5.0（> 400）
尿量				< 500ml/d	< 200ml/d

a. 肾上腺素能药物给药时间≥ 1h［给药剂量单位为 μg/（kg · min）］

引自 Dubois MJ，Orellana–Jimenez C，Melot C，et al. Albumin administration improves organ function in critically ill hypoalbuminemic patients：a prospective，randomized，controlled，pilot study. *Crit Care Med*. 2006；34（10）：2536–2540.

表 30-3　器官衰竭间的一致性和相关性

A 部分	心脏	肺脏	肾脏	肝脏
心脏（77）	无	73	10	16*
肺脏（230）	73	无	16	22
肾脏（16）	10	16	无	6
肝脏（23）	16*	22	6*	无
B 部分	**1 个器官**	**2 个器官**	**3 个器官**	**4 个器官**
心脏（77）	4	51	18	4
肺脏（230）	147	59	20	4
肾脏（16）	0	4	8	4
肝脏（23）	1	4	14	4
衰竭				

A 部分展示了单个器官之间衰竭的一致性，Logistic 回归表面了肝衰竭和心力衰竭及肾衰竭之间的相关性有统计学意义；B 部分描述了患者中单个器官衰竭和合并其他器官衰竭的发病率

*. $P < 0.05$

引自 Kraft R，Herndon DN，Finnerty CC，Shahrokhi S，Jeschke MG.Occurrence of multiorgan dysfunction in pediatric burn patients：incidence and clinical outcome. *Ann Surg*. 2014；259（2）：381–387.

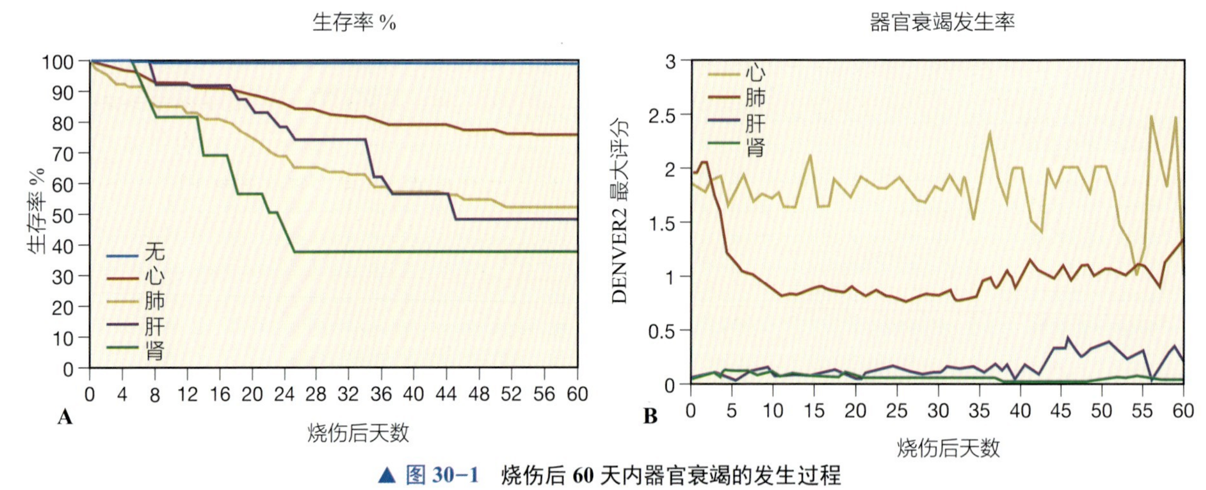

▲ 图 30-1　烧伤后 60 天内器官衰竭的发生过程

A. 单个器官衰竭的生存率；B. 单个器官衰竭的 DENVER2 评分（引自 Kraft R，Herndon DN，Finnerty CC，Shahrokhi S，Jeschke MG. Occurrence of multiorgan dysfunction in pediatric burn patients：incidence and clinical outcome *Ann Surg*. 2014；259（2）：381–387.）

为 71 人，其中 40% 是由 MOF 引起的，40% 是由于无法治疗的烧伤造成的。平均而言，死亡病例中有 4 个器官衰竭，其中最常见的是急性肾功能衰竭。在所有死亡病例中，脓毒症的发生均与 MOF 有关 [11]。

二、病因与细胞反应

我们试图从基因组和细胞到系统和流行病学确定 MOF 的病因，低灌注引起的氧化代谢不足会导致进一步的器官衰竭，以及体液炎症介质的释放，从而导致进一步的细胞功能障碍。在缺血再灌注模型中，会产生氧自由基，导致细胞膜脂

质过氧化和中性粒细胞的聚集[12]，从而进展为全细胞和整个组织功能障碍。由于细胞氧的提取和利用方面的缺陷，危重患者的氧消耗依赖于供应[13, 14]；这导致有氧代谢不足[15]，除非超正常水平的氧气供应。依靠有氧代谢向细胞输送氧气的严重不足可能导致细胞功能障碍，随后可能导致器官衰竭[16]。

线粒体特异性损伤是烧伤早期反应之一；线粒体 DNA 有组织特异性损伤，最严重的是在烧伤小鼠的肺脏和心脏，与时间有关，增加氧化应激和中性粒细胞浸润[17]。Porter 和 Herndon 通过测定皂苷透性肌纤维束的线粒体呼吸来研究烧伤后线粒体功能障碍，发现在烧伤后两年内线粒体偶联持续减少[18]。解偶联蛋白 –1 在烧伤后增加，是烧伤患者高代谢的机制之一[19]。这种反应既是肾上腺素介导的，又是对环境温度的反应，将热调节与骨骼肌的代谢联系在一起[20]。Jeschke 和 Herndon 描述了 242 例儿童严重烧伤的病理生理反应，平均烧伤面积为 56%。所有患者均为高代谢，有明显的肌肉蛋白质丢失、骨矿含量丢失和血清蛋白质组的深刻改变。心功能受损、胰岛素抵抗在第 1 周出现，患者出现炎症反应，白细胞介素 –8、单核细胞趋化蛋白 –1 和白细胞介素 –6 发生明显变化[21]。在 821 名严重烧伤的儿童中，586 名从未发生过符合 DENVER 2 标准的器官衰竭。呼吸衰竭是最常见的器官衰竭（230 例），其次是心脏（77 例），肾脏衰竭发生 16 例（图 30–1）。

大型合作研究项目“炎症和宿主对损伤的反应”定义了严重创伤和烧伤后的白细胞转录组，并在不同损伤中发现了类似的“基因组风暴”，揭示了人类对严重炎症应激的基本反应[22]，烧伤后白细胞的转录组与其免疫应答和预后有关。在对 167 名受试者 28d 的研究中，他们发现了与健康对照组相比，实验组 80% 的白细胞基因（5136）出现了超过两倍的转录组变化。在前 12h 内，该基因的表达有利于天然免疫和炎症反应，包括 NB1、MMP8（中性粒细胞胶原酶）、乳转铁蛋白和触珠蛋白，下调 T 细胞功能和抗原呈递（图 30–2）。他们发现，基因组反应在机体内毒素攻击、轻微创伤和严重烧伤之间是相似的，主要不同的是反应的大小和持续时间，因此推测：血浆中的细胞碎片作为危险相关的分子模式持续存在，使炎症无法解决[23]（图 30–3）。这些对烧伤基因组反应的描述反映了一种整体反应，不考虑白细胞总数中不同细胞类型的复杂相互作用或亚群体，免疫细胞发挥其作用的不同区域内的微环境效应，蛋白质组学或代谢组学效应，以及某些低密度的转录本，小小的改变可能会产生深远的影响。这些数据确实凸显了对严重损伤或轻度内毒素血症的免疫反应的复杂性和普遍性。

Tompkin 的数据显示全身炎症反应综合征是导致 MOF 的细胞事件的基础。虽然许多 MOF 患者会有不同的启动因子[24]，如无菌烧伤等，但脓毒症是全身炎症反应综合征最常见的晚期引发者[1]。一次严重的感染并不是必需的，小的重复感染可能会触发级联反应[25]。也许是通过启动免疫细胞，使它们对每一个连续的刺激做出更深刻的反应[25]。革兰阴性菌的内毒素是通过 Toll 样受体途径产生的主要媒介[26]，但革兰阳性细菌也会引起类似的效果[27]。随着早期烧伤创面坏死物质清除的出现[28]，感染的伤口和伤口脓毒症的发病率正在下降；肺炎比脓毒症更容易导致烧伤患者的死亡[29]。完全的伤口关闭，没有供体部位（例如皮肤替代物），减少氧气消耗[30]，从而改善对开放性伤口的炎症反应，不完全的伤口愈合没有这种效果[31]。循环介质如 IL–6、IL–8 和肿瘤坏死因子水平的增加已被证明源于烧伤创面，提高机体的代谢反应和炎症反应[32]。已证实烧伤后肺组织中 IL–8 被上调[32]，这种与肺功能障碍相关的上调的刺激可能来源于创面[32]。

导致 MOF 的内毒素血症和脓毒症负荷的一个重要来源是肠屏障失效[33]。细菌的密度范围从胃的接近 0，到小肠远端的 $10^4 \sim 10^5$，再到正常结肠的 $10^{11} \sim 10^{12}$[34]。虽然在创伤后没有立即看到[35]，但连续刺激导致细菌及其产物进入门脉和淋巴循环增加。失血性休克[36]、内毒素释放[37]、烧伤[38]和烧伤创面脓毒症[39]都导致肠道细菌易位增加。用聚乙二醇 3350 作为示踪剂，证明增加烧伤创面可以增加肠道对内毒素等大分子的通透性[40]。小分子以乳果糖为示踪剂，损伤

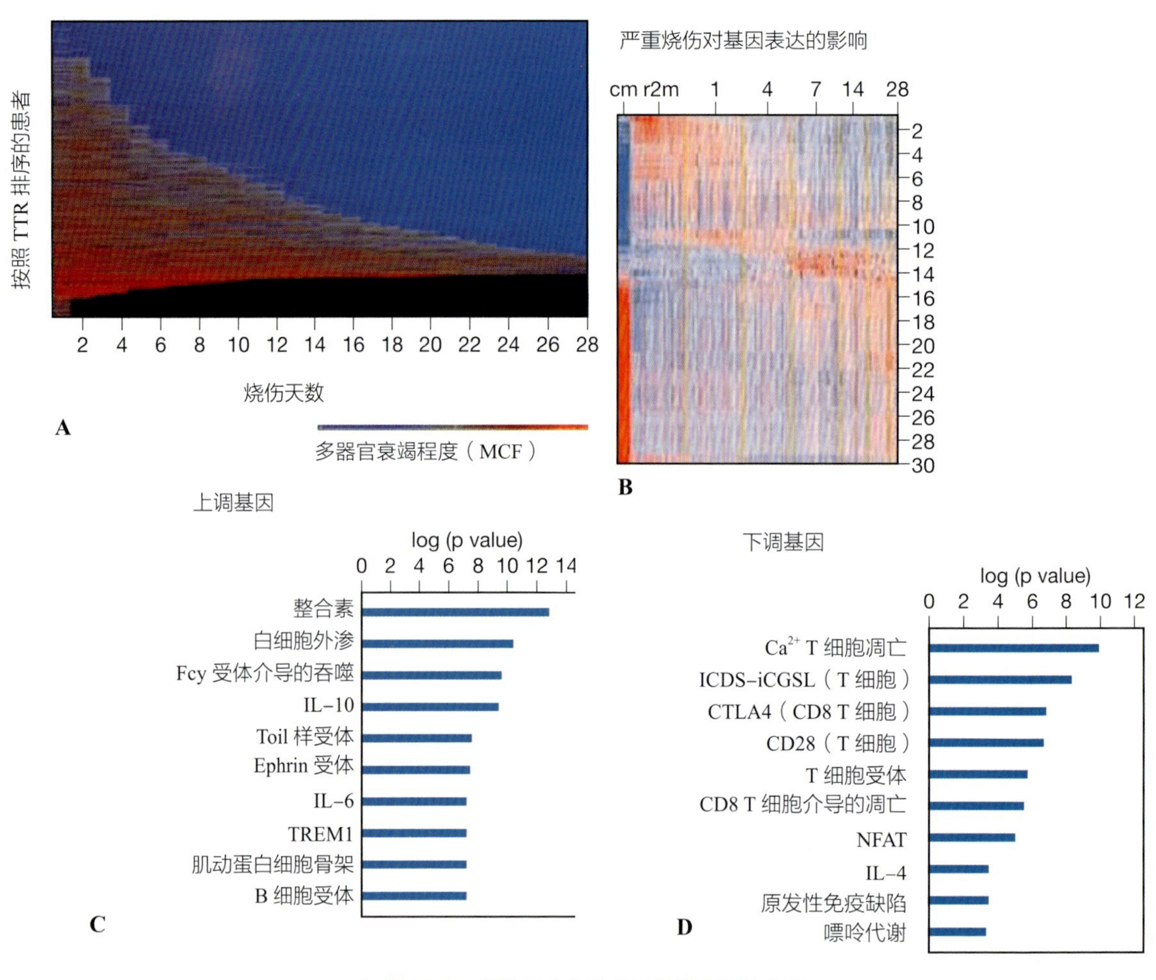

▲ **图 30-2 烧伤后白细胞相关的基因表达分析**

引自 Xiao W, Mindrinos MN, Seok J, et al. A genomic storm in critically injured humans. *J Exp Med*. 2011; 208 (13): 2581–2590.

后更容易通过胃肠膜[41]，并且可以在细胞内外转移[42, 43]。胃肠屏障丧失的后果是深远的。转移细菌可以是脓毒症的直接来源，也可以激活 Kupffer 细胞[2, 3]并与内毒素等细菌产品一起引起炎症反应。

共同点：体液介质

在接受严重护理（液体复苏和伤口护理）的急性烧伤及其伴随的烧伤休克患者中，器官衰竭的主要决定因素是体液介质[44]。研究人员正在利用阻断抗体、可溶性受体和受体拮抗药来解开这些体液因子[45]。

对严重创伤和烧伤后白细胞转录组的进一步研究表明，体液炎症介质是导致烧伤患者死亡的炎症级联反应的基础。Sood 和 Herndon 使用早期白细胞 mRNA 基因组学将转录组改变与 324 例严重烧伤患者的预后联系起来。在许多方面，他们的死亡率与预期相符。60 岁以上的相对死亡风险为 4.53，超过 40% 的烧伤风险为 4.24，吸入风险为 2.08，这些都与死亡率独立相关。他们在白细胞转录组中发现了 39 个基因特征，这些特征与血小板活化、脱颗粒、细胞增殖和前炎症细胞因子的下调有关，是“基因组风暴”所固有的[46]（图 30-1）。

Jeschke 和 Herndon 基于炎症和高代谢反应的截然不同的轨迹，致力于区分烧伤幸存者和非幸存者。非幸存者的白细胞介素 -6、白细胞介素 -8、粒细胞集落刺激因子、单核细胞趋化蛋白 -1、C 反应蛋白、葡萄糖、胰岛素、血尿素氮、肌酐和胆红素及高代谢反应显著升高[47]。IL-8 是炎症反应的主要介质，与体表烧伤面积和

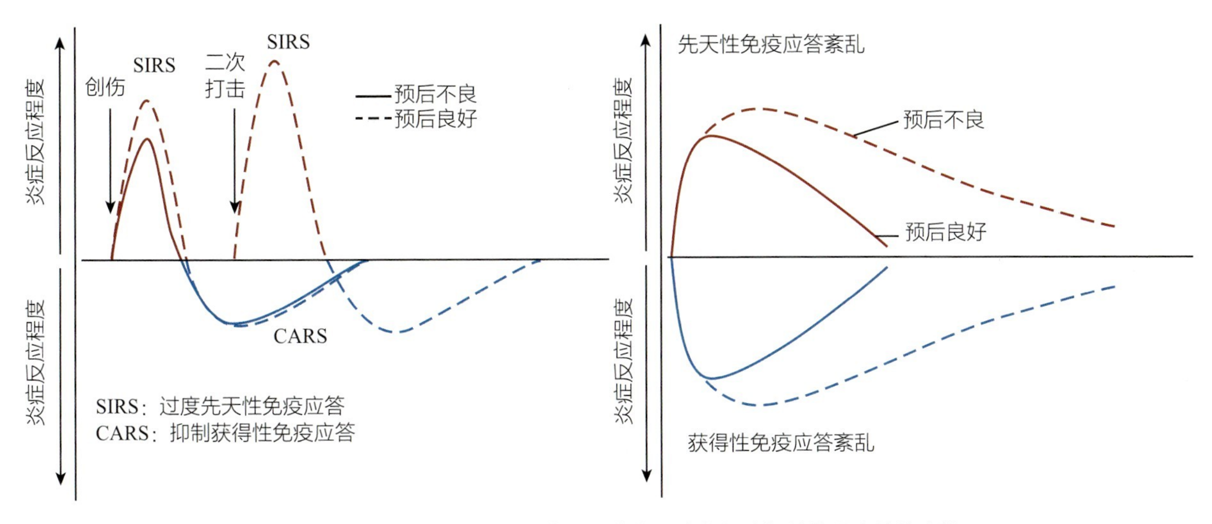

▲ 图 30-3　预后不良和预后良好的烧伤所致白细胞相关基因表达的比较

引自 Xiao W，Mindrinos MN，Seok J，et al. A genomic storm in critically injured humans. *J Exp Med*. 2011；208（13）：2581–2590.

MOF 发生率相对应。高水平与脓毒症、MOF 和死亡率相关，提示 IL–8 可能为监测烧伤患者的脓毒症、感染和死亡率提供一个有效的生物标志物。体液炎症介质被认为在烧伤后 MOF 中，同样也是在严重创伤中，调控人体对炎症的基本级联反应，几十年来一直在讨论：内毒素、花生四烯酸代谢物、细胞因子、血小板激活因子（platelet activating factor，PAF）、激活中性粒细胞黏附分子、一氧化氮、防御素和氧自由基 [48]。

内毒素是革兰阴性细菌外细胞壁的脂多糖成分，通过与肿瘤坏死因子的相互作用诱导许多与脓毒症相关的症状：发热、低血压、急性期蛋白的释放以及 TNF 和 IL–1 等多种细胞因子的产生 [49]。仅内毒素注射引起的白细胞转录组的变化与严重烧伤相同 [23]，它还激活补体 [50–52] 和凝血级联 [53]，并导致释放 PAF[54]。内毒素的潜在来源包括感染灶和肠道屏障失效时肠道内的革兰阴性细菌。

花生四烯酸约占细胞膜的 20%，在多种刺激下，花生四烯酸从细胞膜中释放出来，激活磷脂酶 A_2 和 C，然后被活性介质代谢。通过环氧化酶途径产生前列腺素和凝血酶，而通过脂氧化酶途径产生白三烯 [55]。前列腺素和白三烯以一种复杂的方式与其他介质相互作用，然后降解 [56]。环前列腺素等环氧化酶产物可抑制血小板聚集、血栓形成和胃分泌 [57]，而血栓素 A_2 等其他产物可引起血小板聚集，对内脏和肺微血管系统均有明显的血管收缩作用，并可引起支气管收缩和细胞膜通透性增加 [58]。阿司匹林不可逆地抑制环氧化酶，使花生四烯酸沿着脂氧合酶途径代谢下降 [59]。脂氧合酶途径导致白三烯的形成。根据 5- 脂氧合酶作用后的代谢情况，有两种类型：白三烯（leukotrienes，LT）C4、D4、E4 和 LTB4[51]。多种细胞类型的刺激，包括中性粒细胞、巨噬细胞和单核细胞，会产生白三烯 [52]。血管壁也能产生白三烯 [60]。LTC4、D4 和 E4 对血管张力的作用取决于是否存在其他介质，包括环氧合酶产物 [61]。LTC4、D4 和 E4 除了在改变血流方向方面有不同的作用外，还会增加血管通透性 [62]，并在肺衰竭发生前立即升高 [63]。LTB4 的主要作用是增强中性粒细胞趋化性 [64]。因此，在 MOF 中白三烯可能参与水肿的形成和肺以及全身血管的变化。

细胞因子是免疫细胞分泌的调节蛋白，具有多种旁分泌和内分泌作用。主要分为六大类 [65]：白细胞介素、TNF、干扰素、集落刺激因子、趋化因子和生长因子。脓毒症最广泛的特征是 IL–1、IL–6 和 TNF。

IL–1 和 IL–6 在脓毒症状态升高；高水平与死亡结局相关 [66]，并可预测全身感染 [67]。IL–1β 引起低血压和全身血管阻力下降，这可能与肿瘤坏死因子的协同作用有关 [68]。TNF 可引起动物低血压、心脏抑制和肺功能障碍[69, 70]。当应用于人类时，TNF会引起发热、低血压、全身血管阻力降低、蛋白质周转增加、应激激素[66, 71]水平升高以及凝血级联的激活[68]。

PAF是由血小板、内皮细胞和炎症细胞[72]等多种细胞分泌的一种非蛋白磷脂，是内毒素对肺[73]和血流动力学[74]影响的主要介质。PAF的主要作用是血管舒张、心脏抑制和毛细血管渗漏的增强。它与其他中介之间的复杂交互仍然知之甚少。

虽然组织损伤可以在中性粒细胞[75]缺乏的情况下发生，但炎症过程导致活化的炎症细胞在局部积聚，释放各种局部毒素，如氧自由基、蛋白酶、二十烷酸类、PAF等。当不受控制时，这种激活细胞的积累会导致组织损伤[76]。中性粒细胞最初附着在炎症部位的血管内皮细胞上，是通过中性粒细胞和内皮细胞表面黏附分子的相互作用促进的[77]。

有趣的是，在大量刺激下，这些中性粒细胞黏附受体在主要的热损伤和非热损伤后减少[78]，也许这在一定程度上解释了感染发生率的增加。这种黏附机制的重要性可以在缺乏一种中性粒细胞黏附受体整合素类（CD-18）的患者身上看到，这些患者经常遭受细菌感染[79]。控制这些复杂细胞间相互作用的跨膜多肽的生物学是一个活跃的研究领域[80]，有望成为治疗干预手段。

在缺血-再灌注模型中，当黄嘌呤氧化酶在再灌注后被激活时，活化的中性粒细胞对多种刺激因子做出反应[81]，释放过氧化氢和超氧阴离子等氧自由基。这些高度反应性的产物引起细胞膜功能障碍，增加血管通透性，并释放二十烷酸类物质。

从精氨酸生成瓜氨酸时释放的一氧化氮，在20世纪80年代中期被确定为内皮产物[82]。它的半衰期只有几秒钟，因为它很快被氧化，但它有深刻的局部微血管效应。一氧化氮的合成受到多种细胞因子、内毒素、凝血酶和血管内皮损伤的刺激。它是一种有效的血管扩张药[83]，但它的作用取决于血管床和其他介质的存在与否[84]。一氧化氮是脓毒症低血压反应的主要介质之一[85, 86]。

抗原抗体复合物激活补体级联，补体片段因此产生与其他细胞因子相互作用，从而产生炎症反应[87]。抗C5a抗体能减少内毒素血症动物模型中的低血压的发生率[88, 89]。

三、器官特异性衰竭与预防

MOF逆转是具有挑战性的，因此预防工作至关重要[90]。基因组数据显示，MOF患者的发病过程与那些没有并发症的患者相同[23]。预防的基础是阻止驱动和放大这一过程的“引擎”：败血症、肠道屏障破裂、伤口和灌注不足（表30-4）。在目前的外科和药理学模式下，停止这些引擎比处理一个不被充分理解的复杂介质网络更实际。烧伤患者的器官系统和MOF“引擎”之间的相互作用是复杂的。为了方便起见，我们将依次讨论主要的器官系统。

表30-4　多器官功能衰竭的病因和预防措施

病　因	处　理
脓毒症	深度创面的早期切削痂和封闭创面 隐匿性感染创面的早期发现和处理
肠道屏障破裂	改善全身血流动力学 早期进行肠内营养
器官灌流减少	改善全身血流动力学 加强给氧

（一）高代谢

严重的损伤与高代谢反应有关，表现为耗氧量和二氧化碳的增加、高动态循环、每分钟通气增加、免疫反应改变和分解代谢。非幸存者的代谢率持续增高[4]。现代烧伤管理的一个重要组成部分是减少高代谢反应。几十年来，通过对外部环境的管理来降低患者的代谢需求一直是烧伤护理不可缺少的组成部分[20]。目前，β受体阻断药普萘洛尔是最有效的合成药物治疗。尽管生长激素[91]的影响更为深远，但它与更多的不良后果有关[91]。胰岛素样生长因子、强化胰岛素治疗和氧甲氢龙都已被研究。

像氧甲氢龙这样的合成代谢类固醇已经被用来减少烧伤后的分解代谢，并帮助患者进入合成代谢状态。Sousse 和 Suman 证明，长期服用氧甲氢龙可显著降低高代谢，增加身高百分位数、骨矿化、去脂体重和力量。他们表现出肺功能的改善，最大呼气通气量和最大自主通气量增加[92]。吸入损伤并没有增加烧伤引起的高代谢压力[93]。有希望的调查仍在继续，使用合成代谢药物治疗严重烧伤，它们正在成为世界各地烧伤中心的护理标准。

（二）心血管系统

烧伤数小时后，随着烧伤水肿的加重，由于预负荷的减少，会产生严重的休克状态。烧伤后即刻衰退期，心脏功能以 IL-1B，TNFα 依赖的方式受到抑制，CD14 基因敲除可以阻止或停止核转录因子阻断药。烧伤后 48h，β 肾上腺素会介导心动过速及心输出量增加[94]。内毒素血症后右心室射血分数的下降可通过血栓素的阻断得到缓解[95]。最初，全身血管阻力增加；然而，当全身炎症和败血症出现在血流阶段，血管痉挛随之而来，并加剧了促进 MOF 的心源性和分布性休克状态[96]。

烧伤后 24 ～ 48h 后衰退期结束，心脏病理进入血流期，以心输出量升高为标志。这一阶段的心功能障碍的病理生理学已经被充分描述[94]。两个主要的驱动因素是儿茶酚胺水平的长期升高和脓毒症。脓毒症可在细胞因子介导的过程中继续导致心肌功能障碍。持久的 β- 肾上腺素受体激活导致 G 蛋白偶联，减少环磷酸腺苷的产生并改变丝裂原激活的蛋白激酶和蛋白激酶 B 的磷酸化途径，使其远离西罗莫司（mTOR）靶标，并减少肌浆网钙 ATP 酶 2 和内质网钙通道蛋白受体。总的来说，这些因素使心肌对儿茶酚胺反应降低，扰乱钙稳态。炎症和烧伤组织的一氧化氮分泌进一步改变线粒体呼吸，并与钙竞争肌球蛋白的结合位点，从而进一步促进钙的失调。长时间的钙从肌浆网渗漏会耗尽钙的储存并降低收缩力。这些变化共同驱动心肌走向凋亡，凋亡在烧伤后 3h 内检测到，处于消退期，但可以继续进入血流期[94]。

此外，肺动脉高压和右心室衰竭有很高的死亡率。在烧伤患者中，这可能是由脓毒症相关的心肌效应或复苏和（或）水肿动员引起的急性液体过载引起的。左心衰竭、急性肺栓塞、败血症、急性肺损伤和围术期状态是其他常见原因[97]。Jeschke 报道说，非幸存者在 29 ～ 34d 和 91 ～ 180d 烧伤后的心脏指数比幸存者高 30%，从而表明在以 MOF 为代表的持续性高动态状态下心脏需求增加。这些数据表明，这些患者可能需要一个超过敏性心脏指数来满足他们的高代谢需求，尽管目前没有明确的研究存在。有效、快速的心血管衰竭管理对预防或改善 MOF 具有重要意义，是烧伤中心护理的重要组成部分。

越来越多的证据表明，普萘洛尔通过降低心率和心功能改善烧伤后的心脏预后，从而抑制高代谢和高分解代谢。卡维地洛可能具有额外的 α 受体阻断和自由基清除的作用。

（三）肺

肺衰竭是由吸入毒素、液体过量、心力衰竭和复苏引起的肺水肿、烧伤创面和脓毒症产生的炎症介质对肺毛细血管床的损伤、肺炎和医源性呼吸机损伤等直接损伤引起的[11]。对 MOF 肺成分的预防基于感染性预防（早期呼吸机通气中断或每日自主呼吸试验、吸引、口腔卫生、胸部理疗、抬高床头）和加重肺损伤的限制性因素。目前的治疗方法，如雾化肝素、沙丁胺醇、皮质醇、肾上腺素和胸部物理治疗以及黏液溶解，可改善肺通气、功能和预后[4]。Cox 和 Hawkins 研究了 72 例严重烧伤儿童的尸检标本中气道上皮的完整性，发现气道上皮的丢失与吸入损伤和年龄有关[98]。吸入性损伤的死亡率为 16.4%，与机械通气时间延长和住院时间延长有关[99]。

Lopez 和 Enkhbaatar 在吸入烟雾的绵羊烧伤模型中证明，雾化肾上腺素限制了肺血管对水和蛋白质通量的高渗透性。这保留了动态顺应性、平均气道压力和 P/F 比值[100]。在绵羊的烧伤与吸入性损伤模型中，Traber 等给予了 γ－东莨菪碱，一种活性氧清除剂。他们发现精氨酸酶和胶原蛋白减少，扩散能力显著提高，肺水减少，肺分流率降低，峰值压力降低，细支气管阻塞减少，这表明自由基清除剂可能减少吸烟引起的慢性肺功能障碍[101, 102]。

在假单胞菌感染吸入性损伤羊模型中，肺气体交换严重恶化，肺淋巴流量和蛋白含量、肺水、亚硝酸盐 / 硝酸盐浓度、气管血流量和血管内皮生长因子表达增加[103]。在另一项用该模型评估微循环变化对激活蛋白 C 的反应的研究中，观察到心率和心输出量的显著降低。气管、肾脏和大脑微血管血流量的变化趋于正常[104]。

近 20 年来，ARDS 网络学说（限制潮气量、限制压力通气、呼气末正压和允许的高呼吸暂停）一直主导着肺重症监护领域[105]。这些原则在烧伤护理中的应用受到了限制，因为高代谢状态需要更高的分钟通气量，复苏引起的肺水肿增加了 A–a 梯度，吸入毒素导致肺泡顺应性降低和气道损伤，导致阻力增加，黏膜脱落和堵塞的风险增加。28 年来，Sousse 和 Mlcak 分析了 932 例小儿烧伤合并吸入性损伤患者的肺结局，并按潮气量分层。他们的发现与 ADRS 的净数据大相径庭；他们确定高潮气量（153ml/kg）与显著减少呼吸机天数和最大呼气末正压、显著增加最大吸气峰压力有关。ARDS 明显减少，但气胸发生率增加。他们的结论是，高潮气量可能会中断吸入损伤后导致肺损伤[106]。值得注意的是，这项研究是在早期自主呼吸试验和积极停止机械通气的情况下进行的。目前还不清楚这些数据是一种异常现象，还是像我们怀疑的那样，烧伤肺的生理结构存在根本差异。在严重吸入性损伤合并低氧和高碳酸血症的情况下，我们已经看到了儿童肺在损伤后几个月的气体交换最终恢复正常的显著能力；这种现象可能归因于仍然活跃的干细胞群[107]。例如，与烧伤相关的炎症会导致高血糖。超过 150mg/dl 的阈值会导致支气管肺系统中细菌的大量生长。平均每日血糖＞150mg/dl 的患者机械通气肺炎和 ARDS 发生率较高；他们的通气时间明显更长，感染和脓毒症也更多[108]。

（四）胃肠功能障碍

DENVER2 和 SOFA 评分只针对肝脏相关的肠道功能衰竭。然而，胃肠道功能障碍的其他方面也会导致严重的发病率和死亡率。肠循环紊乱、弛缓、肠梗阻、水肿、肿胀和黏膜屏障功能丧失肠道功能障碍，被 Lautenschlager 等认为是 MOF 的引擎，他们利用 PAF 灌注离体大鼠的小肠研究，发现它们可以引起肠系膜血管收缩、液体和大分子易位，在肠衰竭时可以看到肠腔血管水肿，动力丧失。在这个模型中，奎尼丁，一种钠通道阻滞药，抑制了这种病理，而地塞米松没有[109]。Oliveira 和 Herndon 研究了环氧化酶 –2 抑制药在烧伤后肠梗阻患者前列腺素介导的病因学中的作用[110]。肠系膜血流不足时，肠黏膜完整性受损，烧伤后肠血流量减少，血栓素 A_2 释放加重[111]。内脏血流支持是 MOF 预防的一个重要方面[112]，是全身血流动力学支持的一部分。

在慢性猪烧伤模型中，给烧伤的猪注射内毒素丸，导致全身血管阻力、血压、心脏指数和肠系膜血流量显著下降。这种状态增加了肠道细菌易位进入肠系膜淋巴结、脾脏和烧伤创面，可能是由于肠系膜缺血再灌注损伤所致[113]。

与肠外营养相比，肠内营养对结果有有益的影响，可能因为增强胃肠道屏障的完整性[114]。肠细胞主要由肠内营养支持。肠内营养缺乏会导致黏膜萎缩[115]。烧伤患者可耐受早期肠内营养[116]并减弱其高代谢反应[117]。与提供足够的肠系膜血流量和肠内营养相比，支持肠细胞的特定营养素的价值较模糊。谷氨酰胺是小肠肠细胞的首选燃料[118]。脓毒症已被证明可减少小肠肠细胞对谷氨酰胺的吸收，这可能导致屏障失效[119]，理论上，营养方案中添加谷氨酰胺可改善屏障功能。谷氨酰胺由于保质期短，不属于商业肠外营养配方的组成部分，尽管二肽有更好的耐受性和较长的保质期[120]。虽然补充谷氨酰胺可以改善外科患者[115]的蛋白质平衡，并部分逆转肠道萎缩[121]，但目前还没有证据表明它可以改善肠屏障功能[122]。大肠黏膜对丁酸盐有营养作用，丁酸盐是一种通过纤维发酵释放出来的脂肪酸[123]。肠内果胶可能有助于支持结肠黏膜，但这种支持在高代谢烧伤患者的价值尚不清楚。

有限的研究表明益生菌对肠道屏障的支持可能有好处，益生菌可改善胃肠道屏障功能[124]，避免致病菌定植和免疫调节。它们减少了烧伤大鼠肠道内的细菌易位[125]。有趣的是，它们似乎会增加腹泻率。越来越多的数据表明，益生菌可以降低呼吸机相关肺炎的发病率。目前的数据统计中存在一些担忧，即对照组呼吸机获得性肺炎的发生率过高，并且有来自高危患者益生菌感染的病例报道[126]。在 20 名严重烧伤的儿童中，益生菌被发现是安全的，而且往往需要更少的手术和时间来完成创面闭合[127]。

肠腔的净化可能会减少胃肠屏障衰竭的影响。人们已经尝试评估通过覆盖肠道细菌来抑制它们附着在肠道黏膜和易位的能力，从而观察肠腔净化的影响[128, 129]。虽然这种机制可能降低肺炎的发病率，但对死亡率没有明显的影响。

急性胰腺炎在严重烧伤后也值得注意，定义为淀粉酶或脂肪酶增加 3 倍，伴有腹痛或肠内营养不耐受。在儿科队列中，Rivero 和 Jeschke 报道了 13/2699 或 0.05% 的发病率，并在 11/78 例尸检中发现了病理证据。这与 40% 的无症状高淀粉酶血症或高脂血症患者形成对比。他们假设这些胰腺炎病例的病因是由于休克引起的缺血性损伤。他们还注意到胰腺炎队列中死亡率的增加[130]。

在严重烧伤中，肝脏在调节炎症过程、免疫功能、代谢途径和急性期反应中起着关键作用。热损伤通过诱导肝水肿、脂肪浸润、细胞凋亡及与胰岛素抵抗相关的代谢紊乱而导致肝损伤。胰岛素治疗可降低严重烧伤和危重患者的感染率和促炎细胞因子的合成，改善肝脏结构和功能[131]。

烧伤可促进烧伤儿童分解代谢和脂肪分解[132]。由此产生的游离脂肪酸在肝脏中被重新酯化为甘油三酯，由于转运蛋白的下调，它们不会以极低密度脂蛋白的形式分泌，从而导致脂肪肝的进行性变性。碳水化合物被用作严重烧伤患者的主要能源。Lee 和 Herndon 证明，低脂、高碳水化合物的食物可缩短单位烧伤面积的 ICU 住院时间，降低败血症的发生率，并减少肝脏脂肪变性[133]。

急性肝功能衰竭（acute liver failure，ALF）在烧伤后并不常见，但死亡率很高。在没有慢性肝病的情况下，它表现为肝性脑病、黄疸和凝血病，死亡率为 40%～50%。34% 的患者死于脑疝、难治性低血压和 MOF。Herndon 等对 ICU 中连续 142 例 ALF 患者进行了研究，发现其中 70% 是由于心力衰竭，13% 是由于呼吸衰竭，13% 是由于毒素或脓毒症[134]。最常见的是，低流量状态导致 ALF。肝脏通过门静脉系统接收大部分血液，在危重症中对门静脉供应的依赖增加，因为动脉供应减少，而中心小叶的氧气需求由于代谢和合成需求而增加。在心力衰竭的情况下，高中心静脉压力，与液体超载或需要高预负荷有关，降低肝脏的压力梯度，破坏门静脉流量（和氧合），导致小叶中央坏死。因此，大多数烧伤后急性肝功能衰竭是低氧性肝功能衰竭，高肝（中心）静脉压力是导致肝供氧减少的主要原因（尚未确认）[134]。不太常见的原因是毒素和病毒。烧伤重症监护病房使用的许多药物可导致急性肝衰竭：对乙酰氨基酚、阿莫西林、莫西沙星、甲氧嘧啶–磺胺甲噁唑、氟康唑、伏立康唑、胺碘酮、二甲双胍、异氟醚、阿片类药物、苯妥英钠、布洛芬、铁和合成代谢类固醇。与烧伤相关的免疫抑制容易导致潜伏性肝炎和疱疹病毒（尤其是巨细胞病毒）的激活，从而导致 ALF。凝血因子的丢失会导致凝血病，而抗凝药的丢失会导致血栓形成，共同促进弥散性血管内凝血。肝功能障碍的烧伤患者由于葡萄糖稳态的丧失而容易发生低血糖[135]。ALF 反馈给 MOF 导致血管麻痹，循环血管活性化合物的肝清除率下降，一氧化氮生成增加，由于缺血引起的急性肾功能衰竭和急性肾小管坏死，并可能发展为肝肾和（或）筋膜室综合征。

（五）肾脏

为了在烧伤中存活，充分的肾脏清除是至关重要的。复苏后 24h，必须清除过量的给药量。肾功能对于清除大量与损伤和高动态状态相关的代谢废物至关重要[136]。同时，肾脏还会受到前期的损害，如低血容量和休克，以及直接的肾脏毒素，如肌红蛋白和药物[137]。积极治疗筋膜间隙综合征以预防肌红蛋白血症，监测腹腔间室压力以防止肾血流损害，避免使用肾毒性药物对维持肾功能至关重要。Mason 和 Jeschke 等前瞻性地分析了 330 例与 Parkland 公式复苏相关的患者的复苏情况。接受超过 Parkland 公式复苏的组 APACHE 评分更高。复苏量少于 Parkland 公式复苏的患者急性肾损伤的发生率更高（优势比 3.25；95%CI 1.18 ～ 8.94），无感染并发症差异[138]。维持充足的肾血流量和适当的容量复苏对维持肾功能至关重要。在对 41179 例芬兰烧伤患者的回顾性研究中，86 例有与烧伤相关的急性肾损伤，43 例发展为终末期肾病并需要肾脏替代治疗[139]。在没有利尿药的情况下，0.5 ～ 1ml/（kg・h）的尿量一般表明肾脏灌注充足。对于肌酐升高或尿量减少的患者，在离心显微镜下尿常规检查中发现颗粒性、管型有助于迅速鉴别器官损伤（肾小管坏死）与适当的肾脏对血流减少的反应（肾前状态），并能及时指导治疗。

四、预防脓毒血症

脓毒症是 MOF 的主要发病机制，MOF 易使患者发生脓毒症；一个致命的前馈循环。烧伤后促炎介质的激增以及由此产生的高代谢反应和蛋白质消耗导致感染和脓毒症[4]。在多个系列中，所有与 MOF 有关的死亡都是感染性的。MOF 患者可能有更多的主要感染（非 MOF 2.1，MOF 3.3），他们确实经历了更多的脓毒症（非 MOF5%，MOF31%）。早期烧伤清创、创面闭合、常规创面监测和培养以及严格的感染控制仍是控制烧伤患者侵袭性感染的主要辅助手段[140]。脓毒症至少占 MOF 病例的一半。早期切除坏死组织可预防明显的伤口脓毒症和较小的脓毒症，因为处理烧伤创面是暂时性菌血症的常见来源[141, 142]。在频繁地处理严重粘连的伤口时发生的多次隐性菌血症通过启动免疫细胞促进 MOF 的发展，使它们对随后的每次损伤反应更强烈[25]。

围术期和预防性抗生素在减少围术期菌血症方面的作用仍存在争议。对于创伤＞ 60%TBSA 的患者和任何被认为伤口操作导致菌血症的患者都有明显的益处[143]。培养导向的抗生素是一个重要的考虑，因为烧伤患者容易发生大量不寻常的，往往是隐性感染[144]。高度怀疑可协助快速诊断和治疗。

血管内感染，如化脓性血栓性静脉炎和心内膜炎，通常出现在伴有发热和菌血症的烧伤患者中，但没有局部症状。患有心内膜炎的烧伤患者很少出现杂音（仅占 9%）[145]，只有 10% 的患者在死前报告有杂音[146]。感染性血栓性静脉炎通常没有局部征象，68% 的病例只有发热和阳性血培养[147]。诊断是通过彻底检查所有部位的先前插管，手术暴露可疑部位，并完全切除涉及静脉[148]。仔细地护理，定期更换和早期移除血管内设备将减少导管相关败血症的发生。隐匿性脑内败血症也可伴有发热和菌血症，但没有明确的征象，只能通过仔细检查和探查可疑的腔室来诊断[149]。

约 35% 的吸入性损伤患者出现肺炎，使预期死亡率增加 20% ～ 60%[150]。应警惕肺炎的发生，并积极使用肺部护理和特定抗生素进行治疗。随着插管时间的延长[151]，院内肺炎的发生率增加，强调了明智使用机械通气和早期拔管方案（如每日自主呼吸试验）的重要性。

化脓性鼻窦炎是 ICU 中罕见的脓毒症原因，传统上认为是由经鼻管置入引起的描述在 1986 年发表的一系列病例中[152]。许多烧伤中心经常使用长时间的经鼻气管插管，因为它们的脱出率和镇静要求都很低，而且鼻窦炎的发生率也不高。随后的研究对这一病因提出了质疑，根据我们的经验，在过去 20 年里[153]，我们没有出现过这种情况。此外，即使发生感染性休克，这也不是典型的原因。如果发生化脓性鼻窦炎，可以用拔管、局部去充血剂和适当的抗生素治疗，很少需要手术引流。

非结石性胆囊炎表现为全身性脓毒症，无局部征象，诊断困难[154]。经皮胆囊炎导管引流术已成为危重患者疑为胆囊炎的首选治疗方法[155]。这可以为不能立即手术的患者早期有效地诊断及引流减压。

五、确保氧供

氧是细胞中最敏感的底物之一。所有线粒体功能正常的细胞内氧分压为 0.5mmHg。不能提供足够的氧气导致器官功能障碍是休克的一个定义，也是 MOF 的一个常见原因[156]。

不充足的氧气输送使细胞进入厌氧代谢，随着黄嘌呤氧化酶的激活，细胞内氧自由基的释放增加。充足的氧气输送需要足够的复苏和重建心血管和肺的稳态。复苏的实际细节，特别是复苏终点，仍然存在争议[157]。Rivers 等的研究强调了在感染性休克中积极追求预定复苏终点的效用。大型试验未能复制其结果，这可能是早期目标导向治疗方案成为护理标准的结果，从而提高了对照组的死亡率。无论如何，优化预负荷，确保适当的后负荷，优化正性肌力和跟踪末端器官灌注仍然是从高级烧伤生命支持到生存脓毒症运动等算法中重症监护支持的标志[158]。除了尿量之外的其他复苏终点，如乳酸和碱缺乏[159]，以及先进的血流动力学监测工具，正在提高复苏的准确性，并将复苏不足和复苏过度的发病率降至最低。计算机复苏算法有助于实现充分的液体复苏，同时尽量减少过度复苏。本文的其他章节将详细讨论复苏策略及其效果。通过在复苏过程中加入胶体，可减少大量晶体复苏引起的全身水肿并发症[160]。

供氧不足会导致器官功能障碍。临床医生应确保伤者被复苏到传统的临床终点，即适当的尿量、皮肤灌注、血压和感觉器官。在选定的危重患者中，侵入性和非侵入性监测是合理的，以优化前负荷、后负荷、肌力和氧气的输送和消耗，特别是在尿量成为不可靠终点的患者中。

六、营养和特异性免疫调节剂的潜在作用

通过调节导致器官功能障碍的共同途径来预防 MOF 是重症监护的圣杯。实现这一目标的 3 种一般方法是营养调节、非特异性调节和特异性免疫调节。

（一）营养免疫调节

有 3 类物质有望成为营养免疫调节剂：长链脂肪酸；精氨酸、谷氨酰胺和支链氨基酸；核苷酸。长链脂肪酸是细胞膜的重要成分，对细胞功能有重要影响[161]。ω-3 长链脂肪酸在免疫功能细胞的细胞膜中起着特别重要的作用[162]。动物数据表明，在饮食中添加 ω-3 脂肪酸可以改善烧伤后的免疫功能[163]，但目前还没有明确的临床数据。

特定氨基酸，特别是精氨酸、谷氨酰胺和支链氨基酸亮氨酸、异亮氨酸和缬氨酸的潜在免疫刺激作用仍是一个研究领域。精氨酸在尿素循环和一氧化氮生成中具有重要作用，对机体免疫功能有重要影响[164-166]。动物实验数据表明，精氨酸补充可改善烧伤后的免疫功能和预后，但人类实验数据不足以支持其常规用药。谷氨酰胺在高代谢患者[118, 119]中可能是必不可少的，它的应用可能支持肠道屏障，从而消除屏障失效的后果。

（二）非特异性和特异性免疫调节

一颗神奇的免疫调节子弹似乎不太可能阻止危重患者的 MOF 的发展，尤其是在控制不了的败血症、受损的肠道屏障、未处理的烧伤创面或血流动力学支持不足的情况下。非特异性免疫调节包括使用类固醇[170]、免疫球蛋白 G[171] 和纳洛酮[172]，但对患者预后没有显著影响。除了用于肾上腺功能不全的类固醇[173]和用于阿片类药物中毒的纳洛酮外，目前还没有这些物质在危重烧伤患者中的作用。

通过对脂多糖的吸收[174]、多粘菌素 B[175] 的预防和抗内毒素抗体的研究，试图解决脂多糖的毒性问题。尽管已经尝试了多次使用多种抗体的试验，但尚未有令人信服的数据将一种抗体应用于广泛的临床实践[176-179]。

免疫调节还针对花生四烯酸代谢物或二十烷酸类，包括环氧合酶和脂氧合酶产物。脓毒症动物模型显示环氧化酶途径阻断改善了生存[180]、改善了肺血流动力学[181]和肠系膜血流[182]。目前缺乏人体数据，但已有研究表明，非甾体类抗炎药可改善正常志愿者[183]和脓毒症患者[184]的内毒素注射相关症状，并可能改善手术创伤后的免疫功能[181]。在动物模型中，输注血管舒张的花生四烯酸代谢物前列环素可改善内毒素输注引起的肺功能障碍[38]。脂氧合酶途径阻断可降低小

鼠[185]、绵羊[186]和猪[187]的肺功能障碍。脂氧合酶抑制药在人体中的最终作用仍有待研究。

细胞因子也成为了目标。IL-1受体拮抗药提高动物模型的存活率[188]。注射IL-1可改善人体免疫功能[189]。目前对这种细胞因子的复杂功能的了解还不足以进行智能干预。TNF阻断降低了内毒素输注和革兰阴性脓毒症在动物模型中的生理作用[190, 191]。在实验脓毒症[192]和内毒素血症[193]之前使用抗TNF对存活率有不同的影响。

在各种内毒素血症动物模型中，干扰PAF的作用可降低人烧伤血清中性粒细胞的启动[194]，改善内毒素引起的肺功能障碍[195]，减少花生酸释放[196]，减少血栓素释放，提高存活率[197]。这些令人兴奋的初步结果，以及几种阻滞药和受体拮抗药的可用性预示着PAF修饰的未来用途。调节炎症细胞的黏附和功能是一个令人兴奋的研究领域，因为激活的中性粒细胞在MOF的发展中发挥着重要作用。单克隆抗体阻断中性粒细胞黏附受体可提高内毒素和失血性休克动物模型的存活率[198]。

活化的中性粒细胞或黄嘌呤氧化酶产生的氧自由基可氧化膜脂质，形成脂质过氧化物，导致膜功能障碍[199]。天然的抗氧化系统确实存在，但可能会被淹没。维生素E是一种天然的抗氧化剂，其循环水平在ARDS患者中很低[200]。修饰氧化剂活性的努力包括阻断自由基的生成，添加自由基清除剂，增强宿主抗氧化防御，防止中性粒细胞扩大组织损伤[199]。特别令人感兴趣的是自由基清除剂，如超氧化物歧化酶[201]和自旋捕获的硝酮[202]，它们可以提高内毒素和失血性休克动物模型的存活率。尽管最初的动物研究令人鼓舞，但这种疗法还不适用于人类患者。

一氧化氮的持续合成在脓毒症患者肺和全身血管张力的调节中发挥重要作用[203]，这为干预提供了潜在的机会[204]。雾化一氧化氮已被证明在逆转与ARDS相关的肺动脉高压和改善V：Q错配方面有作用[205]，一氧化氮合成阻断药可改善与脓毒症相关的低血压和肾功能障碍。它与其他细胞因子的复杂相互作用以及对不同血管床的可变影响，目前使任何基于一氧化氮的干预措施都处于研究阶段，或用于选定的危重护理适应证。

大多数烧伤患者在最初的受伤和复苏后死于MOF[206]。在细胞和亚细胞水平上改变导致MOF的级联反应是诱人的，目前我们对这些过程的零散理解减少了这类治疗在人类患者中的应用。

第31章 烧伤后急性肾衰竭

Acute Renal Failure in Association with Thermal Injury

Joshua S. Carson Jeremy Goverman Shawn P. Fagan 著
孙炳伟 赵 瑞 译

一、概述

急性肾功能不全是一种严重的并发症，会导致发病率和死亡率显著增加。目前，烧伤患者急性肾衰竭（acute renal failure，ARF）的发生率在0.5%～30%之间。据报道，与肾衰竭有关的烧伤患者死亡的风险高达54%～100%[1-11]。

在1965年以前，烧伤后出现ARF还没有幸存者被报道[12]。显然，在过去的50年里，肾损伤患者的治疗有所进步。然而，尽管在理解与烧伤有关的ARF方面取得了进展，但在这些患者中很少有具体的干预措施能明显地改变烧伤患者的预后。甚至肾脏替代疗法现代医学进步的核心里程碑之一，也会导致烧伤所致ARF患者死亡率显著提高[13]。所以最好的急性肾衰竭的治疗方案仍然是预防。

本章将回顾与烧伤有关的急性肾衰竭的定义、病因、病理生理学、诊断和治疗（图31–1）。

二、定义

通常意义上的ARF很容易被理解为肾功能的突然下降。如何精确量化肾功能和如何定义"衰竭"的阈值一直是困扰人们的问题。关于ARF的定义，在当时的文献中有30多个不同的定义。直到2004年才达成共识。对于肾衰竭的治疗需要促使肾衰竭的定义和指南诞生。国际透析委员会在2004年制定了肾损伤RIFLE指南，RIFLE指南将肾损害分为5个等级：肾功能损害高危期、肾功能损害期、肾功能不全期、肾功能失代偿期、肾功能终末期（图31–2）。为了建立一个统一的定义，RIFLE提供了一个量化急性肾功能不全（acute kidney insufficiency or injury，AKI）的程度的方法[14]。在2007年，急性肾损伤网络（acute kidney injury network，AKIN）介绍了急性肾损伤的最新定义，见表31–1和表31–2[15]。AKIN将肾损伤简化为三期（Ⅰ期、Ⅱ期和Ⅲ期），将RIFLE上的肾功能不全期、肾功能失代偿期、肾功能终末期归为Ⅲ期。也有通过增加灵敏度（相对于RIFLE指南），利用血清肌酐绝对增加0.3mg/dl或以上，即可以确定Ⅰ期损伤。在2012年，急性肾损伤工作组发表了一份关于肾损伤的共识定义，该定义基本上将前两个框架合并并稍加调整[16]。

而新的定义似乎破坏了为研究和临床应用建立一个通用指标的基本目标，3种系统被证明是相当可互换的。同样的患者，应用不同的评分系统的多个研究，最终也发现了这一点[17, 18]。特别是在烧伤人群中，Chung等发现RIFLE和AKIN是类似的[19]。

三、病因

烧伤相关的急性肾损伤通常可以分为早、晚两类。急性肾损伤指的是烧伤后48h内（即早期肾损伤）通常是由于无法控制的烧伤休克、复苏不足或蛋白质降解产物引起的。肾损伤在后期通常表现为某种药物毒性或败血症。

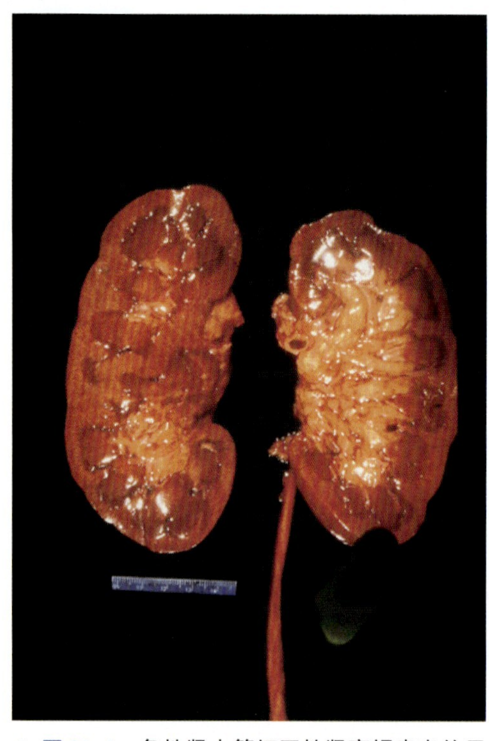

▲ 图 31-1　急性肾小管坏死性肾衰竭患者的尸检标本，可以看出肾髓质的水肿和其他病理改变。烧伤患者并发急性肾损伤有着相当高的死亡率

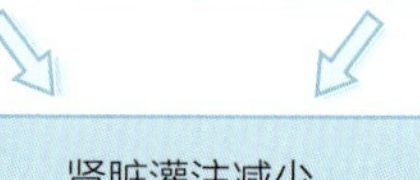

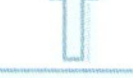

▲ 图 31-2　脓毒症诱导的急性肾衰竭的多因素病因学

表 31-1　RIFLE、AKIN 和 KDIGO 指南中血肌酐标准的比较

急性肾损伤血肌酐标准的定义和分类				
RIFLE 指南：急性透析质量倡议		AKIN 指南：急性肾损伤网络	KDIGO 指南：改善全球肾脏疾病预后	
危险因素	血肌酐↑＞1.5 倍正常值或 肾小球滤过率↓≥ 25%	上升至正常值 1.5 ～ 1.9 倍或 较正常值↑≥ 3mg/dl（26.2μmol/L）	上升至正常值 1.5 ～ 1.9 倍或 较正常值↑≥ 0.3mg/dl(26.2μmol/L）	Ⅰ期
损伤	血肌酐↑＞2 倍正常值 或 肾小球滤过率↓≥ 50%	上升至正常值 2 ～ 2.9 倍	上升至正常值 2 ～ 2.9 倍	Ⅱ期
器官衰竭	血肌酐↑＞3 倍正常值 或 肾小球滤过率↓≥ 75% 或 血肌酐≥ 354μmol/L，并且急剧升高至少 44μmol/L	血肌酐↑＞3 倍正常值 或 血肌酐≥ 4.0mg/dl（354μmol/L），并且急剧升高至少 0.5mg/dl（44μmol/L） 或开始肾脏替代治疗	血肌酐≥ 4.0mg/dl（353.6μmol/L） 或 肾脏替代治疗	Ⅲ期

注意：该 3 个指南的尿量标准相同

引自 Brochard L，Abroug F，Brenner M，et al.，on behalf of the ATS/ERS/ESICM/SCCM/SRLF Ad Hoc Committee on Acute Renal Failure. An official ATS/ERS/ESICM/SCCM/SRLF statement：prevention and management of ARF in the ICU patient：an international consensus conference in intensive care medicine. *Am J Respir Crit Care Med*. 2010；181（10）：1128–1155. Updated with current reference to published KDIGO guidelines.

表 31-2　RIFLE、AKIN 和 KDIGO 指南中血肌酐标准的比较

肾损伤的 KDIGO 指南		
分期	血肌酐	尿量标准
Ⅰ	升高至正常值的 1.5 ～ 1.9 倍或高于正常值 0.3mg/dl（26.2μmol/L）	＜ 0.5ml/（kg·h）并≥ 6h
Ⅱ	升高至正常值的 2 ～ 2.9 倍	＜ 0.5ml/（kg·h）并＞ 12h
Ⅲ	达到 4.0mg/dl（353.6μmol/L）或开始肾脏替代治疗	＜ 0.3ml/（kg·h）并≥ 24h 或无尿≥ 12h

引自 Khwaja A. KDIGO clinical practice guidelines for acute kidney injury. *Nephron Clin Pract*. 2012；120（4）：c179–184.

（一）早期

在大面积烧伤后的 24 ～ 28h 内，AKI 是由烧伤引起的病理反应。早期烧伤相关的 AKI 是多因素的，伴有低血容量、炎症介质、细胞因子、广泛组织变性蛋白的破坏和释放，医源性（肾毒性物质）和心功能障碍都有可能造成肾损伤。在延迟复苏中，低血容量是最直接地威胁肾功能的原因。尽管积极地进行液体复苏，AKI 仍有可能发生。在这种情况下，肾损伤可能反映为难以纠正的休克、心功能不全或肾毒素损伤，实际上可以是内源性（变性蛋白）或外源性（药物）的原因[20, 21]。

1. 血容量减少

在大面积烧伤时，由于大量的液体丢失引起肾血流量减少。局部和全身的细胞因子释放导致毛细血管通透性增加，使得液体从血管内转移到组织间隙。烧伤引起的皮肤屏障的破坏导致血管外液体迅速蒸发损失，进一步使血管内液体外渗[22]。肾血流量受到限制，低血容量引起的代偿导致肾缺血。众所周知，缺血性损伤会产生氧自由基，导致肾小管连接的破坏和中断，阻塞肾小管从而进一步降低肾小球的功能滤过率（glomerular filtration rate，GFR）。

在没有适当的液体替代品的情况下，低血容量可在几分钟内就会发生。因此，烧伤患者在第一个 24h 内最容易出现肾损伤。

2. 过度复苏和腹腔筋膜室综合征

过量的液体复苏和液体不足一样有害。研究表明，尽管液体复苏，平均尿量达到 0.5 ～ 1.0ml/（kg・h）[5, 23]，AKI 仍可在烧伤患者中发展。此外，过度复苏会增加包括肺炎、急性呼吸窘迫综合征的风险，同时总体死亡率会增加[23, 24]。

尽管医生尽了最大的努力来监测复苏的效果，强制性的间断复苏过程中会发生液体移位[25]。一些隔室间的液体流动尤其危险，如腹膜腔。大量来自创伤文献的研究描述了增加的腹腔内压力对内脏灌注的影响[6, 26, 27]。腹内高压是一种在最初的烧伤复苏过程中可能发生的病理疾病，腹腔压力综合征定义为腹内压＞ 20mmHg 并至少伴随一个器官衰竭。危及内脏灌注所需的确切腹部高压水平因患者不同而异，很难预测[28–30]。O'Mara 等证明了液体复苏的量和类型影响烧伤患者腹腔压力综合征的发展，提示液体复苏量＞ 0.475L/kg 应注意可能出现的不良反应。应监测心输出量减少、肺顺应性降低或肾灌注减少。在危重患者中，有一个多中心前瞻性试验说明在 ICU 期间发生了腹内高压是一个独立的结果预测因子[28]。

3. 横纹肌溶解症

横纹肌溶解常在 24h 内出现，有充分证据证明烧伤是 AKI 和继发性肾衰竭的高危因素[31]。横纹肌溶解能继发于直接烧伤或筋膜室综合征，通常在严重的电损伤后出现。肌红蛋白的释放进入全身循环导致肾小管阻塞，小动脉收缩产生氧自由基。当血清肌红蛋白过高，达到 1500 ～ 3000ng/ml，就会发生肌红蛋白尿。肾损伤的危险程度与铁分子释放、水化状态以及相关酸中毒的程度直接相关[32]。肌酐升高和肌酸激酶水平高于 5000U/L 就需要行连续肾透析，在一般创伤人群和烧伤患者的研究中都是如此[32, 33]。

4. 心脏功能障碍

烧伤患者全身烧伤面积超过 50% 体表面积时受心输出量减少的影响，心肌负荷增加，产生心肌缺血。一些学者提出了一些解释与热相关的心输出量减少的理论损伤：①交感神经活动增加伴肾上腺反应；②低血容量导致心肌缺血；③直接心肌抑制 [34-40]。由 TNF 引起的直接心肌抑制获得了大量关注。TNF 是已知的由内毒素刺激的肌细胞直接释放 [41-47]。TNF 对心功能的影响包括可逆性双心室扩张，射血分数降低，儿茶酚胺刺激减少（图 31-2）[41, 48, 49]。这通常是一种短暂的现象，发生在烧伤后 24 ～ 72h，只要有足够的支持，通常就会解决。然而，如果没有适当的支持，可能会引起心脏衰竭，带来一系列长期甚至永久性后遗症。大部分早期心功能障碍是由 TNF 引起，并且可逆转，关键是早诊断肾灌注不良从而预防与肾脏相关的发病率和死亡率有一定难度。

众所周知，心功能障碍可导致肾功能减退从而导致 AKI。尽管烧伤后由于预负荷下降或低血容量、心排血量减少，但也有直接心肌抑制的证据。这种抑制可能从临床上无法检测到。通常，表现为对烧伤休克缺乏适当的心脏代偿。烧伤后心肌功能障碍较为常见，由于医生集中精力纠正低血容量休克而往往被忽视。出现烧伤的患者，应认真考虑心脏肌力支持，特别是在伴有全身血管阻力指数低的时候。在任何疑似心功能障碍的病例中，应进行检查以排除任何冠状动脉或病理性原因。没有任何这样的发现，一个合格的烧伤外科医生必须迅速恢复足够的肾血流量同时记住烧伤对心血管系统的影响。

（二）晚期

晚期 AKI 通常表现为大面积烧伤多器官功能衰竭的一个组成部分，最常见的是脓毒症。考虑到感染的高风险和诊断这类感染的困难，必须在患者发现有新的或加重肾衰竭的时间超过 48h 的时候认真考虑潜在感染和脓毒症的可能性。尤其是在烧伤晚期的 AKI 中，患者使用多种抗生素和利尿药，医源性肾损伤也是一个重要的考虑因素。

脓毒症

早期积极复苏和手术对烧伤所致急性肾衰竭有显著影响。尽管如此，脓毒症仍是重要的死亡原因 [50, 51]。

脓毒症和感染性休克是最常见的原因，在重症监护室死亡的病例中比例高达 87%[9, 10]。在烧伤患者肾功能不全病例中发现脓毒症的严重程度与急性肾功能不全的发生率直接相关（表 31-3）[52, 53]。AKI 与脓毒症的病理生理学在本质上是多因素的，但临床上都起始于全身性动脉血管扩张继而全身血管阻力减少（图 31-2）。最开始细菌在直接入侵的地方激活脓毒症相关介质（细胞因子）。在产生和灭活之间保持平衡，介质被改变，允许系统释放，对内皮细胞和血管舒张功能造成直接损伤，以及高凝状态。结果导致急性肾功能不全合并败血症。脓毒症中出现的血管收缩导致严重的低血压，激活神经体液轴。尤其在烧伤晚期的 AKI 中，交感神经系统和肾素 - 血管紧张素 - 醛固酮轴的反应是增加心输出量的主要原因。

表 31-3　肾功能不全和脓毒症

	脓毒症	严重脓毒症 [a]	脓毒症休克 [b]
急性肾功能不全	19%	23%	51%

a. Sepsis associated with lactic acidosis or altered mental status.
b. Sepsis associated with hypotension.

脓毒症中出现的血管收缩导致严重的低血压，交感神经系统和肾素 - 血管紧张素 - 醛固酮轴这一条体液反应会增加心输出量，同时使肾小动脉血管收缩。此外，全身炎症反应的结果是释放额外的血管收缩细胞因子。局部分泌的血管扩张药（内皮细胞和诱导的一氧化氮）会平衡这些血管收缩药 [50, 54]。最终，这种代偿反应会进一步增加肾灌注。

最后，脓毒症通过影响补体的表达和纤溶级联而诱导促凝状态 [55-57]。这可能导致凝血状态的改变弥散性血管内凝血直接引起肾小球微血栓对肾脏造成损伤 [58]。脓毒症的最终结果是肾脏缺乏灌注，最终形成缺血性急性肾小管坏死。

（三）毒素

抗生素

考虑到的免疫系统受损，烧伤患者在治疗过

程中会大量使用全身抗生素。但是许多全身抗菌药物对于烧伤患者有增加肾毒性的风险。

由于耐甲氧西林金黄色葡萄球菌在大多数医院系统中流行，万古霉素现在成为控制 ICU 感染的经验性药物，包括烧伤病房。由于万古霉素的肾毒性，当培养物或革兰染色表明是其他感染源而不是耐甲氧西林金黄色葡萄球菌时，应考虑其他抗生素。

当万古霉素确实需要使用时，我们可以采取一些措施将肾毒性的风险降到最低。多项研究表明，用量大、疗程长往往会导致更高的肾毒性风险[59, 60]。Hanrahan 等的 Meta 分析发现：患者经万古霉素持续输注比间歇给药更不容易出现 AKI，但是研究并没有统计学意义。

多重耐药一直将来也会是个挑战。这导致含有明显肾毒性风险的抗菌药物使用增加。这些肾毒性抗菌药的使用必须与诱发 AKI 相关的风险在一定的风险效益范围内进行权衡。抗菌治疗应该基于培养数据，目的是使用最少的抗生素达到效果，以降低抗生素产生的并发症。

四、诊断

通常，血清肌酐、表皮生长因子受体或尿量，当这些指标符合诊断标准时，可以诊断 AKI。抗菌治疗应该基于培养数据。然而，还需要其他的指标来描述每个个体的性质和病因。生物标志物可能作为一种手段来识别早期的 AKI。

（一）尿量

尿液是目前最简单、最直观的肾功能监测指标[61]。但是大多数临床医生认为是否存在“足够的”尿液对肾脏功能障碍的诊断价值不大。因为严重的肾损伤时尿量可多可少。尿量并不只取决于 GFR，而是 GFR 和肾小管重吸收共同决定的。因此，AKI 相关的肾小管功能障碍可以抵消 GFR 的下降，从而使尿量维持一定水平。然而，无尿症（每天尿量＜ 50ml）或完全停止的 GFR，具有重要的临床意义[9]。到目前为止，最常见的原因是严重的肾前性疾病。虽然其他条件（急性皮质坏死、双侧动脉阻塞、进行性急性肾小球肾炎）可引起无尿，在急性烧伤损伤中，其发生率极低。由于临床症状，通常易于其他原因鉴别。特别值得关注的是，必须密切注意无尿或少尿性肾衰竭向多尿性肾功能的转化。未能认识到多尿性肾衰竭或更换不适当的液体可能导致二次肾损伤，增加永久性肾损害的风险。

（二）尿液检验

1. 肌酐清除率

肌酐清除率是一种便宜、经过时间检验的技术，可粗略地估计 GFR 和肾功能。肌酐清除率测定需收集 24h 内的尿液。然而，更实用的短期样本（6h 甚至 2h）采集，已被证明与 24h 测定法一样准确，并提供了一种更灵敏的实时测量方法。肌酐清除的一个显著缺点是随着 GFR 的下降，它的准确率也会下降。这是由于肾小管分泌物太少，它不会显著影响肌酐清除率的计算，但可以造成数据显著失真。肌酸的分泌可以通过使用西咪替丁来克服，收集尿液前 1h 使用西咪替丁来抑制管状肌酸的分泌[62, 63]。

2. 钠的分泌分数

评估烧伤患者尿液电解质的首要目的是区分患者急性肾损伤是肾前性还是肾性的。众所周知，在肾单位里肾前性肾损伤是与钠的重吸收和少量分泌有关。钠的分泌可以由以下公式算：钠的分泌分数 = [（尿钠浓度 × 血肌酐浓度）/（血钠浓度 × 尿肌酐浓度）]，比值＜ 1% 时提示与肾前性损伤有关，比值＞ 1% 则与器官功能衰竭有关（如肾衰竭，即肾性损伤）[62]。也存在一些因素会影响尿钠的重吸收，从而会影响计算结果（表 31–4）。

钠的分泌分数（＜ 0.35）在区分肾前性或肾性急性肾衰竭时较单纯的钠浓度更具有敏感性和特异性[64]。有一些其他的参数也可以用来区分肾前性和肾性急性肾衰竭，详见表 31–5。

3. 显微镜检查

尿沉渣的显微检查是简单易行且廉价的评估 AKI 肾脏的病理检查[20, 65]。正常的尿沉渣、透明管型和上皮样管型的存在和丰富肾小管上皮细胞

表 31-4　影响钠分泌的因素

因　素	作　用
尿糖	增加
利尿药	增加
甘露醇	增加
多巴胺	增加
肌红蛋白尿	降低
放射性造影剂	降低

表 31-5　肾前性和肾性肾衰竭的比较

尿液指数	肾前性	肾　性
U_{osm}（mOsmol/L）	＞ 500	＜ 350
U_{Na}（mEq/L）	＜ 20	＞ 40
比重	1.020	1.010
U_{Cr}/P_{Cr}	＞ 40	＜ 20
钠分泌	＜ 1	＞ 2
尿素排泄	＜ 35	＞ 50

是急性肾小管上皮细胞坏死的致病因子。同样，在显微镜下诊断色素沉着的管型意味着肌红蛋白尿，可能继发于横纹肌溶解。

（三）血清标记物

1. 肌酐

几十年来，肌酐是最为广泛应用的肾功能指标。毫无疑问，肌酐水平与肾功能有关。急性肾衰时，肌酐明显升高。肌酐升高，肾衰竭和死亡的风险增加。事实上，在过去 15 年提出的分期系统中，血清肌酐水平（及其变化）是所有三种公认 AKI 定义的核心组成部分。

尽管有这些优点，血清肌酐水平仍不能准确地实时评估肾脏功能。急性肾衰时肌酐缓慢上升而 GFR 下降，血清肌酐的增加有 1 个小时到几天的滞后时间。因为血清肌酐水平反映了内源的产生和排泄的速度之间的平衡（表 31-6）。因此，即使血清肌酐开始上升，一般需要几小时到几天才能达到一个稳定状态。所以肌酐水平很难反映肾功能的实时变化，不可能实时识别和鉴别肾损伤。

表 31-6　影响血肌酐的因素

因　素	作　用
肝功能不全	减少
肌肉数量：	
去适应性	减少
衰老	减少
创伤	增加
发热	增加
制动	增加

2. 中性粒细胞明胶酶相关载脂蛋白

中性粒细胞明胶酶相关载脂蛋白（neutrophil gelatinase-associated lipocalin，NGAL）是肾小管细胞损伤后在局部炎症刺激下释放的一种多肽[64]。在多种情况下，1 ～ 4h 的缺血性肾损伤中 NGAL 在血清和尿液中已被发现，可以准确预测 AKI。多个小组发现了 NGAL 的水平在患者病程的早期就能预测其预后。Sen 等和 Yang 等证明了在全血中 NGAL 的水平高峰最早出现在 4h。此外，多种因素分析，NGAL 水平，早在 GFR 和肌酐水平变化之前就能发现 AKI 的风险[66]。

3. 其他

其他研究人员在早期烧伤患者中发现了更多的标志物，比如白细胞介素 -18 和一种名为“肾损伤微粒 -1”的新蛋白。在单机构研究中发现这些标志物能在烧伤后很快预测 AKI[67, 68]。

五、治疗

治疗 AKI 的关键是要及时诊断，同时避免医源性损伤。在早期烧伤的护理中，重点是对其进行监测，当出现肾脏损伤的征象时尽早予以消除并治疗潜在的原因，通常是感染或化学疗法治疗时药物的肾毒性。在这两种情况下，最有效的方法是早发现早处理。潜在的损伤可以被最小化或尽快扭转。

除了最开始的治疗，任何肾损害最终引起肾

衰竭时，都需要肾脏替代治疗。本节将讨论烧伤相关肾损伤的治疗和预防。

（一）烧伤早期肾脏功能保护

1. 复苏

如前所述，绝大多数患者在受伤后 24h 内出现 AKI 的原因都是肾灌注不充分[7, 69]。一些作者已经证明了液体复苏的启动时间与肾功能不全的发生率直接相关。因此，应立即进行复苏以维持有效的肾灌注。基于多元逻辑回归分析的基础上，已有数个复苏公式（表 31-7）。临床医生必须认识到这些公式是用来作为估计值以供参考，至于使用哪个公式需灵活掌握。真实的量依赖于患者自身的生理状态和受伤程度，而这两者都不能完全反映在一个公式中。超过 20%TBSA 的烧伤通常需要静脉液体复苏。初始液体量和烧伤的面积成正比[70]。复苏的及时性尤其重要，因为缺血的持续时间对 AKI 的发生发展至关重要。Nguyen 等发现烧伤患者的初步治疗对整体生存至关重要[71]。早期积极补水对预防 ARF 有积极作用。类似地，Shriners 儿童烧伤研究所的 Galveston 观察到，复苏液体的启动时间与肾功能不全的发生率和总体死亡率有直接关系。他们的结论是，早期液体复苏可以减轻肾脏损伤，从而预防肾脏疾病，改善整体预后[72]。

临床医生必须连续监测容量状态（前负荷）和有效肾灌注以指导补液防止容量超载，应开始监测中心静脉压和其他容量指标（如，舒张末期容积、肺血管外容积、胸腔内血容量等）[73]。还没有最好的方法来衡量复苏的程度，然而如果动脉压力不够（60 ～ 65mmHg），则需要使用血管升压药。而最近有一些人对平均动脉压作为一种可能的指标感兴趣。在休克时如何保护肾功能，这是一个多机构的研究课题。比较复苏策略的随机临床试验中，使用高平均动脉压（80 ～ 85mmHg）与标准平均动脉压（65 ～ 70mmHg）的患者对比中没有发现肾脏功能有明显改善[74]。一个例外发现是：受伤前有高血压的治疗组患者却能在较高平均动脉压中获益。

这并不是说越多越好。相反，需要的是不断地有足够的液体量来维持灌注，避免缺血损伤。给药超过需要的量不提供额外的好处，并不有助于逆转任何既往的肾损伤。

必须引起重视的是，任何烧伤所需要的不是一个恒定的、预先确定的值，而是根据受伤患者的病理变化动态改变。在 24 ～ 48h 内，大面积烧伤患者有无 AKI 与总液体量无明显差异。多个研究表明，较长时间的复苏是一个明确的烧伤患

表 31-7 烧伤复苏公式

	晶 体	胶 体
胶体		
Evans	NS1ml/（kg · TBSA%）	1ml/（kg · TBSA%）
晶体		
Parkland	4ml/（kg · TBSA%）	
改良 Brooke	2ml/（kg · TBSA%）	
儿童公式		
Cincinnati 烧伤中心	4ml/（kg · TBSA%）+ 1500ml/m^2	
儿童	TBSA	
Galveston 烧伤中心	5000ml/m^2 BSA + 2000ml/m^2 BSA	
儿童	TBSA	

TBSA. 体表烧伤总面积，BSA. 体表烧伤面积

者早期 AKI 的危险因素。同样的标记低灌注（如血清乳酸水平、碱缺乏、SOFA 评分）一直被证明与肾损伤和肾衰竭有显著相关[7, 21, 69, 75–77]。减少再灌注肾损伤的关键并不是液体量的多少，而是减少低灌注的时间，进而减少缺血再灌注造成的损害。

2. 其他重要问题

(1) 心脏：一个考虑周全的复苏计划的液体量是最重要的，一个细心的临床医生在液体复苏的同时应该仔细评估心肌收缩力以排除心肌功能障碍导致的肾灌注不足。

(2) 去除肾毒性物质：除了引起休克和脱水，烧伤会引起继发性横纹肌溶解。烧伤患者可以通过多种机制发生横纹肌溶解间接导致肾损伤。通常，环形的限制性焦痂引起的水肿对四肢形成止血带样的作用，导致缺血性肌肉损伤。肌肉也可能受到四度烧伤或因机械力造成的损伤。不幸的是，任何严重的肌肉损伤都会导致明显肿胀和（如果不处理）筋膜室综合征及继发性横纹肌溶解。

横纹肌溶解会增加烧伤患者 AKI 的发生率，因为游离肌红蛋白的持续存在对肾脏有毒性。幸运的是，如果能确定病理来源，予以早期和适当的治疗，这是可逆的[76, 78]。对于横纹肌溶解时，建议用等渗晶体水补液。甘露醇长期以来被认为是治疗这种疾病的标准药物，但在临床中，这种疗法的理论优势并没有发挥出来[33]。首要的任务是阻止进行性缺血，积极的焦痂切开减张术和筋膜切开术以及去除坏死的肌肉，以去除肌红蛋白的来源。

（二）晚期

1. 检查

烧伤患者病程晚期出现的 AKI 是多种病理的共同原因。肾损伤的常见原因有：低血容量、心脏功能障碍、肾毒素、梗阻等等。当然，如果遇到任何这样的原因都应该立即处理。到目前为止，烧伤患者感染和脓毒症是引起肾衰竭最常见的病因，对隐匿性感染也应该深入研究。

2. 脓毒症的治疗

最有效的治疗是预防或早期识别脓毒症（框 31-1）。每一个烧伤患者应持续监测脓毒症的早期标志物（胰岛素抵抗增加等）使治疗可以尽早开始。

框 31-1　烧伤脓毒症的定义

至少包含以下 3 点：
1. 体温＞ 39℃或＜ 36.5℃
2. 进行性心动过速
　①成人＞ 110 次 / 分；
　②儿童＞ 2 倍年龄特异性标准（根据年龄调整的最大心率的 85%）的标准差
3. 进行性呼吸急促
　①成人＞ 25 次 / 分，无机械通气
　机械通气，最低通气量＞ 12L/min；
　②儿童＞ 2 倍年龄特异性标准（根据年龄调整的最大呼吸频率的 85%）的标准差
4. 血小板减少（复苏 3d 后开始监测）
　①成人＜ 100 000/ul；
　②儿童＜ 2 倍年龄特异性标准
5. 高血糖（伤前无糖尿病）
　①未经治疗的血糖浓度大于 200mg/dl 或 mmol/L；
　②胰岛素抵抗，包括以下
　　i. 静脉滴注胰岛素＞ 7U/h（成人）；
　　ii. 明显的胰岛素抵抗（24h 胰岛素需求量增加＞ 25%）
6. 无法继续肠内营养＞ 24h
　①腹胀；
　②肠内营养不耐受（儿童残余量＞ 150ml/h 或成人两次喂养比例）；
　③无法控制的腹泻（成人＞ 2500ml/d 或儿童＞ 2500ml/d）
除此之外，还需要通过以下方式确定存在感染
①培养阳性的感染；
②组织病理确定病原体感染；
③抗感染药物的临床反应

一旦发现有临床意义的感染组织，就应该积极治疗。Rivers 等的研究表明，早期干预脓毒血症可显著降低死亡率[79]。原则很简单：早期在有效抗生素治疗的同时最大限度地提高肾灌注。所以早期诊断治疗至关重要[80]。

快速诊断和治疗脓毒症对肾功能的保护至关重要，因为没有肾脏保护药物可预防或控制肾功能不全。对烧伤患者进行感染指标监测的重要性怎么强调也不过分。目标是有效治疗局部感染，

防止全身感染，减少感染性疾病的死亡率。

3. 药物治疗：非诺多泮（血管扩张药）

长期以来，人们对一种药物很感兴趣，它能在病情危重时保护肾脏免受伤害。多年来，危重病学专家定期使用小剂量多巴胺来保护肾功能。从理论上讲，这些剂量范围内的多巴胺受体选择性激活会增加肾灌注。然而，多次临床试验都没有证据证明用小剂量多巴胺治疗对肾脏功能的预后有任何改善。

另一种选择性肾上腺素能激动药非诺多泮可能会提供更稳定的肾脏灌注。到目前为止，非诺多泮的作用还不清楚。最大的随机对照试验是在心脏手术的背景下进行的，但是也没有显示对肾脏预后的任何好处。然而，目前文献记载在一个单一的回顾性研究中，使用非诺多泮的有高风险AKI 烧伤患者中有肾保护作用[81, 82]。

（三）肾脏替代治疗

幸运的是，由于烧伤复苏和脓毒症治疗的重大进展，肾衰竭患者并不是常规需要RRT治疗[83]。据报道的肾脏替代治疗的比例为 1% ～ 3%。但不幸的是，需要 RRT 治疗的肾衰竭患者的死亡率接近 80%[8, 10]。

既往肾功能不全的烧伤患者使用 RRT 的风险是由于在最初的复苏治疗中存在大量阳性液体平衡，促进分解代谢，导致尿素水平升高需要大量的营养支持来维持正氮平衡[83]。

仪器治疗

腹膜透析在急慢性肾衰的治疗都有很长的历史[84]。然而，在烧伤患者中，这种治疗形式受到限制。因为腹部需要插管，而腹部是烧伤的常见部位。

在过去的 20 年里，对普通 ICU 患者进行了多个 RRT 模式的研究：间歇性血液透析（intermittent hemodialysis，IHD）、连续性肾脏替代治疗（continuous renal replacement therapy，CRRT）。每种模式都有优缺点，至于哪种模式更优取决于临床情况（表 31–8）[83, 85]。有人认为 CRRT 对于血流动力学不稳定、持续性代谢性酸中毒的患者是最合适的，在烧伤患者中使用 CRRT 已被证明可提高存活率[86, 87]。但这些数据受限于单机构研究。烧伤患者何时使用 RRT 尚不得知。传统的临界值（在慢性肾衰竭的情况下用于启动透析的绝对适应证）对烧伤患者的参考意义欠佳。烧伤容易发生器官衰竭，分解代谢导致尿素生成增加，大的开放性伤口导致电解质移位，而通常治疗药物又有肾毒性。对于大部分 ICU 患者来说，只有在出现严重代谢紊乱或其他危及生命的情况时才进行 CRRT[88]。然而，随着更多临床研究表明早期 RRT 的潜在优势，人们发现更早启动 RRT 对 AKI 有好处[89, 90]。Gaudry 等最近进行的一项随机多中心试验了这一假设提出挑战，该试验表明：早期 RRT 并不比延迟 RRT 对改善生存率有优势[91]。更多的试验继续为争论的双方提供证据，这一争论可能会伴随我们多年[92, 93]。

虽然在 ICU 患者中早期使用 RRT 并没有证据证明可以改善预后，但已有初步证据表明在烧伤患者中有初步证据证明更积极的 RRT 对患者有帮助[86, 87]。因此，我们赞成在严重烧伤相关AKI 时早期启动 RRT。然而，需要更大规模的研究来证明这种方法在烧伤人群中的价值。连续性血液滤过理论上的一个好处是去除炎症介质，炎症介质这可能与多器官衰竭有关。实验和临床数据表明，血液滤过率和过滤器的生物学性质会影响全身[20]。目前还没有足够的数据来推荐仅仅基于去除炎症介质的连续性血液滤过。未来的随机前瞻性研究可能会完善这一理论。

六、结论

在 1965 年以前，没有报道过烧伤患者幸存者不幸发展为 ARF。虽然在过去的 50 年里，严重烧伤和肾衰竭的治疗都取得了显著的进展，但在现代烧伤治疗中，联合治疗仍然具有重大的治疗挑战。总的来说，我们在建立肾衰竭及其分期的定义方面取得了进展，但必须继续努力确定肾损伤的早期生物学标志物，以便更及时地进行治疗和干预。成熟的烧伤外科医生或重症医师必须明白，烧伤后，正常的肾脏生理受到破坏。为了避免肾功能不全，必须保持足够有效的肾灌注，同时尽量减少肾毒性药物。

表31-8 间歇性血透（IHD）和持续性肾脏替代治疗（CRRT）的优缺点

IHD	CRRT
优 点	缺 点
快速去除体内酸性物质、尿素、钾和其他毒素	慢
患者活动方便	活动不方便
不需抗凝即可治疗	常需抗凝
血液较少暴露于人工膜中	持续暴露于人工膜中
较少发生低体温	低体温
短暂性面罩发热	持续性面罩发热
监测或过滤凝块时血液丢失更少	丢失更多
治疗费便宜	更昂贵
透析液配方错误风险更低	替代液体或透析液配方错误风险更高
体内氨基酸、激素和辅助因子丢失更少[a]	丢失增多[b]
缺 点	优 点
液体和溶质交换速度更快	逐步交换
- 血流动力学不稳定	- 相对稳定
- 平衡失调综合征	- 没有或低风险
- 脑水肿严重	- 无
常需限制液体或营养物质摄入	不需限制
只允许在医生指导下行间歇性治疗；对尿素、酸性物质、磷和液体平衡控制较差	可持续治疗，并可和其他ICU整合进行肾脏替代治疗
在很多治疗中心常需要专业透析护士和其他特殊资源，这可能限制了为特定患者提供单次更长时间的治疗或每日治疗。	由ICU护士操作，总体上可以更好地清除尿素、纠正酸中毒和去过过多的液体

a. 即使使用高通量膜，去除的“中间分子”也很少

b. 当设定对流作为其主要溶质清除机制时，会去除更多的“中间分子”

引自 Brochard L, Abroug F, Brenner M, et al. on behalf of the ATS/ERS/ESICM/SCCM/SRLF Ad Hoc Committee on Acute Renal Failure. An official ATS/ERS/ESICM/SCCM/SRLF statement: prevention and management of ARF in the ICU patient: an international consensus conference in intensive care medicine. *Am J Respir Crit Care Med*. 2010; 181 (10): 1128–1155.

严重烧伤中的重症监护：器官支持和并发症处理

Critical Care in the Severely Burned: Organ Support and Management of Complications

第32章

Derek M. Culnan　William C. Sherman　Kevin K. Chung　Steven E. Wolf　著
孙炳伟　刘云峰　译

一、概述

每年大约有4000名烧伤患者死于与烧伤相关的并发症[1, 2]。烧伤死亡一般发生呈双峰分布，可能是在烧伤后立即发生，也可能是数周后由于多系统器官衰竭引起的，这是第30章所述的一种模式。最近的报道显示美国过去20年烧伤相关死亡和住院率下降50%[3]。1949年，Bull和Fisher报道0—14岁儿童死亡率为50%，TBSA为49%，15—44岁TBSA为45%，45—64岁的TBSA为45%，年龄在65岁以上的TBSA为10%[3]。这些令人沮丧的统计数据有所改善，最新研究显示，14岁及以下儿童TBSA烧伤超过95%，成人75%TBSA烧伤，老年人大约30%TBSA[4]。因此，一个健康的年轻患者几乎任何规模的烧伤都可以存活，并且通过现代创面治疗和重症监护技术老年人群的前景正在改善。

烧伤的患者通常死于以下两种原因之一："烧伤性休克"和"自焚"导致的早期死亡或MOF导致的晚期死亡。随着严重烧伤强有力的复苏方案的出现，不可逆转的烧伤休克已经被败血症所取代，并且MOF是导致死亡的主要原因，因为那些没有在现场死亡的人死亡比例为2∶1[4]。这些有死亡风险的人，如果没有死亡，将在包含设备、用品和人员的专门单位进行监护，并提供强化监控和维持生命的器官支持，以促进康复。

烧伤患者的严重疾病最常被脓毒症所困扰。在大规模烧伤＞80%TBSA的儿科烧伤人群中，17.5%的儿童发生脓毒症，定义为具有临床感染迹象的菌血症[5]。整个组的死亡率为33%，其中大多数死于MOF。有些是菌血症和"感染性疾病"，但大部分都不是。这些发现强调了观察到严重危重疾病和MOF的发展通常与感染相关，但它们并不是发展这种综合征所必需的。必要的是炎症性焦点，即严重烧伤中需要炎症才能愈合的大面积皮肤损伤。

据推测，患者向多器官功能衰竭的进展存在于全身炎症反应综合征的连续体中[6]。几乎所有烧伤患者均符合美国胸科医学和重症医学的所达成共识的全身炎症反应综合征标准[7]。因此，严重的危重疾病和MOF在烧伤患者中很常见。

患者发展到各种器官功能障碍，例如心肺系统、泌尿系统和胃肠系统，可以维持体内平衡，直到器官自我修复或建立慢性支持系统。重症监护可能被宽泛地定义为高频生理监测的过程以及药物科学和程序性干预的短反应时间。整本教科书和前面的许多章节都致力于重症监护。本章将重点介绍综合烧伤的重症监护系统，包括组织专门的烧伤重症监护室和器官特异性管理。

二、烧伤重症监护病房的管理

（一）硬件条件

最理想的 BICU 应存在于指定的烧伤中心内，由美国烧伤协会验证，并与公认的创伤中心相结合，从而提供治疗烧伤和非烧伤的能力。然而，该病房不需要位于与未烧伤患者指定的同一空间。事实上，在烧伤患者中护理创面需要额外的设备，如淋浴台和架空加热器，因此专用于严重烧伤的单独空间应该是标准的。这个空间可能位于一个单独的医院，其中有既定的转移指南或专门的单位。

病房的最佳床位数应根据转诊区中度至重度烧伤的发生率计算，在美国，每年每 10 万人中约有 20 人死亡。美国外科医师学会和美国烧伤协会的创伤委员会建议每年应该有 100 名或更多的患者进入该病房，平均每日普查 3 名或更多患者，以保持足够的经验和可接受的专业护理[8]。

入院时大多数中度至重度烧伤需要至少在复苏期的入院当天进行密集监测。此后，大约 20% 的患者将接受长时间的心肺监测，用于吸入性损伤、烧伤休克、心肺损害、肾功能障碍以及 SIRS 和 MOF 的发展。在这些严重烧伤的患者中，BICU 的平均停留时间约为每 %TBSA 1d。对于严重烧伤的患者（烧伤患者的 20%，人均 4/100 000）平均入院 25d，对于未严重受伤的患者（人均 80%，16/100 000）平均入院 2d，这可表明集水区每 10 万人在 BICU 住院 132d。因此，当单独考虑时，10 张床位的 BICU 应足以满足 3 000 000 人口的需求。提供的空间应至少为 3000 平方英尺，包括病床和护理（绘图）区域、办公空间、创面护理区域和存储的支撑空间。

由于存在开放性创面，在 BICU 中通常会遇到耐多重细菌和真菌。为防止这些生物传播给其他患者，建议将烧伤患者与其他所有患者隔离，并在设计用于此目的的病房时予以考虑。建议使用带负压通风的单人间。此外，严格的创面护理和干预措施中的接触预防指导和洗手是标准[8]。

（二）人员

BICU 医疗人员包括外科医生（重症监护医生）、护士、实验室支持人员、呼吸治疗师、职业和身体治疗师、精神卫生专业人员、假肢医师、营养师和药剂师，他们组成一个团队（框 32–1）。该单位应该有一名指定的医疗主任，理想情况下是一名烧伤外科医生，以协调和监督人员、质量管理和资源利用。医疗主任通常会与其他合格的外科医生合作，为患者提供充分的护理。建议医疗主管及其每位员工精通重症监护技术，并且每位医生每年保持至少照顾 50 名患者的技能[8]。在教学医院中，应将 3 ～ 4 名居民或其他合格的医疗服务提供者分配到所述的 10 床病房。应设计一个覆盖时间表，以便对问题提供 24h 的快速到位。

框 32–1　烧伤中心人员

- 经验丰富的烧伤外科医生（烧伤科主任和合格的外科医生）
- 专职护理人员
- 物理和职业治疗师
- 社会工作者
- 营养师
- 药剂师
- 呼吸治疗师
- 精神病专家和临床心理学家
- 修复专家

护理人员应由具有至少 2 年重症监护和急性烧伤护理经验以及 6 个月管理职责的护士管理人员组成。BICU 的其他护理人员应具备特定于烧伤患者护理能力，包括重症监护和创面护理[8]。由于高强度的烧伤重症监护，至少需要 5 名全职等效护理人员，每张 BICU 床位需要提供足够的 24h 护理。呼吸护理，职业和物理治疗以及其他支持需要额外的人员。

由于烧伤患者的严重疾病的性质，可能会出现并发症，这些并发症最好由通常不在烧伤护理领域的专家治疗（框 32–2）。因此，这些专家应在需要时提供咨询。鉴于烧伤外科医生遇到诸如角膜损伤等亚专科问题的规律性，常规伤害通常由烧伤外科医生直接管理而无须额外咨询。

框 32-2 烧伤 ICU 顾问	
• 普外科	• 儿科
• 整形外科	• 精神科
• 麻醉科	• 心内科
• 心胸外科	• 消化内科
• 神经外科	• 血液科
• 妇产科	• 呼吸内科
• 眼科	• 肾内科
• 骨科	• 神经内科
• 耳鼻喉科	• 病理科
• 泌尿外科	• 传染病科
• 放射科	

（三）设备

BICU 的设备需求包括所有 ICU 共有的项目，但其中一些是专科的（框 32-3）。每个 BICU 床位必须配备监测仪，以测量心率、连续心电图、无创血压、侵入性动脉和静脉血压、呼气末二氧化碳监测，以及使用稀释技术或动脉压力描记数据得出的右心心输出量。还需要动脉血氧饱和度测量，但连续混合静脉饱和度监测或技术等效是可选的。测量体重和体温的设备应该是标准的。每个床位必须具有至少两个可用的真空泵的氧气。

框 32-3 配置良好的烧伤 ICU 所需要的设备

常规设备
- 监护仪（心率、心电图、血压、心输出量、血氧饱和度、温度）
- 体重秤
- 呼吸机
- 高级心脏生命支持（ACLS）心脏推车
- 实验室检查设备（血气分析、血液学、化学、微生物学）

专科设备
- 光纤支气管镜
- 光纤胃镜 / 结肠镜
- 透析设备（腹膜透析和血液透析）
- 便携式摄片机
- 计算机断层扫描 / 荧光透视 / 血管造影
- 间接卡路里测量仪

所有床铺也必须配备通风设备。许多类型的呼吸机的可用性是最佳的，包括能够提供体积目标和压力目标模式的传统呼吸机，以及设置振荡和（或）冲击的高频呼吸机。设备中必须存在包含高级心脏生命支持药物和电池供电的心电图仪或除颤器的紧急推车。还必须提供输液泵以提供连续药物和静脉或动脉内液体。应在现场提供血气分析、血液学和血液化学的检验室。强烈建议对血糖、动脉血气和基础化学物质进行即时血液分析[9, 10]。还必须提供微生物支持以完成频繁的常规细菌和真菌培养和敏感性以及病毒学。

可用的专业设备应包括各种尺寸的纤维支气管镜，用于诊断和治疗肺部疾病，以及掌握这些技术的人员。用于胃肠道并发症的纤维胃镜和结肠镜也是诊断、出血控制、减压和难以进食的必要条件。对于肾脏支持，应该存在提供间歇性和（或）连续肾脏替代的设备。必须立即提供用于标准胸部、腹部、四肢 X 线片的便携式放射照相设备。应提供计算机断层扫描、荧光检查和血管造影设备。强烈建议使用间接量热仪来测量代谢率。每个房间必须提供高架加热器和带有个性化环境温度控制的集中供热作为特殊要求[8]。

三、烧伤重症监护病房的血流动力学监测

大多数烧伤患者遵循预期的恢复过程，通过在 BICU 中监测生理参数。经验丰富的临床医生以重复和顺序的方式评估这些生理措施，以辨别何时可以启动潜在的干预措施以改善结果。由于患者正在遵循预期的疗程，因此通常不会对单位的标准护理方案进行任何干预。在其他时候情况并非如此，操作或药物干预是有益的。然后进一步使用生理监测来确定干预措施的充分性。以下是对 BICU 中使用的监测技术的调查。

心血管监测

1. 动脉血压实时监测

血流动力学监测旨在评估复苏的结果并维持器官和组织灌注。目前使用的测量仪是组织灌注的估计，因为氧气和营养物转移到细胞的测量不能直接在床边进行。相反，中心血压的生理测量仍然是主要指导。

动脉血压的测量是评估组织灌注的主要依

据。在危重疾病中，这种测量可以使用袖带血压计进行；然而在实践中，这种技术是没有用的，因为测量是偶发性的，并且这些袖口在烧伤的四肢上的放置是有问题的。在老年人和肥胖人群中也可以人为地提高舒张压。相反，当患者长时间在 BICU 中时，通常优选通过使用动脉内导管连续监测血流动力学不稳定性。导管通常放置在桡动脉或股动脉中。出于安全性，桡动脉是重症患者的首选部位，手部的双动脉供应作为出现并发症时备用。然而，已经表明，当使用血管加压药时，桡动脉导管在测量中心血压方面是不准确的[11]，并且由于更大的血管反应性而在儿童中不准确是众所周知的[12]。此外，由于内衣提供的隔热作用，股骨插管部位通常未被烧伤，并且它们不排除通过物理治疗或康复目标进行动员[13]。由于这些原因，我们建议大多数烧伤患者进行股动脉血压测量。

对于动脉导管，应在监护仪屏幕上连续显示收缩压，舒张压和平均动脉压（MAP）。收缩压或 MAP 可以用于确定压力的充足性，尽管＞ 70mmHg 的 MAP 被认为是整体上正常组织灌注的更准确的描述。其原因包括研究发现，当动脉压波向近端移动到远端时，收缩压逐渐增加，舒张压降低；然而，通过积分曲线下面积确定的 MAP 保持不变。还必须确定波形的充分性，波形减小表示导管阻尼，需要更换导管。必须注意确保波形减小不是真正的低血压，这可以使用手动或循环血压计来确定。升高的收缩压和波形中额外峰值的夸大波形（通常仅发现两个）可能是一种被称为“导管鞭”的现象，这是导管在动脉内过度移动的结果。通常这个问题是自限性的，但必须注意不要将正常的收缩压值解释为导管抽动的证据，因为这种效应通常会高估压力。同样，使用 MAP 作为评估血压的主要指导是最佳的，因为导管鞭的影响或动脉内监测的其他问题随后减少。

与动脉导管相关的并发症包括在插入和移除期间，与血管痉挛和血栓栓塞、导管感染和动脉损伤或假性动脉瘤相关的缩窄性缺血。虽然这些并发症并不常见，但结果可能会非常糟糕。远端手或足部缺血的物理证据应立即切除导管并抬高四肢。如果不能及时（在 1h 内）观察到缺血性症状的改善，则必须考虑血管造影和干预。如果发现血栓栓塞，可以通过手术栓子切除术或凝块溶解除去凝块，由治疗医师决定。如果在血管造影期间发现缺血引起广泛的动脉损伤，则可能需要进行手术修复。必须在平衡开放性创面出血风险和组织挽救的益处的同时进行抗凝治疗。

以脓液和周围红肿为特征的导管感染的证据应该促使导管移除，这通常就足够了。随着感染的持续证据，应该接受抗生素和切口引流。如果在导管部位切口，必须非常小心以避免动脉出血。如果在动脉导管插入和移除后没有远端局部缺血迹象的情况下遇到假性动脉瘤，注射凝血酶[14]或用血管超声装置压迫直到在假性动脉瘤中看不到进一步的流动，经常在没有手术干预的情况下缓解该问题[15]。

2. 心输出量测量

经由中心静脉（颈内、锁骨下或股骨）经皮放置的肺动脉导管通过右心“漂浮”到肺动脉中，已广泛用于 BICU 的血流动力学监测。通过测量通过远端导管尖端“楔入”到肺动脉末端分支的背压，可以测量左心房压力的估计值。此外，注射到近端口的染料或等渗溶液可用于确定来自右心的心输出量。这些数据用于估计心脏的预负荷输送，心脏收缩性和心脏必须泵送的后负荷，然后指导治疗恢复血流动力学。这些导管在不明原因的休克、低氧血症、肾衰竭和高危患者监测的条件下用于 BICU。

肺动脉导管的使用已经受到详细审查，因为有报道称关于其使用并没有益处。一项针对医疗和外科 ICU 中 5735 名危重患者的研究显示，当使用肺动脉导管时，死亡率和资源使用量增加。这些患者中的大多数都有医疗条件。本报道的作者提出，他们的结果应该促使对所有条件下肺动脉导管的使用进行批判性评估[16]。随后在英国进行临床试验，证明在一般 ICU 环境中肺动脉导管使用无益处[17]。最近对这些装置有用性的评估表明，通过适当的培训和适当的设置，它们可以提供其他方式无法获得的数据[18]。在过去几年中，肺动脉导管的使用已经显著减少，除非在特殊情况下，例如对治疗的意外反应，如在少尿的容量替代。即使在这种情况下，基于动脉波形分析的新技术也能提供心输出量和舒张末期容量的估计值，这通常可以提供足够的信息来指导适当的治疗[19]。但是，在适当的患者中，肺动脉导管仍然可以发挥有价值有用角色。

3. 动脉波形分析

在过去的 10 年中，已经开发了多种装置，使用动脉波形分析来连续测量心输出量以及估计前负荷。每搏量的变化提供了对仅通过动脉通路的冲击的流体响应性的良好估计。经皮热稀释技术提供了更完整的血流动力学数据集而无须使用肺动脉导管[20]。仅使用中心线和中心动脉线，热稀释允许监测具有全局舒张末期容积指数、胸内血容量、连续心输出量和血管外肺水指数的预负荷。大量研究表明，这些体积指数比尿量或心脏充盈压更准确地表示预负荷[21]。在一项涉及 54 名烧伤儿童的研究中，Herndon 等确定脉冲指数连续心输出量是经胸超声心动图和心血管监测的心脏参数的最佳测量，以指导目标导向的液体复苏[22]。

4. 超声心动图

经食管超声心动图已作为高危心血管病患者的术中监测使用多年。由于缺乏可用的专业知识和缺乏设备，它尚未在其他重症患者中广泛使用。由于该装置可用作评估血流动力学功能的诊断工具，因此可以用它来监测重症患者，严重烧伤的患者。一份报道记录了在一系列严重烧伤患者中使用经食管多普勒测量心输出量的结果，并显示尽管进行了大量复苏，但在烧伤后第一天血管内容量和心肌收缩力显著降低[23]。

超声心动图也被研究作为补充尿量监测的手段。中国的研究人员通过研究 21 名大规模烧伤患者（79% ± 8%TBSA 烧伤），以每小时 1.0ml/kg 的速度进行复苏，检查了对心功能的食管多普勒监测是否有所改善。他们发现，受伤后心输出量可以预测为低，并且随着时间的推移线性增加，前负荷和收缩力增加，后负荷减少。然而，心输出量的变化与心肌收缩力增加和后负荷减少密切相关，而不是前负荷增加。另外尿量与心输出量没有密切关系[24]。Held 等评估了 11 名成人烧伤患者，平均 TBSA 为 37%，发现超声心动图的容量状态变化先于尿量和生命体征的改变，并且他们能够在老年患者中滴定强心药和升压药[25]。

这些结果令人质疑尿量的有效性，这是复苏充分性的主要指标。瑞典研究人员进行的一项类似研究，通过超声心动图检测心脏功能的作用，以及血清中肌钙蛋白丰度测量的肌细胞损伤，显示其患者的一半复苏期间心肌受损通常与一些临时心脏壁运动异常相关。然而，收缩功能没有受到不利影响[26]。床边超声心动图设备和技能在 BICU 中越来越常见，并且是重症监护中血流动力学监测的一种越来越常见的手段[27]。然而，这种程序性评估的间歇性特征使其仅作为有用的辅助手段，为困难的临床情况增加清晰度并防止超声心动图取代连续监测模式，如热稀释或波形分析。我们期待有关复苏评估的最佳方法的进一步工作；然而，就目前而言，尿量仍然是标准，其他措施是有用的辅助手段。

5. 实验室灌注评估

混合静脉饱和度是测量总组织灌注的金标准，但由于需要肺动脉导管而不再受欢迎[28]。因此，外周替代物，如碱缺乏和血清乳酸，已成为遵循的标准值监控休克。这些可以在几分钟内使用“护理点”技术和快速干预指导来测量。

根据 pH、pCO_2 和血清碳酸氢盐之间的关系，使用 Henderson-Hasselbalch 方程计算得出碱缺乏的值：

$$pH=6.1+\log(HCO_3^-)/(pCO_2)(0.03)$$

它是将 pH 恢复至 7.4 所需的碱的化学计量当量。基础缺陷通常根据血气分析计算，并提供对全身水平的组织缺氧和休克程度的合理估计，特别是在失血性休克中。基础缺陷的增加表明代谢性酸中毒增加，并且可能对严重创伤后患者的死亡风险进行分层[29]。在烧伤患者的复苏中使用基础缺陷也是如此[30, 31]。这些研究显示较高的基础缺陷与死亡率增加之间存在相关性，一些研究表明，这个值是比由来已久的尿量和动脉血压监测更好的复苏监测[32]。最近对烧伤患者的研究显示了尽管作者无法确定这种效应的特定边界，但复苏期间非幸存者的基础缺陷较高[33, 34]。尽管其作为休克指标具有实用性，但基础缺陷仍然是代谢性酸中毒的非特异性指标，并且可能在除休克之外的许多混杂情况下升高，包括高氯血症、尿毒症和酒精、可卡因和甲基苯丙胺的使用。在这种情况下，解释可能很困难。

乳酸是用于确定组织灌注充分性的另一种常用方法。在急性低流量条件下，细胞从主要有氧代谢转变为无氧代谢前能产生（即三磷腺苷）。无氧代谢的副产物是乳酸。在缺血条件下，血浆乳酸浓度将增加，导致 pH 降低。通常进行乳酸的测量以确定全身灌注的充分性；增加表明缺血。研究人员表明，复苏期间烧伤患者的乳酸含量和基础缺乏确实增加，而且更高的水平与较差的结果相关[34]。然而，在研究的后期，必须谨慎使用乳酸浓度，因为升高的水平不一定表明缺血。在严重烧伤中常见的高代谢紊乱条件下，丙酮酸脱氢酶活性是足够低效的，乳酸水平可能在没有缺血的情况下升高。然后应谨慎解释乳酸的分离升高，并通过寻求的物理或其他实验室检查结果确认缺血或休克。

四、多器官功能衰竭（MOF）

MOF 在很大程度上是我们在重症监护方面取得成功的一种创造，使以前濒临死亡的患者能够存活足够长的时间以使器官衰竭发展。通常允许特定器官系统不能维持整体患者存活（例如，执行切除和移植程序，导致肾功能衰竭以除去会致死的脓毒性烧伤）。第 30 章更全面地介绍了 MOF 的主题，但我们将在此简要总结一下。

从烧伤创面中阐明的体液炎症因子以及由此产生的免疫，肾上腺和交感神经活化介导了 SIRS 的发展。

（一）体液炎症介质

已经开发了许多理论来解释 MOF 的进展（框 32-4）。在感染理论中，当生物体失去控制时，内毒素和外毒素被释放，通过激活病原体激活的分子途径受体，如 Toll 样受体 2，4 和 9[35]，以及引起炎症介质的级联启动。炎症细胞的募集如果不加以控制，这些途径可导致器官损伤并向 MOF 发展。

框 32-4　多器官功能衰竭发展的理论

- 感染原因
- 巨噬细胞理论
- 微循环假说
- 内皮 – 白细胞交互作用
- 肠道假说
- 二次打击理论

MOF 也可以通过坏死组织的炎症引发，并且开放性创面可以引起与内毒素所见的相似的炎症介质反应。有证据表明，这种反应是由于细胞因子级联激活通过损伤相关的分子途径引起的，这可能是与我们自身细胞释放的线粒体相关的抗原[37]。这些细胞因子中的四种，TNF-α、IL-1β、IL-6 和 IL-8 与烧伤中的脓毒症和 MOF 密切相关[36]。该理论的主要支持是许多患者，包括烧伤的患者，可以在没有确定感染的情况下发生 MOF。无论如何，众所周知，一系列全身性事件由入侵生物或开放性创面启动，启动 SIRS 并可进展为 MOF，从而支持早期烧伤切除和移植。

另一个理论暗示长期组织缺氧和随后在再灌注期间产生的有毒自由基作为终末器官损伤的主要介质。如第 8 章关于烧伤水肿所述，这种自由基损伤可以通过复苏期间的高剂量静脉注射维生素 C 得到改善[38]。从体外模型和体内动物模型中，我们知道最初处于休克状态并随后再灌注的组织产生已知会损害许多细胞代谢过程的氧自由基。研究发现，自由基清除剂，如超氧化物歧化酶，可以改善动物模型的存活率，但这些结果尚未在人类中得到证实[42]。内源性天然抗氧化剂，如维生素 C 和维生素 E，在烧伤患者中较低，这表明治疗干预可能是有益的[43]。

最后两个理论围绕着肠道在器官衰竭的产生和 MOF 的“二次打击”理论中的作用。多年来，研究人员将肠道视为器官衰竭的“肠系膜”，这与肠道屏障功能丧失和肠道细菌和（或）其毒性代谢物的转运有关。患者在烧伤后已发现细菌易位[45]。没有研究清楚地表明细菌易位是否是 SIRS 或 MOF 的原因，可能是因为研究人员在人类休克期间无法有效控制细菌易位，因此，无法建立因果关系。“二次打击”理论归结为对 MOF 发展的损伤的总结。单独的每一种损伤不足以引起反应，但是一种或多种损伤可以“引发”刚刚描述的炎症反应系统，使得另一个通常无关紧要伤害导致有毒介质的释放以 MOF。所有这些理论中的某些部分很可能是烧伤患者 MOF 的原因；可能相对贡献在每个患者中是独特的。因此，单一解决方案不太可能，在制定改善护理和结果的策略时应牢记这一点。

（二）器官衰竭过程

一般来说，MOF 将从肾脏和（或）肺系统开始，并通过肝脏、肠道、血液系统和中枢神经系统以系统的方式进展。然而，MOF 的发展不一定会导致死亡。在衰竭的器官恢复之前支持它们的努力是合理的。

五、重症监护干预

现代烧伤患者的重症监护主要取决于 7 个关键因素：①足够的目标导向液体复苏；②早期烧伤切痂和植皮；③脓毒症的积极抗菌和来源控制；④积极和充足的营养支持；⑤积极保暖；⑥积极的身体，职业和呼吸治疗；⑦积极和持续支持器官衰竭。

在第 9 章中关于液体复苏，已经彻底涵盖了急性烧伤创面的充分液体复苏。提出了各种用于预测液体需求，晶体与胶体之间的平衡以及复苏终点的公式。在复苏早期，提供足够的液体来维持前负荷和灌注，以保持液体损失为烧伤水肿和分布性休克，同时避免过度复苏，从而导致诸如心力衰竭、肝衰竭和间隔室综合征[46]。

早期烧伤切痂和植皮已在第 12 章关于手术管理的详细讨论中进行了讨论。最重要的原则是去除炎症和清除烧伤组织，以打破烧伤休克下的过度炎症状态。早期移植可减少患者的炎症负荷、液体流失、热量流失、易受感染的区域以及重症监护的总长度。通常可减少 MOF 发生的暴露时间。

此外，与大规模早期切痂相关的失血通常导致功能性血浆置换[47]。血浆置换已被证明在减少烧伤复苏方面是有效的，表面上是通过去除烧伤休克下的炎症和氧化体液介质。Klein 等回顾了用白蛋白或新鲜冰冻血浆达到 Parkland 两次的患者的血浆置换，发现液体复苏减少了 40%[48]。在 Parkland 的 1.2 倍触发的血浆置换协议中，Neff 等发现 MAP 增加 24%，尿量增加 400%，复苏率降低 25%，乳酸也减少[49]。137 例接受血浆置换的患者，平均 TBSA 为 48.6%，每小时 1 次液体复苏，碱缺乏，乳酸和血细胞比容均有所改善，并与复苏量减少和尿量增加有关[48]。这些数据共同支持血浆置换改善烧伤休克的观点；然而，到目前为止还没有研究直接将术中失血导致的血浆置换与早期烧伤切除术中的烧伤结果改善联系起来。

关于感染控制的第 11 章很好地定义了早期手术源控制和适当抗菌药物的关键性质，但通常强调细致无菌技术，感染或失活组织的切除，活体移植物的覆盖，局部抗菌药物，培养监测和全身抗菌药物[50]。关于营养支持和代谢亢进见第 28 章和第 29 章，有效地讨论了肠内营养和营养支持，物理治疗以及保持患者温暖的关键需求。

（一）烧伤毒理治疗重点

许多毒素可以影响烧伤患者，特别是职业伤害。所有毒素的特定疗法超出了本章的范围，如果超出了烧伤医师的要求，需要对材料数据安全表和毒物控制中心进行适当的咨询以了解已知的暴露情况。但最常见的毒素是氰化物和一氧化碳[51]。可以从各种塑料的燃烧中精制出氰化物，并且吸入烟雾会导致显著地暴露。越来越多的证据表明，氰化物毒性在吸入性损伤中具有临床意义，在高达 76% 的吸入性损伤患者中发现高于临床显著水平。很少有临床实验室在临床有用的时间范围内返回血液氰化物实验室，因此吸入烟雾＜ 15%TBSA，格拉斯哥昏迷量表评分低于 14，血流动力学异常和（或）乳酸水平高于 10

的替代指标是已知的氰化物毒性敏感指标大于 1.0mg/L。在这些情况下，建议使用羟钴胺进行经验性治疗 [52]。它是氰化物毒性的一线解毒剂，具有非常轻微的副作用，包括短暂性高血压、心动过缓和尿液变色。羟钴胺也是一氧化氮清除剂，可有效降低烧伤中常见的低血压 [52]。

作为燃烧的常见产物，在任何吸入性伤害，封闭式火灾或精神状态改变的患者中应考虑碳氧化物（CO）中毒。碳氧血红蛋白（carboxyhemoglobin，COHb）水平高于 25% 的患者应在 100%FIO_2 上机械通气，这将半衰期从 4h 减少到 1h。有高压氧（hyperbaric oxygen，HBO）的罕见症状，因为它可以将 CO 半衰期减少到 15min，特别是在怀孕或癫痫发作的情况下。只有 HBO 可以立即与专业中心的最终烧伤护理一起使用时才会在烧上设置中显示。对于实施 HBO 不必要地延迟烧伤护理的情况，机械通气可以在 HBO 机构之前使 COHb 达到安全水平，并且应该优先考虑适当的烧伤护理 [53]。

（二）烧伤神经系统治疗重点

烧伤患者的神经系统管理的主要方面是疼痛控制、镇静、谵妄管理和急性应激障碍或创伤后应激障碍的管理。此外，可能需要癫痫发作治疗或预防，创伤性脑损伤的管理或药物和酒精撤除方案，其可伴随烧伤而发生并且超出本章的范围。神经系统护理的一个重要组成部分是早期动员；除非有严重禁忌，否则应进行物理或职业治疗 [13]。

疼痛控制是烧伤患者中最常见的神经系统干预。使用吗啡等麻醉药进行基础疼痛管理，以保持舒适，同时注意避免过度使用，以防止达到物理治疗目标。美沙酮可通过提供基础疼痛覆盖和麻醉药戒断来提供帮助 [51]。患者需要进行治疗的干预，如物理治疗或创面护理，会产生一定程度的疼痛，在不阻止患者进展的情况下无法完全缓解 [54]。烧伤团队必须评估患者的疼痛管理并运用他们的经验仔细平衡短期镇痛与长期恢复和功能。

短期持续使用的其他镇痛药应用于疼痛手术，如广泛的创面护理或清创。通常额外的麻醉药，如芬太尼或额外的吗啡就足够了。对于更广泛的程序，氯胺酮是一种安全、有效和推荐的药物。几个大型系列支持氯胺酮用于护理程序。在儿科烧伤患者的一系列 522 次疼痛手术中，只有 2.9% 需要干预，如气道重新定位，插管零点，1 ~ 105min，体重 2 ~ 111kg[55]。来自 32 项 ED 研究中的 8282 氯胺酮镇静的荟萃分析证明没有气管插管。短暂性呼吸暂停率为 0.8%，喉痉挛率为 0.3%[56]。然而，所有这些都通过定位和（或）袋阀屏蔽来解决。在这些研究中，训练有素的护士通常进行镇静。氯胺酮相对于苯二氮䓬类和麻醉药具有良好的安全性，因为它缺乏呼吸抑制和心血管刺激作用 [54]。应该注意防止成人患者出现谵妄。

BICU 中的镇静更复杂，需要平衡短期镇静目标和明显的患者舒适度与谵妄和减少治疗参与的中间成本以及长期的神经精神成本。第一个目标是尽量减少给药的镇静作用，这可以通过使用镇静药和避免连续苯二氮䓬类药物输注来实现。Richmond 激动镇静量表的使用已被证明可以减少呼吸机和镇静剂的平均持续时间 [57]。

由于谵妄增加和机械通气时间长，苯二氮䓬类药物的效用降低。异丙酚、氯胺酮和瑞芬太尼越来越多地被用作以前标准的苯二氮䓬类疗法的替代品 [58]。当与咪达唑仑直接比较时，用 α- 肾上腺素能激动药右美托咪定镇静的患者需要较少的镇静作用并且具有较低的低血压 [59]。这种镇静药可被认为更有效，并且在低血压方面的风险较小。苯二氮䓬类药物与躁动和谵妄的风险增加有关，苯二氮䓬类和异丙酚与右美托咪定相关的呼吸机相关事件更多。右美托咪定与拔管时间较短和心动过缓发生率较高有关，但由于其高动态和心动过速，这在烧伤患者中通常耐受良好 [60]。较便宜的口服当量，可乐定是镇静药的常用辅助剂，与右美托咪定的 α- 肾上腺素能机制相似，目前正在对该作用进行回顾性分析 [61]。氯胺酮输注已被证明在连续 BICU 镇静中也是安全有效的。

精神病和心理护理是 BICU 护理的重要组成部分。标准的心理治疗和干预措施是烧伤护理的重要因素[63]。重症监护小组可以通过避免使用苯二氮䓬类药物，减少镇静，首先治疗疼痛，限制睡眠障碍，促进活动，重新定向以及避免长时间输注镇静药来帮助预防谵妄和创伤后应激障碍[64]。我们尽了最大努力，BICU 的许多患者都经历了谵妄和躁动。氟哌啶醇仍用于躁动和谵妄的关键时期，并在儿童和成人烧伤人群有安全性记录[65]。非典型抗精神病药物在谵妄和躁动的基础覆盖中发挥了重要作用，并且安全有效。当患者不再神志不清时，BICU 团队必须记住停止使用这些药物；BICU 中有 84.2% 的患者在 BICU 出院后继续使用，28.6% 的患者从医院出院后继续使用[66]。

（三）烧伤心血管治疗重点

烧伤后心血管反应的治疗需要了解心血管生理学和治疗效果。严重疾病的标志之一是心脏功能与患者表现之间的直接联系。烧伤的心脏代偿是高动力的，以满足代谢亢进的需要，维持受损血管床的灌注，并代偿与烧伤休克相关的血管痉挛。因此，患者通常需要超生理性心输出量来代偿其全身病变[67]。心脏功能和组织灌注的四个决定因素是：①心室前负荷或舒张末期肌纤维长度；②心肌收缩力或心肌力量；③心室后负荷或心脏必须承受的阻力程度；④心率和心律。

彻底理解每种成分对心脏功能的影响是必要的，以利于有心血管异常的烧伤患者的有效治疗。

1. 前负荷

前负荷是在收缩之前拉伸心肌的力。该力量由静脉回流填充心脏的体积组成。由于肌肉中肌动蛋白和肌球蛋白的分子排列，进入的静脉体积拉伸肌肉越多，它将收缩得越远。这一点最好地体现在 Frank-Starling 曲线上（图 32-1），Otto Frank 在 1884 年的青蛙心脏准备中首次描述；1914 年，Ernest Starling 将这一观察结果扩展到了哺乳动物的心脏。在 Frank 指数曲线中这种关系证明了通过体积复苏来增加预负荷来提高心脏功能。然而，当舒张末期容量变得过大时，心脏功能会降低；可能是肌肉纤维过度拉伸并将可收缩纤维拉过彼此，从而减少了收缩力所需的接触。在实验环境中降低心脏功能所需的前负荷超过 60mmHg，这在患者中很少见到。

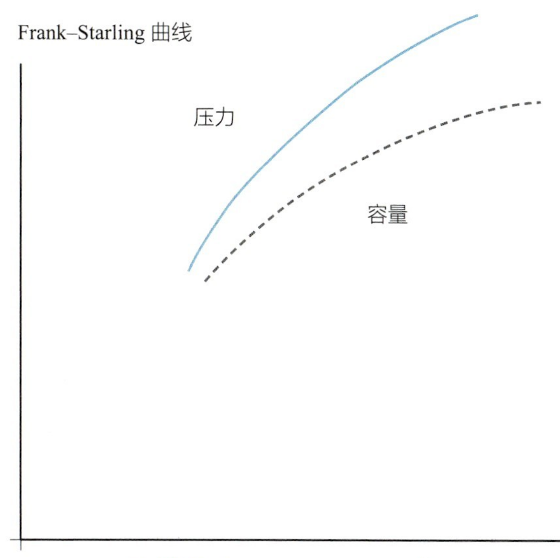

▲ **图 32-1 Frank-Starling 曲线**

实线描述的是心脏压力、容量关系，表示心脏泵出量随着对心脏的压力（前负荷）的增加而增加。烧伤后心脏收缩力降低，使曲线下移（虚线）。仍需注意的是，在这种情况下因为心脏前负荷增加使心脏泵出量仍然增加，这说明了严重烧伤后心房压力的增高意味着心脏输出量的增加

临床上通过中心静脉压、肺动脉楔压、超声心动图或经肺热稀释来估计前负荷。这些措施可用于优化前负荷，平衡血管体积负荷和心脏性能以防止间质和肺水肿。

2. 心脏收缩力

心脏收缩的力被称为心脏收缩力。它与纤维收缩数量、预紧力和后载量直接相关。在前负荷低或后负荷高的患者，冠状动脉疾病、心肌梗死和缺血丧失的患者，心肌抑制因子急性复苏期间烧伤患者，Takotsobu 心肌病脓毒性休克或严重营养不良患者中，收缩性降低。根据肺动脉导管导出值计算左心室卒中工作可提供心肌收缩力的最佳估计值，可通过以下公式确定：

$$LVSW=SV（MAP-PCWP）\times 0.0136$$

其中 LVSW 是左心室输出量，SV 是心搏量（心脏指数 / 心率），PCWP 是肺毛细血管楔压。在目前的实践中，通常用动脉波形连续心输出量监测或超声心动图来跟踪收缩性。

3. 后负荷

后负荷是阻碍或逆转心室收缩的力，并且与

心输出量一起产生血压。该力相当于心脏收缩期间穿过心室壁的张力。通过动脉阻力测量后负荷作为动脉顺应性的估计值。动脉阻力测量为流入压力（平均动脉）和流出压力（静脉）之差除以流速（心输出量）：

$$SVR = (MAP-CVP)/CO$$

其中 SVR 是血管阻力，CVP 是中心静脉压，CO 是心输出量。肺动脉导管，动脉波形分析或超声心动图来记录这个值。

4. 心率和心律

为了使心脏正常运作，导电系统必须完好无损，提供有节奏的有效收缩，以产生足够的力来推动血液通过循环系统。例如，如果心率接近 200 次 /min，心脏将没有足够的时间完全填充，从而减少心肌纤维拉伸和心脏功能。此外，如果存在频繁的室性早搏，由于类似的原因，心脏将不能以最佳方式发挥作用。使用心电图在每个重症患者中连续监测心率和心律。交感神经和肾上腺素能的组合与高心房舒张相结合，可以预先将烧伤患者置于房性心律失常，如心房颤动。明智的液体和电解质管理、β- 阻滞、速率控制和抗心律失常药的适当使用是治疗的基石。一个重要的注意事项：发生房颤后 BICU 患者的死亡率更高[68]。

5. 烧伤对心脏功能的影响

严重烧伤会以多种方式影响心脏功能。首先是通过体积损失到烧伤和未烧伤的组织来减少心脏的前负荷。正是由于这个原因，复苏公式预测的体积必须用于维持血压和血流动力学。此外，严重烧伤引起心肌抑制，其特征在于张力发展的减少，以及收缩和放松的速度，然后减少 CO。这些效果在复苏期间的损伤过程中最明显；然而，此后很快就会出现 CO 增加的高动力期，这主要是由于血管舒张后负荷减少和心率增加引起的。

6. 血流动力学治疗：前负荷增强

当遇到低血压或其他心功能不足的迹象（即尿量减少）时，通常的反应是通过增加血管内容量来增加预负荷。这是一种基于 Frank-Starling 原理的健全的生理学方法，应该是任何休克患者的首选疗法。使用晶体或胶体可以增加血管内容量，从而将 CVP 和 PCWP 增加到 10 ～ 20mmHg。预负荷目标也可以是每搏输出量低于 12% 或全球舒张末期容积指数在 680 ～ 800ml/m^2[69]。这种治疗的充分性可通过恢复动脉血压，减少心动过速和尿量大于 0.5ml/（kg・h）。

在增加烧伤患者的血流动力学前负荷时必须谨慎行事。过量给药可能导致明显的间质水肿和容量超负荷，伴有外周水肿和肺水肿。这些变化可导致部分厚度烧伤转变为外周的全厚度损伤并引起显著的呼吸问题，肝功能衰竭和室间隔综合征。一旦血流动力学恢复，如果需要的话，流体超负荷可以通过自发性利尿、药理性利尿、透析甚至治疗性静脉切开术治疗。

7. 血流动力学治疗：正性肌力药和升压药

如果前负荷优化不足以改善血流动力学，患者可能需要使用正性肌力药来增加心输出量和（或）血管加压药以增加后负荷。正性肌力药类包括磷酸二酯酶抑制药、地高辛和肾上腺素能激动剂。米力农等磷酸二酯酶抑制药通过提高细胞内环磷腺苷水平来增加心肌细胞钙，从而增加收缩力并减少后负荷而不增加心肌需氧量水平。地高辛通过抑制钠 - 钾泵和增加细胞内心肌细胞钙来增加收缩性并降低心率而不增加心肌需氧量。多巴酚丁胺是一种常用的正性肌力药，具有限于 β- 肾上腺素能刺激的作用，从而增加 CO 并引起血管舒张。多巴酚丁胺可能与心率增加有关，并且会增加心肌需氧量。相关的血管舒张可用于灌注外周血管床，如在受威胁的皮肤中。数据支持多巴酚丁胺减少血管外肺水并随着心脏指数和尿量增加降低 SVR 指数，尽管全身舒张末期容积指数没有变化[70]。

儿茶酚胺是最常用的升高血压的药物，被认为是“非强制性药物”，因为它们具有收缩力和血管收缩性。关于使用这些收缩药的一个警告是心肌耗氧量增加，这可能影响心脏的缺血区域。然而，通过儿茶酚胺治疗的低血压也会显著损害心肌氧输送，因此这种考虑不应排除有经验的重症监护医师使用它们。肾上腺素是儿茶酚胺的首选，因为它提供了更大的血压增加部分，来自肌力而非血管收缩。然而，去甲肾上腺素是感染性休克的首选升压药，它对血管收缩与肌力的相关性更大，可能会损害对烧伤患者创面愈合和生存至关重要的真皮血管床，特别是在预负荷不足的情况下。由于快速耐受和心动过速，多巴胺通常不受欢迎[71]。因此，我们认为肾上腺素是优选的儿茶酚胺。

纯血管收缩药在烧伤护理中的作用非常有限，因为患者的高动力状态，伴随性肌力支持是可取的。对 α- 肾上腺素能受体具有主要作用的药剂可用于诱导血管收缩和升高血压。在该组中通常考虑去甲肾上腺素，尽管其血压升高的 40% 是由于 α 介导的血管收缩，而 60% 来自增加的 CO[72, 73]。去氧肾上腺素是一种纯 α 受体激动药，可以减少 CO 和灌注[72, 73]。这些药物可以有效地治疗脓毒性休克或神经源性休克，从而增加血管张力[74]。然而，在烧伤患者中，人们认为这些药物会引起皮肤血管收缩和内脏循环，从而重新分配血液流动。这可能导致移植失败并将部分厚度皮肤损伤转变为全厚度，并导致肠道缺血性损伤。另外，生理和药理剂量的去甲肾上腺素通过肾上腺素受体以细胞内环磷酸腺苷介导的方式抑制创面巨噬细胞效率[75]。这可能是 β- 受体阻断药提供的益处的一部分。儿茶酚胺的生理学在第 23 章讨论了，关于烧伤的激素，肾上腺和交感神经反应。

另一种非常受欢迎的纯血管收缩药是加压素。它是一种非常有效的血管收缩药，通过其独立于肾上腺素能受体的受体介导。血管加压素的水平已被证明在感染性休克中较低，并且在一些烧伤中心中使用 0.02 ～ 0.044U/（kg・min）的生理替代而不进行滴定以增加 MAP 以获得良好效果。一些研究者发现在这种情况下使用血管加压素时，会升高血压，降低的心率，同时使用时避免去甲肾上腺素给药。在这些生理替代剂量中，据信对内脏或真皮流动的影响最小。尽管服用加压素有降低肾功能衰竭的趋势，但 VANISH 试验未能最终证实用加压素治疗的脓毒症患者的肾功能衰竭率低于肾上腺素[74]。在动物模型中，Li 等研究发现，向去甲肾上腺素添加少量生理剂量的加压素可改善线粒体功能和血流动力学以及组织和内脏灌注的所有测量[74]。在一系列研究中，对使用加压素加去甲肾上腺素治疗的 30 名脓毒性烧伤患者，总去甲肾上腺素给药显示减少。然而，1 名患者死于上消化道坏死；该患者出现外周缺血和供体部位转换增加以及皮肤移植失败。这些数据再次支持关于在治疗烧伤患者时使用纯血管收缩剂的担忧[76]。

非常罕见的亚甲蓝，作为纯血管收缩药，可能证明有益于治疗难治性血管痉挛。它是一种有效的一氧化氮合酶抑制药，并且在报道的情况下，已被证明可以在严重烧伤后成功逆转难治性血管痉挛，因此应该在医疗中应用[78, 79]。

在烧伤患者中使用血管加压剂和离子电渗疗法是烧伤护理中不可或缺的组成部分。在个体患者的生理学中平衡各种药物的风险和益处概况是经验丰富，在训练有素的烧伤重症监护外科医生的职权范围。

8. β 受体阻断药对严重烧伤后心脏功能的影响

对严重烧伤的一种反应是儿茶酚胺产量急剧增加；这与许多代谢异常有关，包括静息能量消耗增加，肌肉分解代谢和体温调节改变。非特异性 β 受体阻断药普萘洛尔已用于降低严重烧伤时的心率和心肌功[80]。普萘洛尔给药也可减少外周脂肪分解[81]和肌肉分解代谢[82]，这些都是额外的好处。Wurzer 等论证了通过降低严重烧伤儿童的心脏指数和 MAP 而不减少外周氧输送或增加乳酸性酸中毒事件或器官功能障碍，普萘洛尔可减少心源性应激[83]。正在进行进一步的试验以确定 β 受体阻断药的益处以及其与其他合成代谢药物如氧甲氢龙的相互作用。无论如何，β 受体阻断正成为烧伤护理中越来越标准的组成部分。

（四）肺部烧伤临床护理

吸入性损伤、感染、炎症介质、心力衰竭或重症监护干预后遗症（如体液超负荷或呼吸机损伤）可导致肺损伤。可以用补充氧气、利尿、支气管扩张药或化痰药治疗轻症。然而，机械通气是治疗肺衰竭的必要治疗方法。

严重烧伤的机械通气通常有三个原因：复苏

阶段的气道控制；吸入烟雾的气道管理；急性呼吸窘迫综合征期间的支持。第一个迹象是在病程早期进行气道控制，伴随着维持血容量所需的巨大复苏量相关的大量全身水肿的发展。在这种情况下，机械通气的需要不是由于肺衰竭本身，而是维持气道直到全身水肿消退。一旦发生这种情况，通常在进入疗程后2～3d，拔管可以减少后遗症发生。这个阶段的呼吸机管理是常规的。第二个迹象是在吸入烟雾的早期气道管理，这是对气道和肺泡的直接毒性损伤，导致黏膜脱落，黏膜纤毛自由功能丧失，气道狭窄和水肿，表面活性物质损失，软骨支持减弱气道和纤维性渗出气道[53]。第16章关于吸入性损伤全面涵盖了这个问题。第三个迹象是由于高肺泡－动脉（A–a）梯度、分流、通气/灌注不匹配，顺应性差或高阻力导致的低氧血症或高碳酸血症的发展。已知严重烧伤与低氧血症和ARDS的发展有关。临床表现为呼吸困难，严重低氧血症和肺顺应性降低，并伴有弥漫性双侧肺部浸润的影像学证据。

1. 气管插管的适应证

插管需要将气管导管从鼻腔或口腔通过咽部并进入气管。随后将该管连接到机械呼吸机以引发吸气和被动呼气。在烧伤患者中，插管的适应证通常是改善氧合和通气或维持受损的气道，例如严重的吸入性损伤或患者（表32–1）。

表32–1　气管插管的临床指征

指　征	数　值
PaO_2（mmHg）	＜60
$PaCO_2$（mmHg）	＞50
P/F 比值	＜200
呼吸频率	＞40
呼吸/通气障碍	急性
上呼吸道水肿	重度

在呼吸停止之前给适当的患者插管是很重要的。然而，应该考虑的是，在大型研究系列中，超过33%的烧伤患者在插管后1d内拔管，以便在没有重新插管的情况下转移到烧伤中心。这些患者在没有优点的情况下承受风险，并且在严重镇静或瘫痪患者中丢失气管导管可能是致命的[84]。

将气管内导管固定到烧伤和（或）水肿面部可能具有危险性。在一项关于烧伤中心的大型调查中，据报道有59%的病例用亚麻非胶带固定气管内导管；48%的病例使用人造装置；24%的病例正常情况下固定[85]。我们的中心使用鼻中隔结扎鼻插管20年，没有意外拔管或脓毒性鼻窦炎。

气管切开术可以提供长期持久的气道，减轻患者的不适。在对美国烧伤中心的调查中，平均气管造口术在2周时进行；然而，人们一致认为有早期气管切开术的预示[85]。但有趣的是，在600名成人医疗ICU患者的研究中，Terragni等发现早期气管切开术并未导致呼吸机相关性肺炎的显著改善，尽管呼吸机辅助呼吸的持续时间减少，ICU期间也是如此[86]。

2. 肺生理学

通过呼吸机模式的字母汤，已经出现了肺衰竭管理策略的激增。然而，无论装置的增殖如何，人肺的生理学都保持不变。主要广泛的生理观点允许呼吸机的动作与患者的需要的最佳匹配。肺有三个主要功能：通气、氧合、排痰。

(1) 通气：通气可以消除 $PaCO_2$ 对动脉血气测量的二氧化碳。呼吸机以微小通风（V_{min}）减去无效腔通风（V_d）来完成此操作。通常，$PaCO_2$ 与 V_{min} 成反比，因此在进行呼吸机调整以改变 $PaCO_2$ 时必须考虑该值。V_{min} 等于潮气量乘以呼吸频率。因此，可以通过增加潮气量或呼吸率来向下调节 $PaCO_2$。通常，呼吸速率应设定在10～20次/min，最初为6ml/kg理想体重。在正常患者中，V_{min} 为每分钟100ml/kg，但是在烧伤患者中观察到高二氧化碳产生，所需的每分通气量可增加2～4倍。然后可以在每分通气量中进行调整以进行优化 $PaCO_2$，通常为40mmHg但在患有既往慢性阻塞性肺病或吸烟习惯的患者中可能更高[87]。进行这些调整时，应注意呼吸率不能超过40次/min，应尽量减少潮气量以避免呼吸机引起的肺损伤（ventilator–induced lung injury,

VILI）。

随着呼吸速率的增加，试图在遵守低潮气量的同时增加每分通气量，无效腔的比例也会增加，进一步阻碍呼吸机的功能。在这些情况下，减少每分通气量将增加二氧化碳的消除。可以通过在床边进行体积二氧化碳监测来监测无效腔通气 - 灌注异常，以测量生理和肺泡无效腔[88]。这可能是呼吸机管理的有用辅助手段。容积二氧化碳排放量是呼出的二氧化碳总量的原因，与呼气末呼气末 CO_2（end-tidal CO_2，$ETCO_2$）监测不同，后者假设 A-a 梯度仅为 2 ～ 3mmHg，在许多重症监护患者中不合适。$ETCO_2$ 监测可用于监测趋势或设置低梯度，如创伤性头部损伤所示。然而，在重症烧伤患者中，A-a 梯度可以处于通量状态，从 $ETCO_2$ 监测器收到的问题值和使容积二氧化碳图更具吸引力。影响 A-a 梯度的因素包括 CO、气道无效腔、气道阻力和代谢率；这些因素的每一个都可能在严重烧伤的患者中发生变化，特别是那些吸入性损伤的患者。由于这些原因，在烧伤患者中，对于 $PaCO_2$ 的估计和 $ETCO_2$ 监测是不明智的。连续血气检查是一种更可靠的监测仪器。

ARDSnet 研究已充分证明肺通气损伤可诱发 ARDS 并对发病率和死亡率有显著影响。当过量的体积过度膨胀肺部，伤害顺应性肺泡时，就会发生创伤。体积优先针对顺应性和未受损伤的肺泡，因为不符合要求的肺泡需要太长的时间常数来接受体积。随着健康的肺泡顺序受伤，建立了积极的反馈，并且伤势继续恶化。这是低潮气量（low tidal volume，LTV）通气的原理。使用呼气末正压可以通过减少肺泡萎陷以及在压力容积环的更顺从部分保留肺来促进维持更顺从的肺泡并减少肺动脉损伤[89]。此外，在通气气体中具有更多的氮气维持支架功能，因为它不像氧气那样从气道吸收[90]。当高原气道压力＞ 30mmHg 时，通气肺相对不合规，表明 ARDS 或肺水肿，使肺部同样受到气压伤。在这种情况下，“许可性高碳酸血症”是一种可用于减少气压伤的策略。该策略旨在通过减少潮气量来限制峰值和高原气道压力，以允许呼吸道疾病（$PaCO_2$ ＞ 45mmHg，动脉 pH ＜ 7.3）。该策略在一定程度上用于试验，研究限压通气对改善危重病患者的疗效[91]。

ARDSnet 试验显示 LTV 通气对 ARDS 具有保护作用，但它也可能损害通气功能和消除 CO_2。烧伤患者代表机械通气和 ARDS 的独特挑战，因为焦痂、胸壁和肺水肿导致的依从性降低，吸入性损伤引起的独特生理学以及由于代谢亢进反应导致的 CO_2 产生增加。此外，在较低的潮气量下，呼吸功逐渐增加[92]。已证明 LTV 方案在烧伤人群中无效：33% 的烧伤患者未能满足氧合和通气要求，在吸入患者中增加至约 67%[85]。

Sousse 等分析了 932 名患有吸入性损伤超过 28 年的儿童患者的肺部结果，对潮气量进行分层。他们的研究结果与 ADRSnet 预测明显不同，表明高潮气量（15 ± 3ml/kg）与呼吸机天数显著减少，最大 PEEP 和最大峰值吸气压显著增加有关；ARDS 明显减少，但气胸增加。他们得出结论，高潮气量可能会中断吸入性损伤后导致肺损伤的事件顺序[93]。

另一种观点认为应该使用替代标志物，如气道压力，以避免 ARDS。通过这种逻辑，当潮气量降低时，肺部顺应性较好的患者表现不佳，而肺部顺应性较差的患者表现良好[94]。无论如何，肺部保护策略在烧伤人群中很难建立，而且一些肺部损伤通常必须接受以确保整体患者的生存。

(2) 氧合：与通气的充分性一样，使用动脉血中的 PaO_2 经典地确定氧合作用。使用三个因素计算动脉氧合：氧气的平均肺泡压力（mean alveolar pressure of oxygen，$MAP-O_2$）、A-a 梯度和 VQ 不匹配。由呼吸机确定的 $MAP-O_2$ 是压力下面积 / 时间曲线乘以吸入氧气的比例。增加 FiO_2 的氧合作用能力有限，因为超过 60 的 FiO_2 在长时间内被认为是肺部氧中毒[95]。但是，增加 $MAP-O_2$ 可以非常安全地改善氧合作用。这可以通过增加 PEEP 或吸气时间来实现，在此期间气道保持在吸气压力下更长时间，从而扩大曲线下面积。然而，由于吸气时间越来越长，呼出和通气的可用时间越来越少。因此，高碳酸血症和酸中毒会限制高 $MAP-O_2$ 的维持[96]。这些影响将在呼吸机模式部分进一步详细讨论。

A–a 梯度是将空气与血液分离的扩散膜的函数。这受肺水肿的影响。A–a 梯度问题最好通过利尿药减轻肺水肿，使用正性肌力药改善心脏性能，并通过重新填充 1 型肺细胞让肺部有时间恢复其扩散膜来控制。

当缺氧血液通过通气不良的肺分流并且缺氧血管收缩在肺血管系统中失调时，发生 VQ 不匹配。首先通过使用肺部灌洗、补充操作和开放式肺技术来改善肺部通气，以使长时间恒定的肺泡充气[97]。此外，吸入的肺血管扩张药，例如一氧化氮或前列腺素，可以使充气床血管舒张并改善 VQ 匹配[98]。最后俯卧位还可以改善 VQ 匹配以及后部通气[99]。在对美国烧伤中心的调查中，ARDS 通过液体限制（利尿）和肠内营养以及神经肌肉阻滞进行管理。在严重的 ARDS 中，33% 的中心使用俯卧位，18% 使用体外膜氧合[85]。

氧主要通过血红蛋白传递给组织，因此，一般来说，PaO_2 值为 60mmHg 被认为是足够的，因为它相当于约 92% 的饱和度。脉搏血氧仪有效测量氧合作用，可用于指导呼吸机管理。错误地测量高铁血红蛋白和碳氧血红蛋白作为氧气饱和血红蛋白，这在烟雾吸入性损伤患者中最常见，突出了这种技术的缺点。否则，这是确定动脉血中氧含量的非常准确的方法，因为 97% 的氧通过血红蛋白传递到组织。体外研究证实了脉搏血氧饱和度在氧合血红蛋白水平的 2% ～ 3% 范围内，这一说法得到了证实[100]。该技术的主要局限在于其对肺气体交换变化的不敏感性。由于氧合血红蛋白解离曲线的形状，当 SaO_2 超过 90% 且 PaO_2 ＞ 60mmHg 时，曲线是平坦的，并且 PaO_2 的变化可以显著移动而 SaO_2 的变化很小。无论如何推测 SaO_2 值＞ 92% 表示充分氧合。氧合饱和度测量是立即可用的连续直接测量，而 PaO_2 的血气测量是间歇性的，这是一个不容忽视的优点。

评估氧合充分性的常用参数是 PaO_2 与 FiO_2 的比率（P/F 比）。它是 A–a 梯度的易于计算的替代物[101]。因此，P/F 比率是用于诊断柏林定义中 ARDS 的标准之一（表 32–2）。ARDS 定义为双侧模糊，不能通过积液，1 周内因心力衰竭未完全解释的临床损伤发生的结节塌陷或与 P/F 比率小于 300 相关的液体超负荷解释，ARDS 分层为轻度，P/F 在 200 ～ 300；温和，100 ～ 200；严重的，低于 100[101]。

表 32–2　ARDS 的柏林定义

伤后或生病后 1 周内发病	
胸片提示双肺模糊且无法用胸腔积液、肺不张或结节解释的	
呼吸衰竭且无心力衰竭或液体过剩	
氧合减少	
轻度	200 ＜ P/F ＜ 300
中毒	100 ＜ P/F ＜ 200
重度	P/F ＜ 100

P/F. 动脉血氧分压 / 吸入氧分散

然而，在使用 P/F 时，不结合 MAP（氧合作用的关键决定因素）是一个主要缺陷。因此，基于该参数，两个不同水平的呼吸机支持的患者（一个在最小 PEEP 上，另一个在最大上）是难以区分的，尽管它们在使用 A–a 梯度时明显不同。为了考虑该变量，可以使用氧合指数（oxygenation index，OI）[102]：

$$OI=\text{气道压力}（mmH_2O）\times FiO_2/PaO_2$$

该参数特别有助于确定患者与静脉支持水平相关的氧合状态：数量越高，氧合水平越差。一般来说，＞ 20 的 OI 应引起关注。

(3) 排痰：在肺部重症监护中考虑的肺生理学的最后一个方面是咳痰。受伤的肺必须清除其分泌物，损坏的黏膜，病原体和吸出的物质。在吸入性损伤的情况下，存在纤维素材料的渗出物和受损黏膜的脱落，必须在受损的黏膜纤维自动扶梯的环境中清除。胸部物理疗法，化痰药，抽吸和特定的呼吸机模式有助于肺部的排痰[103]。

治疗吸入性损伤的常用技术是雾化肝素和 N– 乙酰半胱氨酸与沙丁胺醇和肺部灌洗的组合[104]。目标是肝素将防止渗出的血浆凝结，其来自受损的肺毛细血管。N– 乙酰半胱氨酸用作黏液溶解药，并且在物理疗法和抽吸期间允许与脱落的黏膜一起排出。

在对包括 286 例患者的 5 项研究进行的回顾性分析中，发现吸入肝素可减少呼吸机天数，导致更多患者在第 28 天仍存活，肺损伤评分较低，但仍注意到方法学问题[105]。但是，在这些研究的后续分析中，个别患者数据没有提供关于插管和通气 ICU 患者肝素雾化的任何益处的令人信服的证据，尽管这些患者均没有吸入性烧伤[105]。在对吸入性受伤患者的综述中，Kashefi 发现了雾化肝素和 N- 乙酰半胱氨酸、沙丁胺醇方案没有降低死亡率或机械通气持续时间，但确实增加了肺炎发病率[106]。相反，Sood 和 Waldroth 最近发表了一项 72 例吸入治疗患者的病例对照研究，发现 7d 的雾化肝素治疗过程乙酰半胱氨酸和沙丁胺醇使平均呼吸机天数从 14d 减少到 7d，并增加无呼吸机天数。他们的研究中死亡率、肺炎率或出血没有变化。在这一系列的吸入性受伤患者中，发现雾化肝素是安全有效的[104]。这种疗效与我们自己的临床经验一致。

3. 机械通气

机械通气是烧伤肺部重症监护的重要组成部分。机械通气支持可以使肺部维持生命，否则会无情地导致死亡。重要的是，使用机械通气可以最大限度地减少烧伤护理，包括创面护理和物理治疗。机械通气患者动员的安全性已有详细记录，包括插管患者的下床活动[13]（图 32–2）。

机械通气和自发通气之间的主要临床差异是正压的影响，而不是正常的生理负压。使用正压通过募集肺泡和增加功能残余容量（即呼气结束时开放肺泡的数量和体积）改善通气，从而改善 VQ 不匹配并减少通过非通气肺区的血液分流（图 32–3）。正压通气还允许较高 $MAP\text{-}O_2$ 的维持以克服高 A–a 梯度。正压通气的不利影响在于其产生气道创伤的倾向（气压性创伤）及其对胸内压力的影响，这可能阻碍静脉回流到心脏，从而降低心输出量。

在对美国烧伤中心的调查中，压力支持通气和容量辅助控制是所有烧伤患者最常见的起始呼吸机模式；然而，53% 的中心报道在吸入性损伤的情况下使用开放式肺部技术，如高频冲击通气、高频振荡通气或气道压力释放通气[85]。

在 $MAP\text{-}O_2$ 最大化后，治疗旨在改善吸入一氧化氮或倾向定位的 VQ 不匹配。当肺部过度受伤而无法进行维持生命的气体交换时，ECMO 已在烧伤患者中成功使用。鉴于需要抗凝和限制动员患者的能力，这必须谨慎进行，这两者都可能危及烧伤护理的其他关键方面[107]。

(1) 呼吸机模式：无论模式如何（图 32–4），平衡通气，氧合和咳痰对抗呼吸机引起的肺损伤的基本肺生理学原理是熟练的烧伤外科医生和呼吸治疗师的职权范围。

体积控制模式提供预设的潮气量，不管患者努力程度如何，通常仅在全身麻醉下使用，因为呼吸机具有不均匀的不同步性；它使所有呼吸控制远离患者（图 32–5）。辅助控制模式的不同之处在于允许患者以呼吸机预设的最小速率要求额外的呼吸。无论患者是否尝试更大或更小的呼吸，所有呼吸都以规定的体积进行。一些患者发现这种模式不舒服，因为无法控制体积，需要比其他模式更大的镇静作用。

无论需要什么压力，体积循环换气都能提供一定量的空气。在肺部顺应性差的情况下，例如 ARDS，这种模式可能导致呼吸机压力过大和气道损伤。为此，开发了时间循环的压力控制通风装置；这可以在给定的流速下将传感器传递到预设压力。呼吸在设定的循环时间终止，而不是基于流量，与容量控制通气一样。因此，压力控制具有限制吸气压力的优点，尽管顺应性改变。它具有在肺顺应性的动态变化期间可变潮气量的缺点，如果顺应性分别恶化或改善，则可导致不充分或过度的每分通气。

间歇强制通气允许自发通气散布在体积循环或时间循环压力控制机械通气中。在同步间歇性药物通气中增加同步，避免在自发的患者呼吸上放置机械呼吸，从而大大改善了这种模式。希望保持一些患者的呼吸功能可以保持呼吸强度，同时需要机械通气，并且这种模式将支持脱机逐渐增加患者的呼吸费力，同时减少机械支持，尽管结果数据不支持脱机的作用（图 32–6）。

呼吸注意事项	床上活动	床下活动
插管		
气管内插管	●	●
气管切开插管	●	●
呼吸参数		
吸入氧分数		
≤ 0.6	●	●
＞ 0.6	▲	▲
经皮氧饱和度		
≥ 90%	●	●
＜ 90%	▲	⯃
呼吸频率		
≤ 30 次 / 分	●	●
＞ 30 次 / 分	▲	▲
通气		
HFOV 模式	▲	⯃
PEEP		
≤ $10cmH_2O$	●	●
＞ $10cmH_2O$	▲	▲
非同步呼吸机	▲	▲
治疗		
NO	▲	▲
前列环素	▲	▲
俯卧位	⯃	⯃

▲ 图 32-2　床上或床下活动的呼吸注意事项

绿色圆圈代表低风险发生不良事件；黄色三角形代表有潜在风险，且不良事件的后果要重于使用机械通气的益处；红色八角形代表显著风险，且只能在高及护士或物理治疗师的指导下使用机械通气［引自 Hodgson CL，Stiller K，Needham DM，et al. Expert consensus and recommendations on safety criteria for active mobilization of mechanically ventilated critically ill adults. *Crit Care.* 2014；18（6）：658.］

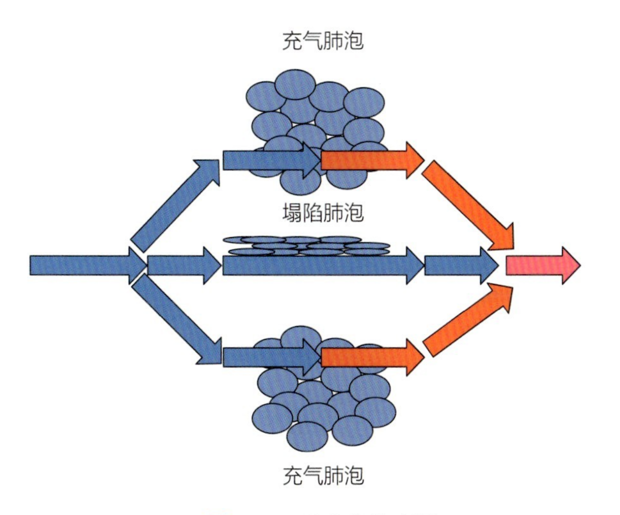

▲ 图 32–3　肺内分流略图

血液进入肺之后在与肺泡相邻的毛细血管里进行气体交换，血液流经肺泡塌陷附近毛细血管时无法进行气体交换，血氧浓度不会改变，直接进入肺静脉（血氧浓度低，蓝色）与流经充气肺泡的充分进行气体交换的血液（血氧浓度高，红色）混合后回流至心脏并遍布全身。因此，塌陷的肺泡越多，氧合过程越少

压力支持通气（也称为持续气道正压通气）是一种患者触发的压力限制流通式通气模式（图 32–7）。每次压力支持呼吸由患者负压力量触发，并允许患者控制他或她的每分通气量。这对患者来说是一种非常舒适的模式，对戒断有效；但它与呼吸驱动减少不相容。必须注意确保患者不会发展为进行性肺不张，导致依从性降低。

反比通气（inverse ratio ventilation，IRV）增加 $MAP-O_2$，从而在高 A–a 梯度的设置中改善氧合作用。常规通气以 1∶4 或 1∶2 的比例使用吸气和呼气的时间，从而提供更长的呼气时间，因为它通常是被动过程。IRV 通过在吸气阶段使用快速吸气流速和减少流动模式来反转这一点以提供更长的吸气时间（1∶1 或 2∶1）。长时间的吸气压力会显著增加 $MAP-O_2$，从而驱动氧气穿过大的扩散膜。与 PEEP 类似，这种长时间的压力会使肺泡长时间保持不变。在严重的肺部疾病

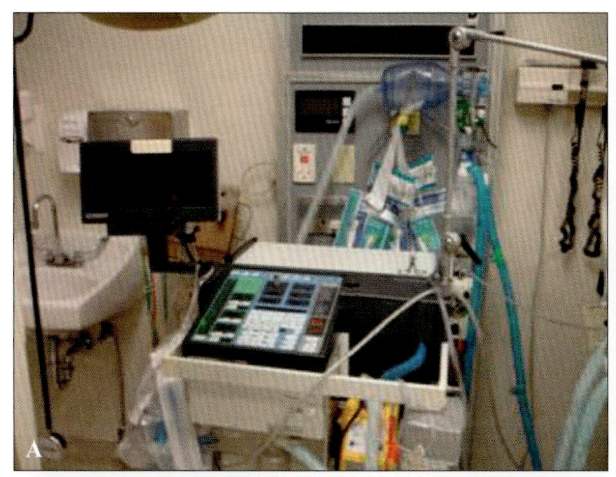

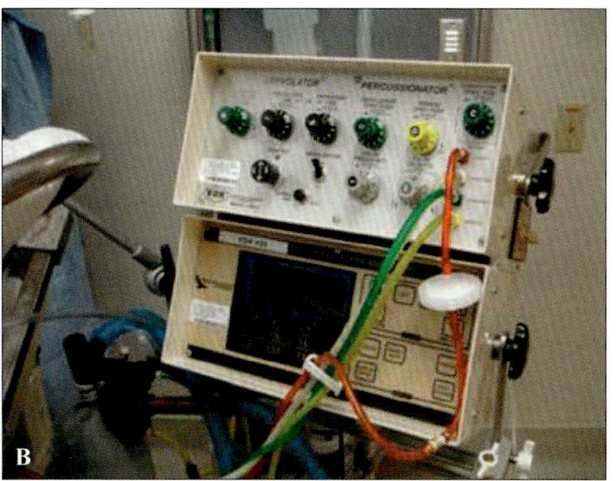

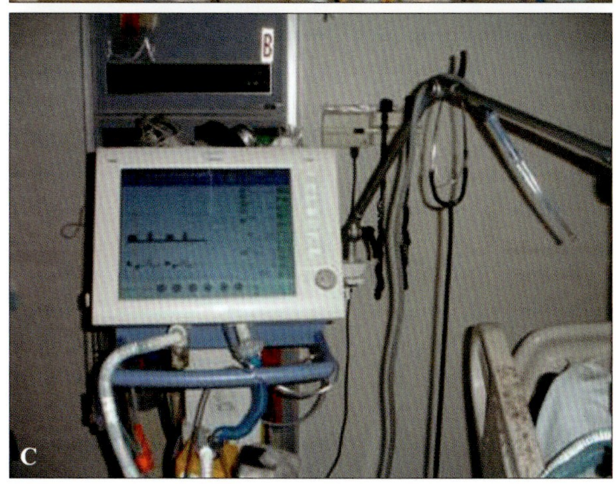

▲ 图 32–4　美国烧伤中心常见的不同类型的呼吸机

A. 最常用的是伺服式呼吸机，它可以调节呼吸两或压力，支持或不支持压力或呼气末正压模式，I∶E 比例也可以颠倒；B. 第二种类型是 VDR 呼吸机，其可以提供高频冲击通气或持续气道正压通气；C. 第三种类型是 APRV 呼吸机，其可以设置任意类型通气模式，也包括气道压力释放通气

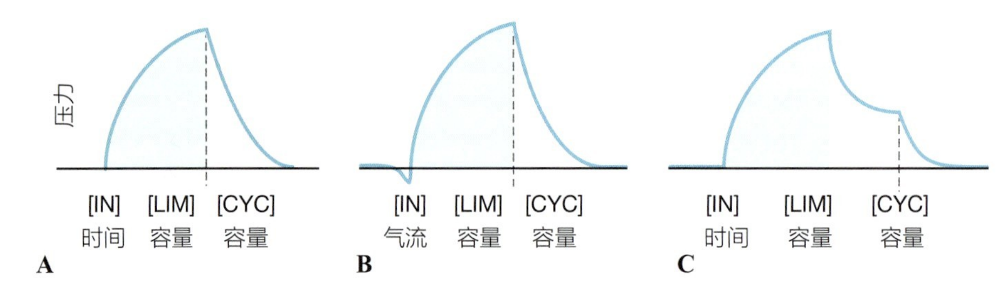

▲ 图 32-5 气道压力曲线说明了三种机械功能

IN. 循环开始；LIM. 正压循环上的预设极限值（如压力或容量）；CYC. 结束循环的功能（如时间或容量）。每个机械功能都是由以下四种物理因素之一所控制：容量、压力、气流和时间。A. 由时间开始 - 容量结限制的模式；B. 由压力开始（患者努力呼吸仍低于基线标准的压力）- 容量限制的模式；C. 由时间开始 - 容量限制 - 时间循环的模式。在气流停止但呼吸机循环进入呼气时达到一个稳定阶段（引自 Shapiro BA，Lacmak RM，Care RD，et al. *Clinical application of respiratory care*. St. Louis，MO：Mosby Year Book；1991.）

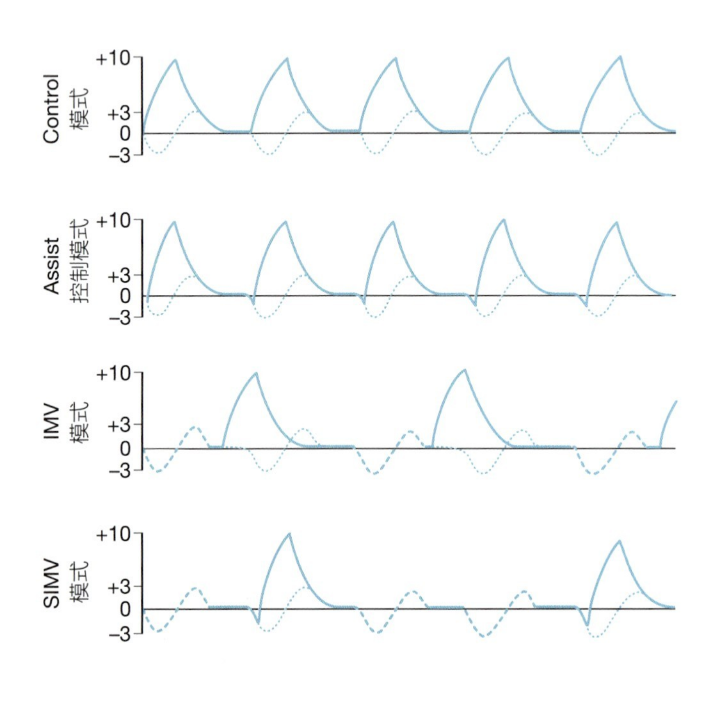

◀ 图 32-6 气道压力显示出 4 种不同的容量循环模式

粗实线代表呼吸机呼吸；粗虚线代表自主呼吸；细虚线代表缺乏呼吸机通气情况下的自主呼吸

IMV. 间歇性强制通气；SIMV. 同步间歇性强制通气（引自 Shapiro BA，Lacmak RM，Care RD，et al. *Clinical application of respiratory care*. St. Louis，MO：Mosby Year Book；1991.）

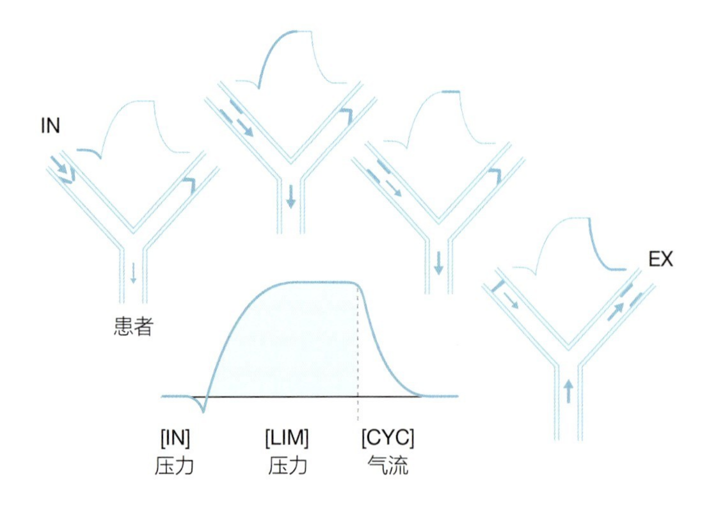

◀ 图 32-7 压力支持通气示意图

IN. 自主呼吸开始；EX. 呼气（引自 Shapiro BA，Lacmak RM，Care RD，et al. *Clinical application of respiratory care*. St. Louis，MO：Mosby Year Book；1991.）

中，由于支气管周围狭窄，肺部通气不平衡。因此，一些不通气的肺泡实际上是开放的但不能有效地交换气体，从而增加了肺内分流并减少了动脉氧合作用。IRV 可以通过在这些受损空气空间中选择性空气捕集（固有 PEEP）来改善这一点。这可以在体积循环或时间循环的压力通气模式下完成，但压力控制通气最常用于降低峰值气道压力。一些研究显示 IRV 与常规容量通气相比在氧合方面没有益处[108]。这些研究表明通气略有改善（$PaCO_2$）。此外，这种模式不能被患者很好地耐受，因为它们不能自发呼吸，因此倾向于需要重度镇静。由于这些原因，除了在其他疗法难以治愈的 ARDS 外，不建议使用 IRV。

APRV 通过时间循环的压力释放阶段（允许呼气）提供持续的气道正压。与 IRV 类似，它在呼吸周期的大部分时间内维持气道内的高压，因此允许非常高的 MAP-O_2 克服高 A-a 梯度，长时间恒定肺泡的募集和改善的 VQ 匹配。与 IRV 不同，患者可以在高压和低压下自主呼吸，从而使患者更加舒适和同步，降低镇静程度，并增加每分通气量。这些特征允许开放的肺部具有广泛的肺泡募集，从而改善 VQ 不匹配[109]。这种模式最好用于允许通过膈肌收缩引起的负压自发呼吸的患者，这有助于肺部募集先前的区域。这与传统的正压通气形成对比，其中支气管内的正压通过空气体积优先沿着已经充分通气的肺部区域的最小阻力路径分布，使它们易于过度膨胀和气压伤。理论上 APRV 是理想的肺保护策略。

APRV 在 20 世纪 90 年代末开始流行，并且正在成为许多中心的首选通气模式，特别是在吸入性损伤的情况下。这种开放式肺技术允许在期间进行有效的排痰。小型前瞻性试验表明 APRV 与非烧伤人群的常规模式相比，呼吸机天数减少，气体交换改善，肺不张减少，血流动力学性能改善，镇静药用量减少[97]。创伤患者最近的一些数据反驳了这一点，尽管该论文缺乏统计数据支持[98]。尽管如此，这种模式正越来越多地应用于世界各地的烧伤病房，但目前尚无任何前瞻性试验报告。

HFOV 通过维持 MAP-O_2 处的气道并提供潮下的高频振荡呼吸来最大化 MAP-O_2，否则称为“CPAP 伴有摆动”。据信通过招募患病肺部的塌陷部分并应用相当于 CPAP 在常规通气期间使用，并以高 A-a 梯度将氧气驱入血液。HFOV 维持最大 MAP-O_2，峰值压力有限，而肺泡既不开放也不关闭。因此，这是一种“肺保护”模式，可预防萎陷性损伤，容量损伤和压力损伤。通过呼吸机回路将空气混合出来的涡流可以实现通风和二氧化碳消除，但消除二氧化碳排放是 HFOV 的一个主要限制因素。由于没有呼气，除非采用特殊操作，否则咳痰最小[110]。成人 ARDS 患者的随机前瞻性试验表明，HFOV 导致氧合作用短暂改善，但死亡率和并发症发生率没有差异[111]。一个中心报告早期成功逆转烧伤 ARDS 患者的严重低氧血症，同时促进术中早期切除和移植术[112]。然而，同一组最近表明，在烧伤的吸入性损伤患者中，这种方法常常继发于高碳酸血症而不是缺氧[113]。HFOV 似乎可有效改善烧伤患者吸入性损伤的氧合作用，但没有吸入性损伤的数据是模糊的。在最近的未烧伤人群的 OSCILLATE 和 OSCAR 试验中，未发现 HFOV 的益处和潜在危害[85]。

HFPV 是一种限压，时间循环的通气模式，可在高频率（400 次 /min）下叠加传统的吸气和呼气压力控制循环（10 次 /min）。据称其优点是调动气道分泌物，允许更好的排痰和肺部灌洗的铸件，以及在较低的气道压力下提供足够的气体交换。首次报道于 1989 年，HFPV 主要在烧伤的吸入性损伤患者中进行了测试[114]。在这项研究中，HFPV 被用作一组烧伤患者的挽救性治疗，吸入性损伤并作为另一组的主要治疗方法。观察到氧合作用的改善和较低的肺炎发生率。随后的一项研究记录了与历史对照组相比，接受 HFPV 治疗的吸入性烧伤患者死亡率的改善[115]。本研究的其他结果显示呼吸功能显著下降，吸气压力降低，氧合作用和肺炎发生率也有所改善。这种通气方法主张用于治疗吸入性损伤，因为它有助于排痰，特别是与 HFOV 相比。

在严重烧伤的通气患者中，一项随机对照试验测试了低潮气量常规呼吸机策略对 HFPV 呼吸机策略的影响。该研究发现在疗程早期改善氧气的差异，但死亡率或其他结果没有差异。然而，它证明了仅在 HFPV 组中需要静脉注射“拯救”，其定义为尽管最大化模式，但由于氧合或通气不足而需要改变呼吸机模式。因此，该数据支持该群体中的 HFPV（如指示的救援较少）[116]。这些数据至少表明 HFPV 是烧伤患者群体中的有用工具。

一氧化氮（NO）用于改善难治性低氧血症的 VQ 不匹配。它是一种短暂的内皮细胞气态产物，是一种强大的局部血管内皮细胞。作为气体，该产品可以通过气管导管输送到通气肺部区域，在那里它可以提供局部肺血管舒张。因此，通气肺部区域可以接受更多的血流以减少肺内分流并改善氧合作用。该化合物已被广泛用于新生儿和低氧性呼吸衰竭儿童的有益效果。它也被用于通气烧伤的儿童以改善氧合作用[98]。虽然 NO 治疗作为严重肺病的潜在治疗选择已经受到相当多的关注，但迄今为止没有报道证实，尽管氧合作用改善了死亡率或其他临床结果。吸入的前列腺素通过另一种机制具有类似的作用。由于成本问题，一些中心更喜欢使用前列腺素。在 ARDS 中，依前列醇已经被证明与吸入一氧化氮相比，不低于一氧化氮[117]。吸入 NO 和雾化的依前列醇持续改善氧合作用，但尚未证实可影响无呼吸机存活天数或疾病严重程度减弱[118]。依前列醇也已成功用于雾化肝素方案的吸入性损伤[119]。

(2) 机械通气脱机：无论通气方式如何，几乎所有幸免于最初创伤的患者最终都需要脱离通气管。临床医生继续讨论戒断患者各种形式的机械通气的优势。有些人更喜欢使用有或没有 SIMV 的压力支持通气，因为水平可以逐渐降低。其他人主张突然停止呼吸机支持的间歇性试验，同时也保持气管内插管（“T 管试验”）导致更快速的脱机[120]。脱机试验之间，重新提供足够的支持以重新聚集肺泡并预防进行性肺不张和导致失去顺从性，所有这些都使得脱机变得更加困难。从通气中戒断取决于患者从需要机械通气的情况恢复速度以及临床医生推动脱机过程的主动性。实际上，任何一种戒断方法都是如此。呼吸机（逐渐进行压力支持或间歇性进行 T 管或压力支持通气试验）将成功（图 32-8）。

护理标准已经转变为执行协议化的每日镇静中断，自主呼吸试验和拔管评估。该方案已被证明可以减少随机对照试验中的呼吸机天数和死亡率。一项随机对照试验证明，每 7 名接受自发呼吸试验方案治疗的患者可以挽救一条生命[121]。有一种观点认为，这些方案中应用的镇静作用减

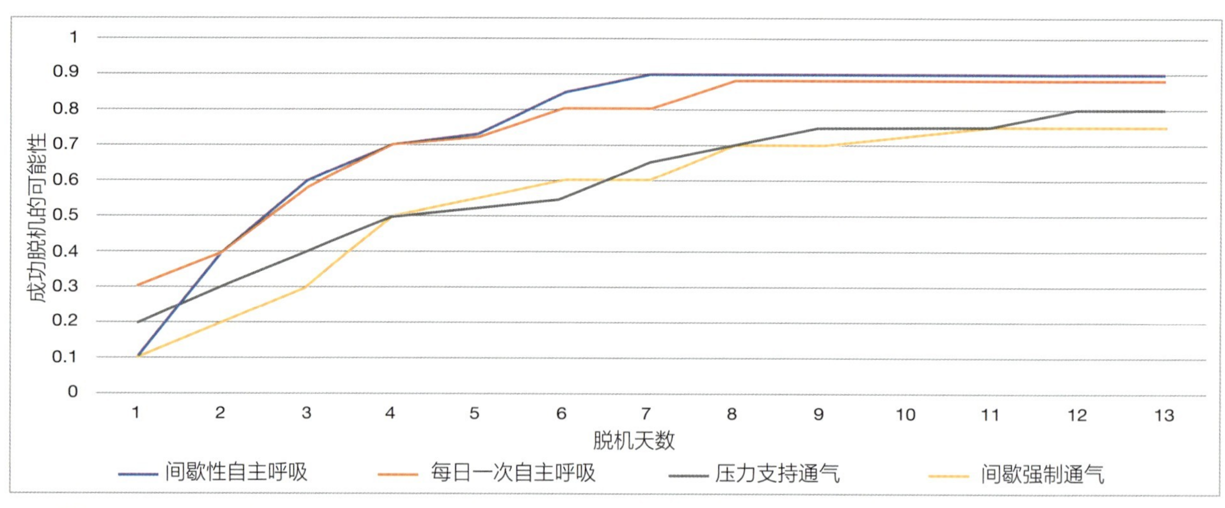

▲ **图 32-8　使用间歇强制通气、压力支持通气、间歇性自主呼吸、每日一次自主呼吸实验成功脱机的可能性（Kaplan-Meier 曲线）**

基线特性调整后（环氧酶比例模式），每日一次自主呼吸试验的脱机成功率是间歇强制通气的 2.83 倍（$P < 0.006$），比压力支持通气高 2.05 倍（$P < 0.04$）[摘自 Esteban A，Frutos F，Tobin MJ，et al. A comparison of four methods of weaning patients from mechanical ventilation. Spanish Lung Failure Collaborative Group. *The N Engl J Med.* 1995；332（6）：345-350.]

少，增加了自发性，这是本研究中发现的。然而，再插管率没有差异，表明能够自拔管的患者往往不需要进一步插管。因此，在这项研究中，自拔管是一个很好的脱机参数[121]。

(3) 机械通气监测：对于机械通气患者，气管导管或其他疾病的镇静药和麻痹药通常会影响通气和氧合的正常生理调节。由于这些原因，需要利用连续检查，胸部 X 线、血气分析、连续 SaO_2 和优选的 $EtCO_2$ 来监测通气和氧合。

限制呼吸机引起的肺部损伤。机械通气支持用于为受伤的肺提供超生理条件，否则不能维持生命。最终呼吸机脱机的前提是这些肺部充分愈合，以使它们能够在没有呼吸机产生的超生理条件（如正压）的情况下再次维持患者的生命。必须注意平衡气体交换患者的系统需求与超生理方式的机械通气的有害性质。VILI 是有害呼吸机设置的结果，导致气压伤，体积损伤，萎陷性损伤（反复打开和关闭肺泡）和化学性损伤（旁分泌炎症效应）的组合。VILI 是机械通气的常见并发症，可导致气胸、纵隔气肿、皮下气肿、间质性肺气肿或肺气肿[122]。

在体积循环模式中，潮气量以及升高的峰值和平台压力与诱导 VILI 有关。可以想象限制气道压力可以降低发病率。早期的报道显示压力限制通气没有明显的好处，通过更频繁地给予较低的潮气量以维持每分通气并接受较高的 $PaCO_2$ 和较低的动脉 pH 而证明了这一点[123]。

这种“许可性高碳酸血症”是接受可恢复的补偿性系统病理学的一种折中方案，允许较少的有害通气并希望允许肺部愈合[91]。这些试验的批评在于其低入学率和缺乏表现出差异的能力。作为对这一批评的回答，一项大型多中心试验显示，与传统潮气量相比，低潮气量（6ml/kg 预测体重）的 ARDS 患者在 ICU 的前 28 天内存活率提高，无呼吸机天数增加（12ml/kg 预测体重）。事实上，数据安全委员会提前停止研究，因为治疗组的益处具有临床意义[124]。与先前试验相反，本试验中出现的改善的可疑原因是登记的受试者数量以及确定的方案限制潮气量和低于 $30cmH_2O$（气压伤）的平台压力。有趣的是，该试验显示低潮气量组中炎症标志物，特别是 IL-6 减少，提示第三种可能的益处机制（化学创伤）。

从理论上讲，低潮气量策略符合 ARDS 理论，该理论要求在患病和塌陷区域附近存在小的健康肺部区域。在常规治疗组中，较高的潮气量和压力仅分布到开放的健康肺泡中；因此，高压的气压伤被提供给这种“健康”肺，从而增加了那里的伤害并使结果恶化[125]。

在烧伤患者中，胸壁顺应性降低，上呼吸道存在烟雾吸入伤害，大量液体给药以及由于代谢亢进导致的 CO_2 产生增加只是使有效气体交换具有挑战性，同时最佳地最小化 VILI 的一些变量。在烧伤文献中缺乏比较通气模式以最小化 VILI 的前瞻性试验，使得难以确定哪种方法最适合该群体。在 61 名烧伤患者中，一项研究显示压力限制策略与常规死亡率，肺部并发症或气胸发生率策略之间无统计学差异[126]。在比较 HFPV（压力限制策略）与 ARDSnet 的试验中基于常规策略，在 HFPV 组中观察到较低的气压伤发生率。然而，两种方式之间的炎症标志物没有差异[116]。

理所当然的是，在充分动力的研究中，压力受限的通气策略（常规或高频率）可能对烧伤患者有益。必须考虑的一个结果是需要辅助治疗（挽救治疗），如前所述。根据目前的数据，经验丰富的医生对肺部生理学有着深刻的理解，不断权衡患者的全身需求与现有干预措施的能力及其潜在的肺部危害。

(4) ARDS 的流行病学，病理生理学和治疗：ARDS 是由肺部损伤引起的，可通过吸入烟雾或肺炎直接或间接通过与败血症相关的介质进行（表 32-3）。直到最近，大多数 ARDS 研究报道死亡率在 40% ～ 60%。现在，在创伤患者中，ARDS 的最近死亡率为 14%；此外，在匹配的患者人群中，ARDS 的发病率下降了 50%[127]。因此，我们得出结论，发病率已经下降。管理方法发生了什么变化，表明降低进一步伤害的风险是这种情况最有效的治疗方法。

ARDS 的发生是由于内皮和肺上皮的损伤。据推测，炎症产物，如细胞因子、内毒素、补体和凝血系统产物，可诱导 ARDS 的变化特

表 32-3　ARDS 的危险因素

直　接	间　接
肺炎	非肺源性脓毒症
胃内容物误吸	严重创伤
吸入性损伤	胰腺炎
肺挫伤	严重烧伤
肺血管炎	非心源性休克
溺水	输血相关急性肺损伤
	用药过度

征[122]。ARDS 的急性期以富含蛋白质的水肿液流入空气空间为特征。由于肺泡－黏膜屏障通透性增加（图 32-9）。内皮损伤和血管通透性增加导致肺水肿形成的重要性已经确立。上皮损伤也很重要。事实上，肺泡上皮损伤的程度是预后的重要结果。

中性粒细胞在 ARDS 的发病机制中起作用。在该过程早期获得的肺标本的组织学研究表明在肺泡液中显著积累了中性粒细胞。然而，必须指出 ARDS 在患有严重中性粒细胞减少症的患者中发展，并且 ARDS 的一些动物模型是中性粒细胞独立的，这意味着中性粒细胞可能仅仅是炎症过程中的旁观者[128]。

现在已经确定了呼吸机损伤对 ARDS 发展

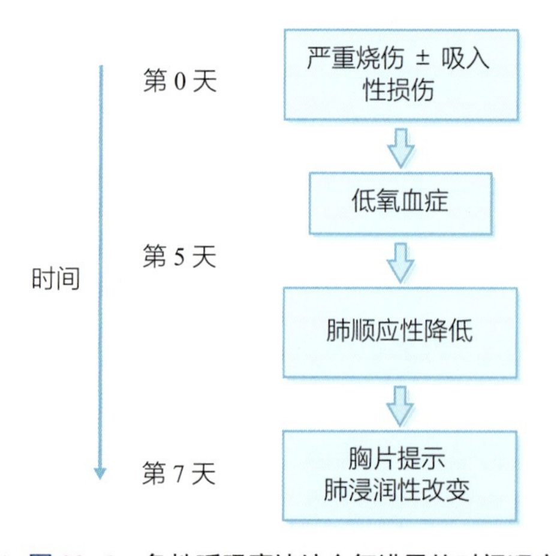

▲ 图 32-9　急性呼吸窘迫综合征进展的时间顺序

患者通常插管以辅助通气和手术准备。严重烧伤后 4 ～ 5d 后氧合能力恶化，需要吸入更高浓度的氧气。机械通气常因肺顺应性下降而失效，需要更高的呼吸气道压力，这时胸片上会出现浸润性改变

和进展的影响。以前的研究主要集中在高氧浓度对肺上皮细胞的潜在破坏性影响，应避免长时间 FiO_2 超过 60%[129]。证据表明，高压下的机械通气会损伤肺部[124]，导致未受损肺部肺水肿增加并增强肺损伤中的水肿[130]。与高呼吸机压力相关的肺泡过度膨胀和肺泡的循环开放和闭合也可能对肺造成损害。通过从肺泡中置换氮，高 FiO_2 可能易于发生这种手术。然后氮不被吸收并且可以用作保持呼吸道通畅的支架[90]。

在 ARDS 发展后，一些患者在几天内迅速恢复。其他人进展为纤维化肺损伤；肺泡腔充满间充质细胞，细胞外蛋白和新血管。组织学分析中纤维化的发现与死亡率增加相关[131]。

在 ARDS 的非致死性病例中，肺通过Ⅱ型上皮细胞的增殖而愈合，其开始覆盖裸露的基底膜并分化成Ⅰ型上皮细胞，恢复正常的肺泡结构，并增加肺泡上皮的液体运输能力。通过完整的肺泡将钠从远端空域主动转运到间质中来解决肺泡水肿。可溶性蛋白质主要通过肺泡细胞之间的扩散去除，而不溶性蛋白质通过内吞作用和肺泡上皮细胞的转胞吞作用以及巨噬细胞的吞噬作用消除。

严重烧伤在患有 ARDS 的患者中是独特的。烟雾吸入对肺部的直接损伤可导致呼吸功能不全和相对缺氧，这是由于毛细血管通透性增加和间质水肿增加 A-a 梯度，而纤毛功能障碍使咳痰变得困难。几天后，受损和坏死的呼吸道黏膜开始脱落，导致支气管堵塞和肺不张，进一步恶化临床状况。然而，直到损伤过程后 4 ～ 8d 才会出现严重低氧血症和 ARDS 在烧伤患者中发生的情况，这种情况与发生 ARDS 的其他类型患者（如腹部败血症或多次钝性创伤后）不同。虽然吸入烟雾可理解为与 ARDS 的发展相关，但这种联系与除了烧伤创面所引起的炎症相对应的炎症有关。事实上，研究表明吸入性损伤的程度与烧伤患者的 ARDS 发展无关[132]。烟雾吸入和 ARDS 实际上可能是两个相关的不同条件。实际上，烟雾吸入的病理学优势在于气道从近端开始并且随着远离烟雾源向远端移动而减少。相反，ARDS 损伤的优势是肺泡，从远端开始，随着近端进展

而减少。

(5) ARDS 的治疗：在完成刚刚描述的愈合过程之前，ARDS 的治疗在很大程度上是支持性的。应该仔细寻找潜在原因，包括注意可能治疗的来源，如未经治疗或开放性烧伤、烧伤创面感染、腹腔感染、肺炎、脓毒症或胆管炎等。仅举几例。引起 ARDS 和呼吸机的原因管理旨在限制进一步的 VILI，同时保持维持生命的气体交换是 ARDS 治疗方案的核心。对 ARDS 发病机制的更好理解导致评估了几种新的治疗策略，包括机械通气策略、液体管理、表面活性剂治疗、NO 治疗和抗炎策略的变化。

最合适的 ARDS 机械通气方法已经有一段时间存在争议，尽管情况越来越清晰；ARDSnet 研究提供了大部分清晰度 [124]。他们报道，与常规体积为 12ml/kg 的患者相比，用潮气量 6ml/kg 治疗的 ARDS 患者的死亡率下降了 22%。在这项研究中，低潮气量组的峰值气道压力不能超过 30cmH_2O，并且使用详细的方案来调整 FiO_2 和 PEEP。这些结果与先前较小的研究结果不同，这些研究显示压力限制通气没有改善。美国国立卫生研究院（National Institutes of Health，NIH）研究与其他研究之间存在差异的潜在原因如下：NIH 研究中三项研究的潮气量最低，NIH 研究允许呼吸性酸中毒，必要时用碳酸氢钠治疗维持体内平衡。此外，NIH 研究有更多患者，因此可能更有能力显示治疗组之间的差异。

低潮气量原型的实施和实用性受到限制，可能是由于具有代谢亢进的烧伤患者的独特病理学需要更大的气体交换和吸入损伤，需要更大的气道支持和咳痰。在一项研究中，1/3 的烧伤患者在低潮气量治疗时未达到氧合和通气要求，2/3 的患者在吸入性损伤时失败 [85]。ARDSnet 的数据中，在 28 年的 932 个吸入性损伤的烧伤患者和潮气量分层回顾中，高潮气量（15 ± 3ml/kg）与呼吸机天数显著减少相关。这种效应可以反映吸入性损伤后导致肺损伤的事件的中断，但也可以证明小儿肺部愈合的能力，因为它们保留了干细胞功能和从头形成气道的能力 [93]。

显然，PEEP 对 ARDS 患者有益；然而，最佳水平是有争议的。PEEP 的最佳效果是增加功能残余容量或在呼气末开放肺泡的数量，以及增加 MAP-O_2，从而增加氧合。然而使用预防性 PEEP 疗法对于有 ARDS 风险的患者，与对照组相比，治疗组无益处 [89]。

PEEP 治疗的研究旨在将 PEEP 水平提高到压力 – 体积曲线的低拐点以上，从而防止肺泡闭合，结合低潮气量和压力控制的 IRV，与常规对照组相比，死亡率提高 [133]。这项研究的缺点是对照组的死亡率异常高（71%）；与对照组相比，治疗组的死亡率改善只能在出院第 28 天确定，这在出院时不受重视。

吸入的 NO 和前列腺素是有效的肺血管扩张药，其作用局限于肺的通气区域，从而将更多的血液引导至肺的功能区域。因此，可以想象的结果是减少通过肺分流而没有氧合的血液分数，从而改善肺静脉氧合并减少 VQ 不匹配。观察性研究表明，吸入 NO 可能有助于治疗 ARDS，通过改善氧合作用而不增加通气压力和减少气压伤。然而，测试这一假设的随机试验至今仍然令人失望。在最近的一项大型研究中，吸入 NO 治疗并未降低死亡率或机械通气时间。观察到氧合作用的改善，但效果并未持续 [134]。报道这种烧伤方式的经验仅仅是轶事。

俯卧位是 BICU 中常用于难治性低氧血症的另一种方式，旨在减少 VQ 不匹配。这是基于以下理由：ARDS 中肺的依赖区域具有最多的血流量和水肿，从而导致更大的血液流动和充气肺的不匹配以及更大的血液分流经过未充气的区域；因此血液回流到心脏未充氧。通过将患者置于俯卧位一段时间，先前充气的肺现在在重力的作用下接收更大部分的血流。这种方法几乎总能导致氧合作用的改善，但是，与 NO 一样，前瞻性试验中未显示有益于死亡率 [135]。然而，最近两项荟萃分析显示，严重低氧血症患者的死亡率有显著差异 [99, 136]。因此，在仔细平衡风险与益处之后，似乎在某些亚群中可以考虑 VQ 错配疗法。

最终，如果肺部过度受伤无法提供维持生命所需的足够气体交换，即使在机械通气和旨在最大限度地减少 VQ 不匹配的技术的支持下，也必须考虑机械循环支持。ECMO可以以静脉方式使用以仅补充气体交换，或者以动静脉方式使用以补充心脏功能。它的使用具有最大化气体交换的优点，同时允许完全肺部休息而无须进一步的有害通气技术。全球范围内的经验有限，并且没有大型试验来记录迄今为止的任何益处。在一项调查ECMO的小型系列研究中，该系列中60%的烧伤患者在ECMO给药96h内存活并有显著改善[137]。鉴于需要抗凝治疗，插管可妨碍标准烧伤护理和康复，因此必须谨慎对待这种干预措施。这种疗法可以挽救生命，但应该仔细考虑并仅在适当的候选人中使用。通常，最好是将有害但可生存的通气策略与患者的其他烧伤护理需求相平衡。

最后，由于该疾病的炎症性质，糖皮质激素已被用于治疗ARDS。有几项试验存在矛盾和模棱两可的数据。为了火上浇油，最近一项针对早期严重ARDS的糖皮质激素治疗的大型试验显示呼吸机天数和MOF评分有所改善[138]。其他人已经证明了糖皮质激素在疾病的后期纤维增生阶段有良好效果时的益处[139]。一些患有ARDS的人群可能存在糖皮质激素治疗有益，但我们认为它不是烧伤。这种类型的治疗对于有侵袭性烧伤创伤感染风险的烧伤患者可能是危险的，但可以在完全烧伤创面闭合时考虑。如果使用类固醇，可以尝试使用高剂量维生素A来改善创面愈合并发症[140]。

（五）胃肠系统的烧伤重症监护

1. 烧伤后肠道的病理生理变化

包括胃、肠、肝、胰腺在内的肠道，在烧伤后起着六种关键作用：营养物质的吸收，黏膜对侵入性微生物的屏障作用，疏水废物的清除，乳酸的清除，急性期蛋白和凝血因子的产生以及促进合成代谢的内分泌功能。烧伤后胃肠道反应以黏膜萎缩、消化吸收功能改变、肠通透性增加为特点。肠道血流量的变化与其通透性的变化有关。在未复苏的动物中，肠血流量下降，这一变化与烧伤后5h肠道通透性增加有关[141]，肠道通透性的改变在烧伤后24h能够恢复。有一例40%面积的全身皮肤烧伤动物模型在烧伤后立即出现收缩期血压过低的状况。

2. 烧伤后肠道的临床变化

考虑到烧伤后肠道的变化，观察烧伤后肠道功能障碍的一些表现是很常见的，如进食不畅、黏膜溃疡和出血，尤其是胃和十二指肠[5]。肠内营养是为烧伤患者提供营养的重要手段，并降低了死亡率，但有时肠道无法耐受。胃肠蠕动功能下降、肠梗阻和腹泻是常见的表现，有时需要肠外营养来满足热量需求。目前还没有针对烧伤引起的肠梗阻的特殊治疗方法，但是早期的肠内喂养可以预防这些潜在的并发症。

对肠道和患者的最佳管理是给予充分的肠内营养。确定所需营养的总量和种类是第28章营养支持治疗的主题。值得注意的是，肠内营养可以促进黏膜屏障功能恢复，给患者提供基础营养，促进胆汁排泄，消除疏水废物以及促进肠道和胰腺的合成代谢激素释放[142, 143]。在确定所需营养总量时，测定静息能量消耗量优于用公式计算的热量需求，例如WHO、Schodield-HW、Harris-Benedict等计算公式[144]。

另一方面，抑酸治疗可有效预防应激性胃溃疡和十二指肠溃疡。在20世纪70年代，应激性溃疡出血导致危及生命的情况是常见的。损伤机制与黏液、前列腺素、碳酸氢盐等保护因子的分泌、血流量减少、产酸等有害因子的失衡有关。胃溃疡发生在毛细血管床之间，胃酸引起的损伤使其加重。随着今天标准的重症监护技术的使用，包括胃酸抑制和创面迅速闭合，上消化道出血相对较少。当出现上消化道出血时，治疗方案为确认出血来源并通过局部操作或手术进行止血。

腹间室综合征已被证明是一个明显的风险。这与大量的液体复苏有关，在一个相对有限的腹部腔室引起全身水肿。它最终导致肠道血流量和肾血流量减少，导致少尿和肠缺血[145]。但这种情况的早期症状是排尿量低，所以通常是通过更多的静脉输液来解决问题，这只会使病情恶化。相关的体征是腹胀。通过对膀胱的压力监测可以估计腹腔内压力；超过30torr的压力应该引起重视，并行进一步的检查。主要的治疗目的是通过引流、镇静、麻痹或必要时开腹减压来降低腹腔内压力[146]。超过 40% 体表面积的烧伤患者发生腹腔间隔室综合征的风险最高，在开腹减压术治疗时死亡率接近 100%[87]。因此，良好的复苏是预防这种并发症的主要方法，本书第 8 章和第 9 章分别讨论了烧伤水肿和复苏。

肝脏在烧伤后的恢复中也起着至关重要的作用。急性肝衰竭在烧伤的患者中是一种罕见的现象，在第 30 章和第 31 章中分别详细讨论了 MOF 和肝脏。它与 ICU 常见的病因有关，如肝硬化、药物毒性或病毒激活，但也与特定的烧伤因素有关，如肝脂肪变性、右心衰或液体过量。高中心静脉压力破坏了门静脉系统的压力梯度，该系统提供 75% 的氧气输送到肝脏，从而造成缺血性损伤[147]。治疗方法是先清除肝毒性药物，降低中心静脉压以改善肝灌注，然后开始对症治疗，包括监测和治疗 ICP 升高；治疗血流动力学衰竭、呼吸衰竭和低血糖以及凝血因子替代资料[148]。

烧伤后也可能发生胰腺炎，其病因在本质上倾向于缺血性发病，在儿童中发病率为 0.17%。有着较高死亡率，因此应该认真对待。诊断为淀粉酶或脂肪酶升高，同时伴有腹痛、喂养不耐受或影像学症状。治疗是通过屈氏韧带远端胃肠道进行喂养，如果这不能减轻胰腺炎症状，可行肠道休息疗法，给予肠外营养[149]。

（六）肾脏的烧伤重症监护

病理生理学

急性肾损伤（AKI）是烧伤的一种潜在的致命并发症。值得注意的是，AKI 已经取代了先前的术语（急性肾功能衰竭）。尽管在替代肾脏功能的透析方面取得了重大的技术进展，但所有发展为急性肾衰竭的重症患者的死亡率均达到或超过 50%[150]。对于需要透析的肾功能衰竭，尤其是严重烧伤的肾功能衰竭也是如此。这些危重患者的死亡原因不是由于透析导致的尿毒症，而是死于败血症和心血管及肺功能障碍[151]。

随着烧伤后早期的积极复苏，严重烧伤患者肾功能衰竭的发生率已显著降低。然而，复苏后 2 ～ 14d 发生肾功能衰竭的危险期仍然存在，可能与脓毒症的发生有关[152]。短暂性低血压、抗生素等肾毒性药物、无感液体丢失导致的低血容量和横纹肌溶解也是 BICU 发生 AKI 的重要病因[153]。

AKI 通常以急性肾小管坏死（acute tubular necrosis，ATN）的形式出现，其特征是肾功能在数小时至数天内恶化，导致肾脏无法排出含氮废物、维持体液和电解质的平衡。它可能是由许多因素干扰肾小球滤过和肾小管吸收有关。在烧伤患者中，病因通常可以归结为肾灌注不足、药物治疗引起的肾毒性损害（如氨基糖苷或静脉造影剂）或脓毒症[153]。缺血性肾功能衰竭是这三种原因中较为常见的一种，是由低流量状态下作用于肾血管的血管收缩因子和血管舒张因子之间的失衡导致的低灌注所致。流向肾细胞的流量减少直接改变内皮细胞的功能，减少血管舒张物质的产生和反应。肾髓质是肾脏对缺氧最敏感的部位，其损伤最初发生在肾小管细胞。外髓质和近端小管含氧量高，缺血导致小管和内皮细胞肿胀，组织学检查可见坏死、凋亡和炎症改变。这些变化导致进一步的血管充血和血流减少，导致更多的细胞丢失和肾功能进一步下降。在显微镜下观察到尿液中的特殊管型是诊断 ATN 的关键。

发生 AKI 以后，肾小管功能和肾小球滤过率下降以减少尿量。AKI 的进展通常分为三个阶段：发生、维持和恢复；可以表现少尿（尿量＜ 400ml/d）或非少尿（尿量＞ 400ml/d）。非少尿性 AKI 患者的预后优于少尿性 AKI 患者，这可能在很大程度上是由于损伤的严重程度降低以及许多患者本身有药物相关性肾毒性或间质性肾炎[151]。

一旦 AKI 发生，改善肾血流量的药物作用不会逆转损伤。多巴胺等药物在过去常被用于扩张肾小动脉，并通过多巴胺受体增加肾血流量，但目前已被证明大多无效[154]。近年来，强效多巴胺 -1 受体激动药非诺多巴胺作为一种改善肾脏灌注和预后的药物引起了人们的关注。随机对照试验的回顾性分析表明低剂量非诺多巴胺（每分钟 0.03 ～ 0.09μg/kg）用于合并急性肾损伤的脓毒症患者或合并急性肾损伤的高危重症监护的患者能够减少肾脏替代治疗概率和死亡率[155]。据报道，在一项非对照研究中，这种药物在低剂量用于烧伤患者时可改善肾功能（增加尿量和降低血清肌酐），且不会发生低血压[156]。但结果仍需在烧伤人群中做进一步的验证，以充分确定其疗效。

利尿疗法，如甘露醇和髓襻利尿药已广泛用于 AKI 患者，以增加尿流量和保护肾脏免受进一步的缺血损伤。甘露醇可以减少近端小管的细胞肿胀，增加肾小管内流量，从而潜在地减少肾小管内梗阻和进一步的肾功能障碍。甘露醇与充分的液体替换和碳酸氢钠一起被推荐用于早期肌红蛋白尿急性肾损伤的治疗。然而，最近的证据表明，这种做法缺乏益处，需要重新评估[157]。髓襻利尿药还可增加肾小管内流速，并可将少尿状态转化为非少尿状态，从而促进肾衰的临床治疗。虽然从量的角度来看，非少尿 AKI 患者通常更容易管理，但没有证据表明从少尿状态转换为非少尿状态可以改善预后。

AKI 患者的初始治疗重点是逆转病因，纠正体液和电解质失衡。肾功能衰竭的先兆是尿量减少。每小时尿量＜ 1ml/kg 可提示 AKI 的发病。这种情况通常是由于低灌注引起的肾血流量减少或与药物治疗、横纹肌溶解或脓毒症相关的内在肾脏疾病原因。这些病因可以通过实验室检查加以区分（表 32–4）。肾前病变的病因与尿液浓缩（尿渗透压＞ 400mmol/kg）、尿钠浓度降低和钠的部分排泄减少有关。肾脏的内在原因将与尿液中低钠浓度有关。这些指标的测定应该在利尿药使用前进行，因为这种治疗将增加尿钠和降低尿渗透压，即使在发病前也是如此。一般来说，尿渗透压和尿钠浓度因为易于检测而作为检测的主要指标。在临床上，肾功能不全往往是由多种因素引起，往往增加治疗难度。

表 32–4　实验室检查区分肾前性和肾性肾衰竭

检　查	肾前性	肾　性
尿渗透压（mmol/kg）	＞ 400	＜ 400
尿钠（mEq/dl）	＜ 20	＞ 40
FENa（%）*	＜ 1	＞ 2

*. FENa. 钠排泄分数，计算公式为（U/PNa/U/PCr）×100，其中，U 为尿浓度，P 为血浆浓度，Na 为钠，Cr 为肌酐

如果这些测试提示存在肾前疾病，应随后通过改善容量以防止进一步的肾缺血，液体过量的心力衰竭患者强心治疗可能是必要的。如果认为合适，体格检查和有创监测应指导容量替代治疗。然而，管理或清除液体是较难决定的，如果处理不好则会出现相反的结果。虽然一旦肾小管坏死形成，容量替代治疗在恢复肾功能方面是无效的，但它仍然是最有效的预防策略，因此通常从肾功能衰竭开始就给予容量替代治疗。

由于 AKI 的定义差异很大，准确的发病率及其结果一直存在争议。为了解决这一问题并标准化 AKI 的分类，急性透析质量倡议组制定并报告了风险、损伤、衰竭、功能丧失及终末期肾病诊断标准[158]。最近急性肾损伤网络提出了一种改进的评估系统。这些修订的标准旨在简化定义，使其更具临床适用性。根据类似标准，第 1 阶段 AKI 为“突然（48h 内）肾脏功能减退，目前定义为绝对增加血清肌酐超过或等于 0.3mg/dl，增加比例超过或等于 50% 的血清肌酐，或者尿量介绍（记录少尿不到每小时 0.5ml/kg 超过 6h）”。第 2 和第 3 阶段与 RIFLE 分级相同，分别为肾损伤和肾衰竭[159]。

在烧伤患者中，研究表明使用 RIFLE 标准的超过 20% 体表面积烧伤的 AKI 患者的发生率和结果为 24%（12% 的风险，8% 的损伤和 5% 的衰竭）。与之相关的死亡率为 14%，这与每一种 RIFLE 等级直接相关（7% 正常，13% 风险，40% 损伤，83% 衰竭）。55% 的患者在 7d 内出现肾功能障碍，所有存活者肾功能均完全恢复；所有患者均有肺功能障碍。48% 的患者发生脓毒症可能是急性肾损伤的加重因素。他们的结论是，AKI 在严重烧伤后很常见，在受伤后几天内就会发生，并且与其他器官功能障碍类似[160]。这些数据证实了早期的研究结果，即肾功能衰竭的发展与不良结局有关。轻度功能障碍并不一定与进

展和死亡率相关，这给了严重烧伤后维持肾功能的治疗带来了希望。

另一项研究检测了烧伤患者肾功能障碍的发生率，其定义为血清肌酐水平＞1.4 mg/dl。39% 的 BICU 患者出现肾功能不全，其中 33% 接受了肾脏替代治疗。与肾功能不全相关的死亡率为 44%。在烧伤后 5d 内出现肾功能不全的患者的死亡率高于发病较晚的患者。所有的存活者在病程的后期肾功能都恢复了正常[153]。下一项研究调查了肾功能障碍的早期标志物，发现所有最终出现肾功能障碍的烧伤患者的尿微量白蛋白和丙二醛均升高（3 倍或 4 倍）[161]。这些可能成为 AKI 的风险指标，可以及早采取措施，防止肾功能进一步恶化，从而改善结果。

最近一项研究探讨了连续性静脉 – 静脉血液滤过（continuous veno–venous hemofiltration，CVVH）在重度烧伤后肾功能障碍治疗中的作用。研究人员将接受高容量 CVVH 治疗的人群（至少每小时 50ml/kg）与未接受治疗的历史对照组进行了比较，发现接受这种治疗的 28d 的死亡率都提高了 50%[162]。在这一高危人群（临床试验）中，正在进行一项多中心 RCT 比较早期高容量 CVVH（每小时 70 ml/kg）和标准治疗。

在确保拥有足够的容量后，应尽一切努力防止其他原因的肾损伤。避免或停止肾脏毒性药物的应用。可能会发生高钾血症，可给予树脂、葡萄糖和胰岛素。碳酸氢钠可用于治疗代谢性酸中毒。应调整通过肾脏排出的药物。一旦确定 AKI 的诊断，可以考虑利尿药治疗或 CVVH 的早期开始，特别是如果确定患者的容量过载。减少液体的量也可以减轻烧伤患者的容量过载。这些患者增加了创面的隐性丢失量，大致可以计算为 $3750ml/m^2 \times$ 烧伤面积 $+1500ml/m^2 \times$ 烧伤面积。将静脉输液和肠内营养的输注量降低到预期的隐性丢失量以下可能会缓解其中一些问题。

重要的是要继续向患者提供足够的营养，并使之与肾功能相匹配，可以利用利尿药，甚至透析，以确保不会出现过多的营养缺失。减少肠内给钾和口服碳酸氢盐溶液可以减少电解质异常。几乎所有严重烧伤患者都需要外源性钾，因为高醛固酮反应可导致钾消耗。因此即便存在肾功能不全，高钾血症都是非常罕见的。临床上常用螺内酯联合髓襻利尿药来减少钾的排出。

在血流动力学正常的 ICU 患者中，间歇性透析仍然是一种可行的严重 AKI 替代治疗方法。透析的适应证是水肿和容量超载，或无法用其他方法治疗的电解质异常，或难治性酸中毒。近年来，持续肾脏替代疗法（continuous renal replacement therapies，CRRT）已成为 AKI 重症患者的另一种选择。连续治疗优于间歇治疗的优点包括更精确的液体和代谢控制，增加血流动力学稳定性，以及增强清除有害细胞因子的能力。此外，许多 BICU 外科医生在不需要肾科医生或透析护士的情况下进行 CRRT，从而使 CRRT 作为烧伤重症护理的一个组成部分得到及时应用。缺点是需要加强监测、耗费资源、增加护理工作，并且与间歇透析相比整体清除速度较慢。

腹膜透析（peritoneal dialysis，PD）是治疗烧伤患者 AKI 的另一种选择[163]。导管可以放置在床边，几乎连续交换，以改善电解质和容量过载问题。这种治疗所需的资金是最少的，不能执行 CRRT 的外科医生可以很容易地放置导管和开始 PD。高渗溶液用于减少液体容量，并改善钾和碳酸氢盐的浓度，以产生预期的结果。停留时间通常为 30min，然后是 30min 的排水。这种处理可以循环进行，直到问题得到解决。在急性期，每天 4 ～ 6 次这样的周期，延长停留时间（1h）通常就足够了。这种治疗方法已知对烧伤患者有用，但尚未得到大量的研究。

（七）血液系统的烧伤重症监护

烧伤患者因静脉切开和外科手术而容易大量失血。因此容易发生血管内溶血。还可能因为调节炎症和肾上腺素的原因发生造血抑制。凝血因子和血小板被消耗造成消耗性凝血疾病。所以输血是烧伤重症监护的重要治疗措施。

在过去的几十年里，通过一系列的研究，输血的适应证已经降低。与此同时，在活动性出血的情况下输血的适应证也扩大了。在《新英格兰医学杂志》（*New England Journal of Medicine*）

上发表的一项具有里程碑意义的研究中，Holst等证明感染性休克的输血阈值为7mg/dl[164]。Lelubre等随后证明这是烧伤患者的一个安全阈值，尽管他们也注意到1.2%的烧伤患者因心肌缺血或危及生命的出血而终止治疗方案的比例为5.9%或3.7%[165]。Palmieri和Greenhalgh同样证明了限制性输血不会对结果产生负面影响，并能带来显著的节约[166]。一系列＞60%烧伤合并吸入性损伤的患儿，Jeschke和Herndon验证过了大量输血患者（＞20U PRBC/＞5FFP）败血症的风险增加了8%～58%，他们认为输血导致疫功能减退是主要原因[167]。总的来说这些数据支持对无活动性出血的等容性烧伤患者应实施限制性输血。

在活动性出血的患者中，那些有失血性休克危险或处于失血性休克的患者，输血是至关重要的。这通常发生在烧伤手术或术后复苏期间。这些患者应该积极和迅速地输血，就像在任何创伤中一样，以维持血容量、血红蛋白、凝血因子、正常pH和温度为目标。美国陆军的数据显示，与失血性休克患者采用血液成分复苏相比，全血输血与提高生存率有关。然而，在普通人群中还没有全血可用；各研究小组正在努力研制一种民用的类似产品，这种产品在4℃的温度下可以储存15d[168]。

目前的标准是将血液成分按红细胞与血浆的1∶1的比例输注。Pidcoke等发现了用于烧伤和软组织切除患者的混合输血样本产生了异常的小血凝块和血小板功能低下，从而得出结论混合输血并没有止血的作用[169]。无论如何，鉴于目前可用的产品，这些以成分输血为基础的疗法是治疗的标准。

除了精细和快速的操作，肾上腺素的应用、止血酶的应用和局部加压止血，抗纤溶治疗也被用来限制烧伤扩创术中出血。在CRASH-2试验中，双盲RCT显示氨甲环酸可降低创伤性出血的死亡率和血液丢失比例[170-172]。然而，氨甲环酸的使用仅在一个烧伤案例研究中被局部定义，目前临床试验正在研究其在烧伤创面中的作用[33]。

最后，无论是在急性烧伤还是危重护理情况下输注血白蛋白或新鲜冷冻血浆是复苏的关键组成部分。如第8章关于烧伤水肿的广泛讨论，复苏时大量晶体液损害血管内糖原，从而增加水肿。这种损害是因为没有给予足够的胶体复苏，特别是血浆[173]。在某些间质性或肺水肿严重的患者中，可以采用血浆输液复苏。

烧伤创面由于内皮下胶原蛋白和组织凝血酶原的释放所产生的促凝作用而形成高凝环境，从而导致静脉血栓栓塞症的高风险。密歇根大学的一项研究数据显示，低于30%烧伤面积中，23%的烧伤患者发生深静脉血栓形成（deep venous thrombosis，DVT）[174]。目前已经提出了几种方法来减少这种高凝状态的并发症的发生率，包括DVT和毛细血管血栓形成。一种治疗方法是由Leyvraz首先提出的，使用滑动比例的未分级肝素方案，维持凝血酶原时间为正常值的1.2倍[175]。可以通过皮下途径或静脉途径实现；我们的机构更倾向于使用静脉注射途径监测PTT，从每小时5U/kg的剂量开始。其他方法包括使用低分子肝素进行标准预防[176]。改变烧伤患者的药代动力学有利于Xa因子的监测，以确保预防性抗凝与低分子肝素。在对7226名ICU患者的随机对照试验的回顾性分析中，接受任何基于肝素的静脉血栓栓塞治疗的患者与接受安慰剂治疗的患者相比，DVT的相对风险（relative risk，RR）95%；置信区间（confidence interval，CI）0.41～0.63；肺栓塞（RR 0.28～0.97）；无症状DVT（RR 0.59～1.25）；大出血（RR 0.56～1.21）；死亡率（RR 0.78～1.02）。低分子肝素比未分级肝素降低PE（RR 0.39～1.00）和症状性PE（RR 0.34～0.97）更有效，无症状DVT（RR 0.74～1.08）、症状性DVT（RR 0.60～1.25）、大出血（RR 0.75～1.26）或死亡率（RR 0.82～1.04）[177]。总的来说在无出血或预防为禁忌的患者中，应注意VTE预防。

（八）内分泌系统的烧伤重症监护

内分泌系统在烧伤中的作用在之前的第23章中已经详细讨论过，所以这里我们将着重于实际的危重症护理。高血糖和胰岛素抵抗在危重患者中很常见，烧伤患者也不例外。2001 年，Greet van den Berge 在一项具有里程碑意义的试验中报道称，持续注入胰岛素进行强化胰岛素治疗，目的是使血糖水平在 80 ～ 110mg/dl 之间正常化，从而减少血液感染和急性肾损伤，降低死亡率[178]。这项研究是第一批证实治疗对所有危重患者都有好处的研究之一。自这项研究以来，世界上大多数重症患者都通过使用胰岛素将血糖控制在正常的范围内。这可能有其他有益的影响，因为研究人员已经表明，胰岛素治疗对烧伤患者的肌组织的合成代谢有意[179]。强化胰岛素治疗显著减少败血症和感染，以及减少器官功能障碍，从而减少 IL-6 和急性期蛋白。死亡率有下降的趋势；然而，这项研究并没有为这一结果提供足够的证据[180]。

但是血糖控制的具体范围尚未确定，因为最近在 ICU 进行的大规模血糖控制研究并没有表面最佳的血糖范围[181]。这项分析需要注意的是在术后血糖水平正常的情况下，患者的预后更好。然而，越来越多的证据表明，低血糖发作（＜ 60mg/dl）会导致住院时间延长、感染、败血症、MOF 和死亡率增加[182]。这些结果和死亡率并不是低血糖的急性结果，因此表明短暂性甚至已经纠正的低血糖有持久的不良影响。因此，重症监护医学学会接受维持在 150 ～ 180mg/dl 范围内的高血糖[71]。平衡低血糖和高血糖的益处的方法仍然是重症监护研究的一个活跃领域。

在另一项具有里程碑意义的试验中，发现许多危重患者的皮质醇水平较低，用氢化可的松进行生理替代可降低死亡率[183]。本研究强调，低皮质醇激素血症至少与感染性休克和低血压有关，每 6h 50mg 氢化可的松替代可改善预后。同样的情况也发生在 ICU 的烧伤患者中，尽管烧伤患者处于高肾上腺状态[184, 185]。但是必须指出的是这些益处似乎仅限于那些经促肾上腺皮质激素刺激评估的相对肾上腺功能不全的患者[186]。对于与烧伤患者低血容量无关的低血压，可以通过皮质醇水平和肾上腺刺激来确定是否存在相对肾上腺功能不全[187]。

Venet 等进行了安慰剂对照、双盲个随机对照试验测试氢化可的松对 BICU 患有难治性休克的患者给予每分钟＞ 0.5μg/kg 去甲肾上腺素。他们发现去甲肾上腺素治疗时间显著缩短。值得注意的是，78% 的患者的促肾上腺皮质激素刺激试验呈阴性。他们的结论是在难治性休克的烧伤患者中使用低剂量氢化可的松可以减少血管紧张素的使用[188]。因此，这些数据排除了皮质醇刺激试验的价值。在随后的一项研究中，Winter 等证明，100mg 的氢化可的松丸和每小时 0.48mg/kg 的注射改善了烧伤存活者去甲肾上腺素的剂量，但对死亡者没有效果[185]。

烧伤外科医生通常不愿因影响创面愈合和免疫抑制等并发症而应用糖皮质激素。然而在难治性休克的背景下，类固醇试验可以协助诊断和治疗。此外，高剂量的维生素 A 可以用来改善创面愈合[140]。

（九）传染病的烧伤重症监护

脓毒症是烧伤患者死亡的主要原因，也是第 11 章的主题。脓毒症有两个潜在的原因：感染或没有感染的炎症。对具有某些感染成分的患者进行可靠的检测至关重要。因为传统的感染筛查指标，如温度和白细胞计数是不可靠的，大规模的高代谢和炎症与恢复和愈合有关[189, 190]。目前的诊断标准是高度怀疑和频繁培养创面、导管、血液、呼吸道、尿液和任何其他潜在来源。对于侵入性酵母菌和霉菌、病毒（尤其是疱疹病毒），当然还有细菌，也必须保持警惕。降钙素原（procalcitonin，PCT）的升高确实可能与更高的感染风险有关，这可能是通过 PAMP 而不是 DAMP 与病原体感染有关。来自伊朗的一项研究检测了白细胞、沉降率、C 反应蛋白和 PCT 在诊断重度烧伤脓毒症中的作用。作者发现 PCT 是唯一一种有鉴别能力和准确度的检测方法[191]。

在最近对烧伤患者脓毒症 9 项临床试验的 566 例患者进行的 meta 分析中，PCT 的敏感性为 0.74，特异性为 0.88[192]。在随后的研究中，采用 PCT 确定 46 例烧伤 BICU 患者抗生素治疗时间的方案。抗生素持续时间明显缩短，但没有感染复发、死亡率增加、器官衰竭或住院时间延长[193]。PCT 还没有成为检测标准，然而数据已经显示其在烧伤人群中的效用。

六、器官衰竭的预防

本章节简要概述了烧伤致危重症的潜在病理生理学和病因，并阐述了烧伤致危重症的复杂性。预防器官衰竭是第 30 章的主题。由于不同的级联系统参与了发病机制，目前不可能找到引发事件的单一媒介或系统。因此，由于进展机制尚不清楚，也无法精确地设计出具体的治疗方法，预防是最好的解决办法。目前的建议是预防器官功能障碍的发展，并提供最佳的支持，以避免促进其发病。在烧伤患者中，通过迅速封闭创面、及时发现和治疗早期感染，可以有效地预防器官衰竭。

七、结论

烧伤重症监护基于七个关键因素充分的具有目标性的液体复苏；早期烧伤清创和创面覆盖；有效的抗菌药物和脓毒症的源头控制；积极的营养支持；主动复温；积极的理疗、职业疗法和呼吸疗法；积极持续器官功能支持治疗直到患者痊愈。这种监护在过去 30 年中降低了死亡率，在很大程度上是通过开发专门的烧伤患者护理单元。这些单位配备了人员和设备来提供最先进的监护。更好地了解危重症和财政部的进程导致了有效的预防战略和治疗方式。对 SIRS 向 MOF 进展机制的进一步了解可能会产生新的突破，有望进一步改善烧伤患者的预后。

拓展阅读

Chung KK, Wolf SE, Renz EM, et al. High-frequency percussive ventilation and low tidal volume ventilation in burns: a randomized controlled trial. *Crit Care Med*. 2010;38:1970-1977.

Dellinger RP, Levy MM, Rhodes A, et al. Surviving sepsis campaign: international guidelines for management of severe sepsis and septic shock: 2012. *Crit Care Med*. 2013;41(2):580-637.

Girard TD, Kress JP, Fuchs BD, et al. Efficacy and safety of a paired sedation and ventilator weaning protocol for mechanically ventilated patients in intensive care (Awakening and Breathing Controlled trial): a randomised controlled trial. *Lancet*. 2008;371(9607):126-134.

Hodgson CL, Stiller K, Needham DM, et al. Expert consensus and recommendations on safety criteria for active mobilization of mechanically ventilated critically ill adults. *Crit Care*. 2014;18(6):658.

Holst LB, Haase N, Wetterslev J, et al. Lower versus higher hemoglobin threshold for transfusion in septic shock. *N Engl J Med*. 2014;371(15):1381-1391.

MacLennan L, Moiemen N. Management of cyanide toxicity in patients with burns. *Burns*. 2015;41(1):18-24.

McIntire A, Harris SA, Whitten JA, et al. Outcomes following the use of nebulized heparin for inhalation injury (HIHI Study). *J Burn Care Res*. 2017;38(1):45-52.

Ren H, Li Y, Han C, Hu H. Serum procalcitonin as a diagnostic biomarker for sepsis in burned patients: a meta-analysis. *Burns*. 2015;41(3):502-509.

Venet F, Plassais J, Textoris J, et al. Low-dose hydrocortisone reduces norepinephrine duration in severe burn patients: a randomized clinical trial. *Crit Care*. 2015;19:21.

Wurzer P, Branski LK, Jeschke MG, et al. Transpulmonary thermodilution versus transthoracic echocardiography for cardiac output measurements in severely burned children. *Shock*. 2016;46(3):249-253.

第33章 烧伤护理

Burn Nursing

Debra A. Benjamin　Mary Jaco　著
孙炳伟　张　勇　译

一、概述

护理重度烧伤的护士要比大多数危重疾病的护士要肩负更多的责任。临床护士是整个烧伤医护团队中不可或缺的一分子，明白这一点，尤为重要[1]。现代护理理念的重要性自它诞生之日起，一直延续至今。护理干预是从急诊收治患者并立即对其展开液体复苏的那一刻开始，一直持续到患者出院，这样一个完整的过程。期间通过修复和外科重建，使患者完全康复并回归社会。住院期间，相较于其他的医务人员，护士们与患者有更多的相处时间。因此，也更能密切观察到患者的病情和机体状况的变化，这些变化可能包括液体平衡、心血管和神经状况的改变，以及营养液喂养的耐受。所以，要求护士要随时向各小组成员报告患者的最新情况。此外，护士也是对患者进行心理疏导的最佳人选，譬如患者的伤痛难忍，焦虑不安都需要医护人员进行疏导和安抚。

二、急救处理：心肺优先复苏

在确保患者呼吸道通畅的前提下，保障患者的循环稳定是护理烧伤患者的优先事项之一。患者受到严重烧伤后，体液渗出至烧伤区，形成局部组织水肿，并可能影响到烧伤区乃至肢体远端部位的有效血量循环。尤其是在处理环形烧伤时，需要特别监测，以确保伤口及周围组织和远端部位的有效血液循环。脉搏监测需每小时进行1次，任何的脉搏减弱或消失都要立刻报告医生。严重烧伤另一并发症是颈胸部的三度环形烧伤所造成的呼吸限制。水肿的增加和胸廓活动度的减少会导致潮气量显著降低。如若这种情况进一步发展，可能会危及生命，因此胸部焦痂切开减张手术可能是必要的。手术可以在病房里或手术室里进行，其所需设备为无菌布方巾、手术刀和控制出血的电刀。

当体液从心血管系统转移到烧伤部位的组织间隙时，血压可能随之陡然下降，脏器灌注不良，排尿量减少。护士负责监测患者的生命体征和尿量，并将变化通知临床医生，以确保足够的液体灌注和平稳的心血管系统状态。成人应保持至少每小时0.5ml/kg的尿量，儿童则应保持至少每小时1ml/kg的尿量。低于此尿量可能存在低血容量，甚至导致心血管衰竭。所以抢救患者时，首当其冲的是要进行有效的液体复苏。根据成人或儿童补液公式计算出补液量，通过静脉输液或口服进行补液[2]。其目的是保证足够的液体复苏，以维持正常的心血管状态、良好的器官和组织灌注以及足够的尿量。

吸入性损伤依然是烧伤最为严重、最为致命的并发症。早期的诊断和治疗对结局影响极大。头面颈部烧伤和（或）吸入性损伤患者，潜藏气体交换障碍风险。吸入性损伤包括一氧化碳中毒、上呼吸道损伤（主要指声门上方的灼伤）、下呼吸道损伤（主要指肺组织的化学损伤）以及胸廓限制性活动障碍（胸部环形三度烧伤）。其中上呼吸道水肿引起呼吸窘迫，是烧伤后最初24～48h的主要问题。不论是否存在吸入性损伤，烧伤后急性期均可能发生气管支气管炎、肺不张、支气管黏液溢、肺炎和急性呼吸窘迫综合征。

护理吸入性损伤患者首先应了解详细的病史。当事故发生在封闭空间时，应警惕吸入性损伤。烧伤最初急性期全程，要始终密切观察患者并多次评估其呼吸状况。初期可观察到声音嘶哑和哮鸣音，为气道变窄表现。在床旁放置急救设备，如有需要可立即插管。一旦发现咳嗽频繁，排出炭沫痰，以及分泌物进行性难以排出，则提示可能存在吸入性损伤和气体交换障碍。此外，需要重点观察的内容包括呼吸频率、呼吸音、呼吸肌肉用力程度、鼻翼扩张、胸骨回缩、进行性情绪焦虑烦躁和呼吸急促主诉。患者出现神志不清、反应迟钝和意识丧失，可能是由于长时间暴露于有毒烟雾中，如一氧化碳或氰化物，这些情况下应为予以吸入 100% 氧气（纯氧）紧急处理。

纤维支气管镜的应用不仅可以对吸入性损伤做出早期诊断，还可以对气道进行灌洗，清除分泌物防止阻塞。预备氧气湿化治疗以用于高度怀疑存在气体交换障碍的患者（尤其是儿童）。如果患者咳嗽咳痰能力差或分泌物多，则需要行积极的经鼻支气管内吸引。此外，清痰措施还包括翻身、拍咳、深呼吸，对于幼儿则需要母亲的怀抱来回轻拍摇摆，并定期反复进行。若无禁忌，可调整病床抬高头部改善肺部通气。病情变化应结合实验室化验结果，在治疗组内共享讨论。

为了改善气体交换，可能会需要使用气管插管和机械通气。导管的放置位置要经常检查并做好记录，必要时每日进行 X 线检查。为确保气管内导管的使用安全，需要建立完整成熟的技术标准来固定导管并预防气管压迫坏死。保持气道的湿润是必要的，可防止气管内分泌物干燥而造成黏液堵塞。要注意在吸痰前后给予高浓度氧气。为了防止感染，吸痰时要采用无菌操作。注意口腔卫生不仅让患者感到舒适，而且可以减少口咽部细菌定植，进而降低呼吸机相关性肺炎的发生率[3]。

气管插管的拔管取决于患者最初插管的病因是否已解除。但总体上，拔管的治疗计划是基于稳定的生命体征和血流动力学参数。拔管过程中患者应保持意识清醒，以防气道受损，故拔管前可减少镇痛药物使用。通气参数和血气分析结果应在正常范围内。

拔管后，护士应立即对患者进行密切观察，警惕患者呼吸窘迫，如有需要应进行吸痰，监测血气分析结果，帮助患者寻找通气的最佳体位，并安抚情绪减少焦虑。

年龄、烧伤面积、吸入性损伤和肺炎都是造成烧伤死亡的主要因素[4]。因此，实施高警觉性护理措施（密切的护理评估、痰液清理等），对潜在危险进行预估并做好预案，将有助于团队的治疗工作，改善患者的预后。

三、烧伤创面的急性护理

烧伤创面处理的首要目标是尽早封闭创面。及时的切痂和植皮手术可降低严重烧伤患者并发症的发病率和死亡率[5-7]。

烧伤的伤口护理已成为一门专项技术。对于新来的护士而言，它极具挑战性和复杂性，是烧伤护理中最难掌握和令人困惑的部分。伤口类型的多样性决定了其复杂性。不同类型的创面，需要结合烧伤后或术后的不同时段进行不同的干预处理。创面的评估和护理是一项需要时间积累才能练就成的技能。这些技能应由资历深厚、经验丰富的烧伤科护士讲授。烧伤创面的评估一般多在水疗区、手术室和床边进行。

烧伤创面可能包含焦痂、药痂、肉芽、移植的自体皮、供皮区、老化的肉芽组织、水疱、骨质和肌腱暴露等不同情况。除了创面的多样性，还有各类局部应用的抗菌药物可供选择。局部创面外用抗生素乳膏和软膏包括醋酸磺胺米隆、硝酸银、磺胺嘧啶银，以及一些以石蜡和矿物质油为基础的抗菌产品，此外还有制霉菌素粉剂。创面可以采用暴露疗法（创面局部无敷料）或是包扎疗法（外用药加敷料包扎）。对于必须活动的不同身体部位的敷料包扎需要掌握多种技巧。生物敷料如同种异体皮或异种皮可用作创面的临时覆盖物。敷料还包括人工合成敷料、生物合成敷料和银离子敷料。敷料的选择由当前创面情况以及预期结果决定。

促进创面愈合和维持受伤部位正常的机体功能是创面护理的次级目标。具体护理内容包括 4 个方面：在整个住院期间防治创面感染，避免移植皮片移位和组织坏死，保持病员清洁卫生，以及保持肢体处于合适位置及制动固定。为了防止创面感染，护士须用肥皂和水清洁创面，清除创面周围的坏死组织、痂皮、血渍和分泌物；创面局部外用抗菌药物或包扎敷料；确保换药有序进行。护士应对创面进行检查，监测是否存在以下感染迹象，如皮下蜂窝织炎、异味、分泌物增多和（或）性状变化、创面外观的改变，以及创面疼痛加剧。以上变化要告知临床医生，以便在创面处理的方案中做出调整。对于感染创面，应根据创面细菌培养及药敏试验的结果，有机结合的系统性抗感染、局部换药及浸浴治疗等手段进行治疗。创面是脓毒血症的常见感染源。脓毒症的五大临床症状为过度通气、血小板减少、高血糖症、精神症状和低体温 [8]。

避免移植皮片的位移是创面护理的另一大挑战。通常植皮后包扎固定 3 ～ 4d。在移植皮片固定期间，处理患者时应注意思考和操作，避免对移植皮片产生剪切力作用。大腿和背部术后可使用多孢菌素或多粘菌素及细网纱布等外敷料进行保护，以防止排泄物污染，尽量减少清理。应密切观察创面敷料的渗血渗液情况和气味变化，如果渗液增加、异味明显，则表明创面可能存在感染。一旦怀疑感染，应揭除敷料仔细检查。

供皮区的感染预防护理也应格外重视。供皮区的术后护理取决于其覆盖情况。当供皮区被无菌干纱布覆盖时，首先要确保创面和纱布的固定贴合。因此术后敷料拆除前需加压包扎保持 6 ～ 12h。护理供皮区的重点是要保持创面的干燥。如果植皮区或供皮区在背部或者大腿后侧，可将患者置于悬浮床 4 ～ 5d，以促进干燥。如果供皮区始终潮湿，可定时加用其他干燥方法（吹风机、外部加热器）[9]。

同样的方法原则也适用于使用人造或生物敷料覆盖的供皮区。供皮区处理原则大体为，予以敷料加压包扎，以确保敷料黏合创面一定时间后去除外敷料，采用暴露疗法以保持创面干燥。支起床罩可防止床单与创面的接触。同一肢体可能同时存在受皮区、供皮区和焦痂，这就要求对这三处进行处理时，需要发挥自身创造力完成治疗。

护士在对烧伤患者的皮肤做评估的时候要时刻保持警惕；早发现、早防治是预防重度烧伤患者褥疮发生的关键性因素。烧伤患者的褥疮的处理方式有别于烧伤创面的处理，一些研究证据支持了相关护理的开展。烧伤患者有各种潜在因素使他们更容易罹患褥疮。烧伤后初期低血容量性休克时，皮肤血供减少以保证重要脏器的功能，此为因素之一。其他损伤也可能增加罹患褥疮的风险，如吸入性损伤，气管内插管和使用肌松药物。液体复苏也可能导致烧伤区和未烧伤区的大量水肿。烧伤后的 2 ～ 3d 组织水肿最为严重，减少了皮肤血流量，且增加了身体各部位的重量。

对烧伤性休克的患者进行大量的液体复苏后，维持液体平衡仍然是个问题。为了纠正从创面流失大量液体，持续的液体复苏必不可少。若不能保证液体平衡，那么即使是正常的皮肤也会受到影响。使情况更为复杂的是，通过创面渗出、流失的液体会增加周围正常皮肤的湿度，这有可能会导致正常皮肤的损伤，从而加深了皮肤的损害。

除了那些接受植皮手术的患者外，大部分患者都可以从淋浴水疗中受益。大面积急性烧伤患者抬至水疗车上，可使用温水轻轻喷淋创面。打开头顶加热器，提高室温保持在 85℉（29℃）以上。大面积的重度烧伤患者不能浸泡在水中，以防止创面污染和电解质失衡 [10]。水疗不仅可以对创面进行仔细评估，还利于清洁个人卫生，如洗发、口腔清洁、面部清洁和会阴清洁。

水疗是护士指导患者和家属如何护理创面及敷料的绝好机会。随着患者出院日期的临近，家庭护理则需要做得更多。提前出院的趋向考验着护理工作的进行，因为它缩短了患者出院的准备时间。患者及家属接受宣教越成功，其后期恢复效果就越好。及早地使患者和家属参与进来，有助于观察到一些潜在的问题，并促进出院过程中的护理协调。

四、手术护理

多学科的整合，即不同领域的专家会诊，共同构建烧伤患者围术期的护理管理。每个小组成员都有其特定角色：外科医生进行手术干预（治疗）；外科技师辅助外科医生；麻醉师或注册麻醉护士维持基础生命支持；巡回护士确保小组成员遵循专业标准和指南，从而为患者提供安全护理。围术期护士是取得专业注册资格的护士，他们在术前、术中和术后为患者提供专业护理。烧伤患者围手术期的护理要求严苛。事实上，烧伤护理管理是行业内最具挑战性的专业之一。

手术一旦完成后，围术期护士提供术后护理并做出评估。对于护理人员来说，术后第一时间的临床护理工作充满挑战，护理工作的安排和进行取决于诸多因素：患者的出血量、手术时间、切除和移植的部位和范围。负责烧伤患者的麻醉护士必须了解手术期间使用的药物和程序，以便提供适当的安全护理。

许多烧伤患者可能需进行多次烧伤创面的手术清创，并从正常皮肤取皮移植。这些手术可能要求长时间麻醉。患者在手术室内有发生褥疮的危险，因此适合体位的摆放和减压装置的使用对于降低褥疮形成的风险必不可少。患者术中可能会大量失血，导致组织灌注不足，进而引发休克。血管升压药和液体复苏是纠正休克的常规疗法。低血容量状态和血管升压药的使用也可能导致组织灌注减少，并增加褥疮形成的风险。

术后，患者或手术部位通常用大块敷料覆盖并用夹板固定，以保护移植皮片。敷料需要使用足够压力加压包扎固定，以阻止植皮创面和供皮区的渗血。但是如果敷料包扎得太紧，或者应用敷料后组织水肿，可能会对皮肤造成更大的压力。

局部使用抗菌软膏或药物浸渍可保持移植创面的湿度，防止创面床干燥并减少细菌在创面的定植。周围正常皮肤水分浸渍时，则会增加组织破损的风险。

烧伤前后的营养不良是一个潜在的严重问题。如果热量摄入受到影响，烧伤患者的超高代谢反应会导致蛋白质营养不良。为了减少全身感染的风险和促进创面愈合，最常采用肠内高营养疗法，患者经鼻胃管或鼻空肠管进食。

总之，烧伤患者是压力性溃疡的高发人群。烧伤损伤的生理学特性及住院期的各种治疗处理，共同影响了烧伤患者压力性溃疡的发生风险。

五、营养和代谢变化

超高代谢或烧伤应激代谢反应是烧伤后的直接反应。其反应强度与烧伤程度成正比，并且明显影响患者的营养需求。反应发生时日常代谢率可提高 200%。如果不能提供足够的热量以保持营养需求，则会导致营养不良、饥饿并延缓创面的愈合。值得注意的是，儿童需要更多的营养需求来成长发育，故患儿较成人需要更多的热量和蛋白质补充。

管理营养摄入和监测消耗是护理工作的主要内容之一。精准地记录摄入和消耗的能量至关重要，以便尽早地检测出潜在问题，且可以以个性化护理方案的选择，满足患者自身需求。每日或定期精准称量体重同样重要。切记标记清楚敷料、夹板或织物是否包含在体重数值中。

显然包括额外负重并不能反映出患者精准体重，但可确定其体重的变化趋势，有助于患者的整体管理。

通常情况下，当患者无法经口饮食摄取足够的热量时，就开始进行肠内营养喂养。有时肠内营养喂养在患者可以选择进食方式前即已开始的，原因是其所需热量巨大，或是患者病情不稳定，无法经口满足进食。肠外营养支持是在肠内营养喂养不能提供足够的营养时启用的。其目标是提供充足的营养、热量和蛋白质。首先将一根鼻胃管插置胃内，用来胃肠减压，直到肠鸣音恢复。然后以每小时极低的量缓慢鼻饲，以预防应激性溃疡。鼻胃管便于每小时对胃内残留物、胃内 pH 进行检查和进行创愈木酚试验。如果 pH 低于 5，或愈创木酚反应阳性，则每 2h 给予美乐事（氢氧化镁抗酸药）和安福杰耳（氢氧化铝凝胶），或者每小时交替给药。

胃内容物的误吸是广受关注的潜在并发症。吸痰前要检查胃内容物残留，以防止患者呕吐及可能引起的误吸。另一个预防措施是保持床头抬高。先置入 Dobbhoff 营养管（带汞头或钨头的易弯曲导管），再于烧伤后 6h 开始喂饲。进食速率开始缓慢，并随着耐受性的提高而提高，以满足计算出的营养补充量。管道喂养持续进行，直到患者能够经口进食摄取足够所需热量。

管路滑脱是置管的潜在风险，因而日常定期检查放置情况十分重要。当胃内容物潴留增多时，要考虑到可能是因为 Dobbhoff 管已经滑入胃，或者患者已罹患脓毒症。污染的肠内营养管道是重要感染源，可显著提高患者脓毒症的发病率。应建立常规程序，以防止这种情况发生，此时的护理应包括消毒食物搅拌机，以及将进食管道床边悬挂的时间限制在 4h 以内等。应每隔 4h 更换一次管道和容器。

鼓励患者自主口腔进食时，日间可断开鼻饲管道，仅在夜间继续。不要在用餐时间安排痛苦的锻炼活动，且经常进行口腔护理也将有助于改善经口进食。

理想情况下烧伤后患者规律的肠道功能逐渐恢复。患者在住院期间服用各类药物，可能导致腹泻或便秘。患者每天至少排便 1 次，否则应考虑肠道排空方案。另外，如果腹泻量超过 1500ml/d，使用膨胀剂和（或）止泻药物可能有助于促进日常排便。

严密监测和记录出入量的重要性怎么强调也不为过。现有的临床操作规程和指南有助于营养方案的实施和评估。

存在高代谢现象的烧伤患者的另一支持措施是将室温维持在 85℉（29℃）以上，关闭房门以防气流散热。护士通常会安排好一天的活动内容，其中白天也应给予规律的休息时间，规律的休息与活动项目同样重要。夜间充足的睡眠更是十分重要，它往往是划分能否度过“好的一天”和“坏的一天”的分水岭。一个安静舒适、没有干扰（灯光和噪音）的环境对于患者的睡眠休息而言至关重要。

不管患者的情况是好转还是恶化，护士都充当着信使的角色。他们与营养师、医生、患者及其家庭密切配合，以确保患者伤后获得最佳的代谢和营养支持。

六、疼痛和焦虑的评估及管理

在整个烧伤急性期护理中，患者更容易感到疼痛和焦虑。创面的疼痛和对疼痛的恐惧导致患者不愿意活动。谨慎合理静脉使用抗焦虑和麻醉药物，可以缓释患者对疼痛的恐惧。但这一路径的支持需要护理人员对细节操作的高度关注。患者疼痛和焦虑管理的预期设定效果，是使患者既能完成日常活动和治疗，又能舒适休息入睡，并在两者之间达到平衡。最终目标是让患者在实施疼痛管理计划时感到满意。对疼痛和焦虑的评估为相应缓解措施划定了基线。疼痛和焦虑的分级是衡量痛感和评估药效的关键。很多案例都是通过了解患者的个人情况（疼痛基准和焦虑等级）并以此为指导用药干预的。患者及其家属在入院时应获知如何使用评估量表，并确定疼痛和焦虑接受度。

严重烧伤后初期药物吸收程度和循环容量发生改变，故疼痛和焦虑管理时静脉使用阿片类镇痛药和抗焦虑药物的给药方案至关重要。镇痛泵的使用对 5 岁以上的儿童和成人均有帮助。管理烧伤背景性疼痛（静息痛）和烧伤操作性疼痛是很重要的，对于具有疼痛性的操作，应在开展前 15 ～ 30min 进行药物干预。护理导向性的镇静镇痛方案已在烧伤 ICU 科广泛开展，且被证实在控制疼痛方面疗效显著。护士们积极支持该类方案的引入，且资深护理人员对其更加青睐[11]。

便秘通常是疼痛管理的一种并发症，因此应该同时制订肠道管理计划。

放松疗法、实施引导意象、音乐疗法、催眠和治疗性接触是辅助性镇痛和减少焦虑的技术[12]。VR 技术是一种相对较新的疼痛控制技术，已经取得了相当成功[13]。它包含计算机软件程序，患者主动与之交互，从而转移对病痛的注意力。情感支持、对患者及家属的宣教，可减轻患者的恐惧和焦虑情绪，强化疼痛管理计划[14]。

七、对患者和家属的宣教

护士要成为称职的宣教者，就必须具备扎实的理论基础。因为临床医务人员承担着对患者及家属的宣教，自身的继续教育对胜任其角色至关重要。加强教育进度（评估、方案、实施、评估和记录）、习得患者群体的特征、更新教育策略、适龄干预的实施以及学习评估的方法都是提高教育工作者能力的学习内容。

出院规划和相关宣教自入院就已经开始。首先，对患者进行彻底的伤前评估，确定其知识储备不足之处和受教障碍，确定教育策略的优先目标，发放宣教手册或开展教育课程，以及制订宣教效果评估方案，这些组成了完整的宣教流程。

评估为制订教育方案提供了必要的信息，以满足每个患者和家庭的具体需求。同时定期在宣教的不同阶段内进行评估，可以确定该计划是否仍然有效或需要调整。

评估结果是宣教方案的一部分，因为这种“私人定制”的方案就是为满足患者和家属的需要和关注点而制订的。该方案包括学习目标、教育策略和学习材料。所有的这些都是由患者、家属和“老师”沟通商量制订的。

下一步就是方案的开展。随后就是对学习成效的彻底评估或者对设定的教育目标完成的检验。在教育的过程中，随时有可能对原始的教育方案进行调整改动，因为它是随着很多意外的、不可预测情况的变化而变化的。

这样的好处很多。确保了医护团队内部的教育主题的交流，提供了宣教的历史记录以及实施方案和（或）其改动的文档。有助于患者和家属在出院后能够自行担当起护理任务。护理知识的储备可以缓解患者及家属对未知情况的焦虑，帮助其在出院后胜任护理职能，改善长期预后[15]。患者及家属可通过完善的宣教方案，在烧伤早期成为烧伤护理小组的积极参与者。

八、烧伤患者的康复

大面积烧伤是人类已知的最严重的身心伤害之一。长达数周不能动弹，历经多次手术、抗感染治疗和伤后代谢功能紊乱的机体摧残，忍受着痛苦和焦虑之后，还要面临着连续数月的理疗，努力恢复伤前的功能水平。大多数重度烧伤患者会在一年多的时间里继续保持超高的代谢率，并发现自己缺乏足够的毅力，难以轻松地恢复他们之前的生活方式[16]。除了烧伤后的代谢反应外，长达数周或数月的住院和卧床会导致肌肉的萎缩和骨骼的衰弱。儿童更容易发生骨折[17]。在康复阶段，这些患者必须坚持锻炼以防止挛缩，但他们可能不具备积极参与这些项目所需的体力或耐力。此外，患者也常因为容貌的改变和对他人行动上的依赖而变得抑郁。他们担心自己的颜面无法恢复，无法回归正常生活。对成年人而言，他们还会思考能否重返岗位工作，或是必须改变职业选择。那么，护士在这一治疗阶段起到什么作用呢？尽管护士参与了患者的早期护理，但在这一阶段，护士的角色发生了变化。从院内护理到家庭护理的转变对患者和家属来说都是困难的。住院期间患者和家属接受的护理宣教，一般局限于创面、已愈皮肤、瘙痒、疼痛和焦虑等方面。出院后，他们还需要了解关于术后自然产生的抑郁情绪方面的信息以及能够利用的相关社区资源。这使得个案护理管理员成为患者护理团队不可或缺的一分子。医院的个案护理管理员可以在患者入院后不久即开始与患者和家属的合作，以评估患者的未来需求，并与外部机构协调这些需求，以确保过渡期顺利进行。通常情况下，来自工人补偿机构或健康管理组织的病例管理人员也参与了早期阶段的工作。协调个案管理员之间的活动对于提供无缝对接的护理至关重要。对于儿童，个案护理管理员必须与校医院或社区卫生服务站的护士合作，以提供无缝对接的护理过渡。

尽管康复理疗师在安排社区治疗师、心理医生辅导方面起了重要的作用，社工也经常引荐社区心理健康服务机构提供帮助，但个案护理管理员应全程参与协调，以促进达成统一的服务方案。服务者们之间的通畅交流对最佳化康复治疗非常必要。

（一）成人强化锻炼计划

对于成人患者，强化锻炼项目已被证实使患者能更快地恢复，以达到其最佳功能水平[18]。这些方案可通过社区康复设施、职业康复机构、健康管理组织、医院或设有心脏康复方案的保健中心或通过工人补偿机构提供。个案护理管理员和烧伤小组所关注的主要问题是，及早发现哪些患者需要这些强化项目，以及在项目中的哪一方面患者可从中获益最大。

1. 评估

如同那些冠心病和术后患者那样，烧伤患者存在去适应表现。即便一个健康的人卧床 3 周，最大耗氧量也会减少 25%。因此，烧伤患者住院 2 周或更长时间，可能需要考虑这类项目。烧伤患者应首先评估与冠心病相关的危险因素。这些风险因素包括年龄和性别，血脂升高，高血压，吸烟，体虚无力，肥胖，糖尿病，日常饮食，遗传因素，个性和行为模式，高尿酸水平，肺功能异常，种族，休息和运动中的心电图异常，紧张和应激反应。

心脏应激反应测试通常是安排在开始运动计划之前。如果患者存在几种危险因素，可以根据患者自身情况设计锻炼计划[19]。

2. 计划

通常主要争议集中在哪些项目可供选择而谁又将为这项护理埋单上。当一名成年人在工作中受伤时，理赔人员通常会安排和支付费用，因为他们对尽快将患者送回工作有既得利益[19]。

3. 实施

一旦项目细节被敲定，接下来的难点则是获得患者和家属的支持依从。因为有些项目是需要病患在离家一定距离的设施中心内完成的，这势必会给患者和家属带来麻烦。同样，如果项目在其所属社区中心完成，每天前往康复理疗也可能存在通勤问题，尤其是不能自身行动的患者。当然以上所考虑的细节，通常可以在护工和家庭的配合下制订。主观能动性和决心才是最难克服的因素。如果患者伴有抑郁症，情况尤为如此。个案护理管理员可以非常有助于召集烧伤小组和社区的护工，帮助患者和家属正视患者恢复正常功能的方案项目。

4. 评价

这些方案的成功，在于要求所有参与者都要有相同的目标，这些目标会产生可衡量的结果。这些方案的宗旨不仅是提高患者对运动的耐受性，还将改善其心理认知和社会化建立，使患者重返工作岗位或恢复到与受伤前相同的机体功能水平。

（二）儿童的扩展训练

儿童和成人一样，也可能存在去适应表现，特别是当他们遭受 40% 或更大的体表面积烧伤时。Cucuzzo 等表明，大于体表 40% 烧伤的患儿存在骨质脱矿[20]。这种并发症会导致低体能、消极和抑郁。这可能使患儿很重难返校园，并在那里每天需保持专注 6 ～ 8h。幼儿通过游戏及各种活动来熟知他们的周遭环境，然而烧伤瘢痕的限制或低体能可能会降低他们的学习效率。同时通过参加体育活动，儿童对人的社会化建立认知。运动中身体的限制建立了与其他同龄孩子的群体隔离。因此，对这些患者进行长期的综合治疗和强化运动以提高体能和耐力，使患者恢复正常的生理代谢，并帮助患者更快地重返烧伤前的日常活动中去。

1. 评估

应该对儿童及其家庭状况进行评估，以确定哪些康复训练方案对他们是最佳的。一般来说，7 岁及以上的儿童可以参加强化锻炼计划。这是根据儿童的体格大小（使用为成年人制造的运动设备的能力）和成熟程度（能够按照指示安全进行的能力）估计的年龄。对于较大面积的烧伤（60% 及以上），规定了一个为期 12 周的康复训练运动计划。对于较小的烧伤，约 6 周的短期计划已足够。

计划的最佳开展时机取决于患者的家庭状况。可以在出院后立即展开，也可以推迟几个月，以便家人回家做好即将开展的强化运动康复护理的准备。

与成人一样，必须考虑患儿的当前健康状

况进行个体化方案设计。由于孩子对父母的依赖，当要启动这样的计划时，父母或家庭成员（一名成员）的参与是至关重要的。对于 7 岁以下的儿童，已经开发了更有创意的互动游戏和锻炼方案，将音乐疗法作为儿童参与锻炼计划的一种刺激手段。这些活动可以包括骑三轮车、做体育运动、避障训练、赛车、跳舞、伸展等，可以组成游戏锻炼力量和耐力。配合音乐进行活动可以增强耐力、积极伸展瘢痕组织和增加关节活动度。

2. 计划

尽管美国的大多数主要城镇均设有心脏等康复项目，但往往不收治儿童。儿童医院通常设立专门的康复部门或门诊项目提供类似服务。只是儿童医院通常只设立在大城市，因此这些方案较成人不易获得。在一些社区里，如果学校配有合格的体育教练的话，那么学龄儿童可以获益于学校的体育训练中。然而 4—6 岁的儿童想在儿童医院外寻找到适合的项目可能会比较困难，因为早期幼儿干预和园前项目只适合更年幼的孩子。

另一个问题就是谁为这笔开销来埋单。与成年人的社保和工伤保险不同，儿童往往是得不到这笔经费的。对有特殊需要的儿童国家设立扶助项目是探索解决途径之一。另一些资金可能来自私人或公共慈善机构、学校专项方案或大龄青少年的职业康复项目。

3. 实施

调动孩子和家长的积极性是一项重要任务。通常，在治疗的急性期，父母和孩子可能已离家几周或数月之久。如果家中还有其他孩子或者父母通常在外上班，他们不能在外多待 2～3 个月。孩子自己也不想离开熟悉的家庭环境。因此调动孩子和父母的积极性往往非常困难。帮助父母认清这是一项非常有价值的项目，需要整个烧伤治疗小组和患者及家属的共同参与。

可以利用本地体育馆或健身中心为社区中的大龄儿童提供替代方案。将训练方案与当地设施进行对接，并定期跟踪随访，这样可以使患者得到与在医院内接受训练一样的效果。

4. 预估

这些针对儿童方案的成效，可以通过运动耐受性的提高、心理和社会适应能力改善的程度来衡量。这些项目的一个主要宗旨是使孩子自己和父母相信患儿仍然是一个正常的孩子，在心智和体魄上同样可以取得成功。如果孩子回家后能够跟上同龄人，即可有效提高孩子的自尊心。

九、修复护理

（一）评估

在修复护理阶段，护士的工作内容包括临床评估、围术期护理、对患者进行修复护理和预期目标的相关宣教以及协调社会和经济支持等服务。对于患者和家属来说，以“患者为本”的护理宗旨可能是最重要的。由于缺乏专业知识或不理解，患者和家属往往对重建手术抱有不切实际的期望。他们可能希望整形手术能“修复”烧伤伤疤，使患者看起来和烧伤前一样。在门诊或医生办公室，护士倾听患者及家属的诉求，了解他们的期望。并借此机会对患者及家属宣教烧伤治疗护理的大致进程，以及较为现实的烧伤瘢痕预后。通常，当外科医生讨论应该或可能会做些什么来改善患者的外貌或功能时，患者和家人都不愿意提问或描述他们的诉求。患者的优先注重点往往不同于医生，进而可能招致患者不满。这时护士应该帮助患者提出疑问或表达担忧。

（二）计划

修复手术往往辗转在不同的医生之间完成。许多外科医生更倾向于等到瘢痕彻底成熟才开始进行修复手术，但如果瘢痕组织影响到正常生理功能时，尤其是当成熟期瘢痕可能会导致骨骼畸形的部分情况下也会尽力开展。对于儿童，一些修复手术最好等到患儿发育成熟后再做。孩子在刚上高中或步入大学前接受手术相对较好。个例护理管理员可以帮助患者家庭寻求到修复手术的资金和资源。如果患者在工作或上学，那么项目进程应尽可能适应患者的学校或工作安排。对于儿童来说，也许能够利用为具有特殊需要的儿童提供服务的专项资金。如果修复手术是整容手术而非矫正手术，将会招致保险公司和健康管理组织的介入，这样一来情况可能会变得很复杂。

（三）实施

做好患者的围术期准备是医护的责任。向患者展现真实的后期效果是比较困难的，但可以通过类似烧伤病例的照片，向患者讲解相关手术流程和预估恢复的时间进程，以便于患者更好的理解。很多时候，手术结束后患者可能会因修复处看起来似乎更糟而感到不满和沮丧。对患者及家属做的术前准备会缓解部分矛盾。不论儿童还是成人，手术本身对患者及家属来说十分令人恐惧，因为这可能会勾起患者的回忆，从最初的烧伤经历，到住院诊疗及伴随的疼痛。术后护士的职责是教患者及家人如何护理伤口，以防止感染，促进愈合，预防后期瘢痕。在整个修复和康复阶段，护士都要为患者及家属提供帮助直到瘢痕成熟。在这段时间里，护士的角色是教授，鼓励患者继续按照要求进行运动、捆扎夹板和穿戴压力服。

（四）评价

这究竟是谁的身体？一句著名话剧台词实际上概括了修复手术的评估过程。作为专业人士，我们可以看出患者术后的状况得到了很大的改善。但是，如果患者对自己外观不满意的话，那么手术就没有什么意义了。这也就是为什么要对患者及家属进行术前的实际预期。另一方面，患者可能对自己伤疤完全接受，不想再做任何手术了。当然，我们的外科医生在修复手术方面可能会对其有更好的改善，但患者的意愿必须要得到尊重。

十、康复和重返社会

护理涵盖了从健康到疾病，并有望恢复健康的各个方面，其中包括身体、心理和精神领域，同样的概念也适用于烧伤护理。护理必须在烧伤创面的物理愈合之后继续进行。完全愈合还必须包括患者的心理和精神领域。帮助患者接受他或她的“新我”对恢复至关重要。在一个生命体经历了创伤事件之后，无论身体上还是心理上，人往往都声称是自己与曾经不同了或有改变了。通常，伤疤会使患者避开大众，因为人们可能会盯着自己看，使自己感到“与众不同”。

（我们）应该支持鼓励患者使他们意识到：他们不应该由他们的身体来定义，他们是谁应该由他们的思想、心灵和灵魂所界定的。通过家庭支持、专业咨询和（或）同伴支持，幸存者可以被教导接受他或她自己，并为生活设定一条道路。

有的人选择遮挡他们的伤疤，有的人选择接受它们（伤痕），还有的人则把它们视为个人战争的荣誉勋章，他们赢得了这场战争。对于在公共场景中感到不适的人来说，培训辅导是有用的。烧伤治疗组、家庭和援助团体的持续支持可以帮助患者重返社会。

十一、结论

烧伤护理是一种独特的实操领域。在美国，目前只有 127 个烧伤中心，其中只有 67 个是注册在案的烧伤中心。医院的烧伤部门往往有别于其他科室，因其收治患者广泛，各年龄段均有分布，有严重烧伤的危重患者，也有接受康复或重建护理的患者。对于护士而言，既要考虑到广泛的护理需求，又要保持专业技能，很难做到每日改变病床分管。由于护士的普遍短缺及烧伤领域的挑战性，烧伤病房中可能普遍存在护理人员的短缺[21]。护士是烧伤治疗组的重要先锋队，通过护理人员的专业洞察，可以了解患者的身体状况和患者及其家属的心理需求。通过护理工作量来对标烧伤护理可能需要提供的相关人员配置所需信息，以确保为烧伤单位提供足够的人员配置。评估患者的日常创面护理需求和药物（静脉输液）需求，可用于评定患者的急慢性护理需求，将患者分类并提供所需护理级别[22]。最后，重要的是护士有机会参与其他的烧伤护理领域。优秀的护理方案就是让护士充分参与烧伤团队，更好地了解治疗护理问题所在，优化烧伤护理。这可以通过研究活动或质量改进活动来实现。护士通常可以找出需要改进的地方，但可能没有资源来支持改进。向护士提供教育机会可以创造要求进步的文化氛围。教育内容可以包括在职教育、发表出版物[23]和工作指导，以支持对这一领域感兴趣的护士。研究和质量改进举措可以优化护理，包括改善营养摄入，减少褥疮、感染和疼痛的发生，以及提高患者的满意度。烧伤护士是烧伤团队的宝贵成员。其独特的见解为烧伤患者的康复提供了重要的信息。积极参与烧伤患者的身体护理，照顾患者和家人的心理需要，并不断观察改善护理的方法，对烧伤团队的最终成功至关重要。

拓展阅读

Carrougher G. *Burn Care and Therapy*. St. Louis, MO: Mosby; 1998.
ISBI Practice Guidelines Committee. ISBI practice guidelines for burn care. *Burns*. 2016;42:953-1021.
Gordon MD, Gottschlich M, Helvig EL, et al. Review of evidence-based practice for the prevention of pressure sores in burn patients. *J Burn Care Rehabil*. 2004;25:388-410.

孕妇烧伤的治疗

Care of the Burned Pregnant Patient

第34章

Beretta Craft-Coffman　Genevieve H. Bitz　Derek M. Culnan　Kimberly M. Linticum
Lisa W. Smith　Maggie J. Kuhlmann-Capek　Shawn P. Fagan　Robert F. Mullins　著
孙炳伟　宋明明　译

一、概述

研究表明，大约 8% 的妇女在怀孕期间经历过创伤[1]。妊娠期创伤是非产科相关死亡的最常见原因[2]：通常来讲，创伤是美国 40 岁以下人群死亡的主要原因[3-5]。而处于生育年龄的妇女是遭受创伤风险最大的人群[3]。虽然在工业化国家，在烧伤重症监护室很少见到孕妇，但在发展中国家，烧伤创伤对其构成巨大的威胁。与此相应，关于烧伤孕妇治疗的最新文献通常来自这些发展中国家的期刊[6]，而这些文献通常主要由小型研究和病例报告组成。怀孕期间的烧伤通常更容易在家庭环境中发生[7]。在发展中国家，这在一定程度上可归因于大部分试图通过自焚自杀的妇女[8]。

由于与孕妇有关的论文特别少，因此，关于烧伤孕妇的人数、烧伤疾病在人群中的负担大小、母亲和胎儿的死亡率等问题，目前还没有达成共识[6, 9-14]。然而，文献报道称，当孕产妇烧伤超过体表总面积 60% 时[10, 12]，孕产妇死亡率超过 50%。这一统计数字与 1990 年 Rode 的研究结果保持一致，即当烧伤总面积＞ 50% 时，产妇的存活率“不大可能”[13]。Herndon 等的一项同期研究同样表明了令人震惊的死亡率结果，确定了小儿烧伤面积达 98%TBSA 的 50% 致死量（半数致死量）[15]。近年来，尽管其他烧伤人群的存活率有明显提高，但烧伤孕妇的死亡率与 20 世纪 60 年代相同。在最近的一项研究中，60% 的烧伤孕妇死亡，胎儿的总死亡率为 50%[16]。正如预测的那样，尽管烧伤孕妇的自然分娩率很高，但胎儿的存活仍然在很大程度上取决于产妇的存活率。虽然妊娠对治疗方案的影响不大，但考虑到严重烧伤孕妇的死亡率非常高，且与非妊娠妇女和烧伤创面大小相当的男性的死亡率相比，它可能会影响到热损伤后的产妇结局。很显然，我们需要更进一步的研究。

二、死亡率因素

文献中有共识表明：烧伤面积的大小与母亲和胎儿的死亡率显著相关。大面积烧伤可能最能预测死亡率[10, 13, 17-21]。每增加 1% 的烧伤面积，母亲的死亡率可能增加 1.08 倍（$P < 0.0001$）[22]。此外，死亡率、TBSA 烧伤和故意烧伤的发生率之间存在明显的联系。企图通过自焚自杀的妇女，其死亡率明显增高[17]，尤其是那些烧伤面积＞ 50%TBSA 的。Rode 报道，烧伤面积的大小与自然流产和早产的发生率直接相关[13]。Rezavand 等表明，在妊娠期，母亲的烧伤面积与胎儿死亡率呈正相关[12]。Agarwal 发现，在目前烧伤面积较大的时候，胎儿流产率明显大于母亲的死亡率[17]。

目前，烟雾的吸入在母亲和胎儿死亡率作为第二大预测因素[10]，关于其治疗，目前仍存有争议。在吸入性损伤的患者中，目前的死亡以及胎儿流产同时发生的情况更常见[10]，其主要原因是缺氧的发生[2]。密闭空间产生的烟雾可能含有氰化物（CN）和一氧化碳（CO）气体。CO和CN在体内发生协同作用，此外，由于胎儿血红蛋白比母亲更易与一氧化碳和氯离子结合[24]，其在胎儿体内的浓度更高[5]。因此，医生更应该意识到CO和CN中毒对母亲和她的孩子的影响[24]。面部烧伤、大面积烧伤和自发性、故意烧伤都与吸入性损伤密切相关。热损伤对孕妇的呼吸系统更具有直接及间接作用。怀孕烧伤患者的肺活量降低，但黏膜水肿[25]、耗氧量和每分通气量增加[26]。与严重烧伤的非妊娠患者一样，如果怀疑孕妇烧伤患者吸入性损伤，应立即插管。考虑到妊娠患者的生理变化，再加上烧伤水肿，应仔细考虑对重度烧伤孕妇实施早期插管。羟钴胺[32]是第32章中推荐的氰化物解毒药，是一种C类妊娠药物，但只有当获益大于风险时才应使用，因为氰化物会穿过胎盘，对胎儿的毒害程度大于母体[24, 28]。

研究表明，胎龄也是预测孕妇烧伤死亡率的一个因素[16, 17]。Argawal研究表明，妊娠晚期的胎儿存活率与母体存活率关系不大，但与孕龄关系更为密切[17]。Liu研究表明，在38周之前的每个妊娠周中，无论身体状况如何，受害母亲中的胎龄决定着出生风险均大于未受害母亲[29]。对于新生儿和产科医师来说，胎龄并不是确定胎儿存活率的唯一标准。气管插管的下限为，胎儿体重不低于500g[30, 31]。在处理急性烧伤早期，必须在产科的帮助下，通过胎儿超声、月经和性病史数据准确确定胎儿的胎龄和体重。

低血容量性休克[7]和败血症[32]也是导致产妇和胎儿死亡的并发症[22]。复发性败血症是严重烧伤产科患者治疗的一个主要挑战。大多数严重烧伤患者在伤后48h内会出现腹内高血压和腹间隔综合征[33]。当腹内压超过12mmHg时，出现腹内高血压。尤其是合并其他器官出现功能障碍时，会出现腹腔间隔综合征[34]。妊娠诱导所有主要母体器官系统的生理变化，可等同于多系统器官功能障碍[35]中出现的早期干扰。所有这些并发症都有可能导致多器官功能障碍，加重孕妇的现有状况，进一步危及严重烧伤的产科患者。

三、胎儿生存率

产科的并发症为烧伤团队的治疗提供了更多的难题。此外，创伤引起的胎盘的损伤是胎儿死亡的常见原因[3]。由于孕妇烧伤后所经历的强烈动力学，胎儿通常会自发分娩，也就是流产[12]。研究表明，在严重烧伤的情况下，胎儿死亡率在第1个月和第3个月是最高的[16, 17]。研究表明，大约在妊娠22周开始，通过积极的胎儿监测，适当的产科干预可以在妊娠早期保护胎儿的生命[36]。确定胎儿的胎龄[6]和体重[37, 38]能够最有效地指导医疗团队的治疗。Linder等的研究表明，与晚期新生儿或妊娠对照人群相比，早产、低风险分娩增加了胎儿并发症的风险，新生儿重症监护室的入住率、败血症和抗生素治疗率更高[39]。虽然该研究仅在妊娠第37周开始评估低风险单胎分娩，但确实表明新生儿发病风险与早期分娩相关。烧伤组、产科组和新生儿组必须共同权衡早产的风险与胎儿留在宫内并被严重烧伤创伤承担的风险。

实用管理算法

不良的妊娠结局与妊娠期间的轻微创伤事件无关[40]。然而，严重烧伤是严重的创伤。烧伤孕妇的治疗可分为5个阶段：预防期、围生期、早期生存期、生存期和足月期（表34-1）。产科并发症（如子宫破裂和胎盘破裂）是急性产妇创伤

表34-1　严重烧伤时胎儿窘迫紧急剖腹产的适应证

严重烧伤产妇分娩		
胎儿状态	胎　龄	分　娩
无法存活期	0～21周	否
围生存期，体重＜500g	22～26周	否
围生存期，体重≥500g	26～28周	是
早期生存期	26～28周	是
生存期	28～32周	是
早产	32～37周	是
足月	37～40周	是

后早产的潜在影响因素[29]。在妊娠期22周或23周[31, 36, 41]以及胎儿体重＜500g[30]的妊娠期内，胎儿并不能离开母体独立存活[31]。目前，美国妇产科学院在妊娠第24周就已经取消了妊娠的可预防性阶段[42]，新生儿和母胎医学专家已将围生期的孕龄延长至22周[36]。不管怎样，胎儿体重不能低于500g[30, 37, 38]。大多数产科医生会在22周时尝试复苏[36]，但是24周和500g仍然是生存能力的基准，因为22周时的胎儿死亡率仍然非常高。为母亲提供全面的烧伤治疗将使她的子宫成为最佳的孵化器，从而尽可能地管理好胎儿的治疗。数据表明，虽然自然流产率很高[12]，但是，除非母亲的死亡似乎另有可能，否则实施终止妊娠没有被证明具有明确的优势[12]。既要尽量避免使用已知对胎儿有害（导致流产）的药物，又要使母亲免于死于休克和（或）脓毒症。

多学科团队必须在生存期（22～26周）和早期生存期（26～28周）的几个因素之间平衡烧伤的治疗。在严重烧伤的产科患者入院时，应预防性给予产前皮质类固醇，这已被证明是降低早产儿发病率和死亡率的最佳干预措施，也可促进器官生长[43, 44]，即使是23周龄的胎儿[45, 46]。倍他米松（每24h一次，每次12mg）和地塞米松（4倍剂量的每12h一次，每次6mg）是最常用的糖皮质激素[43, 47]，不建议缩短给药时间以及给药剂量[43]。然而，当延长妊娠期对母亲和胎儿的风险大于紧急分娩时，产前禁止使用皮质类固醇。在需要延迟分娩直到使用产前皮质类固醇或将患者转移到适当的烧伤中心的情况下，宫缩疗法可以有效地预防分娩长达48h[43, 48]。在严重烧伤的情况下，在抑制腹部手术引起的宫缩之前，可能需要进行宫缩[47, 48]疗。目前已经使用了许多不同的药物（如钙通道阻断药、β-模拟物和硫酸镁）进行宫缩治疗，但最近的一项研究表明，前列腺素抑制药是最理想的首选宫缩药，以延迟分娩，同时母体副作用最低[48-50]。钙通道阻断药的治疗可能对新生儿产生最好的治疗结局[51, 52]。给予硫酸镁产生的传递神经保护作用[54, 55]，传统上用于抑制急性早产收缩[53]，已被证明是无效的[56]。由于硝酸甘油具有明显的副作用，因此不推荐用于妊娠28周以下的患者[57]。由于这些药物可以加重患者的烧伤休克，因此协调在重症监护、产科、新生儿和药剂师之间的治疗和避免对母亲和孩子的进一步风险至关重要。

分娩和复苏之间的两难选择必须根据胎儿存活的概率和过正常生活的概率来衡量。如果预测留在子宫内的胎儿的死亡风险超过了新生儿重症监护室的风险，则婴儿应在宫外分娩和护理。在宫内重症监护期间，必须密切监测胎儿并避免选择对胎儿产生损害的药物。如果必须使用对胎儿有害的药物，则必须权衡药物对胎儿的远期影响。此外，如果导致宫内胎儿死亡，不论原因如何，应将子宫排空。死产、败血症性流产和流产未遂可导致弥散性血管内凝血[58, 59]。与母体发病率和死亡率高相关的是，流产引起的DIC最好是通过迅速排出死亡的胎体来预防[60, 61]。无论采取何种措施，对已经或即将死亡的儿童进行复苏是道德上的应受谴责。

四、治疗

众所周知，烧伤患者的药代动力学发生了改变，使其在创伤患者中独一无二。这可能会导致胎儿治疗方案的改变，可事实并非如此（图34-1）。早期创面切除和覆盖，积极的液体复苏，抗生素管理（虽然选择有限），充足的营养是烧伤患者的治疗基础。然而，急救人员和烧伤小组可能并不知道患者怀孕[17]。因此，在治疗育龄女性烧伤患者时，除非另有证明，否则必须考虑患者怀孕情况[3]。一旦确定怀孕，即使在创面切除之前，也必须立即寻求高危产科会诊。必须建立胎儿心音，并进行超声检查以证实从患者月经史中获得的胎龄，以确定胎儿的存活率。如果胎儿被认为是可以存活的，不管胎儿是否有窘迫的迹象，都要使用产前皮质类固醇使肺部成熟以便分娩，这样也推迟了分娩，延长了母亲的病情稳定和治疗准备时间，并改善了孩子的结局。在这些措施和皮质类固醇治疗之后，在创面切除和（或）紧急分娩之前开始抗生素治疗和凝血障碍支持的治疗。

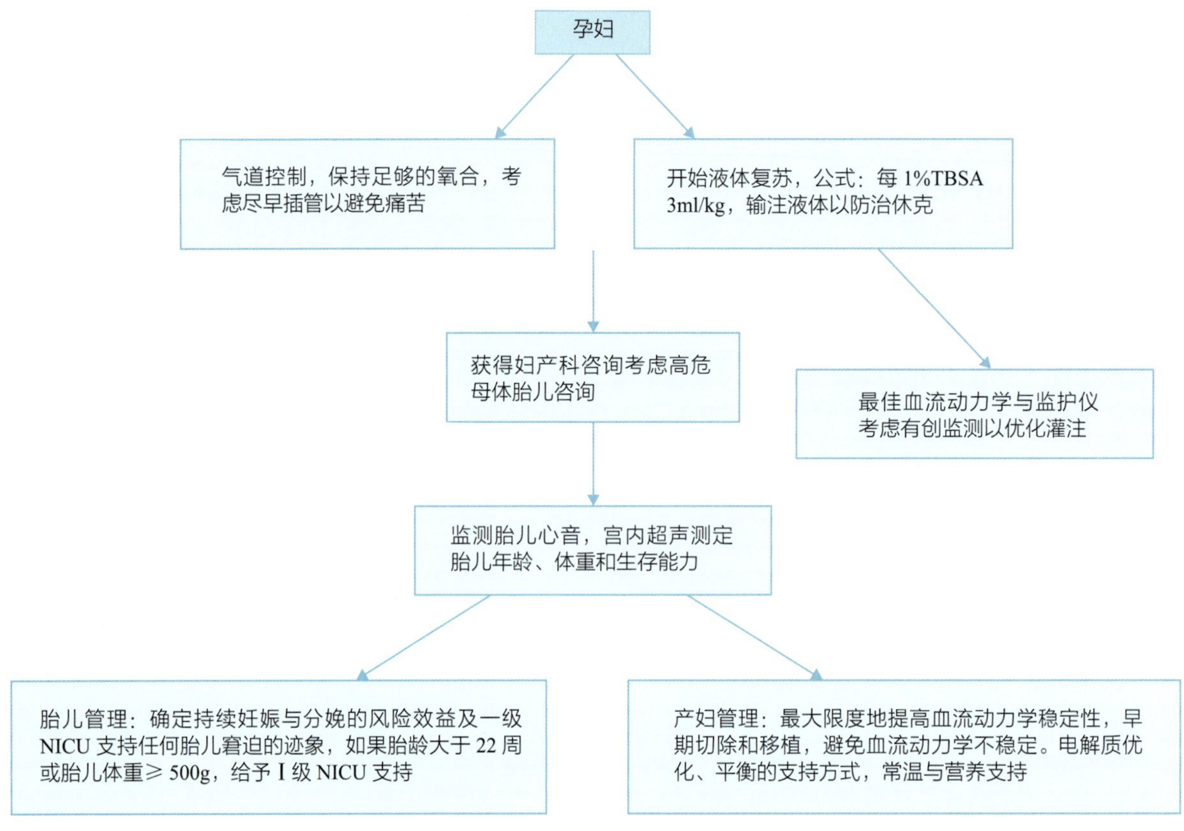

▲ **图34-1　烧伤孕妇最佳治疗流程**

与非妊娠烧伤患者一样，早期创面切除是治疗严重烧伤孕妇的关键。手术干预包括如图所示的切除术，如果胎儿窘迫明显，则与产科团队协同治疗。烧伤治疗小组必须意识到有两个患者需要治疗。研究表明，母亲的死亡与胎儿死亡密切相关。我们提倡早期切除腹侧焦痂，以预防腹间隔综合征，降低感染风险。如果胎儿存活并处于窘迫状态，可以在分娩后立即切除烧伤创面。然而，早期伤口切除同时伴有胎儿存活的情况在严重烧伤的情况下是极其罕见的。如果有早期创面切除的迹象，且胎儿没有孕龄或足够的体重来支持紧急剖腹产［例如，至少通过超声波测量和（或）距离患者上一次月经史22～24周[31, 36]，并通过超声波测量胎儿体重500g[36]］，有数据以及我们的经验表明，母亲不会将胎儿带到足月。胎儿和母亲存活的最好机会是在出现窘迫症状时分娩胎儿，并处理母亲的烧伤。如果胎儿没有显示窘迫的迹象，则进行早期切除和创面覆盖，并密切监测胎儿。在这种情况下，如果胎儿变得痛苦，进行紧急剖腹产。如果胎儿没有表现出窘迫，母体仍然是最好的孵化器，但需要认真监测。即使胎儿在妊娠期不能存活，烧伤小组也必须进行烧伤创面切除，因为母亲将面临不可接受的休克和败血症风险。母亲的治疗必须优先于孩子的治疗。

妊娠引起的解剖和生理变化极大地增加了烧伤患者麻醉、产科和外科治疗的难度。孕妇的“正常”生命体征和实验室有时与未怀孕的个体不同。目前用于评估病情恶化患者的预警系统触发器是基于非评估水平的，因此需要对孕妇群体进行重新评估[62]。因此，认识到这些差异并与适当的专家协商是治疗的基础。随着胎儿成熟，心血管系统发生明显的变化（包括心输出量、子宫血流和血容量的增加）[9]。最重要的是，由于妊娠最大限度地扩张子宫血管，盆腔血流量的自动调节功能缺失。结果，子宫血流仅取决于母体平均动脉压。此外，妊娠期稀释性贫血可能会使烧伤患者血液失调以及携氧能力的治疗更加复杂化[4]。在母婴抢救的早期阶段，积极的液体复苏是至关重要的。复苏过程中的早期干预包括密切监测血流动力学和灌注指数，以评估这些指标对最初复苏的反应。我们还建议在收治严重烧伤的产科患者时，设置 Foley 导管、中心静脉导管和具有先进血流动力学监测的动脉线，以确定适当的容量状态和灌注。液体复苏的方法在孕妇中与非妊娠组相同，目的是补充液体和血浆的丢失，早期识别低灌注，并在避免缺氧的同时及时处理休克。我们使用改良的 Parkland 配方进行复苏，平均每 1%TBSA 烧伤面积按照 3ml/kg 复苏，目标尿量为每小时 0.5mg/kg。对血流动力学、血压、血细胞比容和心率的仔细监测应适合于复苏。有趣的是，最近的一个病例报告表明，如果有必要，最好减少液体复苏的输液量，特别是在胎儿分娩后[6]，但这一点尚未得到证实。妊娠第 8 周后，若孕妇没有出现生理性稀释性贫血[63]，则是血浓度（Hb ＞ 13g/dl）[64] 和低血容量[65] 的早期标志。在妊娠晚期，建立腹内膀胱压力监护仪进行复苏是监测每 1%TBSA 烧伤超过 5ml/kg 患者的必要预防措施。严重烧伤的孕妇无法准确及时地评估腹内高血压和间隔综合征，这对烧伤治疗小组来说是一个额外的挑战。必须注意确保孕妇不会出现由孕妇常见的高水平凝血因子引起的酸血症、低灌注、缺氧或血栓栓塞并发症[3]。支持方式包括连续电解质和血液学监测，以支持电解质水平的正常化，监测血液浓度和液体平衡，并维持正常体温。如果出现这种并发症，胎儿的生命可能会受到危害。既往文献报道显示，当发生这种情况时，孕妇通常会自动流产[6, 9, 18]。如果需要进行产科干预，必须迅速采取相应的行动，以保护母亲和儿童的生命。然而，更多的研究有助于确定最有效的产科干预触发因素以及最佳的液体复苏量。

美国食品药品监督管理局根据孕妇和（或）哺乳期妇女服用时对胎儿可能产生的副作用，建议对药物分为五级（A、B、C、D 和 X）[66]（表 34–2）。动物研究显示，B 级药物（如大环内酯、头孢菌素、青霉素、林可霉素和克林霉素）没有不良反应，这些药物被认为对孕妇是安全的[6]。事实上，青霉素仍然是孕妇最常用的抗生素[67]。C、D、X 类被证实对胎儿发育产生负面影响。如果用喹诺酮类和氟尿康唑等 C 级药物治疗孕妇的益处大大超过了与该药物相关的风险，或没有其他替代药物，则这些药物有权用于孕妇[6]。D 类的药物只有明显的益大于弊时应用。只有在确保胎儿死亡或使用药物维持母亲生命的公认后果的情况下，才应使用 X 类药物[66]。更复杂的是，建议因怀孕三个月或哺乳期烧伤患者个体化用药。作为多学科团队的一部分，临床药剂师在确保烧伤科每位患者安全有效的药物治疗方面发挥着不可或缺的作用。药剂师应了解并掌握从抗生素到肾给药的所有孕妇和护理患者安全用药建议的变化情况。因此，临床药剂师必须就烧伤孕妇的最佳治疗向团队提出建议。

毫无疑问，怀孕会增加母亲的新陈代谢需求。早期肠内营养仍是严重烧伤孕妇治疗的关键。入院后 48h 内，我们开始进行饮食评估，并估计热量需求。对严重烧伤孕妇的特殊考虑包括剖腹产术后小肠和手术干预。对于那些可能接受过紧急剖腹产的患者来说，患无结石性胆囊炎的风险会升高。无结石性胆囊炎并发症的处理在产后腹部手术中是复杂的。

五、其他注意事项

（一）血液学和凝血障碍

在严重烧伤的患者中，可以发展为 DIC[68]。DIC 特征是凝血的血管内激活和微血管系统的定位丢失[69, 70]。在烧伤早期、急性期，弥散性血管内凝血表现为纤溶表型；在烧伤病理生理学后期，弥散性血管内凝血常由败血症引起[68, 71–73]。该综合征的特征是过度血栓形成、不受抑制的炎症和 MOD、不充分的抗凝机制和纤维蛋白凝原系统的增加[72]。大量输血在 DIC 患者中很常见[74]。严重烧伤的孕妇凝血障碍的治疗包括在手术室为有明显出血风险的患者输注新鲜冰冻血浆、浓缩红细胞、冷冻沉淀物和血小板。这在第 22 章的血液学、止血、血栓预防和输血医学中有更深入的介绍。

表 34-2　孕妇和哺乳期妇女的可用药物及其建议

烧伤患者妊娠和（或）哺乳期的药物建议（*LR= 低风险）				
药　物	妊娠类别	妊娠建议	哺乳建议	备　注
A. 局部用药				
类杆菌类药物	C	可用	可用	局部使用后预计会影响胎儿
Dakin 液（次氯酸　钠 0.125%，0.25%，0.5%）	—	可能在怀孕期间使用；没有可用的人类数据；基于有限的全身吸收不能预期胎儿伤害的风险	安全性未知；文献资料不足，无法评估风险；建议谨慎	
磺胺米隆	C	无数据；不应因怀孕而禁用	无数据	
咪康唑	C	避免在怀孕的前三个月接受阴道炎治疗或在怀孕期间的任何时候大面积使用		
莫匹罗星	B	无数据	无数据	
制霉菌素	C	可用	可用	
硝酸银	C	—	无数据	
磺胺嘧啶银	B	—		
B. 抗生素				
氨基糖苷类	D	无数据	可用	链霉素与新生儿听力损害有关，应避免使用，除非有特殊规定。如果收益大于风险，短期使用可接受的同类产品
青霉素类	B	可用	可用	一般安全使用
碳青霉烯类（美罗培南）	B	接近可用	接近可用	仅在青霉素类或头孢菌素类不可选择时谨慎使用
头孢菌素类（所有产品）	B	可用	可用	一般安全使用；使用头孢曲松时要小心，因为有克尼卡菌的风险
克林霉素	B	可用	可用	看起来安全有效
达托霉素	B	无数据	无数据	如果收益大于风险，可以使用
万古霉素	B	可用	无数据	安全有效
甲硝唑	B	无数据	无数据	禁忌证：怀孕前3个月；分剂量哺乳可能有毒；应避免局部使用甲硝唑
利奈唑胺	C	可用	无数据	如果收益大于风险，可以使用
磺胺甲噁唑－甲氧苄啶	C	3个月胎龄风险较大	数据较少（潜在毒性）	有重大先天畸形风险，避免在第一个3个月使用。磺胺甲噁唑在妊娠32周后应避免使用，因为有发生患核黄疸的危险
四环素类	D	禁止在第二和第三个胎龄阶段使用	多西环素；相容	避免使用

（续表）

烧伤患者妊娠和（或）哺乳期的药物建议（*LR= 低风险）				
药　物	妊娠类别	妊娠建议	哺乳建议	备　注
替加环素	D	禁止在第二和第三个胎龄阶段使用	数据较少（潜在毒性）	怀孕时要避免，除非好处大于风险
C. 抗真菌药物				
氟康唑	D/C	与胎儿死亡率和先天性畸形相关	可用	
泊沙康唑	C	动物数据表明有骨骼畸形的风险	数据较少（潜在毒性）	
伏立康唑	D	动物研究已经证实了胎儿的伤害	数据较少（潜在毒性）	
米卡芬净	C	动物数据显示胚胎毒性作用，但成人尚未表明	数据较少（可能可用	
两性霉素	B	观察数据表明，人类出生缺陷率与一般人群相似	不推荐	
D. 止痛药				
可待因	C	有风险	数据较少（可能可用	尽管已将可待因分类为与母乳喂养相容，但数据表明，对某些妇女而言，可待因在护理期间不被认为是安全的，尤其是当治疗时间大于 1 ~ 2 周时
芬太尼	C	3 个月胎龄风险较大	可用	新生儿戒断，呼吸抑制
氢可酮	C	3 个月胎龄风险较大	数据较少（潜在毒性）	
吗啡	C	3 个月胎龄风险较大	数据较少（可能可用	
羟考酮	C	3 个月胎龄风险较大	数据较少（可能可用	
曲马多	C	3 个月胎龄风险较大		

怀孕通常会导致高凝状态，并伴随着热损伤。这对整个治疗过程中的支持和筛选疗法提出了额外的挑战。建议预防性使用肝素，特别是低分子肝素。鉴于孕妇对血栓形成的高度可疑性，建议每周例行多普勒检查。深静脉血栓形成的广泛产生，加上不能完全抗凝严重烧伤的孕妇，要求烧伤小组权衡风险与放置下腔静脉成形装置的益处，因为血栓可能进一步加重发生。

（二）心理问题

心理问题在发展中国家的孕妇烧伤患病率更高。此外，在工业化国家和发展中国家之间，创伤性损伤的病因是不同的：在发展中国家，更多的妇女可能会自杀，而大多数是徒劳的自杀企图 [12, 75]。然而，在工业化国家，自发性烧伤的发病率明显上升 [76]。这预示着对准妈妈缺乏精神和社会支持，如果能更好地解决这一问题，可能有助于防止此类事件的发生[23]。由于没有标准的方法来评估死亡时的怀孕情况，因此对自杀的低估一直是个问题[77]。在未受过教育或不识字的产科患者中发现热损伤的高发病率说明了教育对减少烧伤的好处[23, 75]。因此，社会需要更多的教育和获得心理支持。

烧伤造成的围产期损失使烧伤患者的心理创伤更加复杂。女性受到烧伤（尤其是严重烧伤）幸存者会明显受到形象改变的影响[78]。指导者在创伤症状和外观问题之间显示出正相关[79]。随着恢复过程的不断复杂化，母亲也可能会经历抑郁[80-82]、创伤后压力[83]和胎儿死亡后的焦虑[84]。除了烧伤和创伤幸存者的配偶和近亲所经历的心理痛苦外，任何潜在的伴侣也可能会经历这些痛苦[82]，从而导致这对夫妇明显的不良后遗症[85, 86]。所有这些都可能对母亲的任何潜在康复产生深远和不利的影响。纳入精神咨询应是烧伤护理方案的标准组成部分，特别是考虑到产妇生还者和任何配偶或伴侣遭受创伤和意外胎儿死亡后的严重心理动荡。在发展中国家，应为准妈妈提供更多的精神和社会工作支持，以便更好地防止自杀和自焚自杀企图[23]。

我们发现了母亲和孩子存在着独立的关系，而在这种情况下，尽管母亲有并发症，胎儿仍然存活。与多学科方法相一致的支持方式包括识别母亲的抑郁和焦虑症状，从而将患者转介给精神病学进行药理学和其他治疗，以解决创伤后和调节应激障碍。根据我们的经验，早期的家庭互动有助于患者从创伤性损伤中恢复，以及早期开始与婴儿建立联系。

同时还应考虑多学科团队的支持方式。对孕妇的治疗管理中，特别是那些遭受外伤和胎儿死亡的患者，可能会在重症监护医疗和护理人员中产生压力，这些人员必须设法避免志愿者的产生厌倦[87]。

（三）非重症烧伤

本章的内容涉及对严重烧伤的产科患者的治疗。对非严重烧伤的怀孕患者的治疗方法大致相同（图34-1）。在怀孕烧伤患者入院时，给予高危产科咨询。建立和监测胎儿心音。进行超声检查，以确定胎儿存活率和胎龄，并获取有关末次月经周期的患者病史。按照Parkland公式开始优化液体复苏和灌注。利用多学科团队最大限度地治疗烧伤孕妇。与严重烧伤孕妇的治疗相比，早期清创可在外科手术和局部治疗的风险和益处之间取得平衡。必须制定关键治疗、围产期支持、哺乳咨询和护理监测的协议，以确保胎儿能够存活并分娩；麻醉咨询和支持应指出手术干预；营养优化；临床药剂师咨询关于最佳药物建议；开始进行深静脉血栓形成的预防和积极筛选，以监测孕妇体内的高凝状态；以及物理治疗方案。

六、结论

由于缺乏相关数据，烧伤外科医生必须通过与高危产科医师、新生儿医师和临床药剂师合作，协调烧伤、外科和重症护理的最佳实践，应对孕妇烧伤患者提出的挑战。文献中存在的证据表明，母亲死亡与烧伤总面积呈正相关，即胎儿的存活取决于母亲的存活，而且，尽管妊娠引起了巨大的生理和解剖变化，但对烧伤的孕妇的治疗与非妊娠烧伤患者的治疗类似。事实上，治疗标准仍然如下：积极的液体复苏、早期创面的切除和覆盖、经验性但级别受限的抗生素治疗和充足的营养。应根据标准的复苏算法、滴定输注到尿量和血流动力学对患者进行仔细的复苏。烧伤创面应尽早清除修复。严重烧伤的孕妇最好在烧伤中心接受治疗，专门处理严重烧伤并同时管理新生儿分娩[1]。如有必要，必须连续监测胎儿是否有窘迫迹象，以指导产科干预。孕龄每增加1周，新生儿发病率和死亡率就会显著降低[88]。对于妊娠第28周后发生的烧伤，早产对儿童的风险是中等的。理想情况下，这些孩子可以在严密监视下顺利分娩。然而，应维持极低的分娩阈值，以避免因休克、败血症、毒素或感染而对胎儿造成伤害。对于22孕周以下的胎儿，必须注意保持母亲的健康，以确保胎儿能在子宫中存活。在22～26周，即新生儿存活的灰色时期，子宫是首选的环境，但是，如果胎儿开始表现出窘迫的迹象，与高危产科医生和新生儿医生合作，就必须努力保护母亲和胎儿的生命。一个由烧伤、创伤、重症监护、产科、新生儿和精神科专家组成的多学科小组的协调努力是提供对严重烧伤产科患者生理和心理挑战最佳治疗的必要条件。进一步系统研究热损伤后对母亲和胎儿的护理是必要的，以便更好地重新定义治疗的计算。

拓展阅读

American College of Obstetricians and Gynecologists' Committee on Practice Bulletins-Obstetrics. Practice Bulletin No. 171: Management of Preterm Labor. *Obstet Gynecol*. 2016;128(4):e155-e164.

Montagnana M, Franchi M, Danese E, et al. Disseminated intravascular coagulation in obstetric and gynecologic disorders. *Semin Thromb Hemost*. 2010;36(4):404-418.

Parikh P, Sunesara I, Lutz E, et al. Burns. During pregnancy: implications for maternal-perinatal providers and guidelines for practice. *Obstet Gynecol Surv*. 2015;70(10):633-643.

Sawyer T, Umoren RA, Gray MM. Neonatal resuscitation: advances in training and practice. *Adv Med Educ Pract*. 2017;8:11-19.

第35章 年龄相关特殊考虑：小儿烧伤患者

Special Considerations of Age—The Pediatric Burned Patient

Omar Nunez Lopez　William B. Norbury　David N. Herndon　Jong O. Lee　著
孙炳伟　刘　蕾　译

一、概述

根据国家烧伤储存数据来看，每年约 40 000 烧伤患者住院，其中 1/3 是小儿烧伤患者[1]。尽管近 3 年来的烧伤患者明显减少，但其中小儿烧伤患者反而占了较高的比重。烧伤对小孩的影响模式不同于大人。

美国的房屋火灾是众多烧伤和致死性烧伤病例的主要原因之一，每年可导致2600例死亡病例和 13 000 例烧伤病例[2]。5 岁以下的小朋友烧伤的风险更大。由房屋火灾造成学龄前儿童烧伤的死亡率是全国平均水平的两倍多（每 10 万人中有296人，占所有房屋火灾死亡人数的20%）[2, 3]。并且，烫伤是所有小儿烧伤患者最常见的损伤机制，几乎占了全国所有烧伤的 71%[3]。烫伤更容易发生在 6 岁及以下的儿童。烫伤往往是由于家庭意外或者蓄意虐待。一半以上的烧伤患儿是由于接触烹煮的液体（包括弄洒热咖啡或者水），其余的是由于在试图触摸高处尖角的时候牵拉锅手柄或者搭在炊具的抹布时，将其中的内容物弄到身上。其他致伤原因比如不知不觉中将身体的某部分放在放着热水的水龙头下和爬进有热水的浴缸，或者被他人有意或无意地放进或带入接触热的物质。据流行病学研究，少数民族和低收入地区的小孩更容易发生烧伤[4, 5]。很明显，火焰烧伤是青少年烧伤的首要受伤原因，并且与其他烧伤相比更严重且有着更高的住院需求[4, 6]。

过去 10 年在烧伤治疗方面发生了很大的变化，包括早期积极的液体复苏，烧伤创面的早期扩创植皮，感染控制的进步，高代谢反应的调节，吸入性损伤的管理，烧伤院内死亡率也随之下降[7]。这种总体死亡率的改善在小儿烧伤患者中则更加明显。比如，1949 年 0—14 岁体表烧伤面积超过 50% 的小儿烧伤患者的死亡率达 50%；而现在，同样的死亡率出现在体表烧伤面积超过 98% 的小儿烧伤患者中[8, 9]。

一项回顾性研究包括 103 例体表烧伤面积超过 80% 的烧伤儿童报道的总死亡率是 33%。死亡病例在 2 岁以下和在体表烧伤面积超过 95% 的患儿中比例更高[10]（图 35–1 和图 35–2）。延迟获得静脉输液途径是死亡率的一个预知因素（图 35–3）。伤后第一个小时的液体复苏提高了存活率。死亡率在合并吸入性损伤、脓毒血症、多器官衰竭的病例中增加明显[10]。

对于大面积烧伤患儿而言，除了生理功能的紊乱，心理挑战也是十分巨大的。小儿的解剖特异性让手术和治疗变得更加棘手。

二、初始评估

首先，烧伤患者需要迅速离开热源并且立刻移除衣物和首饰。向大面积烧伤患者倾倒冷水容易导致患者低体温，所以是不可取的。在烧伤过程结束后，患者应该被无菌（如果可能）和清洁的床单或毯子覆盖起来保暖。如果烧伤是化学火焰，患儿应立即脱离化学物质现场，且用大量冷水冲洗约 30min。如果化学物质是粉末的，应该在冲洗前先刷掉[11, 12]。

烧伤患者应该被划分为创伤患者，凡是有潜

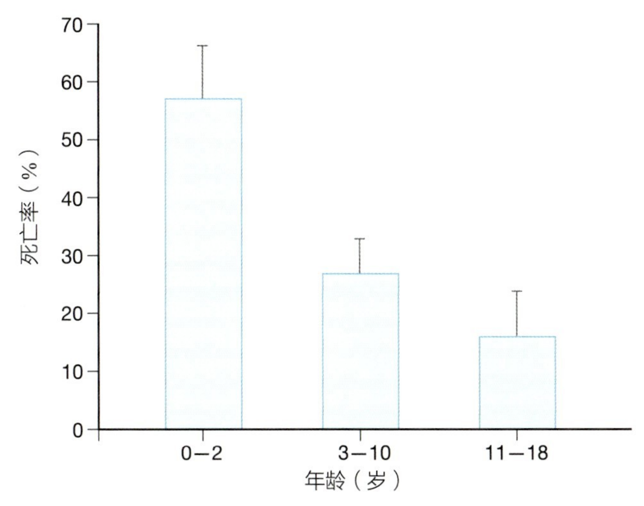

▲ **图 35–1**　不同年龄段的患儿体表烧伤总面积超过 **80%** 时的死亡率

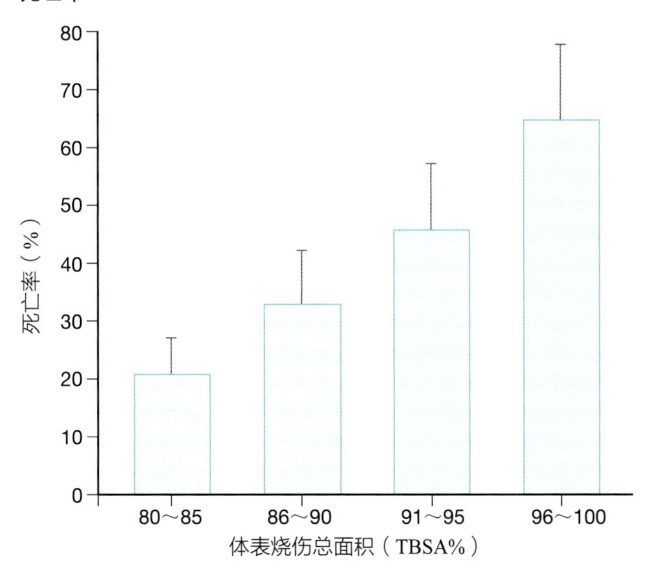

▲ **图 35–2**　不同烧伤面积患儿的死亡率

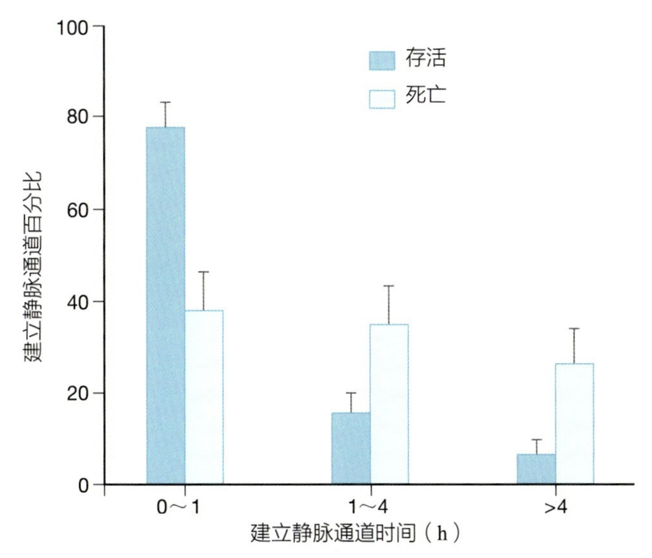

▲ **图 35–3**　烧伤后存活患儿和死亡患儿建立静脉通道时间

患儿死亡率随着建立静脉通道开始复苏的时间的延迟而增加

在威胁生命的创伤应该尽早被发现和处理。气道应该首先被评估。如果怀疑有吸入性损伤应该吸入纯氧。应该监测动脉血气和碳氧血红蛋白，而且脉氧仪容易把患者的碳氧血红蛋白数据误读成正常的，因为脉氧仪会把碳氧血红蛋白误认为氧合血红蛋白[13]。

呼吸急促、喘鸣、声音嘶哑提示即将发生因吸入性损伤和水肿导致的气道狭窄。胸壁的环形焦痂创面使通气变得困难。应该注意到胸廓起伏以保证有充足的通气。如果有呼吸机辅助呼吸，则应该监测气道压力和二氧化碳分压。如果通气明显受限，则应进行胸部焦痂切开术。

肢体烧伤的患者使血压不易监测。这类患者则应该用动脉导管监测血压。桡动脉导管监测在肢体烧伤的烧伤患儿中可能难以实施，股动脉置管更可靠且更容易固定。

留置导尿管监测尿量是成功复苏的重要监测手段。留置胃管在可以防止大面积烧伤患者产生消化道梗阻。心动过速提示临床医师可能存在遗漏的损伤或者复苏失败。对烧伤面积准确迅速的判断对于烧伤的适度治疗是非常关键且基础的。

三、复苏

在大面积烧伤后，全身的毛细血管均发生渗漏，并随着烧伤面积的增加而增强。应立即建立静脉通道进行液体管理。对于烧伤患者，复苏的延迟将会造成更为严重的后果[14]。因此，尽早建立静脉通路是非常重要的，尤其是对儿童来说，由于其较小的循环容量。即使是短暂的延迟，也会增加休克的风险，周围静脉通路是最好的，必要时，需穿过烧伤皮肤。静脉通路应该被妥善固定，当大面积深度烧伤患者周围静脉不能使用的时候，可以用中心静脉来替代。大面积烧伤的儿童应该有两条静脉通路来进行液体管理，一旦一条通路不通畅，可以确保液体量的安全性。

当血管通路不可取时，骨内途径也是一种选择，液体可以以最大 100ml/h 的速度直接进入骨髓中[15]。髓内通路可以在胫骨近端一直使用，直到建立静脉通路。16 ～ 18 号的骨髓抽吸针、脊柱针或商业上可用的骨内针均可以插入骨髓隔室。尽管先前主张此方法仅适用于 3 岁以下的儿童，但这种方法对所有年龄组的儿童都是安全的[16, 17]。近端前胫骨、内踝、前髂嵴和股骨头都是较好的骨内灌注的解剖位置。应将针头穿入骨骼而不是骨骺，斜面朝向骨的长端，垂直于骨骼或成 60°，当骨髓可以自由的抽吸的时候，针头应该恰当地插入（图 35-4）。液体应当通过重力滴注注入，不建议使用泵，以免针从骨髓室移出。

儿童的液体丢失量较大是由于他们体重与体表面积比较小。儿童的血容量大约是 80ml/kg，新生儿为 85 ～ 90ml/kg，而成人为 70ml/kg。“九分法”对成人和青少年是适用的，但不能准确地反映出年龄＜ 15 岁的儿童的烧伤体表面积。成人的体重与体表面积的标准关系并不适用于儿童（图 35-5），由于颅面区域面积较大，四肢区域面积较小，儿童使用这种复苏公式（最初根据成人设计的）将会导致次优的复苏（表 35-1）。

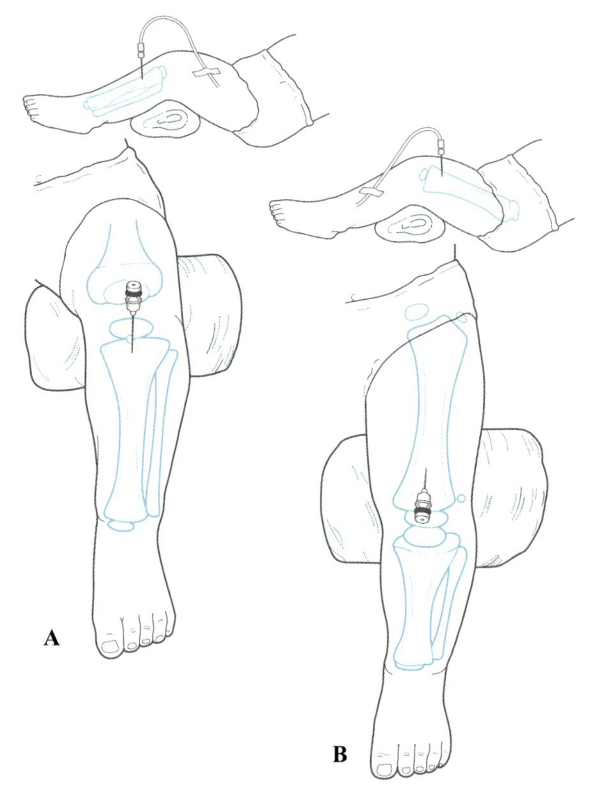

▲ 图 35-4 胫骨近端（A）和股骨远端（B）骨内针的放置

引自 Fleisher G，Ludwig S，eds. *Textbook of Pediatric Emergency Medicine*，2nd ed. Baltimore：Williams & Wilkins；1988：268.

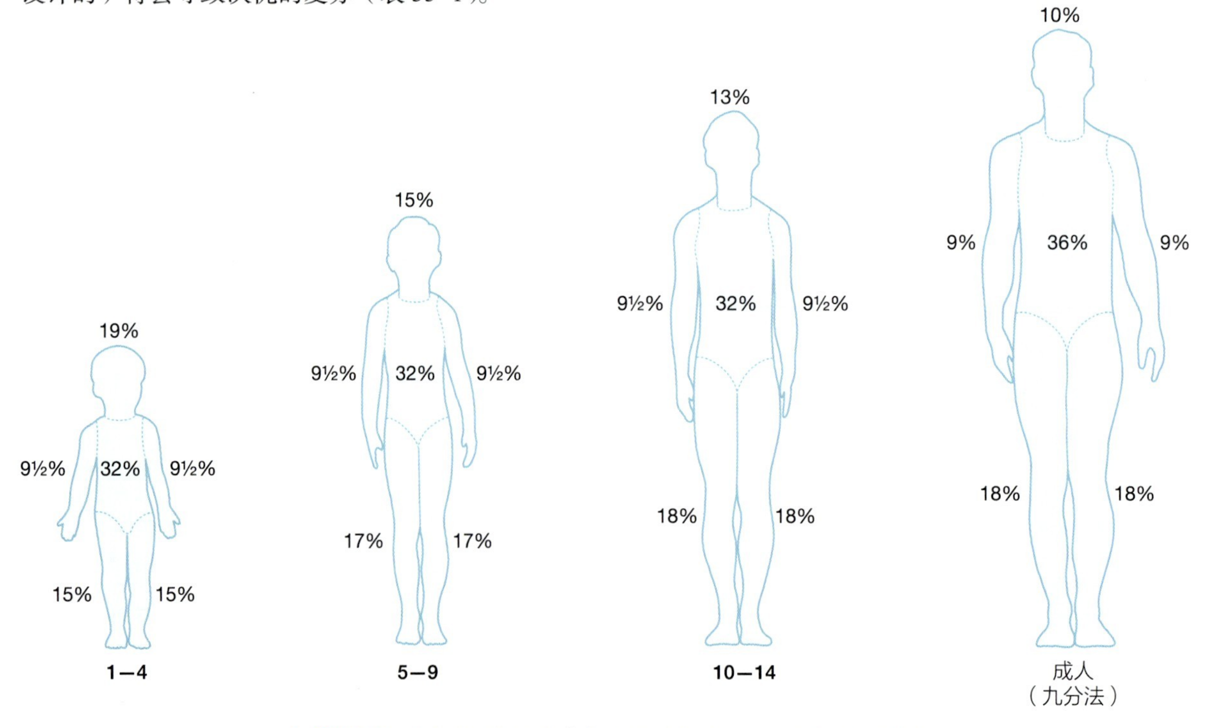

▲ 图 35-5 依据婴幼儿和儿童身体比例的不同而更改的“九分法”

表 35–1 仅用 Parkland 公式和仅用维持需要量的复苏液体量比较

计算量			代替烧伤丢失量		
示例	烧伤 %	复苏量 *	维持量 †	差值	ml/（kg · %）
1 岁	15	600	800	–200	–1.33
10kg	30	1200	800	400	1.33
0.48m²BSA	60 90	2400 3600	800 800	1600 2800	2.67 3.11
4 岁	15	990	1200	–210	–0.85
16.5kg	30	1980	1200	780	1.58
0.68m²BSA	60 90	3900 5940	1200 1200	2760 4940	2.79 3.33
12 岁	15	2400	2250	1150	1.92
40kg	30	4800	2550	2550	2.12
1.13m²BSA	60 90	9600 14 400	2250 2250	7350 12 150	3.06 3.38

*. 每 1% 烧伤面积 4ml/kg.
†. 2000ml/m² BSA.

小儿烧伤患者应基于身体体表面积来复苏，用一种标准的算法（图 35–6）或公式（表 35–2）根据高度和体重来计算。儿科患者常使用的复苏公式为，伤后第 1 个 24h 补液量：每平方烧伤面积 5000ml/m²，另加基础量 2000ml/m²，伤后 8h 内输入 1/2，后 16h 输入 1/2[18]，伤后第 2 个 24h 或是伤口一直开放的时期，补液量为 3750ml/m² 或开放创面面积加上 1500ml/m² 来维持。随着创面的覆盖和愈合，液体需求量将减少。对于成人患者，复苏公式可以提供一种补液指南，滴速应该根据患者的反应调整。复苏公式应该结合计算器、电子设备和智能手机应用程序计算来减低误差，提高计算速度[19]。伤后 48h 内，低钠血症是患儿最常出现的并发症，经常监测血清钠是指导适当的电解质和液体管理所必需的。1 岁以下的患儿由于较多的尿钠丢失需要更多的钠盐补充。高钠血症也可以发生，并且已被确定为成人烧伤患者死亡率的独立预测因子[20]。钾损失通常用口服磷酸钾而不是氯化钾代替，因为低磷血症在该群体中很常见[21]。钙和镁的丢失也需要得到补充。

静脉复苏液应该是等渗的并且可以补充丢失的电解质，乳酸林格液是烧伤后最初 24h 最常用的复苏解决方案。1 岁以下的儿童也应该接受含葡萄糖的单独维持液，以防止低血糖，因为他们的糖原储备有限。

表 35–2 计算体表面积（BSA）的公式

Dubois 公式	BSA（m²）= 身高 ^0.725^（cm）× 体重 ^0.425^（kg）× 0.007184
Jacobson 公式	BSA（m²）=［身高（cm）+ 体重（kg）–60］/100

四、复苏的评估

成人烧伤患者血容量不足的常规临床症状，如低血压和尿量减少，这些表现是小儿烧伤患者休克的晚期表现，心动过速是普遍存在的。由于小儿的心肺生理储备，患儿在血液总量减少至 25% 之前不显示血容量过低的明显迹象，此时，血流动力学失代偿突然发生。肢端颜色变化，毛细血管充盈，脉压和精神状态的变化反映了患儿的容量状态。毛细血管充盈的减少应该警告临床医生即将发生心血管衰竭。动脉 pH、碱缺乏和乳酸的测量在这个年龄组中特别重要，反映了组织灌

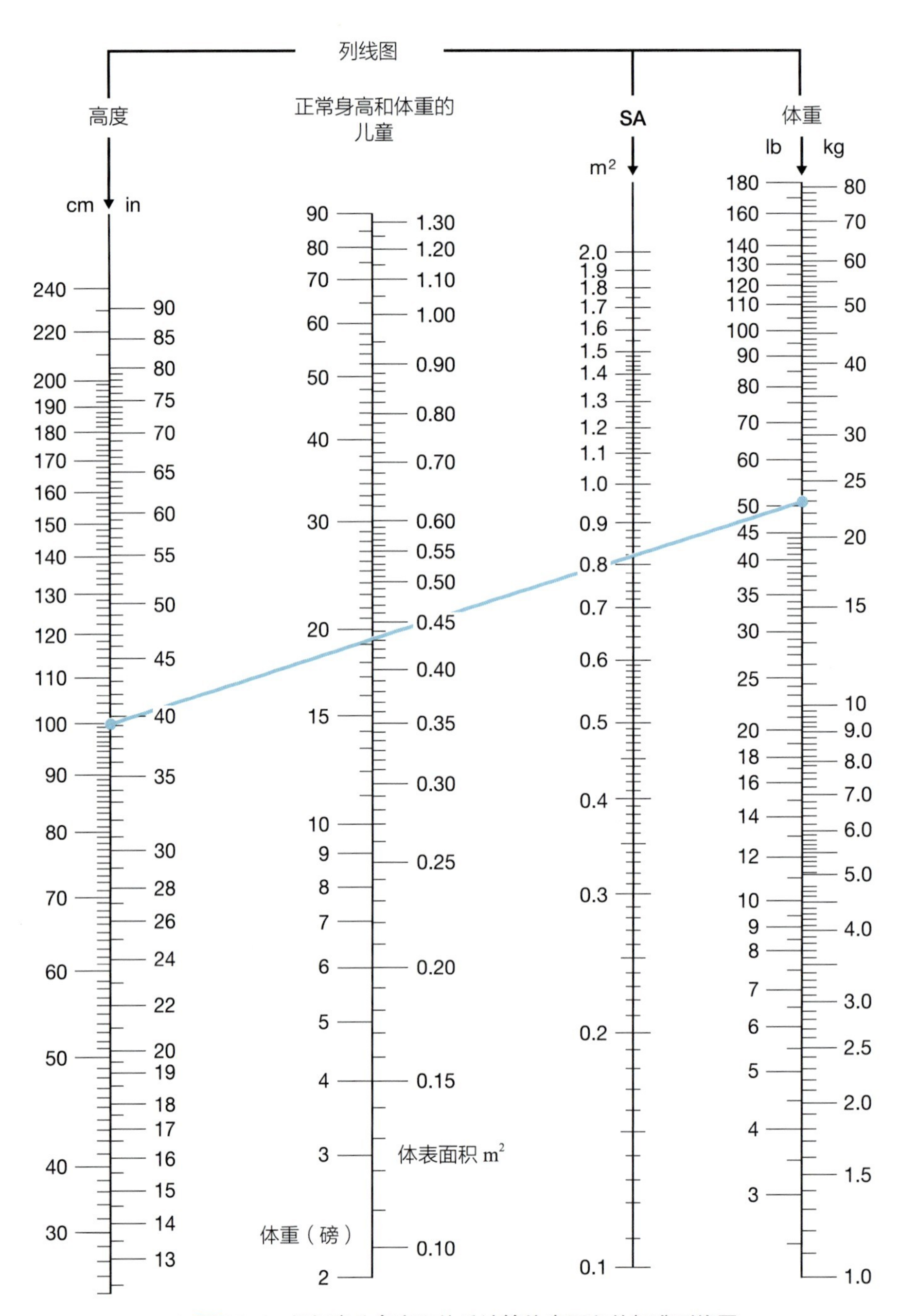

▲ **图 35-6　根据患儿身高和体重计算体表面积的标准列线图**

图中蓝线表示一个身高 100cm、体重 23kg 的患儿体表面积（引自 Eichelberger MR，ed. *Pediatric Trauma: Prevention, Acute Care and Rehabilitation*. St Louis：Mosby Year Book；1993：572.）

注减少。碱缺乏或乳酸的改善显示成功的复苏[22]。

正常血压范围根据年龄而变化，收缩压为 100mmHg 或更低，在 9 岁以下的患儿中被认为是正常的（表 35-3）。幼儿血容量不足时的肾脏代偿机制尚未发育良好，尽管血容量减少，尿量仍然持续增多。

在复苏过程中，留置导尿管对＞ 20% 的烧伤是必不可少的。复苏液的早期阶段应适当调整。应每小时评估尿量，并适当调整复苏液体。应滴定液体给药以达到尿量儿童 1ml/（kg・h），婴儿 2ml/（kg・h）。初始剂量应以适合儿童体重的量给药，应小于总血容量的 25%（20ml/kg）。

表 35-3　正常儿童生命体征

年　龄	最低心率（次 / 分）	收缩压（mmHg）	呼吸（次 / 分）	最低血红蛋白（g/dl）	最低血细胞比容（%）
＜2 岁	100 ～ 160	86 ～ 106	30 ～ 40	11.0	33.0
2—5 岁	80 ～ 140	89 ～ 112	20 ～ 30	11.0	33.0
6—9 岁	70 ～ 120	97 ～ 115	18 ～ 25	11.5	34.5
9—12 岁	70 ～ 115	102 ～ 120	18 ～ 25	11.5	34.5
＞12 岁	60 ～ 110	90	12 ～ 20	12.0	16.0

必须避免过度复苏，因为它可能导致烧伤患者充血性心力衰竭、肺水肿、腹部和四肢间隔室综合征以及脑水肿。在儿童中，心输出量主要取决于心率，是因为心脏顺应性低，限制容量超负荷。增加心输出量可以使用经肺热稀释装置测量，该装置比肺动脉导管侵入性小，只需要动脉导管和中心静脉置管[23]。应尽早使用经胸或经食道超声心动图来评估对常规治疗无效的患者的心功能。儿童特别容易发生血管源性和静水源性水肿。当血管完整性受损时，血管性水肿发生在烧伤后早期。血管内渗透压的维持降低了水肿进展的可能性。在复杂复苏情况，可以使用胶体（比如白蛋白）。如果在烧伤后持续给药超过 8h，白蛋白可保留在血管内。

五、气道评估和管理

应该首先考虑对气道的评估和管理。由于儿童的气管孔径更小因此更容易发生气道梗阻。气道的水肿伴随横断面积的减少而不成比例地增加[24]。吸入性损伤会因大量液体复苏导致延迟的气道水肿。

潜在的出血和水肿使紧急插管变得相当困难。因此，若需要长途转运，或者已经存在严重吸入性损伤，或者容易因大量液体复苏而导致气道水肿的大面积烧伤患者应早期气道插管。应该考虑在支气管镜检查的同时进行气管插管。简易的气管直径评估方法包括用患儿的小指宽度，也有根据年龄计算公式（年龄 +16）/4，或者可以用线测量[25]。

应该充分保证气管插管的固定。创面渗出较多和潮湿的敷料使这项任务变得困难。用绷带在耳朵上下绕过后脑勺来固定气管套管是一种有效的方法。多用一根绷带固定在头顶可以有效地防止大多数儿童出现意外的气管滑脱[26]。用较宽和较长的胶带优于用两种不同的商业用的气管支架来固定气管套管[27]。

六、吸入性损伤

吸入性损伤是烧伤致死的主要原因之一[28, 29]。单纯小儿烧伤的死亡率是 1% ～ 2%，但合并吸入性损伤的小儿烧伤死亡率增加至 40%[30, 31]。符合预期的是吸入性损伤与住院时间的延长和肺炎风险的增加有关[32]。一氧化碳中毒带来的组织缺氧是吸入性损伤最常见的死亡原因。所有火灾导致的吸入性损伤，尤其是火灾发生在密闭空间里的均应该被考虑为吸入性损伤。一旦怀疑有吸入性损伤，动脉血气和碳氧血红蛋白水平应该被监测并且应吸纯氧。吸入性损伤的潜在指征包括面部烧伤、鼻毛烧焦、炭沫痰、精神状态异常（烦躁或淡漠）、呼吸抑制（呼吸困难、喘鸣、声音嘶哑、哮鸣）或碳氧血红蛋白水平＞ 10%，尤其是密闭空间发生的火灾[33, 34]。在住院时就应该监测碳氧血红蛋白水平，甚至提早到受伤时。碳氧血红蛋白水平超过 60% 有着超过 50% 的死亡率。可以通过纤维支气管镜使气道变得可视化来确诊吸入性损伤（表 35-4）。

吸入性损伤的治疗方法包括气道维持、分泌物清除、药物治疗（表 35-5）。进一步治疗主要是支持治疗包括必要时呼吸机辅助呼吸，肺泡支气管灌洗，气道湿化，对已知感染的抗生素运

表 35-4　一氧化碳中毒

碳氧血红蛋白（%）	症　状
0 ～ 10	正常
10 ～ 20	头痛、意识模糊
20 ～ 40	意识错乱、疲倦、恶心、视觉改变
40 ～ 60	幻觉、抽搐、昏迷、休克状态
60 ～ 70	昏迷、抽搐、呼吸脉搏微弱
70 ～ 80	呼吸减慢并停止
80 ～ 90	1h 内死亡
90 ～ 100	数分钟内死亡

表 35-5　气道维持、分泌物清除和药物治疗

翻　身	q2h
保持坐位或坐摇摆椅	病情稳定后即可
下床活动	早期
胸部理疗	q2h
吸痰和灌洗（经鼻或口）	q2h
支气管扩张药	q2h
肝素 / 乙酰半胱氨酸雾化	q2h 交替
3ml 生理盐水加入 5000 ～ 10 000U 肝素	q4h
间断使用 3ml 20% 乙酰半胱氨酸	q4h

用。联合运用肝素和 N- 乙酰半胱氨酸雾化治疗吸入性损伤可以减少机械通气的维持时间 [35-37]。

七、高代谢

广泛的高代谢现象是小儿大面积烧伤的一个经典特征。没有其他任何一种疾病的病理特征能像烧伤这样对代谢率的变化产生如此巨大的影响 [38, 39]。高代谢减慢了创面愈合的速度，延长了全身虚弱状态的时间，并且导致瘦弱和体重的减轻。

高代谢反应随着烧伤面积的增加而增加。这个过程存在着一些代谢因子（如儿茶酚胺、皮质醇和胰高血糖素）的上调，引起了心血管动力的过度反应；增加了氧耗量；增加了能量消耗，蛋白质分解，脂肪分解，肝糖原分解；导致体重的减轻，创面愈合延迟和免疫抑制 [40-43]。

一些药物被用于削弱烧伤的高代谢反应。为了防止体重的减轻，一些药物被用于烧伤患儿的治疗，如蛋白合成类激素（重组人生长激素、胰岛素、胰岛素样生长因子 -1）、蛋白合成类固醇（睾丸素和合成类氧雄龙）、肾上腺素对抗药（普萘洛尔）[44-50]。

（一）温度调节

即使在没有感染的情况下，各种炎症细胞因子引起下丘脑功能的失调导致大面积烧伤患者中心体温的上升。烧伤患者的体温常常力求维持在 38℃左右。低体温更加预示着全面脓毒血症的暴发和生理耐受能力的耗竭。大面积烧伤患者皮肤的缺失带来的热量损失使烧伤患者保存热量的方式不同于往常 [51, 52]。并且，幼儿的肌肉尚未足够发达，限制了骨骼肌颤抖产热的能力，从而导致这类患儿低体温发生的风险 [53]。

应该竭尽全力减少热量的丧失。环境温度应该维持在 30 ～ 33℃来减少能量需求和水分蒸发损失的热量。患者淋浴应该迅速以免体表过久暴露在环境中 [54]。

低体温带来诸多不良后果。心脏对温度特别敏感，心室率失常并不少见。低体温增加了心肌对电解质浓度变化的敏感度。当体温降低时氧血红蛋白解离曲线左移，削弱周围的氧合作用。在比较极端的情况下，低体温还可能导致中心神经系统和呼吸抑制，凝血障碍，周围血管调节能力的丧失 [41]。

（二）营养支持

急性烧伤患者的营养支持是基础治疗的一部分。早期肠内营养实现了重度烧伤患者高代谢反应的营养支持。早期肠内营养保存了肠黏膜的完整性，提高了肠血供和动力，而且可以减弱烧伤患者的高代谢反应 [55, 56]。烧伤体表面积超过 30% 的患儿受益于肠内营养和丰富的饮食。

可以在入院后的数小时内在幽门上留置胃管以启动肠内营养。大多数小孩能够耐受烧伤后 1 ～ 2h 内肠内进食。一些研究说明了早期饮食疗法的疗效和有益影响 [57, 58]。肠内营养也可以留置比较柔软的鼻十二指肠管和空肠营养管。

一些公式可以用来计算烧伤患者的热量需求。由于热量的需求与烧伤面积有关，小儿烧伤的热量支持应该基于体表烧伤面积来给予。一系列的根据体表烧伤面积计算热量的公式被用来满足不同年龄烧伤群体的不同需求 [59–61]。Curreri 公式同样被修正来适应小儿烧伤群体的不同营养需求（表 35–6）。

八、生长发育的延迟

据报道大面积烧伤患儿蛋白质降解的增加可以持续到伤后 9 个月。生长发育迟滞和骨质减少在小儿烧伤中可以持续到 2 年后 [44, 62, 63]。尽管有充足的营养支持，体表烧伤面积超过 40% 的患儿伤后 1 年在身高和体重方面有一个线性的生长发育迟滞和最大运动能力减少的现象，并且这种分布在伤后 3 年才缓慢恢复到接近于正常 [64]。普萘洛尔和氧甲氢龙的运用对烧伤患儿因烧伤带来的生长发育迟滞现象有所改善 [50]。

九、创面管理

烧伤患者治疗最大的进步之一便是早期的手术切痂和创面植皮。烧伤创面早期手术植皮以及液体复苏和其他常规治疗的进步，大大减少了烧伤患者脓毒症的发生率 [65]。在早期扩创植皮前，三度烧伤可以一次少量切除焦痂后及时植皮。焦痂可以通过溶菌酶开始溶解脱落，这个过程可以增加侵入性感染，创面脓毒症的发生率，导致住院时间的延长，死亡率增加。一般来说，大面积切痂在小儿烧伤中更容易操作，并且能缩短住院时间和降低死亡率 [66, 67]。在 24h 内早期进行大面积扩创是安全有效的 [68]。

可以通过运用异体皮或者异种皮以及 Integra 等皮肤替代物覆盖和保护创面直到供皮区有良好的供皮能力（图 35–7）。自体表皮细胞培养移植可用于大面积烧伤患者（图 35–8）。对于供皮区极其有限的大面积烧伤患者这是一种有效但并不经济的方法。用自体培养表皮细胞移植的患者相对于用网眼自体皮肤移植的患者有更高的住

表 35–6　烧伤患儿营养需求量

	Galveston	修改后 Curreri
婴儿烧伤	$2100kcal/m^2+1000kcal/m^2$	BMR+15kcal/%
幼儿烧伤		BMR+25kcal/%
少儿烧伤	$1800kcal/m^2+1300kcal/m^2$	BMR+40kcal/%
青少年烧伤	$1500kcal/m^2+1500kcal/m^2$	

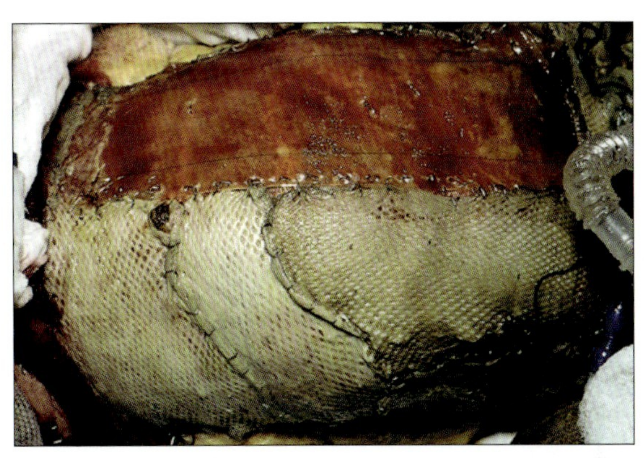

▲ 图 35–7　皮肤代替物可以用来暂时封闭烧伤创面

Integra 是一种双层皮肤代替物，可以替代同种异体皮临时封闭创面。3 周后去除表层硅橡胶然后移植超薄自体移植物。在自体皮准备好之前，Itegra 可以一直封闭创面（引自 Barret J，Herndon DN，eds. *Color Atlas of Burn Care*. London：WB Saunders；2001：107，late 6.95.）

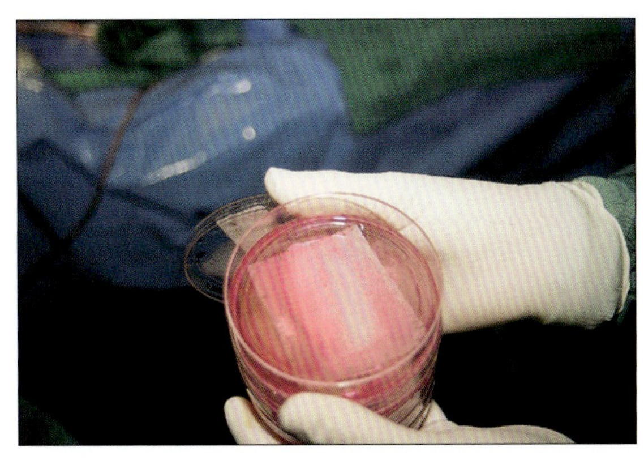

▲ 图 35–8　培养的表皮移植物在培养 18 ～ 21d 后可以进行移植。因为培养的细胞很脆弱，所以需要小心细致操作

引自 Barret J，Herndon DN，eds. *Color Atlas of Burn Care*. London：WB Saunders；2001：106，plate 6.89.

院费用，更长的住院时间，更多的整形手术住院次数[66]。

传统来说，局部运用抗菌药是对于深二度烧伤最常用的治疗方法。换药时的疼痛是局部运用抗菌药的缺点之一，尤其对于小儿烧伤而言。及时运用皮肤替代物是治疗深二度烧伤的一种方法，主要运用于体表烧伤面积＜30%的烫伤创面覆盖。皮肤替代物在小儿烧伤中运用是十分安全的，甚至可以用于婴儿烧伤。在48h内运用皮肤替代物与运用抗菌药换药相比，感染率没有明显差别。并且，皮肤替代物的运用相对于局部运用抗菌药物可以减轻创面疼痛，缩短了住院时间和愈合时间[69-71]。其他含银敷料（如爱银康Acticoat、爱康肤Aquacel、Silverlon、美皮康银Mepilex Ag）可以留在创面数日，减少了换药次数和随之而来的痛苦[72-74]。

烧伤后早期精准判断烫伤深度在临床上是比较困难的，因为此时烧伤深度往往是变动的，或者是浅二度与深二度甚至是三度烧伤混合的状态。体表面积＜20%且烫伤深度难以确定的小儿烫伤，更适合延期手术而不是早期扩创。一般可以保守治疗至2周以便于浅度创面愈合和深浅创面的界限变得清晰，除非烧伤创面是纯三度的一个焦痂创面（图35-9和图35-10）。延期手术使需要扩创的创面变得更小并且能减少术中出血[75]。

大面积烫伤可以用自体皮或者异体皮移植来治疗以减轻换药和处理创面时的疼痛。在一项随机对照研究中，用自体皮移植治疗烫伤体表面积超过20%且深度难以确定的小儿烫伤比局部运用抗菌药治疗愈合更快，痛苦更少[76]。在另一项随机对照研究中，用自体皮移植治疗体表烧伤面积超过40%的小儿烧伤比局部运用抗菌药治疗住院时间更短[77]。

十、疼痛管理

创面处理、外科手术以及康复治疗等治疗措施会产生相应的疼痛[78, 79]。尽管在烧伤治疗方法方面有一定进步，但是治疗带来的疼痛仍然非常严重且没有很好的对应措施[80]。烧伤后良好的疼痛控制与临床效果的改善有一定关系[80-82]。相反，疼痛控制欠妥与感觉迟钝、慢性疼痛、削弱精神状态有关[83]。

对于小儿烧伤患者的疼痛评估需要个体化了解到患儿的年龄、临床条件和个人喜好。语言疼痛量表是最常用的评估疼痛程度的工具[84]。有研究报道烧伤患者更喜欢表情颜色评估法，而不是视觉模拟评估法和形容词评估法[85]。当与烧伤或者治疗有关的因素限制了患者表达的能力时患者的行为评估是一种有效方法。但是这种患者往往有更高的获得不恰当的疼痛治疗的风险[86]。

血管内给药途径是烧伤后急性疼痛处理的

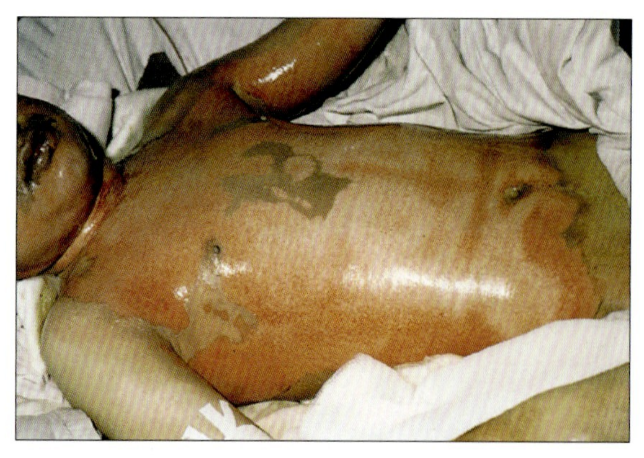

▲ 图35-9　**25%TBSA的浅度创面和小面积深二度创面，尚未进行局部治疗**

引自Barret J，Herndon DN，eds. *Color Atlas of Burn Care*. London：WB Saunders；2001：79，plate 5.39.

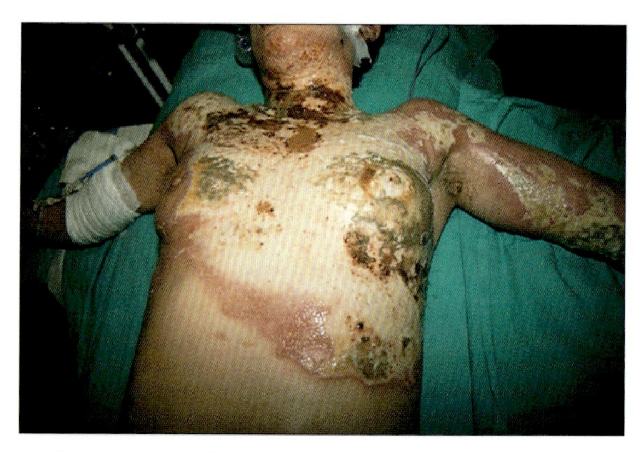

▲ 图35-10　**磺胺嘧啶银治疗10d后的深二度创面，注意开始上皮化的边缘。创面产生异味、颜色变得污秽、周围蜂窝织炎和焦痂分离是感染的迹象**

引自Barret J，Herndon DN，eds. *Color Atlas of Burn Care*. London：WB Saunders；2001：77，plate 5.31.

理想给药途径。在烧伤后非阿片类物质的代谢作用的明显变化（随着载体蛋白和受体敏感性的变化而改变释放量）有所报道[87–89]。而吗啡硫酸盐和劳拉西泮的药动力学在烧伤后没有明显变化；但是它们的清除率在大面积烧伤后增加（＞ 80%TBSA）[90–92]。吗啡硫酸盐是儿科烧伤患者最常用的止痛药[93]。芬太尼是另一种安全有效的止痛药。尽管常规静脉运用局麻药引起越来越多人的兴趣，但并不提倡这种做法[94]。

芬太尼口服剂（10μg/kg）被运用于门诊患者的换药和伤口处理。大多数门诊患者接受氢可酮（对乙酰氨基酚）止痛，部分患者要求长效麻醉药品如美沙酮。

非药物性的止痛方法包括催眠术、注意力分散法、虚拟现实联合药物治疗方法来缓解患者的疼痛和不安[78, 95–98]。

十一、康复

成功的烧伤救治其中的重要一环是康复，在烧伤治疗的急性期，夹板和适当的固定措施被用来减少关节畸形和挛缩。夹板可以被焊接成不同的形状以适应不同的个人需求，而且可以的话从入院第一天就开始使用。应尽早进行积极活跃的关节活动度等床边锻炼。腿部植皮的患者应卧床制动，但术后第 3 天允许和鼓励患者适当活动。早期身体功能锻炼是小儿烧伤患者远期恢复成功的关键。患者出院时应制定严格的后续治疗计划，包括拉伸、关节活动度的训练和强化锻炼。

十二、预防

预防仍然是减少小儿烧伤的唯一有效途径。国家对于烧伤的预防和教育有效降低了每年小儿烧伤患者的数量。调低热水壶的安全温度设定点和在把小孩放进洗澡水里之前试好水温减少了烫伤的发生。预防群体与热水壶厂商以及消费者产品安全协会合作以生产出离地超过 12ft 以上的气体液体加热器，以减少意外爆炸和火灾的风险。

3/4 的“儿童火灾玩具”包括火柴和打火机。所有火柴和其他点火源必须放在小孩无法触及的地方。1994 年消费者产品安全协会通过抵制小孩玩打火机来保护小孩，对预防跨出了积极的一步。在大多数房屋内放置烟雾报警器应该被反复强调。当前的预防教育主要是针对无法自己脱离火灾现场的小孩尤其是婴儿。尽早教育小孩火是危险且有害的。为孩子们提供安全的环境和适当的教育是保健者、家长们及社会的责任。

拓展阅读

Williams FN, Herndon DN, Jeschke MG. The hypermetabolic response to burn injury and interventions to modify this response. *Clin Plast Surg*. 2009;36(4):583-596.

第36章 老年患者的护理

Care of Geriatric Patients

Gabriel Hundeshagen Jong O. Lee William B. Norbury David N. Herndon 著
孙炳伟 金新源 译

一、概述

近50年来，发达国家人民生活水平逐步提高，平均寿命增加近30岁[1]。65岁及以上的老年人占美国人口的13%多。这个老年人群人口数量预测从2010年的4020万，到2050年将翻倍至8850万。这么大数量的老龄化进程是以前史无前例的[2]。到2050年，世界老年人口数量将在历史上首次超过年轻人数量[3]。这个增长趋势将提出一个特殊的挑战，因为老年人将成为普通外科医生职业的一个日益增长的部分，并将影响临床决策、伦理决策和医疗成本。

东京一项多中心研究分析发现，25%的烧伤患者为超过65岁的老年人[4]。欧洲一项对超过186 500名患者的系统性回顾分析表明，10%～16%的患者为这个年龄段的老年人[5]。在美国，老年患者约占主要烧伤患者数量的10%。预期的老年人口增长使得专业烧伤医护人员对年龄相关的生理和新陈代谢的理解变得更加重要[6-8]。重度烧伤患者中老年患者和年幼患者最容易死亡[9-13]。65岁以上老年人因烧伤死亡率是一般平均水平死亡率的5倍[9, 13]。相对于治疗中年或年轻人，治疗这些老年患者仍是极大的挑战，因为低生理储备和高并发症率使治疗容错率下降。

二、流行病学

烧伤原因中最主要的就是火焰（占54%）[13]。1/3的烧伤是由于烹饪意外导致，热液烫伤占病例的22%，接触热物体约占6%[6-8, 13, 14]。后者原因在老年患者中更普遍，反映了心理和生理缺陷的增加。事实也反映出超过75岁老年人与火焰相关的死亡率，是一般死亡率的4倍。随着年龄增长，男女比例逐渐下降，75岁及以上组，女性数量超过男性（相对于年轻烧伤患者男女比例5∶1）[13]。大部分老年人烧伤发生在家中，因此预防需要着眼于家庭环境[13, 15]。预防同样需要重视的事实是30%的老年患者是自我忽视的受害者，而至少10%的受害者是受虐待老人[14]。

三、预后

近年来，各年龄段组的死亡率均在下降[5, 13, 16]。液体复苏、早期烧伤创面切痂、皮肤移植和药物疗法等技术进步使得生存率进一步提高[17]。Baux评分是年龄和体表烧伤面积之和，提示了年龄对预后的影响和烧伤治疗的进展：经过一段时间的比较，Baux评分存活率为0%的分值从20世纪40年代的100分到21世纪初已经上升到130～140分[18]。然而老年烧伤患者的死亡率和并发症率依旧很高[1, 2, 10, 13, 17, 19]。Jeschke等一项大型研究报道对于50岁老年患者LD50（50%死亡率）的烧伤面积为50%。这项LD50对65岁以上老年人为30%～40%TBSA，对70岁以上老年人只有25%[17]。Pereira等从死亡率和尸检数据的一项大型研究中发现老年患者的LD50在数十年里稳定维持在35%，考虑到烧伤的整体改善，这是令人不安的。肺损伤和脓毒症是导致烧伤患者死亡的最普遍主要原因[16]。尸检发现死后所有年龄段均有心、肺、脾脏和肝脏的重量增加 Pomahac 等报道，入院时老年人肌酐水平升高与死亡率上升有关[20]。

年龄、TBSA 烧伤面积和吸入性损伤与死亡率增加有关。60—69 岁烧伤患者死亡率是 7.4%，70—79 岁烧伤患者死亡率 12.9%，80 岁以上烧伤患者死亡率 21%[13]。

老年患者在烧伤后要经历更长时间的残疾，相对于年轻人来说，只有大概 50% 的老年患者在烧伤后 1 年里回归家庭[7, 16, 21]，老年患者任何功能、力量和独立性的丧失更难恢复[22]。这一人群中存在的独特风险因素解释了这些统计数据。

四、危险因素

老年患者中存在一些公认的危险因素。感染、肺部疾病、脓毒症、并发症的多样性等风险性增加，表现在患者身上即为烧伤后死亡率增加。一些比较突出的因素列在框 36–1 中。

框 36–1　老年患者的风险因素

- 慢性疾病（如糖尿病）
- 老龄化影响（如吞咽功能障碍）
- 心血管系统疾病（心肌梗死的既往史）
- 肺储备（随年龄增长而减少）
- 感染（如肺炎和尿路感染）
- 体重意外下降
- 减少瘦体重（去脂体重）
- 营养不良，缺乏能量、蛋白质和大量营养素
- 内源性合成代谢激素的降低
- 皮肤老化（变薄、合成减少）

（一）心肺储备下降

年龄老化降低肺部储备，包括气体交换和肺功能，老龄患者更倾向于肺部衰竭[23]，一个因素就能导致烧伤相关死亡。动脉粥样硬化、冠心病和陈旧性心肌梗死也是常见存在的。

（二）感染

肺炎和导尿管感染是老年烧伤患者最常见的并发症[13]。肺炎的发展似乎和男性、烧伤面积、吸入性损伤存在有关，而且导致了更高的死亡率[19]。

（三）营养不良和减少瘦体重

随着年龄增长，瘦体重会逐渐减少，超过 50% 老年患者在住院时出现某种程度的蛋白质–能量营养不良[24–27]。任何先前存在的瘦体重减少将导致并发症增加，早期发生免疫缺陷，器官功能障碍，虚弱和伤口愈合受损[25, 28, 29]。瘦体重减少是由多种原因造成的，包括营养不良、吞咽功能障碍（老年性吞咽）、活动减少以及与年龄相关的内源性合成代谢激素、人生长激素和睾酮[23, 25, 30]。合成代谢下降延长了恢复时间，大大延迟了肌肉的恢复。重要的是，老年患者对外源性合成代谢刺激的反应与年轻人类似，如睾丸激素类似物，人生长激素和抵抗力锻炼。与此同时，老年人每日蛋白质需要量比年轻人要高[31]。因此，锻炼高蛋白营养和合成代谢药物对恢复是必不可少的[32–34]。

（四）皮肤老化和伤口愈合

老化使皮肤发生重大变化。因为这些改变，老年人烧伤程度往往要比年轻人要深[35–37]。在 65 岁以后，表皮层周转率要下降 50%。皮肤网格变平，表皮衬黑的皮肤附属器减少。这些特征明显延迟了深二度烧伤创面愈合[36, 37]。此外，真皮层逐渐变薄，伴随着胶原蛋白含量和其他细胞外基质蛋白，尤其是能减轻皮肤肿胀的糖胺聚糖含量下降。血管、巨噬细胞和成纤维细胞也减少，导致更深的烧伤，伤口愈合的各个阶段都受到损伤（框 36–2）。[36、37]

框 36–2　皮肤老化

- 减少表皮更新
- 减少皮肤附属器
- 真皮层厚度变薄
- 血管减少
- 胶原和基质减少
- 成纤维细胞和巨噬细胞减少

（五）免疫反应

据推测，年龄增长导致一种“慢性炎性反应”

的状态，促炎细胞因子基线水平增加了，将使老年患者更易受到损伤而导致不良后果[38, 39]。一项最近的研究评估了老年烧伤患者炎症和免疫反应的独特特征。Stanojcic 等发现，促炎细胞因子和抗炎细胞因子的不协调过度激活在烧伤后 2 周才出现，在非幸存患者中，这种功能受损的"细胞因子风暴"之后，是一个消耗和免疫反应减弱的阶段[40]。该研究的结论是，由于细胞因子反应的延迟，它不能用于预测老年人的死亡率，这与成人儿童是相反的[40]。

五、治疗

老年烧伤患者并发症的增加，可能在一定程度上是由于更加谨慎和缺乏积极地治疗。这是因为现有的观念认为，老年烧伤患者不能像年轻患者那样忍受焦痂切除，导致烧伤创面坏死组织切除时间明显延长[41]。然而，尽管存在这些危险因素，但已反复证明老年患者能耐受多次、早期手术治疗措施，在这些患者中伤口闭合预后效果更好[41-43]。一般来说，老年患者和年轻患者的治疗方法是相同的，而且患者组之间在烧伤管理方面的大多数差异可能与并发症发生率和治疗逆境相关。唯一的例外是，老年患者大面积烧伤很常见，可能需要姑息治疗。

（一）早期液体复苏

随着时间的推移，改善的液体复苏方案是降低死亡率的因素之一。与年轻患者相比，相同烧伤面积的老年患者复苏需要更多的液体，以避免低血容量[44]。这可能是由于皮肤张力降低，减少了对液体积聚或水肿产生的抵抗力。烧伤深度、吸入性损伤和延迟复苏会影响液体需求[45]。另外除了 Parkland 公式和改良的 Brooke 公式，Benicke 等还发现了一个多因素复苏公式，其中包含了对老年人的补偿因子[46]（框 36-3）。由于肺储备减少，更普遍需要早期通气支持。

框 36-3　Parkland 公式

补液量（ml）= 体重（kg）×（二度 + 三度）TBSA × 4ml

改良 Brooke 公式：补液量（ml）= 体重（kg）×（二度 + 三度）TBSA × 2ml

Benicke 公式：补液量（ml）=50 × 体重（kg）
+300 ×（二度 + 三度）TBSA
+3500 × IHI + 4000 × BAL
−3500 × 年龄（≥ 65 岁）*

* 伤后第一个 24h。TBSA. 全身体表面积；IHI. 吸入性损伤，有 = 1，无 = 0；BAL. 血醇水平，＜ 0.1% 为 0，≥ 0.1 为 1

（二）创面管理

烧伤创面早期切痂和移植皮肤快速封闭皮肤缺损对提高患者生存率是至关重要的[35, 42, 43]，由于皮肤变薄，热损伤通常造成三度创面，而皮肤移植的获得可能会造成供区部位严重并发症[35]。较薄的刃厚皮片移植是必要的，愈合时间延长[36]。

（三）新陈代谢和营养支持

虽然老年患者不会像年轻患者那样产生高代谢，但分解代谢反应是相似的，需要每天摄入 1.5 ～ 2g 蛋白质[46, 47]。对于已经营养不良的患者，营养支持的目标必须不仅是维持，而且是替代治疗。特别是蛋白质和微量营养素[25, 48]。总是需要补充营养。大部分补充剂是蛋白质水解物，因为肠道吸收肽和氨基酸的能力比从食物中分解蛋白质更强[21, 49]。

合成代谢药是获取最佳营养的有价值辅助药[33, 34, 50, 51]。已经在儿科人群中研究胰岛素和氧甲氢龙对烧伤后高分解的影响，考虑到这组患者内源性合成代谢激素在损伤后降低，这些合成代谢药物也许能用于老年人[51-54]。

Fram 等证明了持续注射胰岛素，严格控制血糖，可以恢复胰岛素敏感性，提高线粒体氧化能力，减少静息能量消耗[50]。50 次低剂量注射 9 ～ 10U/h 的胰岛素可以促进大量肌肉合成代谢，而不需要额外的大剂量糖类[55]。急救期间的胰岛素强化治疗可以降低感染的发生率及其所致的死亡率和其他并发症[51, 56]。睾酮治疗对男性或女性患者皆有效，然而合成的类似物氧甲氢龙效果更佳，其雄激素男性化作用只有睾酮的 5%，并且该药可以经口服用。氧甲氢龙可以使烧伤患者恢复瘦体重并促进创面愈合[52]，尤其适用于治疗延迟的瘦弱患者[54, 57]。氧雄龙的作用患者年龄无关[53]。

口服氧甲氢龙（0.1mg/kg 每日 2 次）治疗小儿急性烧伤，可以提高蛋白合成率，增加肌肉合成基因表达。在烧伤后 6、9、12 个月，它还显著增加了瘦体重，伤后 12 月骨矿物质含量也显著增加[58]。重组人生长激素已成功用于儿童患者[59, 60]；然而它有一些副作用，比如高血糖症[61]。其对成人和老年烧伤患者的潜在积极影响目前正在进行前瞻性试验研究。

β 肾上腺素阻断药普萘洛尔在烧伤急性期和慢性期使烧伤相关高代谢表现减弱的功能。在严重烧伤的受试者中，普萘洛尔滴定可使基线心率下降 15% ～ 20% 以改善肌肉蛋白平衡，减少强制性的产热、心动过速、心脏工作及休息的能量消耗、肝脏脂肪浸润，然而[47, 62, 63]还没有直接针对老年患者的研究。

六、疼痛、镇静和舒适护理

老年烧伤患者的疼痛常常治疗不足，因为有错误地认为随着年龄的增长疼痛会减少可能是有害的[64]，因为疼痛和焦虑都会进一步增加儿茶酚胺的水平。许多治疗药物的清除率随着年龄增长而降低，需要减少用药剂量[65]（表 36–1）。因此，使用可靠的工具进行疼痛评估对于制定个体化治疗计划至关重要，该计划还应该考虑入院时可能出现的任何并发症。未经治疗的疼痛和不正确的镇静，可能导致创伤后的应激障碍、严重抑郁和谵妄[66]。此外，虽然烧伤主要决定了代谢反应的程度，但体力活动、背景性疼痛、与过程相关的疼痛和焦虑都会增加代谢率增加。明智的麻醉支持，适当的镇静和支持性心理治疗是强制性的，以尽量减少这些影响[67]。为了达到足够的止痛效果，常常需要联合用药。从患者自控镇痛到虚拟现实，不同的方法可以改善烧伤患者的疼痛。急性期首选静脉给药。一项积极主动的老年医学咨询团队可能也有助于管理疼痛。对于可能致命的老年烧伤患者，只需要考虑使用舒适护理措施[68]。

表 36–1 老年患者常用药需要减量 *

药 物	备 注
苯巴比妥类	应避免使用，矛盾的药理学反应，常导致坐立不安、排出率降低引起的躁动或精神病
苯二氮䓬类	增强对药理作用的敏感性，一些苯二氮䓬类药物可能代谢更慢
麻醉止痛药	对镇痛效果的敏感性增加，清除率可能受损
三环抗抑郁药	增加心脏和血流动力学不良反应的发生率，尿潴留和其他抗胆碱能作用；减低药物的空隙

* 老年患者肾功能下降则减少药物剂量

七、围术期最优化管理

随着年龄增长，心血管系统发生了很多变化，使得血流动力学稳定性更难实现，并增加不良后果。冠脉疾病非常普遍，据统计，在 80 岁上老年患者中超过 80%[69]。老年患者发生充血性心力衰竭的风险性更高，在急性和长期治疗中应特别注意[70]。修订后的心脏风险指数将患者分为不同风险组别，以帮助确定哪些可能需要额外心脏评估的患者[71]。轻度灌注异常的患者接受低风险手术可能不需要导管，但术前应考虑预防性使用 β 受体阻断药和阿司匹林。根据临床风险因素和阳性无创试验确定的高风险亚组的患者，需要心导管置入术。有明显心脏病变的大面积烧伤患者在切痂前应通过血管成形术进行明确的冠状动脉血管重建。已经有研究证实围术期使用 β 受体阻断药的潜在好处[72, 73]，因为围术期缺血与术后扩大的交感反应导致心率增加有关[72, 74]。β 受体阻断药对烧伤患者另一个好处[75]是：严重热损伤导致的高代谢会持续 9 ～ 12 个月[63]，超过 40%TBSA 的烧伤患者静息代谢率翻倍[62]。儿茶酚胺是刺激烧伤后高代谢的各种级联反应的关键[76]。通过使用 β 受体阻断药如普萘洛尔阻断儿茶酚胺在受体水平的作用来防止这些级联的起始，减弱了这种反应并减少了超生理性产热[62]，心动过速，心脏功和静息能量消耗[76]。

β 受体阻断药的缺点在于老年人衰老的心血管系统对 β 受体刺激的反应较小。这种降低与麻醉药一起，可能在预防性β受体阻断药的存在下导致有害的术中低血压。需要进一步的研究来确定最合适的方案，以减少老年患者的围术期缺血、心脏病发病率和烧伤后代谢亢进反应。

肺部并发症与共存的并发症的关系比与实际年龄的关系更密切[77]。由于老年人慢性阻塞性肺病和哮喘的流行，医生应该在围术期评估中警惕这些病症。通过适当的诊断，积极地肺康复包括运动训练、患者教育、戒烟和药物优化，这些对老年患者都有效[77]。所有这些方面都必须纳入长期患者管理。积极使用抗生素，明智地使用支气管扩张药，充分补水和体位引流以及胸部理疗可以减少肺炎、肺不张和其他肺部并发症的发病率。

八、康复

烧伤康复师一个长期的多学科过程，旨在保护患者的功能和恢复独立性。应该受伤后立即开始物理和职业治疗。康复的重要组成部分包括伤口愈合、瘢痕预防和矫正、夹板、铸型、牵引、压力治疗、药物治疗、运动和心理支持。老年患者应该在康复期间被积极地管理，以避免任何难以恢复的功能或力量进一步缺失。老年患者能够通过阻力运动恢复肌肉力量，不应保守治疗[22]。与儿童一样，为看护人提供支持和指导至关重要，因为这些人将在患者出院后对其健康负责[78, 79]。

九、老年故意烧伤患者

通过在老年人中烧伤来识别身体虐待很困难，因为不存在任何特征性迹象。虽然这种虐待相对较少，但是专业人士一直低估老年人虐待的普遍程度。老年人口的增长使得有必要提高卫生专业人员的知识，并重新评估有意或疏忽造成烧伤的临床方法和评估[80]。老年患者通常独自生活，主要与实施虐待的护理人员互动。由于羞耻、内疚或害怕报复，老年患者会隐瞒虐待秘密[81, 82]。大多数形式的故意烧伤与相应的意外烧伤相比，具有更高的相关发病率和死亡率，部分原因是其他身体虐待、药物滥用或导致烧伤引起的心理问题的共病。老年人虐待可能与保密困难有关，因为他们可能不希望报告虐待行为。检查医生的首要任务是治疗危及生命的疾病。然后他们应该及时记录虐待或忽视的症状和迹象（包括照片）。故意造成烧伤最好由多学科的医疗保健、社会服务和法律专业人员组成[80]。

十、结论

尽管近几十年来对烧伤儿童的死亡率显著下降，但我们未见老年患者中取得同样的结果。这个年龄组仍然是个重大挑战。这些患者的手术决策必须考虑到生理年龄、烧伤前的功能状态，合并症状的损害程度以及明确的治疗目标。不应根据患者年龄拒绝患者进行手术。因为脏器功能的年龄相关性下降，对于人群是可预测的，但对个体而言不一定是可预测的。更重要的是，烧伤外科医生的一般心态应该是将老年患者作为年轻患者积极治疗。目前，没有“评分”可以基于对患者和家属的全面评估和讨论来改善决策。老年烧伤患者的良好结果应该更多地用于减轻痛苦和维持独立家庭，和生活质量而不是延长寿命。烧伤团队与患者或其代理人之间清晰、重复的沟通对指导治疗和取得良好的成果至关重要。

拓展阅读

Demling RH. The incidence and impact of pre-existing protein energy malnutrition on outcome in the elderly burn patient population. *J Burn Care Rehabil*. 2005;26(1):94-100.

Manktelow A, Meyer AA, et al. Analysis of life expectancy and living status of elderly patients surviving a burn injury. *J Trauma*. 1989;29(2):203-207.

McGill V, Kowal-Vern A, Gamelli RL. Outcome for older burn patients. *Arch Surg*. 2000;135(3):320-325.

Pereira CT, Barrow RE, Sterns AM, et al. Age-dependent differences in survival after severe burns: a unicentric review of 1,674 patients and 179 autopsies over 15 years. *J Am Coll Surg*. 2006;202(3):536-548.

Stanojcic M, Chen P, Xiu F, Jeschke MG. Impaired immune response in elderly burn patients: new insights into the immune-senescence phenotype. *Ann Surg*. 2016;264(1):195-202.

第37章

烧伤并发症的外科处置

Surgical Management of Complications of Burn Injury

Omar Nunez Lopez　Fredrick J. Bohanon　Ravi S. Radhakrishnan　Dai H. Chung　著
孙炳伟　刘小俊　译

一、概述

在烧伤患者，因为烧伤本身的病理进程或医源性的原因，会发生各种外科并发症。多器官功能的损伤都会发生，依据高级创伤生命支持指南，这些都需要细致的评估和有远见卓识的处置。TBSA ＞ 30% 患者通常需要较长时间住院，期间需多次清创和皮肤移植，由于创面感染等因素，导致植皮失败。

烧伤患者处于潜在外科并发症的风险之中，包括多种器官系统，尤其是胃肠道。这些并发症包括应激性肠炎和溃疡、胆囊炎、肠系膜上动脉综合征及急性胰腺炎。在这些烧伤患者中，系统性的脓毒血症常常归因于肠道来源。坏死性小肠炎是其中严重的胃肠道并发症，提示着短暂缺血－再灌注损伤的存在，该种并发症进展迅猛，很快导致受累部位全层坏死。

在重症烧伤患者中，急性期大量液体复苏可以导致腹腔间室并发症的发生。由于腹内压力的增加，以及其他病例因素的参与，为防止腹内器官的进一步损坏，往往需行减压切开术。烧伤引起血流动力学改变，需行侵入性监测。由此，导管相关性并发症包括肢体远端缺血、脓毒症，在动静脉置管患者中很常见。仅次于管路预处置，长时间的血管内操作，易发生感染性血栓性脉管炎，中心性的导管相关性血源性感染，导致病情急剧恶化。

由于诊治延误，在烧伤患者中有相当高的非发热并发症发生。因此，这些继发症状有时也致命的并发症往往需要即刻的认识和治疗。本章重在介绍烧伤患者中经常遇到的外科非发热性并发症，并分述其诊断和治疗。

二、烧伤和创伤

尽管烧伤合并创伤的总体发生率较低，但死亡率几乎是单纯烧伤的 2 倍[1, 2]。一项回顾性研究调查了总计 24 000 例发生烧伤、创伤或合并伤的患者，其发生率较低，约 3.8%[3]，与国家创伤数据库和国家烧伤数据储存库的数据相一致。在住院日、伤情严重度和单纯死亡率方面单纯烧伤和单纯创伤患者并无差异。然而，烧伤复合伤患者则明显增加（表 37–1）。即使烧伤面积相同，烧伤合并创伤患者死亡率仍明显增高[3]。尤其是，约 24% 的军事烧伤合并外伤事故患者死亡，与之相比，同期平民中烧创伤患者只有 2% ～ 7%[4]。在发生次序上，受伤器官系统依次为肌肉、骨骼系统、头颈、腹部、胸部和泌尿生殖系统。工业事故，能逃离的房屋火灾、爆炸和电烧伤是其他的主要致死因素。高压电击伤鲜见在平地发生，但伤情较重，往往伴有高处坠落伤所致的脊髓损伤、实质脏器损伤、颅内出血和多处骨折，包括脊柱、肋骨、骨盆和长骨的骨折。

（一）初步评价

烧伤患者的休克期表现可能掩盖了合并创伤患者的病情，这些创伤往往是压倒性的损伤，导致诊断的潜在性延误。依据高级创伤生命支持指南，创伤患者如合并烧伤的起始评估应着重于气

表 37-1 烧创复合伤发病率和死亡率的增加

	创伤（n=22 284）	烧伤（n=1717）	烧伤复合伤（n=92）
年龄	35.1 ± 27.5	31.0 ± 23.2	40.1 ± 25.4*
TBSA	–	17.5% ± 19.7	20.8% ± 24.4
损伤严重度评分	5.5 ± 10.3	12 ± 14	23 ± 16*
住院天数（d）	5.3* ± 12.2	13.7 ± 16.5	18 ± 20.8
吸入性损伤	–	11.0%	44.5%*
死亡率	4.3%	9.8%	28.3%*

TBSA. 全身体表面积

*P < 0.05（年龄，烧伤复合伤 vs. 烧伤；损伤严重程度评分，烧伤复合伤 vs. 烧伤和创伤；住院时间，烧伤复合伤 vs. 创伤；死亡率，烧伤复合伤 vs. 烧伤和创伤）

道、呼吸和循环。除非继发于胸部环状焦痂导致的呼吸抑制，烧伤本身通常并不立即致命。烧伤患者常常并发吸入性损伤。吸入性损伤的共同特征是声音嘶哑，面部毛发烧焦，口咽肿胀、咳嗽、气促和炭沫样痰。窒息伴随一氧化碳中毒，指脉氧监测氧代谢就不可靠。气管插管或气管切开在呼吸衰竭发生时是必要的。吸入性损伤可快速进展，而在早期胸片和血气均无明显提示。烟雾吸入后病理变化更为复杂，导致血管通透性增加，肺水肿加重，白细胞浸润和支气管分泌物增多。

一旦气道安全，应当把注意力转向最初评估所包含的其他方向。胸部环状三度焦痂会破坏呼吸机制，需要焦痂切开术来松解紧缩。消毒后，切口需沿着腋前线从锁骨至肋弓边缘切开，并两侧横向相连。更常见的胸部损伤，如气胸和血胸，应当和其他钝器伤或锐器伤处置相同。然而，由于烧伤带来很高的感染风险，胸腔引流管应该远离烧伤皮肤部位以避免脓胸等感染并发症。最后，充分的循环体液应准确评估，因严重前胸壁损伤导致的心包积液可以被超声心动图重点评估，并通过心包穿刺和心包开窗处理。心肌功能障碍可能发生，尤其是电击伤或者心律失常患者，需要相应的处置。如果中心静脉置管是必要的，则穿刺点最好远离烧伤部位和组织。

（二）相关损伤

烧伤患者常常合并创伤。骨折是常见的合并伤。骨折解剖部位远离烧伤区域的可以重建或固定。此外，开放性骨折优先在24h内治疗，方案包括冲洗、清除失活组织和内固定。如果合并伤或切口通过烧伤部位，伤口闭合需在筋膜平面做好。烧伤患者合并骨折的其他处理包括骨折的性质：稳定性、移位和复杂性，烧伤部位的植皮，伤口护理和早期的康复治疗。

所有患者都需完整的内科评估；颈髓应当固定直到脊髓损伤被排除。当需颅内压力监测时，置入监测探头应当优先从头皮的未烧伤区域进入。

严重烧伤由于延误诊断往往掩盖了腹内的致命损伤。而且，继发于腹内损伤而导致的血流动力学不稳可能被大量液体复苏和流失、炎症应答的表象所掩盖。如果腹内损伤可疑，在非烧伤的创伤患者所使用的诊治手段仍应当被运用。腹腔镜是分辨腹内脏器损伤的有力武器，但如果有明显的腹部焦痂则可能因腹膜腔空间不足而使检查相当困难。如果剖腹探查手术必须实施，无论烧伤部位在何处，切口不能闭合是可预期的并发症。当关腹时张力增加，留线延迟缝合或者变通的腹壁关闭方法是被认可的。腹腔间室综合征在大面积烧伤患者是快速进展的，需要剖腹探查和暂时性的伤口闭合。

在大面积烧伤患者、全身水肿、低血压和腹腔间室综合征时，血管损伤亦可能被延迟诊断。对血管损伤的评估包括使用超声多普勒和踝臂指数。这两种方法均有缺陷，尤其在显著的烧伤部位或水肿部位。CT 血管造影是一种高度敏感和特异性较强的诊断烧伤患者血管损伤的方法 [5]。

三、胃肠道并发症

尽管烧伤的浅表损伤是惊人的，系统性的生理学应答导致显著的内脏器官的功能障碍并不能被忽视。超过 30%TBSA 的烧伤导致的生理反应可能导致休克、高分解代谢和广泛的免疫抑制 [6]。血管内体液丢失，血管内活性物质的释放，高分解代谢和免疫抑制联合导致烧伤相关性非热能并发症的发生、发展。

血流的生理性改变可以动态地影响器官对损伤的应答。在胃肠道尤为显著，弥漫性毛细血管渗漏，低血容量，血管收缩因子的释放联合导致内脏血流的减少 [7, 8]。内脏低灌流常常发生在伤后早期，无论心输出量高低和液体复苏的有效与否。在 40%TBSA 的猪烧伤模型中，肠系膜上动脉血流的早期减少与小肠黏膜的低氧、酸中毒和菌群易位相关 [9–11]。

低灌注和高分解代谢反应导致肠黏膜屏障的降低，引起细菌从肠内易位、系统性的炎症，最终导致脓毒血症 [12, 13]（图 37–1）。一些文献表明了大面积额部皮肤烧伤和细菌易位相关 [10, 14, 15]。随着重度烧伤的发展，胃肠道黏膜立即萎缩，导致明显的肠屏障功能丧失。肠道凋亡的增加并未显现出与肠系膜动脉的低灌注单纯相关，但是推测和炎症介质相关 [16]。用 30%TBSA 小鼠烧伤模型活体试验证实：在烧伤后 18h，可以观察到菌群易位增加和大分子的渗漏达到高峰，从而证实这一猜想：严重烧伤患者内在肠屏障功能的破坏导致了菌群易位后的脓毒血症 [17]。如此，针对防止低灌注、高代谢的干预措施可以避免重症烧伤患者发生的并发症。

（一）麻痹性肠梗阻

大面积烧伤患者往往容易发生肠梗阻的情况。相当多的因素导致烧伤患者肠梗阻的发生，包括电解质失衡、麻醉药的使用、长时间的制

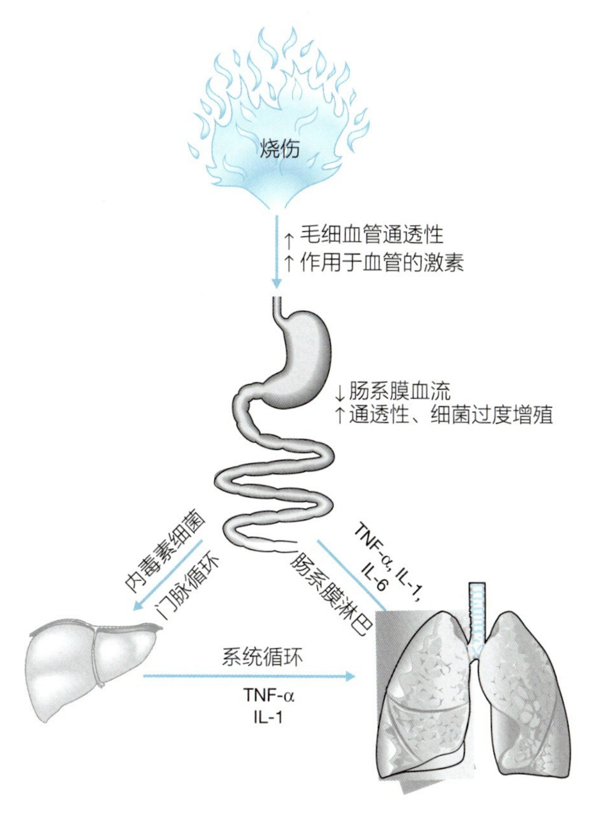

▲ 图 37–1　胃肠道在皮肤烧伤后多器官脓毒症中的作用示意图

改编自 Gosain A，Gamelli RL. Role of the gastrointestinal tract in burn sepsis. *J Burn Care Rehabil* 2005；26：85–91.

动、腹部创伤、脓毒血症和手术。此外，炎症后细胞因子和蛋白作为烧伤后系统性应答的一部分，如 IL–1、IL–6、TNF–α、P_{38} 细胞分裂激活蛋白，内皮素被发现与被改变的肠道渗透性有关 [15, 18–21]。电解质紊乱，阿片类药物的应用，长时间的制动，腹部创伤，脓毒血症和手术可以导致烧伤患者肠道蠕动降低。

绞窄性腹痛、腹部膨隆和不能进食是肠梗阻的主要症状。梗阻的原因要全面评估，因为可能代表着系统性脓毒血症的早期表现，并最终有助于治疗 [22]。进行体格检查以排除大便嵌顿和明确有无腹膜炎，后者意味着更严重的并发症，比如急性结肠假性梗阻，往往以 Ogilvie 综合征更为人熟知。肠梗阻的治疗包括纠正电解质异常，给予充足的碳水化合物。实现这些基本治疗措施可能会比较困难，因为病理生理的改变发生后会更严重 [12, 15]。

（二）Ogilvie 综合征

Ogilvie 综合征，1948 年首次描述为无机械性梗阻原因的结肠巨大扩张[23, 24]。该并发症据报道发生率 0.3%[25]。临床表现包括内在急剧扩张的腹胀。一些患者表现为腹部膨隆之前的腹泻。恶心、呕吐，肠鸣音在这种情况下不是可靠的表现。腹胀加剧时伴有轻微的腹痛[23, 26]。对于此种假性梗阻的诊断和治疗需要将机械性肠梗阻绝对排除。放射检查可看到结肠各段均充满气体，包括直肠，在药理学治疗前需首先考虑[27, 28]。

由于死亡风险较高，为了减少结肠穿孔和缺血的风险，治疗目标主要是结肠减压[29]。包括一系列的体格检查和监测以及每 12 ～ 24h 拍摄腹部平片来评估结肠直径。如果没有发生明显的腹痛、结肠直径＞ 12cm 或者腹膜炎，初始治疗保守为主。如果患者结肠直径已经＞ 12cm 或者 24 ～ 48h 的支持治疗已经无效，需静脉推注新斯的明。如果新斯的明无效或反效，结肠减压是必需的[30]。继发于麻醉引起的急性结肠假性梗阻可以优先使用纳洛酮，优于减压[31]。内镜下减压是优先采用的减压方法；手术减压只有在内镜减压和药物治疗失败且出现穿孔和腹膜炎的情况下采用。对于不适合手术的患者使用经皮膀胱造瘘是可行的[32]。

（三）腹腔间隔室综合征

腹腔间隔室综合征（abdominal compartment syndrome，ACS）指的是当腹内压力增高时，腹内器官发生功能障碍的肇始[33, 34]。腹内压力测量已经允许 ACS 分级；然而，由于临床目的，ACS 被定义为继发于无严格阈值的腹内压力升高的新发器官功能障碍[35, 36]。峻急的液体复苏，严重的＞ 30%TBSA 的烧伤，脓毒血症均增加了 ACS 的风险[37–40]。继发性的 ACS 通常与容量复苏的程度有关。因此，液体出入量应当严格控制，ACS 的早期表现应该周密监测[41, 42]。发生 ACS 的烧伤患者其死亡率为 40% ～ 100%[36, 43]。

几乎所有的患者都会发生腹部紧张和膨隆，然而这种临床表现是不足以佐证 ACS 的[44, 45]，尿少、增加的呼吸频率在烧伤发生 ACS 的患者中很常见。心动过速，低血压，颈静脉扩张，末梢水肿也会出现。影像学检查对诊断 ACS 帮助有限；然而，肺容量下降、肺不张或胸片膈肌抬高是有力的佐证。下腔静脉压迫，腹部膨隆，肾脏压迫移位，腹壁增厚，双侧腹股沟疝可能在腹部 CT 发现[46]。

ACS 的治疗包括支持治疗和外科手术腹部减压。然而，在腹部烧伤患者，环状焦痂的机械性限制会成为腹内压增高的显著加成因素，因此，早期焦痂切除应当被鼓励[47, 48]。能降低腹内压力的支持性治疗包括肠内减压（比如鼻胃管和直肠减压）、腹壁顺应性的改善（包括头低仰卧位，止痛和镇静，药物麻痹）[39, 49]。

外科手术减压是治疗 ACS 的有限手段。然而，减压指标详细的界限尚未划分。几项被认为决定是否需介入的指标包括：支持治疗后器官功能障碍仍快速进展，腹内压力＞ 25mmHg 或腹内灌注压＜ 50mmHg[50, 51]。通过中线切口打开腹腔减压就可奏效。暂时地腹壁关闭通常被用来维持腹腔开放[52]。

胃管相关性并发症

治疗危重烧伤患者能否成功的决定性因素就是足够的营养。单一的经口进食并不是可依赖的选择，因为在烧伤患者有多种因素影响进食，比如气管内插管、饮食不耐、妥协性精神状态、口腔烧伤、并发口腔或者颌面外伤。而且，在危重烧伤患者经口途径，并不是营养支持的优先选择，因为对于提供高分解代谢所需的热量来说仍显不足[53]。

营养治疗优先选择肠内营养[54]。胃肠外营养增加了并发症的风险，比如黏膜萎缩，细菌过度增殖和易位，肝脏功能障碍，管路相关性的感染[53, 55]。

鼻胃、鼻空肠、胃管及空肠营养管可以提供肠内营养。在胃肠道中，位置异常、缠绕、打折等可以沿着肠管的曲折而发生在任何部位，包括咽部、梨状窝、食管、胃和十二指肠[56]。鼻胃管和鼻肠管的使用破坏了食管下括约肌的正常功能，使患者更易反流胃内容物，导致食管炎、食管僵硬、胃肠出血、肺误吸[57]。过幽门放置导管已成为标准治疗，因为可以减少误吸风险并且减少有胃排空障碍的患者发生肠内营养并发症。然而，一项回顾性研究并没有发现使用胃管和幽门下饲管之间发生并发症有明显的差异，比如肺炎的发生率，获得热量的目标是否达到以及死亡率[58]。鼻胃管可能引起慢性刺激导致胃炎和出血，或由于对黏膜的吸引引起压力性坏死。吸引性胃出血的患者需要进一步评估，如果可能，鼻胃管应拔除[59]。如果置管时间过久，可能导致鼻甲坏死。经常性地重置导管以减少对某一定点的压力或微损伤的柔韧性，更好的管子可以预防此类并发症的发生。对上消化道或胃部手术的患者有消化道穿孔的风险，婴儿、儿童和合并面部外伤的患者有发生筛板穿孔和颅内插管的风险[60, 61]。

（四）应激性溃疡

烧伤患者的急性胃十二指肠溃疡，也就是 Curling 溃疡的发生率，自从积极的液体复苏、早期肠道喂食、质子泵抑制药的使用已经戏剧性地减少了。应激性溃疡发生在临床上被认为是上消化道出血的始因，并且一旦发生，死亡率在 70%。幸运的是，由于上述干预因素的研究，临床明显的应激性溃疡的发生率已从 15% 降至 3%，其死亡率亦是如此[62]。

尽管 Curling 溃疡的确切病理基础未知，低灌注、高代谢、免疫功能下调在早期研究中被认为均与溃疡形成的潜在原因。特殊的是，血管内渗出导致黏膜缺血、黏膜保护屏障失效。糅合酸性产物增多、胆汁反流和管腔内插管导致的黏膜损伤等多种因素导致柱状物的发生，最终导致胃十二指肠溃疡的发生[63]，最近的研究推论是继发于应激后的反应性氧活性产物发生一系列反应后一种额外机制。研究证实，氧活性产物通路的形成，如 p38MAPK，导致了胃十二指肠溃疡的形成[64]。

预防应激性溃疡的有效方式是早期肠内营养。据推测这是因为稀释碱化或者因为肠内营养提供了足够的能量使内皮细胞免于缺血后的回弹。研究揭示管腔内葡萄糖提供给小肠或胃黏膜缺血细胞明显的保护[62]。此外，积极的液体复苏伴随着 H_2 受体拮抗和质子泵抑制药可有效对抗应激性溃疡的发展。然而，一旦应激性溃疡发生，许多前述的类似措施都是初步的。积极的药物治疗，典型的包括持续大量的质子泵抑制药注入，在大面积烧伤患者出现胃肠道出血后必须使用。质子泵抑制药对减少再出血发生和保障随后的外科治疗或内镜治疗卓有成效。

使用内镜控制出血在胃肠道出血患者是首要的措施。外科手术指征包括大量出血（24h 内成人出血超过 2.5L，儿童出血超过总血容量的 50%），持续的难以控制的血容量丢失或者明显内脏穿孔的迹象。手术修复溃疡并无必要，最简易的方法包括前壁胃肠切开缝合包埋出血点，在活跃性出血溃疡缝合后血流动力学稳定的患者，加行迷走神经切除术或幽门成形术。尽管 Curling 溃疡较过去鲜见，对所有烧伤患者来说仍是潜在的危险因素。

（五）非结石性胆囊炎

急性非结石性胆囊炎（acute acalculous cholecystitis，AAC）在烧伤患者是较少发生的并发症，发生率为 0.4% ～ 3.5%，但若不及时发现及恰当诊治将会导致明显高的死亡率[66]。重症烧伤患者（TBSA ＞ 40%）、多次输血、脓毒血症、全肠外营养及吸烟史对 AAC 尤其易感。危重烧伤患者年龄、红细胞输血史、通气过滤支持是 AAC 发展的独立的可预期因素[67]。AAC 可推测的病因学因素包括胆盐平衡，低灌注导致的胆囊缺血，胆道阻塞和脓毒血症[68]。使用镇痛药物或依赖全肠外营养的患者容易发生胆汁失衡。低灌注影响循环血管活性因子和局部组织灌注，导致胆囊壁的局部缺血、炎症、坏疽、穿孔。

AAC 通常表现为发热、右上腹痛，白细胞升高，肝酶谱升高。AAC 是外科急症，患者可快速发展为综合征包括穿孔和坏疽性胆囊炎。穿孔和坏疽后气肿的死亡率据报道高达 65%，早期诊断和干预可以明显降低严重并发症的可能性，据反映死亡率减少至 7%[69]。

如果可疑为胆囊炎，超声检查是首选诊断；胆囊壁厚度＞ 3mm，胆囊周围渗液，黏膜糜烂，胆囊扭曲，胆囊肿胀或明显的胆囊穿孔伴脓肿形成为AAC的可能征象[68]。如果超声检查诊断不清，HIDA扫描可疑证实诊断。HIDA扫描对诊断AAC的特异性达到100%，敏感度为67%，较低[70]。CT扫描亦可用于诊断AAC，AAC的可疑征象包括胆石缺如或胆泥缺如，胆囊壁增厚，黏膜层剥离，胆囊周围脂肪渗出，胆囊周围液体渗出，黏膜层积气或胆囊扭曲[68]。CT扫描和超声检查的精确性基本相同[71]。

AAC的治疗包括收集血常规资料后初始抗生素对革兰阴性菌和厌氧菌的覆盖，胆囊切除术或者胆囊造瘘。治疗需迅速及时，否则胆囊坏疽会导致胆囊穿孔。延误治疗，死亡率高达75%[72]。胆囊切除术是AAC最佳的治疗，需放置腹腔内引流条以防脓肿。由于明显的炎症反应，腔镜手术有相当的挑战，因为胆道和血管损伤的危险性较高。然而，尝试腔镜手术，必要时转行开腹手术是恰当的。对于重症患者，外科手术如不允许，超声引导下经皮胆囊穿刺应属必要。成功率为56%～100%。经皮胆囊穿刺患者的病情通常在24h内有明显好转，如改善有限甚至病情恶化应行胆囊切除术[73-75]。

（六）胰腺炎

烧伤患者发生急性胰腺炎的概率常被低估。烧伤患者血清胰腺酶谱往往升高，但并没有特异性的体征，如放射至背部的腹痛常常被忽视了。据报道烧伤后胰腺炎的发生率大概在0.05%～40%[76, 77]。尽管极少发生，胰腺炎的发生增加了死亡率，据报道相较于无胰腺炎烧伤患者存活率为87%，发生胰腺炎患者的存活率仅为69%。烧伤患者急性胰腺炎的治疗和未烧伤患者是相似的。治疗包括支持治疗、禁食、液体复苏和全肠外营养。腹部超声排除结石性疾病。偶尔，分辨率更高的腹部CT扫描对鉴别假性囊肿形成、胰腺坏死或胰腺脓肿等并发症是必需的。手术介入可能较少。

（七）肠系膜上动脉综合征

肠系膜上动脉综合征（superior mesenteric artery，SMA）或者称为Wilkie综合征，在十二指肠第三段被肠系膜上动脉血管蒂在外侧压迫时发生（图37-2）。SMA综合征通常诱发于快速或潜在的体重丧失，导致腹膜后脂肪减少。在烧伤患者，高分解代谢反应导致体重丧失常常发生。恶心、食纳减少，胆汁性呕吐、腹痛常在进食时加重而在膝胸位时缓解。上消化道透视显示十二指肠扩张、钡剂潴留在十二指肠，外在压迫显示在十二指肠第三段有明显的尖锐切迹[78-80]。

SMA综合征的治疗包括非手术的营养支持。鼻空肠管是鼓励的最恰当的喂养方式，因为可以通过阻塞点。有些病例，TPN在评估患者的营养状态常属必要[79]。手术治疗很少需要，但如有必要，手术目标为疏通肠系膜上动脉血管蒂压迫所导致的阻塞点。手术选择十二指肠空场切除时，横行十二指肠切除后，近端空肠与十二指肠行侧侧吻合。应用腔镜手术在一些烧伤合并SMA患者中获得了一些成功[81, 82]。胃空肠造瘘与Strong操作（分离屈氏韧带以使十二指肠可移动）是变通的手术方式，但是被证实效果次于十二指肠空场切除术，因为常不能有效缓解梗阻、胃溃疡及盲环综合征[83]。

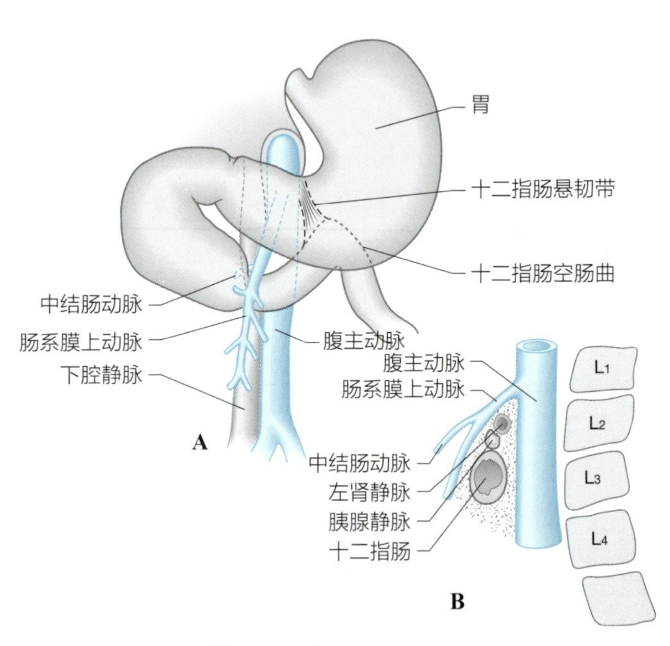

▲ **图37-2 肠系膜上动脉综合征**

肠系膜上动脉形成机制示意图，由肠系膜上血管压迫十二指肠第三部分所致（改编自Townsend CM, Jr., Naoum J. Vascular compression of the duodenum, in: Fischer JE (ed.), *Mastery of Surgery*, 5th ed., Philadelphia; Lippincott Williams & Wilkins; 2007: 956.）

（八）坏死性小肠炎

血容量的减少和循环中血管活性介质的作用结果是内脏会发生低灌注。消化道的受损程度从黏膜萎缩到全层坏死和穿孔，同时也是复苏后缺血 – 再灌注损伤严重性和持久作用的结果。而且，有毒力的细菌和真菌在免疫抑制的情况下会导致消化道并发症和脓毒血症。在 2114 例烧伤患者中，只有 10 例（0.5%）有明显的缺血坏死性肠疾病的临床表现，并且都是特重度烧伤[84]。尽管只有 2% ～ 5% 的患者被临床诊断为患有此类并发症，但在烧伤死亡患者尸检却发现高达 50% 的比率都有类似的病理变化[85]。不幸的是，患有缺血坏死性肠炎的患者死亡率非常的高，占 60% ～ 69%[86]。

缺血性肠病患者表现为食欲缺乏、腹部膨隆和腹痛。腹部平片可看到扩张的肠管和肠道积气（图 37–3A），由于总体发生率相当低，早期的诊断和干预需要有相当较高的警惕性。烧伤脓毒症患者或鼻饲不耐患者应当尽早予以广谱抗生素。药物治疗无效需手术干预，意味着广泛的坏死小肠需被切除（图 37–3B）。然而，对于肠段坏死存疑的部位，尤其牵涉较大长度时需留待 24 ～ 48h 后二次手术查看判断。因此，初步的手术目标是切除无活力的肠段同时尽可能保留足够长度的健康肠管以免短肠综合征的发生。

消化道缺血可能导致全黏膜层的透壁性损伤，对已发生免疫抑制的患者易发生菌群易位和系统性的脓毒血症。接近 75% 的烧伤患者在尸检时发现肠道缺血伴发明确的脓毒血症，这更加证实合并肠道缺血并发症的患者有更高的脓毒血症和死亡发生率[87]。

（九）艰难梭菌感染

大面积烧伤患者有很大风险发生假膜性肠炎，由于系统性的感染或切痂、植皮过程中为预防感染，他们常常会输入多种抗生素。艰难梭菌过度繁殖导致假膜性肠炎，并可能发展为暴发性中毒性肠炎和肠穿孔。在有记录的 180 例烧伤患者中，平均烧伤面积为 42%，而假膜性肠炎总体发生率为 0% ～ 8%[88]。中毒性巨结肠是潜在的并发症，很容易导致结肠穿孔[89]。因此，肠炎的症状，比如白细胞增高、腹痛、腹胀和肉眼血便必须迅速引起警惕。大便标本送检难治性梭菌抗原。任何非必要的系统性抗生素治疗都应终止同时恰当的假膜性肠炎的治疗立即启动。CDI 的治疗指南正快速更新，目前 CDI 的一线治疗措施包括口服和静脉途径的甲硝唑、口服或直肠

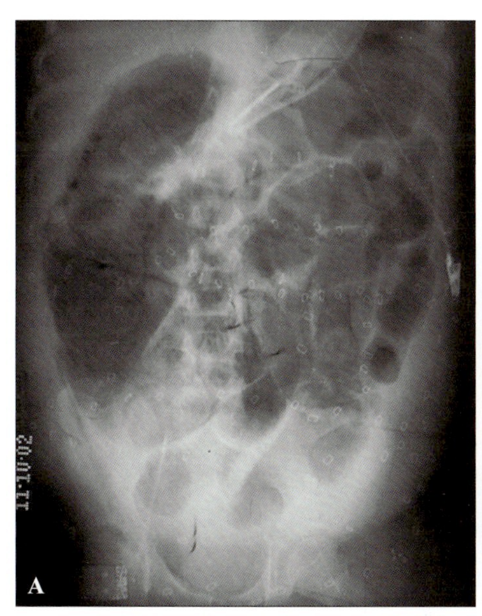

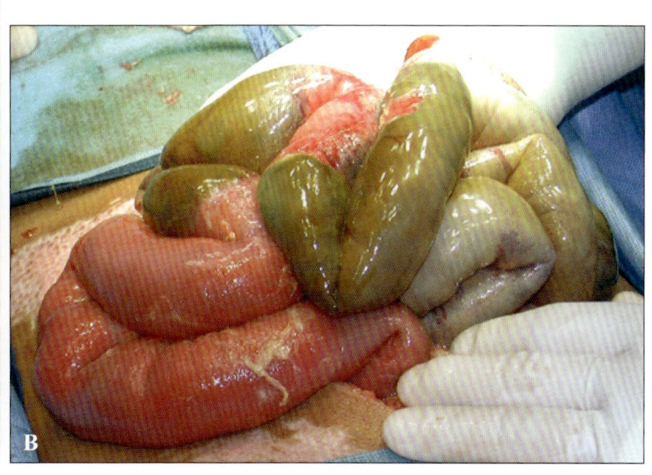

▲ 图 37–3　坏死性小肠炎
A. 典型的 X 线片显示了多个膨胀的、持续固定的肠管，这是小肠全层坏死的征兆；B. 术中见多个坏死肠管

给药的万古霉素、非达霉素；药物的选择、给药途径和剂量取决于感染的严重程度、有无并发症和其他因素（如药物过敏、怀孕、先前的结肠手术史）[90, 91]。

手术干预取决于患者是否出现并发症及暴发性感染。此外，手术干预只有在患者发生迅速腹胀、腹膜炎、休克、脓毒症状、神志改变、白细胞升高、乳酸中毒或药物治疗5d无明显改善者。首选包括末段回肠的次全或全结肠切除术[92, 93]。变通的手术方法是做回肠造瘘，并用温聚丙烯乙二醇平衡盐溶液结肠灌洗，术后用万古霉素结肠冲洗，借助顺行性回肠造瘘，据报道患者的死亡率为19%，而接受全结肠切除手术患者的死亡率为50%。该术式可以腹腔镜下进行，可使80%的患者病情好转，同时又保留了胃肠道的连续性[92, 94]。

感染再发的治疗选择包括粪菌移植，非达霉素以及上述提到的抗生素。同样的，药物的选择、给药途径和剂量取决于感染的严重性和次数[90]。新颖的治疗策略包括新型抗生素的使用、管腔抗体（口服从高免疫牛初乳制备的乳清蛋白浓缩物以对抗艰难梭菌毒素）、静脉注射免疫球蛋白、疫苗及无毒艰难梭菌基因限制等[95–98]。

四、血管并发症

（一）化脓血栓性静脉炎

化脓血栓性静脉炎的特征是静脉栓塞合并炎症或细菌感染。并不是所有这类感染和静脉栓塞有关，特异性的危险因素包括烧伤和静脉置管时间过长。诊断需基于常规检查结果合并血栓的证据。水肿、红斑、疼痛和可扪及的条索并不是都能在体格检查中被发现。烧伤患者常常有阳性血培养检查和脓毒症表现但没有明显的来源，最常见血培养阳性部位来自感染的静脉而不是烧伤创面。

烧伤患者合并化脓性血栓性静脉炎的发生率据估计高达7%，超过20%体表面积的烧伤患者更易发生，同时也意味着较高的死亡率[99]。治疗原则包括移除感染的源头，静脉用抗生素和抗凝药物的严格使用[100]。外科处置包括切除和静脉内容物排空。如果脓肿或栓子被找到，静脉部分应被切除至具有正常外观（通常直到第一级未被牵涉的分支）。如果一个部位探查为阴性，其他部位的序贯探查是必需的直至能找到感染的来源。为防止血源性的播散和脓毒性栓塞引起心内膜炎和骨髓炎，外科干预需迅速有效。创面应松散包扎并允许二期愈合或感染控制后的延迟愈合[101]。

为尽量减少导管相关性并发症的发生率，目前标准的实践操作是中心静脉置管并在穿刺部位行抗脓毒症护理，规律有计划的穿刺点换药。

（二）中心静脉置管相关性并发症

在急性烧伤患者需快速液体复苏时有充足的静脉通路是迫切需要的。尽管粗大外周静脉内置管是复苏创伤患者的首选，大面积烧伤患者尤其肢体烧伤者穿刺会变得尤为困难。因此，中心静脉置管就成为大面积烧伤患者标准操作。多处可应用的插管位置应当尤为关切，如何选择取决于患者的体态，当然要考虑烧伤创面的实际情况。导管相关性血行感染的发生率据估计为每1000个置管天数中有20d[102]。因此，需要强化穿刺点护理。因为重度烧伤患者重新置管较非烧伤患者更为困难，除非发生感染的明显证据如红肿、渗液、菌血症，才需要重新置管。

中心静脉置管有诸多潜在的严重并发症。为减少出血并发症的发生，许多烧伤中心在放置中心静脉导管时依赖荧光造影和超声导引。

中心静脉穿刺入口相关的出血并发症是随位置而多变的，可能是局部的、纵隔的、胸内的或心包内的。局部出血较典型的发生于凝血障碍患者，局部压迫可控制。出血进入胸腔在导管置入时也可发生，也可见于导管穿过静脉壁。最常发生静脉壁穿孔的情况往往在经皮鞘管沿着导丝插入的时候出现。当鞘管置入后，可能与静脉入路不相协调而导致损伤静脉壁。结果是血液积聚在纵隔、胸膜腔和心包内。

如果损伤轻微，可以自行愈合吸收。然而，在较大的静脉壁撕破的病例，可发生胸膜腔内快速出血，紧急开胸止血当属必要。出血或液体进入心包，可导致心脏功能受限导致血流动力学失代偿。心脏压塞典型的症状是低血压，心音遥远，颈静脉怒张（Beck三联征）。然而，典型三联症状都出现是极少发生的，医师应当尽早地认识到发生这种情况的可能性。超声心动图可以证实临床猜测，心包穿刺或心包开窗是有效的治疗方法[103]。

（三）肢体远端缺血

大面积烧伤患者往往需要动脉监测，尽管桡动脉或股动脉置管放置简单且没有明显的并发症。但也可能发生血肿、栓塞和疼痛等并发症。偶尔用股动脉作为穿刺血管，因为它的直径更大。由于股动脉是下肢的主要供血血管，该部位放置时需小心谨慎以免血栓导致远端肢体缺血[104]。尤其在儿童烧伤患者，股动脉是很细的，血管中的导管会导致远端肢体血流的近乎完全阻塞。然而，已报道的烧伤患者股动脉置管后并发症发生率是低的（1.9%），同时提供了更精准的根据血流动力学参数而来的措施[105]（表 37–2）。即便如此，并发症可能是灾难性的，从短暂的肢体远端缺血到截肢。肢体远端缺血的措施包括移走置管和全身肝素化。如果24h后没有完全恢复，就需手术介入。如果保守治疗失败，股动脉探查时栓子切除、筋膜切开术和推荐做全动脉造影，尽管这极少发生，如果血流难以重建或难以抢救组织活力，截肢就难以避免。

五、胸部并发症

（一）气胸

多种因素导致了烧伤患者气胸的风险：爆炸导致的气压伤和冲击波损伤，伴发肋骨骨折或与烧伤治疗有关（正压机械通气导致的气压伤，中心静脉置管导致的医源性损伤）。此外，气胸常常继发于电击伤，在电击伤患者发生气胸的确切机制尚有争议，一项被认可的解释是高电压弧导致的冲击波样损伤[106, 107]。

气胸依据肺的边缘到胸壁的距离被区分为小或大的气胸。如气胸＜ 3cm 被认为是小的[108]，典型的是小气胸如患者平稳可以保守观察并输氧。相对应的，患者如有明显症状或距离＞ 3cm 需要胸腔引流。然而，在严重烧伤患者住院期间，需要多次手术或重新置管是经常发生的。因此，气胸的保守治疗无论距离大小并不推荐。置

表 37–2　股动脉置管的并发症[105]

	年龄（岁）	体重（kg）	%TBSA/ 三度	导管大小	烧伤处置管	四肢烧伤	操作者	缺血时间（h）*	外科探查†
1	2.2	17.7	36.5/36.5	3	否	是	麻醉医生	6	是
2	0.9	12.5	95/95	3	否	是	外科医生	12	是
3	2.0	12.7	51/51	3	否	否	外科医生	4	是
4	0.5	6.5	18/1	2.5	否	否	外科医生	24	否
5	2.1	15.8	70/70	3	否	是	外科医生	4	否
6	12.4	36.3	48/20	3	否	否	外科医生	12	否
7	2.2	13.5	62/58	3	是	是	外科医生	4	否
8	1.7	13.1	64/59	3	否	是	外科医生	6	否
9	2.7	13.7	69/18	3	否	是	外科医生	4	否
10	3.8	15.1	57/5	3	否	是	外科医生	6	否
11	6.3	22.0	87/87	3	是	是	麻醉医生	6	否
12	1.9	13.3	47/47	3	否	否	麻醉医生	4	是

*. 导管放置数小时后

†. 所有患者均接受静脉注射肝素治疗

入（8～14 号）猪尾管是被提倡的；相较于标准胸管，置入猪尾管损伤较小。较少引起疼痛和肌肉痉挛、引起肺不张和肺炎。尽管较大号的胸管（24～28 号）在需要机械通气的患者是提倡使用的[108]，在烧伤患者目前的实践趋势和文献研究都支持使用猪尾管[109-111]。

（二）脓胸

胸腔积液渗出物或胸腔积脓，是胸膜渗出物位于细菌性肺炎的解剖邻近部位[112]。大部分积脓是小范围的并在抗生素治疗后治愈。然而，复杂的脓胸，胸膜受到细菌侵犯可能会发生，由于细菌定植率高和免疫防御破坏，烧伤病患对脓胸特别易感。

一般的临床症状包括咳嗽、发热、胸膜痛、呼吸困难和痰液增多。通常，所出现的症状，除了胸膜痛、顽固性发热，对鉴别患者是否肺炎或肺炎合并脓胸并无裨益。脓胸患者常会主诉较长的病程，数十天的发热或不适，而不是发病仅有几小时。脓胸出现时首先建议行胸片检查，可见胸膜模糊影，不规则的轮廓或在侧卧位时不能自由流动。当这些特征被记录，额外的超声检查可鉴别定位并有利于排除固体性团块。最理想的对脓胸和渗出位置的评估需要静脉造影后 CT 扫描。对比后能帮助分清胸膜表面和胸膜体液渗出的位置[113]。

脓胸的治疗措施包括适当抗生素治疗和引流（如胸腔引流、胸腔镜手术、开放性纤维板剥除术或胸廓切开术）。手术方式的选择依赖脓腔的大小、位置和胸膜厚度[114]。治疗目的包括脓腔杀菌，完全的胸膜腔引流，肺扩张后脓腔闭塞。胸膜腔内纤维蛋白原控制有争论。然而，最近的双盲随机交叉试验报道胸腔内滴注前列地尔相较于安慰剂组治疗失败率更低[115]。在小儿人群，随机控制试验证实：胸腔镜手术相对于纤维蛋白溶解无治疗或康复优势。相反的，胸腔镜手术增加了手术费用和更长的抗生素治疗时间。随着标准化协议的履行，只有 16% 此类患者在纤维蛋白溶解后需行胸腔镜手术[116-118]。对发生脓胸的小儿来说，这些结果使得采用纤维溶解方案地位提升，可以作为第一治疗选择。

六、泌尿系统并发症

伴随热力损伤发生的泌尿系统并发症十分鲜见。对外生殖器的直接损伤仅占 1.7%，但也增加了死亡率和感染机会。更为重要的是，它是死亡的独立预期因素[119]。而且这些损伤敦促烧伤治疗团队仔细评估导致损伤的因素。一项研究表明儿童性虐待是这些病例发生的主要原因，男性占 46%，而女性占 48%[120]。泌尿系统并发症极少见报需手术修复。在比较少的研究和病例报道中，电击伤可导致膀胱破裂，尿道瘘和勃起功能障碍[121-123]。这些损伤如果出现应当在和儿科及泌尿科专家协商后采用多科协作的治疗方法。

七、结论

当患者出现多种器官损伤，高级创伤生命支持指南相关协议马上开始，伴随对其他或所有损伤的系统性处置。烧伤患者出现并发症需手术治疗经常发生，并使可能致命的病理性反应更加复杂。当全身炎症反应突然加重，相关的并发症可能会被掩盖，导致诊断延迟和病情恶化。外科争议和并发症在这类病患中常常难以避免，临床医师在面对这类烧伤患者时需做全面审慎的评估。

拓展阅读

Gasior AC, Knott EM, Sharp SW, et al. Experience with an evidence-based protocol using fibrinolysis as first line treatment for empyema in children. *J Pediatr Surg*. 2013;48(6):1312-1315.

Kirkpatrick AW, Ball CG, Nickerson D, D'Amours SK. Intraabdominal hypertension and the abdominal compartment syndrome in burn patients. *World J Surg*. 2009;33(6):1142-1149.

Ng JWG, Cairns SA, O'Boyle CP. Management of the lower gastrointestinal system in burn: a comprehensive review. *Burns*. 2016;1-10.

Surawicz CM, Brandt LJ, Binion DG, et al. Guidelines for diagnosis, treatment, and prevention of Clostridium difficile infections. *Am J Gastroenterol*. 2013;108(4):478-498.

第38章

电烧伤

Electrical Injuries

Eileen Bernal　Brett D. Arnoldo　著

卫牧娟　胡晓燕　唐洪泰　译

一、概述

电的利用可能是有记录以来对人类生活和文化影响最大的技术进步。现代生活的工具越来越多由电提供动力，没有电的生活将无法想象。然而，这种进步却是要付出代价的。据估计，在美国每年有数千人因电烧伤而进入烧伤中心治疗。美国烧伤协会公布了《2016年烧伤发病率概况表》，其统计数据由正在进行的国家卫生保健和火灾伤亡调查数据以及国家烧伤资料库数据组成。这一年有4万例烧伤患者入院治疗，其中4%是电烧伤[1]。电损伤是所有热损伤中破坏力最大的，也是烧伤科室中最常见的截肢原因[2]。这些损伤在年龄上呈双峰状分布。工伤最常见于成年人，电工、电力公司的线路工人和起重机操作员尤其处于危险之中。根据美国劳工部劳工统计局的数据，2013—2014年，暴露在电力环境下的死亡人数占所有与工作相关的死亡人数的3%[3]。在儿童时期，男女比例是2∶1，但成人中90%以上的电损伤发生在男性[4-8]。儿童更容易在家或家周围的事故中受伤。6岁以下的儿童更容易因接触低压插座或电线而受伤。相比之下，年龄较大的儿童，由于他们的灵活性和冒险精神的增强，高压电伤害的发生率有所增加[9-11]。

电烧伤有几种不同于其他热损伤的独特急性表现，需要专业处理。必须尽早治疗，包括心电监护、紧急探查和筋膜间隙减压，同时要有更复杂的液体管理策略，以避免以肌红蛋白尿为表现的急性肾损伤并发症发生。这些患者可能需要获得其他专业支持，如整形外科咨询，以尽可能早地覆盖皮瓣，以保护可能存活的组织。此外，在非烧伤中心根本没有内科医疗、康复服务及护理电损伤患者的经验。这些损害受益于多学科合作和美国烧伤协会认证的烧伤中心积累的丰富经验。

二、病理生理学

电流通过组织可以通过多种不同的机制造成伤害。包括电力对蛋白质、细胞膜和其他生物分子结构的直接作用，以及由产生的热量介导的组织损伤[12-13]。损伤的严重程度由多因素决定，如电压、电流（电流强度）、电流类型（交流电或直流电）、电流流道、接触时间、接触点电阻和个体敏感性。这些损伤可以简单分为低电压（＜1000V）烧伤和高电压（≥1000V）烧伤。虽然低压损伤一般更局限于接触点区域，但高压损伤可能与向深部组织的延伸以及向周围结构的扩散现象有关。因此，虽然低压损伤可以穿透更深的结构，但损伤区域较为有限。相比之下，高压损伤有点像挤压伤，往往表现为“冰山一角”，可延伸到深层结构（肌肉或骨骼），并在接触点下方向近端和远端扩散[14]。这一现象的临床意义将在后面讨论，但是从外科医生的角度来看，这些损伤可能更紧急和少见。

美国国内的电线在120V的交流电下工作。因此，几乎所有发生在室内的烧伤都属于低压类型。在工业或工厂环境中，也常见高压电损伤。

与电压不同，实际电流的大小是未知的。根

据欧姆定律，电流流量与电压有关，其中：电流（I）= 电压（E）/ 电阻（R）。

动物实验表明，电阻随着时间的推移而不断变化，开始时下降缓慢，然后以更快的速度下降，直到接触点出现电弧。然后电阻上升到无穷大，电流停止流动[15]。同时进行的温度测量表明，温度上升速率与电流强度的变化平行。组织温度是决定组织损伤程度的一个关键因素，但是，组织温度并不使远端接触点增多。临床上，常常可以同时看到相对正常和完整的手指以及已造成破坏性损伤的腕部和前臂，最终导致前臂水平的截肢。如果病情需要截肢，外科医生和病人以及病人家属之间需尽早而详细地进行讨论，以避免矛盾。

在北美，绝大部分所使用的电力及由此造成的烧伤都是每秒循环 60 次的商用交流电，这种交流电使极性每秒反转 120 次。使用直流电供电的例外情况见于工业环境以及计算机、发光二极管、太阳能电池和电动汽车。美国历史上的一系列事件，被称为“电流之战”，解释了交流电对直流电的支配位置。托马斯·爱迪生、尼古拉·特斯拉和乔治·西屋等名人显著的贡献引发了人们对商业竞争、电气安全的担忧，并引发了与引入电椅相关的辩论。这些事件为住院医生和医学生的教学提供了有趣的额外信息[16, 17]。

鉴于交流电的性质及其极性的迅速逆转，以及相对无法准确地描述受伤史，有关进出伤口的术语是不准确的，如果有的话，应该谨慎使用。接触点这个术语更合适。所有电损伤患者都应彻底寻找接触点，因为接触点可能很少，也可能很多，可能很明显，也可能很隐蔽（比如在发际线上）。

电流的路径虽然常常不精确，但可以对结果有显著影响。电流可能通过心脏传导系统或包括中枢神经系统的通路，可提醒临床医生注意潜在的并发症。交流电会导致类似破伤风性的肌肉挛缩，可能会使患者脱离电源，也可能会使患者进入一种被称为“不松手”的持续接触状态。这是因为前臂屈肌和伸肌都受到电流的刺激，但屈肌的力量超过了伸肌，使人无法自主松开。考虑到人类通常是通过抓握而不是用手背轻拍来探索周围环境，抓握导致的接触通常会延长。据报道，大约 50% 的高电压受害者有意识水平的改变，这也是导致长时间接触的又一个原因[18]。接触点的电阻以欧姆为单位，大小不一，在非常干燥的冬季，长了大量老茧的手或脚的电阻大约为 10 万 Ω，在皮肤潮湿时，电阻小于 2500Ω[11]。

从临床角度对电损伤的分类有 4 种：①真正的电损伤是由电流的流动引起的；②电流从源头到物体的过程中产生电弧，从而造成电弧损伤；③衣服或周围环境着火引起的火焰伤害；④雷击。

当温度高达 4000℃还可造成没有实际电流穿过身体的闪光式损伤[19]。这在电工使用靠近电源的金属物体时最为常见。受害者可能被外力抛出并造成创伤，包括鼓膜破裂和任何其他类型的钝力损伤。在没有实际电流的情况下发生的这些损伤可以像其他火焰损伤一样进行分类。然而，潜在的问题是难以确定是否有实际的电流流过。因此，这些患者中的大多数将被视为真正的电损伤。

电损伤的机制似乎是热和非热的多因素组合。流过组织的电流产生热量。电流通过以欧姆计算的电阻传导导致以焦耳计算的热量，对受害者造成严重烧伤[13]。烧伤是破坏生理温度的结果，这些温度通过电能转化为热能的焦耳定律影响到了所有的蛋白质和细胞膜。焦耳定律：热量（Q）= 电流^2（I^2）× 电阻（R）。

电阻从小到大依次为神经、血管、肌肉、皮肤和骨骼。从理论上讲，电流的分布与电阻成比例，电阻最大的组织产生的热量最多。然而，在动物模型中，身体往往表现为单一的、一致的电阻，而不是不同电阻的集合。换句话说，身体就像一个体积导体，受伤的严重程度与受伤部位的横截面积成反比[15]。临床上，在手腕和脚踝平面的损伤往往严重，正是这种情况的体现。深层组织似乎能保持热量，因此骨周组织，尤其是两块骨头之间的组织，往往比表层组织损伤更严重。临床上，在前臂探查时看到，浅表屈肌受累，但较深的旋前肌损伤更严重。相关的大体和微观的血管损伤似乎在受伤的时候已经发生，是不可逆的[20]。这种血管损伤在兔模型中进行了研究，光学显微镜显示血管严重受损。包括血管壁坏死和血栓形成，动脉内皮细胞受损，血管平滑肌收缩，伴有血栓改变的纤维素渗出。损伤后 72h 内的进行性肌肉坏死也可观察到，并认为是血管损伤所致[21]。研究只进行了 72h 的损伤观察，但经验丰富的临床医生可以证明，病情进展期可更长，可能会延长 1 周以上。这些发现和临床经验都支持多次连续清创和最终移植修复创面。病理生理学虽然尚未完全了解，但除了热相互作用，也包括电穿孔和电化学相互作用[22-24]。这些因素影响所有的组织成分，但细胞膜似乎是决定组织损伤的最重要的结构[13]。电穿孔是脂质双分子层在超物理电场作用下形成的含水孔隙过程。这些孔隙的形成允许钙离子流入细胞质，并引发随后的级联反应导致细胞凋亡。特别有趣的是，由于电场的特性，已经证明长形细胞（骨骼肌和神经）更容易受到电穿孔的影响[13]。Block 等在 SD 大鼠模型中的进一步实验证实，仅非热效应就可诱导细胞坏死[23]。跨膜蛋白的电构象变性是指氨基酸在电场作用下极性的变化。在实验中，发现电压门控通道蛋白暴露于强脉冲电场后会改变其电导和离子特异性[25]。

三、紧急救护

电烧伤患者在紧急环境下面临一些独特的挑战。从本质上讲，有 3 个需紧急处理的问题将这些患者与没有电流损伤的患者区分开来。除了应用高级创伤生命支持的基本原则外，在“黄金时刻”需要解决的三个问题是：①哪些患者需要心电监测，需要多长时间；②哪些患者有房室综合征的危险，可能需要紧急手术干预（有时直接来自急诊科）；③液体复苏应如何进行，尤其那些体格检查中容易被忽视的深部组织损伤，特别是患者存在酱油尿的时候。

四、心电监护

在最近一份美国烧伤协会指南文件中的所有研究都证实，在低压和高压电损伤后均可发生心律失常和心肌损伤等心脏异常，因此心电图检查应作为所有患者初始评估的一部分[26]。心脏受损是电损伤后最常见的死亡原因[27]。非特异性 ST 改变是最常见的心电图异常，房颤是最常见的心律失常[28-29]，而室颤是最常见的伤后死亡原因[30]。

同时可能存在心肌的直接损伤。这种损伤的表现更类似于外伤性心肌挫伤，而不是真正的心肌梗死，没有动脉粥样硬化性心肌梗死的血流动力学或复发性后果。Housinger 等研究表明，肌酸激酶和 MB 肌酸激酶水平不足以证明心肌损伤，尤其在心电图未发现心肌损伤，并且骨骼肌有明显损伤的情况下[31-33]。相比之下，Saracoglu 等的研究表明，两者水平的升高与死亡率的增加有关[34]。心肌损伤和心律失常在损伤后不久即表现出来[35]。虽然大部分人认为临床上判断心肌损伤的首选生物标志物是肌钙蛋白，但在电损伤时该指标尚未得到充分的研究。最近用血清肌钙蛋白水平和连续超声心动图对 20 例存活的高压电烧伤患者进行了研究，结果表明，这并不是预测左心室收缩力受损的有效诊断指标[36]。Orak 等发现了另一种生物标志物为 BNP 前体，在高压电损伤中升高，可作为发病率和死亡率的指标[27]。然而，心脏生物标志物并不能全面反映病情，需要与其他临床发现相结合。所有的病人在转运过程中和在急诊科都应该接受监测。相比对所有患者实施更长时间的心脏监测，选择性的监测政策在避免患者风险的前提下使昂贵的医疗资源得到最高效的利用[2, 35]。

心脏监测的适应证包括：①意识丧失；②心电图异常或缺血的证据；③入院前或入院后均有心律失常的记录；④经历过现场心肺复苏；⑤有其他标准适应证的患者[30]。因此，无症状和病情稳定的患者，初步心电图正常，没有其他危险因素的患者不需要住院或心电监测[37]。

没有公开发表的研究直接证实监控所需的适当时间，但大多数认为为 24 ～ 48h[38-40]。我们的治疗意见是在患者受伤后 24h 内进行监测。不符合心脏监护标准的低电压损伤和其他无住院指征的患者可从急诊室安全出院。这对高压电损伤并不适合，尽管有回顾性证据表明，如果有高压电损伤，这些患者的心律失常将在早期发生[35]。

五、肌红蛋白尿

电烧伤患者尿液颜色变深（比浅粉色更深），表明可能有持续的缺血对肌肉造成明显的损害。继发于横纹肌溶解的肌红蛋白尿和血红蛋白尿有急性肾功能衰竭的风险，必须及时清除[41, 42]。虽然不明显的尿色改变很少引起临床关注，但肉眼可见的尿色加深需要快速反应，以尽可能减少对肾小管的阻塞。通过复苏液（乳酸林格盐）滴定输入，以保持尿量双倍于标准烧伤病人的目标率，或成人尿量约100 ml/h，是治疗所需的目标。在刚受伤后的几个小时内所需的尿量通常非常高，随后尿量显著减少，因为从受伤部位回流到中心循环的静脉回流被血栓堵塞。治疗一直持续到尿液变清。其他治疗方案包括使用髓襻利尿药预防少尿、大剂量或连续输注碳酸氢钠使尿液碱化、保持血清电解质正常和筋膜室综合征减压[43]。碱化尿液和渗透性利尿并没有得到一级证据的支持，但许多烧伤中心已经将其作为医疗常规。未能清除尿液中的色素通常是明显的肌肉坏死或持续缺血的迹象。这应该促使对当前治疗方法和潜在的肌肉损伤进行彻底的评估，因为治疗失败与清创或截肢相比，往往可以被视为手术减压干预的指征。

六、筋膜室综合征和早期手术干预

低压电损伤患者发生筋膜室综合征的风险较低。作者没有为任何低压电损伤的患者行过筋膜室综合征减压。相反，高压电损伤需要在临床决策时保持警惕。治疗可能包括紧急到手术间急诊手术，强调有必要让具备24h手术能力的中心接诊。

急性筋膜室综合征的病理生理学存在多种解释，但在所有病例中，最终的共同途径是细胞缺氧[44]。末端附着筋膜的肢体肌肉损伤和肿胀可能引起压力升高，影响血流，导致代谢需求超过运输。静脉流出受到破坏，导致动静脉压力梯度下降，最终导致小动脉塌陷[45, 46]。脉搏消失是真正的筋膜室综合征的最后症状之一，它不同于早期肢体环形烧伤脉搏消失而需要切开的情况。筋膜间隙压测量通常被认为是电烧伤的一种辅助手段，通常是一个额外的步骤。一般来说，这是一个效率不高的诊断。这些损伤很少是轻微的。在过去，一种非常积极的方法筋膜切开术被推荐，但显著的截肢率可能与之相关，早期文献报道的截肢率一般在35% ～ 40%[47-51]。Mann等主张保守的治疗方案，要求仅对具有神经功能障碍进展或复苏失败的筋膜室综合征患者进行筋膜切开术[52]。美国烧伤协会指南文件中关于手术减压的适应证与该管理策略一致[26]。Pannucci等在回顾国家烧伤资料库时发现，早期筋膜切开术是疾病严重程度增加的标志。电烧伤后早期接受筋膜切开术的患者中，7.5%的患者发生深静脉血栓形成，49%的患者在初次住院期间需要截肢[53]。肌酸激酶水平升高与肌肉损伤的程度有关，一些作者提倡对肌酸激酶水平明显升高的患者进行早期减压和积极的外科治疗[17]。根据作者的经验，需要减压的高压电损伤有显著的临床表现，使得肌酸激酶水平和室压等辅助检查没有意义。除了在培训中用于教学目的之外，它们对诊断的作用不大。同样，这些损伤往往是令人意外的。这常会减轻对决定进行紧急探查或筋膜切开术的恐慌；但是，在前24 ～ 48h内必须保持警惕。

筋膜切开术最好在手术室进行全身麻醉[54]。小腿筋膜切开术是一种常见的手术，是所有普通外科医生应该掌握的技能。上肢筋膜切开术不太常见，这也是将这些损伤患者转送到专门的烧伤中心的又一个原因。我们倾向于大S型切口，但需要注意的是，从肘部到手腕的正式前臂筋膜切开术可能不需要，因为最严重的损伤往往发生在腕部，且损伤程度不一。从皮肤远端开始切口并按提示延长切口是一种合理的方法。有时，所有可能需要的是一个腕管释放与一个短的近端延伸（图38-1和图38-2）。

创面包扎可选用5%磺胺米隆溶液湿纱布或生物制剂如异种猪皮移植。第一次手术后24 ～ 48h内进行第二次检查，根据受伤程度，可能会进行连续清创。筋膜切开术后通常是不闭合

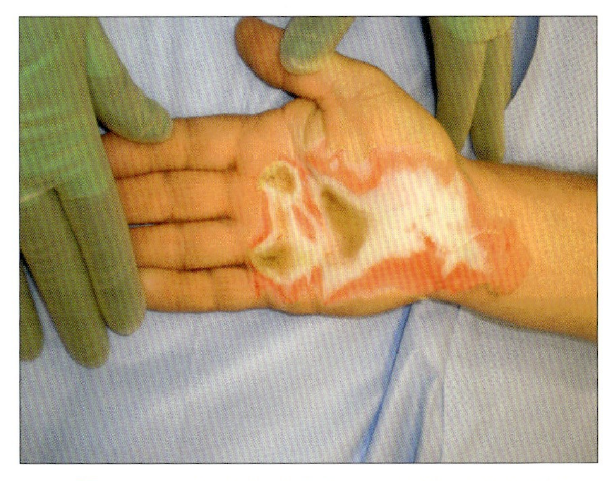

▲ 图 38-1 高压电损伤伴神经系统损伤的体格检查

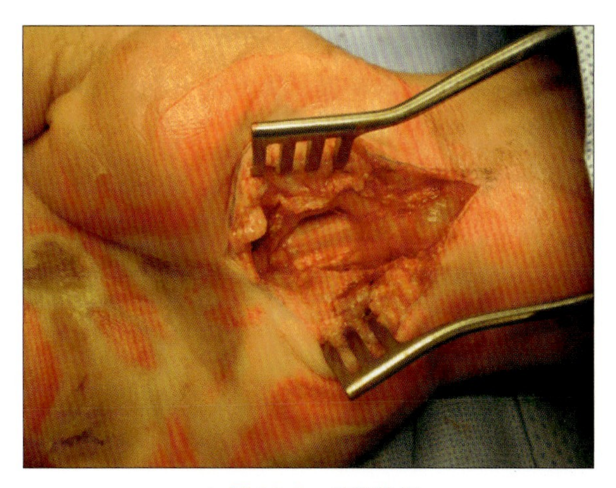

▲ 图 38-2 腕管松解

伤口的，植皮修复创面较常见。很少将截肢作为第一次手术的方案，通常是采用更保守的方法。然而明显干瘪的四肢则是例外。

七、进一步的手术和创面处理

对于不需要紧急手术干预的高压电损伤，宜进行初步的创面护理和观察。不符合心脏监测标准的面积小的低压电损伤患者，也没有止痛诉求时，可以出院或观察，这取决于当地的能力，如是否易于随访，前往烧伤中心的距离是否近。11.1% 的醋酸镁铁盐乳膏（磺胺）具有良好的穿透性，可应用于较厚的接触点上进行局部创面处理。其他涉及的部位可以用以下外用药物治疗，包括磺胺嘧啶银、杆菌肽或任何一种含银敷料。烧伤后 2 ～ 3d 是作为筋膜切开术后的第二次手术或不需要紧急手术的患者的第一次手术时机。明显的坏死组织被去除，存活能力可疑的组织每隔几天再进行重新评估，直到所有不存活的组织最终被去除。坏死组织切除和创面修复是个非常保守的过程，结合皮片移植或皮瓣转移覆盖，为创面修复提供最好的效果。负压引流（vacuum-assisted closure，VAC）装置的应用大大简化了创面处理过程。可将 VAC 装置应用于有可疑坏死组织残留的创面。当可疑感染时可以简单地移除 VAC 装置；除此之外，可以在床边或手术室定期更换 VAC。对于肢体损伤，特别是手部，有烧伤重建经验的整形外科医生的早期介入，对保存肢体远期功能具有重要意义。然而，由于大面积损伤，局部或邻近皮瓣等手术方法可能无法达到目的，而游离皮瓣又因为无法接受长时间手术而无法耐受。在这些病例中，远端带蒂皮瓣可能是合适的 [55]。这些可能包括较老的技术，如 Barrilo 等描述的 Crane 原理或使用腹壁任意皮瓣、腹股沟皮瓣、阔筋膜张肌瓣或交叉臂皮瓣。

为了加速确定深部组织坏死程度的过程，对多种诊断方式进行了研究。其中包括 ^{133}Xe 和焦磷酸盐锝扫描及钆增强磁共振成像 [56-60]。虽然扫描诊断非常敏感和具体，但它对直接临床评估的贡献很小，而且最终是又昂贵又不必要的。目前正在进行一项从入院的当天开始的物理治疗和功能夹板治疗，如果可行，应在整个住院期间继续。也应进行一系列神经学检查并记录在案。如果后期神经功能障碍出现，尽量避免局部麻醉，以减少医疗导致的并发症。

八、损伤部位问题

创面在头部和躯干等部位增加了治疗的复杂性。帽状筋膜以上的头皮烧伤，通过直接切除坏死组织到帽状腱膜并直接移植皮片。穿透或暴露颅骨的烧伤导致更深的创面则需要不同的治疗方法。从历史上看，对于暴露的坏死颅骨，可采用咬骨钳或牙钻清理死骨，提供一个良好的创面基底床。钻多个足够深的孔导致松质骨出血是一种促进肉芽组织生长的方法，最终可以进行皮片移植。这是一个漫长的过程，使用 VAC 或 Integra 等方法可以加速这一过程。最好和最方便的选择可能是在烧伤区域旋转头皮皮瓣，然后用断层皮片移植覆盖供瓣区的缺损[61]（图 38–3 至图 38–5）。较大的头皮缺损需要受伤区域外有能自由吻合的适当血管[62]。

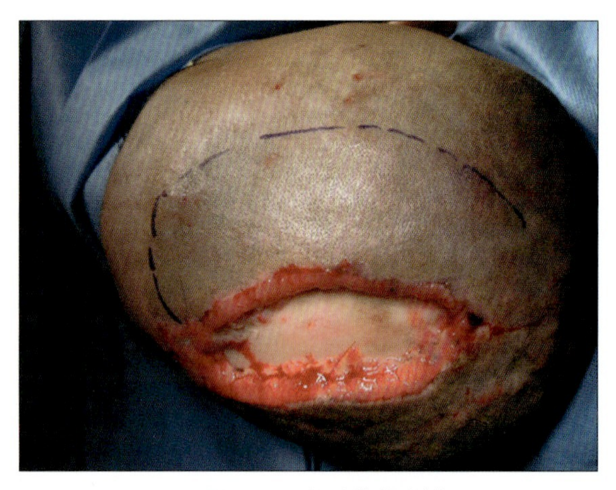

▲ 图 38–3 设计旋转皮瓣

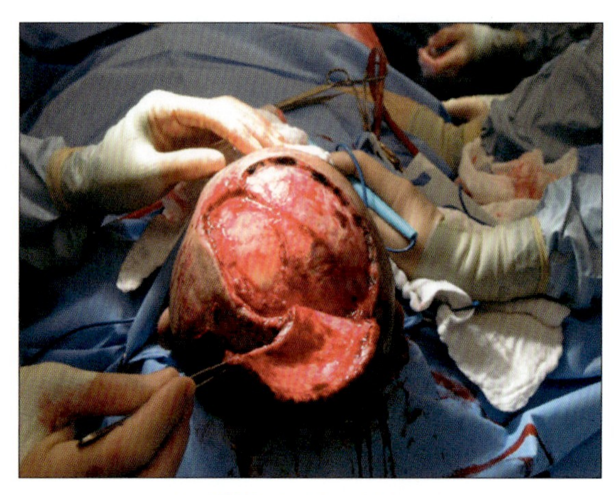

▲ 图 38–4 切取旋转皮瓣

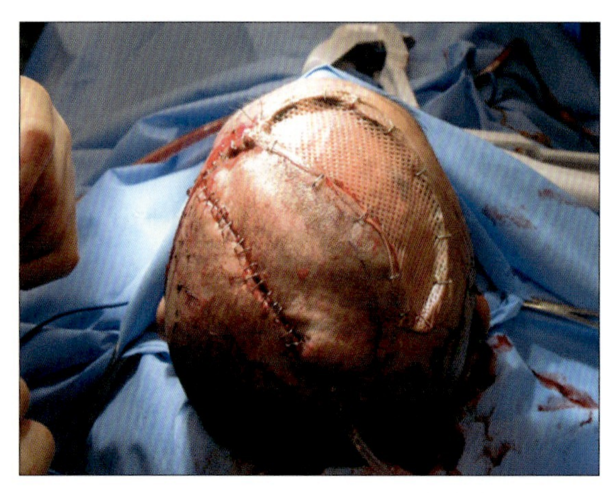

▲ 图 38–5 皮瓣转覆及植皮封闭缺损

尽管在高电压和低电压两种情况下，躯干明显的电烧伤比肢体创伤更常见，但躯干电烧伤也可能造成特殊的问题。胸壁损伤可能特别难以愈合，早期咨询整形外科医生可能会有帮助。肋软骨炎可能是这些损伤的长期并发症。据报道，内脏损伤非常罕见，发生率为 0.4% ～ 1.7%[63, 64]。结肠和小肠是最易受影响的，但胆囊、肝脏、胰腺、胃和膀胱损伤也有报道[65]。必须警惕这些潜在的伤害，它们可能发生在没有明显电接触口的情况下，一旦发生死亡率非常高[66, 67]。食欲缺乏或腹部体征改变相对不敏感但可能是唯一的发现。计算机断层扫描可以做出诊断，决定是否剖腹手术。

九、雷击伤

闪电是世界上许多地区与天气有关的第二大死亡原因，但较少的报道率可能会影响排序[68–71]。美国每年大约发生 10 万起雷暴，其中闪电造成的死亡人数超过任何其他天气现象，每年约 80 人死亡，其中佛罗里达和得克萨斯州的死亡人数最多[72–74]。虽然雷击达数百万伏的电流，但烧伤的程度却极为不同，从轻微的皮肤烧伤到深度与高压电相等的严重烧伤。严重的皮肤损伤罕见，除非附近的物体被引燃，比如受害者背上的一袋高尔夫球杆被击中。雷击的病理性特征是皮肤上的树突状、树状或蕨类分枝状红斑。这些 Lichtenburg 图（也称为角纹）是指在受伤后 1h 内出现的皮下组织中的血液外溢，很快就会消失，很像一种轮盘反应[75, 76]。足尖全层孤立性烧伤也被报道为闪电击伤的特征。这两项特征都有助于在不确定环境下发现病人致伤原因[77]。

闪电可能导致呼吸和心脏停止跳动，对于这种情况，及时实施 CPR 尤其有效[78]。约 10% 的雷击被证明是致命的[79]。即使病人似乎死亡或受伤和复苏之间的间隔时间延长，他们也可能对复苏有反应。重要的是要认识到瞳孔扩大或无反应不一定是脑损伤早期死亡的可靠标志，格拉斯哥昏迷评分也不能预测预后[80–82]。应该仔细检查耳部，因为耳部伤害是经常发生的，从鼓膜破裂（最常见）到中耳和内耳的破坏[83]。电流损伤主要导致单纯感觉神经性听力丧失，并可能显著增加患者终身眩晕的风险[84]。相关的眼部损伤多种多样，可以是双侧。并包括热性角膜病变、前葡萄膜炎、被膜下白内障、玻璃体积血、视网膜脱离、视网膜中央动脉和静脉阻塞、黄斑囊样水肿、黄斑裂孔、视神经病变等[81, 85, 86]。

神经并发症比较常见，包括昏迷、癫痫、感觉异常和瘫痪，这些症状可能在受伤后的几天内出现。kerauno 瘫痪（Charcot 征或暂时性瘫痪）一词被用来描述后面的这些与血管收缩障碍有关的症状，其特征是四肢完全瘫痪，躯干和四肢感觉知觉丧失[87]。幸运的是，这些症状通常是暂时的。可考虑手术治疗的病变，包括硬膜外血肿、硬膜下血肿和脑内血肿等可能会发生，因此需高度警惕意识的改变[74]。许多闪电引起的神经损伤其预后通常比其他类型的创伤性损伤的预后要好，尽管细微的神经损伤可能会持续存在，这提示经首次 CT 扫描后进行一系列神经检查，可采用一种较保守、警惕等待和支持的治疗方法。Muehlberger 等的研究发现，在受伤后随访 12.3 年中，他们的 10 名患者中没有一位有长期的神经或心理缺陷[88]。然而，常发生创伤后应激障碍，雷击后约 30% 的患者可发生[89]。

十、低压电损伤

低压（< 1000V）交流损伤通常局限于接触点。随着接触时间的延长，损伤可能扩展到深部组织，少量向旁侧延伸，与高压（≥ 1000V）电烧伤创面类似。这些创面需切除失活组织并根据创面深度和位置进行适当的覆盖修复。

口腔烧伤是儿童最常见的严重电烧伤类型[90]。这些伤害大多是由于无人照看的小孩（通常小于 4 岁）咬着电线造成的。仅涉及口腔接合处的损伤由于其损伤程度难以预测，几乎很少主动切除坏死组织。按门诊程序进行简单的创面护理[91, 92]。最严重的并发症是唇动脉出血，发生在受伤后 10 ～ 14d。如果发生出血，指导家属用手指压住唇动脉，然后回到急诊室。创面愈合后根据损伤的严重程度采用不同的康复方法。温和的拉伸和使用口腔夹板给大多数患者带来良好的美容和功能效果，一些患者需要重建手术。严重的小口畸形可通过黏膜推进瓣矫正。口腔中部的烧伤愈合较差，可能需要更积极的手术方法[93, 94]。

十一、并发症

早期电损伤的主要并发症包括肾脏、脓毒症、心脏、神经和眼部症状。神经功能障碍可能出现在入院时，也可能在受伤后数天至数周内出现。

虽然眼部损伤可能涉及眼的所有部位，但是白内障的形成是最常见的眼部电损伤并发症[95, 96]。确切的病理生理学尚不清楚，但眼部改变可能影响多达 5% ～ 20% 的真正电烧伤患者。Saffle 等报道了 7 名患者，共 13 只眼球患有白内障，他们注意到患者的双侧受累率很高，且与接触点的电压或位置几乎没有关联，尽管通常认为这些接触点更多地位于头部、颈部和躯干上部[97]。在这些病例中，77% 的患者最终进行了手术治疗，效果均良好。白内障发生时间可短至伤后 3 周，长者可达 11 年[98]。

神经并发症千变万化，可能出现在早期或晚期（最迟在损伤后两年）。电损伤引起的神经肌肉缺损包括麻痹性痴呆、瘫痪、格林 – 巴利综合征、横断面脊髓炎或肌萎缩侧索硬化症[99]。几项研究对电损伤后后遗症的发生率进行了分析。Grube 等报道了 64 例高压电烧伤患者，其中 67% 出现了直接的中枢或外周神经症状[18]。1/3 的患者患有周围神经病变，其中 1/3 神经病变症状持续存在。此外，12% 的患者发生了延迟性周围神经病变，50% 的患者痊愈。他们的报道中没有晚发的中枢神经病变。Singerman 等报道的神经和心理并发症发生率分别为 81.6% 和 71%[100]。最常见的神经症状是麻木（42%）、虚弱（32%）、记忆问题（32%）、感觉异常（24%）和慢性疼痛（24%）。最常见的心理症状是焦虑（50%）、噩梦（45%）、失眠（37%）和对事件的重现（37%）。有趣的是，低压电损伤比高压电损伤导致更多的长期后遗症。来自同一中心的进一步研究表明，低压电损伤后，只有 30% 的人重返工作岗位[101]。在 Chudasama 等的一项研究中，高压电损伤患者比低压电损伤患者住院时间更长，更复杂，并发症更多[102]。尽管如此，低压电损伤患者神经精神后遗症发生率与高压电损伤患者类似，重返工作有限且延迟。Ko 等报道了 13 例迟发性脊髓损伤发作的患者，提出了脊髓损伤血管原因的假设[103]。最常见的周围神经缺损是周围神经病变，虚弱是常见的临床表现[104]。一般来说，早发病变的治疗效果比晚发病变好得多，痉挛的发生比乏力更频繁，功能受影响比感觉受影响更大。

交感神经过度活跃是主要的自主神经并发症，伴随着排便习惯、泌尿和性功能的改变。虽然神经损伤的确切机制尚未阐明，但无论是电流直接损伤还是血管损伤都是目前研究的热点。迄今为止，包括血管造影和磁共振成像在内的影像学研究对预测或评估神经缺损程度都没有帮助。通常，病人的神经心理状态是不正常的。在一项比较电烧伤患者和非烧伤电工的研究中，Pliskin 等发现，与受伤或处境无关的认知、身体和情感抱怨明显更高[105]。入院时必须进行完整的神经学检查，记录最初的表现。在评估长期需求和参与制定治疗计划时，有经验的、感兴趣的理疗师的早期参与非常重要。

截肢部位的断端发生异位骨化是电烧伤患者特有的。大约 80% 的长骨截肢患者会发生这种情况，但对于关节脱位或小骨截肢患者则不会发生异位骨化。Helm 等发现，有 28% 的患者异位骨化严重，需手术对骨端进行修整[106]。手术很容易，打开切口，并使用咬骨钳去除异位骨、重新缝合残肢。

虽然电烧伤只占所有烧伤的 4% 左右，但电烧伤治疗消耗大量的医疗资源，需要团队进行精心规划，实现最佳救护。

第39章

冻伤

Cold-Induced Injury: Frostbite

Amalia Cochran　Stephen E. Morris　著
侯文佳　胡晓燕　唐洪泰　译

一、冻伤历史

冻伤是由于正常的环境保护机制失效而造成的一种外伤性损伤，造成组织的冻结。在美国大型城市中心，由于人们对户外冬季娱乐活动兴趣越来越浓厚，以及无家可归者和社会经济不佳状况的普遍存在，寒冷造成的伤害在美国仍然惊人地频繁发生[1, 2]。

冻伤在许多军事史上都有记载[3]。在为期两周的穿越阿尔卑斯山之旅中，Hannibal 因冻伤失去了近一半的兵力。在独立战争期间，James Thatcher 博士记录到，在 1778 年冬天，华盛顿因与寒冷相关的伤亡损失了 10% 的军队。1812 年秋，拿破仑入侵莫斯科，随后在俄罗斯严冬撤退，男爵 Dominique Jean Larrey 在担任军医时首次对冻伤进行了系统的医学观察[4]。基于这次战役中冻伤的流行特性，Larrey 对冻伤进行开创性的描述，并确定了随着篝火解冻和随后在寒冷条件下行军而产生的每日再冻结的破坏性影响；此外，许多士兵试图用篝火取暖时，烧伤了冻伤的麻木的脚。Larrey 开始相信，最佳的治疗方法是用雪或冰摩擦按摩，从而缓慢复温[4]。这些推荐作为军事医学治疗冻伤的标准已经维持了 100 多年。

在 1941—1942 年的冬天，德国军队在试图占领莫斯科的过程中遭受了大约 25 万人的冻伤，这是历史上最大数量报道的冻伤[5]。第二次世界大战期间，德国和俄国军队都采用了基于 20 世纪 30 年代 Kirov 研究所工作的快速复温理论[5, 6]。第二次世界大战后，现存的俄文和德文作品被翻译成英文，并成为西方主流快速复温的基础。1960 年，Mills 在他的报道中首次发表了关于快速复温的主要临床经验，并提出了全面治疗冻伤的理念[7]。Meryman 随后编辑了一篇具有重大影响的文章，阐明了冻伤的科学依据[8]。此后的 30 年，冻伤护理方面没有任何重大临床进展，但军队和民间的冻伤发生数不断增加[9–16]。冻伤仍然是一个巨大的临床挑战，在过去 10 年里，最大的临床进展是在早期治疗中使用溶栓疗法[17–19]。

二、冻伤的病理生理与分类

冻伤相关的损伤有两大类机制：一类是冻伤直接导致的细胞损伤及死亡；另一类是由组织进行性缺血介导的延迟损伤[20–23]。冻伤的直接影响是由于细胞外冰晶的形成，渗透梯度的变化导致细胞脱水，直接损伤细胞膜[24]。快速冷却会导致细胞内结冰，造成更严重的细胞损伤和细胞死亡，而较慢的冷却会产生细胞外冰晶。这个缓慢的过程导致跨膜渗透转移，从细胞内吸收水分，并产生细胞内脱水，导致蛋白质和脂质构象的变化，以及损害细胞内稳态[25–29]。随着温度的持续下降，细胞内晶体形成，温度与新陈代谢的线性关系消失，DNA 合成减少，组胺释放导致皮肤潮红，形成充满液体的水疱[13, 30–33]。

微血管病理生理学可能比细胞的直接冷损伤更为重要。研究表明，全层皮肤在冻融条件下在原位时发展为坏死，但移植到一个正常的、未受伤的受体部位时存活下来[23]。Zacarian 发现了一些可能在冻伤的微循环变化中起作用的过程。小动脉和小静脉出现短暂的血管收缩，随后毛细血管血流恢复，但微小栓子由此形成[34]。随着解冻，毛细血管的血流恢复但几分钟内减少，冷冻组织复温的20min内，血液循环常常完全停止。随机的皮瓣模型在再灌注后也出现了类似的变化，提示活性氧是损伤的介质[35]。在72h内，毛细血管床发生显著的去内皮化和纤维蛋白沉积。内皮细胞超微结构检查显示细胞肿胀、液体外渗、内皮细胞扩张、细胞溶解[36]。损伤程度存在区域差异，以低流量小静脉最为明显，因此推断，血液淤滞在这一病理生理过程中也发挥了作用[32]。

冻伤的病理生理与烧伤创面的炎症反应密切相关[37]。在冷冻伤患者中可以发现二十烷与烧伤水疱液中的缓激肽类似，组胺等炎症介质在损伤区域释放，与冷损伤的研究结果相似[38-44]。这促使研究人员假设一种类似于Jackson烧伤模型的软组织冻伤模型，包括坏死区和淤滞区[45]。与烧伤水疱分析类似，Robson和Heggers检查了冻伤水疱中的液体，发现其含有高浓度的前列腺素F_2和凝血素B_2前体[37]，与血管收缩和白细胞黏附有关。此外，当解冻后再冷冻时，冰晶造成的细胞损伤和随后的炎症反应被放大了[46, 47]。

三、临床研究和冻伤的分类

在许多情况下，病人并不知道冻伤正在发生。低温的存在和冻伤患者频繁使用精神类药物可能是造成这一问题的原因。典型的损伤分布是肢端、耳朵、鼻子、脸颊，阴茎的损伤也很常见[9, 14, 48]。患者可注意到受累部位的麻木和笨拙。这种复杂的症状在复温后迅速逆转。剧烈疼痛发生在复温过程中以及复温过程之后，通常为搏动性疼痛，需要阿片类药物来缓解[49]。

由于冻伤的性质，传统上分类是根据复温后的体检结果进行的。浅度冻伤最常见的表现是皮肤的麻木和苍白。浅度冻伤不包括皮下真皮或软组织的损伤，因此恢复体温可使症状和身体表现得到近乎完全的缓解。相比之下，真正的冻伤涉及一定程度的真皮和软组织损伤。临床表现在复温后的一段时间内进一步进展，尽管最初的表现可能具有欺骗性，因为在冻伤和浅度冻伤中都存在充血[9, 50]。水疱形成可能需要数小时至数天的时间。12～24h后，水疱的特征通常变得明显，可为评估其严重程度提供依据。

传统的冻伤分类与烧伤相似。一度损伤在表皮层，表现为充血，有或没有水疱。最初可能局部苍白，周围有红斑，发展为全身的水肿和红斑，不留瘢痕。二度损伤伴有水疱和表皮脱落。这可能与部分真皮受累有关，但通常预后良好。三度冻伤通常为血性水疱，在1～2周内发展成较厚的黑色痂皮。四度损伤累及骨、肌腱或肌肉，均可导致深部组织损伤。无法通过目测判断精确的损伤深度，有些倾向于进行常规浅表（一度和二度，图39-1）和深度（三度和四度，图39-2）分类[51, 52]；临床上，这些症状可以通过水疱来判定，出现血性水疱表明真皮下组织结构损伤[52, 53]。Cauchy最近提出了一种基于截肢风险的替代分类系统，包括恢复体温后病变的范围、第2天的骨扫描结果及第2天是否出现水疱[54]。虽然这个系统还没有广泛使用，但客观检查与预后的关系可能有助于今后的冻伤治疗。

四、冻伤的初步处理

预防显然是治疗冻伤的理想方法。酒精和药物中毒增加了冻伤的风险，尤其是在城市人群和精神病患者中[55, 56]。虽然只有通过更广泛的社会干预才能真正预防醉酒、精神疾病和无家可归的

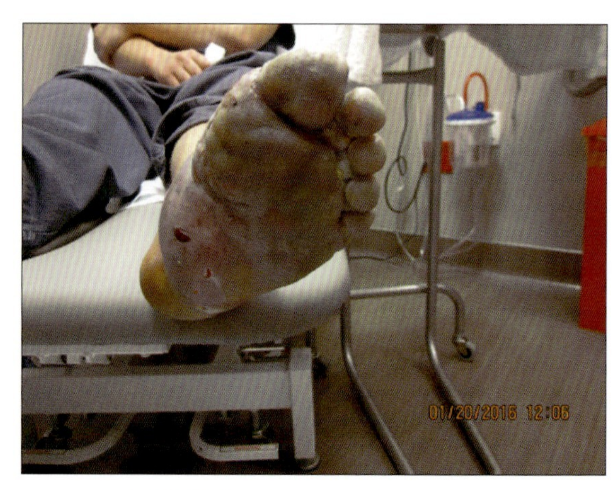

▲ 图39-1　浅度冻伤，水疱清晰可见

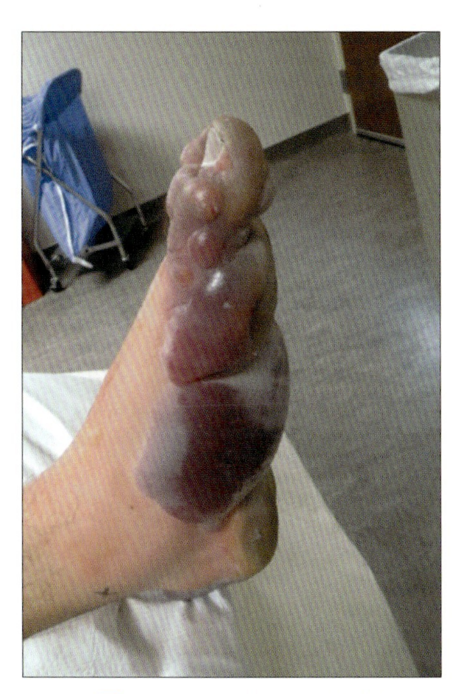

▲ 图 39-2 深度冻伤，血性水疱

人发生冻伤，但对于那些在寒冷天气的野外活动中继发冻伤的人来说，有一些简单的技巧可预防冻伤。在寒冷天气的野外活动中，预防冻伤的措施包括但不限于穿合适的衣服，其中可能包括分层和抽芯织物；保持衣服干燥；对不断变化的环境条件做出适当的反应；并对危险区域或可疑区域进行“冷检查”[57]。

如果在野外发现冻伤，最优先的处理方法是避免进一步损伤。如损伤部位有首饰，应将其移走。现在已知用冰或雪摩擦会对脆弱的受伤组织造成进一步的伤害[4, 49, 51, 58, 59]。应保护受伤部位，因其感觉麻木，并存在损伤加重高风险[49, 51, 58, 60]。关键在于转移之前是否进行复温[61]。基于 Mills 在北极航空医学的实验室工作，解冻和再冻结均对冻伤产生加深作用，除非确定受损组织维持在解冻状态，否则不应原地复温[7, 58, 62]。全身低温冻伤常伴有局部冻伤，因此在开始明确治疗前，必须对患者进行全面仔细评估。低体温会导致周围血管收缩和血流减少，而局部冷损伤会加重这一过程[63, 64]。治疗冻伤前必须纠正低体温，体温过低可能危及生命[48, 50, 57, 62]。

传统推荐快速复温水浴温度为 40 ～ 42℃[49,53,58,62]。阿拉斯加州指南最近将水浴温度推荐为 37 ～ 39℃，既不显著增加复温时间，又能缓解患者疼痛[51, 57]。用此温度的水浸泡肢体或浸浴全身，水量充足，复温时间约为 30min，至肢端感觉恢复及转红润[51, 61]。复温过程中感到疼痛可适当使用麻醉药物[49]。此外，应酌情给予破伤风免疫接种。最后，一些学者认为皮肤明显肿胀后失去对皮肤常驻菌的抵抗作用，推荐全身使用抗菌药物[47, 53, 57, 61, 65-67]。

五、复温后评估和处理

复温后，首先要对损伤组织进行局部护理。是否去除水疱仍具有争议[67]。疱液内含有高表达水平的 $PGF_2\alpha$、TXB_2 和低表达水平的 PGE_2，导致血管收缩、白细胞黏附性增强、血小板聚集、皮肤缺血加重[13, 37, 41, 44]。由于水疱下真皮结构损伤，清除水疱可能扩大软组织的损伤，是否清除血性水疱值得关注[52, 53]。去除水疱使受损的皮下组织可视化，便于临床医生评估创面深度[66]。

芦荟能对抗花生四烯酸级联效应，有益于冻伤区域的局部保护。Heggers 证实，使用全身性非甾体抗炎药和局部使用芦荟，使用青霉素预防革兰阳性感染，与传统使用抗菌药物的患者相比，可明显减轻组织损伤，降低截肢率，缩短住院时间[13]。单纯外用芦荟认为具有改善损伤组织的作用，因此建议优先使用芦荟，而非磺胺嘧啶银或磺胺米隆的抗菌药物[13, 57, 61, 67]。局部创面处理时应注意小心留置填充物、避免过度压迫、抬高患肢来减轻水肿[51, 53, 61, 67]。

（一）非手术治疗

冻伤患者的药物治疗方案还包括系统性阻断花生四烯酸通路、改善局部炎症反应。实验证明，阿司匹林在兔耳模型中使组织活性提高 20%[13]，然而阿司匹林却阻断了包含能够促进创面愈合代谢产生的所有花生酸酯代谢物，因此，建议使用布洛芬和 TXA_2 的特异性阻断药物[1, 61, 65, 68]。

己酮可可碱是一种磷酸二酯酶抑制药，主要用于跛行，已证实与局部外用芦荟可协同提高组织活力[69]。己酮酰基提高红细胞的柔韧性，改善微血管淤滞，减少小血管血栓的形成。此外，苯氧苄氨酸能降低血液黏度，有助于改善组织活性[70]。基于目前足部冻伤的研究，在伤后2～6周使用己酮可可碱进行复温后治疗，建议剂量为每日3次，每次400mg[70]。伊洛前列素是一种类似于环前列腺素的药物，也可作为血管舒张药使用[57, 71]，尽管欧洲正在进行戊烯烃苄啶和伊洛前列素的研究，但其所有研究数据刚刚起步，尚不足以推荐使用。

在过去50年或更长的时间里，溶栓药物在冻伤治疗方面取得了最显著的临床进展。溶栓药物在冻伤治疗中应用的第一个例子是使用尿激酶的动物模型[72]。1992年的一份初步报道显示，在减少冻伤截肢方面，溶栓药物可能比缓慢再升温效果更显著[73]。随后发表的文献指出，使用组织纤溶酶原激活药可以改善手指的保留情况（图39-3）[17, 19, 74-77]。但组织纤溶酶原激活剂仅在解冻后24h内有效，这意味着并不适用于在极端偏远环境中受伤的患者。此外，虽然溶栓治疗提高了挽救手指的可能性，但对手指长期功能效果尤其是对冻伤神经病理并发症的影响尚不清楚。

手术和化学交感神经切除术由于临床效果不佳，已经在很大程度上不被采用。交感神经切除术在保留冻伤组织方面没有任何优势，可能导致更多损伤[78, 79]。有文献支持的有关交感神经切除术的两个益处是，改善耐寒性和改善脊髓损伤神经性疼痛和感觉异常。而这些并发症通常是冻伤后最大的临床挑战之一[78, 80]。因此，交感神经切除术的最佳应用可能是治疗冻伤远期并发症。

对高压氧的研究有限，却有希望辅助治疗冻伤。早期有文献记载，高压氧用于治疗4名冻伤的高山运动员，他们均在受伤后10d或更长时间后接受治疗，均表现出高压氧有助于组织保留[81]。随后有病例报告显示，尽管延迟应用，高压氧治疗后改善了血流和或全面保护了冻伤区域[82-85]。这使得高压氧成为冻伤治疗方法的热门选择。高压氧的多中心试验将为理解这种疗法在冻伤治疗中的作用提供实质性进展证据。

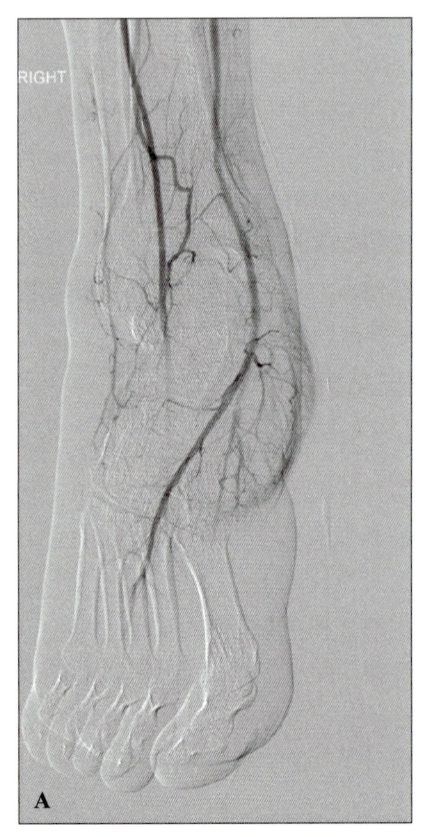

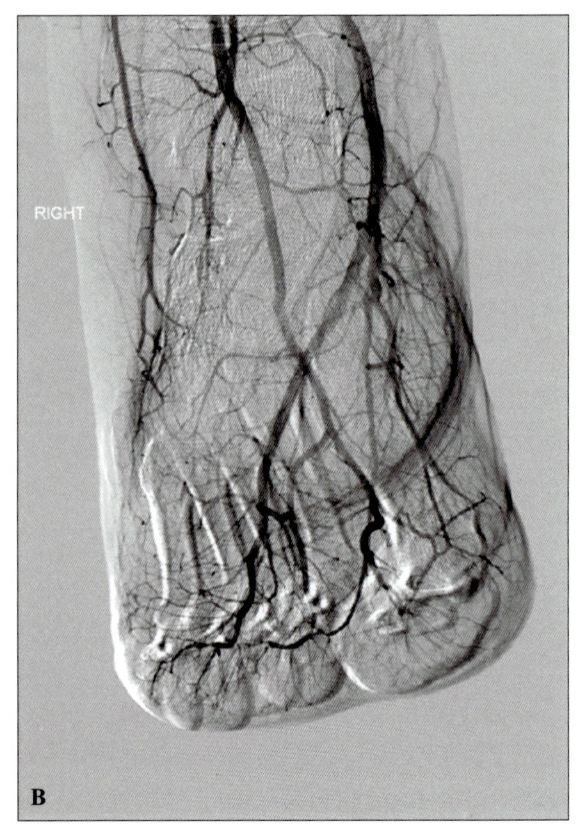

▲ 图39-3　A. 组织纤溶酶原激活药使用前足部深度冻伤血管造影；B. 应用组织纤溶酶原激后19h足部深度冻伤血管造影

（二）影像检查和外科治疗

闪烁显像和磁共振成像 / 血管造影术（magnetic resonance imaging/angiography，MRI/MRA） 均可作于诊断、改善冻伤的外科治疗过程。20 多年前，Mehta 在三相骨扫描中发现了三种不同的模式，是损伤 48h 内提示预后的有用指标 [86]，他发现灌注期和充血期显示有坏死风险时，骨期显示深部组织和骨坏死。部分学者认为骨扫描应于伤后 7 ～ 10d 进行，而一些研究已经证明了核素对于手术效果判断具有优越性 [66, 87, 88]。部分临床医生会根据骨扫描结果制定早期手术方案 [54, 89]。MRI/MRA 可直接显示闭塞的血管，可能比 ^{99}Tc 扫描更好地显示活性组织 [90]。而随后的一项研究表明，MRI 在确定截肢的解剖部位方面并不优于骨扫描，手指上软组织有限而不适用于 MRI[65]。

历史上有数据显示早期手术可能加重不良预后，因此在早期手术干预中采用闪烁成像技术的可能性有限 [79]。Greenwald 提出了一项方案，即在受伤后 7 ～ 10d 进行早期闪烁成像和手术干预 [89]。Cauchy 提出了一个合理的观点，即在受伤后 10 ～ 15d 进行骨扫描，可缩短患者等待时间、降低感染风险并提前康复。值得注意的是，如果骨扫描在损伤早期（＜ 48h）显示不清 [66]，Cauchy 提倡在伤后 7 ～ 10d 重复扫描。目前临床普遍做法仍然是在伤后 4 周～ 3 个月，即坏死组织界限明确的时间里进行手术治疗 [49, 67]。

六、结论

冻伤具有悠久的临床治疗历史，至今仍是现代临床的一大挑战。虽然冷冻伤的病理生理学已经有了很好的描述，但与传统的“一月冻伤，七月截肢”治疗方法相比，进展甚微。溶栓治疗在急救中已凸显成效，但需早期使用，且远期效果尚不明确。高压氧在急救和功能结果方面疗效显著。己酮可可碱或伊洛前列素引起的血管舒张值得作为治疗冻伤的潜在研究方向。

闪烁扫描对尽早决策冻伤手指和四肢的外科治疗提供了一种方法。应进行大规模的多中心验证，以评估这些临床实践能否改善组织修复及预后。

拓展阅读

Bruen KJ, Ballard JR, Morris SE, et al. Reduction of the incidence of amputation in frostbite injury with thrombolytic therapy. *Arch Surg*. 2007;142(6):546-551, discussion 551-553.

This retrospective, single-center review presented the largest series of frostbite patients managed with thrombolytic therapy. A reduction in incidence of digital amputation rates ranges from 41% to 10%.

Cauchy E, Marsigny B, Allamel G, et al. The value of technetium 99 scintigraphy in the prognosis of amputation in severe frostbite injuries of the extremities: a retrospective study of 92 severe frostbite injuries. *J Hand Surg Am*. 2000;25(5):969-978.

The Chamonix group provides a 12-year review including 92 patients, demonstrating the value of 99Tc scanning in frostbite evaluation and management. They use their experience to delineate an algorithm with potential use in future research on medical and surgical management of frostbite.

McCauley RL, Hing DN, Robson MC, et al. Frostbite injuries: a rational approach based on the pathophysiology. *J Trauma*. 1983;23(2):143-147.

This seminal article describes a limited single-center experience with frostbite. The University of Chicago Frostbite Protocol that is included is the foundation for multiple protocols that have been published subsequently.

State of Alaska. State of Alaska Cold Injury Guidelines. Juneau: *State of Alaska*; 2005.

These represent the most comprehensive guidelines for the management of all forms of cold injury. Frostbite guidelines include the spectrum of care, from management in the field through arrival at a hospital that can provide definitive care.

第40章 化学烧伤

Chemical Burns

Felicia N. Williams　Jong O. Lee　著
王雪欣　郑兴锋　唐洪泰　译

一、概述

化学烧伤只占烧伤的一小部分，却占烧伤相关死亡人数的1/3[1]。许多常见的家用和工业用化合物都有可能引起严重的化学烧伤。美国毒物控制中心协会的国家毒物数据系统2014年度报告显示，有199 291例化妆产品或个人护理产品中毒；198 018例家用清洁产品中毒；83 005例农药中毒；31 903例碳氢化合物中毒及38 975例未指明的化学制品中毒[2]。2014年暴露于特定的化学物质中，包括酸、碱、过氧化物、漂白剂和酚类物质共38 594例，高于2013年的38 552例[3]。不幸的是现实中容易接触有毒产品是显而易见的，儿童发生化学烧伤的数量在增加。大多数涉及儿童的化学烧伤是常见的家用产品导致的烧伤。家庭化学烧伤通常是由于化学制品标识不正确和储存不当，以及故意伤害和自杀导致的。全身最易受累的部位是面部、眼睛、胳膊和腿。因此，化学烧伤的住院时间和愈合时间往往更长。大部分的死亡与摄入的化学物质有关[4]。本章介绍化学烧伤的一般治疗原则。

二、病理生理学

无论是由化学制品还是热力引起的烧伤创面，其共性的地方是都具有结构蛋白和功能蛋白的变性。生物蛋白的结构不仅包括特定的氨基酸序列，还包括依赖于分子间作用力比如氢键或范德华力的三维结构。这些三维结构赋予蛋白质生物活性，很容易受到外界影响，特别是化学作用和热力的破坏。这些弱键能被热能降解导致蛋白质变性。此外，任何pH的变化或周围脂质的溶解都可能中和蛋白质并破坏其功能。对蛋白质中活性基团的直接化学作用同样会使其失去活性。

化学烧伤的严重程度由以下几个因素决定[5]：①接触或摄入的化学制品的浓度；②化学成分的剂量；③接触的方式和时间（如皮肤或摄食）；④渗透力；⑤化学成分的作用机制；⑥介质的物理状态（如液体、固体、气体）。

化学制剂在生物系统中有6种作用机制，根据它们如何使蛋白质变性和损伤蛋白质来分类[5,6]。

1. 还原

还原剂通过结合组织蛋白中的自由电子而起作用，引起变性。一般来说，它们是通过减少酰胺键来实现变性作用的。还原剂包括盐酸、硝酸、烷基汞化合物、亚铁和亚硫酸盐化合物[5,7]。

2. 氧化

氧化剂在与组织蛋白接触时被氧化。这些试剂通过将氧、硫或卤素原子插入结构蛋白和功能蛋白中而造成破坏。中间产物通常是有毒的，并继续与周围的组织发生反应。氧化剂包括次氯酸钠、高锰酸钾、铬酸和过氧化物[5]。

3. 腐蚀性物质

腐蚀性物质使接触的组织蛋白变性，形成焦痂和浅溃疡。腐蚀性物质包括苯酚、甲酚、白磷、铬酸盐、金属钠、碱液、硫酸和盐酸。

4. 原生质毒物

这些物质通过结合或抑制对组织活性和功能所必需的钙或其他有机离子而产生作用。这些物质与蛋白质形成酯类和（或）螯合钙或其他离子。原生质毒物包括“生物碱”酸、乙酸、甲酸，以及代谢性竞争剂和抑制剂，如草酸、氢氟酸和肼。

5. 糜烂性毒剂

糜烂性毒剂在接触部位造成局部缺血和坏死。局部有组织细胞因子释放和水疱形成。糜烂性毒剂包括斑蝥素、二甲基亚砜、芥子气（硫和氮）和路易斯毒气等。

6. 干燥剂

这些物质通过使组织脱水和放热反应将热量释放到组织中造成损伤。如硫酸、盐酸、硫酸钙和硅胶。

化学烧伤通常被描述为酸烧伤或碱烧伤[8]。酸在生物系统中充当质子供体，强酸的 pH ＜ 2。能造成典型损伤的碱性物质的 pH 通常在 11.5 以上[8]。一般来说，碱性物质造成的损害比酸性物质造成的损害更大。酸会随着蛋白质的沉淀而引起凝固性坏死，而碱的反应则是“液化性”坏死，碱能渗入深部组织造成进一步损伤[9]。组织中羟色胺的存在增加了碱性物质的溶解度，使碱性物质容易溶解组织蛋白形成碱性蛋白酶[1]。有机溶液的作用机制是溶解细胞壁脂质膜，破坏细胞结构。无机溶液则更倾向于停留在细胞表面，但也可以作为转运体来携带使蛋白质变性的物质或与蛋白质合成盐类的物质[5]。

三、处理的一般原则

对化学烧伤患者进行急救最重要的方面包括清除与患者接触的致伤物质，即停止烧伤。解脱所有可能被污染的衣物并用大量的清水冲洗烧伤创面。化学烧伤的冲洗需要卫生保健人员的保护，以防止造成额外的伤害和伤及更多的人。此外，不应将患者放入浴缸进行创面冲洗，这会使含有致伤化学成分的物质扩散。冲洗应选择用大量清水进行淋浴或去净化站处理，并且要求有符合规定的排水出口。立即大量清水冲洗可以减少损伤的程度和深度，特别是对眼睛[10]。目前还没有关于清水冲洗充分性的测量方法，但是监测流出物的 pH 可以提供关于清水冲洗充分性的可量化信息。通常冲洗 30min ～ 2h 是必要的。

安全数据表被强制提供给所有存在化学制品的工作场所。对于某种药物潜在的全身毒性和不良影响，这是非常有价值的参考资料。地方毒物控制中心可提供更多家庭化学制品或成分不明的化学制品的数据资料。

一般不主张使用中和剂。中和剂引起放热反应，产生热量并伴随化学损伤。当已知致伤的化学成分，并且已知该制剂发生生理变化时的正确解毒剂，有报道使用该解毒剂的一些益处，但尚未发现其优于用清水冲洗[11-13]。关于葡萄糖酸钙治疗氢氟酸烧伤的例子在本章后面讨论。

典型的大量清水冲洗要求充分稀释化学物质，无论是蒸发冷却损失热量，还是使用未加热的冲洗液，均会导致患者具有潜在的低体温风险。化学烧伤的创面处理原则通常与热力烧伤相同。鉴于化学烧伤往往比我们最初观察到的损伤要更深，提倡早期切痂植皮治疗，因此，化学烧伤往往愈合得更慢。

四、特定物质

（一）酸

1. 乙酸

乙酸，又称乙醇酸和甲烷羧酸，是一种温和型螯合剂。稀释到低于 40% 浓度的溶液，如食醋和护发产品，通常是无害的，但如果使用不当，可能会造成伤害。暴露于该物质可引起上下呼吸道的刺激症状，包括咳嗽、呼吸急促、气喘、鼻喉刺激、咽部水肿和肺水肿。其他症状包括牙齿腐蚀、结膜炎、头痛、恶心、呕吐、视力下降、腹痛、眼痛、皮肤发白[5]。对于这种情况，首要的处理是用大量清水冲洗[14]。

2. 苯酚（石炭酸）

苯酚是一种从煤焦油中提取的碳氢化合物，通过引起组织变性和坏死造成伤害[15, 16]。最常见的不良反应是皮炎、异常色素沉着和皮肤烧伤[17]。浓缩的苯酚是具有腐蚀性的；因此，长时间的皮肤接触会导致局部烧伤或全身烧伤。这些烧伤往往在被发现之前就已扩大，其次苯酚还具有局部麻醉特性。仅仅摄入 1000mg 就可能是致命的。全身反应包括室性心律失常[18]、肺水肿、喘鸣和呼吸急促。局部反应可见结膜炎、角膜水肿或坏死、皮肤坏死[16]。

苯酚导致的急性中毒可能是致命的，因此，及时用大量清水冲洗是非常必要的。聚乙二醇（分子量 300 或 400）已被证明可能有益，但在使用聚乙二醇前应该首先用大量清水冲洗。文献报道表明静脉注射碳酸氢钠可能可以预防苯酚的一些全身不良反应[19–26]。

3. 铬酸

这种酸在接触皮肤时不会引起疼痛但会形成腐蚀性溃疡[27]。吸入该酸可引起鼻中隔溃疡和支气管痉挛。这种制剂可使蛋白质凝固。通常在接触该酸后的 5h 内血液浓度达到峰值。仅 1% 的全身体表面积烧伤就可发生症状，超过 10% 或以上的烧伤常由于其全身影响造成致命性伤害。清水冲洗是首要的治疗方法，但在工业环境中，用亚硫酸钠或水溶液冲洗后，用磷酸盐缓冲液冲洗可能是一种更恰当的解毒治疗。用二巯丙醇进行全身治疗，前 2 天，每 4h 肌注 4mg/kg，随后 2 ～ 4mg/（kg · d），共 7d。在第一个 24h 内进行透析是去除血液循环中的铬和缓解电解质失衡的合理手段。换血疗法可能是必要的。各种含有 10% 的乙二胺四乙酸钙或抗坏血酸等软膏产品，可用于小的表面烧伤[28, 29]。有病例报道支持铬酸烧伤后行早期切痂治疗，可帮助预防全身性中毒[28, 30]。

4. 环氧氯丙烷酸

环氧氯丙烷是一种罕见的腐蚀性致癌物质，无色，散发出大蒜般的气味。它用于生产胶水、塑料、甘油和树脂，也可用于纸张加固和水净化方面。它还可以转化为黏合剂，用于生产炸药。这种烧伤可在数小时内迅速发展为全层皮肤的烧伤。处理上应注意立即用大量清水冲洗并进行血流动力学监测（图 40–1）。

5. 甲酸

甲酸是一种强无机酸，用于制胶和制革。接触该酸后，皮肤会形成焦痂，但不能阻止全身的吸收。当甲酸被吸收后，通常会发生代谢性酸中毒、血管内溶血伴血红蛋白尿、肾衰竭、肺部并

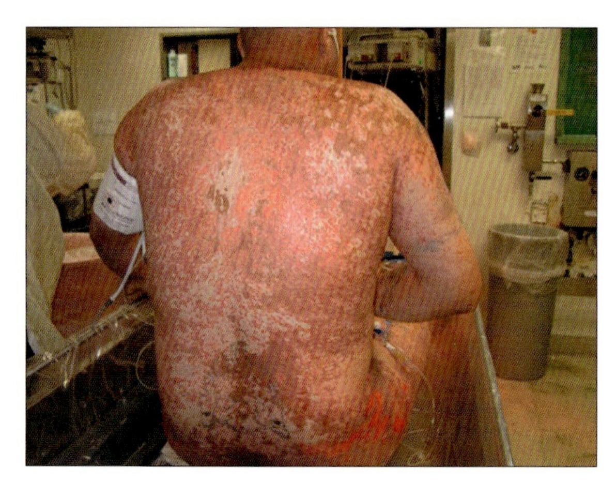

▲ 图 40–1 环氧氯丙烷酸烧伤入院 3d 后

发症，以及伴有坏死性胰腺炎的腹痛[31]。所有因接触甲酸而烧伤的病人都应该住院治疗，因为会出现许多潜在的全身不良反应。甲酸是一种最常用于实施人身攻击的酸，特别是在发展中国家，因为它很容易被获得[32]。

6. 盐酸，硫酸

盐酸是最常见的引起化学烧伤的化学制品之一。盐酸和硫酸是质子供体，当氢离子电离时，会使局部组织的 pH 降至 0[33]。接触后组织发生凝固性坏死和溃疡，导致结缔组织硬化和内皮血管血栓形成、溃疡、纤维化和溶血[7]。许多家用酒精清洁剂含有稀盐酸（3% ～ 6%）和硫酸及其干燥剂前体（三氧化硫）的浓度高达 80% ～ 99%。盐酸是商品级的浓氯化氢。当与皮肤接触时，它会使蛋白质变性成为它们的氯盐。大量清水冲洗和早期切痂治疗是首选的治疗方法。盐酸烟雾可造成吸入性损伤引起急性肺水肿（图 40–2 和图 40–3）。其他症状还有皮肤和黏膜的白色或灰色样变。患者可能有眼、口、喉、腹部的疼痛和损伤。他们可能会出现呕血、呕吐、头晕、头痛、呼吸困难、咳嗽、呼吸急促、肺炎、喉痉挛，并最终出现呼吸衰竭[5]。

7. 氢氟酸

氢氟酸是一种腐蚀性物质，常用于工业制造和计算机加工。在石油工业中用作清洗剂，用于生产高辛烷值燃料、玻璃蚀刻、杀菌剂、染料、鞣革、防火材料以及除锈。由于氢氟酸具有酸和代谢性毒物的特性，其伤害往往是致命的。酸的

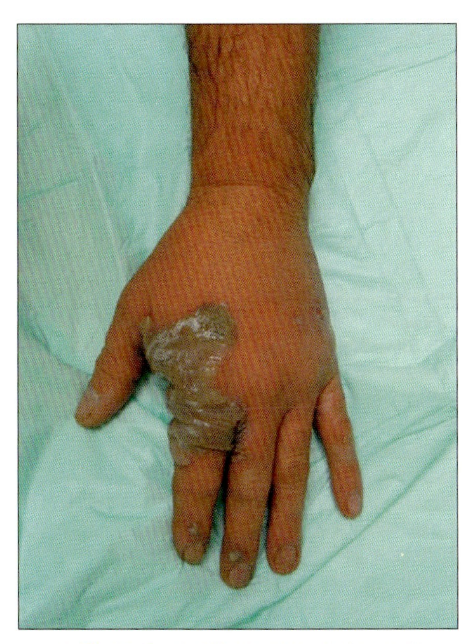

▲ 图 40-2　手部盐酸烧伤去除水疱前

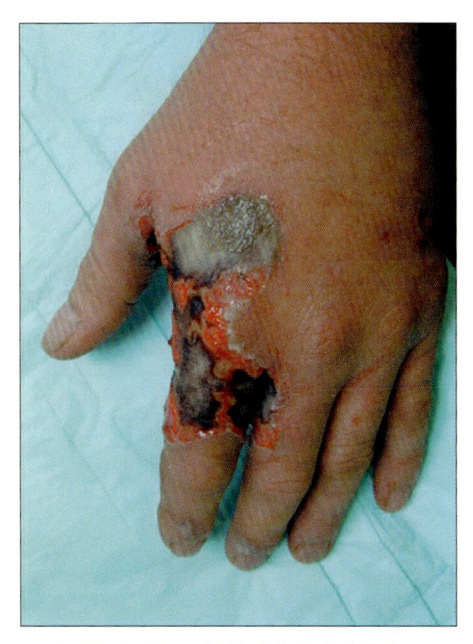

▲ 图 40-3　手部盐酸烧伤去除水疱后

成分导致凝固性坏死和细胞死亡。氟离子可螯合带正电荷的离子，如钙和镁，引起低钙血症和低镁血症 [34]。细胞内钙外流，导致细胞死亡。直到完全被 2 价阳离子中和前，氟离子会一直保持活性。这可能会超过身体迅速动员钙和镁的能力，导致肌肉收缩和细胞功能障碍。氟离子还通过抑制 Na/K-ATP 酶发挥代谢抑制剂的作用，允许钾离子外流 [35]。过量的钾会导致神经末梢的改变，并且被认为是氢氟酸烧伤引起极度疼痛的原因 [36-38]。患者可出现自限性症状，如恶心、呕吐、发热、组织发白伴周围红斑、立即发生的腹部剧痛、口腔和喉部疼痛、皮肤水肿、溃疡和坏死或表现喘鸣、喉部水肿、哮喘、呼吸急促、抽搐，以及可能致命的心律失常 [5]。

氢氟酸烧伤可以根据接触的浓度来分类 [39]。浓度超过 50% 的氢氟酸会立即造成组织破坏和疼痛。浓度在 20% ～ 50% 的氢氟酸在接触后的数小时内可出现明显的烧伤症状。浓度低于 20% 的氢氟酸可能需要 24h 后症状才会显现出来。

接触氢氟酸致死通常是继发于全身毒性反应。而全身症状通常继发于酸中毒、低钙血症、低镁血症和高钾血症，导致心室颤动。因此，应密切监测电解质和心律 [40]。当心律失常发生时，很难恢复正常的心律 [41]。氟离子可作为一种代谢性毒物作用于心肌，促进心肌的兴奋性。典型的心电图改变是 Q-T 间期延长。可通过血液透析或阳离子交换树脂去除氟离子 [42]。

氢氟酸暴露的处理旨在中和氟离子，防止发生全身毒性反应。首先，创面应用清水冲洗 30min。如果暴露浓度＜ 20% 或暴露时间较短，清水冲洗可作为主要治疗方法。对于更严重的氢氟酸暴露，外用、皮下或动脉内使用葡萄糖酸钙混合物可作为第一选择。也可用由 2.5% 葡萄糖酸钙和 5oz 水溶性润滑剂混合制成的凝胶 3.5g 局部外敷。每天敷 4 ～ 6 次，共治疗 3 ～ 4d [43]。这种混合凝胶对真皮的渗透性受到其钙成分的限制。二甲亚砜的使用改善了这一点，但它有一定的毒性。在创面部位注射葡萄糖酸钙（10% 葡萄糖酸钙 0.5ml/cm^2 皮下或皮内注射）也得到了很好的效果 [44]。桡动脉内注射（10% 的葡萄糖酸钙 10ml 和 5% 的葡萄糖 40ml，输注 2 ～ 4h）可用于治疗手部烧伤，但在严重情况下，可能需要进行手掌筋膜切开术 [45, 46]。这种注射方法应在氢氟酸暴露后 6h 内进行，以防止组织坏死并减轻疼痛。一直持续到患者无症状为止。

8. 硝酸

这是一种强氧化剂，可与有机蛋白质结合产生代谢性毒物有机硝酸盐。可用于处理肥料、铸造钢铁、雕刻。接触皮肤后，在皮肤和黏膜上形成黄褐色斑点，并伴有焦痂。烧伤界限出现较缓慢，造成难以识别的烧伤深度。初期治疗包括清水冲洗和外用药物治疗[47]。此外，患者可能出现牙齿发白、眼睛疼痛、口咽疼痛或腹痛等症状。患者可出现呼吸困难、呕血、头晕、咳嗽、呼吸急促，甚至发展为肺炎和咽喉炎[5]。

9. 草酸

这是一种强效的代谢性毒物，与钙结合可以限制其生物利用度，从而限制肌肉收缩[48]。工业上用于除锈和漂白产品制造。治疗包括用清水冲洗和静脉补钙、持续监测心肺功能，以及检测血清电解质和肾脏功能[48]。

10. 磷酸

磷是在手榴弹、炮弹、烟花和化肥中发现的一种燃烧剂[18, 49]。白磷在空气中燃烧直至整个试剂被氧化或氧源被移除。创面用清水冲洗，移除磷的碎片。紫外线光可以通过磷光现象识别嵌入的磷的碎片。另外，0.5% 硫酸铜溶液可以阻止磷氧化，并使其变黑，以助识别并清除磷。研究报道磷烧伤常伴随低钙血症、高磷血症和心律失常[18、49]。患者可出现眼及呼吸道刺激症状、眼睑痉挛、眼内炎、眼内异物感、流泪、畏光、角膜穿孔，甚至最终失明[5]。

（二）碱

强碱的 pH 为 12 或更高。由碱性物质引起的创面最初看起来很浅，但通常在 2 ～ 3d 内就会加深至全层皮肤。这种化学物质通过结合脂质和蛋白质产生可溶性蛋白，从而允许羟基离子进入组织，最终形成了柔软棕色的凝胶状的焦痂。碱性物质具有很强的腐蚀性，渗透力强。强碱包括钡、钠、铵、钙、锂和钾的氢氧化物。它们存在于许多家庭清洁溶液中，被企图自杀者摄入，可导致继发性气道阻塞而死亡[17]。处理这类烧伤应立即用大量清水进行冲洗。

必须把干的碱性残留物（如石灰）刷掉，然后用大量的清水进行冲洗。不建议尝试中和碱。碱性物质对眼睛的伤害尤其严重。这些碱性化合物可迅速穿透角膜，造成瘢痕和混浊，并伴有穿孔[17]。

（三）水泥

水泥既是干燥剂又是碱性物质。水泥是一种氧化钙，一接触水就会变成氢氧化钙。它通常含有石灰、沙子和其他金属氧化物。干粉吸湿性很强，如不加水或冲洗，会造成干燥损伤。损伤是由羟基离子的作用造成的[50]。

（四）金属

使用熔融金属（如钠、锂、钾、镁、铝或钙等元素金属）的工人经常发生职业损伤。在接触熔融金属后，禁忌用清水冲洗，因为它可能导致爆炸性放热反应。D 级灭火器或沙是较理想的选择，但矿物油也是一个选择（图 40-4）。

（五）碳氢化合物

碳氢化合物是腐蚀性物质，通常包含在植物、动物脂肪和燃料油中。长期接触石油馏分物会造成脂质细胞膜溶解，导致细胞死亡[51]。这些烧伤症状往往是表面的。全身毒性通常导致呼吸抑制。汽油快速蒸发损失热量会引起冻伤和脱水。早期去污最有效的方法是用肥皂水冲洗。

（六）次氯酸盐溶液

次氯酸是作为漂白剂和家用清洁剂的碱性溶液中的强氧化剂。暴露在浓度为 15% 的 30ml 溶液就可能是致命的。全身的毒性反应包括呕吐、神志不清、呼吸困难、气道水肿、发绀、心血管衰竭、昏迷等[49]。用大量清水冲洗进行治疗。

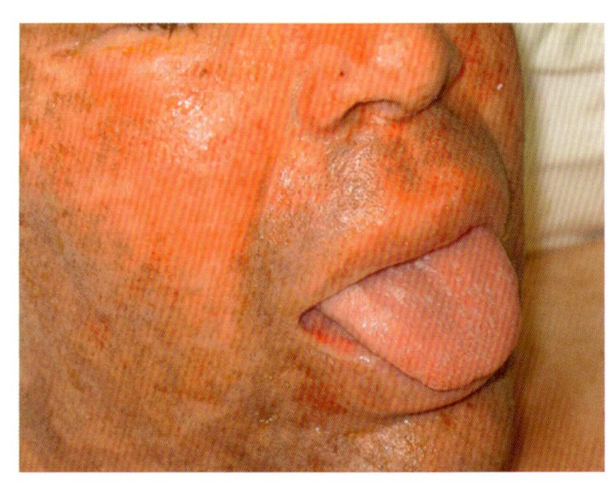

▲ 图 40-4　氢氧化钠烧伤面部和舌头

（七）烷基汞化合物

皮肤与这些物质发生反应后释放出游离的汞，可以在水疱液中找到。随着时间的推移，汞会被吸收，从而导致全身不良反应。清除水疱后，反复大量清水冲洗水疱液是必要的。

（八）焦油

焦油、原油和沥青是由长链石油和煤或化石碳氢化合物产生的各种矿物产品的名称。这种化合物应立即从皮肤上移除。当焦油冷却后，会造成液化损伤，应该从皮肤上清除，特别是发生严重烧伤，起水疱或组织损失明显的时候。抗菌制剂软膏和家居用品等，如婴儿油、矿物油、蛋黄酱和黄油已被发现有助于去除焦油（图 40-5）[52]。

（九）糜烂性毒剂（芥子气、路易斯毒气、氮）

这些制剂影响所有的上皮组织，包括皮肤、眼睛和呼吸道上皮。接触芥子气后的症状包括眼睛灼烧、喉咙灼烧和窒息感[43, 46]。随后 4h 内出现皮肤红斑，12 ～ 48h 内出现水疱。严重瘙痒，特别是在潮湿的部位，如腋窝和会阴部。当水疱破裂时，会出现疼痛，形成浅溃疡。暴露于大量芥子气后会导致皮肤凝固性坏死，在中央坏死区域周围没有水疱或出现“甜甜圈水疱”[43, 44, 46]。

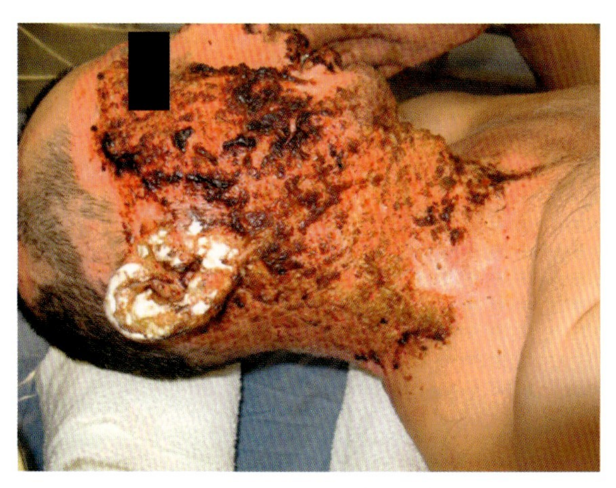

▲ 图 40-5 原油烧伤面部

路易斯毒气（2- 氯乙烯 - 二氯胂）是最著名的含胂毒剂。它比芥子气伤害更大，而且症状出现得更快。

光气肟是另一种常见的应用于化学战争中的制剂。它是使用最广泛的卤代肟，具有直接的刺痛效果，类似于用刺针接触皮肤[46]。受损的皮肤很快就会起水疱，在接下来的 1 周内就会形成焦痂。伤口愈合缓慢，一般超过 2 个月。眼睛受累是非常痛苦的，可导致永久性失明。吸入该气可导致分泌亢进和肺水肿。

必须把衣物从受害者身上脱下，并用大量的清水冲洗皮肤。用水或“平衡盐溶液”冲洗眼睛。对水疱进行消毒，并用抗菌剂局部处理。二巯丙醇是一种螯合剂，是路易斯毒气的解毒剂。目前还没有针对氮芥的特效解药，但如果及早服用硫代硫酸钠和 N- 乙酰半胱氨酸可能有助于减轻损伤[46]。氮芥造成损伤的水疱液不含活性剂，因此是无害的[47]。暴露于这些制剂可导致粒细胞缺乏症或再生障碍性贫血[24]。在合适的情况下，可以考虑骨髓移植。

五、结论

许多化合物都能引起烧伤。治疗化学烧伤的最基本方法是早期使用大量清水冲洗。创面处理与热力烧伤相同。化学烧伤创面往往比最初看起来的要深，通常需要植皮。

拓展阅读

Chung JY, Kowal-Vern A, Latenser BA, et al. Cement-related injuries: review of a series, the National Burn Repository, and the prevailing literature. *J Burn Care Res*. 2007;28(6):827-834. *General overview of cement burns.*

Devereaux A, Amundson DE, Parrish JS, et al. Vesicants and nerve agents in chemical warfare. Decontamination and treatment strategies for a changed world. *Postgrad Med*. 2002;112(4):90-96. *General overview of vesicant chemical warfare agents.*

Harchelroad FP, Rottinghaus DM. Chemical Burns. In: Emergency Medicine: *A Comprehensive Study Guide*. 6th ed. 2004:200. *General review of chemical burns.*

Kuckelkorn R, Schrage N, Keller G, Redbrake C. Emergency treatment of chemical and thermal eye burns. *Acta Ophthalmol Scand*. 2002;80(1):4-10. *General review of chemical burns to eyes.*

Stuke LE, Arnoldo BD, Hunt JL, et al. Hydrofluoric acid burns: a 15-year experience. *J Burn Care Res*. 2008;29(6):893-896. *General overview of hydrofluoric acid burns.*

第41章 放射性损伤和糜烂性毒剂烧伤

Radiation Injuries and Vesicant Burns

Gabriel Hundeshagen　Stephen M. Milner　著

刘晓彬　郑兴锋　王光毅　译

一、放射性损伤概述

在“911恐怖袭击”“巴黎大屠杀”“布鲁塞尔大爆炸”及“奥兰多屠杀”事件发生后，使用核武器或核设施里的粗制核装置袭击或使用化学武器袭击所造成的威胁不可忽视。由于这类武器可以造成巨大的伤亡，因此培训医疗人员如何有效应对此类意外尤为重要。

早在1896年，仅仅在伦琴报道发现X线4个月后，John Daniel医生即观察到了他一位同事的头部由于辐射发生了脱发。此后，越来越多的由辐射造成的生物效应被大家所观察到[1]。核物理学在20世纪早期出现了突飞猛进的发展，随着曼哈顿计划的成功实施，人们最终发明了原子弹。1945年在日本广岛和长崎投下的2颗原子弹共造成了129 000人的直接伤亡，此后的长期后遗症更证明了核武器所拥有的巨大威力和可怕影响。在过去的50年里，世界各地都在积极建设核电站反应堆，核放射性同位素在工业、科技和医疗界都得到越来越广泛的应用[2]。2011年，地震引发的海啸严重影响了邻近的日本福岛核电站，导致了该核电站1号核反应堆严重设备故障，3个堆芯发生熔毁，排放出大量的核污染物[3]。在此之前世界上也发生过许多严重的工业事故，如宾夕法尼亚州三里岛核事故、乌克兰切尔诺贝利核事故以及巴西戈亚纳核事故，迫使数百人遭受了潜在的或实质性的损伤。根据美国全国辐射防护与测量委员会关于美国公民放射性暴露情况最新的报告，在过去的20年里，民众受到的额外增加的电离辐射多来自于医疗放射影像检查[4]。

电离辐射常见于以下情况：①小剂量的意外事故，或是累积性暴露，常由实验室或医院的X线发射设备造成；②大型工业事故（如上述核灾难事故），在常规可用资源外，需要更多额外的治疗手段；③军事冲突中的核爆炸，此时医疗资源被严重破坏甚至毁灭，同时存在着许多与核爆炸相关的多发伤和合并损伤。

二、相关术语

电离辐射通过能量传递造成组织损伤。常继发于暴露在电磁辐射环境下（如：X线和伽马射线）或受放射性粒子辐射（如α粒子、β粒子或中子）。组织危害的程度取决于带电粒子积淀在材料每单位质量厚度的能量，又称为传能线密度（linear energy transfer，LET）。电磁辐射可以毫无阻碍地穿过皮肤到人体组织，因为残余能量很少而被称之为低传能线密度。与此相反，暴露于中子辐射下时，身体表面的数厘米厚度组织将吸收大量能量，称为高传能线密度。α粒子和低能量的β粒子无法穿透皮肤，仅发生在吸入、吞入或自伤口渗入后造成的内部损伤。

电离辐射造成的生物学损伤以拉德（radiation absorbed dose，rad）为剂量单位，更新后的国际计量单位为戈瑞（gray，Gy）（1Gy=100rad）。需要说明的是：即便不同类型的辐射在组织内能量沉积量一样，它们并非会造成相同程度的生物学损伤。例如，1Gy中子辐射损伤与1Gy γ射线或 X 线造成的损伤效果不同。为此，人们制订了一些剂量当量单位，用以比较不同类型的辐射的传能线密度值。其中一个单位叫雷姆（roentgen equivalent man，rem）。雷姆等于拉德乘以一个质量常数值（quality factor，QF）[5]。QF 值取决于传能线密度值，不同种类的辐射有着不同的 QF 值。例如 X 线的 QF 值为 1.0，中子的 QF 值为 10。目前更加广泛采用的国际单位为西弗（Sv）。1Sv 等于 100rem；1rem 等于 10mSv。这使得不同传能线密度值的辐射可以相互比较，如 1Sv 的中子辐射与 1Sv 的低线性能量转移 γ 射线或 X 线有着相同的生物学效应。

三、发病率

阳光中有着最多类型的生物学相关电磁辐射源。紫外线（ultraviolet，UV）根据波段可分为 315 ～ 400nm（UVA）、280 ～ 315nm（UVB）和 10 ～ 280（UVC）。约 98% 的紫外线被大气层中距海平面 20mile（1mile≈1.6km）以上的所谓的臭氧层吸收[6]。然而，大都由于人为污染造成了该保护层局部穿透性增加，紫外线辐射得以到达人体皮肤，造成灾难性的损伤。虽然紫外线无法直接造成电离，但是它能严重刺激皮肤，出现一度或二度烧伤。其诱导皮肤细胞中嘧啶二聚体形成的作用，甚至能导致远期肿瘤发生[6, 7]。

严重的辐射事故定义为某个体遭受到了达到以下标准一项或同时更多项的辐射量[8]：①全身辐射剂量达到或超过 25rem（0.25Sv）；②皮肤受辐射量达到或超过 600rem（6Sv）；③进入体内组织或器官被吸收的辐射剂量达到或超过 75rem（0.75Sv）；④体内的辐射污染达到国际放射防护委员会规定的人体最大允许负荷的一半或以上（不同放射性核素的人体最大允许负荷不同）；⑤医疗差错导致个体遭受相当于以上标准的一个剂量或更多的辐射。

发生在美国境内的所有辐射事故都需要通过辐射事故报告系统向联邦资助的辐射应急救援中心 / 训练处（Radiation Emergency Assistance Center/Training Site，REAC/TS）报告。该系统由田纳西州的橡树岭科学与教育研究所（Oak Ridge Institute for Science and Education，ORISE）进行管理，可通过呼叫 865-576-1005 与他们取得联系（网址：http://orise.orau.gov/reacts）。由医师、护士、卫生物理学家及客服人员组成的应急响应小组将提供全天候的咨询服务，随时都可以为紧急放射性事故提供医疗设施和治疗支援。如果事故发生在美国境外，若当地现有的救护资源不足，辐射应急救援中心 / 训练处热线可以通过国际长途电话提供远程帮助。国际原子能机构（International Atomic Energy Agency，IAEA）已经制订并出版了详尽的手册，指出了大规模辐射事故发生时即刻需要采取的应急手段。该手册可以通过 http://www-ns.iaea.org/tech-areas/emergency/iec/frg/default.asp 进行查阅。

目前在美国国内以及世界其他地区发生过的核事故例数、波及人数以及死亡人数见表 41-1。根据已登记的信息，共造成了 128 例个体死亡（Dainiak N，个人通信和未发布的数据，2010）[8]。其中 1986 年的切尔诺贝利核事故造成了最严重伤亡（＞ 40 例死亡）。自 1944—2016 年的辐射事故按设备分类见表 41-2。

大部分辐射事故由工业放射性辐射源外泄造成。其次是放射性核素的管理失误，多见于放射性原料密封不当，包括放射性氚、裂变产物、镭和用于医疗诊断和治疗的单质放射性同位素等。较少见的临界性原料事故原因为不慎将过多的可裂变物质（如浓缩铀）积聚在一起，发射了足够高能量的中子流发生核反应。

目前造成最多伤亡的核事件为二战期间在广岛和长崎投下的原子弹所致。自 1945 年起，核武器科技发展迅速，在日本使用的两枚原子弹与现今的战略性热核弹头相比只能相形见绌[9]。核爆炸发生的首分钟内将出现最大量的放射性暴露，但原子弹爆炸后的产物并不能直接造成死亡。Kucan 在 2004 年的文章中描述到：核武器产生的大部分放射性原子尘爆炸后最终将散入数千英尺高的大气层里[10]。

恐怖主义组织更多使用的是放射性分散装置（radiological dispersal device，RDD）。“脏弹”一词指的是一类含有放射性物质的炸弹，爆炸后将

表 41-1　重大放射性事故：人类经历的灾难（1944—2016）

位　置	事故量（次）	波及人数（例）	严重暴露人数 *（例）	死亡人数（例）
美国	271	1405	802	26
非美国	191	132 467	2183	102
苏联 †	（137）	（507）	（278）	（35）
合计	462	133 872	2985	128

*. 美国能源部 / 核管理委员会剂量标准
†. 苏联登记数据（因为数据不完整未包含在合计中）
引自美国辐射应急救援中心 / 训练处，2016

表 41-2　全球重大放射性事故（1944—2016）：按设备分类

种　类	事故量（次）
辐射装置	347
密封辐射源	222
X 射线装置	87
加速器	8
雷达发射器	1
放射性同位素	95
放射性诊断及治疗	50
超铀装置	25
核裂变产物	11
放射性氚	2
镭泄漏	1
其他	18
临界性物质	20
临界装置	8
核反应堆	6
化学操作	6
合计	462

引自美国辐射应急救援中心 / 训练处，2016

在相当大范围造成放射性污染。人们认为这类物质不仅能造成躯体的严重伤害，更糟糕的是事件发生后播散的恐慌气氛造成的心理伤害[11]。

在临床实践中，人们注意到：低剂量但长期存在的小剂量放射源可能诱发肿瘤、造成基因突变或导致畸形。虽然大部分文献都仅仅是病例报告，但人们确信：越早受到放射性暴露，患癌的风险越高。更重要的是，这种影响不会随着时间的推移而变小[12]。虽然目前大家对做计算机断层扫描的放射影响习以为常，但医疗卫生人员不应忽视此类检查的累积性效应，长年累月的累积甚至可以达到近似于原子弹爆炸幸存者所受的放射量值（30mSv）[13]。与放射源的距离和所受辐射强度遵从平方反比律，即离放射源越远，所受的放射剂量能被限制得越好。防护装置的防辐射效果取决于材质的种类和厚度及放射源的能量和种类。表 41-3 为接受诊断性 X 线扫描时不同设备的防护效果。

表 41-3　各类保护装置有效性

种　类	穿透率（%）
铅围裙	＜ 10
甲状腺罩	＜ 10
铅化玻璃	＜ 10
未铅化的玻璃	50
人体	1
穿铅围裙的人体	0.1
便携式铅罩	＜ 1

累积放射剂量可以用含有光敏性乳液的胸章式剂量计进行测量。个人放射剂量计非常精确且价格便宜，但存在许多局限性。例如胸章式剂量

计可测得的最小放射量仅为 10mrem，同时它也容易受热力影响导致误差。此外，每月才能进行一次的剂量记录也不够频繁。

四、病理生理学

在人口密集区引爆核装置将产生极高的热量和耀眼的火球，高能量的热辐射足以对相当远距离的人造成烧伤甚至直接引燃。人体将同时受到超音速的冲击波损伤及主要来源于 γ 射线和中子产生的放射性损伤 [14]。热力损伤和放射性损伤可以对人体造成严重的协同效应。多个动物实验表明：合并放射性损伤的常规烧伤模型组较对照组（单纯烧伤或单纯放射性损伤）死亡率大大提高 [15]。

（一）热效应

人们无法确切获知核爆炸究竟能造成多严重的伤亡。但从日本原子弹事件来看，约 50% 的死亡缘于烧伤，20% ～ 30% 的死亡由火光烧伤所致 [16]。临床图片显示，暴露的烧伤区域可呈红斑样烧伤至皮肤浅层烧伤不等。继发的火焰烧伤可由受害者衣物或周围环境着火所致。广岛和长崎的医生们观察到：这种“火焰烧伤”最开始常能逐渐愈合，但在 1 ～ 2 周后，创面又将发生破溃和感染，肉芽组织出现异常增生。在创面表面常可见一层灰色的、油腻的坏死组织。血小板减少症可导致创面或其他部位的自发性出血。从组织学上看，由于存在粒细胞缺乏症，创面坏死区域不会发生白细胞聚集，细菌易于侵入。因此，与相对轻微损伤相比，上述特异性改变将严重影响预后 [17]。

（二）放射性效应

放射性能量迁移到人体后将产生自由基，对身体重要部位的细胞产生直接或间接的严重损伤。主要受损部位包括细胞膜、核膜和脱氧核糖核酸 [18]。

放射性损伤取决于放射的剂量、单位时间接受的剂量及不同细胞的敏感性。进行有丝分裂的细胞对射线最为敏感。骨髓、皮肤和消化道是最容易受到放射性损伤的部位。而在脑、肝脏等具有较低细胞更新速度的实质细胞的器官中，其内的结缔组织和微循环系统是最容易受损的部位。

对机体造成的损伤严重程度取决于暴露的体表范围、暴露时间及辐射场的均匀度。急性放射性综合征是否发生可以作为判断仅为局部的放射性损伤还是全身性损伤的简要指征。

放射性暴露远期损伤包括诱发肿瘤及导致创面迁延不愈。这些并不罕见，例如日光浴可以将年轻女性的黑色素瘤发病率增高 75%，这可能是因 P_{53} 肿瘤抑制途径受损所致。儿童相较成年人有着更高比例的分裂期细胞，因而受放射性损伤的危害更大。同时儿童有着足够长的生存时间来表现出放射性损伤的远期伤害，有的损害甚至需要 30 年以上才能被观察到 [19]。

（三）局部损伤

局部损伤仅对小部分组织造成影响，尚不会出现严重的系统性损伤 [20]。低能量的辐射只对皮肤和皮下组织造成损伤，高能量的辐射将损伤深层结构。

放射性损伤程度取决于辐射剂量和可被观察到的皮肤进行性改变。放射性红斑烧伤类似于一度烧伤，可分为两个阶段：暴露的数分钟或数小时后红斑即出现，2 ～ 3d 后可逐渐消退；第二阶段常发生在暴露后的 2 ～ 3 周，常伴随着角质细胞的干燥、皮屑脱落。最早在伤后的第 7 天即可观察到毛发脱落。低于 5Gy 的放射损伤时这种现象是暂时的，但更高剂量辐射将造成永久性毛发缺失。

湿性皮屑脱落类似于二度的热力烧伤，常发生于 12 ～ 20Gy 强度的辐射后 3 周时。能量越高，发生时间越早。未得到妥善处置时，创面将发生水疱。

当辐射剂量高达 25Gy 以上时，皮肤将发生全层的溃疡和坏死，常见于伤后的数周或数月。毛细血管扩张的同时，深部血管发生萎陷。闭塞性血管炎将导致组织纤维化、萎缩甚至坏死。数月或数年后将有可能进展为皮肤癌。

最多见的放射性损伤效应见于乳腺癌的治疗中。众所周知，对于多发结节增生的女性，乳腺切除术后的放疗可以有效改善预后。但伴随着更多的组织挛缩、色素沉着以及不对称现象[20]。

（四）急性放射性综合征

辐射产生的全身性生理效应被称为急性放射性综合征（acute radiation syndrome，ARS）。其临床进程常开始于暴露后的数小时内。前驱症状包括恶心、呕吐、腹泻、乏力、发热及头痛等。之后会出现一段潜伏期，其持续时间与接受放射剂量相关。随后将出现造血系统及胃肠道系统症状。急性放射性综合征可被再细分为以下三个相互重叠的亚综合征：

1. 造血系统综合征

常发生在1～4Gy的辐射损伤后。因为骨髓组织对辐射最为敏感，全血细胞将会发生减少。粒细胞减少后机体发生机会性感染的概率增大。血小板减少症可导致自发性出血，严重的出血和感染甚至将危及生命。

2. 胃肠道综合征

当受到10～12Gy的更大剂量的辐射损伤后，严重的恶心和呕吐伴随着腹部绞痛和水样腹泻将在数小时后发生。潜伏期较前更短，仅5～7d，与胃上皮细胞更新周期（3～5d）相关。上皮损伤后发生转运能力的下降、细菌易位甚至发生脓毒症，肠道缺血及血性腹泻。严重的液体失衡将导致低血容量的发生，并可能发生急性肾衰竭及出血和红细胞损伤导致的贫血。严重的辐射暴露会造成机体迅速恶化，出现严重的血性腹泻、发热、反应性低血容量性休克、脓毒症，甚至死亡[21, 22]。

3. 神经脉管综合征

高于15～30Gy的辐射能造成即刻的包含前述综合征的全身性脉管系统损伤。其原因包括递质的大量释放、一氧化氮异常释放及血管内皮系统破坏[21]。这些症状可迅速进展，并可出现各种神经症状、呼吸窘迫、心血管系统衰竭甚至死亡。

（五）伤员分类

伤员分类指将伤员进行初步的分类以便进行治疗，在处理大批量伤员时尤为重要。首先所有的救援人员需要保证自身安全，并牢记通过远离暴露源和使用防护器材可以有效减轻放射性暴露损伤。因此，应当设置警戒区域并禁止未穿着个人防护设备的人员进入。大多数情况下，电离辐射不会即刻威胁生命，因此可以在进行了救命的处置后，待患者病情稍稳定再进行辐射量的评估[23]。

当发生大规模的损伤时，伤员分类显得非常必要并且形势严峻。预计无法存活的患者不应浪费有限的资源，全力拯救预期能存活的患者更为重要。据统计，由于医疗资源匮乏，在常规战争中大于70%体表面积烧伤的士兵仅有50%的存活概率（表41-4）。

表41-4 关键医疗资源可用情况下不同类型烧伤的生存状况

单纯烧伤	＜70%TBSA	50%存活
单纯烧伤	＞70%TBSA	可能致命
烧伤复合放射性损伤	＜30%TBSA	可能存活
烧伤复合放射性损伤	＞30%TBSA	可能致命

TBSA. 全身体表面积

这个存活率在小规模平民事故里显然更加可观。通常情况下，单纯发生70%以上体表面积烧伤的患者可以选择姑息疗法，而面积＜20%体表面积的烧伤患者治疗可以暂时延迟。发生严重的辐射暴露合并30%体表面积以上烧伤的患者，倘若缺乏关键的医疗资源，预期无法存活[24]。

五、治疗

各种类型的烧伤都依赖来自专业团队的多种治疗手段。对于小范围的事故尚可获得，但发生大规模群体事故时或核武器袭击时，因为治疗设施都可能被毁坏，常规的治疗渠道严重受限甚至被彻底摧毁，无论是药品和医疗器材的制造、分发及转运都将受到严重影响，甚至连医疗人员自身也是事故受害者，显然，连最基本的治疗需求可能都无法满足[2]。

（一）急救

为了控制辐射暴露量，伤员必须马上撤离辐射源，并迅速进行常规的复苏治疗。受到污染的衣物需要立即脱除，皮肤及伤口用大量的清水或生理盐水清洗，动作尽可能轻柔。洗消目的是为了稀释与中和污染物，并防止污染扩散，因此避免用浸浴的方法进行清洗。洗消需要持续进行，直至 Geiger-Müller 计数器等放射量计显示辐射量已经可以达到一个稳定的最小的值为止。

皮肤尚完整时，可以使用软刷或手术洗手海绵在流动的温水下进行清洗。如果清水洗消不够彻底，可以用中性的肥皂或清洁剂（pH=7）进行二次洗消，时间维持 3 ～ 4min。随后用碘伏溶液或六氯酚皂液进行再次浸泡，保持 2 ～ 3min 后进行清洗及干燥。如果确认伤员仅遭受到＜ 100rem（1Sv/Gy）的辐射量，可以归类为门诊病人进行进一步治疗。受到＞ 100rem（1Sv/Gy）辐射量的患者需要入院进行全面的检查。受到＞ 200rem（2Sv/Gy）辐射量或已经出现急性放射性综合征的患者需要立即送往专业治疗中心，并可能需要治疗放射损伤造成的骨髓抑制[25]。

（二）伤情评估

对于热损伤的评估在本书前面章节中已经进行介绍。急性放射性综合征的各种症状及生理指标可以作为临床评估放射性损伤的依据。包含血小板计数和白细胞计数在内的全血细胞计数检验需要在受伤后立刻进行，如果淋巴细胞计数发生异常，需要在伤后 12 ～ 24h 内进行复查。当伤后淋巴细胞计数减少了 50% 以上或在 48h 内减少了 1×10^9/L 以上时，提示发生了中等剂量的放射性损伤[26]。血清淀粉酶和二胺氧化酶（由肠绒毛分泌）亦可作为可参考的生化指标。但淀粉酶只有发生了唾液腺放射损伤的情况下适用。而二胺氧化酶目前尚未完成人体临床试验。淋巴细胞染色体分析用于精确评估低剂量的放射性损伤，但在大规模成批伤时可能无暇进行[27]。

（三）放射性损伤的基本治疗

年龄、现病史、吸烟史及多发创伤等因素都会对预后产生影响，可通过询问患者本人或旁人获取受伤史。为排除其他损伤，务必对伤员进行详细的体格检查。受到致命剂量辐射的伤员会很快表现出放射性损伤的早期症状，可依此进行伤员分类。

所有的伤员需要进行适当的镇痛治疗。阿片类药物或鸦片制剂可以通过静脉滴注，注意边观察边进行调整。早发的恶心及呕吐会造成患者不适，需要使用可获得的止吐药物治疗。昂丹司琼多用于治疗放疗和化疗产生的类似恶心呕吐的症状，在放射性损伤治疗也有满意效果，并可以安全用于儿童。

在大规模成批伤事故中，合并＞ 40% 体表面积热力损伤或伴有吸入性损伤或严重的创伤的患者只能进行姑息治疗。为保持患者舒适，应合理使用镇痛或镇静药，有且有必要时可同时使用两者。

可以使用与非复杂性热力损伤相同的方案进行液体复苏。可以选择任意一个复苏公式，但需要进行详细的床旁观察，进行适度的调整以保证理想尿量。注意计量并补充由于腹泻或呕吐造成的额外液体丢失。

口服补液复苏

仅通过静脉输液复苏可能效果有限，必要时可口服含有平衡盐溶液的复苏液进行复苏。人体和动物实验表明肠道吸收能力在发生烧伤后仍可正常。Kramer 等[28, 29]的综述研究了使用口服补液盐进行复苏的 12 篇报道，大部分与静脉补液获得了同样的复苏效果。口服复苏液应当具有易于获得、便宜、运输方便并且易于入口等优点（表 41-5）。研究表明，使用 Parkland 公式进行静脉补液复苏的患者，同时使用口服补液复苏途径，可减少平均约 58% 的静脉液体用量（图 41-1）[30]。

（四）烧伤创面治疗

伤员被净化、清洗消毒及清创后，应当对热力损伤的面积及深度进行更为精确的诊断。

轻度的红斑烧伤仅需要很少的治疗。因此，应避免创面受到不必要的擦拭，并避免使用刺激

表 41-5　口服复苏补液配方

配方名	Na^+	Cl^-	K^+	缓冲液	用途
世卫组织口服复苏液（1975）	90	80	20	30	腹泻
世卫组织口服复苏液（2002）	75	65	20	10	腹泻
Fox 乳酸钠液	161	0	0	161	烧伤
Moyer 含枸橼酸盐氯化钠液	85	63	0	29	烧伤
Monafo 高张乳酸盐液	300	200	0	100	烧伤
Liquidsorb	60	44	4	28	烧伤
Jiang’s burn drink	48	28	0	20	烧伤
Ricelyte	50	45	25	34	烧伤
Ceralyte 90	90	80	20	30	腹泻和烧伤

引自 Kramer G C，Michell M W，Oliveira H，et al. Oral and Enteral Resuscitation of Burn Shock The Historical Record and Implications for Mass Casualty Care[J]. Eplasty，2010，10：e56，经 ePlasy 授权

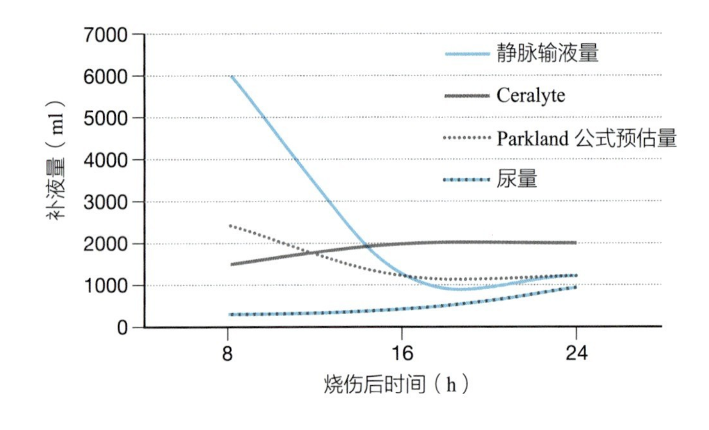

◀ 图 41-1　口服复苏补液可降低总静脉输液量

性的液体涂抹及日晒。当受到稍大剂量的辐射时可发生皮肤干燥脱屑，此时可以使用温和的乳液并且松散覆盖纱布，以减轻瘙痒感。

更深的烧伤常伴随着湿性皮屑脱落，可以参照治疗热力烧伤的常规治疗措施。由于存在免疫抑制的患者发生脓毒症风险较高，烧伤创面容易发生脱水和微生物定植侵袭。因此理想状态下应进行包扎封闭治疗。早期削痂及断层皮片移植可以更早封闭创面、降低创面感染和脓毒症的发生率，并且缩短住院时间 [31, 32]。但放射性损伤创面植皮的可靠性尚不确切，因此最好不要为之过早。Dubos 等 [33] 在猴放射性损伤模型上进行了早期的削痂和植皮，发现伤后第 2 周结束时创面可以完全愈合，虽然从组织学上来说这已经发生了轻微的延迟。每单位体表面积削痂损伤失血 300ml 以上的患者具有更高的麻醉风险，因此需要更密切的监测。遭受更严重放射性损伤时，需要进行彻底的清创并依赖远部的具有完整血供的非放射性损伤组织进行修复。研究表明，注射人间充质干细胞可以对局部放射性损伤具有一定疗效 [34]。

（五）并发症治疗

1. 血液系统

伤员需要维持适当的血红蛋白值及不低于 $20 \times 10^9/L$ 的血小板计数值。如果需要手术干预，血小板值需要保证在 $75 \times 10^9/L$ 以上。所有的血制品需

要进行辐照灭菌以避免发生移植物 – 宿主疾病。

如果发生全身性的放射性损伤，可以使用骨髓移植治疗，常在暴露后 3 ～ 5d 免疫抑制达到最高峰时进行。

残留的造血干细胞和祖细胞的增殖和分化可以被动激活。及早应用如干细胞因子、Flt–3 配体、促血小板生成素及白细胞介素 –3 等抗细胞凋亡的细胞因子复合物有利于机体恢复[35]。此外，粒细胞集落刺激因子和巨噬细胞集落刺激因子等造血生长因子也被推荐使用，因其在灵长类放射性损伤模型中已被证明可以提高生存率，在人意外放射性损伤时可降低中性粒细胞减少症的发生率[36, 37]。

2. 感染

放射性损伤所导致的免疫抑制让机体易于遭受内源和外源性病原微生物的侵袭。外源性的感染可通过严格的无菌操作和无菌病房护理得到有效控制。密切的监护可以早期发现并治疗脓毒症。抗菌药物的选择需要参考当前的感染情况和特定病区内的交叉性感染情况而定。严重的中性粒细胞减少症发生时需要多种抗菌药物联合用药。可以考虑使用诸如亚胺培南、头孢他啶和环丙沙星等广谱抗菌药物。如果怀疑革兰阳性菌感染，需要使用万古霉素或替考拉宁。如效果不佳，常需要加用抗真菌药。

（六）总结

放射性损伤无论是否合并其他损伤，都需要依赖专业团队和专科资源进行治疗。伴随合并伤的放射性损伤预后通常更差。放射性损伤后患者处于免疫抑制状态，更容易发生感染，因此有着明显更高的死亡率。对于局部放射性损伤，在放射性暴露后需要一段时间才能表现出临床改变，加之部分损伤隐藏在深处不易察觉，因此对其严重程度的早期精准诊断难度较大。对于感染、湿性皮屑脱落、慢性疼痛的治疗以及判断手术干预的最佳时机都非常复杂。如果事故涉及的伤员较少，全身性放射性损伤后出现急性放射性综合征的患者可以考虑全面的重症监护支持治疗。在使用静脉输液复苏的同时，也可以选择口服补液途径，能在大规模烧伤中拯救许多生命。幸存的伤员如果有组织再生的征象，后期可通过外科手术进一步干预。但再生障碍性贫血、免疫抑制、出血以及脓毒症都给幸存者造成了严重威胁，因此伤亡人员较多时只能考虑姑息疗法。发生大规模的放射性损伤时，由于医疗资源有限，口服补液复苏成为维持有效血容量的重要途径。幸存者的后送需要一段时间，在此期间部分重伤员将不可避免发生死亡。

六、糜烂性毒剂烧伤

（一）概述

糜烂性毒剂可以造成类似于烧伤一样的皮肤水疱。20 世纪 80 年代，两伊战争中双方在战场上使用了近几十年来最为开放及最大规模的化学武器。芥子气是军事上最重要的糜烂性毒剂武器，但糜烂性毒剂包含的种类远不止于此，还包括路易斯气和光气肟等。这些化合物在损伤皮肤的同时，对所有的能被接触到的上皮组织造成影响，尤其是眼和呼吸道。虽然大多数医生接诊化学武器事故伤员可能性并不大，但这类毒剂事件屡见不鲜，大大增加了无论在军方还是民间的风险。出现这类事故后需要烧伤中心的专业协助，因此本书的章节中亦将如何处理此类损伤纳入[38]。

100 年前的第一次世界大战中，化学武器被首次大范围的使用。芥子气（β– 二氯二乙基硫醚）和其他毒剂被广泛地应用于壕沟战中，造成了毁灭性后果。虽然世界上库存的化学武器尚未得到销毁及拆除，但已有 192 个国家签署并批准了国际化学武器公约，用于禁止和销毁化学武器的军控条约，并已于 1997 年生效。由于糜烂性毒剂制造工艺要求不高、储存方便以及难以发现，对军方及民间威胁极大。

（二）作用机制

芥子气的作用机制难以阐明，但人们认为其大部分的毒性效应是由于对 DNA 的烷基化作用及重要靶点分子造成影响所致。DNA 间的交联阻止了 DNA 复制并最终导致细胞凋亡。肽水解酶和其他酶类的释放，造成了真皮层和表皮层的分离导致皮肤损伤。连接基底细胞层和基底膜层的锚丝的断裂导致了基底膜真皮面的水疱形成[39]。

（三）临床表现

芥子气损伤的早期症状包括角膜畏光感及伴随着喉咙灼热的声音嘶哑和流涕[40]。约4h后，皮肤红斑出现；12～48h后，出现水疱并伴随着严重的瘙痒感，多发于腋下和会阴部等容易潮湿的部位。水疱容易破溃，流出琥珀色的浆液并出现痛性浅溃疡。严重暴露时皮肤发生凝固性坏死，出现无水疱性的损伤或呈现出围绕中心坏死区域的“甜甜圈”样水疱[39]，常伴随着严重的结膜炎、角膜侵蚀及坏死性支气管炎。继发性呼吸道感染在此后的数日内出现，亦可出现致死性的骨髓抑制。更高的暴露剂量可以造成严重的干细胞抑制、全血细胞减少以及包含恶心、呕吐、严重的出血性腹泻等胃肠道症状。中枢神经系统的异常兴奋导致的抽搐也见于报道[41]。

路易斯毒气（α-氯乙烯二氯胂）是最常见的胂类气体。具有较芥子气更强的作用，中毒症状更早出现。眼刺激征当时即可出现，随后出现喷嚏、流涎及流泪。非致命性慢性接触可以导致胂中毒。

暴露于光气肟（最常见的卤代肟）中会即刻出现接触性荨麻疹一样的针刺感。在1min内，受到影响的区域发生肿胀，出现荨麻疹样的硬团[42]。1周后将会出现焦痂，需要2个月以上才能愈合。眼部发生暴露时将出现显著的疼痛，并可导致永久性失明。吸入该毒剂将会导致刺激和咳嗽、呼吸道产生大量分泌物甚至发生肺水肿[42]。

Ghanei等收集了1987年7月伊朗萨尔达什特战争中遭受芥子气毒害的355名幸存者和108名死者。他们得到的数据表明暴露于芥子气后将会出现两波死亡高峰。第一波死亡高峰出现在伤后2～3d后，大部分因为呼吸道损伤所致。第二波出现在伤后1～3周，大多死于呼吸窘迫综合征或感染（肺炎、感染性休克、创面感染）。作者建议伤员应该在重症监护病房监护4周以上，并至少在最初2周的治疗中持续进行抗感染治疗[43]。图41-2显示了接触芥子气后产生的小水疱和结痂样皮疹。

（四）暴露于糜烂性毒剂后的紧急处置

丁基橡胶手套、靴子和防毒面罩防护效果良好。最重要的初步处置是迅速脱离污染源并进行洗消。在此过程中，参与洗消的人员需做好自身防护，并将污染的衣物封存在特殊的容器内以防止污染扩散。脱除衣物后，需要用肥皂及清水轻柔地清洗皮肤[44]。一旦接触糜烂性毒剂，就应该立即用大量清水清洗眼睛，并立即寻求眼科专家的帮助。

如何缓解症状非常关键，可以立即使用系统性镇痛药，并用镇静药（如苯二氮䓬类和吩噻嗪类）及止痒药缓解瘙痒感。二巯丙醇（不列颠抗路易斯气药）是一种专门用来对抗路易斯气中毒的螯合物。需要注意的是，它与磺胺嘧啶银有配伍禁忌。该药可制成膏剂用于皮肤损伤，制成滴剂（5%～10%浓度溶于油中）用于滴眼，亦可制成肌内注射剂用于系统性中毒。其他的易于获得的螯合剂还包括：① DMSA，即二巯基丁二酸；② DMPS，即2，3-二巯基丙磺酸钠盐；

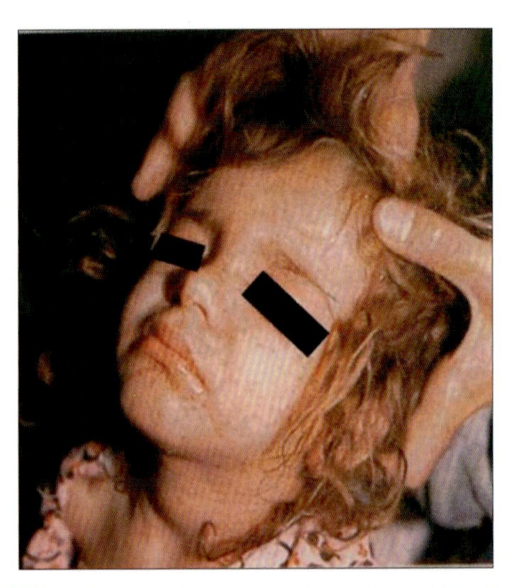

▲ **图41-2 1987年Sardasht袭击中受伤儿童照片**

引自Ghanei M, Aslani J, Khateri S, Hamedanizadeh K. Public health status of the civil population of Sardasht 15 years following large-scale wartime exposure to sulfur mustard. *J Burns Surg Wound Care* 2003; 2(1): 7-18, with permission from ePlasty, formerly *Journal of Burns and Wounds*.

③ DMPA，即 N-（2，3- 二巯基丙基）邻苯二甲酸。

这些药物均具有较高的疗效指数，可溶于水，经口服用效果良好。但对于芥子气中毒目前尚无特异性的解毒剂，并且没有证明任何预处理及治疗手段对于防治芥子气中毒有效[39, 45]。

发生皮肤损伤的患者，当非关键部位（脸、手、会阴部）红斑范围超过 5% 体表面积时急需入院治疗。与同等表现的热力损伤相比，其全身性液体紊乱较为轻微。但患者仍然需要密切监护。然而，有资料显示在两伊战争中的伊朗伤员对于液体复苏的需要与受伤面积并无相关。

水疱需要被戳破并且用抗菌敷料包扎。芥子气造成的水疱液对医护人员并无伤害[46]。在猪的损伤模型上使用各种清创技术和断层皮片移植均获得了较满意的效果。所使用的技术包括激光、皮肤磨削术、切痂术及酶清创术等[38, 47, 48]。

呼吸道损伤需要根据其严重性进行系统治疗，目前吸入高剂量的激素在学术界仍存在争议。有可能导致粒细胞减少症或再生障碍性贫血[49]。前述的伊朗伤员在伤后 7d 即表现出现了全血细胞减少，虽经输血或输入血制品，但症状并未得以改善。骨髓移植可能有效，但在大规模损伤时并不可行。而羟甲烯龙和碳酸锂等能刺激骨髓增殖的药物虽然效果并不确切，但必要时仍可以考虑使用。补液治疗需要在动态监测心血管功能下进行。伤后水疱形成的过程中液体丢失最快，但在伤后最初的 24h 内并不一定会发生。

（五）急性暴露后的远期效应

在最初的损伤效应缓解后，伤员还会经受更多的磨难。黑色素细胞的损伤导致皮肤局部色素脱失，但更多的地方将出现色素沉着。急性的严重的暴露还会导致皮肤慢性溃疡、瘢痕形成甚至发生皮肤癌。

在伤后的 10 ～ 25 年里可以发生迁延不愈的角膜溃疡，慢性结膜炎和角膜浑浊也常伴随出现[50]。

对两伊战争中 200 名遭受芥子气毒害的伊朗士兵的临床随访显示：约 1/3 的伤员发生了呼吸系统病变，如慢性支气管炎、哮喘、复发性肺炎、支气管扩张症甚至气管及支气管狭窄等。第一次世界大战中受伤的英国士兵中，约 12% 的人在伤后 2 年获得了芥子气毒害所造成的呼吸系统损害的伤残补贴[51]。

（六）小结

糜烂性毒剂这个名字概括得可能不够完整，因为它不仅造成皮肤的糜烂溃疡，亦可以影响到所有暴露的上皮组织，尤其是眼和呼吸道表面。芥子气呈碱性，作为最重要的糜烂性毒剂，可以造成从小水疱到严重的皮肤坏死等一系列的临床改变。系统性损伤效应见于大剂量接触，产生的骨髓抑制效应和呼吸道损伤常可致命。目前尚无有效的解药，进行防治只能依赖于避免接触以及创面的局部处理，但需要面临非常漫长的愈合过程。接触水疱液对医护人员无害，因为其中并无任何活性成分。伤员常需要在重症监护病房进行 4 周以上的呼吸道监护，同时给予数周的静脉途径抗菌药物治疗。

拓展阅读

Graham JS, Chilcott RP, Rice P, et al. Wound healing of cutaneous sulfur mustard injuries: strategies for the development of improved therapies. *J Burns Wounds*. 2005;4:e1.

Kramer GC, Michell MW, Oliveira H, et al. Oral and enteral resuscitation of burn shock: the historical record and implications for mass casualty care. *Eplasty*. 2010;10:pii, e56.

Kucan JO. Hiroshima and Nagasaki: Review of the consequences: implications in the post 9/11 world. *J Burns Surg Wound Care* [serial online]. 2004;3(1):8.

Nenot JC. Medical and surgical management for localized radiation injuries. *Int J Radiat Biol*. 1990;57:784.

第42章 表皮剥脱性疾病及软组织坏死感染

Exfoliative Diseases of the Integument and Soft Tissue Necrotizing Infections

Shawn P. Fagan　Joshua Carson　Carlos Jimenez　Jiake Chai　Marcus Spies
Maureen Hollyoak　Michael J. Muller　Cleon W. Goodwin　David N. Herndon　著
伍国胜　杜恬静　陈郑礼　马　兵　译

一、概述

皮肤及皮下软组织出现急性重度剥脱性和坏死性病变发生率较高，且可导致较高的死亡率。这类疾病相关的问题往往与严重烧伤患者相似，如：创面感染、脓毒症、营养不良和疼痛。因此，临床一直提倡烧伤中心及其多学科小组为这类独特的危重病人群体提供治疗和管理。本章将介绍严重剥脱性皮肤病的病理生理过程及其诊断，以及烧伤中心可提供的专业化治疗。

二、严重剥脱性疾病

过去，皮肤和黏膜剥脱性疾病主要根据皮肤受累的程度分为三类：多形红斑（erythema multiforme major，EM）、史蒂文斯综合征（Stevens-Johnson syndrome，SJS）和中毒性表皮坏死松解症（toxic epidermal necrolysis，TEN）。对于本章中的术语，我们仍采用这种分类命名方法。然而，最近的一些分类方法认为 EM 是不同于 SJS 和 TEN 的一类疾病，并且主要与单纯疱疹病毒感染相关[1]。这个新的方法并未改变 SJS 和 TEN 的鉴别标准，两者的诊断主要取决于皮肤剥脱的全身体表面积。SJS 定义为身体表面受累面积＜10%TBSA，而 TEN 定义为受累面积＞30%TBSA，受累面积在 10%～30% 被称为 SJS/TEN[1, 2]。表 42-1 总结了 3 种病变的常见特征[3, 4]。

三、中毒性表皮坏死松解症

（一）流行病学

TEN 是一种罕见的、极其严重的皮肤坏死性疾病。据估计，美国 TEN 的发病率为每年每 100 万人 0.4～1.9 例，SJS 的发病率略高，为每年每 100 万人 1～7 例[5-10]。这一统计数据与 1996 年欧洲报告的每年每 100 万人 1.89 例相似，但高于亚洲的发病率[11, 12]。由于该疾病比较少见，因此其相关研究进展缓慢。值得庆幸的是，在过去的几十年中，部分烧伤专科中心因收治了一定数量的 TEN 患者而积累了丰富的治疗经验，TEN 相关研究的数量和质量均得到提高。

剥脱性疾病可发生于所有年龄组人群，其中老年人和女性居多[3, 13-17]。此外，TEN 与某些感染性疾病相关，如艾滋病患者人群中 TEN 的年发病率是普通人群的 1000 倍[18]。关于这一显著差异的原因，是与艾滋病患者免疫功能低下有关，还是与这类患者使用磺胺类药物的频率增加有关仍存在争议[19, 20]。但是，无药物史或既往疾病的 TEN 发病案例亦有报道。另一与 SJS/TEN 相关的感染性疾病是支原体肺炎，另有 3%～4% 的特发性 TEN 与药物无关[6, 7]。

预后、发病率、死亡率

剥脱性疾病在体表症状上与二度烧伤相似，尤其是皮肤损伤的表现。不仅如此，剥脱性疾病

表 42-1 ES、SJS、TEN 的特征

	ES	SJS	TEN
前驱期	无	高热、乏力	高热、乏力
急性期	4 ～ 8d	4 ～ 8d 皮肤灼痛、触痛	突然发病，1 ～ 2d 皮肤灼痛、触痛
皮肤病变	对称，主要位于四肢，病灶没有水疱	分布各异，＜ 10%TBSA 红斑可见单独囊泡 Nikolsky 征阳性	弥漫性全身表皮剥脱，大面积斑块＞ 30%TBSA Nikolsky 征阳性
黏膜病变	局限于 1 个部位，常为口腔	严重，2 个以上部位受累	严重，2 个以上部位受累
病理组织学	表皮真皮分离，血管周围单核细胞浸润，病变部位小面积表皮剥离	表皮真皮分离，真皮组织浸润严重，表皮剥离区域大	表皮坏死 表皮真皮分离，皮肤炎性浸润少，大面积表皮剥脱
康复	1 ～ 4 周	1 ～ 6 周	1 ～ 6 周
死亡率	0%	0% ～ 38%	25% ～ 80%

也会侵犯皮肤全层，从而增加感染和其他并发症的发生率及死亡的风险。尽管复杂性 SJS 患者通常需要转诊至其他科室，但这样的患者在烧伤中心可能会获得较好的救治。相反，那些确诊为 TEN 的患者，因需要处理其他危重的伴随症状和并发症，最好在烧伤专科中心进行救治。

文献报道 TEN 的死亡率为 25% ～ 80%，发病率高达 65%[21]。当然，文献报道的结果差异很大，且通常是基于特定病人群体的小样本研究[17, 22, 23]。TEN 患者可能在疾病的早期发生死亡，脓毒症是最常见的死因，铜绿假单胞菌和金黄色葡萄球菌是最主要的致病菌[17]。肺栓塞和胃肠道出血是导致患者死亡的另外两个常见原因。

在高龄患者群体中，TEN 死亡率显著增加，并且与受损皮肤面积和血清尿素氮水平相关[17, 22, 24]。2000 年，Bastuji-Garin 等[25]创建了评估成人 TEN 死亡率的评分系统（score of toxic epidermal necrolysis，SCORTEN），该评分系统使用了七个独立的危险因素，每项为 1 分：

①年龄＞ 40 岁；②心率＞ 120/min；③合并恶性肿瘤；④第 1 天内表皮剥脱大于 10%TBSA；⑤血尿素氮＞ 28mg/dl；⑥血糖＞ 252mg/dl；⑦碳酸氢盐＜ 20mEq/L。

SCORTEN 评分应在入院后第 1 天和第 3 天进行，以最大化发挥其预测价值。研究显示：评分为 0 ～ 1 分时 TEN 死亡率仅为 3.2%，当评分超过 5 分，TEN 死亡率高达 90%（表 42-2）。

表 42-2 SCORTEN 评分及死亡率

SCORTEN 得分	预测死亡率
0 ～ 1	3.2%
2	12.1%
3	35.8%
4	58.3%
＞ 5	90%

最初，SCORTEN 评分用于成人患者，目前已在儿童患者人群中得到验证。但是，其临床应用一直受到质疑，因其算法中并未考虑伴发疾病（恶性肿瘤）[26, 27]。其他研究者已基于逻辑回归分析进一步改进 SCORTEN 评分系统，使之成为最广泛应用的评分系统。

SJS 的死亡率为 0% ～ 38%[14, 28]，EM 很少导致患者死亡[29]。

（二）病因

TEN 的主要组织病理学表现是角质形成细胞凋亡和继发性表皮坏死。细胞病理性过程的起源仍然是一个热门的研究领域，各种危险因素和病变过程构成错综复杂的网络。已经清楚的是：TEN 是由多个过程和危险因素的相互作用引起的：遗传易感性，环境触发因素，免疫反应，炎症介质和细胞凋亡机制。

1. 触发因素和危险因素

TEN 似乎是由机体对外来抗原的免疫反应驱动的，通常被称为“触发因素”。药物是迄今为止最常被识别出的触发因素，涉及 77% ～ 94% 的 TEN 病例，包括抗菌药物、抗惊厥药、镇痛药和昔康类的非甾体抗炎药 [6, 16]。显然，TEN 发病者的特征性因人口而异，并且取决于该人群中药物暴露的流行病学因素。

试图通过皮肤试验和实验室检测识别引起剥脱性坏死松解的药物的方法很少取得成功 [17]。虽然有些试验正在研究过程中，但目前还没有一种完全经过审查的可靠方法来确定触发因素。过去，TEN 的药物触发因素都只是一个推测。然而，2010 年 Sassolas 等开发了一种称为 ALDEN 的表皮坏死松解症的药物因果关系算法，根据 6 个参数为每种药物分配 1 ～ 10 分 [32]。该算法根据得分分为非常可能（＞6）、可能（4 ～ 5）、可能（2 ～ 3）、不太可能（0 ～ 1）及非常不可能（＜0）（表 42–3）[32]。将该算法的结果与欧洲严重皮肤不良反应研究的病例对照分析进行比较，结果发现具有良好的一致性 [32, 33]。ALDEN 可能会极大地提高临床医生和研究人员识别 TEN 特异性药物相关触发因素的能力 [32]。

虽然已明确部分药物是 TEN 的致病因素之一，但非药物致病因素仍然不明确。有报道称：上呼吸道感染、咽炎、中耳炎或病毒性疾病在某些 TEN 患者中发生或与 TEN 同时发生 [13–15, 34–36]。支原体肺炎和疱疹病毒（巨细胞病毒、Epstein–Barr 病毒、单纯性疱疹、带状疱疹）可引起 EM 和 SJS，但未发现引起 TEN[14, 37, 38]。由于 TEN 发病率低，并且其前驱症状与其他常见病相似，要将 TEN 与上述病毒感染联系起来并不容易。患者表现出相对突出的早期症状，常常被误诊为一种简单的病毒综合征。由于早期症状与 TEN 的发生相距很长时间，后期随访无法确定起初的表现是早期症状或患者有病毒感染史。此外，在 TEN 确诊之前，这些早期症状已开始用药物治疗。因此，用于治疗早期症状的药物经常被误以为是 TEN 的触发因素。

2. 遗传学

遗传显然在 TEN 的病理生理学中起重要作用，因为多个等位基因被确定为危险因素。有趣的是，目前为止所发现的遗传危险因素似乎都是特异性的。也就是说，一个特定的等位基因可能会增加一个人使用某一种药物而发生 TEN 的风险，但不会增加同一个人因使用其他药物而发生 TEN 的风险 [39]。迄今为止，所识别的大多数等位基因似乎通过两种不同的机制增加 TEN 的风险：药物 – 抗原代谢和抗原呈递。早在 1986 年，Shear 等发现具有严重皮肤磺胺反应病史患者的“慢”磺酰胺代谢模式。随着对该领域认识的加深及技术革新，药物遗传学家追踪到其与编码细胞色素 P_{450} 的基因多态性相关。研究者汇集了大量的细胞色素 P_{450}C 变异目录，这些变异增加了 TEN 的发生风险，并且每种多态性都与特定的触发因素有关 [40–46]。与 TEN 有关的最大基因家族包括多种 HLA 基因多态性与 TEN 的药物特异性风险相关。这些多态性可能改变抗原呈递细胞上 HLA 分子的形态，使它们或多或少地倾向于“识别”特定抗原。“抗原”可以是药物分子、药物代谢物、药物代谢的副产物，或由药物、代谢物、副产物与另一种肽结合产生的半抗原 [47]。

这些遗传标志由于应用于不同种族群体，其预测价值复杂多样。Chung 等 [48] 发现了一个 HLA、药物敏感性和种族背景之间强烈关联的例子。他们证实了汉族人群中 HLA–B*1502、SJS 和卡马西平之间存在强烈关联。这种独特的关系后来在泰国人群中亦被观察到，但在日本和欧洲人群中没有这种关系 [49–52]。事实上，欧洲大型研究 RegiSCAR 认为，HLA–B*1502 不是卡马西平、磺胺甲噁唑、拉莫三嗪或昔康类非甾体抗炎药所致 SJS 或 TEN 的遗传标志 [53]。

尽管 HLA–B*1502 和卡马西平的关联性表现出显著的种族差异，但这并不是所有 HLA 药物相互作用的共同特征。另一个代表性例子为别嘌

表 42-3　表皮坏死松解症的药物因果关系算法（ALDEN）

指　标	ALDEN 评分	评分细则	
开始使用药物日到指数日之间相隔的时间	3	5 ～ 28d	-3 ～ 3
	2	29 ～ 56d	
	1	1 ～ 4d	
	-1	＞ 56d	
	-3	指数日当日或之后才开始使用药物过去曾经使用过相同药物且发生过过敏反应时：1 ～ 4d（+3）；5 ～ 56d（+1）	
评估在指数日内时药物是否存在体内	0	在指数日时药物仍持续使用，或是药物停用时间点和指数日之间相隔的时间小于药物半衰期[a]的 5 倍	-3 ～ 0
	-1	在指数日时药物仍持续使用，或是药物停用时间点和指数日之间相隔的时间小于药物半衰期[a]的 5 倍，并且病人无肝 / 肾功能异常或怀疑有药物相互作用[b]存在	
	-3	药物停用时间点和指数日之间相隔的时间大于药物半衰期的 5 倍，并且病人无肝 / 肾功能异常或怀疑有药物相互作用[b]存在	
再度重新使用相同药物 / 过去曾使用同一成分或类似药物的反应情况	4	再度重新使用相同药物引起 SJS/TEN	-2 ～ 4
	2	再度重新使用类似药物[c]引起 SJS/TEN，或是再度重新使用相同药物引起其他非 SJS/TEN 的过敏反应	
	1	再度重新使用类似药物[c]引起其他非 SJS/TEN 的过敏反应	
	0	过去从未使用相同药物	
	-2	过去曾使用相同或类似药物但无过敏反应发生	
停药或仍然使用该药物的反应	0	停药或不清楚	-2 或 0
	-2	仍然使用该药物未造成症状恶化	
该药物在过往历史中的恶名度	3	高风险药物	-1 ～ 3
	2	风险已确定但属于低风险药物	
	1	监视中的药物	
	0	未知	
	-1	无相关性证据的药物[c]	
		中间分数 = 以前所有标准的总和	-11 ～ 10
可疑药物不止一种	-1	若可疑药物不止一个，只要其中一个药物前 5 项加和的总分＞ 3 分（不含 3 分），则所有其他可疑药物的分数皆要扣 1 分后才是最后的总分	-1
最后得分			-12 ～ 10

＜ 0 为极不可能，0 ～ 1 为不可能，2 ～ 3 为可能，4 ～ 5 为极有可能，≥ 6 非常可能；a. 药物（或活性代谢物）从血清和（或）组织中清除的半衰期（根据药理学教科书附件），包括主要由肾脏和肝清除的药物；b. 当患者体内同时存在超过 5 种药物时，考虑到可疑存在药物相互作用；c. 类似药物：相同 ATC 代码（第四级，化学亚组）的药物，见方法

醇和 HLA-B*5801[54]。虽然这种关联性在不同种族之间仍然相异，但在汉族、日本人，泰国人和欧洲人中均存在，与 HLA-B*1502 和卡马西平间的关联性不同。

总之，对于这些标志，流行病学调查显示其极为罕见，因此不能作为特定种族背景之外的筛选工具。除了普遍存在的客观因素，一些标记与某个群体中的 TEN 相关，而在另一个群体中则不相关，这种现象可能可以追溯到“maker”等位基因与其他遗传变量之间的相互作用。

3. 免疫病理学

多种证据表明 T 细胞是 TEN 发病过程的关键效应细胞。T 细胞是急性 TEN 患者水疱液和渗出液中的主要细胞类型[55]。

TEN 患者表皮中可观察到抑制性或细胞毒性 T 细胞浸润[56, 57]。角质形成细胞质膜的起疱被认为是细胞毒性 T 淋巴细胞溶解的可靠形态学改变[57]。血清和渗出物中显示 T 细胞活化的标记物与疾病活动度和程度相关[58–61]。

TEN 可理解为免疫介导的烧伤。在大多数情况下，TEN 类似于经典的Ⅳ型（迟发型）超敏反应。暴露和反应之间的延迟、T 细胞作用以及在重新暴露于初始触发因素后反应加速是其主要表征[39, 62]。虽然有些人在疱疹后 SJS 和 EM 病例中，通过免疫荧光检测发现 IgM 和 C3 沿着真皮表皮连接处和皮肤血管沉积，认为是Ⅱ型超敏反应的证据，但其他人将其归因于简单的非特异性渗出[36, 63–65]。激活 T 细胞受体的抗原取决于特异性触发剂：识别的部分可以是药物中的分子，药剂代谢的副产物或内源肽与前述任一种形成的复合物。角质形成细胞凋亡是 TEN 发病机制的核心，被认为是由肿瘤细胞坏死因子超家族的配体或受体相互作用介导的（如 TNF-α/TNF 受体或 FasL/Fas 相互作用）[66, 67]。通过一系列实验，Viard 等在体外观察到：TEN 患者表达了具有裂解活性的 Fas 配体，并且该配体的作用可被单克隆抗体和人免疫球蛋白阻断[68]。在真皮淋巴细胞穿孔素阳性的 SJS 患者中约有 90% 的病例发现了角质形成细胞 DNA 片段[39, 69]。

（三）临床表现

TEN 的前驱期通常在后期回顾时才意识到，并且常以同时出现低热、不适、咳嗽、结膜炎和排尿困难等为特征。这些症状通常在任何皮肤病变显现前 1 ～ 21d 出现，常持续 2 ～ 3d[1, 14]。这种前驱症状发生在平坦皮疹出现之前，尽管有时会出现嫩红斑和皮肤黏膜的斑块。皮肤受累通常始于细微的红斑和局部麻疹样改变、离散的红斑或紫癜性斑疹。后在红斑区域出现囊泡和大疱，或是整块，或是先前的麻疹聚集融合。稍用力表皮即可呈碎片样脱落：Nikolsky 征阳性（图 42-1）。即使大疱仍然完好无损，TEN 皮疹也非常疼痛。通常，从药物开始使用到出现皮疹，有 1 ～ 3 周的滞后期，也可能更短，尤其是在先前致敏个体二次暴露的情况下[1, 2, 17]。

黏膜受累在 TEN 中极为常见，通常涉及两个或更多个部位。这些黏膜病变通常会有较大问题，因为它们可引起短期和长期并发症，并且通常持续时间（症状）长于皮肤损伤时间[6, 16, 17]。受累部位一般遵循以下顺序：口咽（93%）、眼部（78%）、生殖器（63%）、偶尔也有肛门黏膜[70]。

据报道，1/3 的病例黏膜损伤发生在皮肤损伤之前 1 ～ 3d[16, 71]。因此，任何皮肤受累的病例而无黏膜受累应注意鉴别诊断。然而，值得注意的是，判断黏膜受累通常需要一个确切的症状：暴发性皮肤病变经常掩盖更微妙的黏膜病变，如肠黏膜受累和支气管受累，这通常更容易从症状推断而不是直接可视化。

（四）诊断和预后评估

组织病理学

早期皮肤活检对诊断至关重要。皮肤表现因患者和病变年龄而异（图 42-2）。病变部位的边缘显示表皮中散在坏死的角质形成细胞，而真皮层仅有轻微的炎症反应。在陈旧的病变部位和病变的中央区域，色泽晦暗对应于广泛的角质形成细胞坏死区域，常伴有表皮下大疱和表皮真皮分离。周围的红斑区显示：真皮乳头水肿、血管扩张伴内皮细胞肿胀、血管周围单核细胞浸润。在真皮乳头层中可以观察到外渗的红细胞，但真皮

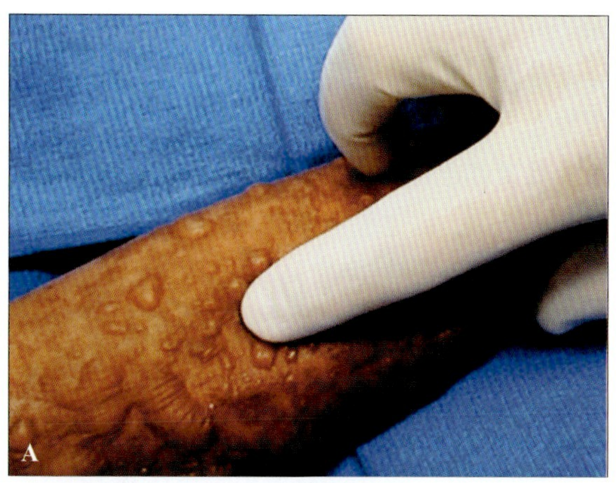

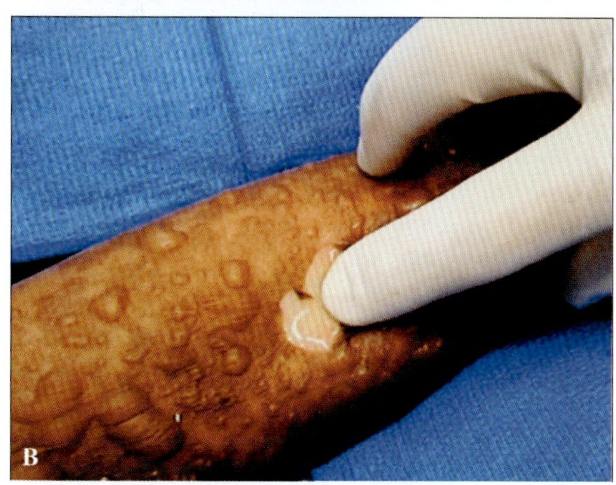

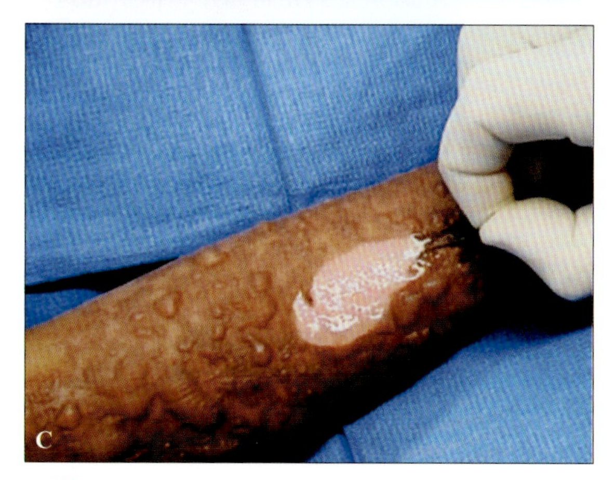

▲ 图 42-1　Nikolsky 征：通过温和的压力即刻诱发皮肤表皮分离

网状层是正常的[17, 22]。

表皮和真皮除了辅助 T 淋巴细胞的浸润，已可看到抑制性或细胞毒性 T 淋巴细胞浸润[56, 63, 72]。Hertl[73] 已经证实这些表皮细胞是细胞毒性 T 细胞。尽管在真皮层观察到许多巨噬细胞，朗格汉斯细胞数量似乎在表皮中减少。SJS 显示出更显著的真皮层细胞浸润，特别是在疱疹引发的病例中，可观察到树突状淋巴样细胞，而不是受损的真皮巨噬细胞和坏死角质形成细胞[38]。此外，在细胞质突起与角质形成细胞接触的点处，角质形成细胞的质膜是缺失的。已经观察到 HLA-DR 在角质形成细胞上的异常表达，这种现象在许多其他炎症性皮肤病中已经发现[63, 74]。

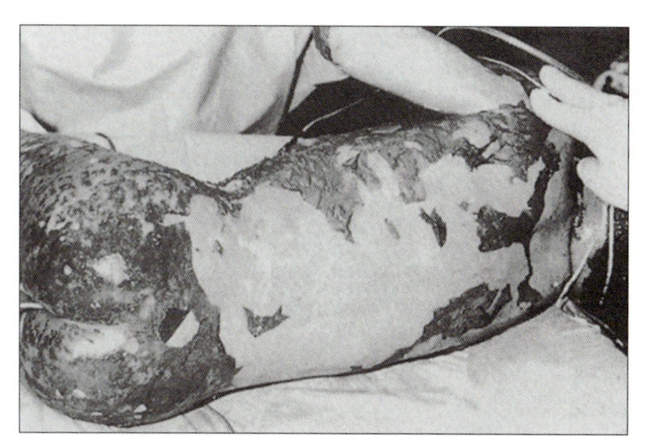

▲ 图 42-2　TEN 的特征是表皮大量剥脱

（五）并发症

TEN 经常伴随严重的并发症。在许多情况下，创面从真皮层再上皮化，因而不形成明显的瘢痕，仅发生色素沉着[75]。如果由于继发感染或外周血管因休克或血管加压药的使用而收缩，则瘢痕形成可能性大。另还会出现指甲缺失、再生异常或无法再生。

并发症也可能影响全身各处的黏膜。最严重的长期并发症之一是眼部后遗症，其在生存的病人中有一半的发生率。由凝聚的纤维蛋白和坏死碎片引起的假膜性或膜性结膜炎可导致眼部不适，继发感染或失明（图 42-3）[4, 76]。结膜瘢痕形成可导致泪道破坏，泪液产生减少和干燥性角膜结膜炎，称为“Sjögren-like 综合征”。最后，瘢痕增生可能导致眼睑解剖变形，出现睑外翻，睑内翻，倒睫和睑球粘连[14, 77]。

其他可能受影响的系统包括以下几个方面。

(1) 口咽：常常导致咀嚼疼痛，严重的吞咽困难和吞咽痛（图 42-4）。口腔黏膜炎则与分泌物的增加和黏膜脱落有关，可引起气道受阻。当然，口咽受累会影响口腔摄入饮食，需要改变进食方式。可能发生口腔牙龈上皮融合，因此良好的口腔护理至关重要。

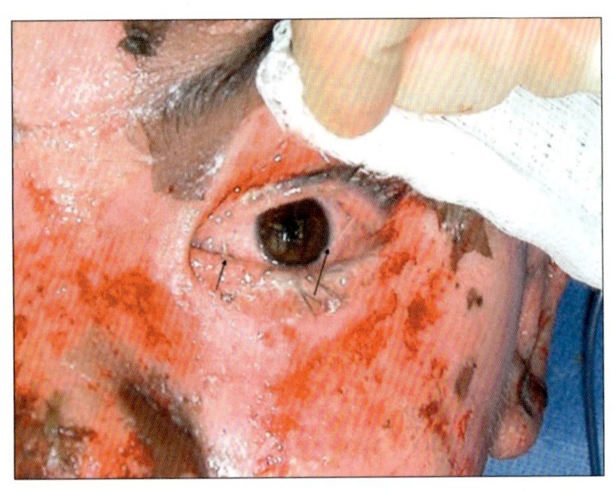

▲ 图 42-3 TEN 眼部并发症很常见，甚至可导致失明。早期加强眼部护理可防止假膜形成（箭显示膜性结膜炎）

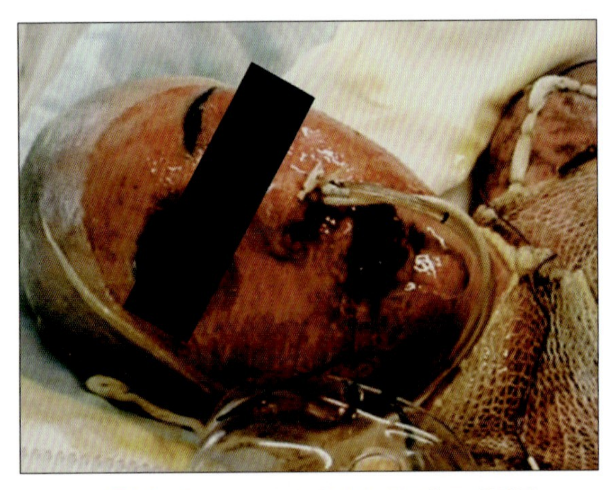

▲ 图 42-4 TEN 患者表现出明显的口咽受累

(2) 呼吸道：呼吸道受累会增加 TEN 的死亡率 [78, 79]。这些并发症包括广泛融合的气管弥散性红斑和支气管糜烂伴大量脓性渗出物。既往有报道称：TEN 患者会厌肿胀，需要行气管插管。然而，已发现支气管肺炎是最常见的并发症，发生在 50% 的患者中 [29, 34, 79]。

(3) 胃肠道：肠道症状的发作通常与皮肤病变同时发生 [80]。表皮和上皮脱落可能会进展到胃肠黏膜，诱发食管炎，随后致食道狭窄 [81]。胃肠道糜烂在大体上与溃疡性或假膜性结肠炎相似，伴有大量出血，必要时需要切除。

(4) 泌尿系统：男性尿道受累相当常见，可见尿道口病变。长期后遗症包括尿道狭窄和包茎。

(5) 妇科：女性患者中外阴受累似乎非常普遍。可能因意识的增强，手段的改善，常规筛查逐渐频繁，文献报道的发病率在过去几十年中有所增加。黏膜糜烂会致患者疼痛难忍，并且相关腺体受累可导致阻塞和功能障碍。远期后遗症可能特别麻烦，阴道壁粘连和阴蒂的粘连可致严重的性交困难和性功能障碍 [82, 83]。阴道闭锁和粘连可致月经不调、不孕 [84-86]。对于大多数病例，建议咨询妇科医生。

全身性及其他非皮肤和黏膜的并发症

虽然 TEN/SJS 最常见的临床表现是皮肤（黏膜）糜烂，但这种疾病可累及多个系统。累及肾脏时主要表现为肾小球肾炎、急性肾小管坏死，另有报道称累及肝脏时可表现为肝炎、肝细胞坏死 [6, 16, 87]。低蛋白血症、无症状的高淀粉酶血症、红细胞沉降率增高、白细胞增多、血小板减少、正常色素性和正常细胞性贫血也不少见 [29, 78]。其中，白细胞减少症往往预示着预后不良 [6, 17, 34]。一部分原因要归结于 T 辅助（诱导）淋巴细胞群（$CD4^+$）的消耗 [88]。通常，白细胞计数在 2 ～ 5d 后恢复到正常水平，但引起这种免疫抑制的机制尚不清楚。

（六）治疗

如前所述，TEN 是一种可以危及生命的疾病，最好在烧伤 ICU 内联合多学科治疗，包括目标导向的液体复苏及营养支持 [23, 34, 35, 89]。

1. 一般治疗及复苏

立即停止使用可能引发该疾病的药物。临床用药的重点是镇痛，有时可能需要使用解热药。另外预防性使用抗菌药物会导致中性粒细胞减少，所以选择广谱抗菌药物时应慎重。全身性应用抗菌药物应在有感染史或疑似脓毒症时才使用。

补液量需要根据暴露体表的液体丢失量来计算确定。但患者水肿和液体丢失不如烧伤患者明显，所以烧伤治疗中常用的液体复苏公式计算结果往往超出了实际需要量 [90, 91]。因此需要通过密切监测患者的病情、复苏指数和尿量来确定平衡液给药速度。一旦创面包扎完成，液体需求量通常会减少。

为了减少感染和脓毒症的风险，应尽可能避免留置中心静脉导管。为了进一步减少这种风险，即使要留置中心静脉导管也应从无明显受累的皮肤进入。应尽早去除侵入性通路，并早期使用口腔和鼻胃管。环境温度应提高到 30 ～ 32℃，以便减少能量代谢消耗。当然，在病人的房间、浴室和手术室里使用隔热板和红外线灯也能起到良好保温、减少能耗效果。

同时还应当预防应激性溃疡的发生。

2. *免疫治疗*

因为 TEN 的病理生理学最初为免疫学相关的表现，因此免疫抑制疗法作为一种早期治疗方式是符合逻辑的。以下内容将简要地对使用激素、环孢素、静脉注射免疫球蛋白和沙利度胺治疗进行文献综述。

(1) 激素治疗：使用激素治疗 TEN 具有争议性。针对迟发性超敏反应或抗体依赖性细胞毒性理论的发病机制，激素似乎是一种合适的治疗方式。然而，持续、大剂量使用激素来延缓疾病进展的做法并不为临床所接受 [14, 16, 17, 78, 92, 93]。目前由于缺乏随机的对照和前瞻性试验，因此无法对激素的治疗作用进行合理评估。许多学者认为激素增加了脓毒症发生的风险，并增强了蛋白质分解代谢，导致创面延迟愈合，甚至可能引起严重的胃肠道出血，进而延长了住院时间，还增加了死亡率 [29, 34, 90, 94]。一项研究发现，激素并没有减缓 SJS 的进展，反而显著地增加了发病率 [94]。在一项前瞻性（非随机的）研究中，未接受激素治疗患者的生存率达 66%，而接受激素治疗的患者生存率仅为 33%，明显降低 [34]。接受激素治疗的 SJS 患儿住院时间更长，并发症发生率为 74%，而未使用激素的患儿仅为 28%[93]。另一项研究显示，SJS 患者 80% 的死亡率与激素治疗有关，而停用激素后，死亡率降至 20%。在几项研究中，接受激素治疗的患者在 TEN 发病前没有显示出明显的提高生存率的作用，反而使用激素本身就会增加患 TEN 的风险 [11, 31, 95, 96]。激素疗法的支持者认为，在病程早期以有限的“冲击”剂量使用激素，来中断活跃的坏死溶解过程并且限制并发症的出现，是可能改善预后的。Kardaun 等学者对 12 名患者进行了长达 10 年的研究，发现短期的地塞米松冲击治疗较安全，有助于降低死亡率 [97]。在此之后，EuroSCAR 对这种方法进行了更大规模的研究，并再一次观察到了这一现象，但遗憾的是这项研究所获数据没有取得统计学意义上的差异 [98]。因此，由于缺乏强有力的疗效证据，应用激素治疗本病仍存在争议。

(2) 环孢素：环孢素具有强效的免疫抑制和抗凋亡作用。其作用机制是通过选择性抑制钙调磷酸酶，进而抑制白介素 –2 的合成，从而抑制 T 辅助细胞的增殖 [99]。在仅有的一项病例分析中，Arevalo 等学者观察到，病情控制所需时间（24 ～ 36h）和重新上皮化的时间与历史对照相比明显缩短。这项研究之后进行的一些小规模的研究也表明，环孢素有潜在的益处。2010 年，Valleyire–Allanore 等学者进行的一项二期临床实验，以每天 3mg/kg 的剂量口服环孢素 10d，并在接下来的一个月逐渐减量，虽然这种方案在临床上没有意义 [100]，但实际死亡率低于预测的死亡。虽然这是一个有趣的现象，但目前已有的研究中，并没有采用类似方法（通过不同的药物剂量、给药途径和治疗时间进行研究）的研究。此外，环孢素与 55% 的脓毒症发病相关 [101]。因此，在提倡使用环孢素治疗 TEN 之前，尚需进行一项设计严谨且合理的前瞻性临床试验。

(3) 静脉注射免疫球蛋白：静脉注射免疫球蛋白（intravenous immunoglobulin，IVIG）能阻断 TEN 自身免疫过程。此外，有人提出，人类免疫球蛋白中可能含有一种 Fas 阻断抗体，该抗体可直接干扰角质细胞凋亡的触发 [102]。不幸的是，已有的临床数据相互矛盾，难以支持采用 IVIG 治疗 TEN。迄今为止，已有 12 项非对照临床研究用于检测 IVIG 治疗 TEN 的疗效 [103–105]。有趣的是，数据表明 IVIG 剂量＞ 2mg/kg 时治疗效果可能优于＜ 2mg/kg。Huang 等学者对 IVIG 治疗 TEN 患者的疗效进行了 Meta 分析 [106]。得出结论：在成人患者中，高剂量 IVIG 组的死亡率明显低于低剂量 IVIG 组。然而，在多因素 Logistic 回归模型中发现，当控制年龄、总受累体表面积和治疗延误等因素时，IVIG 的剂量与死亡率无关[21]。这一发现得到了迄今为止最大的临床研究 EuroSCAR 的支持，也就是说该研究未能证明 IVIG 治疗 TEN 的有效性[98]。

尽管有这些发现，但在低并发症风险和缺乏替代疗法的前提下，仍有一些学者提倡使用高剂量 IVIG（总剂量 3mg/kg 持续 3 ～ 4d 以上）治疗 TEN。与环孢素 A 相似，在判断是否推荐常规使用人类免疫球蛋白治疗 TEN 之前，有必要进行一项设计严谨而合理的多中心临床对照试验来验证。

(4) TNF-α 抑制药沙利度胺：TEN 主要的发病机制是角质细胞凋亡，因此推测 TNF-α 在 TEN 的发病机制具有重要作用。沙利度胺作为一种有效的 TNF-α 抑制药，理论上可用于治疗 TEN。不幸的是，由于治疗组死亡率过高，Wolkenstein 等学者不得不提前终止沙利度胺与安慰剂的临床随机试验[107]。沙利度胺组 12 例患者中有 10 例死亡，对照组 10 例中有 3 例死亡。作者推测，沙利度胺对 TNF-α 的抑制作用可能反馈性地增加了 TNF 的生成，这种现象在之前的研究中也有报道。由于沙利度胺对死亡率的增加作用，其不应作为一种治疗 TEN 的药物使用，但这又证实了随机、双盲、安慰剂对照的临床试验的有效性。尽管沙利度胺实验失败，研究人员仍在探索利用 TNF-α 拮抗药和抑制药（英夫利昔、依那西普等）治疗 TEN[108, 109]。遗憾的是，这些新疗法仅有个案报告，尚不能支持在 TEN 患者群体中进行常规使用这些新疗法。

在这些治疗方式的有效性被证明之前，TEN 患者治疗的金标准主要由用于严重烧伤治疗时的多学科方法组成，其重点在于创面护理、控制感染和预防并发症。

(5) 外科方法：一些学者已经提出清除坏死表皮、使用生物或合成敷料覆盖大面积创面的方法[89, 110, 111]。为减少细菌生长和感染的风险，应当去除脱落的表皮，将裸露和脆弱的真皮覆盖。一旦得到组织学确诊，最好在全身麻醉下进行清创。清创过程中失血一般较少，因此需要避免过度复苏。

合成敷料（如 Biobrane）、生物性敷料（如同种异体皮、猪皮）的使用，可大大缓解疼痛、减少体液流失，促进创面愈合。生物性敷料及类似材料会增加局部感染的发生率，故当创面面积超过 40%TBSA 时，应谨慎使用。猪皮移植物能很好地附着在皮肤上，因此在临床中广泛使用[91, 112]。同种异体皮移植更容易血管化，因此可以减少移植物更换次数[113]。然而，这必须与同种异体皮血管化后所产生的潜在不良影响（对外观的影响）相权衡（图 42-5）。生物性敷料覆盖后，需妥善固定，防止剪切力作用。无论是对于成人患者还是儿童患者，治疗过程中往往需要使用翻身床或悬浮床。

(6) 局部治疗：由于分离发生在真皮 - 表皮交界处，仍然保留了不同厚度的真皮，如果使真皮能够免受具有组织毒性的消毒剂、干燥、机械损伤或创面感染等因素的伤害，那么皮肤附件基底的上皮细胞将会增殖，并使真皮迅速重新上皮化[90]。细菌能在未被有效保护的创面增殖，并产生侵袭性感染，进而导致皮肤全层坏死。水疗和局部使用抗菌药物可以起到清创和控制感染作用，所以应在早期使用。有效的外用抗菌药物包括磺胺嘧啶银乳膏、硝酸银溶液、葡萄糖酸氯己定溶液和多粘菌素软膏[16, 37, 110]。虽然磺胺嘧啶银被广泛使用，但仍存在一个需要担忧的问题，其中所含磺胺成分可能加重疾病，尽管这一问题尚未得到文献支持，但仍需注意。此外，还有研究观察到磺胺嘧啶银可抑制创面上皮化和白细胞生

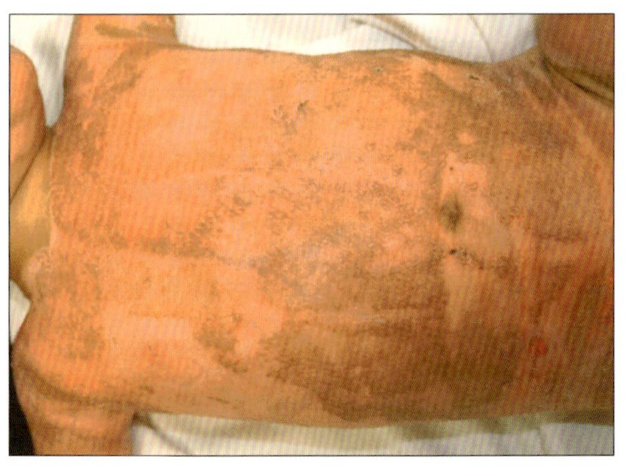

▲ 图 42-5 在二度烧伤创面移植同种异体皮后血管化，导致了愈合后外观明显改变

成。硝酸银溶液不具有这些药物不良反应，且不会抑制上皮化。对于因治疗延迟而被污染的创面，硝酸银浸泡可以减轻污染，并为最终的生物敷料覆盖作准备。硝酸银溶液是低钠溶液，因此，使用硝酸银溶液治疗时每天钠损失量约为 350mmol/m^2，因此必须密切监测血清电解质含量和渗透压。

葡萄糖酸氯己定和多粘菌素软膏对革兰阴性菌（包括铜绿假单胞菌）具有抑制作用，但敏感度较低。此外，葡萄糖酸氯己定对革兰阳性菌也有抑菌作用。

当因口咽糜烂导致严重吞咽困难时，可通过使用利多卡因或可卡因清洗剂缓解，从而可缓解口服营养物质和液体的疼痛。每天多次清洗口腔或喷洒消毒剂，可清理口腔内糜烂的碎片[22]。口服制霉菌素可防止念珠菌在肠道内过度生长，降低念珠菌性脓毒症发生的风险[113]。

需要密切监测肺部受累的情况，同时要注意保持呼吸道清洁，其中包括支气管镜检查、鼓励肺活量锻炼、活动和咳嗽，从而防止感染和并发症。如果需要机械通气支持，重点要预防支气管－肺感染。日常监测包括血液学检查（如血气分析）、胸片和细菌培养，为及时使用抗菌药物治疗或通气支持治疗提供依据。在入院时可以使用低剂量或低分子肝素预防血栓栓塞。

眼科医生应每天评估眼部受累情况。为最大限度地减少结膜结痂，应每小时使用盐水滴眼液。如有结痂，应使用钝性器械解除粘连，并涂抹温和的眼药水或软膏。明确的眼部感染应使用敏感抗菌药物进行治疗。通过进行 Schirmer 试验可以及早发现泪道阻塞。眼科治疗方式的选择范围很广，其内容已超出了本章节的范围。Tomlins 等描述的“Triple-TEN”方案是一种合理、实用的方法，其内容包括：①在结膜下使用激素抑制局部炎症；②羊膜应用；③插入巩膜隔板以防止睑球粘连[115]。无论采取何种治疗方案，都明确需要眼科医生的参与。

尽管泌尿生殖系统黏膜受累在 TEN 中并不常见，但发生时应紧急采用支持性治疗，包括：控制疼痛、保持个人卫生、局部镇痛和润滑治疗。需要权衡患者病情稳定性和临床情况来决定是否导尿。也就是判断对尿量的精确记录需求是否超过了因放置导管而增加的感染风险，累及泌尿生殖系统后长期后遗症通常为尿道狭窄和包茎，但这通常可通过连续扩张和包皮环切来治疗。

阴道受累时应积极治疗，以尽量减少症状和（理论上）降低长期后遗症的风险为目标。有学者建议局部使用一些药物，但这些都不被认为是目前的标准治疗方案。可以考虑使用器械治疗以防止黏膜表面炎症迁延不愈，避免融合和粘连。可使用阴道扩张器来避免粘连，但需要定期监测和更换以避免感染。最后，为了尽量减少阴道腺病发生的风险，可以考虑闭经治疗[114]。根据阴道受累的范围和严重程度，可以考虑咨询妇科医生。

3. 营养支持

一旦患者成功复苏，应立即给予肠内营养。由于经常出现口腔黏膜溃疡，患者可能不愿经口补充营养，因此需要放置鼻胃管。与代谢率明显提高的烧伤患者不同，这些患者的代谢率仅略高于基础需求。当成人每天摄入 2500kcal 时即可保持体重稳定和正氮平衡[90, 110]。

四、软组织感染和其他急性皮肤疾病

葡萄球菌烫伤样皮肤综合征、坏死性筋膜炎和暴发性紫癜是一组以广泛的软组织缺失、快速发病和死亡为特征的疾病。早期准确地诊断对于采取适当的措施至关重要，比如在坏死性筋膜炎或软组织感染时出现捻发音的情况下就需要进行广泛的手术切除。烧伤护理中心具有快速的皮肤屏障重建能力，可以为这些患者提供较大面积皮肤屏障功能重建。

（一）葡萄球菌烫伤样皮肤综合征

葡萄球菌烫伤样皮肤综合征是由剥脱性葡萄球菌毒素引起的严重疾病，其特征是广泛的皮肤受累（图 42-6）以及明显的全身症状、体征。及早诊断非常重要，特别是将其与 TEN 区分开来，TEN 拥有不同的治疗方法且死亡率更高。葡

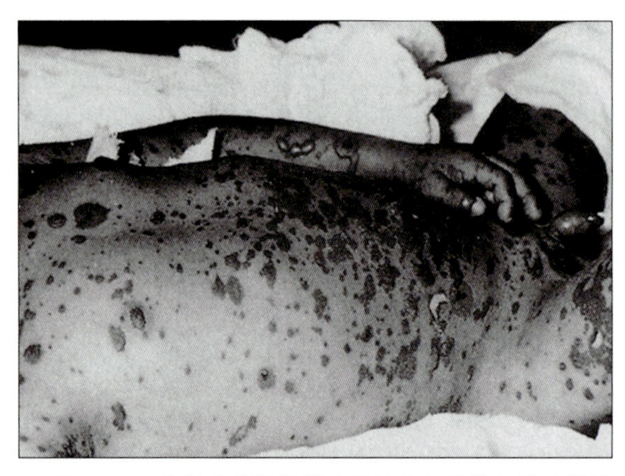

▲ 图 42-6　葡萄球菌烫伤样皮肤综合征的特征是弥漫性红斑伴大疱形成（见左前臂），大片表皮剥脱，创面局部增厚，无须手术治疗即可愈合

萄球菌烫伤样皮肤综合征发病年龄主要在婴儿期（Ritter 病）和幼儿期，大多数病例出现在 5 岁之前[116]。婴儿室是常见的暴发地点。工作人员可能被产生表皮松解毒素的金黄色葡萄球菌菌株感染或定植，从而成为传播途径，因此这就进一步体现了标准卫生措施的重要性。成人葡萄球菌烫伤样皮肤综合征很少见，通常与肾功能受损有关，死亡率只有 4%，但如果伴有某些基础疾病，成人的死亡率可达 40%[116, 117]。

1. 病理学

两种不同的表皮松解毒素（ETA 和 ETB）是导致葡萄球菌烫伤皮肤综合征出现水疱的原因[81]。ETA 是热稳定的，而 ETB 是热不稳定的并且由细菌质粒编码。大多数金黄色葡萄球菌的致毒菌株被鉴定为 2 组噬菌体[118]。剥脱性毒素由肾脏代谢和排泄，肾功能不成熟（儿童）或肾脏损害的患者更易感。剥脱性毒素通过桥粒间分裂作用破坏表皮颗粒细胞层而产生水疱，但没有表皮坏死，并且炎症细胞极少。尽管人们认为毒素直接影响桥粒，但其确切作用机制尚不清楚。其中一种可能是毒素或其部分序列，可产生类似丝氨酸蛋白酶的蛋白水解作用，从而破坏桥粒[116, 119, 120]。

2. 临床表现

发病时可能以发热、烦躁和易怒为特征。通常猩红热样红斑在褶皱和边缘区域更加明显。皮肤一般触感柔软，轻微创伤即可导致表皮大片剥脱（Nikolsky 征）。在 24 ～ 48h 内出现水疱破裂，留下特征性的湿润的红斑表皮基底。严重的黏膜受累并非典型特征。

3. 诊断

葡萄球菌烫伤样皮肤综合征可通过皮肤活检快速诊断。可见特征性表皮内分离，分离发生在颗粒层（层状颗粒），真皮内无坏死表皮或炎症细胞。皮肤的免疫荧光检查为阴性。从一个新鲜剥脱区域的底部刮取组织，使用 Tzanck 试剂处理后即可显示受影响的细胞群（即棘层角质细胞）[118]。水疱、脱落的表皮和血液通常是无菌的，然而，从鼻腔、结膜或咽部通常可以培养出葡萄球菌[121]。

4. 治疗

确诊后应立即使用抗菌药物，因为大多数葡萄球菌对青霉素有耐药性，可选用耐青霉素酶的半合成青霉素（如甲氧西林或苯唑西林）。禁用激素[118]。在进行定植筛查后，需要对患者和护理人员进行定植区域的清洁，特别是鼻咽部，以防止进一步扩散。与相同体表面积的烧伤患者相比，通常仅需以较少的液体量进行复苏。补液应以尿量、血流动力学参数、电解质和胶体状态为指标综合判断。

在皮肤屏障功能恢复之前，应选用合适的敷料覆盖创面，以防止继发的创面感染。局部可使用具有舒缓和抑菌作用的药物。需要指出的是，创面最初并没有被定植或感染，因此，生物或合成敷料可以更有效地治疗大面积创面。这些敷料无须频繁换药，而频繁换药对于幼儿来说尤其痛苦。该疾病死亡率通常较低，但伴有因脓毒症或由基础疾病引起的电解质紊乱时，仍可能导致青年或者成年患者死亡[118]。创面通常在 7d 内完全愈合，并且瘢痕和色素沉着较少见。

（二）坏死性筋膜炎和细菌性肌坏死

坏死性筋膜炎是一种以广泛的筋膜和皮下组织坏死为特征的软组织感染，可发展为肌肉和皮肤坏死。总体死亡率可高达 50%[111, 122]。大多数坏死性筋膜炎是由多种微生物混合感染引起的，包括厌氧的革兰阳性球菌和革兰阴性杆菌。常见的有链球菌、葡萄球菌、肠球菌和拟杆菌。同时感染多种细菌可导致细菌性肌坏死。然而，由梭状芽孢杆菌引起的气性坏疽与坏死性筋膜炎相比，全身中毒表现更严重且死亡率更高。严重的软组织感染发生前通常有明显的创面污染。链球菌性肌炎的死亡率在 80% ～ 100%[122, 123]。糖尿病、静脉药物使用、年龄＞ 50 岁、高血压和营养不良（肥胖）已被明确为坏死性筋膜炎和细菌性肌坏死发病的危险因素。有报道预测，当这些危险因素中有 3 种或 3 种以上同时存在时，死亡率可达 50%（图 42–7）[124]。

1. 诊断

早期诊断重要而富有意义。最初的表现并不典型，可能仅表现为局部疼痛和水肿，不伴有皮肤色泽改变。然后可能出现硬结和红斑。病程后期可表现为皮肤感觉异常、色素沉着和局部水疱出现。病程中可能出现与局部症状不符的严重的毒血症。严重的全身性改变是肌坏死的特征表现。X 线可见皮下组织有明显的气体存在。计算机断层扫描和磁共振成像可能有助于诊断，并有助于判断感染的性质和程度[125]。冰冻切片活检可为早期感染提供组织学证据[126]。革兰染色和微生物检测是重要的诊断手段，还可以指导抗菌药物应用。但要区分坏死性筋膜炎、肌坏死和其他软组织感染往往只能依赖手术。

2. 治疗

早期诊断和根治性手术是成功治疗坏死性感染的关键。手术探查包括将坏死组织切除干净。如果不能一期彻底清除感染的坏死组织，死亡率将从 43% 增加到 71%；这一结果极大地突出了早期充分清除坏死组织的重要性[127]。对于伴有多个危险因素的患者，应考虑早期截肢，特别是在肌坏死的情况下。尽管大剂量青霉素适用于梭状菌感染，但术前仍应使用广谱抗菌药物。然而，抗菌药物治疗并不能替代外科治疗。充分的液体复苏和营养支持是不可或缺的。需用浸泡过抗菌药的敷料包扎创面，并经常更换。Kaiser 和 Cerra 的研究显示，早期应用猪皮覆盖或应用烧伤创面常用的局部抗菌药物，并不能取得满意效果[128]。在创面封闭之前，尚需要完全控制局部和全身感染。

与烧伤创面的处理一样，创面需得到合适

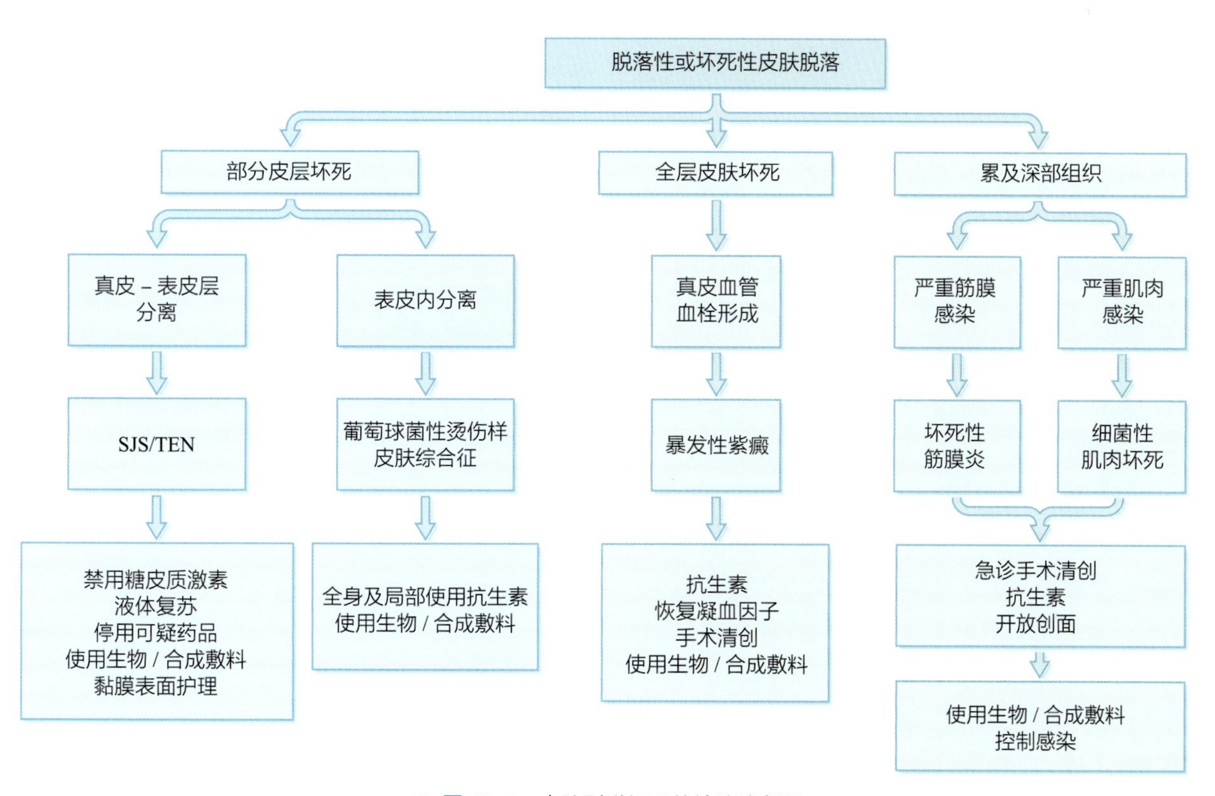

▲ 图 42–7　皮肤剥脱坏死的诊治流程图

的处理以预防继发性感染。生物或合成敷料具有减轻疼痛、减少体液流失和预防继发性感染的优点。该疾病通常会导致大面积皮肤和软组织的缺损，最终往往需要外科手术干预才能使创面充分愈合。

一些学者提倡使用高压氧治疗，并表示高压氧能降低死亡率，减少清创的次数。然而，这些报道大多是个案或无对照临床试验，缺乏具有足够证据强度的前瞻性对照试验[129, 130]。在动物实验中，单独的高压氧治疗并不能提高存活率或减少细菌定植，但对抗菌药物治疗有辅助作用[131]。总之，如果能进行高压氧治疗，高压氧治疗不应当延迟根治性清创术，这一治疗方式也不应取代根治性手术或作为延迟根治性手术的理由，而应将它作为根治性手术和抗菌药物治疗的辅助手段[129, 132]。

（三）暴发性紫癜

暴发性紫癜是一种表现为皮肤急性出血性坏死的急症。主要由血管内血栓形成伴血管塌陷和弥散性血管内凝血引起[133]。它主要发生在蛋白 C 抗凝系统功能障碍的个体，可伴有严重的急性感染，也可能无凝血功能障碍或感染。

它与由脑膜炎球菌、革兰阴性杆菌、葡萄球菌、链球菌和立克次体引起的全身性感染有关。皮肤坏死开始于皮肤不适区域，由不适迅速发展为潮红，然后出现瘀点。如有出血性大疱形成，将进展为明显的皮肤坏死。这个过程一般累及皮肤和皮下组织，但不累及肌肉。皮肤受累通常是疾病过程的早期表现。因此，皮肤活检将有助于早期诊断。该病急性期的死亡率为 18% ～ 40%[134]。

该疾病的治疗目的是阻止潜在的感染性疾病的进展，预防继发性感染，并清除失活组织。有证据表明早期给予肝素和凝血因子替代物对阻止血管内凝血是有效的[134]。因血液外渗和脓毒症引起的休克需要大量补液。应密切监测肢体血管和骨筋膜室的压力，以便在需要时尽早行焦痂切除术和（或）筋膜切开术。仅伴有水疱的皮肤损伤应使用局部抗菌药（如磺胺嘧啶银）治疗，以防止继发性感染。在患者病情允许的情况下，应尽快清除失活的组织。可以进行自体皮移植覆盖小创面，但由于疾病发展常累及范围较大，可能需要异体或异种皮移植覆盖。但由于血管损害，以及为了改善疾病的进程，常常需要截肢[135]。感染的患者应当被隔离，并对患者和工作人员进行监测和预防性治疗，以防止疾病的进一步传播和暴发，尤其是在脑膜炎球菌感染的情况下更需如此。

（四）钙过敏症

钙过敏症是一种罕见的疾病，其特征是骨外钙化发展导致组织坏死。虽然确切的病因尚不清楚，但这种情况似乎最常与改变钙（磷酸）盐稳态的疾病有关。因此，这种疾病通常发生在接受肾脏替代治疗或近期接受肾移植的患者身上。尽管与肾功能衰竭密切相关，但 Nigwekar 等已经明确了一组具有相同病理症状但没有终末期肾功能衰竭的个体，并命名为“非尿毒症性钙过敏症”（图 42-8，框 42-1）[136]。

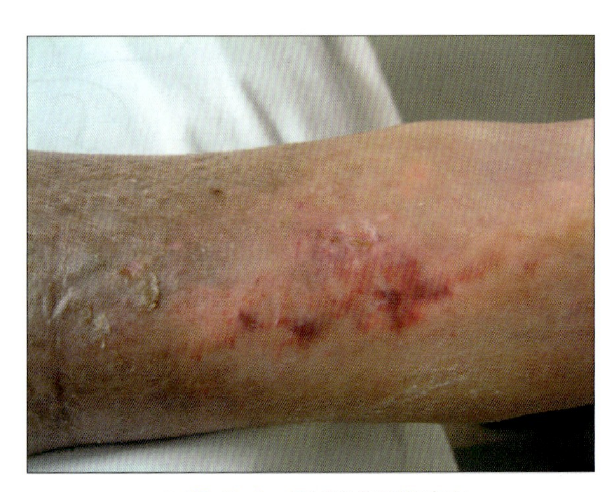

▲ 图 42-8　钙过敏症早期病变

框 42-1　非尿毒症性钙过敏症的相关疾病

- 原发性甲状旁腺功能亢进
- 乳腺癌 + 化疗
- 肝硬化
- 胆管癌
- 克罗恩病
- 风湿性关节炎
- 系统性红斑狼疮

该疾病最初由 Bryant 和 White 于 1898 年描述，后来由 Selye 于 1962 年进行了补充，直到 1976 年 Gipstein 等才正式认识到该综合征的真正临床意义。钙过敏症的临床表现特征为[137, 138]：①疼痛的紫癜样皮肤病变（图 42-9）；②全身动脉中层钙化（血管中膜）的组织学证据；③伴或不伴血管内纤维化的小血管壁钙化导致了血管血栓形成和组织坏死的组织学证据。

如前所述，尽管 Selye 等在 1962 年提出了较可信的假设，钙过敏症的确切病理生理机制尚不明确。利用大鼠模型进行的研究提示，钙过敏症是一种由于在一定时间内接触“致敏剂”（肾切除术 / 甲状旁腺激素）和“刺激物”（蛋清 / 金属盐）引起的过敏状态。简单地说，钙过敏症是由一系列易使患者发生骨外钙化的疾病引起的临床综合征。最近，Nigwekar 等提出基质蛋白 GLA 可作为该疾病的一种生物标志物[139]。基质蛋白 GLA 存在于血管壁和软骨中，具有防止钙沉积的功能。因为它需要维生素 K 的激活才能很好地发挥作用，可以设想在钙过敏症中维生素 K 的正常激活过程受到影响。虽然还需要进一步的研究来证实基质蛋白 GLA 在钙过敏症中的作用，但是这项研究充满希望。

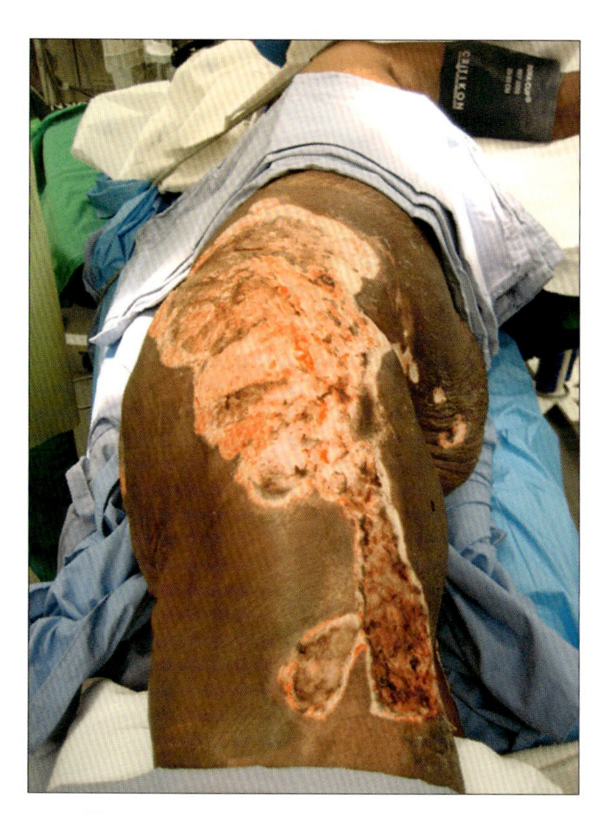

▲ 图 42-9　近端钙过敏症（由 Shawn Fagan 提供）

在临床上，钙过敏症影响了 1% ～ 4% 的潜在终末期肾病患者[140]。该病在 6 个月— 83 岁的年龄组中均有报道。该病似乎主要影响白种人女性，男女比例为 1∶3。不幸的是，钙过敏症的死亡率高达 60% ～ 80%，并且似乎与皮肤病变的分布有关。远端病变的死亡率为 42%，而近端病变（躯干、腹部、臀部和肢体近端）的死亡率接近 72%。事实上，死亡率与病变分布之间的关联可能与全身受累的程度有关。钙过敏症的整体死亡率与内脏器官的受累程度和皮肤感染引起脓毒症的发展密切相关。

对于任何具有疼痛感的皮肤损伤和支持该临床综合征病史的患者，均应考虑钙过敏症的可能。在诊断上，诊断性实验室检查和影像学并没有帮助，但可以通过组织活检来确诊。

一旦诊断成立，就应开始采用多学科方式进行治疗。治疗应基于改善潜在病情，例如重新配制血透液或使用硫代硫酸钠，硫代硫酸钠作为一种抗氧化药和阳离子螯合剂起效。不幸的是，从镇痛和创面的角度来看，即使在最好的医疗条件支持下，治疗仅能起到支持作用。治疗中应积极处理创面，避免局部创面感染。主要的治疗目标是改善创基，在疾病发生、进展之前修复创面。

五、结论

对皮肤及皮下组织的炎症、感染情况的诊断和治疗是一项主要挑战。团队护理方法至关重要，创面处理更为重要。对于罹患这一类疾病的患者，烧伤中心是理想的治疗场所，也是这些危重患者的合适转诊地点。

拓展阅读

Becker DS. Toxic epidermal necrolysis. *Lancet*. 1998;351:1417-1420.

Cartotto R, Mayich M, Nickerson D, et al. SCORTEN accurately predicts mortality among toxic epidermal necrolysis patients treated in a burn center. *J Burn Care Res*. 2008;29(1):141-146.

Koh MJ, Tay YK. An update on Stevens–Johnson and toxic epidermal necrolysis in children. *Curr Opin Pediatr*. 2009;21:505-510.

Weenig RH, Sewell LD, Davis MD, et al. Calciphylaxis: natural history, risk factors, outcome. *J Am Acad Dermatol*. 2009;61(1):73-79.

Wilkins J, Morrison L, White CR. Oculocutaneous manifestations of the erythema multiforme/Stevens–Johnson syndrome/toxic epidermal necrolysis spectrum. *Dermatol Clin*. 1992;10:571-582.

第43章 眼烧伤

Burn Injuries of the Eye

Karel D. Capek Derek M. Culnan Kevin Merkley Ted T. Huang Stefan Trocme 著
周 萍 王 飞 陈旭林 译

一、概述

烧伤患者的眼部损伤既有即刻表现，也有迟发表现。在烧伤发生时，眼睛的正常结构和功能可能会同时受到钝性或穿透性损伤、电流、热能或化学物质的破坏。发生损伤后异物、持续的化学损伤、面部烧伤创面恶化、感染和环境暴露可导致进一步损伤和加重。尽管许多烧伤科医生可能认为全面的眼科检查属于他们的诊疗范围之外，但相关并发症可能造成患者视力障碍，这使烧伤科医生有必要对眼科基础知识进行学习[1]。

二、解剖

视觉器官通过视泡（神经外胚层）和晶状体板（面部外胚层）之间的相互作用形成。全层神经外胚层向表面凸出，诱导原始晶状体，内翻形成视杯。晶状体囊泡与外胚层表面分离，诱导角膜发育[2]。在胎儿泌尿系统生成羊水成分的过程中，上眼睑和下眼睑由原始的眼睑皱褶发育而成，在8周～5个月的时间内呈横向融合，保护新生眼表，避免暴露于初始环境[3, 4]。

眼睑由皮肤、眼轮匝肌、睑板、纤维隔和眼睑结膜四层结构组成。眼睑皮肤在正常状态下薄而富有弹性的，上睑皮肤皱褶是由提上睑肌末梢皮肤附着形成的，与Muller肌共同作用下睁开上眼睑。下直肌通过睑囊筋膜和下睑板提供类似的功能，可在向下凝视时收缩下眼睑[5, 6]。眼轮匝肌可分为睑板前肌、隔前肌和眶段，眶段根据其覆盖的结构分为睑板、眶隔或眶缘。睑板前区和隔前区用于眨眼和随意眨眼，眶段用于强制闭合。运动神经支配是通过面部神经的颧分支和颞分支实现的。表皮附属物，包括卵泡皮脂腺（Zeiss）、改良的顶泌汗腺（Moll）和睫毛，位于黏膜皮肤交界处的前缘。在后方，睑板纤维组织中有睑板腺（上眼睑约50个，下眼睑约25个），分泌富含脂质物质进入泪膜。

泪膜有三层结构；由眼表向外依次为：角膜和结膜上的黏液层、水样层，最外层为脂质层。健康的泪膜能保持至少10s的稳定状态和300μm以上的新月形厚度[7]。泪腺位于眼眶的外上方，和位于上穹隆和下穹隆的副泪腺（Krause及Wolfring腺）产生泪膜的水相。脂质层由睑板腺（Meibomian腺）分泌，稳定泪膜，减少蒸发。泪膜内复杂的蛋白混合物具有抗菌、参与炎症反应和抗炎的特性，并可调节角膜上皮细胞的功能[8]。

结膜覆盖眼睑内面和前部巩膜表面，在上穹隆和下穹隆之间反折。它是由分层的非角化鳞状细胞和柱状细胞组成，并有杯状细胞散在分布于连续的基底膜和固有层上。其他组织包括附属泪腺和免疫监视细胞；结膜的淋巴引流通过下颌下腺、腮腺和耳前淋巴结进行。角膜缘是结膜和角膜上皮之间的边界。在角膜缘的周围，Vogt栅栏被认为是角膜上皮干细胞壁[9, 10]。

角膜上皮厚6～7个细胞层（约50μm），由少量角质化的复层鳞状上皮组成。基底层具有丝分裂活性，在不断脱落的过程中补充外层。角膜上皮干细胞壁位于Vogt栅栏内的边缘，当整个基底层损伤时，如发生严重烧伤或中毒性表皮坏死溶解，可使其重新上皮化。这种机制需要细胞增殖并从角膜缘向角膜中心的迁移，角膜的完全再上皮化需要数周时间，相比之下，基底角膜上皮层恢复完整时间则只需数天。角膜上皮产生定植于基底膜上[11]。基底膜的深层组成角膜基质。基质外层8～12μm称为“Bowman膜”，它由随机排列的胶原纤维组成。基质厚约500μm（0.5mm），约200个胶原薄片的精密排列决定了可见光的透射率[12]。基质中有成纤维细胞和免疫监视细胞。基质深层为厚约10μm的Descemet膜，维持角膜后结构完整性。角膜内皮细胞位于这层膜上，富含线粒体，为非增殖性，通过将溶质主动运输到房水中保持角膜脱水（及透明性）。角膜为正常眼睛提供约2/3的屈光力，约为+40屈光度。

三、检查

在烧伤重症监护室进行眼科检查需要对标准临床设置进行几处修改。临床医生必须考虑配合患者的全身情况和临床支持性治疗，其中可能包括多条静脉和肠内通道、呼吸机和透析机支持、大量的创面敷料、患者的困难体位，以及常有严重的面部合并伤和烧伤。这对眼科医生来说会感到不适，但是眼部易受伤且危险性大，需要眼科医生的适应和改变[13]。对视觉功能的评估可以使用近视眼卡、手指计数，或者至少使用光感来判断。在适当的镇静（镇痛）条件下，气管内插管患者可对视力测试产生如点头或手势反应。还有各种各样的便携式裂隙灯可以使用。我们的推荐是手持镜（20屈光度或同等）和笔灯。在临床实践中，笔灯可以轴向穿过晶状体或间接通过前段照射到眼表，从而提供基质和角膜上皮损伤的详细问题。使用手持放大镜可提供额外的放大功能，其通常需要采用局部眼表麻醉下进行。

如果发生爆炸伤，碎片飞溅或眼部及眶周钝性（穿透）伤，则可能导致眼球开放损伤。在这种情况下，在排除角膜或巩膜穿孔之前，必须在不压迫眼球的情况下进行检查。对开放的眼球施加压力可能导致或加重眼内内容物突出，并影响恢复潜能。如果发现可疑眼球开放性损伤，应粗略记录瞳孔的光反应和视力（至少要有光感/手动/指数）、拍摄照片，以及放置可将所有外力传递到骨性眼眶边缘以保护眼眶内容物的护罩。建议立即进行眼科会诊，以评估可能的开放性眼球损伤。

排除眼球开放性损伤后，由于面部烧伤和眼睑水肿，棉签或眼睑牵开器及眼睑镜的应用很有必要。“肿胀”不是延迟眼睛检查的借口，因为对任何重要损伤判断的延误都可能危及患者的视力恢复。如果烧伤后迅速发现浅表异物，通常仅用生理盐水冲洗即可清除。在烧伤中心应备有荧光素染料（如条带等），如果怀疑有角膜或结膜损伤，可使用荧光素染料检查[14]。眼睛表面应冲洗去除分泌物或药膏。正常健康的角膜应该是透明的，有强烈的光反射。在早期的角膜病变中，通常可以观察到模糊的光反射。我们通常使用平衡液对外眦（下穹隆）进行染色，让患者眨几下眼睛，然后睁开眼睛检查上皮异常和阴性染色。用平衡液冲洗掉多余的染料后，正常健康的角膜不会着色；异常角膜则会被染色[15-20]。融合、均匀的染色表明上皮缺损（图43-1C）。“花边”样染色模式通常意味着上皮性角膜病变（图43-1B）。如果不加以染色，早期角膜上皮暴露损伤和疱疹性角膜病变往往很难发现。便携性可调LED手电筒通常是冷光照明，足以突显荧光素；另外也可以使用钴蓝滤光片或手持式紫外线光源。检查结果拍照通常可以让患者得到更全面的进一步检查，同时最大限度地减少患者的不适。

在烧伤病房扩瞳后行间接检眼镜检查通常十分有用。在非意外损伤的情况下，可以观察到特殊的视网膜病变，并应进行眼底影像记录，以便可能需要法医学检查[21]。一氧化碳中毒后的48～96h内的死亡原因常为脑水肿和脑疝[22-24]。检眼镜可见视盘水肿，对其严重程度进行分级[25]。一些病例中患者出现了持续性的血培养阳性，这引起了临床上对血源性播散的关注，通过检眼镜检查有时可发现感染性微栓子[26-29]。播散性念珠菌感染通常定义为从3个或以上部位（如尿液、痰液、伤口、血液或眼睛）分离出念

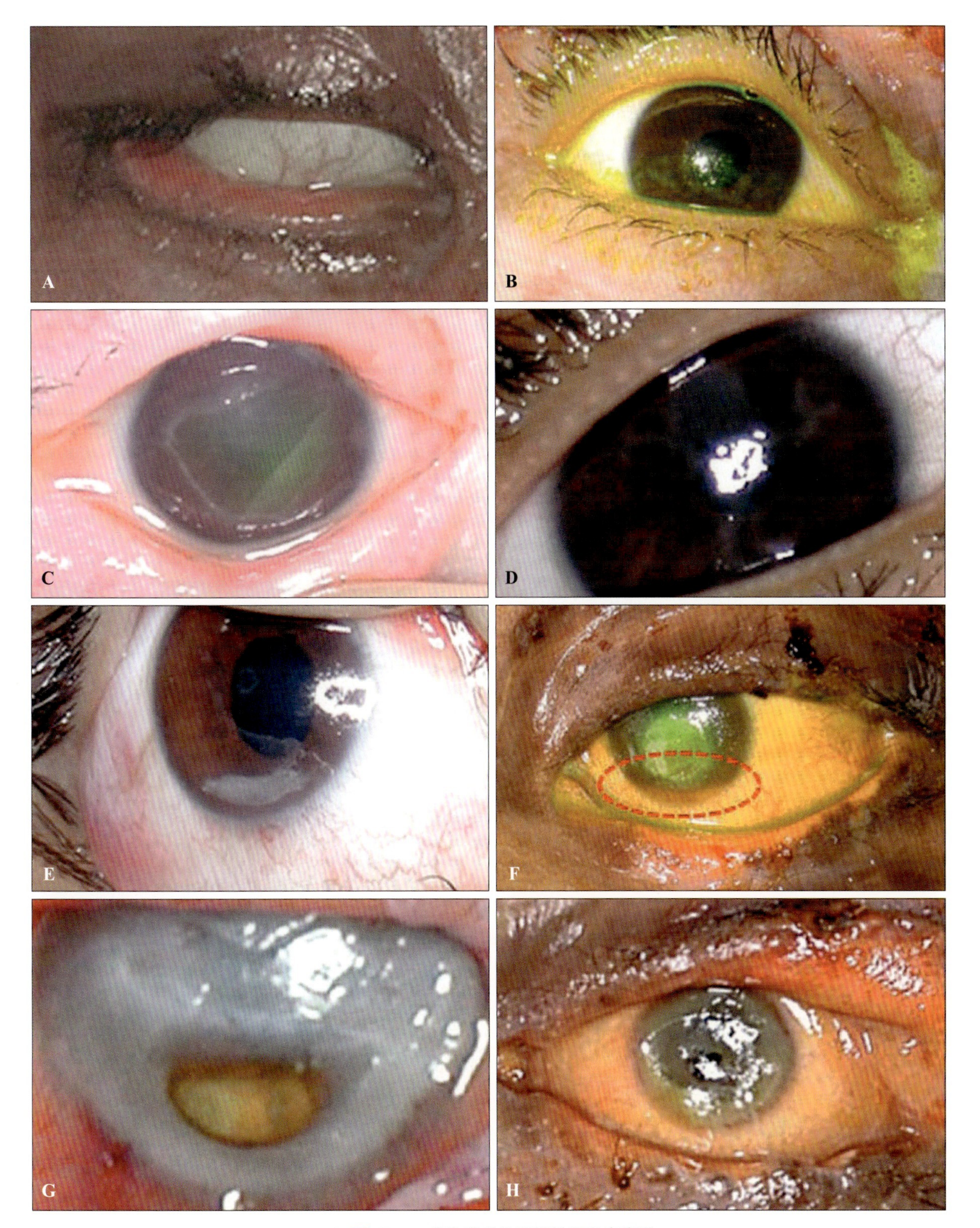

▲ **图 43-1　烧伤患者暴露相关眼表疾病谱**

A. 眼睑闭合不全；B. 暴露性角膜病变；C. 上皮缺损；D. 疱疹性角膜炎；E. 角膜溃疡；F. 角膜溃疡伴眼前房积脓；G. 后弹性层突出；H. 角膜穿孔

珠菌，这同样在视网膜上也有一系列表现[30-32]。由于脉络膜血流量远高于视网膜血流，所以血源性病变多发生在脉络膜内，最初在视网膜层下表现为灰白色圆形病变，而非视网膜血管内的闭塞性病变[34-37]。这些病变称为脉络膜视网膜炎，随着感染的进展可侵袭玻璃体[38-40]。区别这些十分重要，因为病变的阶段（进展）决定治疗的方式（静脉抗生素治疗、玻璃体腔内抗生素灌注，甚至重度玻璃体炎时玻璃体切割术）[39-47]。

四、病理学

在烧伤同时发生眼部热力损伤毕竟是少见的。其典型表现是视力下降、眼痛（异物感）、结膜充血和荧光素染色显示角膜上皮缺损。早期可能出现类似于水疱样角膜上皮病变，通常是半透明到不透明。一旦坏死组织脱落，可见不同程度的角膜上皮缺损[48]。在封闭空间（如室内）火灾的情况下，很难确定角膜损伤在本质上是热力性还是（气态）化学性损伤，推荐使用大量生理盐水冲洗。除了组织破坏，眼睑烧伤还损害皮肤屏障功能，易发生烧伤创面蜂窝织炎和感染。眼睑烧伤后常有眶前炎症反应（眼睑肿胀、充血和疼痛），微生物培养有助于判断是无菌性还是感染性的。如果存在感染，就称为“眶前蜂窝织炎”[49-53]。在检查时评估眼外肌的运动和功能至关重要。如果眼眶中隔受损，可能发展为眼窝蜂窝织炎或脓肿，需急诊处理[54-62]。眼窝蜂窝织炎或脓肿的典型表现包括眼外肌活动减少和眼外肌压痛，建议进行眼科会诊、全身性抗菌治疗和密切复查。出现眼眶脓肿时可能需要手术清创。

眼睛化学性损伤是眼科急症[63-65]。通常需要反复大量的眼部冲洗。应尽快冲洗清除化学性固定颗粒，同时外翻上下眼睑检查。眼部碱损伤时可能需要冲洗更长时间，最长可达数小时。使用石蕊可检测创面pH，最好在停止冲洗2～5min后进行测试，因为早期可能出现假阳性结果。插入如摩根镜辅助冲洗装置，可以连续性冲洗几个小时；在难治性细菌性角膜炎的病例中，这些也可用于持续的抗生素治疗[66-68]。

Stevens-Johnson综合征的患者一般也在烧伤病房中进行治疗，而这些患者超过60%会出现眼部受累。严重时表现为完全角膜脱落，膜性结膜炎和睫毛自发性脱落（图43-1C）。其结果包括受累部位瘢痕形成、睑球粘连、穹窿缩短、角膜混浊（瘢痕形成）、黏膜交界区丢失（角化）、睑内翻及慢性严重干眼症。越来越多的证据表明，迅速使用羊膜覆盖眼角膜可以加速眼角膜的恢复，改善视力[69-77]。这些患者需要在有条件进行羊膜移植术的烧伤中心接受治疗，以便有明确眼角膜损伤时立即进行手术治疗[70, 78]。

（一）电击伤

与全身反应一样，电烧伤时也有许多独特的眼部表现。半个多世纪以来，人们已经认识到电损伤后白内障的形成[79-96]。虽然机制尚未完全了解，但在晶状体（和其他眼组织）内存在着大量的细胞间电耦合[97-101]。这些报道指出，烧伤后白内障往往出现在电烧伤后的12个月内，在没有其他眼疾的情况下行白内障摘除术后其视力可恢复正常。而脉络膜视网膜萎缩则较少见[102, 103]。鉴于患者的治疗护理和医法的要求，电烧伤患者应在入院、出院、伤后6个月和伤后12个月行扩瞳检查评估白内障[104]。

（二）暴露性角膜炎和眼睑烧伤

眼睑烧伤和睫毛烧焦提示患者可能存在眼表问题，其发生角膜溃疡的似然比（likelihood ratio，LR）分别是12和6.9[105]。通常点状上皮病或角膜病变是角膜损伤的早期阶段，其发生角膜溃疡的LR为6.4，在正常透明角膜表面上的微小不规则物质可以通过放大得以识别，并可被荧光素染料所着色（图43-1B）。上皮病变的严重程度范围包括从分散而浅表的亚毫米小点，到均匀的异常上皮区域和融合的角膜病。后者本质上是病变上皮脱落前的上皮缺损。角膜病变可能由眼睛的直接热损伤或化学损伤引起，但由于眼睑烧伤创面（瘢痕）收缩而导致的角膜暴露更容易引起角膜病变。通常在烧伤后1周左右发生，仔细观察患者睡眠时会发现眼睑闭合不完全，可见巩膜或角膜（图43-1A）。任何眼睑闭合不全的患者，最好在睡眠时观察，应行详细的眼表检查。

25% 烧伤患者没有 Bell 现象，在向上凝视时眼睑不可闭合，即 Bell 现象阴性时眼角膜不能得到有效保护；然而，完好的 Bell 现象可能在一定程度上减轻暴露性角膜病变的严重性。

（三）上皮缺损

当角膜的某个区域失去上皮细胞时，就会出现上皮缺陷（图 43-1C）。图示为上皮细胞残留的细微嵴和荧光素染色实区。这可以是完全缺损，也可以是部分缺损。部分厚度的上皮缺损可以从残留基底层迅速愈合，而全层的损伤必须从周围愈合。从不完全眼睑闭合（暴露）可见典型的上皮缺损是横向、线性的，并以角膜下 1/3 为中心，烧伤患者需要每天仔细检查上皮缺陷，以纠正潜在病因。如果放大检查显示基质混浊（即在非上皮缺损处及创面周围发现不透明角膜），即已出现角膜溃疡，视力下降的风险很高。所有提示的诊断和治疗操作应立即跟进。

（四）角膜溃疡

我们将角膜溃疡定义为基质浸润的上皮性缺损（图 43-1E）。角膜透明度或不透明度，是与组织病理学相关的重要表现。当基质水化时，透明度丧失。在烧伤时这通常是对损伤或感染的反应。这种情况发生在角质形成细胞基底膜受损时，损伤由吞噬细胞产生活性基质金属蛋白酶 -9，而后角膜细胞产生活性基质金属蛋白酶 -2 造成 [106]。这些酶的活性形式也在眼部烧伤和感染性溃疡患者的泪液中被观察到 [107]。毛细血管通透性的改变和伤口愈合反应的演变类似于皮肤伤口的愈合。这包括吞噬细胞浸润、组织破坏和病原体清除、上皮再生和成纤维细胞介导的瘢痕形成。瘢痕形成过程中紊乱的胶原蛋白，缺乏健康透明的角膜基质的规则排列和间隔。结果导致角膜呈现白色（灰色），透光减少反射增加，从而导致视力下降。角膜的内皮功能障碍导致其透明度丧失。内皮三磷腺苷依赖性溶质从基质进入房水的转运功能受损，导致基质蛋白水化异常增加。相关的上皮缺损应每天至少进行一次放大检查，因为上皮稳定性和再上皮化反映了治疗的效果。抑制丝氨酸蛋白酶可能减缓上皮细胞的迁移，而抑制基质金属蛋白酶则可能促进再上皮化 [108-112]。在烧伤患者中，大部分角膜溃疡可以通过早期松解和全层眼睑烧伤的植皮来预防。大多数烧伤患者的角膜溃疡是无菌性的，但发生细菌二重感染并不罕见 [114]。且感染性角膜溃疡的治疗常直接外用抗生素，故应常规行角膜溃疡的拭子或刮片培养辅助诊断。角膜溃疡刮片需借助丁卡因眼药水滴眼、镇静（通常采用静脉注射氯胺酮）、放大镜片、充足的照明，以及 69 号或 15 号圆腹刀片等设备或条件。小心刮除角膜溃疡边缘，保持刀片边缘与角膜表面几乎平行，避免任何穿透性损伤。将通常仅在放大镜下可见的样本，铺板在血液和巧克力琼脂（细菌生长谱最广）及 Sabouraud 琼脂（培养真菌生物）上，部分置于玻片进行革兰染色（细菌）、吉姆萨染色（细胞特征和病毒致细胞病变）和氢氧化钾染色（真菌元素）[115]。结果阳性时可快速检查载玻片样本可立即使用局部抗菌药物 [116-118]。在治疗初期上皮缺损和潜在基质浸润大小可能无变化进展。随着治疗的持续进行则逐渐缩小。因此，每次随访检查都应仔细记录上皮缺损和基质浸润的大小。

（五）细菌性角膜炎

健康人群长时间使用隐形眼镜也可能发生细菌性角膜溃疡，而烧伤患者的发生风险尤其高，原因包括眼睑功能丧失、眼表暴露、来自感染皮肤伤口的污染、宿主免疫功能障碍等因素 [119]。不动杆菌、葡萄球菌和假单胞菌作为细菌性角膜炎的病原菌均有报道 [120, 121]。致病菌毒力因子是影响感染预后的重要因素，而重度烧伤患者的康复过程中可能会筛选出毒力更强的细菌 [122]。细菌性角膜炎通常比因暴露导致的无菌性角膜溃疡的进程更为凶险（图 43-1F）。

（六）真菌性角膜炎

持续性暴露导致的相关上皮病变，使烧伤患者始终处于继发感染的危险中。真菌作为定植菌或活性病原体从面部和眼睑的烧伤创面中分离出来的情况并不少见；因此面部创面的微生物环境决定了眼表病变继发性感染的风险。可观察到继发性酵母菌角膜炎（溃疡）的发生率因此上升。真菌性角膜炎通常无临床表现，对抗菌治疗无效。放大后可在原发病灶周围观察到卫星病灶。可以通过刮片、氢氧化钾染色和真菌培养确诊。如果临床高度怀疑真菌性角膜炎而培养仍为阴性，也极少需要角膜活检来确定诊断。在难治性病例中，可能需要清创和角膜移植[123]。

（七）病毒性（疱疹性）角膜炎

烧伤后机体反应可引起宿主免疫应答显著改变，包括免疫球蛋白生成明显减少和适应性细胞免疫抑制[124-143]。在动物模型中，1 型辅助性 T 细胞的细胞反应和活化巨噬细胞的杀伤能力，与全身性病毒清除和存活有关。Suzuki 等的研究表明，烧伤后，趋化因子 CCL2（又称单核细胞趋化蛋白 -1）会刺激一部分自然杀伤 T 细胞产生白细胞介素 -4，这是一个级联反应的早期信号，最终产生 2 型辅助性 T 细胞因子，并抑制 1 型 T 细胞的细胞反应[144-159]。这种情况导致对疱疹病毒科病毒的易感性增加。烧伤患者的疱疹性角膜炎（再活化）既是损害视力的病因，也是提示机体免疫功能发性改变的标志。树突状（分支）上皮缺损和基质性浸润是典型的疱疹性角膜病变（图 43-1D）。随着病变进展，扩大形成一个不规则边界的"地图样"角膜溃疡。实时聚合酶链反应检测角膜拭子标本对诊断非常重要，可在数小时内快速提供关于是否存在疱疹病毒感染和病毒类型的信息[160]。而对眼泪标本进行的研究显示其诊断阳性率明显偏低。

（八）眼眶筋膜室综合征

眼眶筋膜室综合征是指眼球被眼眶内容物肿胀压迫而无法自行减压。眼睑松弛度的自然差别，使得对这一症状的敏感性因人而异；如果眼球能够向前移动以适应肿胀，就不会发生眼压增高。急性高眼压可导致前部缺血性视神经病变，导致视力丧失。在严重烧伤的情况下，它可迅速导致双侧完全失明[161]。动脉压降低进一步增加了前部缺血性视神经梗死病变的风险。眼眶筋膜室综合征偶尔出现在严重烧伤后 24 ～ 96h 内需要大容量复苏时[162]。未烧伤肢体或腹部出现腔室综合征时，应及时评估眼压；如果伴有动脉低血压，则情况更为紧急。面部和眶周的烧伤即使在没有大量液体复苏的情况下，也可能会导致严重肿胀和眼眶筋膜室综合征[163]。眶周皮肤的三度火焰烧伤（焦痂）可阻碍眶下组织的正常肿胀，导致眼眶筋膜室综合征更易发生。眼压可以通过直接触诊眼球来粗略评估，也可以通过评估眼球对下眼睑的活动能力（发生眼眶筋膜室综合征时眼球紧紧地贴着下眼睑的结膜表面）来评估，或者更精确地使用眼压计或 Schioetz 眼压计来评估。眼内压对外力很敏感，所以翻开眼睑时不能压迫眼球，否则可能会导致眼压读数假性升高。在角膜测量中，30mmHg 或更高的眼压值得关注和频繁重新评估。避免过多的液体（容量）扩张、抬高床头可以帮助降低眼压。如果触诊时眼球较硬，下眼睑紧贴眼球，或眼压保持在 30mmHg 或更高，则需要眼眶筋膜室综合征减张，以保存视力，防止缺血性视神经病变发生。当患者有持续的动脉低血压时，眼压释放阈值应稍低，因为组织灌注是动脉和组织静水压力之间的平衡。

（九）弱视

当需要长时间闭眼或眼睑接近闭合来治疗青春期前儿童的眼表损害时，烧伤病房应重点关注弱视情况。视觉刺激的丧失导致视觉刺激感知能力的丧失[164-169]。弱视表现为在没有结构性或屈光性病变时视力的下降。在实际中如果存在眼睑损伤和眼部表面暴露时，最好对两只眼睛做同样的治疗（如睑缘缝合术）。在单侧视力受到影响的情况下，可以间歇性地修补或用睫状肌麻痹药治疗"好眼"，以防止弱视[169]。当考虑保留视力的眼睑手术可能引起医源性弱视时，最好及时请眼科会诊。

（十）后弹性层突出、角膜穿孔和开放眼球

角膜基质后 50μm 是角膜后弹力层，角膜基质的后层虽然很薄，但具有很高的强度。当基质破坏接近全层时，前房房水可能仅由此结构包含。这被称为"后弹性层突出"，是即将发生角膜穿孔的征象（图 43-1G）。如果在该区域使用荧光素染料，通常可以发现眼房水的泄漏；渗

出的体液稀释并携带染料进入泪液湖（Seidel 试验阳性）。角膜穿孔（图 43-1H）和角膜撕裂（图 43-2A 和图 43-2B）在房水渗漏不严重的情况下同样可以被识别。随着大量房水的丧失，眼睛失去了眼压，变得“扁平”。眼压下降，或低于 8mmHg 的明显低眼压，可导致脉络膜脱离和视网膜功能丧失。对后弹力层突出、急性穿孔早期应用组织黏合剂可降低最终不得不行眼球摘除术的风险[170, 171]。

五、干预

局部润滑剂可为有风险的眼表提供保护。我们一般更推荐使用油基或水基软膏。人工泪液中含有防腐剂（一种温和的化学毒素），每日超过 4 次的多剂量使用，可能会导致或加重角膜损伤。

如果存在眼部表面感染的临床表现或微生物学确凿证据，建议使用局部抗菌药。对于局限的烧伤，可使用具有抗菌和润滑作用的红霉素软膏。在大面积烧伤或伴有严重面部烧伤的患者中，高菌落计数的革兰阴性菌并不少见，菌落通常定植在眼睑及其周围皮肤。对于这些患者的首选是杆菌肽（多黏菌素 B）软膏。当培养结果尚不确定时，我们经验性使用喹诺酮滴剂（推荐莫西沙星但价格昂贵）治疗角膜溃疡和明显的上皮损伤。根据具体情况加强抗生素（万古霉素、头孢他啶或妥布霉素）使用，一般是在有阳性培养结果或可疑情况下，经验性治疗同时密切观察临床效果。真菌角膜炎发生率很低，但在严重烧伤中，当培养结果显示酵母菌在眼睛周围的面部创面定植时，可使用那他霉素预防。伏立康唑滴眼液也可与抗生素滴眼液复配，可用于治疗有确诊的真菌性角膜炎。烧伤患者合并疱疹性角膜炎时可采用全身抗病毒药物治疗；局部使用抗病毒药物（更昔洛韦或曲氟尿苷）可以更快地阻止角膜损伤的进展。据我们所知，在烧伤患者中全身性治疗和局部治疗之间的直接比较还没有进行[172]。由于宿主免疫的改变，烧伤患者有发展播散性疱疹病毒感染的危险，通常不采用局部、单一的治疗方案。

（一）绷带式角膜接触镜

用作角膜绷带的镜片具有屈光度低、结构柔软、透气性好等特点，常被贴上“使用时间长”的标签（例如博士伦的日夜型或娇生的舒适型）。这些有时在促进再上皮化和保护因暴露而受损的角膜时是有用的。佩戴后应该经常评估这些镜片，当失效时停止使用或更换。由于有感染及其他并发症的风险，在使用绷带式隐形眼镜时，需咨询眼科医生的意见[173-177]。

（二）外眦切开术

一旦发生之前所述的眼眶筋膜室综合征，应行外眦切开术。眼角的肌腱自上、下睑板内侧和外侧插入，形成眼睑的相关结构。外侧起自眶外侧缘的骨性突起，称为“Whitnall 结节”。外眦切开术是通过分离皮肤和外眦肌腱，将下眼睑从

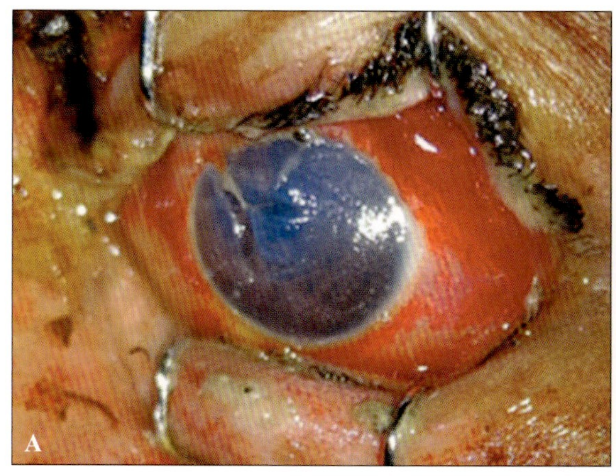

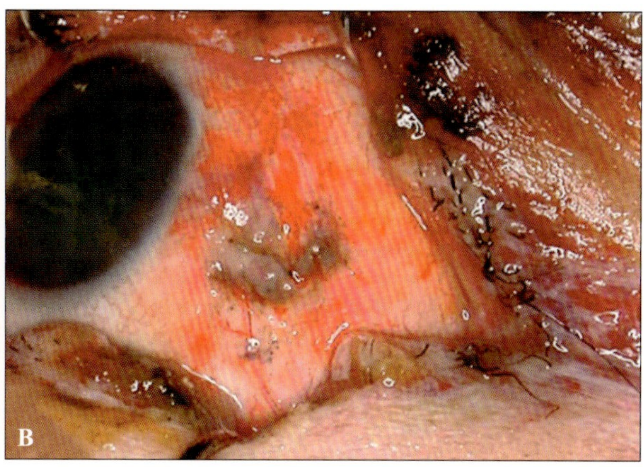

▲ 图 43-2 A. 角膜撕裂；B. 巩膜撕裂

附着处游离出来。1% 或 2% 的利多卡因与肾上腺素在外侧眼角浸润麻醉，平行睑裂方向提起外眦皮肤，再用剪刀前后分开。提拉下眼睑远离眼球，将外侧眼角肌腱拉伸，使其更容易定位和分离。眼角的肌腱用剪刀向前分开至眶缘上的 Whitnall 结节 [178, 179]。外眦切开后可以使下眼睑自由活动，不再附着于眼球。术后应重新评估眼压。

（三）眼睑闭合和重建

由于绝大多数与烧伤有关的眼部疾病都是由于眼表暴露引起的，因此促进眼睑闭合至关重要。使用胶条和氰基丙烯酸酯皮肤胶粘剂可暂时闭合眼睑，维持 24 ～ 48h。氰基丙烯酸酯黏合剂也可以通过连接眼睑外侧的睫毛和眼睑边缘来暂时闭合眼睑 [180–186]，在实践中这种暂时闭合眼睑的方法可以维持数天。在床旁镇静和局部麻醉下，或在手术室中，都可以进行临时睑缘缝合术。睑缘缝合术促进角膜上皮伤口愈合的速度 [174, 187–189]。如果要经常检查眼睛，前面提到的方法可以很容易地打开和重新闭合 [190–206]。肠缝合线通常不需要拆线，在实际中偶尔使用 [207]。因为眼睑的去上皮化的表面是重叠的，睑缘缝合术变得越来越“永久”。有几种方法可以创建我们所谓的“半永久性”睑缘缝合术，适用于大面积的眼睑全层烧伤需多次重建手术，或者先前的临时缝合失败后 [208]。与内固定技术相比，褥式缝合或支撑技术的持久性较差。内固定技术将睑缘缝合术区域的灰线分开，上下眼睑的前后薄层相互缝合 [209]。避免在角膜表面打结是非常重要的，因为这可能会导致磨损损伤和角膜溃疡。

瘢痕挛缩对眼睑功能有很大的影响，当需要进行睑缘缝合术（包括暂时性缝合）时，通常也需要眼睑松解和组织填充以保护视力（图 43–3A 和图 43–3B）[113]。手术过程本质上是一种反向眼睑成形术：在睑板的皱褶处切开眼睑的皮肤和瘢痕致上眼睑向下移动。在手术时需要过度矫正，因为 2 ～ 3 周内常发生复发性收缩。由此产生的缺损可以用中厚皮片覆盖，并用纤维蛋白胶、缝合线或氰基丙烯酸酯黏合剂的组合来固定。尽管可使用自体全厚皮片来修复松解后的缺损，如有必要也可对下眼睑进行二次手术 [210]。虽然松解术和植皮术可以保护刚做的睑缘缝合术不受眼睑瘢痕收缩的破坏，但植皮最终还是会收缩 [211–215]。瘢痕性睑外翻的挛缩和复发需要一系列的反复松解，直到眼表和眼睑功能稳定。在大面积烧伤的情况下，当眼睑需要松解且没有足够的供皮区时，尽管有烧伤的皮肤，仍有可能从眉内侧和眉外侧向下调动眉中部和上眼睑皮肤设计 V–Y 肌皮瓣推进修复，这类似于皮瓣在面部皮肤肿瘤重建中的应用 [216–218]。这一过程可能提供形成稳定的睑缘缝合术所需的松解度，以保护危重烧伤患者的眼表。

Huang 等研究建议尽可能使用局部皮瓣来修复自体皮片收缩和复发性瘢痕外翻。下眼睑可以使用鼻唇沟的岛状蒂皮瓣修复（图 43–4A 至 C）。此皮瓣经久耐用，且供区愈合少有并发症 [219]。如果供区周围皮肤的烧伤瘢痕无法愈合，可以使用自体刃厚皮片移植。可用于上睑的皮瓣包括前额旁正中皮瓣和下睑外侧带蒂的眼轮匝肌肌皮瓣（图 43–5A 至 C）[220, 221]。下眼睑供皮区之后的缺损可用鼻唇沟岛状蒂皮瓣修复。有时烧伤引起的组织损伤太过严重，睑板结构的完整性被破坏。这种严重损伤导致的眼睑功能障碍，上述治疗方法往往无效 [222]。要解决这个问题，首先必须识别睑板的完整性。可以选用适当的软骨如耳郭代替。在眼睑挛缩松解过程中将软骨放置于眶间隔前的位置 [223]，用皮瓣覆盖，只要睑结膜完好，这一方法就可用于眼睑次全缺失的修复。烧伤后一般不需要替换损伤结膜组织。这种畸形可表现为睑内翻和眼表严重损伤，常见于 Stevens–Johnson 综合征。我们成功地应用了鼻中隔前软骨移植联合皮肤切除（眼睑成形术）技术，使眼线和瘢痕化（角质化）的黏膜交界区远离角膜表面 [224]；尚未进行结膜替代手术，如颊或鼻黏膜游离移植或鼻中隔联合软骨黏膜移植 [225, 226]。

（四）结膜皮瓣

当角膜溃疡和上皮细胞损伤非常严重，且对

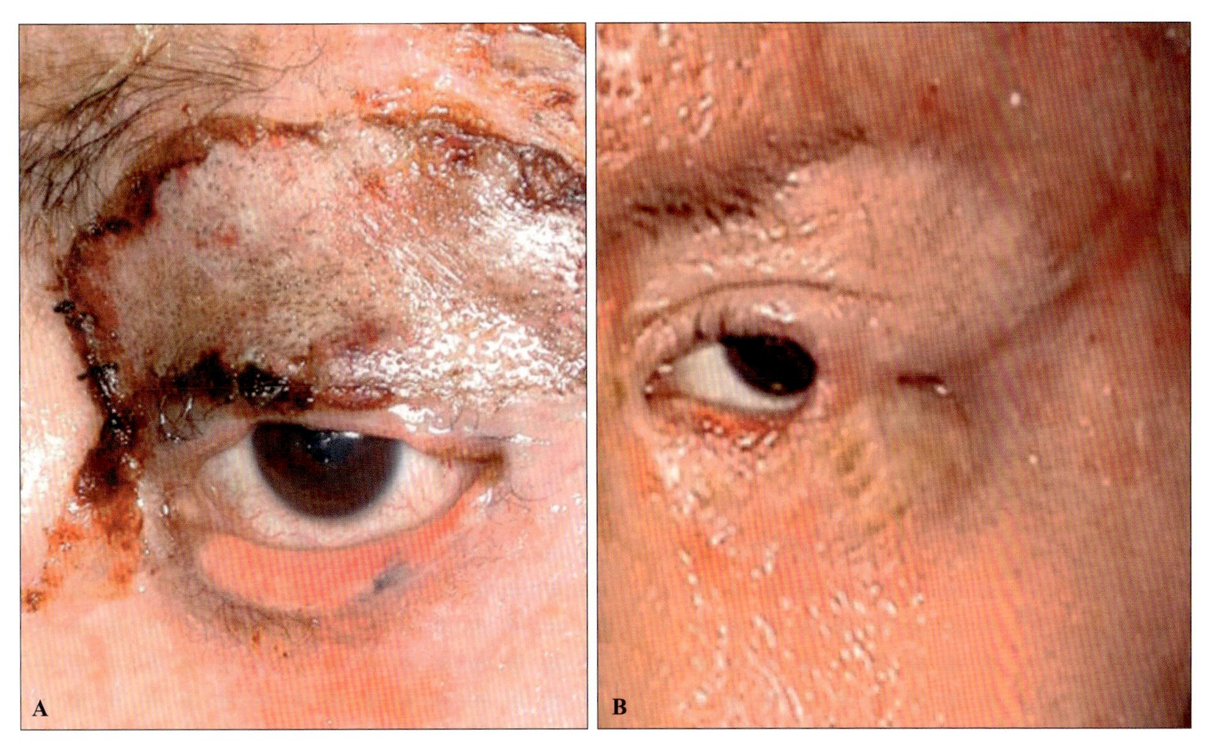

▲ 图 43-3　**A.** 上睑松解、植皮、外侧缘缝合术；**B.** 随访

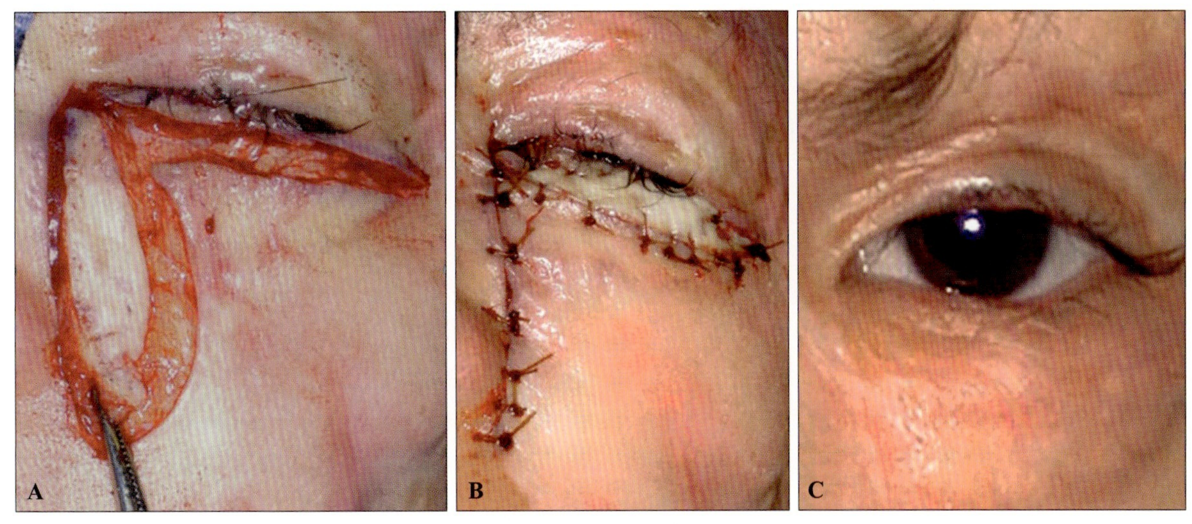

▲ 图 43-4　下眼睑瘢痕性外翻；鼻唇岛状带蒂皮瓣重建

A. 皮瓣分离；B. 皮瓣植入；C. 随访

前面描述的治疗方法无效时，可以使用角膜上方的球结膜进行修复（图 43-6）。这些皮瓣提供了血管化的组织促进瘢痕形成，辅助系统抗感染治疗，并稳定即将发生的穿孔（如后弹性层突出）。穹窿皮瓣是由上下穹隆的活动结膜缝合而成[227]。该皮瓣可持续 1 ～ 2 周后再缩回，不需要任何切开手术。如果切除部分条形附着结膜，可以通过类似于半永久性睑板缝合术的方式粘连固定，可形成更为经久耐用的穹窿皮瓣。Khodadoust 报道过一种显微外科结膜瓣，但切取比其他方法要求更高[228]。经典的 Gunderson 皮瓣是从上穹隆的结膜进行横切口，在整个角膜表面移动上球结膜。上球结膜瓣抬高后，行角膜缘周的球结膜环状切开术，使角膜去上皮化，通过固定角膜下边

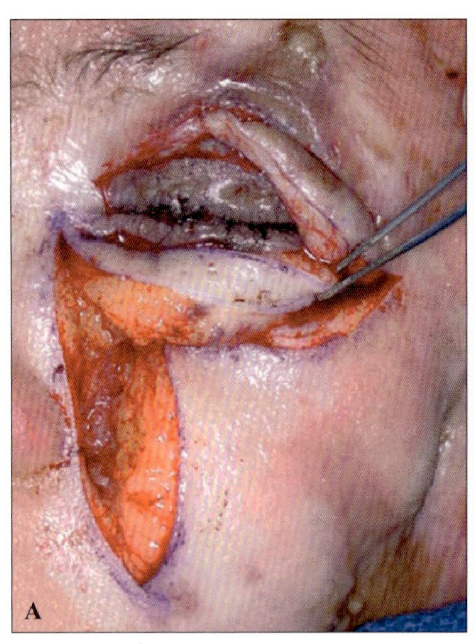

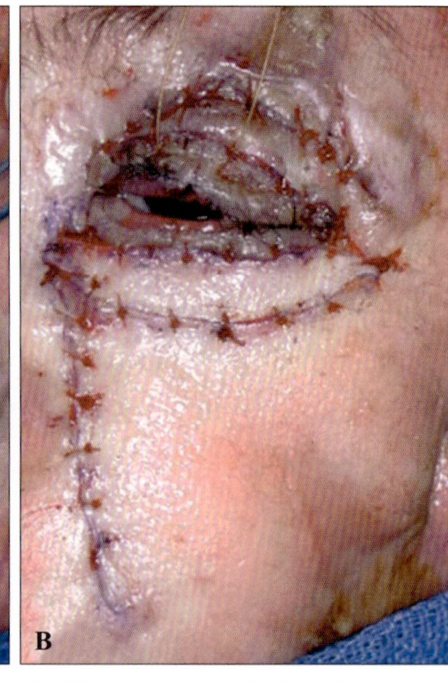

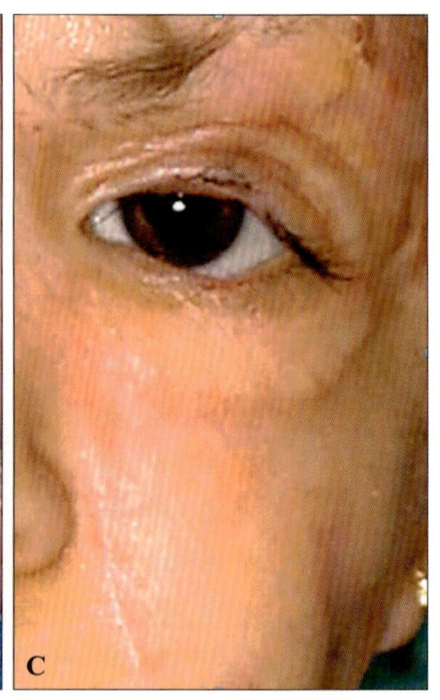

▲ 图 43-5　瘢痕性睑外翻；肌皮瓣、鼻唇瓣重建
A. 皮瓣分离；B. 皮瓣植入；C. 随访

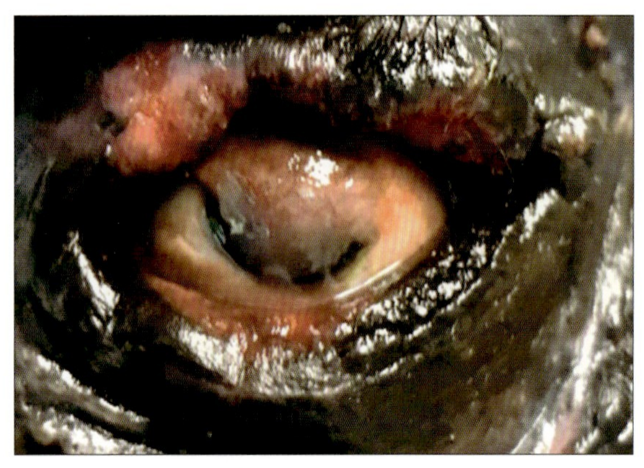

▲ 图 43-6　结膜皮瓣

缘在切开处的 4 点钟到 7 点钟方向之间的位置，皮瓣向下覆盖角膜 [229, 230]。在切开处 10 点钟到 2 点钟间方位，缝合皮瓣的上表面至眼球筋膜囊，使整个眼球上表面的结膜脱落，并迅速再生上皮化。切取术中须小心翼翼避免破孔，才能充分发挥皮瓣的作用，因为皮瓣上的破孔将不可避免地扩大并使角膜暴露。使用 Gunderson 皮瓣的目的，是为角膜提供长期有效性覆盖，并防止穿孔，为后期视力恢复维持眼球结构完整 [231]。

（五）泪器的重建

很少有烧伤或烧伤后瘢痕会影响眼泪在泪液系统中的正常流动。虽然使用 Jones 管或泪管支架可能在其他病情下可行，但由于烧伤患者瘢痕形成和眼睑功能明显异常，加上慢性结膜炎产生分泌物，使这些管道极易堵塞。异物也可能引发局部感染并发症 [232]。因此我们可使用结膜黏膜瓣构建瘘管用于泪道引流 [233]。如果泪点和上泪道引流器被破坏，这个皮瓣可以覆盖在泪囊内，称为“黏膜结膜泪囊造瘘术”。当上、下泪道引流结构出现异常时，使用黏膜瓣可直接引流入鼻腔或上颌窦腔，分别称之为“黏膜结膜鼻腔吻合术”和“黏膜结膜造口术”。有病例报道 17 位手术治疗的患者中，有 16 位患者其顽固性泪漏症状明显改善 [234]。

（六）角膜移植

稳定的眼表是成功的角膜移植所必需的 [235, 236]。必须纠正眼睑错位、封闭角膜溃疡和上皮缺损，如果有瘢痕形成，也要保持稳定状态。角膜溃疡愈合后，角膜新生血管随后形成。如果新生血管形成，以及非固有免疫监视细胞（朗格汉斯细胞）的出现，都将增大角膜移植排斥反应的风险 [237-239]。疱疹性角膜病变是排斥反应的另一大危险因素 [240]。因此一般更倾向于行薄层角膜移植（部分厚度的角膜移植），从而保护患者固有内皮细胞免受移植排斥 [241-245]。即使可能发生上皮或间质性排斥反应，层状角膜移植对高眼压也有更强的耐受性[246-249]。当角膜穿孔或后弹性层突出时，可急诊移植补救[250-253]。其目的是保持眼球封闭性和维持眼压稳定。多层羊膜移植可作为一种临时性紧急措施，可通过发挥抗炎作用降低同种异体移植时的排斥反应[254-256]。眼睑和（或）眼表损伤后，若视力损害有恢复可能性，大部分情况下均可使用自身局部组织修复。成功病例得益于烧伤治疗中心在角膜修复手术和术后护理方面的丰富经验[257-300]。

第44章

烧伤问题：病理学观点

The Burn Problem: A Pathologist's Perspective

Hal K. Hawkins 著
孙炳伟 何 放 译

一、概述

大面积烧伤不是一种简单的损伤，而是一种非常复杂的疾病。这一说法在2016年仍然是正确的，虽然这是1840年出版物的重新表述[1]。烧伤对皮肤组织的大面积损伤会引发许多复杂的反应，而这些复杂的反应目前仍只有部分被人们所了解。器官功能障碍使大面积烧伤患者的反应变得复杂。通过病理可以证实这些器官功能障碍。通过病理也能揭示未发现的感染或治疗发生的不良反应。此外，通过病理还能检查伤情和查明并发症的病因。从病理学的角度对病例进行分析，往往能阐明问题的本质。在大多数情况下，死亡是偶然的，但收集关于最初受伤时的资料有时会揭示出谋杀的证据。在介绍了烧伤患者主要器官发生的变化之后，本章将观察其器官的病理变化。它还探讨了以病理学为基础的与疾病发生发展相关的致病机制。本文回顾分析了1971年至今在得克萨斯州加尔维斯顿的施林德斯·伯恩斯医院300多名烧伤儿童进行组织病理学检查结果。

二、烧伤全身反应

（一）缺氧缺血

在发生烧伤后，血管内的大量液体进入组织间隙[2, 3]。除非及时补充，否则会出现严重的低血容量。低血容量所致的组织灌注不足不能维持体内细胞的存活，这就是缺血[4–6]，缺血会导致某些细胞的坏死。首先受到缺血影响的细胞通常是那些需氧量最大的细胞，包括脑神经细胞、心肌细胞、肠上皮细胞和肾脏中的近端肾小管上皮细胞。在一类特定的细胞或整个器官死亡后，就会产生继发反应，而这些反应往往会导致远端器官的进一步损伤。细胞坏死会引发强烈的急性炎症反应。坏死皮肤底部的组织会出现急性炎症。炎症细胞和残存的细胞释放的细胞因子对全身都有影响。此外，在缺氧损伤的内皮细胞中，黄嘌呤脱氢酶被转化为黄嘌呤氧化酶，在腺苷降解过程中释放出过氧化物，而后者又被坏死细胞释放[7, 8]。通过这种代谢过程和中性粒细胞释放到循环中的过氧化物，可以通过损伤内皮细胞和上皮细胞并使富含蛋白的液体渗出到肺泡而造成肺损伤。在烧伤的实验模型和缺血再灌注损伤的模型中，已被证明上述过程可以造成肺损伤[9, 10]。灌注减少所致的缺血可导致胰腺腺泡上皮坏死和急性胰腺炎。烧伤导致的骨骼肌损伤或肌肉缺乏血液灌注，可造成损伤局部液体渗出和筋膜室压力过高导致动脉灌注受阻。除非通过及时的外科治疗得到缓解，这种“筋膜室综合征”会导致整个肌肉坏死。大量肌肉坏死会释放活性氧导致继发性肺损伤，以及伴有肌红蛋白尿的继发性肾损伤[11]。在烧伤时，患者经常吸入一氧化碳从而降低血液的携氧能力[12]。由此产生的组织缺氧会导致患者当场死亡，如果患者生还，会导致不可逆的神经元损伤、脑水肿和脑死亡。与一氧化碳中毒相关的低氧血症会损伤心脏和肾脏。此外，当密闭的空间发生火灾，“爆燃”过程会消耗掉所有氧气，以至于患者几乎没有氧气用来维持生命。

有时，烧伤患者被发现没有脉搏或呼吸，这可能是缺氧的结果，通过 CPR 进行复苏。在这种情况下，缺血缺氧损伤可能在多个器官中产生深远影响。

（二）感染

坏死的皮肤为细菌和真菌的增殖提供了良好的环境，只要坏死组织存在，就会有很高的感染风险。免疫抑制增加了这种风险，烧伤患者所发生严重的感染，通常只在使用免疫抑制药治疗的患者中出现。这种免疫抑制的机制仍在研究中，包括糖皮质激素过度分泌，异常细胞因子通路，中性粒细胞和巨噬细胞成熟度改变。当烧伤创面感染并积累大量细菌时，具有强致病力的细菌就会侵入邻近的正常组织，导致进一步坏死并进入血液循环。烧伤创面脓毒症是烧伤患者死亡的主要原因。在 115 例尸检中，73% 的患者出现脓毒症，这是通过血培养阳性和活组织侵入性感染证实的 [13]。当在尸检中发现肺炎时，死亡原因被归类为烧伤创面脓毒症，肺炎只是导致死亡的促成因素。而在最近的病例中，肺炎被认为是导致死亡的主要原因。在 80% 的致命脓毒症病例中，烧伤创面是感染源，主要致病菌为铜绿假单胞菌、金黄色葡萄球菌、肺炎克雷伯菌、大肠埃希菌、肠杆菌和念珠菌。近年来，耐药不动杆菌已成为致死性脓毒症的常见原因。当创面微生物增殖每克组织中超过 10^5 个，并有组织学证据表明微生物侵犯周围正常组织，即为烧伤创面脓毒症 [14]。

通过仔细的临床检查和可疑区域的活检来评估烧伤创面感染的发生和程度是非常重要的。高度怀疑感染对烧伤患者十分有利。本研究所所有活检和切除标本均采用特殊染色、细菌组织革兰染色和真菌甲胺银染色进行取样和组织学研究。在大的切除标本中，样本取自特别深的损伤部位和皮肤或皮下组织异常变色的部位。当发现传染性病菌时，确定它们在正常组织和坏死组织界限的部位是很重要的。这个边界可能是不规则的，但在几天前的伤口中通常是明显的，并且以炎症为标志，而在非常新鲜的标本中可能不明显，因为在烧伤创面中发生核溶解需要一定的时间。

创面感染通常始于病原微生物在皮肤表面的定植和增殖，通常延伸到毛囊，然后在坏死组织中生长。病原微生物在坏死组织内的生长被认为是组织感染的证据，并且可能比在坏死皮肤表面生长更危险。即使定量培养显示每克组织中有 10^5 个以上的细菌，而组织学研究表明微生物仅局限于皮肤表面或坏死组织表面时，脓毒症的风险似乎很低。然而，这种在坏死组织表面或在坏死组织中生长的病原微生物，为侵袭正常组织奠定了基础。在正常组织中发现大量的细菌或真菌意味着脓毒症和进一步组织侵袭的严重风险。通过对合适样本的组织学研究，可以很容易观察到细菌对正常组织的侵袭（图 44-1）。侵袭性真菌感染表现出一种略有不同的模式，即通常伴随着真菌入侵而出现坏死的波面（图 44-2）。因此，真菌菌丝延伸到坏死组织和正常组织之间的边界被认为是真菌入侵正常组织的证据。在此基础上，烧伤创面内发现的感染被认为有表面定植、坏死组织的侵入（可能是浅层或深层的）及正常组织的侵袭。当发现有正常组织受到入侵时，要立刻告知医生。如果临床上怀疑入侵的可能性很高，可以通过快速病理来证实。我们用胶带传送装置来处理这些标本，因为脂肪组织和坏死组织的冰冻切片不能很好地黏附在载玻片上。第二天的常规切片能证实这一结果。皮肤病毒感染的诊断最有效的方法是对新鲜打开的水疱或新近破裂

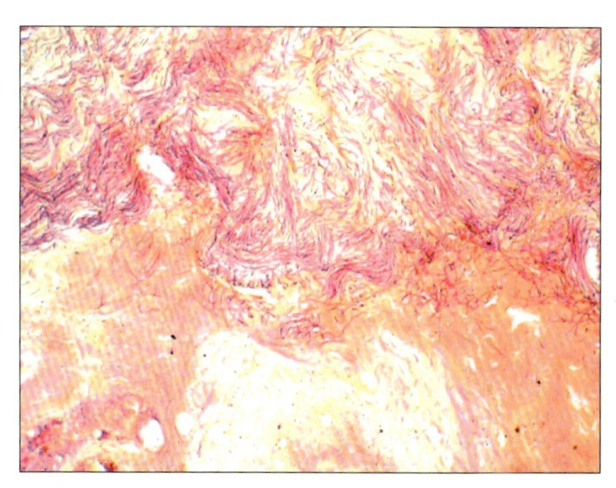

▲ **图 44-1　组织革兰染色显示，在严重创面感染的患者中，坏死皮肤中有密集的丝状革兰阴性菌簇，并可以培养出铜绿假单胞菌**

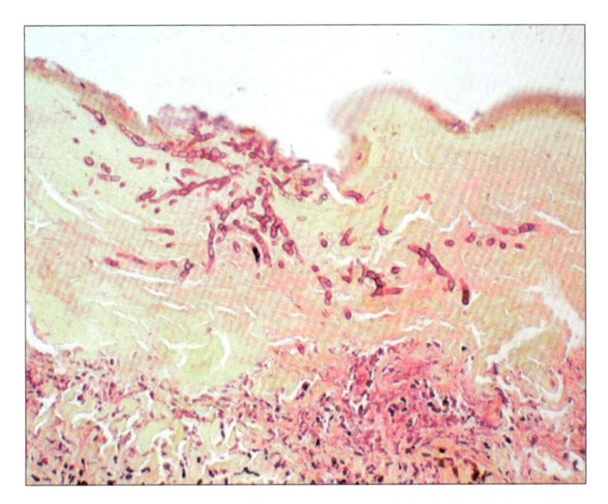

▲ 图 44-2 PAS 染色显示坏死组织内的真菌菌丝扩展至正常皮肤组织边界

的水疱进行取样，并用聚合酶链反应进行分子检测。当发生脓毒症时，会出现全身反应，通常包括低血压、心动过速、体温升高或体温过低，以及肠道和其他脏器灌注不良 [15]。凝血功能障碍也是脓毒症的重要并发症 [16]。此外，当细菌进入血液循环后，组织感染可能发生在远处。这很可能发生在肺部。最近的一例病例清楚地显示了致命的烧伤创面脓毒症的传播途径。这位患者在大面积烧伤后 2 周出现脓毒症，虽然接受了积极的治疗，但仍然死亡。尸检时，烧伤创面内有许多细菌增殖区域，烧伤焦痂深层正常组织入侵，坏死区域边缘有细菌侵入的血栓形成。真皮内静脉平滑肌内细菌较多，提示有生物膜的形成。化脓性栓子伴纤维组织见于所有肺叶的肺动脉分支。肺部有坏死灶，动脉壁内可见细菌增殖，坏死区域被大量肺出血和水肿所包围。肺内多个坏死灶周围可见极少的急性炎症反应。在这种情况下，感染从皮肤扩散到肺部的直接血行途径是清楚的。这一模式类似于皮肤坏疽性脓疱病，其特征也是由缺血引起的坏死 [17, 18]。

由曲霉菌或类似丝状真菌引起的全身性感染可见类似的血管侵入性肺部感染模式。另一方面，气道阻塞会阻碍呼吸道细菌的正常清除，并为细菌的生长提供有利的培养基，从而易患呼吸道感染的肺炎。烧伤患者尸检时几乎可见气道阻塞的多发病灶 [19]。在最近的另一例病例中，虽然没有肺炎，但可见耐药性假单胞菌属直接侵入支气管壁（图 44-3）。虽然烧伤患者的许多严重感染是由内源性菌群引起，而且许多是由入院时的创面感染引起，但院内感染仍是一个持续的危险因素 [20, 21]。烧伤创面脓毒症是可以治疗的，尽早切除可能感染的烧伤创面，配合合理使用有效的抗生素，可减少感染所致的死亡人数。在我院烧伤患者早期坏死组织切除植皮后，因创面脓毒症死亡的发生率明显下降，但脓毒症的问题依然存在。烧伤患者对所有可用抗生素产生耐药的现象越来越多，新抗生素的研发也没有跟上步伐 [22]。烧伤后治疗 1 周以上的患者，常有广泛的侵袭性创面感染和耐药菌引起的脓毒症。其他微生物也能引起危及烧伤患者生命的感染。真菌感染在大面积烧伤患者中是一个持续存在的问题 [23]。特殊真菌感染的组织病理学诊断有难度，因为在培养过程中鉴定的重要形态特征不会在组织中发生，真菌在损伤组织中可能会出现意想不到的结构特征。色素真菌一般不表现出入侵行为，腐生真菌可以模仿接合菌。在最近一个明显的真菌感染病例中，发现一种卵菌属假真菌的侵入性和系统性传播 [24]，采用 RT-PCR 对该真菌进行鉴定。最近，接合菌被认为是烧伤创面的危险病原体 [25]。增加对感染病原菌的分子诊断检测，可能会导致人们发现更多以前未被确认的烧伤患者侵袭性感染的原因，并对感染进行更精准、更快速地诊断。病毒感染也会使烧伤复杂化。我们还报

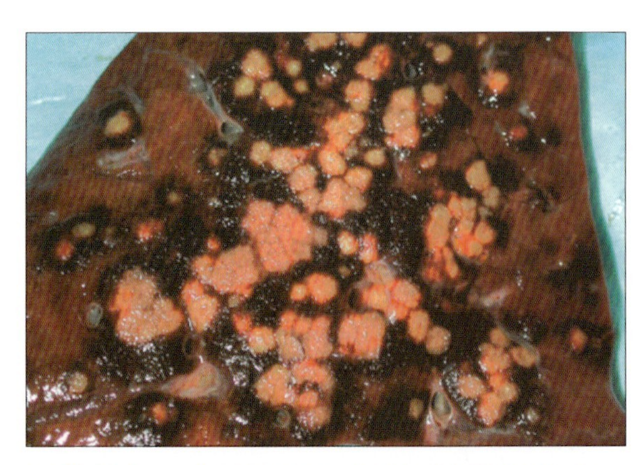

▲ 图 44-3 这张照片显示的是尸检时肺部上叶的切片，该患者出现了脓毒症的典型临床症状，当在多个开放创面分泌物中培养物出多种耐药假单胞菌后感染便开始播散

道过获得或重新激活疱疹病毒感染导致主要组织损伤的案例。大面积烧伤患者感染的风险与免疫抑制移植患者的感染风险有些相似。最近的研究表明，在实验室进行的组织学研究对临床假设的验证是有作用的[26, 27]。

（三）凝血

烧伤创面具有促凝作用，可在循环中引起凝血[28, 29]。组织坏死可导致凝血功能紊乱。循环中凝血酶的产生导致纤维蛋白肽的产生，并刺激急性炎症反应，包括增加血管通透性和增加中性粒细胞和内皮细胞上的黏附分子[30]（图 44-4）。纤维蛋白降解产物的产生可能会干扰正常的血栓形成，并可发展为血小板减少症[31]。激肽系统的激活可进一步刺激血管通透性异常和低血压[32]。凝血因子的消耗可导致异常出血，进而引起广泛的组织损伤。值得注意的是，烧伤急性期反应包括纤维蛋白原和因子Ⅷ的合成增加。在烧伤后的 3 ～ 10d 内，患者的凝血活性往往高于正常水平。当发生 DIC 时，包括抗凝血酶在内的凝血因子被耗尽[33, 34]。当 DIC 发生在患者终末期，尸检时在许多器官中都可以看到微小的纤维蛋白血栓，最常见的是肺、皮肤、肾脏和胃肠道[13, 35]。

三、烧伤对器官系统的影响

（一）体表系统

皮肤是烧伤患者最先受伤的部位，许多导致其他器官功能障碍或衰竭的状况都是从皮肤开始的。烧伤会迅速对皮肤造成不可逆的损伤和细胞死亡。大多数情况下，烧伤后 48h 内切除的创面表明，整个真皮和毛囊全都坏死，但大部分皮下脂肪组织仍然存活。脂肪组织的绝缘特质能保护其不受损伤。然而，在某些情况下，坏死区域会延伸到皮下组织深处。在完全坏死的真皮组织切片中，经常可以观察到变性的多形核粒细胞的带状浸润。这表明，在烧伤和炎症反应之后的一段时间，坏死组织和正常组织之间的界限可能已经延伸到深部组织了。有实验证据表明，烧伤创面往往从最初的表面坏死发展到更深组织坏死的程度，甚至从二度烧伤发展到三度烧伤，是因为烧伤早期组织灌注不良[36]，这种血流淤滞的过程部分是由于坏死创面下方受损的毛细血管和小静脉内液体迅速流失所致。此外，有证据表明，中性粒细胞参与了这烧伤创面加深的过程[37]（图 44-5）。

在后期康复阶段，有大面积烧伤患者合并鳞状细胞癌这一罕见的并发症，称为“Marjolin 溃疡”，其表现为广泛的局部侵袭，通常可以通过适当的局部切除来治疗[38-40]。

（二）呼吸系统

呼吸衰竭，定义为在患者通过呼吸机给予纯氧时，无法维持足够的氧饱和，是一些烧伤患者的直接死因。呼吸衰竭的原因和机制是多方面的，需要分别治疗，尽管通常不止一种机制在发

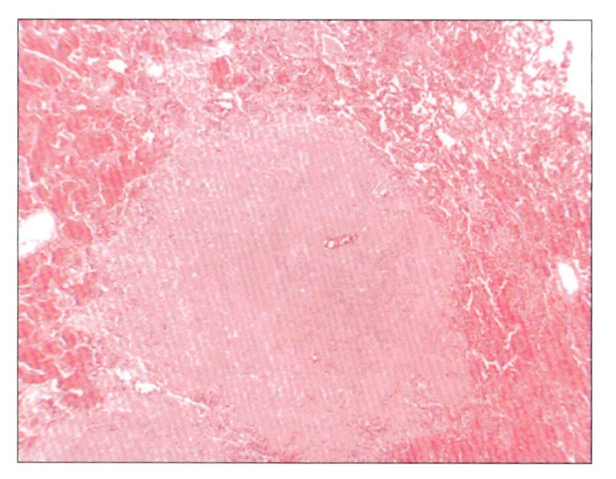

▲ 图 44-4 低倍放大后的 HE 染色显示，坏死的肺组织有一小块淡淡的白色区域，其中没有细胞核被染色，周围充血和出血且几乎没有急性炎症反应

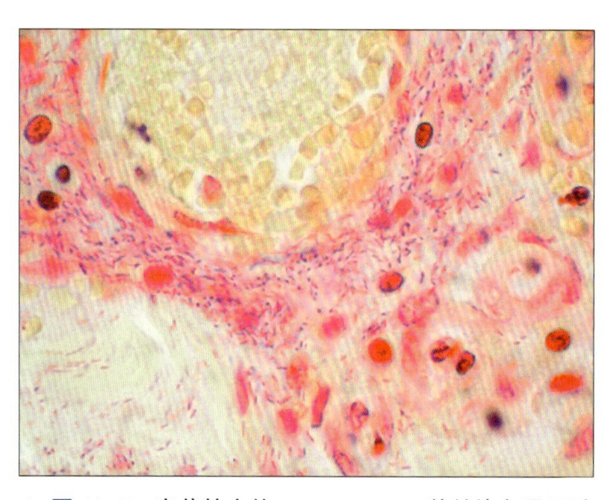

▲ 图 44-5 高倍放大的 Brown-Hopps 革兰染色显示肺小动脉分支壁内短的革兰阴性菌大量繁殖

生作用。除了暴露在大量蒸汽中的患者外，气管和支气管的直接烧伤可能不会发生。除了以下列出的问题外，患者还可能出现与气道有关的问题，如气胸或间质性肺气肿、胃内容物误吸、肺栓塞，以及与静脉压升高相关的非特异性肺水肿。肺部病变可能是多样的，这常在烧伤患者尸检中发现[41]。

弥漫性肺泡损伤是急性呼吸窘迫综合征的病理组织学相关因素，影响肺实质，分布不均匀，最初是富含蛋白质的液体渗出到肺泡。渗出液是由于毛细血管内皮细胞和肺泡Ⅰ型上皮细胞的损伤或通透性增加所致。在几个小时内，渗出物形成透明膜，这是其组织学特征（图44-6）。数天内，渗出液在肺泡间隙内的梭形成纤维细胞下进行组织化（图44-7），形成胶原纤维，使肺泡消失，肺泡间隔明显增厚，沿着毛细血管与肺泡表面继续纤维化。巨噬细胞在肺泡内积聚，肺泡上皮Ⅱ型细胞增殖。晚期可见严重的肺间质纤维化。这一过程涉及多种致病机制，目前尚不清楚哪种机制在烧伤患者中最重要[42, 43]。烧伤能激活补体，从而刺激肺循环渗出。这些蛋白被认为可以激活循环中的中性粒细胞，从而对肺血管和上皮细胞膜产生继发性损伤[44, 45]。烧伤创面中黄嘌呤脱氢酶向黄嘌呤氧化酶转化可产生过氧化物释放进入静脉循环，导致肺内皮细胞损伤和氧化应激[7]。中性粒细胞在烧伤创面释放过氧化物进入血循环。如果患者的病程伴有肌间隔、肢体或其他器官的缺血性损伤，这一过程就会大大增强。脂质过氧化是烧伤的后果之一。过氧化物还能与创面或肺产生的一氧化氮反应，形成一种剧毒物质过氧亚硝酸根[46]。创面血管血栓形成过程中释放凝血酶，能激活中性粒细胞，刺激内皮细胞表达黏附分子[47]。激肽系统在烧伤后被激活，产生全身性反应。当患者发生脓毒症时，释放的促炎细胞因子会加重肺损伤[13, 48]。神经肽，包括P物质和降钙素基因相关肽，可能在增加肺血管外渗中起作用[49, 50]。最后，高浓度氧疗会导致肺损伤，表现为弥漫性肺泡损伤[51–53]。虽然有许多机制导致烧伤患者肺损伤，但许多大面积烧伤患者并没有出现明显的呼吸困难。与这类肺损伤密切相关的是延迟液体复苏、肢体缺血和脓毒症。最近的文献指出，虽然近年来在尸检中发现弥漫性肺泡损伤低于感染引起的死亡原因，但弥漫性肺泡损伤的组织学变化在尸检时经常被发现[54]。

发生在建筑物中的烧伤因吸入性损伤变得复杂化。燃烧产物的毒物直接损伤气道，导致气道炎症和渗出从而造成肺损伤。在支气管镜检查中，通过观察气管支气管有无黏膜充血和气道内沉积颗粒来判断这些患者有无吸入性损伤。相关的发现包括面部烧伤和鼻毛烧焦。这些患者通常在几天内不需要呼吸机支持治疗，但有很高的风险发生呼吸衰竭，此时对呼吸机支持治疗

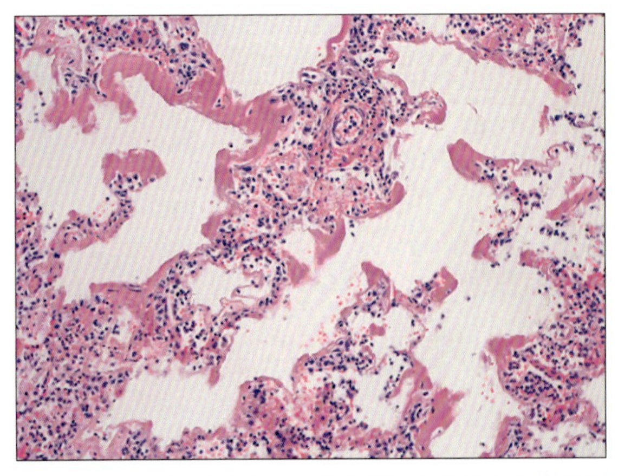

▲ 图44-6　肺组织切片HE染色显示肺泡壁和肺泡管附着有片状粉红色、均一的透明膜，该切片来自于一个大面积烧伤8d后死亡的2岁患儿，这显示出了非吸入性损伤时弥漫性肺泡损伤的渗出期

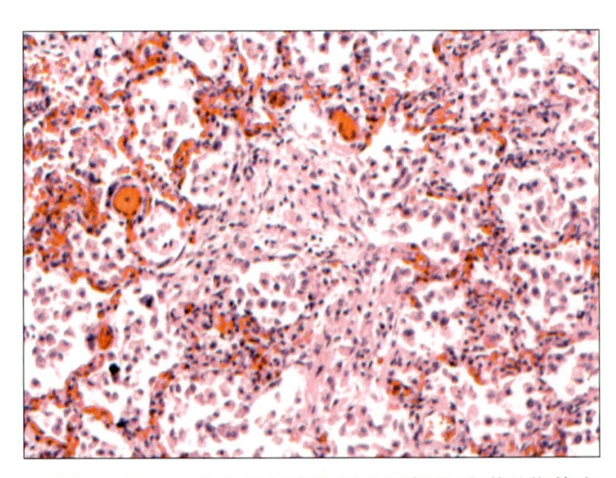

▲ 图44-7　HE染色显示在弥漫性肺损伤的增殖期许多类似于成纤维细胞的长细胞聚集在肺泡腔内并分泌结缔组织因子基质。该切片来自于大面积火焰烧伤1个月后死亡的患者，同时并发吸入性损伤和急性呼吸窘迫综合征

反应不佳，即使烧伤面积很小，也可能造成患者死亡。有研究发现，当合并吸入性损伤时，烧伤的死亡率也会大大增加[55-59]。羊和狗的实验研究部分阐明了烟雾吸入性损伤的机制[60-63]。在动物中，吸入有毒烟雾的直接反应包括：气管支气管上皮大量纤毛柱状细胞脱落，分泌细胞分泌大量黏液，气管支气管血流量增加 10 倍以上[64-66]。在几小时内，气道发生强烈的急性炎症反应。随着大量中性粒细胞的渗出和富含蛋白质的液体释放，在气道内凝固，形成闭塞的“圆柱体”（图 44-8）。48h 后，中性粒细胞渗出物充满许多终末细支气管，并开始向肺实质延伸（图 44-9）。使用上呼吸道黏液标记物（包括阿尔新蓝染色和 MUC5B 免疫染色）进行的研究表明，这种物质存在于周围小气道和肺泡中，表明阻塞物从大气道向周围小气道移动[26]。这种炎症反应在实验动物体内消退，上皮细胞缓慢再生。然而，尸检证据表明，中性粒细胞和蛋白质渗出到气道的情况在人体中很难解决，并可能持续数周（图 44-10）。气道上皮细胞消失可能是广泛的，而且不会在很长一段时间内再生。这可能是因为黏膜纤毛摆动失效，在终末细支气管周围可见黏液局限性沉积[19]。黏液纤毛清除失败会增加烧伤患者患肺炎的风险。吸入有毒烟雾可能有多种机制引起呼吸系统疾病[67]。可能导致气道选择性损伤的因素包括神经肽局部释放、迷走神经反射激活和气道黏膜损伤后促炎过程激活，特别是局部产生白细胞介素 -8[68-71]。大型动物实验表明，急性肺损伤中，局部产生的一氧化氮和其他活性氮具有显著的损伤作用[72, 73]。纤维蛋白形成过程中局部激活凝血酶和局部产生内皮素 -1 可进一步增强气道炎症反应[74, 75]。羊的实验研究表明，多聚腺苷核糖聚合酶的激活在烧伤和吸入性损伤的肺损伤中起重要作用[76]。小支气管和细支气管阻塞被认为可导致多个肺组织小段通气失败，而一氧化氮导致的肺血管扩张可能是供氧不足的重要原因[26]。雾化肝素或组织型纤溶酶原激活药治疗可减轻羊模型的气道损伤程度，说明纤维蛋白聚合在该损伤模型中的重要性[77, 78]。局灶性节段性肺不张和显著血管扩张是实验动物

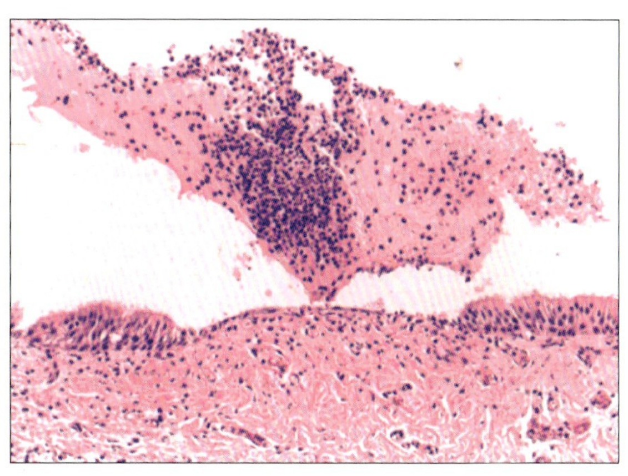

▲ 图 44-8　**HE** 染色提示有大量多核中性粒细胞从上皮间隙进入气管腔内，该切片标本来自于在麻醉状态下吸入烟雾造成吸入性损伤模型 **3h** 后的绵羊气管组织

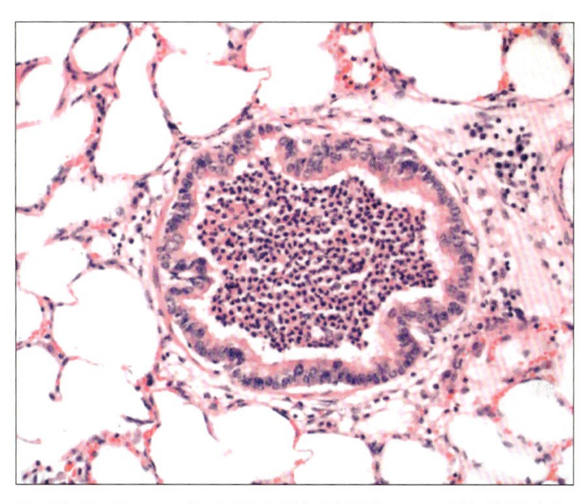

▲ 图 44-9　**HE** 染色显示吸入性损伤 **48h** 后绵羊细支气管腔内充满了多核中性粒细胞

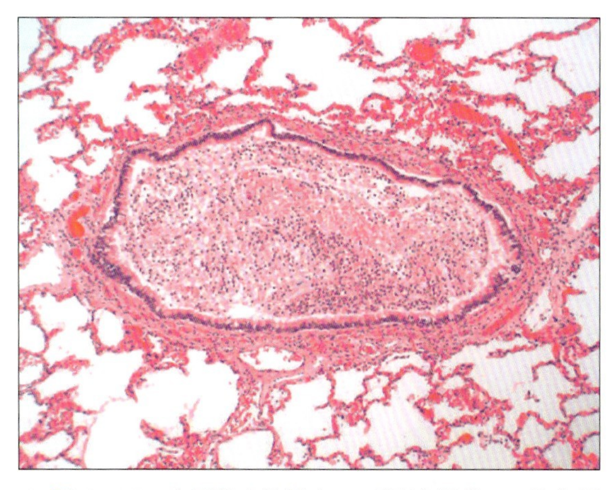

▲ 图 44-10　大面积火焰烧上 **7d** 后死亡尸检 **HE** 染色显示肺细支气管管腔完全被纤维蛋白、黏液和中性粒细胞的混合物所阻塞

和尸检所见的吸入性损伤的特征。在实验动物中，黏液、纤维蛋白和细胞碎片阻塞了支气管和细支气管，导致呼吸功能障碍，尸检时在人的肺组织中也发现了类似的阻塞物质[19, 26, 62, 67, 79]。最近在加尔维斯顿有 40 多年治疗经验的 Shriners 烧伤医院进行回顾分析时发现，虽然在住院的烧伤患者中只有 14% 存在吸入性损伤的临床证据，但在死亡的患者中有 66% 都发现了吸入性损伤的证据。虽然在没有感染的情况下死于吸入性损伤的病例并不多见，但在尸检时取样的肺组织中仍常见到弥漫性肺泡损伤的组织学证据[54]。

（三）心血管系统

虽然在烧伤患者中常见心动过速和心输出量增加，但心脏结构性病变在尸检中并不常见，这一系列尸检代表了儿童群体。然而，心肌肥厚是一致的表现[80]，发现了烧伤后心脏扩张和心肌收缩力下降的临床证据。细菌性心内膜炎偶尔发生于合并烧伤脓毒症的患者。非细菌性血栓性心内膜炎也有被报道过，并可能引起栓塞并发症（图 44–11）。尸检检查左心室心内膜区时，常可见与局部出血有关的小坏死灶（图 44–12）。这些病灶的坏死性收缩带有时是心肌损伤的唯一证据。在终末期低血压发作期间，这些病变可能代表高代谢需求的组织灌注不良。在一些情况下，它们可能代表内源性或外源性肾上腺素药物的作用[81, 82]。这种损伤方式在烧伤患者中是可以预防的。

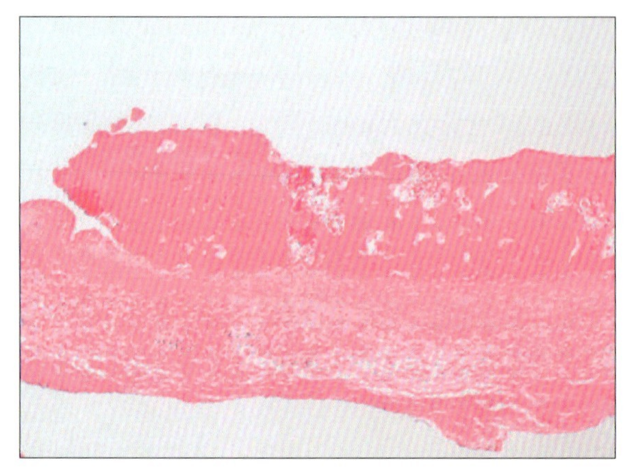

▲ 图 44–11 死于脓毒症的患者其尸检结果提示非细菌性血栓性心内膜炎，心脏瓣膜的 HE 染色显示三尖瓣上有大量纤维蛋白沉积，革兰染色未见任何细菌

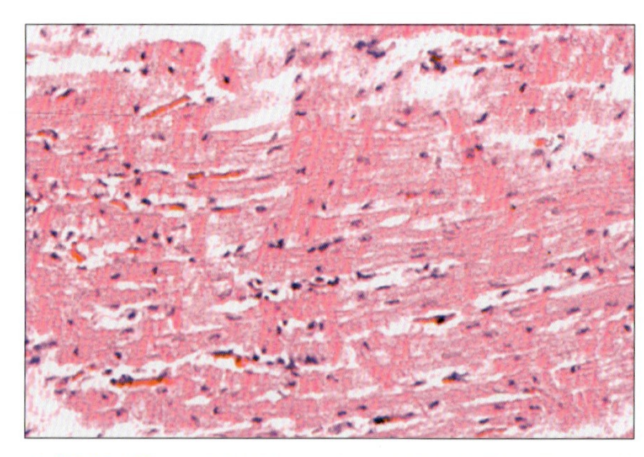

▲ 图 44–12 心脏组织 HE 染色的高倍镜下见横穿心肌纤维的暗红色条带，这是一种心肌损伤的早期不可逆性改变，常发生在心脏缺血早期，尤其是血液再灌注后。肾上腺素中毒后心肌也可见同样的改变

（四）泌尿系统

大面积烧伤患者如果在最初几小时内充分液体复苏，在整个病程中肾功能可能正常。然而，当最初的液体复苏不理想，或者当患者发生脓毒症时，可能会发展成急性肾衰竭。在这种情况下，尸检可能显示急性肾小管坏死[41, 83]。烧伤面积达 80% 的患者在死亡率增加方面，肾衰竭是一个独立的危险因素[84]。肾衰竭成为烧伤患者感染的高危因素。

（五）消化系统

“Curling 溃疡”是描述十二指肠溃疡与烧伤的关系，虽然发生率低，但仍是烧伤患者的一种典型病变，这可能是烧伤患者使用抑酸药进行常规治疗的结果[85]。局部黏膜坏死、出血或糜烂，是这一过程的早期表现，在某些病例中可见。

肠道特别容易发生缺血缺氧性损伤，与灌注不良有关的病变常在尸检时发现。内脏循环中血流减少是内毒素血症的后果之一[14, 86]。因此，脓毒症与增加肠道损伤的风险相关。肠上皮细胞缺氧缺血损伤可导致肠道菌群易位进入肠系膜淋巴循环和门静脉循环[87, 88]。肠道细菌微环境的改变有利于细菌从肠道中逃逸[89]。因此，低血压和缺氧也可能是脓毒症的病因。在尸检中肠道组织感染的脓肿或病灶是不常见的，最常见的肠道病变是小肠内呈“阶梯”状改变的出血，伴有黏膜皱襞的局灶性坏死，这被称为“浅表性出血性坏死”[90]（图 44–13）。烧伤患者中肠道穿孔是一种罕见的情况。患者偶尔会发展成假膜性结肠炎或盲肠炎，通常是由产生毒素的艰难梭菌感染所致（图 44–14）。通过检查粪便中的毒素可以最大限度地减少这种并发症。肠道缺血性损伤极少产生透壁性坏死。

大多数死于烧伤的儿童尸检中发现肝大，通常是正常重量的 2 ～ 3 倍。肝大会影响通气[91]。尸检中常发现脂肪变性（图 44–15）。脂肪变性的程度往往是轻微的，即使在肿大的肝脏中。对肝脏中脂肪含量的分析表明存在过多的脂质，但其数量太少以至于不能解释肝脏重量增加[92]。肝脏充血在尸检时也常出现，通常伴有小叶中心坏死，这可能是脓毒症和静脉压升高患者内脏血流减少的结果。细胞内胆汁淤积常见于烧伤患者。虽然多种生理紊乱可能导致胆汁淤积，但这种异常的基础机制尚不清楚[93, 94]。

急性胰腺炎是在尸检中发现极少致命的烧伤病例。通常情况下，坏死和出血与急性炎症的程度不成比例。胰腺特别容易受到脓毒症引起的内脏血流减少的影响（图 44–16）。临床上淀粉酶和脂肪酶的升高怀疑存在胰腺炎。在此基础上，临床上胰腺炎在患者中并不少见，但往往只是暂时性的。

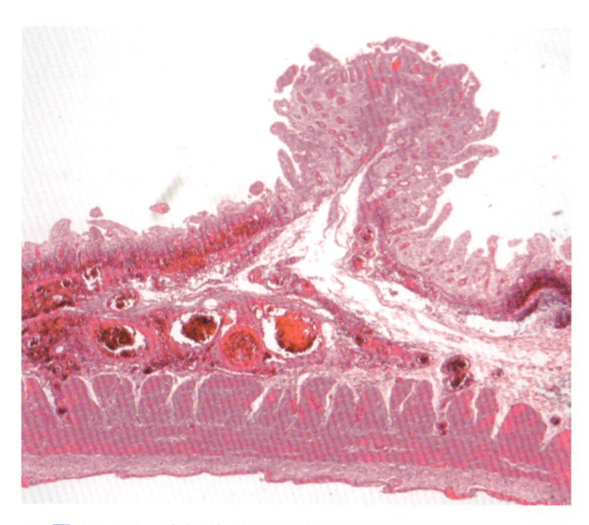

▲ 图 44–13　该低倍镜 HE 染色图片来自脓毒症和血压下降死亡患者的空肠黏膜壁横断面

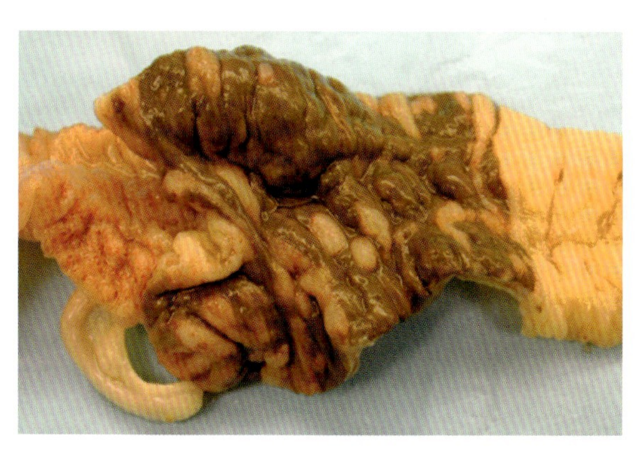

▲ 图 44–14　该照片显示了小肠扩张和大便潜血阳性的患者的空肠黏膜层周围有暗绿色至黑色的颜色改变

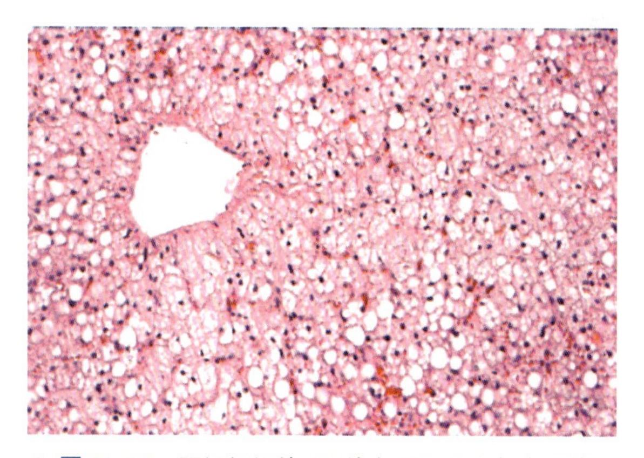

▲ 图 44–15　肝组织切片 HE 染色显示几乎每个细胞都包含一个或几个大的空泡，这些空泡是脂质在肝细胞中存储的部位，尸检时常发现肝脏中始终存在脂肪变性，但仍无法解释肝脏体积和重量的增加，该患者 6 岁，烧伤后存活 1 个月，他的肝脏重量是正常的 2.2 倍

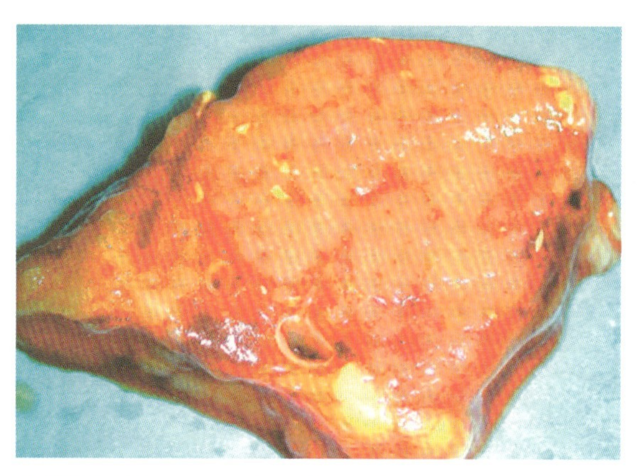

▲ 图 44–16　尸检时胰腺的横断面，该患者经历长时间的脓毒症后死亡。明亮的黄色斑点代表脂肪坏死，并被胰腺脂肪酶释放的脂肪酸皂化，在腺体内部和周围可见斑块状出血

（六）淋巴系统

在烧伤患者的尸检中，淋巴组织中淋巴细胞减少是常见的特征。1978 年，Linares 很好地描述了这些异常[95]。胸腺始终很小，甚至在幼儿中也是如此。淋巴结通常缺乏生发中心，淋巴细胞明显减少。窦性组织细胞增生症常出现，类似浆细胞的嗜肾素细胞常在由 B 细胞占据的结内突出。脾白髓缺如，有时明显不足。回肠末端的胃肠道淋巴组织虽然在儿童中是正常的，但常是萎缩性的，阑尾的壁上常显示出明显缺乏正常的淋巴组织（图 44–17）。这些淋巴组织的异常与大面积烧伤患者的免疫反应低下相关。在一定程度上，它们可能代表了烧伤患者体内高水平糖皮质激素的作用。

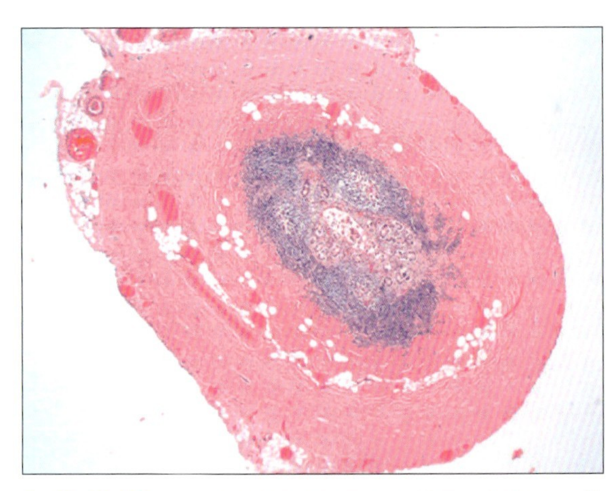

▲ 图 44–17 HE 染色低倍镜镜下所见阑尾的横断面。蓝染的淋巴组织明显减少，其通常构成阑尾的腔内大体部分

（七）内分泌系统

糖皮质激素和肾上腺素分泌过多是烧伤后长期高代谢反应的特征。肾上腺皮质耗竭的形态学证据尚未发现。在一个有趣的病例中，在儿童大面积烧伤患者中Ⅱ型单纯疱疹病毒重新激活感染导致皮肤损伤和植皮失败。在用单纯疱疹免疫染色标记的肾上腺皮质中发现了局灶性坏死性病变，表明感染已经发生了传播（图 44–18）。

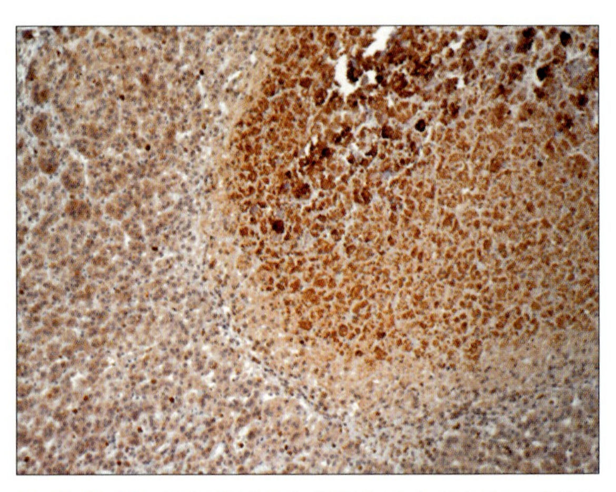

▲ 图 44–18 该图片是儿童的肾上腺皮质感染Ⅱ型单纯疱疹病毒的免疫组织化学染色，该儿童患有广泛的皮肤感染和新生疱疹感染所引起的损伤，棕褐色物质是抗原抗体反应的产物，在肝脏和肾上腺中可以看到多个小的坏死病灶

（八）肌骨系统

肌骨系统损伤在烧伤患者中并不常见，但一旦发生则是不祥之兆。有时，直接的烧伤或电烧伤会达到肌肉深处，这种伤害会非常严重，以至于不能进行充分的清创。当侵入性的细菌或真菌感染再次达到肌肉时，通过切除感染组织来充分治疗可能是不行的，感染可能对抗生素治疗有耐药性，并有可能传播。骨骼肌萎缩是烧伤患者分解代谢状态之一，对那些烧伤后努力康复的患者来说是一个挑战。

（九）中枢神经系统

当尸检时仔细检查大脑和脊髓，在绝大多数烧伤后死亡的患者中都可以发现异常。最常见的损伤是神经元的变性或丢失，这些神经元位于大脑皮质最易受缺氧和缺血损伤的部位。这些损伤可能是复苏过程中的低容量血症、脓毒症引起的休克或呼吸衰竭的结果。当然，在最初的烧伤过程中窒息的患者可能会发生广泛的缺氧性脑损伤。一些患者，特别是那些需要在现场进行 CPR 的患者，在最初的损伤后的几天就会出现脑水肿和脑死亡，这是对大脑中广泛的缺氧缺血性损伤的反应。烧伤患者也会发生严重的缺氧性脑损伤，房屋着火过程中消耗了氧气患者无法维持足够的氧需求，或者在烧伤现场一氧化碳中毒。对大脑的直接热损伤偶尔会发生在幼儿身上，可通过影像学检查发现，尸检表现为脑皮质表面坏死，周围充血。

四、烧伤尸检

只要患者出现难以处理的烧伤并发症，特别是这些并发症的发病机制尚不明确时，对死亡患者进行仔细的尸检将有助于烧伤治疗。以下总结了严重烧伤的主要医学问题。没有比大面积烧伤更复杂的临床和病理生理紊乱的疾病。尸检能经常发现导致患者死亡的根本原因。有时，这些发现会对改变手术过程提出建议，从而提高患者治疗的安全性。对患者死亡的回顾分析往往能有效地提醒医务人员注意预防创面感染措施的重要性。通常情况下，通过纳入临床证据，包括具有敏感性和代谢特征的培养，以及尸检结果，可以明确病因。例如，感染过程往往可以从其原发病灶、皮肤或其他部位追溯到致命部位。高度耐药菌菌株所造成的危害可以被发现。应从临床和解剖证据的角度进行尸检，以更好地了解患者对烧伤的反应和对其所提供治疗的反应。换句话说，烧伤尸检不仅可以提供合适的组织形态学分析，而且还可以动态地解释患者重要疾病的发病机制。如果以这种方式进行处理，对所有参与调查的人来说，关于患者死因的调查就成为一种宝贵的学习经验[96]。通常，发现意外的损伤，很可能在患者病情发展中十分重要。当然，烧伤患者的情况有可能受到法律上的影响[97]。在只有假设的情况下，患者受伤的记录和医院的治疗过程可以为事实提供依据。最近的几份文件证实了尸体解剖仍然有用，特别是在烧伤的情况下[98-102]。我们提倡在允许的情况下，与当地法医或验尸官合作，对烧伤后死亡的所有患者进行彻底的尸体解剖。

拓展阅读

Barrow RE, Hawkins HK, Aarsland A, et al. Identification of factors contributing to hepatomegaly in severely burned children. *Shock*. 2005;24(6):523-528.

Cox RA, Mlcak RP, Chinkes DL, et al. Upper airway mucus deposition in lung tissue of burn trauma victims. *Shock*. 2008;29(3):356-361.

Kallinen O, Partanen TA, Maisniemi K, et al. Comparison of premortem clinical diagnosis and autopsy findings in patients with burns. *Burns*. 2008;34(5):595-602.

Linares HA. A report of 115 consecutive autopsies in burned children:1966–80. *Burns*. 1981;8:263-270.

Pereira CT, Barrow RE, Sterns AM, et al. Age-dependent differences in survival after severe burns: a unicentric review of 1,674 patients and 179 autopsies over 15 years. *J Am Coll Surg*. 2006;202(3):536-548.

第45章 增生性瘢痕的分子和细胞基础

Molecular and Cellular Basis of Hypertrophic Scarring

Peter Kwan　Alexis Desmoulière　Edward E. Tredget　著
熊俊林　周　华　吕开阳　译

一、概述

临床上烧伤后增生性瘢痕（hypertrophic scars，HTS）表现为增生、红斑、瘙痒和缺乏弹性[1]。除了不美观外，这些瘢痕通常挛缩从而引起功能障碍和不适，导致烧伤患者一种明显的病态（图45–1）。增生性瘢痕与正常皮肤和成熟瘢痕根本不同表现于以下几个方面：①增生性瘢痕的细胞外基质（extracellular matrix，ECM）在组成和结构上均有显著改变；②相比于成熟瘢痕，增生性瘢痕中存在的角质形成细胞和成纤维细胞的特性是促纤维化的；③许多促纤维化细胞因子上调，使其表达延长。通常随着时间推移，增生性瘢痕会经历一些重塑和成熟，可能这就解释了增生性瘢痕描述方面不同的原因。增生性瘢痕与其他纤维增生性疾病包括肾纤维化、肺纤维化和硬皮病有很多共同的特征[2]。因此，增生性瘢痕的病理生理学也适用于其他医学领域，各种纤维增生性疾病的治疗手段的发展可直接影响瘢痕的治疗。由于对伤口异常愈合的每一个细微差别进行详尽的讨论是不可能的，所以我们关注的重点是探讨增生性瘢痕的形成途径或新的研究进展。我们希望通过对伤口异常愈合的病理生理学和纤维化方面更深入的理解，有助于找到对烧伤瘢痕和其他纤维化疾病的非手术治疗方法，从而改善他们的生活质量。

二、细胞外基质

愈合伤口中的细胞外基质由成纤维细胞沉积形成，伴随着瘢痕成熟而重塑。增生性瘢痕中的细胞外基质与成熟瘢痕和正常皮肤的细胞外基质有显著差异。最显著的不同是胶原束的排列、组成以及几种蛋白多糖的相对比例[3]。由于成纤维细胞和细胞外基质的相互作用，这些差异不仅导致异常的成纤维细胞的特性，也有助于增生性瘢痕的形成[4]。

（一）胶原蛋白

胶原蛋白是细胞外基质的主要成分，为细胞和组织的机械强度提供了一个支架[5]。在增生性瘢痕中，每单位表面积的胶原蛋白量是增加的。但与正常皮肤相比，由于蛋白聚糖和糖蛋白的大量增加，增生性瘢痕中胶原蛋白的比例还是降低的[3]。在正常皮肤中，大多数胶原蛋白是Ⅰ型胶原蛋白（80%），少量的Ⅲ型胶原蛋白（10%～15%）和Ⅴ型胶原蛋白（极少），因而粗的、规则的胶原纤维束平行排列于正常皮肤表层[6]。相比之下，增生性瘢痕由大量的Ⅲ型（33%）[7]和Ⅴ型（10%）[8]胶原蛋白组成，这种构成彻底改变胶原纤维，使它们更细[6]和紊乱[9]。在正常的伤口愈合过程中，Ⅲ型胶原蛋白在早期出现，但是随着瘢痕重塑和成熟而会逐渐消失[10]，但这一现象不会发生在增生性瘢痕中，这种Ⅲ型胶原蛋白持续高水平能反映了增生性瘢痕生物学不成熟的特性[11]。

增生性瘢痕的经典组织学描述强调包裹在正常胶原纤维中的杂乱无章的胶原蛋白而形成的“螺旋”和“结节”[6]，如图45–6所示。然而，

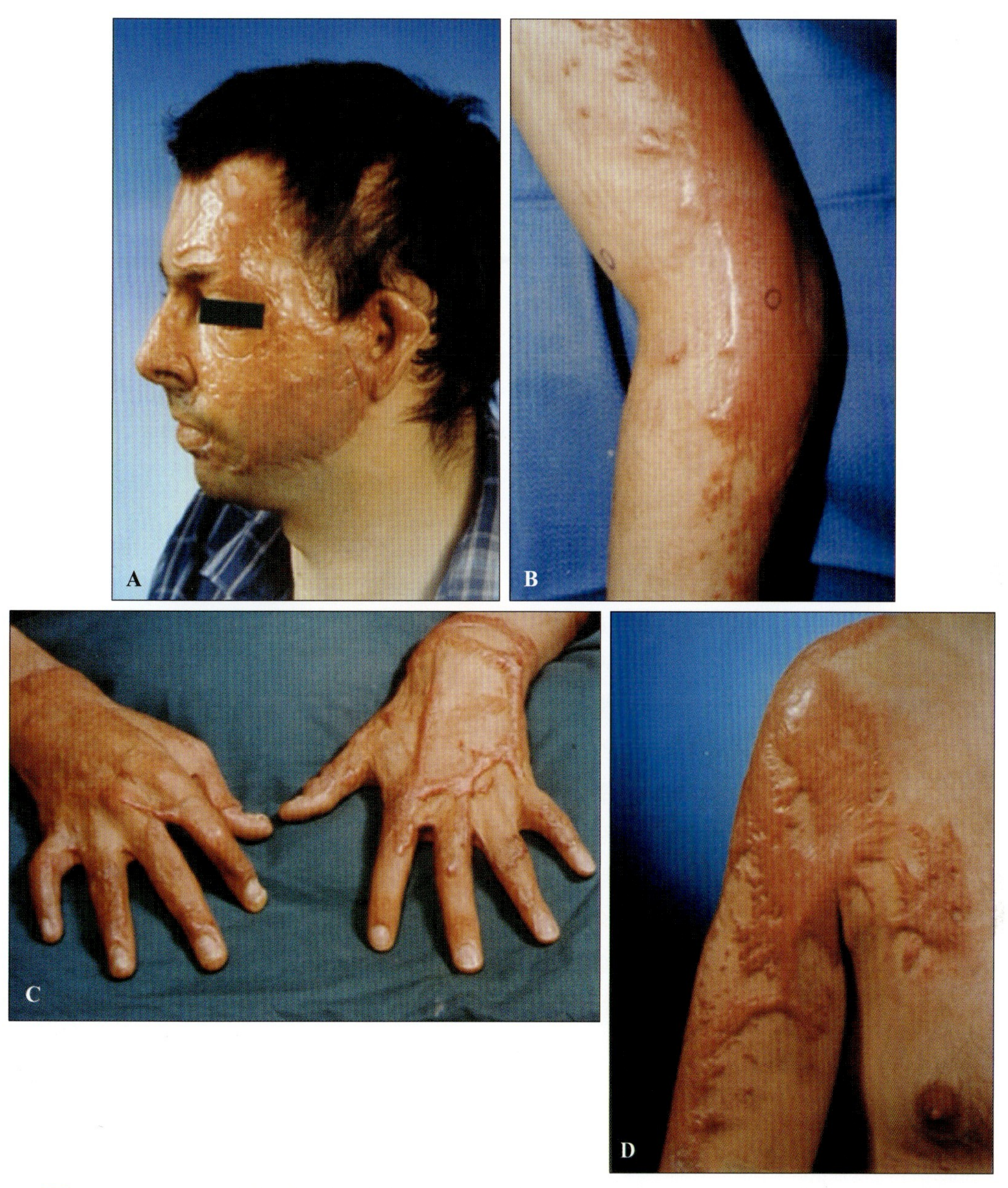

▲ **图 45-1　一名 34 岁的白人男性，全身 60%TBSA 烧伤，8 个月后面部、上肢和手部等多处增生性瘢痕**
引自 Scott PG，Ghahary A，Chambers MM，Tredget EE. Biological basis of hypertrophic scarring. In：Malhotra SK，ed.，*Advances in Structural Biology*，vol. 3. Greenwich，CT：JAI Press，1994：157–202.

不仅增生性瘢痕中胶原纤维束的组成和形态发生了改变，而且纤维间距也不规则且大大增加[12]。胶原束之间的空间充满了蛋白聚糖和糖蛋白，其成分明显不同于正常皮肤和成熟瘢痕。

（二）蛋白聚糖和糖蛋白

蛋白聚糖决定了皮肤的延展性、弹性和抗压缩性等物理特性，这是由于它们与胶原蛋白的相互作用的结果。蛋白聚糖还调节多种生长因子和细胞因子的活性。糖蛋白，例如纤连蛋白，通常通过这种机制参与细胞 – 基质黏附和影响细胞特性。无论是在生理上还是在功能上，蛋白聚糖和糖蛋白是皮肤的主要成分。

蛋白聚糖由蛋白质核心形成，通常具有重复单元，例如饰胶蛋白聚糖中的亮氨酸和糖胺聚糖侧链[13]。这些侧链是电离的和亲水的，因此主要负责组织保水[14]。早期对增生性瘢痕的研究表明：增生性瘢痕的过度水合状态使糖胺聚糖水平的提高[15]，并导致其典型的增生。而这些糖胺聚糖水平不是均匀升高。相反，某些蛋白聚糖被下调，其他蛋白聚糖被上调，这对增生性瘢痕具有独特的意义。

饰胶蛋白聚糖是一种原型小的，富含亮氨酸的蛋白多糖，富含于正常皮肤和成熟瘢痕中，但在增生性瘢痕中却减少了 75%[3]。饰胶蛋白聚糖最初以“装饰”胶原纤维命名，通过几个不同的和互补的途径影响伤口愈合。饰胶蛋白聚糖与胶原纤维结合，控制其直径、形态[16]和纤维间距离[17]。在饰胶蛋白聚糖敲除小鼠中，胶原纤维的形态不规则且直径多变[18]。饰胶蛋白聚糖与促纤维化细胞因子转化生长因子 –β（transforming growth factor–β，TGF–β）[19]和血小板源性生长因子[20]结合并失活。这种失活的效应在成纤维细胞填充的胶原网架中最容易看到，在这些网架中饰胶蛋白聚糖能显著降低正常和增生性瘢痕中成纤维细胞的收缩[21, 22]。饰胶蛋白聚糖还结合并拮抗下调几种细胞表面受体酪氨酸激酶：表皮生长因子受体[23]、肝细胞生长因子受体[24]和胰岛素样生长因子受体[25]，这些物质能减少细胞增殖和迁移。随着瘢痕成熟，饰胶蛋白聚糖的含量显著增加[26]。在糖尿病小鼠模型中，饰胶蛋白聚糖基因敲除的小鼠肾纤维化和肾病发展明显快于野生型小鼠[27]。类似地，在博来霉素诱导的肺纤维化的小鼠模型中通过腺病毒载体上调饰胶蛋白聚糖产生减少了纤维化[28]。

与饰胶蛋白聚糖下调相反，其他两种蛋白聚糖（双糖链蛋白聚糖和多能蛋白聚糖）在增生性瘢痕中显著上调。双糖链蛋白聚糖与饰胶蛋白聚糖氨基酸序列 57% 相似但具有两个硫酸皮肤素链不同，并且被认为起源于饰胶蛋白聚糖的基因复制[29]。尽管有这些相似之处，但双糖链蛋白聚糖和饰胶蛋白聚糖的在体内的功能很大程度上不同。双糖链蛋白聚糖在正常皮肤中含量极少，而在纤维化中显著上调，但它也不能弥补饰胶蛋白聚糖的缺乏[29, 30]。多能蛋白聚糖在增生性瘢痕中也明显上调，比正常皮肤高 6 倍[3]，在正常皮肤中通常限制表皮的增殖[31]。多能蛋白聚糖作为一种含有 12 ～ 30 糖胺聚糖链的大分子蛋白聚糖，其最有可能通过水合作用和膨胀从而引起增生性瘢痕体积增加[5]。

细胞外基质中最常见的糖蛋白是纤连蛋白，其通过与整联蛋白的相互作用对细胞 – 基质产生作用。尽管纤连蛋白在增生性瘢痕中的作用尚不清楚，但其在增生性瘢痕中的上调[32]影响其他细胞外基质蛋白组装，并且与细胞整联蛋白的相互作用[33]表明它也在成纤维细胞特性和增生性瘢痕形成中起作用。

三、细胞对增生性瘢痕的作用

（一）成纤维细胞与增生性瘢痕

成纤维细胞在伤口愈合中是产生细胞外基质和重塑的主要细胞。大量研究表明，真皮成纤维细胞按照物理位置和表现形式可分为不同亚群 – 浅表（乳头状成纤维细胞）和深部（网状成纤维细胞）[34–36]。当表浅真皮、深层真皮和增生性瘢痕的成纤维细胞特征进行对比时，如表 45–1 所示，增生性瘢痕的成纤维细胞与深层真皮的成纤维细胞最相似[36]。这些体外结果与 Dunkin 及其同事构建的临床皮肤划痕模型直接相互关联[37]。在该模型中，线性皮肤伤口创建的深度沿着其长度的增加而加深，从无损伤到全层穿透。结果表明表浅部分再生（深度≤ 0.56mm），瘢痕最小；然而较深部分伤口中发生增生性瘢痕[37]。结合这些与深部至全层烧伤后增生性瘢痕形成的趋势的基础研究和临床观察结果提示两种可能的增生性瘢痕形成理论：①纤维化细胞因子刺激后深层真皮成纤维细胞的选择性增殖；②热损伤破坏表浅真皮成纤维细胞只留下深层真皮成纤维细胞重新填充伤口[38]。这两种理论都与人类皮肤被移植到裸鼠背部并随后致伤的实验模型一致。在这个模型中，深层皮肤成纤维细胞闭合伤口，然后表浅真皮成纤维细胞重塑它们[39]。在深度烧伤中可能不存在表浅成纤维细胞来启动这种重塑过程，使伤口愈合处于过度活跃状态（图 45–2）。

（二）肌成纤维细胞在正常和病理情况下的作用

肌成纤维细胞是一种能在成纤维细胞和平滑

表 45-1　表浅和深部真皮成纤维细胞与增生性瘢痕成纤维细胞的比较

	表浅成纤维细胞	深层成纤维细胞	增生性瘢痕成纤维细胞
胶原蛋白的合成	↓	↑	↑
胶原酶的合成	↑	↓	↓
饰胶蛋白聚糖的合成	↑	↓	↓
TGF-β 的合成	↓	↑	↑
CTGF 合成	↓	↑	↑
角质形成细胞增殖	↑	↓	↓
毛细管形成	↑	↓	↓

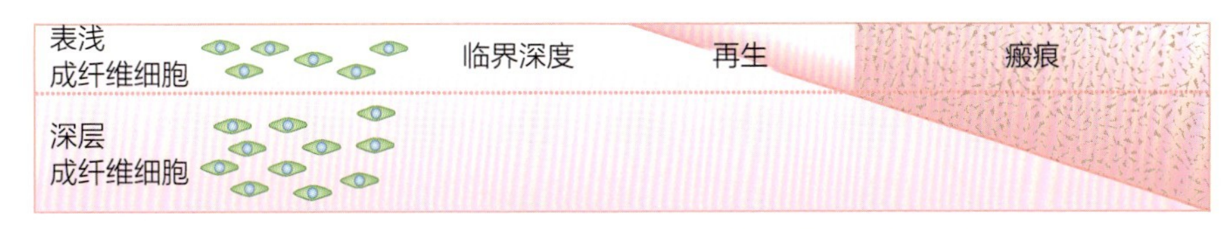

▲ 图 45-2　皮肤临界深度以下的损伤导致瘢痕形成

引自 Kwan P，Hori K，Ding J，Tredget EE. Scar and contracture：biological principles. *Hand Clin*. 2009；25（4）：11–528.

肌细胞之间获得中间表型的细胞。目前，肌成纤维细胞对纤维细胞的调节始于前体原肌成纤维细胞的出现，这些前体原肌成纤维细胞的应力纤维仅含有 β 和 γ 胞质肌动蛋白。这些原肌成纤维细胞获得新生的收缩束，其应力纤维产生足够的力量将细胞在迁移过程向前拉从而填充组织空间并预先重塑细胞外基质。原肌纤维母细胞不一定总是进化成已分化的肌成纤维细胞的外观 [40]。完全分化的肌成纤维细胞表达 α- 平滑肌肌动蛋白（α-smooth muscle actin，α-SMA），这种肌动蛋白亚型存在于特有的收缩性血管平滑肌细胞中（图 45-3）。α-SMA 的存在直接关系到肌成纤维细胞的收缩活性。α-SMA 表达水平与肌成纤维细胞收缩之间的直接相关性在体外和体内均已被证实 [41, 42]。肌成纤维细胞也表现出一些与周细胞的相似性 [43]。在生理条件下，肌原纤维细胞在愈合后发生凋亡 [44]，并且遗留少数成纤维细胞以确保细胞外基质的更新。

在可溶性因子中，TGF-$β_1$ 是肌成纤维细胞分化的有效诱导物 [45, 46]。TGF-$β_1$ 对肌成纤维细胞分化的作用仅在 ED-A 纤连蛋白存在下才有可能，这突出了细胞外基质成分在可溶性因子活性中起重要作用 [47]。粒细胞 - 巨噬细胞集落刺激因子刺激巨噬细胞增殖和肌成纤维细胞分化，从而促进肉芽组织形成 [48, 49]。内皮素对肌成纤维细胞的分化和活化也有积极作用。该肽（内皮素）还能诱导肌成纤维细胞收缩和迁移 [50]。最近（研究）已经表明肉芽组织形成是通过化学去神经调节的 [51]。这种外周神经系统参与组织修复同样地存在于肝脏中。在该器官中，一个用四氯化碳处理的纤维化的实验模中，化学去神经显著减少了细胞外基质沉积和肌成纤维细胞分化 [52]。

（三）机械应力和肌成纤维细胞的作用

由于肌成纤维细胞的收缩特性与细胞外基质特殊的关系，它们可以根据机械环境改变活性。已经显示，在牙龈成纤维细胞中，TGF-$β_1$ 诱导的 α-SMA 表达受胶原凝胶在其上或在其中培养的顺应性的调节 [53]。机械应力对成纤维细胞的直接作用可以很容易地在培养的成纤维细胞填充的胶原蛋白网架中显示出来（图 45-4）。此外，用塑料框架夹板固定的全层伤口以增加的机械张力的伤口与正常愈合的伤口相比，前者肌纤维细胞分化特征，如应力纤维，ED-A 纤连蛋白

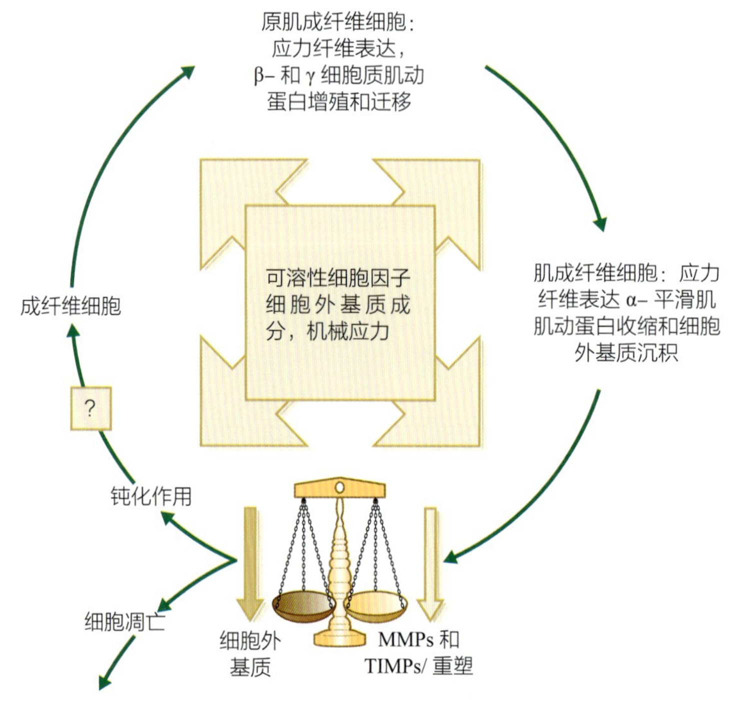

▲ **图 45–3　肌成纤维细胞表型演变**

肌成纤维细胞对纤维细胞的调节开始于前体原肌成纤维细胞的出现，这些前体原肌成纤维细胞的应力纤维仅含有 β 和 γ 胞质肌动蛋白，并且进化，但不一定总是变成分化的肌成纤维细胞的外观，它们是这些细胞最常见的变异体，含有 α- 平滑肌肌动蛋白的应力纤维。肌成纤维细胞呈现发育良好的粗面内质网，并负责（过度）细胞外基质的沉积；它们还分泌基质金属蛋白酶和基质金属蛋白酶抑制药，并参与肉芽组织重塑。可溶性因子，特别是转化生长因子 -β_1，与细胞外基质成分（如纤连蛋白 ED–A）相关联，在肌成纤维细胞分化过程中起重要作用。在肌成纤维细胞分化中机械应力也是很重要的。肌成纤维细胞可以发生凋亡；至少在体内尚未清楚地证明失活导致静止表型（引自 Desmoulière A.）

或 α–SMA 表达在肉芽组织中出现得更早[42]。还显示在可变硬度的基质上培养的成纤维细胞呈现不同的表型。培养的成纤维细胞在软的培养基中不表达应力纤维，但是当基质的硬度增加时，细胞形态突然发生变化并且出现应力纤维[54, 55]。由流体流动产生的剪切力还能够在没有其他外部刺激（如细胞因子作用）的情况下诱导胶原凝胶中培养的成纤维细胞合成 TGF-β_1 和分化[56]。应力纤维通过细胞间黏附连接的机械耦合改善了肌成纤维细胞对胶原凝胶的收缩[57]。通过评估自发细胞内 Ca^{2+} 振荡，Follonier 等已经证实肌成纤维细胞内 Ca^{2+} 振荡是由相互接触的肌成纤维细胞之间通过黏附连接调节的，但在成纤维细胞和非接触细胞之间的胞内 Ca^{2+} 振荡是随机发生的[58]。他们提出了肌成纤维细胞的以下机械耦合模型：单个细胞收缩通过黏附连接传递并导致相邻细胞中机械敏感离子通道的打开。Ca^{2+} 内流的结果是诱导收缩，其可以反馈在第一细胞上和（或）刺激其他接触细胞，像合胞体一样起作用。该机制可通过协调肌成纤维细胞的活性来改善细胞密集组织的重塑[59]。

（四）病理修复（增生性瘢痕和瘢痕瘤）

病理性伤口愈合可能是由于肉芽组织的重塑受损导致增生性瘢痕或瘢痕瘤的异常皮肤修复（图 45–5）。瘢痕瘤和增生性瘢痕的 α–SMA 表达不同；事实上，在瘢痕瘤中，没有观察到 α–SMA，尽管原肌成纤维细胞可以产生大量的细胞外基质但是却不能收缩。然而，许多肌成纤维细胞在增生性瘢痕中表达这种蛋白质，这就解释了增生性瘢痕经常出现挛缩特异性[38, 60]。因此，已经提出使用 α–SMA 来区分增生性瘢痕和瘢痕瘤[61]。增生性瘢痕中肌成纤维细胞的收缩的存在是挛缩形成的原因，这种挛缩会影响功能并且可能需要广泛的重建手术（图 45–6）。此外，瘢痕瘤含有粗大的胶原纤维，而增生性瘢痕含有纤

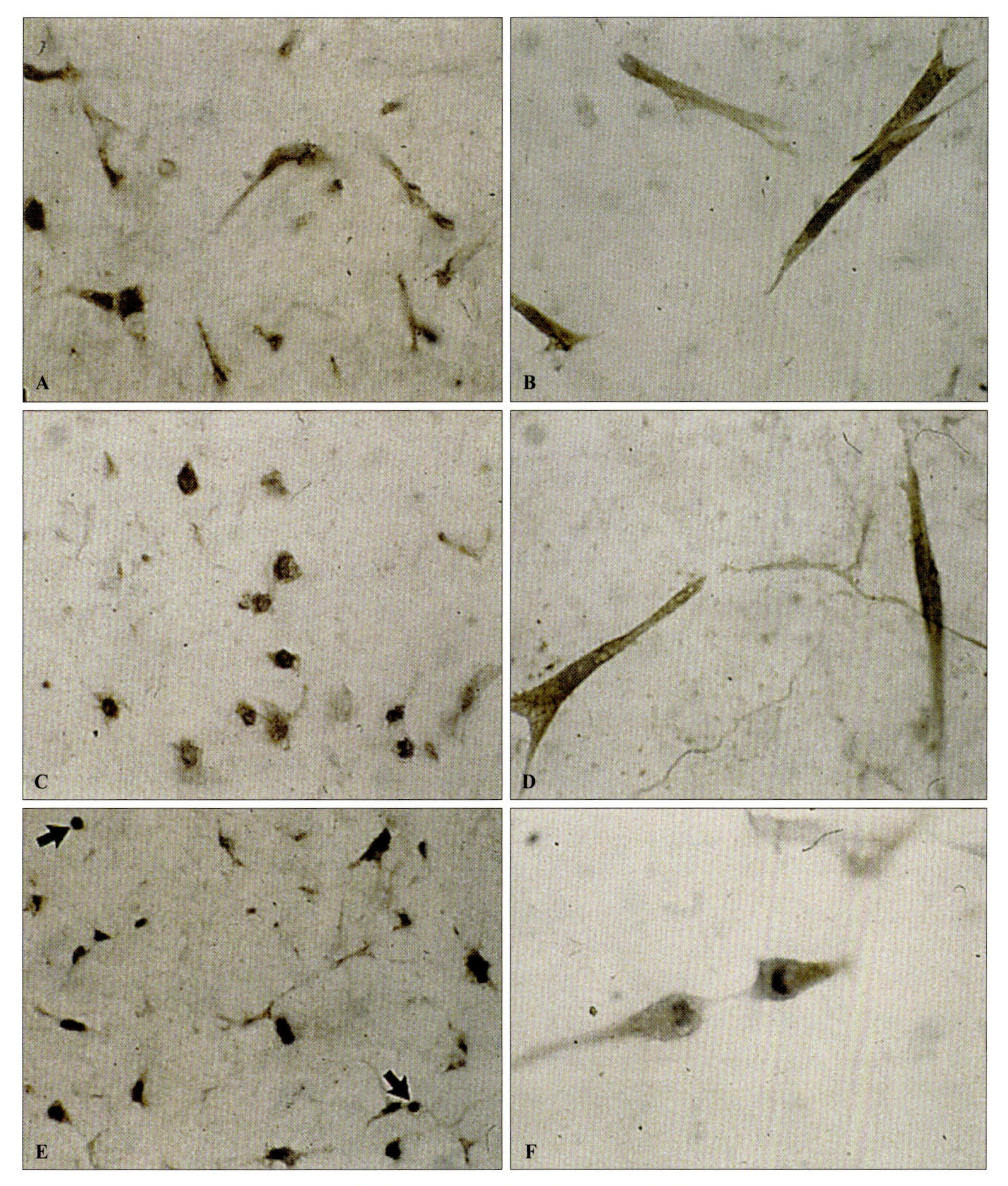

▲ 图 45-4 胶原凝胶中肌成纤维细胞的进化

当肌成纤维细胞预先在含浮动的胶原蛋白凝胶培养皿中培养时，它们很大一部分细胞迅速发生凋亡（箭头所指）；相反，当掺入附着的胶原凝胶中时，它们显示出典型的细长形态，表达大量的 α-平滑肌肌动蛋白并增殖（引自 Coulomb B，Inserm U970，Université Paris Descartes，France and Desmoulière A，unpublished data.）

细的纤维整齐地排列在结节组织中[60, 62]。涉及胶原成熟的不同过程以及基质金属蛋白酶（matrix metalloproteinase，MMP）或基质金属蛋白酶抑制药（tissue inhibitor of MMP，TIMP）系统在严重瘢痕形成中起重要作用。赖氨酰羟化酶-2b（lysyl hydroxylase-2b，LH-2b）是一种 LH-2 的剪接变体、参与胶原纤维的交联的酶。它的表达与病理情况下的纤维化发展有关[63]。模仿 LH-2b 的特殊表达的动物模型是有效的，并且可用于基于抑制 LH-2b 抗瘢痕治疗新方法的测试[64]。在

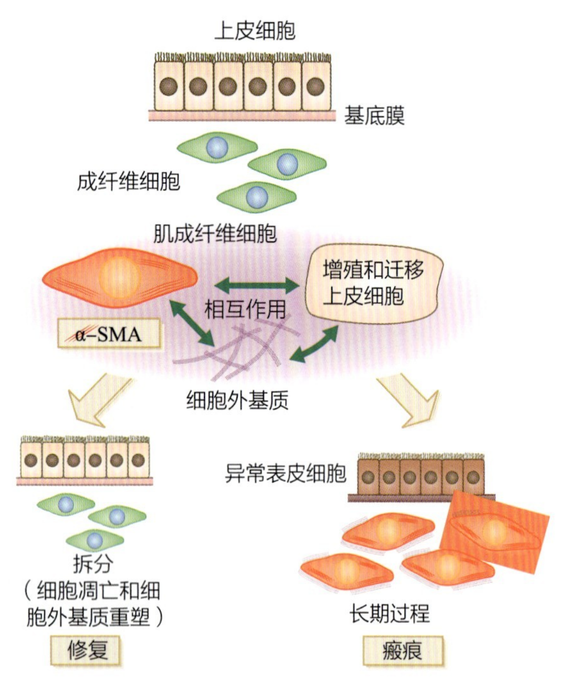

▲ **图 45-5　导致正常修复或病理性瘢痕形成的过程**

在正常组织修复中，肌成纤维细胞在肉芽组织和瘢痕的转变期间通过细胞凋亡而消失。在病理情况下，肌成纤维细胞增殖并参与细胞外基质的过度沉积。在这些情况下，不仅成纤维细胞（肌成纤维细胞）与细胞外基质之间的相互作用，而且上皮细胞和间充质细胞之间的作用，二者起主要作用 SMA. 平滑肌肌动蛋白［改编自 Sarrazy et al. Wound repair and regeneration：mechanisms of pathological scarring: role of myofibroblasts and current developments. *Wound Repair Regen*. 2011；19（1）：s10–s15.］

这些病变中，正常的愈合过程无法完成。因为不正常且过度分泌的生长因子和（或）缺乏分子诱导细胞凋亡或缺乏细胞外基质重塑，肉芽组织持续生长。有趣的是，增生性瘢痕含有过量的微血管，它们由于（肌）成纤维细胞过度活跃诱导的内皮细胞功能性消退而部分或完全闭塞[65]。过度瘢痕形成中，已经观察到 *p53* 表达的上调，这种 *p53* 表达的上调可能抑制细胞凋亡。细胞外基质的修饰似乎也是诱导凋亡过程的重要因素。在体内，通过带血管蒂皮瓣覆盖肉芽组织创面诱导 MMP 的上调以及 TIMP 的减少，导致肉芽组织细胞迅速凋亡。[66] 在体外，基质环境可以调节成纤维细胞凋亡。此外，在增生性瘢痕中，通过压缩瘢痕获得的机械力能够恢复在正常伤口中典型组织，并通过细胞凋亡引发肌成纤维细胞的消失[67]。因此，机械应力可以维持肌成纤维细胞分化。已经表明在伤口愈合增殖期早期的机械负荷通过抑制细胞凋亡产生增生性瘢痕[68]。相反，机械干预可能是通过支持肌成纤维细胞形成来改善缺血的和慢性的伤口愈合的临床相关策略[69]。有趣的是，致癌基因 Ras 转化的人成纤维细胞选择性失去了生长因子和细胞基质密度依赖性迁移抑制[70]。在肝脏和某些其他器官中，坚硬程度是基质交联以及基质数量在内的多种因素的作用结果，表明坚硬程度的增加在初始纤维化的早期阶段发挥着重要作用[71]。上皮细胞也可能参与过度瘢痕的形成[72]。Hakvoort 等已经表明，在增生性瘢痕中，角质形成细胞表达活化的 $CD36^+$ 表型[73]。他们认为增生性瘢痕形成不仅是由于真皮功能障碍，而且也是影响涉及神经激素因子的真皮 – 表皮相互作用扰乱的结果。实际上，已经提出了“神经源性炎症假说”[74]。机械应力刺激皮肤感觉纤维中的机械敏感性伤害感受器，其释放的神经肽参与血管修饰和成纤维细胞活化。

（五）（肌）成纤维细胞的起源

目前已经公认肌成纤维细胞可以来源于各种类型的细胞（图 45–7）。这些细胞中的大多数源自结缔组织成纤维细胞的局部聚集。例如，在皮肤中，位于伤口边缘的真皮成纤维细胞可以获得肌成纤维细胞表型并参与组织修复[75, 76]。在弥漫性皮肤系统性硬化症中，微血管周细胞在微血管损伤后，分化为肌成纤维细胞并介导后续的纤维化过程[77]。在肝脏中，肝窦星状细胞的作用已被广泛研究，并且它们在纤维发生过程中的关键作用已得到明确证实[78]。最近也有研究表明，门静脉成纤维细胞参与门静脉隔膜的形成[79]。存在于门静脉分支和门静脉动脉壁中的血管平滑肌细胞与慢性血吸虫病中观察到的纤维化有关[80]。在肾脏中，髓质的系膜细胞和间质成纤维细胞均可获得肌成纤维细胞表型并参与损伤后的细胞外基质沉积[81, 82]。此外对参与组织修复的局部间充质干细胞的了解越来越多，这些祖细胞存在于真皮鞘中，真皮鞘围绕面向上皮干细胞的毛囊的外部，构成干细胞龛。它们参与真皮乳头的再生，并且在损伤后也可以成为伤口

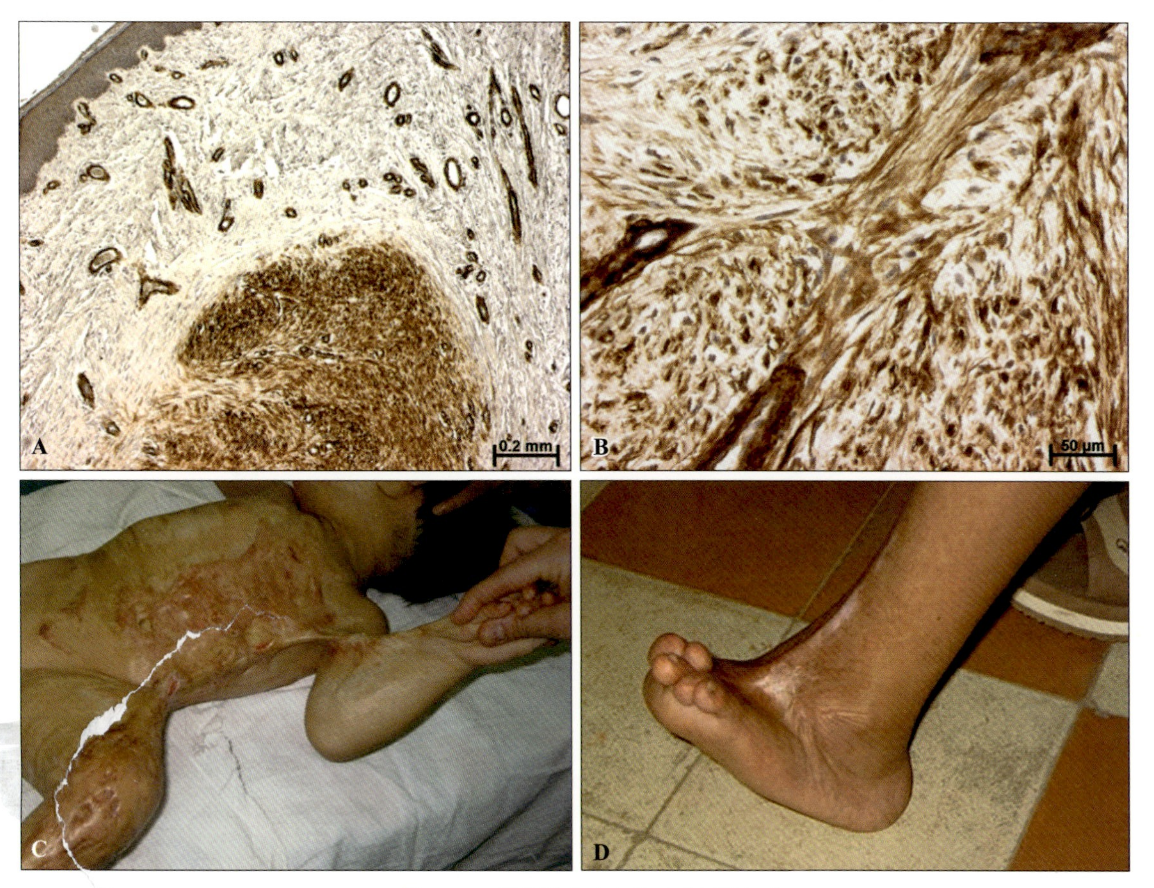

▲ 图 45-6 增生性瘢痕中的肌成纤维细胞

A 和 B. 在增生性瘢痕结节中，肌成纤维细胞表达大量 α- 平滑肌肌动蛋白；C 和 D. α- 平滑肌肌动蛋白的免疫组织研究，和在烧伤后在瘢痕中产生明显的挛缩（图 A. C 和 D 引自 Desmoulière Casoli P，Plastic Surgery and Burns Unit，University Hospital of Bordeaux，France.）

愈合所需的（肌）成纤维细胞[83]。这种细胞组合能够重建不同器官的细胞群并且在不同器官建立干细胞的观念正在被广泛讨论，尤其是肝脏包含肝内胆管的门静脉周围区域，这一现象更明显[84, 85]。最近的研究发现在组织修复过程中的一种循环细胞，称为纤维细胞[88]，这是另一种源自骨髓的参与组织修复的循环细胞。这些间充质干细胞是骨髓来源的非造血前体细胞[89, 90]，它们的植入有助于结缔组织的维护和再生。实际上，它们具有植入几个器官并分化成伤口愈合肌成纤维细胞的能力。然而，也有人持反对的观点，最近有人提出，参与皮肤伤口愈合的成纤维细胞（肌成纤维细胞）不是来自循环祖细胞[91]。最后，上皮 – 内皮 – 间质细胞转化，这是上皮细胞和内皮细胞分化（或恶化）时的表型转化过程，表型转化结局为成纤维细胞和肌成纤维细胞，从而产生基质。越来越多的人认为上皮 – 内皮 – 间质细胞转化是损伤后组织纤维化的一个不可分割的组成部分，尤其是肾脏[92]中和间质反应形成阶段。然而，该过程对皮肤中纤维化和基质反应的贡献程度仍然是一个激烈争论的问题，并且可能与背景有关。总之，当局部细胞不能应答时，间充质干细胞、纤维细胞、骨髓衍生细胞和源自上皮 – 内皮 – 间质细胞转化的细胞可能成为肌成纤维细胞的替代来源。这些不同的细胞类型可能有助于肌成纤维细胞亚群的出现，其表型可以通过邻近细胞和细胞外基质的相互作用来调节[93, 94]。

（六）纤维细胞在增生性瘢痕的作用

纤维细胞是一种血源性 $CD14^+$ 单核细胞亚群[86]，它介导伤口愈合，最初于 1994 年由 Bucala 等在小鼠伤口腔室中被证实[95]。尽管最初定义为

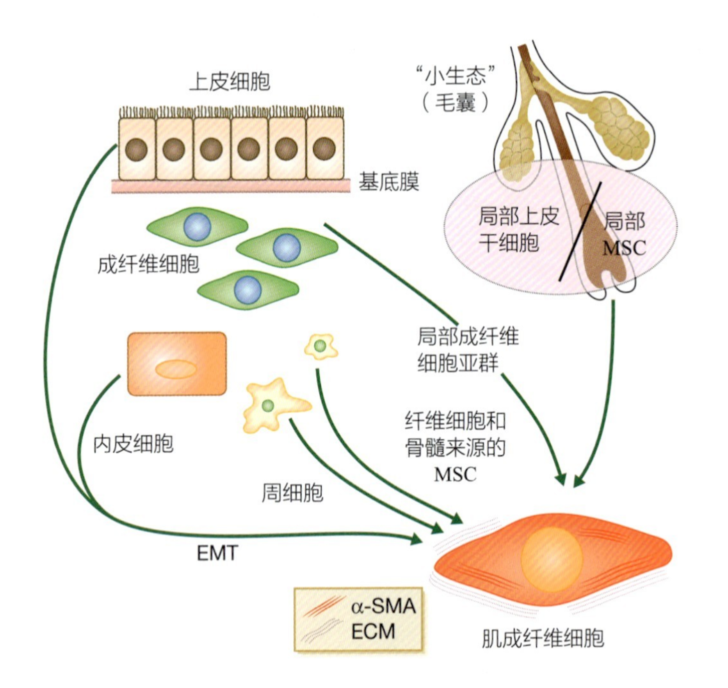

◀ **图 45-7 肌成纤维细胞的不同来源**

各种细胞类型可以获得肌成纤维细胞表型；这些不同的起源导致不同的肌成纤维细胞亚群。当局部成纤维细胞来源的真皮被破坏（二度和三度烧伤），循环纤维细胞和骨髓来源的间充质干细胞（MSC）是肌成纤维细胞的重要来源。局部来源也可以是局部干细胞（表皮干细胞和MSC形成位于毛囊水平的生态位）。该假说表明纤维化和肿瘤相关肌成纤维细胞的主要来源是通过良性上皮细胞分化转化，来源表皮衍生细胞或来源内皮细胞通过上皮－内皮－间质细胞转化（EMT）的生成，这些假说需要进一步研究。SMA. 平滑肌肌动蛋白；ECM. 细胞外基质（引自Desmoulière A.）

胶原蛋白⁺/波形蛋白⁺/CD34⁺细胞，但其他可接受的标记物包括胶原蛋白⁺和CD45⁺或LSP1⁺标记物的组合[87, 96]。纤维细胞在正常伤口愈合[86]和多种纤维化疾病中被发现，包括肺纤维化[97]、肾纤维化[98]和增生性烧伤瘢痕[87]。纤维细胞通过继发淋巴趋化因子梯度迁移至伤口，并在T细胞和TGF-β的影响下分化[86]。已经注意到产生TGF-β的CD4⁺T细胞在烧伤伤口中以高水平存在[99]，这些烧伤患者伤口的纤维细胞水平也增加[100]。相比之下，在通过使用血清淀粉样蛋白P（serum amyloid P，SAP）抑制纤维细胞的博来霉素诱导小鼠肺纤维化模型中，Pilling等证实的纤维细胞的分化能被SAP阻断，SAP是一种与C反应蛋白相关的血浆蛋白[101]。似乎纤维细胞通过两种机制促成细胞外基质形成和纤维化。暴露于促纤维化细胞因子导致纤维细胞分泌胶原并通过Smad2/3和SAPK/JNK MAPK途径激活分化为肌成纤维细胞[102]。纤维细胞还通过分泌TGF-β和结缔组织生长因子[103]来调节烧伤伤口局部成纤维细胞的活性，并可作为愈合伤口与免疫系统之间的关键环节。与白细胞一样，纤维细胞可以作为抗原递呈细胞作用于原始T细胞[104]，也可以表达Toll样受体，使其成为先天免疫系统的一部分[105]。纤维细胞也通过MMP-9的分泌诱导伤口血管再生，MMP-9能降解细胞外基质、促进内皮增殖和产生血管内皮生长因子[106]。伴随最近有几个关于替代纤维细胞亚群[107]以及纤维细胞重编程为抗纤维化表型的能力的研究，我们对纤维细胞的认识是从其作为伤口愈合的促纤维化介质不断发展的[108]。虽然这似乎看上去使纤维细胞复杂化，它确实突出了对伤口愈合系统应答的重要性，并表明骨髓来源的细胞在离开循环时接受的初始细胞因子信号可能对它们在增生性瘢痕形成中的作用产生重大影响。

（七）增生性瘢痕角质形成细胞

角质形成细胞是伤口愈合的重要组成部分。经典伤口愈合的重塑阶段在伤口再上皮化完成后开始[109]，上皮化时间超过2周的伤口更有可能形成增生性瘢痕[110]。角质形成细胞调节成纤维细胞活性，反之亦然[109]，它们在正常伤口愈合和增生性瘢痕形成中发挥重要作用[111]。在皮肤替代模型中使用角质形成细胞条件培养基的实验表明，角质形成细胞下调成纤维细胞合成TGF-β和结缔组织生长因子[112]。正常情况下，角质形成细胞可增加成纤维细胞的增殖，但同时通过人分层蛋白等因子上调MMP-1，来减少胶原的生成[113]，增加胶原的分解[114]。相反，增生性瘢痕的角质形成细胞促进正常真皮成纤维细胞纤维化[72]，在上皮化完成后数月后表现出类似于早期伤口愈合角质形成细胞的活化表型[115]，并且在基底层具有更高的增殖率[116]。这可能由于，在某种程度上，通过增生性瘢痕中的角质形成细胞增加了血小板源性生长因子合成[117]。这表明正常角质形成细胞促进正常的伤口愈合，异常的角质形成细胞促进增生性瘢痕的形成。也可能增生性瘢痕成纤维细胞将正常的伤口愈合角质形成细胞表型改变为增生性瘢痕表型，并且这些增生性瘢痕的角质形成细胞反过来又强化增生性瘢痕成纤维细胞表型。因此，增生性瘢痕的治疗不仅必须作用于伤口成纤维细胞，还必须作用于角质形成细胞。

四、细胞因子在增生性瘢痕中的作用

细胞因子在旁分泌信号和自分泌信号中充当细胞间通讯的信号。虽然细胞因子的数量以及信号的多样性是庞大的，但是存在几种关键的细胞因子，其在纤维化和增生性瘢痕中的原型作用已被广泛研究并且其作用导致了多种多样的纤维化。这些细胞因子的作用如图 45-8 所示。

（一）TGF-β

TGF-β 是被研究最多的促纤维化细胞因子之一，属于调节胚胎发育、趋化性、细胞周期、体内平衡和伤口愈合等过程的超大型家族相关蛋白。当由细胞产生时，TGF-β 以与 TGF-β 结合蛋白结合的无活性形式分泌。随后这种结合体被伤口愈合环境中的酶裂解，这些酶包括几种基质金属蛋白酶（MMP-2、MMP-9）和纤溶酶（存在于血液中）。哺乳动物能产生已知的三种类型：TGF-β_1、TGF-β_2 和 TGF-β_3[118]。这些由多种参与伤口愈合的细胞产生，包括脱颗粒血小板、巨噬细胞、T 淋巴细胞、内皮细胞、成纤维细胞和角质形成细胞[119]。TGF-β_1 和 TGF-β_2 的作用由细胞内 Smad 通路介导的，并且对间充质细胞具有直接促纤维化作用[120]。TGF-β 在伤口中局部上调和烧伤增生性瘢痕患者的血液中全身上调[121]。增生性瘢痕中的成纤维细胞比正常成纤维细胞[122]和再生胚胎成纤维细胞产生更多 TGF-β[123]。事实上，正常再生的胚胎成纤维细胞通过 TGF-β 暴露可以诱导瘢痕形成[123]。TGF-β 通过纤维细胞上调胶原蛋白合成[124]和下调饰胶蛋白聚糖合成[125]对细胞外基质产生直接作用。这种皮肤饰胶蛋白聚糖的减少是促纤维化的，因为饰胶蛋白聚糖与细胞外基质中的 TGF-β 结合，并阻断其活性[126]。TGF-β 不仅促进成纤维细胞向肌成纤维细胞[46]的转化和促进上皮细胞向间充质细胞的分化转化[127]，而且能减少伤口愈合中的细胞凋亡[128]。在这种情况下，TGF-β 是高

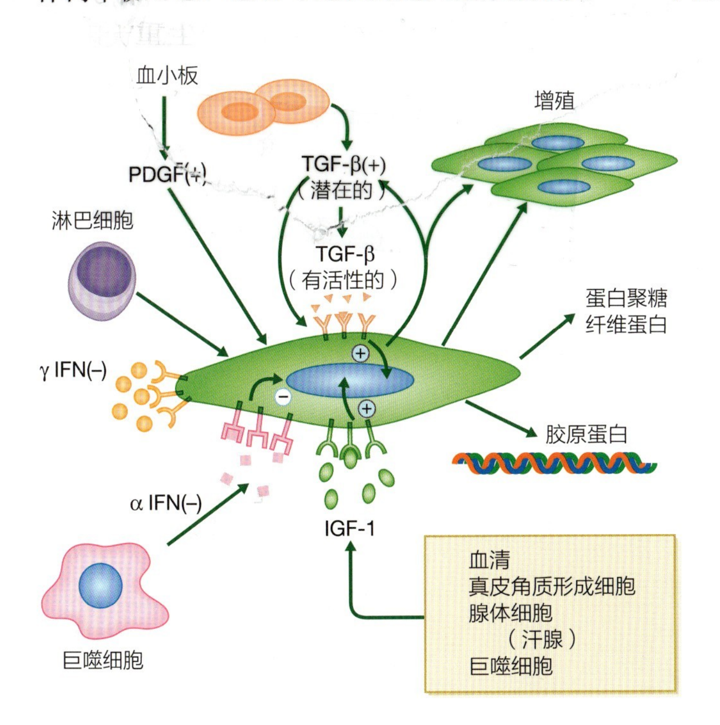

◀ 图 45-8 伤口愈合过程中促纤维化因子和抗纤维化细胞因子的平衡，在伤口愈合期间促纤维化和抗纤维化因子调节成纤维细胞的功能

引自 Tredget EE，Nedelec B，Scott PG，Ghahary A，Hypertrophic scars, keloids and molecular basis for therapy. *Surg Clin N Am*. 1997；77：701–730.

度促纤维化的细胞因子，在增生性瘢痕起始中发挥独特作用。有趣的是，研究已经表明同种型 TGF-$β_3$ 充当一种抗纤维化细胞因子。TGF-$β_3$ 的临床试验已显示出改善伤口愈合的前景[129]，值得注意的是 TGF-$β_3$ 在伤口愈合的重塑阶段上调，可减少细胞外基质的沉积[130]。许多在伤口愈合中的其他细胞因子的作用，都与直接或者间接激活 TGF-β 有关。

（二）结缔组织生长因子

结缔组织生长因子（connective tissue growth factor，CTGF/CCN2）是 CCN 细胞因子家族的原型成员。CCN 家族基序由 4 个相关区域组成：IGF 结合结构域，血管性血友病 C 型结构域，血小板反应蛋白 -1 结构域和半胱氨酸结合肝素结构域[131]。这种结构和多重性的研究表明 CTGF 不仅仅是作为生长因子，更确切地说是作为 TGF-β 的重要辅助因子，且作为细胞与细胞外基质通过结合细胞整合素和基质蛋白聚糖的一个接口[132]。TGF-β 或 CTGF 的独立刺激仅能诱导成纤维细胞短暂的纤维化上调，然而两种细胞因子的共刺激可以导致持续纤维化[133]，并且在慢性纤维化中，在 TGF-β 恢复到基础水平后 CTGF 维持上升[134]。因此可以推测 TGF-β 用来启动纤维化，而 CTGF 可以作为 TGF-β 的下游介质继续这个过程[124]。与此假设一致，CTGF 在增生性瘢痕，硬皮病[135]和其他纤维化疾病中被上调[136]。TGF-β 通过 Ras/MEK/ERK 途径诱导 CTGF，用伊洛前列素（一种合成的前列环素 PGI_2 类似物）阻断这种活化可以减少纤维化[137]。其他靶向 CTGF 的方法，如抗 CTGF 抗体和 CTGF siRNA，也已被证实能有效减少纤维化[138]。

（三）血小板源性生长因子

PDGF 通过受损毛细血管的血小板传递给伤口，并且也能由局部成纤维细胞产生[139]。PDGF 有四种同种型：A、B、C 和 D，它们形成二聚体以激活两种结构相关的酪氨酸激酶受体[140]，导致成纤维细胞增殖和肌动蛋白纤维重组，从而诱导转化为肌成纤维细胞[45]。PDGF 也增加细胞外基质的合成并抑制肌成纤维细胞凋亡[141]。PDGF 作用导致肺纤维化、肝纤维化、肾纤维化和硬皮病[142]。PDGF 已被证实在硬皮病成纤维细胞中可上调 TGF-β 受体[139]，其多重作用在增生性瘢痕和瘢痕瘤成纤维细胞中被放大[143]。在肾功能受损的患者中施用钆造影剂后会出现真皮纤维化的障碍，此即肾源性系统性纤维化，最近对该疾病的研究表明使用抗体阻断 PDGF 受体能抑制钆对成纤维细胞的促增殖作用[144]。其他研究已经证明，在辐射诱导的肺纤维[145]和硬皮病[146]的小鼠模型中，使用酪氨酸激酶抑制药阻断 PDGF 活性可以减少纤维化。因此，尽管 PDGF 是一种独立的促纤维化细胞因子，它也能增强和放大 TGF-β 的作用，阻断其活性可以减少纤维化。

（四）胰岛素样生长因子 -1

胰岛素样生长因子 -1（insulin-like growth factor 1，IGF-1）最初在软骨细胞中被发现，软骨细胞调节糖胺聚糖（黏多糖）的合成[147]。IGF-1 是成纤维细胞[148]和内皮细胞[149]的促细胞分裂剂，并且它诱导肺[150]和真皮[151]的成纤维细胞合成胶原蛋白。IGF-1 上调 TGF-β 基因在成纤维细胞中的转录，这解释了其促纤维化作用中观察到的相似性[151]。已证实 IGF-1 也下调皮肤成纤维细胞中胶原酶 mRNA 的水平和活性[152]。胶原蛋白合成的增加和分解的减少改变了细胞外基质重塑趋向纤维化的平衡。IGF-1 在许多纤维化病症中被上调，包括烧伤后增生性瘢痕[153]、硬皮病、肺纤维化和肝纤维化[5]。有趣的是，在未受伤的皮肤中，IGF-1 仅在表皮汗液和皮脂腺中产生，因此与真皮成纤维细胞隔离[153]。因此，假设当这些结构被破坏时，如在烧伤和其他伤口中，真皮成纤维细胞直接暴露于 IGF-1 中。延长炎症和延迟再上皮化将增加用 IGF-1 刺激成纤维细胞的持续时间，并且能够帮助解释增生性瘢痕的形成。虽然 IGF-1 肯定不是增生性瘢痕的唯一原因，但它与 TGF-β 的关系及其在皮肤中的独特分布表明在病理性瘢痕形成的发病机制中起关键作用。

（五）干扰素

增生性瘢痕不仅仅是过度表达促纤维化信号

的结果，而且还是由于促纤维化细胞因子和抗纤维化细胞因子之间微妙平衡的破坏所致。干扰素是激活宿主防御系统后免疫细胞产生的一种细胞因子[154]。IFN 可以分为 Ⅰ 型（IFN-α 和 IFN-β，分别由白细胞和成纤维细胞产生）和 Ⅱ 型（IFN-γ，由活化的 T 淋巴细胞产生）[154]。其中，它们在伤口愈合和增生性瘢痕中研究的较好的两种抗纤维化的细胞因子是干扰素 -α_{2b}（IFN-α_{2b}）和干扰素 -γ（IFN-γ）。用这些 IFN 处理成纤维细胞可以抑制细胞增殖，同时下调胶原蛋白[155]、纤连蛋白[155]和 TGF-β 的合成[121]。IFN-α_{2b} 也上调胶原酶的合成和减少 TIMP-1[156]，使其成为促进瘢痕重塑的良好候选物[121]。IFN-α_{2b} 降低豚鼠体外胶原蛋白网格收缩率[157]和体内伤口收缩[158]。IFN-α_{2b} 也能在伤口愈合的后期阶段减少肌成纤维细胞群并增加凋亡成纤维细胞的数量[158]，这一发现也在几种其他细胞类型中得到证实[159, 160]。IFN-α_{2b} 在烧伤后增生性瘢痕患者中的前瞻性临床试验表明，瘢痕体积减小，TGF-β 水平正常化，瘢痕血管生成减少[121]。有人认为，病理性瘢痕，在某种程度上说，是由于烧伤患者内源性 IFN 水平降低所致。与具有正常瘢痕形成的患者相比，在创伤后形成瘢痕瘤的患者的外周血单核细胞的检查表明 IFN-α 和 IFN-γ 的合成减少[161]，这与该假设一致。因此，对 IFN 的认识强调了促纤维化细胞因子和抗纤维化细胞因子之间的重要平衡，并暗示了增生性瘢痕的可能治疗方法。

五、免疫系统调节伤口愈合

肥大细胞、中性粒细胞和巨噬细胞长期以来被认为在伤口愈合的炎症阶段起着重要作用[162]。巨噬细胞产生经典免疫细胞因子白细胞介素 -1（IL-1），白细胞介素 -6（IL-6）和肿瘤坏死因子 -α（TNF-α），这些免疫细胞因子能刺激角质形成细胞和成纤维细胞[45]和经典的 TGF-β、PDGF 和 IGF-1[163]。在决定增生性瘢痕形成的风险上，是免疫反应类型而不是炎症程度决定，这一观点已被认识。增生性瘢痕被淋巴细胞高度浸润[6]，这些活化的 $CD4^+$T 细胞辅助细胞（Th）是一个重要的亚群[99]。Th 细胞通常可归类为四组：Th1、Th2、Th17 和 T- 调节细胞（基于细胞因子产生模式）[164]。其中，在伤口愈合和烧伤病人中 Th1-Th2 轴是被研究最多。Th1 细胞能产生 IFN-γ，白细胞介素 -2（IL-2）和肿瘤坏死因子 -β（TNF-β），参与细胞免疫，而 Th2 细胞产生白细胞介素 -4（IL-4）、白细胞介素 -5（IL-5）和白细胞介素 -10（IL-10），参与体液免疫[165]。有趣的是，这些细胞因子分布不但涉及特异性免疫反应，还参与抗纤维化或促纤维化过程[166]。Th2 细胞因子 IL-10 刺激活化的幼稚 Th 细胞分泌 TGF-β。这种现象在 IFN-γ（Th1）敲除小鼠中更明显，在 IL-4（Th2）敲除小鼠中降低[167]。在小鼠烧伤模型 Th2 细胞因子（IL-5）上调，Th1 细胞因子（IFN-γ 和 IL-2）同时下调[168]。在那些烧伤面积 ≥ 25%TBSA 的烧伤病人中使用受刺激的外周血单核细胞，也可观察到类似的 Th2 型反应[169]，另一项烧伤和创伤的研究证实了这一发现[170]。在肝纤维化模型中，纤维化的严重程度也与 Th 细胞反应的类型相关。在肝纤维化模型中，BALB/c 小鼠产生 Th2 应答化学诱导肝损伤，而 C57BL/6 小鼠则产生 Th1 应答，试验中 BALB/c 小鼠比 C57BL/6 小鼠的肝纤维化更严重。通过施用 IL-4 抗体或 IFN-γ 可消除这种效应，它们在 BALB/c 小鼠中诱导 Th1 应答[171]。烧伤患者恢复的纵向研究说明对烧伤主要为 Th2 的应答，来自外周血单核细胞和瘢痕组织的 IL-4 和 IL-10 水平增加（图 45-9）。有趣的是，增生性瘢痕的烧伤患者的这种反应显著高于正常瘢痕的患者，而那些正常瘢痕的患者的产生 IFN-γ 的外周血单核细胞水平更高[172]。最近发现 IFN-α 阻断 Th2 的发展并抑制 Th2 分泌细胞因子[164]。这表明 IFN-α_{2b} 不仅对成纤维细胞有影响，综上所述，还能影响调节它们的 Th2 细胞。

六、结论

增生性瘢痕是正常伤口愈合过程的紊乱引起的纤维化疾病，并且与其他纤维化疾病具有许多共同特征。综上所述，就细胞外基质的结构和组成、活性细胞表型和细胞因子信息显示而言，增生性瘢痕与正常皮肤和成熟瘢痕明显不同。这导

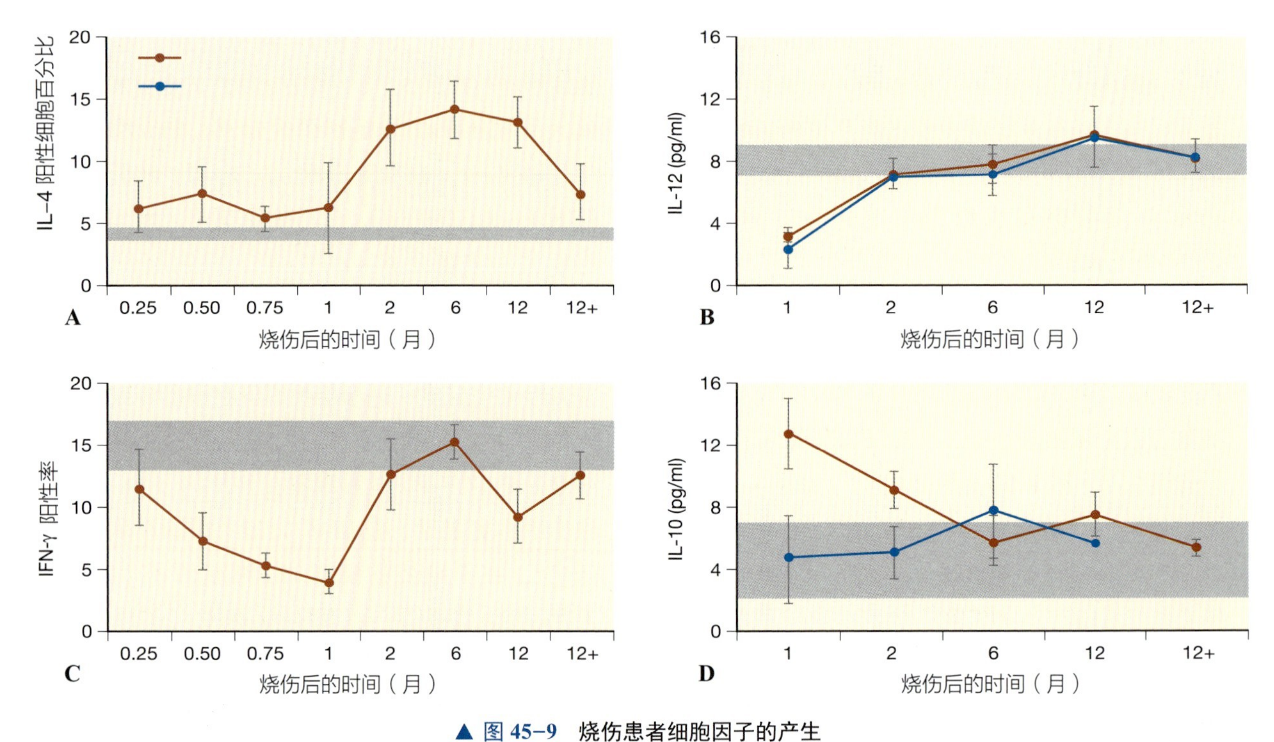

▲ **图 45–9 烧伤患者细胞因子的产生**

来自烧伤患者的淋巴细胞产生的细胞因子和损伤后时间的函数。通过荧光标记的抗体（*n*=22）对细胞内细胞因子染色并且使用流式细胞术分析来估计产生 IFN–γ（A）或 IL–4（C）的淋巴细胞的百分比。图 B 和 D 显示了从发生增生性瘢痕（HSc）的烧伤患者和（A）未发生肥厚性瘢痕（HSC）的烧伤患者培养的外周血单核细胞（PBMC）产生 IL–12（B）和 IL–10（D）的时间过程，通过酶联免疫吸附测定法测量（ELISA：*n*=16）[引自 Tredget EE，Nedelec B，Ghahary A. Hypertrophic scar，keloids and contracture：The cellular and molecular basis for therapy. *Surg Clin N Am*. 1997；77（3）：701–730.]

致大量紊乱、细的、不规则的胶原束呈螺旋状和结节状的结缔组织代替了与表面平行，粗的、有序的纤维组织。伴随饰胶蛋白聚糖的减少和其他蛋白多糖的增加不仅导致了这种紊乱的细胞外基质，而且还允许促纤维化信号在皮肤中传递。增生性瘢痕的纤维化、细胞过多性质均有助于导致促纤维化细胞因子（如 TGF–β、CTGF）水平提高和抗纤维化细胞因子（IFN–γ）水平的降低。局部增生性瘢痕成纤维细胞通过系统的纤维细胞和 Th 细胞迁移至伤口来调节。导致增生性瘢痕发病机制是复杂的，其中许多方面会加强纤维化过程。虽然这种复杂性使得阐明增生性瘢痕形成机制变得困难，但它也为医学治疗提供了多个目标。我们希望这将提供改善烧伤患者和其他纤维增生性疾病患者生活质量的治疗方法。

拓展阅读

Desmoulière A, Chaponnier C, Gabbiani G. Tissue repair, contraction, and the myofibroblast. *Wound Repair Regen*. 2005;13(1):7-12.

Dunkin CSJ, Pleat JM, Gillespie PH, et al. Scarring occurs at a critical depth of skin injury: precise measurement in a graduated dermal scratch in human volunteers. *Plast Reconstr Surg*. 2007;119(6):1722-1732.

Ignotz RA, Massague J. Transforming growth factor-beta stimulates the expression of fibronectin and collagen and their incorporation into the extracellular matrix. *J Biol Chem*. 1986;261(9):4337-4345.

Leask A, Abraham DJ. TGF-beta signaling and the fibrotic response. *FASEB J*. 2004;18(7):816-827.

Schmidt M, Sun G, Stacey MA, et al. Identification of circulating fibrocytes as precursors of bronchial myofibroblasts in asthma. *J Immunol*. 2003;171(1):380-389.

Tredget EE, Yang L, Delehanty M, et al. Polarized Th2 cytokine production in patients with hypertrophic scar following thermal injury. *J Interferon Cytokine Res*. 2006;26(3):179-189.

Wang J, Dodd C, Shankowsky HA, et al. Deep dermal fibroblasts contribute to hypertrophic scarring. *Lab Invest*. 2008;88(12):1278-1290.

第46章 烧伤瘢痕的病理生理学

Pathophysiology of the Burn Scar

Hal K. Hawkins　Jayson Jay　Celeste C. Finnerty　著
徐海艇　吕开阳　译

一、概述

（一）史前和历史的观点

几千年来，由于战斗、狩猎伤害、事故和热损伤造成的伤口一直是人类死亡的主要原因，而大面积全厚皮肤损伤患者的长期存活在人类历史上是最近才出现的现象。对皮肤损伤的复杂生物反应随着时间的推移而发展，但进化压力没有发展出大型伤口的最适当的愈合反应。在美索不达米亚和埃及的古代文献中有人类试图改善伤口愈合的记录。Guido Majno 探索了从古代考古学和古生物学中可以学到的关于伤口及其治疗方法的知识，并提供了关于伤口愈合过程的准确描述[1]。在现代医学的发展中，Ambroise Pare（1520—1590）倡导的发展伤口治疗学和 Joseph Lister（1827—1912）提出的消毒运动以及本书中描述的抗生素和其他现代治疗方法的发展是最具重大意义的。

（二）一期闭合的切开伤口

这种伤口愈合的基本组成部分很容易获知。它们是：①通过成纤维细胞和小血管激活伤口组织修复和血管渗漏引起的炎症反应；②血液循环中的多形核中性粒细胞，淋巴细胞和巨噬细胞进入伤口[2]。在无菌条件下闭合整齐的切口会发生最小的血管渗漏和炎症，并且在真皮和皮下组织中存在的成纤维细胞中发生对损伤的主要反应。这些静息结缔组织细胞迅速活化，分泌胶原蛋白，迅速桥接剩余的小间隙，恢复皮肤对撕裂的抵抗力。通过血管出芽和重塑恢复血管连续性，并且表皮的基底角质形成细胞短暂地分裂以恢复表皮屏障的完整结构。仅剩下表示受伤部位的一条线状的致密胶原带，几乎没有弹性，标记切口部位，以及标记缝合部位的小瘢痕。罗斯及其同事充分描述了人类的这种切开伤口的愈合过程[3, 4]。

（三）延迟伤口的二期愈合和伤口收缩

如果切开或去除表皮和真皮并且伤口边缘保持分离，将导致炎症期和修复过程延长并更加严重。为保持伤口清洁，从受损小血管渗漏的大量血浆持续外流，从而导致凝结的纤维蛋白和其他干燥的蛋白质在伤口表面上沉积。纤维蛋白原转化为纤维蛋白填充了表皮间的空隙，并提供了能够维持迁移细胞的凝胶状基质。凝血酶刺激结缔组织细胞中白细胞介素 -6 的表达[5]。血小板脱颗粒释放血小板衍生生长因子和其他促炎细胞因子[6]。纤维蛋白降解释放多肽，会刺激成纤维细胞增殖和分泌，促进血管内皮细胞分裂和刺激其他细胞产生细胞因子[7-9]。真皮的成纤维细胞与血液循环中的干细胞一起在创面中快速分裂并分泌大量胶原蛋白和蛋白聚糖，主要是Ⅲ型胶原蛋白[10-11]。同时，小血管的内皮细胞迅速增殖并形成许多小的毛细血管环，向皮肤表面延伸。这些细胞一起形成覆盖伤口的大块肉芽组织。成纤维细胞和内皮细胞的活性受细胞因子和其他肽的刺激，而这些细胞因子和肽主要由浸润创面中的单核细胞和淋巴样细胞分泌。通常存在于血浆中的某些蛋白质和肽也能刺激并使伤口基质形成，特别是纤维连接蛋白和玻璃连接蛋白[12-14]。多形核中性粒细胞也大量进入创面，吞噬并杀死通过开放性伤口进入到真皮和皮下组织的细菌和真菌。接下来，成纤维细胞形成相互连接，并在每个细胞的细胞质内产生和组装肌动蛋白和肌球蛋白的收缩结构[15]。这些相互连接的肌成纤维细胞收缩以缩小开放性伤口的大小，拉动邻近的完整皮肤以覆盖创面。在啮齿动物的实验伤口中，伤口收缩最为显著；然而，人体也可以看到伤口收缩对周围组织施加张力的影响。与这些过程同时，表皮切缘的基底角质形成细胞增殖并转变为迁移和分泌表型，并开始侵入肉芽组织层和其表面干燥蛋白质结痂之间的创面[16]。一旦它们在伤口中心连接成功能完整覆盖伤口，则迁移的角质形成细胞再次改变表型并恢复表皮的正常层状结构并产生新的基底层[17, 18]。在大型伤口愈合期间，黑色素细胞也会迁移并形成愈合伤口中的一定程度的色素，近似于未受伤的皮肤的颜色。

应该注意的是，只有表皮再生成类似于正常的表皮。毛囊、汗腺和其他表皮附属物不会再生。因此，未被挛缩封闭的伤口部分保持干燥，无毛和扁平。此外，完全愈合的瘢痕中恢复的真皮由Ⅰ型胶原纤维组成，它们以直线相邻并且与表面平行，提供一定的强度（虽然略低于天然皮肤），但弹性和柔韧性远低于正常真皮的结缔组织。

（四）皮肤的一度或浅表损伤

表面烧伤伤口是部分或全部表皮丢失的伤口，但表皮基底层保持完整，真皮未受伤。在这些区域，只需要表皮再生，毛囊和汗腺仍然是完整的，愈合后可以很少或没有损伤痕迹[19]。

（五）二度或部分厚度皮肤损伤

在部分厚度的伤口中，整个表皮和真皮的上部变得坏死。如果不进行处理，大量失活组织的存在需要很长久的巨噬细胞的吞噬以清除坏死的碎片。在坏死的真皮组织下面形成肉芽组织，并且在由坏死组织形成的焦痂下发生表皮迁移，使得表皮恢复和以薄瘢痕形式的真皮结缔组织产生。毛囊的深部保持活力，衬在毛囊上的角质形成细胞开始迁移并在细胞迁移之后进行有丝分裂，最终来自毛囊的新表皮覆盖皮肤表面[16, 20]。在严重的病例中，毛囊损失过多可能导致再生能力不足以覆盖伤口[21-23]。毛囊内的多能干细胞产生的细胞可以繁殖、迁移和再生表面表皮[24]。此首次发现的干细胞群的循环周期非常缓慢，表达传统的干细胞表面标志物CD34，并且位于立毛肌附件附近的毛囊的膨胀部[25, 26]。最近，还被鉴定出位于毛囊峡部和毛囊毛发根部的其他干细胞群表达不同的标志物[27-29]。对基因敲除或过表达小鼠的研究正在越来越多地发现这些干细胞的功能。然而，在烧伤创面愈合中的毛囊干细胞的变化仍有待研究。

烧伤外科医生的最感兴趣的毛囊生物学的一个新方面是对真皮乳头作用的描述，即毛球内的微小间充质细胞簇[30]。毛囊的胎儿发育取决于表皮上皮细胞和间充质细胞之间的相互作用。真皮乳头的间充质细胞可在角质形成细胞条件培养基中扩增，诱导滤泡间细胞皮肤形成毛囊。已经有实验成功地在小鼠的无毛乳头皮肤和肾囊中形成了新的含毛发的毛囊[31, 32]。

由于烧伤患者长期存活后的主要问题之一是脱发，毛囊可以被诱导再生的可能性相当令人振奋[33]。

（六）三度或全层皮肤损伤

在全层皮肤烧伤中，热损伤深度足以破坏所有具有再生表皮能力的毛囊，并且一些皮下组织也可能坏死。在这种情况下，不可能从毛囊中再生表皮，并且伤口只能缓慢地形成表皮覆盖，依赖伤口边缘的表皮扩展覆盖整个伤口表面[2]。在此期间，伤口床中的坏死组织存在感染的风险，最终需要组织内的巨噬细胞广泛地活动去移除。

二、伤口愈合的生理

（一）血管通透性的变化

为了回顾当前对伤口愈合过程中重要过程的理解，每个过程都将被单独考虑。局部血管的变化是伤口对损伤反应的最早部分，对后续步骤至关重要。血浆渗出是由于小静脉对蛋白质的渗透性增加，主要是由于肥大细胞中的组胺和血管内皮生长因子的局部释放，以及来自局部感觉神经末梢的 P 物质的释放。对于烧伤，为应对未知的刺激，在最初的几个小时出现一个额外的全身性血浆渗漏过程。当然，血浆和红细胞都通过破裂或坏死的血管进入伤口。感染不断刺激和延长急性炎症的血管相，引发进一步的血浆渗出。另外，新形成的肉芽组织毛细血管允许血浆蛋白和液体通过直至它们成熟。某些血浆蛋白，特别是纤维连接蛋白和玻璃连接蛋白，在促进伤口的修复反应中是重要的。

（二）肉芽组织和伤口愈合的增殖期

成纤维细胞和血管内皮细胞的大量增殖是伤口愈合早期的特征。这些细胞，胶原的细纤维，以及由黏多糖和蛋白多糖提供的凝胶构成肉芽组织，这是所有开放伤口的主要特征。刺激成纤维细胞生长的许多肽中最重要的似乎是转化生长因子 -β 和碱性成纤维细胞生长因子（bFGF/FGF2），而刺激内皮细胞生长的最重要的肽似乎是血管内皮生长因子 [34–39]。为了便于伤口收缩，成纤维细胞在真皮内形成允许伤口收缩的网格状。细胞外基质和细胞骨架之间的相互作用对控制细胞分化和功能很重要 [40–42]。当伤口愈合异常并出现增生性瘢痕（hypertrophic scars，HTS）的时候，胶原结节不能正常变平，阻碍了成纤维细胞交联形成网络支持张力方向平行于皮肤的过程。

（三）循环细胞的流入

许多循环细胞主动迁移到创面并起到防御细菌和真菌，清除失活的组织成分，以及刺激真皮和表皮愈合的后期阶段的作用。基于对个别细胞类型进行部分选择性消融的实验，刺激和维持组织修复最重要的细胞似乎是 T 淋巴细胞和单核细胞 [43]。单核细胞分化为组织巨噬细胞，负责许多在伤口愈合中很重要的细胞因子的合成和释放，如同结缔组织细胞和上皮细胞一样。愈合伤口中的肥大细胞含量增加，并且肥大细胞分泌的介质将嗜中性粒细胞和其他循环炎性细胞吸引到伤口。同时，肥大细胞作用于角质形成细胞，诱导组织愈合中的炎症反应。此外，血液循环中的干细胞进入愈合中的伤口里，在那里它们可以分化形成成纤维细胞和恢复组织完整性所需的其他结缔组织细胞 [44, 45]。

（四）角质形成细胞迁移覆盖伤口（外包）

当表皮被横断时，在与伤口相邻的表皮的基底细胞发生快速变化。Stenn 及其同事对表皮再生过程进行了很好的研究 [16, 46, 47]。变化的基底角质形成细胞发出薄片，不但在创面上而且在无活力的焦痂和（或）痂下进行不规则运动，他们路过之处会分泌一种临时基质 [48, 49]。这种迁移表型的发生需要血浆玻璃粘连蛋白的刺激，并且需要白蛋白作为辅助因子存在 [16, 47, 50]。残留表皮里的前体细胞，而不是迁移的细胞，发生细胞分裂以支持这种迁移。在部分厚度皮肤损伤中，来自毛囊的上皮细胞的迁移和置换也是由类似的过程刺激的。在整个伤口表面上建立一层上皮细胞后，它们开始分裂并最终形成具有颗粒层和角质化的多层复层鳞状上皮。表皮细胞分泌大量的 IL–1β 和其他细胞因子 [51, 52]。新增殖的表皮基底细胞也分泌由层粘连蛋白、Ⅳ型胶原和大疱性类天疱疮抗原组成的新的基底层；并紧紧贴在这个基底层上，而且在瘢痕真皮中的基底层和下方的Ⅰ型胶原纤维之间形成Ⅶ型胶原的附着物。此外，一旦新形成的上皮层完全覆盖伤口，基质中结缔组织细胞的表型将经历了一系列变化，在伤口基质中会发现纤维粘连蛋白变得很少 [17]。如前所述，在二度烧伤中是由来自毛囊的表皮细胞在皮肤表面再生表皮。

（五）胶原基质的形成和成熟

瘢痕的强度逐渐增加，以抗撕裂性为衡量标准，但从未达到正常真皮的强度。在此过程中，新分泌的胶原蛋白Ⅰ和Ⅲ的细纤维被胶原蛋白Ⅰ粗纤维取代，这些纤维彼此平行并且与皮肤表面平行（图 46–1 和图 46–2）。胶原纤维的成熟主要是重塑的化学过程，其涉及相邻多肽链的共价交联。胶原纤维通常在正常皮肤和瘢痕中形成并连续降解，但如何控制形成和降解的速率及成熟

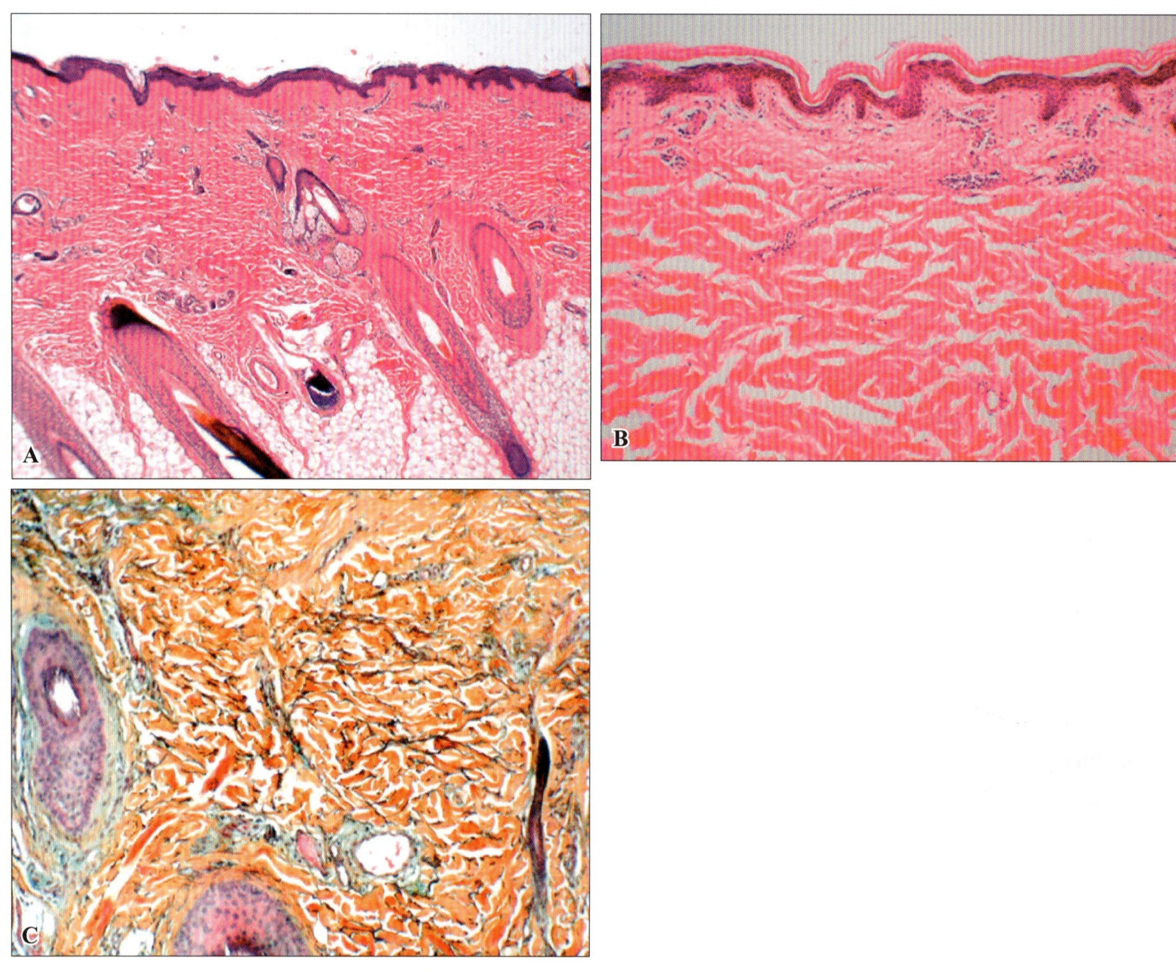

▲ 图 46-1 正常皮肤的显微图片，HE 染色

A. 毛囊通常穿过真皮延伸到皮下脂肪组织中。表皮在其基底部形成不规则的网脊；B. 正常皮肤的网状真皮具有有序排列的胶原纤维，没有方向性；C. 使用 Movat 五色染色剂，正常的胶原纤维染成黄橙色，并且胶原纤维之间存在微弱互连的黑色弹性蛋白纤维

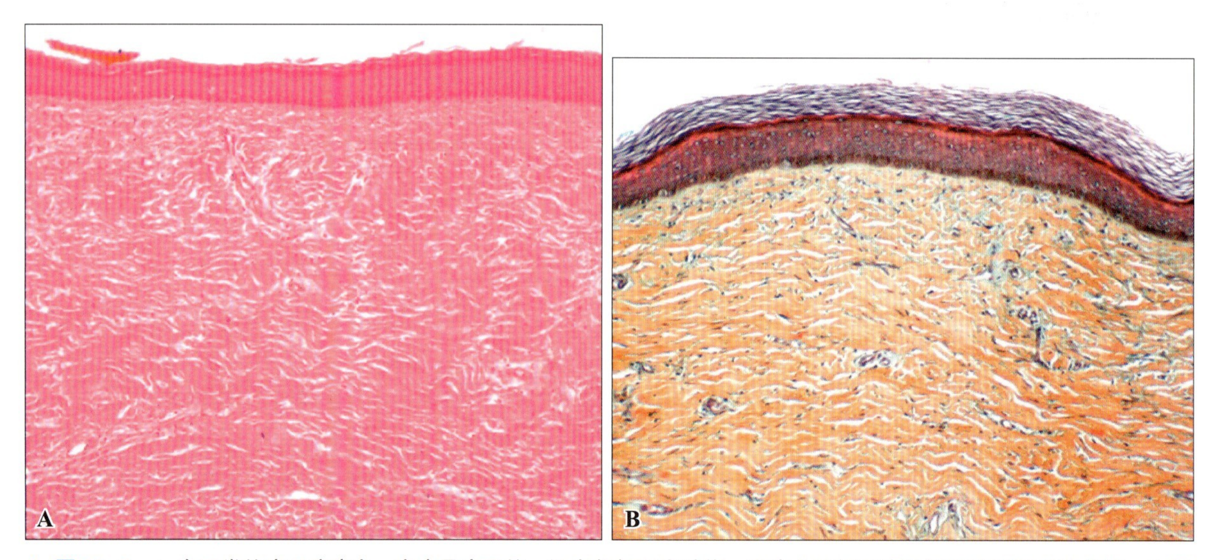

▲ 图 46-2 **A.** 在正常的扁平瘢痕中，表皮是扁平的，没有任何网脊结构，真皮由平行于皮肤表面的胶原纤维代替；**B.** 正常瘢痕的 **Movat** 五色染色显示成熟的胶原纤维染成黄橙色，并且没有显示任何弹性蛋白纤维

纤维的位置尚不完全清楚。伤口中角质形成细胞的激活作用延长导致角质形成细胞对成纤维细胞胶原产生的调节减少和炎症期延长，这两者都有助于纤维化。同时，肥大细胞通过释放组胺，类胰蛋白酶和糜蛋白酶来诱导纤维化，其分别刺激胶原蛋白的产生、前胶原合成和前胶原裂解。

（六）细胞因子和生长因子

许多短多肽，主要是细胞因子和生长因子，负责伤口愈合阶段的细胞变化，包括从炎症阶段到增殖阶段的过渡，以及瘢痕的形成和机化，或成熟阶段。其中最重要的是 TGF-β、bFGF，血小板衍生生长因子和血管内皮生长因子[53-60]。特定细胞类型对特定介质的反应通常不仅取决于精确地与细胞表面受体的结合，而且还来自同时存在的其他细胞受体的信号。因此，肽信号传导网络是复杂的，可能的细胞反应范围大到足够可以产生复杂的结构和大量的微调[56, 61]。修复过程有很多机会出错，从而导致状态失衡，或导致不能完成正确的激活和复原过程[62-64]。

（七）热损伤的生物物理学

人体皮肤细胞在温度升高时死亡，主要是因为细胞表面膜对温度相当敏感，超出其狭窄的适宜温度范围即会裂解。火焰、电和接触烧伤通常也会导致一些组织的热解和破坏以及氧化。在皮肤中存在的各种细胞类型中，一些可能比其他细胞对温度更敏感。皮肤中给定部位的温度升高程度还取决于组织内的热传递速率。由于脂肪是良好的隔热体，真皮的热导率远大于皮下组织的热导率。也许由于这个原因，热损伤经常导致整个真皮的坏死，而在皮下组织中细胞死亡很少，如在伤口活组织检查中所见。一些部位的毛囊通常远远超出真皮层延伸到皮下组织上层的脂肪组织中，并且皮下脂肪中也经常存在外分泌汗腺。尽管毛囊周围存在脂肪组织，其再生能力也经常被烧伤完全破坏，即使在上层皮下组织中很少或没有明显的坏死。然而，在最严重的烧伤中，整个皮下组织可能会坏死，并且可能其下面的筋膜和骨骼肌或甚至深部的内脏器官发生细胞死亡。

三、影响伤口愈合的因素

（一）血供及灌注改变

通过超声对局部血液供应的研究发现在烧伤创面下通常存在一个大大增加的血流区域，作为组织损伤的局部炎症反应的一部分，此结果并不令人惊讶。在该充血区域上方是组织缺血区域，其中血流量低于正常值。值得注意的是，在烧伤后的最初 24h 内，缺血区域通常会明显加深，这表明真皮组织的缺血性损伤实际上导致组织坏死的深度大于由热损伤即刻产生的组织坏死深度[65]。动物实验中已经表明，位于烧伤创面深处的受伤但还有活力的组织中，中性粒细胞参与这种进展性缺血性细胞死亡[66]。变化的血流可能导致烧伤创面中的血管血栓形成，也导致缺血性组织损伤的风险。在正常皮肤中，紧靠真皮下方的浅层皮下脂肪组织中存在动静脉网。该皮下动静脉网在深二度烧伤和全厚烧伤中存在血栓形成的风险，并且在削痂手术中易于受损，并伴随着伤口的血液供应进一步丧失。

（二）影响伤口愈合的因素：最佳伤口愈合的要求

长期临床经验清楚地表明，当缺乏组成瘢痕的基本成分或充足的能量供应时，伤口愈合会大大减慢和受损。维生素 C 缺乏症和蛋白 – 热量营养不良症的特征性表现即是伤口愈合不良，并且一般烧伤治疗的主要目标就是提供足够的能量和逆转经常存在的蛋白质分解代谢。维生素 D 缺乏会影响伤口愈合，而维生素 D 的添加会增加成纤维细胞的迁移和胶原蛋白的产生。糖尿病性血管病变与伤口愈合不良有关，证明了充足的微循环的重要性。心力衰竭同样会影响伤口愈合。辐射、吸烟和低氧血症也与伤口愈合延迟有关[67]。高龄与大型烧伤的死亡率增加有关，但本身并不会影响伤口的良好愈合[19, 68]。

（三）对切痂和植皮的生物反应

我们机构目前的烧伤治疗标准是早期切痂，通常在入院 24h 内进行。通过削痂来切除所有坏死组织并留下大部分皮下脂肪或切除含整个皮下组织的筋膜层。伤口最初由来自皮肤库的网状异体皮覆盖。在几天内，使用来自未损伤区域的网状中厚皮片进行自体移植。在面部和手上，通常使用非网状自体皮肤移植物来获得最佳的美容效果。同种异体移植物的表皮缓慢退化，但真皮基质通常留在愈合伤口里。自体移植物之间的空隙由肉芽组织填充，部分来自下方的纤维或脂肪组织，部分来自自体移植物的成纤维细胞迁移。自体移植物的表皮在纤维蛋白层下方的肉芽组织基质上迁移，重新形成表皮，但没有任何毛囊或其他表皮附属物。网状移植物的样子通常在愈合的伤口中可见。包含供区真皮的结缔组织成分可以增强最终瘢痕的柔韧性。表皮样囊肿偶尔会在移植的烧伤伤口内出现，并且它们可能会破裂。这些囊肿可能来自与体表失去联系的残留发根，来自伤口表面重建过程中表皮细胞的异常迁移或是来自扩张的结缔组织截留的表皮。此外，在愈合伤口中有时会遇到微小的毛干，与巨细胞异物反应相关，可能代表最初产生它们的毛囊坏死后遗留的毛发。

（四）伤口感染

细菌感染经常使伤口愈合复杂化。烧伤患者的感染风险增加是因为伤口中存在大量坏死细胞和组织并为细菌提供良好的培养基。当感染发生时，伤口愈合的炎性成分被大大扩增，并且肉芽组织转变为致密的胶原蛋白支架，伤口收缩和表皮再生的过程都被延迟。伤口常常会化脓。一些细菌引起额外的组织坏死，并且一些细菌可侵入正常组织，导致原始伤口周围的充血和（或）原始伤口的扩大和加深。为了应对细菌感染和增强的炎症反应，伤口的细胞因子环境发生了改变[69–71]。移植到还有残留感染的组织上的移植物通常不能存活，并且当创面深处存在大量细菌时，细菌可能会进入血液，引起败血症，并侵入远位组织。这些过程在抗生素发现和早期切削痂实践之前的年代是很常见的，而如今又再次出现，则是因为感染了高度耐药的细菌菌株，特别是假单胞菌和不动杆菌。

四、增生性的伤口愈合

在我们机构治疗的大多数严重烧伤患者中，烧伤的愈合因增高、变厚、变硬、持续瘙痒、红色的瘢痕形成而变得复杂。这些增生性瘢痕更常见于已经感染性伤口或创面覆盖时间较平时延长的伤口。它们可能覆盖面积很大，但通常不会超出原来的烧伤范围。这些异常的伤口也与非常严重的伤口收缩有关。在绝大多数受影响的病例中，这些HTS在数月内扩大，然后在几年内逐渐消退，最终变成扁平瘢痕而没有进一步的症状。在出现HTS的伤口中，经常在整个阶段出现皮肤色素沉着异常，色素脱失或色素加深（图46–3）。影响功能的最大的HTS应通过外科手术切除，通常采用Z成形术或皮片移植以松解挛缩的瘢痕或使用激光来消融瘢痕。通常新的HTS不再发生。这种类型的增生性瘢痕似乎与种族没有关系，大约75%的高加索人、黑人和西班牙裔患者都会出现这种情况[72]。

显然，这种情况与文献中描述的瘢痕疙瘩有很大的不同，瘢痕瘤经常自发产生或产生于刺伤或一期缝合的清洁切口[73–75]。瘢痕瘤会超出损伤的原发范围，对药物治疗效果不佳，持续很多年，手术切除后常常复发。瘢痕疙瘩通常有阳性家族史，在非洲血统的黑皮肤人群中比在北欧人及其后代中多10～15倍。精致的凸起瘢痕图案是许多非洲部落地位的象征，让人怀疑这种行为是否会在人类进化过程中施加选择性影响。

（一）增生性瘢痕的组织学特征

我们的实验室已经做了许多HTS的组织学检查。与简单的扁平瘢痕相比，异常增厚的瘢痕始终表现出一些明显的不同。最典型的是出现由未成熟胶原蛋白组成的圆形螺旋体，其由细胶原纤维组成，主要是Ⅲ型胶原，小血管和丰富的酸性黏多糖。这些结节与周围的瘢痕组织界限非常清楚，此类瘢痕组织可以由相似的成分组成，或者可以由成熟的粗胶原纤维组成，这些胶原纤维彼此平行并且与伤口表面平行，这是成熟瘢痕的典型表现。尽管通过常规的HE染色可以清楚地

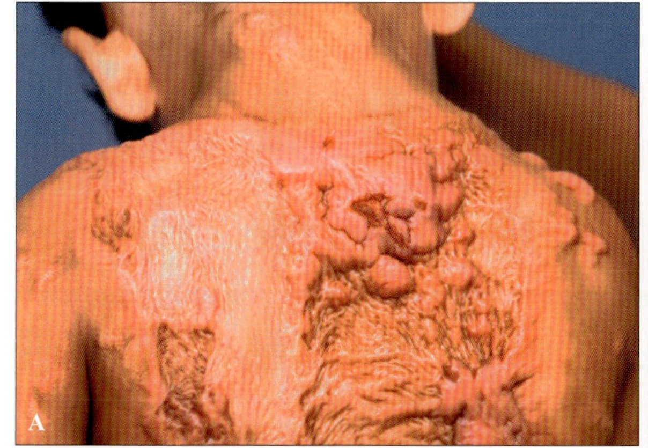

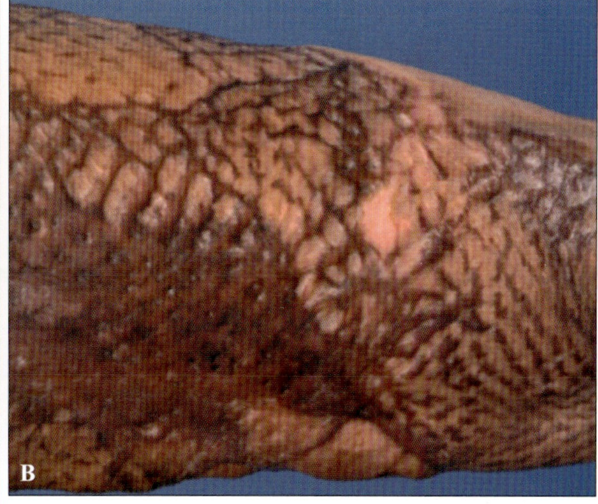

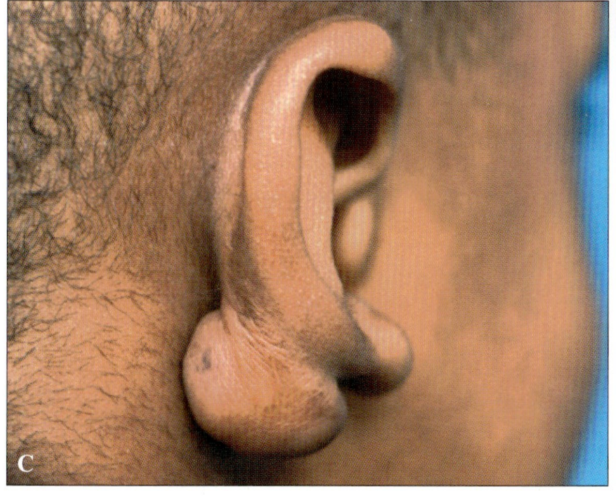

▲ **图 46-3 烧伤患者增生性瘢痕的典型表现**

A. 增生性瘢痕高于周围正常皮肤，边界清晰，触之非常硬。完全切除后易复发；B. 增生性瘢痕通常具有与网状移植物相对应的图案，并且通常伴有色素沉着，如图所示，或色素减退；C. 这个圆形坚硬的病灶是在患者耳朵上轻微烧伤而形成的。切除后没有复发

看到胶原纤维，但是 Movat 染色显示得更加清晰，其中黏多糖呈蓝绿色，成熟的胶原纤维呈黄橙色。HTS 结节的直径从 0.5mm 到大于 1cm 不等，可以是球形、卵形或圆柱形。异常的真皮层非常硬，可达到几厘米的厚度。正常瘢痕和 HTS 均以缺乏弹性蛋白为特征，在 Movat 染色中也可见。然而，在增生性瘢痕区域下方的真皮最深处通常存在残留的弹性蛋白纤维，并且有时在 HTS 上方存在一个狭窄区域含有正常弹性蛋白纤维，这可能源自应用的皮肤移植物。偶尔可见 HTS 组织的小的圆形结节散布在完整的毛囊之间。在大型 HTS 下方的脂肪组织中看到残留的外分泌汗腺并不罕见，这表明这些瘢痕可能源于深的部分厚度烧伤。这些特征如图 46-4 和图 46-5 所示。此外，在少数 HTS 中，可以看到其他的组织学特征：由非常宽的，高嗜酸性的胶原纤维组成，此胶原纤维彼此平行但与皮肤表面成不同的角度。在某些病例中，这种宽而致密的纤维在伤口中占主导地位。通常它们被 HTS 未成熟胶原蛋白的特征性圆形螺旋体包围。这些特征如图 46-6 所示。这是被描述为瘢痕瘤的典型的组织学特征。然而，在我们的患者群体中，典型的瘢痕瘤非常不常见，并且没有证据表明患有这些厚的嗜酸性的胶原纤维的患者比其他 HTS 患者预后更差或瘢痕成熟更延迟。因此，我们对儿童大面积烧伤患者的瘢痕组织学研究的广泛经验认为，这种瘢痕瘤组织学上的典型特征也被视为增生性瘢痕形成的一部分。

HTS 和瘢痕瘤的区别首先由 Mancini 和 Quaife 于 1962 年确定[76-79]。Linares，Kischer 及其他人进一步描述了 HTS 的典型特征[80-83]。Niessen[84] 和 huang[118] 对 HTS 和瘢痕瘤的文献进行了全面的综述。

由于 HTS 的病因和发病机制不同于瘢痕瘤，我们将讨论局限于 HTS。

正常瘢痕和 HTS 存在许多不同。HTS 比普

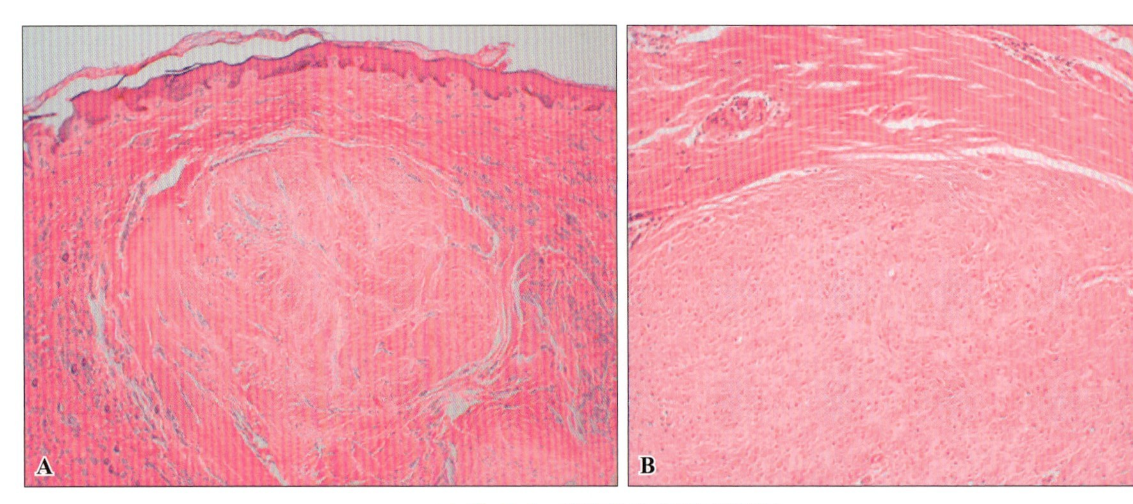

▲ 图 46-4 增生性瘢痕的显微图片

A. 在真皮内有一个圆形的胶原结节，边界清晰，与周围的瘢痕组织明显不同；B. 增生性瘢痕中胶原结节的边缘。在周围的瘢痕组织中，胶原纤维平行于皮肤表面。在结节内，胶原纤维非常细并且呈圆周方向排列

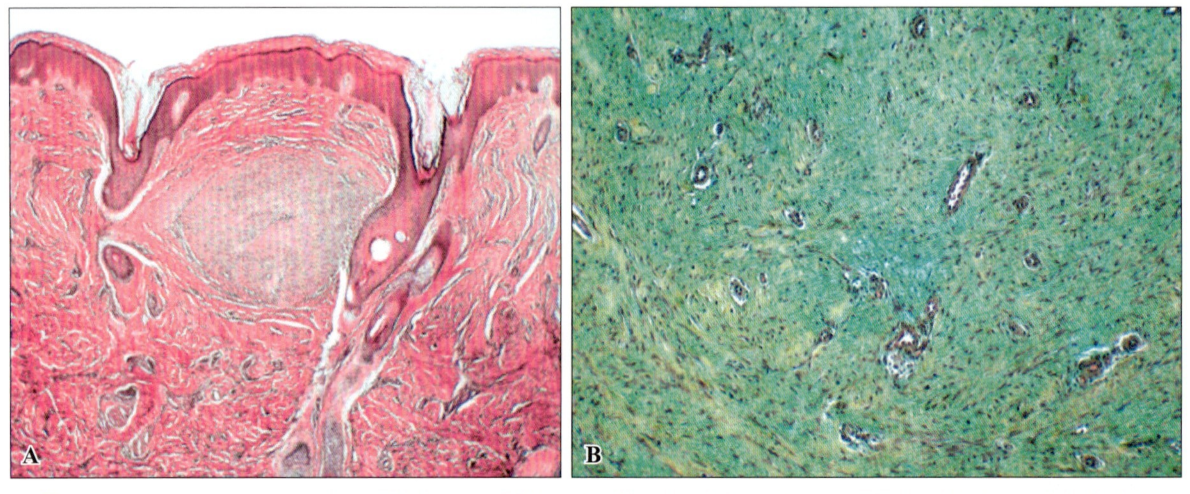

▲ 图 46-5 **A.** 这个 **Movat** 染色的切面图显示一个最小的增生性瘢痕由毛囊之间的单个圆形结节组成。结节染成浅绿色，对比周围成熟胶原纤维的黄橙色。绿色反映了胶原结节内较大量的硫酸化蛋白多糖；**B.** 在更高的放大倍数下，在来自增生性瘢痕的大的绿色染色的结节内可以看到许多小血管

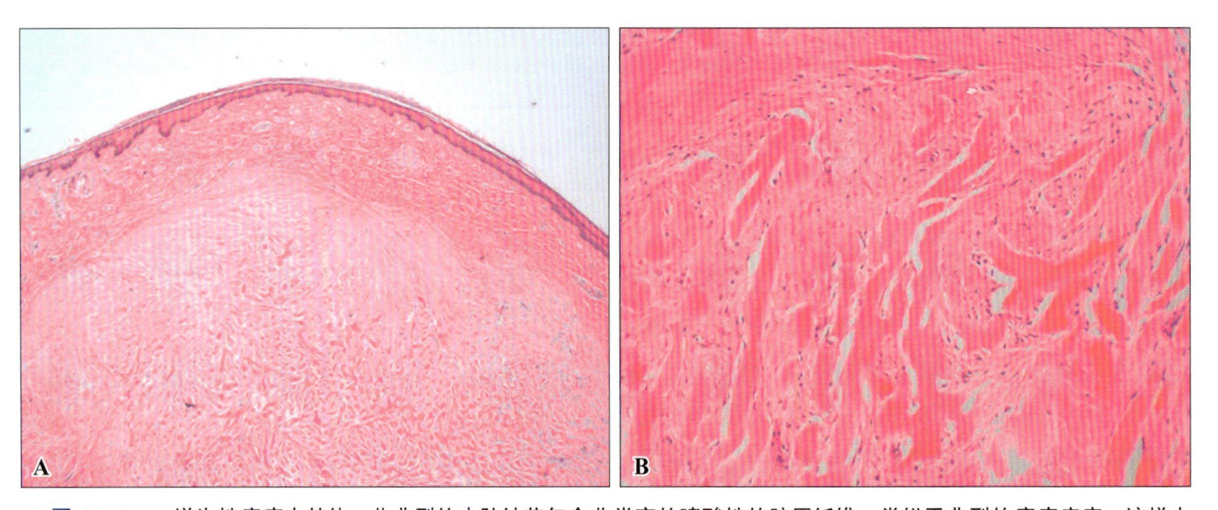

▲ 图 46-6 **A.** 增生性瘢痕中其他一些典型的皮肤结节包含非常宽的嗜酸性的胶原纤维，类似于典型的瘢痕疙瘩。该样本来自图 **46-3C** 所示的患者；**B.** 在较高放大倍数下可以看到用强曙红染色的厚而致密的胶原纤维的典型外观

通的扁平瘢痕含有更多的Ⅲ型胶原蛋白、纤维连接蛋白、透明质酸和所有伤口修复早期的特征性表现。HTS 血管更多，皮肤血流量更高。相比正常瘢痕，HTS 含有明显得多的 T 细胞和巨噬细胞。在 HTS 中已经发现了更多数量的肥大细胞，并且在 HTS 患者中确实发现了特应性和更高水平的循环 IgE 的临床病史。最近已经鉴定出与 HTS 相关的更多数量的表皮朗格汉斯细胞 [85, 86]。

免疫组织化学染色已证明 HTS 与正常瘢痕之间存在其他的显著差异。α- 平滑肌肌动蛋白染色一贯地证明在 HTS 的特征性胶原结节中的梭形细胞内存在这种收缩蛋白。HTS 的硫酸化蛋白多糖与正常瘢痕的硫酸化蛋白聚糖完全不同，因为存在更少的核心蛋白聚糖，并且多功能蛋白聚糖在圆形结节中占优势。在 HTS 中观察到更多的血管内皮生长因子免疫染色。HTS 的免疫染色已鉴定出更多数量的小神经纤维。这么多的发现可能为增生性瘢痕形成的发病机制提供了重要线索，但是，目前它们很难纳入单一假设。虽然缺乏合适的动物模型、人体组织的稀缺性以及如何正确诊断增生性瘢痕的困扰已经阻碍了该领域的研究，但是近年来新的实验模型的发展使 HTS 的生物学研究得以实现。采用细胞培养模型，活检全组织的培养，使用免疫缺陷小鼠，以及在杜洛克红猪中建立增生性瘢痕，已经发现了关于人类增生性瘢痕形成的生物过程的重要信息。

（二）增生性愈合的实验模型

1959 年描述了瘢痕瘤的第一个动物模型，其基于用实验动物自体皮肤的免疫接种，然后诱导伤口 [87]。大量的研究是将正常和异常的人类瘢痕组织植入无胸腺裸鼠体内，这可以测试潜在的治疗方法和体内生物环境的改变 [88–91]。在这个模型中，甚至可以辐射小鼠和移植人骨髓以研究涉及人类细胞和人类皮肤移植物的免疫反应之间的相互作用。Engrav 和他的同事在雌性杜洛克红猪中开发了一个模拟人类增生性瘢痕形成的许多特征的模型 [92–100]。他们团队以及其他研究者的最新研究已经在分子水平上阐明了 HTS 发展的分子机制以及抗瘢痕治疗的作用。

（三）增生性瘢痕成纤维细胞的表型异常

已经有许多关于 HTS 和瘢痕瘤的成纤维细胞在组织培养中的功能和分子生物学的研究。从这些研究中可以看出，HTS 中存在显著不同的成纤维细胞表型，这种表型在培养中持续存在。相比正常皮肤或正常瘢痕，已经发现 HTS 的成纤维细胞始终能更快地更多地分泌 TGF-β 和胶原蛋白 [101]。此外，成纤维细胞的停留深度也决定了纤维化表型，深层真皮成纤维细胞相对于浅层的特征是胶原蛋白分泌增加，胶原酶表达减少，增殖减慢，α- 平滑肌肌动蛋白表达增加。一些实验室对 HTS 成纤维细胞进行了基因组分析，已经验证了基因表达的许多差异。在来自我们机构的基因组研究中，与来自邻近正常皮肤的成纤维细胞相比，来自 HTS 的培养的成纤维细胞显示对 IL–6 的反应降低，表明受体激活减少可能是增生性瘢痕形成的一个因素 [102]。

（四）增生性瘢痕中的基因表达

对 HTS 组织中基因表达和调节途径的研究已经开始提供对正常的和增生的伤口愈合的更深的认识。HTS 基因表达的转录组学分析的初步研究显示多种胶原亚型、生长因子和金属蛋白酶的表达存在一致差异 [103]。类似的研究证明了人和猪的增生性瘢痕形成之间的相似性 [104]。在几项动物实验研究中应用干预措施来改变伤口的重要基因或信号通路的表达，最终伤口的大小发生了实质性变化 [105–110]。对人类患者的研究表明，基因序列的变异可能与烧伤后增生性瘢痕的严重程度降低有关。虽然 $CSMD_1$ 基因在增生性瘢痕形成中的作用尚不清楚，但已经提出了 TGF–β 信号传导途径的潜在修饰。虽然需要进行更多研究，但这些研究有望在导致增生性瘢痕形成的过程中进行可能的治疗干预。

（五）系统性和局部炎症反应的相互作用

局部和全身细胞因子表达均影响增生性瘢痕形成。在不发生 HTS 的烧伤儿童中，在烧伤后的前 2 周，血浆中活性和总 TGF–β_1 水平升高，然后降至低于非烧伤患者的水平。然而，在后来发生HTS的烧伤儿童中，血浆中的活性和总TGF-β_1水平从烧伤当天开始减少一直到至少180d后[111]。全身TGF-β_1的增加水平与循环中成纤维细胞的增加相关[112]。虽然TGF-β_1的全身水平升高可能在烧伤后有益，但是在烧伤创面内局部表达延长可导致增生性瘢痕形成，纤维化增加，核心蛋白聚糖下调，多功能蛋白聚糖上调，新生血管形成增加，胶原酶减少[113]。除炎症的大小和位置外，炎症反应的类型也在增生性瘢痕形成中起作用。$CD4^+$T辅助细胞的表征显示，在烧伤后，淋巴细胞群的极化导致T_{H1}（抗纤维化表型）转变为T_{H2}（促纤维化反应）[114]。干扰素-γ和IL-4的全身表达减少以及产生IL-4的淋巴细胞增加在烧伤后将持续一年。

（六）致病概念

对增生性瘢痕形成的生物学的认识受到多种因素的阻碍，包括对病变的定义未达成共识，缺乏合适的动物模型以及因此无法通过改变疾病的过程来检验假设。已经提出了多种发病机制的概念，其中一些获得了广泛认可，而另一些尚未被实验排除。很明显，正如Linares和Larson所说，HTS的发生代表了正常伤口愈合过程调节的异常，这可能是早期发生的[72]。显然，HTS中抑制胶原蛋白分泌和基质形成的正常过程失效了。人们可能会推测，保持HTS基质的信号细胞反应张力的正常过程已经变得有缺陷了[40, 42]。肥大细胞和其他炎症细胞在瘢痕发展中的作用已经变得更加明确；使用肥大细胞稳定剂酮替芬和色甘酸钠抑制肥大细胞活性，显示纤维化减少和伤口收缩，表明抗瘢痕治疗的新靶点。肌成纤维细胞在未成熟和活跃的HTS中比在正常或成熟的瘢痕中更显著，被认为在伤口过度收缩中起作用。HTS内的真皮成纤维细胞分化为肌成纤维细胞。HTS的纤维结节可能代表一个单独的结缔组织细胞群的持久性和不受控制的生长，这些结缔组织细胞群可能与通常表达多功能蛋白聚糖的毛周细胞有关。这些结节的形成可能代表异常的上皮-间充质细胞的相互作用；表皮细胞如朗格汉斯细胞、IL-4增加和IL-1α降低表达显示影响真皮重塑，结果导致增生性瘢痕形成。由于烧伤患者具有比非烧伤个体更高的糖皮质激素和IL-6的循环水平，因此在烧伤后选择性地留下那些对这些因子的通常作用具有抵抗性的成纤维细胞，能够抵抗对成纤维细胞增殖的正常抑制作用。代谢差异可能是瘢痕增生的重点因素，例如增生性瘢痕形成过程显然具有较高的三磷腺苷浓度和更大的氧耗。最后，覆盖上皮的异常大分子的表达可能导致皮肤瘢痕的异常发展或不能抑制不适当的成纤维细胞功能[117]。显然，进一步发展和测试许多假说仍然非常重要，直到最终解决增生性瘢痕形成的问题。

五、结论

烧伤创面的愈合需要激活一些机体过程，包括纤维蛋白凝固和裂解，未成熟结缔组织基质的沉积及其重组为成熟瘢痕，以及表皮生长和表皮与真皮基质之间的相互作用。在许多烧伤患者中，过多的瘢痕组织形成会带来不良后果。在发展出更有效的治疗方式之前，继续研究这一问题非常重要。

拓展阅读

Clark RA. Basics of cutaneous wound repair. *J Dermatol Surg Oncol*. 1993;19:693-706.
Ingber DE. Mechanical control of tissue growth: function follows form. *Proc Natl Acad Sci USA*. 2005;102:11571-11572.
Finnerty CC, Jeschke MG, Branski LK, et al. Hypertrophic scarring: the greatest unmet challenge following burn injury. *Lancet*. 2016;388(10052):1427-1436.
Tran KT, Griffith L, Wells A. Extracellular matrix signaling through growth factor receptors during wound healing. *Wound Repair Regen*. 2004;12:262-268.
Zhu KQ, Engrav LH, Armendariz R, et al. Changes in VEGF and nitric oxide after deep dermal injury in the female, red Duroc pig – further similarities between female, Duroc scar and human hypertrophic scar. *Burns*. 2005;31:5-10.
Zhu Z, Ding J, Shankowsky HA, Tredget EE. The molecular mechanism of hypertrophic scar. *J Cell Commun Signal*. 2013;7:239-252.

第47章 烧伤康复治疗

Burn Rehabilitation Along the Continuum of Care

Michael A. Serghiou　Sheila Ott　April Cowan　Jennifer Kemp-Offenberg　Oscar E. Suman　著
谭江琳　周俊峰　向　飞　译

一、概述

烧伤患者的康复是一项艰巨的任务，需要物理治疗、职业治疗和运动生理学等学科的参与，以产生最佳的功能和美容效果。医学的进步大大提高了患者的生存率，这就需要更快、更全面和更长的烧伤康复时间。与其他创伤一样，严重烧伤需要立即积极开展针对患者康复的项目。烧伤的面积和深度可以清楚地预测畸形和关节挛缩的类型。要求尽快制定治疗目标从而开始治疗。如前所述，烧伤范围越广，康复难度越大。中度烧伤患者的肢体比涉及多个解剖层面的全层烧伤患者肢体更容易恢复功能。严重烧伤最直接和最主要的焦点始终是生命的救治和创面的覆盖。今天，烧伤康复专家通过制订和实施康复计划来尽早开始患者的康复过程，旨在最大限度地恢复患者的功能和美观。

短期康复的主要目标是维持患者的关节活动范围（range of motion，ROM）和功能。长期康复的目标包括让患者重返独立生活，并指导患者如何弥补因烧伤造成的永久性功能丧失，同时促进外观恢复。

本章讨论康复评估、体位摆放、支具（矫形学）、假肢、瘢痕处理、运动、日常生活活动能力，以及患者和护理人员在烧伤康复治疗中的作用。

二、烧伤患者的评估

在进入烧伤中心后，患者接受烧伤康复治疗师（物理、职业治疗师）的综合评估。治疗师评估患者的健康状况及制订康复计划。治疗师必须在患者的病历中记录他们的评估结果，因为这些结果将作为指导康复治疗进展的基础。一个好的烧伤评估应该包括：①受伤史；②与患者进行访谈，收集患者受伤前的功能状态、活动水平等信息；③烧伤的病因、分类及全身表面积的记录；④是否伴有骨折、烟雾吸入性损伤、肌腱和骨外露等损伤记录；⑤测量水肿、ROM、肌力、感觉；⑥ 日常生活活动能力评估；⑦需要对受影响区域进行功能位固定，包括支具；⑧制订短期和长期治疗目标；⑨制订和编制治疗计划。应定期评估患者的病情，并在每次手术后根据需要更新护理计划。治疗师应将评估结果和治疗计划传达给烧伤小组、患者及其家属。

三、烧伤患者的体位摆放和支具应用

在一项研究烧伤幸存者康复的评估调查中，体位摆放和支具应用是积极有效的，可以改善患者运动功能 [1]。烧伤患者的体位摆放是烧伤康复最佳功能恢复的基础 [2-4]。体位摆放应在进入烧伤中心后立即开始，并贯穿整个康复过程。烧伤康复治疗师的作用在以患者为中心的体位摆放中非常重要。功能位固定可以减少水肿，使伤口得到良好护理，促进关节对合，最大限度地降低周围神经病变的风险 [2, 3]，抵消所有肌肉收缩而不损害功能。在规划和实施有效的针对患者的固定方案时，治疗师应了解患者的烧伤面积、所有损伤的深度、呼吸状态及其他合并伤，如暴露的肌腱、关节或骨折。根据患者的医疗状况，采取个性化治疗并进行密切监控，随时进行必要的调整。“舒适的位置就是畸形的位置”这句话适用于每一个严重烧伤患者。烧伤后发生畸形的风险是真实存在的，应提前做好对烧伤瘢痕管理的准备并积极处理[5, 6]。

抗畸形的体位摆放可以通过多种方式实现：支具、机械牵引、泡沫槽和床垫、枕头、捆扎工具、支具等，在某些情况下，还可以通过手术矫正。烧伤康复治疗师需要了解医生的具体治疗计划，并与整个烧伤团队密切合作，以设计最有效的固定方案。矫形器和支具装置在烧伤康复中至关重要，它们被广泛使用来使整个身体保持适当位置，抵消导致畸形的瘢痕收缩力。应用体位摆放策略通过影响软组织长度，限制瘢痕形成和收缩导致的 ROM 下降[2, 3]。无论烧伤治疗师如何使用支具（材料选择、设计、应用方法），目的都是在康复结束时达到最佳的功能效果。在制作支具或矫形器时，烧伤治疗师必须了解支具表面的解剖学和运动学。此外，治疗师应充分了解支具的所有机械原理，因为它们与压力、机械优势、扭矩、旋转力、一级杠杆作用力、摩擦力、相互平行力和材料强度有关[7]。

在烧伤康复治疗中使用支具为保护脆弱的结构，维持 ROM，抑制瘢痕，纠正软组织挛缩。功能固定和支具应用的目标随着烧伤康复阶段的不同而不同[8]。在急性期，目标是控制水肿和缓解压力；在中间阶段，目的是保持组织伸展和对移植皮片保护；而对于长期康复，目标是保持肢体伸展[9]。体位摆放和支具的设计必须做到：①使水肿减轻；②保持关节的对齐；③支撑、保护和固定关节；④维持和（或）增加 ROM；⑤维持组织伸长；⑥重建关节和肌腱粘连；⑦促进伤口愈合；⑧减轻压力；⑨保护新手术部位（移植皮片或皮瓣）；⑩稳定和（或）固定一个或多个关节，使其他关节能够正常工作；帮助受损的肌肉抵消重力的影响，并帮助功能活动；针对弹簧或橡皮筋做运动，以增强受损的肌肉[7]。

设备器材应该：①不引起疼痛；②设计时要考虑功能；③有吸引力；④易于安装和移除；⑤质量较轻；⑥用适当的材料建造；⑦允许通风，防止皮肤（伤口）浸渍[7]。

典型烧伤护理体位摆放方案详细描述了仰卧位。现在更多的重点放在对大面积烧伤患者侧卧位和俯卧位的使用上，这些患者必须长时间进行功能位固定，因为新的移植技术用脆弱的皮肤替代物覆盖了更大的区域。在设计摆放方案时，关节角以中立位对齐，支撑面进行滑动，在保护骨突起不受压的同时最大限度地扩大与身体接触的表面积。

对于有骶骨或肩胛骨皮肤破损危险的患者，可定期翻身使用侧卧位。在预防计划中，翻身是从右侧翻向左侧的。然后在 1 ～ 2h 的行程中顺序颠倒。由于股骨大转子上的压力过大，不允许摆放仰卧角度 90° 的完全侧卧位。侧卧更合适的位置是从仰卧位开始旋转 30° ～ 40°，这样可以使压力更均匀地分布在股骨头和骶骨外侧之间。

侧卧姿势可以用枕头、泡沫或木头制成的楔子来完成。泡沫或木楔的优点是，它们可以直接放在床垫下，较少的翻转搬动患者。当旋转计划完成后，可以将楔块移至仰卧位，也可以移至床垫的另一侧，使其侧卧在另一侧。

俯卧位策略通常是最后一种选择（图 47–1），仅适用于仰卧或侧卧治疗不成功的患者。例如，直肠区域可能有尚未愈合的移植皮肤或伤口，由于仰卧位可能会引入粪便等物质而增加败血症的风险。俯卧位也可有骶骨压疮或后躯干皮肤移植后不能愈合。

临床医生在制定俯卧位方案时，面临许多必须考虑的问题。气道始终是设计俯卧式床垫时必须考虑的首要问题。支撑面由实心开孔泡沫床垫切割而成放置在铁丝网床框架上。首先考虑气道问题，然后评估患者的呼吸方式。鼻腔和气管插管是需要考虑的问题，但这些不是俯卧位的禁忌证。应设置一个槽，以便能够直接进入常规气道护理，如果需要呼吸，可以使用急救包。如果气道受损，应立即放弃俯卧位，直到建立适当的呼吸。

俯卧位时，面部衬垫材料需要开口，衬垫开口应能在不允许整个头部进入的情况下，以最大限度地分配重量。采用这种方法，将直接承受重

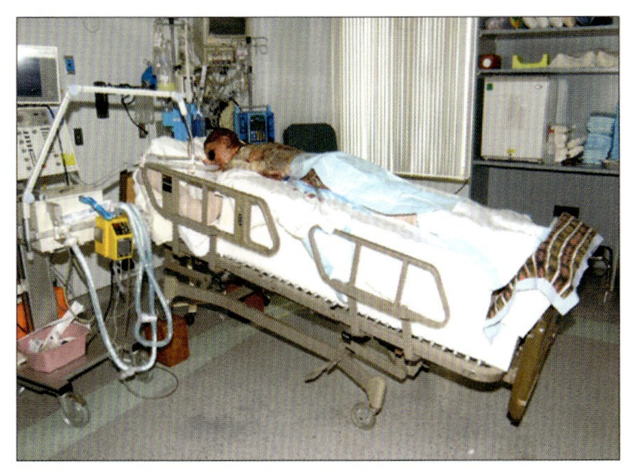

▲ 图 47-1 患者体位倾向于保护后侧移植皮不受搓动

量的压力施加在眉骨、颧弓和下颌骨前部。这些结构应密切监测，并应告知患者，由于保护面部的皮下组织有限，很可能发生破坏。如果灼伤的瘢痕正在侵蚀眼睑，那么角膜也应该被评估。要避免角膜磨损，必须谨慎，防止泡沫接触无保护的眼睛。在泡沫床垫的上半部分打上一个凝胶垫，可以保护前额和眉骨。

胸骨、骨盆区和髌骨通过纵向插入气垫的气垫床保护。气垫床通常以标准长度供应，不能超过胸骨和脚踝。如果床垫的远端和足背之间有一个没有支撑的区域，那么这个区域可以用开孔蛋笼式泡沫来支撑。足部用泡沫踏板支撑在床垫的远端。应采取额外的预防措施来评估从支撑床架到蹋指的高度。

在俯卧位，所有传统的关节对齐建议都被保留，肘部可能除外。可以根据烧伤患者肩部的特点采取不同卧式床垫的风格。如果患者肩关节的外展度＞ 115°，则床垫被修改为水平加合，并在弯曲肘部的同时向外旋转肩膀，以便双手抬起。这样可以最大限度地减少手部水肿，并允许在不再需要俯卧位时发挥更大的功能。如果肩膀的外展受限，则用"蝶形"切口使肩膀水平内收，以保护臂丛，双手保持轻微依赖。这将导致一些手水肿，这可以通过压力治疗（Coban 手套）和积极的锻炼来解决。

（一）头部

急性期时，如果患者的臀部没有受累，为了帮助减少面部浮肿，头部应放置在中线，应将床头抬高 30° ～ 45°。在臀部烧伤的情况下，可以使用减震块（12 ～ 16in 的木块，床腿有凹槽）或采用 Trendelenburg 相反的姿势抬高整个床头。这些方法避免了髋部的屈曲位置，如果持续，会促进挛缩形成和畸形（图 47-2）。

在耳朵被烧伤的情况下，可以用热塑性材料或泡沫制成的捆扎式耳杯来保护耳朵[10]。可以构造耳孔以防止耳缘向头部收缩。内耳道支具也可以根据周围的渠道增加而制作和连续调整。此外，如果耳朵受到影响，可以将柔软的圆形泡沫放置在头部后方，将耳朵从床的表面支撑起。可能需要一个鼻塞来保持鼻孔的撑开。这些鼻塞可以随着鼻孔周长的增加而连续调整。口腔支具用于预防小口畸形。这些设备是由治疗师定制的，或者可以通过购买获得。口腔支具可以静态或动态制作，用于口腔的水平或垂直打开[11-15]。在严重小口畸形的情况下，依从性是一个问题，矫正畸形连接器具附着在牙齿上可以由矫形医生制作[16]。使用叠舌片是一种可接受的技术，以帮助逆转小口症。正在进行的研究着眼于一种能根据其解剖结构将嘴周打开的显微术装置的开发（图 47-3）。在急性期后，面部瘢痕增生肥大可通过制作高热塑性透明面罩，如 Uvex 和 W-clear 面罩或硅胶弹性面罩。还可以根据瘢痕成熟的状态制作半刚性低热塑性不透明面罩[17-19]。

（二）颈部

颈部处于正中位置或轻微伸展约 15°，没有任何旋转。颈部伸展的幅度不能太大，以至于对

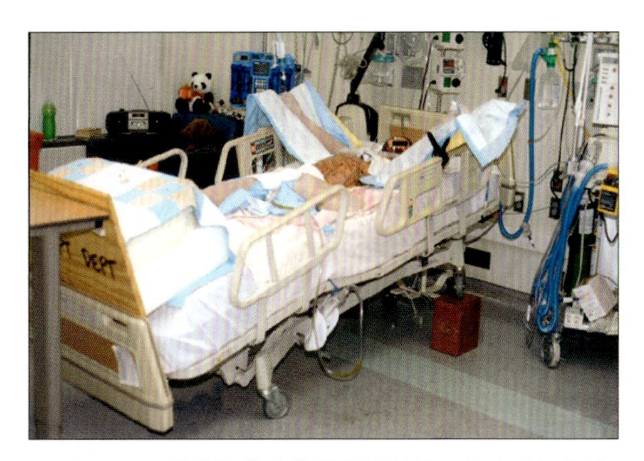

▲ 图 47-2 用木块将床放置在倾斜处，帮助减轻水肿，防止髋关节挛缩

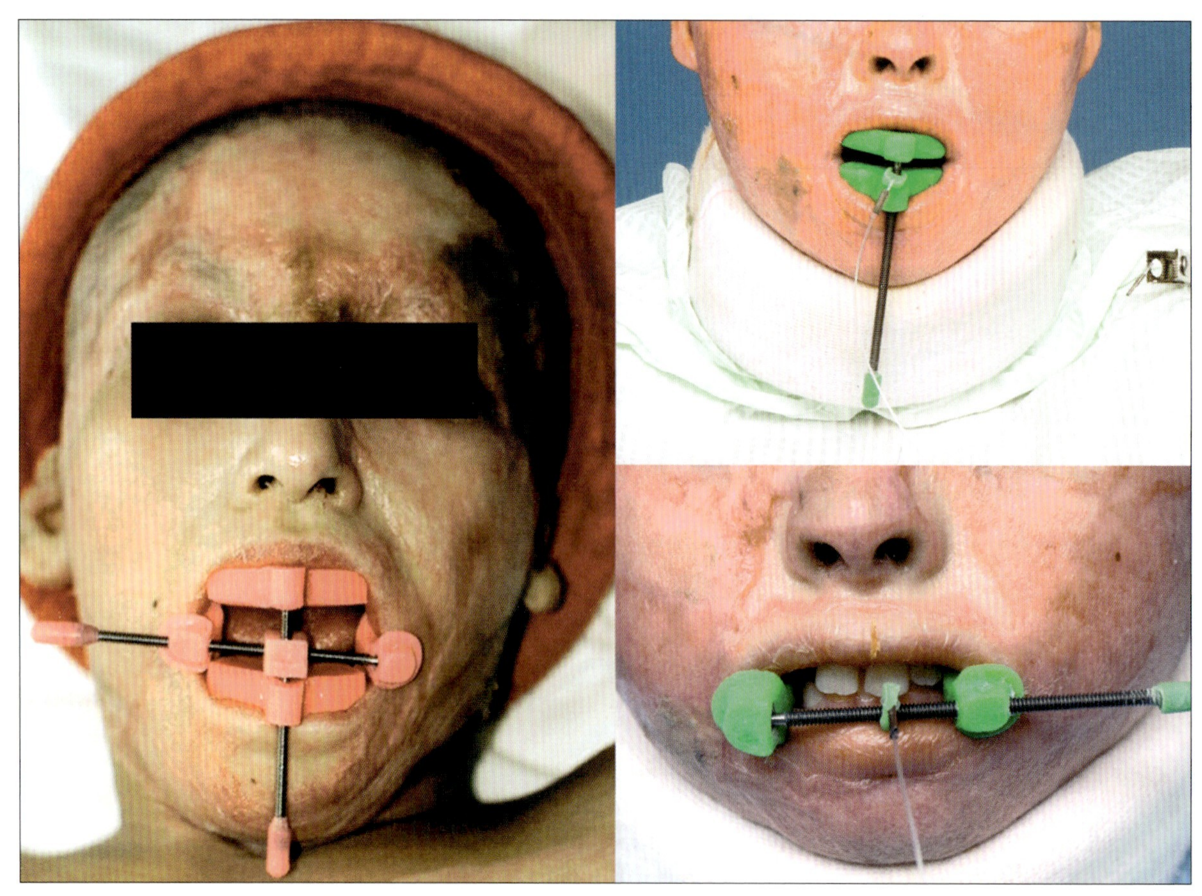

▲ 图 47-3　水平、垂直、四周向开口装置用于矫正口腔小口畸形

下巴的牵引会导致嘴巴张开。体位摆放可以通过一个短床垫仰卧，一个卷毛巾或泡沫垫放在肩胛线上的上背部。前颈烧伤时应避免使用枕头，因为枕头可能导致屈曲挛缩。在颈前部烧伤的情况下，可制作符合规定的热塑性衣领（图 47-4）[20]。

在患者伤口愈合、挛缩或瘢痕形成时，也可以制作软性颈圈或 Watusi 型项圈。Watusi 型项圈允许单独，直接加压到较厚的瘢痕上[19, 21, 22]。已经观察到，在某些情况下，急性患者会将颈部一侧旋转或侧向弯曲，这可能导致颈部外侧挛缩（斜颈）。如果患者要在床上躺一段时间，可以制作一个动态头带来抵消侧颈收缩力，使颈部处于中性位置。为预防斜颈，治疗师可制作符合患者头部、侧颈和前（后）肩的侧颈支具（图 47-5）。

（三）脊柱

由于颈部、腋窝、躯干和腹股沟的单侧或不对称烧伤引起的挛缩会引起脊柱弯曲（脊柱侧

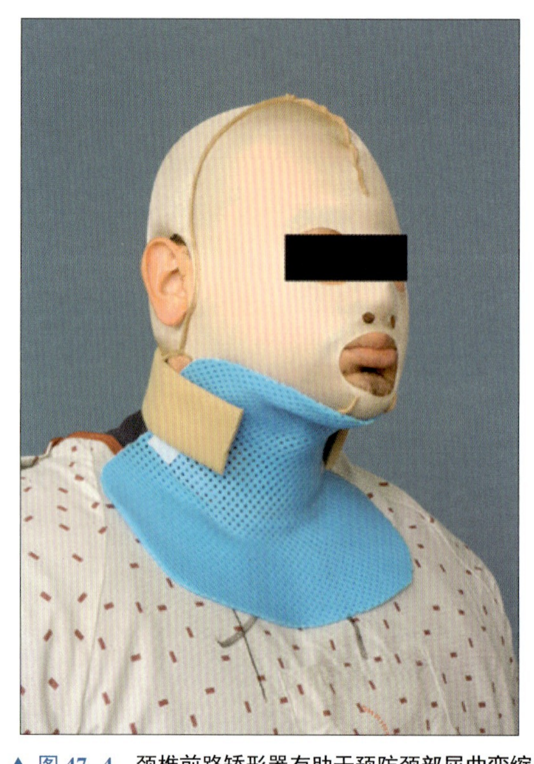

▲ 图 47-4　颈椎前路矫形器有助于预防颈部屈曲挛缩

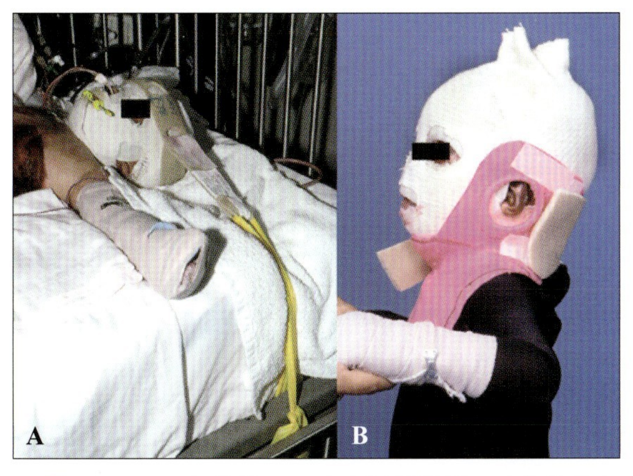

▲ 图 47-5 A. 在长期 ICU 卧床限制期间，动态头带有助于将颈部定位在中性位置；B. 使用侧颈支具防止侧颈屈曲（斜颈）

弯）。曲度的大小和幅度会随着位置和瘢痕严重程度而改变。此外，骨盆倾斜伴髋关节或膝关节屈曲挛缩不对称会造成腰外侧屈曲。只要患者是平卧的，侧弯可以通过保持直线来预防。躯干和颈部的对齐（图 47-6）。然而，这条曲线在发病时往往是隐匿的，直到患者开始行走才能被识别。在行走早期观察到的症状可能只是暂时适应疼痛和伤口紧张，但一个持续的症状可能预示着脊柱侧弯的发展。脊柱弯曲的其他细微迹象是肩关节水平的不对称，肩胛不对称，上肢与躯干依赖的不对称，以及骨盆边缘水平的不对称。一旦发现脊柱弯曲，就与患者一起制定脊柱活动锻炼计划；然而，一旦形成不对称挛缩，就很难通过治疗手段将其拉长，因此，尽早手术治疗变形性瘢痕可能比轻微的脊柱侧弯持续存在要好。

（四）肩带（腋窝）

上肢方案的重点是通过抬高来减少水肿。水肿在 48 ～ 72h 内若未能减轻可促进畸形的发展。此外，上肢抬高技术不当可能导致软组织钙化、骨密度增加和神经压缩性病变。肩胛骨和腋窝复合体的推荐位置是外展 90°，水平内收 15° ～ 20°，向最大方向外旋转。如果这种位置保持较长时间，仅外展关节就会使肩关节面临前半脱位的危险。在解剖学上，放置在水平内收位可以减少臂丛神经张力或周围神经压迫的可能性。肩关节外旋可以抵消内旋和内收畸形，并保持肩关节软组织的平衡。

肩部的体位摆放可以通过支具、硅胶填充枕头、床头柜、泡沫臂槽、金属外展槽和吊挂在梯形机构上的热塑性吊索来实现（图 47-7）[23]。因为瘢痕增加了挛缩发展的风险，所以肩关节的支具变得更重要。飞机支具已用于解决腋窝挛缩和术后功能重建[24-26]。在进一步研究文献的基础上，一项随机对照试验对有肩烧伤受累的成人进行了功能性结果的比较，并确定肩支具并不能改善研究人群的临床结果。该试验中患者对肩夹板低接受度和低依从性是结果的主要原因[27]。然而，最近一项新设计的多轴肩外展支具的初步研究得出结论，与未使用支具固定的患者相比，该装置在肩外展角度上有显著改善[28]。需要进一步研究肩支具的使用，以确定患者类型、设计原则和使用时机。

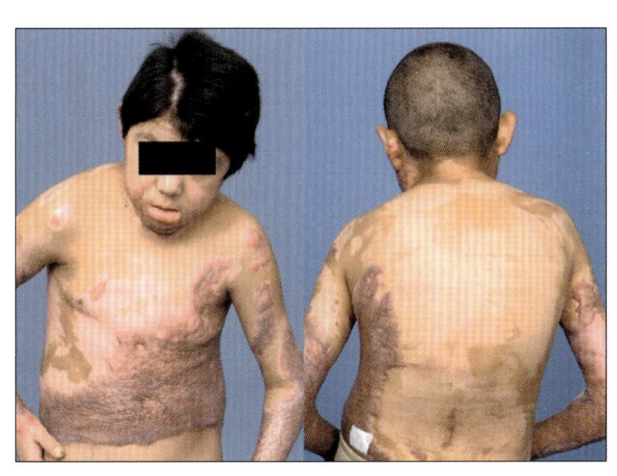

▲ 图 47-6 左胸、左腹、左外侧躯干损伤所致的脊柱侧弯

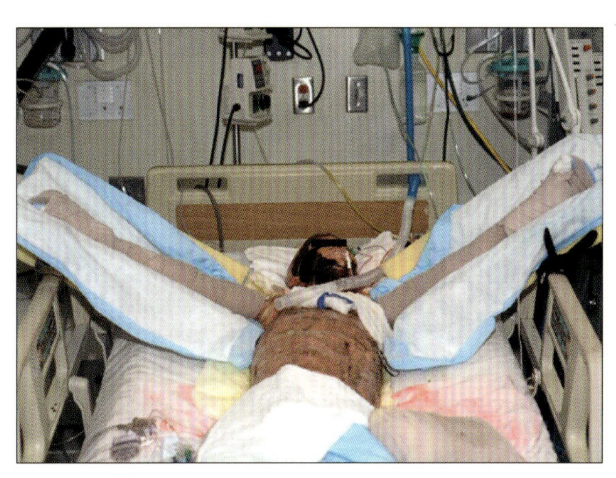

▲ 图 47-7 泡沫臂槽用于肩部在床上的定位

在必要的情况下，可以修改肩部支具。为了适应伤口敷料和促进愈合，可以制作三件飞机支具（图 47-8）。患者术后卧床难以制作飞机支具，可以换用泡沫楔形支具。截肢患者可能需要适应其他固定方式。预制飞机支具配备的机械装置可以根据可用的肩部关节活动度进行调整[19, 20, 22]。8 字形腋窝包扎可以与飞机支具一起使用，提供腋窝压力和皮肤伸展（图 47-9）。通过对瘢痕松解及植皮后的 8 字吊索描述性研究，表明该装置安全、舒适、使用方便，促进了患者的依从性使用；结果至少和使用外展支具一样可靠[29]。要成功地管理肩关节挛缩，体位摆放方案必须辅以 ROM、力量和耐力的日常锻炼。

（五）肘部和前臂

急性期，肘部的理想位置是仰卧和伸展位。肘部可能会因严重烧伤屈曲挛缩，造成关节暴露。完全伸展是肘部的保护位置。如果关节暴露在后方，可能需要几个星期的刚性维持。如果关节没有外露，在烧伤后不久就可以开始活动，增加屈曲范围。肘部是所谓的手的传递系统的一部分，肘部弯曲到完全或接近完全的范围比完全或接近完全伸展的范围更重要。

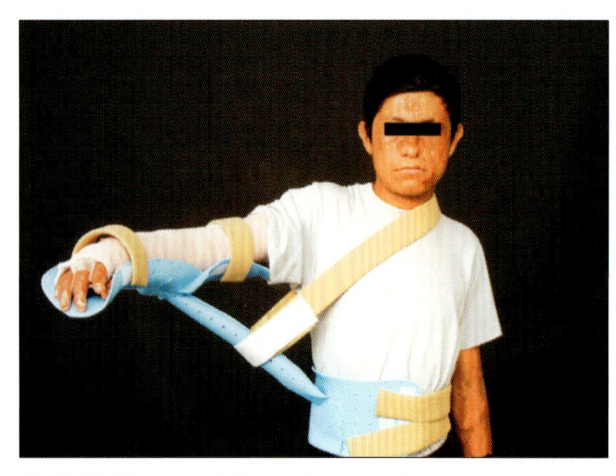

▲ 图 47-8　可以制作一个三件套飞机支具，以适应伤口敷料和促进愈合的同时，保持肩膀绑架

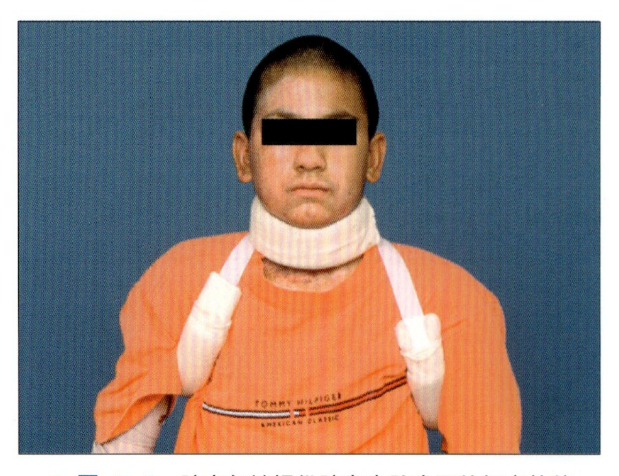

▲ 图 47-9　腋窝包被提供腋窝皮肤表面的恒定拉伸

与屈伸相比，桡骨头旋前和旋后受烧伤的影响较小。旋前圆肌和旋后圆肌在电烧伤事故中经常受伤，因为它们附着的骨骼受热、导电性差，破坏了靠近它的肌肉。前臂旋转是准确放置手部的关键，康复计划必须在功能任务和技能训练中解决前旋和后旋问题。根据受伤部位和严重程度的不同，前臂可能处于中立位或轻微仰卧位。静态肘部支具可以是软的，也可以是用热塑性材料定做的。可以在烧伤敷料上制作前肘矫形器。动态肘伸或屈曲支具可用于提供长期、温和、持续的拉伸和帮助纠正挛缩[30]。前臂动态内旋（外旋）支具可定制或购买，用于矫正挛缩[19, 20, 22]。

（六）腕（手）

通过初步评估到长期随访对于手烧伤患者的功能恢复结果至关重要[31]。治疗师必须彻底了解热损伤对手腕和手的解剖结构的影响。存在的手背水肿导致内在的肌肉缺血和由此产生的“内收”姿势。手腕屈曲、掌指关节（metacarpophalangeal，MCP）过伸、指间关节（interphalangeal，IP）屈曲、拇指内收、拇指 IP 屈曲无支撑烫伤手姿势。整体外观为爪畸形（图 47-10A）。全层皮肤烧伤后手背水肿导致 MCP 过伸和 IP 屈曲位置改变（图 47-10B）。这种姿势的持续下去会导致爪样畸形。爪状手的姿势主要是由于烧伤后水肿，但在整个治疗过程中可能由于瘢痕挛缩或存在周围神经病变而持续存在。其中，第 2 和第 5 指最容易形成 MCP 过伸，因为都有一个适当的伸肌腱。

浅表烧伤会导致轻微的暂时性水肿，而全层损伤在烧伤后表现出更严重和更持久的水肿。表浅的手部烧伤不应该用支具固定，以便于频繁活动和独立工作[2, 3]。在严重的热损伤情况下，重要的是监测血管功能不全或骨筋膜室综合征的体

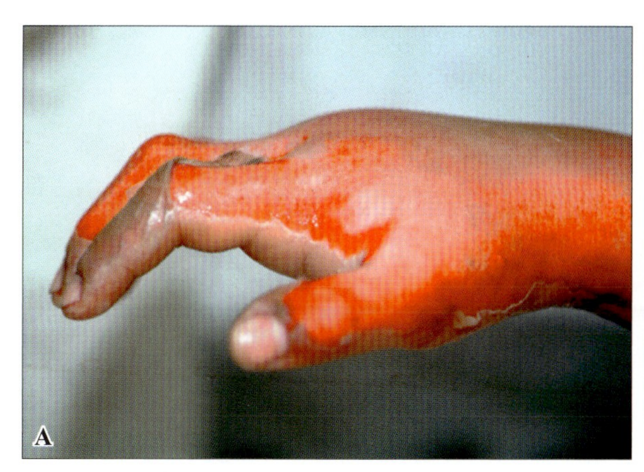
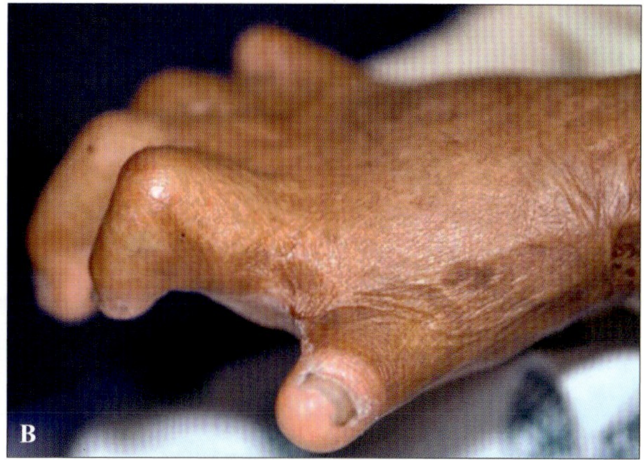

▲ 图 47-10 A. 手背全层烧伤后水肿：掌指骨延长和指间屈曲；B. 由于坚持这种姿势而造成爪形手

征和症状。在治疗手部烫伤性水肿时，如果能够在不损害手的神经血管供应的情况下完成，那么始终将手置于高于心脏的位置是非常重要的[19, 20, 22]。

烧伤后手腕和手的急性功能固定是为了控制水肿；固定（保护）肌腱、关节结构和（或）皮肤移植物；最佳固定是保持软组织长度和功能。在最初的 24 ～ 72h，建议将手腕用支具固定，使 1 ～ 5 个手指的 MCP 关节由于手腕和手的正常肌腱固定术而屈曲。手腕伸展是控制位置和防止爪手畸形的关键。建议腕关节功能位置在 0° ～ 30°。

烧伤的手腕和手应该放置在与伤口挛缩相反的位置。对烧伤文献的回顾表明，对于腕和手的固定存在一些分歧。一个由烧伤康复专家组成的小组一致讨论了 MCP 关节支具在夜间屈曲至少 70° 的问题[2]。另一组烧伤专家更进一步描述了选择的位置是手腕伸展，MCP 屈曲＞ 60° 和 IP 关节伸展[3]。第 3 组，包括外科医生，描述理想的姿势为手腕伸展 20° ～ 30°，MCP 屈曲约 80°，IP 伸展，拇指最大外展[32]。本文作者以前建议烧伤手的最佳位置是手腕 0° ～ 30° 伸展，MCP 70° ～ 80° 屈曲，IP 关节完全伸展（虽然一些烧伤中心可能主张轻微的 IP 屈曲，认为这个位置是“安全的”）。拇指的位置应结合掌侧和桡侧外展，MCP/IP 关节轻微弯曲。文献中描述了一个对烧伤手支具进行改进的例子，通过使用“滚柱”来改善移植区域的保护[33]。显然，需要进行对照研究，确定适当的体位，以减少畸形风险，并确定使用支具维持 ROM 或挛缩管理的最有效方法。所有描述的体位都类似于“本征 +”体位，可以通过康复治疗师制作（安装）烧伤手支具来实现（图 47-11）。烧伤手支具可以适当地放置手部，以尽量减少软组织挛缩和保持功能的灵活性[34]。连续性支具推荐用于治疗水肿、肌腱暴露、周围神经病和不配合（无反应）的患者。

在中期，固定和支具用于预防（纠正）畸形和保护手术区域。支具可以在背侧、掌侧或内侧（外侧）制作。挛缩是手部烧伤的主要并发症，因为它会影响一个人的日常生活活动能力[5]。关节挛缩也对烧伤幸存者的生活质量产生负面影响，尤其是对身体功能、作用的局限性，疼痛和活力[35]。手烧伤容易合并 MCP 过伸、IP 弯曲和拇指内收，应该用支具固定促进 MCP 弯曲，IP 的扩展，拇指掌侧矫形。烧伤后上肢最常

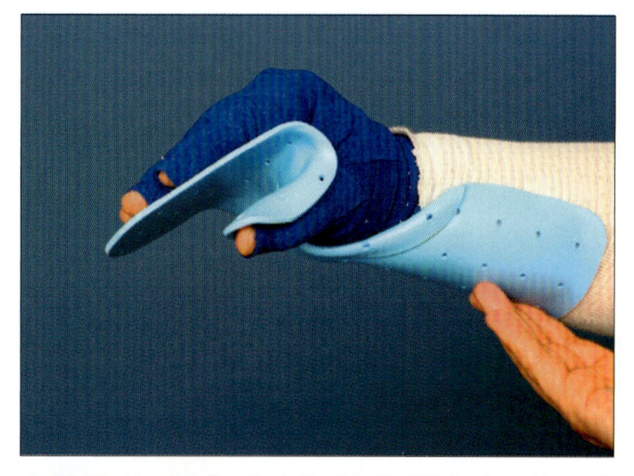

▲ 图 47-11 “本征 +”定位手支具（烧伤手支具）正确定位手，防止挛缩，保持功能

见的挛缩是手腕屈曲、示指 MCP 过伸、食指近端 IP 屈曲、小指 MCP 过伸（近端）IP 屈曲[36]。杯状手掌畸形在功能上是有害的，因为这使它不可能顺利地抓住物体（图 47-12）。

前臂掌侧表面烧伤易导致腕关节屈曲挛缩，而背部烧伤则可能导致腕关节背伸挛缩。如果手腕 ROM 在一个特定的方向上受到限制，就需将手腕固定在相反的方向上。由于瘢痕挛缩、肌肉不平衡或尺神经病变，第 5 指有时会被拉入极度外展和过伸。拇指也可能发生类似的移位，变成内收和向后。重要的是要记住，MCP 关节问题的可能性存在于整个瘢痕成熟过程中。手掌烧伤易发生 MCP 屈曲和拇指对位错位，应让支具夹入使手掌伸展和拇指桡侧外展。

静态热塑性支具在临床应用中可具有有效的临床结果。然而文献回顾表明，没有强有力的证据表明使用静态支具预防瘢痕挛缩[37]。最近，一群外科医生和治疗专家合作研究了烧伤后上肢的连续支具，他们发现术前使用支具可能会导致较少的手术干预，轻微的挛缩可能会完全纠正[38]。

在定制支具中可以看到两个常见的错误，这些支具的设计目的是获得 MCP 屈曲和拇指在 MCP 屈曲（外展）的位置。如果支具的远端横向褶皱不接近第 2 ～ 5 指的 MCP，支具将阻碍而不是有利于 MCP 屈曲。如果支具的拇指部分施加掌侧压力而不是内侧压力，MCP 就会扩张，第 1 个掌骨就会相应地变得更加内收。第 1 掌指关节应保持轻微屈曲，支具压力应仅施加于内侧表面。任何程度的第 1 掌骨内收挛缩都增加了近节指骨被推入过伸并最终进入半脱位的可能性。

在手部环形烧伤的情况下，为了防止屈曲挛缩和手掌火罐样畸形，需要制作一个手掌伸展支具（图 47-13）。烧伤手支具和伸展支具可以交替使用。可以制作一个“三明治”支具，包括烧伤手支具，在 IP 关节上有一个背壳，以防止手指弯曲。所有支具都可以用弹性绷带或尼龙搭扣固定（图 47-14）[39]。单独的支具用于防止屈曲挛缩，限制杵状指畸形，并保护外露的伸肌腱直到伤口闭合。最近，一组手功能治疗师将数字化沟槽样支具应用于一件紧身衣中，以提高儿童对穿

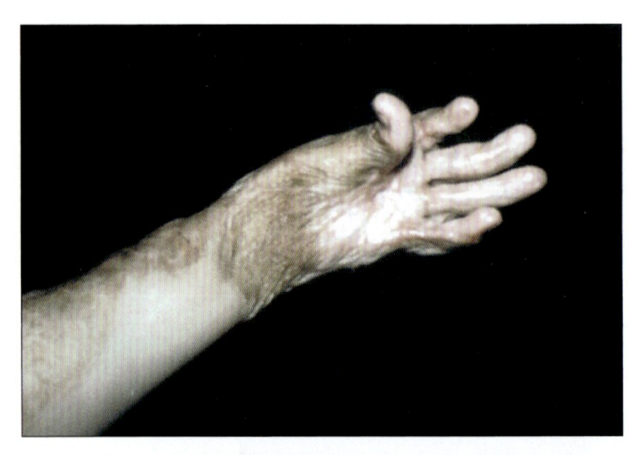

▲ 图 47-12　杯状手掌畸形限制了手正常抓握物体的能力

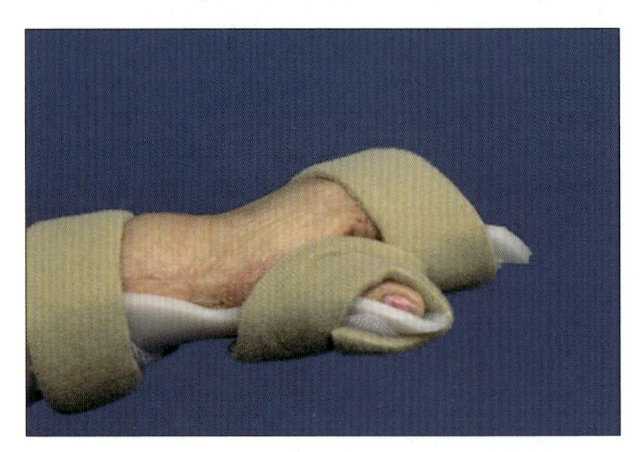

▲ 图 47-13　手掌伸展支具拉伸手掌挛缩的例子

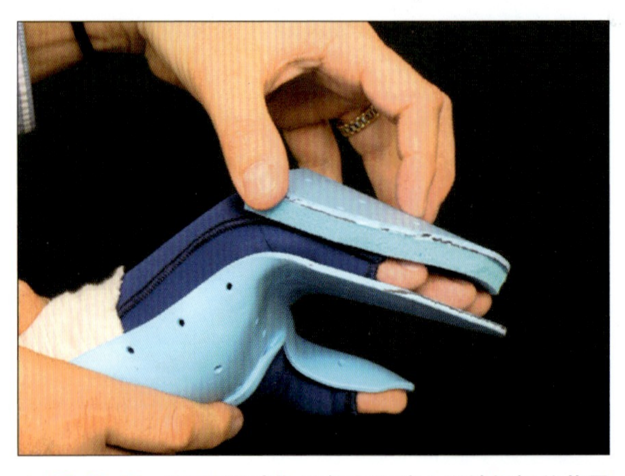

▲ 图 47-14　“三明治式”手部支具防止近端指间关节屈曲挛缩

着时间表的依从性[40]。C- 条支具用于防止第一网格空间内收挛缩。8 字支具适合纠正或限制天鹅颈畸形。

动态支具用于提供长时间低负荷拉伸，以抵消瘢痕收缩力，并推荐用于纠正瘢痕挛缩。手的动态支具将集中于 MCP 伸展（屈曲）支具、IP 屈曲（伸展）支具和拇指外展，可能包括预制

或弹簧加载支具（图 47–15）[41]。患者可能需要动态支具来辅助矫正周围神经病变导致的肌肉衰弱。治疗师密切监测动态支具，并经常做出调整，以提供有效的组织动员。此外，还经常检查动态支具板的配合，以确保解剖结构保持正确对齐。

（七）臀部

当前面的烧伤从腹部延伸到大腿，髋部屈曲是舒适的位置。髋部固定在任何程度的屈曲位都会造成姿势改变。双侧对称挛缩增加了腰椎前凸、膝关节屈曲或两者皆有。不对称挛缩会引起骨盆倾斜和脊柱侧弯。在成人和较大的儿童中，大腿内收的可能性大于外展的可能性，而在早产儿中，髋关节外展挛缩畸形排第二位。因此，对于髋部，预防位置是充分伸展，0° 旋转，对称外展 15°～20°。如果为了减轻浮肿需要抬高上半身，那么整个床架都要抬高，使用放置在床头的木质减震块，或者将床放置在反向的低头仰卧位（Trendelenburg 体位）中，由垫脚板支撑。柔软的床垫应该避免使用，因为它们可能会促进臀部弯曲。髋关节固定是通过使用外展枕头和其他消除髋关节旋转的捆绑装置来完成的。如果患者佩戴双侧足支具，则可以在支具上使用连接棒，实现前面所述的双侧髋关节所需的位置。髋关节屈曲挛缩可以通过髋关节前棘或三点式髋关节伸展支具连续矫正（图 47–16）[19, 20, 22]。髋关节细微的屈曲挛缩在患者站立时很容易被忽略，只有腰椎前凸或躯干向前或侧移的轻微增加。如果已形成的髋关节屈曲挛缩不经手术矫正，身体姿势可能会因脊柱侧凸或过度前凸而永久改变。

（八）膝

下肢前或后表面的烧伤横跨膝关节可能导致膝关节弯曲。前侧深度烧伤可暴露关节，有时破坏髌腱。后侧深度烧伤可形成桥接性瘢痕。膝关节的适当位置是充分伸展，用支具固定，或在严重的情况下，用骨骼牵引，直到四头肌功能有效和患者能走动为止。此后，必须使用夜间支具，直到瘢痕挛缩不再构成威胁。膝关节支具可能包括一个定制的热塑性膝关节矫正器或软膝关节固定器。

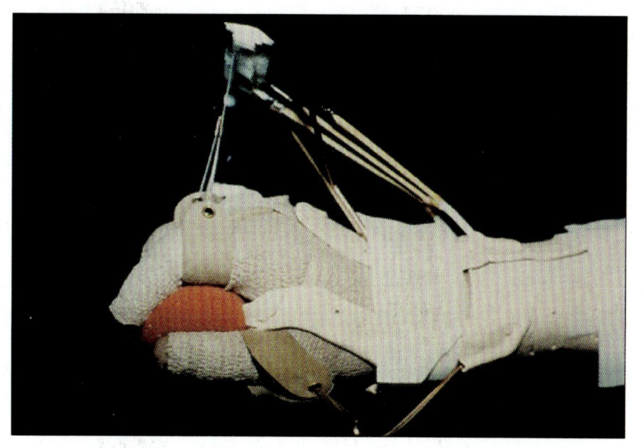

▲ 图 47–15　动态掌指骨伸展支具促进手部功能的使用

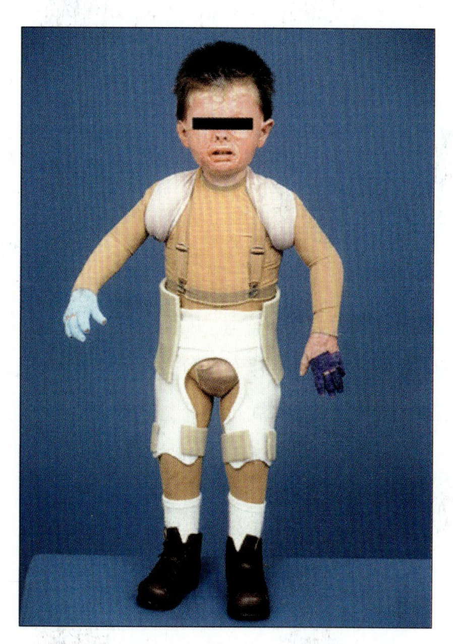

▲ 图 47–16　采用髋关节前棘支具预防髋关节前屈曲挛缩

持续的双膝屈曲挛缩会导致髋关节屈曲。持续的单侧挛缩可能导致骨盆倾斜和脊柱侧弯。就像髋关节一样，姿势的改变可能非常细微，以至于被忽略了。即使是轻微的挛缩，矫正也应是外科手术的优先事项，消除软性桥接性瘢痕带也应是外科手术的优先事项。这种瘢痕带不能完全影响膝关节伸展，但会使患者习惯性地保持膝关节轻微屈曲。

（九）足（踝）

踝关节内翻是最常见的足部畸形。最初，它更多的是在重力作用下，与胫骨关节中点支撑脚的功能受损有关，而不是与烧伤的早期影响有关。腓深神经和腓浅神经功能的丧失会导致足部背屈和外翻运动的丧失而发生马蹄足，从而使问题复杂化。最终足的全部畸形包括是踝关节内翻、后足倒置、前足内翻。脚踝内翻很快就会变成一种抵抗性畸形，几天甚至几个小时之内，足部就不能再以 90° 背屈的中立踝关节位置来固定。最终，瘢痕、肌肉和包膜结构的挛缩结合起来导致畸形。

马蹄畸形足、后足倒置和前足内翻等畸形，可通过精确的、刚性的中线支撑或轻微的背屈支撑支具来预防。如果必须俯卧护理患者，必须让足从床垫上自由下落。静态支具，如果没有一个经验丰富的治疗师正确地执行，往往是不成功的。因为患者趾屈倾向使支具移位和支具的边缘接触皮肤，常导致足跟、踝、脚趾溃疡。如果足保持安全和抵抗挛缩位，一个稳定的踏板是有效的。对于大面积烧伤，尤其是下肢的环形烧伤，如果牵引点位于踝关节运动轴后方的跟骨内，结合跟骨牵引力的骨骼悬浮液将在中性点支撑脚。平衡牵引系统要求膝关节屈曲时用胫骨销支撑在胫骨结节水平。跟骨销不能防止马蹄足。如果必须使用牵引数周，可能需要在第 1 或第 1 和第 2 跖骨的近端拉式背钉来支撑前脚。当跟骨牵引不足以矫正马蹄足时，跨跖骨钉也很有用。

轻微的马蹄足畸形可以通过站立和行走来矫正。一开始，特制的鞋可以用来适应畸形。如果患者必须卧床，通过跟骨牵引可能是矫正畸形最快、最有效的方法。即使瘢痕挛缩导致畸形，牵引力也是有效的。对主要为轻微挛缩的畸形矫正，单独使用石膏或后支具是有用的。对于周围足（踝）关节烧伤的治疗，也制作了前足支具，并与后足支具交替使用，以防止足底或足背挛缩[19、20、22]。多足弓系统足部支具可以用来固定烧伤的足（踝）关节，因为它可以减轻足跟压力，防止压疮（图 47–17）。对于固定不变的畸形，瘢痕松解 + 跟腱延长联合或不联合后囊膜切除术是一种标准的手术治疗方法，但却产生不一致的结果。矫正通常是中性或轻微背屈。Ilizarov 技术已在严重病例中得到普遍满意的结果[42]。无论如何矫正，如果没有背屈运动，像踝关节的运动范围只有几度，踝关节融合可能是最终产生最佳的功能效果的一种方式。

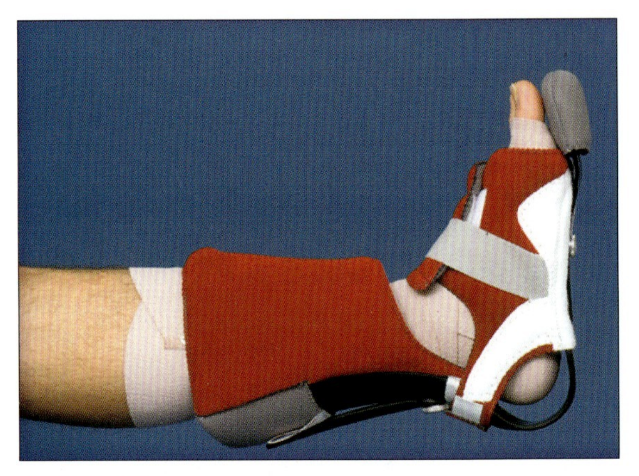

▲ 图 47–17 采用多足弓系统足部支具对烧伤足部进行适当定位，防止足跟及踝部皮肤破损

足部最常见的畸形是由于足背瘢痕挛缩引起的脚趾过度伸展。这种畸形在发病时是隐匿的，并且很难预防，因为没有一种非骨骼支具可以固定弯曲的脚趾。最严重的畸形包括跖趾背侧半脱位，根据瘢痕位置可能涉及一个或所有足趾。跖骨头变得突出在足底表面，行走可能是痛苦的。矫正畸形需要手术解除挛缩和人工矫正畸形，严重的情况下，需要将足趾固定在矫治过度的位置（即 跖趾和趾间屈曲）。除非患者在手术后能够实现所有足趾的主动跖趾屈曲，否则畸形通常会复发。

从腿到足到足趾的瘢痕挛缩，如果瘢痕是内侧的，可能会把足拉入明显的内翻，如果瘢痕是外侧的，可能会把足拉入外翻。第 5 和第 1 个足趾可能被相同的瘢痕带分开移位。这些挛缩必须经常手术矫正。在一个孩子的成长过程之中，挛缩畸形将导致骨骼畸形，并将永久性影响脚和踝关节功能。即使是轻微的逆行，无论是由于瘢痕牵引还是运动无力，都会增加脚外侧的压力，导致创面形成，行走疼痛。有时，第 5 跖骨甚至需要手术行部分截骨。

当存在前后瘢痕挛缩时，距骨将与跟骨保持在相对足底弯曲的位置，因为中足和前足被拉入背屈位。结果就是所谓的摇杆底足，距骨的头部成为主要的负重骨为特征。由于软组织缺乏，血管和神经不能伸展以适应纠正后的位置，这种畸形一旦形成就无法用通常的外科方法进行矫正。Ilizarov 技术也许能部分解决这个问题。取下距骨的头部可以提供一个合理的承重面。对于慢性溃疡性疼痛，截肢是最好的治疗方法 [42]。

下肢矫正治疗

关于成人和儿童足部烧伤的外科手术治疗已发表了多篇文章 [43–46]。矫形师治疗受伤足部的方法取决于烧伤的程度。烧伤后足部挛缩畸形是烧伤康复小组所有成员面临的一个复杂问题 [47]。可选择的干预包括含或不含调整的矫形鞋、矫形插入、踝足矫形器（ankle–foot orthoses，AFO）和脚跟提升。骨科鞋是下肢矫形学的基本组成部分，在烧伤足部畸形矫形时可以进行一定的修改。这些鞋的修改可能包括弓垫、成型的脚热塑性塑料、舌垫和跖骨棒。理想的鞋子应该适当地将所有的力量分配到脚上，减少对敏感或变形结构的压力，并鼓励足部的整个表面承重。脚底支架的衬垫，如加州大学生物力学实验室型，可根据指示使用。

在行走前阶段，患者可安装上述矫形器；如果使用得当，可以使踝关节处于平衡的位置，帮助预防或矫正足底（背）挫伤，纠正足的内翻（外翻）。

在严重的下肢烧伤的情况下，腿部长度的差异是常见的，应该通过穿定制鞋来解决。踝足融合很难处理，尤其是在严重热损伤的情况下。在大多数情况下，导致的畸形是马蹄形足。传统的和热塑性系统都可以用来治疗马蹄内翻足和马蹄足。这些系统可能包括金属 AFO、聚丙烯塑料后 AFO（实心踝关节或关节）、带有箍筋附件的 AFO 或带有箍筋和髌腱支持的 AFO。可以在 AFO 中加入背屈弹簧辅助，以帮助踝关节的弱运动。不同的肩带，如外翻矫正带，可以附加在 AFO 上，以矫正特定的问题。表面的材料，如硅胶、等离子体、铝磷灰石等，可以结合到 AFO 中，以保护软组织，提供总表面重量，并适应可能出现的任何解剖异常（图 47–18）。如果预期 ROM 会改善，则可以制作一个 AFO，可以随着患者的进展进行修改。如前所述，踝关节并入 AFO；然而，该装置是需要固定铰接的。

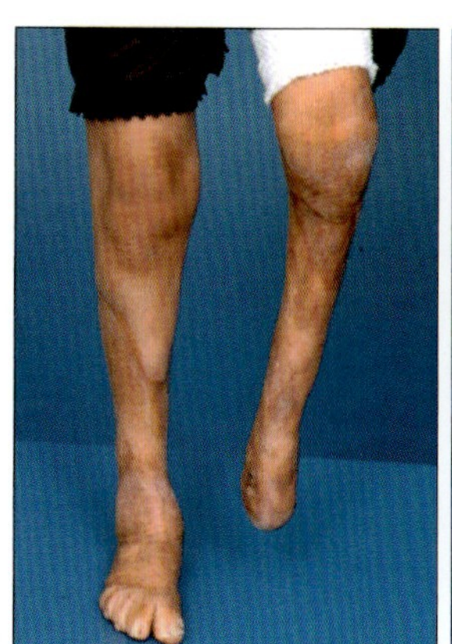
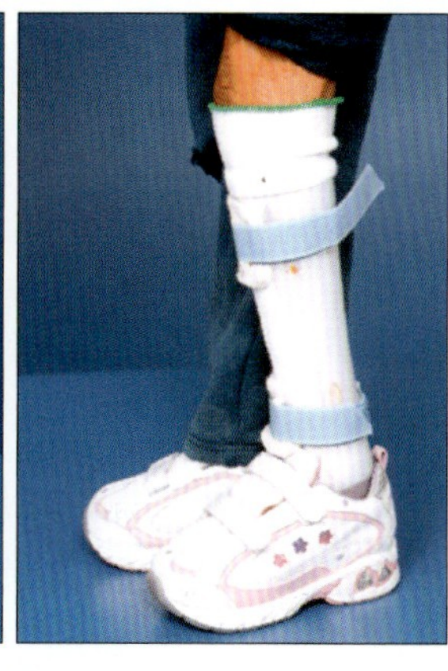

▲ 图 47–18 需要特殊材料来适应解剖异常
标准的踝足矫正器可以用硅树脂材料制成，以适应过度的瘢痕和肢体脱落

在更复杂的情况下，根据下肢的解剖和功能，膝 – 踝 – 足矫形器、臀 – 膝 – 踝 – 足矫形器或躯干 – 膝 – 踝 – 足矫形器也可为最佳功能效果而设计 [48]。

（十）石膏固定

多个作者已经确定了石膏固定是作为烧伤瘢痕挛缩治疗的一种新选择 [5, 49–54]。石膏已用于烧伤患者术后固定，以促进移植物粘连和减少愈合重建阶段瘢痕挛缩 [54]。下肢植皮后的环形包扎是保护下肢的有效方法 [55]。在烧伤门诊患者中，患者主动 ROM 因瘢痕组织形成而受限时，可用石膏固定 [52]。Dewey、Richard 和 Parry 制定了石膏作为一种替代使用矫形设备在烧伤创面挛缩管理规范 [9]。

文献中报道了石膏应用于手部 [56–61]、腕 [54.60]、肘 [54、62]、腋窝 [63、64]、膝 [54] 和踝关节 [53.54] 的抗挛缩内翻的例子。在 2000 年发表的一项回顾性研究中，Richard、Miller、Staley 等比较了瘢痕按摩，治疗性锻炼，压力疗法的多模式组和采用包括静态或动态支具和石膏的渐进疗法组，作者发现，在渐进疗法组，烧伤瘢痕挛缩天数明显少于多模式组 [50]。

石膏固定工作基于应力松弛的生物力学原理，在很大程度上与静态支具设计相同 [9]。与静态支具类似，石膏固定是一种用于增加瘢痕组织伸长率的康复方法 [2]。一系列石膏的应用提供了一种低力、长时间的应力，可导致结缔组织永久的塑性变形[51]。石膏固定的目的是通过恒定的周向压力使胶原蛋白在平行和加长的状态下逐渐重新排列[53]。石膏提供的用于矫正挛缩的组织伸长的延长、柔和和持续的拉伸（图 47–19）。烧伤瘢痕在持续牵引下，胶原在应力作用下呈平行排列[65]。无论结缔组织是瘢痕性的、收缩性的，还是手术缩短的，都可以施加长时间的低强度拉伸力[66]。

文献回顾表明，当患者不配合、不耐受支具、ROM 持续受限或植皮部位需要保护或固定时，通常采用石膏固定[51, 53, 54]。患者依从性是一个问题（例如，在儿科患者或患者的觉醒减少），石膏固定可以是一个相对简单、快速、无痛的干预，并提供一个替代复杂的支具的方法。Purdue，和 Hunt 对 35 例瘢痕挛缩患者在烧伤后平均 161d 进行了石膏固定，发现他们的 ROM 都有显著改善，这就提出了一个问题，为什么连续铸造石膏固定常常被认为是最后的选择[54]。

此外，临床医生可能会因为开放性伤口而犹豫是否要使用石膏，尽管已经有人提倡使用石膏固定来保护皮肤相关部位移植[55]。Ricks 和 Meagher 对 36 例下肢烧伤患者皮肤移植后即刻应用石膏进行了评估[55]。他们发现石膏组显著减少皮肤移植到创面愈合的天数，且具有较高的皮片贴附性，对 ROM 挛缩具有较少的术后干预性。当患者对传统疗法没有反应时，经常提倡使用连续性石膏作为最后的治疗手段，通常主要用于长期康复阶段[2]。

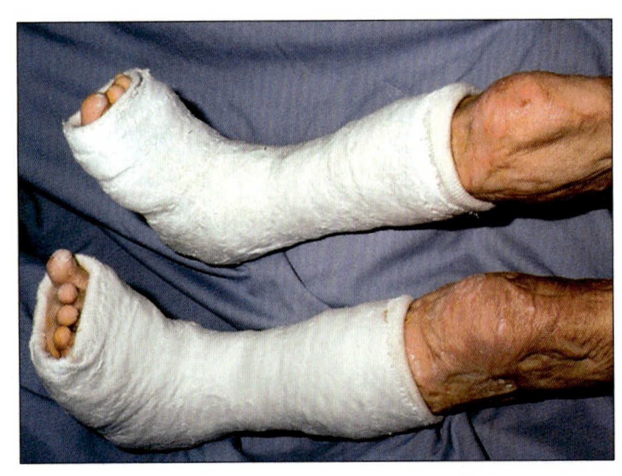

▲ 图 47–19 提供长期、温和、持久的拉伸，帮助组织伸长和挛缩矫正，无疼痛

石膏固定已被描述用于成人和儿童患者群体[51、55、56、59]。评估应包括测角测量、关节的感觉评估，关节结构、制动时间、皮肤或伤口状况、神经血管状况、功能需求和所有参与各方的认知。患者将被告知石膏的应用位置、石膏固定的持续时间以及任何受限制的活动。Ridgway 描述连续石膏技术和程序：①皮肤卫生；②瘢痕按摩；③评估；④伤口敷料；⑤应用硅胶；⑥肢体的 8 字形包装或管状绷带；⑦在骨性突起上填充；⑧一个治疗师体位固定和一个治疗师制造[53]。临床医生需要提供足够的压力缓解骨突起以防止皮肤破裂。在石膏制作、拆除和重复制作间隙只允许最小的时间间隔。连续石膏可作为相邻关节的静态支具的补充。

患者在石膏应用拉伸前可能需要提前用药。应采取预防措施，以确保适当和均匀地应用填料，包括在石膏的近端和远端。石膏材料应尽可能地用张开的手卷起或处理。过度成型或过紧地应用是必须避免的，可能导致压迫神经病或血管损害。打石膏是一种放热反应，它会引起石膏材料内部和下面的温度升高，从而导致热力烧伤的危险。当使用温水浸泡的厚石膏在垫子上等待固化时，发生热损伤的风险最大[67]。应避免过厚的层数和水温高于 24℃。在石膏的固化过程中，将患肢放在垫子上，会使患肢有进一步损伤的危险[68]。

制作石膏有各种各样的材料。最广为人知的可能是 Paris 石膏。石膏与温水反应时凝结很快。石膏铸件价格便宜，强度大，易于制作。然而，它们需要更长的干燥时间（24 ～ 48h），容易产生凹痕和皮肤刺激，而且很重。这种技术的缺点包括防水性能下降，如果构造不够坚固，会造成破损。石膏模型可以用石膏锯拆除，也可以用剪刀湿润和拆除。

玻璃纤维石膏材料是 Paris 石膏的另一种选择。玻璃纤维浇注带与冷水反应时凝固快。玻璃纤维材料要求较短的干燥时间（15 ～ 30min），重量轻，经久耐用，并能抵抗灰尘和水。玻璃纤维浇注法比石膏浇注法成本高。由于玻璃纤维的磨蚀性能，治疗师在处理铸造和拆卸过程中必须戴手套。在脱模过程中，应保护患者的皮肤和衣物不接触玻璃纤维浇注带和玻璃纤维。玻璃纤维铸件需要用铸造锯锯掉。

最近，非乳胶聚酯材料，如德尔塔石膏已经被用作石膏和玻璃纤维的替代品。这些类似于玻璃纤维的材料非常轻、非常灵活，而且由于它们的弹性特性，贴合度非常好。这些石膏可以以双瓣膜的方式切割，以便在伤口护理、卫生和运动后取出并重新使用[69]。

石膏制作完成后，临床医生应检查石膏的硬度、四肢神经血管状况、石膏边缘锋利程度以及材料与相邻组织摩擦的迹象。制作完成后，患者应感到轻柔但不疼痛的伸展。第一个石膏应在大约 24h 内取出；此后，根据患者的耐受性，可一次使用时间最多 1 周。在文献中，报道的更换石膏频率从每天到每 10 天不等[53, 54, 57, 60, 62, 63]。如果在开放性伤口上进行石膏固定，则应每 1 ～ 2d 取出一次，以避免在伤口愈合过程中出现并发症[53, 55]。采用石膏材料固定来处理瘢痕已被证明是有用的[53]。当 ROM 恢复正常或没有进一步的功能增益时，石膏固定的治疗应终止。

根据烧伤护理专业人士的共识峰会，传统观点认为需要重复评估烧伤患者连续石膏的使用，需要制订标准化石膏治疗方案，并需要研究评估在烧伤治疗的各个阶段的连续石膏治疗，以及抗挛缩治疗的有效性[2]。

四、假肢干预

假肢是一种用来复制缺失肢体功能和外观的装置。烧伤患者中截肢最常见的原因是电损伤，但也可能是严重的热损伤。截肢造成严重的生理和心理后果，影响生活质量[70]。假肢是由认证的假肢专家设计、制作和安装的。每个假肢都是根据患者的需要个性化的。但是，总的来说，假肢应该穿着舒适，容易脱下，重量轻，结构耐用，外观美观。假肢修复师及康复专业人士在设计假肢及其组成时，会考虑以下因素：截肢程度、残肢形状及轮廓、功能期望、认知能力、职业要求、兴趣（休闲追求）及财务资源。标准的假肢需要提供广泛的基本信息和对许多可用部件及其用途的解释和用途[71, 72]。

严重烧伤和截肢的患者有长期残疾，并面临相当大的功能缺陷。

严重烧伤的患者有感觉运动受限，这可能影响他们使用假肢的能力。假肢的局限性和优点是计划治疗时需要考虑的重要因素。这些患者可能表现出肌肉无力，这在非烧伤患者中是不常见的。应注意薄弱环节，并提供补偿，如通过校准或试验以提高关节稳定性。烧伤患者与未完全累及全身的患者使用残肢的方式可能不同。假肢康复应加强适应性和必要的补偿方法。假肢修复师面临的挑战是设计出一种对可能有多重限制的人最有用的设备。要使设备有用，就必须使它尽可能容易使用。简单性通常决定设备是成功还是被丢弃。

假肢可能是临时假肢或长期假肢。临时假肢是在残肢还未成熟时安装的装置。当临时残端体积减小或需要在较大的敷料上安装时，使用临时假肢。这些装置通常是简单的、被动的装置，允许早期的运动技能和负重。一些患者将继续使用临时假肢较长时间，而身体的其他部位正在接受治疗。在长期装配前，身体重量，残肢体积，磨损和使用模式应该是稳定的，以优化长期假肢的使用效果。长期假肢是在残肢完全成熟时安装的。临时假肢的使用并不是强制性的，但是使用临时假肢将改善长期假肢的配合和控制，其次可能减少烧伤后康复所需的时间。

烧伤康复中的假肢准备从术后阶段开始。截肢者包括防止挛缩的支具和早期人工关节治疗。上肢支具可延伸至残肢远端以上，以匹配整个肢体的长度，从而帮助患者保留长度的概念。最初，治疗师必须解决：促进伤口愈合、疼痛管理、残肢塑形、挛缩预防、皮肤脱敏技术（轻拍、按摩、瘢痕移动、压力应用）、水肿控制、调节悲伤情绪的应对机制。早期套接会遇到一些皮肤问题，但这些问题通常不是很重要。硅胶或聚氨酯嵌体已经成功地用于烧伤瘢痕皮肤的减压。随着伤口愈合的进展，假肢训练将开始集中在假肢装置的护理、don/doff 方法、皮肤检查常规、用假肢负重和渐进式功能技能等方面。

正如上肢不同于下肢，上肢和下肢假肢也不同。成功使用上肢假肢的最低要求是躯干控制以支持直立姿势，足够的上肢力量以选择性激活控制装置，以及静态和动态平衡技能。患者将需要训练特定的身体运动，以进行对上肢假肢的控制。肩关节屈曲提供了极好的力量和功能范围的日常活动。它可以用来弯曲肘部，激活终端设备，以及远离身体中线的活动。肩胛骨牵拉训练用于激活末端装置和促进中线或身体附近的精细运动任务。肩关节抬高下降、伸展和外展的其他运动最常用于锁定或解锁肘关节。

不同类型的上肢假肢可以从主要是被动的或美观的一个连续统一体，以功能为主。大多数设备处于美观和功能的中间区域。美观假肢很难保持清洁，昂贵，为了美观牺牲功能作用。功能性假肢分为两类。它们可以设计为身体内部供电（使用电缆）或外部供电（肌电控制或开关控制）。身体动力假肢在成本和重量适中，更耐用，并提供更高的感官反馈。然而，他们需要更多的大的肢体运动，可能不那么美观。外部供电的假肢装置有更多的近端功能，更大的抓握能力和强度，以及更美的外观效果。但是，它们又重又贵，感官反馈较少，而且需要更多的定期维护。无论拟安装的假肢类型如何，在7～30d内安装上肢动力假肢与较高的接受度和成功率相关[73]。肢体动力假肢是烧伤康复中最常用的假肢，表47–1描述了上肢假肢的组成[74, 75]。

修复上肢假肢的目标应该包括稳定的肩带，以允许整个肢体的整体运动的便利性，设备的节能使用，以及正常上肢的外观。表47–2描述了上肢承受压力和重量[74, 75]。

成功使用低弹性假肢的康复计划从装置的穿脱、转移技能、建立佩戴耐受性的活动、加强平衡反应的练习和前导技能开始。使用下肢假肢的临时负重治疗通常从倾斜台开始，然后在双杠上进行站立和移动。康复目标应涉及稳定性、移动方便性、能量效率和自然步态的外观[76]。表47–1概述了下肢假肢的常见组成部分及其功能。

下肢假肢的成功使用需要达到以下最低要求：躯干直立控制、上肢力量充足、下肢稳定和控制能力充足、静态和动态平衡技能以及良好的姿势调整。当患者的伤口愈合良好并能承受压力和负重时，下肢假体装配就开始了。下肢装置可

表47–1　假肢部件

上　肢	功　能	下　肢
接触系统	假肢和残肢的界面 选择性加压和减压	接触系统
缓冲系统	假肢固定在残肢上 功能上进行力的传递	缓冲系统
控制系统：通常是肩膀或胸部的运动	将身体的运动与假肢连接起来	控制系统：通常是髋或膝的运动
插入式肘关节	手向中线运动 在站立阶段、平稳摆动阶段和坐姿与跪姿运动中提供支撑	插入式膝关节
插入式腕关节	将假肢连接到终端设备；将终端设备定向到空间中	柄（塔）
终端装置	恢复外观 复制解剖关节 取代手（踝）功能 稳定的承重表面 减震	假足

以是临时性的，也可以是长期性的。表 47–2 按级别划分的下肢截肢类型的详细信息，并确定适当的假肢和组件[74, 75]。

外伤性截肢最常见的两种后遗症是幻感和幻痛。幻感是截肢后仍然存在的感觉。患者通常不会觉得疼痛。患者可能主诉截肢的肢体在伸缩。相比之下，幻痛是源于截肢部位的疼痛感。经评估，疼痛可能是也可能不是皮肤瘤的表现。患者可能主诉持续的烧灼、刺痛、抽筋或感觉姿势不舒服。幻痛最剧烈，逐渐变为间歇性疼痛，夜间疼痛更严重，并常因压力（焦虑）而加重。从治疗的观点来看，幻感可以通过脱敏技术来控制，而幻痛可能对经皮神经电刺激有反应。

假肢评估和装配的整体过程如图 47–20 所示。在烧伤康复中使用假肢设备需要患者、治疗师、假肢医生和外科医生之间的持续配合。复诊应包括假肢再评估。然而，最终假肢设备的使用在很大程度上取决于患者的动机[74]。大多数患肢在标准的日常使用下，预计至少可以使用 3 ～ 5 年。随着孩子的成长和发展，他们将需要更频繁地修改或调整[77]。一般来说，最简单、兼顾功能和美观的假肢系统被截肢者认为是最佳选择。

五、烧伤瘢痕管理

（一）历史回顾

烧伤创面和其他创面一样，通过在受伤部位形成瘢痕来修复受损组织。瘢痕是指因损伤或疾病，纤维组织替代正常组织[78]。在烧伤的情况下，如果处理不当，瘢痕有可能变厚并隆起，导致瘢痕肥大。增生性瘢痕影响外观，如果在关节处形成瘢痕则可能限制运动和功能。压力疗法对瘢痕治疗是一个非常古老和成熟的方法。1790 年 Linares 和他的同事参考了瘢痕相关的历史记录，第一次在 *Petz* 上对瘢痕进行了完整的医学描述[18]。他们还指出医学上第一次采用压力治疗瘢痕是 Johnson 在 1678 年对 Ambroise Pare 进行的[18]。1859 年 Linares 等第一个使用压力治疗儿童瘢痕。1860 年使用弹性绷带；1881 年使用压力胶带；1902 年使用牵引治疗瘢痕。Linares 回顾了 1942 年 Nason 的工作，他指出，压力引起的缺

表 47–2　截肢类型和假肢需求

截肢类型		假肢需求
上肢	经指骨离断	被动美观
	经掌骨离断	对立的装置
	经腕骨离断	身体动力的手或钩
	腕关节离断	前臂组件、手腕组件和终端设备
	经桡骨离断	
	肘关节离断	近侧臂组件、肘关节（被动、主动或外部驱动）、前臂杠杆臂、手腕组件和终端设备
	经肱骨离断	
	肩关节离断	安全带系统和经肱骨组件
	经肩胛离断	安全带系统、肩关节和经肱骨组件
下肢	经趾骨离断	足趾填充剂
	脚趾离断	脚板
	Ray 截肢术	部分足 – 胫骨高度假肢
	经跖骨离断	
	经跗骨离断	
	Syme 术	膝关节组件和低平面足部
	经胫骨离断	带脚和脚踝的组件
	膝关节离断	
	经股动脉离断	膝关节和踝 – 足复合体
	髋关节脱位	
	半骨盆切除术	组件为全接触外壳、髋（膝）关节和踝 – 足复合体

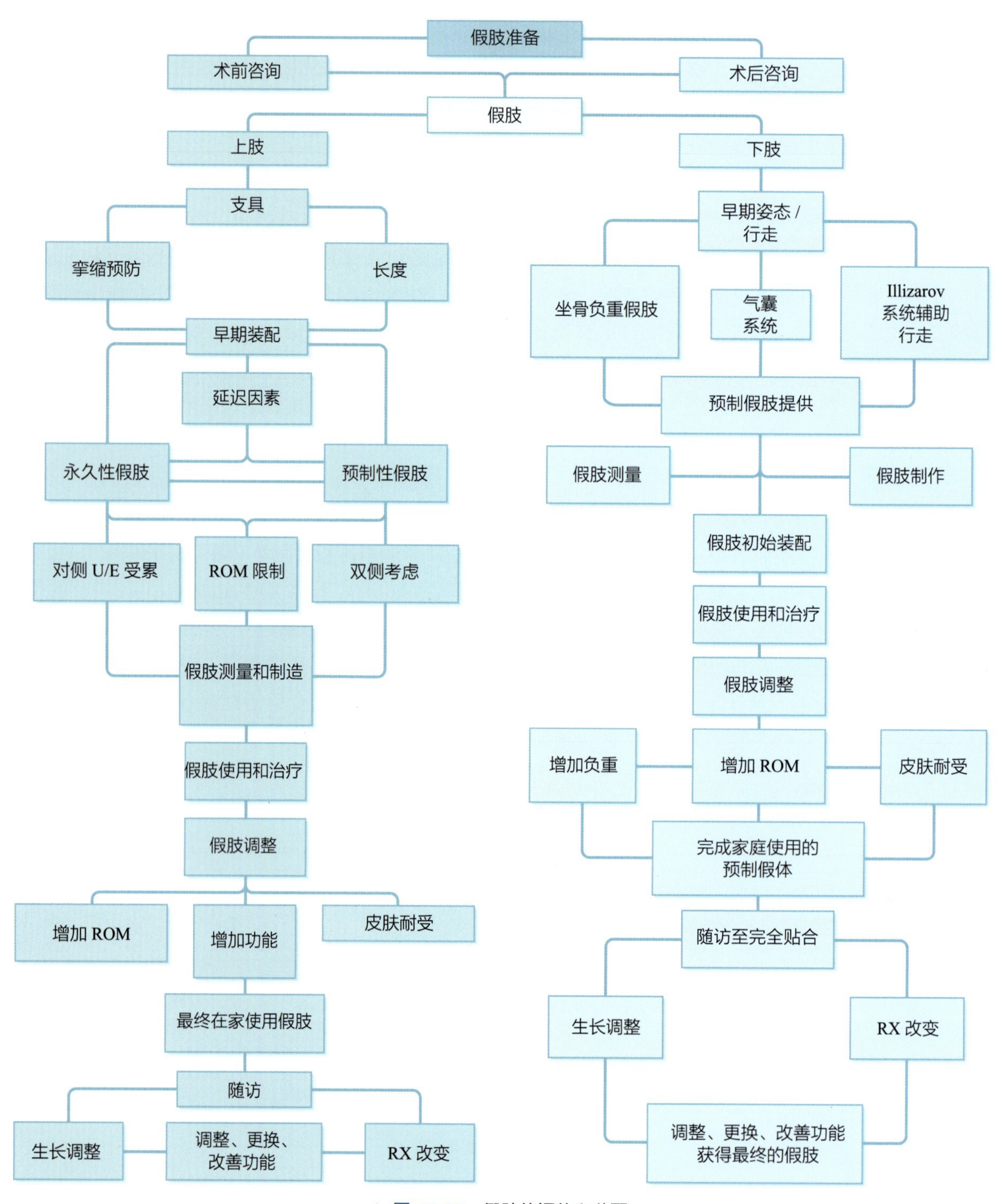

▲ 图 47-20 假肢的评估和装配

血抑制了瘢痕组织的过度增生，“使用弹性绷带没有发生瘢痕瘤”[18]。Ward[79] 的另一篇综述指出，Blair 在 1924 年报道了压力对伤口愈合的积极影响。Nason 根据“持续性压力”的原理开发出一种颈部支具，该支具由一块牙科印模化合物或一块厚重的毛毡制成，紧紧地压在伤疤上 6 ～ 8 周甚至更长时间。后来利用压力和固定的原理开发出各种支具[80]。20 世纪 60 年代，Silverstein 和 Larson 观察到压力对新鲜瘢痕的影响。他们的观察导致了定制压力衣装的生产，这在 70 年代彻底改变了瘢痕管理，并继续成为迄今为止最受欢迎的瘢痕管理方法[18, 79]。

（二）瘢痕

当烧伤的伤口愈合或植皮手术后，瘢痕开始形成。一般来说，烧伤创面越深，发展为增生性瘢痕的风险越高。而且，伤口开放的时间越长，增生性瘢痕形成的概率就越高[80, 81]。当伤口开始愈合时，胶原纤维发展成连接伤口表面的桥梁，形成一个未成熟的（活跃的）瘢痕，它看起来是一个红色的、凸起的、坚硬的团块[82–85]。Abston报道说，当瘢痕处于活动状态时，压力疗法会导致瘢痕变平、变软和去血管化[86]。烧伤瘢痕可能需要 2 年或更长时间才能成熟。导致增生性瘢痕形成的因素可能包括伤口感染、遗传学、免疫学因素、供体部位的反复收获、基质的改变、年龄、慢性炎症过程、损伤位置和张力[87]。创面愈合后 8 ～ 12 周瘢痕增生最为明显[88]。

（三）瘢痕的评估

烧伤治疗师应仔细进行烧伤瘢痕评估，因为烧伤瘢痕严重影响康复过程的最终康复功能和美观效果。多年来，一些瘢痕评估量表和单独的瘢痕评估工具被开发出来，用于量化烧伤瘢痕，以确定瘢痕管理干预措施的效果。这些瘢痕评估量表和工具既可以是客观的（提供各种瘢痕特征的定量测量），也可以是主观的（提供由观察者测量的瘢痕质量的概述）。Sullivan 和他的同事开发的温哥华烧伤瘢痕评估量表是对烧伤瘢痕色素沉着、血管密度、柔韧性和厚度进行评估的一种主观方法，在临床医生中广泛使用[2,89]。尽管温哥华烧伤瘢痕评估量表是一个主观的量表，但它仍然是目前研究人员使用最频繁的烧伤瘢痕评定量表。Baryza 和 Nedelec 多年来一直试图改进温哥华量表，他们在这方面取得了一定的成功[90–92]。其他瘢痕量表评估包括患者和观察者瘢痕评估量表和曼彻斯特瘢痕量表。大多数的瘢痕评估量表被认为是主观性质的，并被批评缺乏有效性和可靠性。Hambleton 和他的同事们用超声波扫描研究了瘢痕的厚度，这种方法是完全无创的，可以在初始愈合后的固定时间间隔内，将创伤区域的真皮组织厚度与正常皮肤的厚度进行比较[93]。Darvey 等描述了一种利用计算机上的摄像机图像对瘢痕进行客观评估的技术，并使用自定义编写的计算程序定量分析瘢痕的颜色[94]。Esposito 用一种改良的张力计测量皮肤的弹性，这种弹性与皮肤的柔韧性和张力有关[95]。Bartell 和他的同事使用了正常皮肤和受伤皮肤的弹性测试特性。在他的研究中，Bartell 表示，如果不治疗，瘢痕会随着时间的推移而改善[96]。Hosoda 利用激光血流测量法测定了增生性瘢痕和非增生性瘢痕的血流灌注[97]。其他研究表明，激光多普勒血流测量和经皮氧分压监测可能是未来判断瘢痕成熟程度的一种方法[98, 99]。

Fearmonti 等比较了几个瘢痕评估和单独的瘢痕测量仪器，强调了它们的不足和局限[100]。全面、可靠、有效的烧伤瘢痕评估，包括与烧伤相关的所有瘢痕主要特征的康复工作若尚未发展[101]。在某些情况下个体化的瘢痕特征评估可能显示可靠性和有效性，但是如果每天在诊所里进行，则费用既高昂又不切实际[102]。

（四）增生性瘢痕的治疗

到目前为止，增生性瘢痕的治疗仍然存在很大的问题。虽然瘢痕成熟的机制尚不清楚，但临床上公认的治疗增生性瘢痕的方案应在烧伤瘢痕成熟的早期进行压力治疗。压力治疗的手段包括压力衣、衬垫和合适的矫形器。一旦皮肤愈合到足以承受压力，按摩和热力这些方式可以作为在瘢痕治疗中的一个辅助治疗手段。20 世纪 70 年代，Silverstein 和 Larson 记录了压力在抑制瘢痕中的有效作用。他们的研究中患者几乎普遍穿弹力衣[88]。当增生性瘢痕被压缩时，它会变白，这表明该区域的血流减少。血液的减少导致组织中氧气的减少，氧气的减少又导致胶原蛋白的生成减少，胶原蛋白的合成和胶原蛋白的分解达到了平衡。当胶原蛋白的产生和分解达到平衡时，产生的瘢痕就会变得扁平[103]。Kealey 等进行了前瞻性随机研究，比较弹力衣在治疗烧伤患者的疗效。患者随机分为弹力衣治疗组和无弹力衣治疗组。瘢痕的成熟度评估包括使用温哥华烧伤瘢痕评估量表。随访的 113 例患者在年龄、体表面积、住院时间、创面成熟时间等方面比较，两组间无明显差异[104]。除本研究外，其他研究也报道了压力治疗的显著副作用和畸形的发生，包括粘连不适感、水疱、溃疡或瘢痕破裂、四肢肿胀以及因压力过大而导致的骨骼和牙齿畸形有关的问题，这些问题往往会导致治疗的终止[88, 104–109]。

另一方面，研究也报告了弹力衣的优点[110–112]。读者可以参考最近各种关于弹力衣在治疗增生性烧伤瘢痕中的有效性或缺乏有效性的优秀的综述文章[113, 114]。缺乏明确证据的原因是，弹力衣必须连续穿着至少 23h，而患者难以遵守或坚持[18, 107, 114]。此外，用于治疗瘢痕的最佳压力还不清楚[107, 115–117]。因此，研究和辩论仍在继续，至少在获得到更多证据之前，仍然规定使用熟悉的弹性服装进行压力治疗。如果数据最终显示压力对长期结果没有显著影响，患者和家属也不要感到失望。然而，值得注意的是，目前的研究既不包括关节烧伤的，也不包括手、颈部和面部的烧伤。此外，到目前为止，没有一项研究涉及以支具形式使用压力，夹板使用是烧伤儿童及其家人感到不适和紧张的另一个来源。

迄今为止，还没有任何一项已知的研究能确定压力与瘢痕的疗效[118, 119]。儿童的面部弹力衣由于其对增长的干扰而可能会产生的问题。我们建议包括牙科专家在内的医生应密切监测这些患者的正常面部和牙齿发育。弹性面罩和其下面的硅酮衬垫的使用对烧伤儿童或青少年出现了新的特殊问题。弹性面罩和头套，包括头、面部和头发，有效地隐藏了佩戴者的身份。但它被孩子们认为是邪恶的，与“坏人”或怪物联系在一起，大多数穿过这件衣服的孩子可以讲述被陌生人嘲笑的故事，而这些陌生人并不知道这件衣服的目的。情感的表达，通常在面部动作中表现得很明显，但却被头巾遮住了。不止一个孩子用类似于“我想让我的朋友看到我笑”这样的话来解释他们不遵守规定戴弹性口罩的原因。Groce 等进行了一项研究，他们将带硅胶垫的弹性面膜和遮光罩与透明硅胶面膜进行了对比，发现两者在前额、脸颊和下巴上施加的压力没有显著差异[120]。许多孩子都表示喜欢透明的口罩，而且似乎更容易戴上。这项研究应该能让他们更容易地在发生在他们无法控制的情况下被赋予选择权。

（五）压力疗法

只要瘢痕是增生活跃期，它们就可能受到压力疗法的影响。然而，并不是所有的烧伤瘢痕都需要压力。在 7 ～ 14d 内愈合的烧伤创面不需要压力治疗。对于在 14 ～ 21d 内愈合的创面，应密切监测压力治疗需要，一般建议预防性使用弹力衣。21d 后愈合的创面需要使用弹力衣[103]。抑制增生性瘢痕的精确压力大小尚未确定。随着时间的推移，10mmHg 的压力可以有效地重塑瘢痕组织。然而，超过 40mmHg 的压力可能会对组织造成破坏并引起感觉异常[88]。早期使用压力治疗可能改善瘢痕结果并加速瘢痕成熟[121]。热塑性材料的使用以及弹性绷带也是早期压力治疗手段[122]。创面完全封闭后可采用管状弹性绷带比如 Tubigrip。这类管状绷带提供了不同的大小和直径。在使用这些管状绷带时应小心谨慎，以免脆弱的皮肤或新移植的皮肤发生切割力，或造成下层皮肤损坏。烧伤治疗师应注意，这些管状绷带是由一根弹力线在织物的编织过程中螺旋缠绕而成的材料，连续的弹力线在其上凿洞会改变这些材料提供的压力梯度。管状弹性绷带应在皮肤表面重叠使用，以提供足够的压力[123]。手和手指的早期压力治疗可以通过使用薄的、有弹性的自粘绷带来完成，如 Coban（图 47–21），有助于手部的早期瘢痕管理。当弹力手套的压力无法承

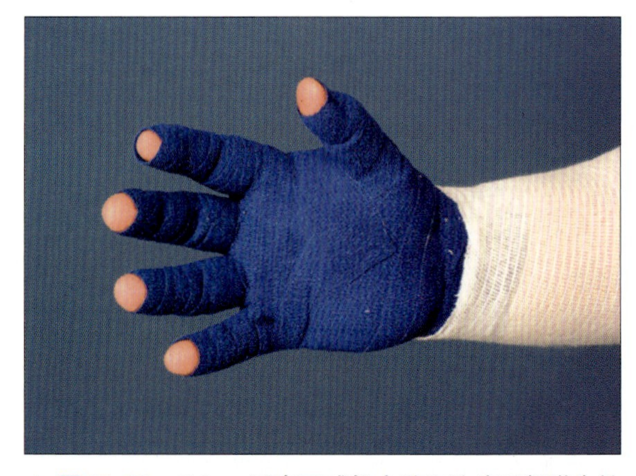

▲ 图 47–21 **Coban 手套可减轻水肿和治疗手部增生性瘢痕**

受时，这类绷带的压力对于成人和儿童患者控制水肿是极好的。与弹力手套相比，Coban 是儿童的最佳选择，因为儿童存在依从性问题，弹力手套难以获得定制的准确尺寸。Coban 可应用于烧伤敷料或直接在愈合的手指上。烧伤治疗师需要意识到，如果 Coban 包得太紧，它可能会使愈合的手的骨间结构变形。然而，如果 Coban 包得太松，与手臂有弹性的衣服搭配使用时，可能会导致手部肿胀。Coban 条带被预切成治疗区域的两倍的长度，以螺旋的方式缠绕，每层重叠一半的宽度，每个指尖都需要暴露，这样才能随时监测血液循环。Coban 拉伸强度范围为 0% ～ 25%。缠绕到腕关节大约需要 1in（约 2.5cm）Coban。Coban 手套应缠绕所有的皮肤区域，如果存在裸露的区域，需要使用一小块 Coban 进行黏附。手套完成后，治疗师应用乳液润滑整个手套，以消除 Coban 的黏附效果，促进手功能锻炼。Coban 应该由治疗师或护理人员每天移除。清除 Coban 应小心进行切割或拆开，以避免形成新的伤口。

弹力衣的使用已被广泛接受并用于烧伤康复。这些服装在商业上可以从不同的公司买到，它们包括适合全身的衣服。临时衣物由较软的材料制成，可使烧伤患者承受 4 周压力，保护新愈合的皮肤。使用这些的另一个原因是为了维持患者体重稳定（急性住院后），促进水肿消退。在某些情况下，如果不能定期规律的（大约 12 周）更换压力衣，建议选择临时压力衣进行长期压力治疗。一旦患者体重稳定，水肿消退，皮肤能够承受一定程度的压力（伤口闭合后 3 ～ 4 周），就可以定制弹力衣（图 47–22）。今天，有几家专门生产这些服装的公司。临床上，预防、控制和纠正瘢痕增生的自定义治疗压力平均为 24 ～ 28mmHg，与毛细血管压力（25mmHg）近似相等。在这种压力下，许多研究人员相信瘢痕可能会改变[107]。为了使压力疗法有效，弹力衣需要日夜穿着。只有在洗澡的时候，它们才应该被脱下，在运动的时候，如果它们干扰了运动的话，它们也应该被脱下。应该定制 2 套弹力衣，一套弹力衣可以在另一套洗的时候穿。如今，弹力衣制作公司可以提供多种颜色的材料，对儿童来说，也可以在衣服缝制卡通人物上，使其在外观上更具吸引力，并提高患者的依从性[124, 125]。烧伤治疗师应选择一家声誉良好的公司，为患者和治疗师提供优质的服务和支持。公司生产的标准弹力衣的意愿、弹力衣的灵活性、特殊性、可用性、成本和周转时间都应是烧伤中心选择压力衣时需要考虑的问题[126]。

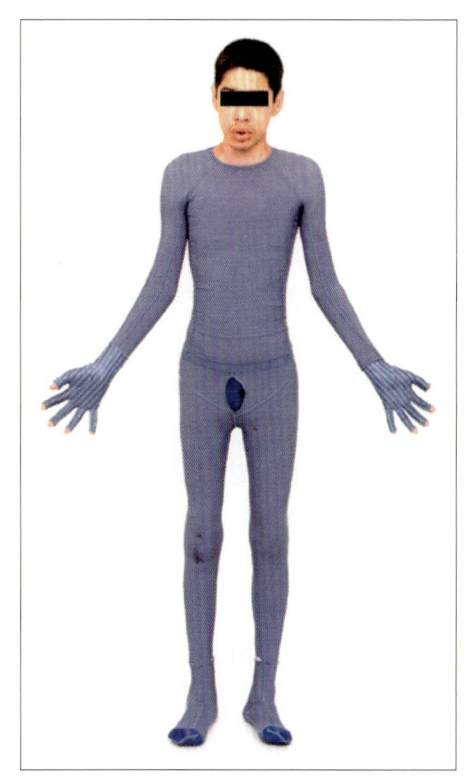

▲ 图 47–22　全身定制的弹力衣

（六）衬垫

在烧伤康复中，为在某些解剖部位达到有效的压力，而这些部位的压力衣不能提供足够的压力时，衬垫就被广泛用于辅助治疗。这些位置包括身体的凹陷区，如面部、颈部、肘前窝、胸骨、手掌、腹板、上背和足弓。这些材料是商业购买的，或者可以由烧伤治疗师制作。衬垫有不同的形式，如硅胶（非硅胶）凝胶或凝胶片、弹性体、与硅酮催化剂混合的填料、皮肤护理硅橡胶垫、泡沫，甚至是以硬热塑性材料的形式呈现不同解剖位置的形状。经验丰富的烧伤治疗师根据瘢痕成熟阶段和皮肤敏感性选择最适合患者的衬垫材料。一般来说，压力疗法从柔软、薄而有弹性的衬垫开始，逐渐发展为更坚硬的衬垫，以抑制更顽固的烧伤瘢痕。衬垫需要穿在弹力衣下面，从几个小时的使用开始，并在允许的情况下延长到 23h[127]。衬垫应该延长约 5mm 瘢痕之外的区域，应该逐渐增加使用时间，直到患者能够穿着它每天长达 23h[128]。衬垫应该经常清洗（温水和肥皂）以避免瘢痕皮肤浸渍。患者可能对某些衬垫过敏，因此烧伤治疗师可能会尝试不同的衬垫，直到发现患者皮肤最耐受的一种为止。如出现瘢痕浸渍、水疱、皮肤破裂、接触性皮炎、皮疹或过敏反应，应立即取出衬垫，直至愈合。硅酮是一种以硅元素为基础的聚合物，是治疗增生性瘢痕的一种趋势。迄今为止，硅酮如何影响烧伤瘢痕的机制尚不清楚。在临床上，硅酮可以降低增生性瘢痕的高度，防止新鲜皮肤移植物（硬弹性体硅胶圆锥垫与硅胶垫）的收缩，增加瘢痕的柔韧性，从而增加受影响关节的 ROM。硅酮是封闭的，如果不经常去除清洗和干燥，可能会导致皮肤积聚过多的水分，并造成皮肤浸渍。它的缺点是昂贵和寿命短 [129-131]。治疗师应在非皮肤表面寻找具有非剪切保护介质的硅胶护垫，以使凝胶持续更长时间。此外，购买更大的凝胶垫，并根据患者的需要进行裁剪凝胶垫，对于目前不断缩减的临床预算来说，这可能是一种划算的方法。

其他衬垫材料包括液体硅酮弹性体，与催化剂混合后形成固体但有弹性的衬垫（图 47-23）。经验丰富的治疗师能制作出特定解剖位置的衬垫，如脸和指间隙。假肢泡沫是一种以液体为基础的硅树脂弹性体，当与催化剂混合时，固化为一种非常柔韧的泡沫衬垫，最适合手掌部位，因为在施加压力时，手功能需要维持。这些泡沫衬垫也适用于在面部轮廓表面施加压力（在眼睛、嘴和鼻子周围），同时保护这些敏感区域免受过度和刚性压力。弹性填料，如 Otoform K 或 Rolyan Ezemix 可用在可承受更大压力的瘢痕上，如使用在指间隙防止并指 [130]。

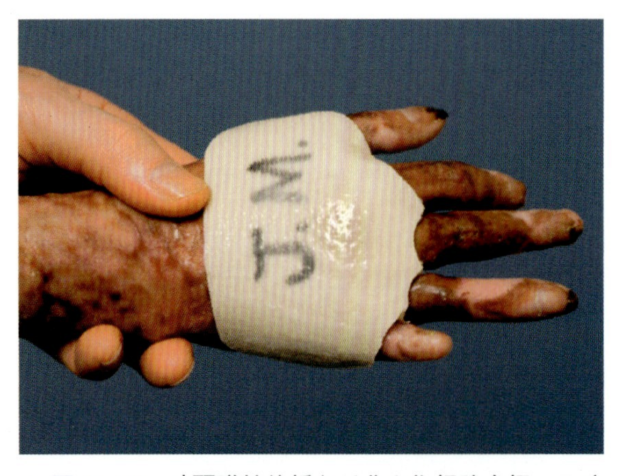

▲ 图 47-23 硅酮弹性体插入手背和指间隙中间，预防瘢痕组织的并指和凹陷

1968 年，Padewski 发明了一种高热塑性透明面罩，可以直接敷在脸上，防止、控制和逆转瘢痕增生。这些面具需要印模来制造患者反面的面部模型。用石膏制作了一个正面的模型。然后雕刻患者正面的面部模型。然后，将 Uvex 或 W-Clear 等高热塑性材料覆盖正模，制作透明面部矫形器（图 47-24A）。眼睛、鼻子和嘴巴的洞被切开。透明的面部矫形器通过各种背带系统连接解决面部瘢痕管理 [132]。使用三维扫描仪可以代替传统的面部矫形器制作方法。使用扫描仪可以在不接触患者面部的情况下，在极短的时间内达到与磨削相同的精度，从而大大减少患者的焦虑。扫描在电脑上，传输到面部矫形器制造工厂。在过去，扫描仪很大，以至于设备不得不占用整个房间；今天，扫描仪已经小到可以装入便携式机箱，并且由笔记本电脑运行。这些新型便携式扫描仪使治疗师能够在医院的任何环境中，包括手术中，自由地扫描患者。硅树脂弹性面罩可以利用现有的正面面部模具制作，并在面部弹力衣下佩戴（图 47-24B）。使用透明和硅橡胶面膜比仅仅使用面部弹力套更可取，因为这些面膜在面部开口周围（眼睛、鼻子和嘴巴）提供了合适的压力。通常情况下，烧伤治疗师会制作白天佩戴的透明矫正器和晚上佩戴的硅胶面罩以及面部弹力套 [17, 18, 133, 134]。

（七）烧伤瘢痕按摩

一旦烧伤瘢痕足够成熟，可以承受压力，就可以进行瘢痕按摩。瘢痕按摩是一种有效的方法，以防止关节挛缩。它有助于软化或重塑瘢痕组织，通过软化纤维组织，使瘢痕变得更有弹

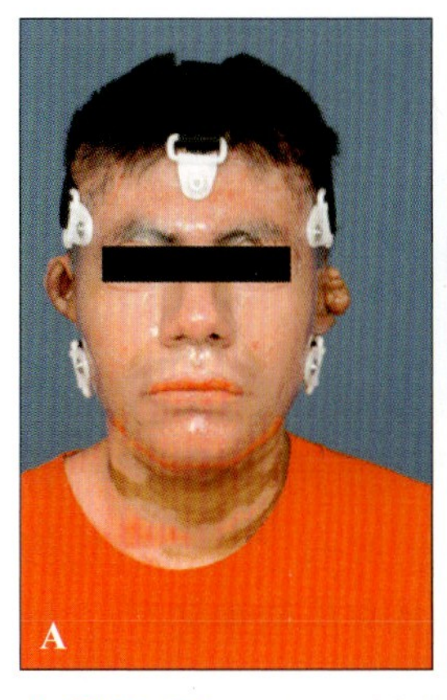
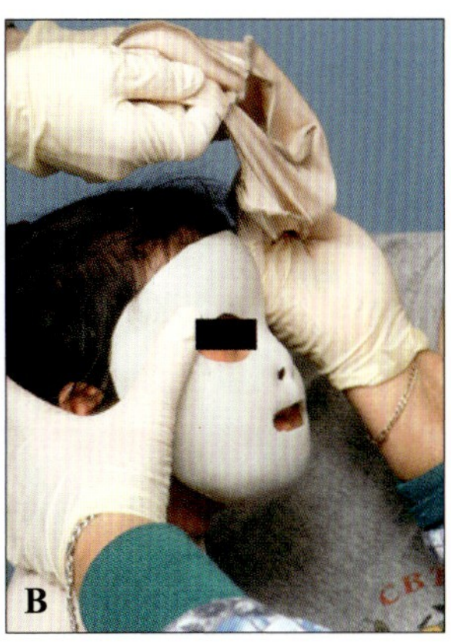

▲ 图 47-24　A. Uvex 透明面罩；B. 硅弹性体面罩，对面部施加压力，防止瘢痕增生，保持面部特征

性，从而提高关节的灵活性。早期，治疗师采用无摩擦按摩，主要是对皮肤施加静止压力，使皮肤变白，在按摩过程中应避免使用润滑剂。当皮肤开始接受摩擦按摩时，瘢痕组织以圆周、平行和垂直的运动方式被按摩，使用润滑剂，在压力下使皮肤变白[135, 136]。临床上发现瘢痕按摩可以缓解瘙痒，用于脱敏。带有热附件的电动按摩器可以与润滑一起使用，因为加热和按摩结合在一起可以增加瘢痕的柔韧性。每天至少做两次按摩；建议每天 3 ～ 5 次，每次 5 ～ 10min。烧伤治疗师应经常评估皮肤状况，以避免进一步伤害。患者及（或）家属会接受按摩技术的指导，在家使用电动按摩器。为了减少瘢痕组织的影响，烧伤治疗师必须利用所有可用的选择，以实现功能康复的结果。热疗是烧伤瘢痕治疗中最常用的方法。应用热量可以使瘢痕组织更容易伸长，并增加结缔组织的可扩展性[137]。热使组织松弛，使它们在治疗前变得柔韧。加热方式包括热敷、石蜡、液体疗法和超声波。尽管热疗作为康复辅助手段的使用已有充分的文献记载，但热疗在烧伤康复中却不常使用[138, 139]。

在对烧伤患者应用热疗时应谨慎。由于过敏，患者可能无法忍受愈合或移植烧伤区域的高温。相反，感觉减弱的患者无法确定温度是否合适，是否有进一步受伤的危险。虽然需要谨慎，但是在烧伤患者中使用热疗可以为烧伤瘢痕的治疗提供一种有效的方法。

被动拉伸配合热疗的使用大大提高了治疗的效果。研究表明，与单纯低负荷延长拉伸相比，在慢负荷延长拉伸过程中使用热疗是一种快速、持久增加 ROM 的有效方法[140]。Warren 等报道，在长时间低负荷下，特别是在高温下，大鼠尾腱的残余长度显著增加[141]。

热敷包可以提供表面热量来治疗增生瘢痕，并帮助拉伸瘢痕挛缩的瘢痕。烧伤康复的常见治疗方法包括在治疗前单独使用热敷包或与运动治疗结合使用，如主动 ROM 训练或拉伸训练。因为热敷包的穿透深度较浅，所以对瘢痕组织的深层影响不大[137]。

超声波已经被康复治疗师用来提高组织深处的温度。据报道，超声治疗烧伤瘢痕的好处包括增加胶原组织的延展性，增加血流，提高疼痛阈值[137]。据报道，局部超声治疗瘢痕组织可引起组织温度升高，从而增加胶原蛋白的可扩展性[142]。超声与被动拉伸联合应用可进一步提高组织的伸长率[137]。石蜡是一种有效的热传导方式，最常用于手或足。加热石蜡可以促进胶原蛋白的延展性，也是有益的，因为石蜡中的矿物油可以软化瘢痕[137]。使用被动拉伸配合石蜡已经被证明可以增加关节 ROM，并且可以使患者的皮肤在使用后显著更加柔软[143]。与其他加热方式相似，石蜡与拉伸相结合比单独拉伸能增加 ROM[144]。

烧伤瘢痕的处理是一个复杂而漫长的过程，要想顺利完成，患者和护理人员都应该遵循治疗师的建议。应进行广泛的培训，指导患者及其护理人员使用弹力衣、衬垫、润滑和其他瘢痕治疗方式。应选择不含香水和其他皮肤刺激物的润滑剂（每天至少 2 ～ 3 次）涂在愈合的皮肤上。建议防晒系数至少为 15 的润滑剂[145]。出院时，应在患者回家时附上书面说明、图片和图表，以及有关瘢痕管理的视频。为评估整体康复情况，需要到烧伤或康复诊所进行随访，包括弹力衣、衬垫和其他家庭治疗干预措施，以便患者在受伤后的前两年成功完成烧伤康复。治疗师的知识、创造力和持续改进现有瘢痕管理技术的研究可能是压力疗法取得积极成果的关键。

（八）运动治疗

烧伤往往会导致毁灭性的伤害，严重影响一个人功能活动的能力、限制关节ROM，造成患者虚弱和疲劳[146, 147]。运动治疗是物理治疗师和作业治疗师用来进行烧伤康复的主要干预措施之一。运动治疗的定义是借助或不借助器械的情况下对身体进行科学的运动，目的是恢复病变或损伤组织的正常功能[148]。结合综合康复计划进行治疗性锻炼有助于预防畸形挛缩，并保持受累和未受累肢体的力量[149]。

尽管在长期的康复过程中伴随着痛苦和广泛的治疗，但其结果在很大程度上取决于患者和家属对治疗的理解、参与和配合[138]。

烧伤康复运动治疗的目标是：①减少水肿和制动；②保持关节功能运动和肌肉力量；③拉伸瘢痕组织；④使患者恢复最佳功能。

运动治疗处方是根据患者的身体状况和需要不断改变[150]。在烧伤创面的保守治疗中，为了保持功能，必须立即制订强有力的物理治疗计划[151]。自体皮肤移植术后4～5d通常不进行关节上的运动。脊柱切开术、筋膜切开术、异种移植术和合成敷料不是运动治疗的禁忌证[152]。早期运动治疗可以减轻水肿，适当的运动和正确的功能训练比伤口闭合更重要[151]。

严重烧伤后最常见和临床上最重要的并发症之一是烧伤瘢痕挛缩，可导致ROM下降和关节畸形[147]。瘢痕挛缩和关节活动受限是未成熟结缔组织缩短的结果。治疗的目的是防止畸形和随后的运动受限。在环形烧伤中，屈肌和伸肌表面都有挛缩的危险。结合支具的运动治疗应促进关节周围的激动和拮抗运动，以保持其活动能力[153]。在整个康复过程中能够独立生活是每个患者的最终目标。

运动治疗在烧伤后立即开始。对于接受保守治疗的患者，运动有助于保持力量和ROM，并有助于循环和愈合。运动最初是痛苦的，而第一次重复往往是最困难的。不舒服是由于拉伸皮肤失去了它的自然润滑机制，变得干燥和紧绷。运动本身可以减轻疼痛。随着皮肤的拉伸和肌肉泵的积极运动，每次重复将更容易解决水肿，从而显著减少疼痛。

为了显示烧伤患者住院期间运动的进展情况，康复锻炼将根据Richard描述的康复阶段进行讨论[154]。

1. 急性康复阶段进行锻炼

急性康复期定义为从入院到患者伤口愈合50%或开始进行皮肤移植的时间[154]。对烧伤的早期治疗干预对功能恢复具有长期意义[146]。早期开始烧伤康复，强调早期活动和通过伸展运动预防关节挛缩等几个因素，已被证明对减少挛缩有效[155]。

在急性康复阶段的早期，运动的目标是消除水肿，维持关节的活动能力，预防呼吸道并发症，这些通常可以在不干扰救生措施的情况下进行[150]。

在这一阶段，患者由于自身的身体状况或植皮术后的固定而长期卧床。烧伤患者制动的结果包括心血管下降、骨质疏松、血栓栓塞风险增加、肺部并发症、脱位和肌肉萎缩[150]。由于患者在急性康复阶段的医疗状况，患者可能无法忍受剧烈运动。因此，建议运动项目集中于增加疗程较短的治疗次数。

主动ROM运动对减轻四肢水肿有重要作用，可在烧伤后24～72h内开始[150]。主动ROM运动由患者独立完成。这是一种最受推荐的锻炼方式，因为它可以拉伸愈合的皮肤，并提供力量诱导。患者主动（主动肌肉收缩）进行的频繁运动能最大限度地促进运动。在烧伤康复过程中，积极地ROM练习是至关重要的，以抵消长期卧床休息和肌肉萎缩的影响，以及维持ROM和防止挛缩。完全的主动ROM是烧伤患者最佳的运动方式[149]。主动运动比被动运动更能解决患者的功能的生理和心理需求[156]。虽然主动ROM是烧伤患者的高级的运动形式，但在急性期的使用有限。由于身体状况和插管，以及恐惧和焦虑都可能使主动的ROM练习难以进行。

如果患者可以积极地参与运动，但不能完全通过他或她的主动ROM运动，可以进行主-被动ROM。主-被动ROM练习采用与主动ROM

相同的原理，但患者需要外力（治疗师或辅助装置）的帮助才能完成完整的 ROM。患者在力量和 ROM 方面都会有所提高，但并不等同于主动锻炼。治疗师应该运用他们的判断力，让患者尽可能多地积极地进行练习，并且只在需要时提供帮助。

虽然主动运动可能是最有益的，但由于患者的医疗状况和反应水平，在入院后可能难以启动。危重患者、脓毒症患者和大量服药的患者往往不能配合积极的运动[150]。在这些条件下，被动运动被用来维持关节活动度、评估关节运动和拉长组织[157]。当患者不能或不愿主动 ROM 活动时，被动 ROM 练习是预防挛缩和维持 ROM 的一个重要因素。虽然被动 ROM 需要较少的能量消耗，但它不能像主动运动那样满足患者的许多需要[156]。使用连续被动运动（continuous passive motion，CPM）装置已被证明是改善关节活动度的一种有效方式[152]。康复进展表明 CPM 治疗是一种可行的选择，因为它对软组织重塑、关节营养、伤口愈合和静脉动力学都有好处[158, 159]。使用 CPM 设备时必须注意，以减少对皮肤的压力风险。

早期运动有助于缩短烧伤住院时间，目前研究还在进一步深入。在烧伤康复的整个过程中，加强锻炼对防治肌肉萎缩非常重要，可以从急性康复阶段开始。阻力练习是用来保持或增加力量、ROM、本体感觉和协调[160, 161]。由于患者在急性康复阶段的意识和理解力水平，高强度的锻炼可能难以进行，应从简单的锻炼开始，随着患者病情的改善开始逐渐锻炼。当患者躺在床上休息时，等长运动有助于保持肌肉力量，而且患者在进行等长运动时感到舒适，同时需要最少的能量消耗[157]。等长运动的好处是，患者不会“忘记”如何收缩肌肉，这是长时间固定肌肉的一种常见现象。等长运动也有助于保持肌肉力量。当患者收缩肌肉并尝试对抗阻力时，治疗师也可以轻轻地施加手动阻力，或者要求患者保持一个姿势，然后施加阻力[150]。

患者康复的另一个重要方面是行走能力。只要患者病情稳定，可以在入院后尽快开始行走[160]。严重虚弱、运动控制受损、认知能力下降、疼痛和移植物损伤风险都是使行走困难的因素[162]。在下肢皮肤移植时可以使用 Unna 靴，有助于患者早期行走。Unna 靴子浸有炉甘石的绷带乳液和氧化锌，当应用于移植的下肢（6 层），硬化到半刚性敷料类似石膏。这种石膏全接触敷料为新鲜皮肤移植物提供了均匀的支持，并促进了早期移动。Unna 靴引导可以在移植后 7d 内使用，但可以在更早的时候将其移除以检查皮肤移植物。如果移除，需要根据烧伤中心的下肢术后固定方案制作新的 Unna 靴[163]。

步行的主要目标包括维持下肢 ROM，降低血栓性静脉炎的风险，预防压疮，恢复心血管功能，保持或增加力量和耐力[150]。步行运动也有助于增加食欲。此外，门诊患者下肢挛缩和身体耐力的问题较少[152]。

所有伤口在移动前必须使用适当的敷料。下肢烧伤创面应用弹性绷带包扎，以方便毛细血管支撑。据报道，采用 8 字形包装比螺旋包装具有更好的压力，这可能是由于增强了血管支持[164]。

和其他运动一样，正确的姿势有助于正确的步态[153]。被允许采取舒适姿势的患者在移动过程中很难伸展髋部和膝部。在限制了足底位置时，踝关节可能是紧绷的，在直立的位置。如果关节处于正常的对齐状态，那么需要调动这些关节的疼痛和能量就会大大减少。

在过去，患者下肢自体皮片移植后 5 ～ 10d 长期卧床休息是一种常见的做法[165-167]。然而，最近的几项研究表明，术后早期活动是有好处的[166, 168-171]。

早期行走的好处包括减少肺栓塞、深静脉血栓形成和关节僵硬的发生率，以及缩短住院时间[168]。其他好处包括保持力量和耐力，增强独立性，减少恐惧，减少对疼痛的抱怨[170]。

在准备行走时，治疗师可以对缺乏站立和下肢活动能力的患者使用倾斜台（图 47-25）[162, 164, 172, 173]。倾斜台提供被动负重，不需要主动肌肉收缩。倾斜台使下肢逐渐负重，是一种有效的治疗直立性低血压的疗法[162]。然而，治疗师应该记住，倾斜的桌子主要是被动地向身体引入重力，并不能促进肌肉骨骼系统的正确对齐。有时需要创造性

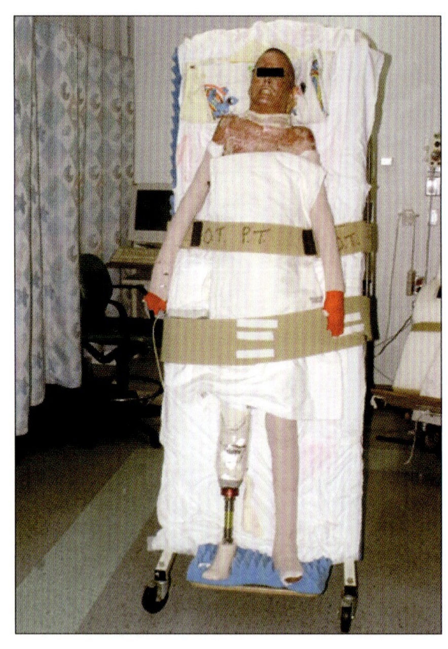

▲ 图 47-25 对于难以直立的患者，可在移动前使用倾斜台

和积极的技术来鼓励那些最初看起来没有能力或没有准备开始直立负重运动的患者行走。

当给患者一个可实现的目标时，比如走一段特定的距离或去一个特定的地方，他们往往表现得更好。当孩子们被给予他们想要的激励时，比如适合他们年龄的活动或游戏，他们会表现得很好。频繁的休息时间可能是继耐力下降或疼痛之后所必需的。

2. 中期康复阶段进行锻炼

中期阶段是创面到完全愈合的时间[154]。随着患者创面愈合，功能障碍的预防成为运动治疗的重点。在这段时间内，锻炼的目标包括拉伸愈合的皮肤，保持关节的充分活动，保持运动技能的协调性，促进功能独立性，保持力量和耐力，以最大限度地减少肌肉萎缩[150, 174]。

随着伤口愈合，瘢痕开始形成导致挛缩，限制了关节活动范围和功能，这使得锻炼变得更加重要。随着患者病情的持续改善和手术次数的减少，可以分配更多的时间用于康复。提高警觉性和改善医疗状况也会使患者更多地参与康复工作。随着患者医学水平的提高，治疗过程也应更具挑战性。

虽然由于患者主动活动能力的提高，单纯被动 ROM 在康复的中间阶段应该减少使用，但它仍然具有重要的作用。被动 ROM 提供了一个评估关节运动的机会，并确定患者是否能像治疗师一样主动地获得尽可能多的运动[160]。

康复治疗师可以利用的另一种被动运动形式是持续伸展。随着烧伤瘢痕的形成导致挛缩，持续拉伸成为一种重要的干预手段。

持续的伸展运动是用一种缓慢而持久的力量进行的。在获得组织长度方面，轻柔、持续的伸展比多次重复运动更有效。慢速持续拉伸被认为是对抗导致挛缩形成的强大破坏力的最有效的方法之一[175]。结缔组织在恒定张力下具有塑性伸长的特点。因此，通过延长对缩短的结缔组织的拉伸，可以最有效地矫正关节周围的挛缩[176]。当对肢体施加压力时，可以考虑两个因素：瘢痕组织变白和患者的反应[160]。虽然这是一种有效的治疗 ROM 局限性的方法，但对患者来说可能是不舒服或疼痛的。重要的是要对受影响的肢体施加足够的力量，使其产生塑性伸长，而不会对组织或患者造成创伤。

加强练习从手动阻力转向使用重物和阻力管。要集中注意的部位应包括强度评估时发现的薄弱部位，以及对抗瘢痕组织挛缩的肌肉[157]。

关于行走，治疗师为患者设定日常目标，以实现和鼓励患者走得更远，尽量减少支持是很重要的。随着患者开始更多地走动，康复治疗师经常评估患者的步态是很重要的。任何步态偏差都必须被识别和纠正，然后才能成为持久的习惯。

当患者在更少的帮助下走得更远时，他们对自己的能力更有信心。独立能力的增强使患者具有功能上的独立性[156]。

3. 长期康复阶段

长期康复阶段是从伤口闭合或从医院出院到患者从康复服务中获得最大益处的时间[154]。

当患者即将从医院出院时，他们将被赋予更多的任务。随着患者的进步，他们将被期望在他们的日常康复治疗疗程之外进行治疗。患者对家庭锻炼计划的依从性对增强功能和独立性至关重要。

在长期康复阶段，患者应逐步在社区独立行

走。步态模式需要精细化，使其在不偏离步态的情况下更加高效。如果患者能继续进步，康复治疗师可以通过让他或她在不平的表面上行走，绕过各种障碍，爬楼梯来迎接挑战。重要的是患者能够在正常的环境中行走，而不仅仅是在康复科的范围内。

大多数烧伤康复项目都强调功能性收益和挛缩的预防，而对有氧调节的关注较少[177]。如果 ROM 缺失，治疗师的首要任务应该是治疗受限的运动，而不是加强患者的力量，因为正常健康的肌肉不能对抗烧伤瘢痕组织所需的力量[157]。

六、运动生理学在烧伤康复中的作用

（一）门诊患者的运动治疗

本节描述了为出院的严重烧伤患者设计运动训练方案时使用的方法。运动训练在这里被定义为“一种有计划的、有组织的、重复性的身体运动，目的是改善或保持身体健康的一个或多个组成部分[178, 179]。”在门诊进行锻炼的证据和这里提出的方法主要基于在得克萨斯州 Galveston 医院的 Shriners 儿童医院实施的门诊锻炼项目，以及在一些严重烧伤的成年人中实施的项目。这个锻炼项目有补充的物理和职业治疗[180]。该项目已证明对 7—18 岁的儿童有益[180, 181]。此外，在 Galveston 医院的 Shriners 儿童医院进行的一项小型研究也评估了一项基于音乐和运动的锻炼项目对 7 岁以下儿童的影响。这些影响包括参与运动和音乐项目的儿童与没有参加的儿童相比，ROM 的增加和维持[182]。严重烧伤的儿童和成人的运动计划主要是基于健康的、未烧伤的儿童和成人的指南（图 47–26）而制订[178, 179, 183–186]。

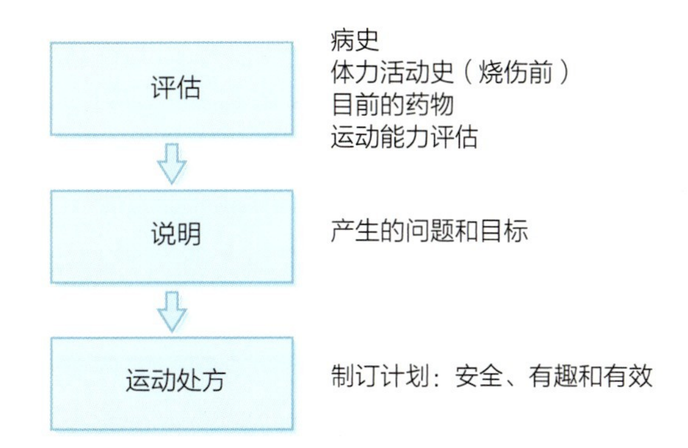

▲ 图 47–26 运动计划中各组成部分的基本示意图

①强度：45%～95% HRR；②持续时间：20～60min；③频率：3～5d/周；④模式：涉及大肌肉群、节律性、持续性；⑤进展：可变灵活性、目标性、疼痛耐受性

（二）运动评估

对烧伤的各种慢性疾病危险因素和（或）症状进行初步评估是很重要的，烧伤并发症包括如慢性心血管疾病、肺部疾病和代谢性疾病。运动评估的目的是获取信息，优化运动测试和训练的安全性，并制订一个健康有效的运动康复计划。

运动评价前的健康筛查应从收集主观资料入手。这应包括对锻炼或运动兴趣、目标、烧伤前活动水平、功能限制（如手指丧失、下肢双侧截肢者）和其他相关信息的评估。据我们所知，目前还没有针对烧伤患者的身体活动问卷。然而，评估烧伤前身体活动的简单问卷是存在的，可以根据特定人群进行修改[187–189]。此评估包括肌肉强度、心肺状况和肌肉（关节）灵活性测试。在主观和客观评价过程中收集的信息可以用来设计一个结构化的锻炼计划或在家里锻炼设施中进行。最后，应制定定期重新评估主观和客观数据的计划，并纳入锻炼计划本身。

1. 主观数据

患者的运动局限性或问题应该被描述出来。获得烧伤前的身体活动或习惯的历史，目前的医疗条件，症状和局限性是制订一个良好的锻炼计划的关键。影响运动耐受性的症状或限制可能包括行走时疼痛、行走无力、瘙痒、关节挛缩、截肢、呼吸急促或易疲劳。此外，治疗师应注意目前的药物和这些药物的可能影响。在对主观资料进行评价后，应进行运动评价，收集有关患者运动或体能的客观资料。

2. 客观数据

客观数据的评估包括年龄、身高和体重、TBSA 烧伤面积和全层烧伤面积。如果可能，应在心肺运动测试（cardiopulmonary exercise test，CPET）之前、期间和之后获取数据。这些包括心率、血压、Borg 自感劳累分级（rated perceived exertion，RPE）、基本心电图（electrocardiogram，ECG）和肺活量[190, 191]。还应评估上半身和下半身的肌肉力量。这包括对最高强度水平的评估（如果可能的话），以及确定在运动项目的阻力部分将使用的负荷或重量。肌肉力量峰值的评估可以在膝盖或肘部伸展时完成，但也可以在握力时完成[180, 192, 193]。这些测试需要最大限度地努力，患者和测试人员之间必须有良好的沟通。此外，为了使这些客观数据最大限度地有用，必须有一定程度的心理成熟度。尽管 3—4 岁的儿童也已经过了成功的测试，我们建议实际年龄在 7 岁或 7 岁以上。最后，主要的肌肉（关节）柔韧性应采用仰卧起坐或 ROM 等措施进行评估。其他类型的测试可能包括神经肌肉测试，如步态分析、平衡时间或反应时间[194]。最后，还可以对功能表现进行评估，如仰卧起坐评分、定时散步或慢跑和（或）举重。这些评估的结果将被用于识别主要问题领域，撰写运动处方，设计运动计划，并评估运动期间和之后的进展。

（三）运动测试

运动测试的目标涉及很多因素。心肺测试的主要目的是评估身体的工作能力和心肺或有氧健康状况，观察心肺和代谢反应，建立合适的运动基础，评估运动训练对健康状况的影响。肌肉功能测试的主要目的包括测量肌肉强度（绝对和相对体重），测量拮抗与激动的肌肉比例，评估身体组成（瘦体重、脂肪质量和骨密度）的变化，并为渐进式阻力运动处方提供依据。运动测试应在任何运动康复计划开始前进行，并在结束时再次进行，以评估其疗效。有时，如果程序持续时间很长，可以进行中点评估。

峰值耗氧量或有氧运动能力。所有患者均应进行标准化运动测试，客观评价有氧运动峰值能力。我们使用跑步机运动测试和改进的 Bruce 跑步机协议。请注意，其他跑步机程序，如 “ramp 程序” 也可以使用[195, 196]。此外，如果患者无法在跑步机上进行测试，还可以使用循环测力计或臂式测力计在开始运动康复或训练计划之前评估或评估身体状况。此外，通过诸如 Cooper 12min 测试或 1.5mi（1mi≈1.6km）跑测试等运动场地测试，也可以估算有氧能力。心率可以很容易地用监视器得到。如果可能的话，应该测量耗氧量，但是需要更昂贵的设备，能够对吸入的和呼出的气体、流量和体积进行连续的分析。对于 Bruce 程序，速度和等级分别从 1.7mi/h 和 0% 开始。此后，速度和坡度每 3 分钟增加一次。患者经常被鼓励完成 3min 的阶段，当达到最大的意志努力时，测试终止。在测试过程中可以收集到的其他变量包括血压、Borg 的 RPE[197, 198]、ECG 和肺活量测定。然后，峰值耗氧量和峰值心率，以及静息值，可以用来建立或指导患者在项目期间的运动强度。

强度测量：应进行等速测力强度测试，以评估肌肉功能，然后评估进展。如果使用 Biodex 等速测力计，可以对主要的腿伸肌和（或）烧伤的腿进行测试。我们建议在不同的角速度下进行测试，如 150°/s、90°/s 或 180°/s。患者坐着，他的位置稳定在大腿中部、骨盆和躯干。所有患者在实际测试开始前应熟悉设备。我们建议首先由测试人员演示该过程。其次，向患者解释测试过程，然后允许患者在没有负荷的前提下进行 3 次最大热身重复练习。第三，在 3 次最大热身重复之后，可以连续进行 10 次最大的自发性肌肉收缩（完全伸展和屈曲），中间不休息。重复的次数和重复集的数量可以是不同的。例如，我们建议重复 10 次，每次做两组，每组之间休息 2min。利用 Biodex 软件系统计算出转矩峰值、总功和平均功率，并对肌肉功能的进展进行监测。

1. 3 次重复最大测试（3RM）

通常，在开始一个阻力训练计划之前，确定一个安全有效的负荷是有用的，患者可以在训练中使用。为了确定可以用作基线或启动负载的重量或负载量，可以使用重复最大方法。我们推荐 3 次重复最大负载（three-repetition maximum load，3RM），其实施如下。经过一段时间正确的举重技术指导后，患者用杠杆臂和杆（或木钉）热身，并允许熟悉该动作。在这之后，患者举起一个重量，允许成功完成 4 次重复。如果第 4 次重复成功且技术正确，允许 1min 的休息时间。休息后，逐渐增加的重量或负荷至少被提起 4 次。如果患者成功完成 3 个重复举重，第 4 次重复可能由于疲劳或无法维持正确的技术，测试终止，解除重量，记录患者的 3RM。我们建议运动的顺序是从大肌肉群的运动到小肌肉群的运动：仰卧推举，腿部按压（或蹲坐），肩部按压，腿部伸展，二头肌卷曲，腿部卷曲和三头肌卷曲。另一种选择是绕过 3RM 测试，使用 8–12RM 方法或 15RM 方法。这些方法通常更容易在儿童中实现。

2. 身体成分测量

严重烧伤患者失去了大量的瘦体重。因此，需要对 LBM 进行评估。此外，还应评估骨量和脂肪量。我们使用双能 X 线吸收测定法（dual energy X–ray absorptiometry，DXA）评估身体成分。DXA 儿童软件可以测量两束 X 线的衰减；一个高能量，另一个低能量。然后将这些测量值与用于骨骼和软组织的标准厚度模型进行比较。然后将计算出的软组织分为 LBM 和脂肪团。这是一个很好的测量方法，可以评估项目的进展情况，如果适用的话，还可以评估营养干预措施。但是，DXA 机器很昂贵。因为存在增生性烧伤瘢痕，目前还不清楚是否有其他方法来测量身体组成，比如水下重量或生物阻抗是否适用于烧伤患者。

七、什么时候执行锻炼计划

传统上，出院后立即实施为期 12 周的运动训练计划 [199]。然而，我们也报道说，当在烧伤后 6 个月实施 12 周的锻炼计划时，其功能和社会心理健康也得到了改善 [200]。

最近，我们开始了一项小规模的试点研究，将有氧运动添加到标准物理治疗和职业治疗中。有氧运动是定量的，因为它结合了臂式测力计的使用，其中每分钟转数和负载可以调整。

（一）锻炼计划的组成部分

运动项目通常包括热身阶段、耐力阶段、娱乐活动（可选）和冷却阶段。有氧训练活动应该每周进行 3 ～ 5d，而补充柔韧性和阻力练习可以以较低的频率进行（每周 2 ～ 3d）[201]。柔韧性练习可以作为热身或放松的一部分，也可以单独进行。阻力训练通常在有氧训练的隔日进行。然而，这两种类型的活动可以合并到同一个锻炼环节中。通常热身时间为 5 ～ 10min，但也可能更长。接下来是 20 ～ 60min 的刺激或耐力阶段和 5 ～ 10min 的冷却期。有氧和阻力训练应根据具体的频率、强度、持续时间和运动方式来规定。这些术语都将在后面详细讨论。一种可选的休闲游戏有时可以替代耐力阶段。但是，由于在适当的时间长度设定适当的强度方面可能存在困难，建议进行娱乐活动以补充耐力阶段。如果一项娱乐活动被添加到耐力阶段，那么应该仔细考虑缩短耐力阶段，尽管保持至少 20min。

1. 热身阶段

在耐力阶段之前，应进行各种非常轻的运动或低强度的健美操，以改善从休息阶段到耐力阶段的过渡。在运动开始阶段的重点是逐渐增加运动水平，直到达到合适的强度，开始耐力阶段。在热身运动中，以前就包括了伸展运动来增加活动中涉及关节的 ROM。然而最近证据表明，在热身运动中也可以包含拉伸运动训练 [202, 203]。

事实上，有证据表明，在锻炼前做热身运动，只做少量的有氧运动来提高体温，就足以增加锻炼前的灵活性 [179]。例如，患者在耐力阶段保持适度的速度，以缓慢、轻松的步行来进行热身。然而，对于在耐力阶段以 5.5mi/h 慢跑的患者来说，适度的步行（如 3.5mi/h）可以作为热身。如果需要，可以监测或评估心率，以确保热身活动不太费力。

2. 耐力阶段

耐力阶段发展心肺或有氧健康，包括 20 ～ 60min 的连续或间歇（每天至少 10min）有氧运动。持续时间取决于活动的强度；因此应该长期进行中等强度的活动时间（≥ 30min），相反，个人在更高级别的训练强度（如剧烈运动）应至少训练 20min[201]。在耐力阶段最有效的运动是使用大肌肉群进行有节奏或有动力的活动。如足球、篮球或网球等运动也有有氧调节潜力，需要足够的时间来诱导有氧改善（至少 20min）。另一方面，像高尔夫球和保龄球这样的运动不太可能引起心血管训练的效果，但却是令人愉快的，可能产生与健康相关的，以及心理社会的益处。

3. 娱乐活动

在耐力阶段（或紧接其后）加入令人愉快的娱乐活动，通常会提高对锻炼计划的依从性。游戏规则可能需要修改，以适应患者水平，并确保安全。游戏的结果（赢或输）不应该比患者的安全、参与和享受更重要。重要的是要记住，娱乐活动补充了耐力阶段，不应该一直替代它。娱乐活动也可以通过增加患者的社交互动来促进心理健康的发展或改善。

4. 冷却阶段

在活动结束时，2～5min的冷静活动（慢走和伸展运动）被建议逐渐恢复心率和血压到正常水平。这一阶段包括强度逐渐减弱的运动：慢走或慢跑、健美操和伸展运动。这部分锻炼对于降低运动后低血压发作以及其他心血管并发症的概率非常重要。

八、运动方案

在为烧伤患者设计运动方案时，应牢记一些基本的运动生理学原理。这两个原则是渐进式过载原则和特异性原则。渐进式过载原则指的是为了达到训练效果，身体系统必须达到目前习惯的水平之上[178]。机体或组织逐渐适应这种超负荷。构成超负荷的典型变量包括运动强度、持续时间和频率（每周天数）。特异性原则是指训练效果是作用于参与活动的特定肌纤维。特异性还指具体的训练类型，以产生非常具体的结果。如果肌肉从事耐力型运动，主要的适应性是毛细血管和线粒体的数量，这增加了肌肉的有氧能力。这些原则适用于烧伤患者。然而，必须指出的是，高强度的运动并不需要达到与健康相关的好处。另一方面，为了达到运动表现或与竞争相关的目标，需要中等到高强度的运动。在设计锻炼计划时，另一个需要考虑的因素是患者的年龄。青春期前的儿童对运动训练的生理和心理反应与青春期后的儿童非常不同。老年人也有不同于年轻人的健康和身体问题。正因为这些原因，我们强烈建议在开始锻炼之前进行体检和锻炼评估。处理这些差异和（或）问题超出了本章的范围。然而，一般的儿童和成年人相关指南，以及为特定人群的建议可以在以下相关协会网站中找到，如：美国运动医学学院（http://www.acsm.org/publications/positionStands.htm），美国儿科学会（http://www.aap.org/），美国医学协会（http://www.ama-assn.org/）。

（一）有氧训练

1. 强度

为了提高有氧训练，一般来说，运动强度应在心率峰值的65%～95%，或者心率储备（heart rate reserve，HRR）的45%～85%[204]。心率储备是CPET过程中获得的峰值心率与静止心率之间的差值。与促进心血管健康所需的运动强度相关的心率值范围称为“目标心率区”。

心率峰值（peak heart rate，HR_{peak}）由CPET获得。如果不能通过CPET获得，可以通过一个简单的公式（220–年龄）来估计HR_{peak}值[178]。这个公式可能不适用于幼儿，所以我们建议，在儿童中，自感劳累分级（RPE；参见后面的讨论）联合在最大运动能力测试中获得的心率一起使用。

RPE量表也可以作为设定运动强度的指南[197]。RPE是一种有价值和可靠的运动耐受性和强度指标。当不能获得HR_{peak}或者患者使用影响心率的药物β–阻断药时，这种监控运动强度的方法是有用的。目前常用的RPE量表有两种：一种是原始的，另一种是分类量表6～20分，修订分类比量表0～10分。据报道，分类比量表使用了更容易理解的术语，从而为测试者提供了更有效的信息。研究发现，有氧训练效果和开始无氧训练的阈值是在“有点硬”到“硬”的等级上达到的，在分类量表上近似为12～16分，在分类比量表上近似为4～5分[205]。最后，如果患者不能使用心率法或RPE法，“谈话测试”也可以作为一种方法来设定和监测运动强度[206]。

“谈话测试”，也就是言语开始变得困难的那一点，近似于运动强度几乎完全等同于呼吸阈值。建议患者进行强度适中的运动，以使说话时感到舒适。当说话变得不舒服时，根据以前的研究，可以假设运动强度始终高于通气阈值，或高于一般健身所需的运动强度[206]。必须指出，在设定运动强度时，安全性和有效性是相互关联的。适当的强度也应该非常适合形成长期的、积极的生活方式。

2. 持续时间

有氧运动的持续时间与运动强度（例如，低强度运动可以比高强度运动完成更长的时间）。一般来说，烧伤患者一旦出院，第一周的运动时间应该在 5 ～ 20min。这将取决于患者的功能状态和疼痛耐受性。

如果患者能耐受长达 20min，那么这个时间是合适的。目标应该是 20 ～ 60min 的有氧运动。这可以在一天中连续或间歇地完成，每次至少 10min。通常，在 40% ～ 50% 和高达 85% 的 HRR（不包括热身和冷却时间）下持续 20 ～ 30min，应该会促进健康和健身[201, 207]。

对于有氧能力或耐力极低的烧伤患者，4～6 次 5min 的间歇运动和间歇休息会带来好处。锻炼时间（或次数）可以随着时间逐渐增加。然而，如前所述，实现与健康有关的益处并不需要高强度的运动或长时间的运动，尤其是在门诊运动康复的最初阶段。

3. 频率

据报道，减肥的人可以改善心肺健康，只需每周锻炼 2 次[201]。然而，人们普遍认为每周进行 3 ～ 5 次锻炼就能达到最佳的训练频率。更频繁的训练带来的额外好处似乎微乎其微，而下肢受伤的发生率却突然增加。对于 HRR 在 60% ～ 80% 的人来说，每周 3d 的运动频率足以改善或维持 VO_{2peak}。每周运动超过 3d 的低强度运动是无害的。低强度多次短期（每周 5d）的锻炼也是很好的。很明显，每周锻炼的次数会因患者的差别而有所不同，也会因患者和护理人员的生活方式而有所不同。

4. 模式

在选择耐力阶段的锻炼方式时，最重要的考

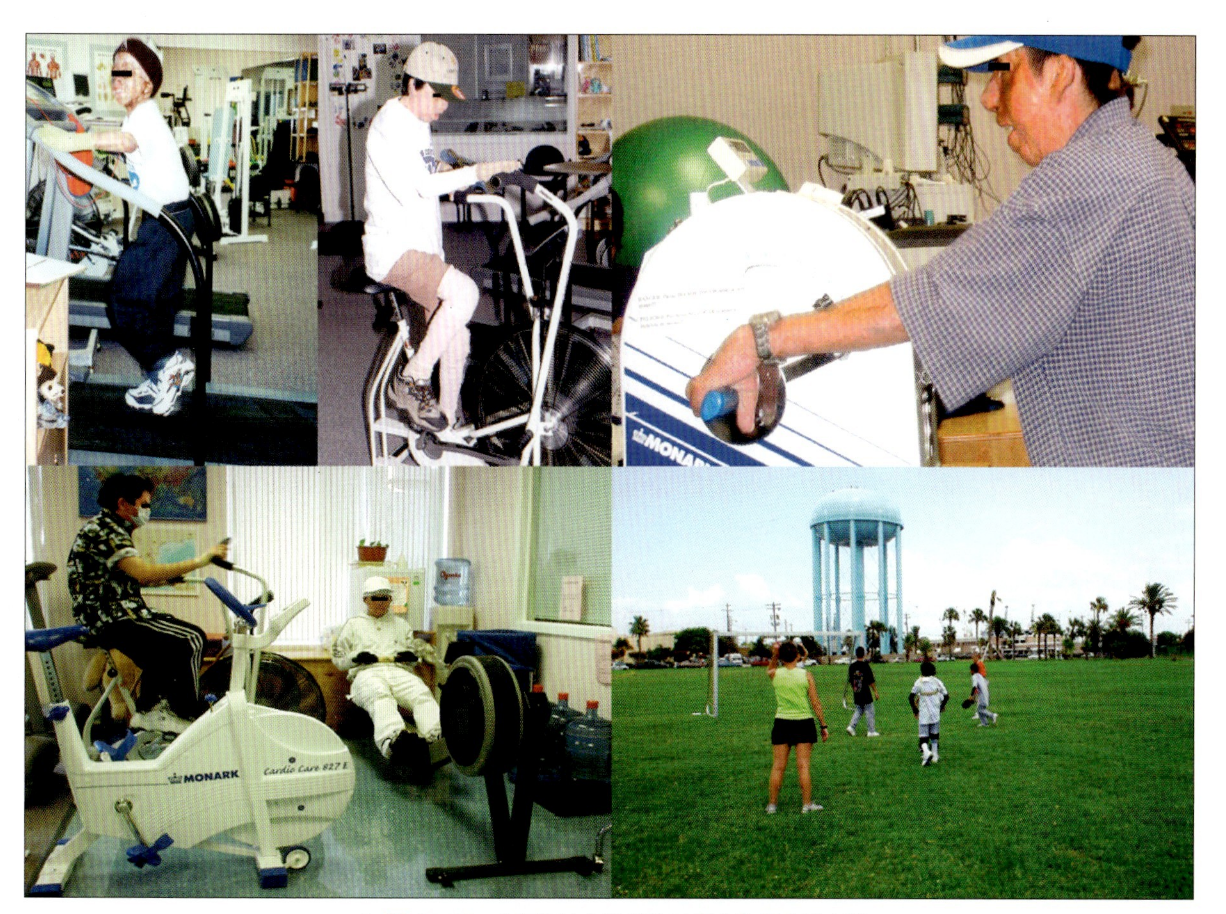

▲ 图 47-27 有氧训练在适当的时间内使用大肌肉群

虑是让大肌肉群参与有节奏或有活力的活动。有氧健身效果的最大改善是在适当的时间段内使用大肌肉群（图47–27）。锻炼方式包括在跑步机上步行（跑步）、划船或骑自行车。如果没有跑步机，那么在田径场上步行或慢跑是合适的。游泳也是一种适当的运动方式，应确保烧伤伤口的愈合，尽量减少伤口感染或污染。耐力运动也是一种合适的锻炼方式。

5. 运动的进展

我们建议在时间和强度上缓慢而安全地开始，但也要从简单运动过渡到复杂的运动。这种进展的方法减少了引起肌肉过度疼痛的可能性，这种疼痛可能导致新的损伤或加重旧的损伤。在健身计划早期，强调缓慢适度的步行是主要的运动，参与者必须接受教育，不要太快进入到要求更高的运动。例如，如果一个人可以走1～2mi而不感到疲劳，那么进行步行、慢跑是一个合理的建议。

运动的开展取决于功能能力、医疗和健康状况、疼痛耐受性、烧伤位置、年龄、个人活动偏好和目标，以及个人对当前训练水平的耐受性。对于烧伤患者，运动处方的耐力方面可分为三个进展阶段：初始阶段、改进阶段和维持阶段[179]。

初始阶段。初始阶段应包括轻度和中度肌肉耐力活动（如40%～60%HRR）。这些运动通常损伤的可能性较低，肌肉酸痛程度也较轻。如果项目中锻炼的水平或强度太过激进，锻炼依从性可能会受到影响。这个阶段的时间长短取决于个人对锻炼计划的适应程度。我们建议至少4周的初始调节。在最初阶段的锻炼时间为15～20min，持续30min，每周至少3次。个体在每个阶段都应该有更多的时间来适应。个体的年龄也应该被考虑在内，因为在较年长的个体和极度虚弱的个体的适应可能需要更长的时间[201]。

改进阶段。改进阶段训练的目标是逐步增加个体的运动强度刺激，有氧健身具有显著的改善效果。运动改进阶段不同于初始阶段，参与者的进步速度更快。据报道，这一阶段通常持续4～5个月，可以增加到50%～85%HRR的目标。然而，我们对7–18岁儿童进行为期12周的训练计划的经验表明，经过3～4周的初始适应，一些患者能够开始改善阶段。在这个阶段，每2～3周持续增加直到参与者能够以中等强度到高强度的运动持续20～30min。在这一阶段，间隔训练也可能是有益的，只要从事中等到剧烈运动的总时间至少为20min。

维持阶段。这一阶段的训练目标是长期维持在改进阶段发展起来的心肺健康水平。这个阶段的练习计划可以在参与者达到先前商定的目标的任何时候开始。在这个阶段，个体可能不再对不断增加条件刺激感兴趣。同时，在这个阶段，进一步的改善可能是微乎其微的，但是持续相同的锻炼计划可以使个人保持他们的健康水平，并养成健康的锻炼习惯。在这一点上，建议重新审视规划目标，并设定新的目标或目标。

（二）阻力训练

力量被定义为产生力量的能力，在一段时间内产生力量的能力被称为肌肉耐力。肌肉力量和耐力都会影响ADL，因为它需要一定比例的肌肉来完成这些日常任务。严重烧伤会导致肌肉坏死和肌肉力量的缺失。因此，增加LBM的阻力训练应该成为烧伤患者运动康复计划的一部分[180]。

正如设计运动项目的有氧部分一样，运动项目的阻力训练遵循类似的训练原则，渐进式过载原则和特异性原则。必须遵守严格的技术和安全规则，以减少受伤或事故的可能性。应该保持正常的呼吸模式，避免屏住呼吸。举重过程中的屏气会导致血压过度升高，这对高血压、糖尿病或其他有医疗风险的人来说是危险的。

与有氧运动项目类似，肌肉功能评估先于阻力训练。这有助于个人识别问题领域（需要改进的领域），设定目标，并跟踪进展。此外，肌肉力量测试能评估返回工作的能力[208]。其中一些测试涉及肌肉的最大力量。这些测试可以在称重机或哑铃上进行。

通常，这些测试都是在一次重复（1RM）的情况下进行的，但也可以在3RM上进行。对于特殊个体或非常年幼的儿童，可以使用3RM到12RM进行测试。重要的一点是要记住，个人的安全是至关重要的。因此，在所有的测试和培训中必须遵守正确的技术。运动或肌肉测试的顺序也很重要。建议先测试大肌肉群，然后在上半身和下半身之间交替。例如，3RM 测试可以按照以下顺序进行：仰卧推举、腿部按压（或蹲坐）、肩部按压、腿部伸展、二头肌卷曲、腿部卷曲和三头肌卷曲。3RM 负载可以确定如下。经过一段时间正确的举重技术指导后，患者用杠杆臂和棒（或木棍）热身，并熟悉该动作。在这之后，患者举起一个重量，允许成功完成 4 次重复。如果第 4 次重复成功且技术正确，允许 1min 的休息时间。休息后，逐渐增加的重量或负荷至少被提起 4 次。如果患者举起的重量允许成功完成 3 次重复，而由于疲劳或无法维持正确的技术，第 4 次重复是不可能的，那么测试将终止，从成功组中举起的重量将被记录为个体 3RM。然后这个重量被作为前 1 ～ 2 周（如一个 12 周的项目）使用的基础重量或负载量。

1. 训练类型

有很多阻力训练。但是，这些练习可以分为核心练习和辅助练习。核心练习招募一个或多个大肌肉群（如胸部、肩膀和背部）。辅助训练通常招募较小的肌肉群，如二头肌、三头肌和小腿。一个好的训练计划通常应该包括两种类型的练习。

2. 训练频率

训练的天数取决于个人的训练状态。对于重度烧伤患者，我们建议每周进行 2 ～ 3d 的抗阻训练。

3. 收缩类型

对于严重烧伤的患者，不建议进行阻力训练或强调延长或收缩（偏心性）的练习。这些类型的收缩有很大的潜在危险如急性迟发性肌肉酸痛。肌肉酸痛如果严重到一定程度，就有可能阻碍进一步参加锻炼活动。举重动作要有节奏，反复适度，持续时间适中。

4. 负载量

通常，1RM 或 3RM 的一定比例被用作选择训练负载的指南。吊重可达 1RM 的 100%，也可与空载吊重一样轻。我们首先建议，在第 1 周的训练中，让个人熟悉运动器材，并学习适当的举重技巧。最初，在最初 1 ～ 2 周的 12 ～ 15 次重复练习中，受试者将举起的重量或重量应设置为其个人 3RM 的 50% ～ 60%。在此之后，提升的负荷可以增加到每个 3RM 的 70% ～ 75%（8 ～ 10 次重复），并持续 2 周或 3 周，直到第 6 周。在此之后，训练强度可以增加到 3RM 的 75% ～ 85%（8 ～ 12 次重复），并在 7 ～ 12 周或更长时间内实施。请注意，这些指南提供了对训练负荷的估计，并且有一些限制[185]。确定训练负荷的另一种方法是根据为练习计划的重复次数执行多个 RMs。例如，如果二头肌弯曲需要重复 8 次，那么一个人就会通过让他或她执行 8RM 测试集来测试这个人。

5. 重复数量

在一定范围内进行一定次数的重复（如 6 ～ 10 次）可以同时获得肌肉力量和耐力。重复的次数将取决于负荷的提升（%1RM）和锻炼计划开始时设定的目标。我们建议做 8 ～ 12 次中等强度到高强度的重复练习，以提高肌肉力量和耐力[180]。

6. 训练组数

关于增加肌肉力量训练需要 3 组还是 1 组，儿童的数据非常有限。许多基于成人的文献集中在肌肉力量、肌肉耐力和单组和多组耐力训练项目[201, 209–212]。最后，有必要强调两点：①力量增益的差异在受过训练的个体中通常更为显著；②单次和多次训练都会增加力量。第一点通常不适用于烧伤患者，第二点强调的事实是，通过阻力训练可以增加力量。

7. 训练顺序

有许多方法来进行阻力训练。其中一个是安排核心练习，然后是辅助练习[212]。也可以先安排大肌肉群，然后再安排小肌肉群[213–215]。也可以进行上半身和下半身交替运动，这种方法可以使人在两次运动之间更充分地恢复。这一点特别适合那些没有受过训练的人[213, 214]。例如，在严重烧伤的儿童中，我们成功地实施了下列阻力练习顺序：仰卧推举、腿部按压（或蹲坐）、肩部按压、腿部伸展、二头肌卷曲、腿部卷曲和三头肌卷曲和脚趾抬起。这些练习可以在可变阻力机或自由举重机上进行[180]。自由重量，绷带，或可变阻力机器均适用于希望参加一个锻炼计划的烧伤患者（图 47–28）。

8. 休息时间

一般来说，在两次练习之间留出足够的时间以适当的形式进行下一次练习是很重要的。休息时间也因个人的培训情况和具体的培训目标而有所不同。

9. 渐进式过载训练

随着时间的推移仔细地监控和记录个人的锻炼或负荷是很重要的。渐进式过载可以采用多种方式，如增加举起的重量，增加重复次数，同时保持负载不变或减少休息时间。提出了一种称为“二对二规则”的保守方法。这条规则规定，“如果一个人能在上一组指定的重复目标上完成两次或两次以上的重复，对一个特定的运动能连续进行两次训练，那么就应该在下一次训练中增加重量或负荷[215]。”例如，假设坐姿推胸机中指定的组数和重复次数为 3 组 8 ～ 12 次，个人在几次锻炼后可以在所有 3 组中重复 12 次（具体组数取决于许多因素）。如果个人能够在第 3 组完成 12 次（即，最后一组）连续两次训练，在接下来的训练中，练习的负荷应该增加。应增加的重量（负荷）取决于个人的身体状况（强弱）和身体部位（上半身或下半身）等因素。一般来说，上半身的练习建议增加 1 ～ 2kg，下半身的练习建议增加 2 ～ 4kg[185]。

九、训练计划举例

我们进行运动康复计划的一个例子在下表（表 47–3）中进行描述。本研究的结果已发表[17, 133, 134]。本项目在出院时以及烧伤后 6 个月已成功实施。

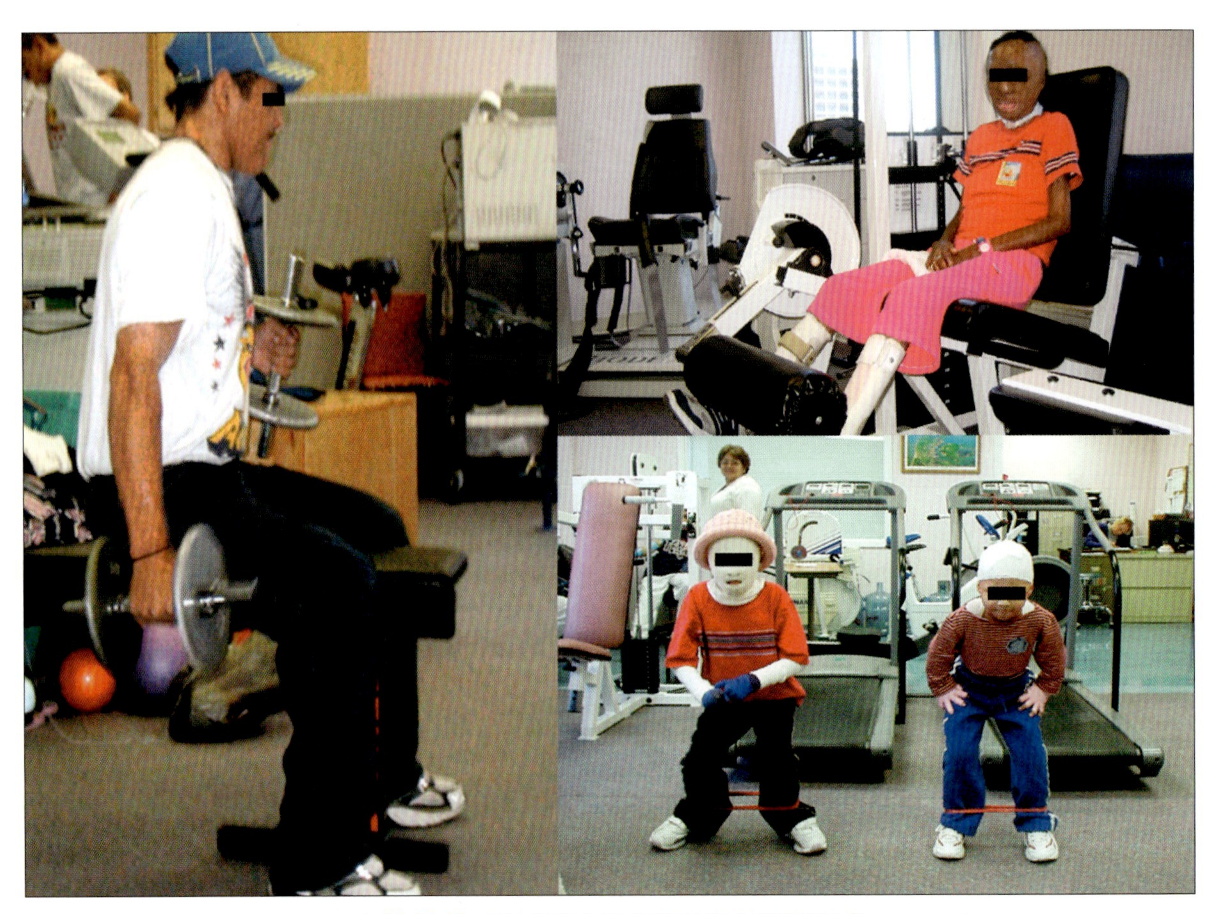

▲ 图 47–28 阻力训练由自重或可变阻力机训练组成

表 47-3　Galveston 医院 Shriners 儿童医院门诊运动康复项目简介

有氧训练	
强度	个人最大有氧能力的 70% ～ 85%。在有氧运动中，心率和额定的感知力是定期获得的
持续时间	20 ～ 40min
频率	3 ～ 5d/ 周
模式	跑步机上的有氧运动，自行车测力计，手臂测力计，划船机，户外活动，如足球或儿童足球
阻力训练	
训练种类	上半身、下半身核心训练及辅助练习
负载量和重复次数	重量或负载设定为 50% ～ 60% 3RM，重复 4 ～ 10 次。在第 2 周，起重负荷增加到 70% ～ 75%（3 组，4 ～ 10 次重复），并持续 2 ～ 6 周。在此之后，训练强度增加到 80% ～ 85% 3RM(3 组，8 ～ 12 次重复），并从第 7 ～ 12 周开始实施
频率	2 ～ 3d/ 周，训练日和恢复日交替进行
组数	2 ～ 3 组
训练顺序	仰卧推举、腿部按压或下蹲、肩部按压、腿部伸展、二头肌卷曲、腿部卷曲、三头肌卷曲和脚趾抬起
训练类型	使用可变阻力机或自由重量进行 8 项基本阻力练习：上身 4 项，下身 3 项，腹部 3 项
休息时间	两组之间的休息时间大约 1min

注：每一次运动训练包括阻力训练和有氧运动，有氧运动先于阻力训练。门诊训练计划应辅以门诊物理和作业家庭治疗或家庭活动。

（一）重要的注意事项

1. 运动康复的最终目标应该是改善身体功能。然而，实现这一目标的手段也很重要。一个锻炼计划应该是有挑战性的，有效的，但也必须是安全和有趣的。它还应该促进终身健康运动的习惯。这将最大限度地遵守训练计划。

2. 对成年人或儿童制订一个运动计划是美国运动医学学院的一个绝对和相对禁忌运动和运动测试。应当注意，这些禁忌证也适用于严重烧伤的患者。

3. 个人目标应该在训练计划的早期确定。如有可能，应由参加者在专业人士指导下进行。目标必须是现实的，在这个时候应该实施一个内在或外在的奖励系统。

4. 建议运动专业人员与职业和（或）物理治疗师合作，以避免重复服务，并确定需要特别注意的方面。

5. 根据我们对儿童和青少年患者的临床经验，严重烧伤患者应在出院后尽快参加有组织的训练计划。这项计划应受到监督，并在可能的情况下，在训练有素的专业人员在场的情况下进行。如果没有专业人员指导，应该提供一个安全有效的参与选择指南。

6. 对于成年人来说，在开始一项运动计划之前，应该进行一次仔细的医学和运动评估。心血管或肺部问题，以及糖尿病等其他疾病，必须在开始一项运动计划之前进行评估，以避免潜在的致命或接近致命的并发症。

7. 让烧伤患者尽快开始训练或更积极的生活方式是很重要的，但无论烧伤后什么时候开始都不晚。

8. 在开始训练计划时，最好是慢慢开始，循序渐进，而不是一开始就太快，否则有受伤的危险。

9. 对于儿童，避免使用非常激烈或最大的阻力训练或测试。循序渐进对于避免受伤和促进运动坚持是至关重要的。

10. 个人应该量力而行。在训练期间和之后，个人（和治疗师）应该警惕过度锻炼可能导致的健康问题。症状可能包括疼痛、呼吸急促、头晕或恶心。

11. 要灵活地进行训练。如果患者觉得自己不能胜任某项工作，就不要严格遵守时间表。如果他或她过度劳累或身体不适，请一两天假。

12. 监测个人的进步。每6周重新评估一次健康状况。您可能会注意到您需要增加（如果是最初目标的一部分）训练的时间。

13. 专业人士或个人应写训练日记或日志，以帮助记录训练进度。

14. 如果患者失去动力，尝试设定新的目标或尝试新的活动。有时带朋友或家人参加这个项目可能有助于激励。增加日常锻炼的多样性。

15. 最后，努力向患者或患者传达这样一个信息：一个有趣的、安全的训练计划可以使人保持终生的身体和心理健康（图47-29）。

十、患者和护理人员教育

当患者出院时，带着个性化的家庭训练计划离开是至关重要的。支具和体位摆放、ADL、瘢痕和心理社会问题也应该得到解决。在2年的恢复期内可以进一步改进训练计划。在随访期间，评估患者的进展情况，并对家庭训练计划进行调整。对患者状况的详细了解将使烧伤小组能够协调治疗，提出建议。为患者提供检查表是一个很有价值的工具，它使患者能够在一定程度上监控康复过程，跟踪进展，并鼓励继续该项目。许多患者和他们的照顾者经常被康复计划压得喘不过气来。计划和参与家庭锻炼（指导）项目需要大量的时间和精力。患者、护理人员和烧伤小组之间的持续沟通将有助于患者的康复。

帮助患者进行训练的一种方法是与社区训练中心建立联系，比如商业或医院的训练中心。通

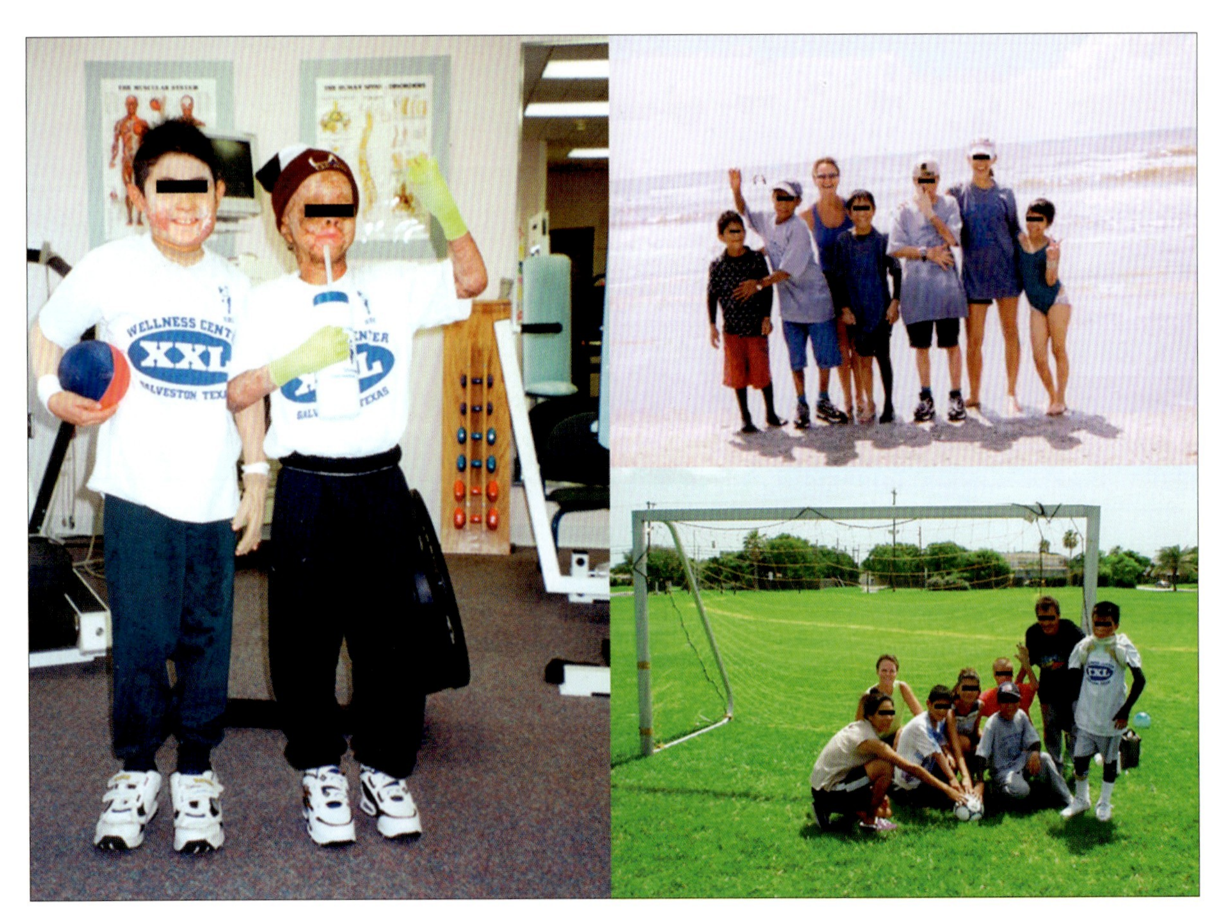

▲ 图47-29 全面的长期烧伤康复促进生理、心理健康及生活质量的改善

常情况下，烧伤医院康复科、运动生理学家和（或）医生与社区运动机构（即私人教练）将通过监督，最大限度地发挥这种家庭训练的效果。

十一、结论

烧伤患者的康复虽然具有挑战性，但对所有参与的医护人员和患者来说都是有益的。持续评估各项训练干预措施将确保每个患者获得最大康复效果。经验、教育和研究的发展将促进和优化每个患者的康复结果。最终康复治疗的目标是为患者提供有效生活能力。

拓展阅读

American College of Sports Medicine. *ACSM's Guidelines for Exercise Testing and Prescription*. 8th ed. Philadelphia: Lippincott Williams & Wilkins; 2009.

Borg G, Hassmen P, Langerstrom M. Perceived exertion related to heart rate and blood lactate during arm and leg exercise. *Eur J Appl Physiol Occup Physiol*. 1987;56(6):679-685.

Kisner C, Colby LA. *Therapeutic Exercise: Foundations and Techniques*. 5th ed. Philadelphia: FA Davis; 2007.

Mackin EJ, Callahan AD, Skirven TM, et al, eds. *Rehabilitation of the Hand and Upper Extremity*. 5th ed. St Louis, MO: CV Mosby; 2002.

Noble BJ, Borg GA, Jacobs I, et al. A category-ration perceived exertion scale: relationship to blood and muscle lactates and heart rate. *Med Sci Sports Exerc*. 1983;15(6):523-528.

Randall L, Braddom MD. *Physical Medicine and Rehabilitation*. 4th ed. Philadelphia: Saunders; 2007.

Roberts L, Alvarado MI, McElroy K, et al. Longitudinal hand grip and pinch strength recovery in the child with burns. *J Burn Care Rehabil*. 1993;14(1):99-101.

第48章 烧伤后肌肉骨骼变化

Musculoskeletal Changes Secondary to Thermal Burns

Kelly Carmichael　David Yngve　Carlos Jimenez　著
王　嶒　刘　琰　译

一、概述

烧伤甚至在愈合后，都有发生肌肉骨骼畸形的可能。严重烧伤后伴发的长期疾病会导致其他类型的骨骼变化。框 48–1 展示了继发于烧伤后的肌肉骨骼变化的分类；我们从中挑选了几种最常见的且有临床意义的变化进行论述。

二、骨骼变化

（一）骨质疏松

骨质疏松是烧伤后最常发生的骨骼改变。Klein 等的一项在研研究发现，严重烧伤人群中普遍存在骨密度降低 [2]。烧伤后骨质疏松的原因有：卧床、制动、充血 [3]、反射性血管舒缩现象 [4]，以及肾上腺皮质功能亢进 [5]。在本书第 26 章中，Klein 已就烧伤对骨骼代谢的作用做了综述 [2, 6]。Klein 等发现严重烧伤后骨骼形成非常有限 [9]。Dolecek 等描述了其他烧伤后引起骨质缺失的内分泌改变 [10]。这些变化加上烧伤后相对较高的骨质再吸收，促使骨质缺失的发生。内源性皮质类固醇的生成与骨形成减少有关，而炎性细胞因子与骨吸收有关。本章节中，我们仅讨论部分有明显临床表现的情况。

烧伤面积越大，并发症越多，患者卧床和相对制动的时间就越长。骨质疏松的发生是一个加速的过程，其严重程度在以高代谢为特征的烧伤中体现尤为明显。Klein 等发现，成骨细胞和骨细胞在应激激素糖皮质激素的作用下会发生凋亡。烧伤的总体效应为分解代谢，同时还存在肌肉萎缩。正常人由于局部创伤，如骨折，导致单个肢体长时间制动，很容易在平片中发现其骨密度的下降。所以，当仅有肢体发生烧伤时，受影响的肢体会发生骨质疏松，而在肢体烧伤程度更深的全身烧伤患者中，患肢的骨量丢失要比健侧肢体和中轴骨（颅骨和躯干骨）更为明显（图 48–1）。Pandit 等也注意到严重烧伤的骨质疏松更为严重，他们发现 56% 的烧伤后患者有骨质减少的放射影像学证据 [11]。在一项包含 16 名单侧胫骨骨折的成年人的 X 线吸收法研究中，VanderWiel 等 [7] 发现，虽不及同侧股骨严重，对侧股骨和腰椎最终也会发生骨密度下降。尽管这些发现与烧伤中的情况不完全相同，但这些发现显示了其他创伤时也可发生全身性骨质疏松，且其与局部因素有关的骨密度下降程度之间存在差异。活动性下降和局部充血可能是导致骨折和烧伤患者中这些差异的原因。

另一个将烧伤与其他类型骨质疏松区分开来的特点是它的持续性，可以延续到烧伤痊愈后数月甚至数年（图 48–2）。这种现象在烧伤面积达 90%TBSA 的烧伤幸存者中最为明显，Klein 等观察到甚至在中度烧伤儿童中，骨质减少也可延续到伤后 17 个月 [2]。患者肌肉萎缩或难以甚至无法达到烧伤前活动水平，持续的骨矿化降低状态可能是其中的部分原因。

对于需要长期卧床的严重烧伤患者，骨质疏松无法避免。Klein[12] 和 Rousseau[13] 等提出的医学干预的方法包括使用合成代谢激素、二膦酸盐及胆钙化醇（维生素 D_3）。胆钙化醇被发现有利

框 48-1 烧伤后肌肉骨骼变化分类

骨骼变化
- 骨质疏松
- 骨膜新骨形成[1]
- 不规则骨化[1]
- 骨干外生骨疣[1]
- 指端残缺[2]
- 病理性骨折
- 骨髓炎
- 坏死和切线死骨形成

关节囊周结构变化
- 囊周钙化
- 关节旁异位骨化
- 骨赘形成

关节变化
- 脱位
- 软骨溶解[3]
- 脓毒性关节炎
- 自发性溶解[4-6]
- 强直

肌肉和肌腱变化
- 肌腱脱水[7]
- 肌肉纤维化[8]

继发于软组织的变化
- 肌肉和关节挛缩
- 关节异位
- 脊柱侧弯

软组织损伤
- 骨筋膜室综合征
- 神经损伤

生长异常
- 加速或迟缓
- 生长板破坏

于肌肉健康，而对骨骼作用甚微。烧伤后早期进行活动和锻炼可改善骨萎缩，这对于大面积烧伤患者同样适用。中轴骨、骨盆和下肢骨最易受承重的影响。因此，站立是首选的活动方式，它也是在创面完全愈合前，引导患者慢慢过渡最常见的练习方法。肌肉收缩有助于防止骨萎缩，对抗性收缩时，骨骼可以得到更好的压力。重度烧伤患者也可进行等长肌肉收缩，其对骨应力和保持肌张力、防止肌肉萎缩具有重要意义。被动运动对骨骼没有作用，因此未被列入骨质疏松的预防之中。其他预防措施，如封闭创面和营养维持，都是严重烧伤治疗中的常规工作。对已形成的骨质疏松的处理需要更加积极地运用预防手段。目

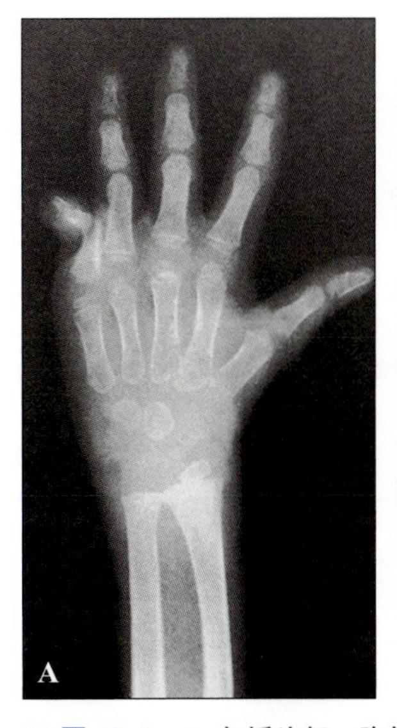

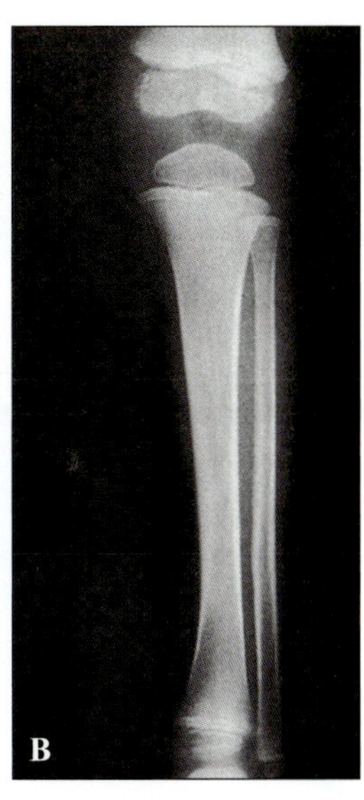

▲ 图 48-1 A. 包括头部、胸部和双上肢 70%TBSA 三度烧伤的 4 岁男孩，伤后 6 个月，在其左手和前臂发现明显的骨质疏松和粗糙的骨小梁；B. 同一天左侧胫腓骨的放射影像显示极轻微的萎缩

前还没有长期对照研究比较锻炼、饮食、药物或物理治疗在骨质疏松治疗中发挥的作用。可通过收缩肌肉和负重减轻骨质疏松。显示良好治疗前景的医学干预手段包括使用合成代谢激素、二膦酸盐及应用胆钙化醇。

（二）骨髓炎

烧伤时，烧伤引起的暴露、烧伤伴发的开放性骨折、化脓关节的感染扩散、牵引针或骨折内固定装置上微生物的入侵、菌血症中的血源性微生物都可导致骨骼的感染。严重烧伤患者发生骨髓炎的风险很大，但令人惊异的是它发生的并不多。临床上，烧伤患者发生明显的骨髓炎并不常见。常规给予抗生素可能防止感染的骨接种并抑制骨骼感染的小病灶。

长骨的骨皮质是对表面微生物良好的屏障。在血供完整的情况下，皮质暴露几乎没有什么不良影响。长时间的暴露会导致皮质外层破坏，随后发生死骨形成，并在死骨和活骨之间形成明显的裂隙。轻中度暴露的情况下，骨骼大多可存活至周围肉芽组织将其覆盖。大面积缺损，可能需要在暴露的皮质上密集钻孔以刺激肉芽组织从静止的血管髓腔中生长出来。另一种刺激暴露骨骼肉芽组织形成的方法是使用骨凿或牙钻行表面皮

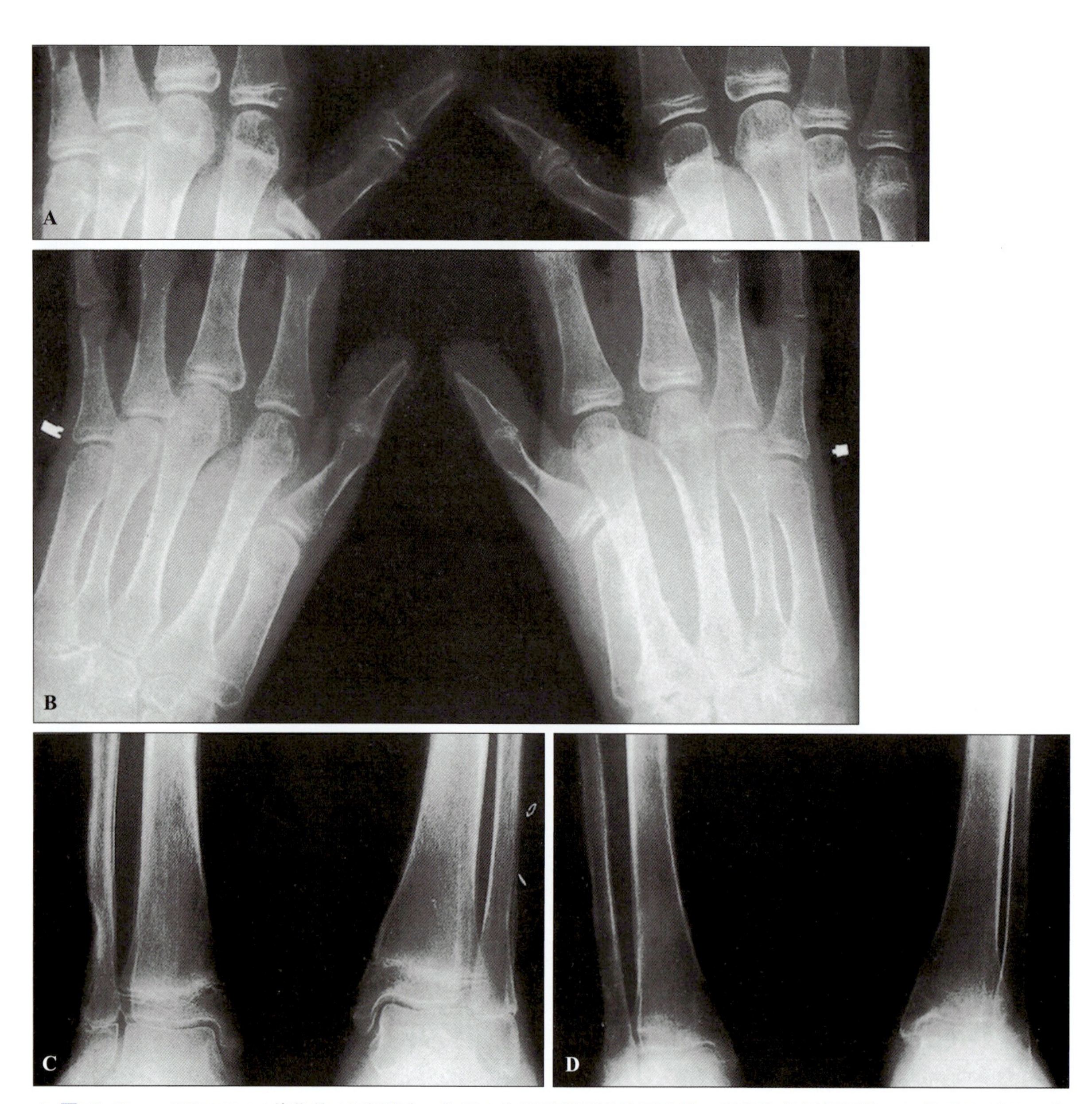

▲ 图48-2 A. 100%TBSA烧伤的14岁男孩，伤后9个月手部严重骨质疏松。所有生长板都开放；B. 伤后24个月，仍存在骨质疏松，掌骨和指骨的生长板不正常闭合；C. 伤后8个月，胫腓骨远端生长板仍开放；D. 伤后24个月，胫腓骨远端生长板闭合。其他主要生长板保持开放。骨质疏松未好转

质剥离术暴露内层皮质的毛细血管[14]。这些手段引起骨骼感染的风险很小。当皮质上的小孔很新鲜时，可产生足够的向心压力以防止微生物的入侵，这些小孔也很快会被血凝块和组织填塞。皮质钻孔导致深部骨骼感染的病例还未见报道。

严重软组织烧伤创面处的开放性骨折，骨骼感染往往不可避免。这类感染通常局限于骨折部位，而不向其他部位扩散。治疗中需进行软组织创面的局部清创和固定。Dowling 等报道了与严重肢体烧伤中开放性双踝骨折有关的胫骨骨髓炎病例[8]。English 和 Carmichael[15] 在总共28例骨折中发现了3例骨髓炎，均为开放性骨折。Choctaw 等[16]和 Wang 等[17]分别报道的2例开放性骨折病例中，都未发生骨髓炎。我们处理过3例大腿烧伤并伴有开放性股骨骨折的患者。每位患者均需进行反复、积极地清创。其中1例进行了牵引，其他2例做了外固定支架。其中一名患者在急性烧伤入院后8个月，发生了与开放性

骨折相关的股骨骨髓炎。其他两名患者均未发生骨髓炎；最终，3 例患者的股骨都恢复良好。

牵引针穿透烧伤皮肤以治疗骨折或悬吊烧伤肢体时，促进感染和死骨形成的因素如下：①微生物从烧伤创面侵入或迁移；②置入牵引针时发生的热力性坏死；③牵引针的线性压力；④长时间牵引；⑤肢体过度运动导致牵引针松动；⑥牵引针周围的皮肤封闭。

在使用牵引针进行牵引或悬吊时，牵引针可穿过烧伤皮肤、焦痂、肉芽组织和缺血的烧伤瘢痕，导致不常见的耐药病原微生物定植。无论如何进行局部清洁也无法使牵引针穿过的区域完全无菌，但牵引针穿刺牵引似乎也不会导致微生物发生局部定植。

如果牵引针拔除之后能彻底刮除其周围肉芽组织，局部轻度感染通常可消除。在一肘部开放性感染的病例中使用了 4 根牵引针的定制外固定支架，随后发生了肱骨和桡骨的弥漫性骨髓炎。牵引针移除之后，通过使用抗生素感染得到控制而未进行手术治疗。这一病例收录在 Barret 等的 41 名严重烧伤儿童骨骼固定的报告中[18]。以往使用 Ilizarov 技术矫正烧伤中出现的骨骼畸形的过程中，有 1 名患者出现严重的牵引针道感染，以至于需要移除牵引针，行刮除术，并静脉注射抗生素以控制耐甲氧西林金黄色葡萄球菌属感染[19]。在一项尚未发表的在研课题中，我们的 9 位关节暴露的患者的外固定使用时间平均为 7.1 周，没有一例发生牵引针道感染或骨髓炎。暴露的关节使用外固定支架进行处理。在放置外固定支架前，大部分患者都经历了多次失败的植皮手术。外固定支架被认为可减少额外的植皮。

血源性骨髓炎和由感染的关节引发的血源性骨髓炎很少见。与烧伤有关的血源性骨髓炎也未见报道。此类骨骼感染一经发现，有效地治疗就有赖于对于入侵微生物的鉴别，从而对微生物进行有针对性的抗生素治疗。

（三）骨折

由于焦痂切除延迟和创面完全愈合前保持患者持续卧床，病理性骨折一度非常常见。那时，患者初次站立或行走时或活动僵硬的关节时会因骨塌陷而发生骨折（图 48-3）[20]。股骨远端干骺端和胫骨近端干骺端最易受影响。治疗唯一需要做的就是保护肢体直到骨折恢复，通常需要 4 ～ 6 周。儿童一般比成人更易受到影响，骨折常导致皮质压缩而致成角畸形，但也会很快随成长发育而得到纠正。Klein 等的研究[2]有力地证明了相较于正常对照人群，烧伤儿童更易发生骨折，甚至是在急性烧伤后几个月也是如此。如今，在急性烧伤管理中，最常见的骨折都发生在烧伤时或与烧伤有关。烧伤过程中坠落或暴力创伤产生骨折的部位与创伤原因有关，而和烧伤本身没有关系。

骨折加大了烧伤治疗的复杂性，有时也会延迟患者活动，但它们的管理并不复杂。未烧伤肢体的骨折可通过手法复位和模具固定、切开复位固定、使用外固定支架或骨牵引进行治疗（图 48-4）。一度或浅二度烧伤肢体骨折可通过同样手段进行处理。深二度和三度烧伤由于三度烧伤早期细菌定植以及深二度进展为三度也会发

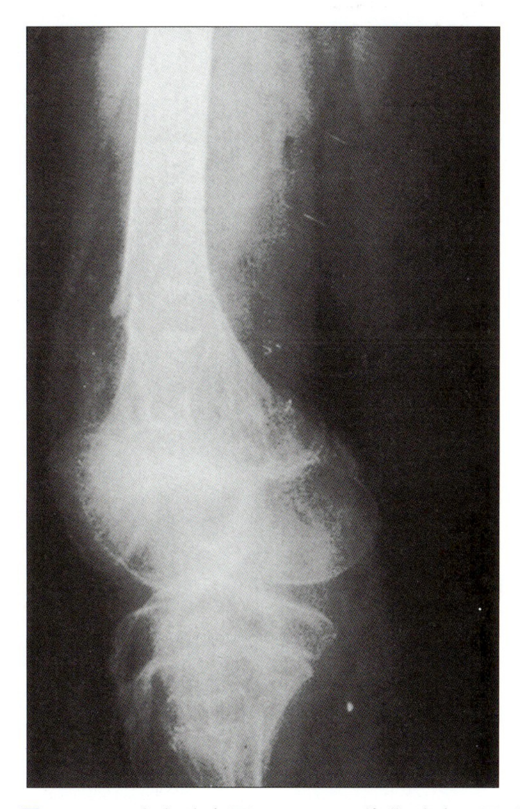

▲ 图 48-3 9 岁女孩在因 40%TBSA 烧伤卧床 5 周后，站立第 1 天发生病理性骨折

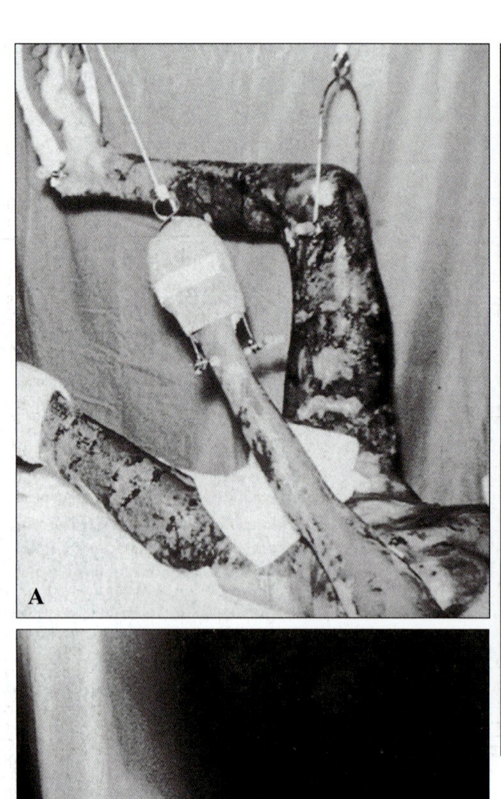
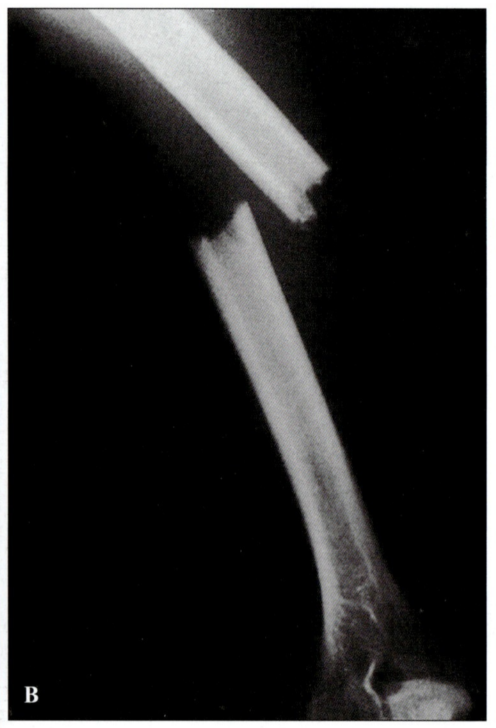
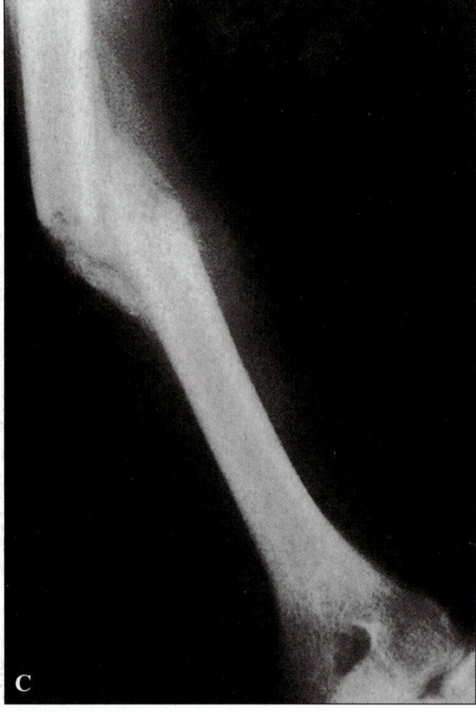

▲ 图 48-4 A. 15 岁男孩，烧伤面积 46%TBSA，主要位于躯干和右下肢，伴有右胫骨、左股骨和左肱骨的闭合性骨折，胫骨和肱骨的骨折进行骨牵引处理，右下肢悬吊有助于环形肢体烧伤的处理，左腿烧伤较轻，因而可使用环状支具处理左胫骨的小移位骨折，所有骨折在 6 周内恢复且对位满意；B. 左肱骨骨折，入院时；C. 伤后 5 周，骨折处出现成熟骨痂，伤后第 6 周，停止牵引

生定植，导致情况有所不同。不增加骨感染风险行切开复位内固定术（open reduction and internal fixation，ORIF）仅有短暂而宝贵的时间窗，但烧伤后所有时期都应充分认识骨折复位和稳定对于严重烧伤患者功能恢复的重要性，并为此承担骨感染的风险。English 和 Carmichael 发现，烧伤后 48h 内行骨折切开复位，感染的风险最小。因此提倡在伤后 48h 内、感染风险未增加时进行早期固定。如今，骨牵引使用得不多。骨牵引具有需要卧床和患肢相对强迫体位等缺点。外固定支架则无须进行开放性操作就能完成骨折对位和稳定，并为患者提供一定的活动度。Brooker 丰富的经验支持了上述观点[21]。骨牵引和外固定支架由于牵引针从体表穿至骨骼而增加了骨感染的风险。通过细致地牵引针护理及移除或替换松动的牵引针可最大限度地降低牵引针道感染。Frye 和 Luterman 讨论了骨折和烧伤管理中持续的、特殊的困难[22]。

使用支具固定烧伤肢体骨折时，因检视创面困难，导致对创面情况恶化的担忧。这种担忧并非空穴来风；不过，Wang 等[17]发现双瓣环形支具对于深度烧伤伴有胫骨近段开放性粉碎性骨折的治疗很有效，Choctaw 等[16]亦报道了 1 例对烧伤后立即植皮的开放性、粉碎性骨折患肢进行支具固定的成功案例。何种骨折可通过环形或双瓣石膏及夹板进行治疗，取决于治疗常识。若烧伤皮肤位于支具覆盖范围之内，那么支具应便于移除以便进行烧伤治疗。轻、中度移位且对位良好的骨折，因其足够稳定，只需使用支具或夹板进行固定、保持对位就足够了。另一方面，如果骨折不稳定而需要三点加压复位或支具铸型，那么最好通过其他的方法进行处理。

English 和 Carmichael 有 28 例治疗跨度超过 20 年的骨折病例。在这项研究中，24 例骨折中有 22 例进行了长期随访，均在适宜的时间内痊愈。其中 5 例开放性骨折发生了感染，包括 2 例外固定支架牵引针道的浅表感染和 3 例骨髓炎。于之相反，Saffle 的 42 例骨折病例均未发生感染，其中 9 例进行了切开复位内固定治疗[23]。2 例深度慢性烧伤开放性股骨骨折的病例，在对烧伤创面和骨折端积极清创后，1 例行骨牵引治疗，另 1 例行 Ilizarov 外固定支架术。2 例骨折均痊愈，无其他并发症发生。暴露的骨骼可通过皮肤移植、局部皮瓣和游离皮瓣进行覆盖。在暴露骨上磨钻可刺激出血和肉芽组织生成，可以单独或联合其他手段使用以促进暴露骨的覆盖[14]。皮肤替代物这一新技术对于烧伤患者暴露骨的覆盖也显示出良好效果[24, 25]。

在严重烧伤患者中，无移位或轻度移位的骨折很难发现，除非患肢局部出现异常疼痛需进行放射性检查。因其他原因进行放射性检查时亦可无意间发现骨折。这类骨折往往不影响功能。儿童具有重塑潜能，因此成人靠近关节的轻度成角畸形相较于儿童要更为严重。但儿童的全骺分离可严重影响功能。

三、关节囊周结构变化

（一）异位骨化

异位骨化是烧伤中少见但严重影响功能的并发症。在总烧伤人群中发病率为 1% ～ 3%[1, 26-31]。在特定人群，比如统计数据中包括患有囊周钙化的患者，这一发病率可能更高。举例来说，Tepperman 等报道，在转至三级护理中心行康复治疗的患者中，异位骨化发病率为 35.3%[32]。Jackson 和 Mac 注意到，在收治轻度烧伤患者的机构中，异位骨化的发病率较低[33]。Munster 等[34]对 88 位成人和青少年患者共 160 个上肢烧伤的放射性影像学研究表明，囊周钙化的发病率为 16%；而 Schiele 等[1]报道异位骨化和异位钙化的发病率为 23%。Evans 进行的早期常规放射性影像学研究中[20]，未进展至异位骨化的囊周钙化被剔除，最终计算出发病率为 2%。Kolar 和 Vrabec[35]纳入了患有囊周钙化的患者，记录的发病率则为 3.3%。Pandit[11]在放射性影像学实验中发现囊周、关节周围和肌腱钙化的发病率都约为 1.25%。尽管异位骨化在烧伤中很少见，但它会影响关节活动度且很难治愈。异位骨化的发病机制还未完全明了；因此，预防措施可能并不起作用。

（二）异位骨化的发病机制

烧伤后的代谢变化包括代谢率升高、蛋白分解代谢、尿素生成、脂肪动员、糖原分解、糖异生增加、葡萄糖升高，并最终导致体重下降[36, 37]。烧伤伴有的免疫系统抑制会促进创面感染，但同时也有利于同种异体皮肤移植。感染、植皮失败或任何可延迟烧伤创面愈合的事件都可加重代谢状态的改变。据推测，代谢发生改变的同时，结缔组织环境也会发生不利变化，但这种改变的确切性质还未知。此种代谢改变与异位骨化之间的关系也同样未知，但可以肯定的是烧伤相关疾病与异位骨化形成密切相关。其他被认为与异位骨化产生有关的因素包括烧伤面积、烧伤部位、限制活动时间、骨质疏松、复合伤以及遗传易感性。

1. 烧伤面积对异位骨化的影响

被报道的异位骨化病例大部分都有20%TBSA甚至更大面积的烧伤；在烧伤面积10%TBSA的三度烧伤患者中亦发现异位骨化的发生[20]。Peterson[29]、Munste[34]和Elledge等[28]分别报道过8%TBSA、14%TBSA和12%TBSA的烧伤患者发生异位骨化。此外，由于现在抢救80%TBSA甚至更大面积烧伤患者的丰富经验，发现在这些患者中异位骨化的发病率也并不总高于总烧伤人群。因此，烧伤面积并非决定因素。

2. 烧伤部位对异位骨化的影响

烧伤伴发的异位骨化并不都发生在关节。在Evans和Smith最初的报道中，他们发现异位骨化和三度烧伤发生的部位相距甚远[38]。Johnston发现在其3例烧伤患者中的1例，发生异位骨化的关节，其表面皮肤甚至连浅表烧伤都没有发生[39]。如果结缔组织环境的降解是一种全身现象，那么可知异位骨形成可不依赖于烧伤部位。因此，烧伤部位并非独立的决定因素。

3. 约束时间对异位骨化的影响

Evans和Smith相信约束时间是异位骨化发生的重要因素[38]。在他们发表报道的年代，中度烧伤患者都可能要卧床数周。长期约束可导致关节活动度减少和骨骼脱矿等后果；均被认为与异位骨化的形成有关。因此，每一项可导致约束的不良事件都可能参与异位骨化的发生。Kolar将创面脓毒症视为与制动时间有关的独立因素[35]。其他研究者并不像Kolar一样专门研究了制动时间，活动受限和未受限的患者之间也没有对照研究。因此，也许永远无法明确目前鼓励患者早期进行活动的做法对于异位骨化的发生是否有影响。我们相信，由于开展术后早期活动，异位骨化在我们机构的发病率较低。

4. 骨质疏松和异位骨化

只有Schiele等发现了异位骨化和骨质疏松之间的关系[1]。在他们的70名成人上肢烧伤患者中，16名发生了异位骨化，其中11名放射影像学可证实有骨质疏松。在他们的患者中，有24名患有骨质疏松。不到一半的患者发生了异位骨化，且有2名患者发生了异位骨化但没有骨质疏松。如果说这些发现并不完全具有说服力，那么发生明显骨质疏松的大面积烧伤患者产生异位骨化的概率亦不高于总烧伤人群的事实更令人困惑。

5. 复合创伤对异位骨化的影响

在Evans和Smith报道的一例病例中，轻度烧伤但使用较多的右上肢肘部发生了异位骨化，而烧伤较重但使用较少的左上肢肘部则未发生[38]。该例患者的右髋发生自然脱位。复位之后，右髋在股直肌和髂腰肌平面发生了广泛的异位骨化。另一侧髋仅在关节线前端产生了极微小的异位骨化骨针。这一病例的发现坚定了作者的想法，那就是烧伤伴发的结缔组织损害使得结缔组织极易受到复合创伤影响，也正是这种易受损伤的倾向导致重复拉伸的软组织发生异位骨化，正如上面提到的轻度烧伤的肘部和脱位的髋。根据所有的报道，肘部是成人和儿童发生异位骨化最常见的部位[28, 29, 35, 40–47]。可能是经常需要使用肘关节导致了这一情况。Jackson指出在做杠杆运动或只是与床面接触时，肘部的后部和中部受力[33]。由此他提出，外部压力是导致异位骨化多发生于肘部的一个因素。肘部易患异位骨化可能还存在其他因素。肘部通常固定于伸展位，以防止屈曲挛缩。若屈曲受损，应进行被动拉伸和主动屈曲以促进康复。附着于尺骨鹰嘴的后部结构最易受这些动作的影响。异位骨化常发生在三角肌内侧纤维深部并与之并行。如果发生了屈曲挛缩，异位骨化通常发生在肱肌或附着于冠突和二头肌结节的二头肌中。若旋前、旋后受损，拉伸可导致异位骨化发生在尺桡韧带近段和骨间膜。烧伤后功能锻炼的质量和时机十分重要。适度的被动和主动运动可比突然的被动、主动或长期重复运动产生更少的组织损伤，且活动产生的影响因关节的相对僵硬程度和软组织的固有阻力而异。关节被限制活动的时间越长，就会变得越僵硬，任何施加的外力对软组织造成的损伤就越大。

Evans[48]及Michelsson和Rauschning[49]的实验证实了创伤复合伤是异位骨形成的原因之一。Evans发现，在烧伤和非烧伤兔股四头肌注射诱导的坏死伤口可很快愈合，但7d后在同样的部位注射就会导致明显的、组织学明确的异位骨化。这个实验中易感动物所体现出的差异是由创面的慢性化而不是烧伤本身引起的。Michelsson和 Rauschning 发现强迫或经常性的使制动 1 ～ 5周的兔的膝关节重新活动，可导致拉伸的肌肉中发生异位钙化和异位骨化。相较于屈曲固定的膝关节的腘绳肌，这一现象在伸展固定的膝关节的股四头肌中更为明显。制动时间越长、恢复活动越暴力，这一现象越明显。肌肉坏死是显著的组织学表现[50]。

创伤复合伤与头部损伤和患有创伤后或感染性横贯性脊髓炎的患者发生异位骨化有关[51-53]。这类患者中，中枢神经系统的损伤被认为与组织环境改变有关。烧伤中，继发损伤主要在关节周围。创伤后骨化性肌炎中，异位骨化的发生与肌肉损伤和局部坏死的持续存在有关，也可能与受损的肌肉不断受到侵害有关。

也有发现显示烧伤患者异位骨化的发生与他们焦躁不安的心态和对理疗的抵触有关[38, 54]。一项长达 10 年的研究，包括抵触理疗计划的两名受伤成人和 1 名受伤儿童[48]。一名成人患者拒绝活动，另一名则十分忧虑。儿童患者也同样焦虑并拒绝配合理疗师。这 3 名患者最终双侧肘部发生异位骨化可归咎于肘部活动困难和肘部因卧床而持续受到压力。

6. 遗传易感性对异位骨化的影响

很难用遗传因素去解释同样烧伤程度人群中某些患者异位骨化的发病率较低。患有增生性非炎性关节炎的患者在全髋置换后要比因其他原因换髋的患者更易发生异位骨化。在此例中，遗传易感性异常较为明显。尽管脊髓和头部损伤患者比烧伤患者更易发生异位骨化，但并不是所有的头部和脊髓损伤的患者都会发生异位骨化。得克萨斯大学医学院在烧伤救治过程中仅发现一对发生相似结果的兄弟。分别发生 19% 和 20%TBSA烧伤的双胞胎兄弟，在他们的治疗和恢复过程中维持活动，最终在肘部发生了几乎相同的异位骨化[55]。并没有科学证据可证实遗传易感性与烧伤中发生异位骨化有关。也没有文献支持烧伤后并发异位骨化的患者在头部或脊髓损伤后也易发生异位骨化这一观点。Vrbicky[56] 在一篇关于烧伤后异位骨化形成的全面综述中指出，基因易感性的关键可能在于人白细胞抗原（human leukocyte antigen，HLA），一项 HLAB27 的研究发现正常人群中 HLA B27 分布为 7%，而在发生异位骨化的人群中则为 70%。

（三）异位骨的特征和表现

据报道，烧伤相关的异位骨化可发生在所有主要关节。按照发生频率排序，最常受影响的关节包括肘、肩和髋。异位骨化早期表现是不同于其他急性炎性过程的关节肿胀和压痛。受影响关节的活动困难可引起患者的注意。病程开始早至伤后 1 个月、迟至伤后 3 个月以上。但与晚期阶段相比，异位骨化更可能与治疗过程的急性恢复期有关。Crawford 等报道，12 名患者中有 9 名在影像学改变发生之前就已经做出了临床诊断[40]。Tepperman[32] 和 Peterson 等[29] 发现，骨扫描有助于在发生影像学改变前进行诊断。关节周围局部软组织密度影增高是最早期的影像学变化。随后发生关节囊内或周围弥漫性、点状钙化。在这个阶段，可能由于患者状态好转，疾病过程可发生逆转。因此，有的患者关节周围钙化可能不会被发现。若钙化持续存在，那么正如动物模型展现出的情况，膜内或软骨内或两者之中都会发生骨形成。

影像学上，钙化斑片出现在关节囊中，但异位骨化不仅影响关节囊结构，也会涉及肌肉和肌腱。在各个主要关节，烧伤相关异位骨化的分布特征与发生头部和脊髓损伤的患者存在或多或少的相似性。在肘部，异位骨从尺骨鹰嘴延伸至肱骨内上髁，与三头肌内侧缘相一致（图 48-5A 和 B）。在关节处，异位骨可从中部延伸跨过尺神经沟[57, 58]。肘内侧异位骨的分布与尺骨鹰嘴的内侧位置有关，且内侧软组织受到的张力更大，Jackson 指出，肘部与外界接触的部位总是内侧[33]。肱肌和二头肌中肘前表面的异位骨化从肱骨延伸至冠突或二头肌结节。偶尔在关节远端，桡骨和尺骨之间会形成异位骨化。更少见的情况是，异位骨可填充鹰嘴窝，甚至包裹整个关节。在肩关节，异位骨分布与回旋肌一致，由肩峰延伸至肱骨或深入三角肌（图48-5C），分布在胸大肌前方或更为深入，与肩胛下肌平行。Hoffer等[59]报道，肩关节处的异位骨化发生在关节囊前部。在髋关节，异位骨化可在骨直肌或髂腰肌前方或臀肌外侧，由骨盆延伸至股骨。Jackson报道过异位骨化发生在股方肌[33]。与肩关节情况相似，髋关节可被可能起源于关节囊的异位骨化包裹。

当异位骨桥接时，它会成为骨骼的一部分，并可发展成为有成熟皮质和髓腔的小骨。在儿童患者中，如果异位骨化未桥接，它会随着烧伤创面的愈合和患儿健康的恢复而逐渐消失。处于康复阶段的成人，未桥接骨会随时间逐渐减小，但并不会消失。Lorber在两名结核后继发截瘫的患者身上也发现了同样的异位骨退化的现象，这两名患者在恢复运动能力后，异位骨明显缩小[51]。Bottu和VanNoyen[60]报道过1例情况类似的短暂性病毒性脑膜脑炎患者，此外，Jacobs报道过1例双侧大面积异位骨完全吸收的麻痹性麻疹脑脊髓炎的病例[52]。很多作者都报道过发生异位骨化的烧伤患者的血清钙、磷和碱性磷酸酶浓度都正常或无显著升高[26, 34, 38, 61, 62]。此外，没有充足的证据证明钙的摄入可影响异位骨形成。Evans和Smith的研究发现，不管发生异位骨化与否，两组患者的血清钙、磷和碱性磷酸酶水平基本保持不变，甚至无须进一步的研究调查[38]。Koepke的研究有一个很有意思的发现，易感患者在形成异位骨前、而不是异位骨形成之后，血清碱性磷酸酶水平升高[27]。

（四）异位骨的预防和治疗

由于烧伤中异位骨化的发病率很低，一般不使用髋部大手术后有异位骨风险患者常用的吲哚美辛或其他非甾体消炎药。异位骨化的预防更应聚焦于缩短卧床和烧伤后高代谢状态的时间。目前很常见的早期清创和植皮等做法可最大限度地解决上述两个问题。目前，即使是大面积烧伤患者也可在烧伤后第1周内下床活动。

对于很有可能发生异位骨化的患者，关节活动的质量和时机非常重要。如果发生额外的组织损伤，烧伤后早期拉伸水肿的关节囊周结构可能十分危险；但维持关节活动和肌肉功能仍是早期清创和植皮计划的一部分，而且关节活动限制的时间越长，关节囊周结构越容易因拉伸而受损伤。我们倾向于认为软组织的继发损伤可通过控制和辅助关节活动度和终端阻抗而避免。

当患者不愿意活动关节且关节出现不正常的水肿时，需要进行影像学检查以确定是否发生关节囊周钙化或骨化。一旦确定异位骨或钙化形成，关节只应行温和的被动活动或辅助主动活动。Crawford等[40]观察到，所有坚持超过无痛范围活动受损关节的患者，骨化最终都进展成为完全强直。他们总结，在怀疑异位骨和钙化形成时，主动ROM锻炼和拉伸是禁忌的，但诊断明确后，主动ROM可在无痛范围内安全地进行。Peterson等[29]怀疑患有异位骨化的患者只进行了主动ROM锻炼。有10名恢复了功能性ROM，8名发展为强直。

桥接异位骨或外生骨疣致关节活动丧失或严重受损，则具外科切除异位骨指征。Evans建议，外科治疗应延后至烧伤创面愈合、瘢痕变软并无炎症反应、患者健康状况良好及异位骨影像学证实已经成熟（即边界明确，体积不增大）（图48-6）[20]。考虑到异位骨的表现（即在存在开放性烧伤创面或活动性瘢痕时增殖，创面愈合及瘢痕软化时萎缩），这一建议值得认真考虑。要去除异位骨时，应考虑扩大切开以助于彻底地切除。存在骨桥时，骨桥两端都应稍许暴露出来。当只有一端附着时，延伸的软骨或纤维应和骨结构一起移除。骨包膜应完全去除。若异位骨未完全切除，骨桥很可能复发。如果异位骨仅在一个平面桥接时，去除异位骨可恢复功能性活动，且骨桥不易复发。异位骨在多个平面桥接时，骨桥复发可能性更大，且功能性ROM恢复的可能性会降低。若局部炎症导致关节滑膜增生和软骨破坏，关节很有可能发展为强直。去除异位骨可使受影响严重的关节恢复更多的功能位，但并不能抑制病程的发展。另一方面，异位骨桥造成的关节外关节融合可保留关节结构。这一情况在肘部仅有由尺骨鹰嘴延伸至肱骨内上髁嵴的后位骨桥

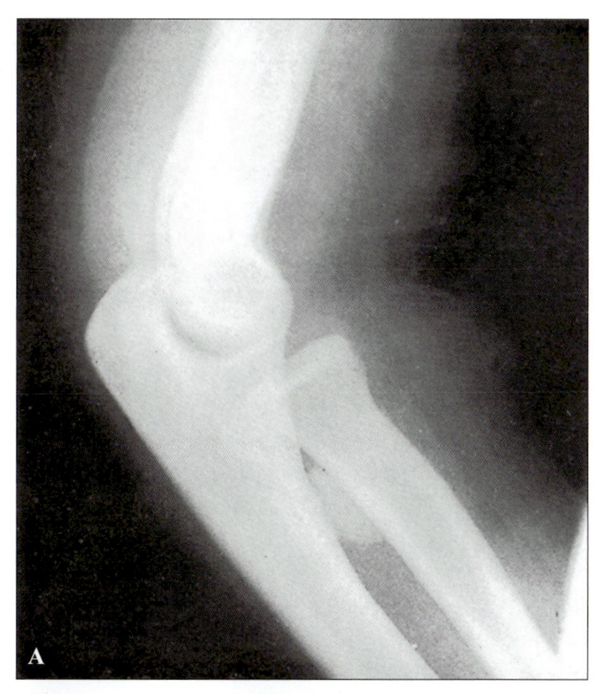

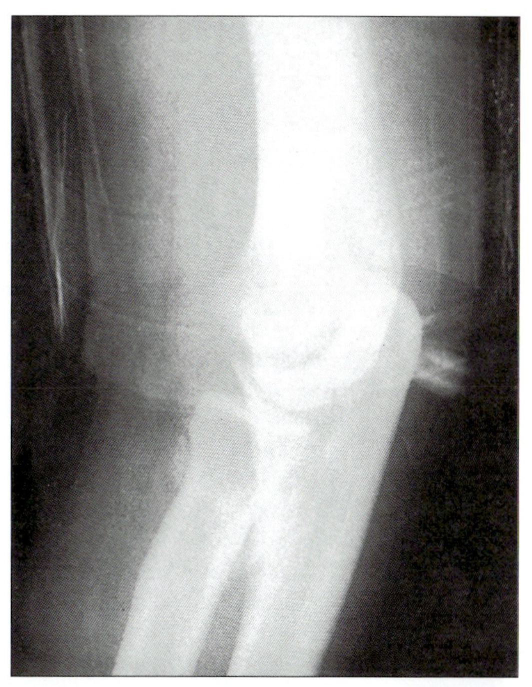

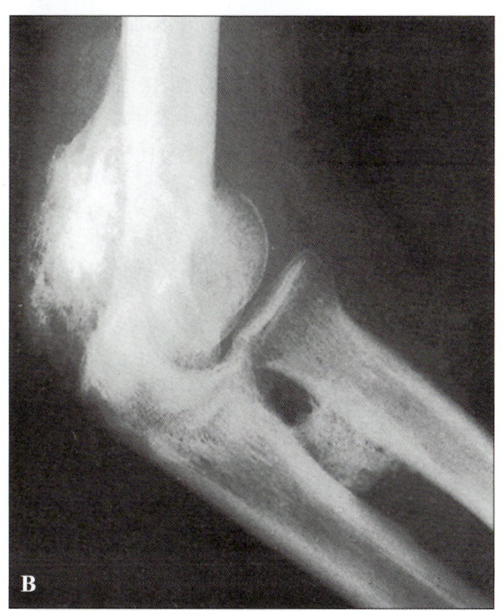

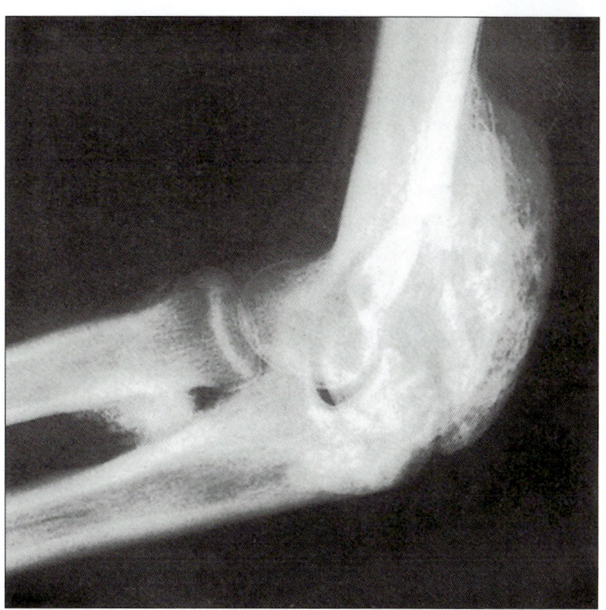

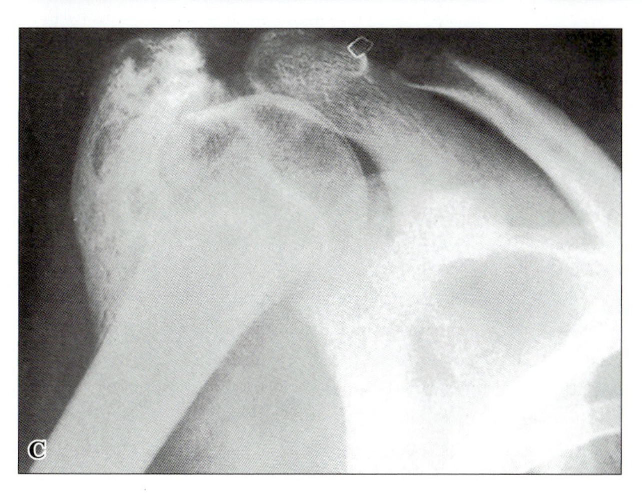

▲ 图 48-5　**A.** 16 岁男性，烧伤面积 94%TBSA，伤后 3 个月，因不愿活动、局部肿胀和双肘疼痛行放射性影像学检查，所有片子均发现二头肌结节水平肱骨远端和尺桡骨之间的线性斑点状钙化和骨化；**B.** 伤后 6 个月，左侧肘部屈伸度减少至 10°，右侧减少至 5° 以下。未成熟异位骨由内上髁延伸至尺骨鹰嘴，二头肌结节水平的骨间异位骨使得前臂旋转度为 0°。肘部活动预后差；**C.** 伤后 6 个月，三角肌内的异位骨使得右侧盂肱关节活动度只有几度。左髋异位骨较少，不影响活动

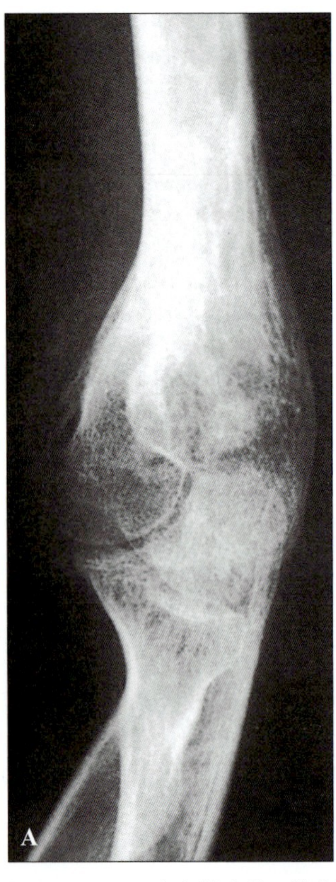

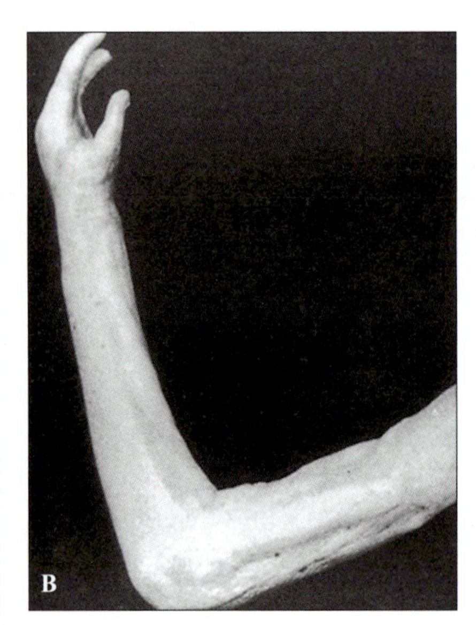

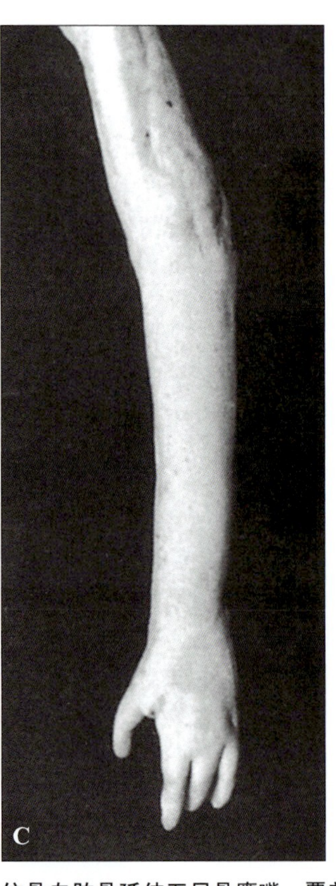

▲ 图 48-6 **A. 13 岁女性患儿，烧伤面积 53%TBSA 烧伤，伤后 11 个月，一成熟异位骨自肱骨延伸至尺骨鹰嘴，覆盖鹰嘴窝，肘部屈伸度小于 10%。旋前和旋后基本正常；B. 和 C. 异位骨切除 3 个月后，肘部可活动 90°，预计功能活动范围（手至嘴）可继续增加，现在此患者肘部可伸展、弯曲 90°**

时尤为明显。在这一情况下，尺骨鹰嘴被固定于肱骨滑车，但肱桡关节和尺桡关节功能仍正常。Evans 在去除肘部单一骨桥的经验中发现，关节强直 5 年后关节软骨状况仍然良好。旋前和旋后功能的保留可维持滑膜液为肱尺软骨提供营养。当旋前旋后功能因骨桥受损时，软骨就会发生退化。Evans 进一步发现由肩峰延伸至肱骨的骨桥造成关节强直后，盂肱关节软骨可长期留存，这一现象并不是很好解释。

烧伤切除异位骨的报道案例中，并非全部结果都很理想。Dias[62]、Hoffer 等 [59] 和 Peterson 等 [29] 报道的及时切除异位骨的患者，大部分都恢复了功能性 ROM。Gaur 等 [41] 报道 9 例肘部病变的烧伤患儿，其中 7 例恢复良好。Ring 和 Jupiter[42] 报道的不同人群病例均预后良好，据 Chung[43] 和 Tsionos 等 [45] 的报道，烧伤后平均 9 个月内早期切除的病例均恢复良好。其他报道的进行外科治疗的病例愈合就相对较差 [31]。根据我们以往的经验，预后结果因情况严重程度而异。如果受损关节的结构依然清楚，那么再次切除复发的异位骨还是很有意义的。但是大部分为改善关节功能而进行二次手术的尝试都失败了。我们认为在首次手术时就可判断治疗最终是否会失败；首次切除成功的单一重要因素是在患者开始恢复健康时及时手术治疗。

四、关节变化

（一）脱位

烧伤导致韧带和关节囊的直接损害、感染造成的关节软骨缺失、错位和瘢痕挛缩都会使烧伤患者发生关节脱位或半脱位。在烧伤管理的所有阶段，尤其是在急性期，位置摆放对于预防关节畸形十分重要。表 48-1 中列出的摆放体位可为预防关节脱位和继发于瘢痕挛缩的错位提供指导。

表 48-1　主要关节的首选固定位置

关　节	首选固定位置
颈部	中立位或轻度伸展
肩关节	肩胛胸壁关节内收，盂肱关节抬举 85° 并水平屈曲 20° ~ 25°
肘关节	伸展
腕关节	轻度伸展
2 ~ 5 掌指关节	屈曲 80° ~ 90°
手指	近端和远端指间关节伸展
拇指	腕掌关节屈曲和外展，掌指关节屈曲 5° ~ 10°，指间关节伸展
脊柱	伸展且无横向偏移
髋关节	伸展和轻度外旋，对称性外展 15°
膝关节	伸展
踝关节	中立位
足	中立位

最容易因烧伤导致的暴露和缺乏软组织支持而产生结构损伤的关节包括膝关节、肘关节、近端指间关节和掌指关节。这些滑车关节有相似的背侧皮下结构，使他们易于暴露。严重烧伤患者易发生骨和关节的改变，包括小关节挛缩甚至强直[11]。

肘关节因其滑车结构而比其他关节更为稳定。肘关节在缺失附属支持的情况下易于错位。即使支持带结构完好，在中央腱、髌腱断裂时，膝关节即有发生半脱位的风险。这种情况下，患者卧位时，单纯重力就可使胫骨相对于股骨向后移位。无论肢体位置如何，腘绳肌群的力量都可导致脱位。副韧带缺失可增加脱位风险，髌腱完好且股四头肌功能正常情况下，副韧带稳定性受损远不及髌腱缺失带来的风险大。对于下肢，股骨下胫骨持续性后移并伴有股四头肌功能不全会导致严重的功能障碍。

对于肘关节和膝关节，伸展位对其具有保护作用。这两个关节很少只因挛缩而发生关节移位，在没有韧带或肌腱缺损的情况下，伸展静息夹板就可以提供足够的固定支撑。当存在软组织损伤时，夹板则不能为关节提供足够的保护。由 2 根牵引针和关节上下的 4 层骨皮质固定组成的外固定支架可提供良好的稳定性，也保证创面易于检视。这种外固定支架也为肘关节的正常提携角提供了调整空间。如果膝关节在放置支架时可精确地复位，那么复位效果就很有可能保持下去。若胫骨无法通过手法操作完全地前移，那么可能需要在胫骨结节水平使用横向牵引针对胫骨进行悬吊。进行静态垂直牵引时，肢体需抬离床面。对于动态牵引，也需要使用足够的配重来抬高肢体。如果通过这些方法可以使胫骨前移，外固定支架就可以保持复位。为保持膝关节稳定，必须恢复髌腱和股四头肌的完整性；若非如此，拆除外固定支架后，胫骨又会开始逐渐后移偏离稳定的位置。夹板和支架都不能阻止这种偏移。

烧伤中，近端指间关节发生暴露的频率要高于其他关节。伸肌中央腱完好时，关节发生半脱位的风险较小。当中央腱受损但外侧腱完好，软组织覆盖良好时，关节半脱位也可通过保持伸展而避免。失去外侧腱和副韧带的支持会使关节易于发生错位。掌指关节因其在功能上是多维的，因此更易发生错位或半脱位，而指间关节在功能上则较为单一。幸运的是，掌指关节并不如指间关节那样容易暴露。

近端指间关节的保护性固定位置为完全伸展位。如果中央腱缺失，就需要夹板来保持完全伸展。若关节更不稳定，则需经关节的髓内克氏针来固定关节位置。虽然克氏针的作用效率很高，但它不能控制旋转，而且可能导致治疗后发生关节僵直。在小儿中，无法使用克氏针穿过远端指骨；因此，更好的做法是将近端指骨屈曲 90°，再由相应的掌骨头穿入克氏针，直至近端和中段指骨。短期的贯穿固定不会损伤关节，且掌指屈曲是恢复功能的有益固定位置。牵引针穿过有维持骨骼稳定的金属夹板的远端指骨也是保持受损手指关节伸展的一种方法[63, 64]。它具有患者舒适、便于活动，保持手和上肢固定位置，便于保持抬举，便于更换敷料、便于手术、便于损伤较轻的关节进行活动等优点。这一系统也可保持各手指间分隔开，有利于局部护理。若副韧带有损伤则不应进行牵引。不管采取什么手段，关节的位置都要保持矫正直至移植的皮片完全覆盖关节。可通过夹板或支架为关节提供持续保护直到关节稳固。

肩关节和髋关节是最易因错误的固定位置而脱位的关节。这两个杵臼关节为保证活动度而丧失了稳定性。这一点对于肩关节尤为突出，浅关节盂在任何时候都只能容纳 1/3 的肱骨头。烧伤中，患者为便于后背和臀部创面管理而俯卧且手臂在冠状面水平完全外展时，肱骨头可发生向前半脱位。在这一体位中，手臂要比与肩胛骨一致的安全中立位伸展至少 15° ～ 20°，肱骨头被动向前压迫前部关节囊。即便患者处于仰卧位，还是要避免手臂的完全性外展和伸展。如果是短期管理，且患者每天都能离床活动，这种体位并不会伤害关节。如果患者需要卧床，且这一体位几天或几周都不能解除，肱骨头就可能发生向前半脱位。在一些极端情况下，肱骨头会发生喙突下内侧脱位。从下巴到腋窝直到胸部深度烧伤的患者，常用的肩胛骨抬高和前牵引位可能与肱骨头发生向上半脱位有关。

肱骨头内收内旋位于关节窝时是最为安全的，但这一体位不利于躯干、颈部和上肢烧伤创面的管理。满足腋部外展需要的保护性位置是将手臂抬举与肩胛水平。此时手臂在冠状面前倾或水平屈曲约 20°。当患者处于俯卧位时，可支撑患者胸部以形成保护性体位，支撑物包括与胸同宽的床垫、叠好的毯子或毛巾、泡沫橡胶垫，应都可保证手臂向前下垂。当患者处于该体位时，前臂旋前，且手臂有足够的内旋可保证肱骨头位于关节盂内。

大腿在急性烧伤期持续屈曲、内收、内旋会使髋关节发生向后半脱位。大部分情况下，髋关节保护性固定位置为伸展至中立位或 180°，伴 15° ～ 20° 的对称性外展，这种体位易于摆放和维持，也是有利于创面管理的理想位置。

关节感染可导致关节半脱位或脱位。Evans 和 Smith 报道过由于明显自发溶解而发生的髋关节错位 [38]。Eszter 和 Istvan[65] 以及 Cristallo 和 Dell'Orto[66] 亦报道过类似病例。但没有一例关节毁损被证实与感染有关。

（二）脓毒性关节炎

关节因烧伤或切痂后暴露可发生感染。最常暴露的关节包括膝关节、肘关节、近端指间关节和掌指关节，他们都有相似的背侧皮下结构。腕关节和踝关节较少受影响，其他关节受到影响则更为少见。治疗需要稳定固定关节以最大限度地减小创面面积，利于软组织覆盖或皮肤移植，也便于每日清洁创面。上述提到的关节，除踝关节外，都应取伸展位。踝关节取中立位。为获得要求的关节位置，可能需行外固定、打髓内钉或骨牵引。有时为获得踝关节所需位置，需经跟骨和距骨打入垂直斯氏针至胫骨。关节位置要一直保持到关节被上皮化肉芽组织或移植皮肤覆盖。如前所述，可对暴露的邻近骨质进行刮除或钻孔以促进肉芽组织生成。钻孔对于经常暴露尺骨鹰嘴的肘关节尤为有效。肉芽组织通常能很快扩展至创面边缘并有效地闭合创面，从而利于行刃厚皮片移植。如果烧伤仅局限于关节或肢体烧伤不严重，那么可利用局部肌肉组织、皮肤或复合皮瓣闭合关节。游离带血管蒂皮瓣非常有用，在预计需行神经或肌腱移植或转移术的区域经常会用到这种皮瓣。当创面愈合良好时，就可逐渐恢复关节活动。暴露关节的微生物培养结果可与烧伤创面一致，因此也需要进行广谱抗生素治疗。

因为常伴发于严重烧伤且缺乏诸如局部温度升高、肿胀、体温升高和血沉加快等临床征象，血源性脓毒性关节炎的发病率难以统计。当有局部压痛和异常的活动性疼痛需关注受影响的关节。关节液培养可确诊。影像学检查有助于诊断，但感染早期仅表现为关节囊周软组织密度增高的局部蜂窝织炎征象。若患者已接受广谱抗生素治疗，受影响关节组织可能无法培养出微生物。很明显，没有明确的微生物鉴定及药物敏感结果，很难行特异性的抗生素治疗。

我们认为关节清创和外置术、常规彻底冲洗对于闭合性感染关节的治疗与抗生素治疗同等重要。我们相信无论受影响关节表面的皮肤是否烧伤，关节镜下清创和闭式灌洗都可作为一种可选的治疗方法。烧伤患者中，关节很少因邻近干骺端骨髓炎而发生感染。这种情况下，要优先考虑关节保留，治疗方法与血源性脓毒性关节炎相同[55]。儿童中大多数感染关节都能得到救治。成人关节治疗相对困难。持续的关节感染会破坏软骨并导致关节强直[67, 68]。所有发生慢性感染的关节都可因关节面破坏和关节囊松弛而易于发生脱位。

（三）截肢

烧伤中，截肢大多发生于肢体失活或因瘢痕、畸形或感觉迟钝而丧失肢体功能时。大面积烧伤中，有时会只保留部分肢体以减轻烧伤的损伤程度或是作为一种挽救生命的手段。热烧伤中截肢的程度取决于肌肉和肌腱的存活程度。截肢部位越远端越好，而且就算活动会受到限制，保留关节也十分重要。举例来说，若前臂或小腿必须截肢，那么在控制肘和膝的远端肌肉完好、骨骼血供良好且残余组织有足够血供可形成肉芽以行皮肤移植时，应保留肘关节和膝关节。除了提供更好的功能，保留关节也为日后关节丧失功能时进行翻修手术留有余地。那时，患者健康状况会更好且残端也应已闭合。Jackson 建议，使用游离皮瓣覆盖死骨以保持肢体长度在技术上也是可行的[33]。电烧伤中，截肢的程度更多地取决于肌肉活性。残肢处理与热烧伤相同。

假肢可轻易地适配由刃厚皮片覆盖的残肢。若假体接受腔处存在摩擦，凸起的增生性瘢痕的皮肤可被磨坏。不过，与适配良好的假体接头长期接触，瘢痕也常常会软化变平；早期佩戴假肢可预防瘢痕增厚。移植皮片与骨骼发生粘连时会发生破溃。此时常需要手术游离粘连移植皮片并对骨骼畸形重新塑形。髋关节和膝关节轻微的屈曲挛缩会影响假肢的适配和功能；因此，要竭力保持这些关节的完全性伸展。当骨骼生长过度和产生侵袭性末端外生骨疣时，要对儿童截肢进行翻修。可以缩短过度生长的骨骼并去除外生骨疣。Klimisch 等[69]在我们机构研究了 259 例烧伤截肢病例。10% 的患者和 5.8% 的截肢患者因残肢过度生长需要进行翻修手术。下肢残肢过度生长率为 16%，上肢为 2%。

在婴幼儿上肢截肢的早期护理中提供临时性假肢十分重要。可为假肢提供功能定位、维持肌肉体积和张力并促进正常肢体长度下的双手活动直至可以佩戴有合适末端装置的假肢。如果有相对的残肢，儿童能很快掌握抓取和转移物体的能力，而且如果未早期佩戴，儿童会抵触假肢。尽早恢复双足的功能也同样重要。如果下肢残肢的早期假肢装配因创面愈合延迟或破溃而无法实施，那么悬吊残肢的坐骨负重装置可保证儿童在假肢装配前进行行走。充气塑料气囊为接受腔内的负重提供均匀的压力和精准的契合。早期假肢装配在青少年和成人中同样可取，但不如对儿童那样重要。在非烧伤人群中，若对侧肢体功能完好，任何年龄段的人都可能拒绝上肢假肢[70]。

五、生长变化

Evans 和 Smith 在 1959 年报道了一名 24 岁的患者，烧伤后身高增加了 1.5in（约 3.81cm）。关于这一突发生长的一个解释是局部发生了伴有瘀血、被动性充血和慢性炎症的血流动力学改变。此后，我们没有发现成人烧伤后身高发生变化，但的确有儿童烧伤后生长变得迟缓。若生长板仍保持开放，那么除了内分泌或激素原因很难解释整体的生长迟缓。肢体长度的差异则易于用生长板过早闭合来解释，这种闭合是骨骼的直接损害或其表面的严重烧伤导致的。Frantz 报道过 4 名足部和踝烧伤的患者，这些患者出现了下肢长度不等[71]。在这些病例中，只有 2 名发生了生长板过早闭合。Jackson 报道过 2 名因生长板部分闭合导致脚趾和下肢畸形的患者[33]。在 Ritsilä 等的病例中，上肢生长迟缓的原因是挛缩[72]。严重烧伤的肢体会因功能障碍而发生生长迟缓，这看似合理但很难证实。

还有一点令人困惑，那就是在三度烧伤肢体中只有一小部分生长板会过早闭合。这种毫无规律的选择性完全无法解释。Evans 和 Calhoun 记录了一名 90%TBSA 烧伤的男孩，他的生长板发生了点状闭合[19]。烧伤 1 年后，这名男孩的胫腓骨远端骨骺完全闭合，脚趾骨骺闭合，还有数个手指骨骺也发生闭合。其他主要骨骺未受影响（图 48–2）。

在早期记录中，在一名发生未涉及腿和脚踝的 50%TBSA 三度烧伤的 6 岁女孩身上发现了异常生长板闭合 [73]。一侧脚踝发生的快速破坏性脓毒性关节炎导致邻近胫骨生长板闭合。

生长改变只有在骨骼受到明显影响时才能被预测。很多时候这种变化都是难以察觉的。因此，对于严重烧伤的儿童，常规的身高和肢体长度测量应成为烧伤后评估的一部分，直到确认肢体和躯干生长对称且未发生延缓。肢体和躯干生长未发生偏斜也应成为评估的一部分，因为由于生长板的部分闭合会导致细微的成角畸形。Jackson 的报道提到了这一问题 [33]。

影像学上，在患有重病或严重创伤的非烧伤儿童中发现的所谓的生长障碍线，在烧伤儿童中亦常见。在烧伤和其他创伤中，这种相对性钙化增强的横向标记代表从严重应激对软骨内成骨产生的损害中恢复。这种标记没有临床或功能意义。由于所有主要长骨都受到影响，因此，相较于对于特定烧伤肢体的损害，生长障碍线与整体烧伤的关系更大。没有证据能证实生长障碍线对生长有影响。

声明

本章最初由 E.Burke Evans 博士撰写，他于 2012 年 5 月去世。我们感谢他在烧伤治疗中的丰富学识。在添加新信息的时候，我们力求保留尽可能多的原始资料。

拓展阅读

Chen HC, Yang JY, Chuang SS, et al. Heterotopic ossification in burns: our experience and literature reviews. *Burns*. 2009;35:857-862.
The most recent comprehensive review of the subject of heterotopic bone.

Evans EB. Heterotopic bone formation in thermal burns. *Clin Orthop Relat Res*. 1991;263:94-101.
A detailed discussion of heterotopic bone and a comprehensive cover of the subject.

Evans EB, Larson DL, Abston S, et al. Prevention and correction of deformity after severe burns. *Surg Clin North Am*. 1970;50:1361-1375.
Descriptions of burn-related deformity and management, with the important inclusion of the concepts of Barbara Willis.

Johnston JT. Atypical myositis ossificans. *J Bone Joint Surg Am*. 1957;39:189-193.
The earliest description of burns related to heterotopic bone.

Klein GL, Herndon DN, Langman CB, et al. Long-term reduction in bone mass after severe burn injury in children. *J Pediatr*. 1995;126:252-256.
A comprehensive discussion of causes and persistence of mineral loss.

Michelsson JE, Rauschning W. Pathogenesis of experimental heterotopic bone formation following temporary forcible exercising of immobilized limbs. *Clin Orthop Rel Res*. 1983;176:265-272.
This includes an introduction of the concept of superimposed trauma in burns.

Youel L, Evans E, Heare TC, et al. Skeletal suspension in the management of severe burns in children. A sixteen-year experience. *J Bone Joint Surg Am*. 1986;68:1375-1379.
Traction system in the management of wound burns.

第49章 烧伤后畸形修复的概况

Reconstruction of Bodily Deformities in Burn Patients: An Overview

Lars-Peter Kamolz　Paul Wurzer　Ted Huang　著
张丕红　何志友　郭　乐　译

烧伤的严重程度根据患者成活率或组织损伤愈合后形成的瘢痕增生、挛缩和畸形情况等往往可以确定。因愈后畸形与损伤的程度密切相关，浅表损伤且烧伤面积较小者一般很少需要手术整复（图 49–1），而深度烧伤则往往需要这些干预（图 49–2）。

创伤愈合后往往在创伤部位形成瘢痕组织并出现挛缩。增生挛缩的瘢痕组织显微镜下可见其胶原呈螺旋状和结节状排列，这种变化是创面愈合时“正常”和“预期”的结果，最早可在损伤后 3 ～ 4 周内观察到，严重影响外观和功能（图 49–3）。

一、烧伤后畸形整复

（一）一般原则

烧伤是一种由皮肤热损伤引发异常生理过程导致的创伤性疾病。这些生理变化不仅影响早期烧伤创面的愈合，也影响后续整复手术的愈合。治疗计划应该是首先修复烧伤创面，畸形的整复应该推迟到创面愈合后[1]。正如 Knobloch 和 Vogt 首先描述的[2]，每种手术方法和重建过程都存在相互影响。因此，烧伤重建手术最好有计划地进行（图 49–4）。

（二）畸形的早期治疗和手术时机

决定如何给一个烧伤畸形患者做手术是很简单的。但相比之下，决定什么时候给他做手术却是困难的。制订一个切实可行的计划来恢复身体功能，减轻受伤区域的疼痛和不适，需要深入分析患者的身体畸形和心理障碍。因此，在制订手术治疗计划时，必须配合进行精神、社会心理和物理治疗。

尽管诸如压力治疗等非手术方法控制烧伤瘢痕畸形的真正效果尚未确定（图 49–5），但已观察到采用合适的夹板治疗 6 个月以上可降低患者需要关节松解手术的概率[3, 4]。因此，强烈推荐伤后尽快使用压力治疗，特别是在上、下肢，手和手指瘢痕配合使用合适夹板。烧伤畸形的非手术治疗必须包括日常物理治疗和锻炼，以保持关节的灵活性、防止肌肉萎缩。

烧伤畸形的外科手术应遵循重建功能和恢复外观的基本原则。外科医生应努力恢复畸形部位的基本功能。如暴露的颅骨或颅骨缺损、眼睑挛缩、鼻孔缩窄、大关节挛缩及会阴严重烧伤后尿道和（或）肛门狭窄，这些情况都是需要早期手术干预的主要指征。相比而言，轮廓畸形的恢复可以延迟到瘢痕稳定。比如，临床上小儿耳鼻畸形的整复需要等到他们达到生长高峰后进行；一般 6—8 岁时可行耳整复，16—18 岁才行鼻再造。

尽管缺乏确切的科学依据，但有人主张在烧伤后至少 2 年才进行烧伤畸形整复，这是瘢痕成熟所需要的时间。在此期间，建议使用压力治疗和夹板，以促进瘢痕的成熟和减少关节挛缩。压力治疗在促进瘢痕成熟方面的真正功效仍未被证实。目前缺乏一个客观可靠的方法来判断瘢痕成熟过程中的各个阶段，只能主观评估且差异较

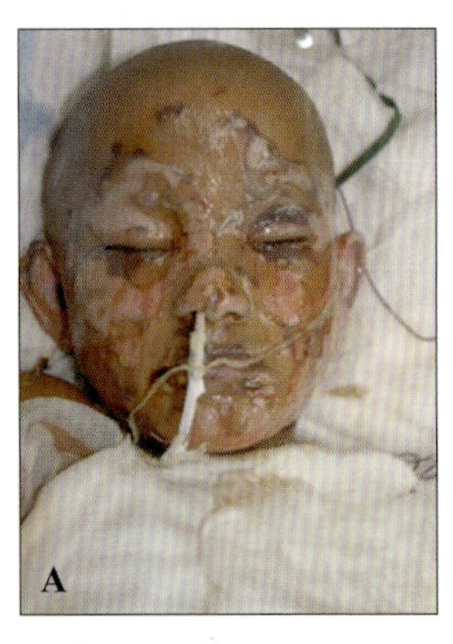
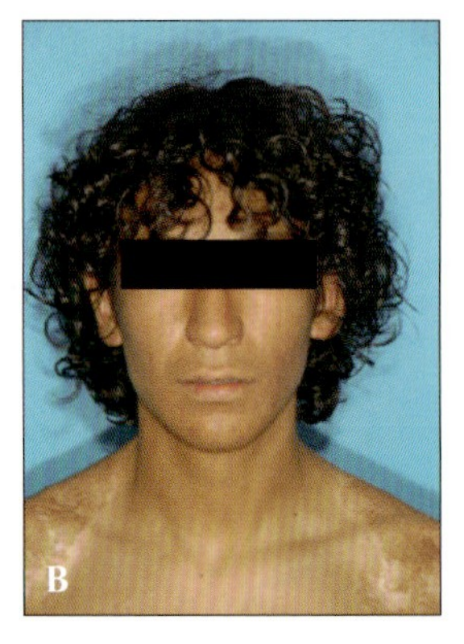

▲ 图 49-1 A. 8 岁男童面部火焰烧伤，深度较浅；B. 伤口自行愈合，5 年后未见明显瘢痕形成

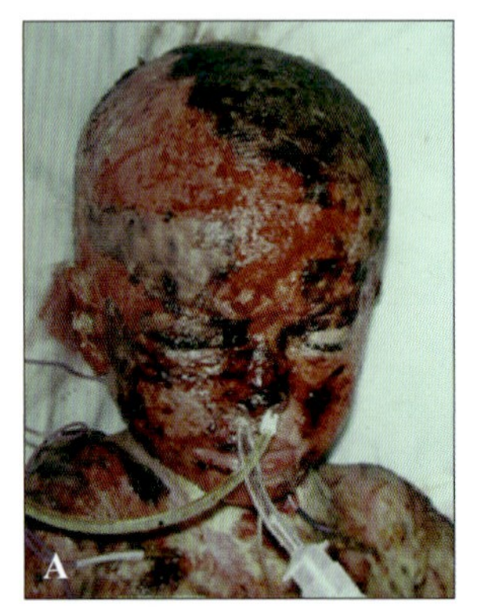
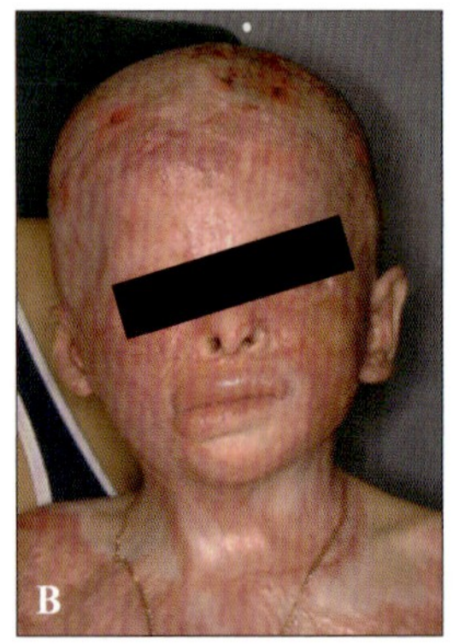

▲ 图 49-2 A. 四岁男童火焰烧伤 75%；B. 伤势严重，创面分期清创植皮后形成广泛瘢痕

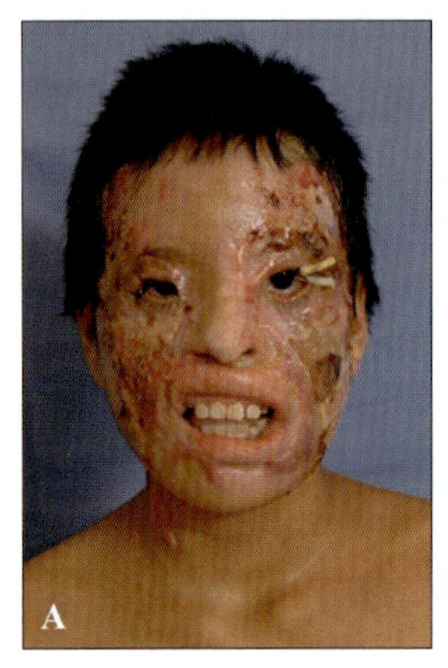
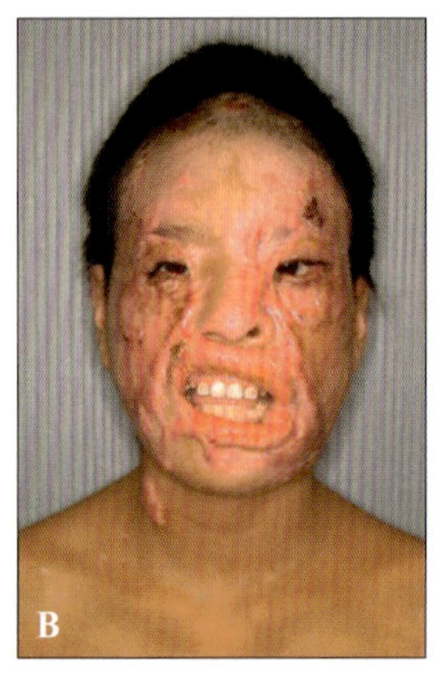

▲ 图 49-3 A. 损伤部位瘢痕在 3 周内开始明显；B. 随后的 5～6 个月瘢痕继续增厚，瘢痕挛缩导致眼、嘴的闭合和张开受限

大，因此仍然难以证实其疗效。另外，用夹板固定烧伤后瘢痕挛缩的关节，以保持适当的关节角度，可以有效地减少再次手术，逐渐恢复关节功能。但患者需要坚持佩戴夹板至少 6 个月。研究

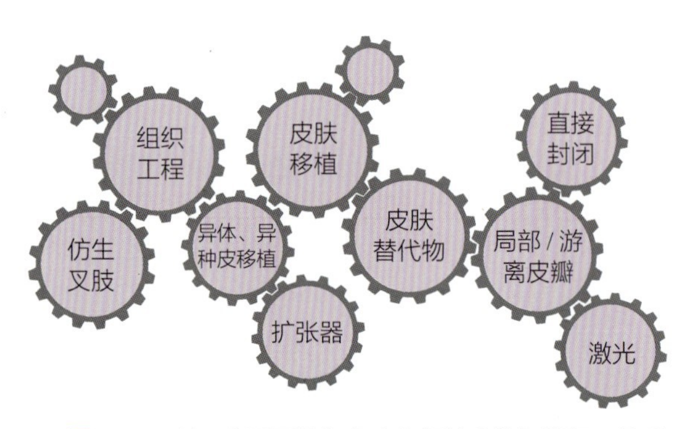

▲ 图 49-4 所示为不同整复方法之间的齿轮组样相互关系

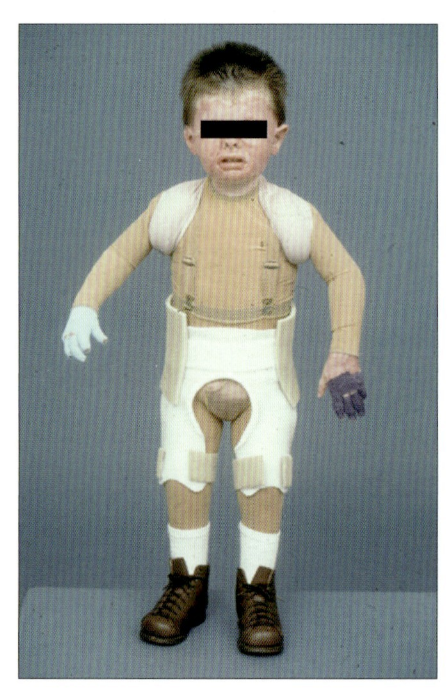

▲ 图 49-5 在活动关节和压力衣上使用夹板，促进患者康复

发现，一种能使烧伤关节剧烈运动的体育锻炼方案，可以有效地减少手术干预的需要。

在某种程度上，延后两年开始烧伤畸形整复是合理的。对一个以发红和硬化为特征的未成熟瘢痕进行手术在技术上比较麻烦；创面止血困难，瘢痕组织缺乏弹性和抗拉强度，使组织处理更加困难。早期瘢痕炎症反应重的时候松解植皮，术后皮片挛缩率高，这进一步支持延迟两年才开始烧伤畸形整复[5]。

我们最近改变了需要畸形整复患者的治疗方法，发现如果使用皮瓣、筋膜皮瓣或肌皮瓣技术，烧伤后 2 年内可以有效修复发生挛缩的身体部位。在伤后 3～6 个月就开始手术。该方

法适用于因瘢痕和瘢痕挛缩而出现功能障碍的患者[6]。

（三）重建技术

用于修复烧伤常见的身体畸形（如影响外观的瘢痕、瘢痕挛缩和关节挛缩）的方法多样。主要有以下几种：①瘢痕切除、一期缝合；②瘢痕切除后联合使用或不使用真皮基质的游离皮片移植封闭创面；③邻近皮瓣技术；④邻近筋膜皮瓣技术；⑤邻近肌皮瓣技术；⑥采用血管显微吻合的游离皮瓣、游离筋膜皮瓣或游离肌皮瓣移植。

1. 瘢痕切除一期缝合技术

在烧伤畸形整复中，采用分层缝合的方法切除影响外观的瘢痕是最简单、最直接的方法。首先标记需要切除的瘢痕边缘。重要的是要确定瘢痕切除的范围，使切除后创面可以直接拉拢缝合。沿瘢痕长轴的 3 个或 4 个不同的位置进行夹捏，判断创面边缘的移动度，这是确定可以放心切除的瘢痕范围的最简单最可靠的方法。保留瘢痕组织的边缘通常是必要的，除非瘢痕范围小到切除缝合后不会导致局部轮廓变形。沿标记线做切口，切开瘢痕全层直达皮下脂肪。在切除瘢痕组织的外层时，保留 4 ～ 5mm 的胶原层附着在基底上。传统的瘢痕楔形切除会导致瘢痕切除部位凹陷，这是一种难以再次修复的医源性结果。为了尽量减少对创面边缘血供的破坏，应尽量减少瘢痕边缘的损伤。创面闭合首选合成缝合线（图 49-6）。

2. 皮肤移植技术

(1) 不含真皮基质的游离皮片移植：用厚度不等的皮肤移植覆盖开放性伤口是封闭创面的常规方法。作为一个完整单元（即表皮和真皮）切取的整个皮肤结构称为全厚皮肤移植，厚度为 0.2 ～ 0.4mm 的皮肤移植被认为是刃厚或断层皮片移植。全层皮肤移植的厚度因身体部位的不同变化很大。例如，从背部采集的全层皮肤移植物厚度为 4mm，而从上睑采集的厚度约为 0.8mm。这种差异归因于真皮厚度的不同。

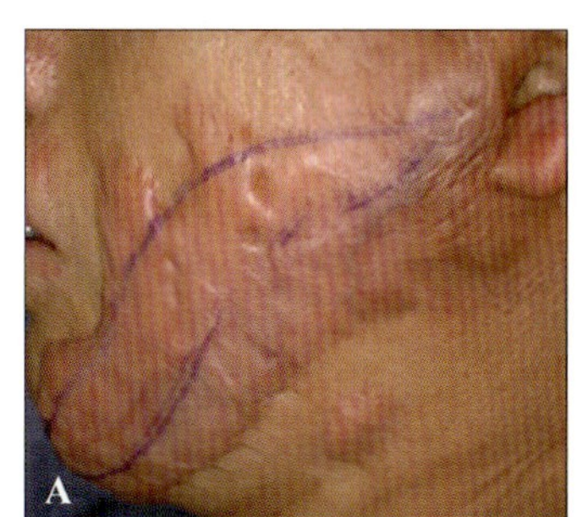

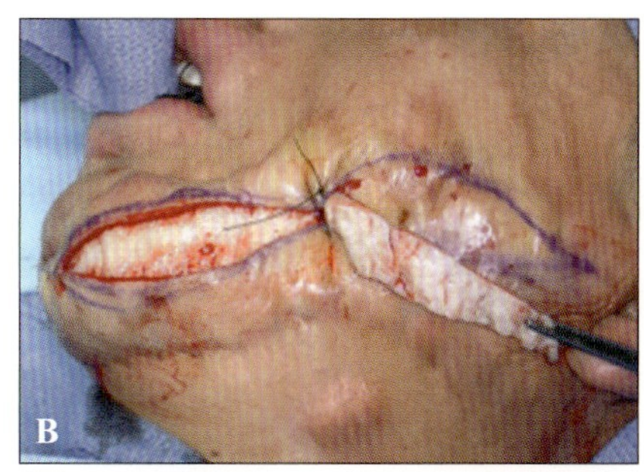

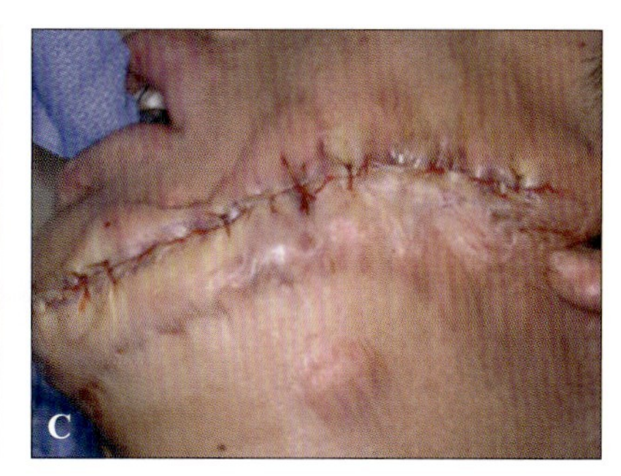

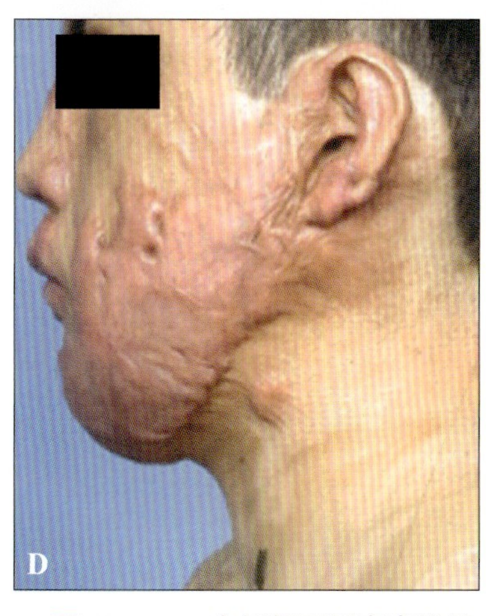

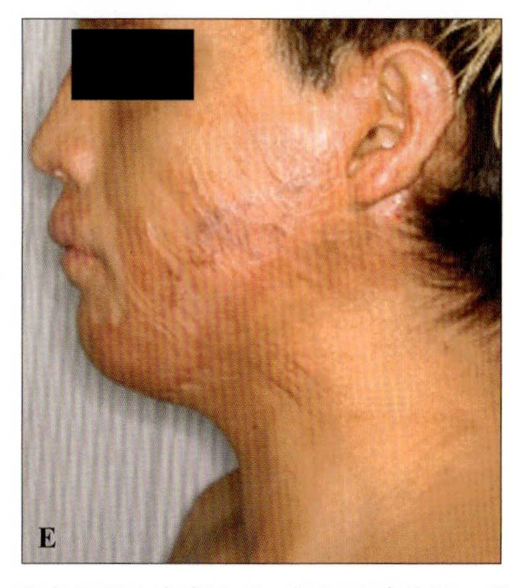

▲ 图 49-6 **A.** 左侧颏下区瘙痒明显、影响外观的瘢痕形成，标记切除范围，用含 1∶400 000 肾上腺素的 0.25% 的利多卡因浸润病灶止血；**B.** 表皮层被锐性切除，保留真皮层完整；**C.** 伤口边缘先用尼龙线分层缝合；**D.** 切除前（烧伤后 10 个月）瘢痕的程度和外观；**E.** 局部瘢痕切除 5 年后手术部位的外观

刃厚皮或断层皮片的切取通常采用动力支持的取皮刀设备，而全厚皮的切取则通常使用手术刀徒手切取。可以制作纸样来确定封闭创面所需的皮片大小。皮片被放置在伤口上，也俗称“创面床”，并在不同部位将皮片边对边缝合到伤口使之固定到位。皮片与创面床的贴合是保证血管网在 3 ～ 5d 长入移植皮片并确保其存活的关键。任何机械屏障，如血凝块、血浆或脓液积聚，都将阻止血管化过程并导致皮片坏死。用纱布或棉花块在皮片上打包是传统的植皮固定方法，可防止体液在皮片下聚集，但没有客观证据支持这种方法的有效性。研究发现，在固定植皮方面，绗缝技术比垫撑方法更有效，而且并发症更少（图 49–7）。

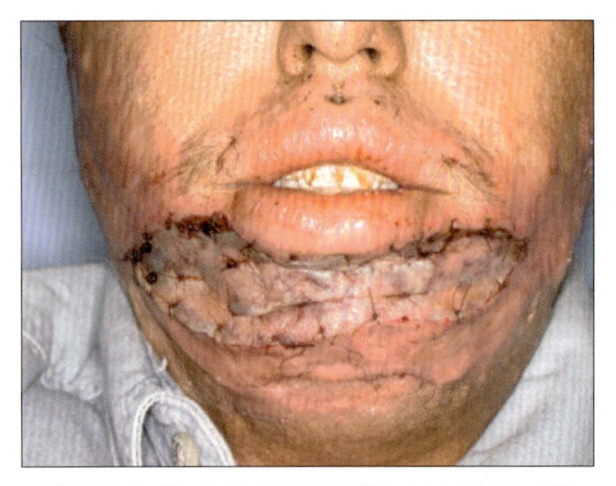

▲ 图 49–7　使用断层皮片移植覆盖下唇挛缩松解后创面

(2) 含真皮基质的游离皮片移植：多年前人造真皮替代物就可以从同种或异种材料中制取，如 1980 年 Yannis 和 Burke 发明制造的 Alloderm 和 Integra。这些生物合成的双层膜是由三维多孔基质纤维、交联牛腱和黏多糖（6– 硫酸软骨素）组成。当移植到开放的伤口上时，这种材料形成一层类似真皮的实质结构，使伤口在无法立即封闭的情况下可以延期用自体皮移植覆盖，但需再次创面植皮，这确实很烦琐（图 49–8）。

3. 皮瓣技术

采用皮肤与所有附着的结构组成部分来恢复受损和（或）缺失的部分符合整形外科的基本原则。然而，这种方法不仅会造成皮瓣供区皮肤瘢痕，而且还会造成供区外形的改变，这可能影响美观。烧伤患者因损伤和手术治疗使局部皮肤的血供发生变化，皮瓣移植容易出现皮瓣坏死，这可能会使得这种正常情况下使用较多的皮瓣变得不合适。尽管如此，用一块类似的组织来修复受损身体部分的方法在技术上是合理的，而且可使身体的功能和外形得到恢复。在皮瓣设计中加入肌肉和（或）筋膜层的技术创新，特别是在烧伤区域，进一步扩大了其适应范围，使得有更多的烧伤组织可以用于皮瓣的制作。

(1) 轴型皮瓣：许多部位的皮肤有知名皮肤动脉提供营养。如果皮瓣中包含该知名动脉的血管树，则可突破常规皮瓣的长宽比限制形成皮瓣

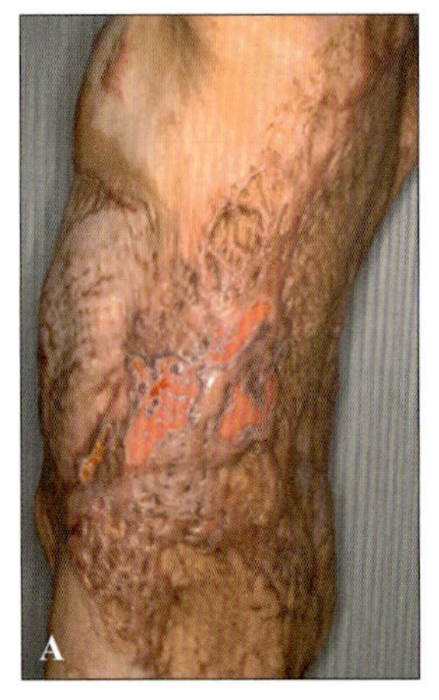

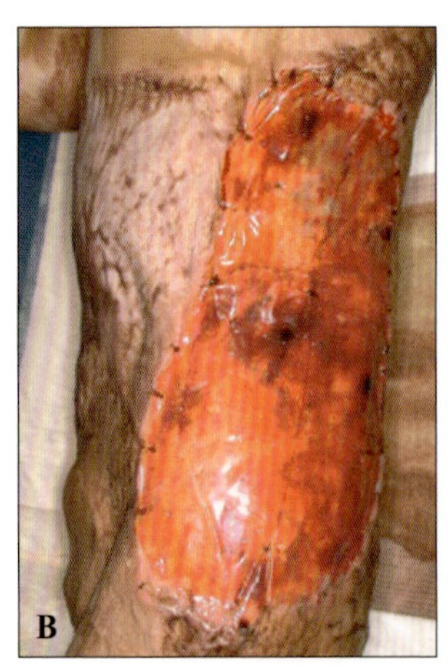

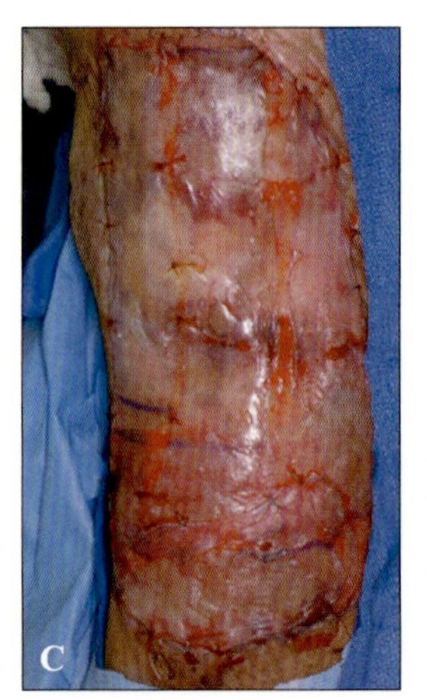

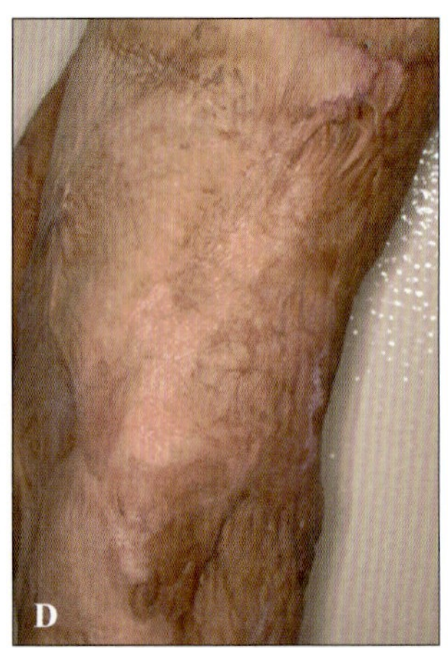

▲ 图 49–8　**A.** 6 岁女童，左侧腋下至股骨粗隆区瘢痕内囊肿形成并感染；**B.**（25 ～ 30）cm×（10 ～ 15）cm 的创面用 Integra 片覆盖；**C.** 3 周后，在血管化的 Integra 创面覆盖物上移植厚度为 0.2mm 的刃厚皮片；**D.** 植皮区术后一年外观，瘢痕柔软、富有韧性

（图 49-9）。

(2) Z 字成形：简而言之，Z 字成形的原理是在不影响血供的前提下，将一整块皮肤从邻近区域移动到需要组织修复的部位，常通过插入两个等边三角形（即 60° 角）的皮瓣来实现目标，两个三角形有一个沿着瘢痕挛缩带的公共边。由于皮瓣的交叉对偶互换位置，瘢痕挛缩区得到松解。由皮肤和皮下组织移动形成的缺损都是通过动员邻近区域的组织来弥补（图 49-10）。

(3) 改良 Z 字成形术（又称 3/4Z 字成形术）：传统 Z 字成形术常用两个直角三角形皮瓣。而改良 Z 字成形两瓣设计一个是 90° 内角，另一个是 45° 角；鉴于三角瓣的角度由常规的 60° 减少到 45°，因此也称“3/4Z 字成形术”。90° 三角皮瓣的一边设计在组织损伤产生的瘢痕区，其第二边垂直于第一边。直角三角形的第二边与第二个直角三角形的斜边形成 45° 角。以这种方式制作的三角形皮瓣可旋转填充挛缩瘢痕手术松解后形成的组织缺损。因此，它是传统的旋转（插入）皮瓣技术的一种变式，单纯利用 45° 三角瓣旋转修补缺损（图 49-11）。

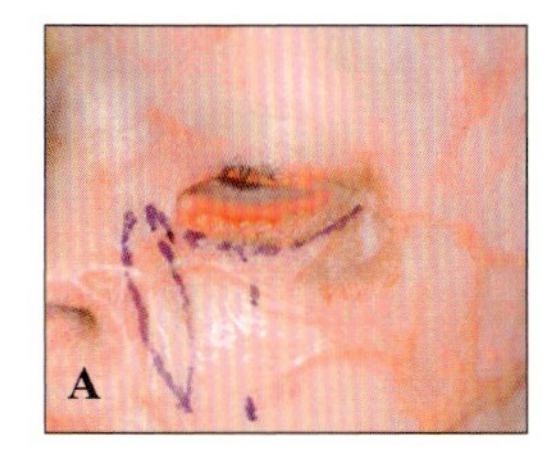

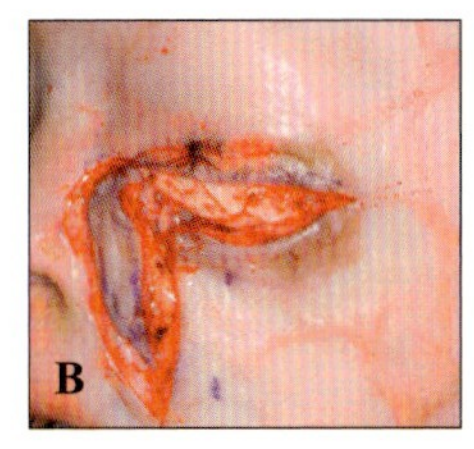

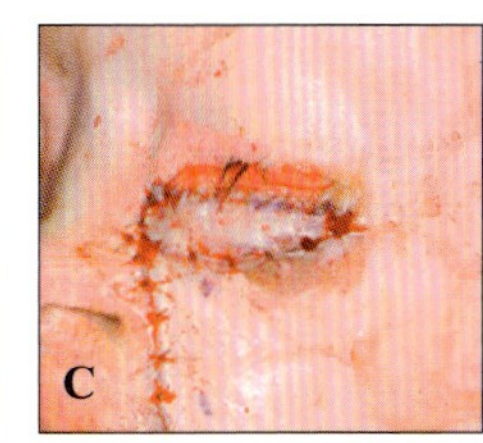

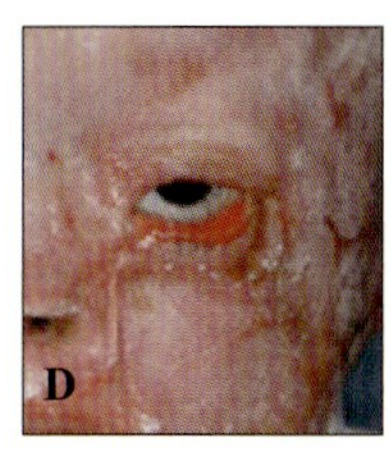

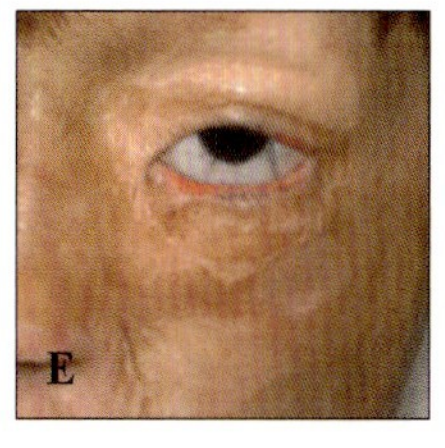

▲ 图 49-9　**A.** 在右侧鼻唇沟设计长三角轴型皮瓣用于左下睑外翻整复；**B.** 皮瓣的大小与下眼睑缺损的大小相等，睑板缺损已行软骨移植替代；**C.** 将三角皮瓣向头外侧旋转填充左下眼睑组织缺损；**D.** 因眼睑皮肤和睑板缺失导致的左下睑外翻；**E.** 左下睑重建术后 3 年外观

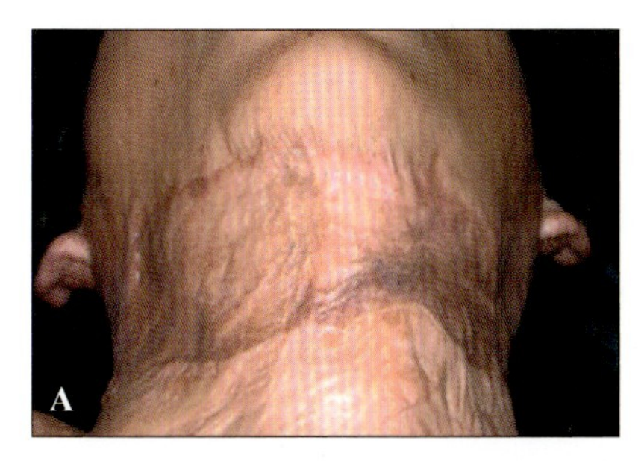

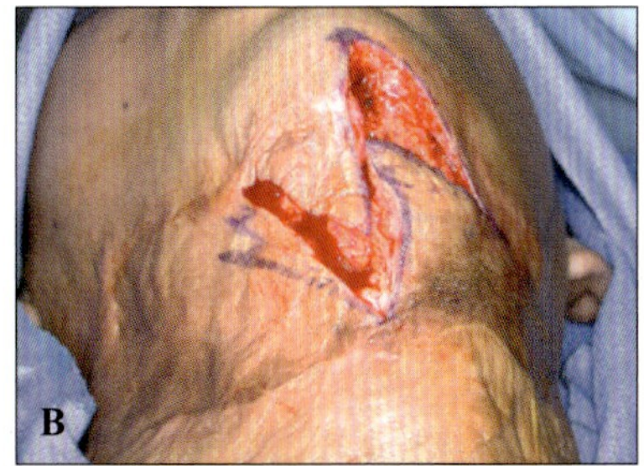

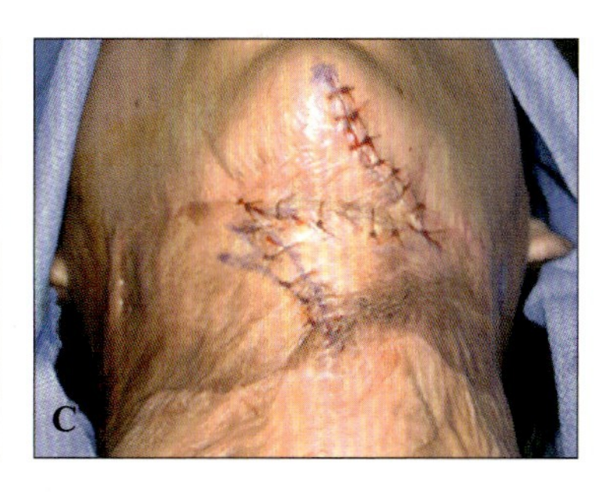

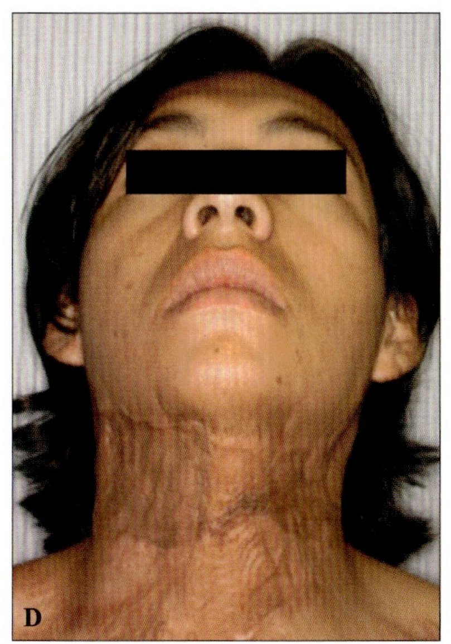

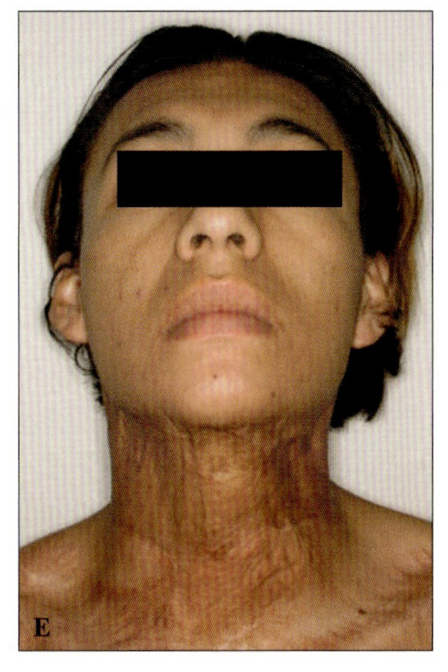

▲ 图 49-10　**A.** 颈部瘢痕；**B.** 画两个等边三角形形成“Z”字，并切开两个三角瓣；**C.** 两个皮瓣交叉对偶互换位置以获得松解；**D.** 13 岁男童诉颈部有一条紧绷的瘢痕挛缩带，颈部松解前；**E.** 松解术后 4 年外观，Z 字成形术使颈部挛缩减轻

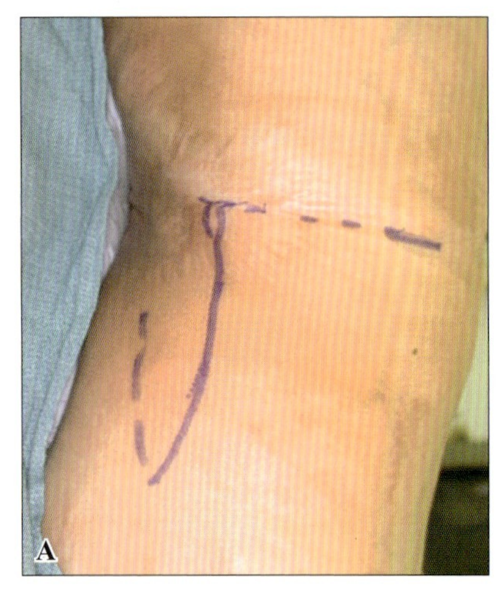

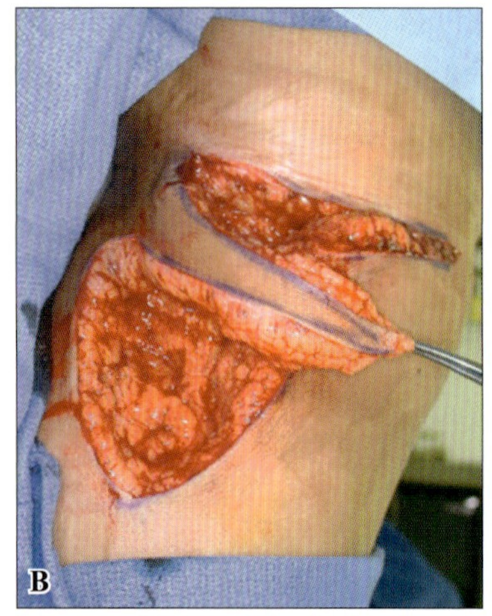

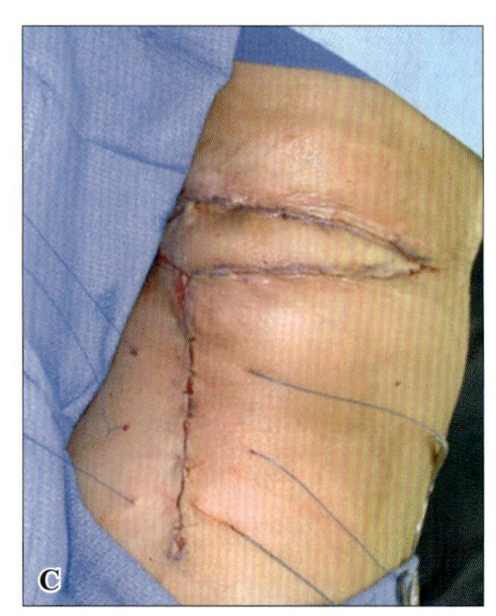

▲ 图 49-11 A. 沿挛缩区域画一条水平线，皮肤上画一个三角形，其中轴垂直于松解线；B. 将三角形皮瓣向内上旋转，修复松解后创面；C. 皮瓣供区和皮瓣插入后创面均直接拉拢缝合

4. 肌皮瓣或筋膜皮瓣技术

对于深度烧伤患者组织缺损修复，制作皮瓣时不仅只有皮肤，还需包含皮下组织、筋膜和肌肉。也就是说，如果切取时携带深部肌肉或筋膜，那么在烧伤部位制作皮瓣也是可能的。

(1) 肌皮瓣 Z 成形技术：虽然这种技术的皮肤设计与传统的 Z 字成形术相同，但皮瓣的制作必须包括皮下肌肉。如果皮瓣设计中包含瘢痕皮肤，它将没有正常皮肤的柔韧性和可扩展性等物理特征，但是携带瘢痕皮肤的肌皮瓣或筋膜皮瓣可以安全地切取并转移修复开放伤口。临床上，肌皮瓣 Z 成形术在颈部松解和眼睑松解术中是很有用的，因为下方携带了薄而柔韧且移动性好的颈阔肌和眼轮匝肌（图 49-12）。

(2) 筋膜皮瓣 Z 成形技术：这是对肌皮瓣 Z 成形术的一种技术改进，皮瓣制作时只携带肌筋膜。必须避免将皮肤及其皮下组织与深部筋膜分离，以确保皮瓣的血液供应不受损害。临床工作中，该技术常用于整复膝关节和踝关节周围的挛缩畸形。

(3) 3/4 筋膜皮瓣 Z 成形术：身体各个部位均可形成带筋膜层的 45° 三角形筋膜皮瓣。皮瓣切取后旋转 90°，以覆盖挛缩松解后形成的组织缺损。虽然未烧伤皮肤区的三角皮瓣用途广泛，但有或没有皮下组织的瘢痕皮肤也可形成皮瓣。切取时需将筋膜缝合到皮肤边缘，以免筋膜与皮肤的分离造成真皮血供的破坏（图 49-13）。

(4) 带腱旁组织 Z 成形术和 3/4 的带腱旁组织 Z 成形术：在上、下肢远端（即手腕和脚踝）需要形成复合皮瓣时，皮瓣的设计和制作应包括骨骼肌筋膜延伸的腱旁组织（图 49-14）。

5. 组织扩张技术

皮肤的过度拉伸在人体中是很常见的。组织扩张术依据拉伸原理，通过用一种称为组织扩张器的可膨胀装置来进行。因为烧伤后常出现瘢痕形成过度活跃，尤其是在伤后的一段时间内，所以很难选择开始扩张手术的时间。皮肤扩张容易引起疼痛和不适，这限制了它的使用（图 49-15）。

6. 显微吻合的游离复合组织移植

随着显微外科技术的发展，复合组织移植得到了越来越广泛的应用，成功率高。但是，烧伤患者往往缺乏合适的皮瓣供区，使之应用受限。反而拥有合适供区的烧伤患者很少需要如此精细的治疗。需要显微外科组织移植的患者，通常是由于组织的广泛破坏而没有合适的供区可以利用。

7. 脂肪移植技术

近年来，皮下脂肪移植作为促进烧伤后创面愈合和减少瘢痕的一种技术越来越受欢迎[7]。脂肪常通过抽脂来获得。目前的研究主要集中在利用脂肪作为干细胞来源或者作为伤口和皮肤移植

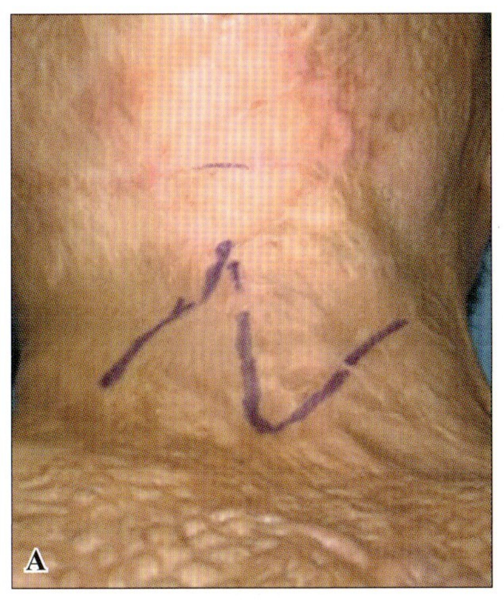
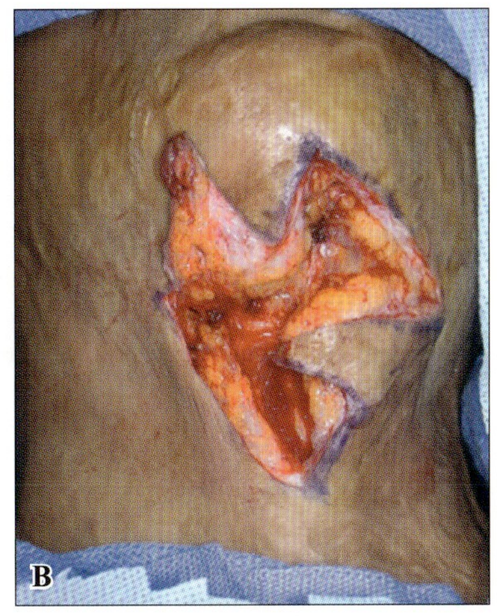
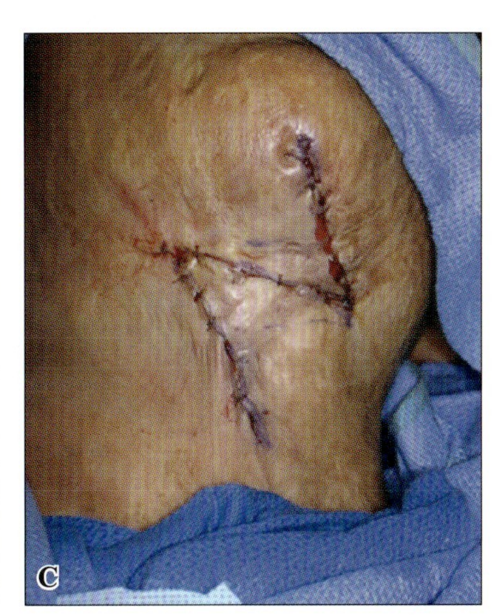
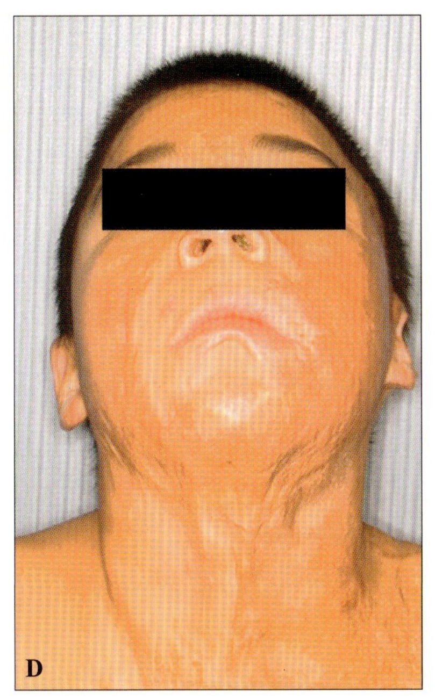
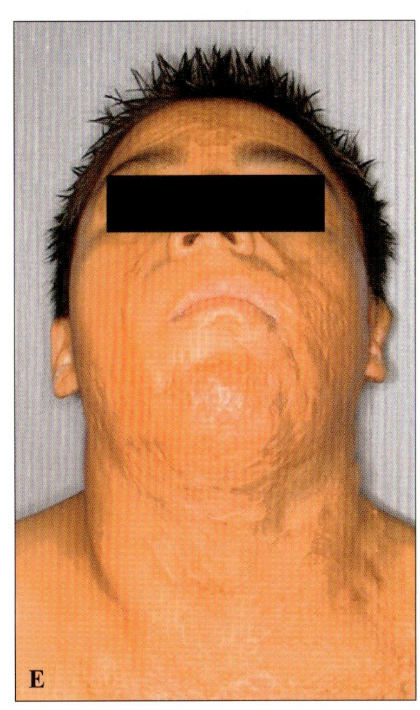

▲ 图 49-12　A. 画两个等边三角形形成“Z”字；B. 切开并形成携带深部颈阔肌的两个三角形皮瓣；C. 皮瓣交叉换位获得松解；D. 9 岁男性患者，颈部紧绷瘢痕挛缩带松解前；E. 松解术后 4 年外观，Z 字成形术使颈部挛缩减轻

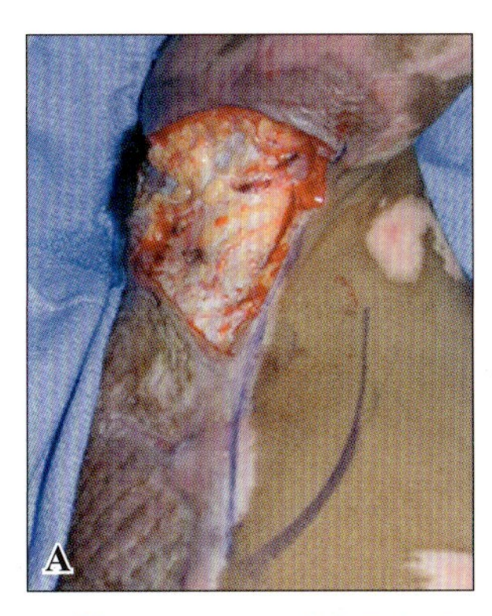
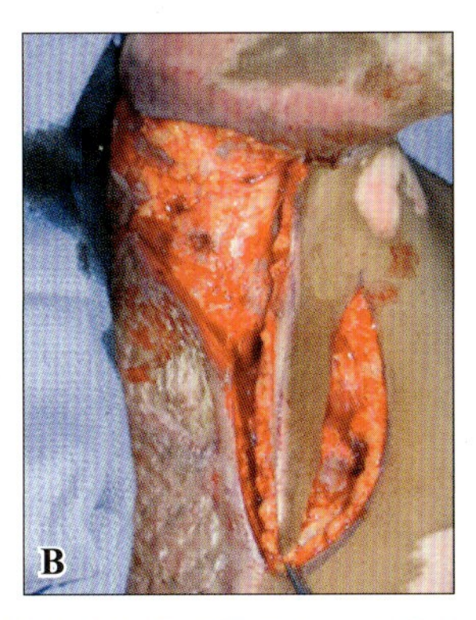
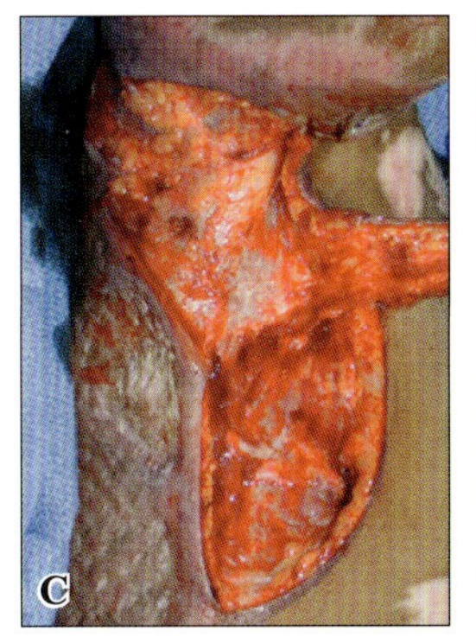
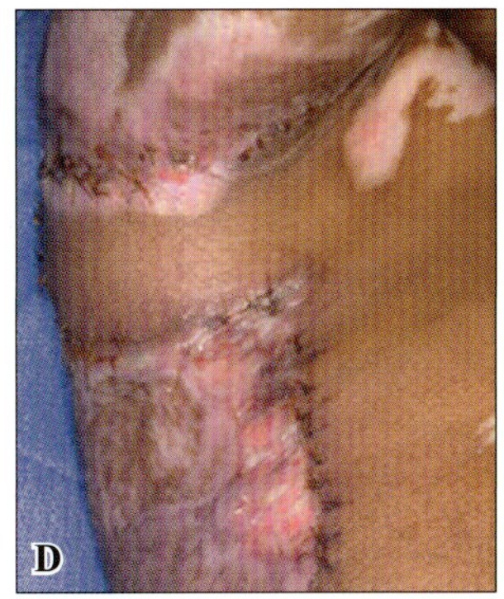

▲ 图 49-13　A. 设计三角瓣，其中轴沿挛缩线画出，垂直于松解创面下方边缘；B. 沿皮肤标记线切开形成皮瓣；C. 掀起携带筋膜层的三角形皮瓣，形成随意筋膜皮瓣；D. 松解皮瓣整复术后 10d 皮瓣和创面外观情况

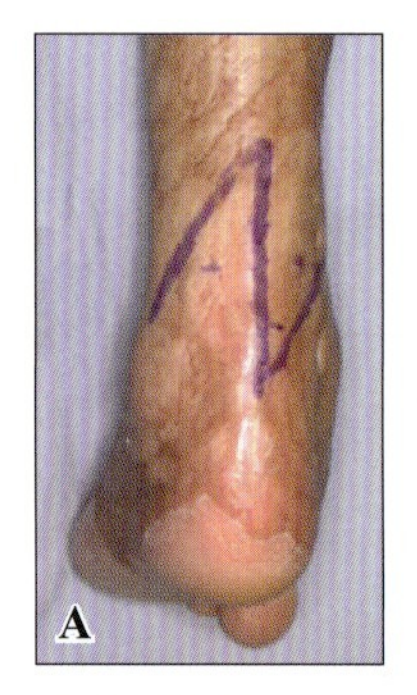
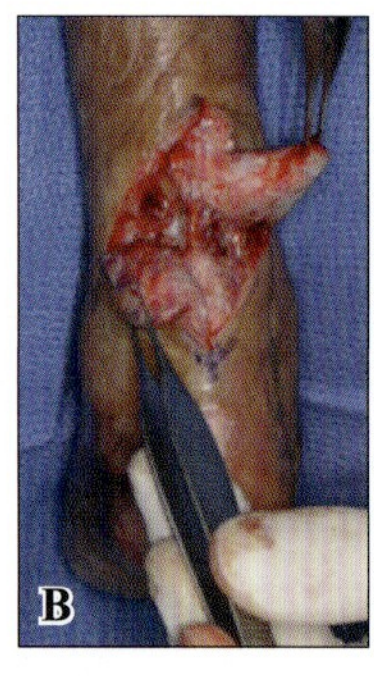
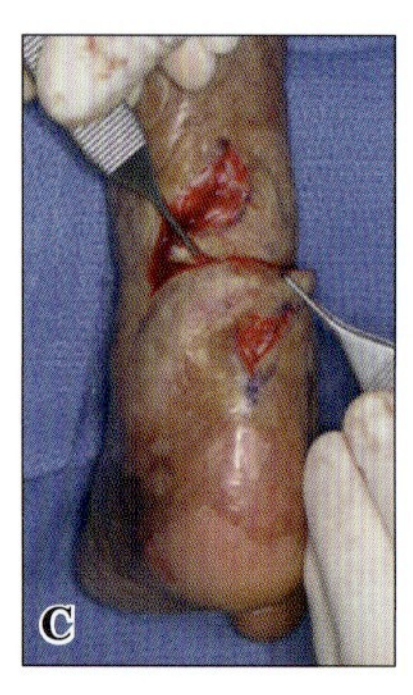
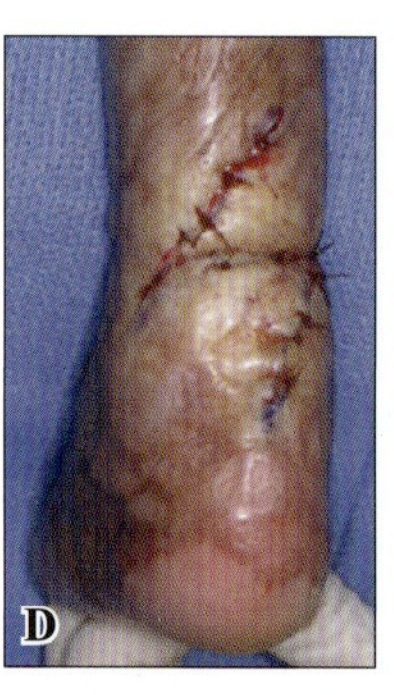
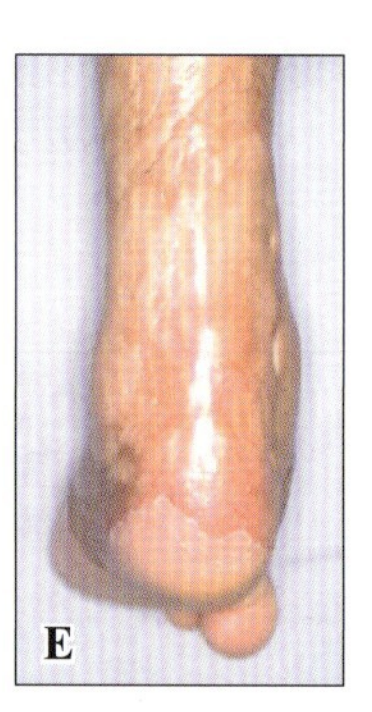
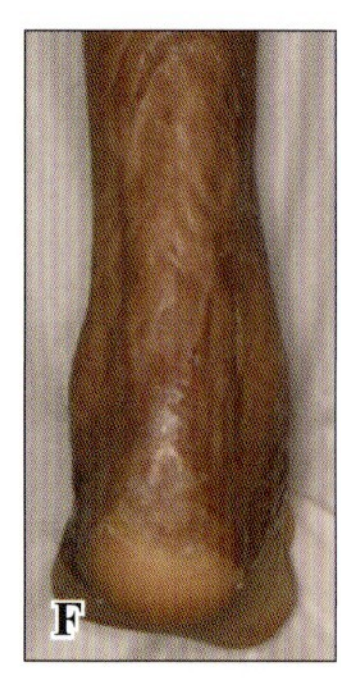

▲ 图 49-14 A. 左侧跟腱挛缩区画两个等边三角形；B. 制作皮瓣时携带深部筋膜层；C. 两个筋膜皮瓣交叉换位获得松解；D. 皮瓣交叉换位完成后；E. 左跟腱区松解前情况；F. 左跟腱区松解后4年外观

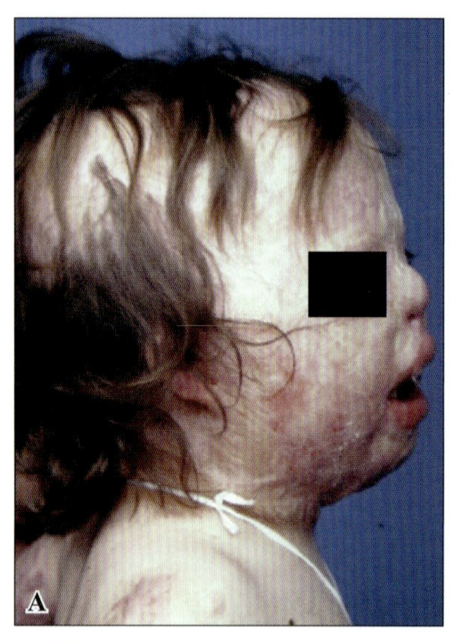
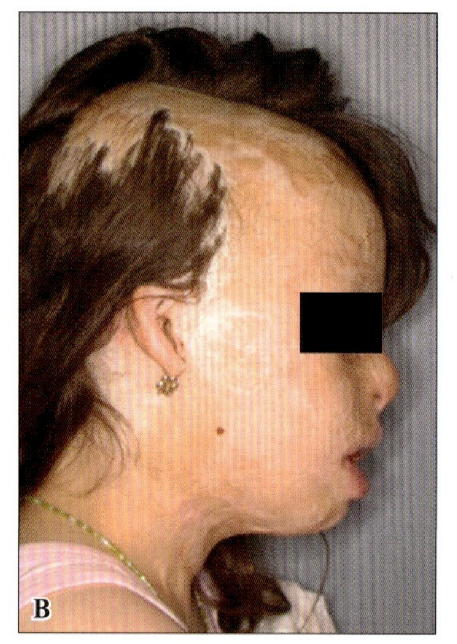
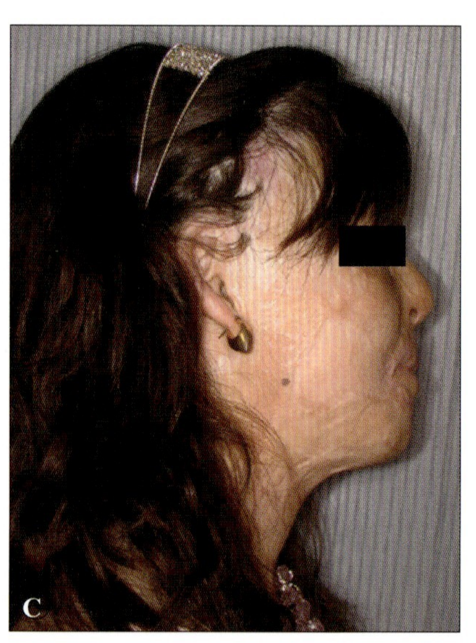

▲ 图 49-15 A. 患者4岁，因头面部烧伤所致瘢痕性秃发；B. 8岁时行瘢痕性秃发整复，采用组织扩张术扩大左侧头皮，覆盖右侧瘢痕切除创面；C. 两次扩张瓣推进修复术后右颞区外观

物之间的附加层。脂肪可以直接喷洒到伤口，或和真皮替代品一起移植于创面，或者直接注射到瘢痕使之软化。烧伤患者应用脂肪移植的安全性和有效性需要进一步的前瞻性临床试验验证。

二、异体面部移植

面部可能是烧伤后重建最具挑战性的部位。每一张脸都是独一无二的，符合每一个人的个性。此外，面部表情是人们日常对话和交流互动的重要组成部分。因此，面部复合组织游离移植受到了空前关注。2009年，Lantieri[8] 对一位烧伤患者进行了全球第一例异体面移植。不幸的是患者在恢复期死于严重感染和心力衰竭。该小组最近公布了接受异体面移植患者的长期结果；并不是所有移植患者都是烧伤患者，但他们的研究表明：为了改善面部异体复合组织游离移植后的效果，需要仔细的术前患者选择和严格的地方和机构控制规定[8]。

三、评论

在过去的60年里，烧伤治疗方案发生了巨大的变化，20世纪80年代采用了一些更积极的方法来处理烧伤创面。早期清创和最初创面用生物敷料覆盖，后来采用自体皮肤移植修复提高了存活率。可惜的是这种存活率的提高导致了畸形需要整复的烧伤患者猛增：现在所有幸存的烧伤患者都需要畸形整复，无论是功能性的还是其他因素的。

影响外观的增生性瘢痕、瘢痕挛缩（尤其是那些影响关节功能的瘢痕）和身体部位受损仍然是烧伤最常见的后遗症。虽然应用植皮和皮瓣进行修复一直是烧伤畸形整复的主要方法，但由于这些技术无法完全纠正上述三个问题，其效果仍然可能不理想。

开始烧伤畸形整复的准确时间很难确定。难以获得合适组织进行移植，手术相关并发症的发生，术后瘢痕持续增生活跃，以及疗效不确切，这些都可能是引起争议的原因。利用脂肪干细胞和其他培养细胞修复创面的新方法可能开辟新的途径，但这些技术的安全性必须在临床实践中得到证明。另一方面，皮瓣技术也是一种可靠的修复方法，特别是 3/4 的筋膜皮瓣 Z 字成形术和 3/4 的腱旁组织瓣 Z 字成形术，可以整复涉及主要关节的挛缩畸形以及受伤后 4 ～ 6 个月的眼睑畸形。

尽管在整复烧伤畸形的理想治疗方法方面仍然存在许多问题，但再生医学和组织工程，包括仿生假体，可能形成身体的某些重要部件，这些部件可用于替换缺失或损坏的身体部分。

拓展阅读

Brou J, Robson MC, McCauley RL. Inventory of potential reconstructive needs in patients with burns. *J Burn Care Rehabil*. 1989;10: 556-560.

Condé-Green A, Marano AA, Lee ES, et al. Fat grafting and adipose-derived regenerative cells in burn wound healing and scarring: a systematic review of the literature. *Plast Reconstr Surg*. 2016;137(1):302-312.

Huang T, Larson DL, Lewis SR. Burned hands. *Plast Reconstr Surg*. 1975;56:21.

Lantieri L, Grimbert P, Ortonne N, et al. Face transplant: long-term followup and results of a prospective open study. *Lancet*. 2016.

Larson DL, Abston S, Willis B, et al. Contracture and scar formation in burn patients. *Clin Plast Surg*. 1974;1:653.

第50章 烧伤后头颈畸形整复

Reconstruction of the Head and Neck after Burns

Matthias B. Donelan　Branko Bojovic　著
张丕红　何志友　郭　乐　译

一、概述

烧伤后头颈部畸形的修复和重建面临巨大的挑战与机遇。成功的治疗需要良好的判断和较好的手术技巧，以及全面理解烧伤创面愈合及瘢痕挛缩过程的病理生理机制。头颈部瘢痕畸形修复重建需要多学科的合作，包括精心的护理，规范的物理治疗，以及心理治疗和社会支持体系等。外科医生还必须熟悉专业的非手术治疗方式，如压力疗法、激素和激光治疗。医患之间对治疗预期效果的沟通是能否取得满意治疗效果的关键。头颈部严重烧伤会导致组织损伤并留下瘢痕，无法完全切除。瘢痕只能被修整或被不同种类的瘢痕或组织所替代。尽管如此受限，面颈部烧伤畸形整复还是为整形外科创造了巨大的机会，使这些具有挑战性的患者得到了明显的功能和容貌缺陷改善。

近年来，技术的改进和对创伤愈合生理学认识的深入正在改变我们看待和思考烧伤瘢痕及其挛缩的方式。这种观念上的改变在头颈部烧伤畸形整复的工作中不容忽视，因为这些部位的正常外观和功能至关重要。面颈部存在瘢痕，甚至轻微畸形，都令人难以接受。自 20 世纪初以来，哈罗德·吉利斯爵士利用皮管修复面部畸形，头颈部瘢痕切除后采用邻近或远位的皮瓣组织覆盖，这一杰出工作已成为面部烧伤畸形整复的主流思想。相应美学单位的瘢痕切除和组织移植手术的不断改进，使这一理念得到进一步推广。现在需要重新思考这种模式了，通过一些其他的方法可以很好地使面颈部的增生性和挛缩性瘢痕逐步恢复，这些瘢痕是自体“原始部件”，在相应部位能达到最接近正常的匹配，往往是患者最好的解剖修复基础。面部瘢痕的切除植皮会产生医源性供区损伤，需要用患者身体未受伤的其他部位组织替换瘢痕。这种手术较复杂、损伤大，可能发生严重的并发症。而瘢痕康复相对微创且并发症少。头颈部瘢痕康复成功的秘诀是准确的早期诊断、保守处理和有效应用新技术和新疗法，使患者能够最大限度地受益于自身惊人的伤口愈合和瘢痕重塑能力（图 50–1）。这种新方法以及其他更传统的头颈烧伤畸形整复方法将在本章予以讨论。

烧伤会使面部收缩变形，扭曲面部特征、比例和表情[1]。烧伤还会导致瘢痕、改变皮肤质地和色素沉着，从而影响容貌。皮肤表面的变化是很明显的，但对面部外观的影响远远小于面部比例、特征和表情的失常。去除瘢痕不应该是面部烧伤畸形整复的首要目标。一张有伤疤的正常脸总是比一张伤疤少而有点奇怪的脸好看。烧伤后成熟的瘢痕往往比瘢痕切除皮瓣转移或植皮术后形成的瘢痕更不明显。未烧伤皮肤和烧伤瘢痕之间的微妙渐进过渡是大自然伪装的一个很好的例子，可以使瘢痕不那么显眼。新的瘢痕康复技术采用激光及其他精心的微创手术，有助于瘢痕与正常皮肤更好地融合。面部烧伤畸形整复的主要目标应该是恢复表情和无张力的面部外观[2]。如果牢记这一目标，并坚持不懈地追求，面部严重烧伤后仍可有显著的改善。忽视这一基本原则可能会在烧伤后的头颈部重建手术中出现医源性不良事件。

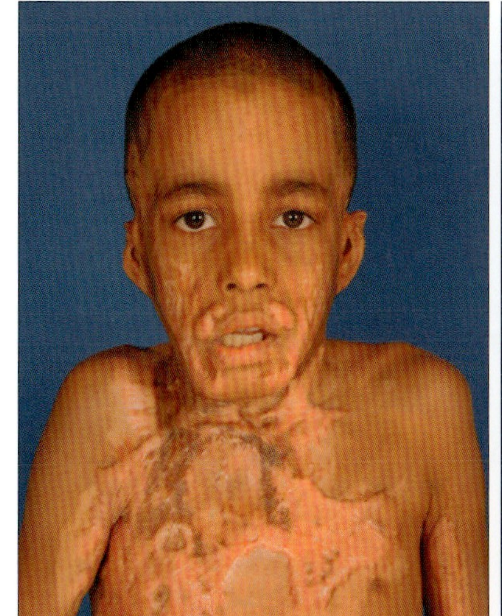
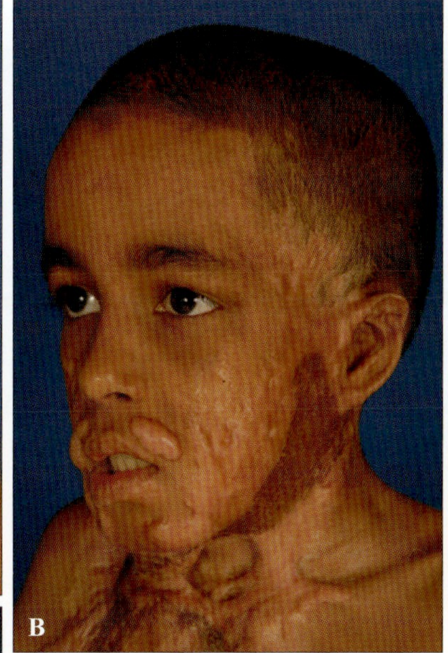
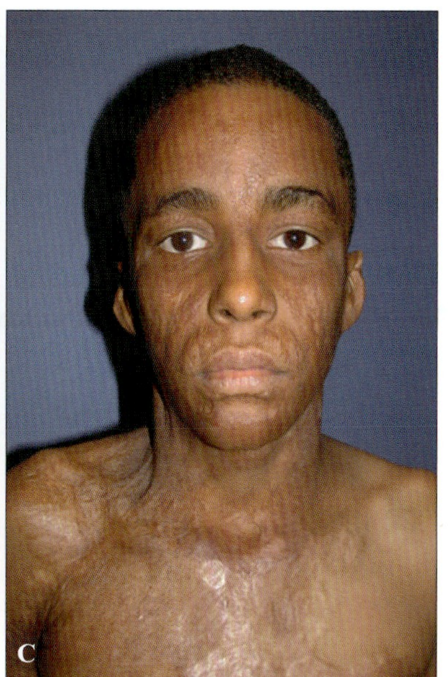
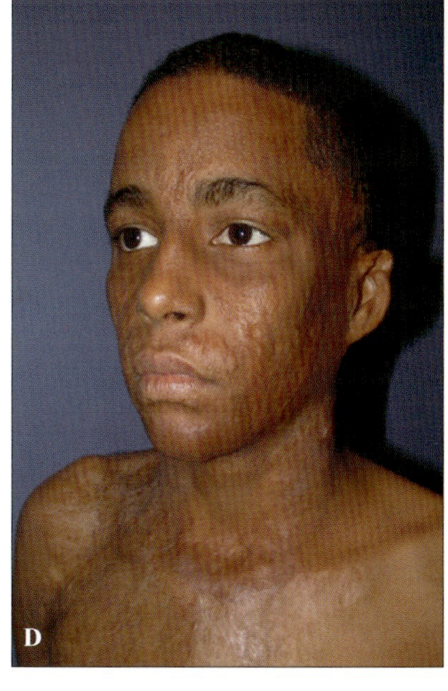

▲ 图 50-1 A，B. 9 岁男孩，30% 火焰烧伤后两年半出现严重的增生性瘢痕和挛缩，颏胸粘连、腋窝挛缩一年；C，D. 4 次 Z 字成形术、6 次点阵剥脱激光治疗、1 次右颈部皮片移植，5 年后其外观和功能均接近正常，瘢痕组织未被切除

头颈部烧伤畸形的成功整复需要一个功能完善、规模庞大的团队[3]。这些部位的严重烧伤畸形很容易造成恐怖的容貌。要成功地修复好这些病人的畸形，需要丰富的经验和专业的基础设施。团队的所有成员都必须熟悉其独特的问题，并坚定地致力于纠正那些具有挑战性的畸形。从头颈部的严重烧伤开始到成功的重建结果，对患者的治疗都需要所有人员的技能、耐心、决心和热情参与。

二、急性期管理

虽然本章的重点是面部烧伤畸形的整复，但了解面部烧伤的急性期治疗是必要的，以便外科医生有一个准确的视角。自 1947 年首次提出深二度烧伤和三度烧伤切痂植皮以来，该方法已成为深度创面处理的标准[4-6]。但这是否是面部烧伤的最佳治疗方法仍存在争议。早期的面部切痂植皮是有疑问的，因为很难判断面部烧伤的深度，也很难从功能和美学方面准确预测患者的长期预后。激光多普勒成像是一种富有成效的检测方法，可降低深度诊断的准确性，降低过度切除的风险。随着增生性瘢痕修复技术的改进，防止不必要的早期切痂变得非常重要。绝大多数面部烧伤采用湿润的局部抗生素疗法保守治疗，3 周内就会痊愈。对于明显皮肤全层的烧伤，最好在 7 ～ 10d 内进行切痂植皮，以促进早期创面闭合和减少挛缩（图 50–2）。问题是那些在 3 ～ 4 周或更长时间内没有愈合的病例，往往需要早期削痂植皮，以达到满意的愈合，减少愈后的挛缩畸形 [7]。保守疗法的支持者认为：早期的切痂植皮会使那些本来可以通过残存皮肤附件成功上皮化而顺利愈合的面部创面也需要植皮修复 [8]。目前应用的多种辅助技术促进了面部烧伤创面修复的保守治疗，如压力疗法、硅酮凝胶、计算机辅助制作的硅胶面罩、瘢痕局部激素治疗、维生素 E、按摩、脉冲染料激光和 CO_2 点阵剥脱激光治疗。早期切痂植皮的倡导者有大量成功的治疗经验，手术效果满意 [9]。然而，一些切除困难的患者采取更保守的方法也取得了非常好的结果（图 50–3）。从患者图片及相关视频可以明显看出早期切痂植皮对修复后的外观和功能的好处，如图 50–4 和图 50–5 所示。只有当面部植皮显然是

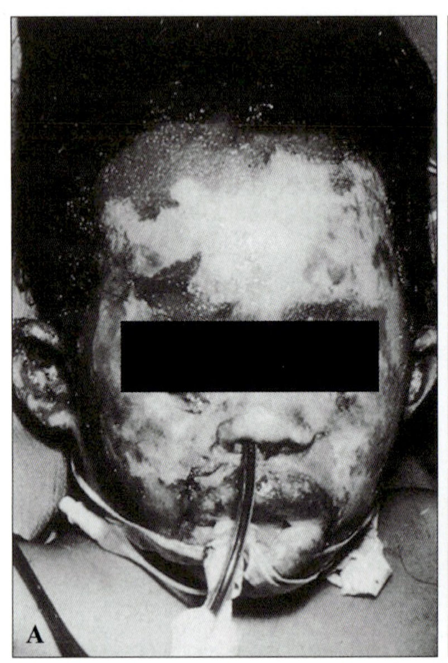
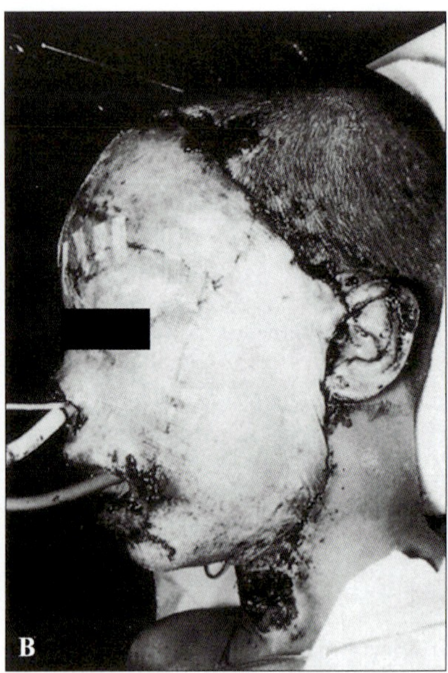
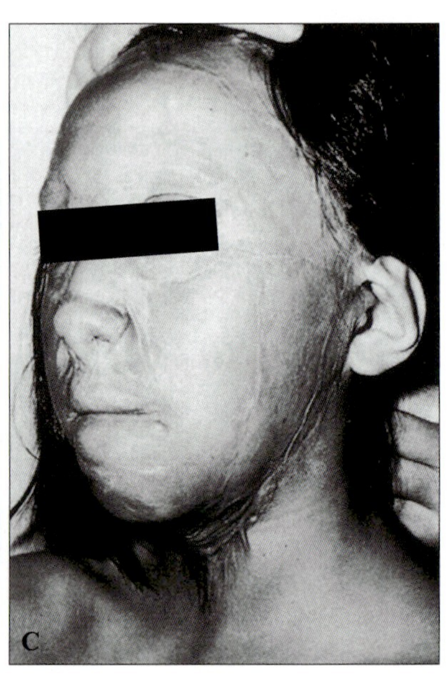

▲ 图 50–2 A. 5 岁女孩，面部深二度和三度烧伤 3d；B. 在烧伤后第 10 天进行削痂断层皮移植；C. 术后 5 年，曾做过鼻整形手术

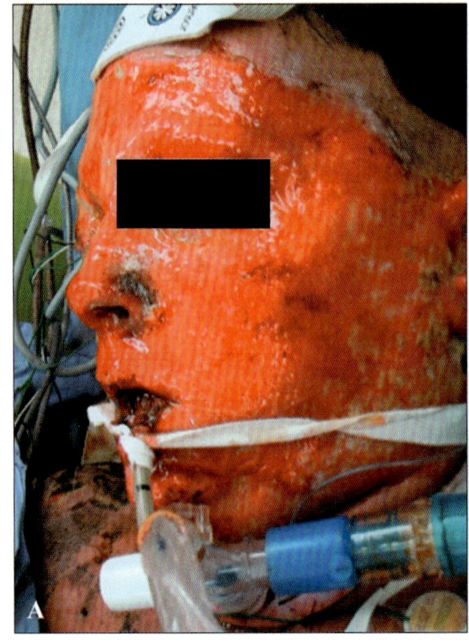
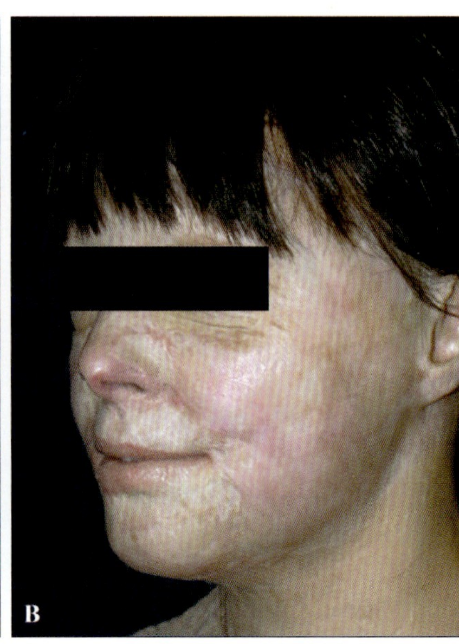

◀ 图 50–3 A. 34 岁电工，85% 烧伤后 30d 内未植皮的面部烧伤创面，5 周时采用断层皮片移植修复创面；B. 伤后 4 年，下睑和鼻翼已松解植皮

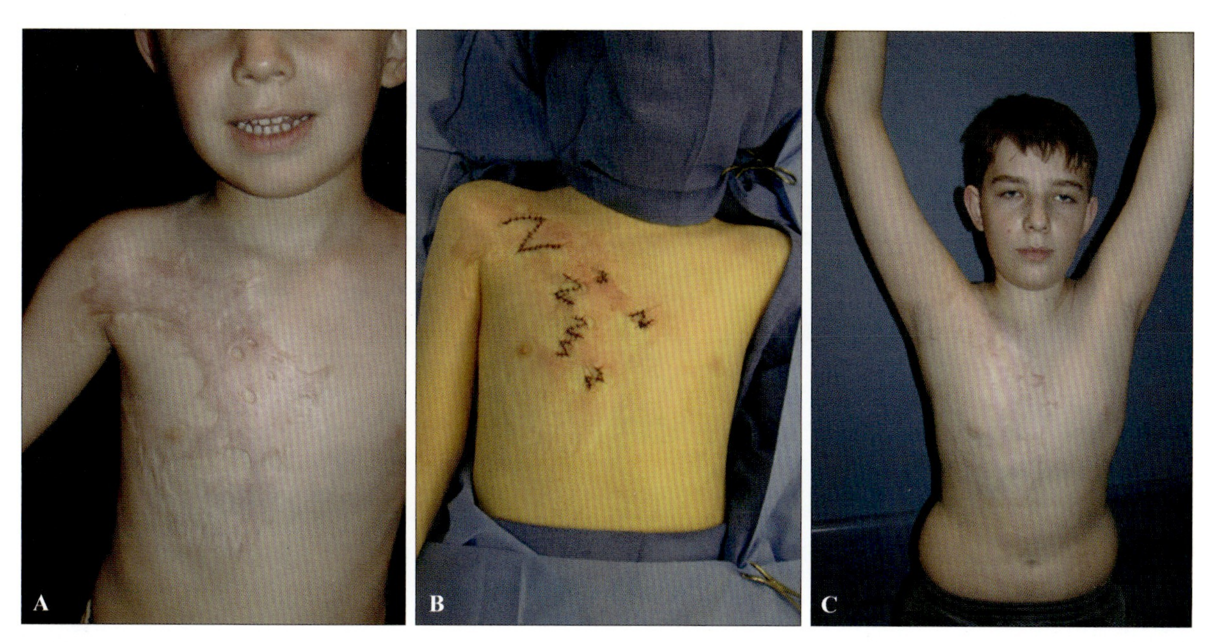

▲ 图 50-4 **A.** 4 岁男性，两年前二度和三度热液烫伤，父母拒绝切痂植皮，瘢痕增生无弹性，三角肌胸肌肌间沟处有明显的挛缩；**B.** 采用多个 Z 字成形将瘢痕分割变小，使之隐蔽、局部张力减轻，手术后采用脉冲染料激光治疗；**C.** 7 年后，经过 2 次 Z 字成形小手术和 21 次包括脉冲染料激光和点阵剥脱 CO_2 激光在内的激光治疗，胸部瘢痕变得平坦柔软、薄而不明显，富有弹性

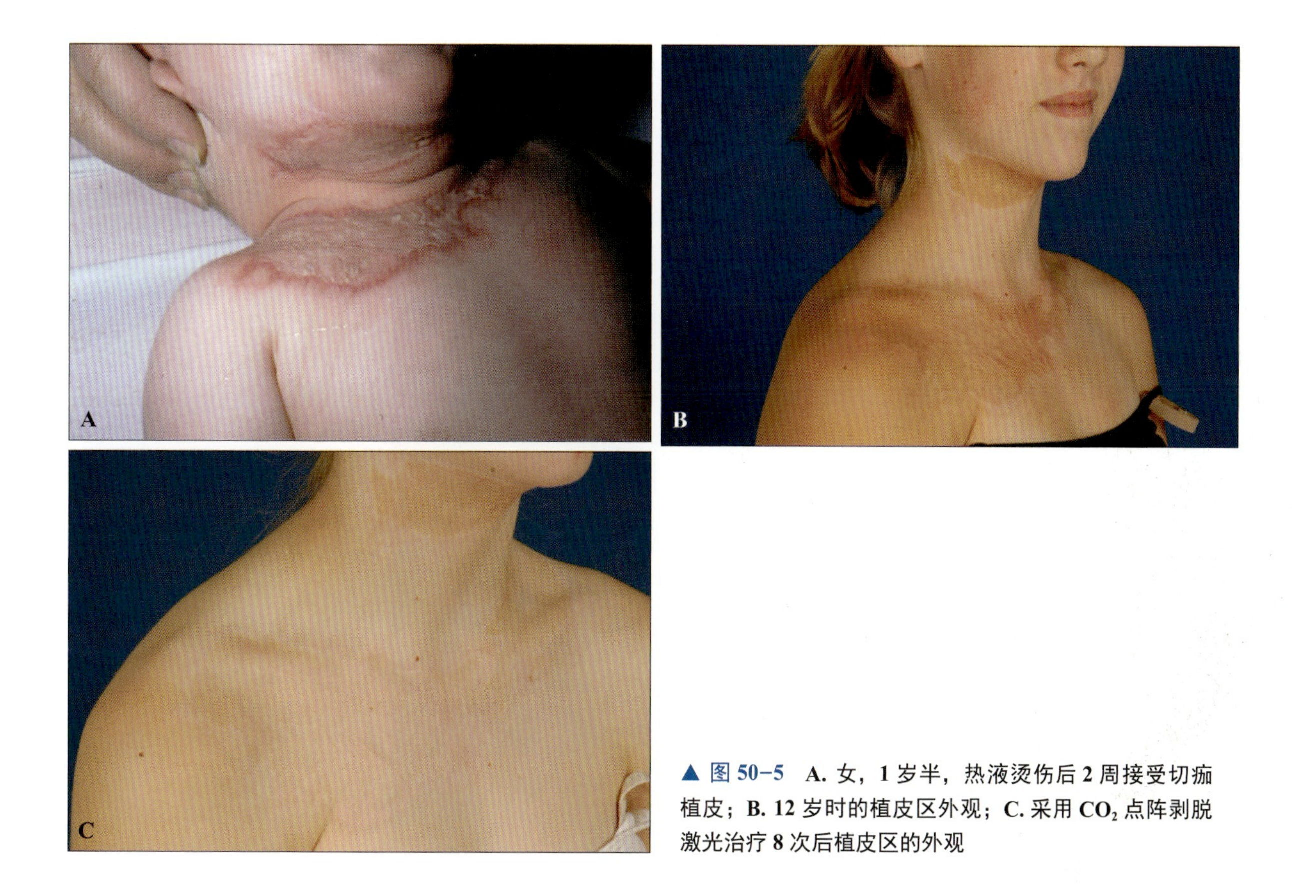

▲ 图 50-5 **A.** 女，1 岁半，热液烫伤后 2 周接受切痂植皮；**B.** 12 岁时的植皮区外观；**C.** 采用 CO_2 点阵剥脱激光治疗 8 次后植皮区的外观

最好的选择时，才应该让病人接受植皮。在大多数烧伤中心，大部分急性面部烧伤都接受保守治疗，早期切痂植皮仅限于明显发生皮肤全层烧伤的病例。

三、发病机制

浅二度烧伤通常愈合后不会形成瘢痕。在 10 ～ 14d 上皮化的中等二度烧伤，愈后也无瘢痕形成，但皮肤质地和色素沉着可发生长期改变。21d 或更长时间后才上皮化的较深的二度烧伤愈后情况具有不确定性，必须谨慎处理，因为它们后期有可能形成严重的增生性瘢痕（图 50–6）。这些患者在创面愈合后应密切监测，当有瘢痕增生的迹象时，必须使用所有可用的辅助治疗措施进行预防。几十年来，一直认为压力治疗可有效抑制和逆转增生性瘢痕。压力疗法中加入硅酮治疗可提高疗效。计算机辅助制作的硅胶衬里透明面罩可对面部增生性瘢痕准确施加压力，患者也易于接受（图 50–7）。血管特异性的脉冲染料激光可减少瘢痕充血，并抑制其增生。当张力明显促进早期瘢痕增生时，通过 Z 字成形术或适当的松解植皮来减轻张力是很有效的措施。CO_2 点阵剥脱激光治疗可用于减轻张力，也可将皮质类固醇导入到增生性瘢痕，取得更好的治疗效果。除非是局部或较小范围的深度烧伤，明确的面部全层烧伤通常都应该切痂植皮。

四、面部烧伤畸形的评估

面部烧伤畸形的整复应以全面的策略和对基本问题的清晰理解为基础。文献介绍了许多可用的重建技术，如果治疗策略目标得当，这些技术可以改善畸形[10–12]。瘢痕康复的新时代已经改变了旧的策略，而这种变革将在何时最终实现目前还不清楚。将来瘢痕切除组织移植替代似乎不会太常见。面部瘢痕组织的最佳整复计划是使用所有可用的方式进行瘢痕修复，尽可能保留其自身修复的独特优势。通过 Z 字成形术、皮肤移植和皮瓣修复的正确结合松解瘢痕，再加上适当的瘢痕修复术和激光治疗，可以改善整复效果。瘢痕修复前的激光治疗可以改善瘢痕质量、提高手术效果。美学单元的瘢痕全部切除和吻合血管的远位游离组织移植可能会逐渐减少。面部异体移植在头颈部烧伤畸形整复中的作用目前尚不清楚。

深二度和三度烧伤通过伤口收缩和上皮化愈合。烧伤越严重，愈合过程中发生的伤口收缩就越明显。深二度烧伤后面部外观的改变如图 50–8 所示。深二度烧伤 3 周后，患者面部特征和比例基本正常。六个月后，瘢痕挛缩使容貌发

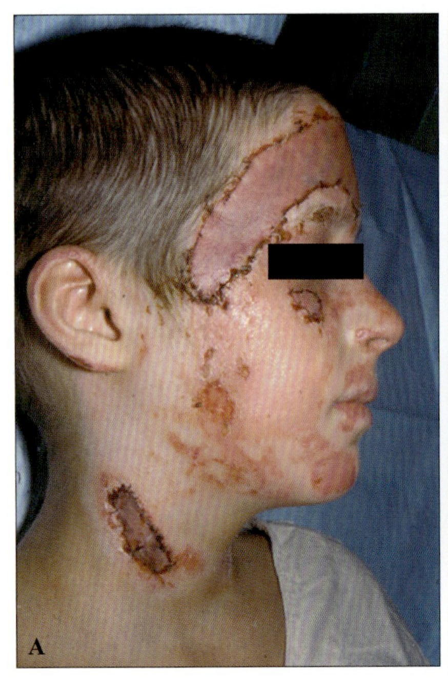

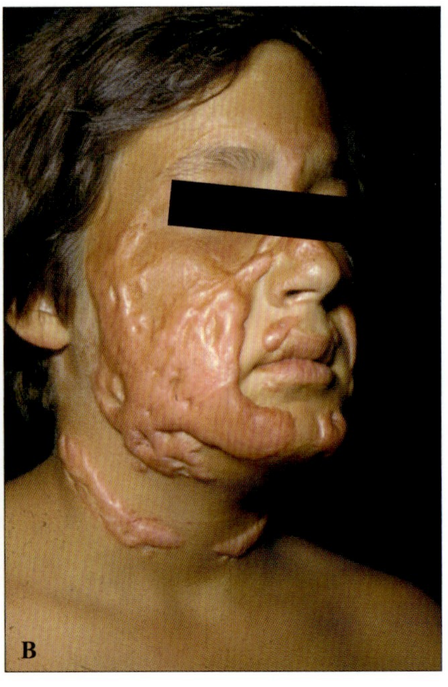

◀ **图 50–6 A. 电弧烧伤 1 个月后，右脸颊上皮化；B. 10 个月后，瘢痕经压力治疗仍有大量增生**

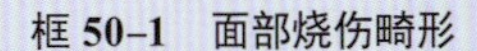

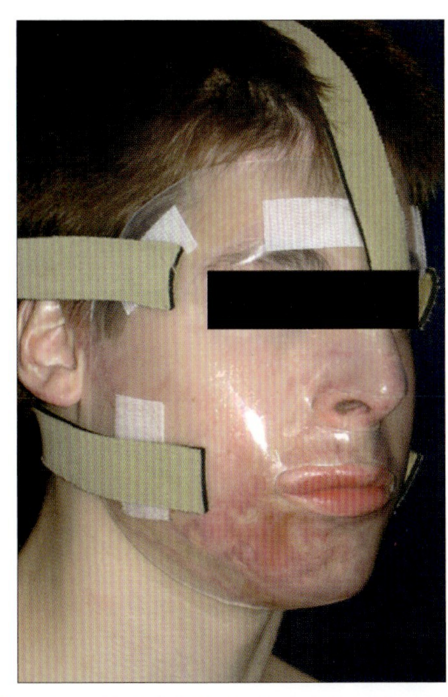

▲ 图 50-7 计算机辅助设计的透明硅胶衬里面罩耐受性好，比以前的压力面罩更有效

生变形，这种变形几乎不同程度地出现在所有严重的面部烧伤患者。由此而导致的面部畸形列于框 50-1。如睑外翻畸形，伴有鼻翼缺损的短鼻畸形，上唇短缩、人中凹消失，下唇外翻、下移并增宽。面部和颈部组织被拉向同一平面，下颌线消失。这些变化的严重程度与损伤的严重程度成正比。

框 50-1 面部烧伤畸形

- 下睑外翻畸形
- 伴有鼻翼缺损的短鼻畸形
- 上唇短缩
- 下唇外翻
- 下唇下移
- 平坦面部畸形
- 下颌线消失

幸运的是，大部分面部烧伤并不严重，也不涉及整个面部。少数患者的严重损伤累及整个面部，如图 50-8 所示。将面部烧伤畸形患者分为两大类是有帮助的，如框 50-2 所述。Ⅰ型畸形主要指烧伤后出现局灶性瘢痕或弥漫性表浅瘢痕，面容基本正常，可能伴有挛缩。Ⅱ型系指伤后遗留部分甚至全面部烧伤畸形，这类患者占比极少。虽然这些类别没有严格的定义，且有些患者并不完全符合这两者之一，但是了解这两类患者之间的根本差异可以帮助确定治疗目标，还有助于选择最合适的重建手术方法。

Ⅰ型畸形患者虽然有烧伤瘢痕，但面部外观基本正常。对这些患者必须确定手术干预不会改变其正常的面部特征，也不会因医源性牵拉而造成面部扭曲。不应为了“切除瘢痕”而牺牲整个面部外观（图 50-9）。对于Ⅰ型面部烧伤畸形患

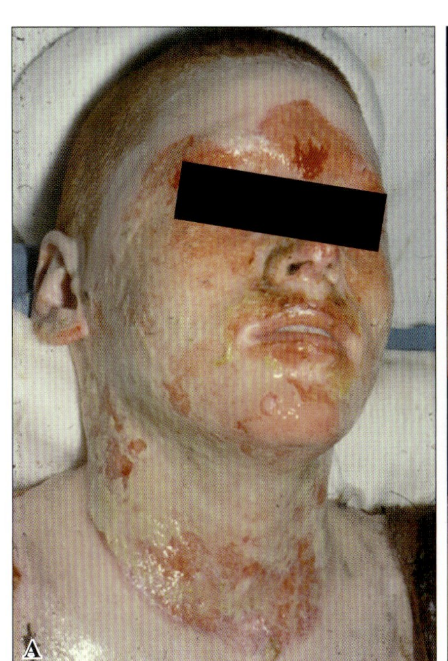

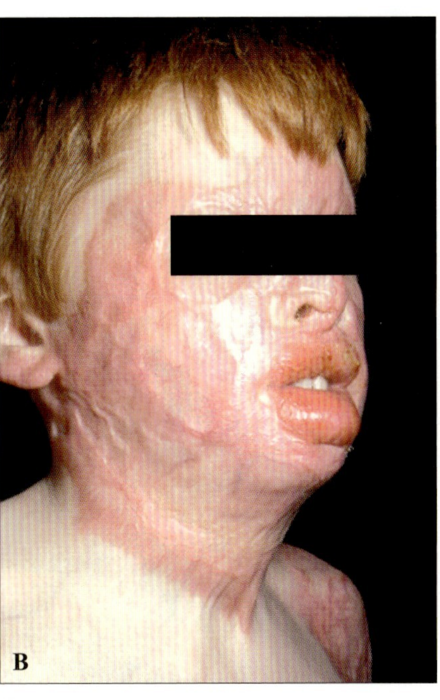

◀ 图 50-8 A. 深二度烧伤后 3 周，面部特征和比例基本正常；B.6 个月后，瘢痕增生挛缩造成面部畸形

框 50-2　面部烧伤畸形分类

Ⅰ型
局灶性瘢痕或弥漫性可能伴有挛缩的瘢痕，面容基本正常
Ⅱ型
部分面部烧伤畸形伴有部分或全面部烧伤后遗瘢痕

者，目前最好的重建方案是激光治疗结合瘢痕松解，必要时使用 Z 字成形或用局部皮瓣转移修复。脉冲染料激光已被证明可有效治疗面部增生性瘢痕和挛缩性瘢痕[13]，有助于减轻烧伤后红斑，可治疗持续发红的烧伤瘢痕。Z 字成形联合脉冲染料激光是一个非常有效的瘢痕治疗方案[14]（图 50-10）。全厚皮移植对局部挛缩非常有效。适合美学单元瘢痕切除植皮以及利用扩张或未扩张的皮瓣修复的病例相对较少。

相对少见的Ⅱ型面部烧伤畸形患者则呈现完全不同的临床情况。图 50-11 为Ⅱ型病例。这组患者的手术目标应该是恢复正常的面部比例，尽可能恢复特征性面部结构的正常位置和形状。这些患者的各种挛缩松解后都需要大量的皮肤。对这些挛缩的矫正应仔细计划和分阶段进行。手术的最佳顺序通常是：眼睑、下唇和颏部、上唇、面颊、鼻部，然后是其他残余畸形。随着每个部

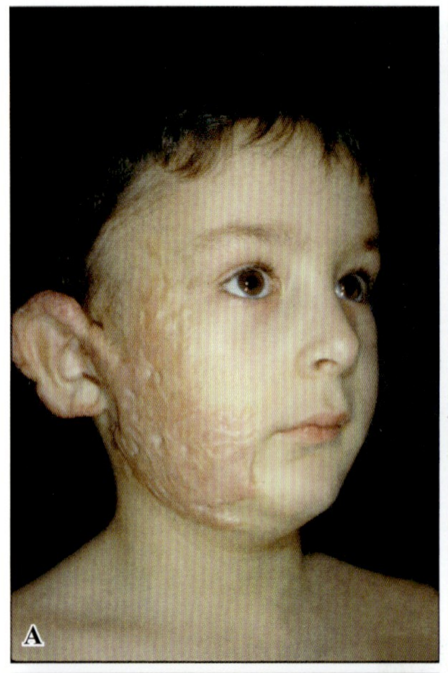
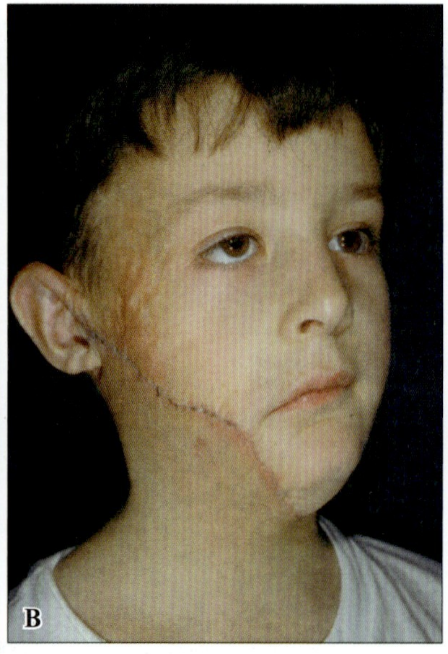
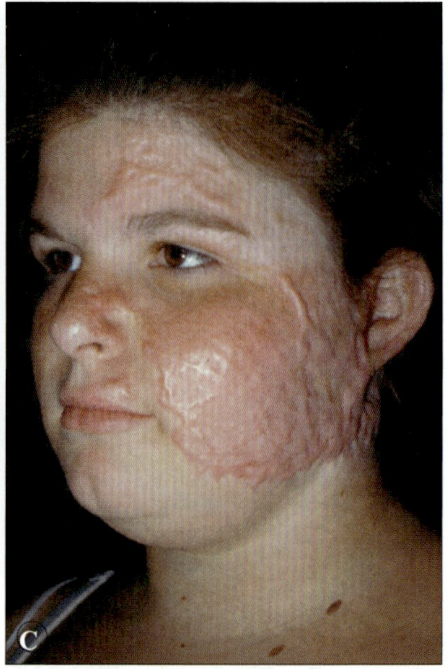
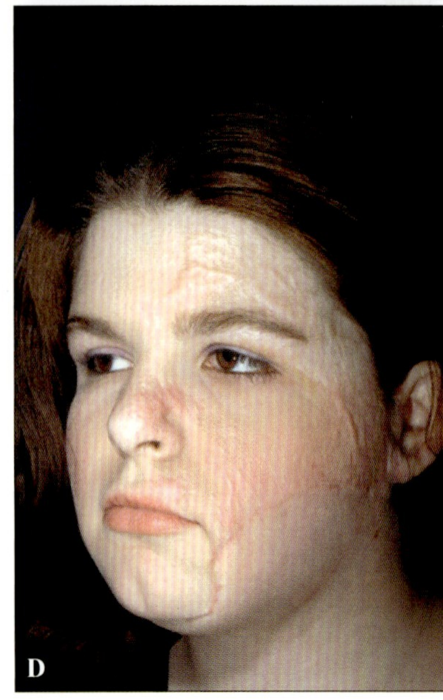

▲ 图 50-9　A. 5 岁男性，面部外形正常，局部增生性瘢痕，无挛缩；B. 经多次瘢痕切除后，张力导致面部畸形；C. 12 岁女性，面容正常，轻度红斑，增生性瘢痕，病人和家属强烈要求切除瘢痕；D. 瘢痕切除和颈胸皮瓣转移后，面部表情异常，下颌线消失

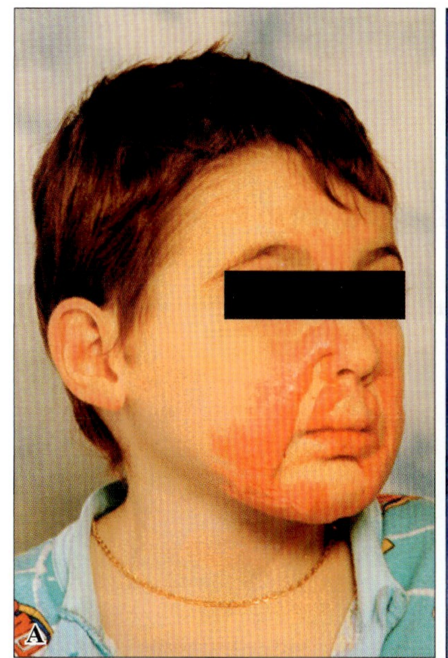
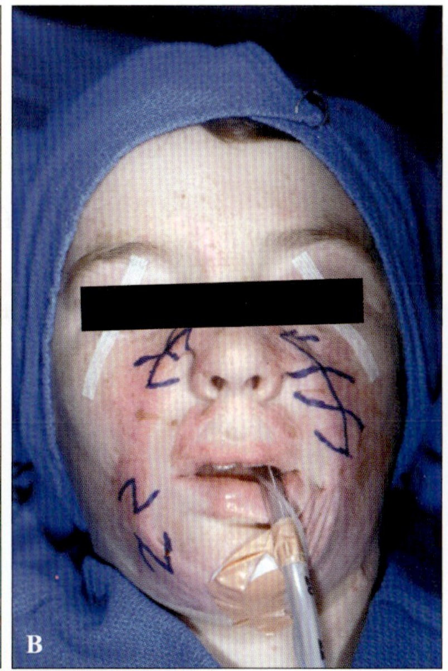
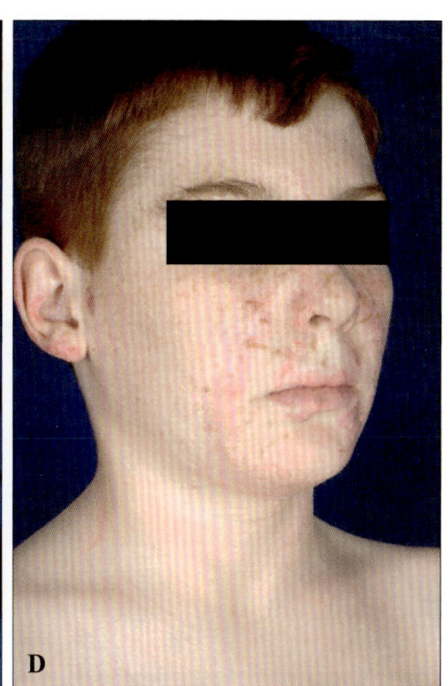
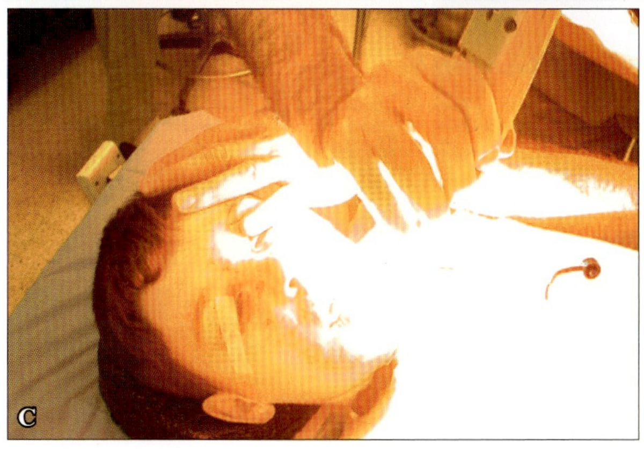

▲ 图 50-10　A. 火焰烧伤 6 个月后，双颊、唇颏部可见增生性瘢痕；B. 多重 Z 字成形缓解面部瘢痕牵拉；C. 采用脉冲染料激光治疗减少红斑；D. 伤后 3 年，外观改善，瘢痕没有切除

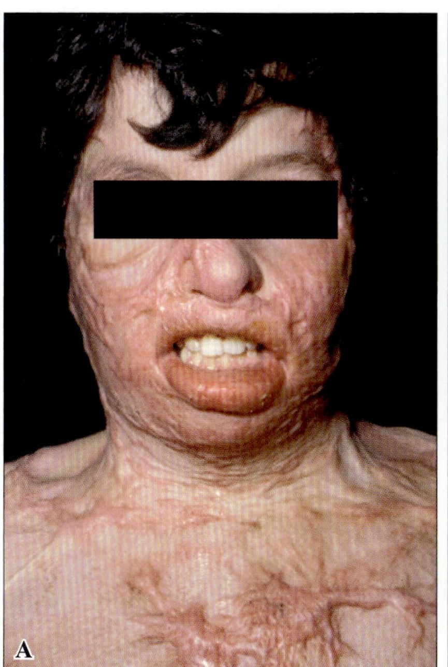
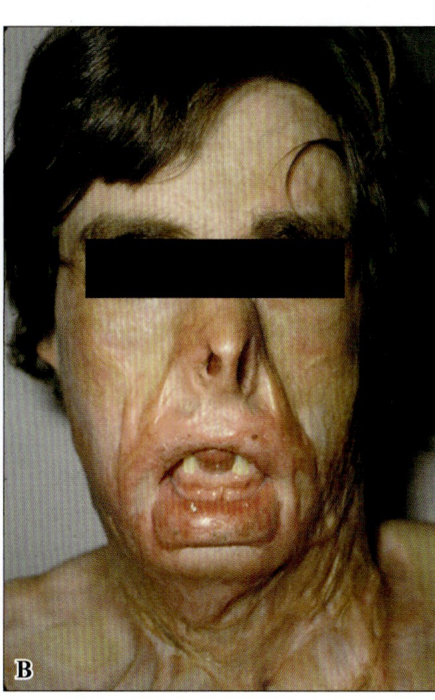

◀ 图 50-11　A. B. 全面部烧伤导致Ⅱ型面部畸形的典型病例

位的整复，皮肤的增加会缓解牵拉，这对其他面部区域也有好处。正常皮肤或二度烧伤愈合后有较好弹性的皮肤均应不予切除。达到面部正常比例及面部特征无张力地恢复到正常位置和形状后，再进行瘢痕修整，使剩余的结合部更平滑缓和（图 50-12）。

正常的脸是由颜色、纹理、皱纹和不规则的东西组成的。对于严重烧伤的面部，只要面部特征恢复到正常位置，且足够宽松、可移动，能够正常、恰当地表达面部表情，即便有瘢痕、移植皮片、色素异常等缺陷也很具有吸引力。激光治疗减少瘢痕血供，并使用 CO_2 点阵剥脱激光治疗进一步融合、模糊、薄化和软化瘢痕，增强面部表情，获得更自然的外观（图 50-13）。化妆品可用于掩饰色素和纹理异常的区域，特别是女性。

五、基本原理和技术

（一）挛缩

烧伤会导致开放性的伤口，要么通过伤口收缩和上皮化愈合，要么通过植皮愈合。这两种形式的伤口愈合都会导致挛缩。挛缩包括直接引起和间接引发的挛缩。直接挛缩是由于损伤区域的组织丢失，随后所涉及的解剖结构发生变形而引

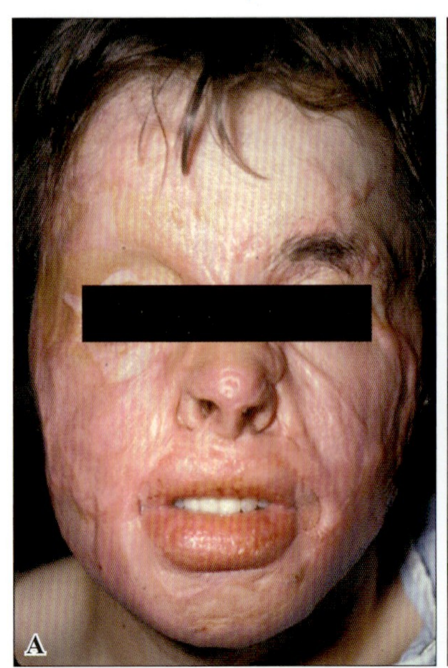

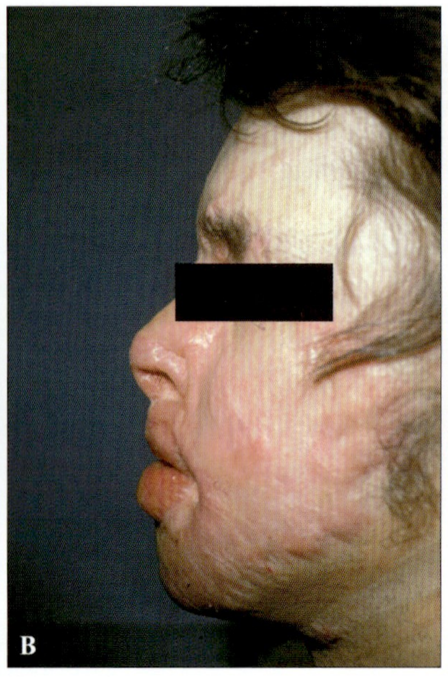

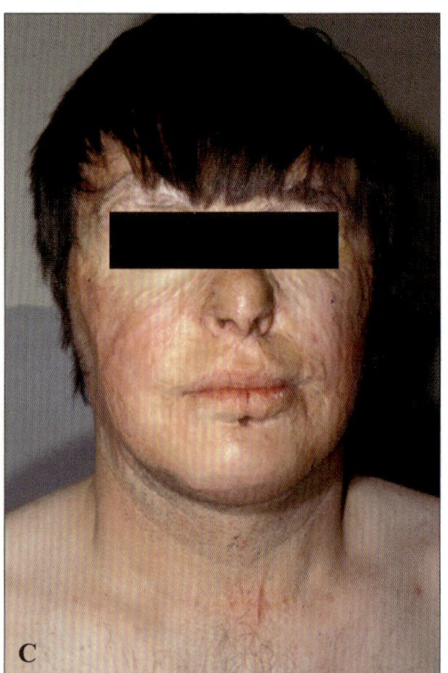

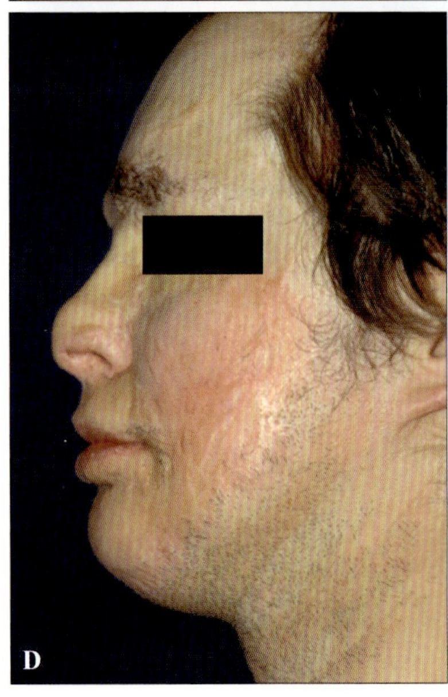

▲ 图 50-12 A 和 B. 29 岁，全面部烧伤后面部畸形患者；C 和 D. 7 年后，按照本文所述的重建次序，面部特征和比例已经恢复，人中重建采用耳三角窝复合组织移植

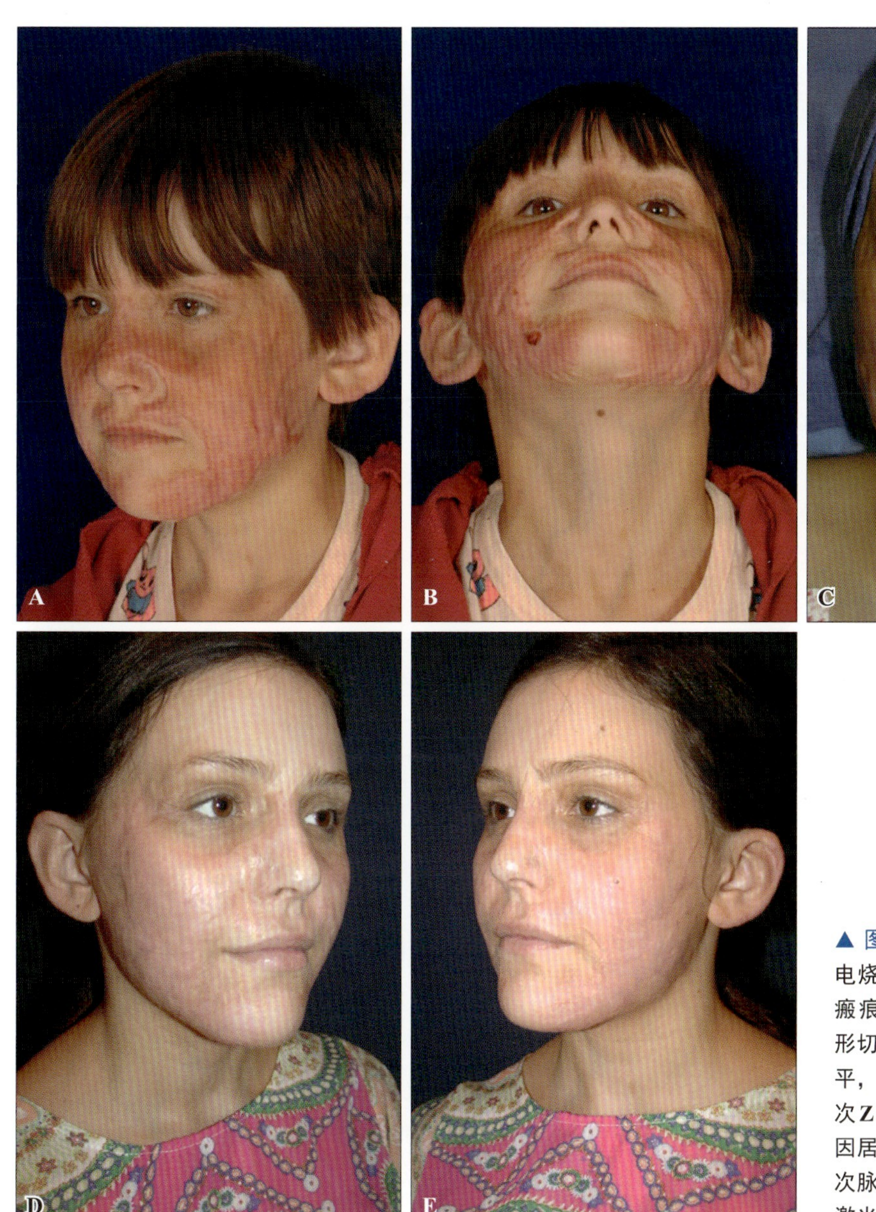

▲ **图 50-13** **A 和 B.** 女，11 岁，闪电烧伤 18 个月后，面部广泛发红的瘢痕增生、挛缩伴溃疡；**C.** Z 字成形切断挛缩带后，牵拉减轻，瘢痕变平，容貌明显改善；**D 和 E.** 另行三次 Z 字成形小手术和激光治疗 6 年后，因居住在科索沃，她总共只接受了 9 次脉冲染料激光治疗和 6 次点阵剥脱激光治疗。瘢痕没有被切除

起。间接挛缩是指组织的丧失与挛缩部位距离较远，但变形部位如眼睑、嘴唇等本身并没有受到损伤。

纠正措施应针对挛缩的原因，以取得最佳效果，防止医源性畸形。在矫正面部挛缩时，尽量减少皮肤和瘢痕的切除。当张力消失，许多瘢痕会顺利成熟，变得不显眼。即使是长期存在的瘢痕也会随着环境的改变而改变。在张力下愈合的二度烧伤可能不美观，但恢复到无张力状态时，其功能和外观可能优于任何替代组织。尽量减少切除也减少了重建时必须提供的皮肤量。在进行烧伤重建时，应尽一切努力减少面部张力。紧绷的脸永远不会吸引人，紧绷的瘢痕常出现增生和红斑。松弛的瘢痕不太令人苦恼。点阵剥脱激光为治疗面部挛缩性瘢痕、增生性瘢痕、红斑性瘢痕甚至溃疡性瘢痕提供了一种新的治疗模式。这显然是一种比脉冲染料激光更有效的治疗方式。图 50-13 所示是面部烧伤瘢痕治疗取得明显疗效的一个典型例子。与图 50-9 中瘢痕切除后出现面部畸形的患者相比，她的面部瘢痕更为广泛严重。而经过相对保守的修复后，她的面容基本正常。

（二）美学单元

自 Gonzalez- Ulloa 提出美学单元的概念以来，它对整形外科思维产生了深刻的影响[15]。这一重要的概念最初被认为是烧伤后面部重建的理想方法，后来几乎所有关于面部烧伤的著作都强调了这一重要的概念。在烧伤重建过程中，记住面部美学单元非常重要，但坚持这一概念的同时不要忘记常规的理念。可以切除瘢痕中小的正常皮岛，否则，应尽量保留正常面部皮肤。所有烧伤后的面部都有不同程度的破坏。Z 字成形瘢痕修复是一种很好的掩饰面部烧伤瘢痕的技术。成比例、无张力且表情丰富的伤后面容在现实生活中比在相片中要好得多。如前所述，激光还有助于使瘢痕边缘模糊，起到修饰瘢痕效果。

（三）Z 字成形

Z 字成形术是外科医生进行面部烧伤畸形整复的有力工具。Z 字成形术已经使用了 150 多年，通过动员周围松弛的外侧组织，使线性瘢痕延长[16]。当 Z 字成形术在瘢痕组织内进行而不是切除瘢痕组织后进行时，也会对瘢痕组织的生理功能产生深远的有益影响[17]。这种现象的生理学机制与胶原蛋白的即时和持续性破坏有关，这些破坏发生在增生性瘢痕的张力松解之后[18-20]。Z 字成形术在缩窄瘢痕的同时也延长了瘢痕。此外，Z 字成形术通过使边缘变得更加不规则来修饰瘢痕。为了使 Z 字成形充分延长烧伤瘢痕并恢复其弹性，Z 字成形的侧臂必须伸展到瘢痕边缘以外。即使不切除瘢痕，Z 字成形术也可显著改善外观，尤其是结合脉冲染料激光和点阵剥脱激光治疗后（图 50-1、图 50-10、图 50-13 和图 50-19）。

（四）激光疗法

超过 3 周愈合的面部烧伤创面常形成增生性瘢痕[21]。尽管保守治疗、密切监测，增生性瘢痕在烧伤后的前两年仍可变得严重（图 50-6）[22-24]。脉冲染料激光已成为这段瘢痕增生期的一种有效的治疗方式，是面部烧伤后增生性瘢痕切除术的有效替代方案[14, 25]。多项研究表明它对瘢痕充血和增生的疗效显著[26-30]。脉冲染料激光还能迅速减少瘙痒和疼痛[26, 27]，并在瘢痕成熟所需的较长时间内为患者及其家属提供一种另外的、并发症少的治疗干预。面部增生性瘢痕经过激光治疗可恢复到以前平坦上皮的表面状态，是一种优于手术切除的方案[14]。点阵剥脱或非剥脱激光治疗技术的发展，使用包括 CO_2 激光和铒 -YAG 激光在内的各种类型的激光治疗，为将来面部烧伤瘢痕的治疗提供了有希望的新选择[31]。

（五）皮肤移植

皮肤移植是面部烧伤畸形整复的重要组成部分。供区选择、刃厚皮与全厚皮的使用、手术时机以及术后处理等手术细节决定了面部烧伤畸形整复的成败。刃厚皮比全厚皮移植的挛缩、皱缩更多，而且总是保持光泽，看起来像经过“亮面处理”。刃厚皮移植主要用于面部外周，除非供区有限而不得不在面部较突出的部位使用。刃厚植皮适合于上睑的瘢痕松解创面。面部刃厚皮片移植后色素沉着多见于深肤色患者，尤其是非洲裔患者。

全层皮肤移植是面部烧伤畸形整复的可靠方法。显眼的面中区域，如面颊、上唇、下唇和鼻背，是使用全厚皮移植的合适部位。在绝大多数严重的面部烧伤中，缺失或损坏的部分包括表皮和真皮，需全厚皮移植才能提供。面部烧伤后，皮下脂肪可能因挛缩而受压或变形，但受到损伤或完全破坏的情况很少见。在进行全厚皮移植时，必须提供足够的皮肤。挛缩必须矫枉过正，术后应用矫形器和压力治疗是必要的。全厚皮移植选择性用于烧伤后面部重建是非常可靠的[32]。

（六）皮瓣

皮瓣可以用于面部烧伤的重建，但必须明智和熟练地使用，认识到其局限性。远位供区皮瓣厚度一般均比正常面部皮肤厚。烧伤后面部紧绷，皮瓣转移后会收缩。因此，它们可使深部组织受压、轮廓变得模糊。将皮瓣从颈胸部旋转或推进至面部时很容易造成间接挛缩，从而影响面部外观。当皮瓣因组织扩张而增大时，其危险性更大。矢量向下的挛缩会产生一种“悲伤”的面部表情，使患者感到苦恼（图 50-9）。颈胸皮瓣在颜色和质地上与面部皮肤最匹配。远位皮瓣，无论是传统技术移植还是显微吻合移植，都存在着颜色和质地不匹配的共同缺陷。

（七）组织扩张

组织扩张器在头颈部重建时必须谨慎使用。几乎所有烧伤畸形的基本主题都是继发于组织缺损的张力。拉伸邻近组织以进行瘢痕切除很容易导致张力增加，从而造成医源性轮廓异常。烧伤后组织扩张的并发症发生率较高，尤其是颈部和四肢[33-35]。但是，头皮是一个特殊的部位，即使是烧伤患者也能很好地耐受组织扩张[36]。如前所述，在将扩张皮瓣从颈胸区推进或转位至面部时必须小心谨慎，因为向下的张力可能产生间接挛缩。

六、重建手术的时机

面部烧伤后的重建整形手术时机分为三个不同阶段：急性期、中期和后期。专门的烧伤治疗中心创造了一个理想的患者治疗环境，在这种环境下，急诊、重建医师和外科医生之间互相合作，急诊治疗和重建手术可以得到最好的计划和实施。对头面颈部烧伤的畸形整复最好从急性治疗时就开始。

急性期重建手术可在烧伤后的第一个月进行，包括一些紧急程序，以方便病人的治疗或防止急性挛缩造成永久性的继发损伤。急性重建手术最常用于眼睑、口周和颈部。中期重建手术发生在伤口愈合和瘢痕成熟过程开始进行后的几个月到几年。在这段康复期，一些病人在接受了其他机构的急性烧伤治疗后，会到重建外科医生那里接受治疗。在这组患者中，及时的干预是非常重要的，因为它可以对瘢痕和移植皮片的进一步成熟产生积极的影响。在面部烧伤畸形整复的中期阶段，激光修复可能是最有效的治疗方式。晚期重建的病人在急性损伤后的许多年后，往往是已出现面部烧伤畸形后再来就诊。治疗时，仔细的瘢痕畸形分析和明智地使用正确的技术是至关重要的。外科医生有责任权衡所有的选择，确定最佳的治疗组合，以最大限度地提高患者自身的康复能力。

（一）急性期重建

1. 眼睑

上睑和下睑外翻可发生于眼周烧伤（直接挛缩），也可继发于开放性创面的挛缩和较远处的皮肤移植（间接挛缩）。严重外翻畸形如图 50-14A 所示，为防止角膜不可逆损伤，必须早期干预。保护角膜的保守措施，如临时睑缘缝合或佩戴隐形眼镜，往往是难以奏效的。睑缘缝合可引起不可逆医源性损伤，除非绝对必要，否则不应使用。最好的治疗方法是早期干预，松解挛缩，采用刃厚皮移植术进行创面覆盖（图 50-14B）。即使是严重的挛缩，松解植皮也可以有效地恢复眼睑的保护功能。

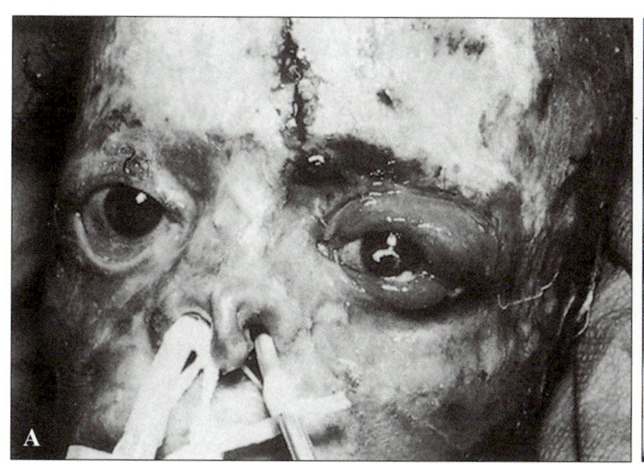

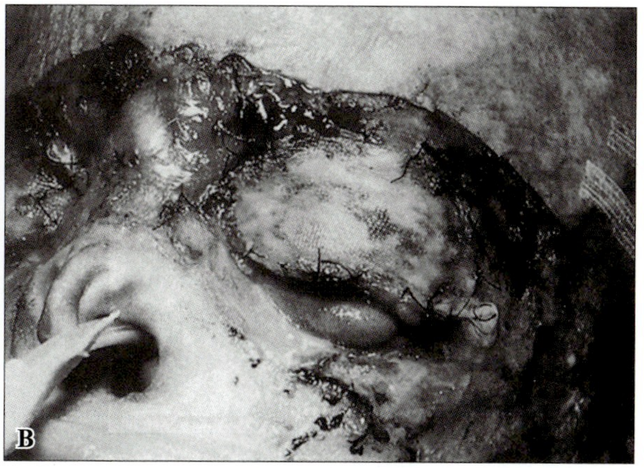

▲ 图 50-14　A. 早期急性期眼睑极度外翻；B. 手术后通过松解植皮成功纠正外翻

2. 口周畸形

小口畸形发生于嘴唇和面颊交界处的环形瘢痕。开放伤口或皮肤移植缝合切口收缩造成的口周瘢痕可形成挛缩带，导致开口受限（图 50–15）。它可影响营养和气道通路。小口畸形最好通过口角的急性松解来解决，注意避免在面颊美学单位上做过宽的横向松解切口。矫治过度容易导致巨口畸形。一旦有足够的开口度供进食和气道通畅，最后的整复需在急性期后再进行。

巨口畸形是由于颊部和口周的开放性伤口或移植皮片迅速收缩，导致上唇和下唇外翻以及口角外移（图 50–16）。口轮匝肌功能丧失，不能闭口，口腔黏膜干燥伴流涎，并对牙齿造成不可逆损害。对此种畸形，应尽早进行上下唇的松解植皮。最后的整复最好在后期进行。

3. 颈部畸形

颈前挛缩急性期最好通过矫形夹板和必要时松解植皮来预防[37]。当发生严重的颈部屈曲挛缩时，早期松解植皮是必要的，以保证气道通畅，并减轻过度和持续张力引起的瘢痕增生程度（图 50–17）。尽管常常需要再次松解植皮，但只要术后采用合适夹板固定、积极压力治疗，用刃厚皮移植永久性矫正颈部挛缩也是极有可能的（图 50–17）[37]。

（二）中期重建

需要整形外科手术干预的中期包括瘢痕修复，目的是在急性伤口愈合后的最初几个月到几年积极影响瘢痕康复过程。此期治疗方法多样，并在继续演变。这些不同类型的干预措施正在取得重大进展。

一般建议在面部瘢痕和移植皮片趋于成熟、变柔软后进行重建手术。这个过程至少需要一年，而且通常需要很多年才能完全完成。面部烧伤瘢痕的成熟所需要的时间比患者和整形外科医生普遍认为的要长得多。如果瘢痕持续改善，通常最好让它们继续成熟。如果瘢痕没有很好地成熟或进展缓慢，及时、精心策划的手术干预可积极影响临床进展。面部烧伤后瘢痕的成熟过程受多种因素的影响。除了受伤初期的严重程度，最重要的因素是面部的张力及其对瘢痕的作用。通过外科手术减少张力，有利于改变瘢痕的方向和轮廓，可以显著促进烧伤后多年的瘢痕成熟。累及凹陷皮肤的严重烧伤，愈合后常有增生性瘢痕形成的趋势。例如面部有眉间、鼻沟、耳轮沟和口裂下皱褶。不切除瘢痕的 Z 字成形可减轻张

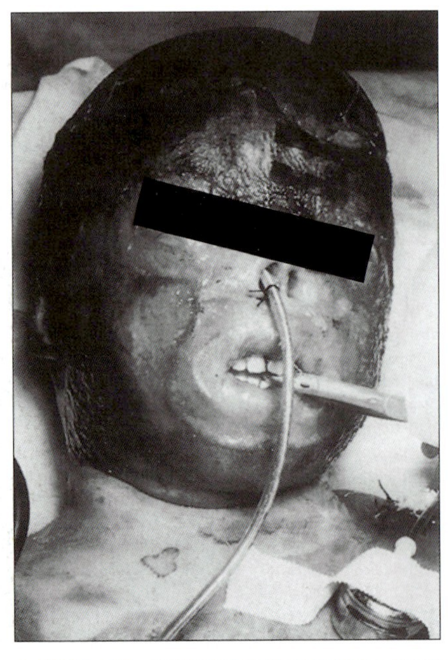

▲ 图 50–15　环周挛缩所致急性期小口畸形

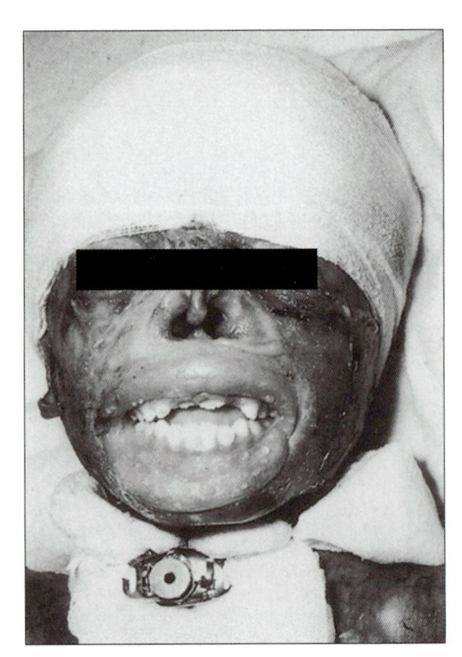

▲ 图 50–16　巨口畸形继发于创面及植皮挛缩，伴唇外翻及口腔功能丧失

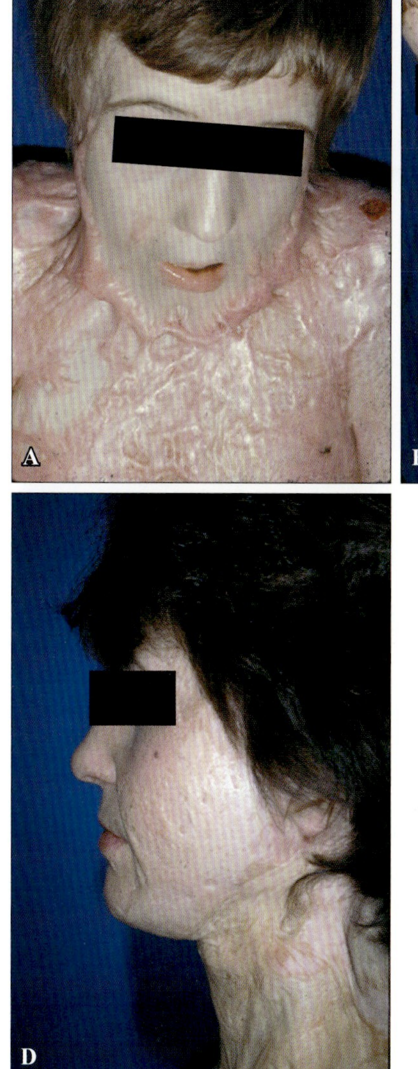

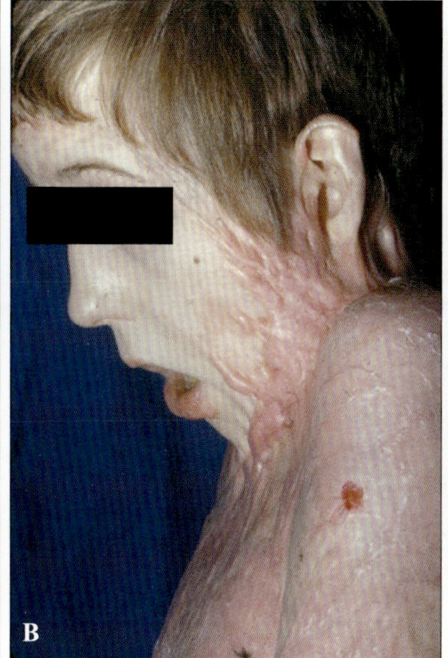

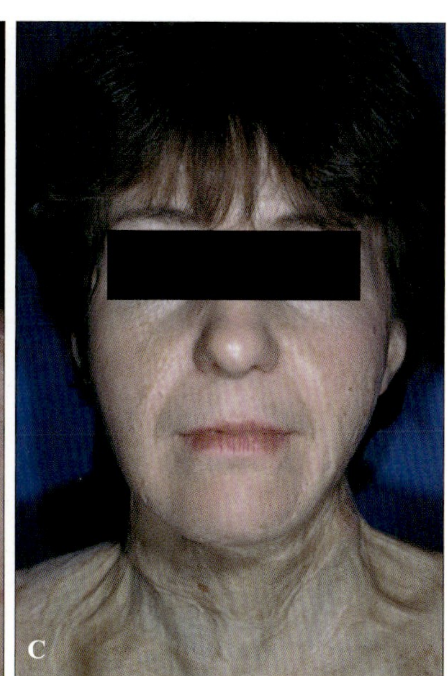

▲ 图 50-17 **A 和 B. 整个胸部和颈部烧伤后的颈前重度挛缩；C 和 D. 烧伤 23 年后行瘢痕松解刃厚皮移植，后期还需要两次松解和移植**

力，对治疗增生性瘢痕非常有效（图 50-10 和图 50-13）。激素治疗，无论是局部外用、病变内注射，还是通过剥脱激光导入，在此期间都是有帮助的，但必须谨慎使用，以避免局部过度萎缩、毛细血管扩张和红斑形成。在更严重的情况下，也可以通过适当的松解植皮来减轻张力（图 50-18）。皮肤移植可以是刃厚皮移植或全层移植。在移植部位隐蔽或需要大量皮肤来解除挛缩者，最好采用刃厚皮移植，常见于颈部挛缩。颈部的挛缩张力必须尽可能地消除，以促进面部烧伤瘢痕的成熟。中期重建很少用全层皮肤移植，仅限于进行最终修复时，且该部位几乎不需要再行皮肤移植。脉冲染料激光是一种有效的辅助治疗方法，可以减少局部充血，加速瘢痕成熟（图 50-10）。点阵剥脱激光治疗是中期重建的一种改变模式的新干预手段，也是提高瘢痕自身再生和重塑能力的有效办法。应避免切除那些能逐渐恢复正常的瘢痕。图 50-19 所示的患者如果在重建时使用针对血管的激光和点阵剥脱激光，肯定会取得更好的效果（图 50-13）。通过更少的手术，发病率降低，快速地达到这种满意的效果。

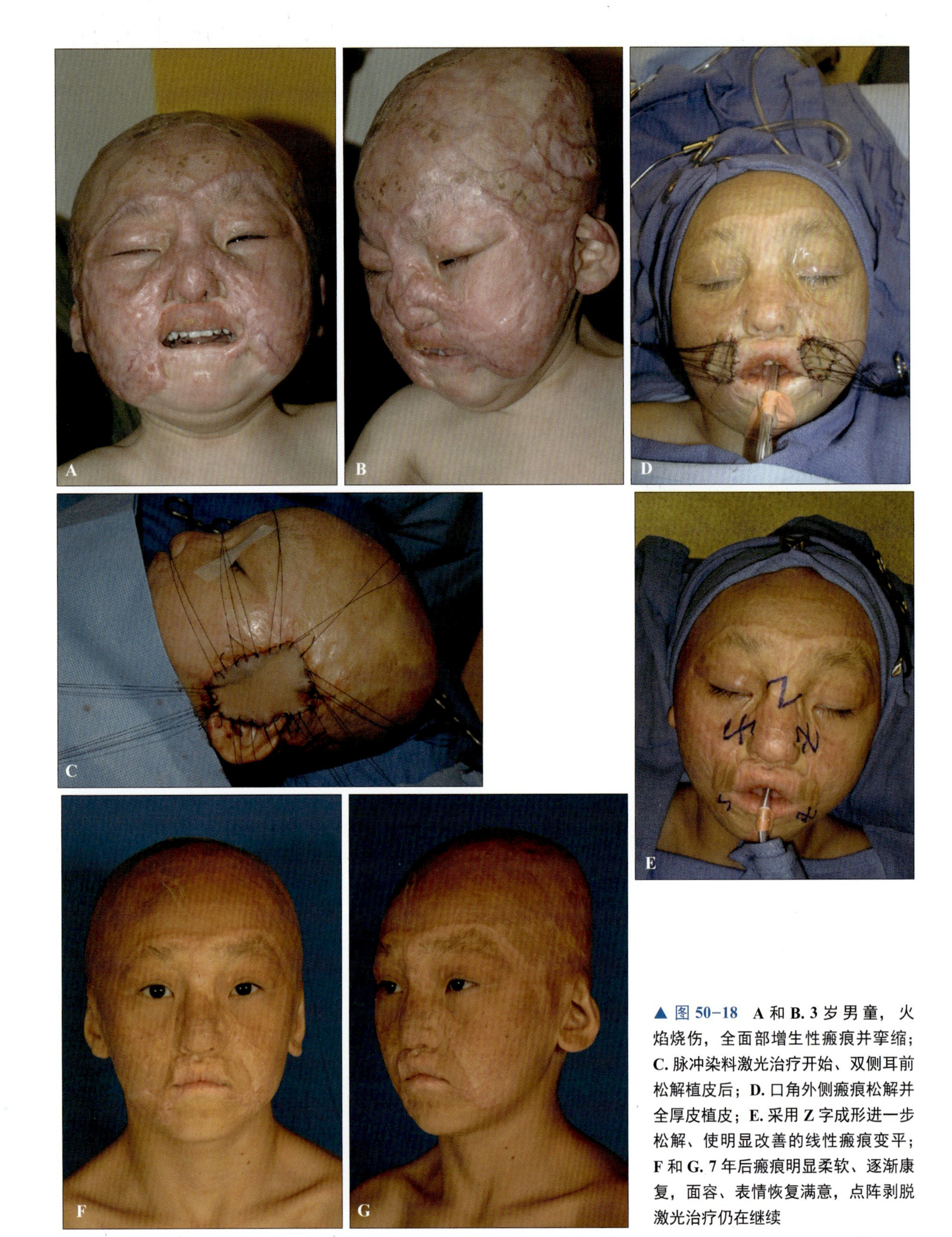

▲ 图 50-18 **A 和 B.** 3 岁男童，火焰烧伤，全面部增生性瘢痕并挛缩；**C.** 脉冲染料激光治疗开始、双侧耳前松解植皮后；**D.** 口角外侧瘢痕松解并全厚皮植皮；**E.** 采用 Z 字成形进一步松解、使明显改善的线性瘢痕变平；**F 和 G.** 7 年后瘢痕明显柔软、逐渐康复，面容、表情恢复满意，点阵剥脱激光治疗仍在继续

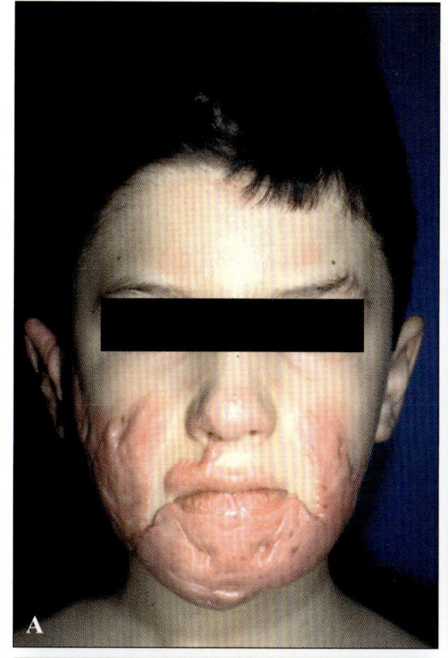

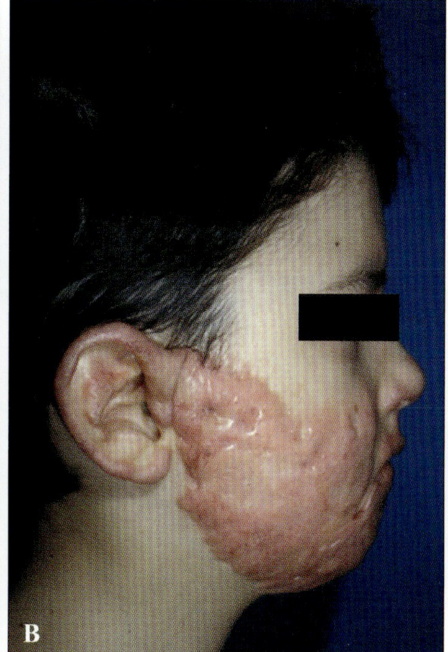

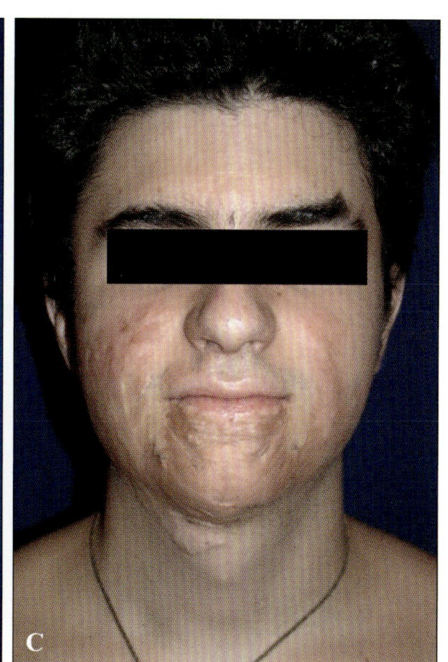

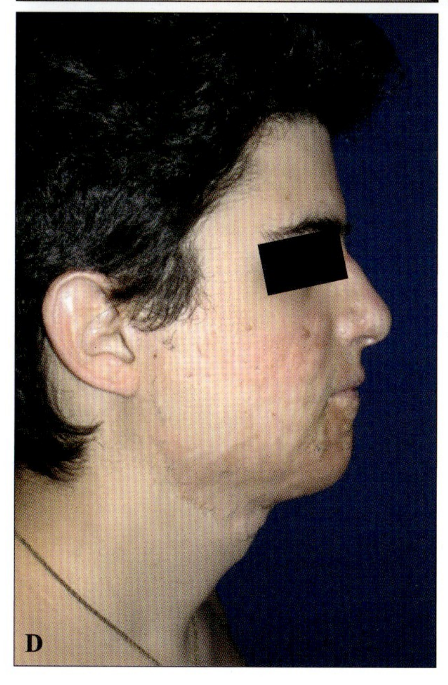

▲ 图 50–19　**A 和 B.** 火焰烧伤后 8 个月，面颊、颈部和嘴唇广泛增生性瘢痕；**C，D.** 在烧伤后 12 年，采用压力疗法、类固醇注射和瘢痕多 Z 字成形综合治疗，未切除瘢痕组织

（三）后期重建

后期重建手术在瘢痕成熟且患者畸形基本稳定的时候进行。此时部分患者瘢痕是柔软的，但也有部分患者，即使是陈旧性瘢痕，也可能由于持续的张力或局部条件影响而在烧伤多年后仍有增生和充血。面部烧伤后瘢痕有时会持续硬韧充血数十年。瘢痕畸形后期 Z 字成形整复和脉冲染料激光治疗可获得显著改善（图 50–20）。点阵剥脱激光也可在受伤多年后修复面部烧伤瘢痕。尽量避免切除瘢痕，防止术后出现面部皮肤张力的增加，从而导致面部特征扭曲。

七、头颈部重建

（一）头皮

多达 25% 的头颈部烧伤儿童出现瘢痕性秃发[38]。McCauley 等根据秃发的类型和畸形程度，进行了瘢痕性秃发的分类[39]。他们将瘢痕性秃发分为均匀型、节段型、斑片型或全型（分别为Ⅰ～Ⅳ型），秃发范围为头皮的 25% 以下、25% ～ 50%、50% ～ 75% 或 75% 以上（分别为 A ～ D 亚型）。该分类既是描述秃发的具体方法，也是规划手术治疗的初始要点。以前报道的秃发

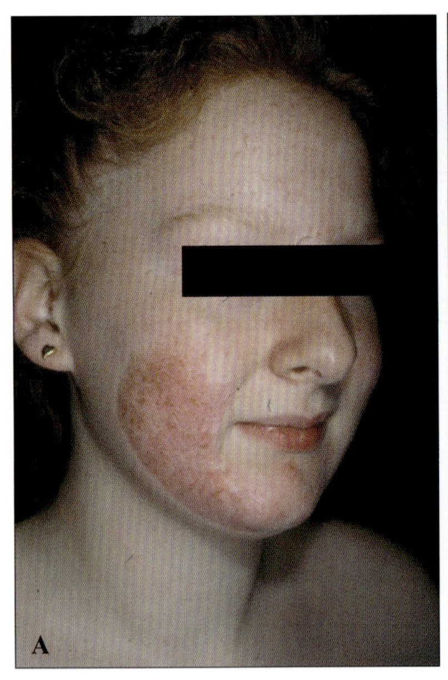

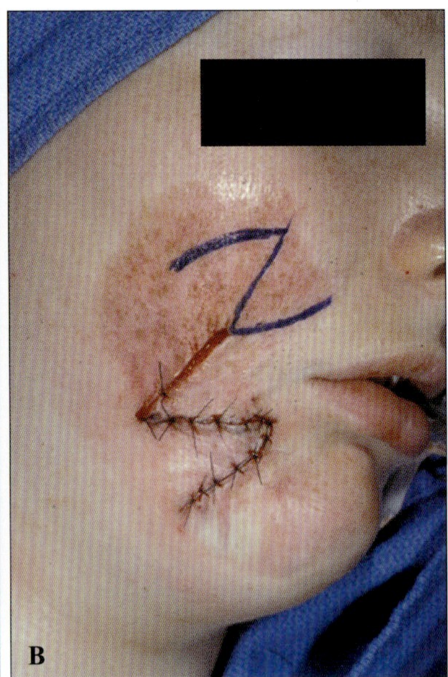

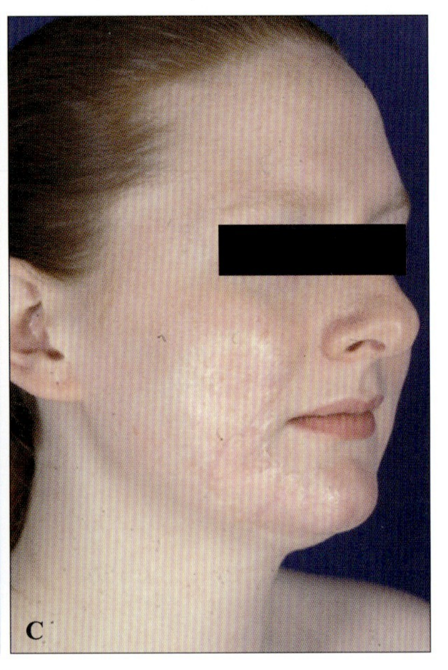

▲ **图 50-20 A. 16 岁女性，烧伤后 11 年，右颊瘢痕充血、硬结明显；B. Z 字成形术使瘢痕松解塑形；C. 5 年后，脉冲染料激光治疗 6 次**

整复技术有分次切除、旋转头皮皮瓣、毛发移植和分期头皮组织扩张[40]。与头皮烧伤秃发相关的邻近烧伤畸形常见于耳、鼻和眉[41]。包括耳畸形（46%）、鼻畸形（27%）和眉畸形（46%）。因此，在规划小儿瘢痕性秃发的手术整复时，有必要评估每位患儿需要重建的相邻结构。因此，计划分期组织扩张修复时，也需同时考虑相关烧伤畸形的整复，有时可利用要切除的秃发区域。

（二）眉毛

眉毛完全缺失的重建是一个尚未完全解决的手术难题。从耳后区域精心选择的带毛发头皮复合移植可以满意地重建眉毛[42-44]。但遗憾的是，头发毛发生长迅速，比正常眉毛的外围细毛要长得多。对于全眉毛发替代，Brent[42] 所描述的复合移植技术是最有用的。对于眉部分缺失，头发微创移植是有效的。有时也可行对侧未烧伤眉毛复合组织移植。颞浅动脉岛状皮瓣用于睑修复或眉再造已有多年的历史[44-46]。用于眉再造时，毛发浓密，非常显眼，应谨慎使用，尤其在单侧眉再造时。

头皮和面上部的烧伤通常会造成瘢痕，使发际线、眉毛和上睑的相对位置改变。眉轮廓随着中部眉峰的抬高而扭曲。此外，上睑瘢痕挛缩可导致瘢痕性外翻，伴有睑板上皱襞消失和角膜暴露。这种典型的上面部畸形可以通过组织扩张和前额成形术来治疗[47]。在这项技术中，需先行头皮和前额区域的组织扩张。然后取出扩张器，将头皮向前推进，松松地达到眉毛边缘弧线处。随着时间的推进，组织回缩，眉毛逐渐恢复自然轮廓，位置逐步改善（图 50-21 和图 50-22）。

（三）眼睑

后期上、下睑瘢痕挛缩的整复是一个挑战性难题。眶周区域三维解剖结构复杂，需要充足的皮肤来覆盖上睑和下睑的缺损。眼睑皮肤本身或相邻区域（如前额或面颊）的挛缩，哪怕是轻微的张力增加，都会对眼睑的功能和外观造成严重的影响。重建的目标应该是恢复正常形状的睑裂，在休息和睁眼时上下睫毛位置合适。这通常需要广泛松解，切口延伸至内侧眼角和外侧眼角，以充分松解挛缩。当睑外翻为远处瘢痕挛缩所致时，也应将正常的眼睑皮肤回归它的正常位置。不应在睑缘做切口，以免将正常眼睑皮肤与睫毛线分离。小心松解瘢痕，避免损伤深部眼轮匝肌。眼轮匝肌常出现卷缩但很少完全缺失。眼睑必须展开到其正常的平坦宽阔的形状，松解后的创面再植皮修复。上睑修复最好采用来自最合

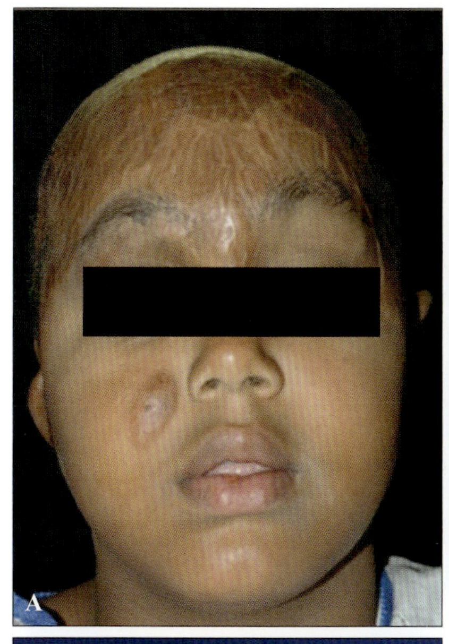

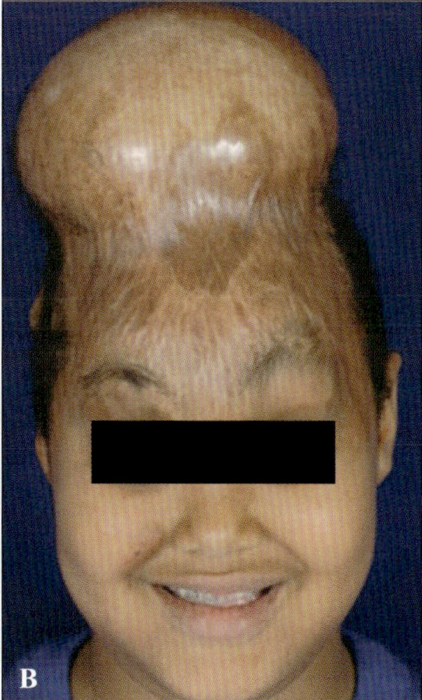

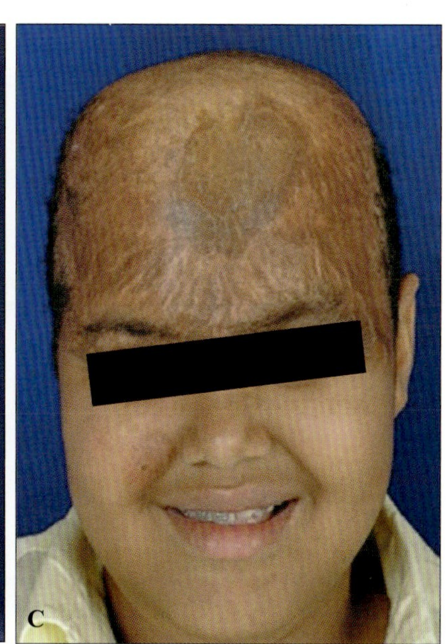

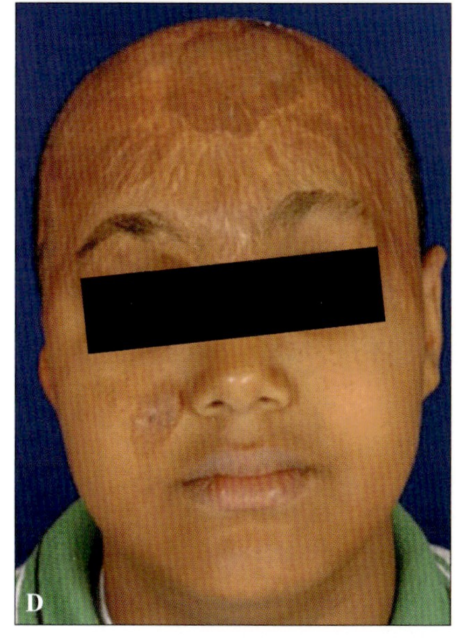

▲ 图 50-21　组织扩张前额成形术

A. 患者头皮和前额被火焰烧伤，色素沉着的头部移植皮片标示扩张头皮和前额组织移动需达到的范围，前额成形术前，患者上睑外翻，左侧角膜暴露，眉被抬高，左侧睑板上皱褶消失；B. 组织扩张器植入后；C. 前额推进成形，将松松的前额组织缝合于眉上方，因扩张组织会回缩需留有余地；D. 术后 1 个月，可观察到色素沉着的移植皮肤从头皮向前额中部移动，即前额前移的程度；术后 2 年，前额平坦，眶上缘眉毛恢复到较好的位置，注意左上睑的睑板上皱褶的修复和色素沉着移植皮片的后缩

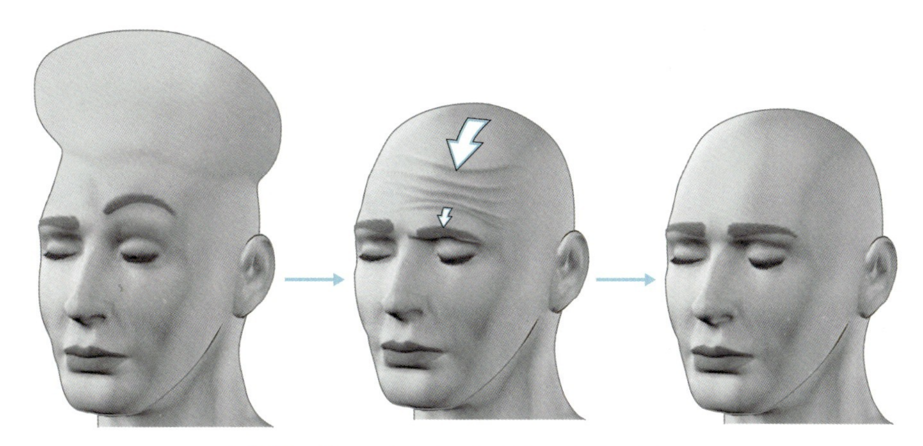

▲ 图 50-22　扩张推进前额成形术组织移动示意图

头皮组织充分扩张后眉上抬明显加重（左）；取出组织扩张器，将扩张头皮和前额皮肤向前推进，利用富余松弛的皮肤组织使眉毛下移（中）；随着时间延长，富余皮肤会收缩，使眉毛恢复到更自然的位置（右）

适供区的刃厚皮移植[44]。上睑全厚皮移植真皮过厚，可能会破坏睑板上皱褶的精细轮廓。下睑修复可采用刃厚皮移植或适当的全厚皮移植。对于上睑或下睑的轻微挛缩，可从对侧上睑未烧伤处获得理想的重建材料。当没有明显的组织缺损时，内眦皱褶最好用 Z 字成形术矫正[48]。

（四）下唇及颏部

下唇和颏部的畸形通常同时发生。挛缩导致下唇下移外翻。此外，颏部前突的软组织轮廓也受到压迫。在唇红与瘢痕交界处松解，使下唇展开，注意防止深部口轮匝肌医源性损伤[11]。必要时刃厚皮或全厚皮移植来修复缺损。下颏假体植入也可以改善其轮廓。

（五）上唇畸形

上唇常因面部严重烧伤出现后缩畸形，多需松解植皮，但注意不要矫正过度，以免造成上唇过长[11]。选择合适供区进行全厚皮移植通常是瘢痕修复的最佳选择。当需要重建人中时，最好使用 Schmid 技术[49]，采用耳三角窝的复合组织移植进行重建（图 50–12 和图 50–23）。

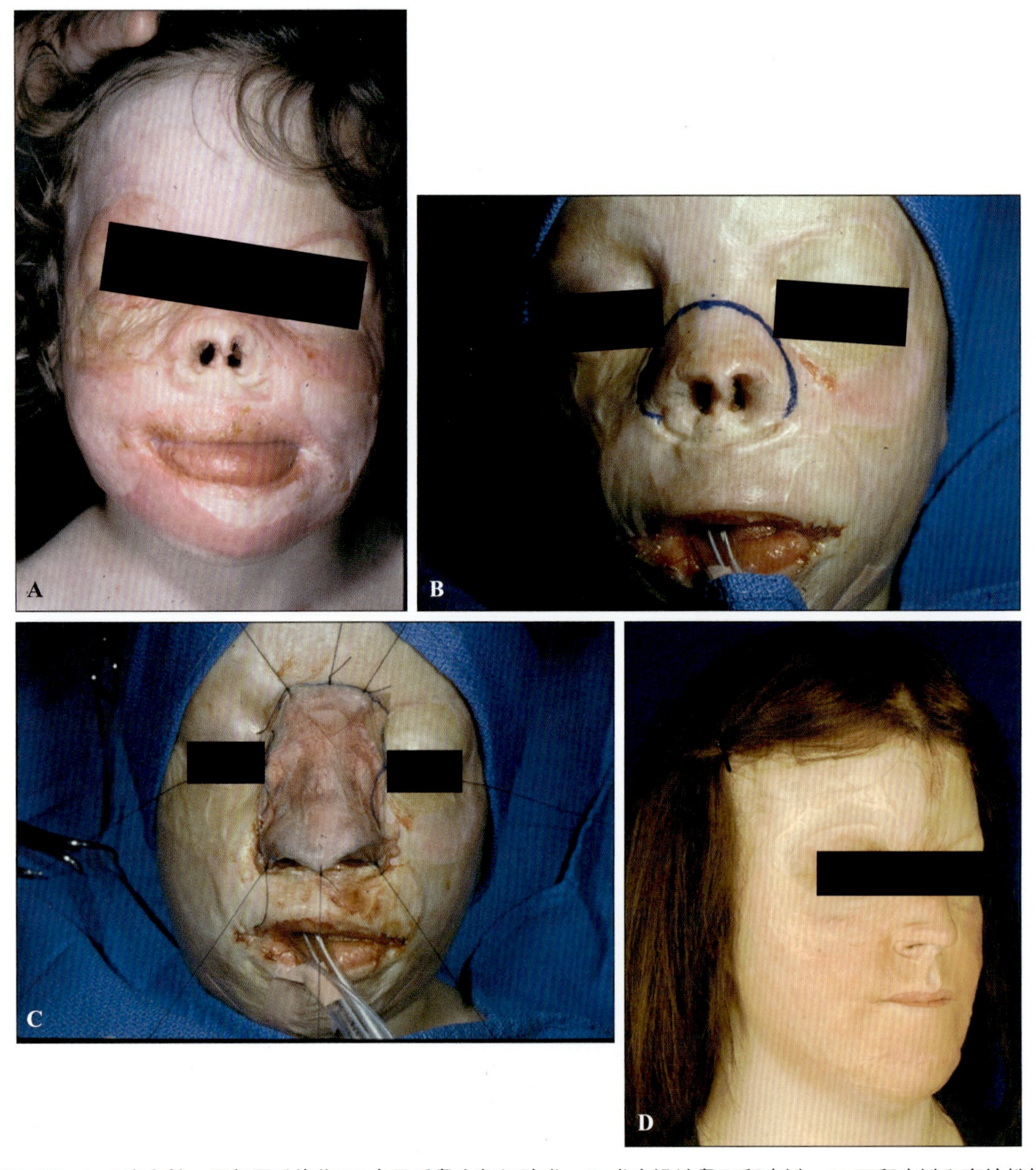

▲ 图 50–23 **A.** 3 岁女性，面部严重烧伤 10 个月后鼻大部切除术；**B.** 术中设计鼻下翻皮瓣；**C.** 下翻皮瓣和挛缩松解术后鼻背刃厚皮移植；**D.** 术后 16 年

（六）口唇电烧伤

口唇电烧伤是一种特殊且具挑战性的头颈部烧伤。这种损伤多发生于幼儿，常常是口中放入了带电的插座线所致。这些损伤大多是轻微的，在急性期可保守治疗。如果有少量组织缺失，采用局部皮瓣修复可改善外观[50-52]。当皮肤、唇红、黏膜和肌肉出现较多缺损时，如图 50-24 所示，手术需要完全松解挛缩，并用充足的合适组织予以替代[53]。腹侧舌组织瓣可提供较多的黏膜和肌肉，使嘴唇和面颊回归适当的位置和形状，以恢复正常的面容和表情（图 50-25）。

（七）鼻畸形

鼻部烧伤会导致多种鼻畸形，可以是局部的、轻微的，也可以导致完全的鼻缺失。局部瘢痕修复是治疗轻度畸形的最佳方法，尤其是使用 Z 字成形来减轻挛缩，或结合全层皮肤移植来松解瘢痕。短鼻畸形伴鼻孔张大或鼻翼部分缺失，多发生于较严重的面部烧伤。鼻翼局部松解全层皮肤移植是整复轻中度挛缩的有效方法。更严重的短鼻畸形则需完全切除鼻背瘢痕，并按美学单位进行全厚皮移植。烧伤后下 1/3 外鼻缺如时，鼻背组织下蒂翻转皮瓣能较好地延长鼻尖和鼻

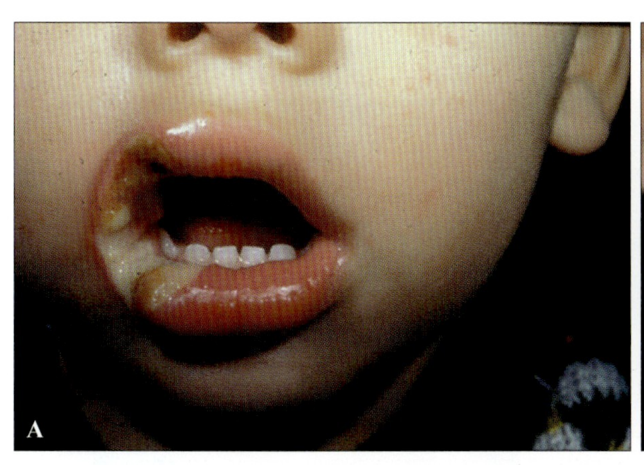
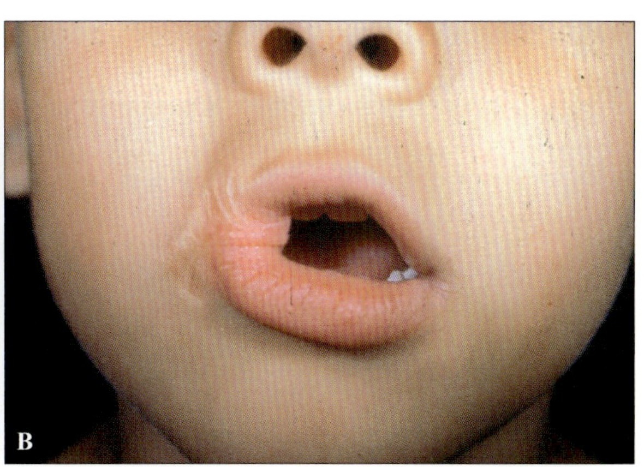

图 50-24 **A.** 严重的口角烧伤，唇红、黏膜、肌肉以及唇颊部皮肤被破坏；**B.** 瘢痕明显挛缩导致口角前缘增厚

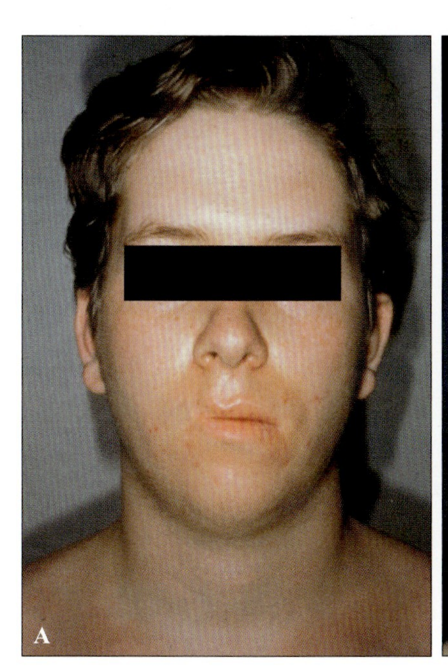
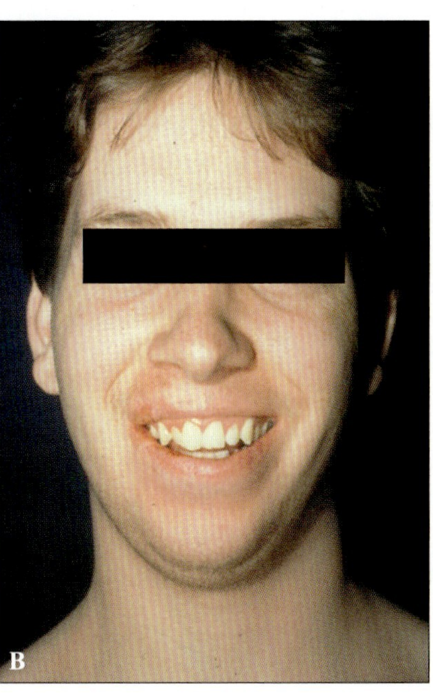

◀ 图 50-25 **A.** 16 岁男性，右侧口角严重电烧伤后唇围缩窄 40%，口角增厚固定、不能活动；**B.** 舌组织瓣重建后口角变薄、可活动，面部表情恢复

翼，改善其外形。更严重的鼻畸形可以通过鼻背翻转皮瓣或其他形式的全鼻再造来整复。鼻背下翻皮瓣通常需要至少两次手术，但在接近全鼻缺失的情况下仍然有效（图 50–23）。面部严重烧伤后全鼻缺如的患者常常不能利用前额皮瓣进行再造。远位皮瓣既可选择前臂桡侧皮瓣游离移植，也可采用未烧伤破坏的前臂内侧带蒂皮瓣。如果面部大多是烧伤瘢痕和移植皮片，这些远位皮瓣鼻再造的缺点是外鼻看起来非常突兀显眼。当面部需要皮瓣修复时，最好也用皮瓣组织修复外鼻（图 50–26）。

（八）耳畸形

改进烧伤急性期的治疗大大减少了耳软骨炎的发病率，以及由此导致的软骨皱缩变形或缺失。轻度耳畸形通常头发无损伤或破坏较少，很容易被头发掩盖。较大的耳缺损可以通过多种局部整复技术来修复[12, 54–56]。部分耳缺失（图 50–27）常用局部耳甲皮瓣转移和植皮修复[57]。全耳缺如可用赝复体义耳佩戴来掩盖。骨整合种植体的使用改善了赝复体的固定效果，但其医疗费用和颜色匹配仍然存在问题。对于一些合适的全耳缺失患者，可以使用自体软骨和来自颞浅筋膜皮瓣或局部扩张组织瓣进行重建[58]。由于难以接受的高外露率，异质成形材料不建议用于烧伤后耳畸形的整复[59]。

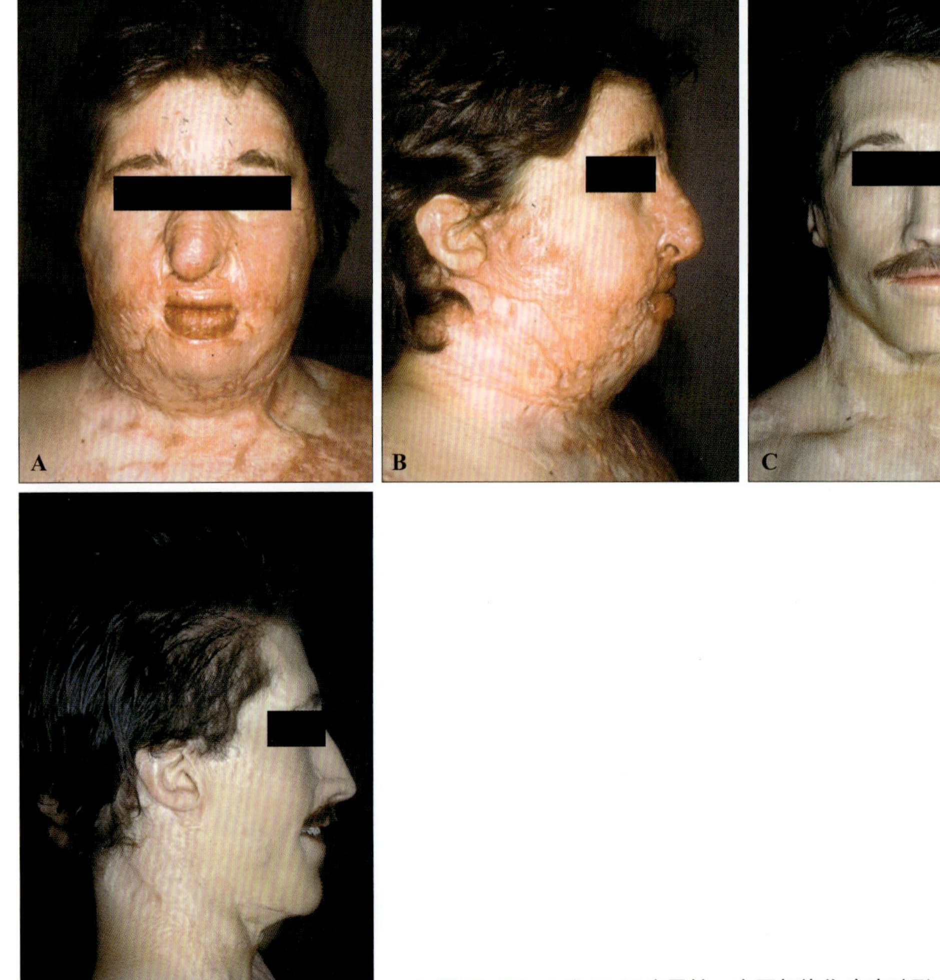

▲ 图 50–26 **A 和 B.** 14 岁男性，全面部烧伤瘢痕畸形，选择颈胸皮瓣重建双颊和颏部；**C 和 D.** 上臂内侧皮瓣重建外鼻，头皮瓣重建上唇和胡须

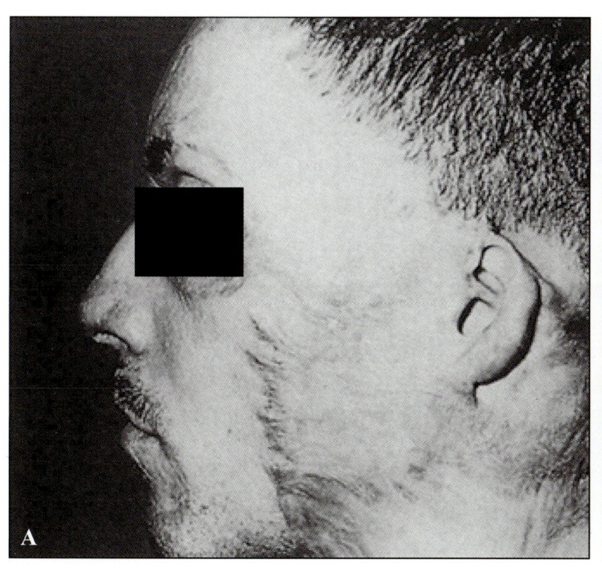

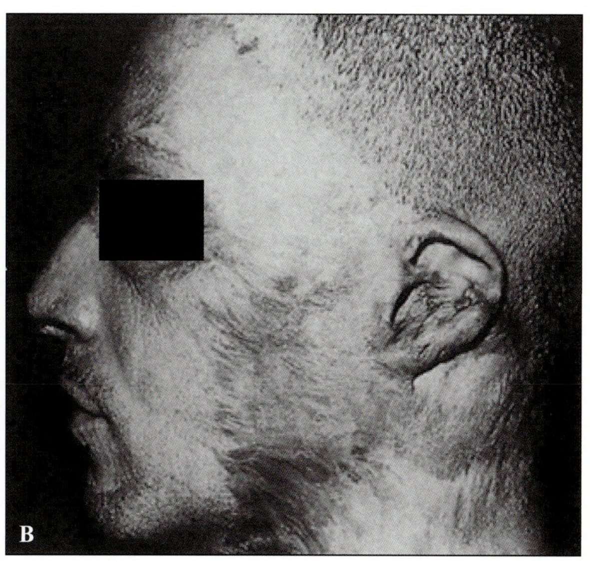

▲ 图 50–27 A. 典型的烧伤后耳轮缺损；B. 耳部扩张皮瓣转移、植皮重建外耳

八、颈部烧伤挛缩

（一）预防

颈部挛缩是面颈胸部烧伤的主要问题。颈前皮肤较薄，且是活动频繁的屈侧部位，容易发生挛缩。如前所述，严重的颈部屈曲挛缩在急性期通常需要早期整复，便于气道管理。颈部挛缩通常应在进行面部烧伤畸形整复之前处理，因为来自颈部的外部收缩力会导致面部畸形，并可能对面部瘢痕的成熟产生不利影响。减轻急性期烧伤瘢痕和移植皮片收缩导致的颈部挛缩的预防办法有夹板使用、物理治疗、颈圈固定和采用 3/4 床垫使患者颈部伸展。

（二）松解植皮

大多数颈前挛缩可通过松解植皮手术获得满意疗效。范围较大的挛缩通常采用刃厚皮移植。从功能和美学的角度来看，局灶性挛缩使用全厚皮移植效果更佳。当颈部瘢痕挛缩相当广泛时，面下部和胸部通常是瘢痕和成活的移植皮片，松解后刃厚皮移植效果与局部组织类似，融合度较好（图 50–17）。

（三）局部皮瓣重建

当因移植失败、挛缩复发或刃厚皮移植不能提供满意的外观时，最好是尽可能采用局部皮瓣修复颈前瘢痕。皮瓣可以是单侧的，也可以是双侧的。当双侧皮瓣可用时，中线切口 Z 改形有助于改善颈部轮廓（图 50–28）。供区损伤往往很轻，因为这些患者的上胸部原来就有不同程度烧伤所致的外观改变。

（四）游离皮瓣重建

游离皮瓣已被提倡用于治疗颈前挛缩 [60]，临床效果好，但需要显微外科技术，并接受皮瓣完全坏死的可能性。游离皮瓣修复颈前的另一个潜在的缺点是臃肿畸形，需要多次去脂修整。游离皮瓣术后看起来像一个在烧伤瘢痕和移植皮片之间的孤岛，外观欠佳。

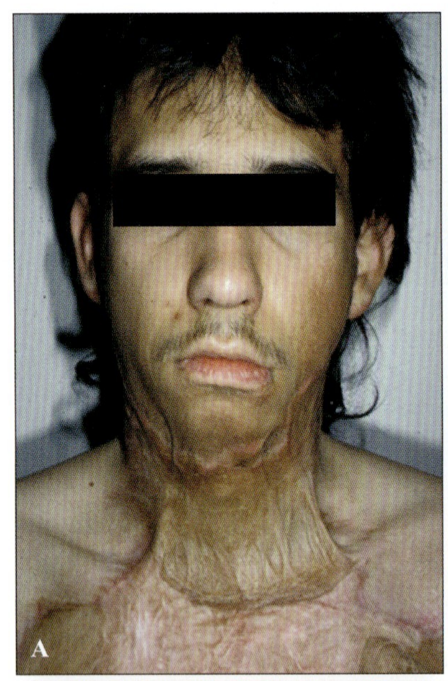
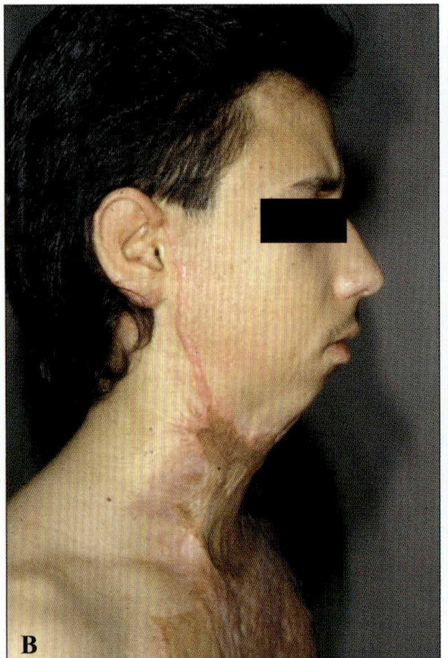
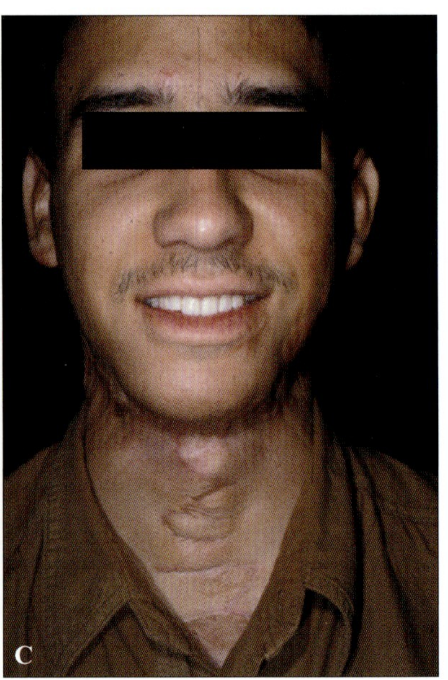
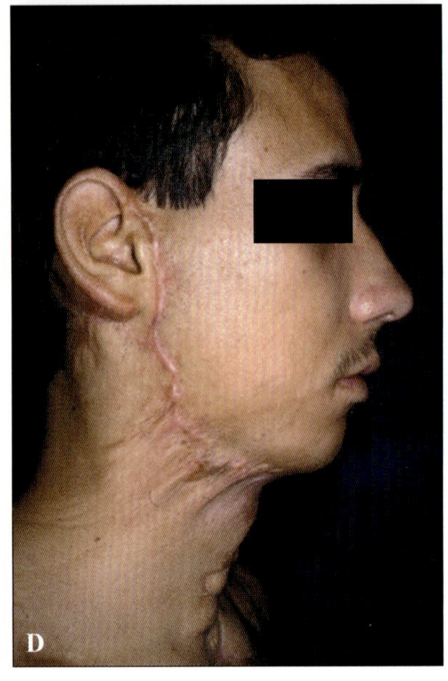

▲ 图 50-28 A 和 B. 反复不充足的刃厚植皮术后持续的颈前挛缩；C 和 D. 双侧肩部皮瓣修复颈前瘢痕松解后创面，中线 Z 改形减轻垂直张力，术后颈部轮廓富有美感。隆颏术改善患者局部外形

拓展阅读

Davis JS. The relaxation of scar contractures by means of the z-, or reversed z-type incision: stressing the use of scar infiltrated tissues. *Ann Surg*. 1931;94:871-884.

Donelan MB. Conchal transposition flap for postburn ear deformities. *Plast Reconstr Surg*. 1989;83:641-654.

Janzekovic ZA. New concepts in the early excision and immediate grafting of burns. *J Trauma*. 1970;10:1103-1108.

Longacre JJ, Berry HK, Basom CR, et al. The effects of Z plasty on hypertrophic scars. *Scand J Plast Reconstr Surg*. 1976;10:113-128.

Parrett BM, Donelan MB. Pulsed dye laser in burn scars: current concepts and future directions. *Burns*. 2010;36:443-449.

Pisarski GP, Mertens D, Warden GD, et al. Tissue expander complications in the pediatric burn patient. *Plast Reconstr Surg*. 1998;102:1008-1012.

第51章 烧伤后秃发治疗

Management of Postburn Alopecia

Rajeev B. Ahuja　Pallab Chatterjee　著

张丕红　何志友　郭　乐　译

一、概述

头皮是人体外露部位，头皮烧伤显得尤为重要。头部的烧伤后畸形不容易隐藏掩饰，给患者带来极大痛苦。在大面积烧伤中，25% ～ 45% 的病例可能涉及头皮[1, 2]。头皮浅度烧伤由于真皮层厚、富含上皮结构而愈合快。然而，在真皮深度或全层烧伤的情况下，即便愈合，真皮附件的破坏也会导致秃发。与身体其他部位一样，2 周以上自行愈合的烧伤头皮形成瘢痕的风险会明显增加，并伴有瘢痕性秃发[3]。

从头皮上反复取刃厚皮也可能导致头皮秃发。虽然头皮厚、毛囊密度高，可反复切取刃厚皮，但 Brou 等报道：从烧伤头皮处取刃厚皮，导致秃发的发生率高达 61%[1]。而从没有烧伤的头皮取刃厚皮仅有 2.2% 的秃发发生率[4]。

二、烧伤后秃发疾病谱

头皮的烧伤可能只破坏软组织，也可能累及深部颅骨。较深的浅度烧伤可能出现秃发，而头皮全层烧伤则不可避免地会导致秃发。如果颅骨也被烧伤，临床处理要困难得多，与头部电烧伤类似。长期以来，对这种严重损伤如何进行最佳治疗一直是个值得讨论的话题，也未形成共识。

头皮烧伤分类

哈里森提出了一个基于损伤深度的分类，来指导治疗[5]。

Ⅰ型：全层头皮受累但颅骨骨膜完整。

Ⅱ型：全层头皮受累并累及颅骨骨膜。

Ⅲ型：全层头皮受累并累及颅骨外板。

Ⅳ型：全层头皮受累并累及颅骨全层。

Ⅰ型损伤的患者通常在急性期需要刃厚皮移植来覆盖伤口，后期修复秃发。Ⅱ型或Ⅲ型损伤需要扩创，直至有活动性出血的组织层次，然后刃厚皮移植覆盖；扩创时可能需要凿除颅骨外板，直达颅骨板障层。或者，软组织清创后在颅骨外板上钻多个小孔，直至出血的板障。伤口换药几周，直到全部创面健康的肉芽组织形成，然后再行刃厚皮移植。在植皮后 6 ～ 9 个月进行秃发修复。除了周围正常头皮充足能使小伤口修复外，不建议立即用局部皮瓣覆盖，以避免暂时性秃发。在Ⅳ型损伤中，由于颅骨全层破坏，硬脑膜外露，需要用局部皮瓣修复小缺损，或采用游离皮瓣覆盖[6, 7]。过去有将刃厚皮直接移植于硬脑膜的成功案例，但风险大，在条件受限、不能皮瓣移植的情况下，这可能是唯一的选择。目的是使伤口早期闭合，后期再进行重建。这些病人可能有更复杂的重建需要，而不是简单的秃发修复。在发展中国家，患者在伤后几个月才要求覆盖外露颅骨的病例并不罕见。

三、秃发的手术矫正

一套完整的重建方案可用于修复烧伤后秃发。可供选择的手术方案包括分次切除[8]、头皮复位、双蒂皮瓣、印模设计改良旋转皮瓣[9, 10]、其他局部皮瓣（颞顶枕皮瓣[11-13]、颞顶皮瓣[14]或全头皮动员皮瓣[15, 16]）、组织扩张[17]和微创植发[18]。通过手术切除包括瘢痕、植皮和未愈创面在内的秃发区，直接缝合或用局部皮瓣修复缺损。实际上，这种方法适用于小范围的秃发[19, 20]。头皮组织特点和深部帽状腱膜使头皮不易拉伸，因此不太容易直接拉拢缝合。在计划任何手术之前，大面积秃发需要考虑缺陷的大小和位置以及头皮残留的情况。

（一）分次切除

1977 年 Huang 等提出对烧伤后秃发程度进行分类，以指导修复[8]。他们建议秃发区不到整个头皮的 15% 适合于切除，并通过 2 ～ 3 次切除直接闭合。从数值上看，它仍然是一种经验体会，因为这种计算并不能完全精确地指导分次切除。对于中小型秃发，根据后面描述的旋转皮瓣原理设计局部皮瓣要简单得多[9]。椭圆形切除秃发留下的切口并不比旋转皮瓣印模设计的相应切口短多少。而一期手术时切除瘢痕宽度不应超过 2.5cm，否则很难直接拉拢缝合（图 51–1A 和图 51–1B）。第二期手术应在 6 ～ 9 个月后进行，以便头皮充分伸展松弛。一般来说，第二期切除的瘢痕宽度小于第一期。

（二）双蒂皮瓣

与分次切除的原理非常相似的是在头皮上使用双蒂皮瓣。在缺损两侧做松解切口，允许切除稍大的秃发区并直接缝合（图 51–2A）。供瓣区可以植皮修复，这些秃发的线条状瘢痕很容易被周围的毛发覆盖（图 51–2B）。

（三）局部皮瓣和旋转皮瓣

从根本上讲，如果局部可获得的组织能够修复秃发，那么无论是分次切除，还是供区无缺损的皮瓣修复，或者需要少量植皮（可被周围毛发掩盖）的皮瓣，都是较好的治疗方案。具有历史意义的是传统旋转皮瓣[9]，缺损呈三角形，三角形的底是旋转皮瓣半球形切口的一段。旋转皮瓣的大小无特别规定，由于头皮的弹性较差，通常需要设计非常大的旋转皮瓣，才能覆盖创面。皮瓣设计不足常可通过皮瓣底部稍作“回切”来弥补，以牺牲少许血供来扩大皮瓣的移动范围。1988 年 Ahuja[9] 提出了一种基于几何学的改进，应用改良的旋转头皮瓣修复头皮缺损，随后又提出了旋转皮瓣的印模设计，从逻辑上解释了旋转皮瓣的运动原理[10]。皮瓣不用“回切”可以一期修复中等到较大的头皮缺损，从而避免了分次切除或组织扩张需多次手术的弊端。该方法已被用于头皮缺损的修复[21]。依此设计的旋转皮瓣可修复宽达 6.5cm 的缺损，这是使用经典旋转皮瓣不可能达到的。图 51–3 介绍了三角形缺损旋转皮瓣的设计范例。图 51–4 至图 51–6 分别为单侧旋转皮瓣、双侧旋转皮瓣和 S 形设计的双侧旋转皮瓣的临床应用，均一期修复较大范围秃发。

为了提高头皮的延展性，将皮瓣下面的帽状腱膜作一些垂直于皮瓣转移方向的浅切是非常有用的。Raposio 等提出一处帽状建模切开对应头皮闭合张力降低 40%，组织增益约为 1.67mm[22]。

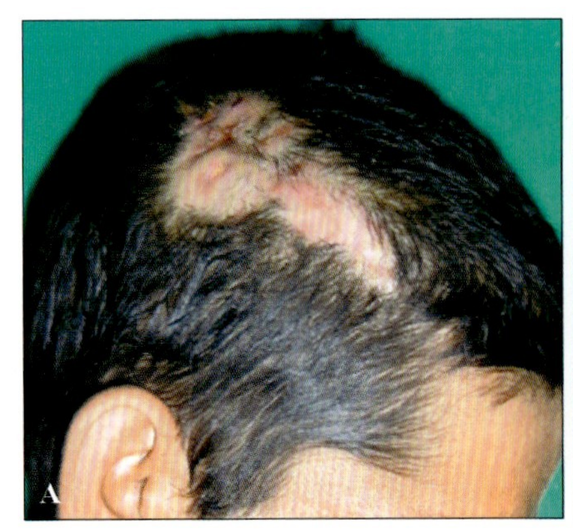

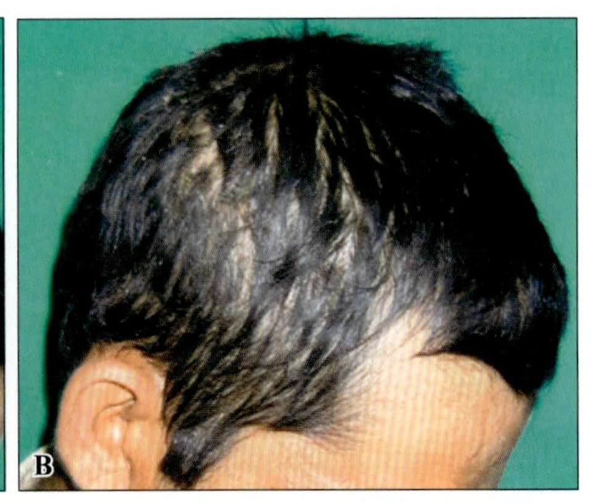

▲ 图 51–1 **A.** 30 岁男性，右侧顶区 11cm×3cm 烧伤后秃发，手术切除宽约 2.5cm 的椭圆形瘢痕，并直接缝合；**B.** 术后 4 个月，周围的毛发覆盖了残留的瘢痕，不需再次切除

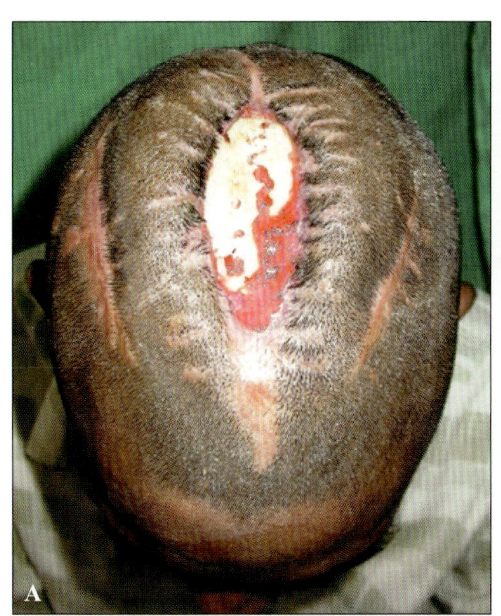

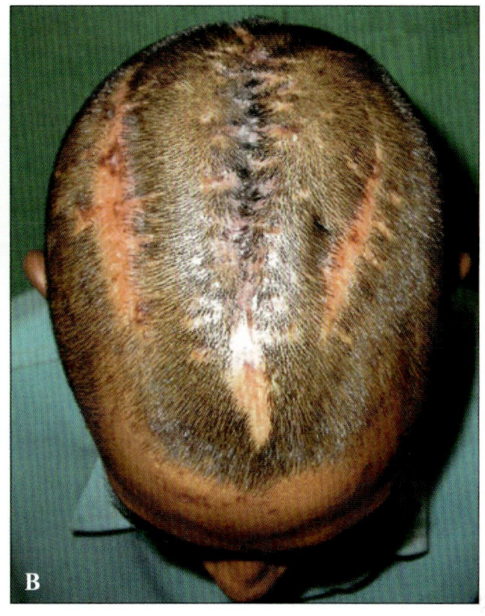

▲ 图 51-2　**A.** 20 岁男性电烧伤患者，头顶部长期颅骨外露。颅骨外板已经分离，行颅骨钻孔培养肉芽，也曾行两侧双蒂皮瓣修复创面，但未能成功；**B.** 取出分离死骨后，切除前部三角形秃发区，将双蒂皮瓣再行推进缝至中线，外侧创面采用刃厚皮移植修复，术后 **1** 个月创面完全愈合。头顶侧方植皮较窄，头发长长后可遮住秃发区

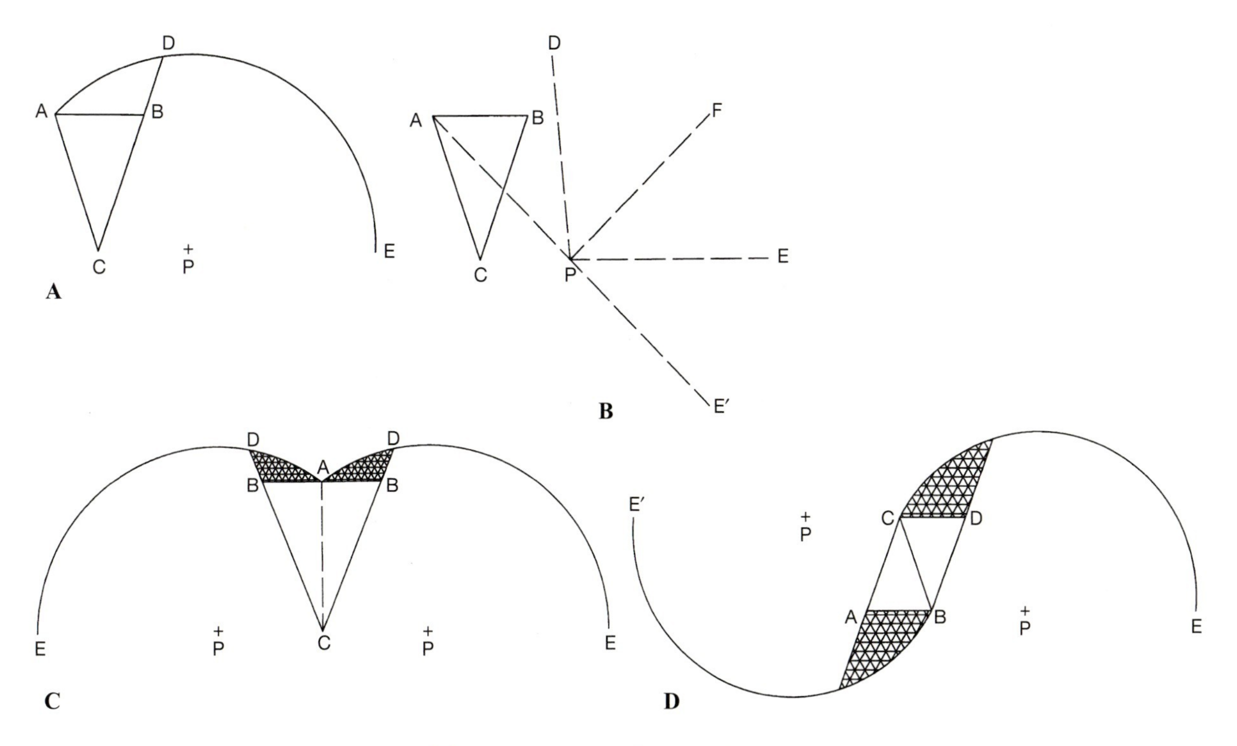

▲ 图 51-3　三角形缺损旋转皮瓣的设计范例

A 和 B. 旋转皮瓣修复三角形缺损设计线图，三角形 ABC 为顶角< 30° 的等腰三角形，选择旋转点 P，使 CP 略大于 AB，以 AP 为半径，绘制圆弧 ADE，CDE 是旋转皮瓣，如果 CP = AB 或受解剖限制稍短一点，则切口可沿 E 以上的旋转弧线适当延长。该切口延长是种设计储备，而不是“回切”，因为它不影响皮瓣的血供。从几何学考虑，三角形 ABD 是可以切除的，但是在皮瓣转移后只需要修剪一小块，这有助于在修复较大缺损修复时调节局部张力；B. 为了设计圆弧 ADE，可以用一根线定点，然后连点成线；C 和 D. 大的等边三角形缺损可一分为二，在缺损的两侧设计旋转皮瓣，菱形缺损，于对角两侧设计皮瓣，皮瓣的设计要充分考虑供区情况，解剖限制，尽可能少地切除正常组织

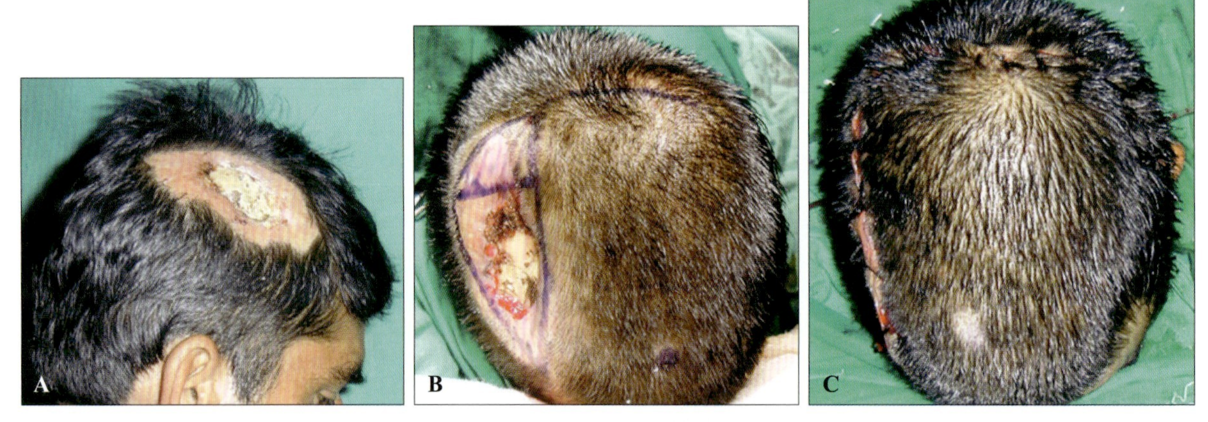

▲ 图 51-4 A. 35 岁患者，头皮电击伤后缺损 6cm×9.5cm，秃发区颅骨外露；B. 显示缺损呈三角形及旋转皮瓣设计，注意 ABD 区域作为将要切除的部分已经标记出来，而不是作为三角形缺损的一部分；C. 术中图片，显示缺损一期直接闭合，秃发完全修复

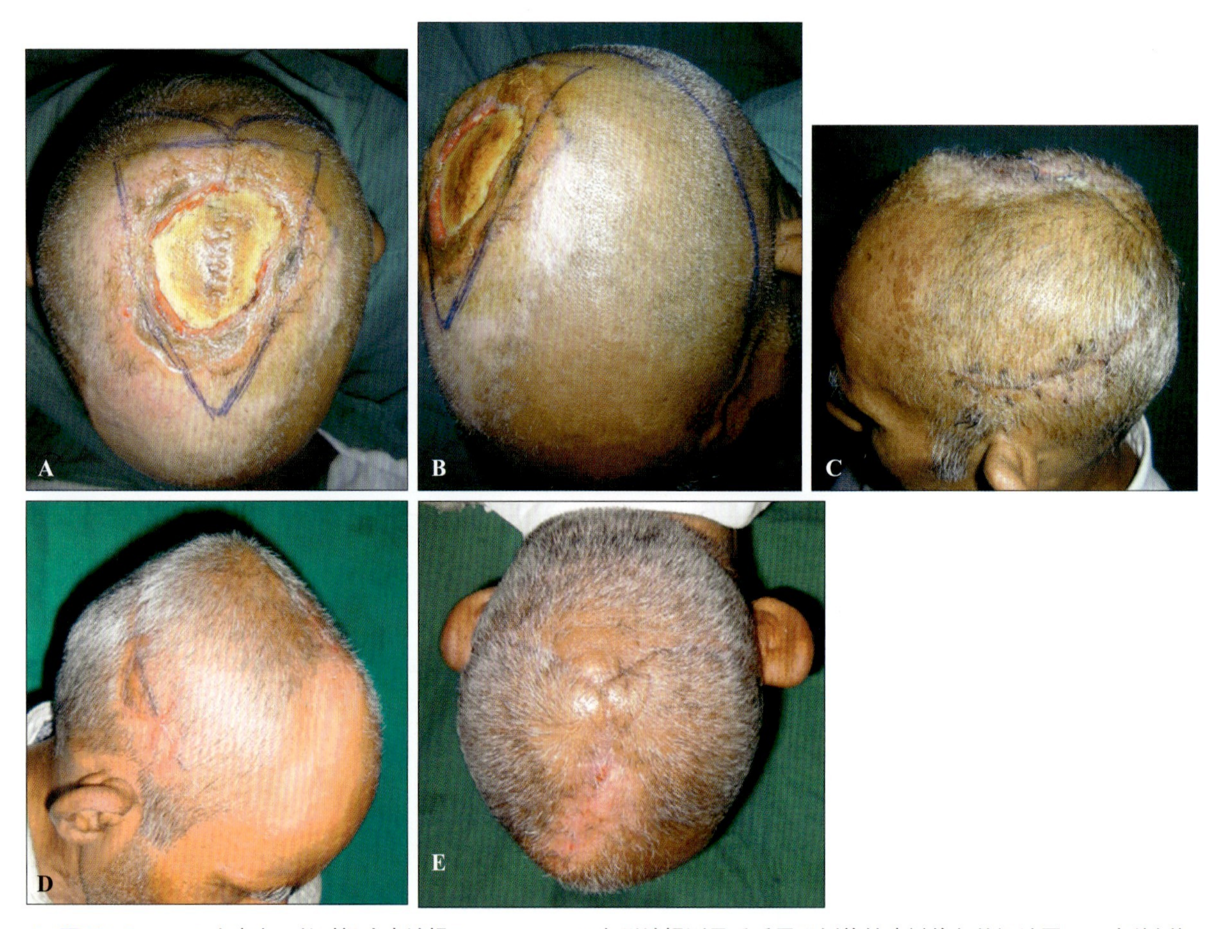

▲ 图 51-5 A. 65 岁患者，长时间头皮缺损 7cm×6cm，三角形缺损测量后采用双侧旋转皮瓣修复的设计图；B. 左外侧视图显示皮瓣的范围；C. 术后第 10 天左侧视图，旋转皮瓣覆盖外露颅骨，未凿除颅骨外板（骨质干涸，没有感染）；D.6 周右侧视图，切口愈合良好；创面较大进行了小片皮肤移植以减轻张力；E. 显示皮瓣在中线处的初步愈合，创面消灭、秃发修复

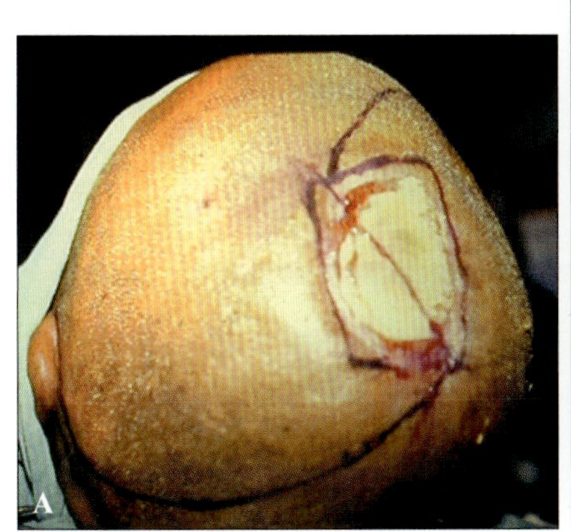

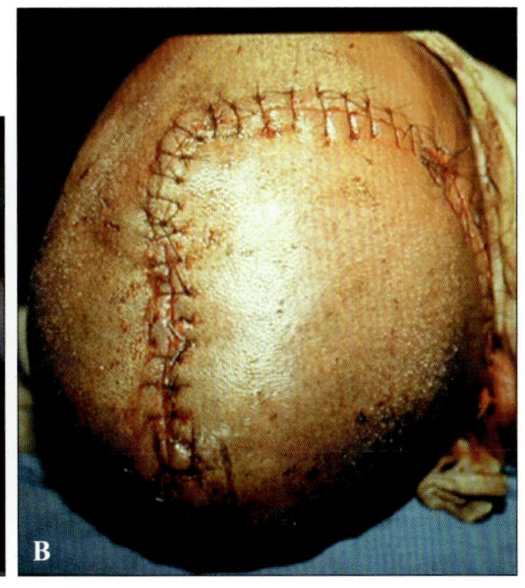

▲ 图 51-6　**A.** 电烧伤后头顶部 5.5cm×6.5cm 圆形缺损，按菱形缺损设计双侧对角旋转皮瓣；**B.** 术后即刻结果显示头皮缺损完全闭合（并修复秃发）

但这种技术不应常规用于强拉减张，更不能用于切除更大范围的秃发。有时，达到皮瓣转移设计极限，缝合张力仍然过大，可在供区末端小块植皮（图 51-5D）。术后这种小的植皮秃发区常可用周边头发覆盖，但也可在 9 ～ 12 个月后切除。

头皮烧伤常伴有颅骨外露。干燥、未感染的外露颅骨不需要凿除以形成出血层面，采用皮瓣覆盖后，这些颅骨很容易再血管化（图 51-4 至图 51-6）。但是，如果颅骨外板完全或部分分离，则应在皮瓣覆盖前予以去除（图 51-2）。如果没有去除，这些皮瓣也需维持 3 ～ 4d 的引流。

在组织扩张和旋转皮瓣设计的时代之前，Orticochea 提出四瓣技术 [15]，后来在 1971 年又修改为三瓣“香蕉皮”技术 [16]，目前仅对大的颅顶缺陷仍有应用。这些技术可能会造成大量的失血和过多的瘢痕。

Juri[11-13] 等以及后来 Elliot[14] 描述了各种创新的单蒂头皮瓣，用于覆盖秃发区，特别是恢复前额发际线和枕叶区域。但只可修复位于特定位置的小范围秃发区。Feldman 通过水平头皮复位结合颞顶枕皮瓣，扩大修复面积 [23]。

（四）组织扩张技术

Neuman 于 1956 年首次提出使用充气皮下气球进行软组织扩张的概念 [24]，Radovan 的重新发现使其在 20 世纪 80 年代在临床上得到广泛应用 [25]。

简单地说，组织扩张是导致组织再生的恒定机械应力负荷的结果 [26]。表皮变厚，像孕期大部分有丝分裂活动发生在子宫黏膜海绵层一样。真皮变薄，乳头状真皮最明显 [27, 28]。许多有关上皮组织和结缔组织生长的生长因子激活可能是这些组织再生的真正的原因，而不仅仅是深部组织的伸展 [26]。

1990 年 McCauley 等描述了烧伤后使用组织扩张修复秃发的有效性 [17]，与此同时旋转皮瓣模板设计也被提出，所以他们根据头皮受累的类型和程度对烧伤后脱发进行分类，以指导治疗策略，包括仅用组织扩张法 [17]。我们目前采用的是一种简化的治疗策略，在 McCauley 等推荐的扩张法基础上进行改良来修复秃发（表 51-1）。尽管头皮缺损组织扩张的并发症发生率可达 15% ～ 20%[29-31]，但它仍然是头皮缺损的最佳选择，也是头皮缺损面积为 20% ～ 75% 的唯一选择。对于＞ 75% 的缺损，只能使用假发替代。

组织扩张器的使用大大改善了大面积秃发的重建效果。秃发区面积为 50% ～ 75% 者，需要同时或分次放置两个扩张器。分次放置的目的是先达到部分修复；数月后，再恰当使用第二个扩张器完成重建。

表 51-1　秃发修复治疗策略

秃发情况	治疗策略
单一部位	
秃发区面积＜ 20%	旋转皮瓣
秃发区面积 20% ～ 50%	单个扩张器组织扩张
秃发区面积 50% ～ 75%	同时或分次放置两个扩张器
秃发区面积＞ 75%	假发替代
两个或更多	
可以行组织扩张	单个组织扩张器 / 同时或分次放置两个扩张器
不适合组织扩张	假发替代

引用并修改自 McCauley RL，Oliphant JR，Robson MC. Tissue expansion in the correction of burn alopecia：classification and methods of correction. *Ann Plast Surg*. 1990；25：103–115.

组织扩张产生额外皮肤，利用这些皮肤组织形成推进或旋转皮瓣，皮瓣供区可直接缝合[32]。通过测量受区的面积大小及扩张后皮瓣的转移方向来选择大小和形状合适的扩张器。虽然文献中有很多数学模型来决定最合适的扩张器的大小和形状[33]，但是根据受区的位置要求和供瓣区情况，在临床上很容易做出选择。根据经验，扩张前可用的供区皮肤不应小于一期扩张皮瓣转移的受区范围。最小的扩张皮肤范围应该比修复区域大一点，同时应该选择尽量大的扩张器。扩张器的容量选择缺少相应临床指南，因为常可过度扩张。图 51-7 和图 51-8 是组织扩张修复秃发的临床案例。

头皮的弹性较差使得扩张器的置入困难，需要在帽状腱膜下分离出一个合适的袋状腔隙。将

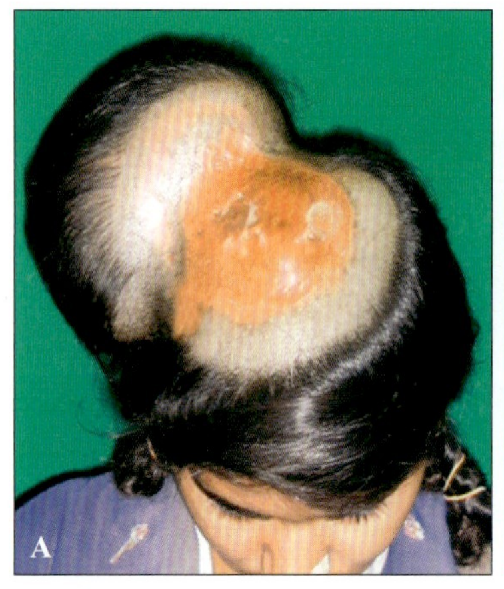

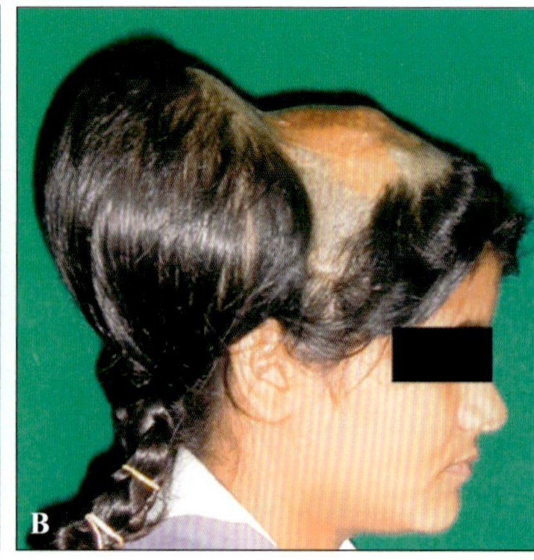

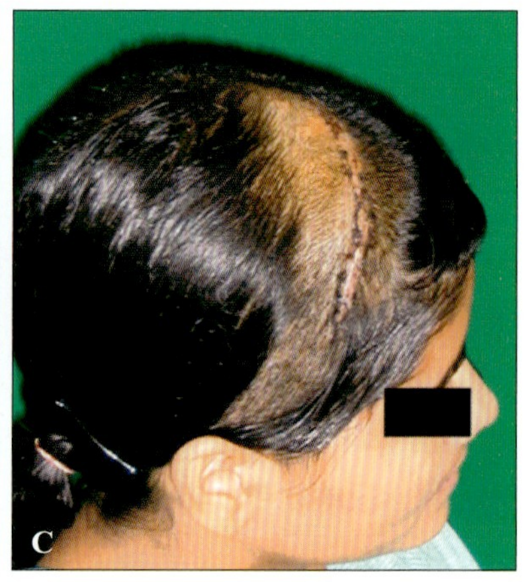

▲ 图 51-7　**21 岁女孩，头顶烧伤后 10cm×10cm 的秃发，沿缺损边缘切口置入 500ml 肾型扩张器**
A. 显示 3 个月时充分扩张；B. 侧面图，显示后部扩张的程度；C. 切除秃发瘢痕，扩张皮瓣推进修复缺损，术后第 10 天

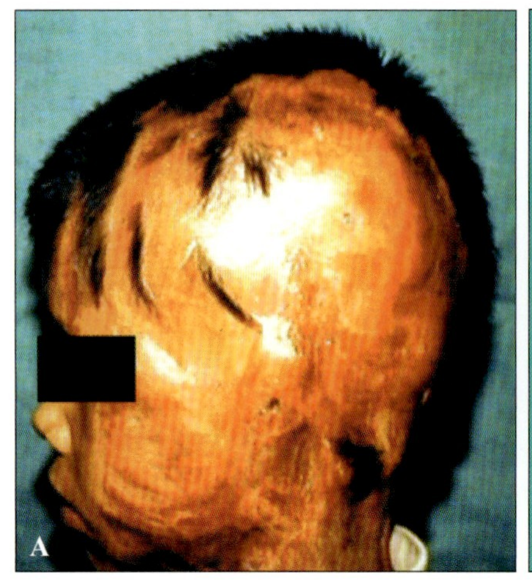

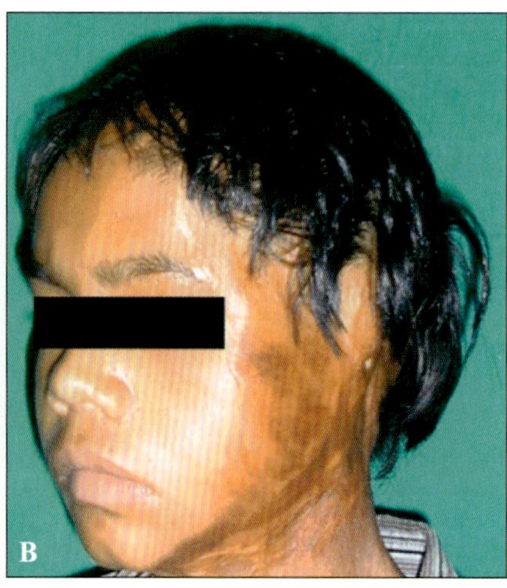

◀ 图 51-8　**A. 12 岁男孩，烧伤后的左侧头部特大范围秃发，置入 800ml 肾型扩张器并扩张 4 个月，3 个半月后，切口稍有胀开，扩张器外露，之后继续扩张 10d；B. 头皮组织扩张完全修复秃发的术后 5 年图片**

组织扩张器置于帽状腱膜上层的皮下组织是极具危险的。在瘢痕旁 1cm 的正常皮肤处做平行于缺损短切口进行置入。扩张器的注射壶置于邻近皮下。磁铁扩张器置入方便，但价格更贵。它有一个内置的注射壶，可以用磁铁探测到。置入后 10 ～ 14d 开始注水，在门诊每周一次注水，3 ～ 4 个月后，可以达到充分扩张。每次注水时，如病人感到局部不适或扩张区皮肤发白则注水停止，然后抽出几毫升液体。扩张后皮肤的宽度应至少等于修复区宽度的两倍外加 30% 的扩张皮肤收缩。Hallock 在早期就描述了扩张器过度扩张的效果和安全性 [34]，现在超出制造商推荐量的过度扩张已经成为惯例。充分扩张后，通过一个与皮瓣设计一致的切口将扩张器取出。要达到最佳的效果应进行扩张组织的包膜松解，松解切口与皮瓣转移方向垂直 [32]。

组织扩张的过程是痛苦的，在扩张阶段，病人的社交能力受到限制。此外，感染、扩张器外露或破裂等并发症的发生率高达 15% ～ 20%，且一旦发生往往需要提前取出扩张器终止扩张 [30, 31]。有时扩张器外露后可能可以继续扩张，但只能持续几天，因为每次再注水膨胀扩张器时也会使外露裂口扩大。

（五）毛发移植

最近 Barrera 在 32 例烧伤患者中成功应用了微型和小型毛发移植来修复大面积秃发 [18]。由于微型（1 ～ 2 个毛囊）和小型（3 ～ 4 个毛囊）毛发的体积较小，推测它们的代谢需求非常低，因此能够在瘢痕组织中存活。这提供了一个重要的技术，可用于各种不同皮瓣转移修复术后不规则秃发区或发际线的修整。

第52章 躯干畸形的修复

Trunk Deformity Reconstruction

Peter Dziewulski Jorge Leon Villapalos 著

张丕红 郭 乐 何志友 译

一、概述

躯干烧伤会引起功能和外观的异常。

在解剖学上，躯干、腹部及背部于侧面与肩胛和腋窝相连，上与颈部相连，下与腹股沟和下肢相连。这意味着躯干部位的烧伤会引起以下三方面的损伤：①软组织损伤，包括皮肤、皮下组织、筋膜、肌肉和内脏器官；②躯干边界处损伤，可能引起颈部、腋窝及腹股沟区的瘢痕挛缩和功能受损；③躯干特殊部位损伤，如乳房。

尽管大面积烧伤的早期紧急处理措施已普遍应用，且创伤复苏方案也被广泛认可，但大面积烧伤可能累及整个躯干（面积达到36%），并可引起灾难性的后果：皮肤、肌肉及内脏的损伤；乳房及乳头乳晕的破坏；颈部、腋窝及腹股沟的附近区域影响生活的烧伤后期瘢痕挛缩发生。

躯干部位的损伤所需要的修复是极具挑战性的，这不难理解。浅表的损伤只会遗留极小的功能障碍，不易造成明显的外观影响，一般不需要复杂或长期的修复。但是深部的损伤会需要用到涉及不同躯干亚单位的多种极其复杂的修复重建手段，包括：瘢痕的切除，使用或不使用真皮基质作支架的刃厚皮移植，全厚皮移植，基于Z字成形的组织重塑，组织扩张手术，以及局部、邻位、远位或游离皮瓣。

复杂的修复重建手术需要取得烧伤患者与多学科团队之间的最大共识与合作，尤其是瘢痕防治与躯体康复团队，不仅要实现体表组织结构解剖的复位，更要让患者回归正常生活和社会。

合理的烧伤紧急处理对后续修复的影响是不能被低估的。及时的创伤处理、正确的复苏方案、早期保留真皮组织的扩创和创面覆盖，以及强有力的康复手段对于接下来的重建方式都影响巨大。

任何躯干部的深度烧伤会同时造成深部组织的损坏及缺失，如乳房的损伤、包含或邻近于重要关节活动区域的原发或继发瘢痕挛缩畸形。

最近出版的国际烧伤协会烧伤治疗指南[1]得到了最佳证据和研究的支持，为烧伤创面的最佳急性处理提出了建议。

关于躯干部位成功重建的手段包括以下几种情况。

(1) 应使用系统方法对烧烫伤患者进行评估，且首先明确致命危险因素。

(2) 指定的烧伤专业人员应用标准方法计算烧伤总面积并描述烧伤特征。

(3) 及时启动合理的液体复苏方案，并根据患者各项指标调整，避免出现液体复苏过度或不足。

(4) 烧伤面积＞20%的成人患者及＞10%的儿童患者通常使用含钠盐的液体复苏，根据体重和烧伤面积计算液体量。

(5) 当躯干部位有环形焦痂或近环形焦痂，或出现腹腔内高压、腹腔间隙综合征时，应及时实施腹部焦痂切开减压术。

(6) 对于小面积或中等面积（不超过20%体表总面积）的深度烧伤患者，早期手术可以加速恢复，改善预后，且经济有效。

(7) 削痂是烧伤创面处理的标准方法之一。

在特深度烧伤创面和高压电接触伤创面处理时，筋膜也需要被切除。

(8) 烧伤创面切痂和植皮手术可以通过以下方式控制过度的出血：烧伤创面及供皮区采用肾上腺素溶液皮下浸润或局部表面外敷；肢体手术中使用止血带；使用电刀电凝行筋膜层切痂；如凝血酶、纤维蛋白原等局部外用止血剂；预防低体温；敷料压迫止血；肢体抬高；分期切痂。

(9) 在深度烧伤创面切痂或扩创术后，采用自体皮肤或合适的皮肤替代物覆盖创面是重点。

(10) 深部真皮烧伤（愈合时间超过 3 周的创面）需要积极地、连续地瘢痕预防治疗，包括合理地镇痛止痛、早期的体位摆放，以及关节松动治疗，以预防增生性瘢痕及关节挛缩。

(11) 硅酮凝胶压力治疗应作为一线治疗方案应用于所有广泛增生性瘢痕患者。在瘢痕成熟前选择外科手术方式治疗应慎重，除非进展的瘢痕挛缩限制了功能。

因此，最终提出四个明确的烧伤治疗阶段：①早期评估和液体复苏阶段；②创面切除和早期覆盖阶段；③最终皮肤愈合和康复阶段；④修复重建和回归社会阶段。

分阶段的合理实施这些推荐措施，既可以确保烧伤患者的救治成功率，也可以确保后期的修复重建质量[2]。

二、躯干软组织层的重建

尽管腹壁、躯干和背部烧伤引起的后期影响比其他解剖部位要少，但是异常的瘢痕和组织移位同样可引起诸如疼痛、瘙痒、生活基本活动能力受限及外观的影响。

躯干保护着胸腔和上腹部，并辅助呼吸运动。具有多层次结构的腹壁保护着腹部内脏器官并辅助脏器固定体位、维持呼吸运动及脏器功能[3]。这部分躯干组织的烧伤所引起的早期临床后果是相对较轻的，但若全层皮肤软组织缺损所带来的后果却是灾难性的。

（一）躯干软组织层的早期重建处理

在伤后早期，浅表的皮肤缺失均采用相对保守的方式处理，比如敷料包扎、应用真皮保护基质（Biobrane 或 Suprathel）。一个近期旨在评价二度烧伤创面敷料疗效的综述[4]分析指出，敷料的选择应基于它对创面愈合的影响，但同时另外一些指标也要考虑，如敷料使用和去除的便捷性、敷料更换的频率、费用、患者舒适度等。他们的结论是，根据 30 组随机对照实验结果和生物合成敷料（皮肤替代物）、含银敷料及硅涂层敷料相比，传统的磺胺嘧啶银敷料被一致认为疗效欠佳。

保护真皮的皮肤替代物被作为典型，应用于二度烧伤创面的急性处理期以利于表皮再生，直至创面完全愈合[5]。Biobrane 是一种双层半透性的生物合成创面敷料，外层覆有硅胶，中间是一层尼龙网，内层是猪 I 型胶原蛋白。Suprathel 是一种合成型创面敷料，包含有 D，L- 环丙烷碳酸盐交酯和环己内酯的共聚物。

一项上述两种敷料疗效比较的研究显示：两种人工合成材料均可达到满意的临床效果[6]。

在伤后早期，广泛烧伤和液体复苏不当会导致腹腔间隙综合征，表现为由腹腔压力升高产生的脏器功能受损。

由于早期大量液体复苏、腹壁顺应性下降，以及毛细血管通透性增加导致体液渗漏，严重烧伤患者有并发腹腔间隙综合征的风险[7]。如果不及时处理，会使腹内脏器血流减少，从而导致肠缺血、多器官衰竭，甚至死亡[8]。

剖腹减压术实施后，腹部开放创面引起的并发症又会加重烧伤本身导致的并发症[9]。

剖腹减压术或许有助于烧伤患者的生存，但死亡率也将升高到 50%，并会导致一系列严重的生理问题和重建问题[10]。

世界腹腔间隙综合征协会最新发布的共识和临床操作指南指出，剖腹减压术是治疗严重腹腔内高压和腹腔间隙综合征的标准手术方法，尽管减压术后可能存在相当大的潜在死亡率[11]。考虑到腹部开放时间越长，潜在的并发症就越多，经专家讨论剖腹减压术后的腹部重建策略，现提出如下重要推荐意见：①预防脏器粘连、腹部肌层和筋膜层侧移、营养不良和肠瘘，及时软组织覆盖；②争取早日关闭腹部切口，在与开腹手术相同住院时长内使切口愈合；③剖腹减压术后可以应用负压治疗作为临时腹腔封闭的治疗手段；④腹壁主要层次结构分离有利于开腹后的早期筋膜关闭；⑤与替代策略相比，生物合成网片不应常规用于剖腹减压术后的早期腹腔封闭。

一些使用外部装置的暂时性选择已经被建议用在剖腹减压术后，有助于关闭腹部[12, 13]。

腹壁疝的治疗方法可以被应用到剖腹减压术后巨大腹壁缺损的治疗。主要层次结构分离技术在烧伤患者（特别是大面积深度烧伤患者）中的应用都不是禁忌[14]。

这种情况下，可通过下达髂前上棘上至肋骨的烧伤瘢痕皮瓣分离并在肋缘水平提起，暴露深部筋膜。筋膜充分分离松解，一般包括腹直肌鞘及其外侧的腹外斜肌腱膜，两侧交叉重叠拉拢缝合，然后切除多余皮肤，将腹壁直接缝合。

由烧伤引起的躯干皮肤软组织缺损的早期整复需在身体其他重要部位修复后。在液体复苏、扩创及病情稳定后，再根据烧伤的深度和范围、可利用的皮肤供区、微生物感染情况和患者的营养状况，决定创面的早期修复方式。

严重的烧伤会破坏皮肤层及其血供，甚至导致非手术治疗创面无法自行愈合。在自体皮源匮乏或创面感染控制欠佳时，推荐采用异种皮或异体皮暂时覆盖（图 52–1），直至最后创面封闭。这段时期，刃厚皮片移植是修复软组织缺损的标准方法。近期，一份关于烧伤创面外科治疗及皮肤替代物的专家白皮书[15]清楚地指出了各种皮肤替代物的区别，包括商业生物材料、组织工程皮肤、细胞或组织的合成材料等，临床中它们都可以作为自体皮或异体皮的替代物，但是从皮肤替代角度，只有包含正常皮肤的组织或移植物才可以永久替代缺损的皮肤。

通常皮肤移植可根据需要进行拉网扩展。如果创面床肉芽生长，并且有适量可利用的供区皮肤，常用刃厚皮片移植修复。同时，每个烧伤科医师都清楚，刃厚皮片的扩展是随着小创面的二期愈合来完成的，通常会形成瘢痕，使预后较差。

在皮源极度匮乏的情况下，采用微型皮片移植技术，无论使用或不使用真皮再生支架，封闭创面是急性期处理的妥善方式[16, 17]（图 52–2 和图 52–3）。

组织工程学已经大大拓展了躯干部位烧伤修复重建方式的选择性。理想的组织工程材料需具备可快速获得、自体来源、匹配受区、创面黏

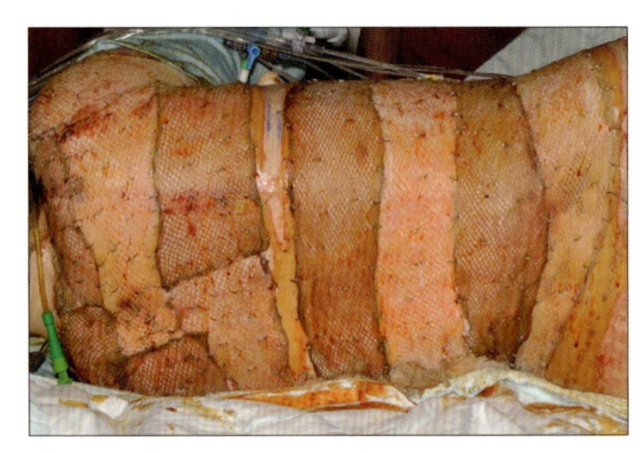

▲ 图 52–1　烧伤面积 80% 的患者背部采用异体皮覆盖

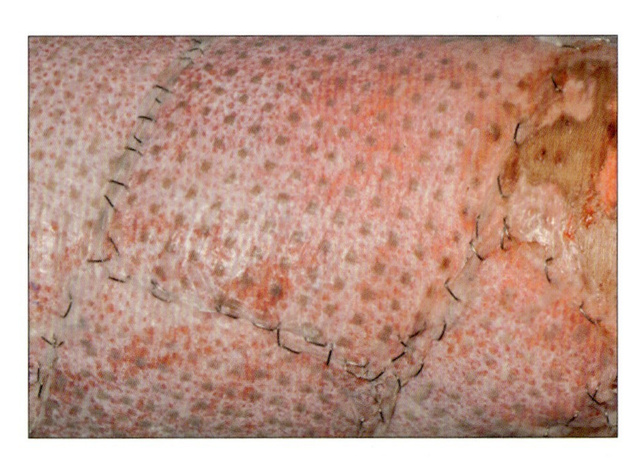

▲ 图 52–2　烧伤面积 80% 的患者背部早期采用微型皮片植皮覆盖

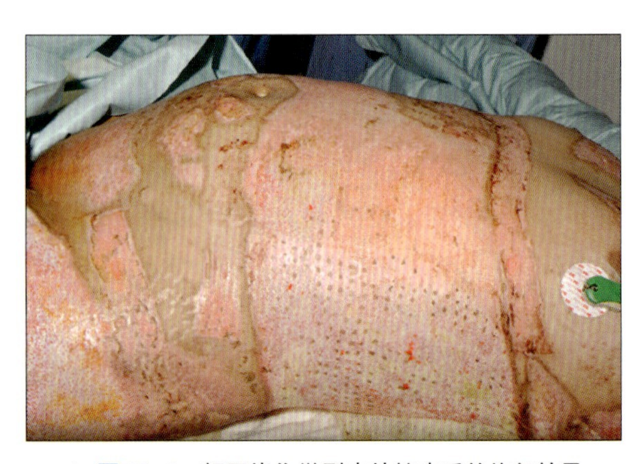

▲ 图 52–3　躯干烧伤微型皮片植皮后的恢复效果

附可靠、供区破坏小、临床操作可行、愈后瘢痕少、价格实惠等特点[18]。

现阶段，一些切实可行的技术包括真皮支架 Integra（Integra 生命科学公司，总部在新泽西）、Matriderm（MedSkin 解决方案，Suwelack 博士，德国）、Pelnac（Gunze 有限公司，日本），以及融合或不融合角质形成细胞的细胞培养技术，如 Recell 技术（Avita 医疗，英国）。

根据重建修复原则，越深的损伤需要越复杂的修复手段。胸腹部解剖位置毗邻，在火焰烧伤、烫伤或电烧伤中常一并累及。在这种情况下，在深部内脏可能暴露的区域就需要采用较大的组织瓣修复，例如大网膜瓣、背阔肌瓣、腹直肌瓣、胸三角皮瓣等[19-22]。

（二）躯干软组织层的后期重建处理

后期软组织重建着重于处理异常瘢痕对躯干外观和功能的完整性的影响。躯干边界区域瘢痕的修复可以改善颈部、腋窝和腹股沟区的功能，乳房等特殊部位的修复将在本章节后面提到。

躯干软组织层的重建同时要与有效的瘢痕防治手段相结合，如按摩、保湿、防晒、弹力套加压治疗、物理治疗等。这些都超出本章讨论内容，不在本章节详细阐述。

在瘢痕成熟早期采用一些手术技巧可以减少后期重建的复杂性。这些技巧包括：跨关节焦痂切除时需留褶缝、皮肤移植物缝接顺应皮肤张力线、尽可能使用大张皮片、关节部位横向植皮、早期应用压力治疗、早期下地活动并功能训练[23]。

躯干皮肤修复后及供区（图 52-4 至图 52-6）会因为色素改变、毛细血管增生、瘢痕增生、瘢痕瘤及皮肤质地变化而受到影响，通常表现为局限或散在的瘢痕挛缩及容易破溃的不稳定瘢痕[24]（图 52-7 和图 52-8）。处理这些问题，首先要功能优先于外观，寻找合适的修复方式并且在适当的时期，避免外科手术影响瘢痕的成熟。

如果躯干皮肤足够松弛、能无张力闭合，可以择期切除瘢痕并直接缝合继发创面[25]。

由于腹部皮肤松弛并且组织量较多，在瘢痕

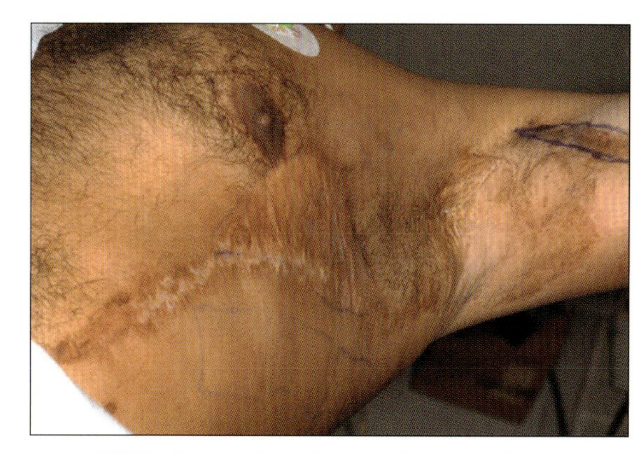

▲ 图 52-4　左侧胸壁电烧伤后瘢痕色素沉着改变

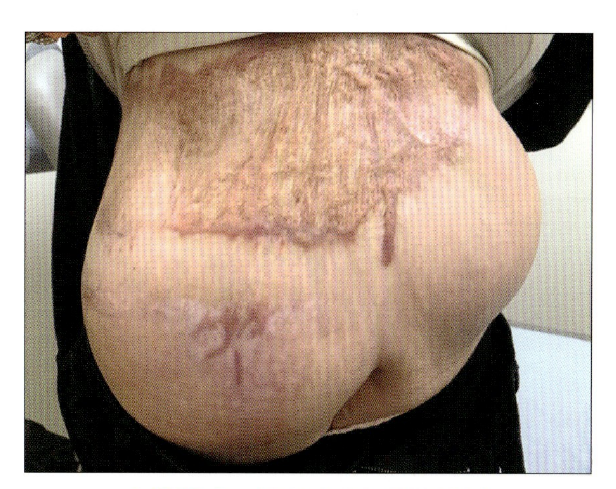

▲ 图 52-5　腹部火焰烧伤后瘢痕增生

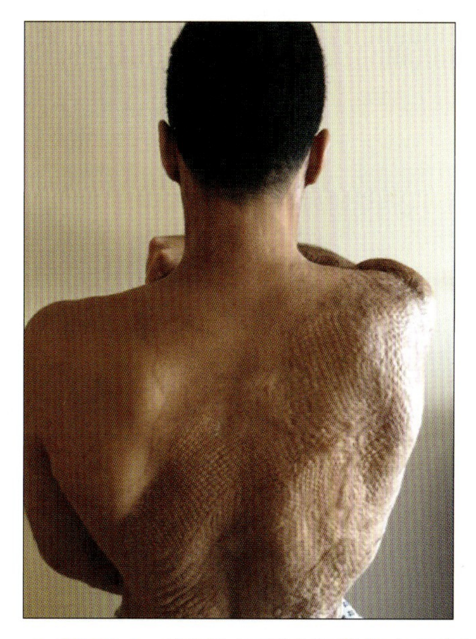

▲ 图 52-6　背部植皮后广泛网格状瘢痕改变

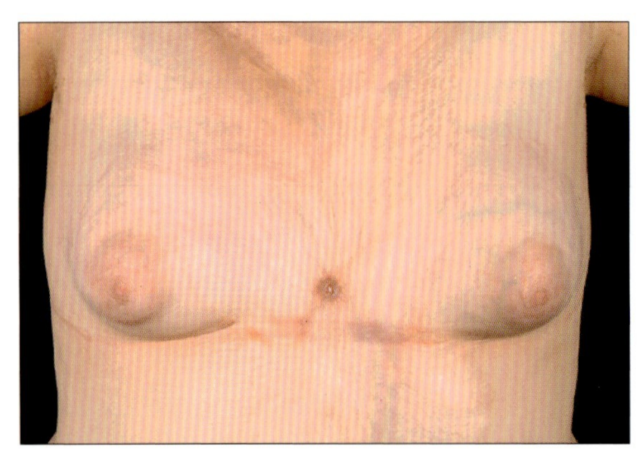

▲ 图 52-7　胸部火焰烧伤保守治疗后不稳定性瘢痕

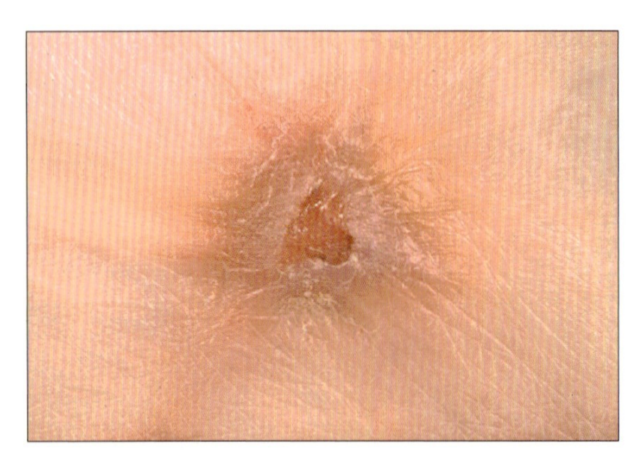

▲ 图 52-8　胸部火焰烧伤保守治疗后不稳定瘢痕特写

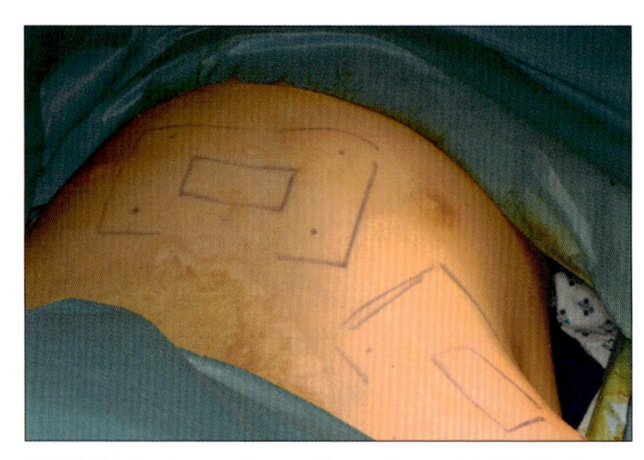

▲ 图 52-9　胸部烧伤后瘢痕，埋置软组织扩张器修复前皮肤标记

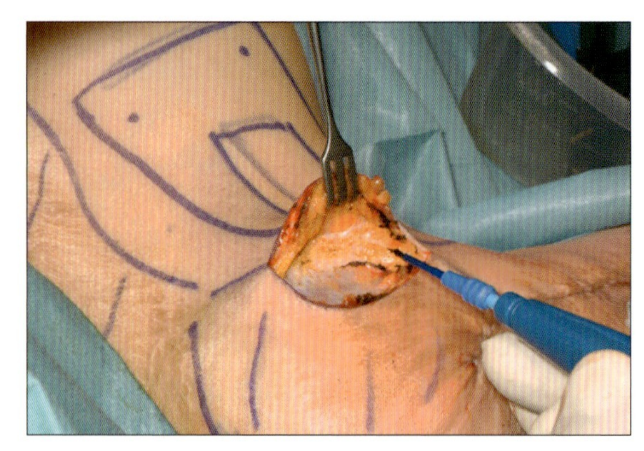

▲ 图 52-10　胸部烧伤后瘢痕修复，埋置渗透型组织扩张器，开始分离囊腔

切除后可以通过腹壁成形和吸脂瘦身手术使继发创面关闭 [26, 27]。

使用全厚皮片或真皮再生支架覆盖或修复是择期瘢痕切除后的下一步治疗。这些皮肤移植物能够给患者提供有弹性的重建皮肤 [28, 29]，甚至被证实可以抵抗怀孕后皮肤张力升高 [30]。

影响容貌的瘢痕一般缺乏弹性，应用软组织扩张技术，通过两期手术，可以使自体皮肤扩张，然后结合皮瓣技术 [31] 给躯干修复带来可能。一期手术先把扩张器埋置在邻近瘢痕的正常皮肤下，适度扩张甚至超量扩张 [32] 达到预期效果后，再切除瘢痕并通过扩张皮瓣推进、转位或旋转的方式覆盖继发创面。一般认为置入扩张器越大修复面积越多，矩形扩张器扩张效率高、扩张瓣推进转移利用率高 [33]。传统的扩张器通过一个细管与注射壶相连，注射壶一般放置在远离扩张器的骨性突起处。近年来，渗透型自膨胀组织扩张器的使用为瘢痕切除后缺损的重建和修复引入了一种新的选择，可以避免反复注水操作，尤其适用于儿童患者 [34]。

渗透型组织扩张器的埋置需要仔细游离出合适的腔隙来放置假体。由于渗透型扩张器在放置后 2 周会快速地膨胀增大，所以对于早期使用者重要的是要掌握其渗透容量曲线。

扩张器埋置的位置离瘢痕越近，扩张囊外露的风险也越大。渗透型扩张器的置入步骤如图 52-9 至图 52-14。术后一月要每周随访患者，观察伤口并评估扩张器是否破裂或伤口是否裂开，然后每月随访直至二期手术。二期手术包括扩张器取出、瘢痕切除和皮瓣推进修复缺损（图 52-15 至图 52-18）。

三、躯干边界区的修复重建

颈部、腋窝和腹股沟区的早期修复重建将在

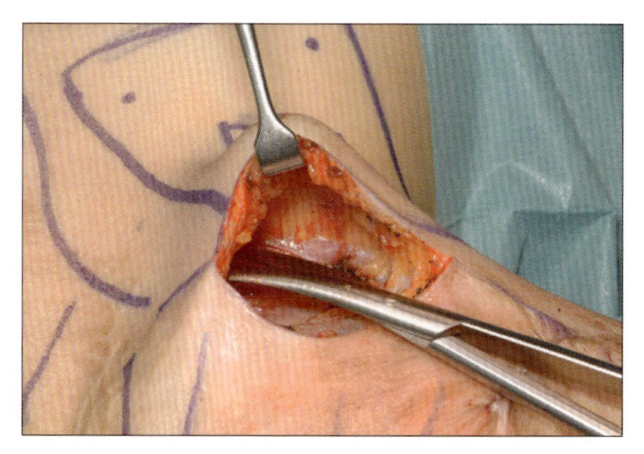

▲ 图 52-11　胸部烧伤后瘢痕修复，埋置组织扩张器，囊腔分离中

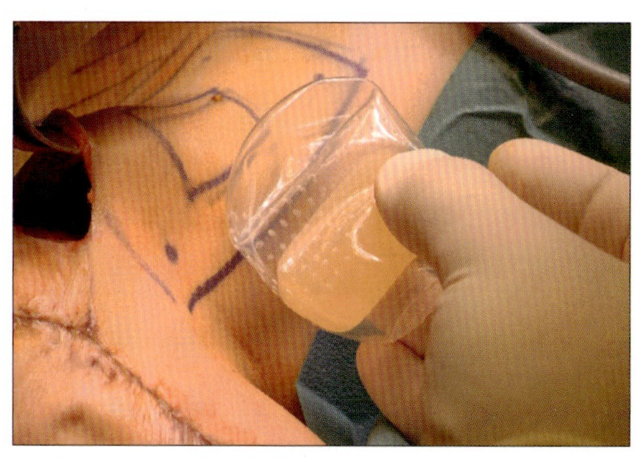

▲ 图 52-12　胸部烧伤后瘢痕修复，埋置组织扩张器，准备放置扩张器于腔隙中

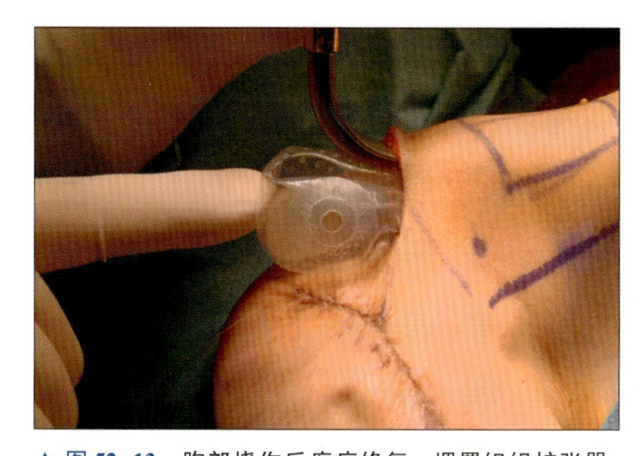

▲ 图 52-13　胸部烧伤后瘢痕修复，埋置组织扩张器，放置扩张器于腔隙中

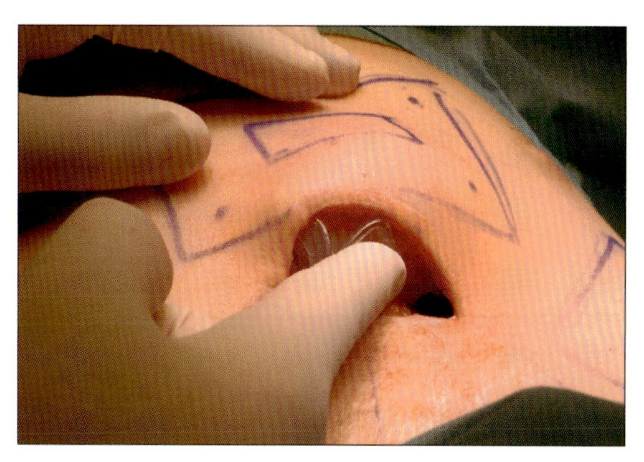

▲ 图 52-14　胸部烧伤后瘢痕修复，埋置组织扩张器：扩张器置入囊腔后

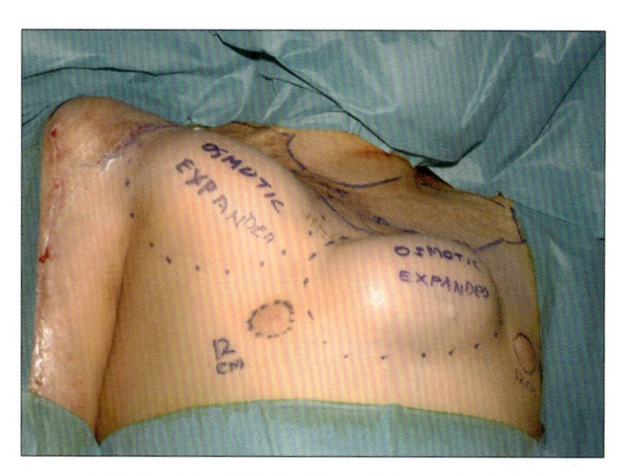

▲ 图 52-15　扩张器术后 2 个月，二期手术前

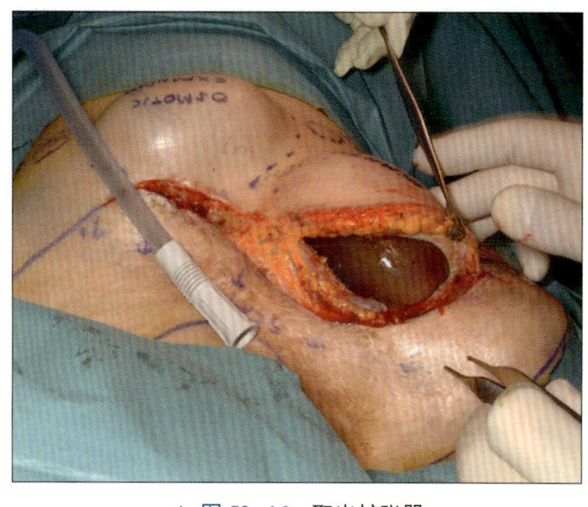

▲ 图 52-16　取出扩张器

不同章节讨论。毗邻这些区域的躯干瘢痕引起挛缩的都需要修复，方法包括我们熟知的组织重排等修复技术，如 Z 字成形、皮肤移植、真皮支架移植或皮瓣移植。

以下的临床病例展示了这些方法。一位 21 岁男子因 4 年前 40% 烧伤，躯干瘢痕引起右侧胸、右腋窝和颈部挛缩来我院就诊（图 52-19）。

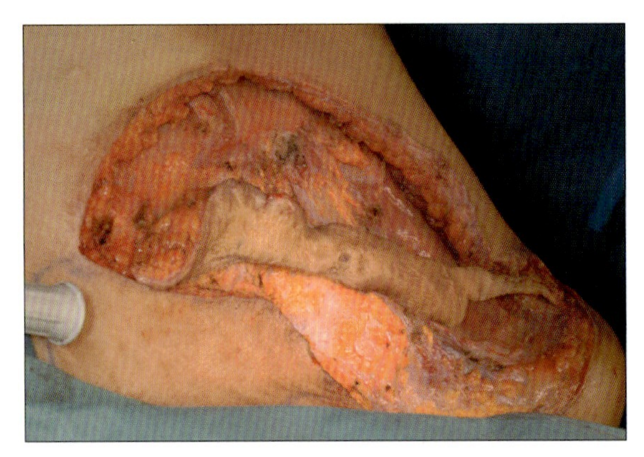

▲ 图 52-17　瘢痕切除

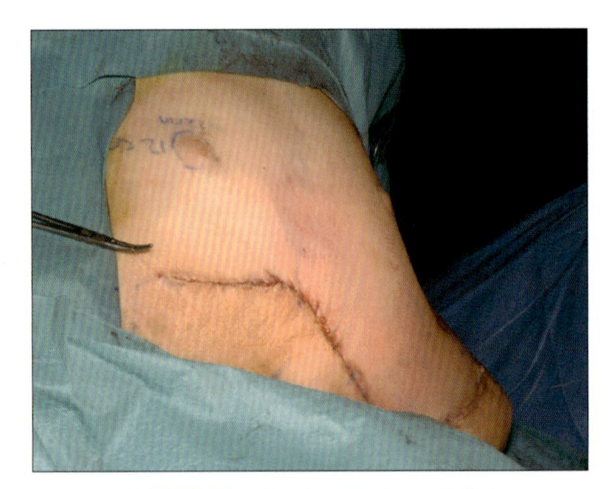

▲ 图 52-18　扩张皮瓣推进，伤口缝合

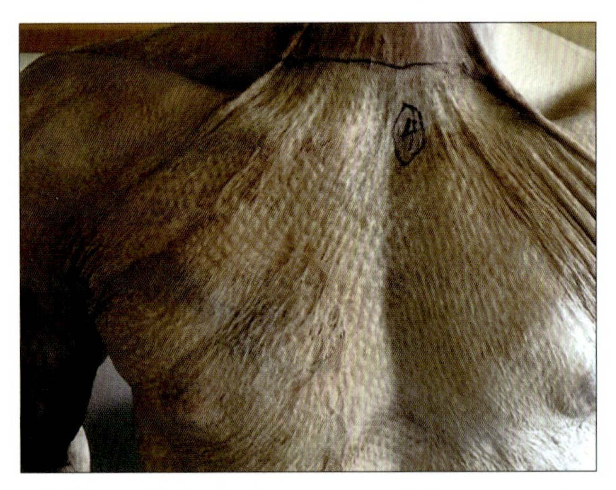

▲ 图 52-19　烧伤面积 40% 的患者胸部广泛瘢痕形成

颈部瘢痕挛缩采用真皮替代物（Matriderm）联合大张薄皮片移植修复。右侧胸壁挛缩采用连续 Z 字改形松解修复（图 52-20），右腋前襞瘢痕挛缩采用标准 Z 字整形修复（图 52-21），腋后襞挛缩采用五瓣法松解（图 52-22）。

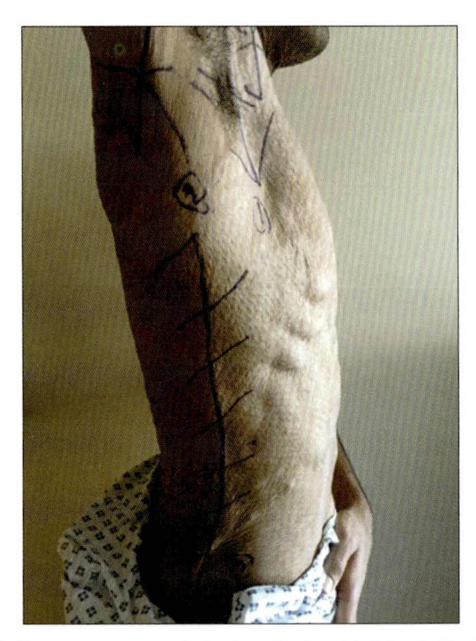

▲ 图 52-20　沿右侧胸壁线性瘢痕挛缩带设计的连续 Z 字整形设计线

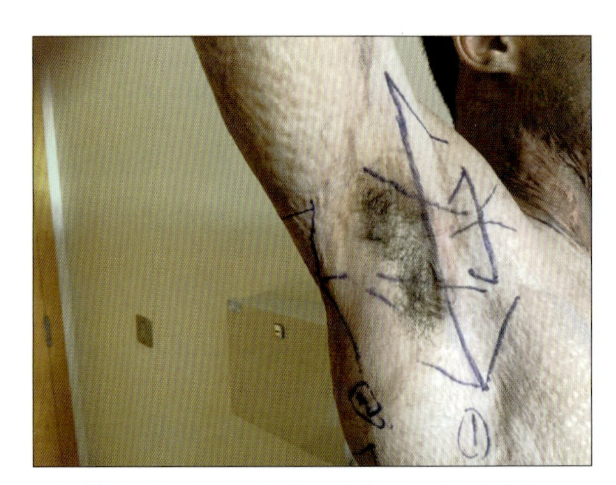

▲ 图 52-21　右侧腋窝瘢痕挛缩带的 Z 字整形设计线

创面愈合后，这些挛缩基本上都通过上述方法得到了解决。

四、乳房的修复重建

乳房烧伤的处理是躯干重建中特殊独立的一部分。应用于乳房重建手术的特殊步骤与乳房独有的发育阶段密切相关。因此，乳房修复对于青春期前的年轻女孩来说是尤为重要的，因为乳头的缺失是极为明显的。

一旦乳房毁损和畸形产生，准确的评估、特性描述和整复计划对于及时且成功的修复是至关重要的 [35, 36]。

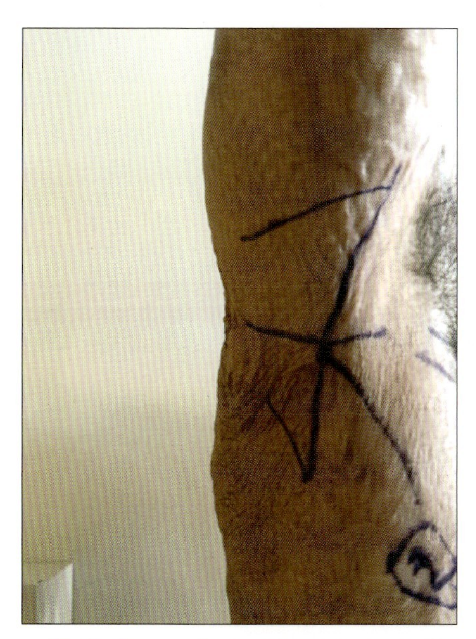

▲ 图 52-22 右侧腋后襞的五瓣成形设计线

青春期的烧伤瘢痕会导致乳房发育不良，乳头乳晕复合体、乳房及乳房下皱襞的移位 [37]。

为保留青春期前女孩的乳房发育，一定要注意避免切除蓓蕾期的乳房组织 [38]。

孕期和哺乳期烧伤通常采用削痂后刃厚皮片移植的方式促进创面愈合，在此期间允许哺乳，尽可能减少对母亲和胎儿的潜在危害。哺乳期妇女可以使用溴隐亭停止哺乳并使腺体退化，尽早促进组织愈合 [39]。

乳房烧伤后遗症可根据表 52-1 所述进行分类。

烧伤引起的乳房瘢痕挛缩畸形可以是乳房本身瘢痕所致，也可以是乳房外的瘢痕引起。跨越乳房下皱襞的烧伤瘢痕可表现乳房扁平和乳房边界缺失。累及乳房体还会导致乳房发育受限、发育不良甚至不发育。乳房发育的不对称会给女性带来心理焦虑和女性化特征的感知缺失。

表 52-1 烧伤后乳房畸形的分类

位　置	单侧 双侧
范　围	全部 部分
解剖位置	乳房丘 乳头乳晕复合体 乳房下皱襞
畸　形	挛缩：直接（间接） 发育不良 未发育
对称性	

（一）乳房修复的原则

一旦乳房开始发育，青春期前就行烧伤乳房重建效果最好。瘢痕成熟需要等待，通常在成人期较早时候进行修复。选择合适的瘢痕松解时间相当重要，在青春期后发育过程中可避免乳房发育不全。为了优化乳房外观，可能需要在整个青春期进行阶段性的重建。

需要常规记录皮肤和瘢痕质量、瘢痕挛缩类型（本身或外部）、乳头乳晕复合体位置、乳头距离胸骨上切迹距离、乳房基底尺寸，以及双乳间对称性、形状、大小的区别。此外，记录哪些组织缺失和哪些组织残留也是重要的。

同样重要的是记录可供利用的供皮区位置（包括全厚皮和刃厚皮），检查背部背阔肌的供瓣区及全身可供利用的游离皮瓣的区域，包括下腹部的腹壁下动脉穿支皮瓣、大腿内侧的股薄肌皮瓣、臀部的臀上动脉穿支皮瓣。此外，需要评估侧腰部、臀部及上腹部的脂肪堆积量，以便选择自体脂肪移植的可能抽吸脂肪的部位。

改善烧伤乳房外形的修复方法包括早期通过皮肤移植和 Z 字成形组织重排来重塑躯干。特殊的乳房修复方法包括：乳头重建、假体植入、自体脂肪移植、游离组织移植，以及健侧乳房缩小使得双侧乳房对称。烧伤后乳房重建的原则概括如框 52-1。

框 52-1 烧伤乳房重建原则

- 瘢痕挛缩松解
- 植皮覆盖难看及疼痛瘢痕
- 替代毁损结构包括乳房丘和乳头乳晕复合体
- 恢复对称性

（二）松解并覆盖瘢痕

瘢痕松解是为了增加乳房皮肤的面积，就

是通过使用或不使用真皮再生支架的刃厚皮片移植来覆盖乳房下皱襞、乳晕周围区域、胸骨区和腋前区。这样有助于增加组织量、改善乳房外形（图 52–23）。

通过传统的组织扩张术，或利用远位（游离）皮瓣移植也可以使乳房皮肤扩大[40]。

采用扩张的逆行腹壁成形术，通过松解和皮瓣推进可重建乳房下皱襞[41]。

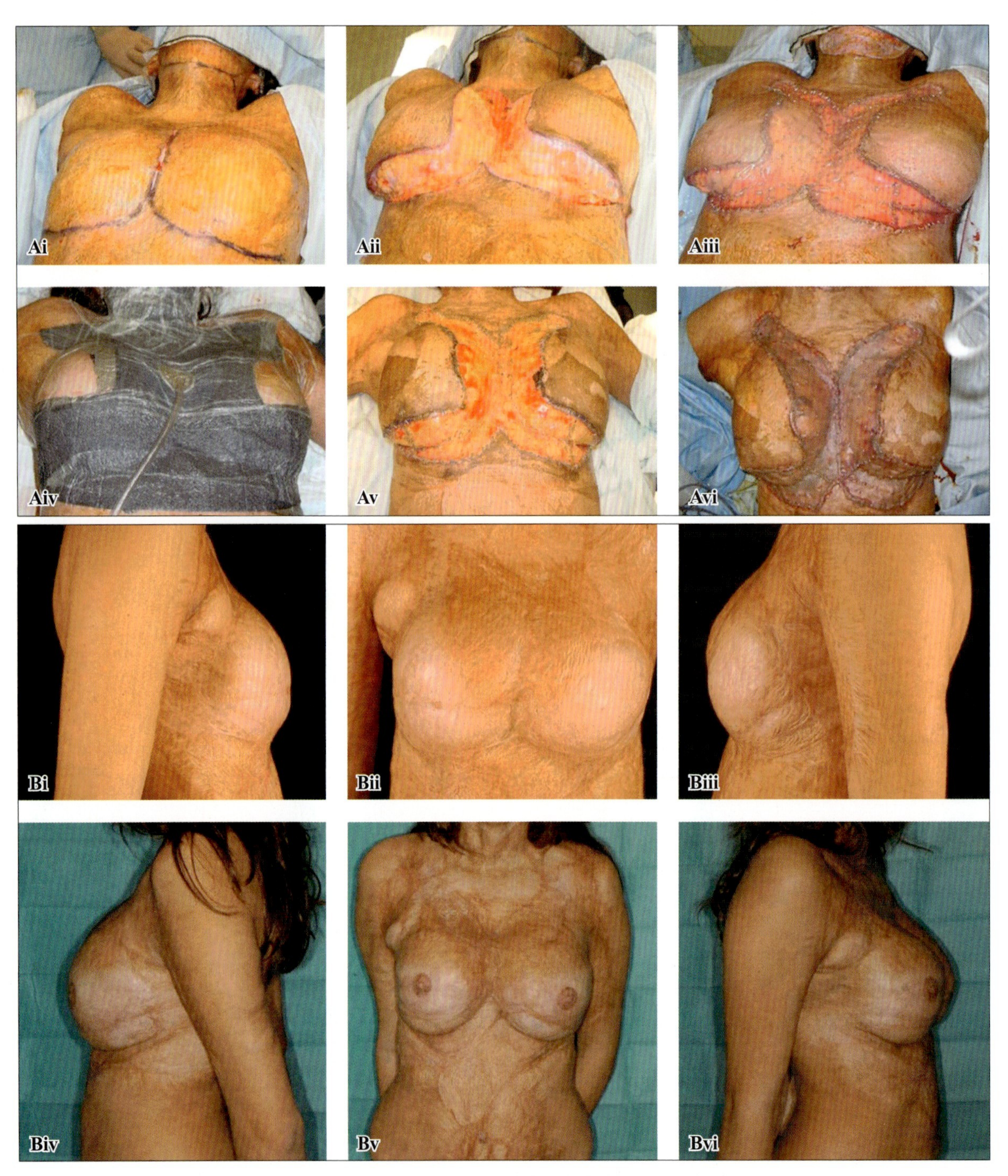

▲ 图 52–23　乳房瘢痕挛缩松解

Ai. 计划松解不对称乳房和乳房下皱襞挛缩瘢痕；Aii. 沿切口松解，注意皮肤缺损；Aiii. 真皮支架覆盖缺损；Aiv. 采用负压固定真皮支架，防止移位；Av. 真皮支架有待自体皮移植；Avi. 二期大张皮片覆盖真皮支架；Bi 至 Biii. 术前；Biv 至 Bvi. 乳头乳晕再造术后，乳房挺拔度、乳沟、乳房下皱襞明显改善

（三）乳房部分缺损的替代：乳房丘的重建

通过假体填充和自体组织移植可以实现乳房的增大。使用开放或内镜方式植入软组织扩张器，可以拉伸瘢痕而增大乳房（图 52–24）[42]。

为避免植入假体外露，需要埋置在肌肉下层并利用带蒂背阔肌皮瓣覆盖。

软组织扩张联合分期应用真皮支架（Integra）是减轻乳房发育不全的可靠方法[43]。

一期：瘢痕松解，肌肉下层埋置扩张器，Integra 覆盖胸前壁；二期：1 个月后，Integra 移植，定期扩张；三期：扩张器取出，永久硅胶假体替代。

在乳房无发育的病例中需要全乳房再造。如果乳房腺体蓓蕾损毁，乳房再造就是皮肤组织松弛的情况下肌层下假体填充或者采用一系列皮瓣移植进行再造。通常包含皮肤和乳房体积充填组织的移植，通过肌层下组织扩张器、带蒂背阔肌瓣或游离皮瓣（包括腹壁下动脉穿支皮瓣、股薄肌皮瓣、臀上动脉穿支皮瓣）[44, 45]，或扩张器与皮瓣相结合的方式（图 52–25）[46]。脂肪移植可用于重建和瘢痕调整[47, 48]。

（四）乳头乳晕复合体重建

通常在乳房组织量和形状解决后，二期重建乳头乳晕复合体。根据烧伤后乳头乳晕复合体残留情况，采用全部或次全方式再造。次全乳头乳晕再造就是采用瘢痕松解植皮的方法。

全乳头乳晕复合体再造可采用局部皮瓣，诸如滑行皮瓣或 C–V 皮瓣，但可能是会因瘢痕皮肤缺乏弹性、术后乳头突起不够而受到限制。

再造乳晕采用全厚皮片移植或纹绣方式（图 52–23 Bi 至 Bvi）。

（五）不对称乳房的矫正

双侧乳房对称化手术包括隆乳术、缩乳术，

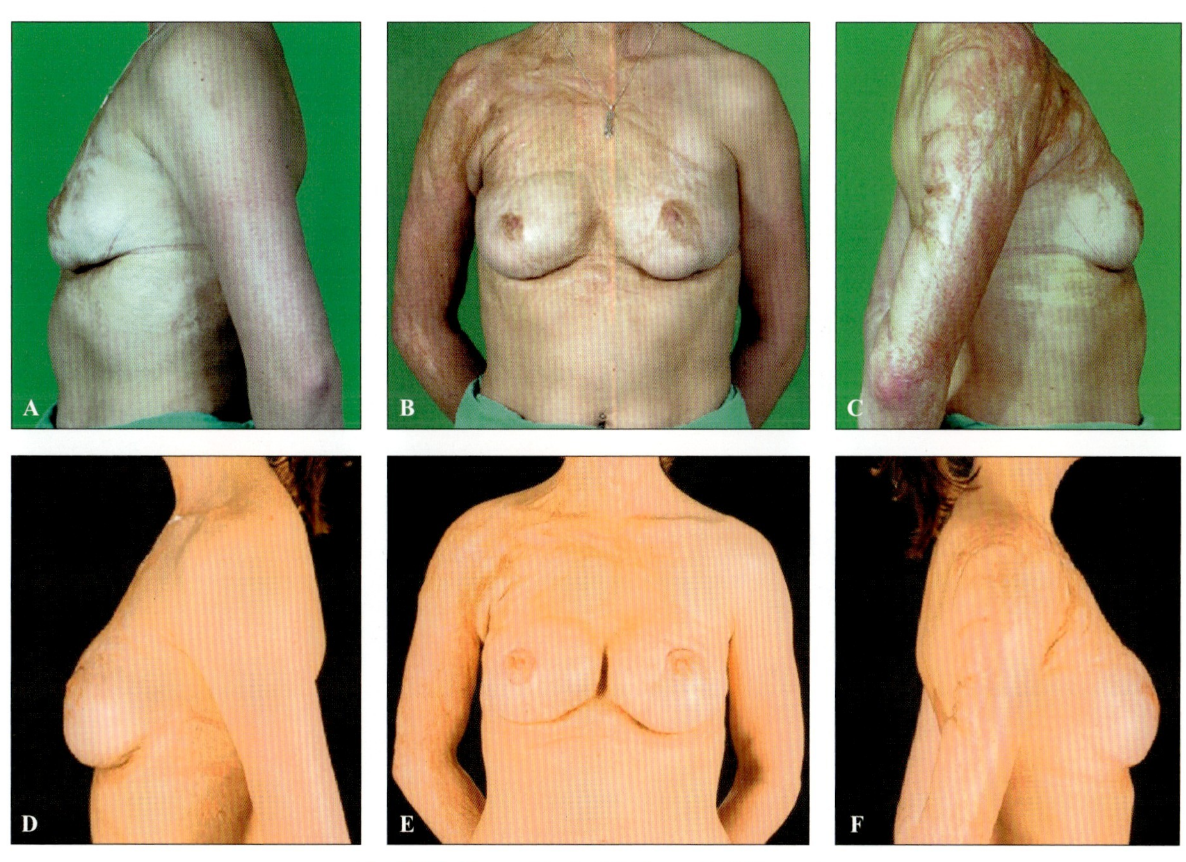

▲ 图 52–24　采用软组织扩张器重建烧伤后乳房

A 至 C. 术前：乳房扁平、下垂、乳沟界限不清；D 至 F. 双侧软组织扩张器植入术后 5 年：乳房凸出度、乳沟、乳房大小的改善

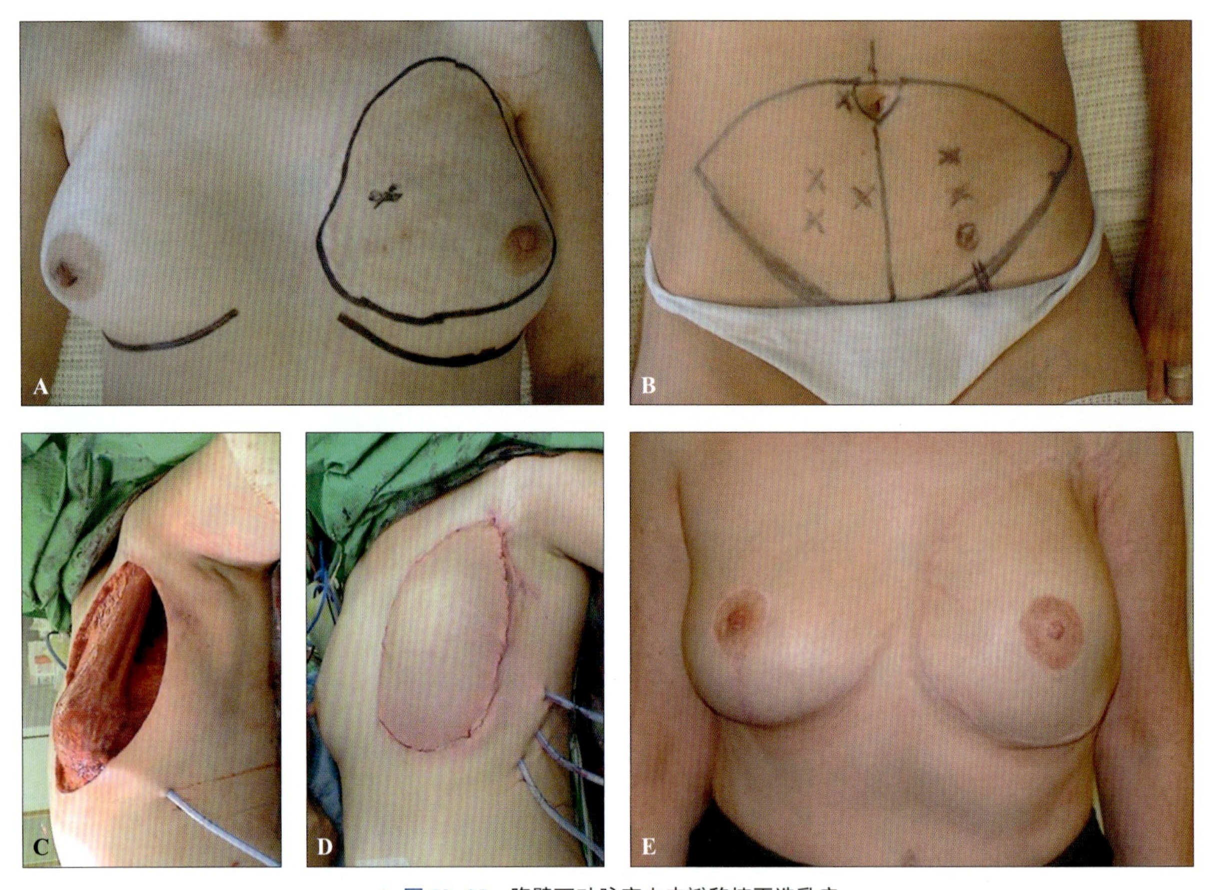

▲ 图 52-25 腹壁下动脉穿支皮瓣移植再造乳房

A. 左乳烧伤后因乳腺癌行乳房切除术；B. 标记腹壁下动脉穿支皮瓣及穿支血管；C. 乳腺切除术后，胸肌下假体植入；D. 转移腹壁下动脉穿支皮瓣至胸部创面；E. 乳头乳晕复合体再造及对侧乳房成形术后外观基本对称

以及通过乳房上提缩小术使乳房塑形等。

虽然要保持谨慎态度，但是由缩乳术导致的移植皮片或乳头乳晕复合体的血供阻断风险的顾虑也没有被充分证实。乳房缩小成形术在这组患者中是安全的，风险很小。

五、结论

乳房烧伤的早期治疗遵循烧伤治疗的基本原则，包括液体复苏和合理的创面处理，尽量保留真皮及乳头乳晕。这样可以最大程度减少烧伤畸形，最大程度为重建提供可能。乳房重建原则包括乳房形状、大小、乳头乳晕复合体、乳房下皱襞及对称性的保留和恢复。软组织覆盖适用于复杂化的阶梯修复原则，包括对称化手术。

烧伤后肩肘髋膝关节挛缩畸形的处理

Management of Contractural Deformities Involving the Shoulder (Axilla), Elbow, Hip, and Knee Joints in Burned Patients

第53章

Karel D. Capek　Ramon Zapata-Sirvent　Ted T. Huang 著

张丕红　郭　乐　何志友 译

一、概述

烧伤一般很少会损伤关节，但关节功能却经常会因为烧伤而受到影响。烧伤患者出现的关节问题和畸形几乎都是由瘢痕挛缩后关节运动受限和功能锻炼不足导致的。烧伤康复后期常常需要处理关节运动障碍。

二、烧伤后肩肘髋膝关节挛缩畸形

（一）瘢痕挛缩畸形的形成原因

关节屈曲位，本应是身体的舒适体位，但却常常是病患表现出的典型特征。尽管确切的原因还不完全清楚，但是静息状态下伸肌群和屈肌群间肌纤维收缩力的差异是一个重要原因。此外，当机体缺乏足够的肌群运动，关节屈曲力度会增加，这在烧伤患者中经常发生（图 53-1）。因烧伤治疗时躯体长期不活动，关节周围的瘢痕挛缩产生，都进一步影响了关节的活动。

经常在大面积烧伤患者中出现的关节病变亚型是异位骨化。这可以累及任何一个关节，但肘关节是最容易受影响的。最初的症状是进行性活动疼痛、充血和肿胀。当烧伤后关节疼痛出现时，要高度怀疑是否是异位骨化导致的疼痛，并与烧伤疼痛鉴别[1-3]。异位骨化患者的夹板固定和运动康复治疗与常规的烧伤康复是不同的，稍后会列出。

（二）烧伤后肩肘膝关节挛缩的发生率

烧伤治疗需要长期卧床、肢体缺乏运动和关节活动受限，因此导致关节功能障碍。因此，每一个关节（如脊柱、下颌、肩、肘、腕、手指、髋、膝、踝和足趾）都易受到影响。在上述关节中，肩关节、肘关节、髋关节和膝关节的挛缩畸形是相对常见的。因为这些关节活动范围大、肌肉控制同步性差，加上烧伤患者容易引起关节挛缩畸形，导致这些关节畸形发生率明显增高。一项关于过去 25 年得克萨斯州加尔维斯顿圣地兄弟会烧伤医院 1005 名烧伤患者的回顾性分析研究指出，肘关节是最易受影响的部位。其中 397 名患者出现肘关节瘢痕挛缩畸形，283 名患者发生膝关节瘢痕挛缩畸形，248 名患者出现腋窝瘢痕挛缩，髋关节挛缩是相对较少的，只有 77 例（表 53-1）。

（三）夹板治疗控制肩肘膝关节挛缩的有效性

尽管 Cronin 在 1955 年就证实颈部夹板固定治疗在颈部瘢痕挛缩术后预防再次挛缩的有效性[4]，但直到 1968 年加尔维斯顿圣地兄弟会医院烧伤中心的原外科主任 Larson 和前首席职业治疗师 Willis 利用热塑材料制造夹板并支撑固定颈部和四肢，并把夹板治疗列为烧伤创面处理常规措施之一[5-8]。

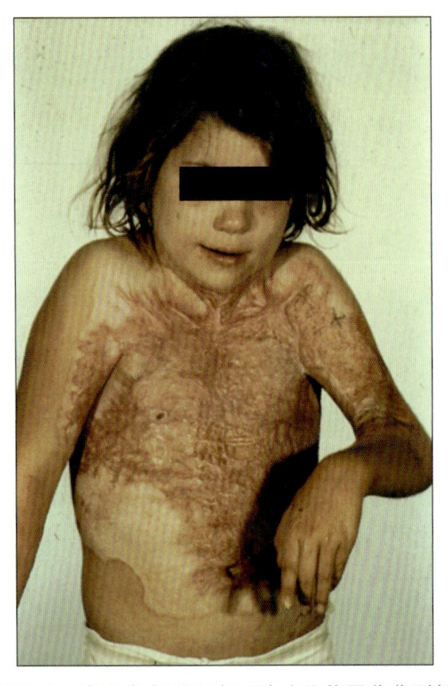

▲ 图 53-1 烧伤患者采取肩肘髋膝关节屈曲典型舒适体位摆放后形成的严重挛缩畸形

表 53-1 关节畸形的分布

部位	数量
肩（腋窝）	248
肘关节	397
髋关节	77
膝关节	283
总数	1005

在过去 30 年，固定颈部、肘关节和膝关节的装置，如颈托、三点式伸直夹板、热塑材料支具等，在圣地兄弟会烧伤医院和得州加尔维斯顿得州大学医学部医院被用于烧伤患者的治疗。由于传统的肩关节夹板支具不适合腋窝烧伤患者，如“八字形”绑带，于是用热塑材料制作的“飞机夹板”被用来支撑固定腋窝。

1977 年已经有一项回顾性研究，分析 625 名肩肘膝等大关节瘢痕挛缩的烧伤患者采用夹板固定的有效性。这些患者中有 961 处关节部位的烧伤。其中，356 处腋窝瘢痕，357 处肘关节瘢痕，248 处膝关节瘢痕。没有使用夹板固定治疗的腋窝瘢痕挛缩畸形发生率为 79%，而通过夹板固定治疗后腋窝瘢痕挛缩畸形发生率降至 26%。佩戴夹板超过 6 个月的亚组患者瘢痕挛缩畸形发生率最低，只有 15%。伤后 6 个月内不持续佩戴夹板被认作夹板治疗失败的亚组患者瘢痕挛缩畸形发生率高达 80%，与不佩戴夹板组相同。对于肘关节，不佩戴夹板的患者有 55% 出现瘢痕挛缩，佩戴夹板的患者只有 12% 发生挛缩，若佩戴超过 6 个月挛缩发生率会进一步降至 6%。膝关节不佩戴夹板患者有 37% 出现瘢痕挛缩，佩戴夹板的患者只有 3% 发生挛缩，若佩戴超过 6 个月挛缩发生率会下降至 1%（表 53-2）。虽然夹板和支具可以有效预防关节瘢痕挛缩，但是夹板限制关节活动是否会影响关节处瘢痕组织的质量尚不完全清楚。通过本组患者二次手术的频率评估其有效性发现：219 名未佩戴夹板或支具的患者中超过 90% 需要修复手术；而佩戴夹板的患者只有 25% 需要外科手术治疗[9]。

表 53-2 肩肘膝关节瘢痕挛缩的发生率

	未行夹板治疗	已行夹板治疗	
		<6 个月	>6 个月
肩关节			
重度 / 中度	137	24	23
轻度 / 无	37	6	129
肘关节			
重度 / 中度	75	17	10
轻度 / 无	61	33	161
膝关节			
重度 / 中度	26	4	2
轻度 / 无	45	16	155

三、康复早期的处理

功能锻炼不充分，未使用关节夹板和支具，让患者处于舒适体位，都是烧伤后康复早期发生挛缩畸形的主要原因。此外，局部皮肤烧伤和烧伤瘢痕挛缩会使畸形进一步加重。为了使这些烧伤不良后果最小化，正确的体位摆放和关节夹板的应用必须成为烧伤治疗策略的重要措施之一。

只要患者条件允许，就需要实施这些治疗手段。

（一）体位摆放和关节夹板

1. 体位摆放

卧床时尽管患者多选择仰卧位，但有时还是会侧俯卧。头部应放置于中立位且使颈部轻度后仰。仰卧位时，肩胛间区放置小枕垫可使颈部轻度后仰。如果要摆放其他体位则可用颈托维持颈部体位。

2. 关节夹板

(1) 肩关节（腋窝）：肩关节需保持在外展 90° ～ 120° 前屈 15° ～ 20° 的位置。这个位置不仅可以避免臂丛神经过度牵拉，也可以维持肩关节的稳定。该体位最好使用楔形、槽状或飞机样泡沫夹板固定。在康复中期，常使用八字形绷带同时垫上衬垫保护腋窝，这样可以有效保持肩关节外展，同时也可防止肩关节过度前屈。

(2) 肘关节：烧伤患者经常发生肘关节屈曲畸形。如果不注意肘关节的瘢痕防治，常常会出现肘关节严重屈曲畸形。鹰嘴部位皮肤烧伤，若肘关节自由活动，常常会出现鹰嘴部位关节外露。肘关节伸直夹板（图 53–2）或跨肘关节三点式伸直支具（图 53–3）可以有效避免上述情况出现。如果考虑肘关节发生异位骨化，该支具应具备便于肘关节可活动到屈曲 90° 的功能位，以有效避免伸直位关节僵直。

(3) 腕关节：在手部烧伤且没有合理使用夹板的患者中常常出现腕关节挛缩畸形。应使用托手夹板使腕关节保持在背伸 30° 位置（图 53–4）。

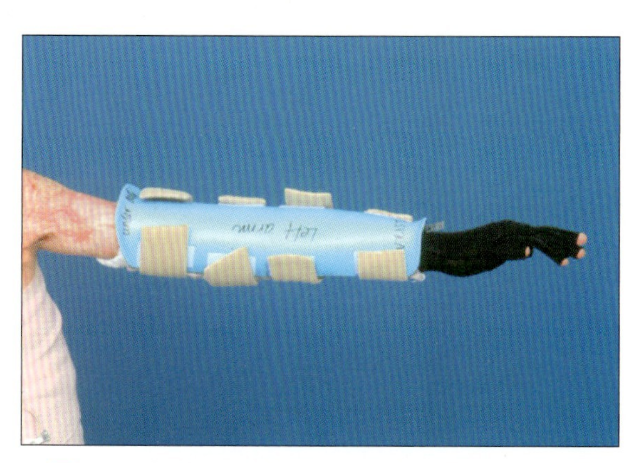

▲ 图 53–2　采用热塑材料制成的夹板限制肘关节屈曲挛缩

(4) 髋关节：如果髋关节没有长时间固定在屈髋位的话，髋关节的挛缩畸形是相对比较少见的。患者通过俯卧位可以实现髋关节伸直。仰卧位时可以使用支具或踝套保持髋关节外展 15° ～ 20°。

(5) 膝关节：烧伤患者较常出现的另外一种畸形是膝关节屈曲畸形。与肘关节相同，膝关节非控制的屈曲动作可能会导致膝关节外露，特别是在髌骨处严重烧伤的情况下。这时，保持膝关节完全伸直位是治疗措施中相当重要的一个内容。通过膝关节夹板或三点式膝关节伸直支具可以确保膝关节保持完全伸直位（图 53–5）。

（二）训练

尽管康复训练是烧伤患者治疗中必不可少的一部分，但需患者度过休克期且病情较平稳时才开展训练。训练的初级目标是保持关节功能的完

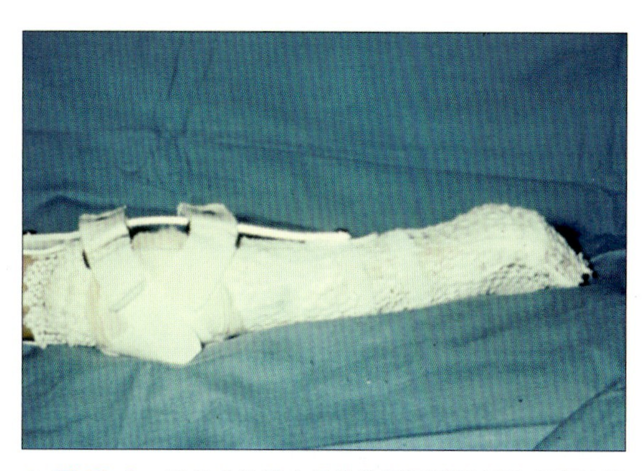

▲ 图 53–3　三点式伸直支具作为矫正器用于伸直挛缩的肘关节或固定肘关节于完全伸直位

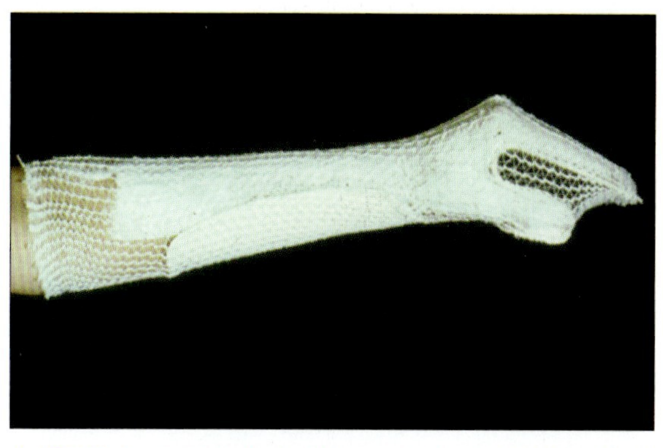

▲ 图 53–4　手部夹板使手维持安全位，即远端指间关节和近端指间关节完全伸直、掌指关节屈曲 70°、腕关节背伸 30°

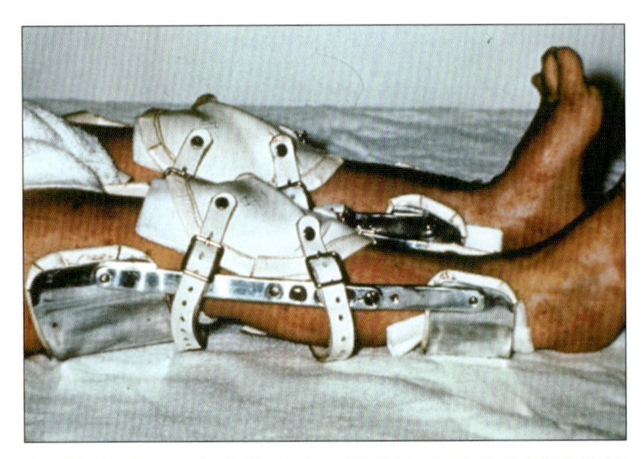

▲ 图 53-5　三点式伸直支具用于治疗膝关节屈曲挛缩畸形

整性和肌群的力量。在大多数情况下，都是通过人工被动活动关节，使肌群被动得到锻炼。根据患者受伤程度及关节受累范围的不同，康复训练的频率和强度都不相同。在允许范围内，治疗应尽可能加强，次数越多越好。

四、康复中期的处理

伤后第 2 个月到第 4 个月被认为是烧伤康复中期。在这个阶段，随着皮肤创面修复，烧伤患者会获得生理功能的全面恢复；同时，尽管烧伤创面愈合满意，受伤部位瘢痕增生还是相当活跃。其增生的典型表现是：胶原蛋白大量合成，创面成纤维细胞群中成肌纤维细胞数目持续增多[10, 11]，而这种细胞数量的变化是导致瘢痕挛缩的主要原因。由此可见，持续的关节夹板固定和烧伤部位加压治疗，对控制随后的瘢痕组织形成和瘢痕挛缩引起的变化至关重要。

（一）体位摆放和关节夹板

关节夹板及体位摆放与烧伤康复早期是相同的。肩关节要被固定在外展 90° ～ 120°、前屈 15° ～ 20° 的位置。带腋窝衬垫的八字形绷带用于保持肩关节的位置（图 53-6）。肘关节和膝关节通过三点式伸直支具或夹板保持完全伸直位置。压力衣或弹力套应联合夹板使用。若因手术不方便使用压力衣、弹力套或八字形绷带，可改用飞机样夹板（图 53-7）或三点式支具支撑固定腋窝、肘关节和膝关节。

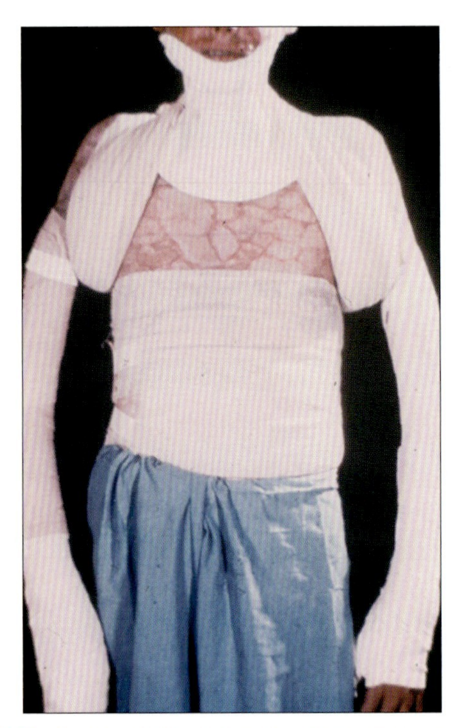

▲ 图 53-6　弹力绷带八字形包扎保持肩关节外展。腋窝垫用于腋窝皱襞的加压治疗

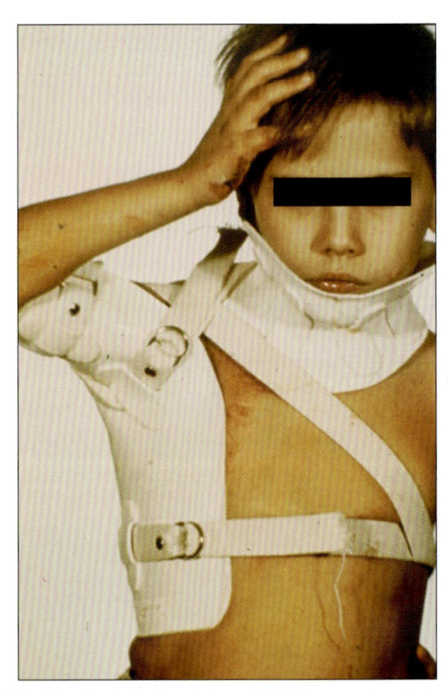

▲ 图 53-7　热塑材料制成的飞机型支具用于保持肩关节外展位，随着关节活动度的增加，支具撑开的角度也可增加

（二）压力衣

1968 年圣地兄弟会烧伤医院最初采用压力套治疗四肢的烧伤创面，以提供创面愈合的力学支撑，可以有效减轻组织水肿，软化瘢痕。即使

创面正处于愈合过程中，四肢烧伤创面的加压治疗也可以通过弹力绷带轻松实现。四肢弹力绷带应从手或足开始，向肢体近端交叉缠绕，然后夹板贴于绷带上。重要的是需要每天反复缠绕 3、4 次弹力绷带。四肢采用弹力绷带包扎可以产生 10 ～ 25mmHg 的压力 [6, 12]。压力治疗需要连续 12 ～ 18 个月。

五、挛缩畸形的处理

即使采用了正确的夹板治疗和强化的康复训练，肩肘髋膝关节的挛缩仍然会发生。此时手术整复挛缩畸形就成为烧伤康复治疗的重要部分。但是手术时机是难以抉择的，需要对患者畸形进行详细的评估。术前需要明确以下内容：①关节活动受限的原因；②邻近部位组织可被有效用作整复的范围；③关节周围瘢痕的成熟程度。

（一）评估患者

很多原因都可以影响烧伤患者的关节运动。尽管瘢痕增生挛缩和移植皮片回缩是关节活动受限的最常见原因，但是烧伤后关节本身及其韧带结构的改变同样会限制关节运动。为了制定明确的治疗计划，必须进行详细的检查，包括关节 X 线片。

（二）非手术或微创方式纠正挛缩或僵直关节

可以通过微创或非手术方式恢复挛缩或僵直关节的运动 [5–9, 13]。反复“推”“拉”关节来拉伸关节周围挛缩的瘢痕和组织是物理疗法治疗挛缩或僵直关节的原则。这种关节松动治疗对一些因长时间的废用和瘢痕收缩引起的关节挛缩是相当有效的。

尽管关节松动物理治疗过程中，推拉时的压力或摩擦会导致皮肤破损，但是发生率是很低的。

1. 肩关节（腋窝）挛缩

肩关节周围形成的瘢痕挛缩带，多出现在腋窝皱襞部位，常常影响关节运动。瘢痕挛缩导致的关节僵直会因为缺乏运动进一步加重，尤其是患者更愿意采取舒适的体位摆放时。

有两种常见的非手术方式用于活动肩关节，一种是八字压力衣，另一种是飞机型支具。

(1) 八字压力衣：用弹力绷带结合腋窝衬垫以八字形方式缠绕于腋窝皱襞和肩关节周围，可以使肩关节前伸和外展。压力衣必须持续穿戴，只在清洗时脱下。持续穿压力衣 3 ～ 6 个月才能达到松解的目的。随着腋窝瘢痕的软化，关节活动度会增加。如果瘢痕肥厚、压力治疗效果不佳，松解的程度会受到限制（图 53–8）。

(2) 飞机型支具：支具是通过热塑材料制成的。支具的角度要在肩关节最大外展角度基础上再前伸 10° ～ 15°。肩关节外展和前伸（即手臂抬起的高度）可以使上肢远离上胸。需要注意保护上臂内侧和侧胸壁皮肤。随着肩关节外展角度增加，支具要定期更换。在绝大多数情况下，为了实现预期的松解目标，必须持续佩戴 1 ～ 3 个月（图 53–7）。

2. 肘关节和膝关节挛缩

这两个关节最常出现屈曲挛缩畸形。肘前方和膝后方的瘢痕会加重关节挛缩的程度。在实施手术前经常利用以下两种方式获得关节活动度和关节伸直。

(1) 三点式伸直支具：三点式伸展支具是由类似假肢或矫形器装置组成的。中间铰接的两个侧栏在末端与支撑槽相连。在侧栏的中部套上衬垫以适应肘关节和膝关节。支具要放置在肘窝前侧和膝关节后侧。用尼龙搭扣带佩戴好支具（图 53–2 和图 53–3）。

关节可以达到的伸展角度取决于关节僵硬的程度。支具伸展角度最初由关节挛缩的角度决定。伸直的程度通过收紧鹰嘴或髌骨处的衬垫控制。随着关节逐渐灵活，伸直程度就会逐渐增加。支具可能导致局部皮肤破损，但是不常见。由于少儿肢体较短，三点式伸直支具所产生的杠杆牵引力较小，应用会受到限制。这种情况下，需要用到骨牵引技术。

(2) 骨牵引技术：利用骨牵引技术恢复挛缩关节活动度，需要经皮将斯氏钉固定在桡骨（松动肘关节）或胫骨（松动膝关节）。斯氏钉要穿

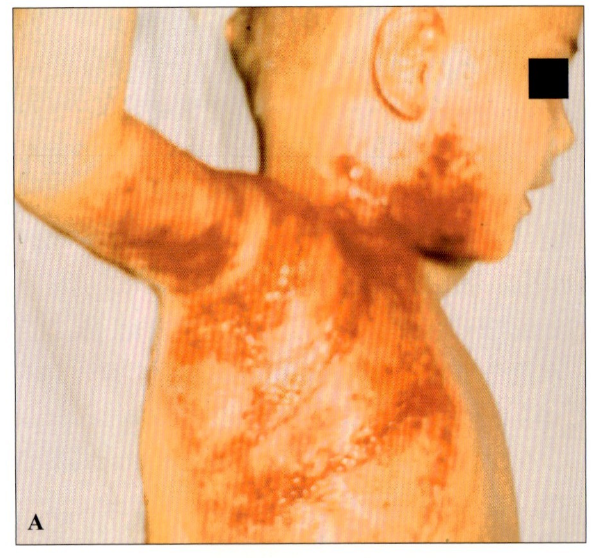

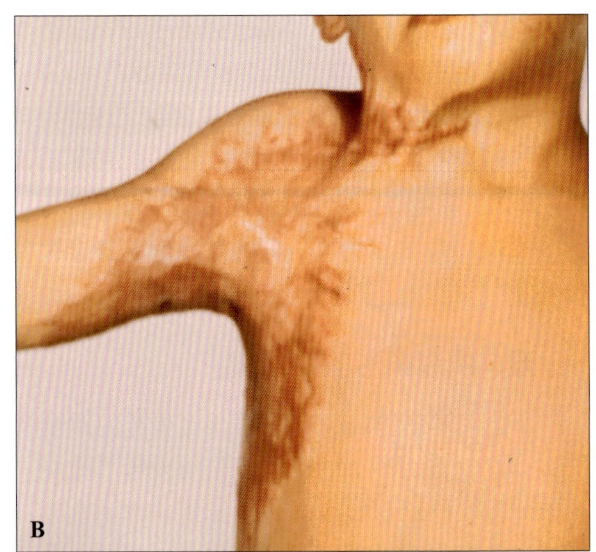

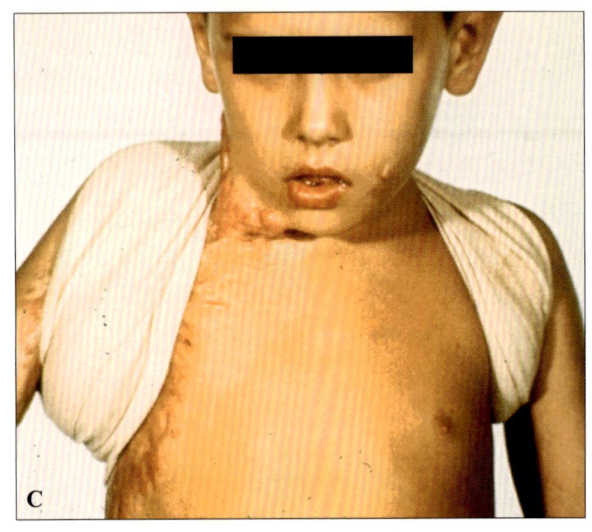

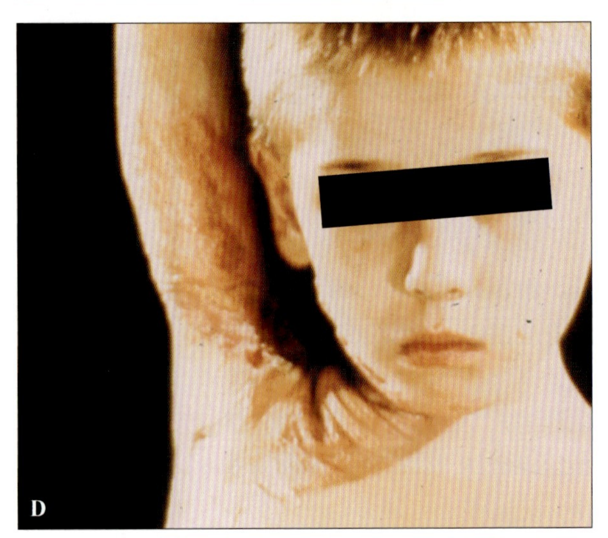

▲ 图 53-8 **A.** 6 岁男孩颈部至右侧胸壁（包括腋窝）的烧伤；**B.** 颈部和腋窝的瘢痕挛缩产生的颈部及右上肢功能障碍；**C.** 八字形绷带用于保持肩关节外展，治疗 12 个月；**D.** 使用压力治疗恢复了右肩关节外展功能及关节活动度

过两侧的骨皮质并固定在桡骨或胫骨的远端 1/3 处。利用 10 ～ 15lb 的重量连接滑轮牵引装置对长骨连续不断的牵引，从而达到松动挛缩关节的作用。

对于肘关节屈曲挛缩畸形，患者应仰卧，滑轮牵引装置将提供水平和垂直向下的拉力（图 53-9）。

患者俯卧位，在踝关节放置一个重物，可通过拉伸小腿来松解膝关节挛缩，从而替代骨牵引装置。这种技术尤其适用于那些轻度膝关节屈曲畸形的患者。牵引要持续一段时间，每天反复多次（图 53-10）。

持续牵引会导致关节皮肤破损，但是由此产生的感染发生率并不高。可以用外科敷料或生物敷料临时覆盖创面。一旦关节挛缩被充分矫正，创面就按预期方案进行封闭。

（三）挛缩关节的手术治疗

当采用非手术治疗瘢痕挛缩效果不佳或关节功能完整性处于危险之中时，要考虑手术治疗。

1. 术前评估

术前查看患者并检查受累关节，评估以下特征：①评估关节挛缩程度，测量关节主动与被动活动度，完善 X 线片以了解关节结构完整性；②测量瘢痕范围与厚度，通常在关节处瘢痕是最

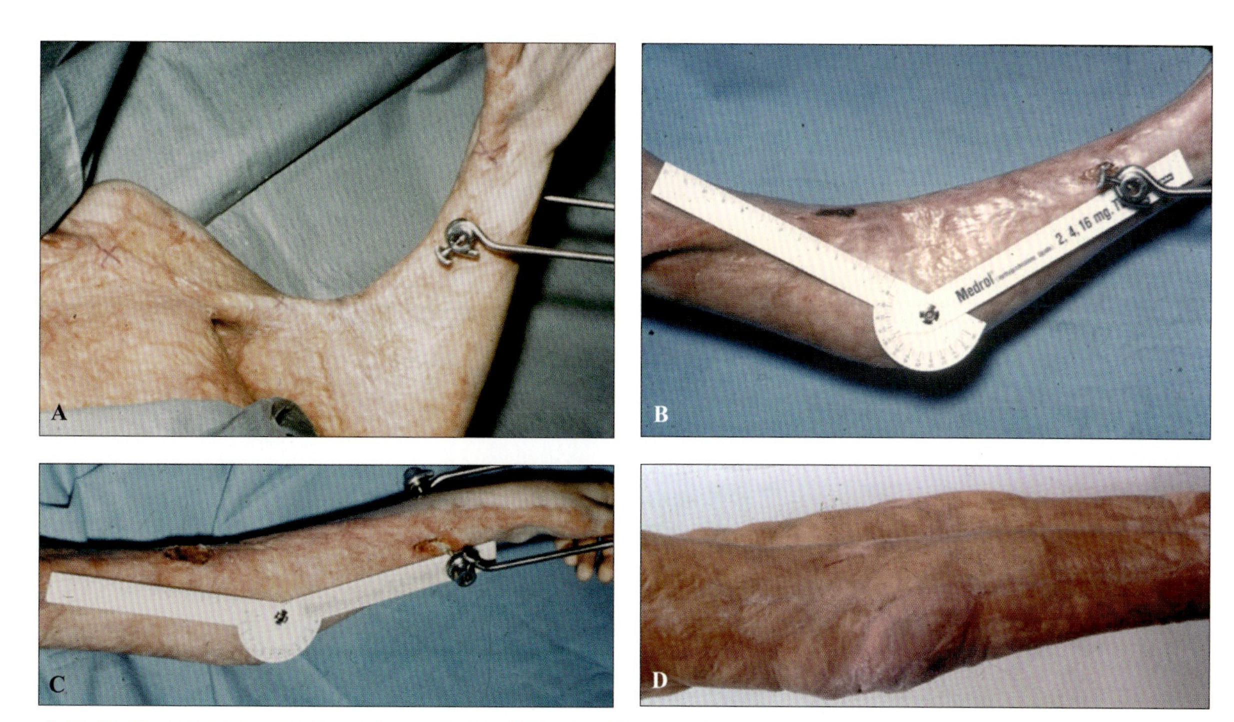

▲ 图 53-9　尽管左肘关节没有受损，但瘢痕导致了严重的左肘关节挛缩畸形，斯氏针插入桡骨远端 1/3 处用于牵引治疗，牵引力 500g，3 ～ 4d 后肘关节完全伸直

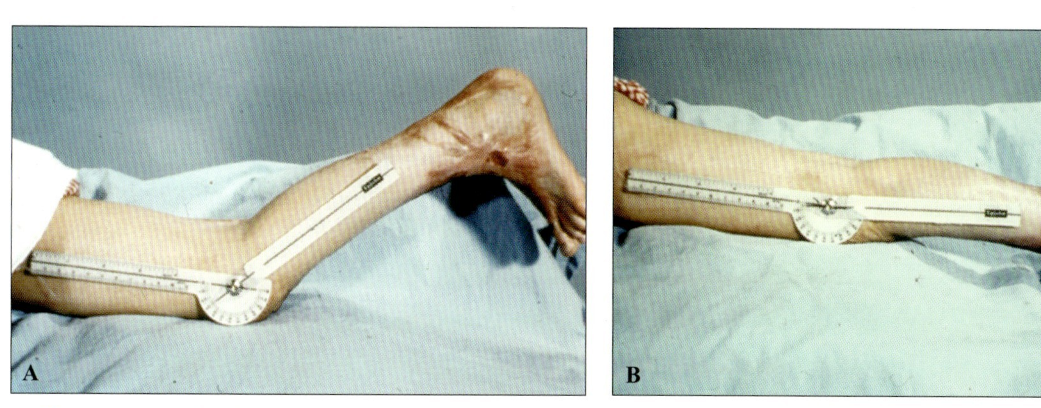

▲ 图 53-10　8 岁男孩由于不正确的体位摆放和缺乏康复训练导致左膝关节瘢痕挛缩畸形，膝关节周围无直接损伤，患者俯卧位，踝关节捆绑 10 ～ 15lb 的重量进行牵引，3d 后挛缩畸形得以松解

厚的；③描述正常皮肤的位置和范围，正常皮肤的可利用情况决定手术修复方式，确定供皮区和供瓣区位置；④确定关节旋转点和旋转轴位置，瘢痕松解的手术切口与关节运动轴线相一致。

2. 关节挛缩松解技术

尽管术前已经做了详细的检查，但是关节僵硬的确切原因只能在术中具体明确。临床中，跨关节的瘢痕组织挛缩是造成关节挛缩畸形的最常见原因。

(1) 切除瘢痕组织松解关节挛缩：通过切开横跨关节的瘢痕才可以松解关节。手术切口设计要与关节旋转轴线一致。切口最初不能宽于瘢痕，为了达到充分松解，必要时可延长切口。切口采用利多卡因和 1：400 000 的肾上腺素局部浸润，减少出血、减轻术后疼痛。切开时精细操作，避免损伤重要血管和神经。可以拉伸关节代替手术刀锐性切开瘢痕。松解是否充分可以通过瘢痕切断后关节运动度的改善来评估。

极少情况下，瘢痕改变会累及关节囊。如有累及，需重建关节囊。

(2)Z 字成形：挛缩区域可以通过 Z 字成形术得以延长[9]。其原理是通过从邻近部位正常皮肤设计两个三角形皮瓣并交叉换位使挛缩解除。通过交叉两个 60° 的三角皮瓣可使长度延长最多。虽然 Z 字成形术是减轻挛缩的一种好办法，但是当切口周围正常皮肤不足时，还是不可行。

3. 创面覆盖

以下是创面覆盖的六个基本方法：①创面直接缝合；②全厚皮或刃厚皮移植；③局部邻近皮瓣插入；④局部邻近皮瓣插入结合皮片移植；⑤邻近肌瓣或肌皮瓣转移；⑥通过显微吻合技术移植远位游离皮瓣或肌皮瓣。

(1) 创面直接缝合：即使不是完全不可能，烧伤瘢痕切除后创面直接缝合也是很困难的。因为创面周围皮肤缺乏弹性，以及可利用的正常皮肤不足，都限制了直接缝合的应用。实际上，瘢痕松解后创面直接缝合，也违背了挛缩松解手术的最初目的。

(2) 皮片移植技术：皮片移植，不论是全厚皮还是断层皮，是最基本的创面修复手术。操作简单，并发症少。

手术技巧：断层皮片厚度在 0.015 ～ 0.020in（0.381 ～ 0.508mm），用取皮刀从正常皮肤获取。头皮、下腹部和大腿上部前侧都是常用的供皮区。

全厚皮片从下腹部、耻骨上区或腹股沟区切取，不会遗留明显的供区瘢痕。去除真皮下脂肪，尽量保留真皮下血管网（图 53-11）。供皮区直接拉拢缝合。

移植皮片依创面大小和形状修剪，边缘 3-0 丝线固定并留长线打包备用。使用 4-0 或 5-0 肠线锚定缝合数针将皮片中部固定于创面，防止皮片移动。创面止血很重要，皮片下血肿会影响皮片成活率。

术后处理：术后一般 4 ～ 5d 移除皮片固定敷料。去除皮片下的渗液或渗血（如血清肿或血肿）。用手术剪刀在皮片上剪一些小孔，用棉签头将液体挤出。随后立即开始固定关节，压力衣减少瘢痕挛缩。术后 3 周恢复物理康复训练。

(3) 插入皮瓣技术：这种技术也称作 3/4 Z 字成形或旗形皮瓣插入技术，经常用于挛缩关节松解后创面覆盖，其原理就是手术松解后的继发创面用邻位皮瓣修复。虽然皮瓣设计较为简单，但是需要创面周围可以切取转移的组织并携带尽可能少的瘢痕。小创面可以用皮肤和筋膜组织瓣修

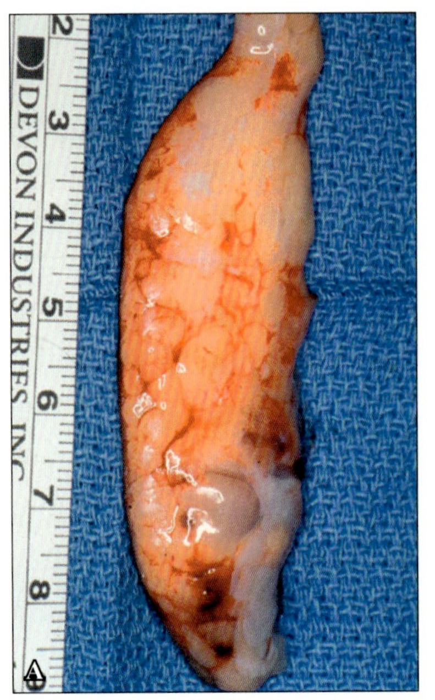

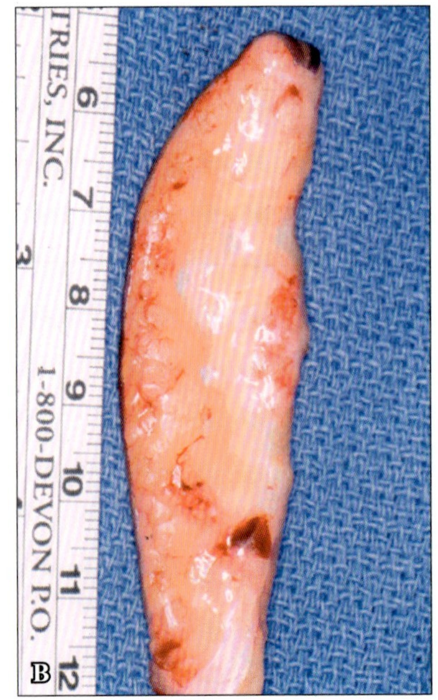

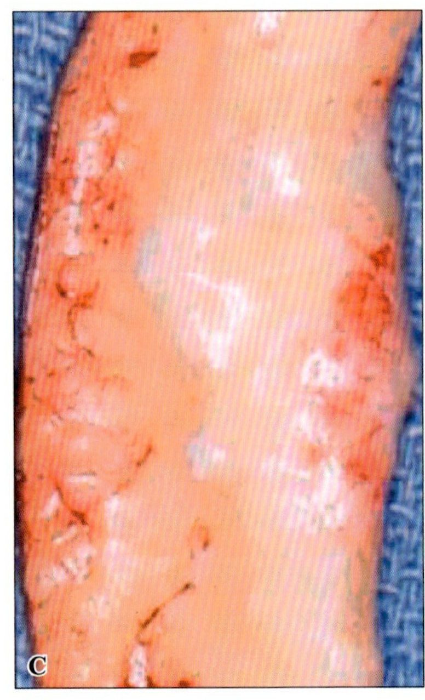

▲ 图 53-11 A. 从腹部切取一块有皮下组织的皮肤，作为全层皮肤移植；B. 用手术剪剪除皮下脂肪组织，保留真皮下血管网；C. 保留真皮下血管网的特写照片

复，但是功能严重受损的挛缩需要多种方法才能达到有效持久地松解。我们发现：通过携带深部筋膜，远端宽度变窄的旗形插入皮瓣可以设计成长宽比最大为 5∶1。这种皮瓣是治疗腋窝挛缩的重要方法[14, 15]。

手术步骤：瘢痕松解后在创面周围的正常皮肤设计一个三角形皮瓣。皮瓣的垂直臂始于松解创面边缘的一端，旋转 90° 后可达创面的另一端。皮瓣的长度与创面的长度相等。三角形皮瓣中间的宽度等于创面的宽度。根据皮瓣设计的方向，可以形成顺行或逆行皮瓣。皮瓣切取后旋转 90° 覆盖创面，供瓣区拉拢缝合。伤口一般都顺利愈合（图 53–12）。

当未烧伤皮肤的大小不足以形成足够宽的三角皮瓣来覆盖创面时，可切取宽度较窄的皮瓣。这时窄皮瓣缝合固定在创面的中间，两边未被皮瓣覆盖的部分可以采用皮片移植修复（图 53–13）。对于需要较长皮瓣的较大或较宽的缺损，可采用

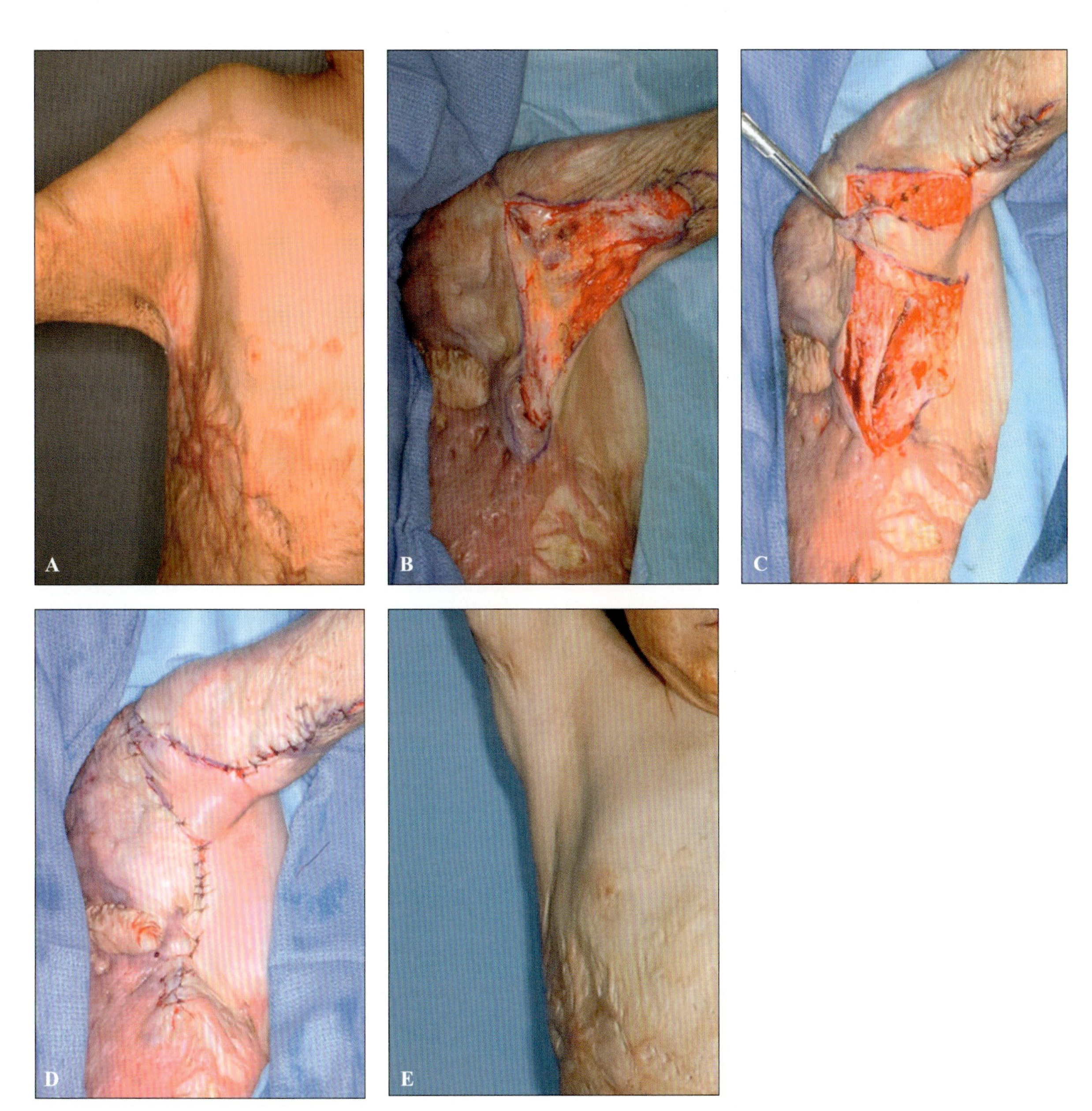

▲ 图 53–12 **A.** 皮瓣插入技术（即改良 **Z** 字成形）用于修复关节屈曲（内收）畸形，图示为 **12** 岁儿童右腋窝瘢痕挛缩畸形；**B.** 切开挛缩瘢痕尽可能松解后形成 **12cm×（5～6）cm** 的组织缺损；**C.** 从侧胸壁切取三角形皮肤筋膜瓣，向后旋转 **90°** 覆盖创面；**D.** 供瓣区直接拉拢缝合；**E.** 整复术后 **2** 年

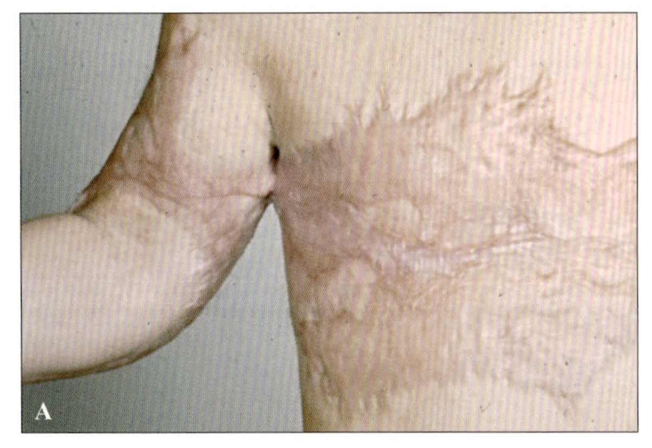

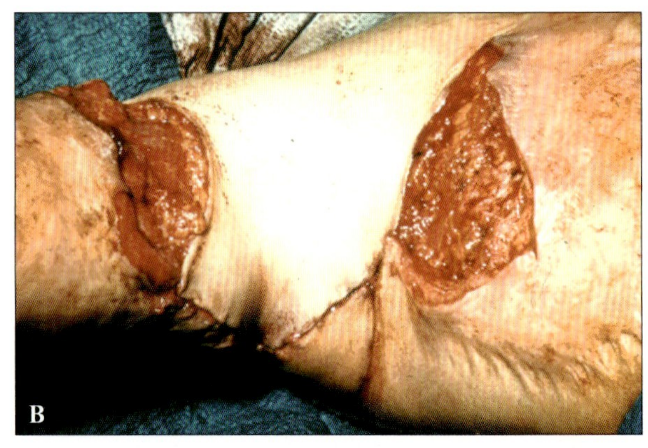

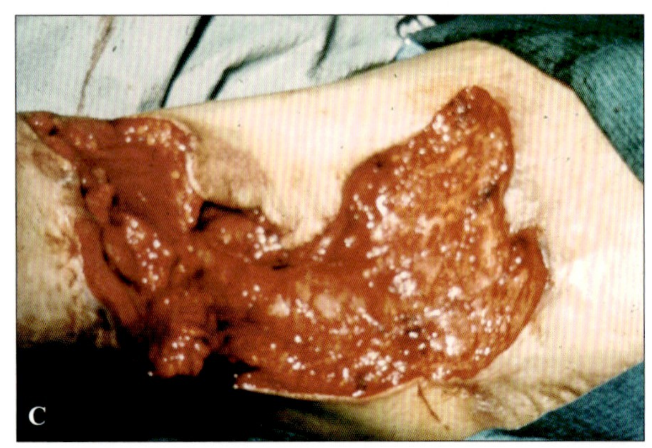

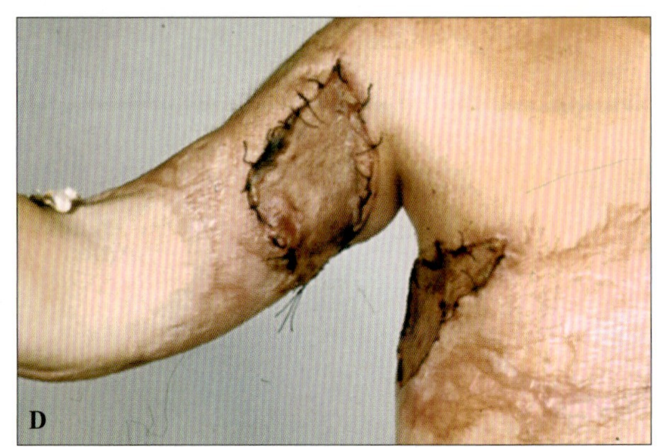

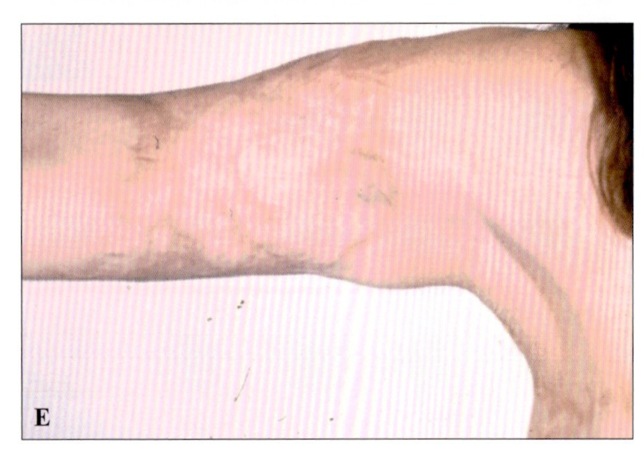

▲ 图 53-13 **A.** 插入皮瓣技术可以进一步改良，如图 5 岁幼儿烧伤后右侧腋窝严重瘢痕挛缩畸形；**B.** 单一插入皮瓣无法完全覆盖松解后的缺损创面；**C.** 从邻近正常皮肤切取的皮瓣转移至创面中央，两侧的创面采用皮片移植修复；**D.** 术后 10d 创面情况；**E.** 术后 10 年，创面中央的皮瓣由于生长发育和两侧瘢痕牵拉已明显扩大

筋膜皮瓣。皮瓣设计同前，但要锐性向下切开使皮瓣包含下层的筋膜组织。保护皮肤与筋膜之间的微循环连接是很重要的，有时我们会将筋膜边缘与皮肤边缘临时缝合固定几针，以免皮肤与筋膜分离。使用这种方法可以达到 5∶1 或更大的皮瓣长宽比。可能出现皮瓣最远端的表皮松解，但是通过 1 ～ 3 周的换药处理就会愈合，很少出现严重影响。

术后护理：创面边缘涂抹抗生素软膏预防感染。10d 后拆除缝线。术后 4 ～ 5d 就可以开始佩戴支具，10 ～ 14d 开始关节训练。

(4) 肌瓣或肌皮瓣技术：有时松解后的继发创面较广泛、皮瓣或皮片无法覆盖，可应用肌瓣或肌皮瓣。

背阔肌既可以作为肌瓣，又可以作为肌皮瓣，用于修复腋窝创面；比目鱼肌肌瓣或腓肠肌肌皮瓣可以用来修复膝关节（图 53-14）。筋膜皮瓣同样可以用于修复挛缩关节松解后的继发创面（图 53-15）。

(5) 游离皮瓣或肌瓣技术：尽管绝大多数关节畸形可以通过以上方式重建，但是偶尔需要将远位的软组织游离移植至受区。

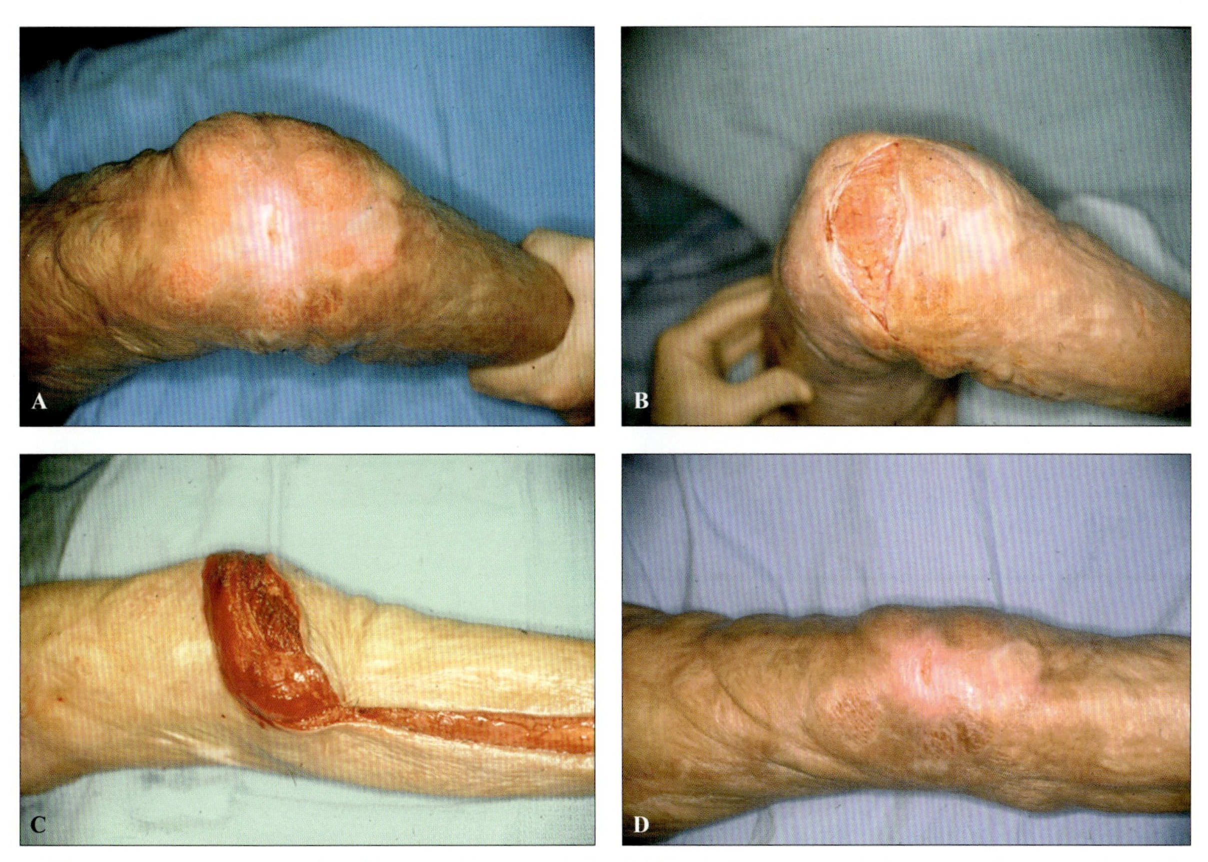

▲ 图 53-14　A. 髌骨前侧挛缩瘢痕限制膝关节屈曲；B. 手术切开髌骨前侧瘢痕充分松解挛缩，继而产生 4 ～ 5cm 宽的创面；C. 采用比目鱼肌瓣覆盖创面；D. 术后 3 个月膝关节情况

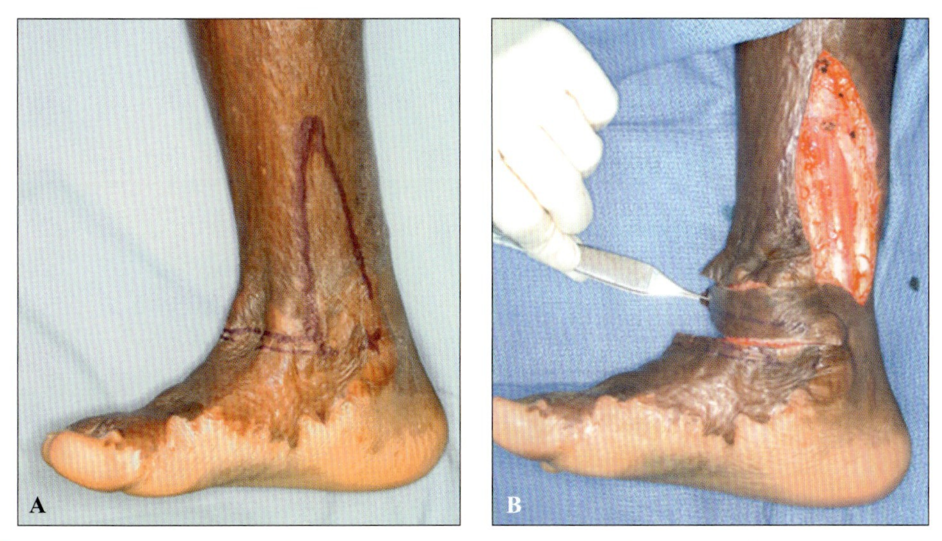

▲ 图 53-15　**(A) A moderate degree of dorsiflexion contracture involving the right ankle of a 6-year-old boy required release. A triangularly shaped skin + fascia flap was marked over the medial side of the lower leg. (B) A fasciocutaneous flap was fabricated and rotated 90 degrees anteriorly to cover a tissue defect consequential to contractural release.**

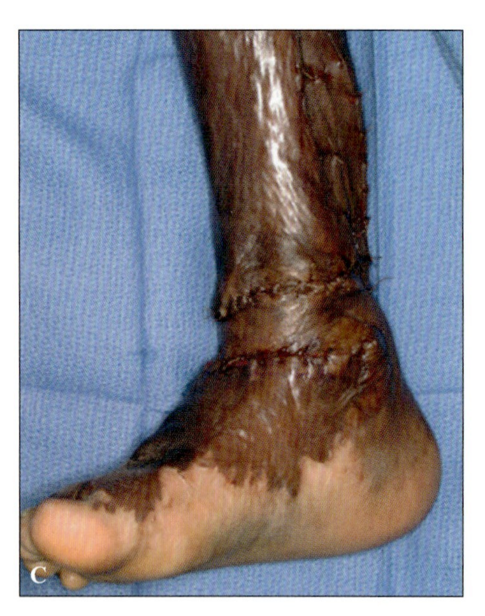

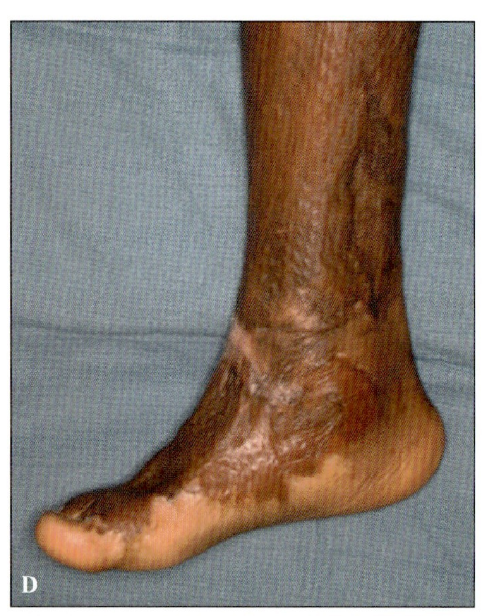

▲ 图 53-15 续 **(C) The closure of the flap donor site required the use of a skin graft. Healing was uneventful. (D) The appearance of the right ankle area 18 months following surgery.**

可以选择多种皮瓣，我们推荐使用股前外侧穿支皮瓣[16, 17]。供应大腿上段外侧皮肤的血管是恒定的，所以技术上相对简单。虽然对供瓣区的破坏较小，但是皮瓣相对臃肿，常常需要二期皮瓣修薄（图 53-16）。鉴此，也可使用肌瓣联合皮片移植，以减少修复后臃肿（图 53-17）。

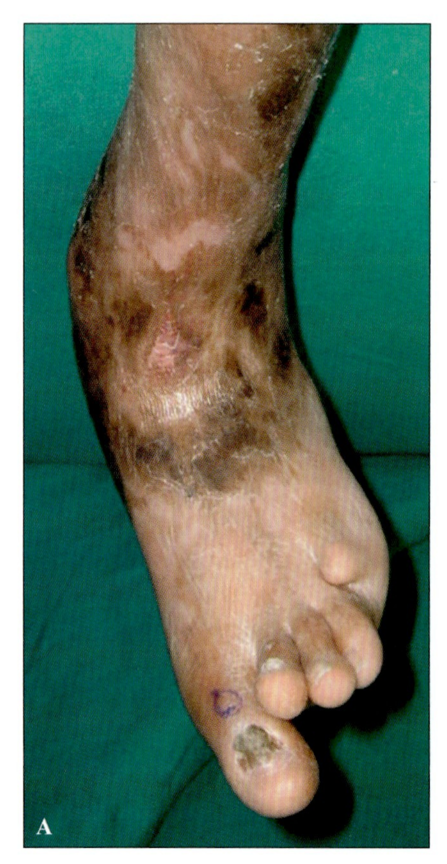

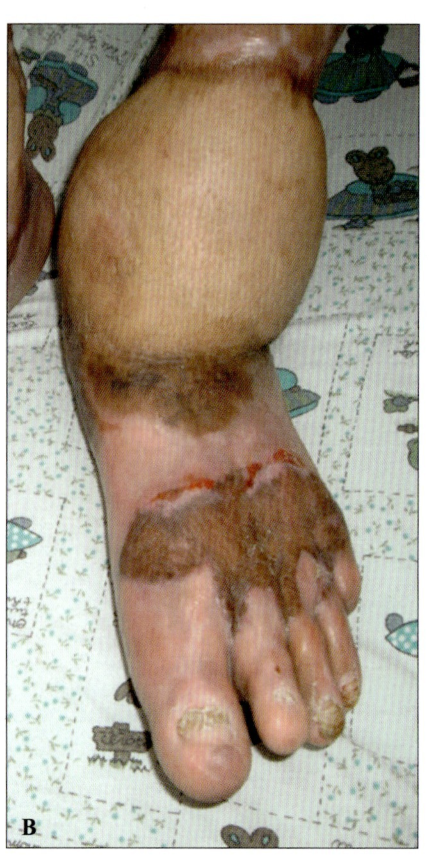

▲ 图 53-16 **A.** 股前外侧穿支皮瓣用于修复踝关节瘢痕挛缩畸形；**B.** 皮瓣修复创面，但明显臃肿，需要后期皮瓣修薄手术

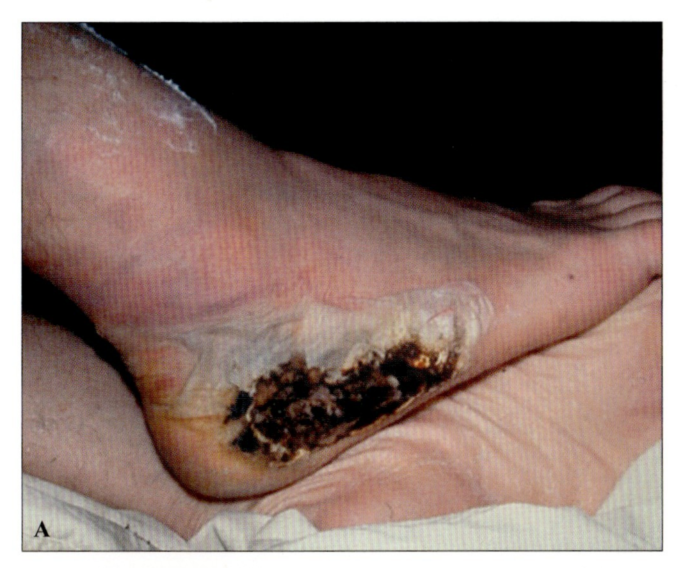

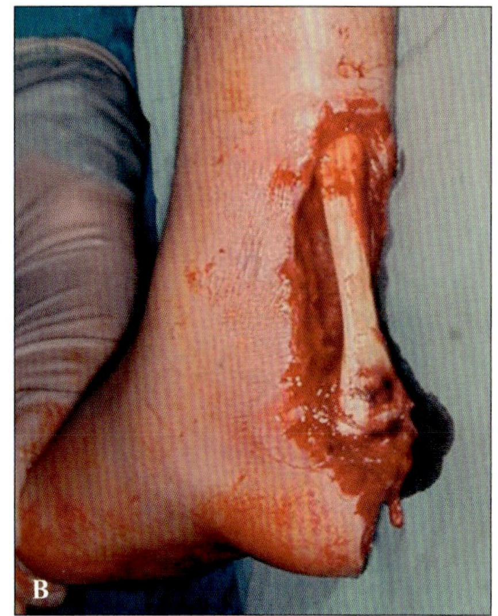

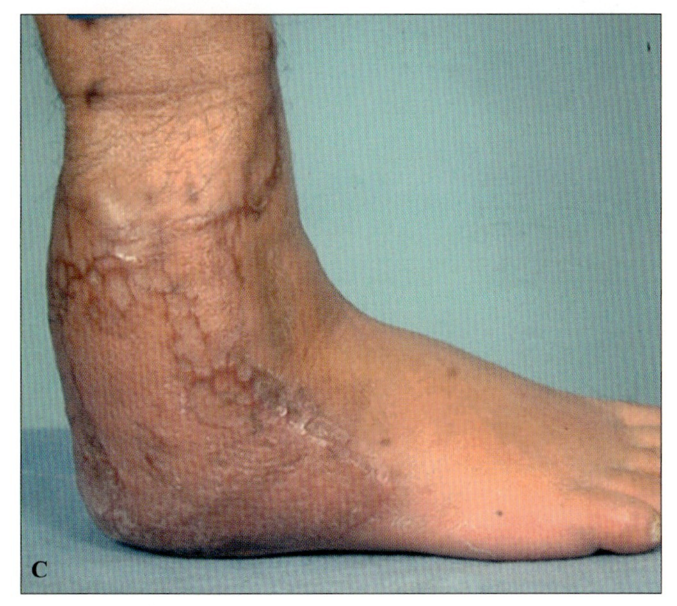

▲ 图 53-17　**A.** 电烧伤后右足跟皮肤软组织缺损；**B.** 彻底扩创后跟腱外露，游离肌瓣移植 + 皮片移植修复创面；**C.** 术后伤口愈合良好

六、结论

烧伤后常常会出现肩关节（腋窝）、肘关节、髋关节和膝关节的挛缩畸形。虽然肢体和关节结构的损伤可以单独解释所发生的畸形，但是治疗和康复过程中体位摆放不正确和康复训练不足都会加重挛缩畸形。

采用支具、夹板和压力衣都是减轻烧伤后瘢痕增生的重要手段。同时，对于已经形成的关节畸形需要手术松解挛缩的瘢痕和皮肤。本章介绍了多种方法处理挛缩，并列出了处理肩肘髋膝关节瘢痕挛缩的要点。完整的“皮肤功能单元”由表皮、真皮、脂肪，以及携带血管神经淋巴结构的筋膜所组成，基于该单元所形成的插入皮瓣可以减轻促使瘢痕增生和挛缩的组织内在张力。越来越多的细胞学实验证实，这种张力松解所产生的机械传导信号变化会导致成肌纤维细胞凋亡、减轻瘢痕增生（图 53-18 和图 53-19）[18, 19]。

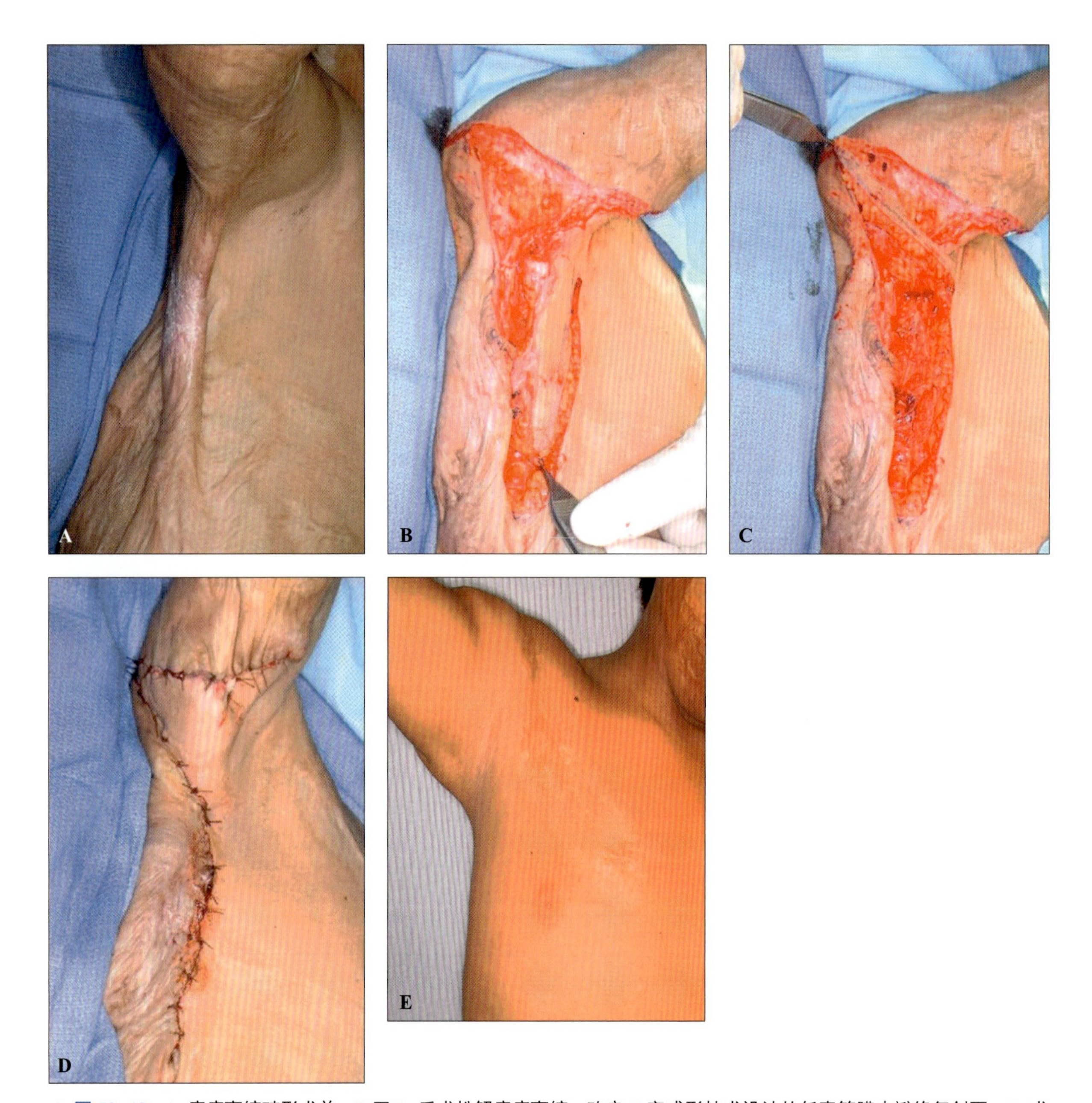

▲ 图 53-18 A. 瘢痕挛缩畸形术前；B 至 D. 手术松解瘢痕挛缩，改良 Z 字成形技术设计的任意筋膜皮瓣修复创面；E. 术后 2 年外观

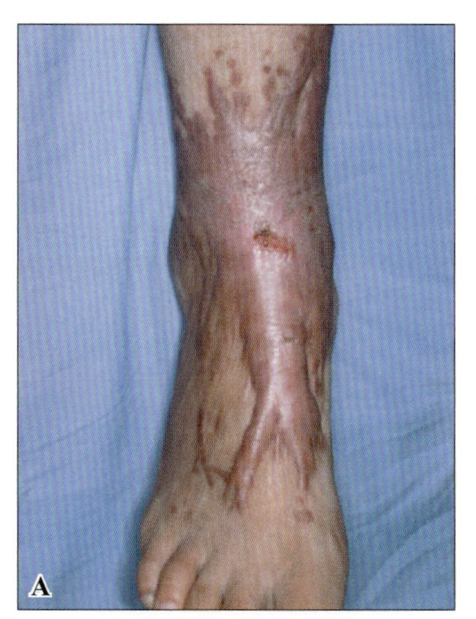

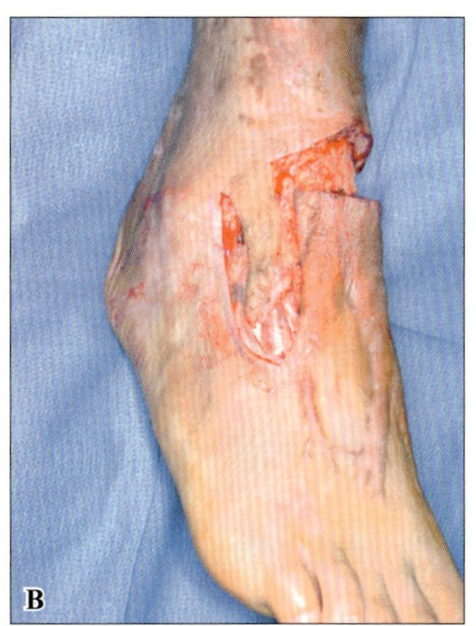

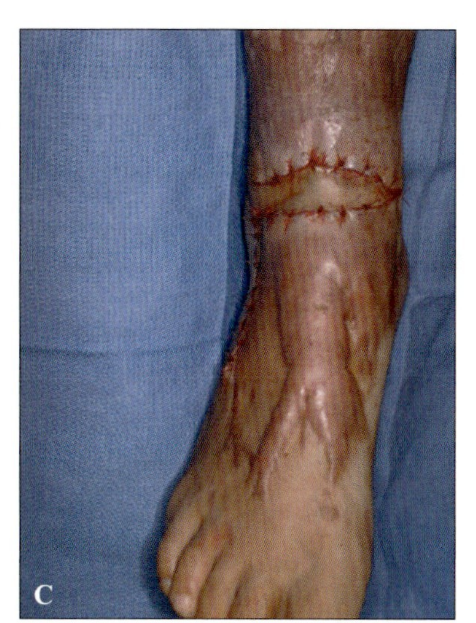

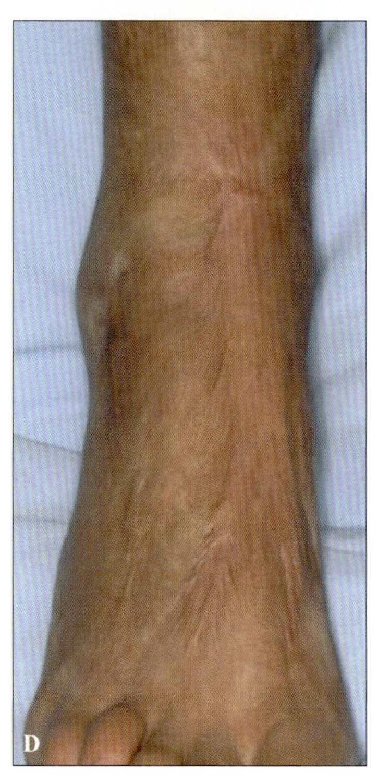

▲ 图 53-19　**A.** 术前瘢痕挛缩情况；**B** 至 **C.** 手术松解瘢痕挛缩，改良 **Z** 字成形技术设计的任意筋膜皮瓣修复创面；**D.** 术后 **3** 年外观

拓展阅读

Huang TT, Blackwell SJ, Lewis SR. Ten years of experience in managing patients with burn contractures of axilla, elbow, wrist, and knee joints. *Plast Reconstr Surg*. 1978;61:70-76.

Kuo YJ. Experience of ALT flap. *Ann Plast Surg*. 2002;48:161-166.

Larson DL, Abston S, Evans EB, et al. Contractures and scar formation in the burn patient. *Clin Plast Surg*. 1974;1:653-666.

Larson DL, Evans EB, Abston S, et al. Techniques for decreasing scar formation and scar contractures in the burn patient. *J Trauma*. 1971;11:807-823.

Linaris HA, Larson DL, Willis-Galstaum BA. Historical notes on the use of pressure in the treatment of hypertrophic scars or keloids. *Burns*. 1993;19:17-21.

第54章 手烧伤的急救和康复治疗

Acute and Reconstructive Care of the Burned Hand

Derek M. Culnan　Karel D. Capek　Ted Huang　William Lineaweaver　著
袁春雨　孙业祥　陈旭林　译

一、概述

手是信息交流、审美、表达情感和性的重要器官。它在人类生活中占有核心地位，尤其是在现代数字通信时代，无法通过手与数字世界衔接的个体形如与社会脱节。80% 的严重烧伤都伴有手部损伤，手烧伤是美国烧伤协会推荐的重要转诊指征。如第 63 章所述，烧伤导致手部功能的丧失会降低患者的工作能力，因此需要对患者进行长期残疾评估。有经验的烧伤中心及时有效的干预治疗，对手部烧伤后的功能恢复非常重要。

二、早期评估与急救

手烧伤后功能的成功恢复必须从急救开始，通过不间断地进行早期康复护理和职业疗法，必要时辅以功能重建手术。手部烧伤后，应该仔细收集病史，包括受伤的性质、患者的职业及手的特殊用途，如演奏乐器。

初始治疗旨在防止烧伤创面加深和损伤范围的扩大。首先，现场抢救时要立即让患者脱离致热源，去除身上热的衣物，冲洗掉所有刺激性化学物质。既往的文献提倡对早期创面进行冰敷[1]，现代烧伤治疗却主张保持创面温暖，应避免冰敷。创面上的水疱应当清除，既能准确评估烧伤深度，也能清除水疱液中的细胞毒性物质，避免烧伤创面加深[2]。

烧伤患者应在体检时进行创面的深度分级，并初步评估感觉、运动、骨骼稳定性和循环功能的变化（图 54–1）。手背部皮肤相对较薄，容易发生三度或者四度烧伤，而手掌侧皮肤较厚且无毛，即使发生明显的深度烧伤也可愈合。初步评估时应重视严重和危及肢体的烧伤。忽视损伤、疼痛和恐惧等表现可能会阻碍对不太显眼损伤的有效评估，对这类患者应该跟进随访并重新评估。

骨筋膜室综合征和环形焦痂的收缩可影响肢体的血流灌注，因此必须对受损部位反复认真评估，一旦肢体受到缺血坏死的威胁，必须及时处理。烧伤和复苏过程引起的组织水肿可能导致迟发性骨筋膜室综合征和焦痂压迫症状。抬高患肢可减轻创面水肿。如第 8 章所述，淋巴压通常在 1 ～ 2cmH_2O 范围内，将手悬吊在参考点（Phlebostatic 轴）上方 50 ～ 100cm 处可以克服这种压力梯度，有利于淋巴管回流。创面进行包扎治疗时，应保证能够观察到手部的末梢循环及烧伤创面的变化（框 54–1）

框 54–1　手烧伤的处理原则

1. 烧伤评估和清除水疱
2. 筋膜间隔综合征和环形焦痂的切开减压
3. 早期治疗和夹板固定
4. 早期切痂和植皮
5. 早期积极通过职业疗法进行关节活动度的锻炼
6. 畸形的二次重建

三、手烧伤的早期救治

手烧伤的早期救治目标包括维持有效的液体复苏灌注、解除焦痂压迫和骨筋膜室综合征以保护神经血管、清除坏死烧伤组织、早期植皮和关

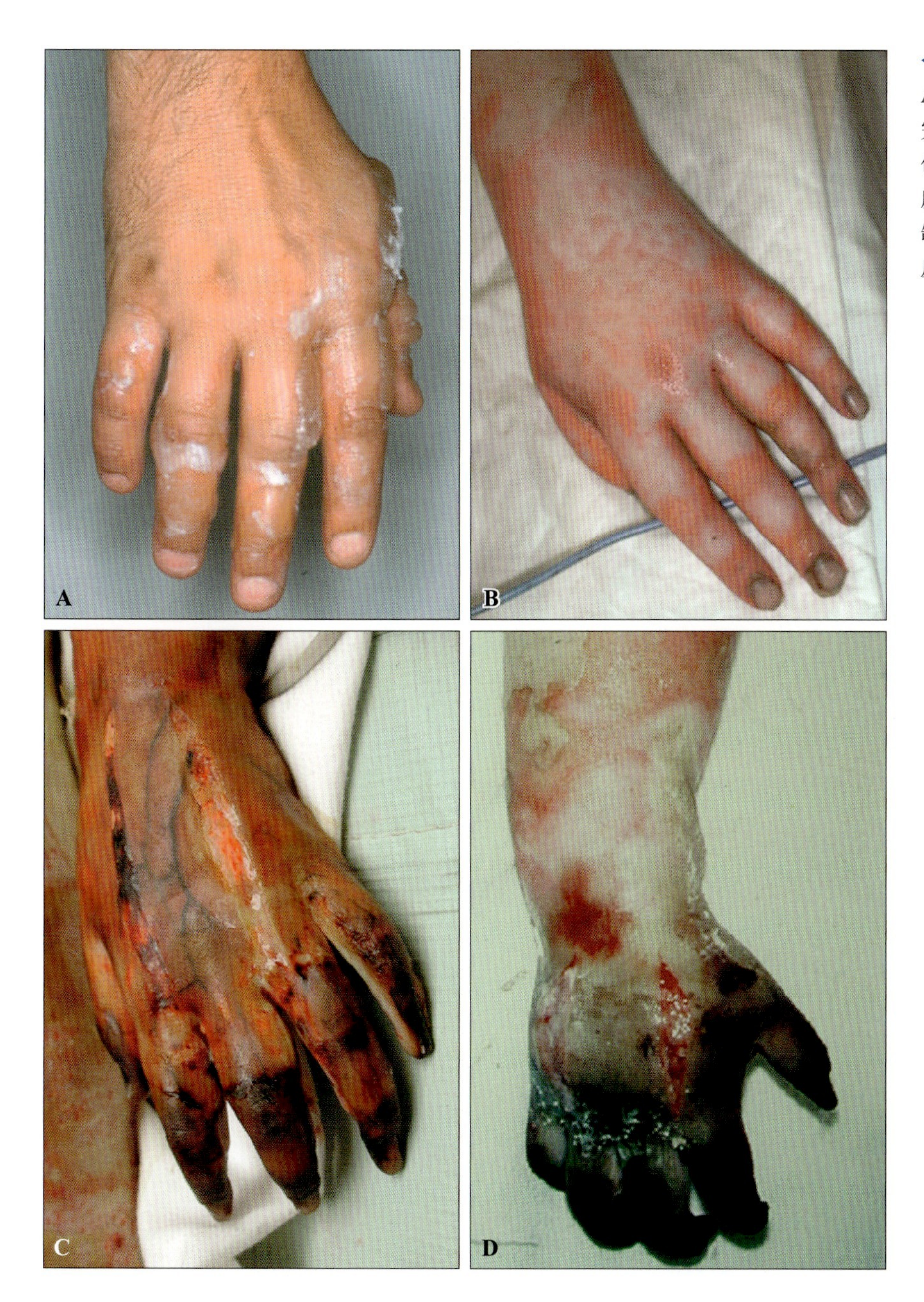

◀ 图 54-1　手烧伤示例
A. 手部一度和浅二度烧伤，有完整的水疱；B. 深二度烧伤，创面红白相间（如花斑）；C. 三度烧伤，皮肤全层烧伤，感觉缺失及血管栓塞；D. 四度烧伤，皮肤碳化，组织结构完全破坏

节活动度的锻炼。因为手的血供取决于心脏的动力，故烧伤后液体复苏和维持正常的血流动力学至关重要。如果出现焦痂压迫或筋膜间隔综合征时，应及时对肢体进行切开减压。临床检查出现下列情况通常可以诊断有焦痂压迫和骨筋膜室综合征，包括感觉异常、疼痛、被动性伸展抵抗以及甲床中毛细管再充盈丧失。

焦痂切开减张术是烧伤救治中减压的主要方式。从皮肤到深筋膜，沿中轴线的内侧和外侧做切口。减压切口两端应当超过肿胀组织边缘，以确保充分减压。手指上做切开减压时，沿着手指神经血管束的背侧 Grayson 韧带和 Cleland 韧带之间中线做切口[3]。减张切口可延伸至指蹼和手背面，以确保手部固有的肌肉组织血供完整。许多烧伤中心提倡把手指的两侧切开减压术作为常规术式，我们也推荐这种方法。一项随机对照试验显示，增加手指焦痂切开减张的切口数量可使手指成活率增加 3 倍[4]。焦痂切开减张术必要时应积极施行，因为所有的全层皮肤烧伤最终是需要切除和植皮的，包括焦痂切开减张术的切口（图 54-2D 和 E）。

手和前臂的深度烧伤仅通过常规的焦痂切开

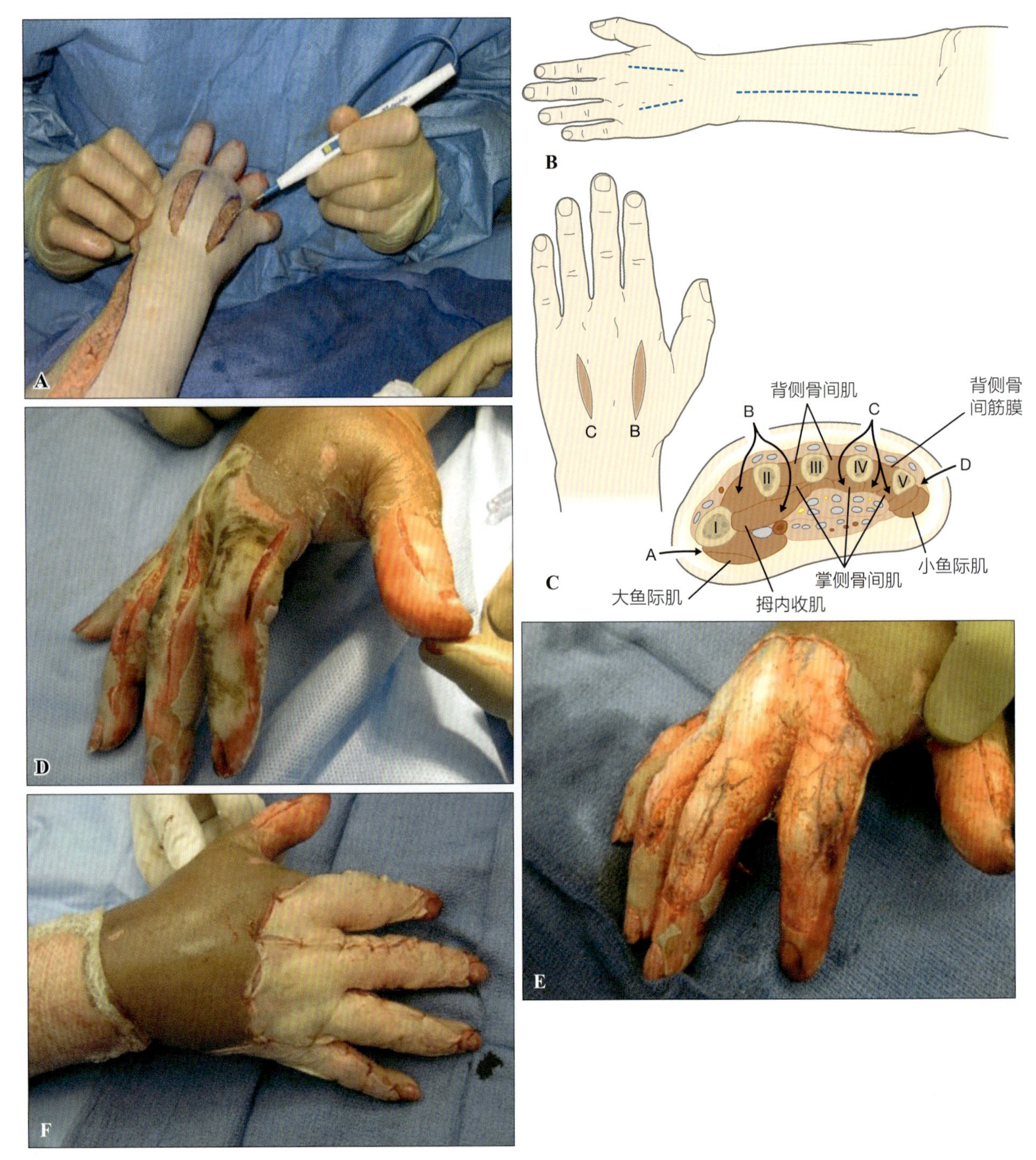

▲ 图 54-2 上肢焦痂切开术和筋膜切开术

A. 患者手背部焦痂切开减张；B. 上肢背侧筋膜切开位置示意图；C. 手背筋膜切开位置示意图和手部所有间隙室减压横截面图，注意背侧切口减压四个背侧骨间隙（切口 B 和 C），以及通过第二个背侧骨间隙进入拇内收肌间隙，大鱼际肌通过切口“A”的掌桡侧减压，小鱼际肌则通过切口“D”的掌尺侧减压；D. 手指焦痂切开减张示例；E. 减压切口应当充分打开，因为在之后的切痂术中会连同焦痂创面一并切除；F. 切痂后手指植皮并用外科丝线缝合固定（A、D、E 和 F. 由 Lineaweaver 提供；B 和 C. 引自 Rowland S. Fasciotomy：the treatment of compartment syndrome. In：Green DP，ed. *Operative hand surgery*. vol.1，2 edn. New York：Churchill Livingstone；1988：678–679.）

减张术来减张是不够的，还需要将深筋膜打开。切开可能深至前臂肌间隔、腕管及腕尺管（图 54–2）。筋膜室内压力升高时容易引起手部的固有肌肉梗死挛缩，形成爪形手，后文将讨论。如图 54–2C 所示，同样应注意切开背侧骨间隔、大鱼际间隙、小鱼际间隙及掌间隙。发生手部骨筋膜室综合征时腕管和腕尺管应常规进行切开减张。

接下来的目标是处理烧伤创面，对于手背部二度烧伤进行有效的局部护理、使用皮肤替代品和积极功能锻炼。对于较小的表浅焦痂，可通过手术清创或者酶抑制剂治疗（如胶原酶）。标准的皮肤替代品包括同种移植物、异种移植物和氨化膜，能够提供耐用的覆盖物、伤口基质和促进创面愈合的生长因子，并尽可能减少慢性创面肉芽组织的形成。近几十年来，工程化人工皮肤替代品（Integra，TransCyte，Hyalomatrix）以脱细胞方式提供了类似的皮肤替代覆盖物和基质，将在第 15 章中进一步讨论[5]。其他合成敷料如具有胶原基质的尼龙网（Biobrane）、聚乳酸（Suprathel）和含银离子的非黏附长期限覆盖物（美皮康 Mepilex 或爱康银 Acticoat）在功能上作为皮肤替代物使用。这些材料具有皮肤替代物的作用，其共同点是原位附着、保护伤口、填充伤口基质及促进再上皮化。建议积极做好创面处理和皮肤替代物使用，以最大限度地减少瘢痕和纤维化形成，最大限度地恢复手的远期功能。利用热塑性塑料定制手夹板将手固定在功能位（图 54–3）。尽早进行关节活动度的锻炼是恢复手部功能的最重要措施。如果伤口较深，或者治疗不及时，又或者不可避免地选择了拖延时间的保守治疗，将导致患者预后不良。早期切除所有创面焦痂是现代烧伤治疗的核心。在大面积烧伤创面治疗中，由于可移植自体皮的限制，导致手部创面植皮被延迟，手部创面需要先用尸体皮肤临时覆盖。即使是大面积烧伤，手的皮肤移植也应该作为优先考虑的保肢措施。

因为手背皮肤较薄，机体保护反射时手背暴露，所以手背深度烧伤十分常见。此外，手背的皮下组织很少，伸肌肌腱容易发生四度损伤，尤

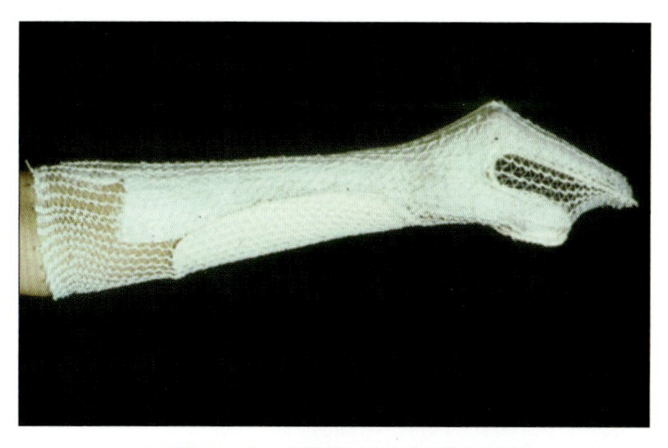

▲ 图 54–3　热塑性手夹板固定示例

将手固定在固有位置，即“功能位置”。远端指间 – 近端指间关节保持完全伸展，掌指关节保持 70° 弯曲，手腕保持 30° 伸展

其是在近端指间关节处。尽管 1 : 1 的网状植皮效果接近，但大张刃厚皮片移植仍是手背创面植皮的首选，是减少瘢痕与色差的最佳匹配。确保移植物固定、夹板固定的方法和治疗时机仍然存在争议[3]。许多团队现在用纤维蛋白封闭剂或缝线固定移植物，并提倡在术后第 1 天开始进行温和的关节活动度锻炼[7, 8]。其他团队仍使用克氏针将手指固定在功能位长达 6 周，其结果并未出现关节活动永久性伤害或关节表面损伤[9, 10]。还有一些团队主张在皮肤植入期间用夹板短时间固定手部。刃厚皮肤移植在后期会收缩达总移植面积的 30% ～ 50%，因此，有人主张手背部皮肤移植时处于握拳位，这样会增加总皮肤长度 20%，减少后期皮片挛缩的风险[11, 12]。这些移植和夹板治疗方案均有资料支持，但重点目标还是要尽早开始手部治疗。根据我们的经验，纤维蛋白黏着剂可使患者在术后第 1 天即启动手部锻炼，从而有效地帮助治疗尽快开展（图 54–4）。

切痂时应避免损伤指伸肌肌腱旁组织，否则会影响植皮效果。如果肌腱周边组织受损，可选择先在肌腱上培养肉芽组织然后再植皮，或者先使用人造皮覆盖及延迟皮肤移植，或者直接采用皮瓣覆盖修复。伸肌结构部分做延迟皮肤移植可能会使后期肌腱周围形成瘢痕，从而影响手部远期功能。如果出现大面积烧伤或者发生了威胁生命安全的情况，这时应当选择延迟手部治疗。人工真皮支架材料适用于早期小面积烧伤治疗，但

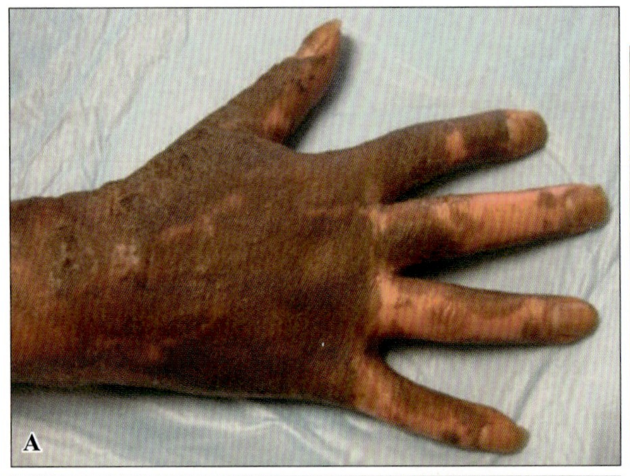
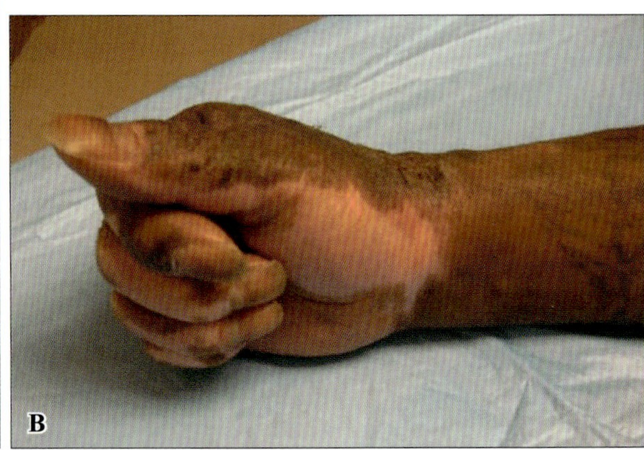
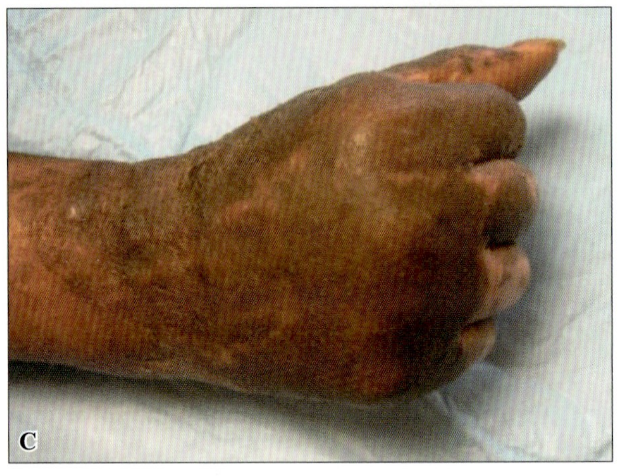

▲ 图 54-4 手背烧伤植皮与锻炼的示例
手背部大张刃厚皮片移植后缝线固定，加夹板固定，并早期运动锻炼方案。A. 手背部大张刃厚皮片移植后皮肤完全主动伸展；B. 主动握拳的掌侧视图；C. 背侧视图（由 Lineaweaver 提供）

在大面积或有细菌定植的烧伤创面中应用容易引起感染。仔细筛选最具适应证的患者使用这些辅助材料，可以发挥并发症少、成活率高、外形美观和功能良好等优点，接近自然皮肤[5]，患者温哥华瘢痕评分、指尖到手掌评分和适应性评分能够得到改善[13]。

手背烧伤早期进行皮瓣移植可覆盖和保护伸肌肌腱，而选择皮瓣时应考虑患者全身的生理状况。腹股沟皮瓣尽管有体积臃肿、手部固定时间长、活动度受限以及职业疗法受阻等缺点，但是当其他区域或微血管皮瓣使用受限时，其仍然是一种方便可靠的选择。各种皮瓣移植技术的优点与覆盖的范围有关，将在本章后面讨论。骨间后动脉皮瓣和逆行桡动脉皮瓣可以覆盖大部分手部区域。这些皮瓣具有可靠、技术操作简单、皮瓣薄、移植后不限制职业疗法等特点，因而成为烧伤手部皮瓣移植的实用选择（图 54-5）。

手掌皮肤相对较厚而无毛，具有深层网状结构和附件，在大多数烧伤中能够使皮肤再生，发生后遗症较少，因此手掌部烧伤的预后相对良好。对于手掌处烧伤后植皮皮源目前仍有争议，一般选择有刃厚皮片移植、全厚皮片移植或中厚无毛皮移植。Herndon 等的研究报道称手掌烧伤后刃厚皮片移植和全厚皮片移植两种治疗后功能相同[14]。Pham 等研究证明全厚皮片移植治疗儿童手掌烧伤效果更好[15]。中厚皮移植组织匹配最佳，植皮成活良好且供皮区损伤较小[16]。一项时长 12 年的中厚皮移植经验描述报道，中厚无毛皮移植其触感、颜色和供皮区愈合均良好[17]。移植足底无毛的皮肤也会转移触觉小体和汗腺，这些结构可能对手掌上的精细感觉和抓握很重要。我们倾向于使用刃厚皮片移植，但应根据患者实际情况采取个体化方案。

四、手烧伤的职业疗法

积极主动地功能锻炼是手烧伤后保持手部

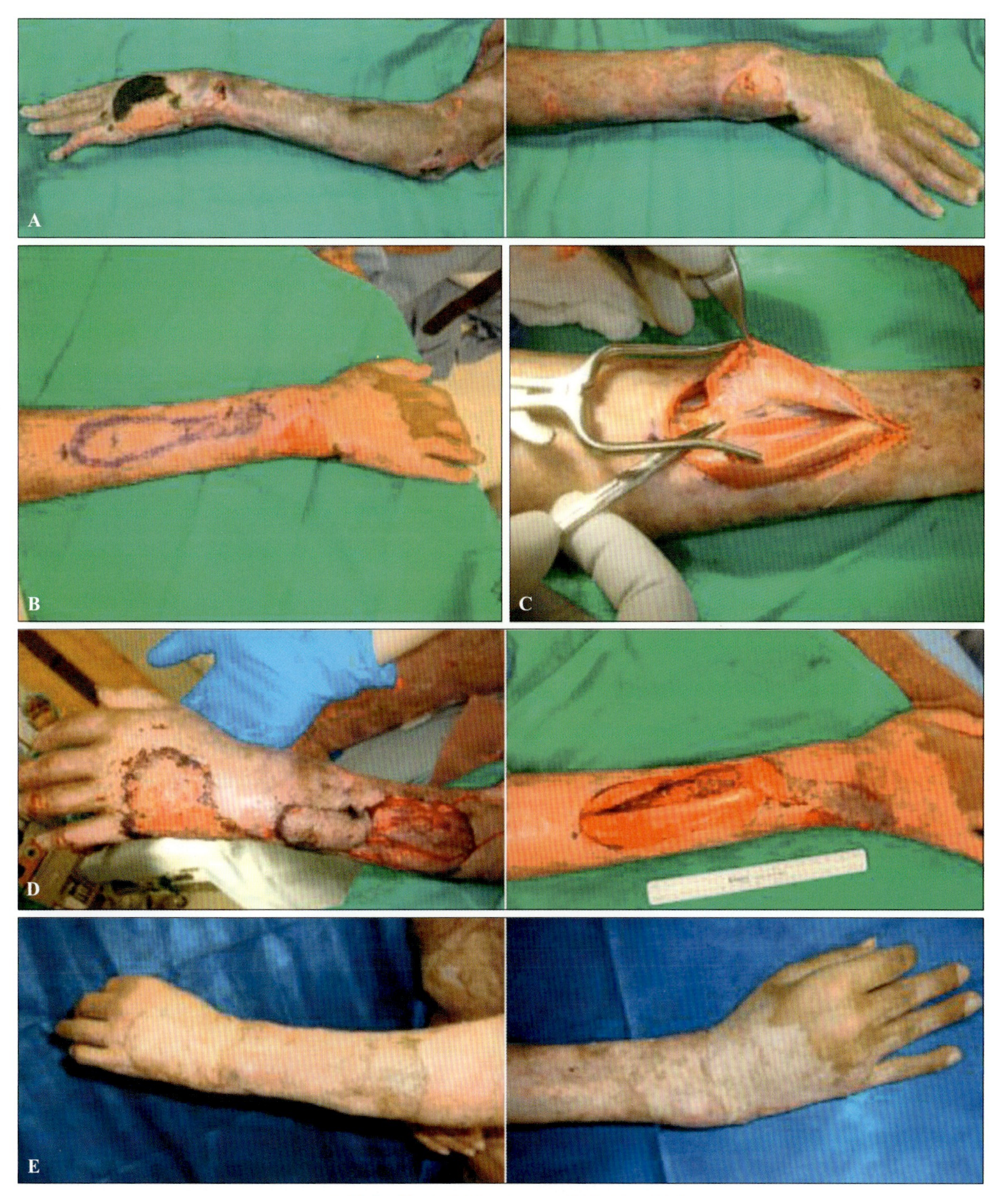

▲ 图 54-5　局部带蒂皮瓣覆盖手部创面示例

A. 手背和手腕部皮损；B. 骨间后侧神经皮瓣标记；C. 提起筋膜皮肤；D. 旋转和嵌入皮瓣，封闭创面；E. 骨间后侧神经皮瓣愈合后随访图片

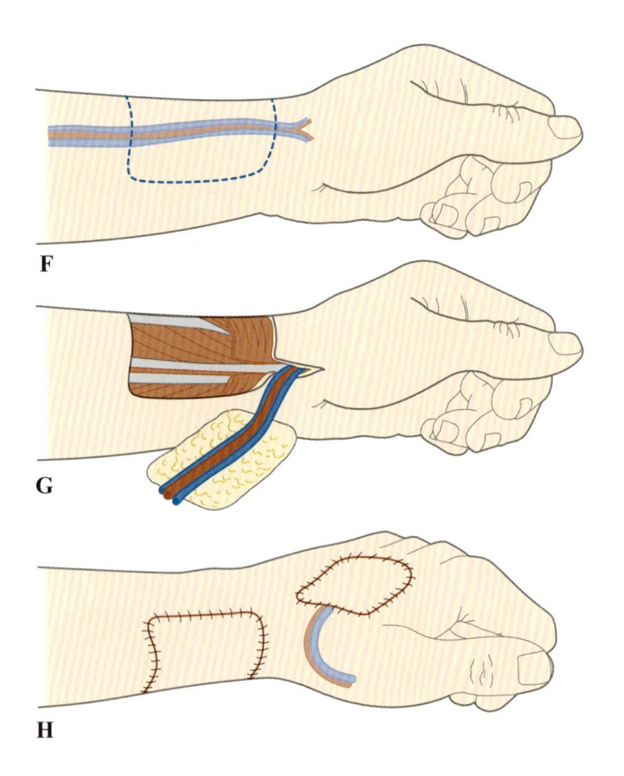

▲ 图 54-5 续 局部带蒂皮瓣覆盖手部创面示例

F. 远端蒂前臂皮瓣线描图；G. 提起皮瓣；H. 嵌入覆盖手背缺损创面（A 至 E 引自 Baylan JM，Chambers JA，McMullin N，et al. Reverse posterior interosseous flap for defects of the dorsal ulnar wrist using previously burned and recently grafted skin. Burns. 2016；42（2）：e24–30. F 至 H 引自 Lineaweaver WC，Buncke HJ. Flap reconstruction of the hand. In：Jupiter JB，ed. *Flynn's hand surgery*. 4 edn. Philadelphia：Williams & Wilkins；1991：607–625.）

功能的主要手段。因为皮肤移植物和瘢痕的收缩变形，加上疼痛、水肿、敷料和夹板限制手部活动，导致烧伤后手部容易发生纤维化。因此，为达到良好的手部功能康复，每日进行职业疗法及手术医师和康复治疗师之间的密切配合非常重要。根据 Kreamer 和 Deitch 的研究报道，实施这种方案可以将 9 年内需要二次手术重建功能的概率降低到 3.7%[18]。为了保证每位患者每天至少进行 1 ～ 2 次康复治疗，需要有足够数量的康复治疗师，为得到良好的护理治疗，通常一个治疗师同时管理不超过 7 个患者。当然，早期积极职业疗法的具体操作经常受到现场条件限制，诸如可用人员和其他挽救生命的干预措施（如重症监护或大面积烧伤）。对于手部烧伤的治疗，通常需要专业治疗中心给予职业疗法干预及专业的理疗与创面护理。

职业疗法的总体目标是保持手活动度的最大化、保护移植物、提供合适有效的夹板维持韧带长度，以及最大限度地恢复手的运动功能。夹板固定法能够使韧带和皮肤在功能位上伸展最大化。但让手保持在一个固定功能位并非就万事大吉了，手只有在运动状态中才能最好地实现功能。

职业疗法可以在手术室中植皮之前施行，在无痛条件下对所有的手部关节进行全面的关节活动度训练，能达到关节活动的最大化，这样日后再施以职业疗法时就能更轻松自如。这种干预手段可在手术时同时进行，并不增加手术时间。如果使用纤维蛋白胶或外科缝线固定移植皮片，治疗师可以在术后第 1 天打开敷料观察，如有血肿应当清除。如果移植皮片定植于创面上，就可以开始组合拳疗法。采用具有压缩功能的材料包扎移植皮片，夜间可使用热塑性夹板材料将手固定于功能位。使用该方案可以在 5d 内达到手部的全方位运动。最后，还应定做弹力手套，以限制水肿、瘢痕增生以及移植皮片撕脱。

肘关节的活动度至关重要，这种关节应该保持外展以保证最大的韧带长度。然而，肘外展不是一个功能位置，因为在此位置患者无法伸手触及嘴，故必须降低肘关节外展挛缩畸形的发生。所以，肘关节的活动度锻炼非常重要。同样，肩关节最好也用夹板固定于外展位置，以防止腋窝挛缩畸形，但是肩关节外展也不是一个功能位置，加强肩关节的活动度锻炼同样重要。

五、烧伤手畸形的矫正

尽管早期对于手烧伤进行积极地救治，但是后期手部的畸形仍可能进行性加重甚至残疾。如前文所述，手烧伤后积极严格的早期治疗是避免需要后期功能重建的关键。在手烧伤后 4 ～ 6d 内进行早期切痂和植皮治疗，可使后期对瘢痕或畸形的二次矫正的概率减少 5 倍[19]。对于接受职业疗法后出现难以治愈的畸形，提倡进行早期重建手术矫正[3]。外科医生和患者都应对手部功能重建的程度有理性的认识，即手部功能几乎不可能完全恢复到伤前的水平。

烧伤畸形最常见的病理生理学改变是瘢痕挛缩导致的皮肤覆盖不足。这种原发性皮肤挛缩限制或扭曲手部运动，导致手部肌腱和韧带结构纤维化，并逐渐丧失功能。手烧伤后创面早期进行持久、灵活和足够的软组织覆盖对预防和二次治疗这些畸形至关重要。对于常发生的慢性创面，也需要尽早手术切除和植皮封闭。诸如手指或伸肌腱等结构的丧失也很常见，需要患者在确切的重建愿望和对额外手术的耐受性之间进行权衡。

重建手术方式

进行手部功能重建时，应参照“重建梯级”来给患者制定最佳治疗方案，避免走一步看一步，每次治疗都不充分。首先，切开或切除挛缩瘢痕，最大限度地伸展关节部位，从而完全显示出组织缺损范围（图 54–6）。

1. 创面单纯缝合

常用于增生性瘢痕组织切除后形成的切口创面的封闭。使用单纯缝合法封闭创面必须确保创面两侧皮肤无张力及无变形。

2. 创面皮片移植

如果皮肤发生挛缩，尽可能充分地切开挛缩组织，为皮肤移植留下足够的基底创面，刃厚皮片或全厚皮皮片都可以被考虑作为良好的皮肤移植覆盖物。

3. 皮瓣移植

通常一些创面基底条件不适合进行皮片移植，因为有重要的组织结构暴露，需要完全覆盖或把皮肤移植引起的挛缩复发问题作为重点考虑。在这些情况下，可以设计随意形皮瓣移植封闭创面。经典的皮瓣设计方案，如 Z 字成形术、改良的 3/4 Z 字成形术、菱形、旋转和推进等皮瓣，都可以根据创面情况选择使用（图 54–7）。手术医师不必拘泥于一种方案，可根据创面和邻近组织情况选择最佳的手术方案。

4. 肌肉瓣、肌皮瓣和筋膜瓣

保留肌肉、筋膜和腱旁组织可增加皮瓣血供。局部、区域或显微外科皮瓣可填补因瘢痕松解而产生的缺损。在许多情况下，早期的显微外科手术重建可能是覆盖创面的最佳手段，因此应该成为外科医生治疗这些损伤的方案之一。肌瓣提供有活力的肌肉组织覆盖创面，肌瓣本身可用刃厚皮片移植覆盖（如腹直肌瓣）。肌皮瓣提供血管化肌肉与其上的皮肤覆盖创面（如背阔肌皮瓣）。筋膜皮瓣提供带有覆盖皮肤的血管化筋膜覆盖缺损（如桡动脉皮瓣）。筋膜瓣提供可存活的筋膜组织，随后使用刃厚皮片移植覆盖（如颞肌筋膜瓣）。最好的外科重建技术取决于患者可用的供体组织区域、整体健康状况及对重建手术的耐受性，不应受外科医生的技术能力或知识水平所限制。无论选择哪种组织供体，都要求体积大小接近，不影响患者手关节自由活动度。

六、指骨畸形矫正

（一）屈曲挛缩畸形

屈曲挛缩通常发生在手掌侧皮肤深二度或三度烧伤后，因掌侧皮肤长度不足造成。皮肤挛缩畸形后继发的关节和腱鞘的挛缩，也是导致屈曲挛缩的因素。如图 54–6 所示，松解挛缩的皮肤并展开挛缩的手掌后所造成的皮肤缺损，可以通过移位皮瓣移植技术（如 3/4 Z 字成形术）、带蒂皮瓣或皮片移植术来封闭皮肤缺损。如果缺损处没有重要的组织结构外露，可选择皮片移植封闭创面。正如在急性烧伤部分中所讨论的，手掌创面的封闭存在真皮基质、全厚皮片、刃厚皮片或中厚皮片的选择争议。如果挛缩松解不充分，可能需要对受累的关节囊进行松解。

当掌侧挛缩松解后暴露出重要的结构（如神经血管束、肌腱或骨骼）时，手术重建的效果取决于可用的供体组织情况。对于失去感觉功能的手指，不仅要恢复软组织缺损，还要恢复感觉功能，可选择指外侧轴型皮瓣、神经血管束岛状皮瓣（Littler 皮瓣）、掌骨背侧动脉皮瓣或邻指皮瓣（图 54–7）。当局部皮瓣不足时，可以使用真皮基质创面条件分阶段重建。重建的手指保持完全伸展状态后用夹板固定，或者用克氏针置于髓内或屈指肌腱腱鞘下固定 10 ～ 14d。

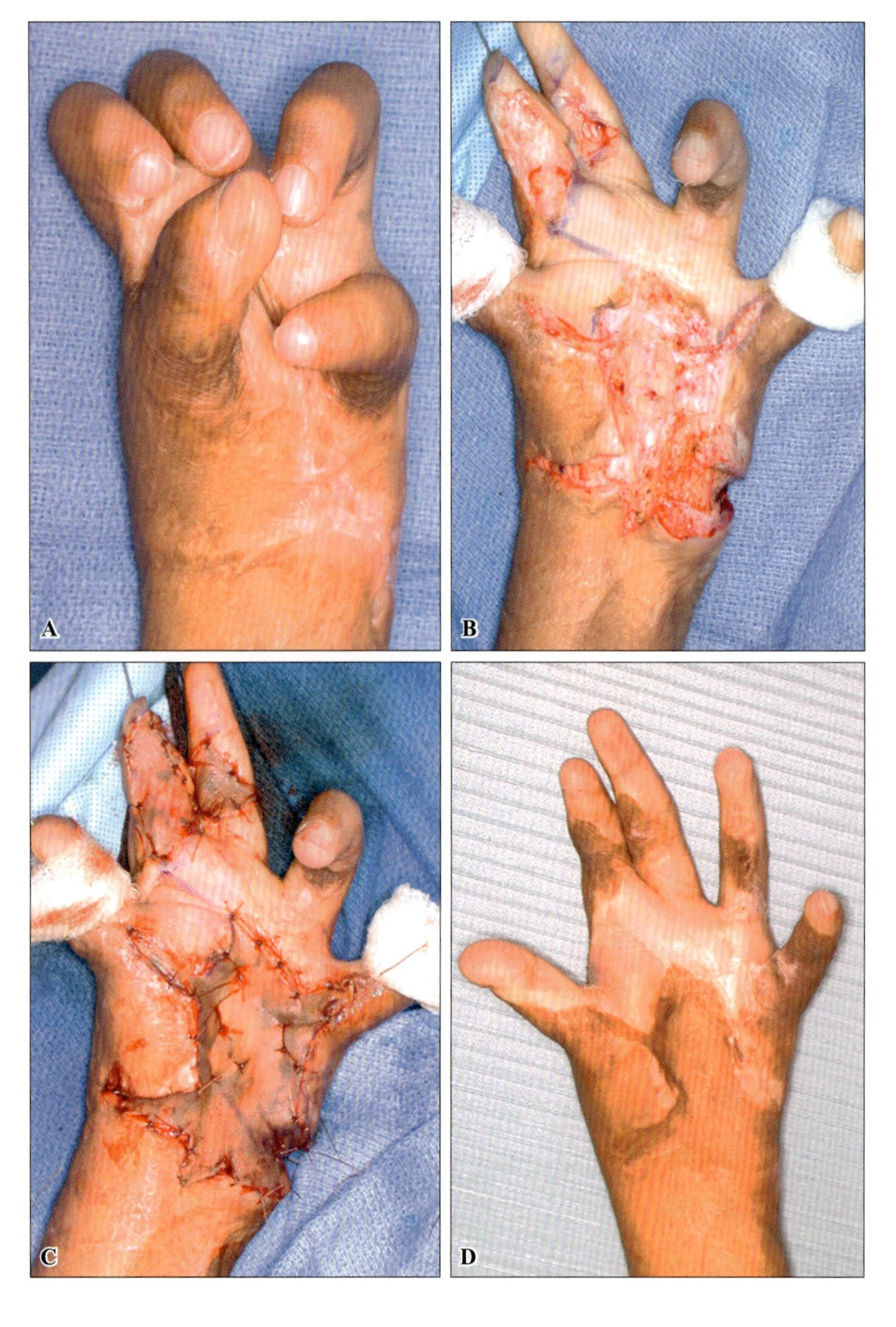

◀ **图 54-6 松解掌心挛缩瘢痕进行刃厚皮片移植**

A. 7岁儿童手掌挛缩；B. 松解挛缩和伸展手指后暴露全部缺损组织；C. 刃厚皮片进行缺损创面移植，手指伸展用髓内针固定；D. 通过松解手掌挛缩缓解手指活动度

（二）伸展挛缩畸形

手背烧伤很常见，往往比较严重，主要因为手背皮肤薄，并含有精细的伸肌调节结构。当手背皮肤包被不足、肌腱和关节暴露或受损、肌腱粘连和肌腱断裂（如 Boutonnières 畸形）时，均可发生手部畸形。经职业疗法锻炼后仍难以治愈的畸形通常需要外科手术来矫正。

如果手背皮肤不足，松解挛缩时应当缩小瘢痕组织的切除范围，并用刃厚皮移植覆盖缺损处。尽管早期的运动方案有助于保持运动，但腱旁组织受损，刃厚皮移植后会影响肌腱滑动。对于小的缺损，改良的Z形皮瓣移植更有利于掌指关节的活动（图 54-8）。对于手背部的大缺损，通常需要远侧皮瓣移植，如远端蒂骨间后动脉皮瓣，可以提供大面积持久覆盖且肌腱滑动良好[20]。在急性烧伤中当供区被烧伤时，甚至供区植皮不久的情况下，都可以使用这种皮瓣移植[21]（图 54-5）。类似的螺旋桨皮瓣也能在上肢

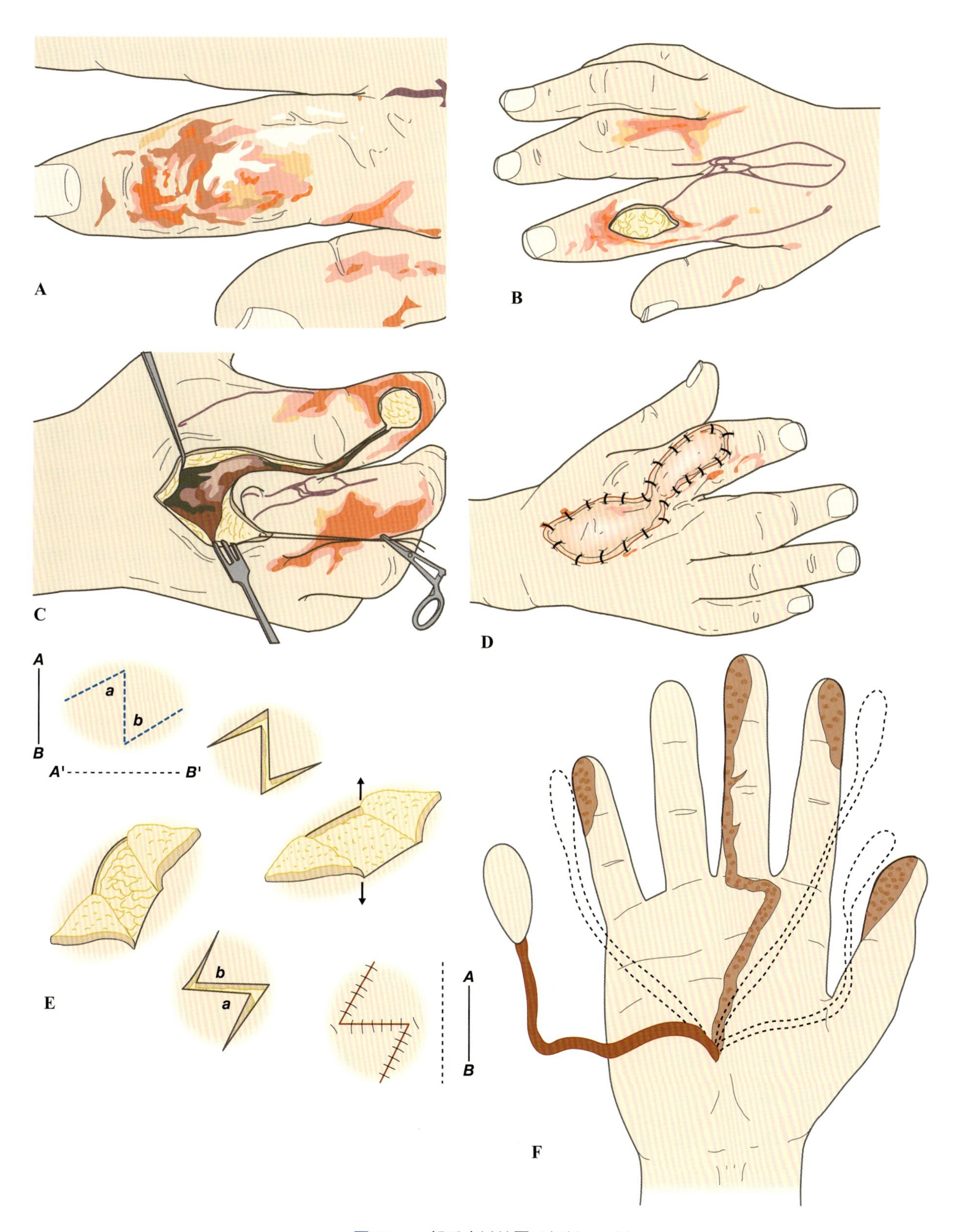

▲ 图 54-7 邻近皮瓣转覆手部创面示例

A 至 D. 背侧骨间动脉皮瓣的分离和植入，这些皮瓣存在于每个指蹼间可用于修复带有感觉组织的远端指间关节；E.Z 形移位皮瓣示意图，沿着挛缩瘢痕切开，以 60° 角垂直提起皮瓣，然后交叉换位，增加瘢痕的长度，通常尖端具有 60° 倾角的皮瓣可使挛缩长度增加 60%（计算值为 75%）；F. 神经血管蒂岛状皮瓣的设计、形成与植入示意图，可以有效地覆盖手指，包括具有感觉无毛组织的掌指垫

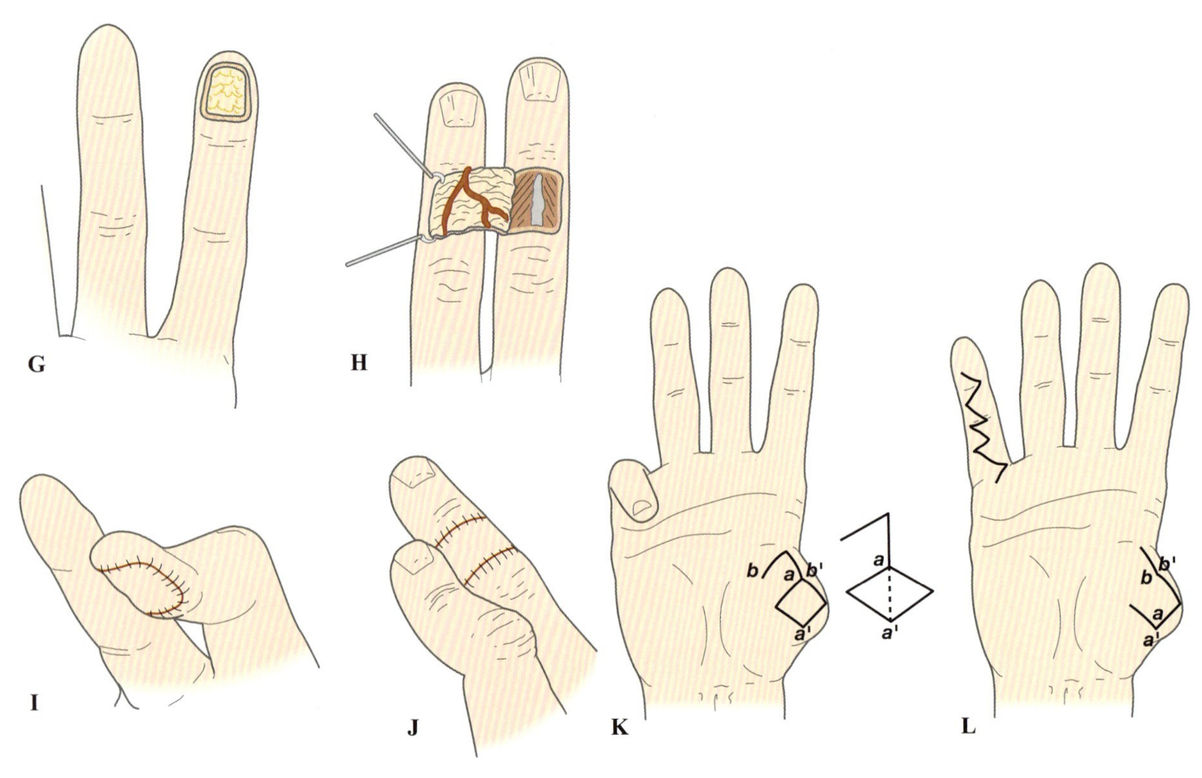

▲ 图 54-7 续　邻近皮瓣转覆手部创面示例

G 至 J. 邻指皮瓣的设计、形成与植入示意图，能够有效覆盖手指的任何部位；K. 小指弯曲挛缩和拇指不稳定截指创面示意图，标记用菱形皮瓣封闭，可加深虎口并闭合缺损创面，菱形皮瓣的两个尖端内角分别为 60° 和 120° ，宽度保持 b 到 b' 和缺损创面 a 到 a' 的距离一致；L. 线条图显示菱形皮瓣旋转到位以及通过多个 Z 字成形皮瓣的移位松解小指的屈曲挛缩（A 至 D 引自 Agir H，Sen C，Alagoz S，Onyedi M，Isil E. Distally based posterior interosseous flap：primary role in soft-tissue reconstruction of the hand. Ann Plast Surg. 2007；59（3）：291–296. E 至 K 引自 Lineaweaver WC，Buncke HJ. Flap reconstruction of the hand. In：Jupiter JB，ed. *Flynn's hand surgery*. 4 edn. Philadelphia：Williams & Wilkins；1991：607–625.）

处可靠地构建[22]。颞顶筋膜游离皮瓣覆盖后肌腱滑动良好，手烧伤患者适合使用微血管皮瓣覆盖。手背的大缺损传统上采用腹股沟皮瓣覆盖，这将在后面电烧伤部分中描述（图 54-9）。最好使用允许一期覆盖和早期运动的皮瓣，因此腹股沟皮瓣只有在邻近、区域和游离皮瓣均不可用的情况下才使用。

手指的伸展性挛缩也很常见，通过在变形的指关节上切开瘢痕（即变形的远端指间关节、近端指间关节和掌指间关节）来松解它们。必要时可切开松解关节囊。所形成的创面可采用 3/4 Z 字成形术封闭。掌指关节处的创面可用刃厚皮移植覆盖。掌背动脉皮瓣适用于覆盖从伸肌顶到远端指间关节。这些皮瓣覆盖手指后弹性好、耐磨和有知觉[23]。全厚皮移植和邻指皮瓣覆盖也是不错的选择（图 54-7）。

手指背部覆盖物过薄易致中央腱束损伤，从而造成钮孔畸形。因为在软组织覆盖不良的情况下，进行肌腱成形术通常会失败，故近端指间关节融合或截指常见。最后，脂肪移植可应用于修复严重挛缩和手部烧伤引起的外形畸形[24]。脂肪移植物还可以通过抬高伸肌上面的移植皮肤来改善肌腱滑动（图 54-10）。在最近发表的一系列报道中，与未受处理的手相比，脂肪移植的手显示出瘢痕、外形与密歇根手部康复评估均得到显著改善。

（三）指蹼挛缩

指蹼粘连是手烧伤后的常见并发症，指蹼背侧的未受伤组织是重建的关键。可以通过从手指的桡侧或尺侧形成的三角形皮瓣再旋转到指蹼挛缩部位进行指蹼重建，特别对第 2、第 3 和第 4

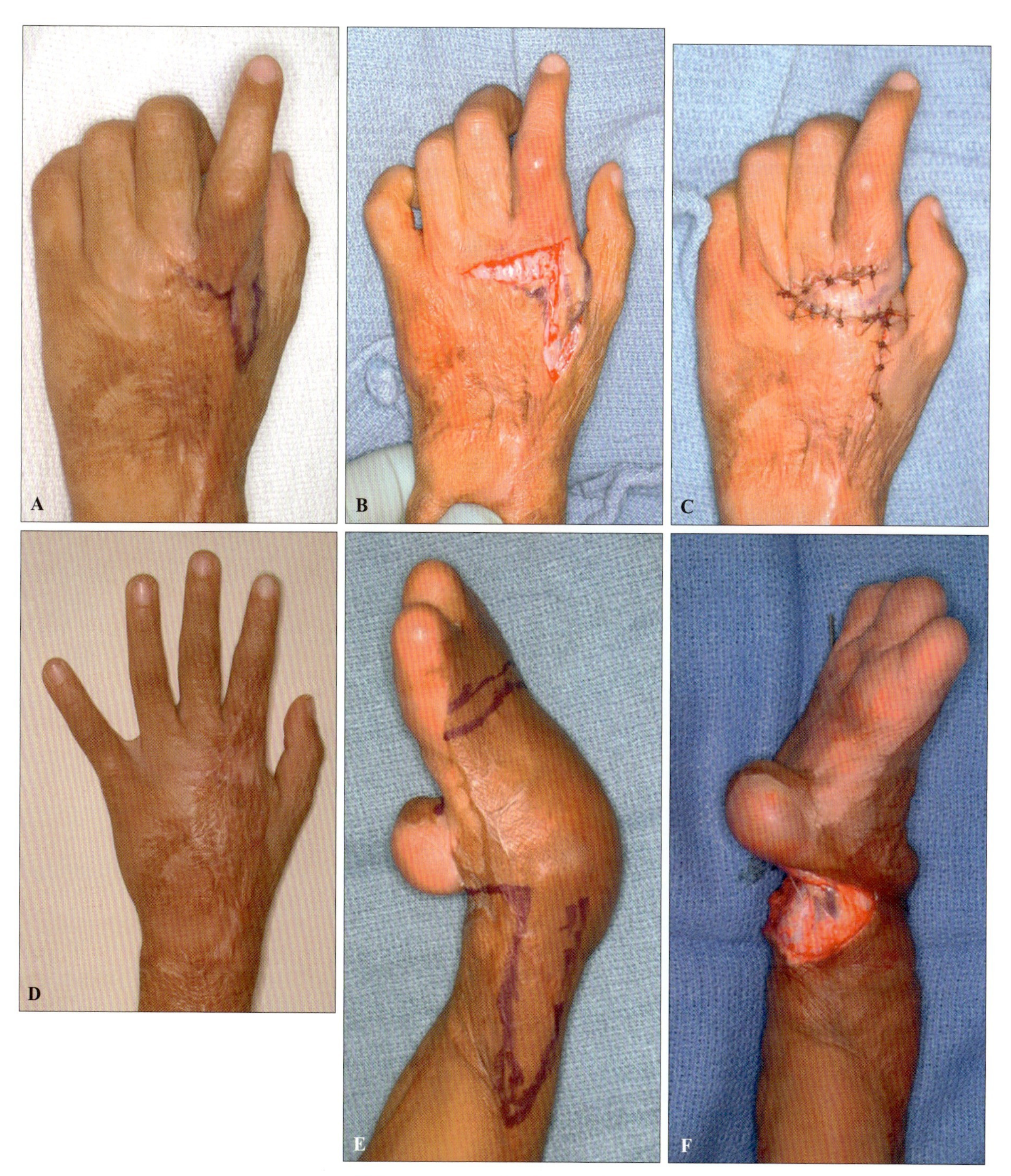

▲ 图 54-8 改良 Z 字成形术治疗挛缩示例

A. 掌指间关节伸展挛缩采用改良的 Z 形皮瓣标记；B. 做横切口松解掌指间关节挛缩及移位皮瓣提起；C. 改良的 Z 形皮瓣旋转到指定位置及直接闭合供瓣区；D. 随访 3 年；E. 改良的 Z 形皮瓣的设计与腕部肌肉挛缩松解标记；F. 做横向切口松解挛缩时暴露皮肤缺损创面

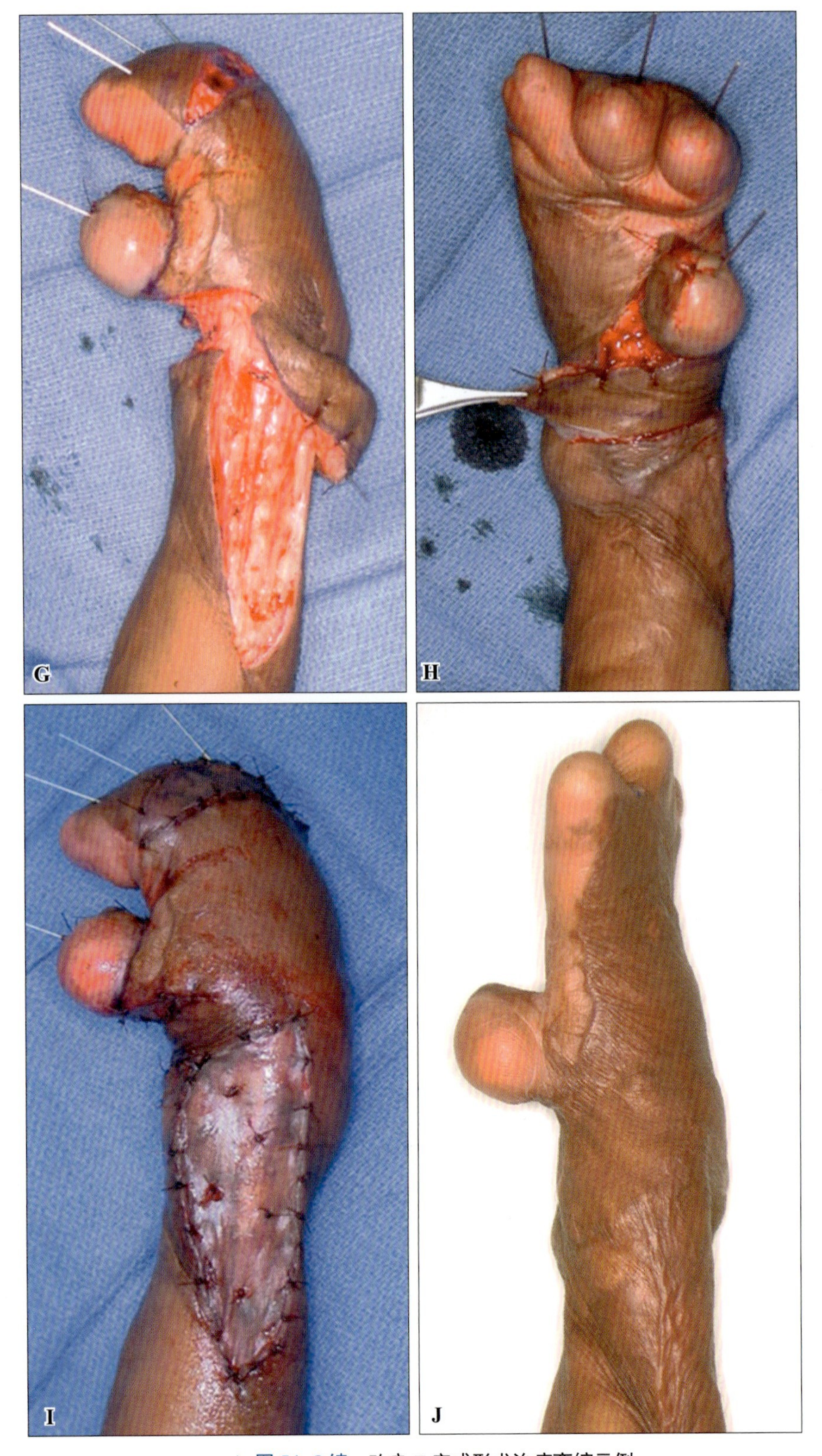

▲ 图 54-8 续　改良 Z 字成形术治疗挛缩示例

G. 提起筋膜皮瓣；H. 旋转至手掌侧腕部缺损处；I. 供瓣区刃厚皮片移植；J. 松解挛缩 4 年后随访结果

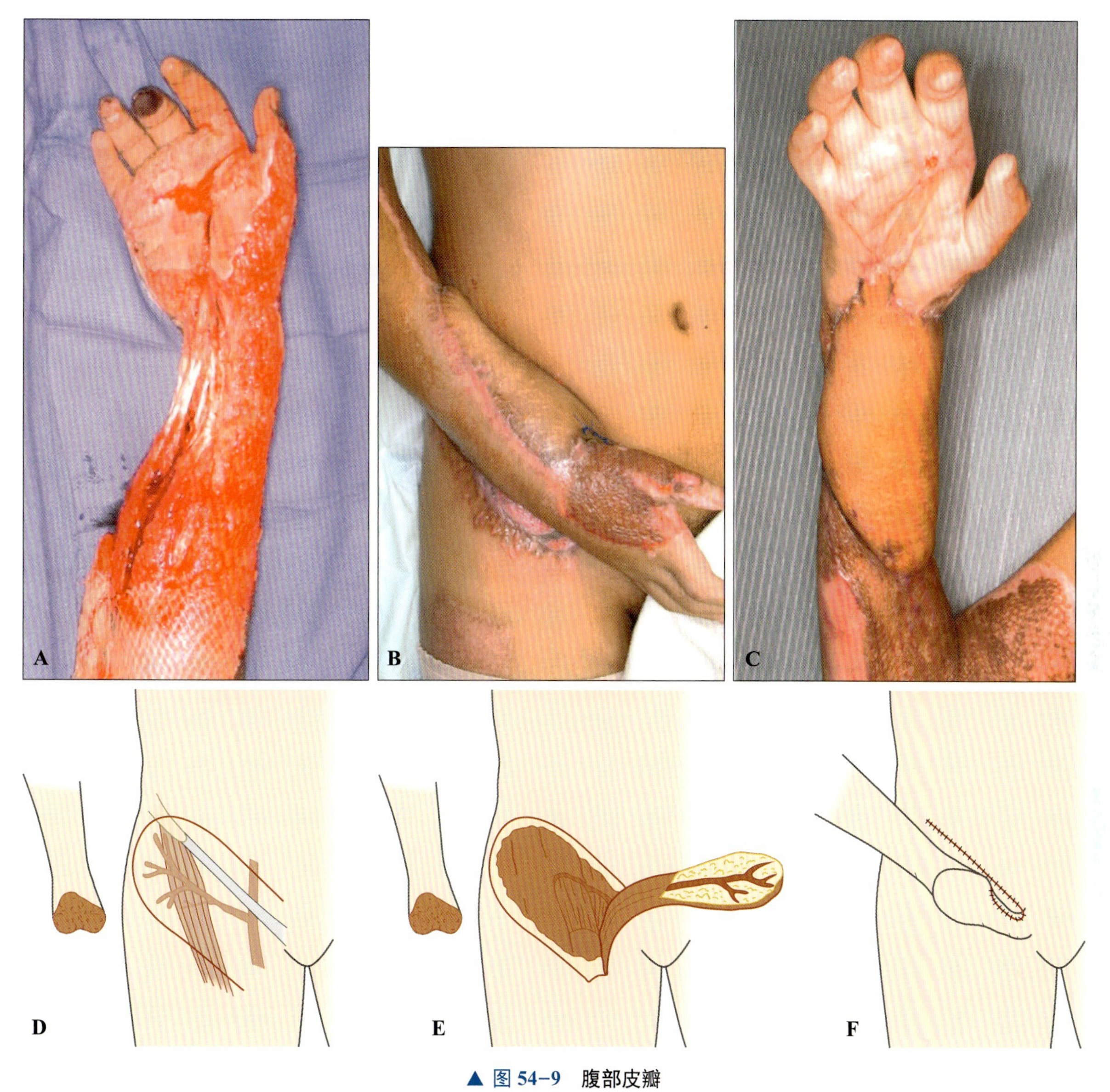

▲ 图 54–9　腹部皮瓣

A. 掌侧广泛烧伤，上腹部浅表动脉皮瓣转覆；B 和 C. 腹部皮瓣断蒂；D 至 F. 腹部浅表动脉皮瓣解剖、分离和植入示意图（D 至 F 引自 Lineaweaver WC，Buncke HJ. Flap Reconstruction of the hand. In：Jupiter JB，ed. *Flynn's hand surgery*. 4 edn. Philadelphia：Williams & Wilkins；1991：607–625.）

指蹼，可实现松解重建。Z 字成形术、推进皮瓣和 V–Y 推进皮瓣也是可行的重建手段。一般无须额外的物理治疗。日常用手不受限制且有助于恢复指蹼和手的活动度（图 54–11）。

虎口挛缩

虎口挛缩可严重影响拇指的伸屈、外展和对掌等功能。虽然常规技术如 Z 字成形术和植皮可矫正畸形，但是两个 Z 字成形术和一个中央 V–Y 成形术相结合的技术，通常称之为三叉皮瓣成形术，或称“跳跃人”成形术、“海鸥翼”成形术或五瓣成形术，是一种更简单有效的松解方法。采用这项松解技术将使虎口增大 30% ～ 40%（图 54–12）。

（四）拇指畸形矫正

据估计，缺失拇指将使手丧失 45% ～ 50% 的功能[26]。患者拇指缺失时，应该考虑拇指重建，可选择从足趾移植再造拇指，到拇指原位再造等多种技术。不少患者可通过增加其虎口的深度提供足够的抓握和夹持力。

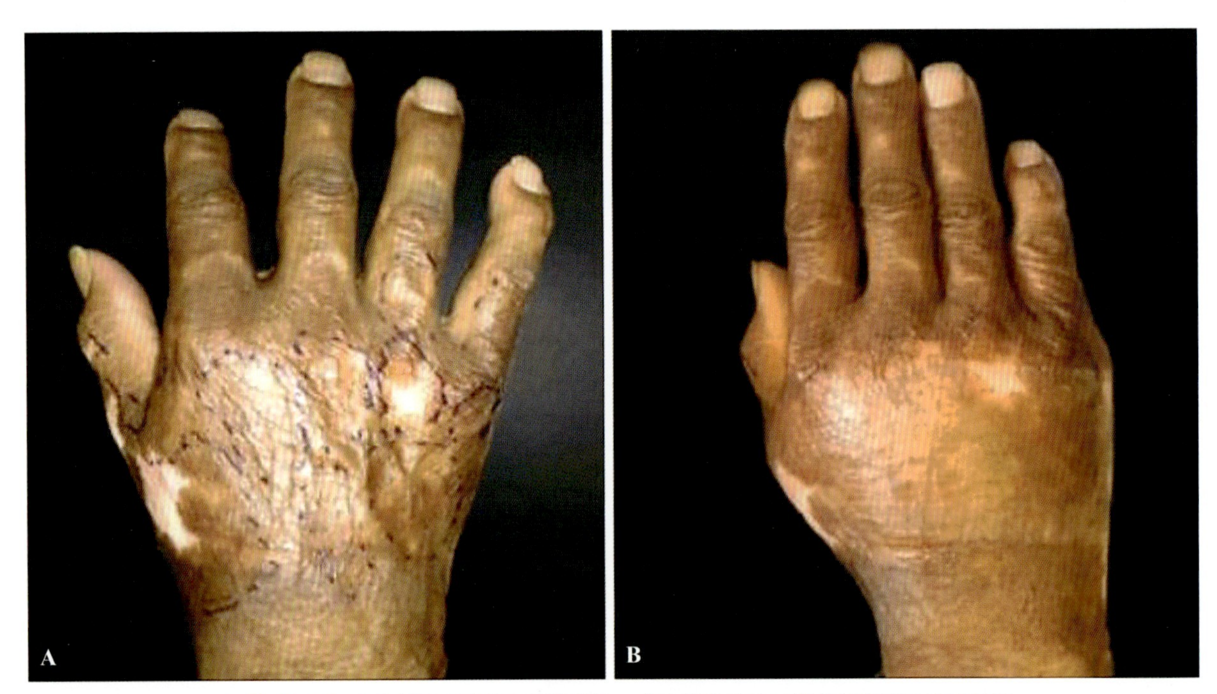

▲ 图 54-10 手背侧刃厚皮肤下脂肪移植，脂肪移植治疗手部背伸挛缩及外形缺损

A. 手背部刃厚皮肤移植后有伸展性挛缩，注意在掌指关节和手腕之间，刃厚皮肤移植后的皮肤颜色和外形与手背固有皮肤界限清晰；B. 初步研究表明，单一脂肪移植术后 6 个月随访结果，运动范围、瘢痕质量和手部效果评分均显著增加。掌指关节和腕部之间刃厚皮肤移植后界线清晰，外形和颜色均已改善，笔者认为多个移植可能通过松解皮肤束缚和重塑手部皮下层而产生累积效应［引自 Byrne M，O'Donnell M，Fitzgerald L，Shelley OP. Early experience with fat grafting as an adjunct for secondary burn reconstruction in the hand：technique，hand function assessment and aesthetic outcomes. *Burns*. 2016；42（2）：356–365.］

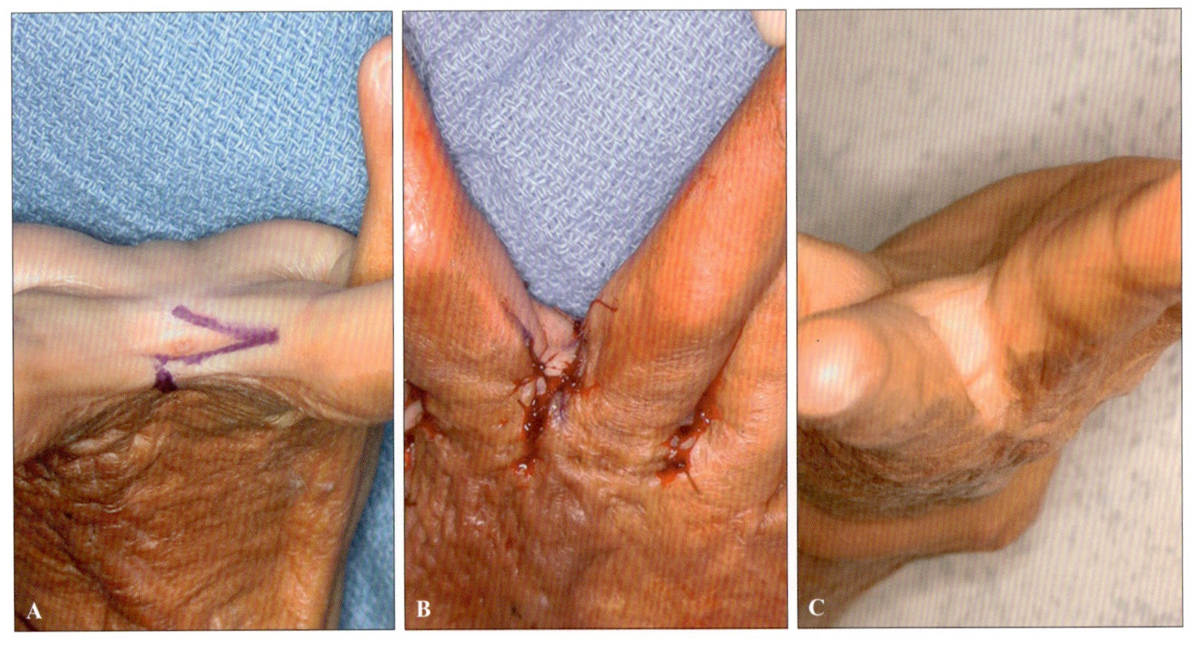

▲ 图 54-11 指蹼挛缩松解

A. 三等分 Z 形移位皮瓣标记松解右手第 2 指蹼；B. 皮瓣旋转至背部，创面基本闭合；C. 指蹼挛缩松解 3 年后随访手术部位外观

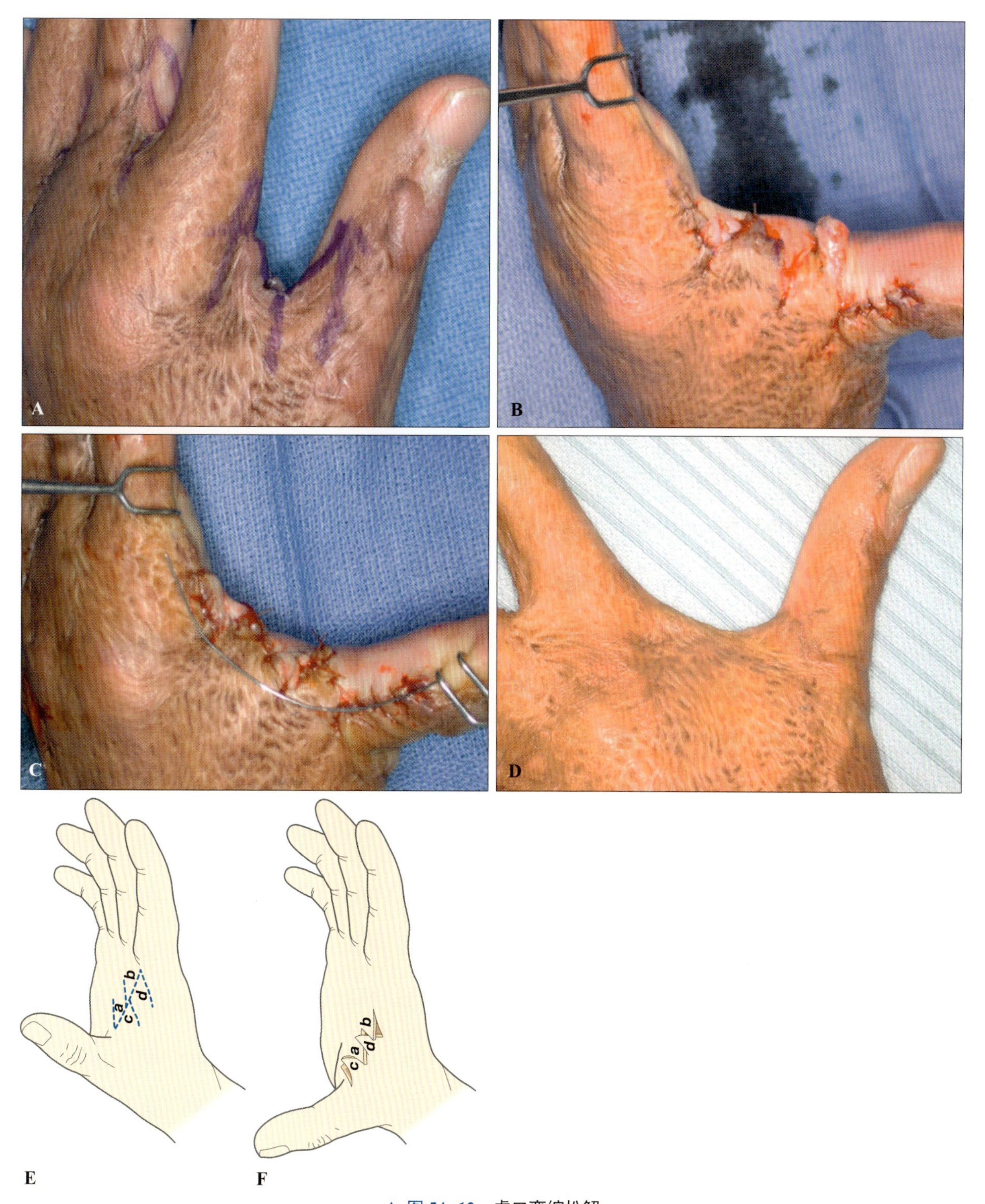

▲ **图 54-12　虎口挛缩松解**

A. 刃厚皮肤移植术后 9 个月虎口出现中度挛缩。皮肤标记以“跳跃人”技术松解挛缩，即三叉成形或五瓣成形术；B. 皮瓣移位和植入；C. 使用“跳跃人”技术可增加指蹼弧长 30% ~ 50%；D. 指蹼松解挛缩后 3 年随访结果；E. “跳跃人”手部的虎口挛缩和 4 个皮瓣标记的草图；F. 皮瓣移位松解挛缩（E 至 F 引自 Lineaweaver WC，Buncke HJ. Flap reconstruction of the hand. In：Jupiter JB，ed. *Flynn's hand surgery*. 4 edn. Philadelphia：Williams & Wilkins；1991：607-625.）

在过去的 30 年里，Galveston 医院一直采用将示指残端叠放到拇指残端上的技术方法，以延长拇指残端并扩大加深虎口。从功能上来说这是示指拇指化。示指的残余部分在掌骨或近节指骨水平被横断。该示指被动员为皮瓣，其神经血管束完好无损。示指近端骨缘固定于拇指残余骨的远端。示指掌骨的切除加深了虎口。该手术并发症少，可在门诊手术室进行（图 54–13）。

微血管足趾移植再造拇指功能良好[27]。虽然该技术超出了本章的范围[28]，但它确实提高了

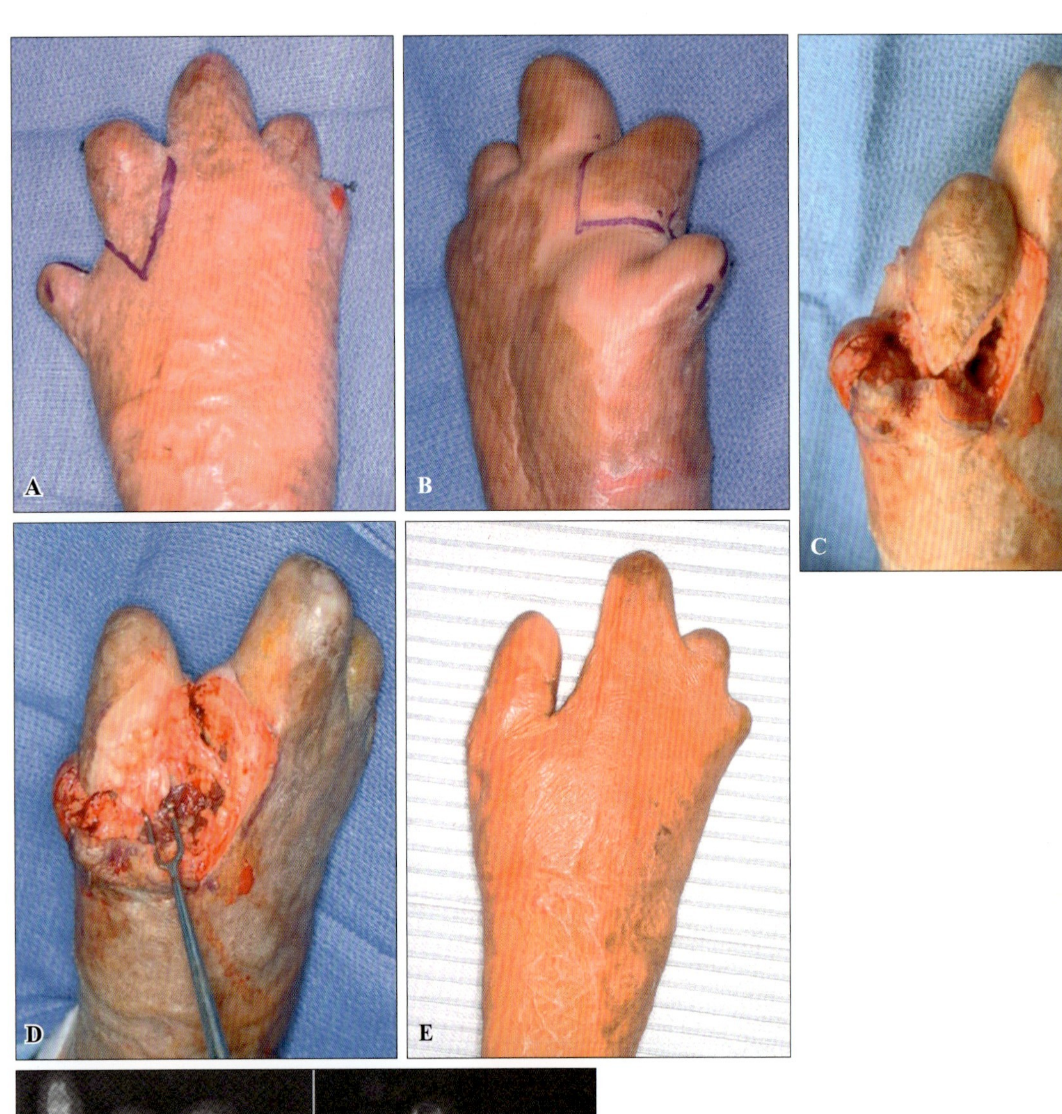

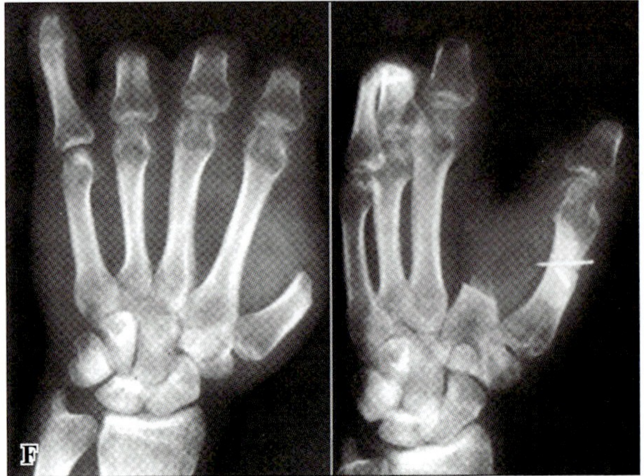

▲ 图 54–13　示指拇指化

A 和 B. 示指残端皮缘标记；C 和 D. 示指残端伪造成一个包含骨骼和神经的岛状皮瓣，岛状皮瓣转移到拇指残端，克氏针固定皮瓣；E. 通过移植示指残端来延长拇指残端；通过切除第 2 掌骨加深虎口深度；F. 示指拇指化前后 X 线比较（F 引自 Lineaweaver WC，Buncke HJ. Flap Reconstruction of the hand. In：Jupiter JB，ed. *Flynn's hand surgery*. 4 edn. Philadelphia：Williams & Wilkins；1991：607–625.）

患者满意度，并且再造出的拇指的功能性和感觉性均良好[29]。另外，可以将多个脚趾转移到无指“仅有掌骨”的手上重建手功能（图 54-14）[30]。

（五）爪形手的矫正

烧伤后爪形手畸形是由多种原因造成的。经典的爪形手，即所有手外科医生都熟悉的僵化手，可以在原发性烧伤、Guyon 管压迫或肘管压迫时由尺神经损伤发展而来。在这些情况下，尺神经减压可以改善手部功能。

爪形手畸形可由手固有的肌肉组织坏死引起，从而产生固有肌僵化。不同于其他病因，烧伤后手部的整体软组织损伤，用尺神经肌腱移植治疗尺神经损伤所致的僵化手，通常不会成功。功能位的关节融合可以改善手部的整体功能。

即使烧伤后尺神经及手固有的肌肉组织完

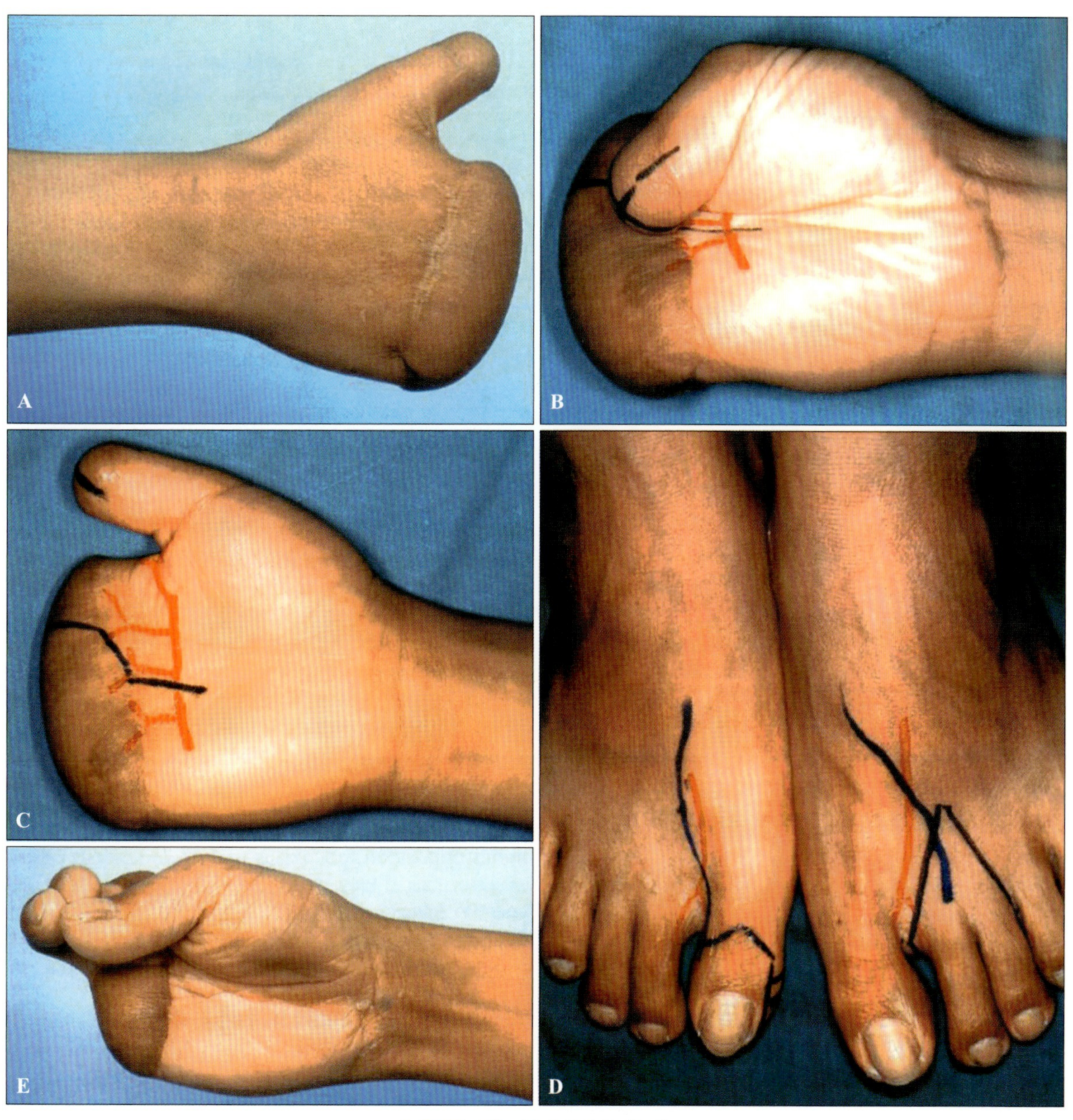

▲ **图 54-14 足趾移植再造手指**

A. 带蒂腹股沟皮瓣闭合后的手掌；B. 保留鱼际肌功能；C. 皮肤切口设计，标记受体血管；D. 标记右拇指和左第 2 和第 2 足趾；E. 术后 3 年随访，三指夹紧有力（引自 Vivek Jain F-CW. The metacarpal hand. In：Norman Weinzweig JW，ed. *The mutilated hand.* Lansing：University of Michigan/Elsevier Mosby；2005：280.）

整，也可能出现爪状畸形（图 54–15）。瘢痕挛缩可以通过掌指关节过度伸展和近端指间关节挛缩导致固有肌僵化。这种爪状手的治疗通常采用瘢痕完全切除及皮肤移植或者皮瓣移植覆盖。早期积极的职业疗法对于手固有功能的恢复至关重要[31]。

七、上肢电击伤

电击伤将在第 38 章的电烧伤中详细阐述，但因为上肢是电击伤常见接触点，故同样是本章讨论重点。电击伤通常累及整个肢体（即肩到手）。损伤的结构主要是手臂肌肉、神经血管束和前臂和手部接触点处皮肤。骨骼电阻较大而产热多，由内向外烧伤邻近组织。因此，电击伤中发生四度烧伤较常见，需要积极治疗。

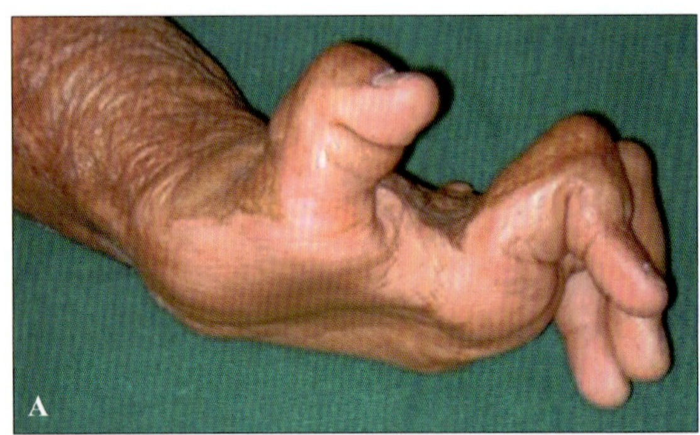

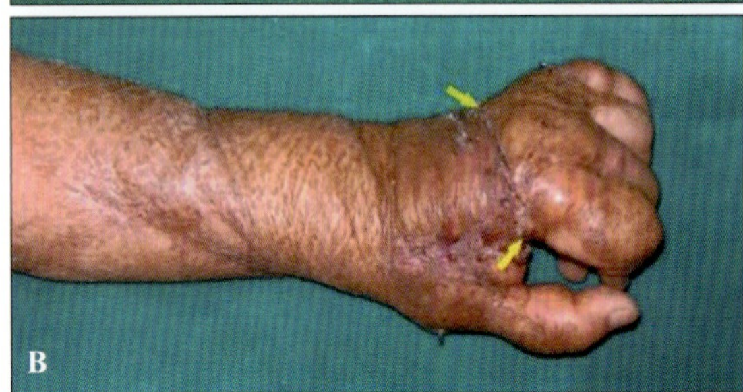

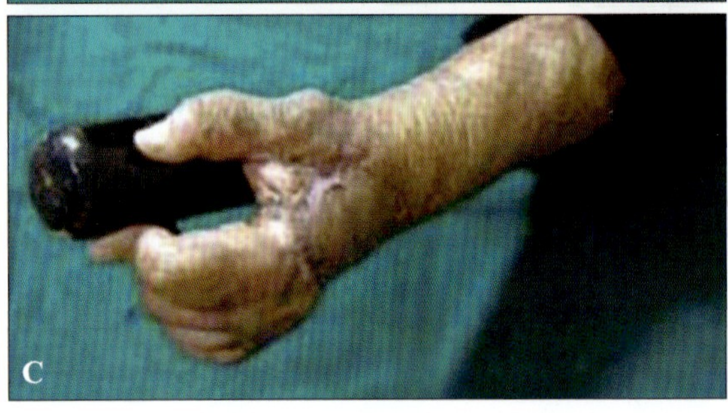

▲ **图 54–15　爪形手**

A.“爪形手”的典型表现，包括掌指关节过度伸展、指间关节、近端指间关节弯曲和拇指内收，固有肌僵化与尺神经麻痹时的爪手相似，但在这种情况下手背部挛缩更严重；B. 靠近掌指骨横向做切口（如箭头所示），并使得掌指关节囊能够切开和弯曲，然后用刃厚皮片移植封闭创面；C. 随访结果显示手综合握力和固有功能［引自 Sabapathy SR，Bajantri B，Bharathi RR. Management of post burn hand deformities. *Ind J Plast Surg*. 2010；43（Suppl）：S72–79.］

上肢电击伤的分类较多，临床较复杂。电击伤的治疗和诊断顺序与烧伤处理相同：恢复血流量、清除坏死组织、切开减压、早期移植覆盖和早期关节活动度锻炼。发生深度和环形电烧伤患者的四肢截肢率为 25% ～ 80%，主要由于血管损伤造成。因此早期评估电烧伤患者的血管损伤和血管压迫至关重要。可以通过临床体检、多普勒血流探查、磁共振成像和血管造影评估动脉的结构和功能完整性。必要时可行外科手术探查来明确诊断和治疗方案。上肢电烧伤的患者可能会并发其他危及生命的伤害。故安排手术清创和探查时，应全面考虑机体的整体状态。

（一）焦痂和筋膜切开减张

切开减张以恢复血流供应在电击伤处理中至关重要。伤后组织发生破坏，特别是深部组织结构损伤，难免导致组织液外渗和组织肿胀。如果肌间隔发生肿胀，必须将肌间隔切开减压，否则在缺血情况下可导致肌肉坏死和神经损伤（图 54–2）。与骨骼接触的深部肌肉，如旋前方肌和肩袖肌，特别容易发生坏死，应在减张手术中进行评估。应尽快清除坏死肌肉，以防止全身毒性伤害，如肾功能衰竭。

（二）早期清创

对于手臂有明显的深度烧伤和危及生命的损伤的患者，应考虑早期近端截肢。近端截肢可以迅速清除广泛的坏死肌肉组织，特别是发生肩袖肌肉梗死时，及时截去无法保全的上肢可以避免出血和败血症，以及肌肉坏死引起的多系统器官衰竭的代谢并发症。同时也避免了横纹肌溶解症导致肾衰竭的风险及坏死肌肉对霉菌感染的易感性，从而挽救生命。

建议在伤后 1 ～ 2d 内完成清创术。手术时应切除所有失活的组织，确定固有肌肉及旋前和旋后方肌活力。除非神经活力明显丧失，否则应尽一切努力保护所有前臂的神经结构。尽管动脉血栓形成通常是严重坏死和不可恢复的病变标志，但在桡动脉和尺动脉通畅受损的情况下，可通过静脉移植恢复血管的连续性。

（三）创面处理

高压电烧伤时组织损伤常较严重，深达肌肉和血管。这种情况下往往选择截肢，以尽量将致命伤害降到最低。常规的刃厚皮肤移植术无法完成创面修复，因为创面基底血供差或者组织缺损过多（图 54-16）。取而代之的是邻近的或远侧的皮瓣，覆盖创面以保护神经、血管、关节和肌腱。手臂受伤区域内，邻近或区域性皮瓣也可能受到损伤，这时可采用带蒂腹部皮瓣覆盖（图 54-9）[32, 33]。只有在邻近、区域和显微血管皮瓣均不能使用的条件下，才可以使用远侧带蒂皮瓣移植覆盖电烧伤创面。血管造影可以明确哪些区域的皮瓣和微血管的受体血管可用。

（四）肢体畸形矫正

电烧伤后肢体功能丧失较常见，主要因为血供不足、广泛的神经和肌腱损伤、肩胛带和前臂的肌肉功能丧失，以及手的固有肌肉组织丧失等造成。功能重建的关键在于维持关节活动度和修复前臂与手部软组织缺损。鼓励患者遵循职业疗法方案进行关节活动度锻炼，尤其是指间关节。选用邻近区域皮瓣或通过显微外科手段移植游离皮瓣，首先修复受伤区域的软组织缺损，接下来完成神经移植恢复感觉功能和（或）进行肌腱移植恢复手指运动。这些步骤一旦完成，就可以考虑进行肌腱的康复运动。一般来说，康复疗程至少需要 2 ～ 3 年才能完成。如果救治单位不能提供全方位的重建治疗，应当将患者转诊到对保肢治疗和手外科更专业的诊疗中心。

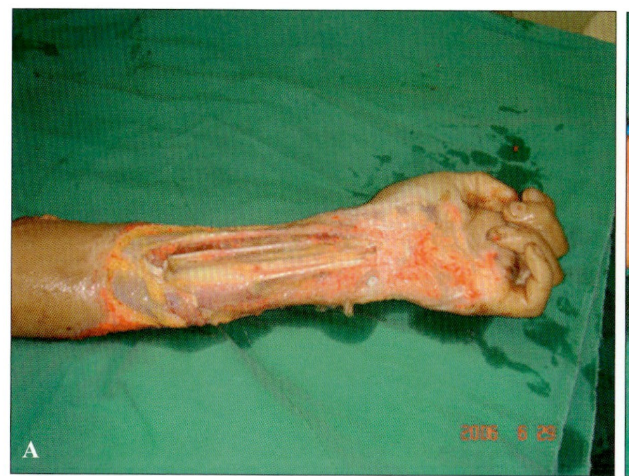

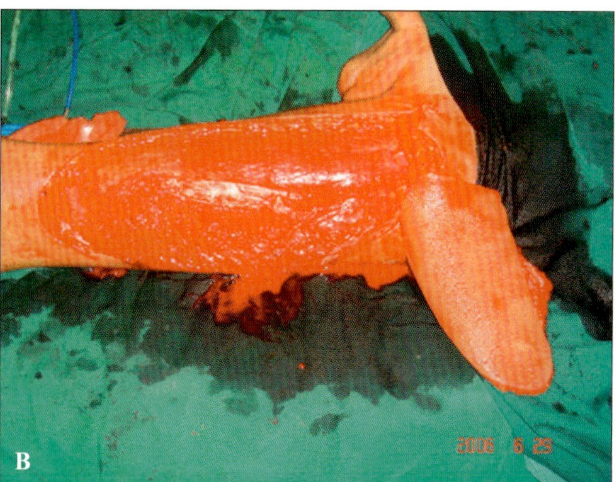

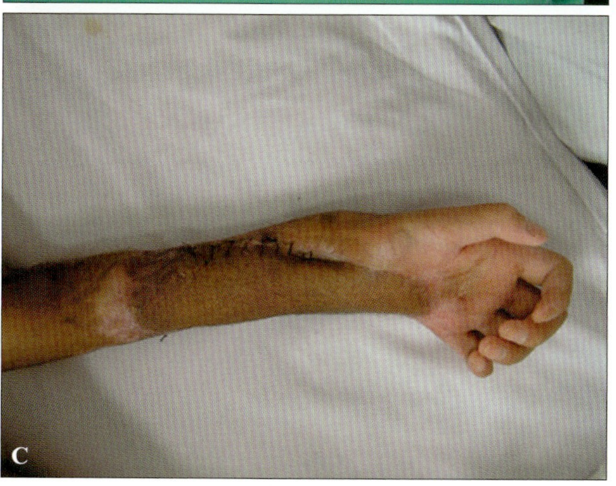

▲ **图 54-16　微血管皮瓣重建**

用显微外科技术转移大腿前外侧筋膜皮瓣，覆盖掌侧臂和手暴露的肌腱和正中神经

八、结论

有效的手部重建规程不仅取决于外科医生的手术判断和技巧，还取决于有效的职业疗法和患者对康复治疗的依从性。因此只应在具有专业外科和治疗专长的中心尝试进行治疗。烧伤重建手外科医生的经验越丰富，越有助于通过各种医疗手段改善患者病情。制订精心的诊疗方案对这些患者恢复至以前的生活至关重要。所定方案必须由经验丰富的外科医生和治疗师以多学科联合的方式执行。

拓展阅读

Agir H, Sen C, Alagoz S, Onyedi M, Isil E. Distally based posterior interosseous flap: primary role in soft-tissue reconstruction of the hand. *Ann Plast Surg*. 2007;59(3):291-296.

Byrne M, O'Donnell M, Fitzgerald L, Shelley OP. Early experience with fat grafting as an adjunct for secondary burn reconstruction in the hand: technique, hand function assessment and aesthetic outcomes. *Burns*. 2016;42(2):356-365.

Greenbalgh DG. Management of acute burn injuries of the upper extremity in the pediatric populations. *Hand Clin*. 2000;16(2):175-186.

Luce EA. The acute and subacute management of the burned hand. *Clin Plast Surg*. 2000;27(1):49-63.

McKee DM. Acute management of burn injuries to the hand and upper extremity. *J Hand Surg*. 2010;35(9):1542-1544.

Moore ML, Dewey WS, Richard RL. Rehabilitation of the burned hand. *Hand Clin*. 2009;25(4):529-541.

Sabapathy SR, Bajantri B, Bharathi RR. Management of post burn hand deformities. *Indian J Plast Surg*. 2010;43(suppl):S72-S79.

Tredget EE. Management of the acutely burned upper extremity. *Hand Clin*. 2000;16(2):187-203.

Vivek Jain F-CW. The metacarpal hand. In: Norman Weinzweig JW, ed. *The Mutilated Hand*. Lansing: University of Michigan/Elsevier Mosby; 2005:280.

第55章

会阴烧伤的处理

Management of Burn Injuries of the Perineum

Mohamed E. Ismail Aly　Ted Huang　著
周　萍　王　飞　陈旭林　译

一、概述

烧伤通常累及躯干下段和下肢，但会阴部烧伤相对较少见。据25年前的报道统计，会阴烧伤的发生率约占住院烧伤病人的12/1000[1]。笔者所在医疗机构会阴烧伤的发生率一直保持在1.0%～1.5%，2002—2009年间的1133例会阴烧伤患儿中，有35例进行了生殖器会阴重建。

可以说烧伤面积40%以上的患者生存率的提高，在一定程度上增加了需要生殖器会阴二次重建的患者总数量。

二、烧伤早期处理

入院后急性期，保守治疗通常是会阴烧伤的一线治疗方法[1, 2]。会阴区域每天用适当的抗菌剂清洗，创面局部用抗生素敷料覆盖。为了避免烧伤区域的尿液污染和尿道狭窄的可能，使用留置导尿管作为尿道支架。导尿管还用于在入院早期给膀胱减压和监测尿量。会阴部位既不使用夹板也不使用支撑，大腿处可使用楔形夹板保持外展15°，以尽量减轻髋部挛缩。

会阴烧伤的急性并发症包括阴茎坏死、睾丸坏死、尿道狭窄和直肠脱垂。尽管Shriners儿童烧伤医院和位于得克萨斯州加尔维斯顿的得克萨斯大学医学院附属Galveston医院对会阴部烧伤主要采取保守治疗的方法，但实际上，创面的治疗护理方法是依现实情况多有变化的。通常根据创面处的解剖结构对治疗方案做出个体化的修改。

随着时间的推移，待烧伤创面界限明确，残余创面二期愈合。使用中厚皮或全厚皮植皮修复未愈创面。在极少情况下，可以利用邻近正常皮肤的局部皮瓣重建阴茎和阴囊区域的皮肤缺损。

（一）阴茎烧伤

仅局限于阴茎的烧伤虽然有可能发生，但是相当少见（图55–1）。相反，下腹部和会阴区域的烧伤合并阴茎烧伤则十分常见。除了体液复苏之外，病人早期治疗包括创面护理和尿管植入术。如前所述，留置一个适当大小的导尿管支撑尿道并监测尿量。

一旦阴茎周围组织肿胀消退并确定创面状态，可拔除导尿管。不推荐早期进行清创，一般待界限清楚后二期愈合。

（二）阴茎和阴囊的皮肤损伤

由于阴茎和阴囊皮肤的全层损伤相对少见，因此大多数阴茎和阴囊烧伤能自行愈合。当创面延迟愈合时，可采用部分厚度或全厚皮植皮来覆盖创面（图55–2）。

在极少数情况下需要皮瓣来重建尿道和（或）阴囊等结构。如果植皮不可行，可以使用腹股沟皱褶区－阴部皮瓣[3]。不推荐使用肌皮瓣，如股薄肌瓣。其皮瓣皮肤摩擦使组织温度升高可能会影响精子的形成。

（三）大阴唇烧伤

大阴唇部的单独烧伤是罕见的，这种烧伤往往与腹部和腹股沟皱褶等周围区域的损伤有关。

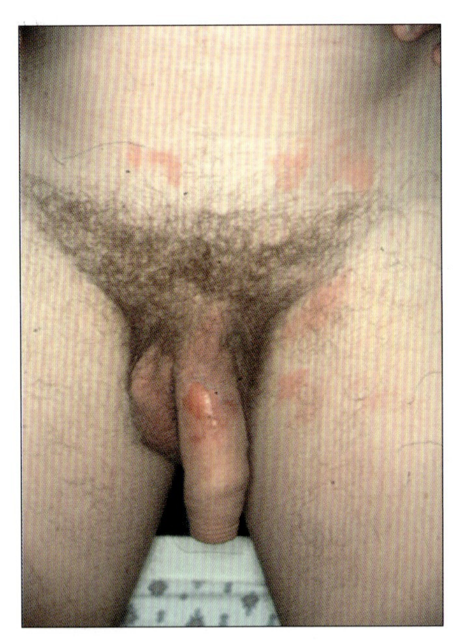

▲ 图 55-1 单独的阴茎烧伤相当少见，这是一位 27 岁的男子因热咖啡溅到膝盖上而烫伤了阴茎

处理一般同男性生殖器烧伤，保守治疗部分愈合界限清楚后二期愈合（图 55-3）。

伤后阴唇结构异常主要是由于耻骨和腹股沟区域的瘢痕收缩造成，可通过后期重建来解决。

（四）会阴创面覆盖

如前所述，会阴区域的孤立烧伤极为罕见，然而大面积下肢（臀部）烧伤常累及会阴部。创面愈合后瘢痕收缩的程度据烧伤深度的不同而不同。虽然创面可能会自行愈合，并留下极少的瘢痕，但一般情况下无论使用何种方法处理创面，会阴挛缩都是常见并发症（图 55-4）。

在急性烧伤恢复期，患者在病床仰卧时，大腿和臀部的自然内收可能会加剧瘢痕的收缩。

（五）肛门烧伤

肛门的烧伤很少见，然而广泛的会阴烧伤会累及此部位。肛门周围的全层皮肤烧伤，必要时需使用皮瓣修复，以减少肛门狭窄的风险。通常从邻近部位动员皮瓣重建肛周。很难通过植皮的方式封闭创面，且移植皮片挛缩后易导致肛门狭窄。

（六）直肠脱垂

不论大面积烧伤患儿是否合并会阴部烧伤，

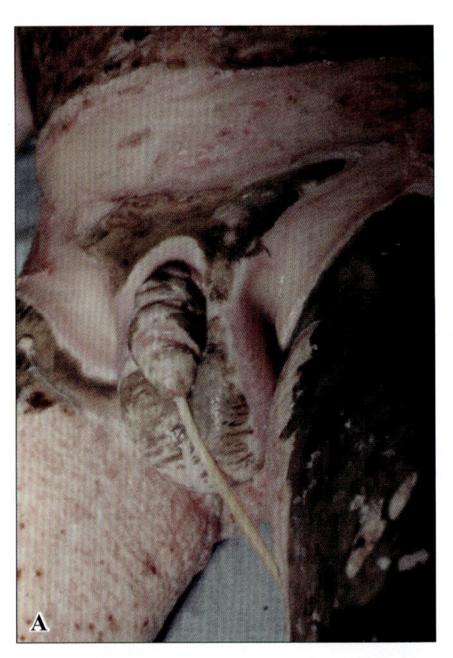

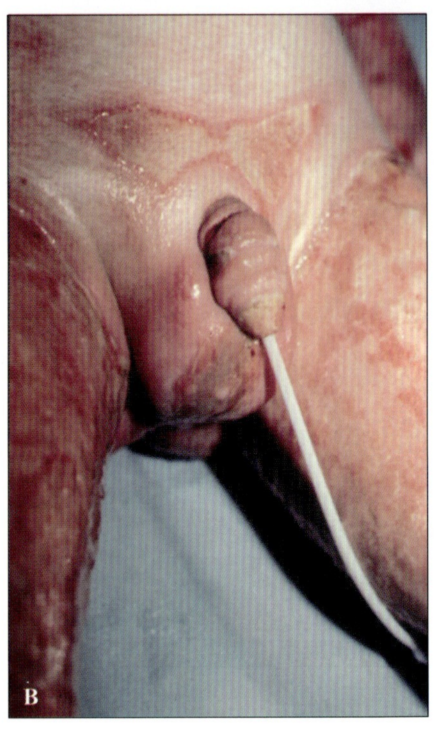

▲ 图 55-2 A. 阴茎烧伤常合并躯干下侧和下肢的烧伤；B. 尽管皮肤移植物可以封闭会阴周围的创面，但是阴茎上大部分创面二期愈合

均偶见直肠脱垂发生，其发生的病理生理机制尚不清楚。

1—3 岁幼儿具有以下特殊解剖学特征：直肠黏膜冗余；直肠与骶骨、尾骨、膀胱、子宫等盆腔器官的结构关系不同；骨盆缺乏肌肉系统有力

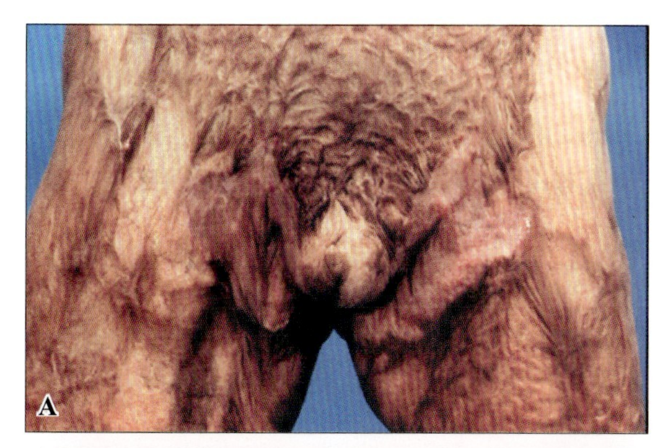

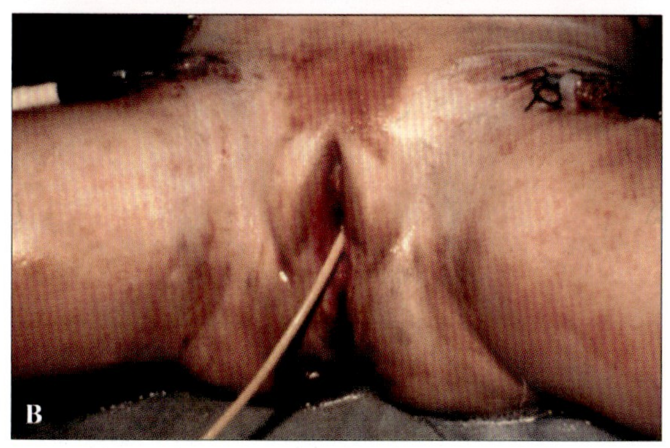

▲ 图 55-3　A. 躯干下端和大腿的烧伤常合并大阴唇烧伤，下腹部和大腿的创面常需植皮治疗，大阴唇创面二期愈合；B. 烧伤后 5 年生殖器外观

支持。以上原因都可能导致这个年龄段患儿出现直肠脱垂。腹内压突然增加、营养不良和便秘，极有可能增加直肠黏膜经肛门口下行的幅度 [4]。在临床上即使没有烧伤因素，不仅是直肠黏膜外翻，臀部及肛周肿胀也相当常见。虽然在没有任何明显的诱因下也可能会突然出现，但一般常见于用力或 Valsalva 动作后直肠管通过肛门外翻。

治疗包括直肠填充、每日清洗会阴和肛周，并在饮食治疗中添加粪便软化剂以促进排便。随着患者营养状况的改善和组织肿胀的消退，直肠黏膜脱垂可能会自发消退（图 55-5）。如果由于肛门括约肌功能障碍和（或）肠套叠的发展而导致脱垂不能立即复位，则需要手术干预，但在大多数情况下是不必要的 [4, 5]。

三、会阴部畸形整复

会阴周围瘢痕挛缩是会阴烧伤最常见的后遗症 [1, 6]。由于腹股沟皱褶和中下臀部皱褶的烧伤瘢痕收缩，将加重会阴部瘢痕挛缩的程度。其他

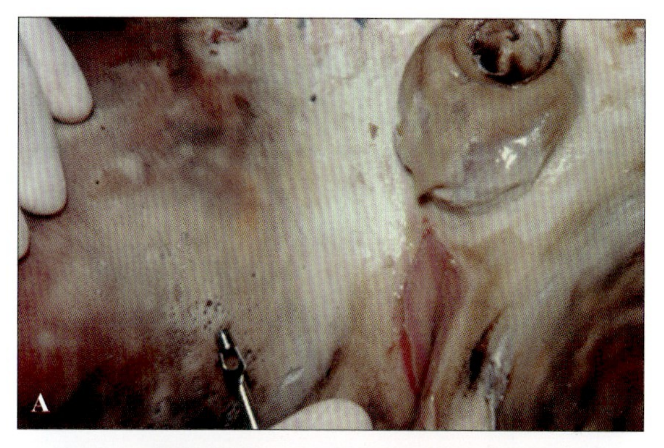

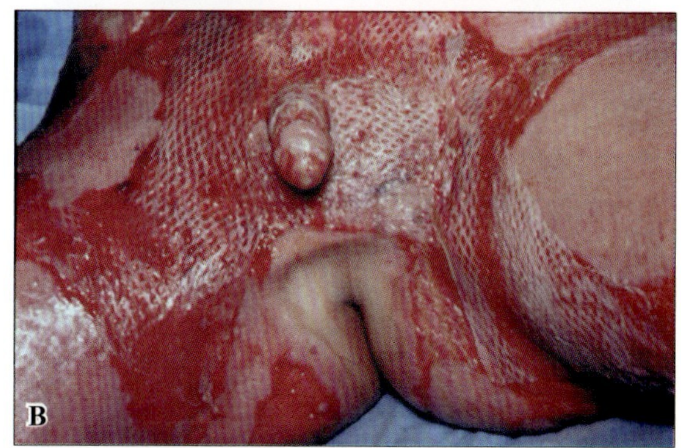

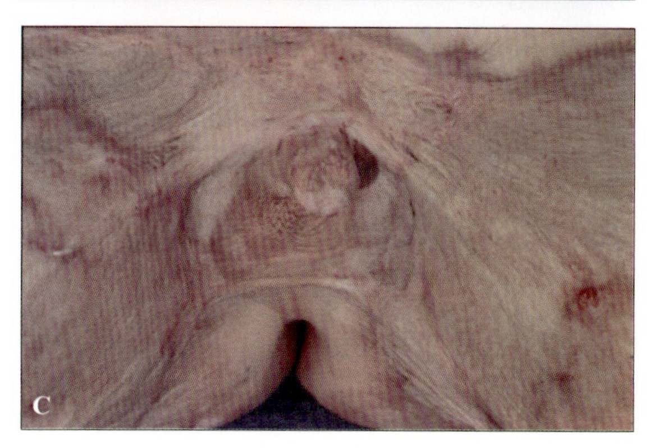

▲ 图 55-4　A. 8 岁患儿的躯干下端和下肢的烧伤，合并阴茎和阴囊烧伤；B. 包括阴囊在内的创面清创后用网状皮封闭创面；C. 会阴部后期形成增生性瘢痕和瘢痕挛缩，并且限制了大腿的活动

并发症相对罕见，如阴茎完全丧失、肛门狭窄和难治性直肠脱垂等。

矫正畸形的重塑技术选择多样，如 Z 形瘢痕松解术、远位皮瓣技术、瘢痕切开松解后局部皮瓣转覆或植皮。在临床实践中，重建会阴和生殖器畸形的技术选择取决于会阴周围瘢痕的大小和功能障碍的程度。

（一）阴茎畸形的重建

确切评估阴茎畸形程度是一项艰巨的任务。

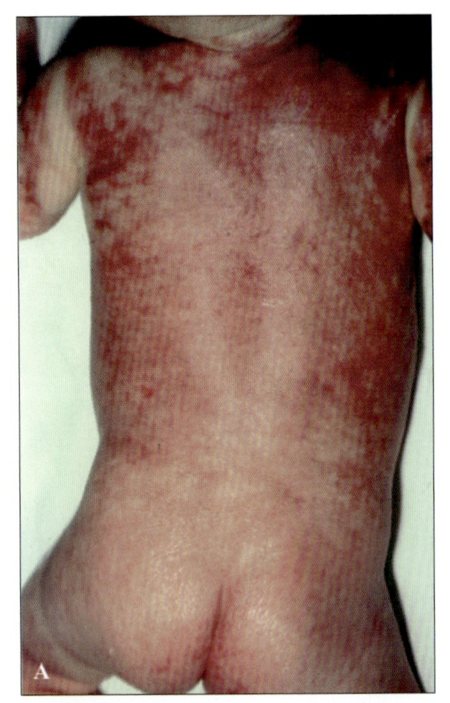

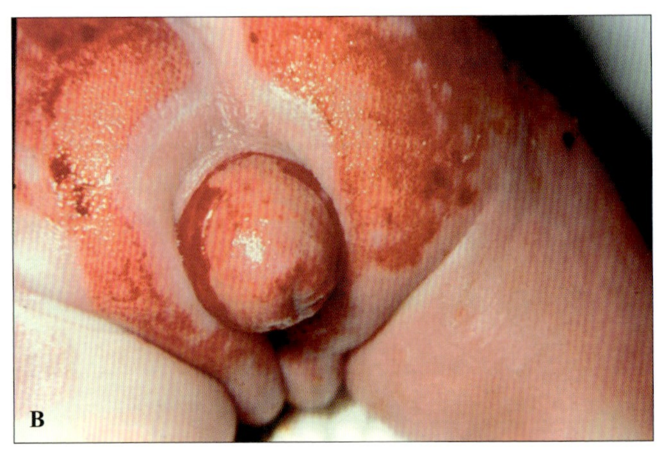

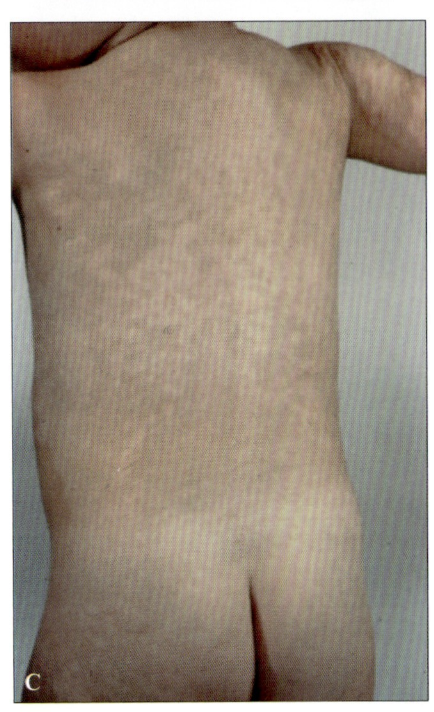

▲ 图 55-5 **A. 65% ～ 70%TBSA 烧伤的 2 岁患儿；B. 烧伤后 12d 出现直肠脱垂并行保守治疗；C. 2 个月后烧伤痊愈且直肠脱垂自行回纳**

皮肤缺损或皮肤及阴茎深筋膜（Buck 筋膜）的共同缺失后，瘢痕的挛缩可能引起的阴茎解剖结构畸形。此外如前所述，耻骨区和（或）腹股沟皱褶处的瘢痕可进一步加重阴茎畸形的程度。

要评估阴茎畸形的程度，就必须充盈阴茎体，因为肉眼观察松弛阴茎可能会造成偏差。人工阴茎勃起是在麻醉情况下，放置 0.25in 的阴茎引流管在阴茎底部做止血带，并将生理盐水注入阴茎海绵体引起充血。当人工勃起完成后，可观察到由皮肤缺失和（或）筋膜脱落引起的阴茎体畸形。

如果烧伤未累及阴茎深筋膜，瘢痕松解后产生的皮肤缺损用全厚皮片移植覆盖。如果遇到罕见的阴茎深筋膜受累的情况，需要手术松解畸形筋膜。从下腹部获得的真皮移植物可以用来重建筋膜缺损。沿腹股沟皱褶区域动员的皮瓣，作为带蒂岛状皮瓣，是修复缺损的一大选择。

阴茎完全毁损极为罕见（图 55-6）。如果发生阴茎完全缺损，阴茎重建一般推迟到青春期进行。这种延迟通常是必要的，因为烧伤后短期内可用于生殖器重建的软组织十分有限。

目前有数种重建阴茎的术式，例如从下腹部切取一段腹直肌肌皮瓣用于重建阴茎。虽然再造阴茎在外观上可以接受，但感觉缺失，最多只能充当泌尿管道。

目前已有通过显微外科使用神经支配的前臂骨皮瓣与大趾髓联合移植重建阴茎的相关报道[7]。使用前臂桡侧皮瓣重建阴茎时，采用全厚皮移植或复合管道重建尿道，采用大脚趾重建阴茎龟头。大脚趾提供了类似于龟头的结构轮廓，足趾神经与阴茎神经的协同作用恢复了感觉神经功能（图 55-7）。

（二）阴囊畸形的重建

阴囊全层烧伤常导致睾丸瘢痕包裹；重建需要外科手术切除瘢痕。需要使用薄皮瓣，如腹股沟阴部皮瓣或从邻近区域转动的皮瓣来覆盖缺损。肌皮瓣如股薄肌皮瓣因其厚度较大，且皮瓣内组织温度较高，可能导致精子生成减少，不适合阴囊重建。虽然后期可能会发生挛缩畸形，但在瘢痕松解后可以用植皮来覆盖缺损。

（三）阴唇畸形的重建

单纯的大阴唇外形畸形相对少见；然而耻骨上和耻骨区域及腹股沟皱褶处的瘢痕收缩，可能会导致阴唇的正常结构畸形。一期手术松解耻骨和腹股沟皱襞周围挛缩的瘢痕是确定阴唇畸形程度的重要步骤，也是阴唇畸形重建的关键技术。

为了修复由于皮肤和皮下组织缺失而引起的外形畸形，可能需要从邻近区域动员皮瓣。重建实质组织缺失而造成的外形畸形时，移植脂肪（即移植新鲜采集的脂肪细胞）有所帮助。可通过 14 号导管内针连在 3ml 注射器从下腹吸取脂肪细胞，再注射游离脂肪细胞以完善阴唇轮廓。按照“Coleman”技术标准要求，准备脂肪并注射到需要的部位[8]。

（四）会阴周围瘢痕修复

会阴瘢痕和瘢痕挛缩是会阴烧伤的常见后遗症，尤其是创面保守治疗二期愈合后。虽然会阴

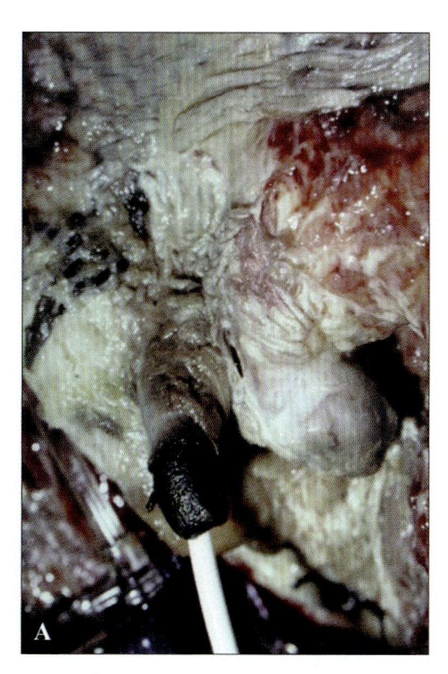

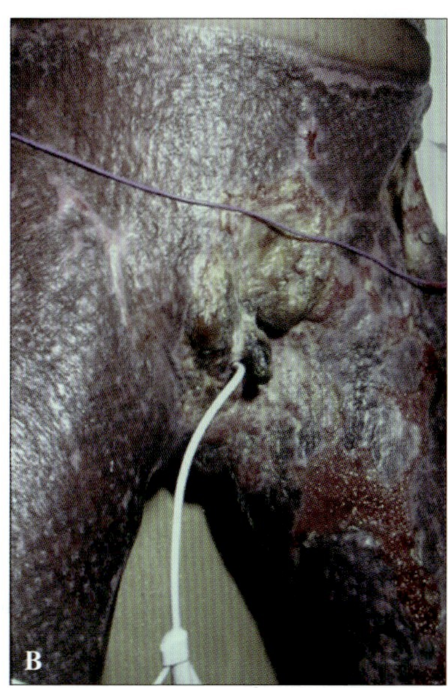

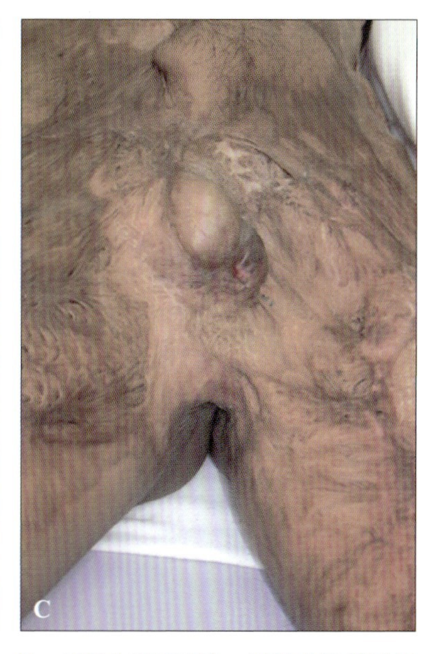

▲ 图 55-6　**A.** 图示为 **10** 岁男孩的阴茎三度烧伤，虽然不常见，但是确有发生，且一旦发生预后不良，无法去除严重坏死的阴茎组织，只能标记出创面并留置导尿管；**B.** 图示患者阴茎已完全缺失；**C.** 该患者只能通过剩余的阴茎排尿，后期需行阴茎重建术

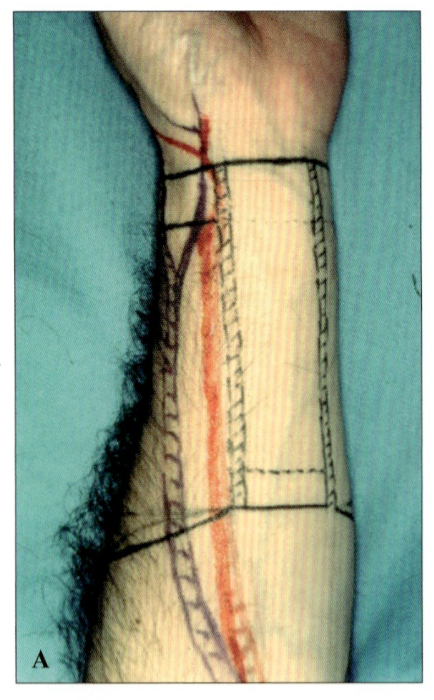

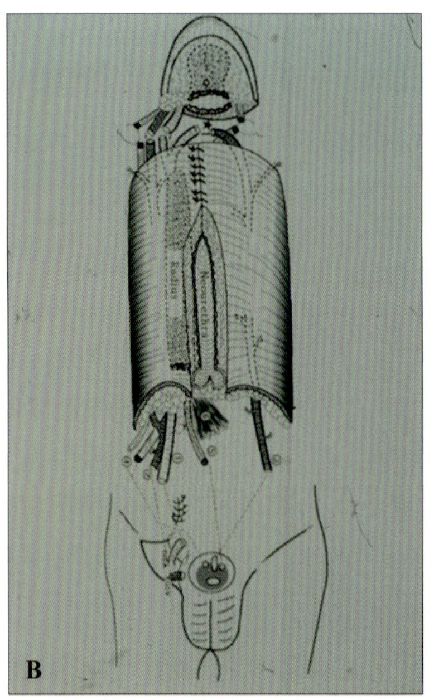

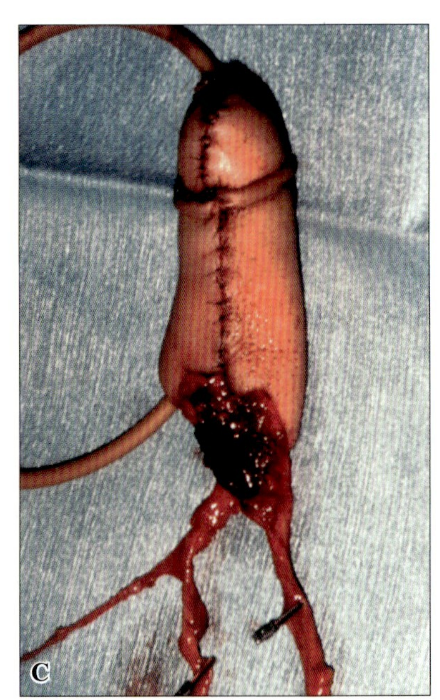

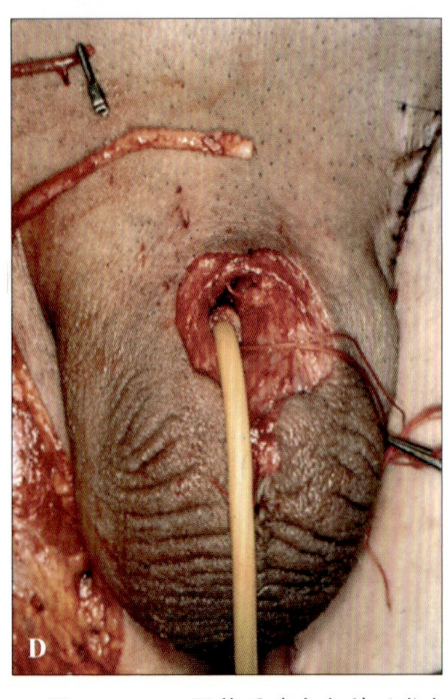

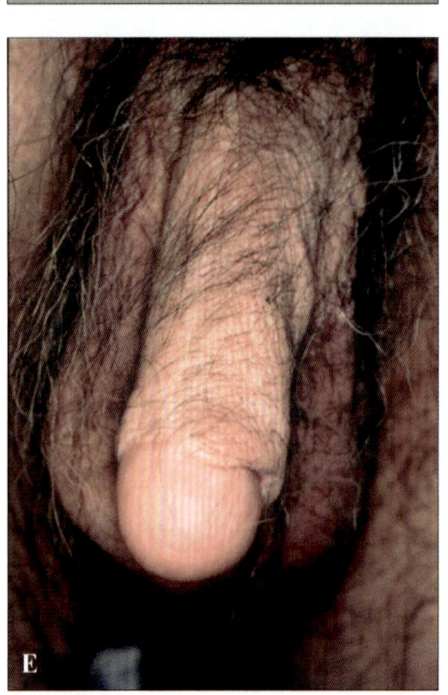

▲ 图 55–7 **A. 阴茎重建有多种手术方式，取前臂桡侧复合皮瓣为 51 岁男子因肿瘤切除而缺失阴茎来重建阴茎，这是当前常用的一种方法；B. 如图所示，从前臂选取附有桡动脉的皮瓣来重建阴茎，并用复合管道来重建尿道，采用大脚趾重建阴茎龟头；C. 将血管、神经重建组合；D. 阴茎重建术前观；E. 阴茎重建后的外观**

引自 Sasaki K. Penile reconstruction：combined use of an innervated forearm osteocutaneous flap and big toe pulp. *Plast Reconstr Surg*. 1998；104：1054–1058.

瘢痕较少给年轻患者带来麻烦，但仍可能会因为张力或挛缩而影响患者的功能和身体活动。此外当臀肌挛缩和瘢痕改变影响到肛门时，病人可能会遭受排便困难。

会阴区畸形通常是耻骨上区或坐骨结节之间形成一个紧张条带。这些瘢痕会导致臀部伸展受限，坐位时感觉不适，并最终导致严重的功能损害。

虽然可以手术松解会阴挛缩，但重建术后缺损较为困难。挛缩复发是植皮术后的常见后遗症。因而多 Z 字成形术是首选的重建术式，以充分释放会阴周围的瘢痕牵拉。

多 Z 字成形术

患者取截石位后，髋关节外展可显示牵拉程

度及瘢痕区（图 55-8A）。沿瘢痕带的水平方向画线，水平线的长度贯穿瘢痕区域两侧。将三角形皮瓣的顶点标记于水平线的末端。根据水平线两端可用的未损伤组织，角度可以为 30°～60°，每个三角形的边的长度与垂直于水平线的切口长度相同，以松解瘢痕带（图 55-8B）。

当皮瓣沿着所做的皮肤标记掀起时，形成两个 Z 形，即分别为 30°～60° 和 90° 的三角形皮瓣。收缩瘢痕带的松解是通过在两端旋转这两个皮瓣来实现的（图 55-8C）。通过插入被动员的软组织，可松解会阴部致密瘢痕带。图 55-8D 为松解术 4 年后会阴部的外观。

虽然由于三角皮瓣周围有瘢痕组织，会阴部的松解程度可能有限，但 Z 字成形术改变了瘢痕组织的牵拉方向，从而减小了会阴周围区域的紧张度。

（五）肛门狭窄的重建

大面积会阴烧伤易累及肛周皮肤和肛门外括约肌，较少损伤整个肛肠管。肛门狭窄是肛周瘢痕收缩和外括约肌瘢痕的常见后遗症。肛门周围的瘢痕改变将会影响排便。

治疗需要手术松解肛周狭窄的瘢痕带。组织缺损的修复可使用间位皮瓣如岛状皮瓣或使用邻近皮瓣的改良 Z 字成形术（图 55-9）。

很难通过植皮术来修复瘢痕术后缺损，而且极易导致肛门狭窄复发。

（六）直肠脱垂的重建

直肠脱垂问题在大多数情况下是自限性的，随着患者营养状况和创面愈合情况的改善，脱垂会自行消退，但如果直肠脱垂非常严重，则需要手术干预（图 55-10）[5]。

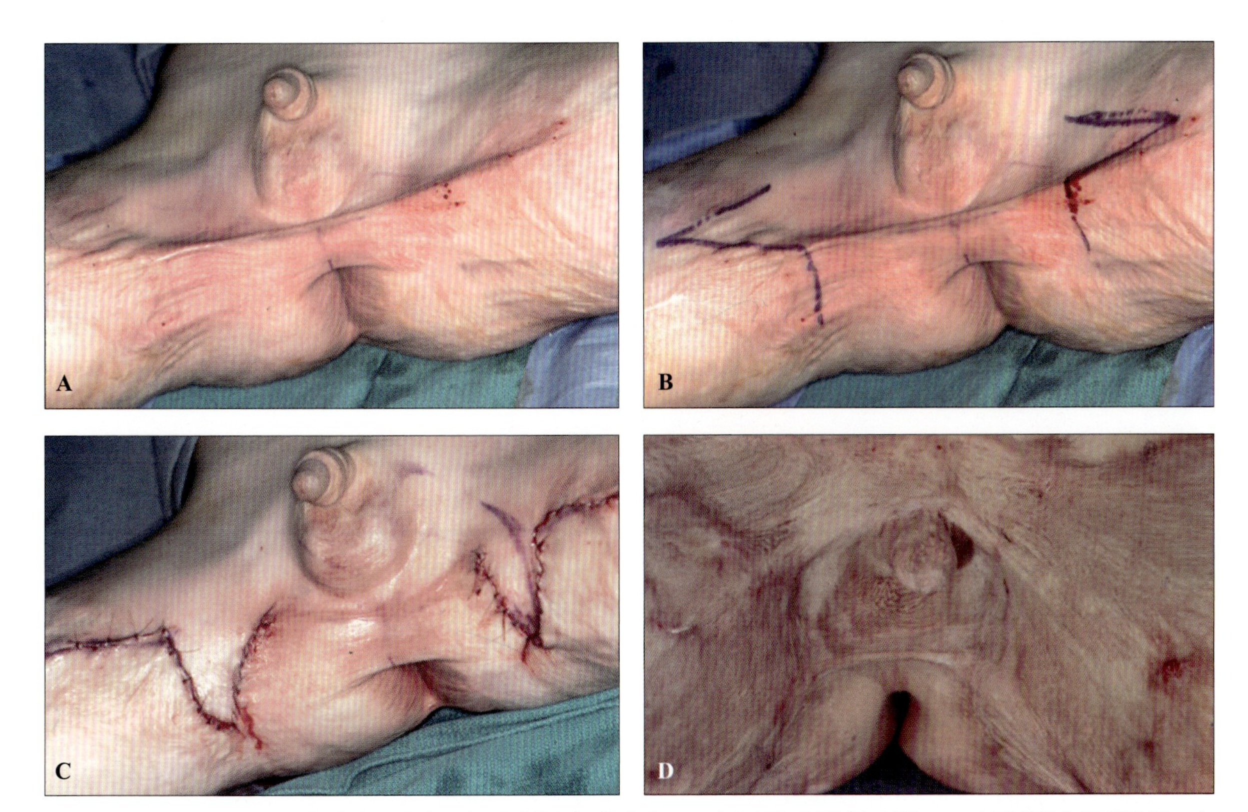

▲ 图 55-8　**A.** 下肢和会阴部烧伤后在会阴部形成的紧绷的瘢痕；**B.** 在肛周远侧选择手术切口，以防损伤肛门括约肌，在瘢痕带的两端正常皮肤内设计两个三角形皮瓣，然后在瘢痕带中间垂直切开瘢痕带；**C.** 将三角形皮瓣旋转 90° 来覆盖创面；**D.** 会阴部的紧绷瘢痕带

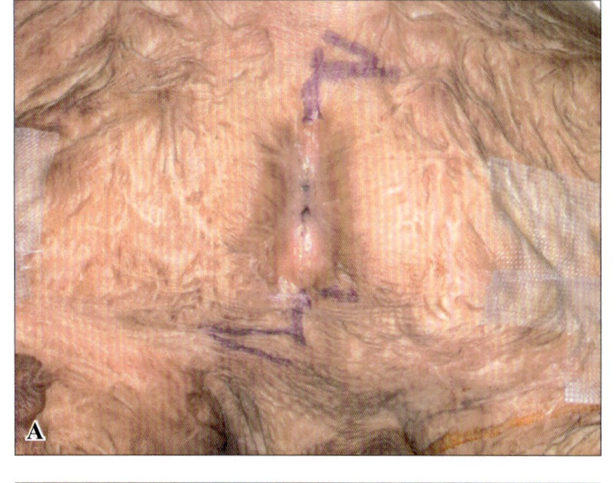

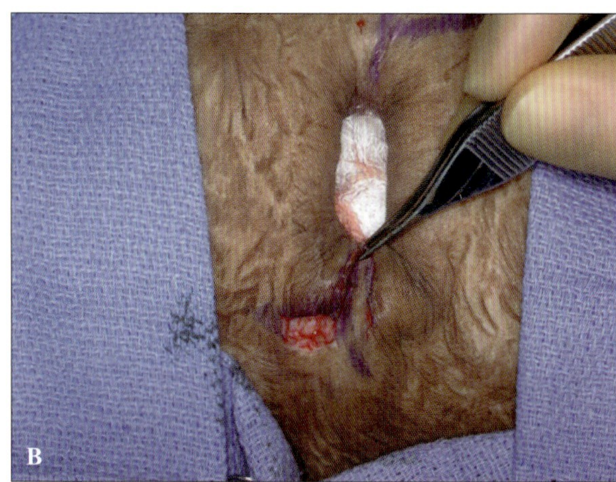

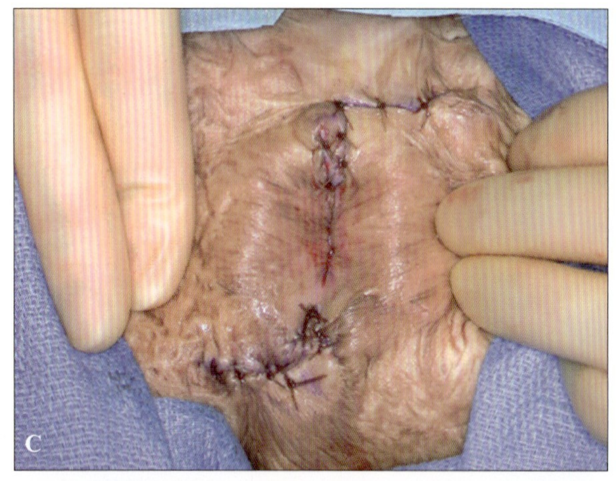

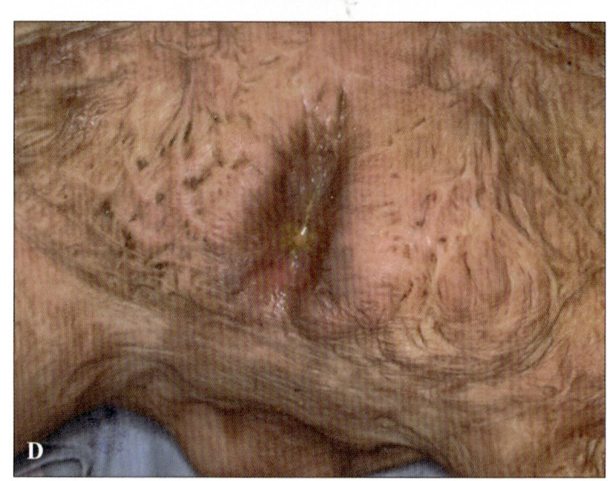

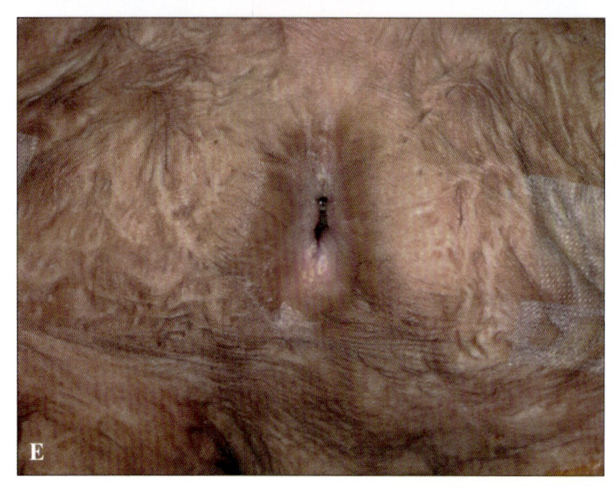

▲ 图 55-9 **A.** 4 岁男性患儿横跨会阴部的紧绷瘢痕，且因瘢痕挛缩导致肛门失禁；**B.** 改良的多重 **Z** 字成形术来重建会阴挛缩和肛门狭窄；**C.** 旋转皮瓣来覆盖创面；**D.** 在重建术前的肛门外观；**E.** 重建术后 **9** 个月的肛门外观

四、结论

会阴烧伤相对少见，急性期常选择保守处理。尿道应留置导尿管支撑固定，并每日清洗创面。会阴区域一般不使用夹板或支撑固定，创面通常二期愈合。会阴烧伤导致的畸形较为有限，罕有阴茎完全损毁等情况。

然而，阴囊（阴唇）外形畸形和（或）生殖器周围的瘢痕牵拉常见于大多数患者。这些畸形的重建方法重点在于会阴周围瘢痕紧密带的松解。Z 字成形术或间位皮瓣是进行松解重建和矫正畸形的有效方法。

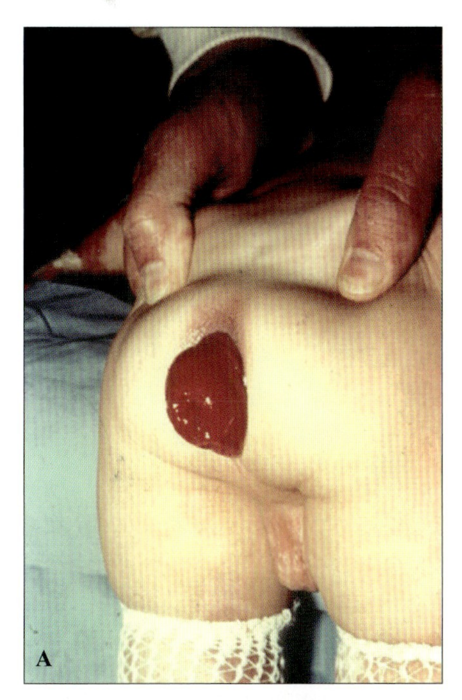

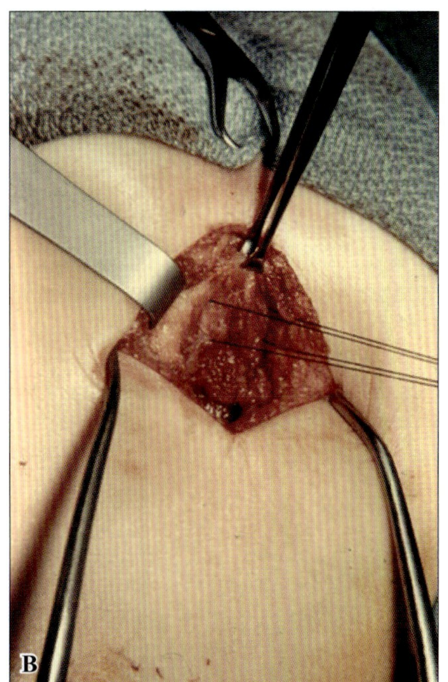

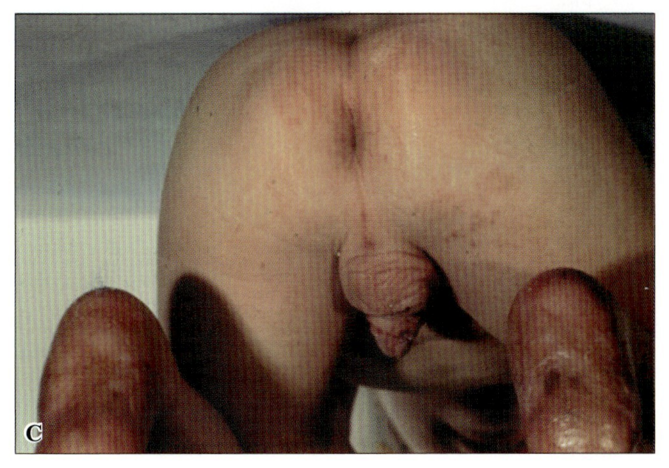

▲ 图 55-10　**A.** 图示为一个双下肢三度烫伤的 **2** 岁患儿，**10d** 后出现肛门脱垂；**B.** 由于直肠的持续脱出，患儿行直肠固定术；**C.** 术后 **6** 个月患儿肛门功能恢复

拓展阅读

Alghanem AA, McCauley RL, Robson RC, et al. Management of pediatric perineal and genital burns: twenty-year review. *J Burn Care Rehabil*. 1990;11:308-311.

Ashcraft KW, Garred JL, Holder TM, et al. Rectal prolapse: 17-year experience with the posterior repair and suspension. *J Pediatr Surg*. 1990;25(9):992-995.

Huang T. Twenty years of experience in managing gender dysphoric patients: I. Surgical management of male transsexuals. *Plast Reconstr Surg*. 1995;96:921-930.

Sasaki K, Nozaki M, Morioka K, et al. Penile reconstruction: combined use of an innervated forearm osteocutaneous flap and big toe pulp. *Plast Reconstr Surg*. 1998;104:1054-1058.

第56章 下肢烧伤畸形的修复

Reconstruction of Burn Deformities of the Lower Extremity

William Lineaweaver　Derek M. Culnan　著
张丕红　郭　乐　何志友　译

一、保肢评估

下肢烧伤的急性治疗要优先考虑患肢血供和创面覆盖。通过焦痂切开术，必要时筋膜切开减压，使患肢恢复血供，然后切痂并覆盖创面。但是，下肢烧伤后遗症所需要的修复需要先对缺损、愈后畸形和功能恢复等方面进行详尽的评估。所以，评估下肢烧伤后重建整复是为了达到良好的预后效果[1]。

感觉是评估下肢是否有挽救意义的一个重要因素。失去感觉的足部常常会形成慢性溃疡，也许在功能方面还不如小腿和足踝部假肢。在下肢烧伤中，感觉神经受压的可治疗部位越来越多地得到确认，踝管处（支配足底感觉）和腘窝处（支配足背感觉）的神经减压最初可被考虑用于恢复足部感觉[2]。

肌肉功能要足以达到关节（踝、膝和髋关节）的主动活动。如果肌肉损伤直接导致功能丧失，没有必要保肢。部分肌肉功能丧失，如腓总神经麻痹伴足下垂，也许是因为神经压迫，所以神经减压术是恢复肌肉功能的有效方法。

效果满意的肢体保留需要保留功能性的骨骼成分。相关骨折必须稳定愈合。主要的大关节要保留足够的关节软骨和关节囊的完整性，以确保肢体功能。

评估下肢软组织烧伤并发症时，外科医生要考虑是畸形还是缺损[3]。

畸形意味着组织的扭曲，可以通过局部组织重排进行纠正。例如，单纯的腘窝垂直瘢痕挛缩带导致的屈曲关节畸形，可通过局部 Z 形整修松解延长，将邻近的柔软组织转移到瘢痕部位，使膝关节伸直。缺损是组织的缺失，需要远位组织转移。当松解足部仰趾畸形瘢痕时继发的皮肤软组织缺损需要皮片移植修复（图 56–1）。膝关节周围全层皮肤软组织需要肌瓣（如腓肠肌瓣）或者游离皮瓣修复缺损（图 56–2）。详细的术前评估、明确问题的所在才能选择合适的修复重建方案。

最后，另一个肢体的情况也是评估烧伤患肢修复方案的重要组成部分。如果患者还有一个完整的下肢，就不倾向于采用复杂的修复重建手术去挽救受损严重的患肢。选择性截肢后佩戴假肢是一种相对简单的方式，可以通过健侧的肢体支持行走。但是，如果双下肢都受损则需优先考虑单侧还是双侧肢体的修复重建，因为如若双下肢都缺失会比单侧肢体缺失带来更重的残疾[4]。

二、截肢

下肢烧伤评估后才能得出是否有充分的保肢理由，以避免不必要的尝试。肢体感觉缺失，广泛的肌肉和关节破坏，另一条肢体功能健全，都会做出截除患肢受损部位的决定。

脱位背屈畸形的足趾可以在跖趾关节处行截趾手术。前足广泛损毁可以行跗跖关节离断或踝关节离断（又分别称为 Lisfranc 截肢术和 Syme 截肢术）。这种截除手术需要残端有充分的感觉及血供以达到稳定的预后[5]。

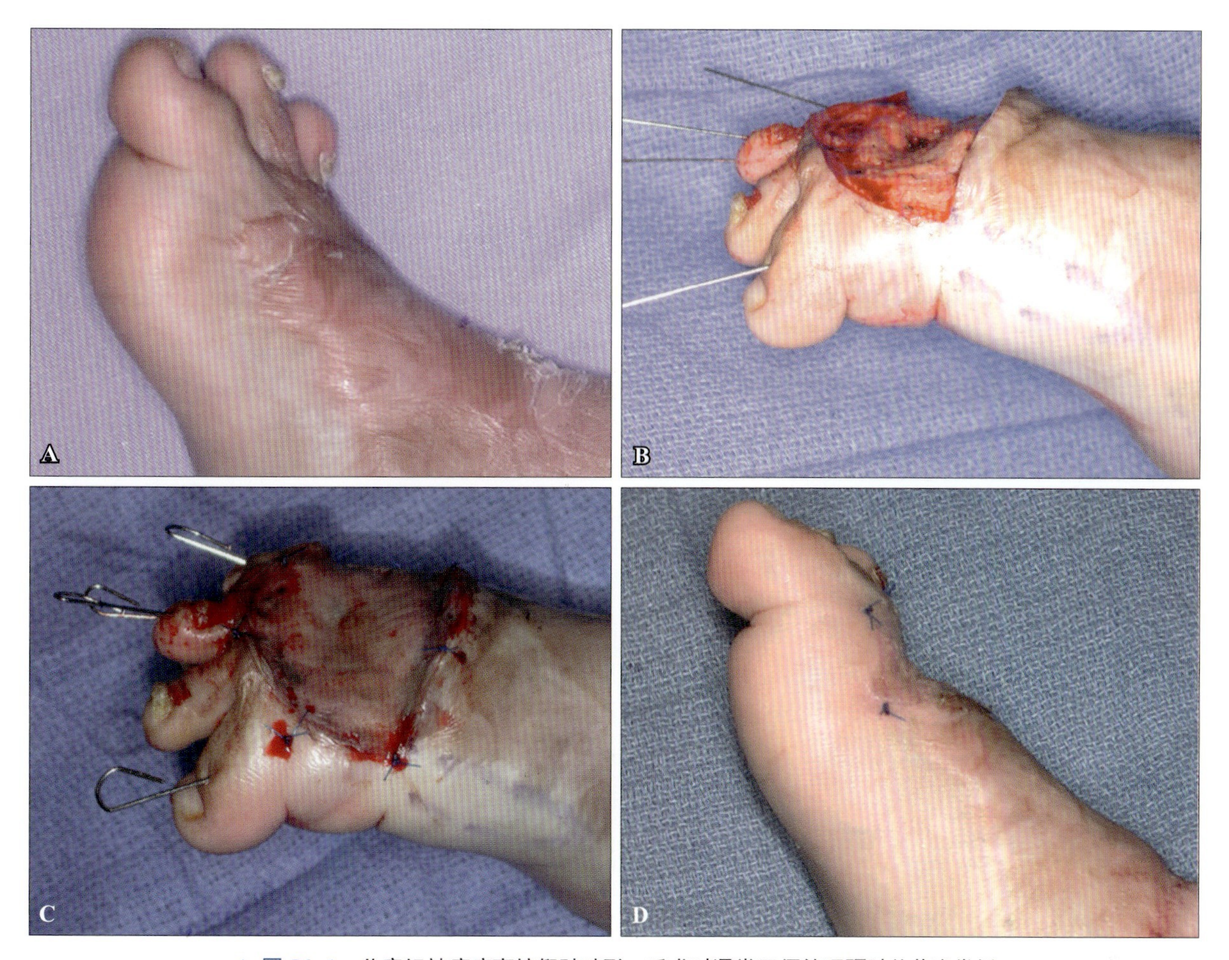

▲ 图 56-1　儿童组被瘢痕挛缩仰趾畸形，手术时通常无须处理跖趾关节囊掌板

A. 足趾背侧瘢痕挛缩形成锤状趾畸形；B. 将 0.020 ～ 0.035in（0.508 ～ 0.889mm）粗的克氏针从近节趾骨插入固定跖趾关节于 45° ～ 60° 趾屈位以保持足趾完全伸直；C. 刃厚皮片移植于缺损创面；D. 皮片或皮瓣成活，术后 10 ～ 14d 拔除克氏针

累及足和踝不可修复的损毁需要行膝下方的截肢手术。手术既要考虑胫骨和腓骨残端的覆盖，又要考虑保留足够的骨骼长度以利于安装假肢。残端封闭最好使用小腿后侧的组织。良好的截肢残端采用近端腓肠肌及其表面皮肤形成耐磨的肌肉皮肤衬垫覆盖[6]，也可术式改良先用皮片移植在腓肠肌上，再用该瓣修复残端（图 56-3）。

靠近膝关节的严重损伤往往需要在膝上方截肢。术中需要最大程度保留股骨长度。大腿前侧和后侧的肌肉互相缝合固定，以覆盖股骨断端，并形成皮肤闭合的基础。同样，肌瓣联合移植皮片也可以起到良好的残端修复效果。

腹股沟和会阴部严重烧伤重要血管外露时，髋关节离断术是保命手术。在髋关节挛缩畸形后期重建中，髋关节离断后佩戴假肢可以替代单侧无功能的下肢。

三、早期重建

一些特定的操作有助于预防后期并发症。

对于足背部包含足趾的深度烧伤，在植皮修复时应用克氏针固定跖趾关节可以有效固定足趾以避免足趾过伸畸形。踝关节和膝关节的早期夹板固定和功能训练可以最大限度地扩大关节活动范围，减少瘢痕挛缩。

在早期烧伤修复中，一般较少采用皮瓣修复。但是对于一些特定部位的修复可能要用到皮瓣[7]。

踝关节周围深度烧伤创面可以采用局部皮瓣修复，以免后期形成不稳定瘢痕，尤其在外踝处（图 56-4）。膝关节全层皮肤烧伤修复在皮瓣应用

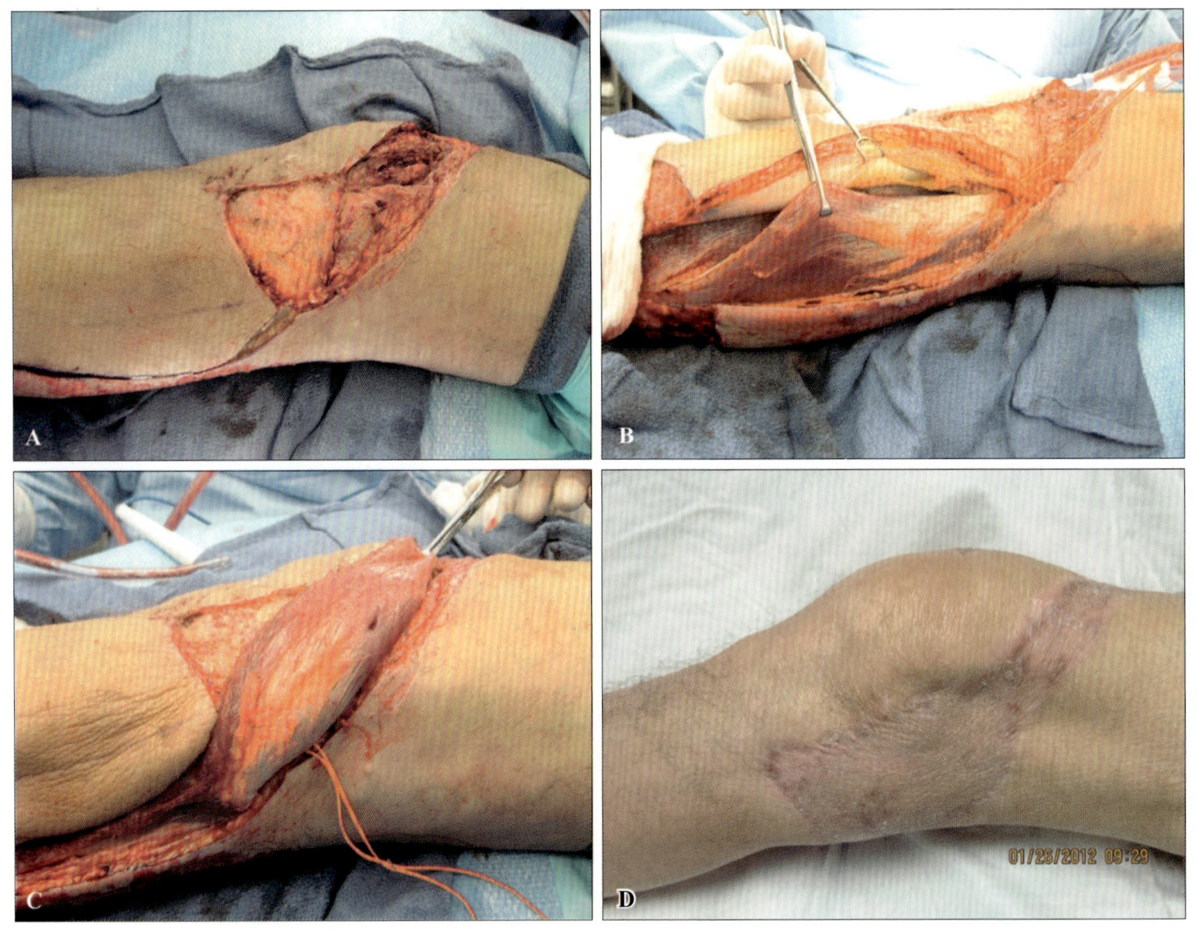

▲ 图 56-2 **A.** 膝关节囊外侧因深度损伤而暴露；**B.** 切取外侧腓肠肌肌瓣，注意保护腓神经；**C.** 转移肌瓣至缺损区域；**D.** 肌瓣和皮片移植术后 **4** 个月外观

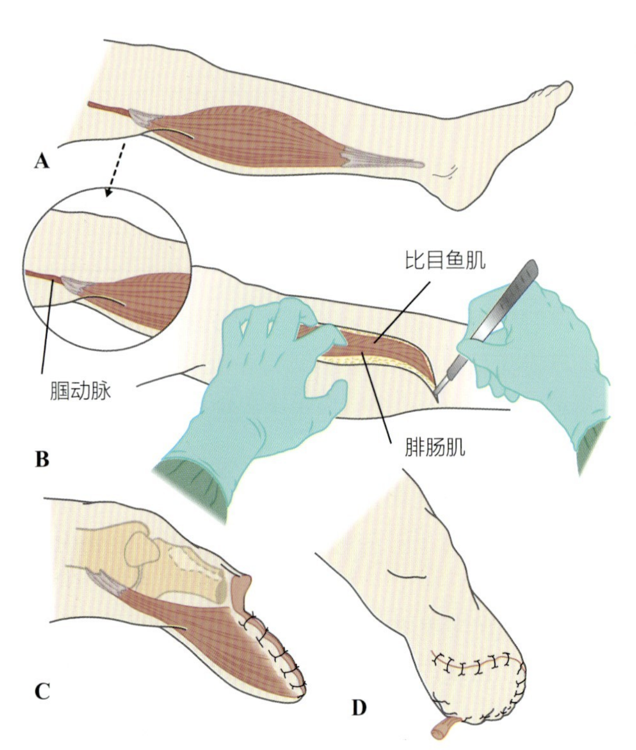

◀ 图 56-3 膝关节下方截肢

A. 解剖显示腓肠肌和比目鱼肌的血供由腘动脉供应；B. 内侧切开掀起肌皮瓣用于覆盖残端；C. 提起腓肠肌，截除胫骨和腓骨；D. 文胸样皮瓣覆盖修复

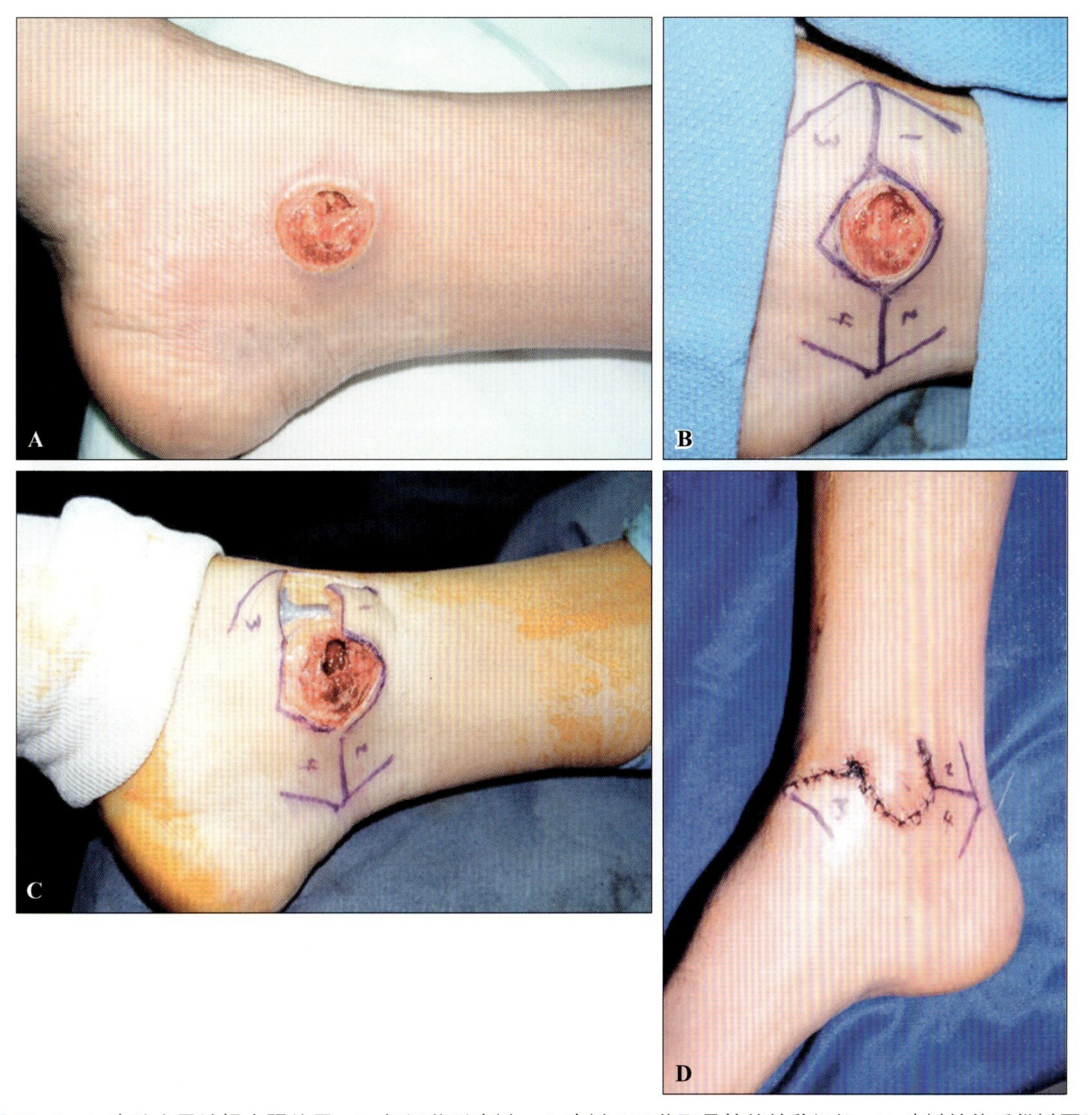

▲ 图 56-4 **A.** 皮肤全层缺损内踝外露；**B.** 标记菱形皮瓣；**C.** 皮瓣 1 可获取足够的转移组织；**D.** 皮瓣转位后供瓣区及创面直接缝合

范围内，可有效保护关节，预防瘢痕挛缩屈曲畸形（图 56-2）。

腹股沟区深度烧伤要考虑采用单侧或对侧腹直肌皮瓣覆盖股管结构，并允许髋关节早期活动（图 56-5）。

四、后期重建

跖趾关节背侧瘢痕松解，足趾背屈畸形得以矫正。如果瘢痕切除后产生继发创面，皮片移植能稳定地替代修复[8]。如果背侧皮肤组织量足够，需要在跖趾关节处设计 V 形皮瓣，推进皮瓣以恢复足趾至少到中立位，动员周边皮肤（或愈合良好的移植皮肤）关闭供区，完成 V-Y 推进（图 56-6）。

踝前瘢痕挛缩导致背屈畸形，踝后瘢痕挛缩形成跖屈畸形。治疗踝前瘢痕挛缩畸形可以通过切开或切除瘢痕组织恢复踝关节活动度。松解后形成的继发创面会暴露胫骨前肌肌腱，最好采用皮瓣覆盖，可以选择局部穿支皮瓣或游离皮瓣（图 56-7）。穿支皮瓣应确保关键血管没有被烧伤所破坏。游离皮瓣也应充分考虑组织是否因烧伤受损[9]。对于烧伤患者，股前外侧皮瓣、前臂皮瓣和肩胛皮瓣等处常已严重受损。这时，肌瓣（包括腹直肌、背阔肌、股薄肌等）可以作为重

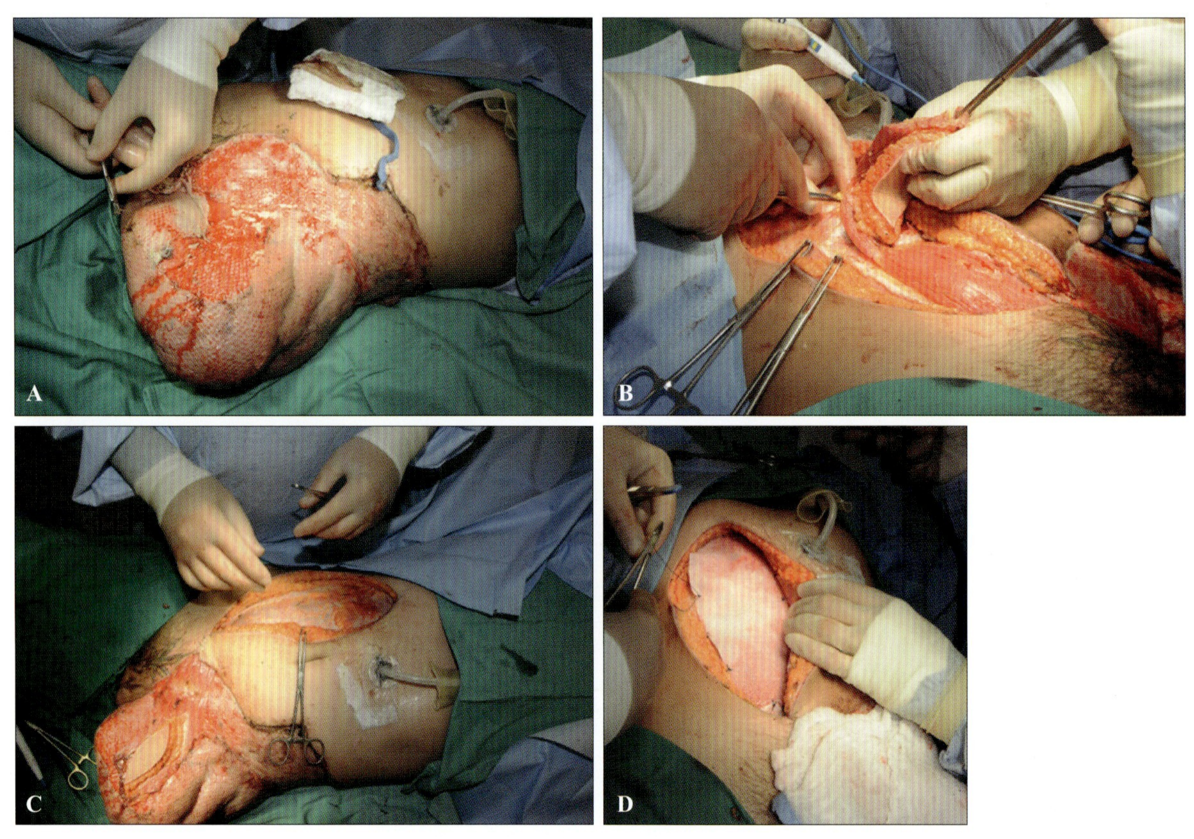

▲ 图 56-5　A. 截肢残端创面股血管断端暴露；B. 切取远端携带皮肤的右侧腹直肌肌皮瓣，蒂部游离至腹壁下动脉起始处；C. 转移肌皮瓣覆盖血管；D. 供瓣区腹直肌前鞘修复后直接缝合，肢体残端剩余创面皮片修复

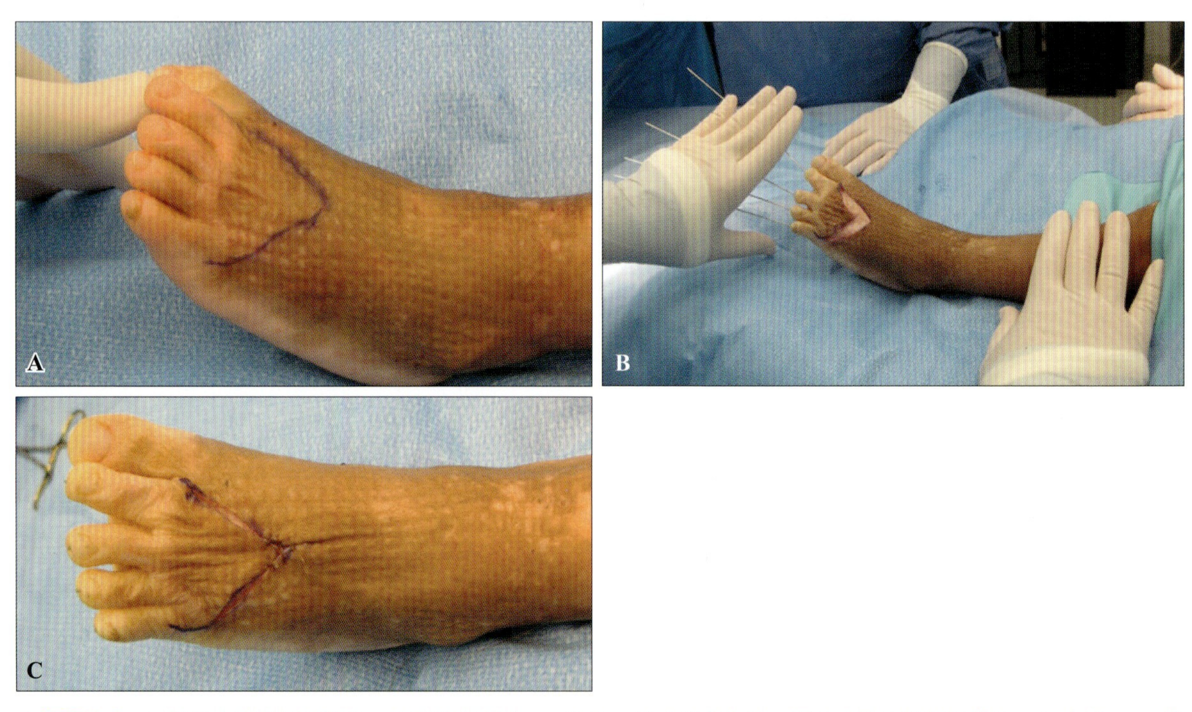

▲ 图 56-6　A. 足背皮片移植后挛缩，足趾背伸畸形；B. 设计 V 形皮瓣并推进，固定跖趾关节于屈曲位；C. 皮瓣 V-Y 推进创面直接缝合

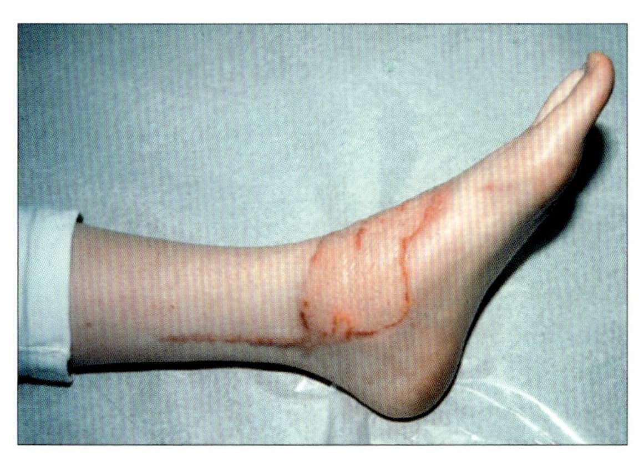

▲ **图 56-7**　游离腹直肌瓣联合皮片移植修复踝前缺损远期效果

建移植的选择。在肌瓣血管和瓣体转位固定后，肌瓣上覆盖皮片[10]。因此，肌瓣联合皮片移植提供了烧伤重建的潜在可用选择。

踝后侧瘢痕挛缩往往存在跟腱短缩。跟腱必须从邻近和近端瘢痕处松解。如果肌腱粘连松解术不能使踝关节获得足够的活动度，需要行跟腱延长[1]。继发的软组织缺损和跟腱暴露需要皮瓣修复。最简单的是采用包括穿支皮瓣在内的局部皮瓣，例如跟外侧皮瓣[9, 11, 12]（图 56-8）。除此之外，也可以选择游离组织瓣移植，包括皮瓣或肌瓣[10]。

膝关节瘢痕挛缩通常是因为垂直的挛缩带形成，采用切开瘢痕、局部 Z 字成形可使瘢痕挛缩得到松解。瘢痕切除后继发缺损，可以采用内侧或外侧腓肠肌瓣覆盖然后植皮，恢复伸直位。如果局部肌瓣不能利用，可以采用游离皮瓣，巨大缺损可以采用背阔肌或腹直肌游离皮瓣。Hunter 管内的血管往往是可靠的，可作为受区血管，但需要移植瓣有较长的血管蒂，背阔肌或腹直肌皮瓣可以满足这个需要[13]。

髋关节屈曲畸形常见于儿童。治疗包括浅表和深部瘢痕切除，使髋关节伸直，同时注意保护股血管和股神经。继发创面通常予皮片移植修复，而伴有神经血管外露的广泛缺损常需翻转腹直肌皮瓣或缝匠肌皮瓣进行修复[14]。

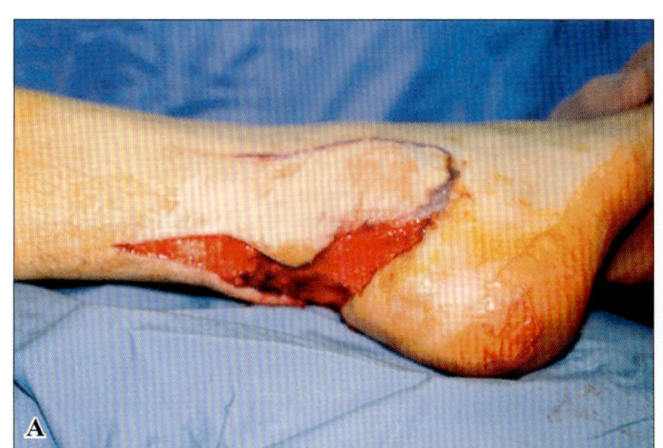

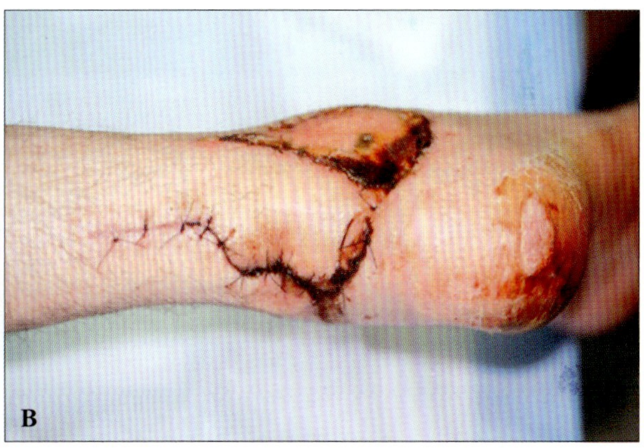

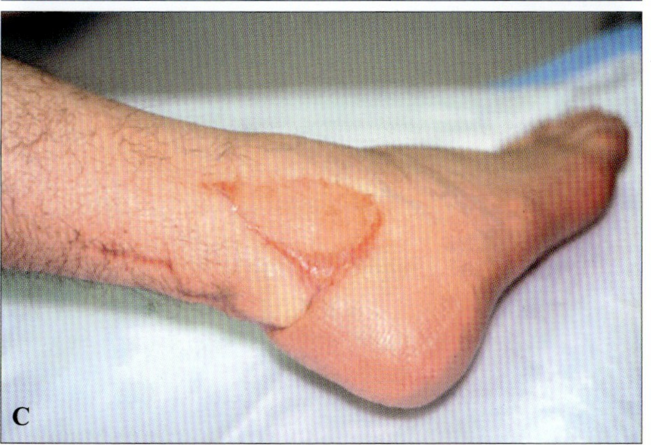

▲ **图 56-8**　**A.** 切除挛缩瘢痕，标记跟外侧皮瓣；**B.** 转移皮瓣至缺损处；**C.** 足踝部创面修复后外观和功能远期效果，供瓣区全厚皮片移植

五、皮片移植和皮瓣移植

清楚地认识这些修复单元才能取得连贯一致的修复计划。皮片和皮瓣均可用于创面修复。两者都要从正常部位获取。两者的主要区别在于血供的不同。

皮片本身没有血供，必须通过创面床血清营养、血管融合及血管新生几个过程而得以成活。皮片移植需要良好血供的创面床，因此不能可靠地应用于骨或肌腱。刃厚皮片，一般采用取皮刀获取，更易再血管化，且供皮区可以通过表皮再生而自愈，通常可以提供较大面积的皮片。但是，刃厚皮片更易挛缩、不耐磨。全厚皮片包含表皮和真皮，供皮区必须如伤口一样缝合，所以可切取范围非常有限。全厚皮片需要较长时间才能再血管化，对创面床要求高，制动时间长。全厚皮片具有不易挛缩、耐磨及神经再生长入感觉可能恢复等特点[14]。

皮瓣本身有血液供应，所以可以覆盖骨骼、肌腱和血液供应不足的创面。皮瓣可以携带较多的组织，利于填塞深部和不规则的缺损。皮瓣组织较少发生挛缩。

局部皮瓣没有知名血管，经验性设计的局部皮瓣包括推进皮瓣（如 V–Y 推进）、旋转皮瓣、转位皮瓣（如 Z 字成形和菱形皮瓣）。有趣的是，尽管也可以通过皮片移植（尤其是肌肉上植皮）使创面良好愈合，但是这些皮瓣可使局部组织灵活移动。带蒂皮瓣靠携带知名动脉和静脉提供血供（图 56–9）。螺旋桨穿支皮瓣可广泛用于下肢修复[15]。

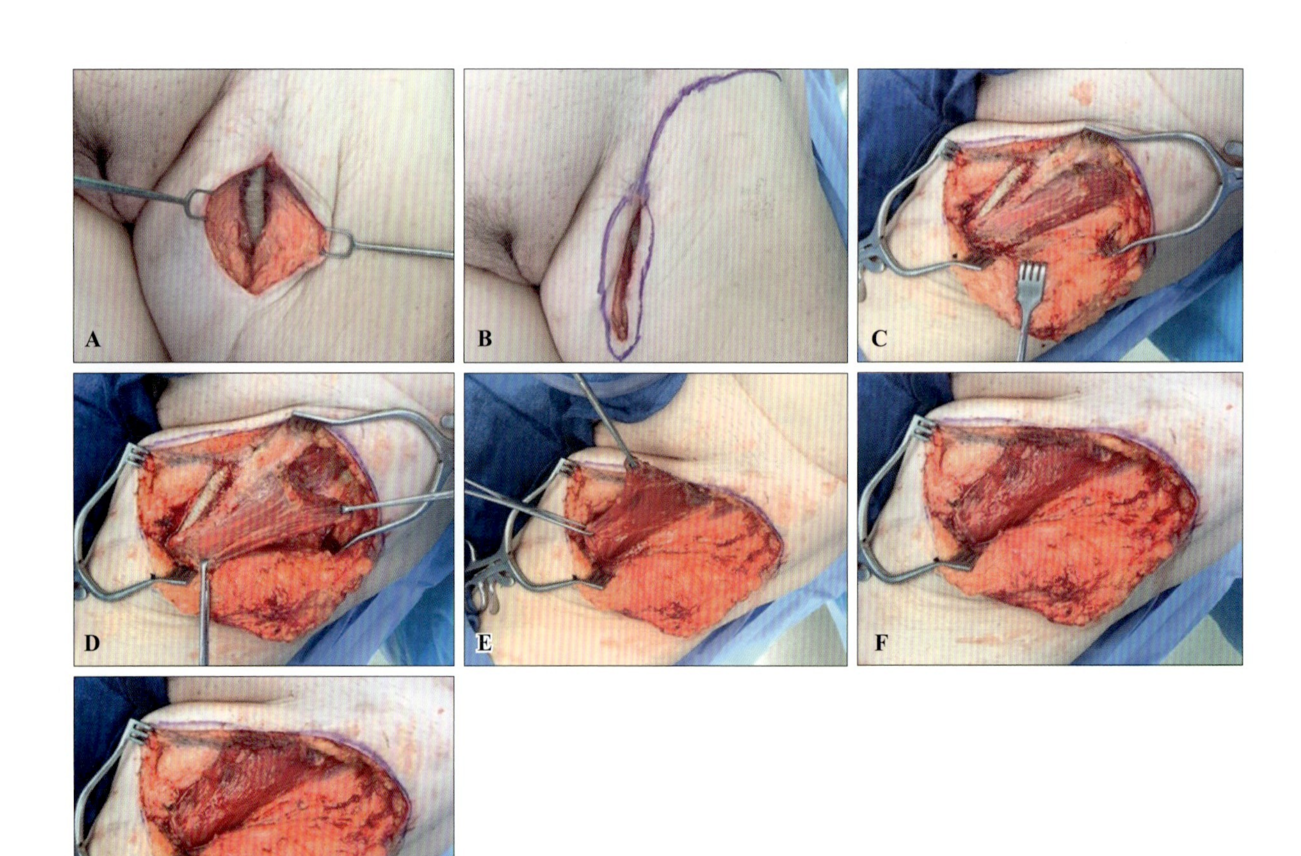

▲ 图 56–9 **A.** 溃疡创面切除后深部人工血管暴露；**B.** 标记旋转皮瓣；**C.** 掀起皮瓣暴露缝匠肌；**D.** 横断肌肉起始部；**E.** 分离保留血管蒂并翻转肌瓣；**F.** 皮瓣覆盖人工血管；**G.** 翻转肌瓣修复后创面情况

游离皮瓣可以从远离创面的区域切取，移植时需将皮瓣血管蒂与缺损处血管行显微血管吻合术。在早期和晚期烧伤修复手术中，这些操作都是可靠的。由于先前有报道显示伤后 5 ～ 21d 游离皮瓣移植后坏死率增加，长期以来不考虑在急性期使用游离皮瓣修复。但是最近的系列研究驳斥了上述结论，游离皮瓣可以作为严重缺损修复的可靠选择[16-18]。

六、结论

对于下肢烧伤并发症，整复重建医师要参与从保肢评估到患肢畸形缺损类型评判的整个过程，这样才能在众多修复方法中得出最优的修复方案。

第57章 电烧伤的重建

Electrical Injury: Reconstructive Problems

Peter M. Vogt　Andreas D. Niederbichler　Andreas Jokuszies　著
房　贺　吕开阳　贲道锋　译

一、概述

需要重建的严重电击伤病例表现为严重的屈曲挛缩畸形和肌腱神经的缺失，通常需要进行带蒂皮瓣和肌腱神经的移植。肢体在严重感染后会发生相同类型的毁损和瘢痕。

—STERLING BUNNELL，1948

本章将重点介绍由电击伤引起的大量外科和重建问题。多种因素决定了损伤的表现形式和组织损伤的分布，因此电击伤的严重程度很复杂。与其他类型的创伤，特别是烧伤一样，电击伤的后果可能会广泛地影响生理功能。电击伤独特的特点要求采取不同的方法进行治疗。电击伤引起的组织损失和关键部位结构的损伤通常需要大量的整形重建工作。

由于家庭和职业安全教育及设备领域取得的进展，近几十年来低压电击伤的发生率稳步下降，尽管如此，电击伤仍占所有大的烧伤中心入院人数的 3% ～ 5%[1, 2]。由于电引起的死亡相对罕见，而且大多数为意外发生。过去几十年来，随着重建解剖部位和恢复功能的能力的提高，早期报道的截肢率下降了 71%，但截肢仍然是一项外科挑战[3, 4]。

二、组织损伤的生理基础

对电击伤的传统病理生理学理解基于电流通过会产生热量并引发组织损伤的假设[5]。因此，组织特异的易感性（易损性）被认为从神经到血管、肌肉、皮肤、肌腱和脂肪到骨骼逐渐增加。骨组织电阻最大，产生的热量最多，电流优先通过机体电阻最小的通路，因此电流一般沿神经血管束传递。这一理论进一步假设，电流产生的损伤会导致迟发的血管阻塞和渐进性的组织坏死[6]。

在高压电击伤中，内部环境整体作为一个均匀电阻[7]。电流不通过特定的优先组织传导，而是通过所有组织成分组成的复合电阻传导[8]。决定电阻及组织损伤程度的关键因素是受累身体部位的横截面直径。肢体的破坏性损伤发生的频率明显高于胸部和腹部的组织损伤[9]（图 57–1）。因为肌肉组织占据肢体最大的横截面积，因此肌肉组织也携带主要的电流。由于关节区域是横截面组织成分从低阻力肌肉变为高阻力骨骼、肌腱和皮肤的区域，因此根据欧姆定律，这些区域产生的电流和热量成比例地增高[9]。

电弧是指热的导电气体所传输的能量。然而，即使是桥接 1cm 的距离，也需要 20 000V 以上的电压[10]。电弧对组织的损害可从最轻的皮肤损伤到炭化和组织汽化。

由电弧烧伤引起的不同创伤机制通常称为“瞬时烧伤”（flush burns），即由大量热量产生引起的热烧伤。而“电热烧伤”则是由电流通过身体和由此产生的热量引起的。

大动脉的电击伤是肢体存活的重要预后指标[11]。文献报道的截肢风险很高，为 37% ～ 65%[12–14]。

电击伤导致细胞损伤的继发非热损伤机制也已被定义，其中包括电压引起的细胞膜半通透性

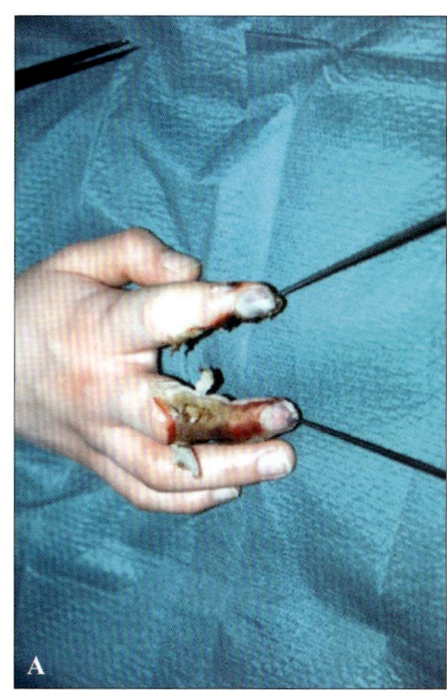

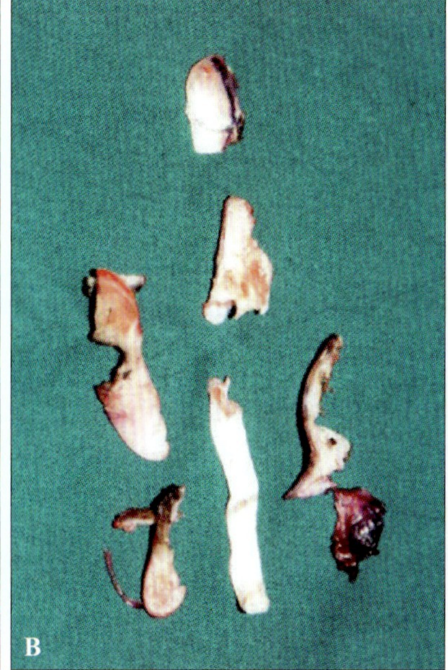

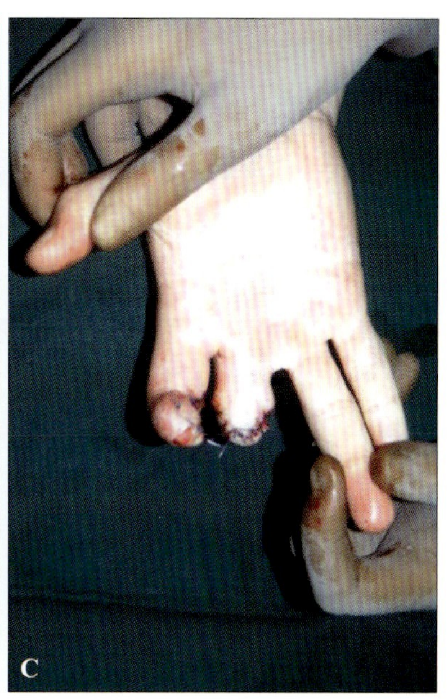

▲ 图 57-1　家用热水器（220V）引起的电击伤

这个 13 岁的女孩在浴缸中泡澡时触电，她的手指为三度和四度烧伤（A）。清创显示全层损伤涉及肌腱、神经和指骨（B），需要进行截肢手术（C）

的破坏[15-17]。当细胞膜的完整性丧失时，阻抗明显降低，导致暴露在电流中的面积同时增加[18]。除了细胞完整性的破坏外，电场还通过改变膜蛋白的结构构象导致其变性并丧失功能[19]。这两种机制都会引起横纹肌溶解症及继发的肌红蛋白释放，而肌红蛋白释放直接取决于外加电流，而不是热效应[20]。

人体包含大约 60% 的水。高电阻的细胞膜将细胞内和细胞外的水成分彼此分开[21]。电流中的电子在皮肤表面的离子化类似于金属的冷凝反应，最终表现为焦痂样的深灰色皮肤损伤[22]。

电流的细胞效应的另一个核心因素是其频率，可分为低频（< 10kHz）和高频（> 10kHz，如射频、微波和电离频率）。

三、诊断和紧急治疗

电击伤的诊断和紧急治疗见第 38 章。

四、组织损伤的评估

准确评估组织损伤的程度是很困难的。烧伤体表面的百分比严重低估了下层组织的伤害。电击伤可能仅仅表现为针尖样。相反，在接触面积较大的情况下，甚至可能发生致命的触电死亡，而不会造成明显的皮肤烧伤（表 57-1）。

表 57-1　皮肤电阻对皮肤水分的关系

	电　阻
干燥皮肤	100 000 Ω
湿润皮肤	2500 Ω
浸润皮肤	1500 Ω
橡胶鞋底	70 000 Ω

Reproduced from Ohashi M, Koizumi J, Hosoda Y, et al. Correlation between magnetic resonance imaging and histopathology of an amputated forearm after an electrical injury. *Burns* 1998; 24: 362–368.

与热力烧伤相反，电击伤后，由于皮肤细胞外液发生电解作用，表皮上会发现金属铁和铜的沉积[24-26]。

组织活力的临床测定是基于肌肉收缩力的检查和表现。迄今为止，还没有其他诊断工具可用于准确评估电击伤后早期组织损伤的程度。磁共振成像（MRI）在检测无灌注的非水肿肌肉中的价值仍存在争议[24-26]。血管造影虽然不能提供有关组织活力的信息，但可显示组织灌注不足及需要截肢的早期迹象[27]。

五、横纹肌溶解症和肌红蛋白尿

破坏的肌肉细胞释放肌红蛋白，导致肌红蛋白血症。电击伤往往发生溶血。血清肌酐和肌酐磷酸激酶（CPK）水平可作为横纹肌溶解症的指标。肌肉损伤后，CPK 水平将在 24h 达到峰值，并在 48 ～ 72h 内恢复到基线水平[28]。这会降低血清和尿液生化检测的诊断价值[29, 30]。

六、肾衰竭

肌红蛋白尿历来被认为是急性肾衰竭的主要危险因素。近来电击伤患者肾衰竭的风险显著降低[31]。

在 162 名患者中，只有 14% 出现肌红蛋白尿，没有患者发生肾衰竭。评估电击伤后急性肾衰竭风险的建议标准包括院前心搏骤停、全层烧伤、筋膜室综合征和高压电击伤。两个以上标准的存在提示应立即给予治疗，这是由于伤后只有几小时内早期处理才可能防止进展为急性肾衰竭。

七、心脏监测

在美国每年因电击伤（包括雷击）造成的 1300 人死亡中，有 30% 的患者出现心脏并发症。大多数心电图（ECG）异常是窦性心动过速和 ST 段及 T 波的非特异性改变[32]。电击伤死亡最常见的原因是电流引起的心搏骤停。

然而，如果初始 ECG 没有显示异常，则无论患者是高压或低压电击伤，都不太可能发生迟发的心脏问题[33–35]。

相反，早期出现心律失常或传导异常、儿童电击伤或初始表现时电流预计路径穿过胸腔，则需要保证长时间的心脏监测[36–39]。根据当前诱发的心律失常的性质，药物治疗和（或）侵入性干预可能是必要的。基于主要临床发现和创伤机制的特征，表 57–2 列出对电击伤患者进行心脏监测的建议[42]。

除了针对心脏并发症的特定治疗措施外，电击伤患者的紧急治疗还需遵循高级烧伤生命支持，高级创伤生命支持及目前重症监护医学实践的指导原则。必须持续监测患者的神经血管损害、组织灌注和氧合紊乱的迹象。

表 57–2　在没有其他损伤的情况下进行心脏监测的建议

入院和心脏监护	出　院
意识丧失[59]	无症状患者[60]
大面积烧伤[50]	正常初始心电图[61]
通过胸部的电流[52]	静息观察 4h[62]
心力衰竭[59]	成人电压低于 240/260V[60, 61]
	儿童电压低于 120/240V[48, 62]

八、外科清创术

近几十年来，进行性组织坏死的概念导致了早期清创术和筋膜切开术后连续清创和延迟创面封闭的治疗策略[41]。可观察到的变化可能是由类似于缺血再灌注损伤的血管变化引起的，随着电流通过，毛细血管血流立即停止。随后持续较长时间的血管痉挛，之后发生血管舒张和血流恢复[43–45]。尽管仍有争议，但这些发现可能会改变紧急治疗模式。

尽管对于早期清创时间点的讨论很少，但最近的几项研究质疑广泛和完全清创的必要性，并提倡延迟软组织覆盖处理。在一项对 40 名患者的研究中，保守清创包括清除烧焦和明显坏死的组织[46]。保留了部分受损的肌腱、肌肉和神经，并通过即刻皮瓣覆盖实现了伤口修复。以即刻软组织覆盖方式治疗的患者比接受连续清创术的对照组具有显著良好的预后。在另外一项研究中，早期使用游离皮瓣覆盖电击伤，也发现了类似的结果，这表明谨慎有限的初始清创是一个恰当的措施[47, 48]。上述研究表明，过大范围和重复的清创以确保所有保留组织活力的做法，不仅不必要，而且很可能有害。放弃此策略并进行早期、广泛但有选择性的清创以保持具有重要功能的结构的连续性似乎是安全的（图 57–2）。肢体修复应尝试对重要结构进行功能性保留，并可能需要使用静脉移植或神经移植重建血供。在疑似动脉受损的情况下应考虑带蒂皮瓣。

尽管研究建议早期软组织重建的结果令人鼓舞，但应该注意的是，对于电击伤的程度，迄今为止还没有建立评分系统。有报道用于挽救上肢功能的替代方法，例如暂时异位移植未损伤的手，但不能被视为标准治疗[49]。

九、筋膜室综合征

肌肉间隙压力应通过有创压力测量进行临床监测。与钝性创伤相反，由于电引起神经损伤的发生率高，疼痛并不是室内压力增加的可靠指标。当筋膜室压力超过 30mmHg 时，有必要通过开放式筋膜切开术进行手术减压，以预防缺血性的肌肉损伤。在筋膜室压力较低的情况下，可以通过服用非甾体抗炎药和抗氧化药、保护性夹板和抬高受累肢体的休息来预防进展。然而，对四肢高压损伤的一般手术减压似乎并不是必要的。在一项队列研究中，Mann 等发现，与接受选择性筋膜切开术的患者相比，立即手术减压患者术后截肢率增加了 45%，他们建议仅在进行性周围神经功能障碍、明显的筋膜室综合征或其他重大损伤的情况下进行筋膜切开术[40]（图 57–2 和图 57–3）。然而，对于明确的神经功能受损，手术切开对预后没有影响[50]。但是，如果临床情况仍然存在疑问，可优先采用早期清创的开放式筋膜室切开术。

十、头部：头皮、颅骨和口

骨结构的暴露和坏死可能导致骨髓炎和硬膜外脓肿的形成。治疗策略取决于骨损伤的程度。如果颅骨仅部分坏死，可以切向移除颅骨的外表面，并暴露有活力的板障腔。在充分血管化的情况下，暴露的骨骼可以立即植皮，或者当血液供应有问题时，在合适的肉芽组织形成时进行植皮[51]。真空负压密封伤口在促进肉芽组织生长方面具有显著效果。当初始伤口清创术延迟时，骨骼的坏

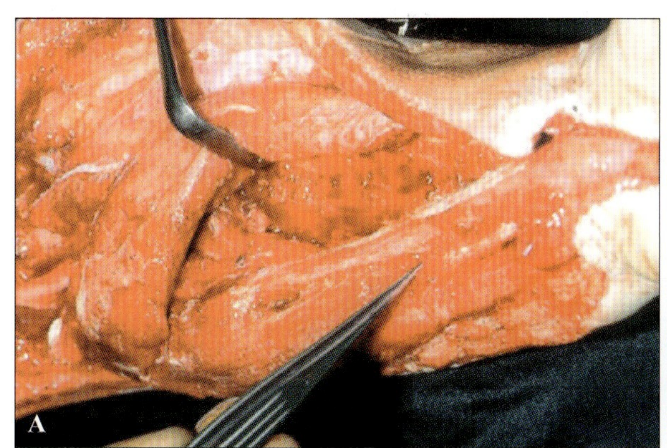

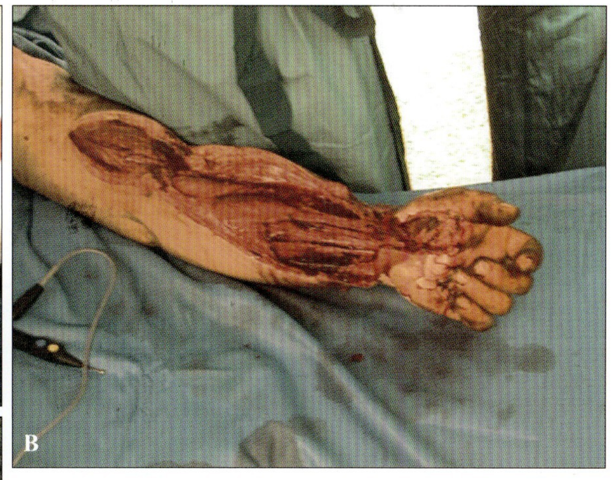

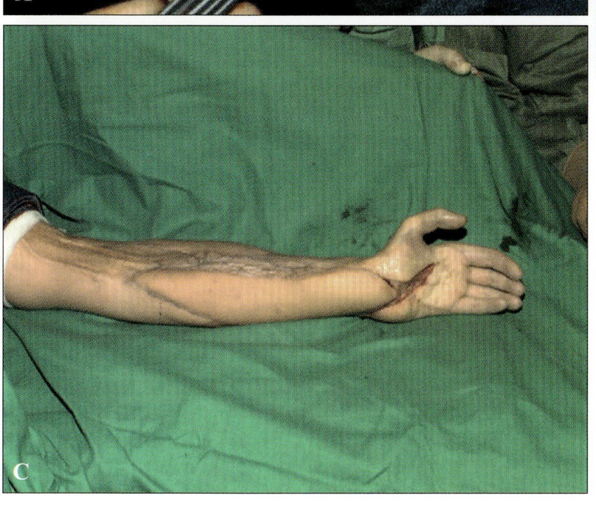

▲ 图 57–2 高压电线（30 000V）造成的高压电击伤
这名少年爬上一列火车，在没有接触电源线的情况下被电弧击中。损伤范围包括前臂的三度和四度烧伤以及深部组织坏死（A）。由于即将发生的筋膜室综合征，进行了筋膜切开术（B），保守清创术后覆盖游离背阔肌皮瓣。4 年后出现严重功能缺陷（C）

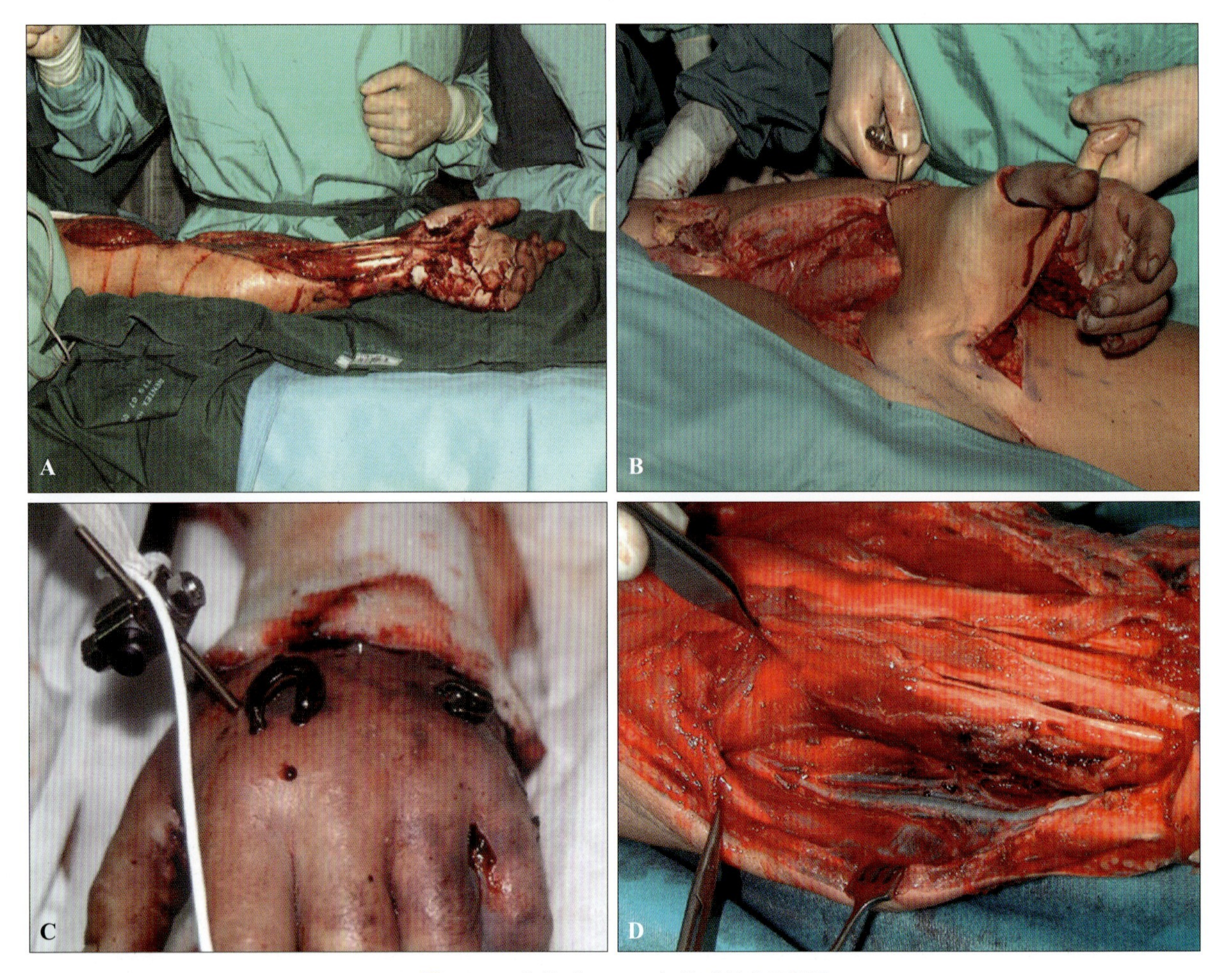

▲ **图 57-3　电线（50 000V）造成的高压损伤**

主要表现为灌注不足、功能丧失和筋膜室综合征。初次手术进行筋膜切开术、桡动脉血供重建和清创术。在接下来的几天里，在没有共存静脉的情况下，利用桡动脉充分灌注。在第 6 天用腹股沟皮瓣覆盖创面。用水蛭暂时治疗静脉淤血和随后的灌注不良。第 10 天因桡动脉晚期闭塞进行再次截肢

死和感染可能成为全层颅骨缺损的原因。颅骨的全层损伤理论上需要完全切除坏死骨，以防止感染性并发症 [69]。另一种方法建议是部分清创，然后对暴露的骨进行皮瓣覆盖。然而，这需要早期清创和预防局部细菌定植和感染 [52, 53]。

一项报道包含 10 名男性患者，四度电击伤后颅骨无活性，初始软组织清创 3 周后，在保留的无活力头骨上进行了多处钻孔，并进行了头皮的皮瓣覆盖 [54]。将坏死的骨结构原位保留，作为骨再生的支架 [55–57]。

所有 10 名患者均保留了颅骨轮廓，无须进行二次颅骨成形术。在至少 1 年的随访期间，未发生术后感染、骨髓炎或颅骨骨折 [54]。

另一种选择是使用甘油保存的同种异体皮（GPA）[58]。其血管生成能力能够促进肉芽组织的生长，随后可以在后期进行断层自体皮片移植。GPA 的其他有益特性似乎与其可渗透性表皮屏障、表皮下的真皮胶原网络，以及通过提供物理屏障保护骨骼有关，该物理屏障可防止干燥并降低感染风险。使用这些同种异体皮，平均愈合时间可缩短至 6 周。

幸运的是，电击伤很少累及硬脑膜，一旦累及通常需要广泛的游离皮瓣手术 [59]。我们通常将游离背阔肌皮瓣连接于颈部血管，偶尔使用静脉血管移植来改善皮瓣的低灌注风险。当这些方案不可行时，可以选择使用脱细胞人真皮重建硬脑膜缺损，然后待血管化后进行断层皮片移植 [60]。

在儿童，特别是幼儿中，低压电击伤的常见部位包括口腔（通常在口角连合区域，影响连合）、嘴唇和舌头。损伤通常导致嘴唇和口角连合处的局部坏死，并且随后的挛缩导致微小的损伤。保守治疗与早期外科手术干预的治疗策略都有争议。积极地早期切除和重建，可以缩短愈合时间、减少住院天数、减少外科手术次数[61, 62]。然而，在这个敏感的年龄组，早期切除和重建也可能导致下唇收紧，从而抑制正常下颌骨的生长[63, 64]。

我们倾向于采用保守的治疗方法，在烧伤创面瘢痕成熟后进行重建手术。然而，损害的程度更明显的情况下，可以选择性地进行重建[65]。因此，在最初的愈合期间提倡使用口腔夹板，以减少重建手术的需要。这更有可能减少瘢痕挛缩，因此计划的重建手术可以在瘢痕成熟后进行[66–68]。

十一、胸部和腹部

躯干的电击伤通常不是主要问题。然而，高压电击伤可能会对肺等实质性器官造成损害。在临床中，可能导致肺不张和水肿，需要积极地呼吸机支持。腹腔内损伤是不常见的，但可能需要对穿透性损伤进行治疗。当在切痂和清创过程中探查显示深层肌肉和筋膜有坏死时，可能需要进行剖腹探查。胸壁或腹壁缺损的修复重建选择包括直接修复或放置人工网状材料，再由局部筋膜皮瓣或肌皮瓣覆盖。然而，直接闭合创面时，必须考虑其对腹内压力以及随后出现的腹腔间隙综合征或呼吸功能受损的潜在负面影响。

十二、四肢

四肢的电击伤，尤其是手臂和手的电击伤，在成年劳动力人群中更为常见。在美国，电击伤占烧伤单位所有入院患者的 3% ～ 5%，每年约有 1000 人死亡[70]。有三种伤害形式：直接伤害、电弧伤害和闪光伤害。直接伤害与伤口的进口和出口有关，其中近 90% 的损伤累及上肢[71]。由于阻力和局部能量的产生取决于受伤身体部位的组织质量和横截面直径，因此高压电击伤通常会导致广泛的组织损伤和相关肢体的缺失。即使采取早期清创和神经血管结构减压的积极治疗策略，截肢的可能性依然很高[22–24, 72]。在目前的文献中，涉及上肢的电击伤的截肢率为 24% ～ 49%[73, 74]。即使可以避免截肢，其结果也可能是无功能的肢体。当“接吻”现象发生时，意味着有广泛的组织损伤发生，包括热力导致的肌肉、肌腱、神经和血管的坏死。表面损伤可能看起来轻微甚至无害，但清创显示深部组织破坏严重，往往需要肢体截肢。初始清创的重要性不能过分夸大，因为残留的无活力组织会导致感染和组织损失。我们认为，对无活力组织的早期清创可以防止这种致命危险的发展。当远端肢体缺血变得明显时，所涉及的血管往往可以被认为严重受损。在这些情况下，早期上肢动脉血管移植可能是挽救缺血性上肢的手段[75]。即将发生或疑似筋膜室综合征，均应行开放式筋膜切开术，以防止相关肢体的进一步损伤。有时，先进行简单的皮肤移植手术，然后选择性进行二次皮瓣覆盖和神经移植似乎是明智的做法。

在高压电击伤（> 1000V）中，电流的入口点通常位于远端。组织破坏从远端到近端逐渐减少。Zelt 等描述了特定的损伤区域或所谓的阻塞点，例如手腕和肘部。其特点是横截面积较小，组织成分（肌腱状和骨状结构）电阻很高，从而导致产热增加和更严重的损伤[76]。

重建的主要区域是前臂，保留肢体是游离皮瓣覆盖的唯一原因[77]。

筋膜皮瓣薄而柔韧，可用于手背的重建。

对于较大的缺损，锯齿状筋膜瓣是首选；对于较小的缺损，通常选择颞顶筋膜瓣[78]。

上肢的其他易受损的区域是肘部和腋窝。清创术通常会留下巨大的组织缺损，可由腋窝前或后壁的旋转皮瓣覆盖。肘部的微血管游离皮瓣很少使用。对于手和前臂的广泛缺损，带蒂的腹股沟皮瓣可提供良好的覆盖范围和独立的血液供应。腹股沟皮瓣还避免了血管“窃取现象”，这在严重受伤肢体的微血管游离皮瓣后可见。

较新的方法包括早期清创、覆盖、通过游离皮瓣和积极地血管介入进行受损血管的血供重建，可以改善严重损伤的预后[79–82]。

Saint-Cyr 和 Daigle 比较了使用游离皮瓣与传统的多阶段手术，发现显微外科手术组手术次数、创面封闭所需时间及住院时间显著减少[83]。

当前文献中描述的高压电击伤组皮瓣存活率低于烧伤组，为 62% ～ 100%，并且在创伤后的 5 ～ 21d 内早期施行时最低[83-85]。

综上所述，四肢电击伤中高发的残疾和功能损伤是其主要特征，游离皮瓣在治疗四肢高压电击伤中起着关键作用，可减少残疾率和功能损伤[83]。

十三、截肢

尽管对患者来说很痛苦，截肢通常仍然是唯一的选择。如前所述，在目前的文献中，涉及上肢的电击伤的截肢率为 24% ～ 49%[73, 74]。尽管人们越来越意识到电击伤的潜在危险，仍有文献报道由电击伤引起的四肢截肢和阴茎切除的严重结果[86-88]。尽管非常罕见，Haik 及其同事报道了一例 5 周大的女孩接受 MRI 检查以评估脊柱裂的病例。她在右前臂和手腕上贴上了一个不兼容磁共振的脉搏血氧仪，导致全层皮肤烧伤。这起事件的原因可能是由于直接与皮肤接触的外露电线导致的电击伤。尽管立即进行了焦痂切开术，但这种损伤仍然导致前臂和手的截肢[89]。

截肢的最佳平面取决于剩余活组织的程度，以及为假体的功能和美容外观创造足够的残端长度。在涉及下肢的电击伤中，这通常需要比最初预期更高的截肢平面，以获得足够的残肢稳定性，从而允许早期假肢装配和移动。但是，应尽可能避免开放式（截断式）截肢。在开放的残端进行断层皮肤移植是一种额外的选择，但一般不作为选择，因为在此区域，尤其是在植皮区边缘或皮片与骨残端粘着点处，容易发生皮肤破裂，常需要进一步的外科手术干预。但是，如果植皮可以保持有价值的残端长度，则应尝试植皮，后续进行二次整形外科矫正和特定的假体装配。

由于上肢残肢的负重负荷小于下肢，残肢可保留更长的长度，从而使得患者更好地控制假体，增强功能。应保留前臂屈肌 - 伸肌系统的肌肉长度以改善功能。在长前臂残端中，无创伤的处理肌腱和肌肉对于保持旋前和旋后功能是必要的。上臂截肢应保持尽可能长的长度，因为这可以简化后续的功能性假体的整形手术。前臂屈肌 - 伸肌系统的肌肉长度主要是将其固定于骨残端而得以保持。尽管通过游离皮瓣覆盖保持肢体长度在技术上是可行的，但这似乎仅适用于上肢截肢，因为保持上肢的功能值得进行如此大规模的手术并且可以减少残端的负荷。

尽管有先进的现代肌电假体，但旧的外科康复技术应牢记在心。肱二头肌的索氏动肌成形术和前臂的克鲁肯伯格成形术，可提供有感觉的筷子状的残端。尤其是对于上臂截肢，牵引成骨术（Ilizarov 技术）为延长残肢提供了有价值的选择。

十四、周围神经损伤

周围神经对电的变化非常敏感，即使是轻微的损伤也可能导致短暂的功能障碍。临床表现可能是麻木、感觉异常或通常是短期持续时间的疼痛。在极少数情况下，轻微的电击可能会导致暂时的自主神经功能障碍并引发复杂的局部疼痛综合征（交感神经反射性营养不良）。对反射性交感神经营养不良应尽早开始治疗，包括肢体抬高以减轻水肿形成、积极锻炼、非甾体抗炎药、适当地镇痛。自主神经功能紊乱可能受 α 肾上腺素受体拮抗药、钙通道阻滞药、低剂量地西泮影响，或可能需要静脉区域阻滞和交感神经阻滞药[90]。

上肢的电击伤通常导致正中神经和尺神经损伤。临床表现可能与上肢压力综合征或周围神经病变相似[91, 92]。神经病变可能由继发因素引起，如不正确的夹板固定、包扎限制或延迟的不充分的焦痂切开术或筋膜切开术。由于常伴有严重肌肉缺损和瘢痕形成，有时难以确定单纯神经损伤的程度。

周围神经的直接损伤继发于上述局部产热机制，这取决于横截面阻力和周围神经与附近骨的接近程度。局部热效应通过神经外膜血管的血栓形成、坏死或出血来影响神经周围组织的血管分布和灌注。纤维化的延迟发展以及由此引起的症状延迟发作并不少见。特别是在最小横截面积的区域中，周围神经紧邻骨和纤维组织，从而导致周围神经纤维化和周围神经压迫性病变相关症状。神经恢复治疗的选择是减压矫正手术[93]。神经损伤的其他机制是轴突激发[94]或电穿孔后的局灶性轴突变性，电穿孔更可能影响有髓鞘的轴突和Ⅰ型胶原沉积[95–98]。

十五、并发症

（一）中枢神经系统

约有 60% 的高压电击伤患者立即出现神经系统并发症，主要是意识丧失[99]。有 2% ～ 27% 的脊髓受累患者的头部区域往往有电流进入点[100–102]。有文献报道了迟发性麻痹进展为四肢瘫痪并伴有部分缓解的发病率[103]。尽管电击伤后并发神经系统并发症的患者死亡率不高，但这些患者极易永久性残疾。1964 年，Silverside 将神经系统后遗症分为即刻、继发和晚期效应[104]。

即刻脊髓损伤是短暂的，症状通常在损伤发生后 24h 内消失。晚期效应的特征在于渐进性进展，通常不能完全恢复。由于前角细胞和脊髓在 T_4 ～ T_8 节段对缺血性损伤的易感性，导致起源于脊髓前动脉的最长分支的脑干远端区域的缺血性损伤。建议早期使用前列腺素 E_1 或类固醇治疗，以减少电击伤时的缺血性脊髓损伤[105]。在病例报告和回顾性研究中已经描述了电击伤的神经病理学效应。典型的后果及主诉与身体、认知和情绪变化有关[106, 107]。在一项针对 481 名专业电工的研究中，97% 的人报告说他们在职业生涯的某个阶段经历过电击[108]。本研究中神经心理功能障碍的低发生率与其他关于电击伤特征性神经心理综合征的性质和进展的研究结果不同[107, 109]。虽然短暂和渐进的神经精神并发症的发展是可能的且无可争议的，但电击伤的实际具体影响难以确定。

（二）眼电击伤的表现

电击伤后白内障的发生率在不同的报道中为 1% ～ 8%[110, 111]。头部和颈部受伤的患者风险最高。但电流路径和入口点位置与眼后遗症的发生无关。白内障也可能在没有头部受伤的情况下发生，甚至在受伤后数年也会出现。常见的最初症状是视物模糊或视力下降[112]。

白内障通常在受伤后 1 个月至 2 年内发生，但也可能在数小时内发生[113]。其形成的机制仍存争议，目前有几种理论，如晶状体囊的渗透率降低、对晶状体蛋白的直接凝固作用、虹膜炎或循环障碍引起的晶状体细胞营养机制紊乱，以及紫外线和红外线辐射的暴露[114]。

雷击是导致眼损伤的常见原因，迄今为止最常见的永久性后遗症是雷击引起的白内障[115]。眼睛的晶状体对电流或产生的热量似乎非常敏感，眼科医生必须迅速评估[116]。虹膜和葡萄膜炎也是电击伤后可能出现的后遗症[117]。闪电引起的眼损伤患者的视力预后取决于不可逆的视网膜损伤和视神经损伤的程度。由于患者中心凹和乳头黄斑束的色素变化会进一步影响视力改善，建议据此进行长期随访[118]。

患者应进行连续眼科检查，并在发现异常时立即开始治疗。

十六、骨骼损伤

除了通过电能直接导致组织破坏外，电流还可以间接造成额外的创伤。骨折是由于继发性跌倒或强力的肌肉强直收缩引起的。主要见于肩部[119]、腕部[120, 124, 125]、股骨[121, 123]和脊柱[122]，可能需要切开复位和内固定。电击伤后遗症与严重热烧伤相似，包括主要关节挛缩和四肢功能受限。

电击伤的另一种常见晚期并发症是大关节的关节周围组织的异位钙化，尤其是肘部。致病因素包括强迫被动活动、继发性关节出血、受损或退化的肌肉和结缔组织中钙沉积。特别是对于电击伤，在长骨的截肢残端也会发生异位骨形成。这和截肢残端骨囊肿的常见形成一样，可能导致继发性皮肤糜烂、炎症和假体调整困难。在这两种情况下，都适用于手术切除和修复伤口治疗[126]。

十七、结论

电击引起比预先判断的更大量的组织损伤，通常导致受累肢体截肢。在初始复苏后，早期清创、神经血管结构的必要减压和早期修复创面对于成功恢复功能至关重要。为了实现伤口修复并恢复肢体功能，可能需要包括游离软组织移植在内的大量外科手术。然而，有时早期截肢可以使患者更早的更容易的进行恢复，并尽早重新融入日常生活。长期并发症如中枢神经后遗症、白内障和异位骨化，必须在康复过程中尽早考虑和解决。

拓展阅读

Brumback RA, Feedback DL, Leech RW. Rhabdomyolysis following electrical injury. *Sem Neurol*. 1995;15:329-334.

Saint-Cyr M, Daigle JP. Early free tissue transfer for extremity reconstruction following high-voltage electrical burn injuries. *J Reconstr Microsurg*. 2008;24(4):259-266.

Sauerbier M, Ofer N, Germann G, et al. Microvascular reconstruction in burn and electrical burn injuries of the severely traumatized upper extremity. *Plast Reconstr Surg*. 2007;119(2):605-615.

Smith M, Muehlberger T, Dellon AL. Peripheral nerve compression associated with low-voltage electrical injury without associated significant cutaneous burn. *Plast Reconstr Surg*. 2002;109:137-143.

Spies C, Trohman RG. Narrative review: electrocution and life-threatening electrical injuries. *Ann Intern Med*. 2006;145:531-537.

第58章

皮肤替代物在严重烧伤治疗和瘢痕整形中的作用

The Role of Alternative Wound Substitutes in Major Burn Wounds and Burn Scar Resurfacing

Naiem S. Moiemen　Kwang Chear Lee　著
陈甜胜　孙　瑜　王广庆　译

一、概述

早期切痂已被证明可以改善大面积烧伤患者的预后。由于自体皮源缺乏，通过常规自体皮移植封闭创面是十分困难的。20 世纪 60 年代早期，Burke 和 Yannas 率先改变了烧伤切痂后的创面覆盖方式。他们发明了一种真皮支架，是由牛胶原蛋白和鲨鱼糖胺聚糖基质构成，表面覆盖一层类上皮层——硅胶膜。这就是我们熟知的 Intergra。同一时期，Rheinwald 和 Green 于 1975 年介绍了自体表皮细胞移植（CEA）技术，为覆盖创面提供了另一种治疗方法。Intergra 的第一次多中心临床试验结果于 1988 年发表[1]。在 1996 年，Intergra 最终获得美国食品药品监督管理局（FDA）批准用于急性烧伤的治疗。

皮肤替代物提供了临时或永久性的生物源性的创面覆盖物。永久性替代物主要以支架的形式出现，这类支架与创面相融合，最终被宿主细胞所取代，支架本身可被机体吸收。另一类是临时性替代物，临时黏附在创面表面，无法融合到创面中，可通过诱导创基细胞的生长并促进愈合。

二、皮肤替代物的分类

各种替代伤口覆盖产品可分为临时性或永久性（表 58-1 和表 58-2）。其他分类包括自体、异体或异种移植物；生物的或合成的移植物；含细胞的或非细胞的，以及单层或复合的移植物等。

三、皮肤替代物在大面积烧伤创面修复中的临床应用

临时性皮肤替代物应用于非全层皮肤烧伤的创面（二度烧伤创面）、全层皮肤切痂创面及大面积网状皮移植创面，偶尔还应用于供皮区覆盖。

对于二度烧伤，与传统创面敷料不同的是，临时性皮肤替代物是一种生物活性创面覆盖物，通过减少水分流失和加速上皮化促进创面愈合。然而，它们并不像永久性皮肤替代物那样可融合入愈合创面的结构中。此外，大多数这类产品（如 Biobrane、Suprathel 和羊膜）只需使用一次，避免了反复换药带来的疼痛和相关的心理创伤，对治疗儿童烧伤具有显著的优势。

对于全层皮肤切痂后的烧伤创面，如果计划分阶段进行植皮手术或应用永久性替代物，临时性替代物可以提供暂时性覆盖。在某些情况下，为了减少创面渗出，并确保止血，在大面积烧伤创面切痂后可能会推迟 24 ～ 48h 进行植皮或应用永久性皮肤替代物。由于缺乏足够的供皮区，可以使用永久性替代物，并且可以通过分阶段植皮以最优化利用供皮区。在此期间，临时性替代物作为暂时覆盖有利于创面修复。

表 58-1 临时皮肤替代物及其生物学作用

临时皮肤替代物	特 点	生物学作用 / 作用机制
羊膜	是胎盘最内层；由单层上皮、基底层和无血管基质组成。保存方式采用冷冻保存或甘油保存形式	促进上皮细胞的迁移和黏附。它含有高浓度的透明质酸和核心蛋白聚糖，具有抗炎、抗血管生成、抗菌和抗瘢痕作用
同种异体皮	是通过分割一定厚度的人尸体皮肤获得的移植物。可冷冻保存或甘油保存	同种异体皮移植后早期的血管化与自体皮移植类似，但最终在 3 ～ 4 周内发生排异
异种皮	动物源性皮肤移植（通常是猪皮，尽管早期使用过蛙皮）。已有的产品包括 EZ Derm（脱细胞真皮）	用作同种异体移植物的替代品。不发生血管化，黏附在创面上并提供临时覆盖
Biobrane（Smith & Nephew，London and Hull，United Kingdom）	由硅酮膜与尼龙网黏合而成，尼龙网浸有猪皮胶原蛋白肽	胶原蛋白肽涂层增强了对创面的黏附力。Biobrane 缺乏固有的抗菌特性
Suprathel（PolyMedics Innovations GmbH，Denkendorf，Germany）	合成材料，由合成共聚物组成，主要是聚乳酸	与 Biobrane 的作用相似，用于非全层皮肤烧伤和供皮区的临时覆盖
Oasis（Smith & Nephew，London and Hull，United Kingdom）	脱细胞猪肠黏膜下层	用于深度皮肤烧伤的一次性敷料
Omiderm（Omikron Scientific Ltd.，Rehovot，Israel）	亲水性聚氨酯合成聚合物	适应证与 Biobrane 和 Suprathel 相似

表 58-2 永久性皮肤替代物及其生物学作用

永久性皮肤替代物	特 点	生物学作用 / 作用机制
Epicel（Vericel Corporation，Ann Arbor，Michigan，United States）	由一块油纱布和与小鼠细胞共培养的自体角质形成细胞膜片组成	用于深度皮肤和全层皮肤烧伤；膜片含 2 ～ 8 层细胞
ReCell（Avita Medical，Cambridge，United Kingdom）	通过胰蛋白酶消化小块自体表皮获得的自体角质形成细胞，可直接喷洒于创面	其他细胞，如成纤维细胞和黑素细胞也被移植
Alloderm（Lifecell Corporation，Branchburg Township，New Jersey，United States）	捐赠的人体皮肤，经过处理去除表皮和细胞，留下脱细胞和真皮基质	脱细胞真皮作为成纤维细胞和血管内生的支架；在植皮手术过程中，先覆盖脱细胞真皮，再在其上移植不同厚度的皮片
PriMatrix（TEI Biosciences Inc.，South Boston，United States）	脱细胞胎牛真皮支架	支撑新真皮形成的支架
Matriderm（Medskin solutions，Billerbeck，Germany）	由非交联的牛胶原蛋白和肌腱衍生的弹性蛋白水解物组成的单层真皮支架。厚度为 1mm 和 2mm	一种促进新生真皮形成的支架，采用一步法在其上进行皮肤移植
Orcel（Forticell Bioscience Inc.，New York，United States）	分别负载来源于新生包皮的异体角质形成细胞和成纤维细胞的双层胶原膜	胶原基质起着支架的作用，同种异体细胞产生生长因子，并最终在几周内被宿主自身的细胞所取代
Apligraf（Organogenesis Inc.，Massachusetts，United States）	与 Orcel 相似，含 I 型胶原构成的支架，并植入新生包皮来源的同种异体角质形成细胞和成纤维细胞	与 Orcel 一样，基质充当支架，负载细胞提供适宜的环境诱导宿主细胞迁移并填充。然而，与 Orcel 不同的是，在制备过程中，角质形成细胞经气液界面培养，形成了具有更好屏障功能的表皮层

（续表）

永久性皮肤替代物	特 点	生物学作用 / 作用机制
Stratagraft（Stratatech Corporation，Madison，Wisconsin，United States）	双层结构，含有来源于人真皮成纤维细胞的真皮层，以及由近二倍体永生化角朊细胞（NIKS）形成的表皮层	NIKS 细胞是一种无病原体的角质形成细胞系，它产生了一种完全分化的多层表皮类似物。替代物释放出能调节创面愈合的生物活性分子
Permaderm（Regenicin Inc.，New Jersey，United States）	双层胶原基质，具有由种植的自体角质形成细胞和成纤维细胞产生的基底膜	可覆盖并修复创面的永久性皮肤替代物。只需活检小块自体皮肤并分离细胞，经体外培养后形成替代物，可以覆盖整个体表。用于严重烧伤创面修复
Integra（Integra LifeSciences，New Jersey，United States）	双层，包括类似于表皮的硅胶膜外层，低交联的牛胶原蛋白和鲨鱼糖胺聚糖合成的内层。也可提供仅含胶原蛋白膜的单层	双层皮肤替代物，广泛应用于烧伤。复合自体皮移植时，双层需二步移植，而单层可一步移植。单层用于急性烧伤创面及真皮重建。交联胶原层提供真皮结构的稳定性
Pelnac（Gunze Limited，Kyoto，Japan）	由交联的小牛胶原蛋白和薄的硅胶膜外层组成	与 Integra 非常相似，但硅胶膜层较薄，具有更好的柔韧性、创面贴附的随形性

在大面积网状皮移植中，Alexander 技术，临时性皮肤替代物作为覆盖物疗效显著。Alexander 认为，在大面积网状自体移植物上应用同种异体移植物，可以提供生物性创面封闭，保护网状移植物间隙（网孔）内的裸露创面。虽然，同种异体移植物早期会黏附在创面上，实际上可能会干扰网孔创面的上皮化，但是，E-Z Derm（一种脱细胞异种移植物）在覆盖一周后会干燥，覆盖创面几乎完全上皮化。相比之下，临时性皮肤替代物的应用也可以节省成本。

取皮供皮区的快速愈合对大面积烧伤患者的治疗至关重要。自体表皮细胞悬液扩增技术（ReCell）或喷洒 CEA 可以加速上皮化，并且可以反复地从有限的供皮区获取。然而，高额的成本及不确切的效果使得这些方法不能广泛应用。ReCell 技术在大面积网状植皮时使用，还被证明可以加速创面愈合。

永久性皮肤替代物可应用于覆盖烧伤切痂后全层皮肤缺损创面。Integra 是一种双层无细胞的真皮替代物，已经在大面积烧伤患者的治疗中使用了几十年，并且有良好的短期和长期疗效[2]。在硅胶膜类上皮层的保护下，基质血管化和“新生真皮”的形成在 3 ～ 4 周内完成（图 58-1）[3]。这段时间是暂时封闭创面用以等待有限的供皮区愈合并准备重新取皮的关键时期。事实上，完全血管化成熟的真皮基质可以保留在创面上，甚至只要硅胶膜层还黏附在基质上，可保留几周。

当 Intergra 应用于急性大面积烧伤时，立即或早期切痂非常关键。这样，在创面发生细菌定植之前，基质就可黏附在创基上，从而降低感染的风险。如果立即进行切痂，谨慎的做法是将 Integra 的应用推迟 24 ～ 48h，如前所述，创面基底渗出的纤维蛋白有利于促进黏附和防止血肿的形成。Integra 也可以用拉网机器（Brennen，Molnlycke Health Care，Gothenburg，Sweden）以 1 : 1 的比例制成网状，以减少血肿形成的风险。将 Surgifix（BSN 医疗有限公司，德国汉堡）直接应用于硅胶层上可以有效地防止硅胶膜层早期分离，特别是如果第二阶段植皮将推迟数周，直到供皮区可用的情况下（图 58-2）。抗菌敷料及吸收性纱布层覆盖于 Surgifix 外层，最后用绷带牢固包扎。在 Integra 应用中，预防瘢痕重塑，急性烧伤创面的护理至关重要，因为早期识别并发症可以避免灾难性后果，包括损失整个 Integra 和潜在的脓毒症。特别是在第一周，由一个富有 Integra 使用经验的团队成员经常检查真皮替代物基质层情况极其重要。为确保 Integra 的成功植入，整个多学科团队应了解如何在不干扰真皮替

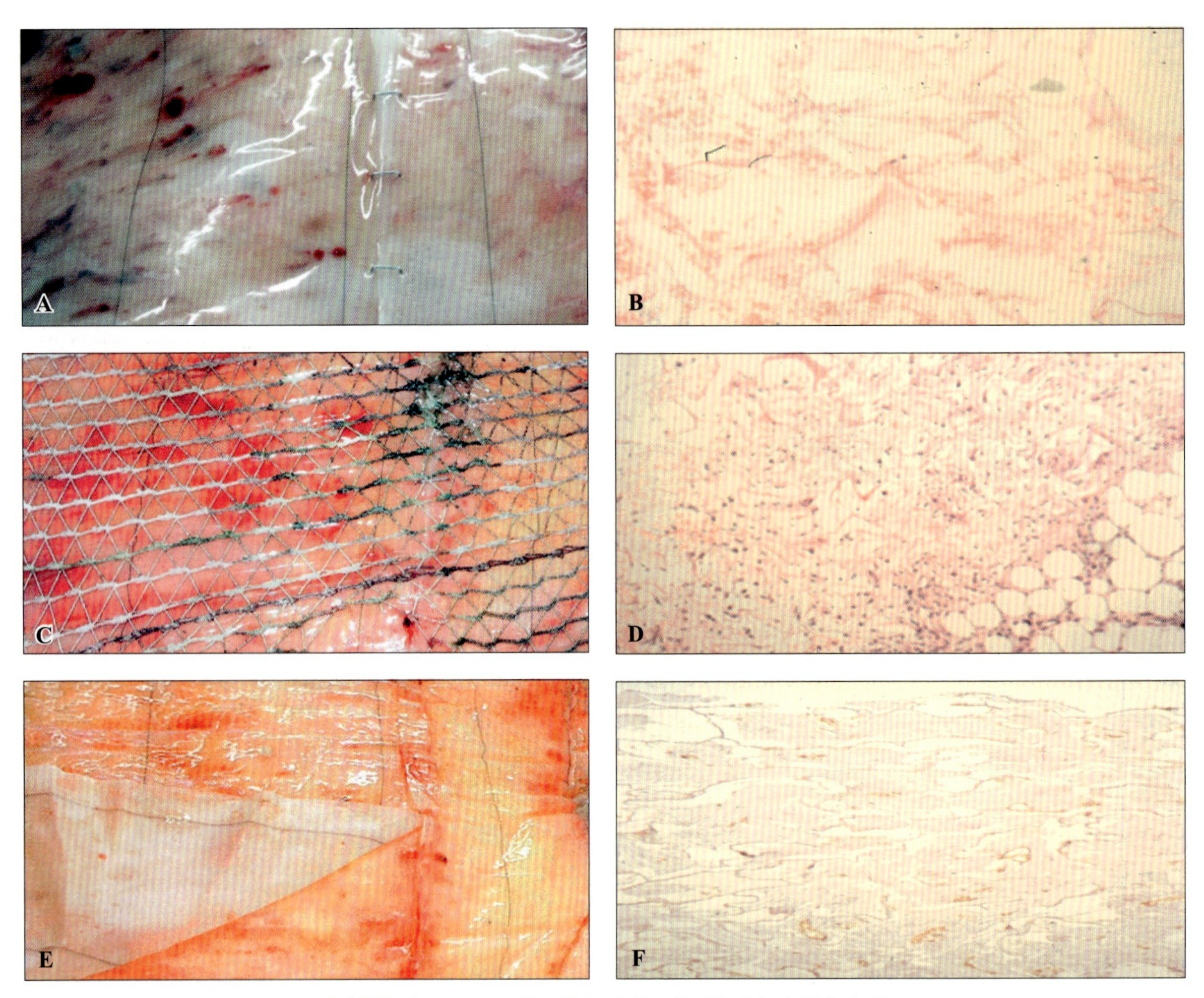

▲ **图 58-1　Integra 的血管化阶段，基质颜色与血管化有关**

临床图片（左）和组织学图片（右），第一阶段的外观，第 0 天与浅色基质（A，B）；基质在移植后第 21 天为粉红色（C，D）；4 周时呈桃红色（E，F）。CD31 染色显示内皮细胞位于新生真皮的浅层（F）［引自 Moiemen NS，Vlachou E，Staiano JJ，Thawy Y，Frame JD. Reconstructive surgerywith Integra dermal regeneration template：histologic study.Clinical evaluation and current practice.*Plast Reconstruct Surg*.2006；117（7 Suppl.）：160S–174S.］

代物基质贴附的情况下调整和改变患者体位，尤其在躯干、胸部等创面应用真皮替代物时更应注意如何进行体位的变换。第二阶段后的创面护理（去除硅胶层和应用断层自体皮植皮）与大面积烧伤早期相同。

Matriderm 主要采取一步法即在一次手术中将皮肤移植在真皮基质上。它应用在功能和美观性很重要的烧伤部位（如手关节或面部）。然而，当供皮区稀缺时，大面积烧伤进行立即植皮手术时无法使用 Matriderm。Matriderm 是由非交联胶原制备形成的，其血管化速度比 Integra 快，而且再吸收速度也快，但是其远期效果仍需观察。

其他双层含细胞的替代物还包括 Apligraft、Orcel 和工程化皮肤替代物（ESS 或 Permaderm）。其中，只有由辛辛那提市 Shriners 儿童医院的 Steven Boyce 教授首次发明的 ESS 含有自体上皮细胞和成纤维细胞，一旦投入生产，只需要从患者身上获取非常小的自体皮肤，经体外培养扩增后就可覆盖大面积烧伤创面[4]。ESS 已被 FDA 授予用于急性烧伤的治疗，并已通过第一阶段临床试验，第二阶段多中心临床试验即将展开。

四、皮肤替代物在烧伤瘢痕整复中的临床应用

随着 Integra 等永久性皮肤替代物的应用，

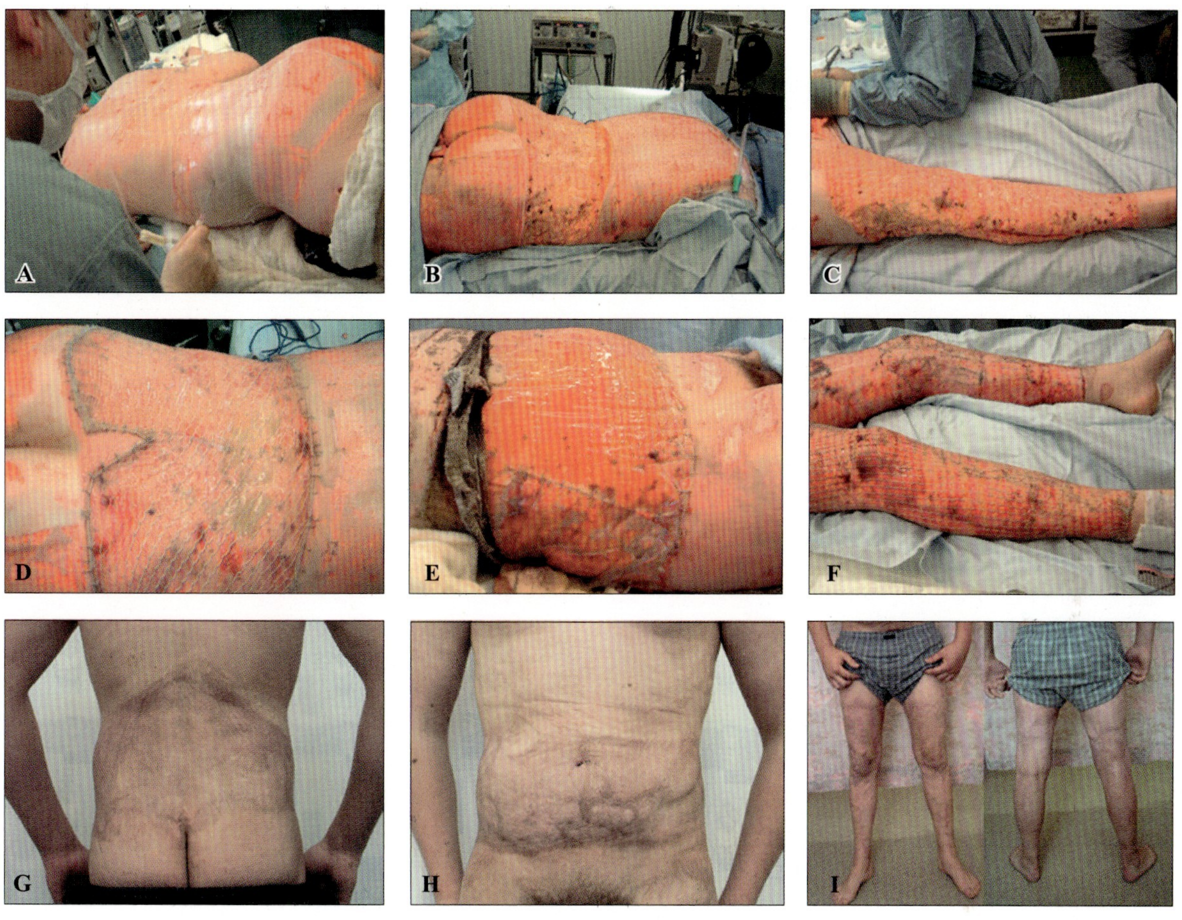

▲ 图 58-2 急性烧伤早期切痂和 Integra 应用，随访 7 年

第一排图片：14 岁，女性，烧伤（火焰）60% TBSA（A），背部（B）和腿部（C）；第二排图片：切痂后第 9 天，在背部创面应用 Integra（D）；切痂后第 18 天创面应用 Integra，腹部创面（E）和腿部创面（F）；第三排图片：烧伤创面愈合后 7 年，背部（G）、腹部（H）和下肢（I）

严重的烧伤后大面积增生性瘢痕的整复成为可能。其预后优于非全层皮肤移植，但是仍然劣于全厚皮移植，全厚皮移植是瘢痕整复的金标准。然而，对于大面积烧伤患者，全厚皮移植的供皮区有限。

瘢痕整复的时机很重要。经验表明，当瘢痕成熟、颜色变白时手术，大部分瘢痕修复更成功。在烧伤后瘢痕的早期阶段，包括皮瓣或者激光等方式在内的其他手术方法可能更合适。彻底切除瘢痕组织，特别是切除创基的深度，对于使用皮肤替代物后是否能取得良好效果和避免瘢痕复发、挛缩都十分重要。部分解剖区域很难重建，如颈部、腋窝和腹股沟。如果条件允许，可使用皮瓣移植，以避免直接在关节部位应用 Integra。负压治疗（NPT）有助于固定皮肤替代物并尽量减少对周围组织的剪切。而 NPT 是否能加速血管化和细胞迁移仍有争议（图 58-3）。皮肤替代物移植后外层可覆盖抗菌敷料（如 Acticoat，Smith & Nephew，London and Hull，United Kingdom），再覆盖数层纱布（Kerlix，Medtronic，Dublin，Republic of Ireland）和绷带。对于四肢的瘢痕修复，应用泡沫圆柱体敷料可提供良好的固定，并施加合适的压力，防止包括剪切和血肿形成等并发症发生。

手术后的创面管理对发现感染的早期迹象非常重要。在作者的临床实践中，患者通常在较大面积瘢痕修复手术第二天出院，较小面积的可在手术当天出院。患者会被拥有处理 Integra 经验的团队成员进行回访。患者再次入院进行第二阶段治疗—采用刃厚皮（0.20 ～ 0.25mm）复合移植，

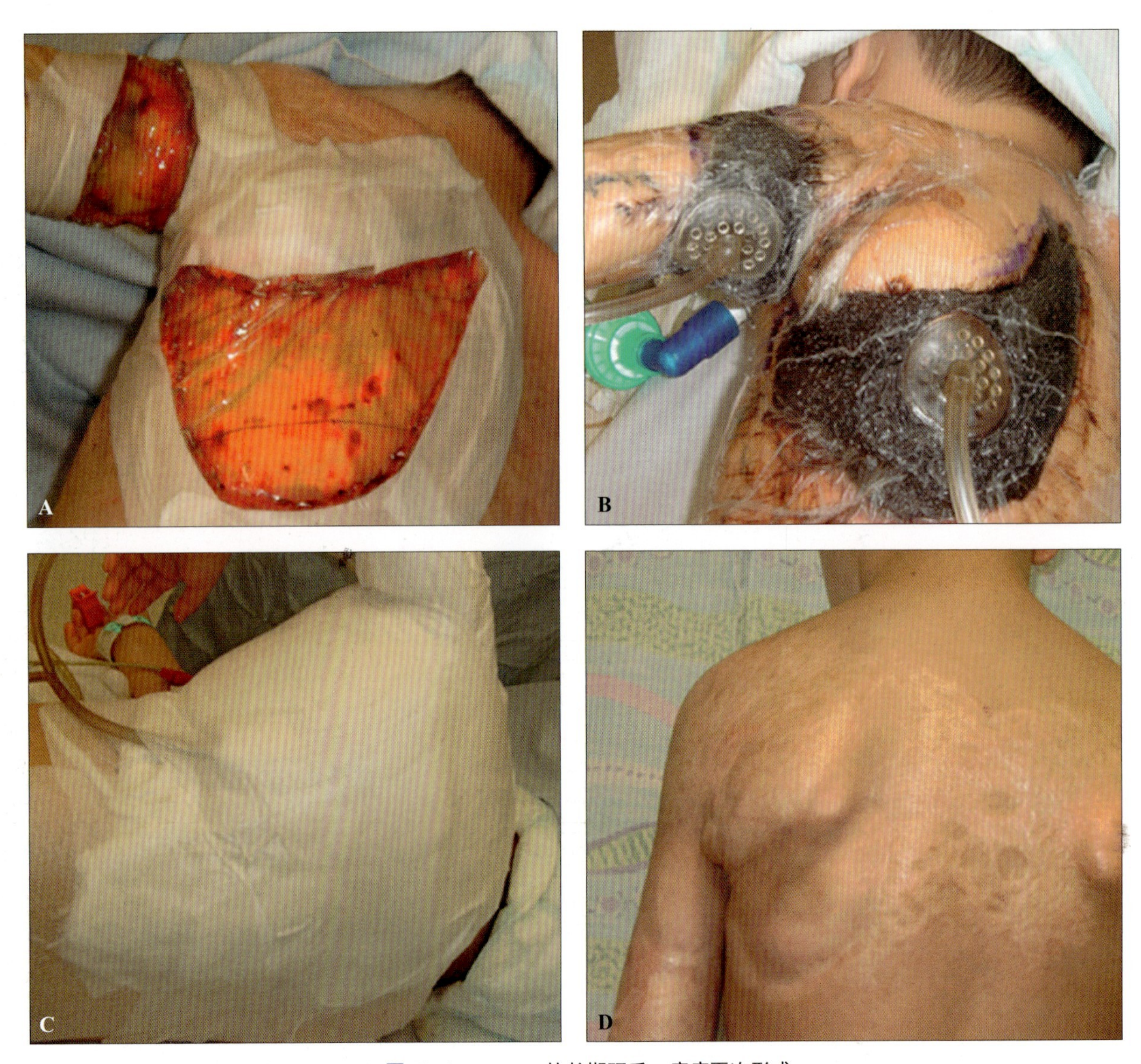

▲ 图 58–3 **Integra 的长期预后，瘢痕再次形成**

一个儿童患者背部瘢痕切除后使用 Integra（A）；进一步使用负压封闭固定（B）；最后覆盖敷料（C）；术后 4 年烧伤创面再次形成瘢痕（D）

一般可在第一阶段治疗后 3 ～ 4 周进行。外用包括敷料与第一阶段的治疗相同，患者每周随访更换 1 次。治疗小组在术后定期观察患者，并采用与常规植皮相同的固定方法和瘢痕处理方法。

Matriderm 的术中及术后管理与 Integra 相似；然而，Matriderm 上用封闭性敷料覆盖 1 周不用揭开，这样的做法通常会产生良好的效果，因为在 Matriderm 发生血管化之前，位于上层的移植皮片需要湿润的环境（图 58–4）。由于 Matriderm 没有硅胶膜层，因此应谨慎使用 NPT，以防止 Matriderm 的成分被负压吸走。

五、未来发展方向

永久性皮肤替代物可以提高烧伤患者的生存率和预后，但高昂的价格令人望而却步。95% 的大面积烧伤患者来自低收入和中等收入国家，不容易承担这样的医疗费用。大规模生产成本较低的新产品，可以降低治疗费用，并且帮助这些患者获得更好的治疗效果。

诱导、激发皮肤的再生潜能，再联合新的技术，例如应用新的皮肤支架可以将分子输送到创面以促进愈合和减少瘢痕形成等，这些可成为未来感兴趣的研究方向。

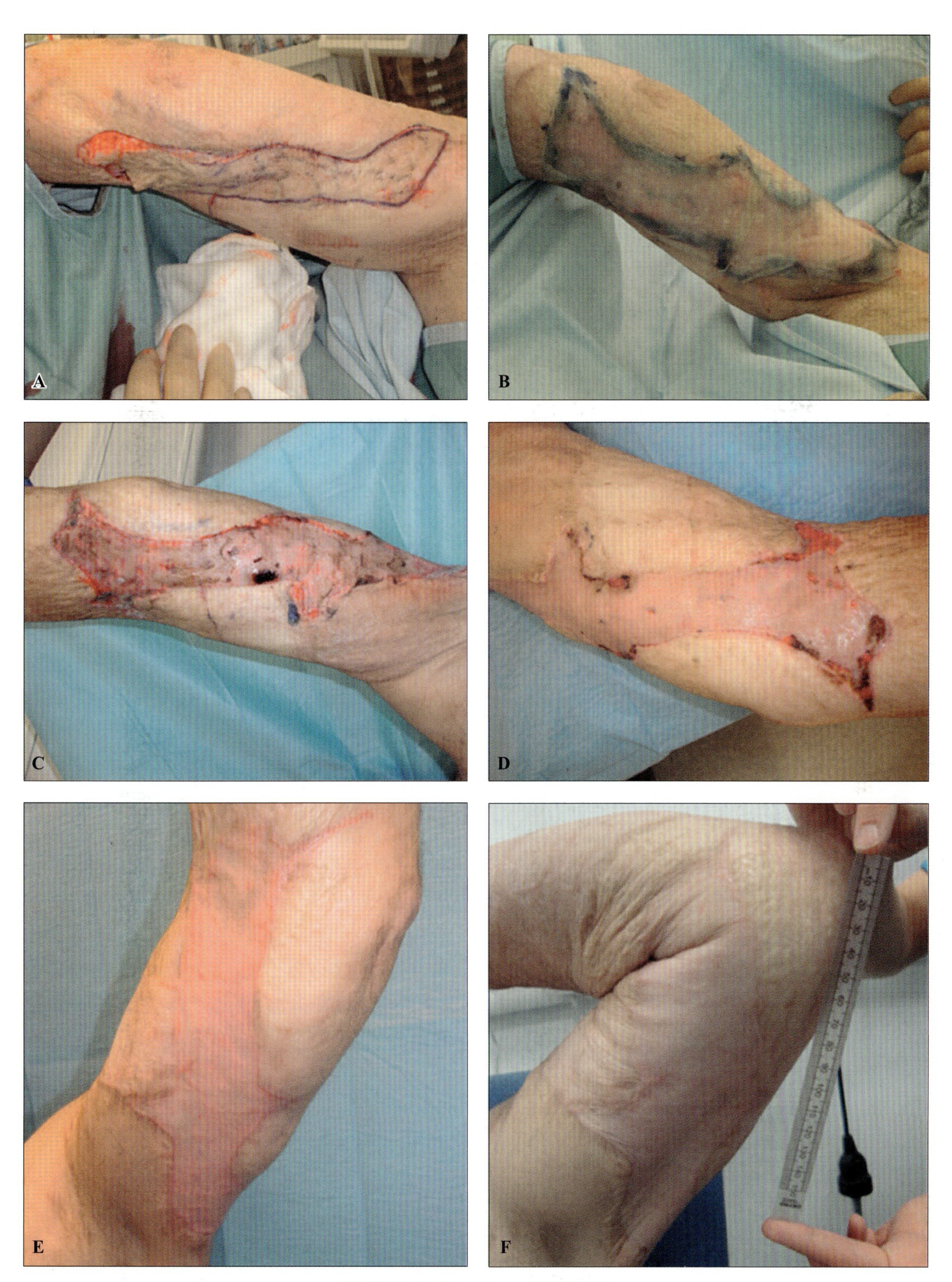

▲ 图 58-4 **Matriderm 的长期预后**

A. 烧伤后增生性瘢痕切除；B. 应用 Matriderm 后移植刃厚皮；C. 2 周时外观；D. 3 周时外观；E. 3 个月后愈合的瘢痕外观；F. 9 个月愈合的外观，并且肘关节活动良好

第59章 烧伤后美学重建

Aesthetic Reconstruction in Burn Patients

Juan P. Barret 著
张丕红 郭 乐 何志友 译

一、概述

烧伤可造成从相对轻微到比较严重的损伤和愈后畸形[1]。后遗症的心理和社会影响与畸形的严重程度不完全成正比；即使是轻微的畸形也可能会对患者产生严重的心理和社会影响。所有烧伤患者共同关心的基本问题包括功能、舒适度和外观[2]。治疗方案需要全面；它必须多学科合作，并以美学和功能重建为基础。烧伤重建是一个复杂而漫长的过程，从患者在急性期入院开始，一直持续到患者的期望已经达到或者没有什么措施可以提供。即使已经没有进一步的治疗方案，烧伤患者仍需要与医师保持联系，这种关系常伴随患者一生。最好是在离烧伤中心较近的地方进行烧伤重建，并与多学科烧伤小组保持联系，支持和配合治疗。如果不是这样，最好与转诊患者的团队进行良好的沟通[3]。

预防和减少烧伤患者的瘢痕和畸形始于急性期。尽量发挥多学科作用，减少烧伤后炎症反应和分解代谢反应，以及早期关闭烧伤创面是至关重要的，以控制这些患者的伤口愈合过程[4]。

处理急性损伤的外科医生最好负责以后的重建工作。如果情况并非如此，应尽早咨询重建外科医生，以便及时功能重建[5]。

早期治疗非常重要，以尽量减少后期重建。夹板、面罩、硅胶片、早期压力治疗和下床活动，以及骨骼牵引和固定对于改善功能和避免后期手术都是非常重要的（图 59–1）。

烧创伤需要康复治疗的积极干预，以防止和减少残疾。烧伤创面分布和烧伤深度是预测康复效果的良好指标。预防烧伤畸形包括用或不用夹板的合适体位摆放，功能锻炼以保持关节活动度，保持肌力和肌张力，以及早期活动。这不仅适用于急性期，也适用于重建期[6, 7]。

烧伤患者体位多摆放在舒适的姿势，这往往导致畸形，需要后期重建手术（框 59–1）。因此，在病床上恰当的体位姿势是预防畸形最重要的方法之一（框 59–2）。这不仅是康复师的责任，也是烧伤治疗团队的责任。运动可以减轻局部水肿，保持关节灵活，增加肌肉力量，减少瘢痕形成，对小儿患者还可维持其正常发育。一旦患者病情稳定，就可以开始下床活动，伤口要包扎好，下肢要双重包扎。

体位摆放和夹板使用影响烧伤患者治疗中的许多方面。静态和动态夹板分别用于固定或活动关节。除了功能锻炼，早期治疗阶段和术后制动期间都要使用夹板。随着活动范围的增加，可以改为夜间使用夹板。根据患者的需要，也可使用骨骼牵引和固定，以防止和矫正烧伤瘢痕挛缩畸形[8]。

二、重建的时机

一般认为，烧伤瘢痕整复手术应在烧伤创面愈合后 1 年或更长时间。通过加压、夹板等保守治疗，影响美观、难看的瘢痕会随着时间的推移而成熟，部分甚至不需要手术。重建外科医生需要耐心等待。但是，在瘢痕成熟稳定之前，某些恢复期一开始就遇到的问题也必须手术处理。在

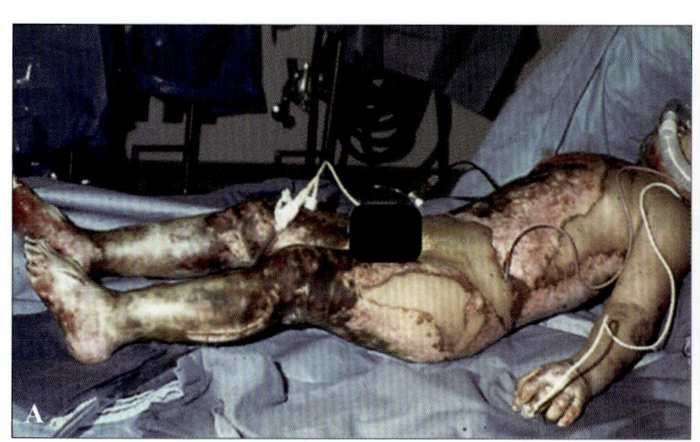
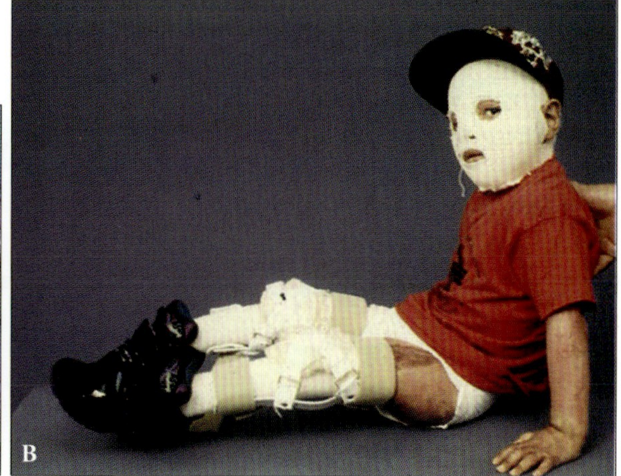

▲ 图 59-1 A. 60% 体表面积三度烧伤；B. 采用综合康复治疗措施，以达到良好的功能和美观效果

框 59-1 烧伤后需避免的舒适体位

1. 颈部屈曲
2. 肩部前伸
3. 屈肘
4. 掌指关节背伸
5. 指间关节屈曲
6. 屈腕
7. 髋关节屈曲
8. 膝关节屈曲
9. 踝关节跖屈

框 59-2 卧位姿势的畸形预防

1. 保持躯干和颈部成直线
2. 颈部应该稍后仰
3. 手臂应整体抬高，水平弯曲 15° ～ 20°、外展 80° 与肩胛盂成直线
4. 肘关节充分伸直
5. 手应该在拇指屈曲、外展的功能位
6. 髋部应伸直和外展
7. 膝关节应该完全伸直
8. 足中立位，踝关节 90° 或更大的背屈

这种情况下，必须绝对确定需要手术来矫正畸形，然后计划紧急程序，以修复不适合其他治疗的功能缺陷，因为时间至关重要。为保护暴露在外的角膜而进行的眼睑松解术、神经血管束卡压、严重的四度挛缩和严重的小口畸形都属于这一类。在矫正这些畸形后，需要配合进行夹板和压力套等精心的康复治疗。有些患者的畸形可以非手术治疗，但如果这种方法不能带来适当的结果，可以考虑手术治疗。在本节中，手术患者都是些康复治疗无明显疗效的增生性瘢痕挛缩，并影响患者进食、洗澡、运动和进行日常生活活动。

患者可能出现的大多数问题是美学问题和瘢痕挛缩，虽然不明显，但会产生很明显的不适。通常经过耐心的等待和合适的治疗，这些瘢痕大都可在 2 年后明显改善。许多明显的畸形烧伤后几个月后就可看到随着时间而改善，瘢痕稳定后手术的范围更小，方式更简单（图 59-2）。

然而，除了瘢痕成熟以外，还有许多因素影响着是否对烧伤瘢痕进行手术的决定。在做这个决定时，心理和社会经济因素是非常重要的。患者的情绪也起着重要的作用，因为一个没有信心或抑郁的患者不会像一个健康的患者那样接受手术。此外，对这样的患者进行手术可能会产生不适和沮丧，最终可能严重影响患者的依从性并妨碍进一步的重建。患者的社会地位也有很大的相关性。来自朋友、家人和同事的情感支持很重要，患者的经济状况也很重要。在制订治疗计划时，包括每次要做的手术内容、恢复时间、恢复期的家庭支持，以及先做什么，所有这些特殊情况都应予考虑[5]。

三、医患关系

烧伤患者需要与他们的外科医生保持密切

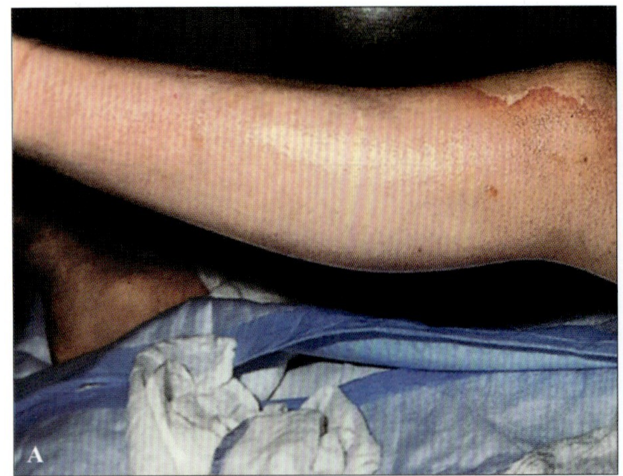

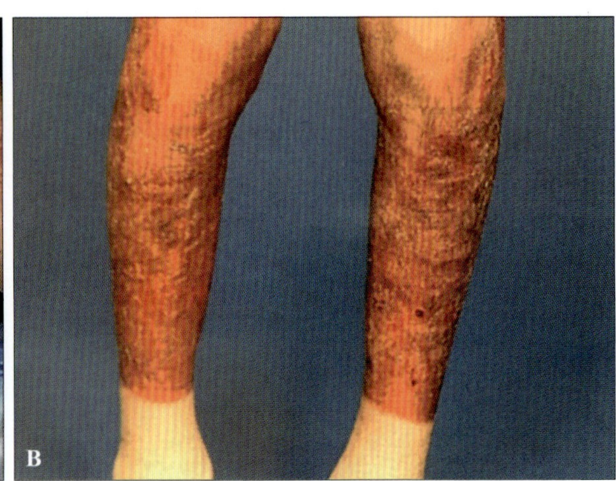

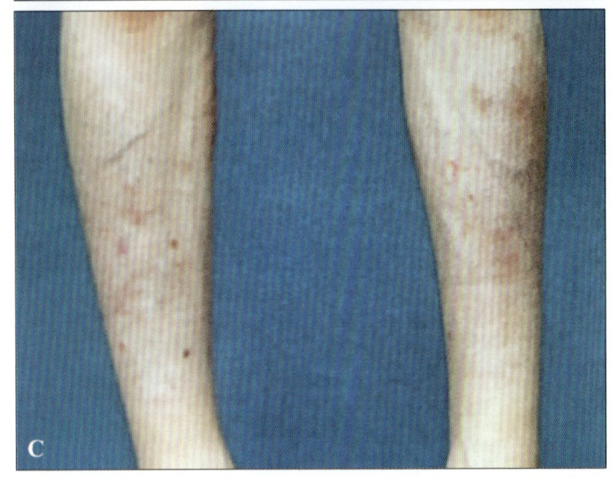

▲ 图 59-2　**A.** 下肢二度烧伤；**B.** 同一患者 **2** 个月后出现红斑、色素沉着和瘢痕；**C.** 保守治疗 **18** 个月后，瘢痕明显减少，整体效果良好，在许多情况下，瘢痕自然成熟，达到稳定结果，必要时可开始规划重建方案

引自《烧伤治疗彩色图谱》，伦敦 2001 年第一版，Elsevier 出版社

而良好的关系。这种关系通常是长久的，很多时候可以延续到一生。患者不仅需要外科医生的专业知识，还需要外科医生的时间、乐观的心态和同情心。初次谈话是烧伤重建中最重要的事件之一。患者提出了一系列诉求，这些诉求必须与患者的手术动机及其心理状态一起评估。评估主诉、患者动机和期望，向患者解释手术的局限性和所有相关技术，以及重建的总体计划和先后顺序。术前照片对记录病例和协助确定术前计划非常重要。在处理长时间存在的瘢痕和烧伤畸形时，可能会在术中遇到不同的问题，这可能需要备用方案。这些烧伤重建手术的特殊问题必须向患者详细解释，外科医生需要预见并将其纳入术前计划和知情同意谈话中，以便术中、术后不会遇到不愉快的意外 [9]。

患者需要经常得到安慰。一个烧伤重建项目需要几次手术，多次临床检查，通常需要很长时间才能做出最后的评估。患者的感觉和印象必须持续关注，任何麻烦、轻微的失望，或抑郁症状都需要早期发现和处理（框 59-3）。

四、烧伤重建围术期护理

在术前和随访期间遇到的所有问题均需完整记录。必须注意受影响区域的皮肤质量和颜色，包括异常瘢痕、色素改变、组织挛缩、局部萎缩和开放性伤口。然后必须解决的功能问题是：所有累及关节都要进行检查，记录运动范围，并处理骨骼畸形。通常瘢痕挛缩会影响关节活动，身

框 59-3　烧伤重建整形的手术特点

1. 从早期开始
2. 强有力的医患关系
3. 制订“总计划”
4. 以烧伤团队为主体的多学科参与
5. 长期分阶段的治疗
6. 复杂术式及新技术的使用
7. 包括整形外科和美容外科及其他医学技术

体保持异常的姿势来克服畸形。必须进行全面 X 线检查来评估骨关节的状况。在功能严重受限的情况下，必须进行良好的影像学检查以排除异位钙化。

同时必须考虑物理治疗、职业治疗和压力治疗的需要。患者可转往康复科治疗。最后，对所有可能的供区也需要评估。

向患者介绍所有重建的预选方案、时机及先后顺序，解释所有治疗要点和可能遇到的困难。患者必须首先了解解决所有紧急、重要和功能问题的重要性。这是至关重要的，因为当重要的问题在开始时被忽视，而其他对他们不那么明显的问题被首先处理时，患者可能会变得非常沮丧。

最后，对儿童而言，在学龄前阶段尽可能多地进行手术，甚至为患儿同时进行多部位手术也很重要。这样做省时、省力，费用也减少。烧伤重建要点见框 59-4。

烧伤重建患者的术前、术中和术后治疗包括一系列常规以及最新的整形外科技术。烧伤重建手术的方式从皮片移植到组织扩张和显微手术。近年来，游离同种异体复合组织移植已成为一种治疗极其严重烧伤畸形的新技术。

对烧伤患者进行整形手术的医生大部分时间都在处理瘢痕和受伤的皮肤。在这种特殊的情况下，需要妥善处理各种组织，因为患者局部的血管情况通常是改变的。患者术前至少要戒烟 3 周。所有含有活性血管物质的食物和饮料都要减少，任何服用药物都要注意，停止服用不必要的药物。患者还应避免服用阿司匹林等可能增加术中和术后出血的药物。血压控制情况、咳嗽、恶心和凝血障碍都应告知外科医师，并根据需要进行治疗，因为这些疾病会增加血肿的风险。建议患者术后需由一位尽职尽责的成年人来照顾。

框 59-4　烧伤重建要点

1. 强有力的医患关系
2. 心理支持
3. 明确预期结果
4. 充分解释沟通
5. 注意所有可用的供区部位
6. 从简单有效的方法开始
7. 在学龄前尽可能多地做手术
8. 提供多个同时进行的治疗措施
9. 安抚和鼓励患者

医生指示患者术前晚上用肥皂清洗皮肤，晚餐清淡饮食。烧伤患者通常有增生性瘢痕，常形成褶缝和皮内囊肿，容易藏污纳垢、携带大量细菌。还建议在围术期使用抗葡萄球菌药物。如果要进行皮瓣移植或同种异体材料移植，术后应继续使用抗生素，至少 2 倍的剂量。

益生菌也被建议使用，以避免抗生素的副作用。术中应避免大剂量的局部麻醉药，尽量减少电凝的广泛使用，因为它会增加瘢痕皮肤坏死的风险。同样，皮下肾上腺素的使用也应限制。

术后患者从全身麻醉中平稳地苏醒过来，没有咳嗽和呕吐，对于烧伤重建手术是非常重要的，同时还有控制高血压或低血压发作以及恶心和呕吐。过度活跃和焦虑的患者可以使用抗焦虑药物，以避免在术后出现突然和不受控制的运动。术后使用少量敷料包扎，避免压力过大，否则会加重烧伤组织损伤。当计划进行美容治疗（如脂肪移植、CO_2 激光治疗、化学剥脱治疗、美容手术）时，创面不覆盖敷料，以利正常合适的伤口愈合。尽量减少固定，术后尽早开始被动和主动活动。运动有助于避免水肿形成、局部充血和挛缩复发。夹板、假体和压力治疗必须在手术后立即或很短时间内使用。康复通常是重建总体计划的一部分，因此必须包括在内，并在手术后开始。植皮部位敷贴硅胶，对伤口施加柔和均匀的压力，并适当地固定关节，有助于瘢痕早期成熟。

控制好疼痛也很重要，患者舒适合作有助于治疗、康复和手术的成功。如果患者能够使用止痛药，则患者辅助镇痛是最佳选择。除此之外，氢可酮和吗啡是很好的替代品。抗焦虑药物使用常被视为疼痛控制方案的一部分，添加止痒药物和止吐药物（如苯海拉明和氟哌啶醇）也是非常有用的。

最后，为患者和家属提供一个舒适放松的环境，帮助他们和烧伤重建团队更好地应对定期入院，并在重建计划的每一步治疗之前减少恐惧和焦虑[10, 11]。

五、烧伤重建手术方案：阶梯式重建

在过去的几十年里，烧伤重建手术取得了一些进展，尽管它们的影响不像在其他整形外科领域那么显著。烧伤重建手术涉及陈旧性切口瘢痕或切除松解影响功能或外观的瘢痕和移植皮肤。然而，目前，重建外科医生应该记住的第一个方法是局部和邻近皮瓣[5]。它们为该区域提供了带血供的新组织，并可随儿童成长而生长，获得最好的功能和美容效果。这些皮瓣既可在正常皮肤也可利用烧伤瘢痕形成。尽管烧伤组织通常具有很高的充血、缺血和坏死倾向，但如果在掀起皮瓣的同时携带适量的皮下组织，这些组织仍可作为可靠的皮瓣[12]。这些技术扩展了烧伤重建外科的手术方式。

此外，组织扩张为重建外科医生提供了新的预扩张皮瓣的可能性，这些皮瓣可以作为游离皮瓣或预制或预构皮瓣进行移植[13–15]。

多年来，外科医生常常对患者主诉或诉求进行评估，等待不成熟的瘢痕或日益严重的畸形随着时间的延长和压力治疗的使用而成熟稳定。只有在畸形稳定后，他们才会从简单的手术开始，根据畸形的类型，使用皮肤移植、Z 字成形或与之类似的简单皮瓣移植手术。目前，烧伤重建计划需要个性化调整，为了获得更好的功能和外观，复杂和先进的整形外科技术也应予考虑[5]。

六、烧伤患者的美学重建

评估烧伤患者的重建需求应遵循整体的方法。最好的方法是在一组经验丰富的整形、重建和美容医生的保障下得到发展，他们能掌握所有的技术。不仅有简单的，传统的手术方式，而且熟悉美容外科和美容医学的最新技术（框 59–5）。这些包括皮肤移植到游离皮瓣，游离同种异体复合组织移植，脂肪移植，毛发移植，激光治疗或化学换肤等[16]。图 59–3 总结了一个主要的美学烧伤重建方案。

框 59–5　常用的烧伤重建美容技术

1. 经典的重建技术包括皮肤移植、软骨移植、Z 字成形术、局部邻近皮瓣、梯形皮瓣
2. 真皮再生基质
3. 有或没有皮瓣预置的组织扩张术
4. 需或不需预置的游离皮瓣
5. 点阵剥脱 CO_2 激光治疗等
6. 脂肪移植和干细胞 / 角质形成细胞治疗
7. 美容整形技术包括吸脂、鼻整形、面部除皱、乳腺整形等
8. 化学剥脱换肤
9. 毛发移植
10. 骨整合和牙科手术
11. 色素微染技术
12. 异体游离复合组织移植

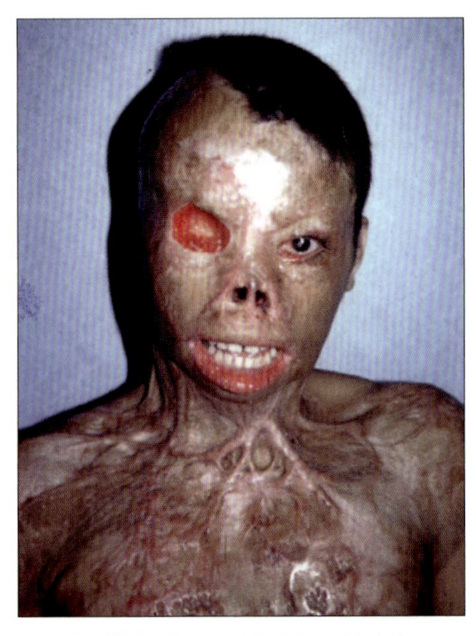

▲ **图 59–3　面部烧伤创面后遗症**

美学总体计划包括预扩张皮瓣、全厚皮移植、瘢痕修复、口角成形和唇外翻矫正、脂肪移植、垂直骨膜下中面部提升、单毛囊毛发移植、耳再造、骨整合种植体、CO_2 点阵级激光治疗和色素微染，掌握所有重建外科、美容外科和美容医学的相关技术是必需的，以便达到更佳治疗效果

（一）头颈部

头颈部的烧伤对烧伤治疗团队来说仍然是一个挑战。后遗瘢痕使面颈部发生严重的变形，甚至毁损容貌、导致功能障碍。从颏部到颈部到肩前部的桥接瘢痕会形成明显驼背，导致颈部弯曲后凸和肩部前伸。眶周区最常见的畸形是外翻，虽然更严重的病例表现为内眦赘皮、眼睑部分粘

连和泪点异位。上下眼睑挛缩的松解必须分开进行。全厚皮移植最适合以稳定为目标的下睑，而上睑则采用断层自体皮移植以提高其灵活性[17]。脂肪移植已成功地用于恢复上睑的美观。下睑外翻也可能得益于脂肪移植。利用该技术可以达到满意的深层结构重建，通常可以解决复杂的外翻问题[18]。睫毛和眉毛可以通过单毛囊或多毛囊毛发移植修复，在许多情况下比传统技术效果更好。局部色素微染是另一个很好的解决方案，在某些患者，能恢复正常的外观，甚至能提供立体的掩饰效果[19, 20]。

鼻的解剖结构值得特别注意。轻微畸形可以通过二期鼻整形和有或没有喷涂角质形成细胞的磨皮术来矫正。一些明显的鼻畸形（鼻小柱或鼻翼缘缺如）是游离耳轮复合组织移植的良好适应证，而次全或全鼻毁损畸形则需要经典的旁正中额部皮瓣重建外鼻（如果此供区不可用，可选择游离预置皮瓣）[21]。

唇畸形和小口畸形通常用局部皮瓣、口角成形和皮肤移植来治疗。色素微染是一种很好的辅助修复和恢复唇红的方法。脂肪移植可用于丰唇，而激光治疗和磨皮可淡化表面不规则瘢痕。男性患者的胡须缺损一般是通过头皮移植或皮瓣重建的，但单毛囊毛发移植是解决这一问题的最合适方法[22]。

另一个值得注意的外观和功能问题是牙齿咬合不齐。烧伤患者缺牙并出现微笑改变和唇突不良并不罕见。成长中的孩子也值得特别关注。致密瘢痕、无弹性的皮肤和瘢痕挛缩可能会改变面部骨骼的正常生长，并出现咬合不齐。如果检查发现这些异常，可能需要进行正畸、装假牙、骨整合种牙，甚至是正颌手术[23]。

其他被动畸形包括耳畸形。烧伤后耳再造可以用肋软骨移植。如果没有合适的皮瓣，可以用颞浅筋膜瓣包裹软骨支架，然后在上面植皮。另外，耳后区组织扩张可以在肋软骨框架形成之前进行[24]。

（二）烧伤秃发

头皮是烧伤最明显的影响区域之一。较深和全层头皮烧伤愈合后常常导致头皮秃发。这会对患者产生重要的心理影响，因为它会影响自尊和形象。小面积的斑片状秃发可以通过切除缝合有效治疗，但是组织扩张仍然是烧伤秃发治疗的最常用办法（图 59–4）。McCauley 等根据形态和范围将烧伤后秃发进行分类（框 59–6）。我们的实践证明这个分类是非常有用的。烧伤后整个头皮的斑片状秃发或全头皮秃发不适合传统的方法修复[25]。然而，色素微染或单毛囊毛发移植可能有较好的效果，为这类烧伤重建难题提供了新的工具[19]。另一方面，50% 以下头皮秃发可以通过单次扩张皮瓣转移进行修复，而更大面积的秃发或多部位秃发需通过重复扩张进行治疗。扩张器多处过度扩张是必要的，必须记住扩张皮瓣组织通

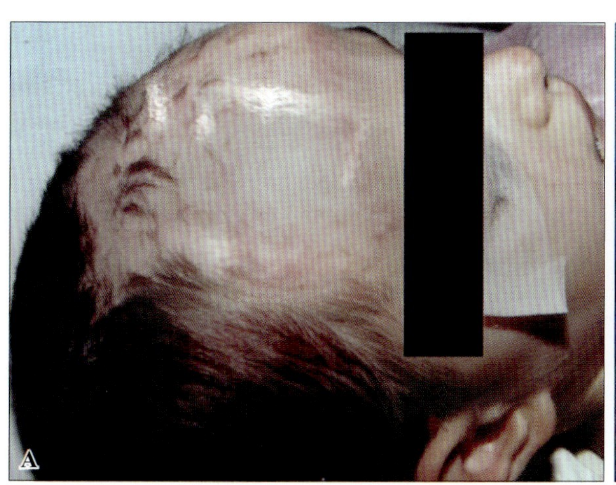

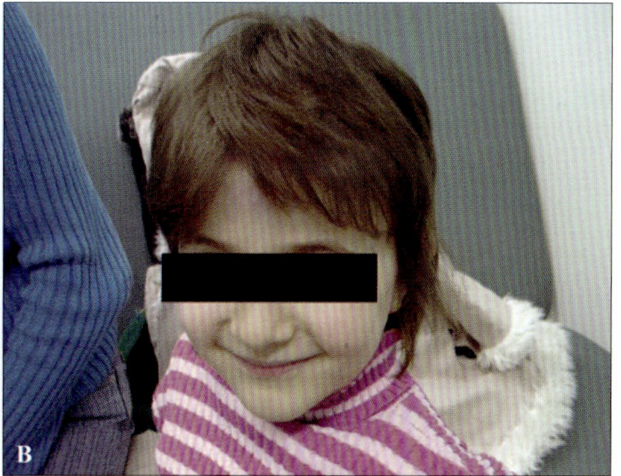

▲ 图 59–4 A. 烧伤后瘢痕性秃发，包括前发际线；B. 使用矩形扩张器头皮扩张修复效果

框 59-6　烧伤后秃发分类（经 McCauley 等修改）
1 型：单发秃发区
– A. < 25%
– B.25% ～ 50%
– C.50 % ～ 75%
– D. > 75%
2 型：可以使用组织扩张修复的多发秃发区
3 型：斑片状烧伤秃发
4 型：全头皮秃发

常收缩初始表面的20%。这些患者的治疗与其他部位接受组织扩张的患者相似。我们的体会是，矩形扩张器和过度扩张能较好地解决这些类型的问题。

对质量较好的瘢痕和烧伤秃发区有限的患者可以进行毛发移植。如果应用该技术修复，需遵守和男性脱发修复相同的原则和治疗。识别男性脱发区域、选择合适的供发部位都非常重要[26]。

（三）上肢

上肢瘢痕挛缩畸形与舒适的体位摆放有关，大致是肩内收、肘屈曲及腕屈曲、掌指关节背伸、指间关节屈曲、拇指内收的“烧伤手”体位。手的整体外观是“爪状畸形”（图 59-5）。这些问题中的许多方面可以通过正确的急性期治疗和夹板来进行预防，包括手臂整体抬高，15° ～ 20° 的水平弯曲和 80° 的外展并与关节盂成一条直线，肘部完全伸展，以及手维持拇指屈曲、外展的功能位。

肩部的条索状性挛缩可以通过局部皮瓣、梯形皮瓣或两阶段皮肤再生烧伤重建技术来解决。脂肪移植和干细胞治疗可以用于辅助治疗。通常四瓣和五瓣Z字成形术是非常有用的。当挛缩扩展到全部或几乎全部腋窝时，松解植皮是较好的选择，当然也可以选择局部旋转皮瓣或游离皮瓣。需要注意的是，腋窝瘢痕挛缩整复时不能同时进行颈部松解，因为术后肩关节需要外展，而此时不能维持正确的颈部过伸。首先要解决颈部问题，然后是肩部松解，这样每次手术才能达到完美的效果。

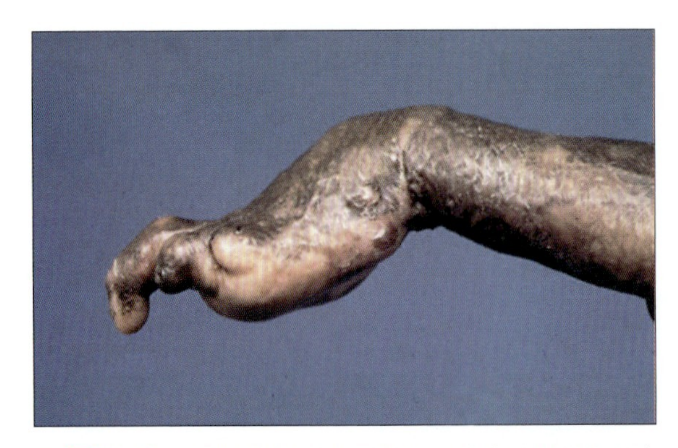

▲ 图 59-5　典型的烧伤后手部畸形，建议采用功能重建和美学兼顾的综合方法

肘关节挛缩通常是屈曲畸形，最好采用局部Z字成形术，如果不能时也可采用松解植皮。同时必须指出的是，在处理挛缩时必须排除异位钙化。在某些情况下，周围神经（特别是尺神经）需要移位，以完成畸形的功能矫正。

最常见的手部畸形是手腕和手背的背伸挛缩、指蹼粘连和纽扣状畸形。手腕和手背的背伸畸形通常需要切开松解和自体皮移植，而指蹼粘连畸形最好用局部皮瓣重建。游离筋膜皮瓣覆盖真皮基质后植皮也经常使用。有时自体皮肤移植也是必要的，可使线性挛缩整复时增加长度。钮孔畸形需要重建伸指肌腱功能。如果手掌面同时存在挛缩，则需要全厚皮移植或邻指皮瓣修复。我们临床发现：充分松解挛缩后的游离筋膜皮瓣和植皮，与同期或分期进行的真皮基质移植并注射富血小板血浆相比，都是很好的解决方案。伸肌腱破坏或粘连通常用肌腱松解术治疗，如果需要肌腱修复，则必须考虑皮瓣修复。干细胞治疗通常有助于控制过度瘢痕形成，尽管目前在烧伤整复中的应用指征还不是特别明确，有待进一步研究。在严重的情况下，可考虑手指再造，拇指延长，内固定或外固定等[5]。

其他可以提供更好美学效果的技术包括脂肪移植、化学剥脱和点阵剥脱 CO_2 激光治疗[27]。

手部烧伤重建最重要的部分之一就是康复计划。一旦创面愈合稳定，就必须立即开始。为了达到预期的效果，弹力套、指蹼垫片和夜间夹板治疗是必需的[28]。

（四）乳房

乳房畸形、不对称和乳头乳晕复合体移位是

常见的烧伤畸形。尽管乳房畸形和乳头乳晕复合体移位可能对男女都有影响，但在女性群体中，乳房畸形和乳头乳晕复合体移位具有更深层次的情感和心理社会影响。

传统的治疗方法包括松解和自体皮移植。新近的方法采用富有柔韧性和弹性的 Integra 或真皮基质材料，塑造更好的乳房外形和乳房下皱襞。它们还有助于乳房的生长，使乳房更匀称，美观。

另外，患者可能需要隆胸手术，植入假体或脂肪移植。在这种情况下，患者需要临时放置扩张器来扩大局部组织，最后植入特定的乳房假体，使其具有更好的对称性、符合乳房美学[24]。

（五）下肢

严重的下肢烧伤也较常见。足部畸形会影响步态和正常生活。严重的畸形甚至可能使患者无法站立。患者往往关心的是足的外观和位置的异常，以及趾甲畸形的矫正；点阵剥脱激光治疗和脂肪移植是整体功能和美容性修复的组成部分。必须为这些部位提供良好耐磨的皮肤修复，以提高负重和行走能力。正规的早期治疗可以预防部分下肢畸形。全层烧伤尽早切痂植皮后下床活动、功能锻炼也非常重要。患者卧床时，双足应保持中立，背屈 90° 或更大。矫形鞋和跖骨棒有助于固定婴幼儿足部烧伤。

下肢常见的畸形包括髋关节和膝关节屈曲，无论是前屈还是后屈，最常见的是膝关节屈曲、足部马蹄内翻畸形和足背烧伤导致的仰趾畸形。在所有的畸形中，整体的功能目标是恢复解剖学位置，从而提供良好的美学外观。

其他相关技术如游离组织移植和梯形皮瓣，也可用于下肢功能改善和整体美化。前者包括游离筋膜瓣联合真皮基质移植或筋膜瓣上直接全厚植皮。脂肪移植和干细胞治疗通过调节炎症反应和减少瘢痕形成来改善功能和外观[5, 24]。

第60章 用于烧伤瘢痕治疗的激光

Laser for Burn Scar Treatment

Jillian Mclaughlin　Ludwik K. Branski　William B. Norbury　Sarah E. Bache
Lin Chilton　Naguib El-Muttardi　Bruce Philp　著
李　娜　吕开阳　译

一、激光和强脉冲光的历史

1917年，爱因斯坦首次描述激光的物理学理论基础。他通过原子中电磁能量自然跃迁的过程来描述物质内原子、分子与光学电磁能量的相互作用，并认为受激发射能量是可能的。基于此理论，1959年，Townes和Schawlow博士共同研发了第一台设备。众所周知，这就是受激辐射的微波放大。1960年，Theodore Maimon研发出第一款红宝石激光。1964年，被视为激光医学之父的皮肤科医生Leon Goldman博士将红宝石激光最早的用于临床。随后激光设备发展越来越多，1961年的氦氖激光器、1962年的氩激光器、1964年的二氧化碳激光器、Nd：YAG激光器，以及20世纪90年代中期Er：YAG激光[1]。

早期由于对激光能量的控制性差，真皮热损伤和瘢痕发生率高。随着Anderson[2]教授选择性光热作用（selective photothermolysis，SPTL）概念的引入，促进了激光领域的发展。脉冲染料激光（pulsed dye laser，PDL）就是选择性光热理论运用的典型，也是第一台专门针对血管性疾病并用于治疗鲜红斑痣的激光设备，当时快速地被广泛的年轻患者所接受[3]。

随后几十年的发展，首先是脉冲能量概念的引入，降低了激光作用的持续时间[1]。其次是点阵激光的概念[4]：是将治疗区域分为多个微小治疗损伤区。90年代中期短脉冲Er：YAG激光出现，单独使用或联合CO_2激光成了表皮重建与嫩肤的新选择。治疗血管性疾病的强光泵浦技术的发展[5]，为强脉冲光设备提供了技术支持。随后，越来越多的技术革新使得仪器运用的更方便，更安全，潜在的治疗范围更宽泛[5]。

二、激光物理学

激光是受激辐射后释放能量所产生单一光束。LASER（*Light amplification by stimulated emission of radiation*）就是受激辐射的光放大的首字母缩写。激光器由激发物质、能量介质和一个谐振腔所构成。

大部分激光器中都有激发介质。激光介质是一种特定大小、纯度、形状的物质构成。该物质可以是任何形态，如气态，液态，固态或者等离子体等。气体激光器主要包括：氩气，铜蒸汽，氦－氖，氪以及CO_2等。PDL是最常见的液态激光器，其内主要含有罗丹明染料。固体激光器主要有红宝石，钕：钇铝石榴石（Nd：YAG），翠绿宝石，Er以及二极管等[1]。

在原子的静止状态下，围绕原子核的电子是处于基态或最低能级。当电子吸收能量后，电子处于活跃状态跃迁致更高能级轨道。常用的激发电子的能量源可以是一种光源，一个电场或一种化学物质。当能量释放，会产生特定波长的光子（电磁辐射）后，激发的电子回落到基态。由于产生激光的原子群的一致性，产生的光子具有同一性。这些具有同一性的光子被认为是单色性的，这也就说明激光束中的所有光子具有相同的波长。而不同的是，IPL 是由多种不同波长的光子组成的。

谐振腔是由两个反射镜组成，光子在两个反射镜之间来回反射。当光子与受激电子碰撞，则该电子会回落到其静止轨道，从而释放出相同波长的另一个光子。该光子具有同一性或相干性，这也说明它们的波形是同步且增强的。当光子碰撞到激发的电子时，释放出更多的光子，光能增加。谐振腔内越来越多的原子被激发后回到基态，从而产生相干光的能量逐步放大（受激辐射的放大）。而传统日光或灯光中的光子是随机传播的。

谐振腔内的反射镜是可以使光穿透亦可以反射光。只有完全平行方向的多个光子才可以穿透反射镜，形成激光束。这种产生激光束的谐振腔，称之为光学谐振腔。

根据光的波长分为可见光和不可见光。电磁辐射光谱波长范围从无线电波（波长＞10cm）到极短波 γ 射线（＜10^{-11}m）。整个光谱包括无线电、微波、红外、可见光（400 ～ 700nm）、紫外线、X 线及 γ 射线。

激光波长决定了激光是如何与组织相互作用。随着激光与组织相互作用的方式（反射、散射、投射或者吸收）不同，会产生各种各样希望或者不希望的作用效果。

光反射是激光经过表面后并沿不同方向传播。当激光垂直于皮肤照射时，大约 5% 的光会被反射。因此，这也就是当进行激光治疗时，必须佩戴相对应波长的护目镜进行防护的原因之一。

光散射是当激光束穿越组织时，激光束在空间分布的增加，超过了组织照射的面积。其中主要发生散射光的波长在 400 ～ 1200nm（水吸收率低）。

光吸收是当激光撞击组织内特定靶分子（称为色基团）时激光能量转换为热量的过程。这种激光靶向作用于组织吸收的机制称为选择性光热解作用（光子 = 光热解 = 热分解）。

光透射是指未被靶色基吸收的光传递至深层组织的过程。

在选择一种类型的激光治疗时，除了需要考虑合适的波长外，还应考虑优化激光的其他变量：能量密度或功率密度（J/cm^2）；脉冲宽度或持续时间；脉冲或非脉冲模式，以及光斑大小（光斑增大会增加激光的穿透力）。

Anderson 和 Parrish 首次描述选择性光热作用理论，解释了光热激光设备临床应用的原理[2]。激光波长必须根据靶组织的色基来选择，这样在不损伤周围组织的情况下能有效破坏靶组织。激光脉宽或持续时间必须小于靶组织的热弛豫时间。热弛豫时间是将激光 2/3 的热量传递到周围组织所需的时间。

根据表皮是否完整，激光分为剥脱类激光和非剥脱类激光。点阵激光是组织部分损伤。非剥脱类激光主要是真皮的热损伤，而剥脱类激光是损伤包括表皮的皮肤全层。

三、激光治疗烧伤后增生性瘢痕

针对增生性瘢痕治疗的最终目标是改善外观与功能，同时减少瘢痕的瘙痒和疼痛的问题。传统类和新型类的激光治疗为烧伤瘢痕患者带来了新的希望。

（一）常规准备

激光治疗前最重要的一环就是患者评估，其中皮肤修复重建的重要评估工具就是 Fitzpatrick 的皮肤类型。

激光治疗时所选择的麻醉类型的选择取决于以下因素，包括激光治疗模式（如剥脱类激光较非剥脱类激光更痛），瘢痕的大小以及患者的年龄。儿童进行激光治疗时是需要全身麻醉，而成人治疗时大部分选择局部麻醉。特别是色素较深的皮肤激光治疗时更加需要。或者也可以在治疗前先进行疼痛测试。必要时，可以选择局部麻醉药的混合乳膏（2.5% 利多卡因，2.5% 丙胺卡因；AB 公司，瑞典）用于减少治疗时皮肤刺激反应和治疗后的疼痛。烧伤瘢痕点阵激光治疗时，采用联合局麻药物的多模式镇痛方式，显著降低了阿片类药物用量，减少了整个治疗时间[6]。同样，儿童进行全麻下激光治疗后，阿片类药物的残留可以提供有效的术后镇痛[7]。

剥脱类点阵激光治疗常规进行围术期的抗生素预防性用药，并在治疗前采用氯己定进行治疗区消毒，而非剥脱类的激光治疗是不需要的。所有面部进行剥脱类点阵激光治疗的患者均给予阿昔洛韦预防单纯疱疹感染。

激光治疗后应立即使用冰袋冰敷治疗区。激光治疗后的创面护理从术后第一天开始，并持续数日。创面护理主要包括治疗区域的局部消毒清洗，以及大量润肤剂保护。IPL 治疗后需要每 15min 涂抹一次芦荟霜，连续持续几天或直到刺激反应消退即可。部分点阵激光治疗后的患者，可给予 1% 氢化可的松乳膏进行止痒。术后镇痛通常采用非处方类止痛药，部分患者可能需要短效麻醉药。因为短效药物，患者可以更快速恢复正常活动、物理治疗以及职业训练等。根据患者的麻醉后的不适程度和从事的活动类型，一般需要 1 ～ 3d 后就可以上学或工作。一旦伤口上皮化后，就可以穿戴弹力衣进行瘢痕压力治疗。同时为了避免炎性色素沉着的发生，使用防晒系数（SPF）至少为 30 的广谱防晒霜需在治疗后强制性使用 12 个月。

（二）脉冲染料激光治疗

PDL 是目前研究最多的治疗增生性瘢痕的激光[8]。过去十年的研究显示，PDL 治疗增生性瘢痕获得了长期显著的治疗效果[9]。然而最近的多项研究数据认为增生性瘢痕 PDL 治疗组与未治疗的对照组无显著差异[10, 11]。几十年前，针对血管的 585nm 和 595nm 闪光灯泵浦的 PDL 成为治疗葡萄酒色斑，毛细血管畸形和血管瘤的金标准[9]。该激光作用于血管内靶色基：血红蛋白，作用深度达 1.2mm，以凝固真皮乳头层和网状层的微血管。PDL 治疗增生性瘢痕的作用机制仍不清楚，现在的理论主要认为是 PDL 抑制增生性瘢痕内微循环血流增加而起到治疗作用的。PDL 就是运用选择性光热作用 PDL 光被血管内血红蛋白吸收，导致血管凝固性坏死[9]。临床也观察到 PDL 对烧伤瘢痕的瘙痒有明显改善。这可能是因 PDL 治疗后，瘢痕内肥大细胞计数减少、与皮肤血管反应相关的 P 物质、降钙素基因肽明显减少有关[11]。烧伤后增生性瘢痕 PDL 治疗的具体参数设置详见表 60–1。

（三）剥脱 / 非剥脱点阵激光

点阵激光的表皮重建是皮肤上产生可控的三维立体柱状的损伤带，而周围无明显附损伤的治疗方式中实现。这种三维立体柱状的损伤带被称为微治疗区（microscopic treatment zones，MTZ）。与 Z 字成形术原理相似，激光也是通过破坏瘢痕内厚且紊乱的胶原纤维，使其能够向有序排列的方式进行修复。但点阵式的方式因保持大量的表皮和真皮完整性，更有助于创面的修复。

点阵激光所致损伤也可以诱导如热休克蛋白、基质金属蛋白酶等一系列分子级联反应，诱导炎症反应，促进创面愈合，延缓胶原合成过程。

（四）Er：YAG 激光

一项非剥脱铒点阵激光治疗瘢痕的单中心、前瞻性实验研究结果显示，虽然该研究并没有将烧伤后和其他原因所致的瘢痕区分，但其中 90% 的受试者瘢痕外观得到了轻微改善，60% 的受试者瘢痕外观得到了中度至高度改善[13]。另外两项成熟的烧伤瘢痕的研究发现非剥脱类 1540nm 点阵激光治疗较厚的瘢痕改善不明显[14, 15]。根据这些研究的结果说明烧伤后增生性瘢痕可能更适于穿透更深的激光。非剥脱类点阵激光穿透深度约 1.8mm，而剥脱类点阵激光穿透深度达 4mm，明显较非剥脱类点阵激光真皮热损伤深[16]。Er：YAG 激光波长是 2940nm，较 CO_2 波长短，但其水吸收系数却远高于 CO_2 10 ～ 16 倍，而治疗部位的热损伤坏死较少。同样有 24 名患者的面部、颈部或下颈部，8 个手部的烧伤后增生性瘢痕经过铒激光治疗后有明显改善[14]。剥脱性 Er：YAG 激光治疗烧伤后增生性瘢痕的具体参数设置详见表 60–1。

（五）CO_2 激光

CO_2 激光波长 10 600nm，常用于治疗皮肤组织深部（几毫米）胶原异常沉积的疾病。由于

表 60-1　常用激光 / IPL 参数表

脉冲染料激光		
波长		585 ～ 595nm
手具（光斑尺寸）		7mm 或 10mm
脉宽		1.5ms
DCD 设置		30/20ms
能量（7mm 光斑）		6.0 ～ 11.0J/cm^2
能量（10mm 光斑）		4.0 ～ 5.0J/cm^2
是否重叠		是
治疗终点		皮肤紫癜改变
Er：YAG 激光		
波长		2940nm
光斑大小		3 ～ 6mm
频率		4 ～ 8Hz
能量		11 ～ 12J/cm^2
是否重叠		否
治疗终点		针尖样出血
CO_2 激光		
波长		10 600nm
深部手具模块	**瘢痕治疗模块**	**深部模块**
适应证	严重增厚的增生性瘢痕	中厚度增生性瘢痕或萎缩性瘢痕
能量	70 ～ 100mJ	15 ～ 20mJ
频率	250Hz	600Hz
图形	2	2
尺寸	10	10
密度	1% ～ 3%	10%
是否重叠	否	否
治疗终点	针尖样出血	针尖样出血
超脉冲扫描 CPG	**中心活跃 FX**	**周围活跃 FX**
适应部位	所有瘢痕中央	所有瘢痕周围（羽化）
能量	60 ～ 100mJ	50mJ
频率	125Hz	125Hz
图形	3	3
大小	7	5
密度	3%	3%
是否重叠	可以	可以
治疗终点	全面覆盖即可	全面覆盖即可
强脉冲光		
波长滤波片		590nm
脉宽		5ms
脉冲延迟		20ms
能量		15 ～ 17J/cm^2
导光		大矩形光导

CO_2激光的水吸收能力明显小于Er：YAG激光，进而导致周围皮肤组织损伤范围更大。然而增加剥脱面积或深度却可以诱导适度的、快速的光机械作用，松解限制性瘢痕的张力，更有效地促进瘢痕胶原组织的重塑。还发现剥脱性CO_2点阵激光治疗后，组织中胶原亚型（Ⅰ型和Ⅲ型胶原）比例等与正常皮肤结构相类似[18]。此外，剥脱性CO_2点阵激光较Er:YAG激光，组织凝固区增加，针尖样出血明显少。很多研究证明剥脱性CO_2点阵激光对增生性瘢痕治疗改善非常有效[12, 18–28]。在1～6个治疗疗程中，从美观、功能上改善创伤后瘢痕及瘢痕挛缩问题。还报道了手掌部烧伤瘢痕的触觉经CO_2点阵激光治疗后明显改善，其中49%的烧伤瘢痕患者治疗后瘙痒症状明显减少[19]。最近我们机构（UTMB，Galveston）回顾3年内剥脱性CO_2点阵激光治疗的烧伤后增生性瘢痕患者，并开展了一系列队列研究[29]。研究总人数452人，其中245名儿童（126名女性和119名男性），治疗面部256人次，颈部103人次，躯干164人次，上肢164人次，下肢74人次。治疗者观察到经治疗后的瘢痕的厚度变薄、色素减轻，以及烧伤瘢痕的瘙痒程度明显改善。

2012年Lumenis对高能量CO_2激光进行了改进（UltraPulse Encore；Lumenis，SantaClara，加拿大），并增添了新的瘢痕治疗模块（SCAAR FX）。该治疗模块可在皮肤上产生数百个、穿透最大深达4mm深的微孔道。患者通常在第一次治疗后会明显感觉到瘢痕变软、张力降低。因此现在UltraPulse CO_2点阵激光已经是我们机构用于较厚的增生性瘢痕的主流设备（关于该激光治疗参数详见表60–1）。

（六）靶向黑色素的激光

以黑色素为靶色基的激光包括近红外光的红宝石激光器（波长694nm）、用于脱毛的长脉冲光（破坏毛囊干细胞）及破坏毛囊黑色素的纳秒级超短脉宽激光。组合的激光设备包括TriVantage和GentleMAX（Candela Laser公司，美国），它们组合了翠绿宝石激光（755nm）和Ng：YAG（1064nm）两者性能。这样多波长结合的激光可以作用不同深度的色素细胞，以实现更全面的色素治疗。因此，它们可用于治疗烧伤后色素沉着，以及针对有色毛发来达到治疗烧伤瘢痕毛囊炎的目的。

（七）强脉冲光

从技术上来讲，强脉冲光并不是激光，只是光能量的传递与聚焦。IPL是通过波长515～1200nm的光谱（可见光到近红外光）、耦合凝胶传递聚焦高达40J/cm^2能量可控光。IPL是一种发射非相干多波长脉冲光的氙灯泵浦闪光灯。IPL的治疗机制尚不完全清楚，但其可能的机制是：①抑制胶原纤维过度增殖所需的血管增殖；②对黑色素或外伤性文身等的影响，导致瘢痕发展（色素沉着过度、红斑和增生性瘢痕）[10]。通过强光手具中的特定过滤器不同的选择波长，如755nm波长用于胶原蛋白刺激，695nm波长用于去除浅表性腿静脉，515nm波长用于治疗红斑痤疮[12]。多项研究表明IPL有助于治疗烧伤瘢痕色素沉着，长期血管过多和慢性毛囊炎，没有PDL光热解或激光换肤的风险或误工时间[10, 12]。我们用于IPL治疗肥厚性烧伤瘢痕的设置见表60–1。

四、烧伤后瘢痕的治疗

（一）四年的综述回顾

一项综述通过回顾我们单位（St Anderws Chelmsford）2011—2014年烧伤后瘢痕病例并总结，阐述分析了不同种类型激光广泛应用于治疗各种各样烧伤后瘢痕[30]。我们针对年龄范围3—73岁的40名烧伤后瘢痕患者进行了194次不同种类的激光治疗。针对增生性瘢痕，手部瘢痕挛缩畸形，以及不稳定、厚度较厚或破溃的瘢痕，选择使用CO_2点阵激光。我们单独运用CO_2点阵激光治疗66次（34%），同一部位联合其他类型激光治疗总共112次。针对红色或伴有瘙痒症状的瘢痕，以及皮质类固醇注射治疗前辅助软化瘢痕，选择PDL治疗。我们中心4年期间运用PDL治疗烧伤后瘢痕19次（10%），同一部位联合其他类型激光治疗共137次。针对瘢痕的色素沉着或者毛囊炎，选择使用红宝石激光，其中应用红宝石激光治疗 30 次（15%），同一部位联合其他类型激光治疗共 51 次。2014 年，我们应用短脉冲 TriVantage 和长脉冲 Gentlemax 激光分别取代了红宝石激光治疗色素沉着和毛囊炎，我们单独使用 TriVantage 和 Gentlemax 激光 4 次，联合治疗共 27 次。

（二）血管与增生性瘢痕

当烧伤创面愈合后的几个月，甚至几年中，伴有毛细血管扩张的红色增生性瘢痕非常常见。当摁压瘢痕使之变白时，可以清晰看见扩张的毛细血管。往往这种瘢痕是块状增厚的，不稳定的、不易愈合的，或伴有破溃、肿胀等。患者经常会抱怨瘢痕的瘙痒和疼痛。我们发现 PDL 治疗效果较好，可以明显减轻这类瘢痕红斑的反应。随后可以选择 CO_2 激光或连续注射皮质类固醇激素使瘢痕变平。

（三）毛囊炎

通常创面愈合后，毛发被瘢痕包裹或埋置在移植的皮下，引起刺激反应和反复的局部感染，特别是在男性胡须部位问题尤为严重。如图 60-1，该患者烧伤后 25 个月，毛囊炎严重。我们使用 PDL 先软化瘢痕减少红斑，以便更易接触毛发。之后，针对黑色素靶色基进行激光脱毛（该病例使用 Alexandrite 激光）。由于部分致密、增厚的瘢痕，激光不能穿透，我们选择 CO_2 激光缓解瘢痕致密，改善其弹性，使激光更易穿透作用于毛囊。

（四）瘢痕挛缩

运用 CO_2 点阵激光，联合类固醇激素注射治疗，可以很好地解决瘢痕的挛缩带和瘢痕挛缩的厚度。这些治疗有效的释放颈部和手部周围的皮肤，达到松解瘢痕组织的作用。

（五）色素沉着

皮肤颜色类型较深的患者在烧伤愈合后或供皮区可能会发展为色素沉着。至今为止，色素沉着的发生仍是不可预测的。可以选择针对黑色素为靶基的激光来治疗色素沉着，例如 Alexandrite

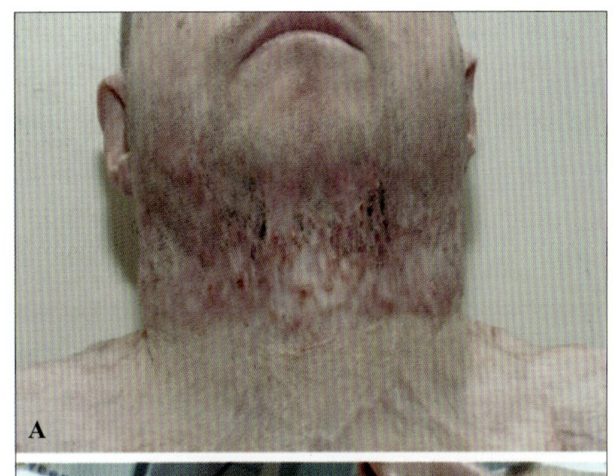

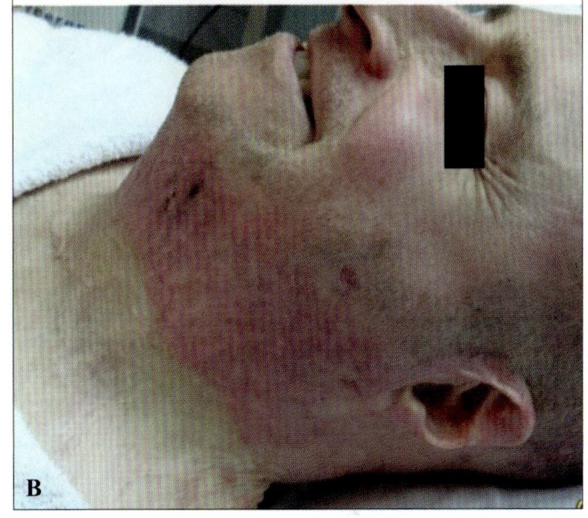

▲ 图 60-1　烧伤后 25 个月，胡须部位增生性瘢痕伴有毛囊炎，PDL、Alexandrite 和 CO_2 激光治疗前（A）后（B）的照片对比

或 Nd：YAG 激光。所有色素沉着的患者在治疗前都必须了解并同意，因为激光治疗后可能会引起皮肤的色素减退，这种情况与色沉一样，同样令人痛苦。

五、激光并发症和安全性

（一）并发症

PDL 激光治疗后并发症并不常见，但仍然会发生。常见的并发症包括短暂的紫癜、轻度至中度的红斑或水肿，这些通常在治疗后 7 ～ 10d 内自然消退。但是，有时轻度红斑在治疗后 3 个月持续不退。治疗后早期，治疗部位偶尔发生水疱或结痂。另外，治疗部位色素减退或色素沉着均可能发生，尤其是皮肤颜色较深的患者。烧伤瘢痕的过度治疗可能会导致瘢痕的恶化，特别是色素较深的皮肤，因为瘢痕中的黑色素与血管中的血红蛋白可作为竞争性发色团，在PDL治疗过程中竞争性吸收，黑色素吸收更多。治疗过程中，治疗部位的及时冷却，会明显降低该不良反应的发生[31]。

虽然剥脱点阵激光较剥脱非点阵激光副作用小，但仍然有创面延迟愈合、溃疡、炎性色素沉着以及瘢痕等并发症发生，尤其像颈部一样皮肤薄、附件少的治疗部位更易发生。点阵激光治疗后，外用维生素C可以明显降低红斑的持续时间和严重红斑的发生。由于炎性色素沉着（postinflammatory hyperpigmentation，PIH）是点阵激光治疗后最主要的并发症，很多治疗中心都会在点阵激光治疗之前使用氢醌乳膏降低色素沉着的发生率。另外，针对诱发的PIH，我们发现壬二酸凝胶（15%）预防效果较好。因为壬二酸凝胶是酪氨酸激酶抑制药，可减少PIH的复发（我强调的是PIH预防措施，而不是治疗方法）。针对希望通过外用药物来治疗PIH的患者，通常会联合应用类固醇激素，氢醌乳膏和维A酸。如有疱疹病史的患者在做面部激光治疗前应做预处理（之前章节描述的），否则可能会引起疱疹病毒的爆发。

（二）激光的安全性

如果经由适当培训的医务人员进行激光操作，激光治疗可以安全执行，其可能出现的有害后果的风险明显较低。国家安全要求是基于美国国家标准协会（ANSI）Z136.3，医疗保健激光安全使用指南建立的。本文件是美国激光安全操作的基准标准。虽然没有监管，也没有法律强制执行，但该标准是以证据为基础，被认为是最佳的实行；因此，它是国家法律，职业安全与健康管理局（OSHA）指导，联合委员会（TJC）调查，以及专业推荐操作的基础[32]。医院和私人诊所里激光的正确安装与操作是OSHA依据美国国家标准协会颁布的一套标准指南监督实施的。虽然激光协会指南和国家规定有所不同，但这些法规都确定了医生监督下操作激光的执照要求。

操作激光最大风险是对医务人员或患者可能造成眼睛的损伤。操作激光的医务人员应进行完整的培训、保护皮肤，以及正确佩戴护目镜（不同的护目镜可以过滤不同的波长，因此针对特定波长的激光，佩戴对应的护目镜非常重要）。护目镜的保护规格参数（波长与光密度）经常是刻印在护目镜顶部的位置。如果有紧急入口，护目镜应放置在激光操作房间的门外。

为了防止眼睛受伤，激光实施过程应严格限制在有明确标签的专用激光房间内，并且只允许必要的人进出。这些激光治疗的专用房间应限制具有反射特性的物质（如镜子、电脑屏幕、窗户）数量，以避免在房间内外散射的激光束[33]。

如果激光治疗部位是头部和颈部时，则应将涂有眼部润滑剂的、适合患者角膜的金属眼罩直接放在角膜表面，保护患者眼球。如果激光治疗部位是颈部以下，则应将抛光的不锈钢眼罩盖在眼睑上固定，以便覆盖整个眶周区域。

激光治疗室门上的应贴有适当的激光标识。激光标识上应明确标出所用激光的性质，波长和能量。该标识只应在激光实际使用时贴出，而在关闭激光或停止使用时取下或遮盖起来[32]。激光室所有窗户应处于关闭状态并均遮盖好。具有脚踏板的激光设备有助于快速使用激光。然而，脚踏板的意外启动也是最常报道的事故之一[32]。当激光设备停止使用时，脚踏板应该重新调整位置，并且只有激光操作者才可以使用脚踏板。激光控制面板绝对不应该在无人看管下处于持续激活状态。如果不使用激光了，应及时关闭激光并取下钥匙。激光脚踏开关的使用必须是有资格的激光用户才可以。

激光使用过程中，激光室或者通风口的火灾都是有可能的。火焰的产生所必需的三个要素，即热源（激光）、燃料源（患者组织）及氧化剂（氧气补给）。事实上，激光室或通风口发生火灾的风险是很小的，但最常见是发生在激光治疗面部附近的患者。由于当激光治疗时，需给镇静的患者通过标准鼻导管补充氧气，此时激光离鼻导管及氧气很近，因此风险增大。氧气补给完全消除是防止激光室或通风口火灾最安全的方法。其实也可以选择鼻咽管或者气管插管，这样可以将氧气补给直接输送到咽后部，降低暴露的氧气浓度，使火灾的风险显著降低[32, 34, 35]。激光治疗时，选择湿润的毛巾覆盖治疗部位的周围区域，可以降低热辐射和邻近的组织损伤。如果激光治疗离口咽部氧气补给很近时，可以选择将湿毛巾安全地缠绕在气管内导管周围，或者将湿纱布置于患者的鼻孔和口腔中。

激光室内外最好应放置灭火器，便于室内外人员快速使用，所有医务人员都应该熟悉灭火器的放置位置和操作方法。

除了眼部损伤和火灾的风险外，激光的烟雾也是一种严重的职业危害。研究证明，无论使用何种激光设备，人体内的活细胞受到热损伤后产生烟雾，其中包括炭颗粒、病毒、细菌、DNA、血液飞沫、血源性病原体，以及超过 41 种已知的有害气体，如苯、甲醛、甲苯和丙烯醛等一系列导致突变和致癌的物质[32]。面罩并不能作为第一道防护激光烟雾的保护装置。目前市场上包括 N95 在内的面罩都不可能过滤掉所有烟雾或空气中的污染物质[32]。我们可以选择激光专用口罩替代标准外科口罩，然而在使用过程中面罩的滤芯会因呼吸水汽而潮湿，从而失去防护的效果。因此，应特别注意过滤介质的有效性[28]。其实，防止烟雾职业危害的最有效方法是使用高效的超细颗粒空气过滤器。该过滤器可以过滤 1 ～ 2cm 以内的激光烟雾且过滤效果达 99.999%。

六、经济方面因素

针对烧伤后增生性瘢痕的患者，采取一系列的激光治疗是非常艰巨的任务[12]。从这些激光治疗案例的不断实践中得出，激光治疗增生性瘢痕是漫长持久的过程[36]。第三方保险公司指定激光治疗的主要范围是：伴有严重疼痛或导致严重身体功能障碍的烧伤后增生性瘢痕。是激光的候选者[36]。由于烧伤后瘢痕激光治疗并没有专用的 CPT 代码可供选择，因此获得保险公司预授权的成功关键是需要提供完整详尽的病史、体格检查、临床影像学检查，以及使用准确，具体，专用 CPT 和 ICD-10 代码。Hultman 等推荐使用 17106、17107 和 17108 的 CPT 代码（分别对应＜ $10cm^2$、10 ～ $50cm^2$ 和＞ $50cm^2$ 皮肤增生性的血管病变的激光治疗）。选择使用这些代码的主要依据是烧伤瘢痕的特征就是血管丰富、组织肥大及色素沉着，所有烧伤后瘢痕的特征和转归都与血管瘤或血管畸形的病理生理机制相类似，如受损组织的增殖、血管的新生和增生等[12]。对于病历记录方面非常重要的是应使用正确的 ICD-10 诊断术语来描述瘢痕是烧伤或化学腐蚀皮肤引起的。头部、脸部和颈部对应 T_{20}；T_{21} 对应躯干部；T_{22} 对应肩部和上肢（除外手腕和手），T_{23} 对应手腕和手；T_{24} 用于下肢（除外足踝和足；T_{25} 对应足和足踝部。采用 ICD-10 代码 L91.0 描述瘢痕瘤或增生性瘢痕，L90.5 描述瘢痕症状和纤维化情况。

激光平台可以通过租赁，租用或购买的方式来获取，但资金的需求是相当大的[12]。对于创业之初，由于激光设备更新换代非常快，而且设备保修也是相当昂贵，通过租赁的方式开展激光治疗会比较合适[36]。

临床医生须进入经过认可的、满足安全要求的手术设施内实施激光操作。大多数患者需要大面积的治疗，通常治疗面积会超过局部麻醉可以使用的范围。因此这些患者需要在麻醉师的监督下进行麻醉监测或全身麻醉，并在手术室进行激光治疗。

对所有利益相关者（患者、操作者和第三方支付者）特别有吸引力的一个因素是，激光治疗烧伤后增生性瘢痕有可能大大降低护理成本[12]。轻度至中度瘢痕挛缩患者经过激光治疗后可能是不再需要进行外科松解手术，而中度至重度瘢痕挛缩患者经过激光治疗后，也降低了外科手术率，即便实施手术，也是进行花费较低的、简单的松解手术[36]。从我们的经验看，患者更偏爱微创激光治疗瘢痕，而不是损伤更大的瘢痕松解手术[29]。激光治疗后，患者对于麻醉药、抗组胺药、抗焦虑药和抗抑郁药等药物的需求明显降低，从而也降低医疗成本[12]。此外，烧伤后增生性瘢痕治疗结束后，可以尽快返回工作单位或学校，并只需要较少的门诊随访即可。

七、未来发展

虽然激光治疗烧伤后增生性瘢痕已经开展了很多的研究工作，但激光治疗方面工作仍然非常有前景，因此才是刚刚开始。对于评估哪一种激光或光疗治疗烧伤后增生性瘢痕瘙痒和感觉效果最好，高质量、前瞻性的双盲、随机对照临床试验研究是非常必要的。每一种类型的治疗，不同激光的能量、脉宽、密度和持续时间等参数需要逐渐建立并标准化。瘢痕激光治疗前后所使用的外用药物也需要建立标准。开展评估激光治疗经济效益方面的研究，对于拓展其他治疗机构采用激光治疗增生性瘢痕有着积极推广作用。

八、总结

激光治疗和光疗法是治疗烧伤后增生性瘢痕安全有效的治疗方法，现在已成为所有烧伤患者的标准治疗方法。虽然它不是所有瘢痕的灵丹妙药，但它们是所有烧伤修复重建外科医生们最值得添加的医疗设施。

尽管激光治疗是明确有效的，但它们尚未优化。因此对于为烧伤后增生性瘢痕，前瞻性随机临床研究将会提供更多的循证医学依据和优质的烧伤护理。

第61章 烧伤护理的伦理学

The Ethical Dimension of Burn Care

Arthur P. Sanford　Michele A. Carter　著
孙炳伟　丁　盛　译

一、概述

在世界范围内，烧伤是意外伤害和死亡的主要因素，常常会引起人们对自主权、死亡率、生活质量和痛苦的深切关注。在为每位患者追寻健康的同时，当代烧伤护理致力于将最高标准的循证医学与卓越的患者护理和临床研究相结合。对烧伤患者的最佳护理是一项涉及高度整合、团队合作、跨学科[1]、人文交流的综合措施。它包括遵守某些专业的行为准则，以及思考如何将这些准则纳入个案护理或研究环境的过程。当代烧伤护理涉及越发复杂的技术层面、临床判断、专业知识等问题，以及对医学核心伦理价值的敏感关注。临床情况往往是复杂的，不仅仅是因为构成烧伤护理的宽泛医疗行为和情境因素，还因为病患需求的多样性。烧伤患者是最易受到伤害的人群，基本生活需求极大，需要医疗团队的成员提供温柔、熟练、全面和富有道德良知的护理。这些接触的核心伦理因素是医患关系，以及患者及其家人对临床环境的潜在信任与期望[2]。

烧伤护理长期致力于患者的安全、愈合、康复及成长。因此，它被灌输了伦理价值观和伦理目标。在古雅典及其大部分历史时间内，西方伦理学包含对实现美好生活的追求、设定追求人类繁荣的理想。在当代，这些理想继续为医学实践提供信息，并为不断发展的临床伦理学领域做出贡献。临床伦理学是指对与特定患者的护理相关的伦理问题进行系统的识别、分析和解决。它的目标包括保护患者的权益，协助临床医生进行伦理决策，鼓励患者与患者、临床医生和医疗机构之间形成合作关系[3]。在过去的几十年里，临床伦理领域已经成为医院生活和文化的重要组成部分，反映了临床医生经常遇到的现实生活中伦理困惑的复杂性和尖锐性。它包括对与错的批判性思考[4]，以及根据我们对他人的责任决定应该或不应该做什么。它还使伦理教学和伦理活动在职业实践的各个阶段合理化[5]。很明显，照顾烧伤患者需要伦理反思和想象，临床伦理学越来越多地成为综合疗法的一部分。

一般来说，大多数医疗保健提供者都有一些共同的价值观，因此他们对伦理的要求毋庸置疑。也就是说，我们坚定地相信保护生命、治疗疾病、减轻某人的痛苦是一件符合伦理学标准的事情。在很大程度上，我们清楚地知道我们的伦理职责是尊重人类生命的价值和尊严，讲真话，避免伤害患者，公平和同情地对待他们及其家人。事实上对有些人来说，不假思索就能够做出关于伦理方面的决策[6]。然而，在我们应该做什么或我们应该重视什么问题上，有时会出现分歧。虽然我们可能对伦理的一般原则很清楚，但如何在特定的情况下应用这些原则并不总是那么清楚。这种不确定性可能导致伦理问题和困境，其中一些发生在病床旁，另一些可能涉及制度政策、资源分配，甚至更大的社会问题，比如我们应该如何有效地分配资源和服务。

二、什么是伦理学问题

当涉及以下两种或两种以上的冲突时，就

会出现伦理学问题：权利或者对权利的需求、义务、资源和价值观[7]。例如在给予对生存率很低且没有自主决定能力的患者下达为减轻痛苦甚至终结生命的医嘱时就存在职责和人性化行为之间的冲突，职责要让我们不要过早地放弃治疗，而人性化要求我们最大限度地减轻痛苦甚至终结生命。在这种情况下，烧伤团队和患者及其代理人作为主要的利益相关者和决策者将共同面临这一伦理问题。另一方面，尽管烧伤中心或其他医疗机构尽了最大的努力救治患者，但往往得不到良好的资源匹配效果。在这种情况下烧伤中心或者其他医疗机构的管理层应该做出什么样的决定往往是伦理学问题中的核心问题[8]。

综上所述，权利、义务等之间的冲突是非常常见的，并且在难易程度上有很大的差异。什么时候应该认真对待这些问题呢？当涉及利益相关者时，他们会受到哪些问题及其结果的严重影响，那么这些问题就是重要的伦理问题。利益相关者在没有外部协助的情况下进行抉择，可以成功地解决绝大多数此类问题。但当出现以下两种伦理问题时，往往需要寻求伦理咨询师或医疗伦理委员会（HEC）或类似机构的帮助。

其一，当你怀疑对一个问题失去分辨能力的时候，就好比我们在新闻头条或流行博客上看到一些问题的时候联想到的行为和情境，你是否会向家人去解释？问题就在于如果生活中长时间接触一些不良的或者不道德的行为，可能会使人失去辨别不良行为的能力。

其二，当主要利益攸关方之间存在持续的分歧，并且法则、规则、法律和更多的讨论无法在合理的时间内在普遍可接受的道德界限内达成解决方案时。

三、如何处理临床伦理问题

在美国，知情同意程序是由美国司法部门制定的，以保障参与临床决策的所有利益攸关者的合法权利。在整个美国，这一法律程序已经成为医疗保健提供者避免临床严重伦理问题的基础。知情同意程序在烧伤中心的应用在本书的第 1 版[9]中就进行了详细的诠释，接下来内容是对之前所述内容的拓展。

在绝大多数情况下，就建议的烧伤治疗过程达成一致和取得患者同意来说几乎没有什么问题。有许多临床结果的预测是没有争议的。然而获得知情同意的过程会发生一些问题，如意见分歧、焦虑或关于应该或不应该做什么的争论。在这一问题上，参与者在试图解决问题时必须仔细注意讨论的质量，并需要尊重患者的基本价值观。

伦理咨询师越来越多地被视为优化烧伤患者护理的重要利益攸关方，尤其是当治疗决策在伦理上过于复杂或心理上过于困难的时候。促进谈话的过程中，患者的权利、利益和需求往往是讨论的核心问题，但是团队的价值观和关注点也需要得到关注。此外，伦理咨询师还根据某些超越个人观点或观点的伦理原则，促进道德判断的确定和证明过程。根据适用于所有相关案例的某种规则或标准，判断某一行为（如放弃对濒死患者的抢救）是否应该执行。相反，伦理对话作为一种手段，通过它，我们利用信任、自主、尊严、慈善、公正和关怀等原则，审视我们对他人的伦理责任（图 61-1）。

（一）医务工作者在伦理对话中的作用

通过对话来解决伦理冲突，在烧伤团队中培养了一种道德探究和代理意识，并明确了尊重患者和家属的过程。最好的情况是通过伦理对话建立一种人际关系，并通过积极倾听和学习形成良好的护理规范[11]。

为了做到这一点，护理提供者应该学习生物 - 心理 - 经济学，与患者及其家属交流，尊重患者的生活方式、价值观、经济条件和宗教信仰。我们尊重患者及其家属的最佳方式之一就是尊重其宗教信仰，即便可能与医疗团队的价值观不同。例如，西方宗教经常宣称，世俗生活有一定的局限性，并提倡信徒展望超越现在的未来，寻求最终的价值和意义。相比之下，东方宗教认为我们现在的生活是过去行为和未来条件的反映，生活是面向现在的。许多人对逝去祖先的精神给予极大的尊重，并为他们的荣誉而服

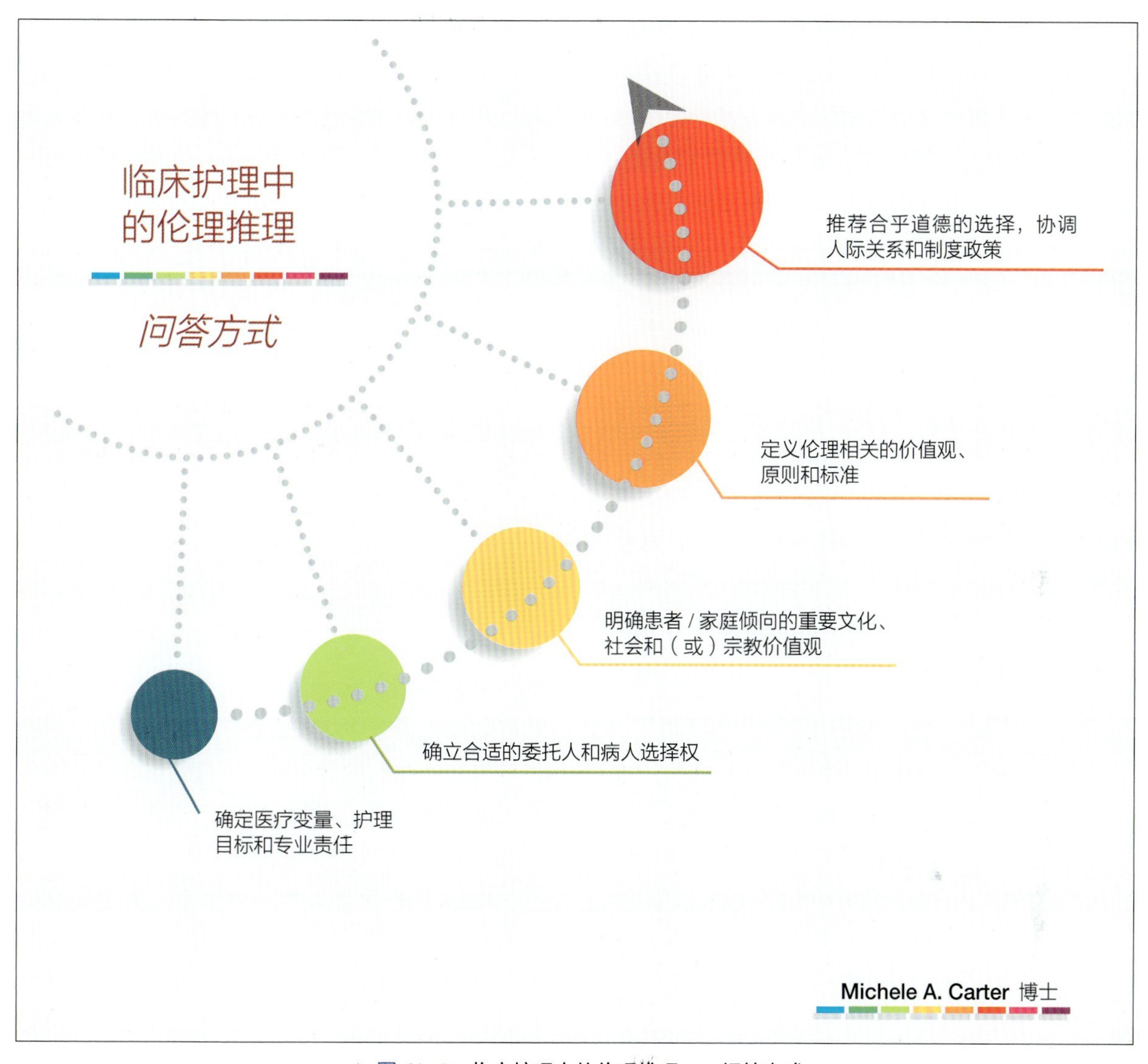

▲ 图 61-1　临床护理中的伦理推理——问答方式

务。最后有部分人根本没有宗教信仰，他们为了不同的目标或理想而生活。这些信念的观点阐明了不同的方式来获得生活的意义和理解那些使生活有价值的目的。有时，这种多样性会使治疗决策更具挑战性，并可能导致医疗团队成员遇到伦理方面的不确定性和困境。有些患者基于个人价值观和信仰，可能会决定放弃治疗以减轻家庭经济负担。有些患者可能需要一些没有任何意义的治疗。对于一些义务工作者来说，这样的推理模式可能从根本上来说是有缺陷的，并可能引起情感上的困难。在这些情况下，伦理对话可能会扩展到医患关系之外，涉及决策者、立法者、执业计划和监管者，他们都是社会所依赖的信任体系中的利益相关者。考虑到烧伤患者反映了美国人口的多样性和对生命和死亡的多种价值观，烧伤患者的护理是复杂和具有挑战性的。在护理计划的早期就应该考虑患者的价值观和偏好，这样才能对患者的自主权、文化和宗教观点给予适当的尊重。

护理提供者必须评估患者的决策能力。为了具备决策能力，患者应该能够理解建议的治疗方法及其相关的风险和益处，理解各种治疗措施或替代方案的后果，并评估它们是否符合自己的个人价值观。此外，患者应该能够思考并表达他们对治疗方案的意见，但这种情况在急诊或重症监护中往往难以达到，应在入院早期确定合适的授权委托人[12]。通过尽可能改善患者的全身情况、意识和疼痛来提高其决策能力。它通常通过确定取向和要求患者用自己的话语重新表述所提供的信息，并为该决定提供理由或基本原理来验证。一般来说，医生有权决定患者是否有足够的能力做出与健康有关的决定，很少需要走司法程序。如果尽了一切努力，发现患者仍然没有决策能力时，应根据当地法律，在患者的家人或朋友中寻找适当的委托人。护理工作者有责任提供与患者的诊断、预后和治疗计划的相关信息，以便有能力的患者或其委托人能够适当地考虑。包括有关合理替代方案的相关信息，包括放弃拟议疗法的选择。这一职责是护理伦理标准的一部分，也是贯穿整个医疗过程的责任。在为烧伤患者提供最佳护理时，遵守这一伦理规范是医患关系的基本组成部分，也是信任的基础。

（二）患者或委托人在伦理对话中的作用

患者和家属在临床中会遇到打击和痛苦，这些经历会影响他们对治疗和康复目标的决定。患者的角色是将护理人员提供的信息融合到他们自己的价值体系中，并参与关于他们所关注的问题的对话。人们不能指望一个严重受伤的患者完全理解医疗信息，而且在他们能够做出决定之前，通常需要团队的帮助。行为治疗师、护士、社会工作者和牧师经常需要提供支持和咨询，他们经常帮助患者发现或修改他们的生活目标所需的自身问题。此外，严重烧伤患者往往无法有效地参与治疗决定，必须由一名委托人行使他们的权利。通过进入患者的个人世界，参与他的经历过程，护理工作者能够更好地做出合乎伦理的决定[13]。因此，患者及其委托人是烧伤最佳护理的重要参与者，如果没有征求他们的参与，伦理对话是不完整的。

（三）如何管理持续的伦理冲突

即使参与者真诚地努力就治疗决定达成共识，分歧偶尔也会持续。为了解决这些问题，需要召开一个患者护理会议，理想情况下应该包括所有主要利益攸关方。会议的目标是合作达成符合伦理的解决方案，尊重患者的价值观，并符合适当的护理标准。患者和家属的护理会议是管理护患决策冲突的重要组成部分。会议通常由来自多个学科的代表参加，他们参与了患者的护理工作，经常被组织起来帮助解决伦理分歧或困境。在任何伦理调查中，都必须回答三个问题：问题出在哪里？我们能做些什么？应该做些什么？一个七步决策模型已被发现有助于回答这些问题，并在表 61–1 中进行了说明[14]。

在这个决策模型的步骤 1 中，患者和其委托人被要求先发言，而护理工作者扮演聆听角色。这种方法有助于平衡权力，能够为达成共识提供良好的基础。参与者被要求自我介绍，解释他们面临的冲突，并表明他们希望通过讨论达到什么目的，护理工作者也需要做到相同的事情。这一步通常花费最多的时间，但却是所有 7 个步

表 61–1　当临床伦理问题严重且持续存在时，需要解决的三个问题及回答问题的适当步骤

1. 有什么困难？	步骤 1	发现利益相关者的价值观冲突
	步骤 2	发现相关信息
2. 可以采取什么措施？	步骤 3	明确与决策相关的原则、法律和其他价值观
	步骤 4	明确可供选择的行动方案
3. 应该采取什么措施？	步骤 5	比较备选方案和价值：决策是否清晰
	步骤 6	若答案为否，评估可能的后果
	步骤 7	在可能的情况下，共同决定

修改自 May WW. *Ethics in the accounting curriculum: cases and readings*. Sarasota, FL: American Accounting Association; 1990:1. With permission of the American Accounting Association and the author.

骤中最重要的一个。它会让患者和其委托人感到被倾听，并最有效地引导他们向护理工作者寻求他们需要的信息的纠正和补充，这些信息在步骤2中通常可以获得。如果成功实施，步骤1和步骤2将潜在的权力冲突转化为协作，从而去搜寻表61-1中问题的答案。

步骤3的对话可能涉及一些原则（如尊重个人、慈善等），但更典型的是引用了社区或者机构的相关法律和规则，以及其他价值观（没有不必要的痛苦，如果患者会说话，患者想要什么，等等）。步骤4通常最好使用白板或相当于脑力激荡的方法，并记录所有可能的替代行动步骤。在步骤5中，团队协作可能会发现某个原则、规则、价值，或者其中的一些组合，因此正确的替代方案是必需的。例如，由于在大多数地方认为谋杀是非法的，因此大剂量的麻醉药主要用于停止呼吸而不是控制疼痛可能是不被接受的。如果决定仍然不明确，步骤6和步骤7通常会在制度、法律和伦理上都可以接受的范围内提出一个双方都可以接受的决定。很少有协商一致的意见无法遵守七步进程。如果进一步讨论等方面的失败，可能需要向法院提出上诉，或向有关立法提出上诉，要求免除对患者的护理责任[16]。

四、没有决策能力、委托人和预先指示的患者

在这种情况下，护理人员通常无法了解或推断出患者在特定情况下的意愿。一般来说所做的决定必须寻求患者的最大利益，但所需的过程可能有所不同。在某些司法管辖区，与其他医生、医疗机构的法律顾问和高等机构进行咨询是强制性的。在其他一些地方，在下列情况下需要法庭指定的人员进行：①努力地寻找代理程序的过程；②所有相关的医疗信息必须获得和审查；③必须披露真实或明显的利益冲突；④除了负责任的主治医生外，还应审查医疗团队和一名或多名医生的意见；⑤必须从患者的角度权衡负担与受益的比例；⑥应采取措施确保残疾患者继续生活的利益不被损害[17]。一些机构还要求考虑对医疗工作者的经济影响，在这种情况下，医疗机构应被排除在考虑范围之外。最终确定了一个代理人，这个人在事故发生前就已经了解了患者及其价值观，并且可能已经讨论过极端的临终问题，能够代表患者发言。代理人不能基于他想为患者做什么来做决定，他必须知道患者更需要什么，并在这种情况下充当倡导者，他们应该表达患者的观点，而不是把自己的观点投射到患者身上。

五、如何管理组织伦理问题

目前，影响烧伤护理的医疗决策发生在三个层次：临床、组织和社会[8]。旨在提高第一层和第三层伦理决策能力的学科分别称为临床伦理和社会伦理。他们发现的事实和价值，指导临床或社会的决定，影响患者的护理，多年来在媒体和学术期刊收到了广泛关注。最近，人们注意到有必要认清影响患者护理的管理决策的事实和价值[8, 18]。例如，有时问题作为临床决策的困难而出现，但其根源在于需要在管理级别做出决策的领域。随着参加培训的护士人数不断减少，提供重症监护的护士将越来越少，管理决策将需要产生或招募更多的护士，并判断何时在没有足够人手的情况下，让新患者住院不再安全。另外，当康复服务在一个特定的地理区域并没有跟上越来越多的大型烧伤患者生存，需要更多的康复专家，管理决策对稀缺资源的分配将会使足够的康复护理是否可用。这样的决定是合乎道德的，它们涉及权利、义务或其他价值观的冲突[18]。它们往往没有那么明显的即时性和延迟性，但它们通常影响更多的人，需要比临床伦理决策更多的资源和后续行动。这些建议有时似乎是在管理部门提出的，显然没有得到护理工作者、患者或其他利益相关者的令人满意的投入，也没有来自一个委员会或顾问的广泛文献或帮助，他们擅长于在组织层面应用伦理分析和批评问题。

“组织伦理”学科的发展才刚刚开始，在JACHO[19]等权威机构的制定中姗姗而来[20]。随着卫生保健提供方式的不断变化，在卫生保健决策的每一个层面上遵守道德的义务将变得越来越明显和紧迫。越来越多的机构领导人被期望对他们的政策、实践和决定负责，并以透明的方式传

达他们的期望、行动和结果。

六、结论

疾病、烧伤带来的创伤和治疗会影响一个人的完整性、自主性和认同感。在涉及严重烧伤的病例中，患者日常生活中最基本的功能往往依赖于他人，依赖他人的善意、技巧和道德行为。虽然很明显，最佳烧伤护理充满了技术创新、临床经验和基于证据的知识的应用，但它也是一项深刻的道德活动。它需要对他人的价值观念和需要具有审慎的敏感性，需要对每个人的尊严给予深切的尊重，需要有勇气进入一个需要帮助的脆弱的人的世界。为烧伤患者提供全面的护理需要一颗受过教育的心，一颗有同理心的心和一个人性化的团队。

拓展阅读

Blakeney P, Herndon D, Desai M, et al. Long-term psychological adjustment following burn injury. *J Burn Care Rehabil*. 1988;9(6):661-665.
Council on Ethical and Judicial Affairs, American Medical Association. Medical futility in end of life care: Report of the council on ethical and judicial affairs. *JAMA*. 1999;281(10):937-941.
Faden RR, Beauchamp TL. *A History and Theory of Informed Consent*. New York: Oxford University Press; 1986:235-381.
Spies M, Herndon D, Rosenblatt J, et al. Prediction of mortality from catastrophic burns in children. *Lancet*. 2003;361(9362):989-994.
Zawacki BE, Imbus S. Enhancing trust and subjective individual dialogue in the burn center. In: Orlowski JP, ed. *Ethics in Critical Care Medicine*. Hagerstown MD: University Publishing Group; 1999:489-512.

第62章 故意烧伤伤害

Intentional Burn Injuries

Lisa L. Tropez-Arceneaux　Kwabena O. Sarpong　著
李骏强　罗鹏飞　贲道锋　译

一、概述

尽管法医学对儿童虐待和故意伤害的鉴定方法取得了巨大进步，但烧伤造成的故意伤害往往未被意识到。根据美国儿童和家庭健康管理局的定义[1a]，儿童虐待和间接故意伤害（明知可能发生伤害，但放任伤害结果发生）是指“父母或看护人近期任何作为或不作为导致了儿童死亡、严重身体或精神伤害、性虐待或过度劳动，或者尚未出现实际伤害但已造成必然导致严重身心伤害的现实危险”。2016 年 1 月，儿童局公布了 2014 年以来的全国儿童虐待数据，报告显示，有 1580 名儿童因虐待或间接故意伤害而死亡[1b]。仅在美国境内，每年有 150 万儿童遭受虐待或间接故意伤害。其中，4% ～ 39% 被初步报告为故意烧伤伤害（包括直接故意和间接故意），但不到一半被最终证实[2a]。2015 年，0—4 岁儿童遭受小面积烧伤（0% ～ 29%TBSA）的死亡率为 0.25%；中等面积烧伤（30% ～ 59.9%TBSA）的死亡率为 9.6%；大面积烧伤（≥ 60%TBSA）的死亡率为 29.06%[2b]。这些 0—4 岁烧伤儿童的死亡率显著高于 4 岁以上儿童，提示 4 岁以下儿童的死亡风险极高。

考虑到 50% 的儿童可能遭受反复虐待[3]、30% 的儿童最终可能受到致命伤害[4]，因此及早地干预至关重要，所有医生都必须意识到识别故意伤害症状和体征的重要性。法律规定所有从事儿童工作的临床医生都应向儿童权益保障服务局（CPS）报告任何的可疑伤害[5]。一些治疗机构规定了特定的成员（如心理学家或社会工作者）负责报告可疑伤害，在这样的情况下，可能有必要首先遵循其内部规定执行报告流程。但重要的是要注意：即便指定了报告员，任何医生、医疗专业人员或心理健康专业人员都仍有责任和义务必须确保将可疑伤害报告给相应的权威机构。在未指定报告员的其他时候，报告与否的顾虑多是由信息的模糊性（即无法确切判断是否为故意伤害）造成的，从而导致报告可疑伤害时犹豫不决。在犹豫不决时，要记住的最重要的一点是，临床医生的责任是报告可疑的故意伤害，而不是证明或证实虐待。报告可疑的故意伤害总是比忽略它更好。大多数州政府机构也设有 24h 热线电话可以咨询关于报告可疑故意伤害的具体问题[6]。虽然想到发生如此多的虐待行为令人发指，但统计数据显示确实如此。不仅儿童如此，成年人和老年人亦是如此。

故意伤害可能以间接故意伤害、肉体虐待、性虐待和精神虐待的形式发生。所有这些伤害尽管都可以独立发生，但它们经常同时发生[7]。间接故意伤害是最常见的意外伤害形式。在每年向儿童权益保障服务局（CPS）提交的平均 550 万次转诊中，64.5% 的儿童是被间接故意造成的[8]；肉体虐待发生在 25% 的故意伤害病例中[8]；超过 15% 的受害者遭受多种虐待，超过 1/3 的儿童死亡归因于间接故意（图 62-1）[9]。烧伤在儿童间接故意伤害和肉体虐待中都很常见。儿童严重烧伤占所有故意伤害的 10% ～ 12%[10]。

自本书上一版（2012 年）以来，有文献报道

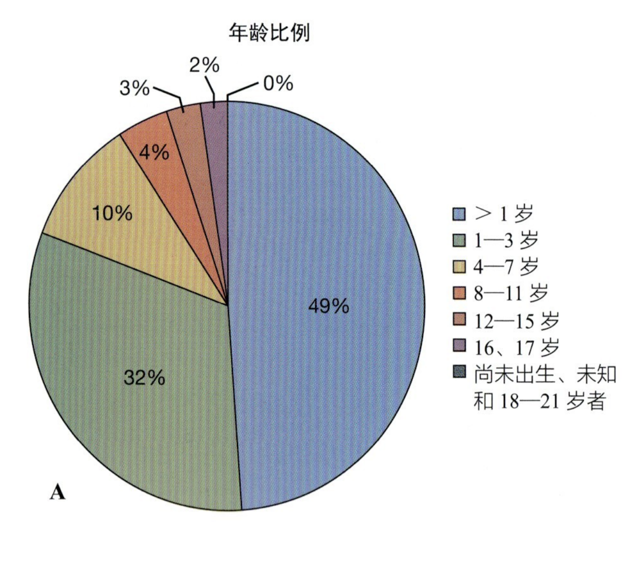

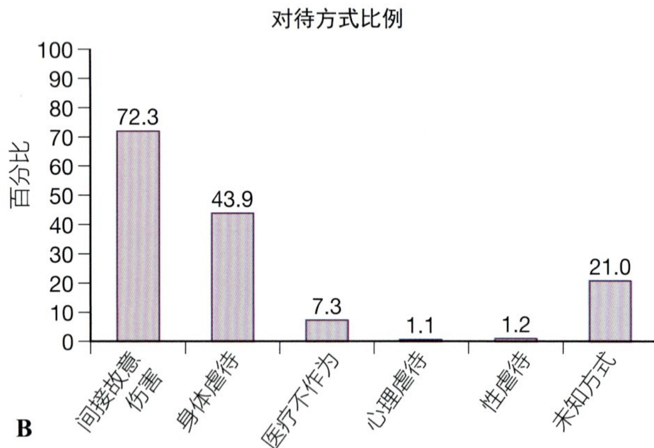

▲ 图 62-1　虐待和间接故意伤害死亡统计数据

A. 2006 年虐待和间接故意烧伤伤害的年龄分布和死亡转归；B. 导致死亡的故意伤害形式（图表数据来源于儿童福利信息门户网站，获取时间为 2008 年 6 月，获取资料包括具体数值和趋势、儿童虐待和间接故意伤害死亡人数。统计和干预措施见 www.childwelfare.gov/pubs/factsheets/fatality.cfm）

对成人的故意伤害发生率有所增加，也有文献经常就增加是客观事实的增长还是仅仅是报告数据增加进行讨论。无论如何，针对妇女和年轻女性的暴力行为现已成为一种普遍现象。世界卫生组织报告，有过伴侣的妇女中，15% ～ 71% 报告其遭受过伴侣的身体暴力或性暴力 [11]。在对女性的暴力行为中，酸烧伤暴力是最严重的暴力形式和侵犯人权行为 [12]。虽然正在采取措施控制向公众免费销售酸 [13]，但这种暴力行为仍在增加。暴力酸烧伤值得在烧伤救治文献中进行讨论，也值得所有烧伤救护专业人员对这一重要问题保持敏感。另一个故意烧伤伤害的弱势群体是老年人。在过去 10 年中，随着人口老龄化程度的增加，老年人的烧伤也在增加。

在本章中，将我们的经验与当前文献相结合，对各类人口中的风险因素进行分类，并提出经过验证的治疗干预措施，以治疗烧伤创面和复杂的社会、心理和家庭问题。这些复杂问题既造成二次伤害，也使患者的恢复和康复变得更为复杂。烧伤团队中临床医生必须了解他们的角色和责任，不仅要帮助烧伤患者，还要“帮助”肇事者。因为历史和统计数据已经证明，如果没有及时敏锐地实施干预和预防措施以保持我们和烧伤患者以及和肇事者之间的积极关系，那么结果可能是致命的。

我们有丰富的小儿烧伤临床经验和儿童虐待研究经历，然而，我们关于成年人故意烧伤的经验是有限的。因此，本章反映的是文献报道结果以及我们在儿童故意伤害方面较为广泛的知识累积。我们已经尽力纳入有关成人受伤的最新文献，但并非详尽无遗。值得注意的是，儿童不是故意伤害的唯一目标人群。

二、故意烧伤的发生率

尽管烟雾探测器已得到改进并广泛使用，喷水灭火系统的投入及发展中国家建筑规范也得到了改进，但烧伤仍然会造成严重的故意伤害和意外伤害。吸烟仍然是导致火灾的主要原因。烹饪是住宅火灾的头号原因。每年因与火灾有关的伤害造成全球超过 30 万人死亡和 1000 万残疾 [13]。与火灾有关的烧伤 95% 以上发生在中等和低收入国家 [13-15]。这些国家中约有一半位于亚洲南部地区 [15]。在美国，烧伤导致约 100 万急诊就诊和 50 000 例住院，死亡率为 5%[13]。火灾和烧伤占故意伤害发生率的 1%。在美国，致命的家庭故意烧伤伤害和火灾死亡人数分别排在第五位和第三位 [16]。不同烧伤原因的构成占比分别为火焰 / 火灾 46%、烫伤 32%、热物 8%、化学品 3%、其他形式 6%。火灾 / 烧伤经常发生在住宅（43%）、街道 / 高速公路（17%）、职业环境（8%）和其他环境（32%）[17]。巴基斯坦造成的烧伤主要发生在成人女性身上，约 1/3 是炉灶烧伤、13% 是酸烧伤。这些伤害中 52% 是丈夫造成的，1/4 是姻亲造成的[18]。火灾相关伤害和死亡风险最高的受害者是 4 岁及以下的儿童、65 岁以上的成年人、非裔美国人和美国原住民以及贫困人口或农村地区的人[16]。基于医院资料的文献综述显示中国烧伤发生率也呈相似的特征，即最易受伤害的是 3 岁以下儿童、男性多于女性、生活在农村的人及 17:00—20:00 时间段容易发生[19]。

（一）儿童烧伤的发生率

虐待儿童的记录可以追溯到过去 50 年以上，特别是在美国。虐待儿童的特征包括肉体虐待、间接故意、性虐待、心理虐待和其他，其中包括孟乔森综合征和遗弃。虐待儿童可能具有多种特征，其中主要形式包括高处坠落、中毒、车祸、异物和火灾 / 烧伤[20]。儿童虐待中，烧伤伤害占 10%；烧伤儿童中，20% 是虐待引起[21]。美国每年约有 1000 名儿童因虐待死亡[18]，其中烧伤和烫伤是最常见的死亡原因[10]。在中国大陆，虐待的死亡率为 0.49% ～ 3.14%。在中国香港是 2.3%；在新加坡是 4.61%，在伊朗是 6.4%[19]。英国报道的死亡率最低，美国报道的死亡率最高，且美国的大部分追踪随访研究已经完结[10]。在许多烧伤病例中，可能很难定论烧伤是间接故意、直接故意还是真正的意外事件[4]。很多最近的研究[10, 21-23]已经开始分析医院的烧伤病例以确定他们是故意的或是无意的。儿童故意烧伤伤害的类型包括烫伤（70%）、火焰烧伤（50%）或电烧伤（3% ～ 4%）[19]。浴缸浸没烫伤在儿童 6—11 月龄时达到第一个峰值，其次在 12—14 月龄达到第二个高峰，一直延续到 33—35 月龄[20]。大多数研究计算得出儿童故意烧伤的平均年龄为 2—4 岁[18]。男孩比女孩多 2 ～ 3 倍，其中年纪最小的最容易遭受伤害[21]。目前未发现种族之间的明显差异。肉体虐待的受害儿童中有 10% ～ 12% 遭受严重烧伤[10]。2007 年，Hicks 和 Stolfi[24] 的研究结论认为：烧伤患儿存在隐匿性骨折的风险很大。因此，根据美国儿科学会的建议，在急诊室就诊的烧伤患者应该进行骨骼常规检查。尽管肇事者的性别比率相同，但男性的定罪率仍然高于女性[25]。

（二）老年人的发生率

在过去10年中，老年人烧伤的患病率数据在增加，这是由于该领域的研究近期报道增加。与小儿烧伤一样，发达国家的发生率高于发展中国家：发达国家老年烧伤率高达 20%，发展中国家为 5%[15]。美国国家烧伤资料库的数据结果表明，1991—2005 年，老年人虐待率有所增加[15, 26]。被烧伤者中，14% 年龄大于 55 岁（55—64 岁为 6.2%，65—74 岁为 3.3%，75 岁以上为 4.4%）。烧伤中男女比例为 1.4∶1。然而，随着年龄的增长，男女比例会逐渐相当，认为是由于男性相比女性预期寿命减少造成的。老年故意烧伤最常见的伤害是火焰灼伤，占 37%；其次是烫伤，占 22%。平均烧伤面积为 9.6%TBSA，且大部分伤害是在住宅中造成的[15, 26]。在英国，住宅是老年人烧伤的主要场所，发生率为 18.6%。与非虐待导致的老年烧伤患者相比，故意烧伤伤害的死亡率高出 32%，平均烧伤面积约高出 33%TBSA。在一项研究时限为 4 年的研究报道中，Bortolani 和 Barisoni[27] 对被当地意大利医院收治的 53 名大于 60 岁的患者进行了调查，结果显示：85% 发生在家中，11% 发生在疗养院，火焰灼伤是最常见的（占 55%），85% 的患者发生意外可以归因于先前存在的疾病，包括心血管意外，神经系统疾病和糖尿病昏迷[27]。除了疾病，缺乏足够的监护是该年龄组烧伤的另一个主要病因[18]。在美国，住宅看护设施不完善与 1/5 老年人烧伤有关[28]。

随着人口老龄化的增加，人们担心家庭老年人虐待的增加，以及烧伤受害者成比例增加[29, 30]。在美国，老年人的肉体虐待被低估，虐待老年人案件占 1988 年虐待案件总数的 2.8%。然而，1996 年，住院机构估计只有 1/5 ～ 1/4 的虐待行为被报告。另一项加拿大的研究估计：老年人遭受虐待的发生率为 1%[28]。但由于内疚、羞耻和害怕报复，虐待通常不会被报告，特别是如果行为人是受害者的成年子女（框 62-1）。

关于谁是最可能的肇事者文献报道存在争议：部分研究报道配偶，部分报道是成年子女。

框 62-1　成人故意烧伤伤害的预警指标

- 身体依赖
- 心理依赖
- 作为虐待目标的可及性，如在机构中生活或和看护人住在一起
- 看护人有滥用药物和（或）其他药物史的精神病理学因素
- 社会隔离
- 与所述病史不一致的伤害
- 与伤害报告相互矛盾
- 烫伤具有清晰的浸没边界，没有溅痕
- 涉及前半部分或后半部分的烫伤肢体和（或）臀部和生殖器或屈曲模式
- 虐待 / 间接故意的其他身体迹象
- 相关事件的既往历史

与儿童容易遭受虐待一样，残疾成年人和患有痴呆症的人遭受虐待的风险较高。看护人员中，药物和酒精滥用也会增加虐待发生率。看护者虐待老年人的其他特征是精神障碍、经济困难和不正常的行为[28]。

三、肇事者和家庭的独特特征

肇事者经常是负责照顾和监督受害者的人。2007 年的一项研究报道显示，父母一方或双方需要对 69.9% 的虐待儿童或间接故意伤害致死事件负责[31]。这些死亡中超过 1/4（27.1%）是由母亲一个人造成的[31]。肇事者不明的儿童死亡事故占总数的 16.4%[31]。根据全国虐待和间接故意伤害儿童数据，2008 年期间，56.2% 的肇事者为女性；42.6% 为男性；1.1% 为肇事者不明[32]。据报道，女性肇事者中 45.3% 的人未满 30 岁；男性肇事者中 35.2% 的人未满 30 岁[32]。这些百分比连续几年保持一致。约有 61% 的肇事者在儿童时也曾遭遇过间接故意伤害[1, 31, 32]；约有 13.4% 的肇事者还与多种类型的虐待有关[1, 31–33]；10% 的肇事者在儿童时遭受过肉体虐待；6.8% 遭受过性虐待[33]。被虐待的儿童中，80% 是被父母虐待[31–33]，其他亲属占 6.5%[31–33]，父母的未婚伴侣占 4.4%。肇事父母，90% 以上是亲生父母；4% 是继父母；0.7% 是养父母[32, 33]。

肇事者的其他特征包括：父母是青少年、单亲父母，他们往往持有与儿童自然发展规律不一致的期望，同时缺乏社会支持，面临应激因素比如滥用药物、教育程度低（高中文凭以下）、失业、住房条件差、精神疾病甚至只能依靠儿童获得情感支持（框 62–2）[34]。肉体虐待导致的大多数死亡事故都是由父亲或其他男性照顾者造成的。母亲通常由于间接故意伤害而导致儿童死亡[35]。在某些情况下，会有两个“肇事者”，即

框 62–2　烧伤虐待 / 疏忽的风险因素

强制浸没式烧伤分界线

- 四肢对称，镜像烧伤
- 手套式（指蹼烧伤，手指远端和前臂近端未受损伤）
- 圆周形
- 极小的飞溅痕迹
- 烧伤深度均匀
- 全层皮肤烧伤
- 清晰的分界线，清晰的边缘
- 臀部 / 会阴上的甜甜圈形瘢痕(如果容器不是加热元件，压向容器壁的部分区域热液接触少而呈现光晕样的未受伤皮肤）
- 屈曲部位烧伤，腘窝、前髋部、下腹壁因屈曲形成的“斑马线”烧伤
- 受到束缚的伤害（例如，上肢上有手指样和手掌样的瘀伤）[16]

其他因素导致的烧伤分界线

- 与病史叙述不一致的烧伤分界线
- 家电模式；注意烧伤是否呈现为均匀图案而不是拉丝、不规则的标记
- 烫伤
- 受伤部位：手掌、脚掌、臀部、会阴、生殖器、上身后侧
- 如果在正常衣服的身体部位上有多个香烟燃烧，且排除脓疱病

（续框）

框 62-2 续 烧伤虐待 / 疏忽的风险因素

受伤史

- 逃避的、难以置信的解释
- 与孩子的发育年龄不相符合
- 故事的变化；发现被烧伤
- 排除皮肤病大疱性表皮松解症，疱疹样皮炎，镇痛膏引起的化学灼伤，植物性皮炎[17] 和胎记，包括蒙古斑[18]
- 监督不足：监管不充分、残疾人监督，过度年轻的保姆（＜ 12 岁）
- 烧伤比提供的病史时间更早
- 出水口温度高于 120℉（48.9℃）
- 烧伤机制与损伤不一致（如暴露时间、事件历史和烧伤程度不一致）
- 患者的每次事件行为令护理人员感到不悦（如无法忍受、未能满足看护人的期望）
- 存在洗手间活动与受伤史有关[19]
- 烧伤归因于：
  - 儿童或患者，根据照顾者的描述
  - 不在现场的护理人员
  - 照顾者，根据患者的描述
  - 延迟寻求医疗，注意延迟的估计时间

发育相关关系

- 语言前期、无法言语的婴幼儿
- 弱势群体（如特殊需求、未能茁壮成长、老年人）
- 看护者的期望与患者的发展不一致；照顾者过高估计儿童的发展技能和安全知识；看护人不了解病人的发展能力
- 患者有精神障碍症状（如反刍、攻击性）
- 患者表现出与依恋相关的令人不安的行为（例如过度哭泣、紧贴、冷漠 / 嗜睡、过度退缩、无精打采、不感性、顺从、过度礼貌、恐惧、空洞的凝视）
- 与同龄人相比，过度性行为的语言或行为

照顾者与患者的关系

- 照顾者 - 儿童关系中断史
- 照顾者本身是青少年（如儿童照顾儿童而不是成人照顾儿童的关系）
- 紧张的相互关系；护理人员对患者的不恰当期望
- 角色转换（依靠患者的支持）
- 不适当或缺乏照顾者关注：
  - 冷漠孤立
  - 缺乏同情心
  - 缺乏身体接触（如未能抱住或接住孩子）
  - 在看望期间呈醉酒状态
  - 不经常看望

其他虐待或疏忽的身体迹象

- 无关伤害：
  - 骨折、脱位；脾脏、肝脏或胰腺破裂；点压痛；运动或功能受损范围
  - 中毒迹象
  - 眼部侵犯（水肿、巩膜积血、前房积血、瘀伤、蓝色巩膜）
  - 头部可触及的肿胀、凹陷，头颅血肿或囟门颅内压增高
  - 耳朵中的血液、感染或异物
  - 水肿，出血，鼻中隔偏离；鼻子里的异物；来自鼻子的脑脊液鼻漏
- 涉及皮肤的无关伤：血肿，软组织肿胀，撕裂伤，指甲斑纹，瘢痕，瘀伤（检查耳后），伤痕，绳索烧伤，窒息痕迹，叮咬，脱发；注意颜色，大小，形状和每个位置（洗发时最明显的头皮）
- 腹部压痛、肌紧张、反跳痛或瘀伤
- 心跳不稳定，心动过速，杂音，继发于贫血的流动性杂音或可触及的肋骨骨折
- 脱水或营养不良；注意重量，高度和头围
- 既往烧伤病史

（续框）

- 肮脏（如严重的尿布疹、指甲下或腋下的污垢、有气味、在寒冷天气下脚底的污垢）
- 免疫记录不足或没有
- 牙科护理不足（如龋齿）；嘴唇、舌头、牙龈、腭、咽或牙齿的创伤
- 医疗保健不足
- 不合适的着装
- 在侵入性医疗程序之前进行评估
- 生殖器、尿道、阴道或肛门瘀伤、出血
- 肿胀，红色外阴或会阴
- 生殖器区的异物
- 性传播疾病培养结果阳性；如果疱疹发展，请注意病变是否在未烧伤的体表区域、在Ⅱ型的生殖器上
- 怀孕的未成年人
- 复发性尿路感染，链球菌性咽炎，腹痛

家庭

- 照顾者在童年时期受到虐待或情感剥夺
- 处罚方式单一（如，仅使用体罚）
- 缺乏外部支持；隔离
- 精神疾病，药物滥用，犯罪史
- 缺乏财务自给自足
- 就业史不佳
- 依赖照顾者；无法应付日常责任；无组织
- 暴力夫妻；冲动，容易沮丧
- 以前有保护和监管服务部门参与[20]
- 早前家属发生不测事件
- 急性家庭应激
- 缺乏主要照顾者

行为者和任由伤害发生、不会制止虐待的观察者[36]。两位名叫贾斯蒂斯的研究者[37]在对待虐待儿童的家庭中论证了肇事者通常持有的几种错误的信仰体系（框62-3）。正如大多数权威所认为的那样，暴力是一种存在于多代人之间的家庭内部模式，因此也可将儿童肇事者的信仰体系看作是成人虐待的肇事者[36]。

框62-3　虐待者的错误理念

错误的理念体系通常会导致发生虐待的家庭体系[37]

- 如果我的孩子哭泣，行为不端或不做我想做的事，那么他或她不爱我，并且我是一个坏父母
- 我的孩子应该知道我想要什么，并希望这样做
- 我的孩子应该照顾我，就像我照顾父母一样
- 我的配偶/爱人应该知道我想要什么，并满足我的所有需要
- 如果我不得不问，则这个问题并不能算作我想问的问题
- 你不能相信任何人

通常在发生虐待的家庭中，肇事者几乎没有情感支持。他们经常处理巨大的生活压力，并且不幸地采用不成熟的应对方式来处理挫折。肇事者的虐待行为是一种由不良的家庭成长史、缺乏教育、情感绝望，以及有时滥用药物导致的复杂行为。儿童和老人通常依赖于肇事者；讽刺的是，他们既是肇事者压力的来源，也因此成为故意伤害的受害者。体罚是“使用机械力量让孩子经受痛苦以达到纠正或控制目的，伴有或者不伴受伤”[38]。一些肇事者会将这种解释作为他们故意伤害的理由[36]。在幼儿学习如厕训练时，在洗手间发生不好的如厕事件后洗个热水澡往往是一种惩罚形式。通常，肇事者的意图是清洁孩子，而不是烫伤。然而，事实上经常发生严重烫伤。他们经常无法为受伤的孩子寻求适当和及时的医疗，不仅因为他们害怕受到惩罚，还因为他

们的无助和不愿意。这些认识使得他们对伤害严重性的认知程度及处理伤害的能力大打折扣。“我并不认为是那么糟糕的情况”经常是对延迟寻求治疗的解释。降低伤害的严重性也就意味着减轻了自己的行为责任。当肇事者确实带孩子寻求帮助时，肇事者通常首先寻找亲戚或邻居而不是医生，因为肇事者不相信自己的决定是否正确。据观察，肇事者与子女的关系常常不融洽，因为他们全神贯注于满足自己的需要。一个已受伤、有需求的孩子不太可能满足肇事者所希望的安慰感来回馈肇事者，因此肇事者会放弃孩子不再照料他们。如果孩子安静和顺从，肇事者则可能无视孩子并长时间地看电视，直到一些外力刺激他们采取行动[36]。

四、故意伤害迹象

在接诊儿科烧伤患者时，应考虑可能存在故意烧伤伤害的预警指标（表 62–1）。烫伤模式可以高度提示是故意伤害，医务工作者对这些迹象达成一致意见（框 62–2）。

1. 在烫伤中，没有飞溅暗示受害者被束缚住了，尽管一些跳入热水浴缸的儿童可能会惊慌或不动并且没有飞溅灼伤。这些烫伤多数是对称的，有清晰的上缘边界。烧伤通常涉及下肢和臀部，没有头部和颈部损伤（图 62–2）[10]。例外的是，Daria 等于 2004 年[23]描述了 6 例涉及头部和颈部的淹没烧伤。

2. 如果烧伤均匀，提示患者在事件中保持静止状态。

3. 对称双侧烧伤（手套和长袜状分布）高度提示强制浸没烫伤（图 62–3B）。

4. 在浸没烫伤中，可能存在正常未被烫伤皮肤，这是由于关节屈曲或受害者奋力支撑在容器壁上。这造成了“甜甜圈”或“光晕”的残留性正常皮肤外观。

5. 1989 年 Heaton 报道的一项澳大利亚研究中[39]，肢体双侧烧伤在故意烧伤中更为常见，为非故意烧伤伤害的 2.4 ～ 4.8 倍[22]。

6. 意外的烟头烧伤是表浅的、难以辨认的。然而，故意烟头烫伤造成的伤口是浅表圆形或卵圆形黄斑伤口，具有明显的脱色病变和色素沉着过度的边缘。

7. 加热的金属物体会导致更深的烧伤（图 62–3A）。

8. 根据设备形状大小、入口和出口创面可提示电击烧伤。受伤区域表现为从全层坏死区域到

表 62–1　故意烫伤诊断的分类工具

	需要评估故意烫伤	可以考虑故意烫伤	故意烫伤可能性低
机制	浸没式		泄漏伤害；流水伤害
物质	热自来水		非自来水；其他液体（饮料）
模式	明确的上限；烫伤深度分布均一对称（四肢）	烫伤深度均匀；皮肤褶皱保留；臀部中央保留（未烫伤）（甜甜圈戒指图案）	不规则边界；不规则深度；不呈袜状分布
分布	孤立的臀部 / 会阴，± 下肢；孤立的下肢；很少面部	手套和袜状；1 个患肢呈手套 / 袜状	下肢不对称受累；头部、颈部、躯干或面部和上半身
临床特点	相关的无关损伤（近期或旧的骨折）；病史与检查结果不相符	以前烧伤；疏忽 / 坎坷的成长；病史与评估发展不一致	
病史 / 社会特点	被动，内向，胆怯的孩子；既往受虐史；家庭暴力；以前的许多意外伤害；兄弟姐妹因受伤而受谴责	诱因如污染 / 遗尿 / 不良行为；不同的病史记录；缺乏父母的关注；无关的成年人带着儿童；社会服务知晓的儿童	

改编自 Maquire S，Moynihan S，Mann M，et al. A systematic review of the features that indicate intentional scalds in children. *Burns* 2008；34（8）：1072–1081.

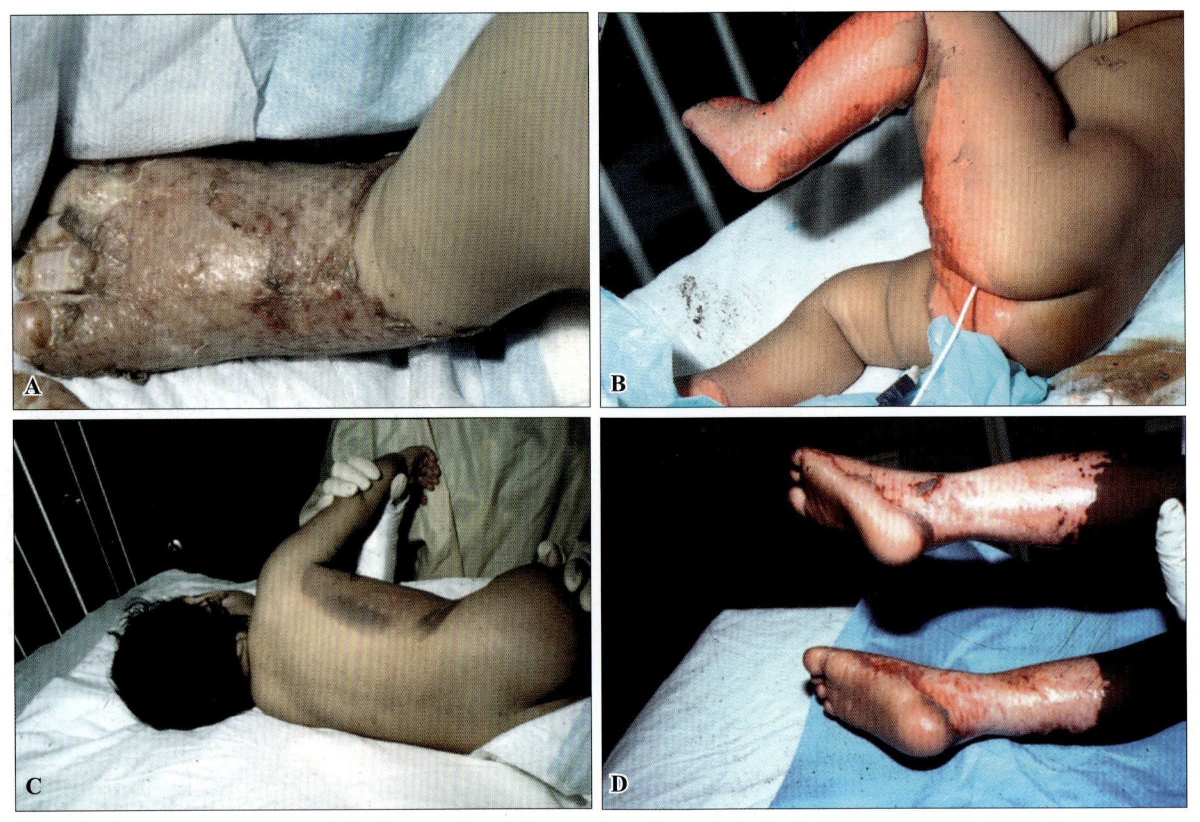

▲ 图 62-2　因医务人员受训不当造成的新生儿院内烧伤

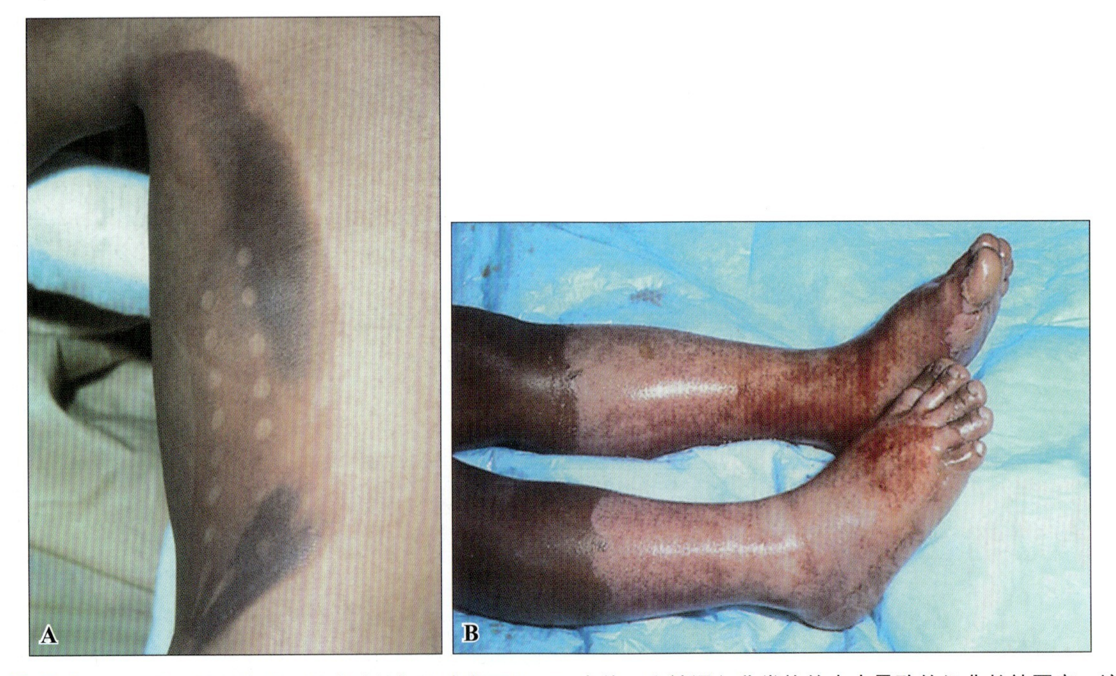

▲ 图 62-3　**A.** 虐待：接触烧伤，其中铁的标记清晰可见；**B.** 虐待：脚被浸入非常热的水中导致的经典长袜图案，这位 **21** 个月大的婴儿的母亲给出的最初病史记录是“一位年长的兄弟姐妹已经打开了热水，患者自己将脚浸入浴缸”

红斑浅表伤口。任何人都不能孤立地评估这些病变（框 62–2）。必须审查医疗记录，以确保存在重复虐待的模式。还要注意，肇事者可能经常在该地区的各所医院中到处就医以减少医务工作者的怀疑。从病史到体检进行各项指标确认是必不可少的，并且可以提示故意烧伤伤害的可能。

五、自残烧伤

最暴力的自杀手段之一是通过燃烧自焚。自焚也可以作为一种自我伤害综合征的一部分，该综合征包括对自我伤害的、持续的、突然的冲动[21]。关于自焚的文献数量有所增加，但目前尚不清楚这种增加是发生率增加还是仅仅为报告增加的结果[13, 41]。从历史上看，如果自焚事件具有宗教或政治动机，那么自焚事件更容易被大众接受[21, 42–46]。自焚女性的特征包括药物滥用、缺乏社会支持、年龄较小和诊断为饮食失调症（属轻性精神病）[21]。自焚男性的特征也包括年纪较轻、患有严重精神疾病[21]、病态的家庭成长史或者可能坚持原教旨主义宗教信仰[13]。无论性别如何，自残烧伤的患者通常先前都会有精神问题，通常是抑郁或边缘性人格障碍；既往自杀失败，且其他人对自杀意念的反应不佳、无法获得社会支持；近期面临严重生活压力伴无助绝望感[21]。这种行为发生率最高的国家之一是伊朗年轻女性，婚姻冲突是一个重要的风险因素，其他风险因素包括低文凭、低社会经济地位、获得精神卫生服务的机会有限以及创伤后应激障碍[13]。

虽然西方文化中自残烧伤的发生率较低，但研究表明，青少年烧伤中自残烧伤占 0.5% ～ 2%，成人约占 25%[21, 47, 48, 46, 49–54]。在非洲，南亚和中东自焚烧伤率占所有烧伤的 28%[55]。据估计，自焚占印度、津巴布韦和伊朗所有自杀事件的 9% ～ 32%[21, 56–58]，在伊朗和巴西女性中比例高达 46%[21, 59, 60]。一些研究发现，自焚比例没有性别差异[61, 62]，但有些人认为这种情况更常见于女性[63–65]，尤其是亚洲和拉丁女性[47, 55, 66, 67]，然而另一些研究发现自焚在男性中更常见[49, 68]。西方文化中自焚的其他风险因素包括既往精神病治疗、精神病性疾病诊断[61, 63, 69, 70]、失业[61, 69, 68]或严重的社交障碍[61]。

最常见的自焚方式是火焰，如煤油、汽油或酒精等火焰促进剂[13, 70]。在 2004 年芬兰的一项研究中，所有自焚烧伤患者中 43% 使用火焰，但所有女性自焚烧伤患者中 93% 均使用火焰[70]。报告的自焚烧伤患者的平均烧伤面积（中位数为 42.2%TBSA；范围为 22% ～ 79%TBSA）高于其他类型烧伤患者（中位数为 36%TBSA；范围为 11.8% ～ 77%TBSA）。这些烧伤通常是深度更深的全层烧伤、吸入性损伤风险增加、长期预后较差、死亡率较高[21, 49, 58, 59, 63, 64, 66]。自焚事件比当前文献中反映的发生率高 1.5 ～ 1.7 倍。这需要更多的研究来确定更准确的发生率数据和预防干预措施。

六、小儿病人和家属可疑伤的临床评价

烧伤儿童的病史在评估烧伤是有意还是意外时尤为重要。评估故意烧伤需要多学科的团队努力（框 62–4）。

框 62–4　报告文件

除了第一手观察的文件，应委派以下任务：
- 检查患者是否有其他虐待迹象，包括颅骨和长骨放射扫描。清楚地说明放射检查是用于评估隐匿性创伤
- 受伤照片和任何可能的证据
- 如果患者从另一家医院转诊，则从该医院的工作人员处获取信息，以确定他们是否发现了受伤的可疑因素以及是否向受调查机构报告了受伤情况。如果是，请确定调查机构分配给患者病例的案件号。对于与患者相关的后续报告，需要该号码
- 访谈患者
- 单独并一起采访家庭成员或看护人，了解事件的全面历史，对事故的差异或跨时间的变化保持敏感
- 获得详细的家族病史，患者的病史和患者的发育能力
- 收集其他可用的附属信息（如来自其他地方的医疗记录）

引自 Patricia Blakeney PhD and Rhonda Robert PhD，2007.

医生评估

医患关系在评估患者伤害和事件准确评估方面至关重要，以确定可疑伤害是有意还是无意。从患者和看护人那里获取详细的病史的重要性在

于评估病史信息的可信度或合理性，尤其是与体格检查结果是否相符（框 62–2）。提供者必须熟悉儿童成长史，以便将儿童成长纳入评估过程。偏见性问题可能会干扰获得精确的病史，因此评估需要对故意伤害的可能性持开放态度。当病史和检查中存在故意烧伤伤害的临床特征时，应该对其进行彻底的调查。体格检查特征包括烧伤模式、分布和相关特征，这些在区分方面更为重要。伤害报告规范必须与观察到的损伤模式、烧伤深度和体格检查明确一致（框 62–2）[71]。烧伤儿童还属于遭受除烧伤以外其他形式虐待的高危人群。虽然一些研究表明，小儿烧伤患者合并虐待所致骨折的风险较低，但该组患儿中大约有 18.6% 的患者骨骼检查显示存在骨折 [72, 73]。另一项研究发现小儿烧伤中 14% 合并骨折风险 [24]。由于不是所有患者均接受骨骼检查，因此可能低估了这一比例。再加上这些骨折是隐匿性的，可能没有骨折存在的物理证据。进一步的证据还表明，烧伤儿童不太可能行骨折评估，这也反映了既往错误地认为烧伤儿童是低骨折风险组。所有 2 岁以内儿童都应在初次检查时行骨骼调查，以明确是否伴随新发或既往骨折 [72, 73]。同时，临床医生还必须注意评估颅内和视网膜出血等头部外伤的迹象 [71]。

怀疑故意烧伤伤害的儿童应由专门负责儿童虐待的儿科医生或具有丰富评估烧伤原因和机制经验的儿科医生进行评估。但是这样的评估应当在孩子身体状况稳定时进行 [74]。

烧伤的评估应该从详细彻底的病史开始，病史应该直接来自一个语言或发育成熟到足以提供病史的孩子，以及在受伤周围出现的父母和看护人。受伤病史和事件的顺序应尽可能详尽和简洁 [75]。

儿童的发育能力以及家庭和社会环境因素同样应予考虑。

患者的既往史和现病史也是需要考虑的重要因素。应根据烧伤类型提出其他具体问题。询问受伤时的家中热水温度以及接触持续时间。

医学评估的下一步将是完整的体格检查。体格检查应包括对孩子的一般表现、营养、情绪和卫生情况的良好评估。

如果可能的话，应该进行发育评估，尽管在严重烧伤中评估发育是非常困难的，应该根据病史进行粗略评估或稍后进行详尽地发育评估。评估时应评估所有器官系统，以查找瘀伤、骨折、头部损伤和其他创伤迹象。

然后应特别评估烧伤，包括烧伤模式、分界线、分布、所涉及的身体表面、面积大小和对称性。每种伤害都应该有详细记录，照片文件应该在孩子入院时或孩子稳定后立即完成。

在对孩子进行评估后，其他测试也可能对故意伤害的判定很重要。美国儿科学会建议 2 岁以下儿童如果出现肉体虐待问题，应进行骨骼检查。对于 2—5 岁的儿童，可根据病史和检查进行骨骼检查；然而，大于 5 岁儿童未建议进行骨骼检查 [76, 79]。

骨骼检查对于诊断细微的骨折非常重要，例如经典的干骺端病变骨折和对虐待具有高度特异性的肋骨骨折。因为这种骨折可能是微小的，并且在第一次骨骼检查中可能不明显，所以需要在 10 ～ 14d 后进行重复骨骼检查以判断愈合组织形成 [76, 77]。

最近的研究表明，与意外烧伤相比，故意烧伤儿童骨折发生率约为 33%[80]，也有报道称，24 月龄以内儿童非意外烧伤的骨折发生率高达 53%[77]。

在病史、体格检查、实验室和放射检查以及部分必要的现场调查之后，医学专家应对损伤进行评估，以确定病史是否可以解释受伤机制、并与烧伤表现一致。评估应该遵循没有偏见的原则，医务人员应该注意自己的角色，主要应充当孩子照顾和保护者角色，而不是为了找到可能导致烧伤的人，也不是对看护人或被指控的肇事者做出判决 [81]。

七、烧伤的类型

（一）烫伤

烫伤是最常见的非意外烧伤形式。典型的非意外烧伤儿童曾在 2 岁左右接受过如厕训练 [75, 84]。烧伤机制通常是浸入热水中。这些儿童的烫伤深度均匀、边界清晰，没有意外烫伤常见的飞溅。非意外烫伤通常表现为双侧对称，在大多数情况下，这种烫伤在屈肌侧可能保留有正常皮肤[83]（图 62–4）。

（二）接触烧伤

接触性烧伤是第二种最常见的虐待烧伤形式[84]。非意外性接触性烧伤通常具有明确的边界。他们还可以推测可能用于引起烧伤的设备形状[86]。

在非意外性的香烟灼伤中，烧伤通常呈卵形到圆形，并且周长为 5 ～ 10mm[87]。报告的接触烧伤机制包括卷发器和蒸汽熨斗[86]。这种烧伤通常留下引起烧伤的物体相应的轮廓。

（三）化学烧伤

可以由碱、酸、无机和有机试剂引起。发现引起伤害的药剂对防止进一步损害是很重要的。碱烧伤最初可能看起来损伤较轻，但可能会产生更深的组织损伤，即使在消除了烧伤的直接原因后也可能进行性加重[85]。与酸烧伤产生疼痛的深度溃疡相比，碱烧伤可能不会疼痛。化学灼伤可能来自监护疏忽或故意伤害。

八、心理社会评估

多学科联合管理对于儿童或成人烧伤 / 虐待受害者至关重要。心理学家在初步评估和协助咨询中至关重要，社会工作者是转诊和后续护理的重要支持。两类人都擅长更详细地评估家庭动态和社会情况，应该成为患者转送到适当政府机构的关键节点。与患者和看护人分开（如果可能）进行心理社会评估和访谈将提供更准确的伤害现场情景。两人报告不一致是虚假病史的标志，提示检查者注意虐待行为的可能。患者和看护人必

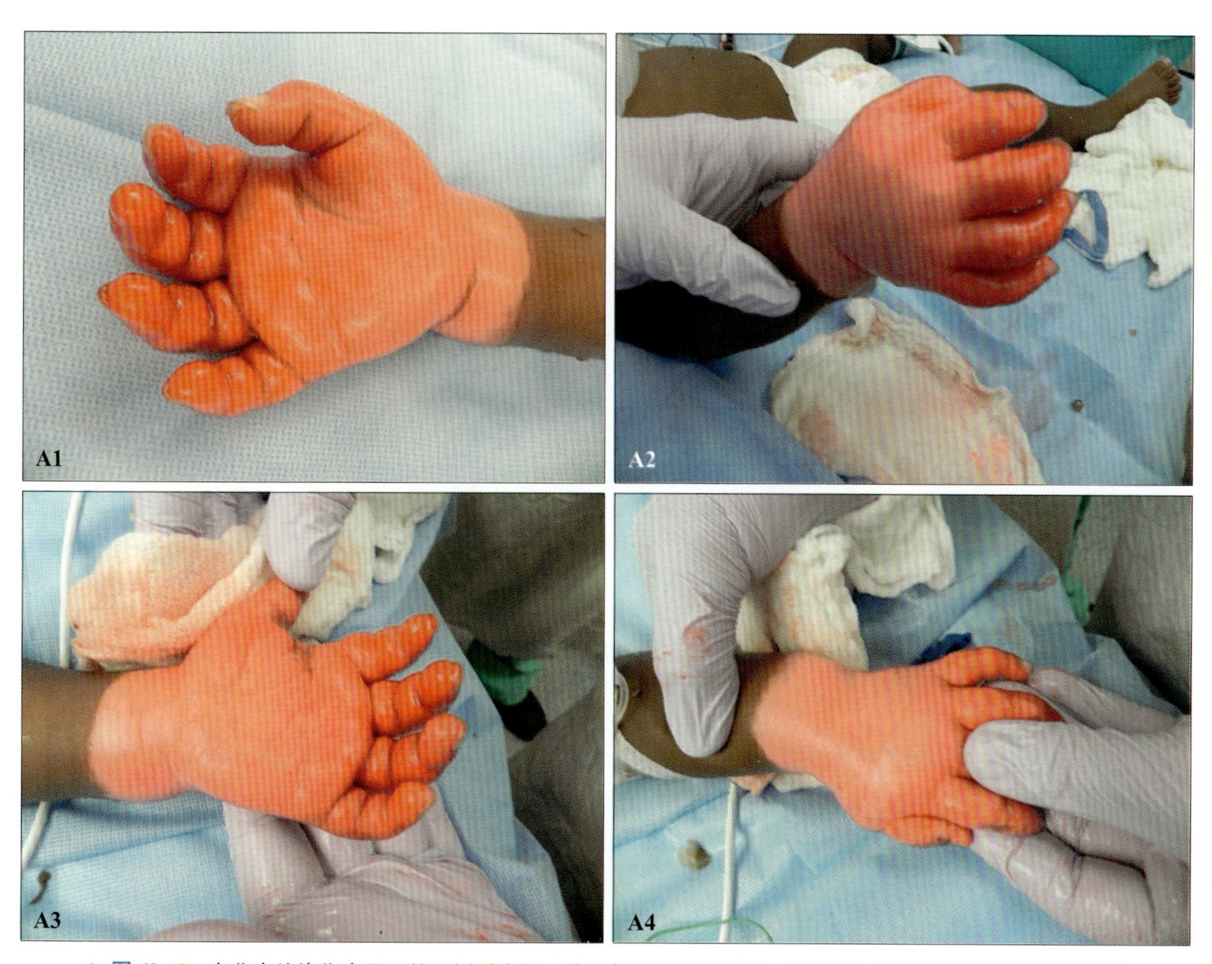

▲ 图 62–4　在非意外烧伤中显示的双侧对称性，并且在大多数情况下，这种烧伤也保留了屈肌侧的正常皮肤

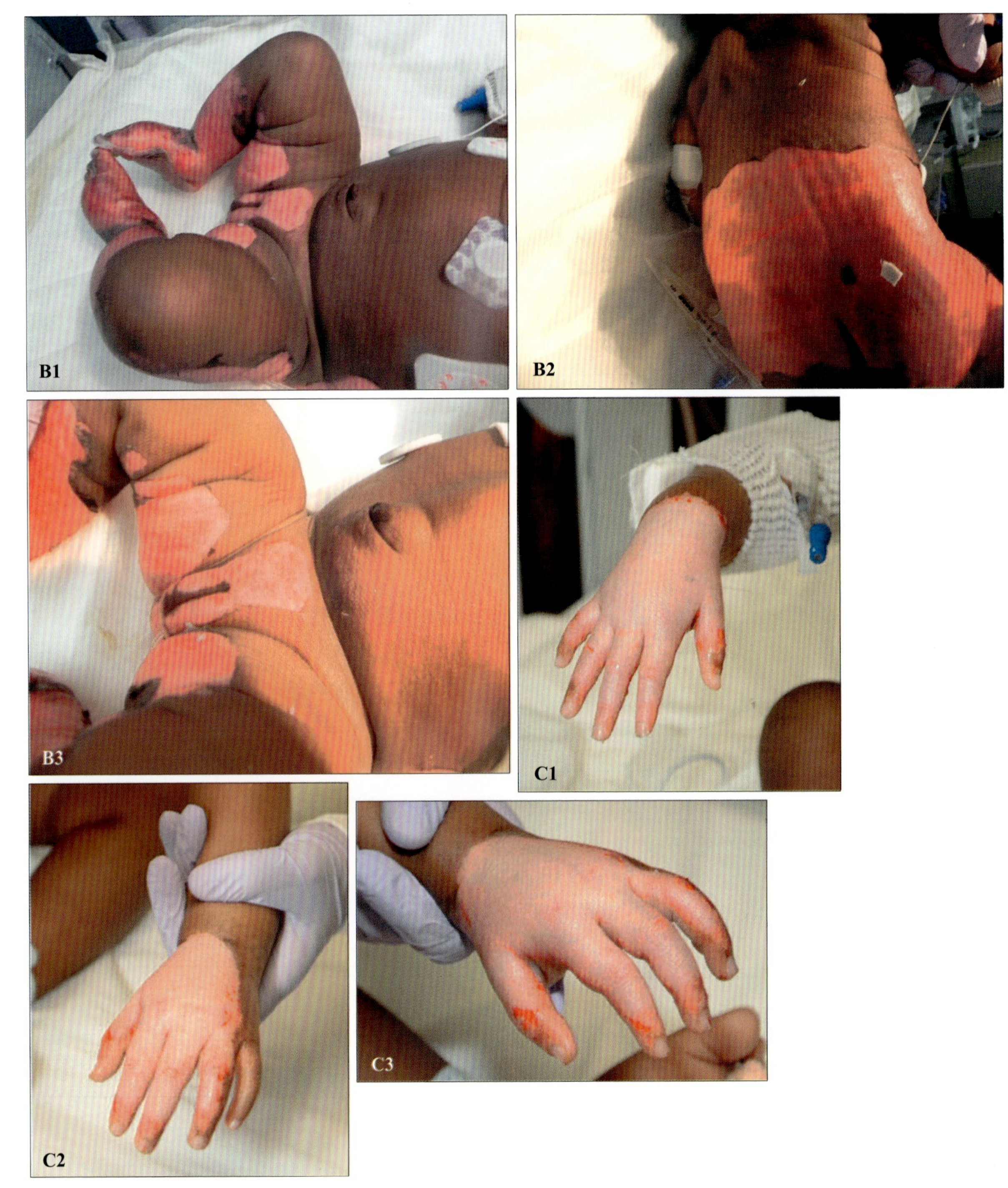

▲ 图 62-4 续

须有详细的病史询问记录。病史问询过程中，释义技术可促使医务人员对病史更好的个人理解。问询者必须确认旁观者的存在和事件的确切时间，且必须对这些人进行访谈求证以评估他们与事件过程的相关性[74]。问询者应在入院后不久进行透彻的事件回顾并记录在案，以降低嫌疑人改变与烧伤相关的事件和时间表或与证人串通的机会[3]。事件发生模式极为重要，当以下情况发生时应当怀疑故意烧伤伤害：应当负责的成年人声称没有看到事件，而将伤害归咎于兄弟姐妹，或者监护人很晚才出现在病史询问现场，或者是其他亲属而不是烧伤当时负责照看的成年人带着孩子来进行评估[21]。进行交谈的临床医生必须精通孩子的发育，以确定疑受虐待的孩子应有的正常发育反应。对关系和行为的观察与咨询过程中提出的具体问题同样重要。

受虐待的儿童往往未满 2 岁，因此容易受到照顾者的伤害。其他特征包括：无法安慰的哭泣、难以进行如厕训练或如厕训练相关意外发生、父母与子女的亲密程度明显不足或关系紧张以及不适当的行为，例如冷漠或对侵入性手术的明显耐受性。严重受虐待的儿童会因为对医疗团队过于恐惧或过度亲近而表现出夸张的反应。当被要求提供免疫记录时，可疑施虐的父母或看护人往往无法提供或回避提供准确的医疗记录和免疫记录（框 62–4）[3]。

与孩子的交谈是确定是否是故意伤害的重要组成部分。在治疗关系之上建立的融洽的咨访关系是访谈成功的关键因素。应首先询问热身问题或非威胁性问题以建立关系：比如“你的生日是什么时候?”，有关学校或朋友的问题或让孩子说出最美好一天的故事。一旦建立了足够的良好咨访关系，再以开放式问题询问有关伤害情况是最有效的提问方式（即“发生了什么？你是怎么受伤的？”）[36]。应鼓励孩子自由讲述这个故事。只有在孩子讲完故事后才能提出具体的问题来进一步澄清细节。如果孩子看起来不愿意谈论发生的事情，那么访谈者可以建议孩子举手或摆动手指以表示他们知道但不想谈论。在采访年幼的孩子时，短暂的休息时间将使得建立的融洽咨访关系和相互信任得以更加牢固，以便孩子在分享他或她的故事时感到安全[36]。

评估者应与包括怀疑的肇事者在内的家庭成员秘密地讨论可疑故意伤害[36]。应允许肇事者有时间以治疗受害者的方式来处理他们的问题，而非单纯对他们进行评判。家人应该被告知事情进展到了哪一步以及可能会有儿童权益保障服务局（CPS）介入。重要的是与家人分享一种观念，即 CPS 的主要目标是保障所有儿童处于安全和受到保护，尽管其常常被视为单纯的惩罚性机构。共享信息就是治疗关系的开始。大多数肇事者都不愿信任医疗团队，特别是当他们觉得自己被评判时。让他们如实地了解流程以及我们与 CPS 共享的信息可以最大限度地减少不信任。如前所述，肇事者通常情感支持有限。当故意烧伤伤害发生时，心理学家是提供初步情感支持和解决肇事者可能感受到的恐惧、悲伤和无助等负面情绪的重要组成部分。定期的心理治疗见面会对于家庭动态的积极变化至关重要。

九、报告疑似故意烧伤伤害

1967 年，美国各州的州立法机构都制定了法律，要求向有关当局报告任何合理可疑故意伤害的情况[36]。1974 年，通过了“联邦儿童虐待预防和处理法”。这些法律要求专业人员在有足够的信息时需要报告针对儿童的可疑故意伤害，足够的信息是指信息能够让有相关能力的专业人员认为存在虐待是极其可能且合理的[36]。重要的是不仅要了解州法律，还要了解当地政府机构法律关于报告可疑伤害的政策。大多数医院都有风险管控团队或法律团队，他们精通联邦和州法律以及医院的政策、规定和法规。在上报有关故意伤害的任何信息之前，规定的上报方法应明确回顾和全面复习。

可疑虐待的信息提供者应向其所在州所指定的机构报告。在交谈询问时，请注意护理人员与患者之间的互动。提供者应记录被访者不正常的关注点、缺乏同情心、冷漠孤立、延迟求医或吸食毒品或酒精（框 62–2）。如果怀疑存在虚假病史汇报，先不要正面对抗而要提醒受害人的看护人，让他或她有机会提供更真实可信的病史记录。病史和查体的详细文件可用于诉讼控告，因此应当清晰、简洁、准确。报告医生尽可能准确无误地报告可疑虐待行为极其重要，因为这会对后续不准确的评估和最终不正确的判定产生重大影响。大约 50% 受到故意伤害的儿童会受到再次伤害，这些再次伤害最终会是致命的[3]。

最后，证明可疑伤害是故意的不是医院或任何医务人员的义务。对于医务人员而言，重要的是报告可疑故意伤害，确保治疗的连续性，并与法律程序配合[3]。在孩子接受治疗时，保持准确的记录，保存好所有的医疗文件以及与患者家属之间的知情同意书是非常重要的。尽管是检察官来负责证明故意伤害，但医疗记录往往是一个关键证据。医生的报告和与检察机构的合作对于法律起诉非常宝贵。医生对故意伤害是否可能存在的看法对儿童权益保障服务局（CPS）工作人员和检察官有巨大影响[3]。关于故意伤害案件要谨记，大多数律师对烧伤缺少经验甚至没有经验，医学研究人员、烧伤心理学家和社会工作者的专业知识是证明指控和保护儿童免受未来伤害的基础。

没有专门针对涉嫌虐待成人举报的联邦法规。所有州都有针对虐待成人的单独法律、报告指南和处罚办法。如果确定是成人虐待，则最好先了解您的州法律；但是，如果不确定时，可先遵循与虐待儿童相同的指导原则，直到可以获得确切信息。大多数州都设有可以在线办理的全州范围的受理申请办公室，且大多数州都可以在线报告。国家虐待老人中心可以提供有关老年人虐待的信息和帮助，包括州老年人虐待热线列表。Child Help USA 是一家私人慈善机构，负责建立并维护全国儿童虐待热线（800）-4-A-CHILD（800-422-4453），并在其网站（http://www.childhelpusa.org/report）上提供全州报告号码列表。用于聋人号码的电信设备是（800）-2-A-CHILD。美国卫生和公共服务部儿童和家庭部在其网站（http://nccanch.acf.hhs.gov/topics/reporting/report.CFM）上提供了全州报告电话号码列表。

十、对其他弱势群体的临床评估

在对易受伤害的患者进行评估时，提供一个安全和保密的环境非常重要，这种环境是非对抗性质的且不带评判色彩。建立融洽关系和信任是病史询问过程的重要组成部分。在日常生活中，年长的人很可能依赖施虐者。肇事者通常是家庭成员或亲人。无论患者是否能够表达自己的情绪，他都可能会感到恐惧、担心、羞耻以及保护肇事者的愿望。良好的治疗关系（即临床治疗效果令受害者满意）将使患者相信医疗团队将以他本人以及其肇事者的最佳利益行事。

十一、与患者和家人保持专业关系

当接近虐待受害儿童或成人时，我们必须保持专业、自控和不带指责偏见。医疗卫生行业的临床医生是孩子的天生保护者，他们希望自动与孩子保持一致。解决自己的（偏见性）感受对于如何为患者提供最好的照料至关重要。与家人建立治疗关系可能很困难，但是必要的，因为孩子在出院后或在烧伤门诊就诊期间大多数时间与家人在一起、受家人照顾的。

十二、烧伤预防和儿童安全的未来

烧伤和烫伤是儿童致伤和致死的重要原因。一些研究已经显示出可有效预防烧/烫伤相关伤害的成功对策[75]。为了防止意外烧伤，美国烧伤学会《烫伤伤害预防—教育者指南》已经发布，指南中有用于指导患者协助预防烧伤和烫伤的步骤。包括由于热食品和饮料烫伤是儿童和成人烫伤最常见的原因，因此提供安全的烹饪区域和受监督的环境是最重要的预防措施。具体建议如下：携带孩子时不要携带热的液体；将儿童放在远离炉子的婴儿围栏或高脚椅上；不要使用儿童学步车；在后炉上做饭，记得将锅柄转到里面；将电器线盘绕起来，并保证无法从柜台上拿到；去除盖子时，不要忘记蒸汽会烧伤脸部或手臂；烹饪时穿紧身衣或短袖；对于行动不便的人，使用坚固的大型手提式托盘来携带热液体。自 20 世纪 80 年代以来，微波烫伤发生率已显著上升[16]。在面部高于微波炉门的地方建议正确放置器具。7 岁以下的儿童不得使用这些产品。由于加热不均匀，切勿在微波炉中加热婴儿配方奶粉。在打开之前，始终让微波炉煮熟的物品静置 1min。将热水器设置在 120℉（48.9℃）以下，防止热水器烫伤（表 62-2）。美国烧伤学会提醒我们“充分和持续的检查是防止热水器烫伤的最重要因素。”其他提示包括将单个水龙头手柄始终置于冷水位置并避免水温的突然波动（如，在淋浴时冲洗马桶）。CDC 有免费材料可以从网上下载（/safechild/FactSheets/Burns-Fact-Sheet-a.pdf）。

预防非意外烧伤更为困难。进一步的研究，

表 62-2　暴露在热水中严重烧伤的时间；时间和温度的关系

水　温		发生三度烧伤时间
155℉	68℃	1s
148℉	64℃	2s
140℉	60℃	5s
133℉	56℃	15s
127℉	52℃	1min
124℉	51℃	3min
120℉	48℃	5min
100℉	37℃	沐浴的安全温度

注：儿童所需时间应下调

引自 Moritz AR, Henriques FC. Studies of thermal injury: II. The relative importance of time and surface temperature in the causation of cutaneous burns. *Am J Pathol*. 1947;23(5):695–720. See also American Burn Association. Scald Injury Prevention Educator's Guide. 可在以下网址查看 http://www.ameriburn.org/Preven/ScaldInjury Educator's Guide.pdf.

以及对医生和预防虐待相关团队进行培训势在必行。自美国烧伤学会建立国家烧伤库（NBR）以来，建立了烧伤登记国家数据库。医生需要识别可疑的故意烧伤伤害并详细记录检查和病史。进一步的研究将有助于确定更明确的迹象和模式，以确定故意伤害。

拓展阅读

Definitions of child abuse and neglect: summary of state laws as of 2009. Available at: http://www.childwelfare.gov/systemwide/laws_policies/statutes/defineall.pdf (PDF 1.2MB)/safechild/FactSheets/Burns-Fact-Sheet-a.pdf.

Kolko D. *Juvenile firesetter intervention clinical training*. Pittsburgh, PA: Department of Psychiatry, University of Pittsburgh School of Medicine; 2000.

National Center on Elder Abuse. Website: www.elderabusecenter.org and phone number: (202)-898-2586.

National Clearinghouse on Child Abuse and Neglect Information. What is child abuse and neglect? US Department of Health and Human Services Administration for Children and Families; 2004. Available at: http://nccanch.acf.hhs.gov/pubs/factsheets/whatiscan.cfm.

第63章 烧伤后功能障碍和畸形的评估

Functional Sequelae and Disability Assessment

Karel D. Capek　Byron D. Hughes　Glenn D. Warden　著
张丕红　郭　乐　何志友　译

一、概述

25 年来，烧伤治疗在降低死亡率和缩短住院时间方面取得了显著进步。从前几章可以看到现在的烧伤死亡率较过去有了明显降低。全美几乎所有烧伤单位每 1% 烧伤面积的住院时间从原来需要将近 3d 降至现在不到 1d。这些成功的治疗可以简单地概括为：更大面积的严重烧伤患者能够救活了。

但是，这些大面积严重烧伤患者救治存活后，他们的生存质量成了新的问题。尽管这个问题在大面积烧伤患者中更突出，但在较小的烧伤中也存在。这些生存质量问题可在这个 95% 体表面积的儿童烧伤患者得到具体体现（图 63–1）。利用培养的角质形成细胞使伤口愈合，患儿活了下来；然而，当我们评估该患儿当前和后续的重建需求时，可能需要多达 33 个重建步骤。因此，这样一个供区极少的烧伤患儿的重建问题是非同寻常的。就生存而言，患者转归确实重要；但是，我们还必须考虑这样一个问题："在救治生命方面的医疗水平是否超越了病人获得功能重建和康复的医疗技术？" 很遗憾，答案是肯定的。"我们在将患者送回一个在经济、心理或社会上都没有准备好接受他们的现实中吗？" 同样遗憾，答案也是肯定的 [1]。

根据社会保障法第二条和第十六条规定，成人残疾为因任何医学上可确定的可能导致死亡和已经或可能持续不少于 12 个月的身体或精神损害而无法从事任何实质性的有收益活动；对儿童来说，稍有不同，如果 18 岁以下的儿童在医学上具有可确定的身体、心理或综合损伤，导致明显和严重的功能限制，并且预计会导致死亡或持续不少于 12 个月，则该儿童将被视为残疾。这些功能评估的指导原则需要进一步确定。"医学上可确定的损害" 是指损害可以通过第三方的手段被证明、证实或以其他方式被知晓和描述 [2]。这些资料包括实验室检查、显示潜在疾病体征的体格检查，以及问诊获得的疾病特异性病史信息。当两个或两个以上系统出现损害时，可根据组合值图表或其基本公式进行组合评级。按照美国医学会的公式，基于诊断的第一损害先从赋值 100% 的人体功能中减去，伴随的每个损害再被细分为剩余或部分未损伤的百分比 [3]。残疾等级只能在病人达到最大的医疗改善后才能进行。遗憾的是，这一概念既主观又不充分，但在运用普通常识和医学判断的同等衡量标准时，仍可保持其效用。

二、基于人体各系统的烧伤残疾评估

对可疑损伤的描述应在医生介绍之前开始。仔细观察整体外观：个人如何打扮，如何进入大楼，等待时是否镇定，如何在登记时与临床人员互动，以及填写初步的文件，所有这些都为了解他受到烧伤的影响及如何适应烧伤提供了有用的全面视角。整个人的损伤取决于器官系统功能的破坏，每个系统的损伤被分类为五类：0（无损伤）、1（最小）、2（中等）、3（严重）和 4（非常严重）。通常，这些类别与功能和症状相

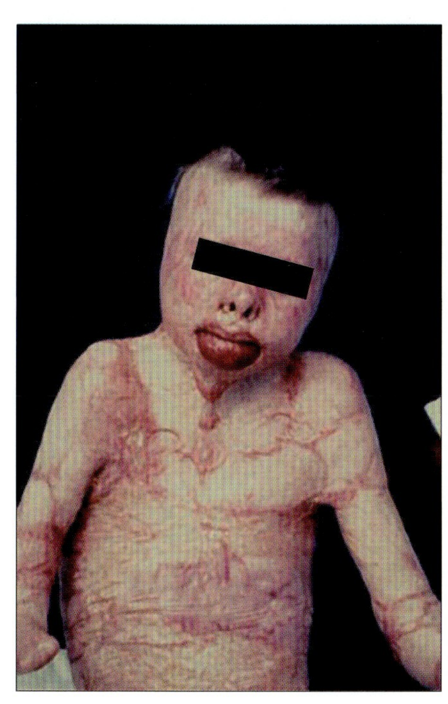

▲ 图 63-1　**95%TBSA 烧伤小儿**

对应，其中 0 表示即使剧烈活动也没有症状，1 表示仅剧烈活动时出现症状，2 表示正常活动时的症状，3 表示活动最少时的症状，4 表示一直存在的症状。如果客观检测结果与所诉症状相关被普遍接受，则该客观测量结果将成为关键因素（如，呼吸功能部分的肺功能测试结果可作为关键因素）。

该分类允许从无损害到完全损害进行评估，可表示为整个人损害的百分比。在每个基于诊断的损伤类别中，可以根据附加的临床信息或辅助诊断测试对损伤评估进行上下调整修正。每种情况都会有所不同，有关详细信息，请参阅 AMA 最新版本的永久性损害评估指南中的各个章节。以下章节简要介绍典型烧伤后遗症的评估。

（一）体质

儿童的体重、身体成分和生长曲线为烧伤后全身性损伤的总体程度提供了重要的客观数据。尽管身体成分会发生变化，但体重变化趋势，特别是与伤前体重相比，还是有助于估计净体重的损失。一般来说，10% ～ 30% 的体重减轻与逐渐加重的营养不良和分解代谢表现（如：伤口愈合受损、压疮和肺炎）相关。幸存者的残障评估中近 40% 损伤前体重的损失表明伤后高代谢并发营养不良可导致几乎致命的全身性损伤。

虽然人体成分分析的金标准是钾 –40 闪烁计数加上体内水分氧化氘稀释测量 [4]，但已被全身双能 X 线吸收仪（dual energy X–ray absorptiometry，DEXA）这个实用、简便、有效的检测所替代。全身 DEXA 扫描可提供轴向肢体骨的骨密度测量，以及外周和内脏脂肪质量、骨质量和肢体 / 躯干净质量的评估 [5]。严重烧伤后骨代谢明显受到干扰 [6-10]；导致生长期（青春期前）儿童出现生长停滞 [11]，这可归因于软骨内骨形成受阻；患者也容易因轻微创伤（如地面坠落）而骨折，且骨折愈合速度减慢。

（二）皮肤 / 体被

作为受烧伤影响最明显的器官，烧伤区域的照片可以提供损伤程度和愈合过程等情况的有效记录。烧伤创面自愈或皮肤移植愈合后留下的瘢痕及供区的损失可用体表面积和部位描述。注意相关的静脉充血、组织水肿、慢性创面、疼痛、瘙痒、组织缺陷，以及烧伤瘢痕挛缩导致邻近未烧伤的可移动结构［乳头、脐和（或）生殖器］的变形也很重要。大于 20% TBSA 的大面积烧伤可导致皮肤的稳态功能损伤，其表现包括主观热耐受、体温调节受损、瘢痕发汗功能丧失或脂肪组织层缺失导致的寒冷，后者在烧伤深度创面和感染创面的治疗过程中行筋膜切除或清除脂肪组织时特别值得重视。虽然烧伤治疗的目标是快速、持久地闭合伤口，但烧伤后还是可能出现慢性创面。如果出现，应记录包括大小、深度、位置、渗出物 / 气味以及愈合过程 / 肉芽组织在内的这些情况，先前应用的伤口治疗方法也应描述。如果伤口出现时间超过 3 个月，则需要对愈合失败的原因进行更详细的评估，包括营养不良、压力、感染 / 定植、骨髓炎、感觉丧失、皮肤张力和血流不足。另外，这项评估还应包括排除肿瘤（马约林溃疡）和针对引流淋巴结进行相关检查，因为未豁免的非基底细胞皮肤癌可评估为 58% 的人身损害 [12]。患者病史是针对非面部皮肤 / 瘢痕相关损害进行分类的关键因素，重点关注皮肤相关状况对个人日常生活能力的影响。非面部皮肤病可被赋值0%～58%的人身损害[12]。

（三）面部损伤、瘢痕和耳鼻咽喉的问题

面部烧伤瘢痕是造成损伤的重要原因。除外观影响外，还包括瘢痕性小口畸形（可导致体重减轻和营养不良）、面部表情丧失、出现相关气道功能障碍和湿化功能丧失的鼻部畸形或组织缺失。根据呼吸困难程度和干扰日常或工作活动的关键因素，包括鼻部损伤和声带麻痹在内的气道缺陷被评定为0%～58%的人身损害[13]。根据日常交流中言语的听力、理解能力和功能效率的关键因素，语音和言语障碍被赋值的0%～35%的人身损害[13]。外耳缺失，除了容貌损害外，还会损害声音的定位/偏侧性，使眼镜或类似的需戴在耳朵上的头饰佩戴困难。烧伤后听觉功能可能会以多种方式受损，显著的冲击波损伤与鼓膜破裂有关。中耳感染，常常伴有鼓膜穿孔，可使严重烧伤康复复杂化；通常可检测到多重耐药菌，需要长期治疗方能清除；形成的鼓膜瘢痕可能会降低听觉敏锐度。一些耳毒性药物（尤其是氨基糖苷类和呋塞米）在严重烧伤患者的重症监护期间经常使用。听力评估的关键因素是使用500Hz、1000Hz、2000Hz和3000Hz的分贝阈值进行听力测量。双耳听力损失造成的人身损害范围为0%～35%，＞35%则为完全听力丧失[13]。面部缺陷与整体皮肤评估分开进行评级，决定分类的关键因素是面部解剖变形程度、表情/面部特征的丧失及患者在社交环境中因面部缺陷而面临的困难程度。面部瘢痕/毁容造成的人身损害可赋值在0%～45%。

（四）肌肉骨骼

烧伤后截肢并不少见，尤其是在电损伤的情况下。如果存在截肢，一些描述需要明确，包括截肢的平面、残端的状况（注意是否存在慢性伤口）、使用的假肢及患者应用的效果，以及由于截肢而难以或需要适应的特定（工作和家庭）活动。

烧伤后肌肉骨骼损伤的主要原因是关节处瘢痕挛缩。在严重受伤的状态下，患者通常采取“舒适的姿势”。烧伤后关节收缩可能会减少伤口愈合的面积，但代价是随着瘢痕的形成而失去运动范围。使用夹板、锻炼和松解后组织重建可以减轻这一问题，但很少能完全恢复到烧伤前的状态。在描述瘢痕挛缩时，特别是涉及关节的情况下，会发现休息位往往是不正常的。运动范围、力量、相关的慢性伤口或溃疡以及瘢痕处的疼痛/牵拉可提供损伤的有用医学证据；患者因特定瘢痕/挛缩导致的特殊日常生活或工作活动障碍也需要描述，以体现损伤的严重程度。

长期固定和过度使用静态夹板可能导致关节纤维化和运动范围受损。异位骨化可导致关节活动几乎完全丧失[14]，通常发生在超过30%TBSA的烧伤患者。它可使关节固定在维持位置，且很难通过手术和康复得到治疗；还可引起明显疼痛，如肘部肘管内的尺神经易受到压迫。

烧伤康复期需重视全身的肌肉状况。危重病、脓毒症和长时间制动后，患者肌萎缩越来越明显[15]。横纹肌溶解症和筋膜室综合征可导致相关肌肉的快速减重。尤其多见于电烧伤后，因这种烧伤本身就可加重肌肉萎缩和骨骼肌蛋白分解代谢。肌肉量的减少导致肌肉力量和耐力下降，并可能导致代谢紊乱，包括葡萄糖稳态的改变和胰岛素敏感性的降低。检查者可评估肌肉体积，如果发现有异常，还可以测量肢体周径。超声检查越来越多地被用来量化肌肉减少的程度（如股骨中段股外侧肌厚度），但它在常规残疾评估中的作用还没有被广泛确定[16-19]。肌肉骨骼损伤分类的关键因素是临床诊断、功能检查资料的完善及那些诊断定义涉及的相关问题对剧烈活动、工作、日常生活和基本功能的影响程度；与此同时，还需考虑他人完成这些任务的程度。由于分级评估未截肢肢体损伤相当复杂，读者可查阅最新版本的永久性损伤评估指南[20]。

（五）手足功能

手的功能对日常生活和工作活动都是特别重要的，并且经常受到烧伤和瘢痕的损害。手指的缺失或畸形会导致各种不同程度的缺陷。截除后

的完全丧失按以下减值评级。

■ 环指 / 小指：10% 手部，9% 上肢，5% 全身损伤。

■ 示指 / 中指：手部 20%，上肢 18%，全身损伤 11%。

■ 拇指：40% 手部，36% 上肢，22% 全身损伤。

■ 手：上肢 90%，全身 54%。

■ 整个上肢：60% 的全身损伤[20]。

屈侧挛缩或手指纽扣畸形会导致灵巧动作受损，伸侧挛缩会损害握力和负重。部分损伤和功能损失的评分更为复杂，但不可超过截除的损伤等级[20]。由于手部结构复杂及其对夹板、制动和血管活性药物的反应存在差别，除了明显的皮肤 / 软组织瘢痕化外，确认的肌肉、肌腱和骨 / 关节受累情况也不少见。

在下肢，截除损害按以下分值占比评定。

■ 小趾：3% 的足 / 踝，2% 的下肢，1% 的全身损伤。

■ 踇趾：17% 的足 / 踝，12% 的下肢，5% 的全身损伤。

■ 足 / 踝：70% 的下肢和 28% 的全身损伤。

■ 整个下肢：40% 的全身损伤。

对于上肢和下肢的非截除性损伤，如果基于诊断的评估款项中没有一个反映出患者的损伤（通常是烧伤后肌肉骨骼严重受损的情况），还可以根据运动范围测试来进行评估。关于这方面的全面描述超出了本章的范围，可查阅 Ron-Dinelli 等编写的材料[21]。

步态和平衡的评估（即足跟 / 足趾、步态配合和 Romberg 试验）提供了对神经和肌肉骨骼系统协调功能的观察。在全身乏力、失去平衡或不稳定等情况出现时快速反应的能力损害，可能会削弱从事高体力要求职业的安全工作能力。虽然患者可主观陈述运动耐力，但可以通过询问患者在不休息的情况下能走多远，或者在不中断的情况下能爬多少级楼梯来评估运动耐力。运动受限的原因（如气促、骨骼肌痉挛、全身无力、关节痛、胸痛、背部不适或其他）常可提供主要潜在疾病状态的重要信息。

（六）神经病学

烧伤后可能出现局灶性和全身性神经系统问题。外伤性脑损伤或脊髓损伤可见于高能交通伤、爆炸性损伤以及与逃生有关的损伤。在密闭空间中持续的烧伤常常会吸入有毒物质和燃烧产物的混合气体，导致吸入性损伤（稍后讨论），一氧化碳、氰化物和其他毒物也可导致全身缺氧损伤（一般海马体最不能耐受缺氧，出现学习和记忆功能受损）。脑水肿常发生于一氧化碳中毒或缺氧损伤，脑疝可导致神经系统严重受损。心脏骤停也可能发生于严重烧伤（通常为低血容量所致），并且可在大脑前、中、后动脉分布范围出现典型的区域性梗死。缺血缺氧性损伤可能导致神志意识改变。神经系统的损伤可在 0% ～ 100% 的人身损害范围进行分级，像非癫痫发作的持续性损伤评估分值较高，为 31% ～ 100%[22]。有时即使神志意识正常，创伤或严重中枢神经系统损伤后可能出现精神状态、认知能力和高级整合功能的改变。根据精神状态检查和对日常生活活动的干扰，有时辅以神经精神病学检查，造成的损害评估在整个人的 0% ～ 50%。电损伤患者可能会出现一种以精细和粗大运动协调性逐渐退化为特征的疾病，由此产生的并发症包括无法安全地执行与工作相关的任务，以及无法进行日常生活中的常规活动；这种疾病常在伤后一段时间才发生，甚至在患者返回工作岗位后出现恶化。区分这种情况和故意装病是特别令人苦恼的，所以客观的神经检查结果必须针对每个病例进行编目记录。危重病人在需要长期的 ICU 治疗才能恢复时，多发性神经病诊断应予以考虑，因为长期的全身炎症反应综合征、高血糖、皮质类固醇（烧伤后内源性升高超过 12 个月）和神经肌肉阻滞药（肌松药）的使用与其发病机制有着或多或少的关系。

局灶性周围神经损伤也可归因于烧伤后筋膜室综合征。上肢的尺神经在 Guyon 管和肘管内容易受损，正中神经在腕管处也容易损伤。如果筋膜室综合征持续 4 ～ 6h 未充分减压，该筋膜室内的任何部位都可能发生不可逆的神经损伤。幸运的是，Volkman 所描述的严重的挛缩后遗症和上肢完全功能丧失不常发生，这是由于针对筋膜室综合征急诊进行了被列为烧伤中心治疗常规的焦痂切开术和筋膜切开术 [23]。周围神经病变导致的损伤评级大体上基于感觉和运动检查，建议读者参考最新版本的《上下肢永久性损伤评估指南》[20, 24]。

步态、站姿、平衡、发汗功能、肌力、深部肌腱反射和感觉（包括必要时的疼痛 / 温度、轻触 / 两点辨别和振动 / 关节位置感）缺陷都应描述；如有必要，可补充详细的神经检查，包括肌电图或神经传导检查。

（七）心血管 / 代谢

烧伤后的高代谢在前面的多个章节中有很详细的描述。运动能力（VO_2 峰值）下降可能导致损伤，进而导致基础能量消耗增加。严重烧伤后，心动过速和较高的静息能量消耗常常持续 12 个月以上。虽然药物治疗可以改善烧伤后高代谢，但恢复到损伤前的代谢状况非常缓慢且往往不完全。频繁发生脓毒症的重度烧伤应激也可能导致心脏功能障碍 [25]。儿茶酚胺水平显著升高和慢性高输出状态有助于心肌重塑；烧伤后存在射血分数降低、心肌纤维化和舒张功能障碍在严重烧伤幸存者的回顾性研究中得到明显体现。通过脉搏、静息呼吸频率和呼吸深度、血压、从胸骨角垂直测定的颈静脉压力和波形，以及是否出现肝颈反流和心前触诊，可以发现烧伤幸存者的心血管和代谢紊乱程度的客观证据。这些损害可采用纽约心脏协会制定的心脏病功能分类进行评估。人身损害范围为 0% ～ 65%，以及像射血分数和基于左心房 E–A 波的舒张功能障碍的超声检查、以 VO_2 最大值为代表的运动测试等客观检测结果是评估的关键因素。这些运动测试结果按上述可提供功能状态客观评价的心脏病功能分类进行归类 [26]。

（八）呼吸系统

在封闭空间（如建筑物内）中发生的烧伤，往往会导致呼吸系统的某种形式的吸入性损伤。这种损伤可能只需要短暂呼吸机支持，也可能导致永久性呼吸系统疾病。慢性和复发性呼吸道感染及呼吸功能不全可能限制患者执行伤前工作的能力，尤其是在工作场所存在有毒化学品或粉尘的情况下。暴露在刺激性气体中也会使原有的哮喘恶化或导致刺激性哮喘。尽管这种反应性气道疾病通常会随着时间的推移而消退，但有些人可能会有持续的呼吸损伤，这也可能需要改变职业，以免持续暴露于刺激物导致症状恶化。

此外，严重吸入性损伤的患者可能需要在烧伤愈合后长时间携带气管套管。由于慢性气道并发症或将要实施重建手术，常延迟拔除气管套管。气管狭窄并不是气管切开常见的并发症，但它会导致呼吸功的增加，随着用力的增加而加重，并伴有喘鸣。躯干和胸壁的烧伤 / 瘢痕，尤其是环形的情况下，会限制胸壁的活动，导致呼吸困难和相应症状。对胸壁运动、呼吸音 [27]、不定音 [28]、喘鸣、吸气 / 呼气时间和低通气 [29]、杵状指 / 发绀和脉搏血氧饱和度的评估提供了肺功能的无创医学检测资料。然而，与肺部疾病相关的损伤分类主要是通过肺功能测试，包括肺活量测定、动脉血气分析、一氧化碳扩散限量 [30] 和运动测试最大摄氧量。如果正确执行，这些测试可提供患者呼吸系统问题的客观描述，并且是确定损害等级的关键因素 [31]。肺功能损害范围为 0% ～ 65%。

（九）眼睛 / 视觉

第 43 章详细介绍了烧伤相关的眼部病理学。烧伤后的主要视觉问题是角膜暴露 / 感染后形成的溃疡 / 瘢痕、电烧伤后白内障形成和眼眶间隔综合征导致的前部缺血性视神经病变。远视力和视野是判断视力损害的关键因素。虽然诊断性眼部治疗更关注每只眼睛的视力，但双眼视觉对于功能状态更为重要。将每只眼睛和双眼的距离视敏度转换为视敏度得分。功能敏锐度得分是双眼视力得分的 3 倍，加上左右视力得分除以 5。因此，双目视力评分为 60%，每只眼睛评分为 20%。如果存在视野缺陷，也会进行类似的调整。这些分数用于计算视觉系统损伤，可转换为 0% ～ 85% 的人身损害 [32]。

（十）肾 / 泌尿生殖系统

肾衰竭和生殖器 / 会阴烧伤可构成严重的烧伤相关损伤。根据症状的频率和严重程度以及是否需要透析，由肾脏疾病引起的全身损害范围为 0% ～ 75%。阴茎、阴囊和睾丸的损伤都是单独评定的，每个都可占 0% ～ 15% 的整体损伤。关键因素是阴茎损伤后的性功能以及睾丸和阴囊分别的体格检查结果。外阴和阴道损伤的关键因素也是体查结果，其评定范围为整个人的 0% ～ 20%[33]。在烧伤恢复期，会阴、臀部或臀沟处严重瘢痕可能影响坐立、排尿、排便和个人卫生。

（十一）胃肠道

除了那些在急性住院期间并发肠系膜上动脉综合征、胆囊炎、胰腺炎或消化性溃疡病的患者，消化系统往往不存在什么问题。这些患者出院后的临床情况是不可预测的。包括食管问题、消化性溃疡和胰腺炎在内的上消化道损伤，根据症状的频率和严重程度以及是否需要治疗和治疗的频率，评定占比从 0% ～ 60%。体重降到理想体重以下是更严重损伤的重要评定因素 [34]。

（十二）内分泌

烧伤恢复期易并发肾上腺素能亢进状态，特点是儿茶酚胺和皮质醇水平升高，其病理生理学已在第 23 章中进行了描述，并附有大量参考文献。根据体征、症状、生化异常和治疗费用，肾上腺皮质疾病引起的全身损害范围为 0% ～ 20%。尽管烧伤外科医生经常看到患者出现满月脸、周围肌肉萎缩、向心性肥胖和脂肪代谢障碍的情况，但目前尚无治疗烧伤后皮质醇增多症的标准，只好用 24h 尿皮质醇检测进行评估。肾上腺髓质与肾上腺皮质分开评估。第 23 章还介绍了烧伤后肾上腺髓质功能的改变和导致的儿茶酚胺过量，并给出了关于烧伤后儿茶酚胺过量程度和持续时间的大量参考文献。肾上腺髓质高分泌引起的全身损害范围为 0% ～ 60%，评定关键因素是症状的表现和阻断药的疗效。烧伤后采用非选择性 β- 受体阻滞药普萘洛尔每次高达 4mg/kg 的超正常剂量，通常能够控制心动过速。严重烧伤后儿茶酚胺过量的症状往往是中度到重度，并可能持续数年。虽然观察到糖化血红蛋白的升高通常是轻度到中度，但在严重烧伤后会出现应激性糖尿病。相关生化检查包括空腹血糖、胰岛素水平和葡萄糖耐量测试。糖尿病造成的损害在整个人的 0% ～ 28% 范围内，评分以所需治疗的严重性和复杂性为关键因素。中枢性性腺功能减退也曾在烧伤患者中被描述过 [35]，雄激素缺乏及其替代治疗在烧伤恢复中的作用是一个热门的研究领域。由性腺激素缺乏或过量状态引起的损害根据生化证据、身体症状和对生育能力的影响等关键因素进行分类。性腺疾病引起的全身损害范围为 0% ～ 15%。

（十三）血液和淋巴

烧伤后常常出现贫血，病因多种多样，其相关病理生理学的详细描述请参阅第 22 章。贫血引起的损害根据患者所经历的劳累症状和需要输血或其他疗法的频率进行分类。尽管烧伤康复期的典型损害一般占比在 0% ～ 15% 范围内，但贫血可导致 0% ～ 75% 的全身损害 [36]。烧伤后免疫抑制也已在上述章节中讨论。虽然免疫抑制的程度是生存的重要决定因素 [37]，但它往往是自限性的，随着伤口闭合而逐渐消失。由于大面积烧伤需要大量输血和同种异体移植，严重的血液传播感染（肝炎、人类免疫缺陷病毒、巨细胞病毒等）有时会使烧伤治疗复杂化。创伤和烧伤是静脉血栓形成的危险因素。血栓性问题导致的全身损伤范围为 0% ～ 40%，并以血栓性事件的频率和时间作为关键因素进行分类 [36]。深度烧伤，尤其是下肢深度烧伤，也会对淋巴系统造成损害。这些患者肢体常缺乏正常的淋巴引流，导致慢性水肿和逐渐进展的淤滞性溃疡。预期的愈合可能很少或者长期没有改善。在液体再吸收过程中，用弹性衣加压有助于促进淋巴系统的正常回流。这些患者往往很难长期站立或在湿热的环境中工作。

（十四）心理

第 65 章讨论了烧伤的心理影响。损伤可能是由烧伤前偶发的精神问题引起，或与损伤和治疗有关。药物滥用、自杀意念和情绪障碍都是烧伤患者常见的基础病症。他们可能使患者倾向于冒险行为，削弱逃避伤害的能力，甚至会导致自焚等自我伤害。如果存在这些情况，了解患者的损伤需要记录症状和体征，包括以前的自杀企图、精神病住院治疗和自伤资料，详细说明自杀意念的时间进程、频率和严重程度以及既往外伤和所用物品。平和或易怒的情绪、思维的跳跃、放松的人际交往及精神运动的活动能力都包含有助于评估心理损伤的医学证据。烧伤急诊住院治疗后，急性和创伤后应激障碍都很常见，还可出现不正常的高度焦虑，它可能与烧伤后交感神经过度激活有关。对焦虑内容、发生频率和倒叙的干扰打断及焦虑感受的描述有助于衡量患者的精神负担和损伤程度。根据全面功能评估、简明心理评定量表和精神障碍评定量表的得分中位数计算损伤。精神和行为障碍造成的整个人的损害范围为0%～50%[38]。

（十五）总体生活质量

为了测量生活质量和残疾程度，已建立了调查工具[39]。其中，世界卫生残疾评估量表Ⅱ能测量一般功能，有助于比较不同疾病状态。简易烧伤特异性健康量表，顾名思义，是为了获得烧伤幸存者所经历的特殊困难问题而构建的，在烧伤幸存者群体中相互衡量比较是有用的。在一个有50个大型儿童烧伤中心参与队列研究中，使用这两种量表，显示男性、较大面积烧伤、烧伤年龄增加、入学后烧伤及幸存者生活到成年都与低生活质量有关[40]。1994—2014年，烧伤模型系统数据库（由国家残疾、独立生活和康复研究所建立）已经有2000多名儿童和近3500名成年人注册登记。为了更好地了解和量化烧伤幸存者的经历，在该人群中使用了33种以上的调查工具。2016年，对这一努力所产生的出版物进行了全面审查[41]。正如本章开头所建议的，虽然这些出版物显示了量化和了解烧伤后生活质量的进展，但这些测量方法在临床烧伤随访中并未被优化和接纳为常规标准。随着这些量表的使用成为主流，将经验性的患者生活质量与整个人的损伤评级进行比较可能具有指导意义。

第64章

烧伤患者的疼痛和其他不适的管理

Management of Pain and Other Discomforts in Burned Patients

Walter J. Meyer Iii　J.A. Jeevendra Martyn　Shelley Wiechman
Christopher R. Thomas　Lee Woodson　著
鲁显福　译

一、概述

烧伤一词几乎可以让所有人立即联想到极度痛苦的情景。儿童从幼儿时期就能够意识到烧伤是痛苦的，并能引起巨大的伤害。在这本书的第一版时，关于烧伤患者疼痛管理的重要性仍然存在争议。很多医生认为烧伤患者的疼痛治疗，尤其是小儿患者，比不治疗更危险。过去20年的实践表明，小儿烧伤疼痛可以得到有效地安全管理，对恢复和长期预后有明显的好处[1, 2]。现在的数据表明，即使是早产儿也会感受到明显的疼痛，需要有效地治疗[3]。

一系列的治疗方法已经被研究出来，用于治疗疼痛和疼痛相关的焦虑。人们有理由担心阿片类和苯二氮䓬类药物的依赖和滥用，但是这些担心都被治疗疼痛的重要性所抵消。除了疼痛和焦虑，医生们现在也开始关注瘙痒。疼痛、焦虑和瘙痒的测量标准也已经分别被研究出来。

二、烧伤疼痛的病理和疼痛产生的机制

疼痛是烧伤患者最常见的症状[4]。伤害引起的痛觉反应可以被描述为痛觉过敏和痛觉异常。痛觉过敏可以使伤害性刺激的疼痛增加。所有的烧伤都是痛苦的，即使是一度烧伤也可以产生轻微的疼痛和不适，尤其是当衣服之类的东西摩擦烧伤部位时（痛觉过敏）。当通过伤害部位或暴露皮肤的气流发生变化时，即使是最轻微的变化，也会导致患者极度疼痛。皮肤保护层的丧失和相关炎症导致了神经末梢的敏感化。通过对人类和猴子进行研究，发现烧伤不仅可以引起受伤部位疼痛，还可以导致其周围组织产生疼痛[5–7]。二度烧伤，中度到深度的部分烧伤，根据真皮的破坏程度，疼痛的程度也不同。随着炎症反应的进展，细胞因子和趋化因子的释放，激活了周围循环巨噬细胞和中枢系统的小胶质细胞，不仅增加了烧伤部位的疼痛，同时增加了周围组织的疼痛[5]。

深度烧伤和全层皮肤的烧伤在最初的几天可能会表现出异常的疼痛。这些区域可能对尖锐刺激（如针刺）没有反应，但患者可能会主诉有与炎症反应相关的严重疼痛。在全层烧伤时，真皮及底层丰富的神经末梢网络完全被破坏。所以当坏死的皮肤上出现尖锐刺激（如针刺）时，可以导致伤口在早期表现出感觉的完全缺失。随着时间的推移，患者开始主诉在处理这些部位时（如换药）会出现钝痛或剧烈疼痛。一旦失活的组织（即痂皮）脱落并被肉芽组织取代，患者会再次感受到对伤害性刺激的剧烈疼痛。因此在所有类型的烧伤疼痛中，都存在炎症和神经病理性疼痛，其产生的原因是组织损伤和感觉神经末梢的损伤。至于这些成分中哪个（炎症和神经病理性）对伤害性反应贡献更大，目前还不太清楚。

三、疼痛产生的其他因素

Ptacek[8]等发现尽管轻微或者浅表烧伤患者

的疼痛会随着时间的推移有减轻的趋势，但是在严重烧伤后幸存的成年患者中，其疼痛的过程也有很大的不同[8]。严重烧伤的人对疼痛反应表现出更高的主观情绪（痛苦），所以疼痛评分和烧伤的大小之间没有可靠的相关性。与此形成鲜明对比的是，对儿童的研究表明，疼痛的强度随着烧伤面积的增加而增加[9]。这与儿童焦虑的增加是否有关还不清楚。其他报告证实，休息时疼痛的强度与焦虑、抑郁、厌食症、疲劳和无助等心理－情感反应有关[10]。Choiniere 等[11]也注意到，休息时的疼痛程度与焦虑或抑郁呈显著正相关（即随着焦虑或抑郁的加剧，休息时的疼痛评分也会上升）。抑郁在加剧疼痛中也扮演着类似的角色[12]。疼痛导致抑郁，而抑郁则增加了对疼痛的感知[13, 14]。伴随着的各种形式损伤中的精神障碍，以及损伤可以引起局部和中枢神经水平发生多种改变，因此，烧伤患者对于疼痛的感觉会发生混淆。苯二氮䓬类药物治疗焦虑可能对焦虑和疼痛产生一定的益处或者副作用[15]。临床观察和啮齿类动物研究表明，尽管苯二氮䓬类可以显著增强其他阿片类药物的镇痛作用，但长期服用苯二氮䓬类和阿片类药物可以导致耐药或者痛觉过敏。

导致疼痛的另一个因素是手术。大多数烧伤患者都存在基线疼痛（静息时疼痛）。这种基线增加的伤害感受会随着敷料改变、物理治疗和其他操作引起的操作性疼痛（痛觉过敏）加剧。操作性疼痛是最严重的烧伤创面疼痛[16, 17]。因此，每天进行至少一次的操作（如伤口护理）可能会增加患者对疼痛的感知，反过来可以导致更加焦虑。这种反应可以解释一些研究结果，即烧伤患者的疼痛会随着时间的推移而增加[18-20]。还可能有另一种解释：随着时间推移疼痛的增加，即对镇痛药的耐受和（或）阿片类药物引起的痛觉过敏（见后文的讨论）。[7]最后，通过释放儿茶酚胺来增加肾上腺素能的刺激是疼痛和应激反应的一部分。任何形式的应激对疼痛都有双重影响，最终会引起应激诱发的痛觉缺失然后会加剧疼痛，这一特征被称为“应激诱发的痛觉过敏”[21-23]。因此，烧伤应激伴随着儿茶酚胺的释放和肾上腺素感受器的激活，导致疼痛加重[21-23]。

四、疼痛是愈合过程的一种功能

由于真皮深层或全层烧伤创面的愈合，无论是通过切除和移植，还是通过肉芽组织和瘢痕形成等方法，受损的神经组织都被重新组织[17]。在烧伤部位被自体皮肤覆盖5～6周后，移植的烧伤皮肤的反射神经功能恢复[20]。此时，活动性的血管舒张、血管收缩和疼痛感觉均恢复[24]。在通过瘢痕形成愈合的烧伤创面，这些功能也会恢复，但可能需要长达6个月的时间来完成神经组织的修复。这可能是烧伤部位和其周围组织发生病理性疼痛的另一个基础。尽管组织愈合了，但是任何形式的创伤引起的疼痛记忆都会持续很长一段时间。换句话说，对该区域的后续（例如重建手术）手术会导致比初始损伤时更快更持久的伤害性疼痛反应[32]。这种记忆似乎是由固有免疫细胞（巨噬细胞和小胶质细胞）维持的，这些细胞似乎由于先前的损伤已经被激活，并且随着炎症细胞因子和趋化因子的释放而更快地被激活[26]。

虽然比较罕见，但有时会在皮肤愈合的过程中出现灼痛、感觉迟钝和幻痛综合征。平静下来时，幻肢感觉和疼痛在截肢后更为常见，这通常与大面积烧伤或电击伤有关[267]。这些慢性疼痛综合征的发生率似乎与愈合过程有关。在干净而均匀的血管床上进行切除和移植操作，患者术后很少会发展成慢性疼痛综合征。通过肉芽组织和瘢痕组织形成愈合的伤口似乎更容易发生慢性疼痛问题，因为该区域的神经纤维持续受到刺激，并伴有痛觉过敏的增强。肉芽组织的皮肤活组织检查清楚地显示神经组织的压迫[20]。随着瘢痕组织的成熟，瘢痕组织的疼痛会随着时间的推移而减轻。

五、阿片类药物耐受和阿片类药物引起的痛觉过敏

阿片类药物是一种高效的镇痛药，是治疗中度至重度烧伤疼痛的主要药物[24]。持续使用阿片类药物会导致烧伤患者对镇痛作用产生耐受。阿

片类药物耐受存在药代动力学效应，随着时间推移，很多药物的清除率和分布体积都会增加，从而导致治疗浓度降低[27]。烧伤患者的阿片类药物的蛋白结合率也增加，导致能作用于目标受体 μ 阿片受体的游离部分明显降低。阿片类药物耐受的最重要原因与阿片类药物诱导 μ 阿片受体的变化明确相关。

阿片类药物主要是通过与细胞内的 G 蛋白偶联来发挥其有效镇痛作用。与其他的 G 蛋白偶联受体一样（如肾上腺素受体），重复的给予激动药（如肾上腺素或阿片类药物）会导致受体脱敏，而每次给药后受体的反应都会减弱[28]。反应的减弱与磷酸化有关而与受体下调无关。持续性服用阿片类药物将导致阿片类受体下调。

阿片类受体的脱敏（磷酸化）和下调都会导致阿片药物耐受。最近研究表明，持续服用阿片类药物也会导致伤害性感受行为的增加［痛觉过敏和痛觉超敏，也就是阿片类药物引起的痛觉过敏（opiate-induced hyperalgesia，OIH）］[17]。通过增加阿片类药物的剂量可以克服耐受性，但是阿片类药物剂量增加会加重 OIH。烧伤患者的研究证实，术前和术中使用阿片类药物可导致术后疼痛加重[28]。阿片类药物类似于细菌肽，通过释放炎性细胞因子和趋化因子导致固有免疫应答（巨噬细胞和小胶质细胞的激活）激活。研究表明，小胶质细胞活化的减弱可以减少 OIH，从而改善疼痛[26]。

六、烧伤患者疼痛的评估

虽然疼痛不能直接测量，但是可以使用一种标准化工具来量化疼痛。使用可靠和有效的工具可以帮助我们衡量每一个患者的疼痛。定期评估疼痛并在每次评估中使用相同的工具可以让我们了解每例患者在整个烧伤治疗过程中对疼痛的体验；我们可以观察得出疼痛的模式并制定合适的药物治疗。此外标准化工具使我们能比较不同患者的疼痛管理方法，以及不同烧伤病区间的疼痛管理制度的差别，从而确定有效的疼痛管理方法。另一个以标准化方式定期评估疼痛的重要原因是，可以让患者知道我们相信他或她正忍受疼痛，并正努力对此采取措施。这种交流可以使患者放心，从而降低了患者疼痛加重、焦虑和其他相关行为的可能性。

Gracely[3] 回顾了一些测量实验疼痛的客观方法。他指出“疼痛产生于多种机制，并受多种机制的调节。这些机制不是静止的，而是会随着时间的变化而变化，并涉及中枢神经系统的各个层面。为了理解这些机制，我们需要采用一些经验性的工具来进一步阐明疼痛传递的确切途径，从而发现更好的缓解疼痛的治疗方法。

这些工具包括皮质诱发电位、功能性脑成像（正电子放射断层扫描 PET）、功能性磁共振像（fMRI）、诱发活动来源分析及人脑的电生理记录。正如 Gracely 说的那样，比较这些测量值与疼痛程度的主观判断，可以验证这些生理测量值：“这意味着将主观判断提升到一个验证标准水平”[3]。临床疼痛的测量必须继续依靠主观判断标准。在临床工作中使用的工具必须快速、易于使用，并且对重复评估有效。

在临床工作中，有一个重要的问题是需要在给药前和给药后的 1 ～ 2h 使用相同的疼痛测量工具。对于手术性疼痛，在术前、术中和术后应使用相同的工具测量疼痛，以便于衡量对手术性疼痛管理方案的有效性。

（一）成人烧伤患者的疼痛评估方法

多种疼痛测量方法已用于成人烧伤患者。比较常见的测量方法包括形容词量表（表 64-1）、数字量表（即将疼痛分为 0 ～ 5、0 ～ 10 或 0 ～ 100 三个等级）及视觉模拟量表（图 64-1）。每种量表都可以测量患者疼痛的程度。形容词量表和数字量表更加的快捷和简易。视觉模拟量表要求将量表的视觉表示呈现给患者。患者必须在代表他们疼痛程度的标尺上标出或指出相应的位置。这给手上烧伤的患者带来了难度，因此一些研究者沿着标尺设置一条滑动的线或彩色条，并指示患者在代表其疼痛的点停止滑动。视觉模拟量表已经在许多针对不同患者样本的研究中用，并被证明是一种测量患者疼痛感觉成分的有效方法。该量表的有效性证明了在不同患者样本的研究间进

表 64-1 英语和西班牙语的形容词量表

0	No pain	Nada de color	不痛
1	Slight pain	Dolor leve（ligero）	轻微疼痛
2	Moderate pain	Dolor moderado	中度疼痛
3	Severe pain	Dolor severo	重度疼痛

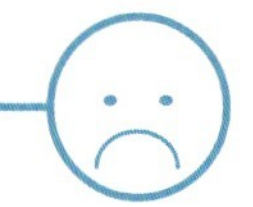

▲ 图 64-1 让孩子们用视觉模拟量表评估他们的疼痛程度
引自 Varno/Thompson 儿童疼痛问卷，经美国临床药理学和治疗学会许可

行视觉模拟量表疼痛评估是可行的。然而，视觉模拟量表和图形数字比例评估量表是不可替换的[29]。

疼痛的动机–情感和认知–评价成分最常用麦吉尔疼痛问卷（McGill pain questionnaire，MPQ）进行测量[30]。MPQ 由 20 组形容词组成，描述了疼痛的三个组成部分：感觉的、情感的和可评的。每个维度的定性描述和定量评分以及疼痛总分可以从所选形容词中得出。MPQ 已被翻译成多种语言，并被证实是一种可靠和有效的测量工具。由于给药需要 10 ～ 20min，因此对于频繁重复的测量可能没有那么有效。很多研究都使用这种测量方法来测量全天或静息时的疼痛。Gordon 等[31]在一项前瞻性的多中心研究中，要求 40 名成年烧伤患者填写 4 种量表对他们进行疼痛评分。这些量表分别是视觉模拟量表、模拟半音阶[32]、推测量表和面部表情评估量表[33]。研究结束时，患者被要求选择他们喜欢的量表。患者会首选面部表情评估和模拟半音阶表。虽然还需要进一步的研究验证这些发现，但是患者的偏好是需要考虑的另一个变量。

（二）小儿烧伤患者的疼痛评估方法

对儿童疼痛的测量比成人要复杂得多，尤其是还不会说话的患儿。美国儿科学会（American Academy of Pediatrics）和美国疼痛学会（American PainSociety）在 2001 年发表了一份联合声明[34]，其中建议，在医院环境中“持续性的疼痛评估和疼痛的严重程度及儿童对治疗的反应都至关重要。”对儿童疼痛的评估包括生理评估、行为评估和患者的疼痛主诉。生理性指标有心率[34]、呼吸[35]、血压[35]、内分泌[35, 36]改变及氧分压[37]的改变。所有的这些都不能作为衡量儿童疼痛的指标，因为这些指标都受到各种应激、与烧伤有关的代谢变化及镇痛药之外的药物影响。

行为量表是通过提供标准化的指导和准则来测量疼痛，被认为是特定于疼痛的行为。许多研究者[38-43]将婴儿的哭声视为可测量的行为，通过观察婴儿的哭声来判断疼痛。虽然这些研究表明哭闹的长短、音调、强度和其他特征可以用来评估婴儿的疼痛，但哭闹的分析非常耗时，需要精密的音频设备。Izard 等[44]、Craig 等[45]，以及 Granau 和 Craig[42]等试图将面部表情编码作为测量婴儿疼痛的方法。他们系统性的描述了与疼痛表达相关的 9 种面部动作，但使用这种方法需要对婴儿的面部动作进行录像和详细分析。虽然该方法具有很好的研究应用价值，但与哭闹的分析一样，该方法过于烦琐，不适合临床应用。另一方面，这些研究确实为临床医生提供了各种面部反应的信息，根据 Granau 和 Craig 的分类，这可能有助于临床识别婴儿的疼痛。为了测量婴儿的疼痛，其他研究人员设计了包括哭闹时间、面部表情和行为状态在内的多维量表[46-48]。这些量表更简易，并且允许观察者在没有进一步量化的情况下评估疼痛的存在与否。

允许量化的观察量表，可以用于幼儿和学龄前儿童，如东安大略儿童医院疼痛量表（CHEOPS）[49] 和观察量表 [50]。CHEOPS 是一个由 6 种行为组成的量表，每个行为在数值范围内打分，它会产生疼痛的数值总分。该量表已被证明是有效的，具有良好的内部可靠性。观察量表是另一种标准化工具，它将总体的疼痛或舒适行为以 1 ～ 5 的分值进行划分。这五种类型是笑、欣快；快乐，满足的，顽皮的；平静或睡觉；轻中度疼痛 – 哭闹、扮鬼脸、不安的，但是可能会被玩具、食物或父母分散注意力；还有剧烈的疼痛 – 哭喊、尖叫、伤心欲绝。

评估手术过程中的疼痛尤为重要。1997 年，FLACC 量表用于术后疼痛 [51]。这一方法现在已经应用于烧伤创面的包扎引起的疼痛。该量表现在被用于反应患者的疼痛强度以及护士的临床经验 [52]。

辛辛那提儿童医院的 Barone 等研究出了一种特异性的烧伤观察工具 [53]。观察性疼痛评估量表（OPAS）适用于 0—3 岁儿童。量表如表 64–2 所示。

研究表明，简单的自我报告量表可以用于学龄前儿童。例如这种量表有 Oucher 量表（各种面部表情的儿童照片）[54–56]。人脸图 [19, 57] 也被用于学龄前儿童 [58] 和学龄儿童（8 岁）[59]。学龄前儿童也可以使用扑克筹码工具 [60]、比色尺 [61, 62] 和温度计 [62] 来表达疼痛或受伤的程度。这些简单的工具可以让学龄前儿童表达疼痛，而且比较容易。使用面部表情量表需要注意的一点是，医生必须帮助孩子区分身体疼痛和与疼痛无关的悲伤。由于没有证据表明哪一种方法比另一种更有效，因此推荐一直使用同一种方法。当自我报告量表和观察量表结合使用时，医生可以更好地了解孩子对疼痛和疼痛治疗的反应。

学龄儿童的认知发展允许更抽象的思维模式。除了他们喜欢的面部表情疼痛评分量表 [19]，他们在上学初期（7—8 岁）[63] 可以使用简单的 0 ～ 5 的数字量表，在上学后期（9—12 岁）可以使用更复杂的 0 ～ 10 或 0 ～ 100 的量表。视觉模拟量表的快乐和悲伤表情 [62] 以及简单的形容词量表 [62, 64] 也可以用于这个年龄组。除了疼痛的自我报告，像 CHEOPS[40] 或者行为检查表 [65] 这样的观察量表也可以用于学龄儿童。同样，重要的是前后要选择同一种量表。

青少年可以进行抽象的思考，量化和限定现象，因此可以使用与成人相同的量表。但是需要注意的是，青少年在生病时，他们的思维模式可能会退化，这种时候可能就需要使用更简单的量表评估 [66]。

对插管和镇静的儿童进行疼痛评估是很大的挑战。对临床医生来说，合并有更多身体障碍和服用更多药物的孩子，评估起来更有难度。一名两岁的儿童双目失明，只有一条肢体功能正常，并且服用大量的药物，这对医生来说就是一个巨大的挑战。表 64–3 根据患者年龄列出了一系列临床中用到的工具。

表 64–2　观察性疼痛评定量表（OPAS）[44]

评估“观察行为”列表中确定的每个区域，使用 0、1 或 2 对每个行为进行评级。将每个观察到的行为的评级加在一起，记录总分。

观察行为	0	1	2
坐立不安	冷静、合作	轻度不安，可以安抚	非常焦虑不安，无法安抚
肌肉紧张	放松	轻微紧张	轻度紧张
面部表情	没有皱眉或做鬼脸，沉着	轻微皱眉或做鬼脸	经常皱眉或做鬼脸
声音异常	正常音调，未发声	呻吟，疼痛时喊叫	哭喊，啜泣
伤口保护	伤口无不良反应	触碰或轻抚伤口	用力抓挠伤口

经作者许可使用

表 64–3 推荐用于烧伤患者的疼痛测量工具

婴儿和学步幼儿
CHEOPS[42]
观察者疼痛量表[43]
学龄前儿童
面部表情评分[26, 48]
Oucher[45–47]
儿科疼痛问卷[52]
CHEOPS[42]
学龄儿童
面部表情评分[26, 54]
视觉模拟
数字量表
儿科疼痛问卷[52]
手术行为检查表[56]
青少年和成年人
视觉模拟
数值范围
形容词量表
McGill 问卷[23]

“孩子说痛就是真的痛”[67]。如果护士记录的数字比孩子说的要低，可能是护士觉得孩子分数说高了，怎么办？Reiman 等[68]调查了护士对疼痛的知识和态度及她们处理疼痛的能力。修订后的儿科护士对疼痛量表的知识和态度调查（PNKAS– 后来的 2002 版）需要进一步验证，但证明需要考虑医疗服务提供者对疼痛的态度和知识。

七、焦虑的评估

测量焦虑的方法有很多。2000 年，Robert 等调查了 64 个烧伤治疗中心，观察他们是如何评估和治疗焦虑，尤其是儿童的焦虑[69]。他们发现大多数中心没有使用标准化的测量方法。基于这项调查和其他信息，加尔维斯顿的 Shriners 儿童医院一直在使用 Silverman 和 Kurtines[70] 根据 Walk 的恐惧温度计改良的测量方法[71]（图 64–2）。

Taal 和 Faber 介绍了一种测量烧伤特异性疼痛焦虑的工具（BSPAS）[72]。它使用一个五项量表来测量成人患者预期的手术相关疼痛的焦虑[73]。早期的可靠性、有效性和实用性已经得到验证[73, 74]。儿童也需要类似测量的工具。

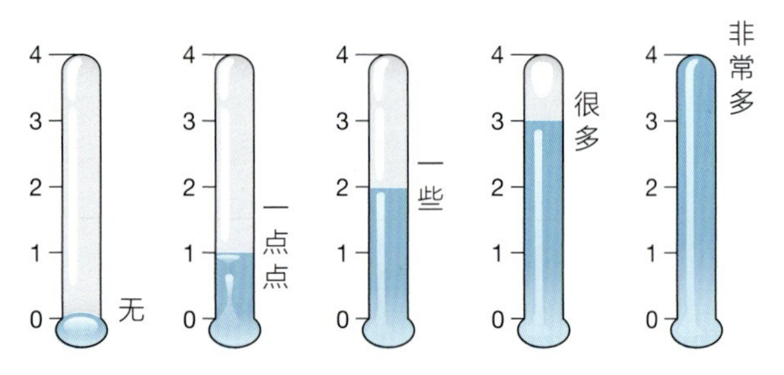

▲ 图 64–2 恐惧温度计评估焦虑

引自 Silverman and Kurtines W. *Anxiety and phobic disorders: a pragmatic approach*. New York：Plenum；1996；Springer Science and Business Media.

八、瘙痒的评估

瘙痒在烧伤幸存患者中很常见。即使是小范围的烧伤，发生中度瘙痒的概率为 35%，重度瘙痒的发生率也有 14%，而且很多情况下，瘙痒严重影响日常生活[75–77]。另一组 510 例烧伤患者的研究结果表明瘙痒的发生率高达 87%[78]。有关烧伤瘢痕和伤口严重瘙痒的文献讨论并不多，但是临床医生的经验可以证明这是一个很严重的问题。经历这种瘙痒的患者会因为无法仍受而破坏新移植的或刚愈合的皮肤，从而导致感染的增加。瘙痒的评估已经成为许多测量量表的一部分，例如患者和研究者瘢痕评估量表[79]和儿童烧伤患者的愈后评估[80]。当瘙痒严重时，患者没有心思关注别的事情。直到最近，还没有特异性的工具可以测量瘙痒。现在 Field 等[81]用 1 ～ 10 的视觉模拟量表来评估瘙痒。加尔维斯顿的 Shriners 儿童医院的 Pat Blakeney 和 JanetMarvin 研发了一种测量瘙痒的仪器，名为“瘙痒者”（图 64–3）。这台仪器是根据一名患者在医院的经历设计出来的[82]。儿童似乎能够与“瘙痒者”产生共鸣，并且已经得到验证[83]。目前已经研究出几种供成人使用的量表，其中一种是由比利时人研发的，其有效性已经得到验证并被翻译成英文，该量表尝试测量瘙痒的各个方面，以及瘙痒与相关变量之间的关系[84]。另一种量表来自皮肤病学文献，可以测量瘙痒的五个方面，称为 5–D 瘙痒量表[85]。

总之，症状评估和管理在烧伤护理中是非常重要的。疼痛的体验可能会影响对其他症状的

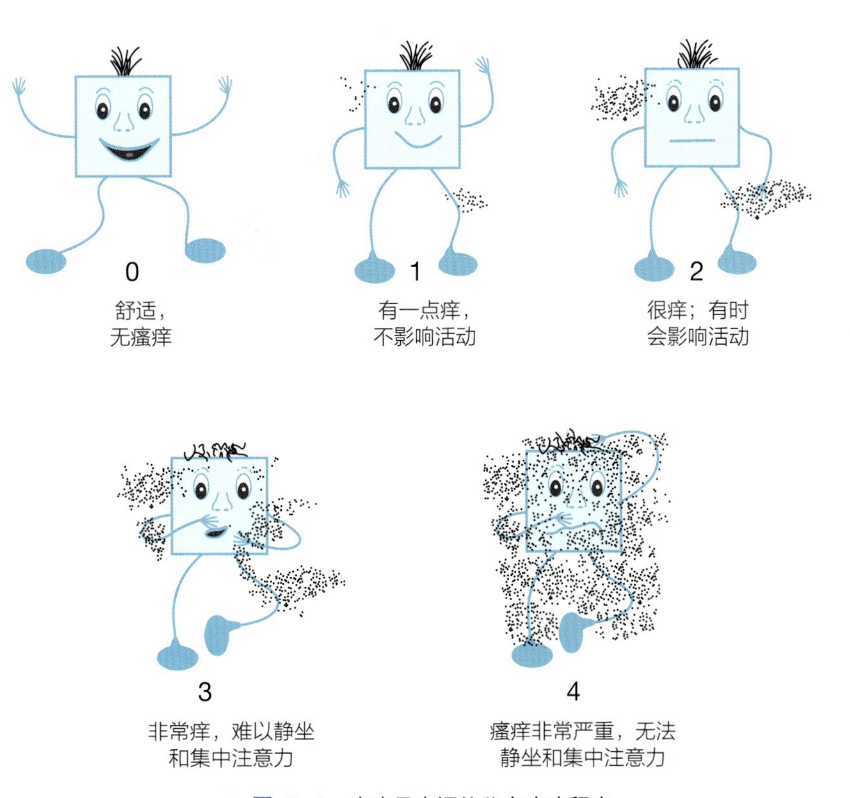

▲ 图 64-3 瘙痒量表评估儿童瘙痒程度
由 Shriners 医院 Blakeney 和 Marvin 于 2000 年设计

感知，包括焦虑、恐惧和瘙痒。每种症状都应该在其他症状评估范围内进行评估。对于临床医生和研究人员来说，会用到许多的评估疼痛、焦虑和瘙痒的测量工具。但所有这些需要进一步的完善。

九、治疗注意事项

一旦疼痛被评估和量化，就可以考虑治疗。对于烧伤继发性疼痛，有三种治疗方案是有效的，包括外科治疗、药物治疗和行为学治疗。

（一）疼痛的外科治疗

在烧伤患者中，疼痛主要与开放性伤口有关。一旦伤口愈合，疼痛就会减轻。开放性烧伤创面的切除和移植能明显减轻烧伤疼痛。只要是清洁伤口，就应该进行移植。即使是使用尸体或者猪皮临时覆盖也能减轻烧伤部位的疼痛。对于二级伤口，使用生物膜、安舒妥、透明伤口敷料、Dressilk、保愈美敷料、Copoymer、银离子敷料、美皮康银 AG、Duoerm 或者其他覆盖创面的敷料都可以立即减轻烧伤部位的疼痛[86-95]。生物膜也可以用于中毒性表皮坏死，可显著减轻疼痛；Duoderm 是一种和 Biobrane 类似但更便宜的产品，对疼痛也有同样的效果。与 Opsite 治疗相比，培养的同种异体角化细胞可以加速愈合，从而减少疼痛和痛苦。培养的角化细胞片可以将愈合时间减少一半。早在第 3 天的疼痛评估显示，角化细胞片治疗的部位疼痛评分较低。比较便宜的敷料包括蜂蜜，可以提供湿润的环境、抗菌活性和抗炎作用，从而促进愈合[96-98]。

负压吸引包扎是一种较新的包扎方法。作为这种治疗的副作用，Fischer 等声称疼痛减轻了，但是没有提供数据[99]。其他新技术包括激光治疗瘢痕。二氧化碳分次光热解热治疗瘢痕确实能减轻瘢痕和疼痛。另一方面，它能减少 54% 的神经性疼痛和 49% 的瘙痒[100]。

最新的减少瘢痕疼痛方法是使用脂肪移植。它最初是在动物身上研发的，最近开始应用于临床[101]。脂肪可以减少局部神经炎症。

（二）局部用药

芦荟作为一种家庭治疗烧伤的药物已经有好几代了，最近的几项研究更彻底地验证了它的功效。Maenthaisong 等进行了系统性的回顾和分析，并从已发表的关于一级和二级烧伤的研究中得出结论，芦荟比凡士林纱布更有效[102]。在这项研究中，芦荟的使用缩短了 8.79d 的愈合时间。2009 年，Khorasani 等进行了一项近期的随机对照研究，证实芦荟比磺胺嘧啶银更有效[103]。

相比之下，局部应用吗啡对减轻部分深度烧伤的疼痛并不是很有效[104]。关于局部应用肝素的有效性的最终结论还没出来[105]。

烧伤创面的物理覆盖可以减轻疼痛。如完整的水疱可以减少疼痛[106]，但这种治疗方法有待商榷，因为水疱可能与感染有关。另外一个问题是，当从烧伤部位取出敷料时会产生巨大的疼痛。通常可以通过浸泡来帮助去除敷料，但是浸泡有时也会很痛。为了减少患者的痛苦，一些新型的敷料正在研发，这些敷料的优点是易去除、不产生疼痛、湿润和可以暴露[107]。

在 Varas 等[108]的试验中，治疗二度烧伤时使用 Acticoat 得疼痛感明显低于磺胺嘧啶银。目前一些新的脂质胶体敷料似乎有望减轻疼痛[109, 110]。纤维素敷料也能减轻疼痛[111]。一些新的产品可以附着在干燥的皮肤而不是潮湿的皮肤上，因此与银磺胺嘧啶锌有关的疼痛报道少很多[112, 113]。Suprathel 是一种可吸收的皮肤替代物，减少了换药的次数，进一步减轻了换药的痛苦[114]。

现在有一种更新颖的无痛清洗烧伤创面的技术，是使用超声波喷雾的方法，有两篇简短的报道里提倡使用这种方法[115, 116]。

（三）烧伤疼痛的药物治疗

烧伤患者的最佳疼痛治疗需要多学科的方法和个体化治疗。然而，药物治疗烧伤疼痛是治疗的主要手段。规范化用药原则有助于止痛药使用的管理。第一个原则是，如果患者说他或她感到疼痛，或者正在忍受疼痛。第二个原则是，如果止疼药是最有效的，那么应该定期给予基础量（而不是“当需要”或 PRN 的时候给）。第三个原则是，在可以避免的情况下，疼痛药物不应该肌内注射，因为注射本身会引起疼痛和焦虑。此外，与大面积烧伤相关的早期生理变化可以使注射部位的药物吸收变得不稳定和不可预测。最后，在住院期间应经常重新评估药物的剂量和类型，确保疼痛的持续可控和患者没有严重的副作用。

大面积烧伤相关的剧烈生理变化会产生显著的药代动力学和药效学变化，影响药物的选择和剂量的考虑[117]。严重烧伤后可分为代谢和血流动力学两个阶段。在最初的烧伤休克阶段，循环血容量减少，心输出量减少，全身血管阻力增加，约 48h 后，开始进入高动力 / 高代谢阶段，心输出量增加，全身阻力减少，耗氧量增加，分解代谢增加。心输出量和器官灌注的这些变化也以双相的方式影响肝肾的药物清除。例如，在休克阶段，肝肾血流量可能减少以至于影响的药物的代谢和排泄。相反，在高代谢阶段，肝肾血流量增加提高了芬太尼和异丙酚等经肝脏代谢的药物的清除[118]。同样，某些肾排泄量大的药物，可能需要增加药物的剂量。此外，由于大量的液体复苏，血浆蛋白通过开放的伤口和广泛的水肿流失而损失更多。住院期间，患者的交感神经张力和药物的使用会改变各种药物受体的上调或下调。焦虑会增强对疼痛的感知。严重的烧伤会产生强烈的焦虑，而对疼痛控制的效果会增强或减轻这种焦虑。所有这些因素最终都会以无法预测的方法影响患者对止痛药（或其他药物）的反应。所以临床上应密切监测患者的反应，谨慎地调整药物的种类的剂量，以避免治疗的不足或过量引起的并发症。

（四）阿片类药物

阿片类镇痛药已经成为烧伤痛药物治疗的主流[119]。烧伤疼痛不是一种表现形式，而是通过不同的方式展现：包括背景性疼痛、爆发性疼痛、操作性疼痛和术后疼痛。不同的临床类型，药物选择和剂量都是非常不同的。有一些阿片类药物具有明显不同药代动力学特征。这允许我们选择一种能够满足临床需要的起效速度和作用时间的制剂。对于背景性疼痛，起病较慢，持续时间较长。如果患者采取自控镇痛（patient controlled analgesia，PCA），可以快速开始。对于操作性疼痛，药物的药效（和副作用）时间最好不要比操作时间长。对于这类药物也可以有多种给药途径。大多数情况下，最好使用足够的剂量来控制疼痛，而不是频繁地使用小剂量。这种问题常常发生在医生不愿意开处推荐治疗疼痛的药物剂量时。阿片类镇痛药的使用往往受其副作用的限制。持续使用可能会出现瘙痒、便秘等副作用。与手术相关的剧烈疼痛需要更高的剂量，可能会引起呼吸抑制。辅助药物的使用和多模式镇痛方法可以减少阿片类药物的使用，从而减少阿片类药物的副作用，在一定程度上提高了疼痛控制的质量。

1. 吗啡

吗啡已经被认为是治疗烧伤疼痛的金标准，并且仍然是很多烧伤科的首选。在治疗背景性疼痛和爆发性疼痛时，吗啡的峰值效应时间和持续时间是适宜的。虽然吗啡常用于 PCA 镇痛，但是一些临床医生更喜欢药代动力学快的药物，尤其是在疼痛过程中。吗啡的代谢产物吗啡 –6– 葡萄糖醛酸随尿液排出，可在肾功能衰竭患者体内蓄积[120]。

长期应用阿片类药物治疗，将导致耐受性和药物剂量的增加。阿片类药物的耐受通常伴随着对疼痛的敏感性增加。痛觉过敏的主要机制似乎与 N– 甲基 –D– 天冬氨酸（NMDA）受体介导的谷氨酸传递有关。除了对麻醉性镇痛药出现耐受性外，一些患者还会出现一种名为 OIH 现象。OIH 与耐受性不同之处在于，对吗啡耐受的患者对大剂量的吗啡有反应，随着 OIH，吗啡剂量的增加与疼痛的增加有关。

Holtman 和 Jellish 已经对与烧伤相关的 OIH 进行综述[121]。虽然有时候很难区分 OIH 和吗啡耐受，但是如果增大吗啡的剂量，疼痛仍然难以控制，那么提示 OIH 的存在。多模式镇痛的一个优点是，可以使用低剂量的阿片类药物，这也降低了 OIH 发生的风险。当怀疑有 OIH 存在时，必须减少吗啡的剂量，并需要对药物治疗方案进行调整，以弥补吗啡作用的减弱。所有 OIH 患者对药物干预的反应并不相同。据报道，美沙酮对吗啡控制不良的患者有效。研究发现美沙酮对 NMDA 受体的拮抗作用解释了这一现象。α_2 肾上腺素能受体激动药，以及低剂量的氯胺酮也被发现有效。能够进行多模式镇痛的药物还包括苯二氮䓬类、对乙酰氨基酚、加巴喷丁和普雷加巴林，可以减少麻醉性镇痛药。

2. 芬太尼

芬太尼是一种有效的合成阿片类药物，起效相对较快，作用时间比吗啡短。这使芬太尼成为治疗操作性疼痛和用于 PCA 的合适选择。一种口服经黏膜吸收的剂型也是有效的，并且已经有效地应用于儿科患者的疼痛治疗中[122]。但是，如果持续输注，会出现药物积累，而且其半衰期较长，长时间输注会延迟患者拔管。在很多 ICU 中可以通过每日唤醒的方法来预防。中断患者的镇静也可能与严重的发病率有关，如计划外拔管。每日的镇静评估和药物剂量调整也可能起到类似每日唤醒方法的好处，并且无关并发症[123]。

3. 瑞芬太尼

瑞芬太尼是一种超短效的阿片类药物，作用 90s 就能够快速达到峰值。而且药物是通过血液和组织中非特异性酯酶快速消除，不受输注时间影响，其半衰期约为 4min[124]。瑞芬太尼的药代动力学特性使其能快速起效。瑞芬太尼镇痛的突然恢复与痛觉过敏有关。这可以通过使用 α_2 肾上腺素能受体激动药、氯胺酮或者在停止输注前使用长效阿片类药物来预防[125]。

4. 阿芬太尼

与瑞芬太尼相似，阿芬太尼的峰值作用时间短（90s），持续时间短于芬太尼。由于 Vd 是芬太尼的 1/4，所以阿芬太尼清除更快，半衰期更短[126]。这些特点使阿芬太尼适合进行短期镇痛和长时间输注，并且可以快速恢复。阿芬太尼的药代动力学特性使其特别适合用于 PCA 镇痛。Sim[127] 等使用阿芬太尼联合 PCA 用于烧伤换药和伤口护理的镇痛，患者和护士满意度均很高。

5. 美沙酮

美沙酮是一种合成的阿片类药物，它结合了μ受体激动药、NMDA受体拮抗药和胺吸收抑制药的特性[128]。临床前研究表明，美沙酮通过其NMDA受体拮抗的作用抑制吗啡的耐受和痛觉过敏[129]。这些特点使其理论上适合用于治疗烧伤疼痛，通过降低疼痛的中枢敏化和OIH。临床研究显示吗啡缺乏交叉耐受性。多项研究表明，用美沙酮替代吗啡后，患者的疼痛控制得到改善[130, 131]。肠内给药后平均生物利用度约为80%。由于其较高的脂溶性，其作用开始时间比吗啡静脉注射的起效更快。但是其消除很慢，美沙酮半衰期（7～65h）比吗啡（半衰期为1.7～3.3h）长[128]。

（五）苯二氮䓬类药物

严重的烧伤与焦虑和心理压力也有关。疼痛的感知因焦虑而增强，在某些情况下，例如儿科患者，即使完全消除疼痛也不能减轻手术过程的压力。减少焦虑可以减少麻醉性镇痛药的使用。苯二氮䓬类药物是烧伤科最常用的抗焦虑药物。药物动力学因素影响了烧伤患者对苯二氮䓬类药物的选择。Martyn等对比了烧伤患者和非烧伤患者中安定[132]和氯安定[133]的清除情况。地西泮通过P_{450}氧化酶代谢（Ⅰ期反应），其代谢和清除在烧伤患者中受到抑制。相比之下，劳拉西泮通过结合代谢（Ⅱ期反应），其清除能力在烧伤患者中略有增强。这些结果表明，虽然在烧伤患者中，地西泮可能会出现清除缓慢和药物蓄积，但是劳拉西泮不会出现这种情况。因此劳拉西泮比地西泮更适合用于烧伤患者，从而更可控、更有效。地西泮的半衰期相对较长，可被生物转化为活性代谢物。咪达唑仑是一种作用时间较短的药物，适用于简单的手术或输液，是美国烧伤科常用的镇静剂[134]。咪达唑仑口服后，在肠、肝组织进行一级代谢。然而其主要的羟基代谢物α-羟基咪达唑仑，具有咪达唑仑相同的药效[135]。劳拉西泮的持续时间介于咪达唑仑和地西泮之间。劳拉西泮主要通过葡萄糖-尿苷酸代谢为非活性代谢物，因此常被用于烧伤ICU的抗焦虑治疗。

（六）非阿片类止痛药

对乙酰氨基酚是一种非抗炎解热镇痛药。虽然扑热息痛的镇痛作用很弱，不能够控制轻度烧伤以上的疼痛，但是它可以与更强的镇痛药协同作用，是多模式镇痛的重要组成部分。以这种方式使用对乙酰氨基酚可以降低阿片类药物的使用剂量。单独使用对轻度烧伤有效。Meyer等发现，每4h口服10～15mg/kg的对乙酰氨基酚对镇痛是有效的，而不会产生药物毒性反应[136]。

非甾体类抗炎药物也具有明显的镇痛和解热作用，也是一种抗炎药物。由于有副作用，它们不用于烧伤患者的常规治疗。非甾体抗炎药通过抑制前列腺素合成可以促使血容量减少的患者发生急性肾损伤，前列腺素可以引起传入肾小动脉收缩而减少肾血流量[137]。同时因为抗血小板作用而增加出血，是非甾体类抗炎药引人关注的另一个问题。

（七）抗惊厥药

早期应用抗惊厥药也被证明对疼痛管理有益。加巴喷丁和普雷加巴林均属于抗惊厥药，已被证明对神经性疼痛有效[138, 139]。既然神经性痛觉过敏和麻醉性痛觉过敏似乎有共同的病理生理原因，那么对神经性痛觉过敏有效的药物也应该可以缓解麻醉性痛觉过敏，从而控制疼痛。该机制尚不明确，但有临床前研究证据表明，这些药物可以通过与脊髓的电压门控式钙离子通道相互作用降低中枢敏化[139]。Van Els-traete和同事发现，尽管加巴喷丁不影响芬太尼对大鼠的初始镇痛效果，但它确实以剂量依赖的方式预防了与芬太尼给药相关的迟发性痛觉过敏[140]。在一项临床研究中，Rimaz等[141]报道，烧伤手术前单次给予的加巴喷丁可以降低术后PCA的吗啡用量。这些药物通常作为多模式镇痛方案的一部分。

（八）氯胺酮

氯胺酮是一种有效的止痛药，具有很多优点使其适合治疗烧伤患者。氯胺酮已经被广泛地使用，并与其他药物联合使用，主要用于控制与烧伤护理有关的过程中的疼痛，但也可以通过低剂量输注改善一些对吗啡耐受患者的疼痛。它可以口服、肌内注射和静脉注射。氯胺酮通过肌内注射或外周静脉导管注射会引起疼痛。它还可以引起心动过速和高血压，所以患有高血压或冠状动脉疾病的老年患者对该药要慎用。使用 α_2 肾上腺素能受体激动药可以减少这些副作用。颅内压增高的患者应该避免使用氯胺酮，因为有报道称氯胺酮会导致脑血流量增加，从而进一步增加颅内压。最近的研究证据与这一理论相悖。临床和实验数据表明，氯胺酮可以提供神经保护，降低颅内压，改善脑灌注，特别是对机械通气患者[142]。

静脉注射超过 1 ～ 2mg/kg 的氯胺酮会产生一种分离麻醉状态，使患者失去知觉。同时，呼吸驱动、气道通畅和气道反射受到保护。

氯胺酮在急诊儿科有着安全广泛的应用，即使在未禁食的情况下也可以使用[143]。这种特点对小儿患者尤其有益，因为小儿患者会比成人承受更强的心理压力，即使所有的疼痛都得到了改善，他们也可能会比较躁动。更麻烦的问题是可能会引起创伤性谵妄。咪达唑仑是常使用的治疗药物，但是右美托咪定可能效果更好[144]。最好是联合使用咪达唑仑和氯胺酮，以避免这种并发症的发生。氯胺酮镇静的同时可能会引起唾液分泌增加，从而使喉痉挛的发生率增加，但是与吸入性药物引起的喉痉挛相比，氯胺酮镇静引起的喉痉挛在很大程度上是自限性的。

（九）α_2 受体激动药

α_2 肾上腺素能受体激动药的使用已经广泛应用于围术期和 ICU[145]。这些药物同时具有镇静和镇痛作用。应用 α_2 肾上腺素能受体激动药的主要作用是通过抑制中枢性的去甲肾上腺素的释放介导的。这种作用可以引起镇静和降低交感神经张力。同时去甲肾上腺素的外周释放也受到抑制。如果血压是通过增加交感神经张力来维持的，随着血容量的减少，使用可乐定或者右美托咪定均可以导致低血压。

可乐定可以口服或者静脉注射。当口服或鼻胃管给药时，可乐定的生物利用度约为 85%。右美托咪定可作为注射用溶液，也可以作为鼻腔喷雾使用[146]。这两种药物中，可乐定的药效较强。

右美托咪定和可乐定的镇痛作用较弱，是有效的佐剂。它们减少了麻醉性镇痛药的使用，并能够拮抗阿片类药物引起的痛觉过敏。与可乐定相比，右美托咪定是选择性的肾上腺素受体激动药，并且对 α_2 肾上腺素能受体有更高的亲和力。右美托咪定的消除半衰期（2h）比可乐定（> 12h）短得多[147]。根据患者的需要可以选择更精确地滴注右美托咪定进行镇静，但是右美托咪定价格更昂贵。

α_2 肾上腺素能受体激动剂的优势是不影响气道通畅、呼吸运动和气道反应。右美托咪定与氯胺酮联合使用效果更好。右美托咪定可以限制氯胺酮在老年患者中使用引起的高血压和心动过速等不良反应。此外，右美托咪定还能增强氯胺酮的镇痛作用，从而减少氯胺酮的用量。

（十）异丙酚

异丙酚是一种无镇痛作用的非巴比妥类静脉麻醉药[148]。优点是起效快，长期输注后无蓄积作用[149]。缺点是经外周静脉给药时会有注射痛。异丙酚通常用于全身麻醉的诱导和维持。也会使用低于麻醉剂量的异丙酚联合镇痛药用于一些有创操作的镇静。

在一定的条件和时间内，可以静脉输注丙泊酚用于 ICU 内需要机械通气插管患者的镇静。Ronan 和其他人发现，在苏醒速度和镇静质量方面，插管患者使用丙泊酚比咪达唑仑更优[149]。但是应该限制丙泊酚的输注速度和时间，密切观察接受丙泊酚输注患者有无丙泊酚输注综合征（propofol infusion syndrome，PRIS）的体征和症状。这是一种罕见但可以致命并发症。PRIS 有多种临床表现，包括代谢性酸中毒、心律失常、横纹肌溶解、肾功能衰竭等。总的累积剂量是 PRIS 的主要危险因素，美国食品药品管理局（FDA）建议最高剂量为每小时 4mg/kg，但病例报道中使用的剂量低于此剂量[150]。一些重症医学专家会限制丙泊酚的使用，以便在停用长效药物的时候用于替代治疗或者在 24 ～ 48h 内进行短时间输注。

丙泊酚的使用剂量达到使意识丧失（全麻状态）的时候，会导致咽部张力丧失，可能会导致气道阻塞[151]。丙泊酚还可以导致呼吸运动减弱和气道反射丧失，使患者容易出现通气不足或呼吸暂停、误吸和喉痉挛等。低血压的发生也与剂量相关。因此，这些高剂量的丙泊酚只能由接受过正规麻醉培训的人员和护理人员来使用，主要为手术提供镇静。

（十一）氧化亚氮

氧化亚氮（N_2O，笑气）是目前临床上唯一仍在使用的无卤麻醉气体。由于效价低所以需要吸入50%～70%的浓度才可以提供显著的镇痛。Filkin和Marvin的研究报道提出，在烧伤创面护理过程中使用自控式的氧化亚氮可以有效地镇痛[152]。最近Ozil等使用50%的氧化亚氮和吗啡联合使用，为33名轻度烧伤（＜10%TBSA）的患儿提供镇痛[153]。在这些病例中，疼痛评分和患者/家属的满意度很高[205]。Do Vale等发现使用氧化亚氮并没有减少芬太尼的使用量[154]。短暂间歇性暴露于氧化亚氮和长期暴露于微量的氧化亚氮似乎是安全的，但是反复暴露于高浓度的氧化亚氮会导致明显的造血和神经毒性。这是由于维生素B_{12}中钴被氧化亚氮氧化造成的，破坏了钴的辅酶功能。蛋氨酸的合成和DNA合成所需要的四氢叶酸的合成代谢涉及的甲基化，均由于维生素B_{12}的失活受到抑制。临床表现类似于恶性贫血，伴有巨幼细胞性贫血和亚急性脊髓退化。Hayden和他的同事报道了一例长期暴露于高浓度氧化亚氮的合并脊髓神经病的烧伤患者，当他给予50%的氧化亚氮以便在大约4个月时自行服药[155, 206]。长期暴露也可能出现在一些长期接触氧化亚氮的工人身上。Sweeny等发现，在21名需要使用氧化亚氮麻醉患者进行长时间操作的牙医中，有3人的骨髓变化与氧化亚氮中毒相一致[156, 207]。在他们的工作区域，环境中的氧化亚氮浓度高达4600ppm。有了现代的清除系统，手术室的工作人员就避免了暴露的风险。如果将氧化亚氮用于烧伤患者的镇痛，必须充分考虑工作人员的长期接触。

十、早期损伤

虽然深度烧伤的区域在早期是没有感觉的，Singer和同事的报告表明，只有25%患者表现为完全的深度烧伤，疼痛评分为0，也就是说，没有疼痛。在其他的部分或深度烧伤患者中，18%的患者也无痛。两组无痛的概率差异无统计学意义。这些观察表明，大多数深度烧伤的患者有明显的疼痛。

如果可能，应避免肌内注射。不仅因为肌肉肌内注射是痛苦的，而且在烧伤的早期阶段，药物从组织部位的吸收是高度可变和不可预测的。随着血管内容积和心输出量的减少，组织灌注可能较低，药物吸收不良。随后，随着液体复苏，药物可能随着组织灌注的恢复进入循环。如果后来服用了任何镇静药或止痛药，可能会导致过度镇静和呼吸抑制。

在二度烧伤的情况下，使用包扎伤口的敷料几乎可以立即消除烧伤部位的疼痛。如Schwarze和同事比较了两种合成烧伤创面敷料Suprathel和Omiderm的临床疗效。这两种敷料都能有效地减轻疼痛。Omiderm更经济有效，但在减轻疼痛方面Suprathel稍微好一点（10d平均视觉模拟分为1.0分，Omiderm组1.59分）[158]。

尽管Parkland作为烧伤休克的补液公式被广泛使用，其推荐每1%的烧伤面积按4ml/kg补液，Engrav和同事在2000年的报道中说，许多烧伤中心的补液量远远超过这个标准，而患者由于过度复苏会出现严重的并发症[159]。这种增加液体复苏量的趋势被Pruitt称为“液体蠕变”，并且与液体超负荷引起的并发症显著相关。这种现象的机制还没被证实，但是Sullivan和同事发现，补液量的增加和给予烧伤患者麻醉药的剂量以及种类增加有关[160]。他们提出，较高剂量的麻醉药可能会导致低血压，增加患者对液体的需求。Saffle研究了关于“液体蠕变”的相关因素，并推断麻醉药不可能对烧伤患者液体需求量的增加有如此显著的影响[161]。

十一、背景性疼痛和爆发性疼痛

烧伤患者疼痛感知和镇痛需求有着很大的差异。想要充分地控制疼痛，要求对每个患者要进行持续性的疼痛和焦虑评估。由于种种原因，最简单有效的治疗方法是最优的。吗啡和苯二氮䓬类药物的联合使用就能达到要求。然而，多模式镇痛方式被普遍接受，特别是对中度和重度疼痛的患者。使用具有不同作用机制的多种药物可提供协同作用，改善对疼痛的控制，并可减少阿片类药物的使用。因此，按时给予对乙酰氨基酚和加巴喷丁可以减少 OIH 和神经性疼痛的发生。Cuigne 等的报道称，如果每天给成人烧伤患者服用 2400mg 的加巴喷丁，需要的吗啡剂量就会减少，疼痛的控制也会更好[138]。令人意想不到的是，在停用加巴喷丁后，疼痛评分有所改善，吗啡的需求量也持续下降。

在烧伤后的急性恢复期，疼痛控制良好的患者往往会经历短暂的突发疼痛，这称为爆发性疼痛。疼痛管理计划必须包括按需或按剂量给药。爆发性疼痛的强度通常比较剧烈，以至于需要服用阿片类药物缓解。

PCA 是一种既能用于背景性疼痛又能用于爆发性疼痛的技术。PCA 需要患者配合，这意味着患者能够理解并执行自我控制给药。当患者双手烧伤，无法用手启动 PCA 时，可以使用脚踏板。如果这两种方法都不能实施时，原则上允许护士根据患者的要求启动泵。为了避免在烧伤 ICU 使用 PCA 治疗术后疼痛或背景性疼痛时过量，重要的一点是患者的家属或其他访视者不能激活 PCA。Nilsson 和同事对使用吗啡行 PCA 镇痛治疗烧伤患者的背景性疼痛和运动性疼痛的效果进行了评估[162]。背景性疼痛一般控制良好，但是即使是使用双倍的 PCA 剂量也不能有效控制运动导致的相关性疼痛的增加。虽然一般不建议给烧伤患者皮下用药，但是 Shipton 和其他人研究发现，吗啡 PCA 镇痛用于皮下给药也可以安全有效地控制背景性疼痛[163]。

与创伤和疼痛相关的恐惧会增强患者对疼痛的感知，使疼痛更难控制。如果在积极控制患者疼痛的同时考虑到患者的焦虑，那么疼痛就能得到有效的治疗。然而，影响疼痛因素不仅仅是焦虑。

Patterson 等[164]报道，在一项对 79 名患者进行双盲安慰剂的对照研究中，1mg 的劳拉西泮显著降低了疼痛基线高的患者的操作性疼痛评分，但没有降低焦虑。在一项关于烧伤儿童抗焦虑药物使用情况的调查中，72% 的儿童在最初住院的大部分时间内，每 4h 接受一次 0.03 ～ 0.05mg/kg 剂量或更高的劳拉西泮的治疗[165]。劳拉西泮在控制焦虑方面提供了帮助，基本上没有副作用。

有时疼痛控制的效果会变差，以至于需要改变药物的剂量以维持止痛效果。有多种机制可以解释疼痛控制的困难（表 64–4）。此外，需要机械通气的插管患者在疼痛的管理方面也面临许多挑战。

表 64–4　影响疼痛控制质量的因素

• 日常伤口护理反复疼痛
• 机械通气插管
• 运动范围和运动疗法
• 术后疼痛
• 创面感染
• 对麻药耐受
• OIH
• 神经性疼痛的发展
• 过分焦虑
• 创伤后应激障碍

随着吗啡剂量的增加，烧伤患者的疼痛控制越来越差，美沙酮的替代治疗可以改善这种情况[130]。正如前面讨论的，除了是 μ 阿片类受体激动药，美沙酮还是 NMDA 的拮抗药和胺吸收抑制药，与三环胺类似[166]。这些特性可以减少中枢敏化和痛觉过敏。美沙酮能减少烧伤创面愈合产生疼痛的神经病理性成分。

α_2 肾上腺素受体激动药代表的另一类药物能够明显改善对吗啡耐受的疼痛控制。可乐定已经被发现对大剂量吗啡控制不良的烧伤患者特别有效[167]。可乐定价格便宜，经鼻胃管给药的生物利用度很好。Fagin 和他的同事比较了咪达唑仑或右美托咪定对烧伤患者的镇静作用。患者接受右美托咪定治疗平均超过3周。发现右美托咪定镇静效果更好，低血压更少[168]。当急性烧伤患者使用α_2肾上腺素受体激动药时应当谨慎，如果患者的低血容量和低血压是通过增加交感神经张力维持的，使用可乐定或右美托咪定可能导致低血压。在儿童患者中，可以通过容量治疗纠正，但是在成人，特别是同时合并其他疾病的人，可能需要及时应用血管活性药物进行治疗，同时纠正低血容量。当增加吗啡剂量无效时，可以使用右美托咪定。但是它比可乐定更贵，但是更容易通过改变静脉输液的速度来滴定镇静作用。

并不是所有患者对止痛药的反应都是一样的，当疼痛控制比较困难时，有必要选择其他镇痛方式。氯胺酮是一种有效的NMDA受体拮抗药，因此，它可以减少中枢敏化，改善神经性疼痛或存在OIH患者的镇痛。麻醉剂量（0.1～0.3mg/kg片剂或0.1～0.3mg/kg每小时输注）已被发现可改善疼痛评分和减少围术期麻醉药的需求[169]。我们发现低剂量的输入氯胺酮有利于控制疼痛不佳的患者和对美沙酮或α_2肾上腺素受体激动药反应不良的患者（观点暂未发表）。

十二、手术镇痛

烧伤患者需要经常进行痛苦的手术来促进伤口愈合。其中包括初始创面清创、每日换药、运动范围和运动治疗、取出创面钉和放置血管内导管。为这些手术提供安全有效的镇静和镇痛可能具有挑战性，原因有很多（表64-5）。

表64-5　烧伤手术中面临的镇静镇痛挑战

- 强烈的短暂疼痛，需要快速起效和短时效的作用药物，一面过量或延迟恢复
- 缺乏静脉注射通道，特别是在门诊护理时
- 大面积烧伤的营养需求使其无法频繁禁食，难以获得深度镇静
- 过度的焦虑状态
- 医疗人力资源不足限制了提供深度镇静的工作人员

控制不当的疼痛会使患者难以有效或安全地完成手术，并且会增加焦虑，这可能会影响患者的依从性，可能导致创伤后应激综合征等发病率[170]。成年人有效的镇痛可以帮助减轻焦虑。然而，在儿科患者中，也需要抗焦虑治疗。对于比较大的手术，大多数儿童患者必须进行麻醉。因此，当治疗儿童患者时“有意识镇静”是不准确和令人误解的。一个非常年轻的患者如果知道要进行手术，就会产生强烈的抵触情绪，使手术变得困难或有风险，而这种经历带来的焦虑会让未来的手术更加困难。这种情况所需要的镇静水平和镇痛需要不能被描述为“有意识镇静”。更准确的描述术语是“中度或深度镇静”。镇静的深度必须根据手术过程中疼痛强度、患者的成熟程度、焦虑程度和对疼痛的耐受力而定。

接受手术的烧伤患者的临床需求有很大差异，从轻微表面烧伤的门诊护理到大面积烧伤的住院患者，这些患者需要经历非常痛苦的换药和伤口护理。此外，是否获得有资格提供深度镇静的医护人员因医院而异。在欧洲和其他地方，许多烧伤中心都配备了麻醉医师，他们可以在床边提供全身麻醉。在美国，烧伤中心的工作人员都是外科医生，除了一些特殊情况，麻醉医师不可能总是能在手术室外进行这些手术。不可能制订一个方法适用于所有的中心。每个中心必须认识到在烧伤手术中控制疼痛所面临的挑战，并利用现有的资源应对挑战。

能够在门诊手术治疗的轻伤可能只需要很少的药物。低剂量的苯二氮䓬类和（或）阿片类药物应用于儿童是有益的。随着疼痛强度和疼痛相关焦虑的增加，门诊手术面临问题也越来越多。已经发表了几种有效的术中给予中度镇静的方案，涉及各种药物和给药途径[122, 127]。理想的药物治疗应该以一种令人愉悦的方式易于实施，能产生强烈的镇痛作用，起效迅速，作用持续时间相对较短，副作用最小。目前使用的大多数药物，给予一定剂量，可以产生长效的镇静作用，预防伤口护理期间的大部分疼痛。这种长时间的镇静会干扰营养支持和其他治疗。在没有外周通道的时候，最常见的方法是通过口腔、黏膜或鼻内途径给予术前固定剂量的止痛药，其中包括或不包括抗焦虑药。枸橼酸舒芬太尼是一种口服

液，可通过口腔黏膜外途径给药。这种给药途径具有直接吸收进入体循环特点，避开了肝脏的消除，提高了生物利用度。

Sharar 和他的同事比较了枸橼酸舒芬太尼[122]和羟考酮[171]经口腔黏膜给药的镇痛和镇静效果，发现两者效果相似。Humphries 等发现口服氯胺酮是有效的[172]。Borland 和同事比较了在儿童患者换药中，口服吗啡和经鼻用芬太尼的镇痛和镇静的效果[173]。虽然两种方法都有效，但是经鼻用芬太尼更容易被患者接受，起效也比较迅速。这些方法都能起到良好的镇痛，但是都不能达到最佳控制疼痛的效果。肠内给药很难有效的控制剧烈的疼痛，同时不出现副作用，尤其是长期镇静时。瑞芬太尼鼻腔给药是一种不错的选择。瑞芬太尼属于超短效类阿片药物，主要经血浆酯酶快速代谢[174]。在我们中心，根据患者的疼痛评分和护士的主观评价，会鼻内给予 5 ～ 10μg/kg 瑞芬太尼，不但可以增强口服芬太尼的镇痛效果，而且不延迟复苏。因为作用时间短，所以恢复迅速，这样减少了镇静风险，同时提高了患者的满意度。

如果患者有静脉导管，那么就有更多的治疗方式选择以达到完善的镇痛，可以早期给药，起效迅速，同时根据使用的药物种类，选择特异性的拮抗药。镇静药和止痛药均可以作为丸剂服用，并根据需要给予剂量补充，也可以作为静脉给药，滴注或使用丸剂以用于 PCA 镇痛。静脉注射短效的阿片类药物，如瑞芬太尼或阿芬太尼，是比较合理的选择。

深度镇静可能会导致不良事件的风险增加，包括死亡率（表 64-6）。这些不良事件包括气道阻塞、气道反射抑制和呼吸运动以及血流动力学不稳定。大多数镇静药的使用会使患者意识丧失，引起咽部张力降低和不同程度的气道阻塞[151]，这在很大程度上取决于患者的解剖结构。如果没有意识到这点或者开放气道失败（操作技巧或患者解剖异常），可能会导致缺氧。气道检查是手术前评估的关键步骤，实施镇静前必须考虑到潜在的气道和呼吸困难。喉痉挛导致的阻塞很难缓解，在紧急情况下，可能需要给予肌松药和插管。缺氧也可能是由呼吸肌抑制导致的通气不足引起的。如果气道反射被抑制，当发生被动反流或主动呕吐时，可能会吸入胃内容物。此外，深度镇静可以导致交感神经张力丧失或者直接抑制心血管系统。这些因素都可以影响血流动力学的稳定从而增加风险（表 64-7）

表 64-6　烧伤术中深度镇静的风险

- 降低呼吸动力（低通气或呼吸暂停）
- 上呼吸道阻塞
- 困难气道（插管困难或面罩通气困难）
- 降低气道反应
- 误吸
- 心血管抑制

表 64-7　术中提供中度或深度镇静的建议

1. 术前评估患者，包括气道检查
2. 制订镇静和监测的书面计划
3. 持续监测呼吸运动、气道畅通、氧合及循环的设备的可用性
4. 配备一位有专业气道管理资格证的医生，主要职责是管理镇静药物，并在术中和麻醉恢复期间监测患者
5. 管理和监测镇静的人员和手术者不能是同一人，专业人员只能在短时间内进行其他操作
6. 复苏设备随时预备

氯胺酮由于其镇静和镇痛的作用，已经被广泛应用于烧伤患者的疼痛治疗过程中。尤其是在儿童患者的术中镇痛方面，它的特性使其几乎成为一种理想的药物。氯胺酮最近被认为是烧伤患者麻醉的首选药物[175]。氯胺酮的特性使其能有效地应用于紧张的手术中。它是一种有效的镇痛药，通过抑制 NMDA 受体可以减轻吗啡镇痛引起的痛觉过敏[176]。氯胺酮增加唾液分泌（副作用）可以被格隆溴铵控制。

阿片类药物与苯二氮䓬类药物联合使用是另一种常用的镇静镇痛方式。在内镜检查过程中，这些药物的使用引起的与深度镇静相关的不良事件[177]，导致联合委员会制定了镇静指南，其中包括限制了什么人可以实施深度镇静。自从美国麻醉学家协会将全身麻醉定义为一种由药物引起的使患者无法对言语交流做出反应的现象以来，一场争论就开始了[178]。由于医院规定全麻的实施属于麻醉医师的执业范围，因此这个解释禁止

麻醉医师以外的人员进行深度镇静。要求麻醉医师或者麻醉护士进行中度或深度镇静就会产生一些问题，一方面麻醉医师有限不能为所有手术提供镇静镇痛，另一方面额外的费用大大增加了手术花费，有些人认为，付出和效益不成比例。大量研究表明，有基本证书的再加上适当的培训和训练，中度和深度镇静可以由非麻醉师安全实施[179, 180]。表64–7列出了合适的流程。目前（联合委员会自2010年7月10日起更新），联合委员会的标准要求，“允许”实施镇静的人员必须能够将患者从镇静状态或非计划的全麻中唤醒。这些标准由每个团体根据情况决定由哪些人进行中度或深度镇静。随着时间的推移，规则和定义也在不断地改变。为了符合规定，每个机构必须检查当前得规章制度，以确定哪些人员可以在治疗的过程中提供镇静和监测患者。麻醉科是训练、组织和镇静监测培训的合适场所。在我们机构（后来的儿童医院，加尔维斯顿），关于镇静镇痛能力证书的认证要求医院了解镇静指南政策，目前高级心脏生命支持（ACLS）或儿科高级生命支持（PALS）的培训，通过自学完成考试，每年在手术室至少成功完成5名患者的气道管理。教育材料、气道训练的监督和不良事件的监督由麻醉科人员提供。监测用药错误和不良事件，并在每月的医院发病率和死亡率会议期间讨论。Owens提出了在北加州Shriners医院安全有效地实施类似方案的情况（表64–8）[180]。

PCA是一种新的技术，在手术过程中通过滴注镇静和镇痛药，保持患者清醒和控制给药量，所以能有效地避免很多问题。前面已经描述了PCA的要求和限制。在手术过程中，疼痛水平会发生快速和剧烈的变化。在这些情况下，适当的控制需要快速产生效果。瑞芬太尼、阿芬太尼和芬太尼等麻醉药更合适。许多研究提出了多种PCA镇痛方案应用于烧伤手术。Prakash等对烧伤患者换药过程中使用的芬太尼进行了剂量反应研究[181]。他们发现给予负荷量1μg/kg后，需要的最佳剂量是30μg，锁时5min。Sim和同事给予了1mg负荷剂量的阿芬太尼，随后以200～800μg/h的速度静注，需要的剂量从200μg增加到400μg，锁时3min，患者在换药过程中能够产生轻度镇静并且感到舒适[127]。Nilsson和其他研究人员混合使用丙泊酚和阿芬太尼，比较分别通过PCA给药和由麻醉医生静脉给药两种方式的镇痛效果[182]。患者更偏爱PCA给药，尽管事实上PCA给药量更低，且患者的双频谱指数（BIS）高于麻醉医师给患者镇静。Coimbra和其他人可以根据BIS评分对烧伤患者换药过程PCA使用的丙泊酚量进行个体化[183]。

十三、治疗瘙痒的药物

瘙痒是烧伤最常见的后遗症之一[184]。Field等报道说87%的烧伤患者会出现瘙痒[185]。瘙痒通常会持续很多年[186]。虽然它被认为是继发性的皮肤损伤，我们需要知道吗啡也可以引起瘙痒。瘙痒肯定会影响患者的生活质量和康复时间。刮伤会进一步伤害皮肤，导致移植物丢失和皮肤破裂，有时需要重新进行移植。此外，如果瘙痒严重的话，患者很容易出现严重运动或睡眠问题。有几种药物可以用来治疗瘙痒，但很少有人真的去比较研究。治疗方法和可能与引起瘙痒的原因一样多种多样[187]。人们对与烧伤有关的瘙痒知之甚少，因此已经尝试过阻断组胺、激肽、蛋白酶、前列腺素、P物质和5–羟色胺的释放和受体。第一种方法就是使用各种保湿沐浴露和乳液，来缓解因干燥引起的皮肤瘙痒。如果这些措施不足以改善症状，则建议使用含有局麻药的制剂H。相比之下，苯佐卡因虽然能减轻疼痛，但对瘙痒却没有疗效[188]。由于存在感染风险，含有类固醇的局部用药通常在皮肤愈合后才会使用。它们能有效地控制瘙痒。类固醇只能用于局部皮肤的治疗，以降低全身肾上腺抑制的风险。抗组胺霜，如苯海拉明（苯基海拉明）是可用的。其他外用药有胶体和燕麦浴[189]。较新的局部药物有三环类抗抑郁药，如多塞平[190, 191]。这种抑制药的主要副作用是吸收过多，可以导致过度镇静。目前已经使用过的几种非药理学方法。按摩似乎有很好的效果[185]。此外，Hettrick等报道称，与对照组相比，经皮神经电刺激（TENS）显著降低了9名成年患者的瘙痒感[192]。

表 64-8 用于减轻烧伤疼痛和焦虑的药物治疗

急救阶段		
手术镇痛药	**背景镇痛药**	**镇静药**
吗啡（IVB、IVCI）	吗啡（IVCI、PCA）	地西泮（IV）
哌替啶（IVB）	哌替啶（PCA）	劳拉西泮（IV）
芬太尼（IVB、IVCI）	美沙酮（PO、NPC）	咪达唑仑（IV、IVCL）
氢吗啡酮（IVB、PO）		
纳布啡（IVB）		
氯胺酮（IV）		
氧化亚氮（IH）		
急性期		
手术镇痛药	**背景镇痛药**	**镇静药**
吗啡（IVB、IVCI、PCA） 罗卒醇（口服吗啡）	吗啡（IVCI、PCA）	地西泮（PO）
哌替啶（IVB、IM）	哌替啶（IVCI、PCA）	劳拉西泮（PO）
芬太尼（IVB、IM）	美沙酮（PO、NPC）	阿普唑仑（PO）
氢吗啡酮（PO）	吗啡缓释片（PO、NPC）	
纳布啡（IVB）	对乙酰氨基酚（PO、NPC）	
氯胺酮（IV、IM）	非甾体抗炎药（PO、NPC）	
氧化亚氮（PO）	三柳胆镁	
恢复期		
严重疼痛	**轻至中度疼痛**	**镇静药**
氢吗啡酮（PO）	氧化亚氮（PO）	地西泮（PO）
	非甾体抗炎药（非必须）	劳拉西泮（PO）
		阿普唑仑（PO）

IVB. 团注；IVCI. 持续静脉输注；PO. 口服；PCA. 患者自控镇痛；IH. 皮下注射；IM. 肌内注射；IV. 静脉注射；NPC. 非疼痛相关给药

最近一半采用脉冲染料激光[193]和电针治疗[194]烧伤瘢痕瘙痒。据报道，硅胶薄膜也很有效[195]。

通常使用的抗组胺药是口服的。若抗组胺药被单独给药，只有 10% 的患者完全缓解[196]。一般会首先服用苯海拉明，剂量为每 6h 口服 1.25mg，因为它同时具有镇静和控制瘙痒的作用。少数人对氯雷他定反应较好，因为氯雷他定作用时间更长。如果不能用一种药物很好地控制瘙痒，那么可以添加另一类抗组胺药物，如羟嗪每 6h 口服 0.5/kg。最后，如果瘙痒仍然没有得到很好地控制，可以添加一种抗血清素能的药物，例如每 6h 服用一次赛庚啶，剂量为每公斤体重 0.1mg，各种药物服用时间至少间隔 2h。这些可特异性拮抗 5-HT3 受体的正在服用血清素能抗抑郁药的患者，注意不要使用赛庚啶。

加巴喷丁（每天 10 ～ 35mg/kg，分次服用）

正在成为治疗烧伤后严重瘙痒的可靠药物[197]。标准的个人剂量是白天 5mg/kg，睡前 10mg/kg。加巴喷丁的对照研究已经证实了它的有效性。Goutos 等证明，加巴喷丁比抗组胺药更有效[198]。根据加尔维斯顿医院的经验，每日剂量为 30mg/kg，通常分为 3 次服用。最近对普瑞巴林进行了回顾性研究，结果令人兴奋。对许多加巴喷丁治疗失败的患者，普瑞巴林已经被证实是有效的[199]。

另一种治疗慢性瘙痒的新药物是纳曲酮。LaSalle 等[200]首先报道了纳曲酮可以改善瘙痒。然后 Jung 等[201]研究发现，在夜间服用 50mg 纳曲酮（通常与抗组胺药物同时服用）治疗 2 周后，瘙痒感和抓挠感显著下降，评分从 9 分下降到 5.9 分（满分 10 分）。但是许多患者出现了头痛和恶心等副作用。

十四、安抚流程的发展

在过去的 10 ～ 15 年里，对烧伤患者疼痛管理的一直是烧伤治疗的重点。一些机构已经制定了疼痛和焦虑的管理策略。1995 年,《烧伤护理与康复杂志》出版了一期特刊。专门介绍当时系统性治疗烧伤疼痛的方法。在这本书的 1996 年第一版中，我们报道了在加尔维斯顿的儿童医院首次使用烧伤疼痛治疗指南；目前在那里使用的指南每隔几年就会进行审查和更新[2]。1997 年，由汤普金斯顿领导的波士顿研究小组发表了一份类似的研究报告[202]。他们对治疗有通气的急性患者和无静脉滴注的急性患者时进行了区别。最近，关于疼痛管理已经在全国范围内达成共识。Ulmer[203]在 1998 年的一篇文章中对烧伤社区提出了一些建议。最新版本 Shriners 烧伤医院指南见表 64-9，其中包括对烧伤患者最常见的问题处理。随着对烧伤疼痛治疗的了解越来越多，需要继续完善这些治疗方案。

烧伤患者的非药物治疗

正如所讨论的，心理和生理因素之间有很强的相互作用，会增强对疼痛的体验。焦虑在烧伤患者中尤其普遍，我们已经知道了焦虑会加剧急性疼痛。非药物治疗在解决加重疼痛的心理因素及对疼痛本身产生的直接影响方面发挥着重要作用[204]。

在《美国烧伤协会烧伤疼痛管理实践指南》中，Faucher 和 Furukawa 在 2006 年提出，应将非药物治疗技术作为烧伤中心护理标准的一部分[205]。了解非药物疗法如何应用于烧伤疼痛，重要的是讨论行为如何影响患者的情感体验[206]。就经典（刺激 – 反应）的条件作用而言，患者（尤其是儿童）往往会对有痛的烧伤操作刺激产生条件性焦虑反应。一项研究表明，仅仅看到一个穿着工作服的医护人员就足以引起烧伤儿童的恐惧反应[207]。在进行手术操作（强化）的情况下，可以认为患者通过避免或逃避疼痛的操作获得强化，可能通过尖叫来终止治疗，或通过表现出疼痛行为从工作人员那里获得某种强化。在疼痛前的刺激和之后的疼痛反应之间，存在着对疼痛的认知过程。这种认知可以改变，行为也可以改变，并且可以影响患者的疼痛程度。经典的和操作性的条件反射原理和改变内部认知对非药物疗法如何应用于烧伤疼痛有着重要影响。Thurber 和 Martin 及其同事[208, 209]撰写的一系列文章对儿科创伤护理中控制疼痛的这些原则的理论和应用进行了讨论。

十五、经典条件反射

如果与有痛性操作有关的刺激已经可以条件反射性地引起焦虑或疼痛，那么合理的目标就是减少刺激对恐惧 / 疼痛反应的影响。一个好的环境干预可以使伤口护理操作尽可能地减少伤害。对孩子们来说，这可能包括让水疗池成为一个“浴缸游戏区”，里面有适合他们年龄的漂浮玩具等。欢快或放松的音乐，温暖的房间，赏心悦目的艺术品也能减轻一个典型的治疗房的威胁性。为患者提供音乐或艺术方面的选择，会让他们对手术有更大的舒适感。一些聪明的儿童医院工作人员把他们的磁共振成像扫描仪变成了“丛林中的洞穴”；显然，这样的设置对孩子的影响比典型的扫描仪要小。同样的原则也可以应用于烧伤护理[208, 209]。

经典的条件反射还给了我们其他的启示，其

表 64-9 Shriners 医院儿童安抚流程

背景疼痛	焦 虑
住院患者 在生命体征图上记录意识状态 • 吗啡，每 2 ～ 4h 静脉注射 0.03 ～ 0.06mg/kg（清醒时进行） • 吗啡，每 4h 口服 0.1 ～ 0.3mg/kg（清醒时进行） 注意：开始与阿片类药物同时使用时做好肠道准备 • 如果需要更长时间的止痛 • 美沙酮，每 6 ～ 8h 口服 0.1mg/kg，随后将频率逐渐降至每 12h **门诊患者** • 对乙酰氨基酚，每 4h 口服 15mg/kg • 曲马朵，每 4 ～ 6h 给予 1 ～ 2mg/kg • 如果无效，考虑应用氢可酮 0.2m/kg，常与对乙酰氨基酚联用 • 布洛芬，每 6h 口服 10mg/kg – 布洛芬的抗血小板作用在药物完全代谢之前会持续存在 **清理创面前** • 芬太尼，口服 10μg/kg，可用剂量有 200μg、400μg 和 600μg • 吗啡，每 2 ～ 4h 静脉注射 0.03 ～ 0.06mg/kg（清醒时进行） • 吗啡，每 4h 口服 0.1 ～ 0.3mg/kg • 氢可酮，口服 0.2m/kg，通常与对乙酰氨基酚 10 ～ 20mg/kg 联用 • 苯二氮䓬类药物，地西泮 0.1mg/kg 或劳拉西泮 0.05mg/kg **康复前治疗** • 治疗要求时，氢可酮口服 0.2m/kg，通常与对乙酰氨基酚 10 ～ 20mg/kg 联用，同时再给予地西泮 0.1mg/kg **术后疼痛** 选择 A： • 通过 PCA 泵静脉注射吗啡（如果大于 5 岁），每 4h 给予 10 ～ 20mg/kg 选择 B： • 补充片剂，每 2h 缓慢静脉注射给予吗啡 0.03 ～ 0.05mg/kg（保持一定的血药浓度） **神经病理性疼痛** • 被描述为刺痛或烧灼痛：主要由于神经卡压、神经损伤和静脉淤血 • 疼痛通常对阿片类药物没有反应 • 口服加巴喷丁（抗癫痫药）100mg、300mg 或 600mg • 加巴喷丁，每 8h 给予 5 ～ 30mg/kg • 普瑞巴林，口服 50mg 或 100mg • 不适用于幼儿 • 以 50mg，每日 3 次开始；然后滴定至 100mg，每日 3 次 • 阿密曲替林口服 0.5 ～ 2mg/kg，在没有血液检查的情况下，不要提高至 2mg/kg，不要使用含氟西汀或舍曲林的药物；注意检查心电图的 PR 间期	**住院患者** • 在使用抗焦虑药物治疗疼痛之前 • 劳拉西泮，每 4h 口服 0.05mg/kg（患者清醒时进行） **门诊患者** • 如果需要肌肉放松，则地西泮每 8 ～ 12h 给予 0.1mg/kg **急性应激障碍或创伤后应激障碍症状** • 氟西泮通常在早晨口服 ≤ 20kg　2.5mg ≤ 40kg　5mg ＞ 40kg 且＜ 60kg　10mg ＞ 60kg　20mg • 丙米嗪，口服 1mg/kg，检查血药浓度后根据需要缓慢增加至 3mg/kg（通常用语多洛西汀不易给药的儿童） • 舍曲林，口服 1mg/kg，可以用至 25mg、50mg 和 100mg，每日 1 次，每次 25mg，根据需要调整剂量 •6 岁及以上儿童方可使用 注意：5- 羟色胺综合征，其特征是激动、混乱、心率快、瞳孔扩大、肌肉抽搐、肌肉僵硬和大量出汗等 **处理与 ASD 和 PTSD 无关的激动和幻觉** • 口服利培酮 • ＜ 5 岁儿童：口服初始剂量 0.1 ～ 0.2mg，每日起床后 • ≥ 5 岁儿童和青少年：口服初始剂量 0.2 ～ 0.5mg 每日起床后；每隔 1 ～ 2d 可滴定至最低有效剂量 **口服喹硫平** • ≤ 10 岁儿童和≤ 17 岁的青少年：第一天给予 2 次每次 25mg，第二天增至 50mg，然后每日增加 100mg（每日 2 次），直到第五天达到 200mg，可以进一步增加至 600mg，最高 600mg/d **与 ASD 或 PTSD 无关的睡眠管理** • 指导睡眠 • 排除疼痛、焦虑和瘙痒 • 口服苯海拉明 1 ～ 2mg/kg，起床后服用 • 口服褪黑素 0.01mg/kg 或 3mg 起床后服用 • 口服唑吡坦 5mg 或 10mg，伴有梦游副作用 • 口服曲唑酮 1.5 ～ 2mg/（kg・h）

引自 *Pediatric and Neonatal Dosage Handbook*，21st Edition，Lexi-Comp

中最重要的是，预防条件反射的最佳方法是首先优化疼痛的控制。通过积极主动地治疗疼痛，条件性焦虑的作用将被最小化。相反，一旦患者经历了镇痛不足的手术，随之而来的焦虑就很难治疗。由于需要伤口护理的孩子经常会因为手术环境等诱发焦虑，所以烧伤中心通常会在第一次换药时使用抗焦虑药来预防这种预期的焦虑。

任何加强患者对情况控制的尝试都能将预期的焦虑降到最低。患者告诉我们，医院环境不同于任何其他环境，它剥夺了一个人的控制权。受伤前，一个功能正常、独立自主的成年人，突然在所有方面都要依赖他人，包括他们什么时候吃什么、吃什么药、将要经历的痛苦手术，以及每天的作息时间。此外，烧伤护理可能相当复杂，患者需要去理解的医疗信息可能很多。当大人或孩子感到失控时，焦虑就会增加。我们可以增强患者对医院环境的掌控感，让他们尽可能多地参与到护理中来。例如，成人或青少年可以跟护士一起决定当天的安排，选择他们觉得更舒适的伤口护理方法，选择在食堂吃饭而不是在房间用餐，在伤口护理时可以听音乐。尽可能多地让孩子做出“被迫的选择”，以创造一种控制感。强迫选择是给孩子两个合理的选择，并允许他们选择他们喜欢的一个。例如，孩子可以选择午饭前或午饭后进行伤口护理，或者她或他更喜欢用苹果汁或牛奶吃药。关键是只提供两个选择，并确保医疗保健提供者和家长同意所选择的任何选项。Kavanaugh 描述了如何在手术过程中给予孩子更多的控制，减少无助感和提高疼痛的耐受性[210]。研究结果表明，与对照组相比，那些有机会参与并决定伤口护理的孩子表现出更低的抑郁、焦虑、敌意和压力评分。

最后，心理准备在加强控制和减少预期焦虑方面也可以发挥重要作用。患者可以获得手术或者心理准备信息[211, 212]。可以告诉患者手术基础的准备信息，并解释他们手术的机制（如“我们将打开您的绷带，清洗您的伤口和清除坏死皮肤，应用磺胺嘧啶银霜，然后重新包扎”）。当提供一定的心理准备时，他们会对手术过程中的感觉有所准备（如“当我们为你脱下敷料时，你可能会有拉的感觉；当用消毒剂清洗伤口时，你可能会有刺痛的感觉”）。这些信息通常对患者有帮助，但必须强调的是，鉴于一些患者的情况特殊，他们更愿意尽量少的知道相关信息。在解释即将进行的手术时，最好听从患者个人的意愿，确定提供多少细节[206]。

一项研究发现，结合手术准备信息和注意力分散的多模式方法比单纯的注意力分散更能有效地减少疼痛、痛苦和治疗时间[212]。

另一种基于经典条件作用的方法是放松训练。患者可以在接受痛苦的手术前接受深度放松和想象训练。其基本原理是用放松反应来抵消手术刺激引起的焦虑。如果通过深度放松将预期焦虑降到最低，焦虑和急性疼痛之间的周期性相互作用的可能性就会降低。最近的脑电图显示，在放松和成像期间，脑电图活动的变化与第一阶段睡眠相似。图像似乎也能激活参与情绪调节的海马体[213, 214]。临床医生也报告说，在伤口护理之前立即对非烧伤部位进行按摩治疗是成功的[215]。接受 15min 的按摩治疗的儿童在伤口护理期间的疼痛评分低于对照组。许多研究已经被应用放松训练和应激免疫技术，以及后来讨论的一些行为技术来减轻烧伤疼痛[216–224]。一项研究甚至发现，在换药前 20min 进行简单的下颌放松练习，可以显著减轻换药过程和换药后的疼痛和焦虑[225]。

十六、操作性条件反射

患者表现出疼痛的结果可能会对疼痛控制产生影响。由于几乎所有的烧伤手术都是极其令人厌恶的，患者，尤其是儿童都倾向于逃避这些事情。允许患者终止手术的工作人员，可能强化并加剧了这种逃避行为。如果不加以管制，这一过程可能会导致一个痛苦的患者变得好斗而不是忍耐手术。虽然这种回避行为（更重要的是）提示了工作人员镇痛是不足的，并且应该采用之前讨论的各种药理学方法，但也可能偶尔提示需要进一步限制环境。一旦伤口护理完成，奖励患者休息，而不是基于疼痛行为停止治疗，可以有效地减少这种回避行为。孩子们还可以得到预先设定的“暂停卡”数量（通常是 5 张），他们可以在伤口护理期间的任何时候出示，每一张都有 1min 的暂停或休息时间。一旦卡用完，他们就不再有任何机会可以暂停。这项技术可以增强他们对环境的控制感，同时确保休息时间不会加重疼痛行为。然而，再次强调，烧伤团队的目标应该是提供足够的准备和镇痛，以避免这种逃避行为的发生。

操作性条件发射对患者接受止痛药的方式也有影响。当患者因疼痛行为接受药物治疗时，他们可能会从医务人员那里得到更多的关注，以及药物可能带来的欣快感。这是一个原因，正如前面提到的，更可取地是让患者有规律的在一定时间间隔内服用药物，而不是当感受到疼痛的时候再用药，后者会引起患者频繁地抱怨，以获得药物[226]。类似的手术原则应用于那些因情感需要、寻求关注或渴望止痛药带来的欣快感而过度抱怨疼痛的患者尤其重要。在这类患者中，如果已经建立了足够的药物镇痛水平，那么抑制疼痛行为重要的是忽略疼痛，同时转移患者的注意力。这是一个更适用于慢性疼痛的模型，但有时对那些反应过度、不积极控制疼痛的烧伤患者有用[227]。

操作性条件反射另一个常见的应用与儿童的“奖励机制”有关。可以使用星星图、奖品盒或时间限制表奖成功完成手术的儿童，是非常有用的。因此，一个孩子在完成一个手术后，可能会在之后一周的伤口护理中会获得一颗星星。年龄较大的孩子可以用积分法来购买他们想要的奖励。勇气珠也在儿科医院中流行起来。根据手术的疼痛和令人不愉快的程度获得不同颜色的珠子（如伤口护理，物理治疗，X 线片，抽血等）。每当孩子完成其中某一个不愉快的手术，他或她就会收到相应的珠子，并将其添加到项链上。男孩和女孩子对这些项链都表现出强烈的兴趣，并经常佩戴或展示它们。重要的是，获得奖励是因为孩子完成手术而不是因为“勇敢”，因为后者可以作为对孩子的一种微妙的惩罚形式；换句话说，如果孩子在伤口护理过程中表现不佳，只要伤口护理完成，就不应该停止约束[208, 209]。

操作性条件反射的最后一个应用是慢性疼痛文献中提到的配额制度，用休息来奖励。这对于那些被治疗压得喘不过气或者缺乏动力的患者尤其有用。患者完成预定的活动配额，在他们的能力范围内，被允许休息。基础评估决定了他们的能力范围。例如，一个试图用烧伤的腿走路的患者会被要求走三个疗程直到累为止。这三个阶段的步行距离被记录下来，取平均值，平均值的 80% 成为起点。例如，患者在三个阶段里分别走了 50 步、150 步和 100 步，那么平均值的 80% 是 80 步。这（80 步）将成为起点。患者从 80 步开始，每次增加 5%（约 5 步）。如果他们没有达到规定的步数，他们会变成最后一名。然而，当他们达到目标时，他们就会停止。他们不会坚持锻炼，即使有一个“美好的一天”。这就解决了步速和过度疲劳的问题。Ehde、Pat-terson 和 Fordyce 的研究表明，在提高治疗效果和减少抑郁方面，配额制度成功地应用于许多烧伤患者[228]。

十七、认知干预

患者如何看待他们的疼痛可以被认为是一种可改变的行为，反过来，这种看法可以影响他们所经历的痛苦程度。因此，一种重要的非药理学方法是弄清楚患者对疼痛的认知，并教他们相应地改正这些想法。一个特别明显的例子是对疼痛表现出小题大做。小题大做的想法包括“我无法忍受这种痛苦”“我永远不会好起来”或者“痛苦意味着我会死”。许多研究表明，这种极端的想法与剧烈的痛苦和虚弱的身体状况有关。患者可以被指导去挑战和重新诠释这些想法。同样的道理，教患者重新认识对疼痛的感觉也是很有用的。例如，皮肤肉压的出现和疼痛感的增强可能表明伤口正在愈合，可能没有必要进行皮肤移植[206]。

在认知干预的前提下，可以教患者一些技巧，以增强他们对疼痛的控制能力。积极的自言自语和想象有利于应对痛苦的过程就是这样的例子。Thurber 和他的同事描述了控制儿童烧伤疼痛的双过程模型[209]。在早期控制时，患者试图改变疼痛过程的客观条件，如协商换药的方式和时间。在第二阶段时，患者会做出调整，以便他或她能更好地忍受痛苦的过程（如积极地自言自语或极端化）。Thurber[209] 和 Martin-Herz[208] 等已经发表了一个由两个部分组成的系列文章，内容是关于烧伤疼痛的心理治疗方法的概念，以及具体的治疗实例。选择方法的关键是评估一个人的应对策略。简单地说，大多数成人和儿童患者的应对方式属于“接近－回避”模式。这种模式的一边是回避型应对，患者在痛苦的过程中更倾向于回避或分散注意力。本章描述的任何分散注意力的方法都适用于这组患者。在这种模式的另一边，是那些具有积极应对想法的人，他们寻求信息，并喜欢尽可能多地参与到他们的护理中。在这个小组中，让他们参与伤口护理，并根据他们的要求尽可能提供详细的信息，将有助于减轻他们的焦虑。如果要求他们闭上眼睛，转过身去，把注意力从手术上转移开，他们的焦虑只会增加。

分散注意力是另一种基于认知的疼痛控制方法。应对疼痛需要一定程度的有意识的注意力，分散患者的注意力可以使他们更好地忍受疼痛。电影、音乐疗法和游戏都被成功地用作治疗烧伤疼痛的分散注意力的方法[221, 223, 229]。音乐还有一个额外的好处，那就是能引起放松[220, 230]。一项研究发现，音乐疗法显著降低了换药前后的疼痛、焦虑和肌肉紧张的程度[231]。

十八、增强现实

另一种分散注意力的方式是使用增强现实或虚拟现实（virtual reality，VR）的技术。一些研究人员报道了使用沉浸式虚拟现实作为有效的镇痛方法[229, 232–242]。

VR 可以将患者的注意力沉浸在电脑生成的世界中，并让他们与这个世界进行互动。这些研究人员表明，虚拟现实可以显著减少伤口护理和物理治疗期间的疼痛[232]，甚至与电脑游戏和看电视有关[233, 243]。最近 Morris 等对 VR 分散注意力在减轻急性烧伤疼痛和焦虑方法的应用进行了系统的总结[244]。他们发现有 9 项研究符合他们严格的纳入标准。结果表明，虚拟现实技术在烧伤创面护理和物理治疗中应用最为广泛，并可作为药物治疗的辅助手段。与单纯的药物治疗相比，虚拟现实技术在减轻疼痛方面更有优势。其他跟踪身体运动的互动视频游戏技术也被证明可以提高参与性，减少物理治疗过程中的疼痛和焦虑[245, 246]。

最后，一项随机对照试验研究了增强现实技术在减轻烧伤患者急性手术疼痛中的应用[247]。增强现实将虚拟图像覆盖到物理世界，而不是像传统虚拟现实那样创建一个完成的沉浸式虚拟世界。他们将 42 名年龄在 3—14 岁的儿童随机分为实验组和对照组，发现增强现实显著降低了平均疼痛评分。这项技术也给我们带来了希望。

十九、催眠术

催眠是包括放松、想象和基于认知的方法。这项技术值的特别关注，因为有很多关于它与烧伤疼痛的应用报道，当它有效时，它对烧伤疼痛的影响可能是非常显著的。文献中有 100 多个报道表明催眠可以显著减少疼痛，至少有 12 个是与烧伤引起的疼痛有关；然而，这样的研究缺乏控制组，标准的疼痛测量方法，或关于止痛药的信息[248]。最近，有可靠的疼痛测量方法的研究支持催眠是治疗烧伤疼痛的一种有效的非药理学方法[249, 250]。Patterson 和 Jensen 报道了 12 项关于慢性疼痛的对照研究和 17 项表明减轻急性疼痛的对照研究，事实上，这种模式在学术上正变得越来越可接受[251]。

由于许多原因，烧伤患者是进行催眠的最佳人选。在对这些因素的综述中，Patterson 等将动机、退化、分离和催眠能力列为促进烧伤科催眠镇痛的因素[252]。尤其是那些面临烧伤疼痛的患者，他们更愿意使用催眠等技术。烧伤的性质和由此产生的护理可能会导致患者在情感上退化（如更依赖于烧伤科医生）和游离（即远离他们的情绪），这两种因素似乎都与催眠能力有关。这些因素可能解释了在烧伤护理过程中催眠经常出现的戏剧效应。另一方面，催眠显然对一些烧伤患者没有好处，而患者易被催眠（或不可催眠）的程度几乎肯定与这个问题有关[252]。

Patterson 和同事[243–251, 253–255] 使用的方法是

在伤口护理之前提供睡眠，并让护士在伤口护理期间提供标准的术后催眠。这种方法对催眠师和护士都有效的。Patterson 等建议，这种方式下的催眠是止痛药的辅助手段，而不是替代品[250]。Wiechman 等对烧伤创面疼痛进行了随机对照试验，发现与注意力集中的对照组相比，催眠显著降低了疼痛的情感成分[256]。此外，Shakibaei 等进行了一项随机对照的催眠试验，以减少烧伤患者的疼痛[257]。他们还表明，催眠治疗组的疼痛评分明显低于对照组，再现的次数也比对照组少。

（一）虚拟现实催眠

最近，研究人员将虚拟的 VR 技术与催眠结合，以控制烧伤疼痛。这种方法的优点是不需要训练有素的催眠师在场的，而且似乎像“真实催眠”[255, 257]一样有效。这项技术只需要患者睁开眼睛，观察呈现给他们的诱导图像；最基本的认知或技巧是必需的，因为它不需要训练有素的治疗师参与。其次当视觉图像出现在他们面前时，减少了所需的认知努力。这对于正在服用阿片类药物而不能有效集中注意力的患者很重要。它也帮助那些视觉意象能力较低的人，因此无法在视觉上想象治疗师在传统催眠中描述的场景。一个临床病例系列中的 13 例患者，均采用虚拟现实技术对烧伤患者进行催眠镇痛。在 3d 时间内，对接受伤口护理的患者进行术前和术后疼痛评分。据报道，疼痛和焦虑减少了，对阿片类药物的需求减少一半，而且没有副作用。目前还没有随机对照研究发表。

（二）其他方法

有一些证据表明，有几十种药物对烧伤疼痛有效[258]，但我们只知道一项关于这一性质的研究。据报道，按摩疗法对减轻烧伤疼痛很有效[259]。我们还没有任何关于针刺治疗烧伤疼痛的有效研究。尽管这种方法在控制各种病因引起的疼痛很有用。烧伤疼痛的急性性质和部位的不同可能使针灸成为一个具有挑战的方法。

对于住院后长期康复阶段的患者，物理和专业催眠师的非药物治疗方法变得至关重要。拉伸、强化、增加锻炼以及冷热疗法都可能成为康复阶段增强对疼痛控制的工具。

（三）经验支持

最近有几个严密的系统性综述演技，主要在于儿童和成人非药物疼痛管理策略。Racine 和同事们在一项关于痛苦的医疗过程中产生预期痛苦的危险因素的综述中发现了 77 篇关于这个问题的文章。他们的研究得出结论，在经历痛苦医疗过程的儿童中，与增加预期痛苦最有关的因素是儿童心理生理学、难相处的性格、父母悲伤的情绪、之前痛苦的事件、父母对疼痛的预期和焦虑倾向。这些因素中大部分是可以用本章提到的技术进行干预的。看来，父母的存在对于痛苦的手术来说不是好的或坏的，而是完全依赖于父母本身的性格特点和他们提供的一种平静的能力。重点训练帮助孩子减轻疼痛的行为是必要的[260]。Hanson、Gauld、Wathen 和 MacMillan 对非药物干预治疗小儿烧伤患者急性手术疼痛进行了系统的回顾[261]。通过对美国预防服务工作团队的方法进行回顾，他们发现有 12 篇文章符合研究标准，12 篇文章中有 7 篇被评为“公平或良好”。他们将这 12 篇文章分为儿童干预、家长干预和医疗保健提供者干预。在儿童干预中，虚拟现实干扰和应激管理都显示出良好的效果。在医疗服务提供者干预措施中，与对照组相比，按摩疗法和优化伤口护理期间的控制在缓解伤口护理疼痛方面有效。父母介导的干预并没有发现是有效的，事实上，一项研究表明，父母在场时，孩子的痛苦会增加。[262]尽管这些干预措施的研究设计评价很差，但研究结果与临床医生报告的结果一致，即在痛苦的过程中，父母在场既能帮助孩子，也能伤害孩子，这取决于父母的影响和抚慰孩子的能力。这是一项很难研究的干预措施，但是在这个以家庭为中心的护理和强调父母更多地参与儿童护理的时代，这一干预措施值的更多的关注。如果我们能够确定哪些变量是促进家长积极参与的必要因素，以及哪些变量是阻碍这种实践成功的因素，这将对该领域产生巨大的益处。Hanson 等[261]认为，在这类人群中寻找足够的样本量进行随机对照试验是非常困难的，但是我们必须努力为我们选择的技术寻找经验支持。

De Jong 等还对成人急性烧伤疼痛的非药物干预文献进行了系统性的回顾[263]。他们发现，催眠是最常被研究的干预手段，而且大多数关于催眠的研究表明，与对照组相比，催眠具有有益的效果。他们的结论是，催眠似乎对疼痛的情感成分有很强的影响。他们的研究还显示了分散注意力进行放松是有好处的，并发现任何增强患者对情况控制的技术都是有益的。

这些系统综述的作者为未来的研究提供了方向，将提高我们对非药物干预的认识。这些建议包括需要大样本量、关于研究反应率和随机化方法的文献、对患病前社会心理变量的实验控制、对患者指导说明、成本结果以及对治疗完整性 / 依从性的保证[261, 264]。

二十、结论

烧伤疼痛管理的技术似乎更多的是基于个人传统的认知，而不是系统的、科学的方法。此外，任何类型的止痛药物在儿童体内的药代动力学研究几乎为零。由于大约 35% 的烧伤发生在 16 岁以下的儿童，其中绝大多数发生在 2 岁以下的儿童，但是，我们几乎没有关于在烧伤儿童中使用止痛药的基础资料。毫无疑问，Perry 和 Heidrick 发现[264]，烧伤护理人员在给幼儿吃或者用什么药方面与成人有着明显的差异，因为两者的烧伤面积和分布区域不同。必须开始对成人和儿童烧伤患者进行更多的药代动力学研究。

各种阿片类药物或抗焦虑药物使用的数据比较缺乏，目前对于非药物技术的使用也缺乏科学数据。然而，自从 5 年前本书的上一版出版以来，已经取得了显著进步。大多数烧伤中心认识到焦虑会导致患者不适，并开始治疗焦虑和疼痛。加尔维斯顿的儿童医院正在对标准方案（如指南，见表 64–9）[2] 进行修订，以明确用药剂量。非药理学技术更常被纳入一个中心作为管理焦虑的工具，并被认为是药物治疗的一个明确的辅助手段。目前这些技术的主要问题是需要专业人员的实施，而美国目前的管理模式下是不可能实现的。

那么，我们如何为烧伤患者提供“最佳”的疼痛管理呢？要想回答这个问题首先需要在评估时保持警惕和治疗上的灵活性。患者对各种药物和治疗方式的反应有很大的个体差异。治疗烧伤患者的关键在于医务工作者需要了解与不同深度伤口有关的疼痛、愈合过程的阶段以及疼痛反应的组成部分。烧伤患者在最初 3 ～ 7d，较浅的区域会引起中度或重度疼痛，而较厚的区域对整体疼痛反应的影响较小。虽然中度至重度疼痛通常与方案或物理治疗有关，但背景性疼痛（或休息时的疼痛）通常被描述为轻微或非常轻微，并且可能会因为情感成分如担忧或焦虑而加重。烧伤后第二周，中等深度的部分烧伤，伴有大量的皮肤肉芽组织，引起中度至重度疼痛。在许多烧伤中心，深度真皮或全层烧伤会在烧伤后第 3 ～ 10 天进行切除或移植。虽然这通常可以减轻第 2 周和第 3 周伤口清创带来的严重疼痛，但供体部位的疼痛程度往往与最初大面积烧伤部位相同。移植后 3 ～ 5d 换药导致的疼痛也可能伴随着缝合线或钉子的移除而加剧，这一过程通常被患者描述为极度痛苦。到第 3 周或第 5 周，如果伤口没有完全愈合，焦虑和抑郁可能会使患者感觉到疼痛的程度增加。而且，在康复整个阶段，在同一个患者身上，疼痛的频率和强度每天都会不同。使用固定的和不灵活的治疗方法很可能导致用药量不同。

为了避免成人用药过量或过少，让患者进行自我治疗的方案似乎是最合适的。这不仅对成年人和青少年来说非常重要，孩子们也可以从这种方式中受益。PCA 可以被许多儿童安全地使用，不能仅仅因为年龄而忽视它。对于操作性疼痛，患者的自控治疗可能包括自行给予氧化亚氮、PCA、催眠和各种行为方法，或联合使用这些方法。对于背景性疼痛，最好的控制方法是使用缓释阿片类药物或其他以非疼痛为基础应用止痛鸡尾酒（每 4 ～ 6 小时 1 次），并灵活的辅助应用“必要时”或“想要的”药物。另一种方法是在有或没有连续低剂量麻醉药品的情况下使用 PCA。多种非药物治疗也可能有助于缓解背景性疼痛。同样，记住所有这些方法最重要的是要灵活。另一个显而易见的方面是要记住，患者不仅是评估自己疼痛的最佳人选，而且也是评估所提供治疗成功与否的最佳人选。

对医疗保健提供者来说，管理舒适度是一项挑战，但对烧伤患者来说同样重要。最近研究表明，生理和心理原因都可以控制疼痛。Kavanagh 等[265] 研究表明，烧伤患者的疼痛显著增加了由压力引起的生理需求。Sch-reiber 和 Galai-Gat[266] 及 Ptacek 等[8] 的研究表明，成功的疼痛管理可以显著减少创伤后应激综合征等心理障碍的发生。

烧伤护理专业人士如果想让患者尽可能地舒服，或许可以通过以下方法做好准备。

- 警惕的观察和倾听患者的声音。
- 使用标准化的评估工具，定期测量患者的不适程度，以及患者在治疗前后口头或行为上的抱怨。
- 了解患者康复后可能出现的不适情况。
- 包括各种药物和非药物的方法来管理不适，并准备根据患者的需求而改变方案。
- 对一个永远不会结束的过程感到舒适，但它可以为患者带来许多放松的时刻，并让护理人员满意。

第65章 烧伤相关的精神疾病

Psychiatric Disorders Associated With Burn Injury

J. F. Aili Low　Walter J. Meyer Iii　Mimmie Willebrand　Christopher R. Thomas　著
孙炳伟　郭在文　译

一、概述

精神疾病经常在烧伤救治过程中发生，并经常在烧伤恢复中发挥中心作用，所以烧伤治疗小组的所有成员都应该具有基本的精神问题知识。烧伤治疗小组中应该配有心理健康专家的成员，因为在烧伤患者的治疗中他们的专业知识和综合技能往往在发现问题、协助治疗烧伤过程中伴随的众多精神疾病和心理问题起着重要的作用。

烧伤患者中经常有存在既往精神症状在的现象，而且往往与烧伤的发生率增加有密切联系[1-4]。反之亦然。

除了病前疾患，许多患者在烧伤的急性治疗过程中也会出现精神症状，这在其他重大创伤后也可以看到。住院期间紧急治疗往往引起的疼痛、瘙痒和压力可能导致出现一些问题，如睡眠障碍和抑郁症，从而开始一系列恶性循环。研究表明，烧伤期间的社交和焦虑可以预测导致后来的精神问题[5, 6]。虽然我们都知道严重烧伤的患者有可能出现精神疾病，但即使是轻微烧伤也会导致严重的心理压力和精神症状[7]。

目前，还没有资料能够可靠地预测和确定哪些患者在烧伤后会出现精神症状。此外，这些患者如果不积极寻求方法治疗心理压力或精神症状，那么他们的治疗效果和后期康复会受到严重的影响。烧伤小组的所有成员都应该意识到这种风险，并细心注意患者的症状或体征。

本章将着重于对严重烧伤患者可能发生的常见精神障碍的识别和治疗。包括对儿童应该给予特殊关注，能够意识到不同年龄患者出现不同的症状和体征是非常重要的。此外，先前存在精神疾病的患者对于痛苦的表达可能会出现错乱，并导致患者的治疗更为复杂。

在下面文本 ICD-10 代码中，可以在括号中找到各自诊断的代码。

二、既往因素

对精神疾病发病的警惕降低或存在影响判断的因素（如药物滥用障碍、抑郁症），大大增加了直接（如自残烧伤或自杀企图）或间接（如行为障碍）持续伤害的风险[1, 7, 8]。了解先前存在的精神问题对烧伤护理很重要，主要有两个原因：第一，更好地理解和识别治疗过程中出现的精神症状，并将其识别为正在发生或新出现的问题，而不是单纯地认为是损伤反应；第二，能够提高对康复过程中潜在困难的认识（参见 McKibben 等的文章[1]）。

据观察，创伤前精神障碍患者住院时间较长，在治疗过程中更经常出现并发症及康复和创伤后适应的问题，而且他们发展成其他精神障碍［如创伤后应激障碍（posttraumatic stress disorder，PTSD）］的风险更高[2-4, 9-13]。

精神疾病在烧伤患者中很常见。2/3 的烧伤患者有至少一种精神疾病的终生病史，50% 的患者在受伤前一年有过精神疾病，1/3 的患者在受伤时仍有精神疾病[1]。先前存在精神疾病的患者有更高的风险受到可预防的伤害，并且，在精神病患者中，自残烧伤的比例很高[1]。

在烧伤患者中，最常见的预先存在的精神障碍是情绪障碍型重度抑郁症，高达 42% 的患者存在这种情绪障碍，这一比例远远高于普通人群[1]。吸烟（也就是药物使用障碍、烟草使用障碍；Z72.0 或 F17.2x），已被证明会增加烧伤的风险；每天吸烟超过 10 支，烧伤的风险会增加 6 倍[1]。同样，其他物质使用障碍（如兴奋药甲基苯丙胺或使用高度挥发性和易燃物质）也会增加受到烧伤的风险[1, 14]。

与一般人群相比，烧伤患者中人格障碍的比例也过高，在人格特征、神经质和外向性方面得分高的人受伤的风险似乎更高[1]。此外，痴呆患者的年龄标准化烧伤发生率高于无痴呆患者（每 10 万居民中有 22.7 例，而非 14.2 例），住院时间更长[15]。

三、儿童和青少年的疾病

精神疾病的发病率可增加儿童和青少年烧伤的风险，已发现特定的精神疾病在儿童烧伤幸存者中比在普通人群中发生更频繁。一般来说，在治疗的紧急阶段，由于伤害和其他治疗的影响，儿童烧伤幸存者可能不会表现出先前的精神疾病的症状。当症状明显时，继续先前的治疗或对先前存在的精神障碍实施指定的治疗，不仅可以控制症状，而且可以促进患者参与和配合急性护理和长期康复。

反复吸入精神活性挥发性碳氢化合物，例如胶水、燃料或油漆（"嗅探"），可被归类为吸入剂使用障碍（F18.x）。这种紊乱会导致烧伤，因为许多物质是易燃的。吸入剂使用障碍在青少年中最为常见，而在成年期患病率是比较低的[16]。

在所有文化中，儿童注意力缺陷 / 多动障碍（ADHD，F90.x）的患病率约为 5%[16]。ADHD 的主要特征之一是冲动（即动作没有事先考虑），这可能会使个人暴露在高风险的环境中，而患有多动症的儿童一再被证明有更大的烧伤风险[17–19]。

品行障碍（F91.x）包括重复和持续的违反社会规范和准则的行为模式。儿童期起病的品行障碍往往与 ADHD 同时发生，具有这种亚型（与青少年起病型相反）的个体往往表现出身体攻击性；寻求刺激和鲁莽是经常出现的性格特征[16]。在这种情况下，玩火和放火可能是行为失常的症状[16]，并可能导致烧伤。品行障碍的患病率约为 4%，儿童期发病的亚型预后较差，有成年期精神疾病发病的风险。

相比之下，纵火症（F63.1）是一种特殊的行为障碍，在这种疾病中，故意和有目的的纵火不是作为一种攻击行为，而是在紧张或情感唤起的环境中发生的。这种重复的放火行为增加了无论是对个人还是周围的人烧伤的风险。可能被低估了致死率；据观察，有少量纵火的人将他们的放火限制在受控的情况下，例如在他们自己的财产上的受控火灾，因此可以"不被发现"[20]。纵火癖作为疾病的患病率已发现为 3% ～ 7%[16, 20]。对纵火的时间过程了解有限。据推测，这种障碍在儿童中很少见，开始于青春期后期，但有些人会"转向"其他冲动的、寻求奖励的行为[16, 20]。

四、儿童烧伤的社会因素

显然，父母和家庭问题会增加儿童烧伤的风险，并影响他们随后的康复和预后。儿童虐待或忽视的存在可以直接导致儿童烧伤[1, 21, 22]。父母焦虑、抑郁、不良应对技巧或受伤时缺乏社会支持与烧伤存活者的功能预后较差有关[23, 24]。可能父母高度焦虑状态，加上无效的应对策略，而不是家庭功能或烧伤严重程度，可以更有效地预测儿科烧伤的结果[25]。

父母面临着许多情感上的挑战，不仅因为他们的孩子烧伤后出现的心理创伤，而且持续存在在随后的治疗和康复过程中。即使在与孩子无关的领域，与正常对照人群相比，父母报告的焦虑感、压力感、抑郁感和负罪感也更多[24, 26]。这些压力会导致父母在受伤 2 年后出现精神障碍，而母亲则更有可能出现精神健康问题、抑郁和创伤后应激症状[27–29]。患抑郁症的风险增加与独生子女或多个子女受伤及并发烧伤（继发性感染或截肢）有关。严重的烧伤和存在父母 – 孩子冲突的，父母分离，或儿童的创伤后应激障碍症状与父母的创伤后应激障碍症状密切相关[30–32]。这强调需要对烧伤儿童的父母及儿童本身给予更多的心理关注。因此儿童和父母的评分并不总是一致，最近的研究表明，烧伤中心多采用家庭视角，包括对父母和孩子的评估[32]。

五、自焚和自杀企图

世界各地自残烧伤的比例各不相同：在没有明确性别分布的北美和欧洲，自伤比例为1%～9%，而在中东、非洲和南亚，自残是女性烧伤的主要原因，患病率高达28%[33, 34]。在自残烧伤患者中，那些试图自杀的患者比那些有自残意图的患者更有可能有更严重的烧伤和更长的住院时间[33]。在不同文化中，精神疾病是一个重要的附加风险因素，通常与婚姻问题或失业等社会压力因素相关联[1]。

六、院内因素和疾病

急性烧伤治疗中存在的一些问题会影响治疗过程和烧伤后的结果。疼痛、瘙痒和睡眠障碍都是由损伤和治疗引起的。高度的压力和焦虑可能会导致精神疾病的发展（如创伤后应激障碍）。在与药物相关的疾病（F10.x–F19.x）患者中，脱瘾症状可在急性护理期间出现，而损伤前药物滥用患者在急性护理期间和之后出现精神症状的风险更高。有证据表明，对于创伤后应激障碍和物质相关疾病的并发症来说，同时治疗这两种疾病以达到改善是必要的[35]。

烧伤初期患者将接受一系列手术或换药，并辅以物理治疗。持续的疼痛，或者对不久的将来会反复出现的痛苦情景的确定认识，以及焦虑和无力感占据了主导地位[36–38]，因为每一个动作，甚至是换位置和换床单，都是痛苦的。因此，治疗和住院的经历可能会像最初的烧伤一样造成心理创伤。经历高强度疼痛的患者不仅在出院后有更高的适应不良和精神问题的风险，而且由于压力，伤口愈合也会受到影响[38, 39]。此外，高水平的压力、焦虑和创伤后应激障碍会降低疼痛耐受性[37]。

瘙痒是伤口愈合和瘢痕成熟过程中常见的问题，它能引起相当大的痛苦和焦虑[40, 41]。持续的瘙痒会扰乱睡眠，增加压力水平，也会损害日常功能和康复活动[42]。因此，抗焦虑、抗抑郁和抗精神病药物已被经常用于减少瘙痒的治疗[41]。

严重的睡眠问题在急性烧伤治疗期间和之后也是常见的[43–45]。设备上的噪声、灯光和治疗的中断都会影响睡眠。疼痛、焦虑和瘙痒会扰乱睡眠或影响睡眠质量。压力和创伤后应激障碍的症状（如噩梦）都能引起觉醒和对再次入睡的恐惧[44, 47]。住院期间的疼痛程度可以导致出院后的失眠，而失眠又可以导致长期的疼痛[45]。夜间睡眠不好的烧伤患者白天对疼痛的耐受力也较差[47]。

（一）住院疾病

在急性烧伤治疗中，常见的症状有定向障碍、意识混乱、谵妄、短暂性精神病、抑郁和焦虑、压力和睡眠障碍。这些症状的原因是多因素的：低血糖、败血症和（或）多种其他机体问题也可能导致这些症状。意识状态的改变可能是短暂的，几天后会有好转，严重烧伤可能会持续数周。

相当数量的烧伤幸存者在他们的急性康复过程中会经历急性或创伤后应激障碍症状，包括对创伤的侵入性记忆[1, 48, 49]。

与过度疼痛相关的抑郁和躁动症状会随着适当的疼痛管理而消退。疼痛的经历被发现是儿童和成人烧伤患者PTSD的一个中介危险因素[38, 50]。激光治疗后或清洗伤口后瘢痕区域疼痛的复发可导致与原有疼痛相关的 PTSD 症状的复发。

严重烧伤后，PTSD 患者有药物滥用的风险[3, 35]，但是使用阿片类药物和其他止痛药本身不会导致依赖，应当给予足够的药物使用管理，并在疼痛水平下降时逐渐减少剂量[37, 51]。

谵妄和短暂性精神病的症状很少发生在 10 岁以下的儿童中[52]。真正的幻觉在儿童中并不常见，但当它们发生时，最可能的原因是压力，其次是疼痛和药物治疗[53]。在年轻的烧伤患者中，败血症和代谢状况比精神疾病更容易引起幻觉。

与谵妄和精神病不同，烧伤性脑病常见于儿

童[54, 55]，其特征为嗜睡、戒断或昏迷。在这种情况下，脑电图通常显示弥漫性、非特异性的慢波。病因可能与谵妄相同[56]。

即使幼儿在烧伤后都可能会产生严重的焦虑，所以有多达 1/3 的患者在烧伤后立即出现急性应激障碍（acute stress disorder，ASD）症状[57]。焦虑症状出现的中介因素似乎是烧伤的程度、父母的压力和疼痛的经历。高静息心率、不良的身体形象和父母的压力症状已被发现是儿童 ASD 发展的重要危险因素[58]。

与成年人类似，儿童的疼痛似乎会显著增加出现焦虑症状和随后的焦虑障碍的风险，适当的疼痛管理可以减少或解决焦虑症状[59, 60]。

（二）精神错乱

谵妄（F05）是一种急性脑功能障碍，在烧伤患者中，重要的是要考虑到它既可能是由于创伤本身，也可能是物质戒断的症状。意识和认知障碍通常是一种短暂的、可逆的症状，与以前的功能水平相比。可能发生幻觉和妄想，谵妄患者可能会自杀或好斗。早期症状可能是躁动不安、焦虑、定向障碍或睡眠障碍。

在烧伤患者中谵妄被发现在有药物滥用史或其他心理问题和较大烧伤的个体中更经常发生[61, 62]。

其他可能导致定向障碍、幻觉和躁动的原因可能是用于治疗急性烧伤患者、败血症和代谢状况的药物。这些幻觉会模糊谵妄和自闭症之间的界限。睡眠不足也被认为是 ICU 患者谵妄的一个原因[63]。

七、急性应激障碍和创伤后应激障碍

在《神经与精神疾病诊断与统计手册》第 4 版到第 5 版，ASD（F43.0）、PTSD（F43.10）的发展过程不再被视为焦虑症；他们现在被列为一个单独的群体，称为创伤和压力相关障碍：过度焦虑的患者害怕可能发生的事情，而 PTSD 患者会重新经历和害怕已经发生的事情。创伤后应激障碍患者被困在对威胁的高度感知中，并使用逃避行为来维持症状。

ASD 是除创伤后应激障碍外，在重度烧伤幸存者中最常见的精神障碍，在烧伤后的患病率高达 19%[48, 64, 65]。ASD 症状在创伤后立即出现，持续至少 3d，通常在创伤后一个月内消失[16]。

与创伤后应激障碍不同，分离症状则可能存在。而这些症状以前（在 DSM–4 中）已被赋予诊断的中心角色，现在的理解是，一些个体发展为 ASD 没有分离症状[16, 66]。

对儿童来说，反复重演的创伤事件可能是侵入和（或）分离症状。

在烧伤患者的急性恢复期出现回避症状已被证明可以预测慢性创伤后精神障碍[67, 68]。在早期识别 ASD 和 PTSD 的症状是非常重要的，因为前者已经被证明是 PTSD 的一个预测因子，而且，一旦 PTSD 被确定，它通常会持续[48, 69]。

创伤后应激障碍是除抑郁症和广泛性焦虑症（general anxiety disorder，GAD）外，在严重烧伤幸存者中最常见的精神疾病之一，患病率为 7% ～ 45%[2, 48, 49, 65, 70, 71]。在第 5 版《精神疾病诊断与统计手册》中 PTSD 的行为症状包括 4 个而不是之前的 3 个集群：（B）侵入、（C）回避、（D）消极认知和情绪（这是新的集群），以及（E）觉醒（在第 4 版《精神疾病诊断与统计手册》中是 D 集群）[16]。攻击性、鲁莽或自毁行为现在被认为是觉醒的表现。DSM–5 对创伤后应激障碍的定义不再区分急性和慢性创伤后应激障碍。相反，在第 5 版《精神疾病诊断与统计手册》中发现了两种新的 PTSD 亚型：6 岁以下儿童的 PTSD（学前 PTSD 亚型）和具有明显分离症状的 PTSD（PTSD 分离亚型）（有关变化的回顾，请参见参考文献 66）。

约 1/3 的烧伤幸存者在受伤后 2 年内患上 PTSD[72]，即使是很小的烧伤也是如此[73]。应该采访个人关于睡眠模式和惊吓反应，因为通常首先注意到的症状是噩梦和睡眠模式的改变。事实上，有研究表明，在筛查成年人 PTSD 时，最重要的信息之一就是噩梦[74]。ASD 和创伤后应激障碍的另一个潜在指标是入院时的心率，尽管这似乎与性别有关[75]。相当多的烧伤幸存者将在他们的急性康复期间经历创伤后应激障碍症状，包括创伤的侵入性记忆[76, 77]。儿童可能通过再现创伤事件表现出侵入性症状，噩梦可能与创伤事件没有直接关系[16]。

据报道，在急性恢复期出现回避性 PTSD 症状可预测烧伤患者的慢性 PTSD[67-69, 72, 78]。

八、长期烧伤后症候群

疼痛和既往的精神疾病是导致烧伤护理中心患者出院后出现精神问题的主要因素[49]。痛苦和抑郁似乎以一种相互关联的方式联系在一起，以至于它们能相互导致[79]。此外，出院时的剧烈疼痛似乎会产生长期的自杀念头[80, 81]。疼痛与抑郁、焦虑之间存在着相互关系[81]。

另一个预测精神疾病的因素是精神疾病或人格障碍的存在[2]。认知过程可能起着重要的作用，例如，因为与烧伤相关的注意力偏差已被证明与创伤后应激障碍 1 年后的损伤密切相关[82]。颅骨烧伤与烧伤后的认知和情感障碍有关[83]，但与面部烧伤甚至大面积烧伤似乎没有关系。

据观察，抑郁症症状与受伤后 5 年的身体限制有关[84]。烧伤瘢痕的外观和位置可能预示着创伤后应激障碍症状的回避和情感麻木[85]或抑郁，尤其是在女性[86]。相比之下，其他研究发现，烧伤瘢痕的严重程度和可见度都不影响长期的适应，而是社会内向，这预示着病态羞愧的发展[87, 88]。许多 PTSD 患者同时患有抑郁症[89]；两者都是创伤的后遗症，有很多共同的症状，但它们彼此独立发展[90]。在创伤相关文献中[91]，以及烧伤相关文献中[92]，不同亚组的患者在一段时间内出现不同模式的创伤后应激障碍症状（如无症状或症状较轻的恢复力、延迟恢复和慢性）。慢性组携带以上提到的更多的医疗、社会和心理风险因素，并且应该和那些延迟出现症状的人一起，从烧伤康复团队那里得到更多的关注。

九、广泛性焦虑障碍

许多患者在急性住院治疗结束后还会出现极度焦虑和恐惧的症状。这些症状经常复发，与返回医院进行重建手术有关。广泛性焦虑障碍（GAD，F41.1）的特征是焦虑持续时间至少超过 3 个月，且难以控制焦虑。典型的症状是坐立不安或紧张不安的感觉，肌肉紧张，以及由于焦虑和担忧而导致的行为变化，如避免潜在的负面事件、拖延或寻求安慰[16]。

在文献中，成年人在烧伤后 1 年内的焦虑症患病率（通常是广泛性焦虑症或无恐慌的广场恐惧症）低于 20%，而那些烧伤很小的人的焦虑程度甚至更低[7, 93]。回避应对方式与 3 个月焦虑水平显著相关[6]。在一项研究中，年轻的成年人在孩童时期被烧伤，而且烧伤程度比其他研究中要严重得多，所有的焦虑症都被发现了，他们的发病率是对照组的 2 倍：12.9% 的受试者有特定的恐惧症，6.9% 有广泛性焦虑[94]。

焦虑常常会蔓延到其他情况和（或）集中在特定的对象上；因此，恐惧症的特征是对特定刺激的过度持续恐惧。在烧伤患者中，控制焦虑、躁动和行为变化的困难是焦虑症的诊断，因为一些其他症状可能与烧伤损伤有关。

尽管成年人可能通过出汗、心悸、颤抖或恶心等“恐慌”症状来表达焦虑，但儿童可能通过哭泣、发脾气、冻僵或抱住来表达焦虑。鉴别诊断这些与创伤后应激障碍不同的焦虑症是非常困难的，因此需要仔细地询问。

十、重度抑郁症

虽然感觉抑郁是大多数观察人员对烧伤患者的一种反应，但只有相对较少的烧伤患者被观察到有严重抑郁的症状（F32.x 和 F33.x）[2, 49, 64, 95, 96]。在大多数研究中，损伤前抑郁或较低的健康水平比烧伤面积更能预测随后的抑郁。因此，那些在住院期间出现抑郁症状的人在出院后将继续出现抑郁症状，所以及早发现和治疗可能大大改善他们的情况[95]。抑郁症也是儿童烧伤的一种罕见的长期后遗症：只有不到 50% 的儿童曾出现重度抑郁症的症状，在一份青少年幸存者样本中，只有 6% 符合重度抑郁症的标准[96, 97]。

严重抑郁发作的症状根据 DSM-5 如下：①抑郁情绪；②兴趣或乐趣的活动减少（“快感缺乏”）；③体重和食欲的重大变化；④失眠或嗜睡；⑤精神运动风潮或缺陷；⑥疲劳；⑦毫无价值或内疚的感觉；⑧集中或思考的能力减弱；

⑨反复思考死亡[16]。儿童和青少年可能表现出易怒的情绪而不是抑郁的情绪，体重增加失败而不是体重增加或食欲改变。

在急性烧伤期间，这是一个非常困难的诊断，因为许多标准是与身体症状有关。许多方法已经被用来确定成年人中严重烧伤幸存者的发病率使用自我报告的措施，如贝克抑郁量表。一项关于烧伤幸存者抑郁症的文献综述指出，出院 1 年后，重度抑郁症的患病率为 4% ～ 7%。在出院后 1 年以上，患病率为 9% ～ 23%[98]。

即使在急性期以后，诊断也常常因悲伤而复杂化。重度抑郁症的主要症状是前两种：抑郁情绪和快感缺失，而悲伤的主要特征是空虚和失落[16]。

十一、持续的抑郁症

较小比例的烧伤患者（约 4%）会发展成一种更温和但更持久的抑郁症，称为持续性抑郁症，或心境恶劣（F34.1）[98, 99]。在某些情况下，持续性抑郁症可能在重度抑郁症之前和（或）中间穿插出现。重度抑郁症和持续性抑郁症的主要区别在于，后者的诊断标准不包括快感缺乏症、精神运动性躁动 / 迟缓及对死亡的反复思考。时间范围也有所不同：持续性抑郁症必须在成人中存在至少 2 年，或在儿童和青少年中至少存在 1 年，才能得到诊断。患者经常报告慢性愤怒、食欲改变、睡眠困难、疲劳、自卑、注意力不集中、难以做出决定和感到绝望。对于持续性抑郁症患者和重度抑郁症患者，建议采用相同的药物和心理治疗组合。

十二、药物相关和成瘾障碍

很少有研究表明滥用药物或酒精在杨年人中普遍存在。最近的研究表明，药物滥用可能是最普遍的精神疾病之一。芬兰的一项研究发现，在接受调查的患者中，26% 的人有酗酒或依赖，6.5% 的人在创伤后 6 个月的随访中有药物滥用或依赖[49]。另一项研究报告称，25% 的患者在烧伤 2 ～ 7 年后有酗酒的风险，这是由回避型应对模式预测的，包括使用酒精、烟草或其他药物来处理问题[100]。当然，先前的滥用是烧伤后的一个主要危险因素。Maes 等[93]报道了创伤后新发精神活性物质使用障碍的发生率为 6%。在一项研究中，在儿童时期被烧伤的年轻人中，酒精和其他物质的使用率分别为 7.9% 和 35.7%；然而，酒精和其他物质的这一比例后来分别降至 3% 和 9.9%[94]。这些年轻人的酒精患病率低于美国参考人群，但药物滥用 / 依赖率较高，这可能反映了研究对象的社会经济背景。

十三、共病和精神疾病以外的问题

创伤后应激障碍和抑郁症都与成人长期预后不良有关[39, 70]。创伤后应激障碍和疼痛合在一起预示着严重烧伤后功能低下和残疾增加。创伤后应激障碍症状导致更大的身体和心理社会残疾，更差的社会功能，和更少的活力[39]。疼痛与同时发生的身体功能不良有关，抑郁可预示出院后 2 个月身体健康状况下降[80, 101]。

十四、儿童烧伤后的调整

有相当数量的儿童和青少年在严重的热损伤中幸存下来，他们在生命的某个阶段出现了各种各样的行为和情感问题，但大多数人都能很好地适应[102-106]。在对儿童时期烧伤的青少年和青年幸存者的研究中，约有一半人符合一种或多种精神疾病的诊断标准[94, 97]，儿童时期烧伤的成年幸存者患精神疾病和身体疾病的相对比率明显更高。据报道，大约 1/5 的烧伤儿童在行为和同龄人方面比正常人群有更多的问题[106]，和 35% 的学龄前烧伤儿童被诊断出至少有一种心理障碍[108]。最近的一项研究还显示，13.2% 的烧伤婴幼儿符合 PTSD 的替代标准[109]。症状的严重程度和适应程度与家庭关系和母亲的创伤后应激障碍有关。与洪水创伤的幸存者和社区样本相比，烧伤儿童明显有更多的恐惧障碍、过度焦虑障碍、遗尿、大便失禁、重度抑郁症、创伤后应激障碍和物质 / 酒精滥用[96, 110]。睡眠障碍和精神障碍在烧伤儿童中也更为常见。

父母报告的问题通常比孩子自己或老师报告的要多[102, 111, 112]。这一现象可以解释为，这些儿童在严重烧伤后出现了越来越多的问题，这些问题不容易被与他们不住在一起的人观察到，或者父母对他们的孩子在烧伤后出现的任何困难迹象变得过于敏感。

儿童烧伤后另一个长期的精神后果领域很少受到关注，那就是人格障碍的发展。在前面提到的相同的年轻人样本中[94]，人格障碍是常见的，并与共病诊断轴显著相关[113]。

十五、诊断（筛查仪器）

有两种技术用于确定烧伤幸存者中精神障碍的患病率。最常用的是自我报告问卷，如贝克抑郁量表、事件影响量表修订版[114]、戴维森创伤量表、症状简表、麦吉尔疼痛问卷、短量表36（SF-36）或EQ-5D等生活质量调查，这些已在烧伤幸存者中得到验证[115]。

对于更全面的诊断调查，标准是DSM-5障碍（SCID-5）的结构化临床访谈。2013年2月，美国烧伤协会召开了一次共识会议，为烧伤幸存者建立统一的精神病学筛查和诊断工具的建议。几个月后，Wiechman等发布了一份推荐工具列表[116]。该列表主要研究抑郁症和创伤后应激障碍症状。

筛选仪器的标准是经过验证、易于使用和免费。对于成人抑郁症，建议采用患者健康问卷（PHQ-2和9）、贝克抑郁量表、症状简表和筛查仪器（screening instruments，SCID）；对于儿童抑郁，建议使用儿童抑郁量表。对于成人的创伤后应激障碍症状，推荐使用创伤后应激障碍症状清单，儿童推荐使用加州大学洛杉矶分校的创伤后应激障碍指数。

十六、治疗

（一）谵妄与激动

由于与吩噻嗪类药物有关的问题，苯二氮䓬类药物近年来被更多地用于好斗、精神错乱的患者[117-119]。最常用的两种苯二氮䓬类药物是安定和氯硝西泮。罗拉西泮（0.03mg/kg）口服或静脉注射，一般每4～8h给药一次；对于非常好斗的患者，可以每小时服用一次。第三种常用的苯二氮䓬类药物是咪达唑仑，剂量为0.05mg/kg，通常与吗啡联合使用，用于拔管和拔钉等过程。咪达唑仑也用于持续输液的插管患者的镇静。当使用苯二氮䓬类药物时，临床医生必须平衡放松和过度镇静的预期效果。如果苯二氮䓬类药物的剂量过高，可能会出现视幻觉和听幻觉。在有足够疼痛控制的情况下过度焦虑，可以在患者的治疗中添加氯西泮。夜间剂量通常能增强睡眠。如果需要同时进行肌肉放松，可以用安定代替氯硝西泮[120]。地西泮的半衰期非常长，为40h，因此应谨慎使用。为了避免苯二氮䓬类药物的过度镇静作用，下一剂量时不应叫醒患者。

（二）急性应激障碍和创伤后应激障碍

ASD和PTSD的治疗是一样的，通常包括心理治疗和药物治疗的结合。有关PTSD心理治疗的常见方面的全面描述，请参见Schnyder等的文献[121]。以创伤为中心的认知行为疗法（trauma-focused cognitive behavioral therapy，TFCBT）可以减轻创伤后应激障碍的症状，通常包括想象和体内暴露，长期暴露是当今最有效的治疗方案之一。暴露包括对事件进行深入的回忆和口头描述，亲自或如最近研究的那样，通过虚拟现实对事故现场进行实地重访。另一种治疗方法是认知重组和技能训练，有时是通过角色扮演和认知任务。使用稳定和放松技术进行焦虑管理培训对创伤后应激障碍的康复也很重要。另一种以证据为基础的心理治疗是眼动脱敏和再处理（eye-movement desensitization and reprocessing，EMDR），通过让患者在获取记忆的同时用眼睛跟踪双侧刺激来实现对记忆的深度处理。在Cochrane综述中，TFCBT和EMDR被发现在长期治疗PTSD方面比其他心理疗法或候补状态更有效[122]。

药物治疗在过去20年中发展起来，使用选择性血清素再摄取抑制药（selective serotonin reuptake inhibitors，SSRI），如舍曲林和氟西汀作为一线药物。其他有用的药物是三环类抗抑郁药（tricyclic antidepressants，TCA）；抗精神病药物，如利培酮、喹硫平；α_2肾上腺素受体激动药，如可乐定。SSRI 抗抑郁药（如氟西汀）或 TCA（如亚胺丙嗪），则应考虑用于 ASD[123]。SSRI 和 TCA 都有助于减少噩梦和改善睡眠模式。由于复发的风险，在症状改善后，SSRI 或 TCA 治疗应至少持续 9 个月至 1 年。

使用 TCA 的主要问题之一是，与长时间 PR 间隔相关的心律失常可能危及生命[124]。当停止用药时，应随着时间的推移减少用药，以避免出现不适症状（尽管不会造成医学上的威胁）。氟西汀的半衰期相对较长，通常可以保护患者不出现任何中断症状，但需要对任何药物 – 药物相互作用保持长期警惕。

SSRI 类药物一般在早上服用，而不是晚上，因为它们可能会干扰睡眠。SSRI 类药物的副作用包括肠胃不适、躁动加剧、头痛、生殖系统症状和出汗。5 – 羟色胺综合征是一种罕见但可能危及生命的副作用[125]，其特征是至少有以下三种症状，如谵妄、躁动、出汗、发热、反射亢进、肌阵挛、震颤、不协调、腹泻和颤抖。严重的病例可导致高热、休克或死亡。当患者服用多种增强中枢神经系统血清素的药物时，如 SSRI 和单胺氧化酶抑制药，患血清素综合征的风险就会增加。据报道，一例儿童烧伤患者在接受氟西汀和利奈唑胺（一种具有单胺氧化酶抑制的广谱抗生素）时出现血清素综合征[126]。生殖系统的副作用是青少年或成年人拒绝服用 SSRI 的最可能原因。

在急诊室里，普萘洛尔已经被用于治疗那些受轻伤的人，并取得了一定的成功。据报道，它在治疗创伤后应激障碍和自闭症方面非常有帮助，并能预防各种不同类型的创伤后应激障碍和自闭症的发生。长期研究表明，对于较大的创伤，普萘洛尔对 ASD 或 PTSD 的预防或治疗没有帮助[127, 128]。苯二氮䓬类药物可以控制一些即时症状，但长期使用没有效果。

关于咪达唑仑可能会干扰这一过程并实际上增强 PTSD 的担忧没有得到证实[129]。

（三）其他焦虑症

大多数烧伤患者，当然是那些有资格诊断为广泛性或过度焦虑障碍的患者，将受益于罗拉西泮治疗和心理治疗。如果焦虑与创伤后压力的其他症状有关，如过度警惕或睡眠不良，则应考虑使用 SSRI[123] 或较老的 TCA[130]。SSRI 类药物的优势在于，它是一种更安全的门诊治疗药物，因为过量服用不太可能导致严重的心脏问题[131]。

（四）重度抑郁症

无论是否有悲伤反应，重度抑郁症都应采用团队治疗方法。患者应该参与计划好的日常活动。心理治疗应该开始识别和处理适当的问题。用 SSRI 或 TCA 药物治疗急性和创伤后应激通常是有帮助的。一旦症状对药物产生反应，治疗应持续 9 个月至 1 年，以避免停药后复发。

很多时候抑郁症和创伤后应激障碍是并存的。因此，对两者都有影响的药物是首选。氟西汀和其他 SSRI 是治疗抑郁症的一线药物[124, 132]。

（五）睡眠障碍

出院后，许多烧伤幸存者有严重的睡眠问题。在医院，这可能是继发于创伤后应激障碍症状、抑郁、瘙痒或疼痛。出院前在医院疼痛会预测失眠[45]。如前所述，当噩梦引起的睡眠障碍与创伤后焦虑有关时，抗抑郁药物是首选药物。阿咪普拉明和多西平都是镇静的抗抑郁药，对烧伤患者的睡眠问题是有效的治疗。曲唑酮和尼法唑酮是治疗失眠的替代药物，它们对睡眠结构的影响似乎不像其他抗抑郁药物那么大。米氮平是另一种用于治疗失眠的抗抑郁药物，尽管对其对睡眠结构的影响知之甚少。疼痛和瘙痒是影响睡眠的其他因素，应该使用适当的止痛或止痒药物来解决[133]。如果患者持续有严重的睡眠问题，可以用苯海拉明诱发睡眠。苯海拉明的剂量为 1.5mg/kg，通常全天用于止痒，夜间可单独用于睡眠或作为其他安眠药的辅助用药。通常，晚上服用 25mg 或 50mg 就足够了。最近，富马酸喹硫平（思瑞康）口服被发现是安全的，在这种情况下是有用的。

（六）儿科治疗的特殊方面

与成人一样，患有精神症状的儿童患者可

以从心理治疗中获益，并对他们的具体问题给予适当的治疗。针对儿童和青少年的焦虑、创伤后应激障碍和抑郁症，已经采用了一些特定的治疗方法。此外，针对儿童烧伤幸存者的特殊治疗方法已经开发出来，如针对毁容的社会技能培训[134]。在学龄儿童中，初步进行简短的、早期的心理支持干预，以减少后来的内化问题[135]。

早期阿片类药物治疗烧伤相关疼痛对降低儿童长期PTSD的风险非常重要[136]。

小儿烧伤患者对氟哌啶醇的不良反应发生率似乎要高得多，因此应考虑采用其他方法控制躁动[137]。氯丙嗪和噻嗪可代替氟哌啶醇，剂量范围为每剂25～100mg。氯丙嗪和噻嗪有很强的镇静作用，并干扰学习，但比氟哌啶醇更不可能产生相关的肌张力障碍、假帕金森症和静坐不能。如果每天使用氟哌啶醇超过2mg，必须注意同时服用1或2mg/d的甲磺酸苯扎托品或2～5mg/d的三己基苯基，分次服用。苯托品或三己基苯基用于避免肌张力障碍、类帕金森症和静坐不动。偶尔，肌张力障碍会以眼肌危象的形式出现，这种危象类似于急性神经系统灾难[138]，如果呼吸功能受损，它可能是一种真正的医疗紧急情况。这些反应通常是50mg静脉苯海拉明缓解。

SSRI和TCA儿童的焦虑和抑郁的治疗需要更密切的关注剂量和潜在的副作用。体重不足40kg的儿童通常开始服用的氟西汀剂量为5mg，40～60kg的儿童为10mg，体重超过60kg的儿童为成人剂量。通常的起始剂量为25mg/d，除非患者体重低于25kg。25kg以下儿童的初始剂量为12.5mg。在随后几天内，剂量可迅速增加到1mg/kg。如果症状仍然无法控制，剂量可以逐步增加到3mg/kg，但必须经常检查血浆水平和心电图随剂量的增加而发生的变化。直到一个给定的剂量维持3～5d才能达到一个稳定的状态。最好的给药时间是晚上，这样有助于睡眠。TCA的主要副作用是抗胆碱能反应（口干、鼻干、便秘、尿不尽，偶见食管反流）[117]。使用这种药物的青少年有直立性低血压、心悸和高血压等体征并发症的报道[139]。与长时间PR间隔相关的心律失常可能危及生命[124, 132]。据报道，青少年和儿童接受地昔帕明和其他TCA治疗后出现过猝死[140]。阿米替林或多西平可代替亚胺帕明。剂量相似；然而，这两种药物都可能比氯米帕明引起更多的镇静作用[117]。

美国食品药品管理局发布的临床报告显示，接受某些抗抑郁药物治疗的儿童患者自杀意念增加，并对临床试验数据进行了审查。随后，美国食品和药物管理局指示所有制造商，在所有抗抑郁药物中都应包括一个“黑匣子”警告[141]。儿科患者及其护理人员必须意识到这些风险，临床医生应密切监测儿童和青少年使用这些药物的情况，以防止自杀意念和行为可能增加[142]。

（七）PTSD的非药物预防

目前尚无以证据为基础的非药理学方法来预防创伤后应激障碍。主要的方法是心理急救，这主要是基于一致同意，并取代了备受批评的心理报告作为创伤受害者的标准干预[143]。然而，有初步迹象表明，TFCBT可以有效地预防创伤后应激障碍的早期症状组的创伤患者的高发症状[144]。其他补充和替代疗法，如冥想、正念和针灸，也可能是有效的，但迄今为止的证据并不像上述疗法那么有力[145, 146]。

十七、顺应力和创伤后成长

虽然公认创伤和伤害会导致心理和精神问题，而事实上相当比例的个人在创伤伤害后得不到更多的关注，到目前为止，只有极少量的关于烧伤患者的研究。顺应力和创伤后成长（posttraumatic growth，PTG）是两个独立的概念。顺应力是一种特征，存在暴露于创伤或不良事件之前，可以促进创伤后成长[147, 148]。顺应力强的人有能力“反弹”，在生活的各个方面重新获得平衡，以及在面对不利事件时具有忍耐力。顺应力是烧伤后最常见的反应模式，约40%的成年患者以这种方式反应[92]。已经确定了3种类型的保护因素，它们也可以预测顺应力[150]，即个人特征、人际关系和社交网络。

相比之下，PTG是发展事件之前没有出现的新行为和态度。它是一种积极的心理发展，是面对困难或创伤事件时挣扎的结果[147, 152]。创伤后成长量表确定了 PTG 的 5 个不同方面，即与他人相关的新可能性、个人力量、精神变化和对生活的欣赏。PTG 与乐观、外向的人格特质有一定的关系。女性的性别和社会支持是 PTG 最强的预测因子，较高的教育水平和较高的社会经济地位也具有预测作用[145, 147]。

顺应力和 PTG 可与痛苦和较低的生活质量同时发生；事实上，如果没有一定程度的痛苦，PTG 可能不会发生，但随着时间的推移，经历过 PTG 的个体的痛苦会逐渐减少。纵向研究表明，创伤后 6 个月左右 PTG 水平趋于稳定[147]。

促进 PTG 的干预措施

虽然减轻痛苦不能促进 PTG，但 PTG 可以防止进一步的痛苦。患者自身的经历和心理发展似乎在 PTG 中起着核心作用。护理人员的角色应该是支持和改善应对，增强自我形象，增强社会支持；护理人员“必须让患者在这种情况下能够从容应对”[147, 153]。PTG 在烧伤患者中常见的方面包括积极灵活的应对、社会支持、增强自我形象和成功地寻找意义[148, 154, 155]。

十八、结论

烧伤前的精神疾病对烧伤后的预后有重要影响。此外，精神症状通常作为对烧伤的复杂系统反应的一部分出现。心理和药物治疗对烧伤患者的成功康复至关重要，并可降低长期精神后遗症的风险。需要注意的是，心理适应是一个漫长的过程，需要几个月或几年的时间。在烧伤后的几年里，在评估患者的身体康复时，烧伤小组必须评估患者的精神和情感状态。在大多数情况下，有睡眠障碍、抑郁或从前活动中退出的患者不会寻求精神上的关注和治疗，尽管这些问题可以通过治疗得到改善。因此，烧伤护理专家和整个烧伤团队有责任意识到经常发生的问题，提出正确的问题来评估患者的状况，并帮助患者接受心理和精神方面的援助。

第66章 烧伤患者的心理恢复和重返社会

Psychosocial Recovery and Reintegration of Patients With Burn Injuries

Laura Rosenberg　Marta Rosenberg　Ruth B. Rimmer　James A. Fauerbach　著
孟银秋　李世吉　陈旭林　译

一、概述

烧伤患者在严重烧伤的康复过程中可能会面对各种心理和社交问题。常见的问题包括适应身体上的生理缺陷和永久性改变；应对痛苦和损失；经历创伤性压力、焦虑、疼痛、睡眠障碍甚至是抑郁。除此之外，还有对身体意象的担忧及各方面的适应问题等。大约30%的烧伤患者存在长期的心理社交问题[1, 2]。心理治疗应以一种相对可预测和持续的模式开展，并与物理治疗同时进行[3]。了解心理治疗的过程，可以使患者及其家人对伤后心理社交问题的发生发展有所预期，能够将出现的问题看作是创伤后的正常反应，而不是心理障碍的症状，并有助于应对这些问题。治疗的目标是让患者恢复最佳的心理、情感状态和社会功能（图66-1和图66-2）。有效的心理社会支持对于烧伤患者的恢复，以及家庭成员的调整适应具有重要意义。

本章概述了在康复过程中，烧伤患者及其家人可能要面对的心理和社会问题。此外我们还将探讨影响烧伤康复的心理社会概念：如应对痛苦和损失；文化敏感性；心理痛苦；急性和创伤后的痛苦；压弹和恢复；身体意象不满意；污名化和社会回归；社会归属感；长期转归的生活质量和急性期后的干预等。疼痛和焦虑的医学管理将在本书的第4章中介绍。

二、心理治疗与物理治疗

综合性烧伤治疗要求多学科间协调合作，以达到患者生理和心理的同时恢复。烧伤治疗组的心理健康专家直接管理患者，并通过与其他护理者协商间接开展工作，解决患者的社会心理问题，并帮助其家庭成员进行适应改变。从一开始就将家庭纳入治疗计划有助于取得治疗结果的成功。

（一）烧伤前调整

患者进入烧伤科后应立即进行临床访谈，以收集可能影响患者治疗和恢复的可变因素的相关信息。在制订治疗计划时，烧伤病史、既往压力事件、危险因素、烧伤前的身心健康状态、处理问题的方式、家庭和社会支持度，家庭情况的优缺点等有关信息都是需要考虑的重要因素[4, 5]。在患者疑似被虐待和疏于照顾的情况下，还应重点收集造成烧伤的相关因素[6]。患者在恢复过程中会在一定程度上依赖家庭，因此识别出家庭系统中的不利因素很必要。这些危险因素可能使个体易受到烧伤伤害，并影响烧伤后的恢复，包括生理疾病、药物滥用、精神疾病、行为问题、贫穷、社会支持不足和家庭破裂加剧[5, 7–9]。临床访谈会涉及最有可能帮助患者恢复的人员参与治疗联盟建立的内容。

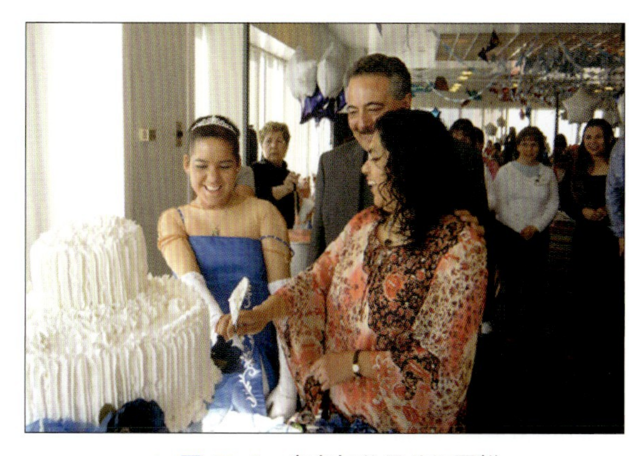

▲ 图 66-1　患者与父母共切蛋糕

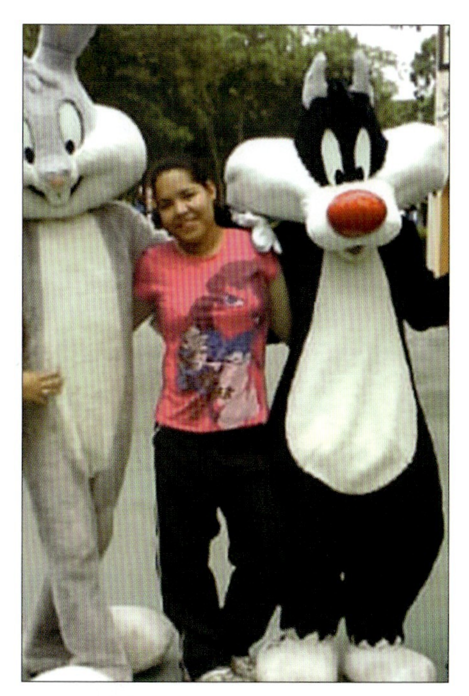

▲ 图 66-2　上学前的休闲时间

（二）入院危机

当烧伤患者被送入重症监护室时，他们可能会感到害怕、困惑、震惊和难以置信，会变得痛苦和焦虑，以及对死亡充满恐惧。医学在治疗生理急症的同时，也要解决心理危机。目前我们的目标是与患者建立密切友好的治疗关系，减少患者焦虑，评估患者的意志力和精神需求。要尽快达到前两大目标，可以帮助患者熟悉环境，关注他们的当务之急，向患者确保治疗组由经验丰富的专家组成，并能接受精心的治疗护理。患者高度焦虑的情绪可能对其理解力产生干扰，所以通常有必要重复进行安慰和保证。为了防止患者情绪失控，一开始可能需要避免和限制谈论与创伤相关的内容。在康复的早期阶段，儿童可能会表现出认知与情感水平退化的迹象，在同一水平上去回应他们是很重要的。深呼吸、用聚焦图像放松和催眠疗法等方法也可以减轻患者的焦虑。

患者的家属往往会遭受精神创伤，甚至无法正常饮食、睡眠或集中注意力，并感到失控和普遍的无力感和无助感。心理社会支持和康复教育可能有助于家属应对这些问题。反复向家属说明病情并给予指导，以帮助其安抚患者。通过家庭实现的心理治疗，其目标包括建立治疗关系和减少焦虑。应帮助家属适应医院环境，向其宣教人对创伤正常反应的信息，安抚患者家属痛苦感受是正常的短期应激反应，利于表达同情和理解。家人通过了解患者伤情和治疗方案有助于恢复家庭的效能感，并给他们机会真切进入帮助患者的角色。能让个人和家庭最终适应烧伤患者的远期后遗症的方式，通常在恢复早期阶段即已确定。

（三）关键护理阶段

这一阶段涉及强化治疗和外科护理，直到大部分的开放性伤口被覆盖，这也是一个重要的心理阶段。由损伤和治疗引起的器质性因素可导致定向障碍、意识障碍、睡眠障碍、短暂性精神病和谵妄等心理症状。有帮助的干预措施包括频繁地对人、地点、时间进行定向；在患者的视野中放置令人舒适的物体，便于看到和触摸，以及尽可能地使环境柔和舒缓。家人和朋友的来访可以让患者感到熟悉、安心和舒适。一个尽量常规的生物种循环的时间表可以帮助患者觉得身体开始恢复正常。

从医护人员那里得到的关于恢复的一般情况、治疗计划，以及如何帮助改善功能等方面的安慰可以减少患者的焦虑，产生希望感。当患者意识清醒时，心理治疗师可以进行哀伤辅导，帮助他们适应烧伤的影响。有些患者心理状态改变后即使没有做出回应，但可能听得见，因此在他们身边说话时要保持谨慎。心理干预旨在减少焦虑和增加心理安慰，而不是试图去纠正人们对现实情况的认识[10]。

疼痛和焦虑的管理在这个阶段的恢复是至关重要的，镇痛效果良好可以促进心理上的康复。对患者的背景疼痛、操作性疼痛[11-13]和焦虑[11, 13]进行常规和定期的评估，可以确定患者的焦虑所在，同时也对病情的缓解做出预期。标准化量表表明感受到一些疼痛是正常的。当有医务人员对患者的疼痛度进行定期评估时，患者一般不太会对他们的疼痛管理感到焦虑。临床医师、研究人员和烧伤患者已经注意到，医院急性疼痛管理的患者满意度回访表明有必要改善烧伤治疗这一突出方面。也许可以将标准用药方案结合基于行为观察和主诉痛的个体化方案进行调整，来实现良好的疼痛和焦虑管理[14]。同样，患者对治疗和院后护理的各个方面表示过不满，包括疼痛管理和医护人员监护和处理伤口的方法[15]。这些是心理社会干预正在进行的重点研究领域。

对疼痛和焦虑的心理干预治疗应与药物治疗结合。预期焦虑可能会影响个体对疼痛的感知。认知和行为干预可以增强患者的自我控制能力，从而减少疼痛和焦虑。当解释清楚每一个治疗步骤的原因后，患者往往对治疗中的疼痛更能耐受。当患者被允许移除自己伤口敷料或者参与清创术时，他们会在参与护理自己的同时觉得疼痛减少并增强自我控制能力。在治疗过程中有一个支持鼓励患者的人陪同可以有效地减轻疼痛。在这些过程中，指导家人如何去安慰他或她爱的人很重要。

其他可以有效减轻烧伤治疗带来的疼痛和痛苦的干预措施包括深呼吸、渐进式放松、视觉图像、生物反馈、催眠、虚拟现实、正念练习和松弛下巴[16]。催眠可以引发一种放松和集中的意识状态，这对促进患者痛苦缓解有极大的帮助。催眠诱导和干预建议必须加以调整修改，以便于帮助患者对意象的使用。想象一个“最喜欢的地方”的暗示对一些人疗效很好。大一点的孩子可能会对讲故事的环节有着较好的反应，而故事中交织着疼痛缓解和自我控制的暗示[17]。将注意力从痛苦的治疗过程中转移的干预可能会使患者受益。研究发现，沉浸式虚拟现实，即将个体的注意力沉浸在计算机生成的世界时，进行伤口护理[18-20]和水浴治疗[21]可以有效减轻疼痛。这种干预在物理治疗中也可能有帮助[22, 23]。Mott等报道使用增强现实的方法，即在屏幕上观看一个角色活动，在长期的烧伤治疗中可以有效地降低烧伤儿童的疼痛等级[24]。音乐疗法是儿童烧伤治疗中止痛的极好的辅助手段[25-27]。Fratianne和他的同事提出音乐治疗可以显著降低儿童在伤口护理中对疼痛的感知[28]；而针对感官进行干预对成人烧伤患者更有效[29]。对儿童生活进行干预比如做医学游戏，即通过角色扮演去操作医疗设备、术前准备及做模拟手术，可以增强儿童的自我控制力，术中支持可以增强儿童和青少年处理问题的能力并减少烧伤治疗中的焦虑情绪。当选择干预方式时，需要考虑儿童的年龄和发育情况[30]。

尽管随着时间的推移，家属会更加适应医院的生活，但他们仍会有难以应对的问题，仍会感到焦虑，需要时刻更新患者目前和未来状况的信息[31]，并且他们在被赋予新角色和责任的时候会产生新的担忧。让患者远离支持系统可能会很困难，但有助于提供近期情况的预测，促进患者的互动，在提供真实信息的同时避免患者的家人受到压倒性的绝望。医护人员可以允许患者的家属照顾他们的爱人，习惯地去关心患者的需求。对患者家人的治疗是患者治疗过程的重要部分，这有助于家庭效能感和控制感的恢复，提升希望并鼓励他们与治疗组一起进行患者的治疗和康复。家庭的心理治疗工作应该还包括识别和管理可能阻碍患者康复的家庭问题。

（四）院内恢复阶段

这个阶段需要烧伤患者在身体和情感上变得更加坚强以面对新的挑战。患者开始了解自己的病情，可能会难以适应身体缺陷和外形的改变。他们还可能会对未来感到忧虑，为失去感到悲伤，经受因依赖他人而失去自我控制与自主的心理体验，对恢复自我照顾产生矛盾情绪。治疗组可以鼓励患者参与进自己的治疗过程并承担康复的责任。希望获得最佳恢复的个体需要遵从治疗组的指导，然而其中许多指示会带来明显的身体不适。即使患者在康复训练中变得越来越活跃，疼痛仍旧是一个令人担忧的问题。疼痛和焦虑管理对身体功能恢复到最理想的状态很重要，而前面提到的干预措施可以对其有所帮助。

低龄儿童在这一阶段可能会有情绪不稳定及认知和行为的退化。孩子们通常难以用语言表达他们的想法和感受，还可能出现行为爆发。当父母发现这些行为是常见的类型，他们可能会感到如释重负。他们通常需要有人指导来帮助实施孩子的治疗计划，让孩子明确并积极强化可取的行为。对患者的家人来说，患者的沮丧、愤怒和绝望等情绪反应是难以应对的。当患者感到缺乏自我控制并最终放弃尝试治疗时，就会产生绝望情绪，这可能会导致抑郁。研究发现，抑郁症状在初次住院期间可能会减轻[32]，而且住院期间的抑郁与烧伤后第一年的身体功能的恢复情况有关[33]。心理治疗可能包括帮助患者体验自我控制，克服绝望和无助感，促进情绪的健康表达，取得成功，以及度过困难时期后得到满足感。在这个阶段的早期，当患者开始询问未来的情况时，心理治疗师可以向患者描述可预见性的情感起伏并指出这样的过程是正常的，患者也能够很好的忍受和控制。医护人员可以表现出对患者的积极关注和赞成，同时帮助患者控制破坏性行为。对患者问题的回答应该诚实，但应根据治疗和恢复的预期给予具有希望的答案。干预措施是有益的，旨在帮助缓解悲伤、应对身体意象的担忧、管理焦虑和抑郁以及培训社交技能。

这一阶段许多心理治疗工作都是由患者和家属共同完成的。家人必须学会帮助患者适应新的情境，家庭体系也要进行适应性改变。研究表明，重要的是巩固家庭关系，促进家庭亲密，并支持家人对生活的安排做出尝试，包括涉及为患者提供持续护理的额外责任[34, 35]。家庭将不得不适应他们的关系和家庭环境的变化，这对患者出院后的恢复和康复是必要的。

（五）回归阶段

从患者的出院准备到进入到门诊状态，最终家庭做好了迎接烧伤患者的准备。主要的目标是帮助一个人重新融入家庭生活并回归到他或她生活的社区。回归社区是参与社区、复学、工作和进行休闲活动的一系列过程[36]。回归家庭意味着与直系亲属、大家庭、朋友和陌生人进行社会互动。个体必须为这些遭遇做好准备。他们通常会感到焦虑，害怕被社会排斥，担心不被接受以及担心接受社会支持[37]。团结互助的家庭环境[35, 38]和忠诚的朋友[39]会使这个转变过程更加顺利。

心理治疗包括对患者和家属进行出院时可能遇到的困难进行的知识教育和准备工作，治疗中应该讨论和实践有帮助的应对技巧。患者和家属往往会否认他们遇到问题；然而心理治疗师可以通过提供一些其他人经历过的问题，并提出解决问题的建议，来帮助患者做好出院前的准备。创伤后应激症状的复发、焦虑和疼痛的处理、睡眠障碍、易激惹或害怕恢复性生活等问题应该在患者出院前进行讨论。

现在有一系列的项目可供患者和他们的家人选择。这些专业项目帮助个人和家庭度过从严重烧伤中恢复的所有阶段。模型系统知识翻译中心有大量的可下载和打印的表格，其中包含了多种关于烧伤主题的有用信息，提供英语和西班牙语版本。

凤凰烧伤者协会是一个“致力于帮助所有烧伤患者的非赢利组织”[40]。这个组织有一些视频提供了新技能的信息和指导，比如社交技能、培训患者如何进行支持性治疗、图像增强、复学，等等[40]。

认知行为治疗师已经开发了几种技术来治疗与身体差异相关的消极体像和社交焦虑，可能最重要的是教授患者一套特定的社交技能[41-43]。社交技能项目有助于患者积极融入社会、提高社会适应度和增强社会交往中的自信。社交技能包括用简短准确的回答解释“发生了什么”，能够引导话题，用自信的肢体语言和眼神接触进行交流，以及学会面对混乱的和无礼的行为。在通过治疗中的实践掌握这些技能后，患者会被鼓励通过参与社会活动来训练这些技能。社交回避 – 抑郁循环可能会使患者的消极体像持续下去，而这些训练将有助于打破这一循环。

由 Barbara Kammerer Quayle 和凤凰城烧伤者协会共同发起的“做最好的自己”项目旨在帮助烧伤患者重返社会[44]。社交技能项目包括提高社交适应度和自信心。掌握这些技能可以让患者更容易去面对新朋友和新环境，以及更容易去应对别人异样的眼光和议论。这些项目可以帮助患者和他们的家属更有信心设法应对这些遭遇[44, 45]。此外，Janmes Partridge 发起的“变脸”也是一个致力于帮助面部缺陷患者的项目，他还推荐了一个名为“3–2–1–GO”的简短社交技能培训项目[46, 47]。每一个项目都提供策略，让患者和他们的家属准备好如何回答他人关于烧伤的询问，应对异样眼光和歧视。在医院外短暂的外出活动中排演这些技能，患者可能会从中受益。如果练习的过程中遇到困难，患者可以向烧伤治疗组寻求指导和支持，制订可替代的方案。治疗组在预测患者出院后可能遇到的问题和使他们熟练掌握解决方案的同时，也能提供感情支持，这对于住院患者、门诊患者和患者家属来说都是非常有帮助的。

烧伤治疗组还可以帮助患者回归家庭。患者通常很乐意回家，但一到家，他们可能会发现自己在家庭中的角色发生了重大的变化。配偶或者亲子关系现在可能变成了患者和看护者，患者可能会感到无助和沉重。医护人员可以给家属提供建议，让家庭关系的转变更加顺利。比如，多花时间倾听患者的想法，试着进一步了解他或她烧伤和住院的经历，限制访客让患者更好地休息，设法克服愧疚感和自我责备，从朋友和家人寻求帮助，运用疼痛管理中的放松技巧。这些建议可以帮助患者和家属更轻松地回归家庭[48]。

烧伤治疗组还可以给患者即将返回的社区做准备工作。指导对于烧伤知识不熟知人群的言行以利于促进患者的重返和回归[49–51]。影响烧伤患者出院后重返工作的可变因素包括烧伤的面积大小和严重程度[52, 53]、住院时间[53, 54]、烧伤部位[52, 53]、身体损伤[53, 56]、疼痛[55, 56]、既往工作经历[52, 53, 56]、缺乏职业培训[57]、工作环境障碍[54]和社会心理障碍[53–57]。有助于患者重返工作的可变因素包括社会心理支持、积极的心态和职业培训[56, 57]。Quinn 等发现 66% 的烧伤患者会在烧伤后的头两年内重返工作岗位[53]。在一项对儿童时期遭受过烧伤的年轻人的研究中，Meyer 等发现调查的样本中 65% 做过全职或兼职[58]，这些工作过的人称他们的生活质量得到了提高[59, 60]。

影响成人患者重返工作的因素同样也会影响小儿患者重返学校。Staley 等报道说，轻度烧伤的孩子在烧伤后的第 1 周或第 1 个月内就回到了学校，而且大多数学习成绩良好[61]。然而，小儿烧伤患者通常需要帮助指导才能复学，很好地去学习知识、发展自我和与同龄人做朋友。美国的许多烧伤治疗中心都实行了重返校园项目。这些项目旨在对学校员工和学生进行烧伤方面的教育、提供关于治疗和恢复的通用信息、强调儿童的能力和需要、阐明帮助儿童的方式、强调学校活动规范化的重要性、并让同龄人提供支持和接受。

通过与家庭和学校的合作，烧伤专业人员制订了使孩子返回校园的计划。通常，这个过程包括烧伤专业人员参观孩子的教室、介绍烧伤的类型和康复、使人们产生对患者的同情和支持、并回答他们提出的问题。烧伤专业人员运行的返校项目已经收到了来自学校和家庭的大量积极反馈，但是该项目的长期效果还没有得到实证[51, 62]。一些研究发现，现场参观学校[62]和播放教育视频或者 DVD[62, 63] 等干预措施是有益的。凤凰城烧伤者协会的“返程计划”是一个综合性的项目，它提供通用材料，旨在帮助小儿烧伤患者、家庭和学校社区的重返过程[64]。还有辛辛那提的施里纳儿童医院开发的“记住我”项目，它让小儿烧伤患者在漫长的住院期间与他或她的同学保持联系。当孩子不在学校的时候，在他或她的座位上放一个泰迪熊，鼓励同学们与它交流[65]。

（六）院后康复阶段

当患者转移到门诊和家中时，他们仍有生理和心理社会需求。患者的康复可能需要几个月到几年的时间，在这期间创面很容易破损，所以他们可能还需要使用特殊的夹板和弹力衣，并继续锻炼。当患者出现失落和延迟的悲伤反应时，悲伤缓解工作往往还需要继续进行。创伤后应激反应的症状可能会在离开医院保护性的环境后再次出现。患者面对他人歧视的时候，身体形象问题会变得更加凸显。当家庭成员转变为患者主要的看护人员时，家庭的社会和情感资源可能会被占用。

在标准化行为量表上对重要他人的评分表明，儿童时期烧伤的青壮年在烧伤后的平均 14 年里都恢复良好。然而，在标准化精神病面谈中，很大比例的患者说他们与社会情境[66]、人格障碍[67]的特定关系的精神疾病有必要进行诊断。相似的结果也出现在一项对烧伤后平均 10 年的青少年的研究中[68]。在这些研究中，患者[44, 48]被理疗师认定在自理和日常活动方面没有身体上的限制，但是他们的焦虑严重到足以限制发挥完全行为能力[68]。即使大多数烧伤患者的功能最终能够恢复到外界标准看来满意的程度，但在临床上，他们可能会遭受不易察觉的巨大精神压力。社会心理目标是了解患者精神压力的根源，并制订能让他们完全回归社会的干预措施。如果有一组预测因子能够可靠地估计出患者功能改善的预期时间和随时间变化的改善程度，那么对于出院的患者，以及他们的社交网络、雇主和看护人员都是非常有价值的。Fauerbach 和他的同事评估了从出院到出院两年的患者的功能障碍，发现心理障碍可由之前的酗酒、精神压力和烧伤前和出院后的心理困扰来预见[69]。这些研究得到的数据可以告知数据提供者和成年患者一些可改善的可变因素，以取得更加理想的恢复结果。

三、创伤后悲痛安抚

创伤事件是一种可怕的经历，使受害人和家属感到疑虑不安、焦虑和受到威胁[70, 71]。烧伤患者可能面临各种改变和损失，包括与交际网和家庭环境的分离、住院时间和疗程的不确定性、外形的变化，以及某些特殊情况时（如亲人的死亡）。这些问题在烧伤科往往成为社会心理干预的重点。成功的悲痛治疗需要心理健康方面的专家了解患者的创伤事件、过去损失的经历和应对的方式、文化和宗教信仰[70]。心理健康专家可以通过安抚悲痛来帮助重建创伤后的平衡感。

“丧亲之痛”“悲痛”“复杂性哀伤”这些术语有必要在这里说明一下。丧亲之痛指的是面对亲人的死亡，而悲痛是广义上的面对失去的反应[72]。悲痛的反应因人而异，而且与年龄有关[71, 73]。当成年人的悲痛过程受到创伤的影响时，就会产生复杂性哀伤。Pargerson 和 Jacobs 将复杂的丧亲之痛描述为难以理解和接受亲人的离去，对逝者强烈而持续的思念和表现出侵入性思维，以及对痛苦回忆的逃避[74]。当有创伤事件或丧亲之痛时，儿童也会经历童年创伤性悲痛[71, 75, 76]。这一观念是从儿童发展和儿童创伤的文献推断而来，当创伤症状干扰了儿童正常的悲伤反应，创伤性悲痛就会发生。孩子可能会做出一些回避性行为，阻碍了正常的悲痛过程[71, 75, 76]。创伤性悲痛可与抑郁症和创伤后应激障碍等精神疾病同时发生[71, 75, 77]。烧伤患者和家庭成员的创伤悲痛的患病率尚不清楚。临床经验表明，许多烧伤患者在没有精神疾病的情况下度过了悲痛的过程，并且在面对损失时具有很强的适应能力。Brawn 和 Godman 发现，如果孩子们能保持积极的记忆，并与他们的亲人经常在一起，他们就能进行正常的悲痛过程[71]。在烧伤科，心理健康专家可能需要告知烧伤患者烧伤带来的众多损失和生活的变化，包括外形的变化、身体的残缺、家人、朋友等他人的死亡、失去宠物或失去住房，等等。在某些情况下，需要对烧伤患者的丧亲之痛进行了解、支持，并让其家庭为之做好准备。度过悲痛是一个微妙的过程，它需要适当的时机和社会心理的计划。在规划向患者和家属披露实情时，需要考虑的重要因素包括患者治疗的决心和对话参与的能力；患者和家属对得知实情是否做好准备；确认他们对创伤及创伤事件的相关因素的了解程度；他们是否有意愿得知实情；了解他们的文化、宗教和精神需求[78]。Broson 和 Price 讨论了对待经历悲痛的烧伤儿童时要牢记的重要原则。他们认为这一过程包括说出实情时给予支持和同情；接受、尊重个体差异和感受；给患者一个说再见的机会[79]。如果在烧伤科发生死亡，医护人员可以提供家属所需的精神援助；协助他们办理葬礼的文书工作；给予他们与死者安静的私人时间，以及在他们同意的情况下，向极度伤心的家属提供可回忆死者的物品，从而在心理上提供支持。

四、文化敏感性

烧伤患者来自不同的文化，因此对于文化在恢复的各个阶段如何影响患者和家属这一问题，烧伤治疗组必须对其保持敏感。“文化”是指在特定社会在某一特定时间点所传递的期望、信仰、传统和行为模式[80]。影响文化的因素包括出生的国家、国内的地理位置、民族和社会经济背景。医护人员还必须意识到自己的偏见、价值观和对他们的文化想当然的假设[81, 82]。

文化渗透是来自某种文化的个体接受主流文化的模式、习俗、信仰、价值观和语言的过程[83, 84]。患者及其家属从入院后便需开始迅速适应医院的环境。即使是在社区医院，他们也会经历一定程度的文化碰撞和同化过程。对于那些被送往离家很远的社区甚至是另一个国家去接受治疗的患者来说，这一适应的过程会更加难以应对。对一些患者来说，这种痛苦的适应往往发生在第一次出国旅行和第一次不得不面对语言、货币、住宿和饮食方面的差异的情况下。个人对时间和空间的概念、好客程度、问候的重要性、非语言表达的解读以及表达感激的方式在不同的文化中可能有很大的不同。导致烧伤原因的观念和烧伤发生后治愈的必要因素也将取决于不同的文化价值观[85, 86]。

在创伤情况下应对如此多陌生的经历是一项非凡的挑战，这可能会削弱患者和家属对康复过程的参与能力。治疗组必须意识到文化的差异，并对患者的治疗计划做出文化上适当的调整。将文化传统纳入治疗计划可以提高康复过程的参与度。例如，如果一个拉丁裔家庭认为烧伤事故是“邪恶之眼”造成的，他们可能会要求进行一个净化仪式[83]。医生不可能了解每一种文化的信仰和期望，但是文化敏感性和学习意愿对良好的医患沟通和治疗结局的改善是必要的。医护人员可以承认他们对文化差异不熟悉，并询问患者或家属治疗组可以做些什么来满足他们的文化、精神和宗教需求，这样的询问传递了他们对文化差异的尊重，也有助于不同文化的互相渗透。

在着重对患者和家属进行烧伤安全与预防教育时，讲授者要了解他们的文化习俗和保持对文化差异的敏感。流行病学研究过在发达国家和发展中国家导致烧伤的社会人口等危险因素和文化习俗，并发现这些国家之间存在差异[87–91]。低收入和中等收入国家严重烧伤的发生率最高[92]，其中儿童居多[87]。在发展中国家，贫穷、拥挤、食物预处理习惯、不稳定的烹饪方式和没有统一的监管措施等因素使儿童面临高风险的烧伤[88, 93, 94]。明确可改善的危险因素和文化习俗有助于对烧伤患者和家属进行预防教育。最近对在美国一家医院接受治疗的墨西哥5岁及以下儿童的研究发现，烧伤的主要原因是火焰烧伤和热液烫伤。火焰烧伤由可燃物爆炸和房屋火灾引起，而烫伤则是由于掉进了地面上装载热液的大容器里或接触到溅出的热液[91]。

五、烧伤后心理痛苦和长期转归

重度烧伤的患者会在许多方面感到不安，包括烧伤事件和其发生环境的记忆和情绪，第一次看到伤口，以及伤口护理和康复期不可避免的疼痛和休息时的疼痛。随着恢复的进展，更难的挑战也在增加。比如，随着皮肤收缩和瘢痕在成熟期的进展，个体出现外观和功能的变化。当患者的家人、朋友、同事、陌生人等社会成员看到伤口、成熟的瘢痕、康复夹板和弹力衣，等等，他们预料中的反应或实际反应会给患者带来额外的干扰。当这些压力源超出个体和群体的适应能力时，每一个都会给人带来困扰（身心痛苦），也会在个体和他或她的社交网络之间造成负担（患者和嵌入式社交网络中个体相互影响的痛苦）。烧伤患者在受伤后最常见的心理社会痛苦表现为睡眠障碍[95, 96]、抑郁[97, 98]、对外形不满意[99]和急性和创伤后应激[96, 100]。毫无疑问，重度烧伤患者的平均心理压力水平明显高于正常样本[34]。

急性和创伤后应激

创伤后可能会爆发急性应激障碍（acute stress disonder，ASD）和创伤后应激障碍（pest-traumatic stress disorder，PTSD）。根据《精神障碍诊断与统计手册》（DSM-5），有创伤性障碍的个体会有闯入性症状、消极情绪、人格分裂、回避行为和警觉增强[101]。成人烧伤患者的 ASD 患病率为 10% ～ 23%[100, 102, 103]，而小儿烧伤患者是 8% ～ 31%[11, 104, 105]。据估计，成年烧伤患者有 14% ～ 45% 在烧伤一年后符合 PTSD[103]，近乎 50% 至少符合 PTSD 三项症候群中的一项症状[99, 106]。小儿烧伤患者 PTSD 现患率和终生发病率分别为 7% 和 30%[107]；遭受过幼年烧伤的青壮年为 9% 和 21%[66]。

创伤后痛苦被发现与急性住院期的时间[106]，强烈的痛苦感和损伤调节障碍有关[108]。在重度烧伤患者中，创伤前调节的某些方面（情绪障碍史）和处理方式[109]可以影响到创伤暴发后进行性 PTSD 出现的风险性[5]。较差的预后与个体因素（回避创伤性经历有关的人和事）和损伤情况（损伤严重程度、面部损伤）有关[110]。神经过敏的人在烧伤后出现 PTSD 症状的风险更大，而高度外向的性格似乎对 PTSD 有预防作用[52, 111]。

人们假设 PTSD 与更严重的初始损伤程度有关；然而，尚未在出现 PTSD 的烧伤患者身上发现其相关性[112]。另一方面，高水平的急性创伤后应激症状被证实与住院烧伤患者对剧烈疼痛的感知呈正相关[113, 114]。住院期间的高度情绪紧张和 ASD 症状是成人烧伤 2 年后患 PTSD 的高危因素[103, 115]。然而，在一项长期随访研究中发现，将住院初期有 ASD 症状和没有 ASD 症状的儿童进行对照，两组之间终生 PTSD 患病率没有明显差异。在儿童平均烧伤后 5 年进行统计，ASD 组有 8% 的儿童符合 PTSD 的诊断标准，而非 ASD 组有 5% 的儿童符合[116]。

六、烧伤后长期心理疾病：从住院期到长期随访

前瞻性纵向研究表明，两年多的随访后发现个体在住院期间的痛苦往往会持续存在。对两年的纵向数据分析发现了 3 ～ 4 组患者的痛苦（如创伤后痛苦、外形不足 / 社交焦虑、广泛性痛苦）程度形成的特征性轨迹，分为长期严重组、中度严重组、亚临床组和基本无症状组[103, 117, 118]。这些轨迹的稳定性表现在，在 2 年的随访中，只有 5% ～ 10% 的参与者报告了确切的临床上痛苦的显著变化，从而使他们的痛苦轨迹移动[103]。在这种人中，约 50% 的人报告称痛苦减少（改善），另 50% 说痛苦增加（恶化）。与其他暴露性创伤组相比，重度烧伤患者痛苦轨迹的稳定性是独一无二的。其他人群倾向于呈现早期康复（6 个月）、中期康复（12 个月）和慢性康复的康复轨迹。一些研究还发现延迟发作的轨迹，即早期呈现轻度症状，随后在 6 个月左右症状开始加重[119]。因此，到目前为止的一些研究已经发现了不同种类的心理痛苦、它们的患病率以及长期随访中的痛苦程度和早期心理痛苦对纵向的心理社会适应的持久影响。这些被反复发现的结果突出了发现早期患者重度心理痛苦的必要性，从而试图避免可能随之而来的痛苦、损害和残疾。

康复的目标是实现全面的社会环境一体化，包括获得社交机会和活动空间（没有物理障碍）。美国的国家残疾、独立生活与康复研究所前身为国家残疾康复研究所，它提出了一种概念化后开展的康复研究范例，该研究将环境因素和个人因素视为平等[120]。烧伤相关研究已经开始取得进展，不再局限于发现不同种类的心理痛苦和量化发病率。这主要归功于康复研究所多方位的定向联邦资金支持，包括多中心烧伤模型系统数据库，以及多中心和定点的研究项目[121]。随着研究重点转向开发对患者心理、行为和社会方面的新疗法，出现了至少三个需要解决的问题。长期随访中，早期心理痛苦程度持续的机制是什么，以及预防心理痛苦的最佳办法是减少危险因素，还是增强恢复能力，或两者同时进行。此外，严重的心理痛苦一旦发展，能否有效地减轻并维持在轻度水平。最后，引发轻度痛苦并使其持续的因素能否受医疗、心理或社会因素的影响进行改变，从而在一定程度上缓解患者的心理痛苦。

七、理论指导下的研究是加强心理和社会适应的下一步

不幸的是，目前还没有足够多的烧伤专项研究可以明确提出解决上述问题的优先目标。为了促进这方面的研究，有人建议在这一领域采用一种通用的理论和语言。具体地说，以生物学和神经科学[122]为基础的学习理论是最完善的理论，用这些理论开发的治疗方法的疗效已经在其他创伤相关领域获得了最有力的证据基础[123]。因此，建议烧伤研究员利用理论和相关的设计 / 方法去更有效地指导烧伤治疗的发展，并构思相关的研究目标。我们评估患者的一般方法是基于学习原则的行为取向（如条件反射、认知重构和社会学习理论），其中让患者尽快适应是干预的目标。评估和治疗具有内在联系，并同步贯穿在患者恢复和康复过程中。本节探讨了创伤后痛苦，但对于每一个需要处理的问题领域，如身体缺陷、社会污名化和社会排斥，都需要类似的分析解释。

八、烧伤后心理压力的形成：以创伤后痛苦为例

经典条件作用可以用来描述创伤症状发展的过程。创伤事件可以理解为无条件刺激，它引起无条件反应，如战斗或逃跑反应、冻结反应和痛苦。再次经历创伤会成为条件刺激，并引发条件反应，如战斗或逃跑反应、冻结反应和痛苦。当条件反应（conditioned response，CR）还没有结束时出现条件刺激（conditioned stimulus，CS）可能会导致不良适应行为。此外，还有一些创伤前变量可能会导致应对困难，包括早期生活经历、既往创伤、学习行为、遗传倾向和个体特性。

当接近暗示、提醒物和触发物引起更多的痛苦（恐怖 / 无助感），会发生自我维护，如果感觉无法忍受，会导致逃避、回避和退缩行为。回避反应通过减轻痛苦的反馈得到强化，并且随着每次接触和回避配对的习惯加强，回避反应更可能持续下去。在成年烧伤患者中观察到 3 个主要的回避动机，这些动机分为接近（走近威胁；战斗反应）、回避（远离威胁；逃跑反应）、接近和回避冲突或矛盾（交替接近和远离威胁；冻结反应）。与这些动机相关的行为是为了生存做出的典型反应[115]。如 ASD/PTSD 的再体验症状可以理解为 CS，它能引发基本的生存动机和行为（CR），而这些都是由危及生命的事件本身引发的。

我们建议进行认知行为干预去减少创伤痛苦的再体验症状（如记忆、闪回、噩梦）、回避行为（逃离提示 / 情境）和高警觉状态（预料进一步的威胁和伤害）。创伤事件的认知和情感历程的重要组成部分是提供或更新一种观念：即使是可怕的记忆，也不能对我们造成直接伤害。借助这种方法，我们可以从过去的经历中学习，并更好地规划未来。同时，制作计划的能力可以减少创伤后痛苦复发的可能性，并帮助他人获得这方面知识，而不必经历类似的事件。

对于观察者重要的社会情境，观察者通过观察另一个人以新的方式对其做出的反应而进行社会学习。当观察一个我们非常尊敬的人时，由于他通过一种行为达到了预期的结果（痛苦减轻），观察者更有可能习得并实践这种行为。社会学习可以帮助人们学习健康应对的新方法。看到一些人熟练地运用社交技巧来化解负面评论是有帮助的。这样的学习增强了一个人的舒适度和自信心，有目的地去克服创伤记忆和社会污名化引起的痛苦。

（一）压弹和恢复

压弹是指在面对困难时能够良好适应的能力。有些人适应得很好，而有些人则会遇到困难[119]。当暴露于创伤事件或显著的压力下，应对受到个体性格和其社会结构的影响。在适应过程中，以情感、物质和认知支持形式出现的社会支持非常重要。社会支持的这些方面可以由不同的系统，包括家庭、社区、公民和国际制度来促进和维护[119]。

（二）身体意象、污名化和社会回归

身体意象是一个人对自己外表的自我评价[124]。消极的身体意象或对外形不满意是认为

自己没有吸引力。身体意象与自尊高度相关，尤其是在青少年和青壮年中。消极的身体意象是抑郁、社交焦虑、饮食失调和药物滥用等许多精神疾病的组成部分，或与之高度相关[124]。由于烧伤患者可能会在受伤处留下永久的瘢痕，所以人们通常猜测烧伤患者很有可能产生消极的身体意象[125-128]。身体意象是人与社会环境相互作用的结果[124, 129]。为了理解患者使身体意象适应烧伤瘢痕的挑战，熟悉烧伤患者文化中的外观规范很有必要。这些社会文化规范为外形的重要性、如何表现以及偏离规范的允许范围建立了标准[124, 127, 129, 130]。

（三）社会归属感为生存核心需求

归属感是驱动人类社会行为的核心需求之一。个体对被排除在外特别敏感，特别是当排外在外形和功能这些不能轻易改变因素的基础上发生[131]。社会测量理论认为自尊心是一个人感受到归属感程度的标志[131]。随着归属感的增强（参与一项活动），自尊心会增强。当归属感下降（被排除在一项活动之外），自尊心会降低。最近的一项 Meta 分析证实了人们的预期，在社会排斥之后，消极情绪会增加，积极情绪和自尊心都会降低[132]。排斥引发的社会疼痛刺激神经结构，也会影响情绪和自尊心，从而激发对社会归属感的威胁因素的适应性应对[132]。

一系列试验发现，相比那些没有受到社会排斥的受试者，被排斥的受试者最终更关注积极的记忆，并对暗示做出更积极的反应[133]。值得注意的是，这种无意识情绪调节过程在高度自尊和低抑郁症的个体中被观察到，但在自卑、高抑郁症的个体中没有发现[133]。此外，在受到社会排斥的人群中进行了一项研究，所选研究对象的自尊心几乎完全建立在外形上。自尊心强的人会试图与排斥过他们的人重新建立联系，而自卑的人则会避免更多的社交[134]。综上所述，这些研究结果表明高自尊伴随低抑郁是压弹的标志，而低自尊伴随高抑郁是脆弱性的标志。这些评估脆弱性（低自尊、高抑郁）和压弹（高自尊、低抑郁）的方法，也可以作为识别烧伤患者在急性期难以回归社会和公共场合的风险高低一种方法。

被歧视和受到社会排斥的性质和影响类似，不良健康状况也与之相关[135]。一项系统综述发现有力的证据表明，受到歧视会增加应激反应，并得出结论认为，歧视会造成健康危险行为的增加和健康保护行为的减少[136]。歧视在全球范围和各种文化中无处不在，也是排斥的一种形式，令人痛苦不堪，并对健康和适应产生负面影响[135]。

（四）外形、社会污名化和社会排斥

个体认为的外形规范受到大众传媒和人际交往的影响。通过大众媒体（杂志、电视和互联网），人们每天看到成百上千的“美丽的人”的影像，这些影像通过喷枪修饰、柔聚焦相机拍摄和数字图像处理等技术手段得到进一步美化。化妆品广告所传递的信息，无论是含蓄的还是明确的，都是在表明除非你的外形很有吸引力，否则你就是一个有缺陷的人，而某些特定的化妆品会提升你的外表。此外，人际压力也迫使人们遵照一定的外形规范。一项关于外形的文献综述得出结论，人们倾向于对“长得好看”的人做出正面的猜测，而且对他们比那些不那么好看的人更友好[137]。另一方面，外形偏离审美标准的人更有可能受到歧视和经历污名化[138]。例如，相对于性格或行为等其他方面，孩子们最常被取笑的地方是他们外表。

对于许多重度烧伤后重返社会的患者来说，最困难的挑战是他们对自己瘢痕的看法、外形和功能的相关变化和对他人想法和行为的预期。社会污名化是指人们因负面的刻板印象而被社会排斥并加以维持的过程[139]。有明显外形差异的人长期以来一直被大众媒体污名化。在许多电影和电子游戏中，反派往往是有着身体差异的人，通常是带有烧伤的瘢痕。烧伤患者受到的人际间的不良行为包括缺乏友好和礼貌、不礼貌的注视、指指点点、震惊和厌恶的反应、忽视、回避、困惑的行为、戏弄、欺凌和歧视[126, 127, 138, 140]。有证据表明，与外形上没有明显差异的人相比，有明显差异的人更有可能经历人际间的不良行为。例

如，当受试者与一位化妆成有外形缺陷的扮演者互动时，受试者很难提供帮助或者坐/站得很近，他们会局限他们的互动；面试官认为没有外形缺陷的扮演者比化妆成有缺陷的扮演者更能胜任工作[141-143]。

对于外形有明显差异的群体来说，这种对外形的强调是他们融入和参与社会的巨大障碍。此外，后天形成的缺陷很难再加入损伤前的身体意象[144]。身体意象是自尊一个方面的体现，它是在个体差异和社会群体审美的交叉关系基础上形成的[145]。因此，伤害导致的外形缺陷造成的身体意象改变和社会排斥都会给患者带来痛苦。烧伤会立刻引起外形的变化，而更复杂的是，始终不能确定外形的最终结果，因为伤口愈合后是几个月甚至几年的瘢痕成熟期，在此期间，外形通常会变得更糟，之后才会得到改善[146]。而这种变化意味着对安全感、身体意象/自尊和社会归属感的威胁。

对于生活在高度爱美的社会的烧伤患者来说，心理社会后果会是什么？很少有研究调查烧伤患者对身体意象的不满意和受到污名化的频率以及它们之间的联系。

将烧伤患者组的身体意象与非烧伤组进行对照研究没有发现任何准则选择上的差异[147, 148]。在一项研究中，对小儿烧伤后长期生存者和年龄匹配的非烧伤对照组进行了身体意象的评估，两组中的男性之间没有差异，而女性中烧伤组的身体意象得分平均高于对照组[148]。鉴于该试验没进行重复性验证，因此需要慎重解读这一惊人的发现。为了弄清烧伤患者是否受到了外形变化的影响、与谁在一起会受到影响，以及在恢复的哪个阶段最容易受到影响，有许多工作有待去做。此外，想要确定什么人、社会因素，以及如何对待伤口可以预防或改善患者对身体意象的不满意也需要更多的研究。

（五）造成身体意象不满意和社交不适的因素

外形的好坏几乎成为了融入群体的普遍标准[149]。一个人越能符合群体文化（包括外形标准），就越容易融入。瘢痕改变了烧伤患者的外形，会干扰患者融入社会并降低社会归属感和自尊心。最近有研究发现不同外形的烧伤患者感到被社会排斥往往是出于对疾病、伤害[149]或情绪[150]的恐惧。我们似乎有理由认为，个体对外形的变化的反应分为两个阶段。第一个阶段很可能是基因决定的，是对身体上可能预示疾病的外部迹象的恐惧。这种反应是自动发生的，很大程度上是一种无意识的选择。第二个阶段的反应更可能涉及通过社会准则、父母的教导和从众心理获得更高层次的认知。这种更高层次的认知过程和情绪调节包括对外形变化有意识地进行评估，并考虑到进行符合社会准则的适当行为。

在消极身体意象产生的危险因素中，烧伤瘢痕的严重程度已被证明与成人和小儿烧伤患者的身体意象有一定的联系。在不同的研究中，烧伤程度与身体意象之间的相关性为0.00～0.40[99, 148, 51, 152]。一项研究表明，患者对瘢痕严重程度的感知与身体意象的关系受到外形的调节[153]。而对于那些不重视外形的烧伤患者，两者之间没有联系。对于那些重视外形的烧伤患者，瘢痕严重程度是对其外形满意度的高度预测。由于缺乏可靠的，标准化的瘢痕严重程度的评估方法，所有调查瘢痕严重程度与身体意象关系的研究都受到了限制。到目前为止，许多研究使用可变因来替代评估瘢痕的严重程度，如体表总面积、全层烧伤体表面积和烧伤手术的位置或次数。

文献中有一个关于烧伤瘢痕位置和身体意象关系的理论争论。“明显假说”认为社交中可见的瘢痕，如在脸上的瘢痕，与身体意象不满意高度相关，因为有着明显瘢痕的烧伤患者会更频繁地受到他人的羞辱。“隐藏瘢痕”假说认为由于个体很少有机会去学习如何应对他人的羞辱，他或她将生活在瘢痕被暴露的恐惧之中，因此他们会有消极的身体意象。这两种假说几乎都没有实验证据。有研究测试出，面部瘢痕和身体意象的相关性为0.00～0.20[151]。性别也被考虑为一个可能的影响因素。与男性相比，女性烧伤患者的身体音像满意度往往会更低。然而，在不同的研究中，烧伤患者的性别带来的差异并没有像在普通人群那样大，也不尽相同。与身体意象相关性最大的变量是社会和情感变量，如社会支持、社会污名化、外表的重要性和抑郁症（r=0.30 ～ 0.60）[99, 148, 151, 152, 154]。

有一些研究对小儿烧伤患者受到社会污名化进行关注。有一些证据证明在这些患者中，外表带来的歧视已经成为一个常见问题。在一项对 250 名小儿烧伤患者的调查中，60% 的受访者称在过去的 6 个月里遭受过欺凌，25% 认为欺凌是一个“大问题”[155]。然而，到目前为止，还没有足够的证据表明烧伤患者比普通人更频繁地受到人与人之间的羞辱。首先，因外形产生的戏弄在普通人群中也很常见。在一项针对英国青少年的调查中，52% 的受访者有过被取笑外表的经历，10% 的人至少有一次因为害怕被取笑而不去上学[128]。目前还没有研究直接将烧伤患者受到羞辱的经历和非烧伤组进行对照。有两项研究将有颅面缺陷的孩子被取笑和受到其他伤害行为的频率与无缺陷对照组进行比较，发现两组之间无明显差异[156, 157]。

到目前为止还没有实验证据表明烧伤患者组比非烧伤组有更消极的身体意象和受到更多羞辱。然而，相关研究进行的很少，这些发现在被接受成为事实之前需要重复性验证。在过去的十年里，许多新的标准化测量方式和结构式访谈已经被用于对有明显外形缺陷的人进行评估，评估内容包括身体意象、社会污名化和社交抚慰等方面[153, 158–160]。希望这些方法有助于将来对烧伤患者身体意象的研究。临床经验表明，20% ～ 30% 的烧伤患者会与消极身体意象和融入社会的问题做斗争。对这些烧伤患者来说，身体意象的不满意和社交不适带来的情感痛苦可能会非常强烈。

（六）烧伤患者家属的痛苦

烧伤患者家属受到的长期影响尚未得到深入研究。但临床经验和少量实验数据表明影响是显著的。在患者回归家庭后，家庭成员可能仍有创伤后应激障碍的症状[31]。即使是在康复的几年后，大面积烧伤患者的父母可出现非比寻常的压力[4, 161]。一系列研究发现，在孩子已经恢复两年的时间后，他们的父母仍有着明显的抑郁症状，并将自己痛苦的原因归结于孩子[4, 162]。尽管大多数父母的痛苦随着时间的推移似乎会有所改善，但受疾病困扰最多的孩子们的父母会依旧十分痛苦[162]。由于对烧伤的孩子大量关注的同时其他孩子会感到被忽视，父母对他们表示担忧。即使有免费的医疗和外科治疗依旧不能减少烧伤所致的间接和直接的费用，也因此许多的家庭因其孩子的烧伤治疗而背负了沉重的经济负担[4]。

（七）长期转归：生活质量

烧伤患者得以存活后，生活质量便是重病或烧伤患者最为重要的可论证转归。健康相关生活质量已经被定义为一个多因素的构成即包括个人满意度、各个核心部分的健康和功能水平，其中又包括生理行为（如实现自我照顾行为的能力）和心理健康（即主观满足感和情感丧失的痛苦感）、社交和角色功能性（如履行家庭、工作和社会责任的能力）和个人健康感知（即个人健康状态的满足感）[163]。研究发现，参与全面的健康和锻炼计划有助于改善烧伤患者的身心健康[164–168]。

已经有人以健康问卷或关注特定行为的方式对生活质量进行调查。最近的研究已经开始关注患者的综合生活质量[169–171]。随着自我报道行为量表的运用，大多数长期烧伤（＞ 2 年）的患者最终都达到了令人满意的适应程度，同时在 SF36（一个广泛使用的生活质量测评工具）中也处于正常范围[163, 169, 171]。但用检查特定行为的方法对患者进行测试，发现在儿童时期遭受过烧伤的青壮年的生活质量分级低于正常组[170]。

许多烧伤患者怀疑自己是否能建立有意义的人际关系，并对亲密关系和性生活抱有疑问。Meyer 和他的同事调查了成人烧伤患者的性态度和性行为，总的来说，发现他们对自己的性经历持乐观看法。然而，在这方面性别带来的差异非常明显，表现在女性更容易找到伴侣[172]。Bianchi 发现，烧伤严重程度与男性患者的性自尊之间没有联系[173]。

在过去的几十年里，与烧伤相关的研究一直表明，早期（即住院期间）的心理痛苦会对患者身心、社会健康和功能产生持久的影响[34, 100, 174]。

例如，在严重烧伤患者治疗的第一年，对烧伤前的身心健康和功能等因素统计控制后发现，住院期间的心理痛苦与明显更严重的身体和心理功能损伤及恢复进度减缓具有相关性[174]。对治疗第一年的烧伤患者做的第二项研究发现，心理痛苦和生活质量差高度相关[175]。此外，因烧伤毁容的成年患者出院时对身体意象不满与长期较差的心理健康相关生活质量相关，与一般痛苦、受伤严重程度和伤前的心理社会适应并不相关[99]。而且，住院晚期的创伤后痛苦预示着患者在随后的康复阶段的适应会出现重大问题[108, 176]。这些研究和其他生活质量的结局研究清晰地确定了早期痛苦对早期、中期和长期心理社会适应的持久影响。总之，对生活质量的研究指出了早期发现和治疗烧伤患者的心理社会问题的重要性。

（八）急性期后烧伤患者的护理干预

除了一般社会支持，专门从事烧伤康复的心理学家和精神病学家一直致力于开发基于理论并通过实证检验的干预措施，可根据儿童和成人患者的个人需求进行量身定制。如前所述，烧伤的心理社会后遗症是多种多样的。为了制订有效地个人治疗计划，需要有针对特定常见问题有效治疗方案。近年来，详细的心理治疗方案已经被用于治疗 PTSD[177] 和 ASD[178]，并向社会技能培训提供外形缺陷的应对思路[42, 43]。然而，需要更多的研究来证实这些干预措施在烧伤患者和有身体缺陷群体中的有效性[179]。

认知疗法是针对具有外形差异的人群，对他们的身体意象和社会融合的问题进行个体化治疗[42, 43, 180, 181]。虽然对身体意象和社会适应问题的危险因素和保护因素已经有了很多了解，但几乎没有实验验证过的治疗方法[154]。患者的社会环境、思想、行为和情感是如何相互作用并持续带来痛苦的，认知疗法建立在这一问题详细概念化的基础上。鉴于社会文化对外形的重视，可以理解一些烧伤患者调整了个人价值观，优先考虑外形。因此，这些人可能会反复思考他们的外形和理想状态（失去的原有外形）之间的差异。他们的行为方式证实了他们的自我意识认为他们的外形是不能被社会接纳的，如他们会减少或避免与他人的社交。这种社交回避行为可能会被他人解读为烧伤患者的粗鲁或拒绝行为。因此，短暂而又尴尬的相遇变成了患者进行自我确认的经历，确认了烧伤瘢痕使他们的社交变得力不从心这一想法。

许多烧伤患者无法获得精神卫生保健，更没有具有治疗烧伤患者专业知识的心理健康专家提供帮助。大多数出院后出现心理痛苦症状的烧伤患者渴望得到治疗，他们只能依赖于社区的心理健康专家。然而，他们很难得到有帮助的资源。在一项针对儿童时期烧伤过的青壮年的研究中发现，对于成年后遇到的困难，没有一个患者接受过专业的指导[66]。烧伤患者并不是都有财政援助的资格，因为他们的“残疾”分类程度不足以获取这些援助。即使当他们能负担得起这笔治疗费用时，他们也可能无法找到一个了解烧伤治疗的心理健康专家为其服务。

由于获得有效心理治疗的途径有限，为了改善烧伤患者的社会心理结局，或许更有效的策略是创造更加接受和包容的社会环境。旨在帮助烧伤患者和其他有外形差异的人产生社会认可的项目和机构包括：重返校园项目、烧伤营地、美国的凤凰烧伤患者协会[40]和英国的“变脸”项目等[46, 47]。烧伤者营地为儿童烧伤患者提供了与其他患者互动、交际和在支持性环境下参加文娱活动的机会。这些营地可以增强自尊心，也有助于建立信心和减少焦虑[182, 183]。有些营地向出院后的儿童提供心理健康和康复治疗，而其他营地只是娱乐目的[184]。最近的一项研究表明，患者参加烧伤者营地的时间越长，患者的躯体化症状、分离症状和总焦虑症状的发生率越低[185]。在另一项研究中，青少年认为烧伤者营地的经历有助于他们形成和反思自我、改善社会互动、增强积极性和与他人的合作。结果表明，参与烧伤者营地不仅有助于烧伤儿童应对他们的烧伤问题，还可以帮助他们发展社会和基本生活技能[186]。烧伤后的成长被认为是烧伤者营地长期作用的结果，也归功于为16—21岁烧伤青年提供服务的青年康复中心[187]。这些项目为烧伤儿童向成年过渡提供帮助，并在烧伤者营地之外提供支持。

凤凰烧伤者协会与多个烧伤中心共同协调了 Soar 项目，该项目为住院患者及其家属提供支持。“此外，他们还主办了一年一度的世界烧伤大会，这个会议将烧伤患者及他们的家人、消防员和烧伤治疗专家聚集在一起，探讨烧伤患者的出院后护理和回归社会的问题”[40] 凤凰烧伤者协会和美国烧伤协会还成立了一个院后护理和重返社会联合委员会，这个团体致力于改善患者烧伤后的心理健康和社会回归问题。

如前所述，变脸是英国的另一个慈善机构，致力于“为毁容者创造包容的文化”[47]。除了提供咨询和支持研究外，它还持续地组织政治运动，来支持有明显外形缺陷个体的公民权利和人权。如该机构组织了正在进行的“面对平等”运动，其目标是挑战“媒体、广告商和电影行业采用更真实和公正的毁容人物肖像，积极避免使用造成偏见的语言和图像”。此外，该运动还要求政客和决策人“通过完善反歧视法和推广最佳实践，确保对毁容的偏见和歧视被有效地取缔”[47]。

九、总结

大多数的烧伤患者最终都能拥有良好的自尊心和满意的社交，从而达到良好的适应和重拾生产生活能力。实验数据表明烧伤后一年左右充满了痛苦和不适，但大多数的困难都是暂时的。心理适应的过程通常会持续几年。可能只有亲密的朋友和家属才会观察到烧伤患者持续存在的紊乱症状，因此对于烧伤专家来说，定期评估患者并提供干预治疗是非常有价值的。

大多数烧伤患者恢复惊人，但这绝不是因为适应过程很容易。我们绝不能轻视这些患者长期忍受的生理与心理上伤口的疼痛和折磨。作为治疗过大量烧伤患者的心理治疗师，我们深知患者所经历的抗争。他们有真正绝望和无助的时刻，有愤怒的时刻，也有欢乐的时刻。心理治疗师有幸能了解烧伤患者披荆斩棘，挑战极端的全过程。他们找寻希望之光，穿越愤怒火焰，庆祝胜利，成为人类韧性的最深烙印。

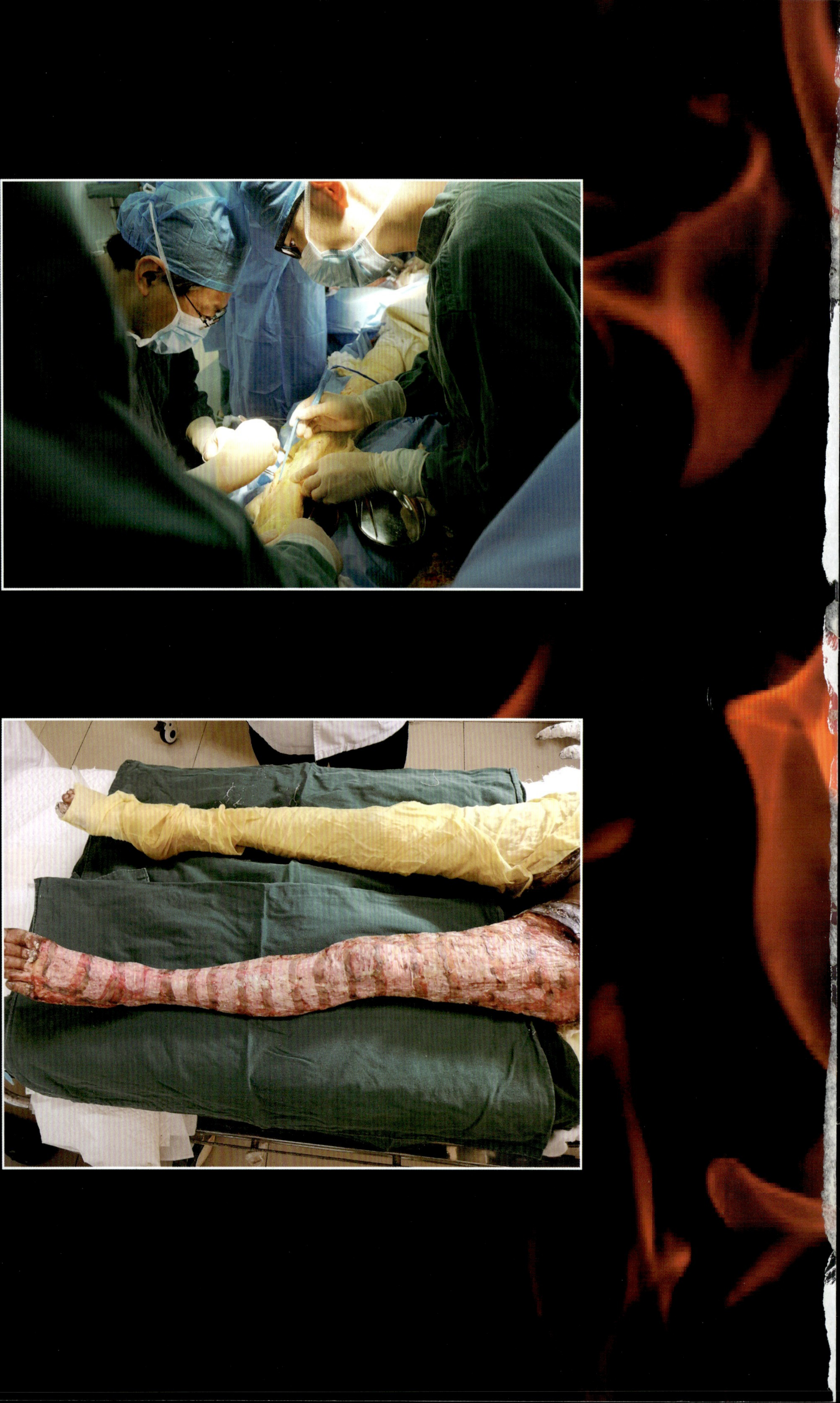